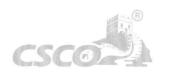

中国临床
肿瘤学进展
2022

The 25th Annual Meeting of
Chinese Society of Clinical Oncology (CSCO)
Educational Book

名誉主编	孙 燕
主 编	徐瑞华 李 进
副主编	江泽飞 郭 军
主 审	程 颖 樊 嘉 赫 捷
	梁后杰 梁 军 马 军
	秦叔逵 王 洁 吴令英
	吴一龙 殷咏梅 于金明
	朱 军

人民卫生出版社
·北京·

图书在版编目（CIP）数据

中国临床肿瘤学进展 . 2022 / 徐瑞华，李进主编
. —北京：人民卫生出版社，2022.9
ISBN 978-7-117-33467-9

Ⅰ. ①中…　Ⅱ. ①徐…②李…　Ⅲ. ①肿瘤学 —研究
进展 — 中国 —2022　Ⅳ. ①R73

中国版本图书馆 CIP 数据核字（2022）第 155749 号

| 人卫智网 | www.ipmph.com | 医学教育、学术、考试、健康，购书智慧智能综合服务平台 |
| 人卫官网 | www.pmph.com | 人卫官方资讯发布平台 |

中国临床肿瘤学进展 2022
Zhongguo Linchuang Zhongliuxue Jinzhan 2022

主　　编：徐瑞华　李　进
出版发行：人民卫生出版社（中继线 010-59780011）
地　　址：北京市朝阳区潘家园南里 19 号
邮　　编：100021
E - mail：pmph @ pmph.com
购书热线：010-59787592　010-59787584　010-65264830
印　　刷：北京盛通印刷股份有限公司
经　　销：新华书店
开　　本：889×1194　1/16　印张：55
字　　数：2334 千字
版　　次：2022 年 9 月第 1 版
印　　次：2022 年 9 月第 1 次印刷
标准书号：ISBN 978-7-117-33467-9
定　　价：308.00 元
打击盗版举报电话：010-59787491　E-mail：WQ @ pmph.com
质量问题联系电话：010-59787234　E-mail：zhiliang @ pmph.com
数字融合服务电话：4001118166　E-mail：zengzhi @ pmph.com

编 委 会

3

前 言

第二十五届全国临床肿瘤学大会暨2022年CSCO学术年会将于2022年9月21日—9月26日召开。

本届大会由中国临床肿瘤学会（CSCO）和北京市希思科临床肿瘤学研究基金会联合主办，《临床肿瘤学杂志》社、《中国医学论坛报》社、《医师报》社、医脉通网、CCMTV-临床频道、人民日报健康客户端等媒体对大会进行全程支持并协助报道。

大会将继续秉承CSCO的根本宗旨，积极开展学术交流活动，促进国内外临床肿瘤学领域的学术交流和科技合作，鼓励支持临床研究和创新，提倡多学科规范化综合治疗基础上的精准肿瘤学，积极推动学科发展。

根据大会主题，组织委员会协同各专家委员会专门向国内知名的专家学者约稿304篇，经大会学术委员会认真审稿和讨论，精选出222篇高水平继续教育专题文章，汇编成《中国临床肿瘤学进展2022》，由人民卫生出版社出版发行，力求全面、准确地反映临床肿瘤学领域的新进展、新知识和新技术，希望对广大会员和临床肿瘤学工作者了解临床肿瘤学现状和发展动态、有效地开展临床研究有所裨益，有效推进恶性肿瘤的多学科规范化诊疗。

各位编委专家不辞辛劳认真撰写和编审，为本书的顺利出版付出了诸多心血；CSCO办公室的工作人员克服困难，加班加点，仔细审核和修改，谨此一并表示衷心的感谢！由于时间紧张，书中可能会有错误和疏漏之处，敬请读者不吝指正并予以谅解。

徐瑞华　李　进　马　军　吴一龙

二○二二年九月

目　录

————————————— 乳 腺 肿 瘤 —————————————

肝胆胰肿瘤

胃 肠 肿 瘤

妇 科 肿 瘤

泌尿系统肿瘤

—— 血液淋巴系统肿瘤 ——

—— 骨与软组织肿瘤 ——

—— 黑 色 素 瘤 ——

神经内分泌肿瘤

神经系统肿瘤

罕见肿瘤

中医药治疗

—— 放 射 治 疗 ——

—— 免 疫 治 疗 ——

—— 肿瘤微创外科 ——

─── 肿 瘤 热 疗 ───

─── 肿瘤消融治疗 ───

─── 核 医 学 ───

─── 肿瘤放射介入治疗 ───

─── 肿 瘤 病 理 ───

───────── **肿瘤心脏病** ─────────

───────── **患者教育** ─────────

───────── **其　他** ─────────

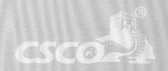

头颈部肿瘤

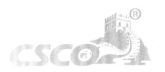

复发转移唾液腺癌靶向治疗进展

浙江省肿瘤医院

曹君　方美玉

唾液腺癌(salivary gland cancer SGC)是一类发病率低[(0.4~1.6)/10万]、病理类型复杂的头颈部罕见肿瘤。虽然早期患者通过手术或联合术后辅助放射治疗(放疗)能达到治愈,但是一旦出现复发或转移,最佳治疗模式则尚无统一的标准方案,甚至美国食品药品监督管理局(FDA)也未批准专门针对唾液腺癌的药物,也是因为相关新药临床研究和循证学证据非常少。唾液腺癌的病理亚型有超过二十余种,最常见的组织病理学类型包括腺样囊性癌(adenoid cystic carcinoma, ACC)、黏液表皮样(mucoepidermoid carcinoma MEC)、腺泡细胞癌(acinic cell carcinoma AcCC)、导管癌(ductal carcinoma SD)和腺癌(NOS);通常唾液腺癌是按解剖部位分为大唾液腺癌与小唾液腺癌,并结合组织病理学分级(高级、中级、低级);类型的繁杂及发病的罕见导致目前尚无法针对每种病理类型都制订具体治疗方案。传统的化疗对绝大多数的晚期唾液腺癌疗效不佳。

唾液腺癌的高度异质性通常体现在分子水平和基因组学特征方面,而且较高比例可检测到可靶向治疗的靶点,在此就晚期唾液腺癌的靶向治疗进展进行综述。

一、唾液腺癌的分子特征

任何一种唾液腺恶性肿瘤都具有复发和发展至晚期的倾向;手术或联合术后放疗是初始根治的手段,但是仍有部分患者发展至不可切除的复发或转移,包括一部分患者确诊时已经处于晚期,此时绝大多数因化疗效果不佳而成为不可治愈的状态,探索分子检测指导下的精准治疗成为研究热点。

*TP53*突变是各种病理类型唾液腺癌最常见的异常基因,通常以错义突变和截断突变为主,也有沉默突变。虽然突变率高,但是目前针对*TP53*的抑制剂均处于临床前期,尚未有公开的临床研究招募此类基因突变患者。染色体的异常排列在唾液腺癌中非常常见,在腺样囊性癌中最常见的是染色体t(6;9)易位,染色体交换导致融合转录因子基因,*MYB-NFIB*融合被认为是腺样囊性癌的诊断标志物;在黏液表皮样癌中t(11;19)(q14-21;p12-13)的易位导致*CRTC1/3-MAML2*的融合,是黏液表皮样癌的标志性分子标志物,可协助病理诊断;而染色体t(12;15)(p13;q25)易位导致*ETV6-NTRK3*融合是唾液腺分泌癌的重要分子事件。除了特殊基因的融合和易位,*NOTCH1*基因突变在唾液腺癌中非常常见,并且和腺样囊性癌肝、骨转移相关,导致预后不良。

*PIK3CA/AKT/PTEN*突变主要发生在非腺样囊性癌中,尤其以唾液腺导管癌中突变率最高,占50%,在腺样囊性癌的发生率为5%。*ERBB2*基因扩增或过表达是唾液腺导管癌特征性的变异,是可靶向治疗的重要靶点。KIT蛋白在90%的ACC中表达。此外,*CCND1*、*Braf V600E*和*PTCH*等突变在某些唾液腺癌中也被检测到。

二、唾液腺癌的分子靶向治疗

通过分析唾液腺癌的分子特征,发现潜在的治疗靶点,指导此类肿瘤的精准治疗是靶向治疗的主要内容。目前针对唾液腺癌的靶点主要集中在*VEGF/Kit/EGFR/HER-2*等靶点。

(一) *VEGFR/FGFR*

VEGF是参与肿瘤血管生成对重要因子,往往在大部分唾液腺癌中有表达,且和预后不良相关。目前针对*VEGFR*的靶向治疗以多靶点抗血管生成药物为主,包括以索拉非尼、舒尼替尼、仑伐替尼、阿昔替尼和安罗替尼等为代表,这些药物除了有针对VEGF的靶点,尚可作用于PDGF和FGFR等靶点,因此统称为多靶点抑制剂,国内外已经上市的此类药物有将近二十余种,不同的药物在转移性唾液腺癌的研究中有效率为0~22%。索拉非尼主要阻断VEGF/PDGF/Kit靶点,在唾液腺癌的研究中有效率是11%~16%,虽然有效率不高,但是绝大多数患者疗效评估为疾病稳定(stable disease,SD占67%),主要不良反应为腹泻和高血压及手足综合征。索拉非尼在非腺样囊性癌的有效率高于腺样囊性癌。仑伐替尼是与索拉非尼类似的抗血管生成多靶点抑制剂,在腺样囊性癌中有效率15.6%,疾病稳定(SD)高达75%,因此疾病控制率超过90%,相关不良反应以高血压和口腔黏膜疼痛为主,有较高比例患者因无法耐受不良反应而停药。阿昔替尼在唾液腺癌的单臂临床研究中的有效率为8%,疾病稳定(SD)50%,不良反应也是以高血压、腹泻和口腔炎为主。因此以抗VEGF为主的多靶点抑制剂,总有效率偏低(6%~16%);安全性问题不容忽视,主要为腹泻高血压和口腔炎等,需要密切监测此类药

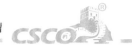

物的常见不良反应。

（二）ErbB2/HER-2

曲妥珠单抗是 *ErbB2/HER-2* 的抑制剂，作为单一疗法或在某些病例报告中与紫杉烷类联合使用，已显示出较高的反应率，同时联合铂类的化疗在 *ErbB2/HER-2* 阳性的转移性唾液腺导管癌中有持久的缓解期。双 *ErB2* 阻断治疗在转移性乳腺癌中显示出较高的缓解率；类似的方案套用至转移性唾液腺导管癌中，采用曲妥珠单抗和帕妥珠单抗在 7 例 Erb2 阳性唾液腺癌中显示 71.4% 的有效率。MyPathway 的篮子实验中，Erb2 阳性唾液腺癌采用双靶治疗取得 60% 的有效率；文献报道 T-DM1、HER-2 抗体偶联药物，治疗 Erb2 阳性唾液腺癌具有持久的缓解期和非常低的毒性反应。

（三）Kit 和 EGFR

超过 90% 的腺样囊性癌中 *Kit* 表达阳性，采用 Kit 抑制剂伊马替尼治疗腺样囊性癌的临床研究中，单药未观察到反应，而联合铂类化疗药物的有效率为 10%；达沙替尼作为另外一种 *c-kit/bcr-abl/SRC* 家族和 PDGF-β（platelet derived growth factor β）和 EPHA2 的抑制剂，也未观察到单药治疗在 ACC 中的反应。表皮生长因子（epidermal growth factor receptor，EGFR）在唾液腺癌中广泛表达，而且可以通过免疫组化检测到。各种针对 EGFR 的靶向药物在转移性唾液腺癌中的研究发现，西妥昔单抗（EGFR 单克隆抗体）治疗 *EGFR* 阳性的唾液腺癌的获益率（clinical benefit rate）为 50%，但是所有的 *EGFR* 的靶点抑制剂（gefifitinib 和 lapatinib）未看到明确的有效率。

（四）Braf 和 NTRK

Braf 抑制剂维莫非尼或达拉非尼被批准用于 *Braf V600* 突变的恶性黑色素瘤中，通过篮子实验发现此类靶向药物在 *Braf V600* 突变的唾液腺癌中有明显的疗效，多篮子实验 MyPathway（NCT02091141）是一项评估晚期实体瘤去化疗非适应证精准检测指导下的靶向治疗研究，发现 *Braf V600E* 突变唾液腺癌采用维莫非尼达 15.1 个月的缓解率。*ETV6-NTRK3* 融合常存在乳腺样唾液腺分泌癌（mammary analog secretory carcinoma）中，研究发现 12 例病例中 100% 表达，且对 NTRK 抑制剂对治疗有效。

除了针对以上靶点的靶向治疗，目前针对 *PI3KCA*、*Notch* 和 *PTCH* 等靶点的靶向药物也在唾液体腺癌中正在开展临床研究。

综上所述，基于唾液腺癌病理类型多样且复杂，尚无统一可靶向治疗靶点，因此目前针对唾液腺癌的靶向治疗，主要通过篮子实验进行相应基因检测，根据检测到的特殊靶点予以相应的靶向治疗，部分为超适应证用药；对于未测到可治疗靶点的患者，可推荐采用抗血管生成多靶点抑制剂；2022 NCCN 指南和 2022 CSCO 指南中，复发转移唾液腺癌的药物治疗推荐多靶点抑制剂可选择仑伐替尼、阿昔替尼和索拉非尼等。此外，靶向治疗与其他治疗模式的联合也正在探索中。

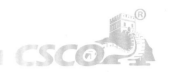

放疗相关口腔黏膜炎的诊治进展

中山大学肿瘤防治中心

王静云　韩非

放疗诱发的口腔黏膜炎（radiotherapy-induced oral mucositis，RTOM）是头颈部肿瘤放射治疗过程中常见且严重的并发症之一，接受头颈部放疗或放化疗的患者中，59.4%~100% 可出现口腔黏膜炎，其中重症患者接近 65%，主要表现为电离辐射损伤所致的口腔黏膜充血、红斑、糜烂、溃疡、感染及纤维化等，患者出现口腔疼痛、进食困难、口干、味觉障碍等，严重者甚至中断放疗，影响患者的生存预后。因此，RTOM 防治在头颈肿瘤治疗过程中至关重要，现针对其发病机制、危险因素、临床表现及分级、预防措施和治疗策略进展进行综述。

一、发病机制

导致 RTOM 的机制主要是干扰黏膜上皮细胞的分化和成熟，包括直接损伤和间接损伤作用。

（一）直接损伤机制

口腔黏膜上皮细胞更新快，周期通常为 7~14 天，放射线会引起细胞 DNA 链及染色体断裂等细胞损伤，进而导致细胞周期阻滞及细胞凋亡。

（二）间接损伤机制

放射线使机体内的水分子辐解产生活性氧（reactive oxygen species，ROS），引发机体的氧化应激，从而促进细胞、组织和血管的损伤。放射线能激活抑癌基因 $p53$、核转录因子 -κB（NF-κB）等转录因子，NF-κB 的激活能引发促炎因子如肿瘤坏死因子（TNF）-α、白细胞介素（IL）-1β 和 IL-6 的生成，同时能减少抗炎因子 TGF-β 和 IL-10 的产生，而这些促炎细胞因子能引发间质细胞和上皮细胞之间的信号传递，减少上皮细胞的氧合作用，最终导致上皮基底细胞的损伤和死亡。另一方面，唾液有消化、冲洗、保护和润滑等多种功能。放疗后口腔黏膜脆性增加，易破溃，同时唾液腺受到放射线损伤，唾液分泌量减少，口腔自洁作用下降，促进了细菌、真菌和病毒在受损黏膜上增殖，从而加重口腔黏膜炎。

基于以上，将 RTOM 的生物学事件大致分为 5 个阶段。①起始阶段：辐射诱导双链 DNA 断裂的直接损伤机制、ROS 的产生和先天性免疫反应的激活三个事件同时发生，在启动生物级联反应中相互作用，导致基底干细胞的凋亡和坏死；②上调和激活阶段（初级损伤反应）：ROS 和先天性免疫反应进一步激活关键转录因子如 NF-κB，导致促炎因子和信号分子的产生；③信号放大阶段：由初级损伤反应诱导的分子通过反馈机制放大 NF-κB 等信号通路，进一步改变局部组织反应；④溃疡阶段：黏膜上皮细胞因此萎缩并最终形成溃疡，感染风险增加及进一步激活抗炎反应；⑤愈合阶段：上皮细胞增殖、分化及修复。

二、危险因素

RTOM 的危险因素主要包括患者自身因素和治疗相关因素。

（一）患者自身因素

年龄、性别、吸烟、营养不良、不良的口腔卫生习惯、既往牙周疾病史、义齿、肾功能不全、维生素 B/ 叶酸缺乏、唾液腺功能障碍、口腔微生物环境、并发糖尿病等合并症、免疫功能紊乱、药物代谢酶缺乏及基因多态性等。

（二）治疗相关因素

放疗技术、放疗分割模式、放疗剂量及放疗部位、放疗联合化疗 / 靶向药物 / 免疫检查点抑制剂的使用等。在放疗技术方面，调强放疗、质子治疗和重离子治疗等可能降低 RTOM 的发生及严重程度。针对放疗分割模式，相比常规分割放疗，超分割和加速分割模式增加 RTOM 风险。RTOM 的严重程度与放疗累积剂量相关。当放疗剂量达 50~60Gy 时，口腔黏膜发生溃疡、糜烂、吞咽疼痛加剧，不能进食，最终导致营养不良。此外，联合治疗如放疗联合化疗、靶向治疗以及免疫检查点抑制剂治疗等可能会增加黏膜对低剂量放射的敏感性。同步放化疗会使急性 RTOM 的出现时间提前，持续时间延长，3~4 级急性 RTOM 的发生率增加；靶向治疗，如 mTOR 抑制剂、EGFR 单抗和抑制剂、VEGF 和 VEGFR 抑制剂、BRAF 抑制剂会使口腔黏膜炎的发生率升高；免疫检查点抑制剂也与口腔黏膜免疫相关不良事件有关。

三、临床表现及分级

RTOM 临床症状主要表现为疼痛、口干、吞咽困难、营养不良，严重者可致使治疗中断、生活质量下降等。急性 RTOM

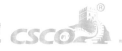

最初表现为局部充血，后逐渐出现局部黏膜的萎缩和溃疡，并常常在表面形成假膜。溃疡的特征是外形不规则，周围可见充血带围绕。所在区域常与放射野对应。其临床病程与放疗分段方案相对应。一般在累计剂量达到15~20Gy，开始出现口腔黏膜炎的临床症状；在剂量累计达到30Gy时，严重程度到达高峰并在整个放疗期间持续，随着放疗剂量的继续累积，溃疡面开始融合并持续加重，一般在放疗结束后2~4周开始愈合。慢性口腔黏膜炎常表现为治疗结束后出现的局部黏膜萎缩充血和/或溃疡病变，且持续3个月以上。其他放疗后长期病变包括血管扩张或出现敏感性或神经病理性疼痛，表现为口腔黏膜的灼痛感，某些情况下可表现为对酸、辣或烫的食物的不耐受。大约8%的头颈部放疗患者会出现慢性口腔黏膜炎，其中3.8%可能表现出口腔黏膜破溃。慢性口腔黏膜炎的发病机制和急性口腔黏膜炎存在差异，免疫介导的反应、自然修复机制的中断以及微生物群的改变可能与慢性口腔黏膜炎的发生相关。

在肿瘤治疗之前，尤其是头颈部肿瘤放化疗前，对口腔黏膜炎进行适当评估极为重要。好的评分系统是均衡考虑所有与患者有关的因素并结合对口腔的详细检查。常规用于临床和研究的分级标准见表1。虽然口腔黏膜炎的分级是评估预防或干预所必需的，但大多数评分系统只能用于临床可见的黏膜炎。以上的评分系统都带有主观性，如疼痛程度、进食情况，这些都会随患者的感受而改变。因此，有研究提出，可通过检测黏膜上皮细胞的存活率和成熟度进行分级。虽然这可能是更客观的分级，但其临床操作的复杂性导致至今尚未实现。

四、预防措施

目前尚未发现一种明确优于其他方法、可预防或明显减轻RTOM的干预措施，现公认防治的关键在于口腔检查及护理、营养支持。以下从病因预防、常规护理预防进行描述。

（一）病因预防

从放疗技术出发，有研究表明，旋转调强放疗能减少口腔黏膜的照射剂量，与适形调强放疗相比能降低RTOM的严重程度。Goyal等对头颈癌患者的放疗时间和急性口腔黏膜炎严重程度进行了评估，发现上午组（8∶00~11∶00）和下午组（15∶00~18∶00）的3/4级口腔黏膜炎分别占38%和26%（P=0.08），这表明正常黏膜的细胞周期中可能存在昼夜节律，通过改变照射时间来预防口腔黏膜炎发生可能会有一定获益。

（二）常规护理预防

关于常规口腔护理的重要性、口腔卫生的宣传及教育普及仍需引起重视。建议治疗前行口腔全面检查、改善口腔卫生。推荐：①每日餐后和睡前用软牙刷刷牙；②使用含氟非发泡牙膏清洁齿列及牙龈；③认真清洁牙刷，每月更换1次牙刷；④舌头应轻刷，以帮助清除食物残渣和细菌；⑤避免刺激性食物、烟、酒、生冷、烫、柑橘类水果等；⑥使用润唇膏及饮用充分的水，保持口腔湿润；⑦使用漱口水，15ml含漱1min，每天至少4次，含漱后0.5h内禁食、禁饮；关于漱口水的选择，目前应用于临床的包括生理盐水、小苏打、含漱液等，但没有足够证据推荐。例如，目前粒细胞集落刺激因子（G-CSF）和粒细胞巨噬细胞集落刺激因子（GM-CSF）对预防口腔黏膜炎的作用尚不明确，各项研究结果之间存在争议，ESMO及MASCC/ISOO指南均不推荐预防性及治疗使用。

五、治疗策略

（一）非药物治疗

1. 物理疗法　主要包括冷冻疗法及低能量激光治疗。

（1）冷冻疗法：作为一种传统的方法，全性高且不良反应小、便捷、经济安全，可使局部毛细血管收缩，从而限制细胞毒性药物的局部血药浓度，减少化疗药物对黏膜的损害，MASCC/ISOO指南推荐的Ⅱ类证据，建议用于大剂量化疗（尤其是氟尿嘧啶）时。但一项随机对照研究显示，在接受放疗的头颈部肿瘤中行冷冻治疗并不能改善患者口腔黏膜炎的症状，且治疗组患者对黏膜炎的疼痛感觉更敏感，可能增加放疗患者不良反应。因此专家建议不推荐冷冻治疗用于预防和治疗颈部肿瘤放疗患者的口腔黏膜炎。

（2）低能量激光治疗：低能量激光治疗（low-level laser therapy，LLLT）能通过调节活性氧以及促炎性因子（TNF-α、IL-6及IL-8）的产生而起到治疗RTOM的作用。Arora等评价氦/氖激光在口腔癌放疗致口腔黏膜炎的疗效后指出，放疗期间预防性应用LLLT可减轻口腔黏膜炎的严重程度。MASCC/ISOO指南建议在不伴同步化疗的头颈部肿瘤放疗患者中应用波长为632nm的LLLT预防口腔黏膜炎。Fekrazad等总结LLLT在防治RTOM的相关研究后指出其作为一种非侵入性治疗方式具有一定优势，能明显减轻口腔黏膜炎，同时能推迟严重口腔黏膜炎的发生。但由于激光只对直接照射的黏膜发挥作用，对不能直接照射的部位如口咽、喉部和食管没有修复作用。

表1　临床口腔黏膜炎分级标准

分级标准	0级	1级	2级	3级	4级	5级
WHO	无症状和体征	红斑，伴有疼痛，无溃疡	红斑、溃疡，能进固体食物	红斑、溃疡，仅能进流食	不能进食，需肠外或肠内营养	-
NCI-CTCAE	-	无症状或轻微，无须干预	中度疼痛或溃疡，不影响进食，进食流食	严重疼痛，影响进食	危及生命，需紧急干预	死亡
RTOG	无症状和体征	刺激，可能轻微疼痛，无须镇痛药	片状黏膜炎，可能产生炎性血清性分泌物，可能经历中度疼痛，需要镇痛	融合状纤维性黏膜炎，剧烈疼痛，可能需要麻醉镇痛	溃疡、出血或坏死	-

2. **饮食护理** 有研究认为，综合饮食干预对 RTOM 程度、发生时间有影响。护理人员应鼓励患者多进食，指导选择食物，饮食以高热量、高蛋白、高维生素软食或流食，清淡饮食，多进食新鲜蔬果，避免刺激性食物为主等。溃疡疼痛影响进食者，餐前 30min 可使用镇痛性含漱液，如苄达明漱口水、吗啡含漱液等可缓解疼痛，增加食欲。口腔黏膜炎严重影响进食时，必要时用鼻胃管胃肠内营养或肠外营养。为减少口腔黏膜不适，可鼓励患者遵循以下规则：①少吃多餐、细嚼慢咽；②避免过热、过冷的食物；③避免酒精、烟草、酸性及辛辣食物。

3. **心理护理** 患者及家属担心化疗及放射线的危害，产生焦虑、恐惧心理，因而治疗前应加强沟通，建立良好的医护患关系，给患者和家属讲解肿瘤治疗的相关知识，使患者对疾病的发生、发展、转归以及不同治疗阶段的不良反应及注意事项有所了解，让患者以最佳的心理状态积极配合治疗。Lin 等对头颈部癌患者的抑郁和吞咽功能、生活质量之间的关系研究表明，头颈部癌尤其是 RTOM 患者是较易患抑郁症的病患之一，因此早期识别和积极地治疗抑郁有利于早期最大程度地改善患者生活质量。

（二）药物治疗

1. **口腔黏膜防护剂** 近 70 余年口腔黏膜防护剂不断发展，陆续使用过抗氧化剂、植物提取物、降压药、类固醇激素类、他汀类药物、细胞活素、细胞保护剂等，然而其中大部分因有严重不良反应在临床试验阶段以失败告终。例如，氨磷汀作为一种细胞保护剂，是能被酶脱磷酸化的前体药，在体内可被碱性磷酸酶水解脱磷酸变为活性代谢物——含自由硫基的 WR-1065，发挥放疗保护作用，具有抗氧化、清除自由基、保护正常组织 DNA、预防口腔干燥的作用，但同时有研究表明其部分可进入肿瘤组织，具有保护肿瘤的作用；并可出现严重不良反应，如恶心、呕吐、低血压等，因此目前在临床上被限制使用。硫糖铝不推荐应用于口腔黏膜炎的预防及治疗，已被 MASCC/ISOO 指南作为 Ⅰ 类证据指出。近年崭露头角的涂层保护剂，例如口腔溃疡防护剂是一种假塑型流体，能覆盖于黏膜表面形成黏附性保护涂层。一项随机对照研究中发现，与对照组相比，利膜平能有效推迟和减轻鼻咽癌患者 RTOM。黄光等研究了口腔溃疡防护剂（利膜平）防治 RTOM 的有效性，发现其能有效抑制鼻咽癌放化疗所致口腔黏膜损伤的进展，缩短口腔黏膜愈合时间以及缓解疼痛。

2. **细胞因子** 除预防外，前述细胞因子如 GM-CSF 也有临床报道用于 RTOM 的治疗。湖南省肿瘤医院一项前瞻性、随机对照研究表明，与氯己定漱口水对比，GM-CSF 能显著降低黏膜损伤，减轻疼痛，促进黏膜愈合。另一项前瞻性、随机对照研究显示，与接受硫糖铝治疗的对照组相比，头颈部肿瘤常规分割放疗患者在治疗期间接受 GM-CSF 治疗组吗啡的使用量显著减少，且不影响患者白细胞计数。除 GM-CSF 外，亦有研究表明其他细胞因子如重组表皮生长因子可以显著降低头颈部放疗 ± 化疗患口腔黏膜炎的发生率。

3. **镇痛治疗** 疼痛是口腔黏膜炎最常见的症状之一，重度疼痛可导致治疗依从性下降。轻度疼痛时，推荐使用利多卡因、吗啡等漱口水；当出现中重度疼痛时，推荐使用奥施康定、吗啡或芬太尼贴片等强阿片类药物，有利于营养状况改善及维持体重。Roopashri 等研究发现，苄达明漱口水不仅能够延缓口腔黏膜炎进展时间，而且可减轻疼痛等症状，同时是安全可耐受的，因此作为 Ⅰ 类证据推荐。MASCC/ISOO 指南中指出，头颈部肿瘤放化疗患者使用 2% 吗啡漱口水治疗口腔黏膜炎所致疼痛可能是有效的（Ⅲ 类）；0.5% 多塞平漱口水治疗口腔黏膜炎疼痛可能是有效（Ⅳ 类）。

4. **抗感染治疗** 感染是口腔黏膜炎最常见的合并症之一，因此抗感染治疗非常重要。大量临床研究表明，使用抗炎药可能是减少口腔黏膜炎的一种有效的方法。而治疗前需要送口腔黏膜拭子进行细菌、真菌培养及药物敏感试验，指导抗菌药的使用。一项系统性研究探讨了抗菌药物、黏膜涂层剂、麻醉剂、镇痛剂在预防和治疗口腔黏膜炎中的作用，强烈不推荐接受放疗的头颈部肿瘤患者使用 PTA 抗菌含片（多黏菌素、妥布霉素、两性霉素 B）、BCoG（杆菌肽、克霉唑、庆大霉素）抗菌含片和 PTA 糊剂预防口腔黏膜炎（Ⅱ 类）。这已被写进 MASCC/ISOO 指南，ESMO 指南也更新了这一项。

5. **糖皮质激素治疗** 局部使用糖皮质激素能减轻水肿，抑制炎症反应，缓解患者症状，但长期使用有增加口腔真菌感染的风险。研究显示曲安奈德外用制剂治疗 RTOM 疗效确切而全身使用糖皮质激素有减少放疗中断的趋势，但并不能减少 RTOM 的发病率和严重程度。为了进一步探究外用糖皮质激素用于 RTOM 的安全性，一项口腔癌放疗出现严重口腔黏膜炎患者（326 例）发生念珠菌病的相关因素回顾性、多中心研究表明，使用外用类固醇软膏不是该群患者发生口腔念珠菌病的危险因素。

6. **中医治疗** 中医药在头颈部肿瘤放疗所致口腔黏膜炎的治疗上运用较为普遍，如利咽解毒方、双花百合片口服有利于降低口腔黏膜炎的发病率，减少 3~4 级口腔黏膜炎的发生。很多研究表明，相对于西医常规疗法，中医药在治疗该疾病上表现疗效好、价格低、不良反应小等特点。由于其发生机制尚不十分明确，同时在病情判断上，主要以患者主观感受为主要依据，缺乏有效可行的客观指标。因此在治疗的基础方药上，缺乏统一标准，用药途径上也未达成一致意见。目前对该病仍以综合性预防措施为佳。

六、小结

放疗相关口腔黏膜炎发病率居高不下，对患者身体、心理等均造成严重影响，治疗依从性和疗效下降，因此其预防和治疗都十分重要。虽然许多药物都在临床上显示了一定的疗效，但由于证据不足，目前被批准应用的仍非常有限。因此，一方面可加强药物临床试验的推广，得到更有力的证据推荐；另一方面，可从其发病机制、患者条件、临床症状将患者结合预后因素进行分级，并根据分级标准制订出合理的个体化方案。

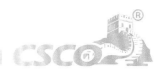

槟榔相关性口腔癌诊治现状

湖南省肿瘤医院

吴峥　王蕾　周钰娟　韩亚骞

口腔癌（oral cavity cancer，OCC）包括原发于颊黏膜、上下牙槽嵴、后磨牙三角区、口腔底、硬腭和舌前 2/3 区域的恶性肿瘤。其发病率在头颈部恶性肿瘤中位居第二，90% 以上为鳞状细胞癌。口腔癌的发生发展与各种口腔不良刺激密切相关，其中咀嚼槟榔是引起口腔癌的重要因素之一。近年来，我国槟榔相关性口腔癌的发生率逐年攀升，引起医疗界的高度重视。现将槟榔相关性口腔癌的诊治现状及研究进展总结如下。

一、流行病学研究

槟榔是热带棕榈树槟榔的种子，在 2004 年被世界卫生组织列为一级致癌物，与口腔癌的发病密切相关。据报道，全球约有 6 亿人咀嚼槟榔，各地居民咀嚼槟榔的形式不同。槟榔在我国传统医学中常作药用，被认为在驱虫、消食、醒酒、降血脂及抗抑郁等方面有药理作用。槟榔中所含的槟榔碱是一种 M 受体激动剂，能够兴奋 M 型胆碱受体，增加唾液分泌和胃肠蠕动，促进消化。中成药中的"四磨汤"就含有槟榔，用于治疗胃肠功能障碍。另外，槟榔作为一种广谱驱虫药，《中成药临床应用指导原则》指出可用于治疗人体消化道寄生虫病。

我国咀嚼槟榔的人群主要集中在南部地区，其中以湖南、海南、云南、台湾为甚，其居民咀嚼槟榔率均在 30% 以上。研究显示，1997—2009 年台湾男性口腔癌发病率升高一倍，此后趋于稳定；其中，口腔癌发病率队列效应与咀嚼槟榔滞后 30 年时间显著相关（$P<0.0001$）。该研究表明，咀嚼槟榔是台湾男性口腔癌发病率队列效应的主要驱动因素，且咀嚼槟榔与口腔癌的发病有滞后效应。一项来自湖南省肿瘤医院的研究收集了 2014—2015 年的 304 例口腔癌患者和 304 例对照组患者（非口腔癌患者，且无口腔癌前病变及吸烟、饮酒、咀嚼槟榔等个人史），以评估口腔癌与吸烟、饮酒及咀嚼槟榔的关系。结果显示，在调整吸烟和饮酒等危险因素后，咀嚼槟榔与口腔癌的发生显著相关（$OR=5.55$，95% CI 3.44~8.97，$P<0.001$）；当每天咀嚼槟榔超过 20 粒时，咀嚼槟榔人群发生口腔癌的风险明显上升（$OR=8.62$，95% CI 3.48~21.33，$P<0.001$）；且当咀嚼槟榔的年限大于 20 年时，咀嚼槟榔人群

发生口腔癌的风险也显著上升（$OR=8.97$，95% CI 2.66~30.31，$P<0.001$）。该研究提示，湖南省咀嚼槟榔与口腔癌的发病呈正相关，且每日咀嚼槟榔数量越多，咀嚼年限越长，发病风险越高。一项来自中南大学的研究收集了长沙五家医院 2006—2016 年因口腔癌接受治疗的患者资料，评估咀嚼槟榔与口腔癌发病的相关性。结果显示，2006 年有 401 例患者确诊为口腔癌，其中 96 例为槟榔相关性口腔癌，占 23.94%；2016 年口腔癌确诊患者升至 2 108 例，其中 1 803 例为槟榔相关性口腔癌，占比升至 85.53%。该研究预测至 2030 年，长沙地区将有 25 054 例患者确诊为槟榔相关性口腔癌，累计患者数达 10 万例，湖南省病例数为长沙市的 3 倍，累计可超过 30 万例，由此产生的累计经济损失将超过 600 亿人民币。该研究结果提示，我国槟榔相关性口腔癌的发病率逐年攀升，将造成人民健康和国家经济的巨大损失。

随着对咀嚼槟榔与口腔癌发生发展相关性认识的不断深入，研究者也对停止咀嚼槟榔后口腔癌的发病情况进行了分析。Gupta 等纳入 14 项研究对停止咀嚼槟榔后口腔癌的发生风险进行了 meta 分析。结果显示，相较于当前咀嚼槟榔的人群，停止咀嚼槟榔 10 年以下的人群患口腔癌的风险稍有升高（meta-$RR=1.21$，95% CI 0.90~1.63），提示咀嚼槟榔的致癌效应存在时间滞后；而停止咀嚼槟榔 10 年以上的人群患口腔癌的风险有所下降（meta-$RR=0.72$，95% CI 0.48~1.07），提示长时间停止咀嚼槟榔能够降低人群口腔癌的发病率。因此，加强对咀嚼槟榔危害生命健康的宣传，倡导不咀嚼和停止咀嚼槟榔是降低槟榔相关性口腔癌发病率的重要手段。

二、口腔癌及癌前病变的早期诊断

咀嚼槟榔常引起口腔癌前病变，如口腔黏膜白斑（oral leukoplakia，OL）、口腔黏膜红斑（oral erythroplakia，OE）和口腔黏膜下纤维化（oral submucous fibrosis，OSMF）等，这些癌前病变与槟榔相关性口腔癌的发生密切相关。OL 是口腔黏膜表面白色的不可擦除的上皮病变，一般边界清晰但不规则，恶变率为 3%~6%。OE 为口腔黏膜上边缘清晰的鲜红色病损，均质型表面光滑柔软；间杂型病损区内有散在白色斑点；颗粒型病损区内有颗粒样微小结节，往往为原位癌或早期鳞

状细胞癌。OE 较 OL 发病率低，但恶变率稍高，14%~50%。OSMF 被认为是主要由咀嚼槟榔引起的口腔癌前病变，以胶原纤维沉积导致口腔黏膜僵硬为特征，表现为口腔黏膜灼痛、口腔黏膜下纤维条索形成并失去弹性，伴进行性张口受限等，恶变率为 7%~13%。一项来自中国台湾的研究纳入 1998—1999 年咀嚼槟榔的 8 360 例男性，其中 491 例（5.9%）有 OL，124 例（1.5%）有 OE，441 例（5.3%）有 OSMF。研究显示，咀嚼槟榔与上述口腔癌前病变显著相关，且随着咀嚼槟榔的数量与年限的增加，癌前病变发生率越高，提示咀嚼槟榔与口腔癌前病变的发生率呈剂量相关性。

与口腔癌类似，槟榔相关性口腔癌常表现为反复发作或长期不愈合的口腔溃疡，OL 或 OE 出现增大、糜烂、溃疡或肿物，伴或不伴有口腔疼痛、张口困难等。由于槟榔含有大量粗纤维，长期咀嚼者常出现牙齿变黑、牙冠磨损、牙根纵裂等慢性损害，并出现咬肌肥大及颞下颌关节紊乱的情况。另外，由于槟榔中所含化学物质对口腔黏膜的刺激，患者常伴有口腔黏膜烧灼感、味觉减退等，严重影响患者的生理功能。因此，明确槟榔中的致癌成分及其作用机制，对改善槟榔相关性口腔癌患者的预后尤其重要。

三、临床前研究

（一）表型研究

槟榔中包含槟榔碱、槟榔鞣质等多种活性物质。1971 年 Suri 等首次将槟榔提取物溶解于二甲基亚砜并反复作用于仓鼠颊黏膜，发现槟榔提取物能诱发口腔恶性肿瘤（38%），且烟草与槟榔混合的提取物诱发口腔恶性肿瘤的比率翻倍（76%），提示槟榔中的活性成分对口腔黏膜有致癌作用，且烟草提取物对其致癌效应有协同作用。之后，Adil 等利用槟榔提取物处理永生化人正常牙龈成纤维细胞和口腔鳞癌细胞，以评估槟榔及其商品化产品的影响。结果显示，槟榔提取物处理正常成纤维细胞后，细胞生长受到抑制，细胞形态异常，附着能力下降并出现细胞坏死；而处理口腔鳞癌细胞后，细胞生长不受抑制，且其生长加快。该研究提示槟榔相关产品对口腔黏膜正常成纤维细胞有细胞毒作用，而对口腔鳞癌细胞没有细胞毒性。

（二）机制研究

研究者也对槟榔中的各种活性物质在口腔癌的发生发展中的作用进行了相关探索。槟榔碱是槟榔中最主要的活性成分，2021 年国际癌症研究机构（International Agency for Research on Cancer，IARC）将其列为 2B 类致癌物。一项来自中国台湾的研究显示，槟榔碱能够促进上皮细胞微管组装，稳定纺锤体，破坏纺锤体聚合与解聚的动态平衡，激活纺锤体组装检查点，将上皮细胞周期阻滞于 G_2/M 期，并导致染色体排列失调。该研究结果提示槟榔碱能够导致上皮细胞周期失控并产生染色体畸变，这可能在口腔癌的发生发展中起重要作用。另有研究显示，槟榔碱不仅能够通过抑制 ADP- 核糖化，诱导染色体的松解，其亚硝化后形成的槟榔特异性亚硝胺还能与 DNA 相互作用促进 DNA 的甲基化，下调肿瘤抑制基因的表达，促进肿瘤的发生发展。近期研究显示，槟榔碱不仅能够上调上皮细胞中 αvβ6 整合素的表达，激活 TGF-β 信号通路；还可通过线粒体 ROS 造成 DNA 氧化性损伤，促进 CCN2 和 Egr-1 的合成，激活上皮细胞的 JNK 信号通路，促进 TGF-β 的分泌。TGF-β 不仅可以激活上皮细胞本身的 TGF-β 经典信号通路，分泌促纤维化的因子，形成 TGF-β 自分泌循环；还能诱导口腔黏膜成纤维细胞分化为肌成纤维细胞，导致细胞外基质的累积和重塑，促进 OSMF 的形成和进展。以上研究结果提示，针对 DNA 甲基化和线粒体来源的 ROS 可能是槟榔相关口腔癌的潜在治疗策略。

（三）菌群研究

随着癌症生物学的发展，咀嚼槟榔对口腔中菌群分布及口腔癌发生发展的影响也有研究。Stashenko 等将来自健康小鼠和 4-NQO 诱导的口腔鳞癌小鼠的口腔菌群接种在利用 4-NQO 诱导的口腔鳞癌的无菌小鼠中，结果显示接种口腔鳞癌小鼠菌群组肿瘤数量增多，体积增大，提示不同口腔菌群可能影响口腔鳞癌患者的肿瘤进展。Hernandez 等纳入 122 例牙科诊所的患者，评估咀嚼槟榔对口腔菌群的影响，其中 64 例为当前咀嚼槟榔者，37 例为既往咀嚼槟榔者，21 例为非咀嚼槟榔者，3 组患者中分别有 9 例（14%）、1 例（3%）和 0 例（0%）患者出现癌前病变（P=0.043 2）。该研究利用 16S rRNA 测序对全组患者的口腔拭子和唾液样进行微生物群落特征分析，结果显示，相较既往咀嚼者和非咀嚼者，当前咀嚼者的口腔菌群中链球菌的丰度显著升高（4% vs. 14%），尤其是婴儿链球菌，其丰度升高 4 倍；长期咀嚼者（≥10 年）相较于不咀嚼者，有癌前病变者相较于无癌前病变者口腔内菌群多样性均显著下降（$P<0.05$），且有癌前病变的咀嚼者口腔内咽峡链球菌的丰度是无癌前病变者的 16 倍。既往有研究在口腔鳞癌组织中检测出咽峡链球菌，且小鼠模型中咽峡链球的抗原能够刺激小鼠腹腔渗出细胞产生 NO，上调 iNOS、TNF-α、IL-1β 及 IL-16 的表达，提示咽峡链球可能通过诱导口腔炎症，促进肿瘤的发生发展。以上研究结果提示，停止咀嚼槟榔，改善患者口腔菌群多样性，降低致病菌的丰度可能成为降低槟榔相关性口腔癌发生的潜在策略。

虽然菌群与肿瘤免疫的研究主要集中在肠道菌群中，但改善口腔菌群以提高口腔鳞癌免疫治疗效果的探索也在不断进行。一项来自武汉大学的研究收集口腔鳞癌患者的肿瘤组织和癌旁组织进行 16SrDNA 测序，分析其中的微生物含量和丰度差异。结果显示，消化链球菌在肿瘤组织中的丰度显著高于癌旁组织，且瘤内消化链球菌的丰度与患者瘤内 CD8+ T 细胞浸润及长期生存呈正相关，提示消化链球菌可能在口腔鳞癌的宿主抗肿瘤免疫中发挥重要作用。研究者根据消化链球菌的代谢特征，利用银纳米粒子抑制小鼠口腔中其他细菌的生长，使消化链球菌在口腔环境中获得优势，长效调控口腔菌群并给予 PD-1 单抗治疗。结果显示，在 4-NQO 诱导的小鼠原发口腔鳞癌模型中，联合应用含银水凝胶及 PD-1 单抗组相较于 PD-1 单抗组小鼠肿瘤数量减少，体积减小，提示含银水凝胶联合 PD-1 单抗能够有效治疗小鼠原发口腔鳞癌，可能成为提高口腔鳞癌免疫治疗效果的潜在治疗策略。已有研究发现，咀嚼槟榔者较非咀嚼者口腔菌群多样性显著下降，且各种微生物丰度出现显著变化。其中的差异是否影响槟榔相关性口腔癌患者对放疗、化疗及免疫治疗的响应？能否针对菌群的差异开发联合治疗方案提高槟榔相关性口腔癌的治疗效

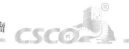

果？该研究为探索提高槟榔相关性口腔癌疗效的联合治疗方案提供了新思路。

四、槟榔相关口腔癌的预防策略及治疗

槟榔相关性口腔癌是由咀嚼槟榔引起的口腔恶性肿瘤，可由槟榔相关的癌前病变恶性转化而来。因此，在咀嚼槟榔流行区对居民进行口腔健康筛查，积极治疗癌前病变能够降低槟榔相关性口腔癌的发生。一项来自中国台湾的研究报道了2004—2009年开展的全民口腔筛查项目的情况，结果显示400万人中约200万人接受了筛查，总筛查率为55.1%；参与筛查的人群中有18 116例患者检出癌前病变，8 033例患者诊断为口腔癌，而未参与筛查的人群中有24 184例患者诊断为口腔癌。该研究结果显示，相较于未筛查组，筛查组发生晚期口腔癌的相对风险为0.62（95% CI 0.59~0.64），出现口腔癌相关死亡的风险为0.74（95% CI 0.72~0.77）。以上研究证实，以人群为基础的口腔筛查能够有效降低咀嚼槟榔流行地区的局部晚期口腔癌的发生率和口腔癌的死亡率。提高咀嚼槟榔流行地区居民的口腔健康筛查率，关注人群口腔黏膜情况，必要时进行组织病理检查，对槟榔相关性口腔癌的防治有着重要意义。

（一）槟榔相关性口腔癌前病变的治疗

中华口腔医学会推荐对疑为OL的患者均采取管理措施，在初次就诊时即进行组织病理学检查明确诊断。诊断为OL患者首先推荐其戒除引起OL的危险因素，如咀嚼槟榔等，并进行口腔卫生管理；其次，在药物治疗方面可局部使用维A酸制剂，在去除病损治疗方面，可采用手术、激光、冷冻、光动力等方式进行局部治疗；并对患者进行积极的随访，无高危因素患者每3个月随访一次，有咀嚼槟榔等高危因素的患者每1~3个月随访一次，以防止其复发或进一步恶性转化。对疑为OE的患者也需进行活检明确诊断，其治疗及随访与OL相似，但目前尚未发现能够有效治疗或防止OE恶变的药物，仍需进一步探索。中华口腔医学会2022年更新的OSMF诊治指南中明确组织病理学检查是OSMF的诊断金标准，并根据患者张口受限及口腔黏膜弹性情况将疾病分为Ⅰ~Ⅳ期，分别为Ⅰ期，张口度≥30mm，弹性无明显改变；Ⅱ期，张口度20~30mm，质地变硬，弹性下降；Ⅲ期，张口度10~20mm，扪诊皮革样，弹性差；Ⅳ期，张口度≤10mm，伴发白斑或口腔鳞状细胞癌。对于明确诊断的患者，强烈推荐其戒除咀嚼槟榔的习惯，并积极进行治疗。OSMF的局部治疗主要为曲安奈德＋利多卡因局部注射，全身治疗可选择口服丹参滴丸或番茄红素等，并积极进行张口训练。对于合并OL、伴发咽腭弓粘连、组织病理学检查提示上皮异常增生等情况或需要解决张口严重受限的情况时可考虑手术治疗。治疗后患者张口度恢复至>30mm或恢复正常，口腔不适感及黏膜异常、黏膜"发紧"感消失考虑为治疗痊愈，治疗后积极随访防止恶化。对存在槟榔相关性口腔癌前病变的患者，嘱其停止咀嚼槟榔，并积极进行治疗能够降低槟榔相关性口腔癌的发生。

（二）槟榔相关性口腔癌的治疗

目前尚缺乏专门针对槟榔相关性口腔癌治疗方案的报道，治疗策略与传统因素导致的口腔鳞癌一致，仍以手术、放疗和化疗为主。对于早期和局部晚期可切除的口腔癌，首选根治性手术治疗，根据术后疾病分期和病理结果考虑术后辅助放化疗。由于口腔癌的手术治疗涉及患者的咀嚼、吞咽及语言表达等关键生理功能，所以多学科团队的参与尤为重要。对于不可手术的患者，则考虑根治性放疗或放疗与化疗联合的综合治疗。

随着免疫治疗在多种恶性肿瘤治疗中广泛应用，研究者对复发/转移性头颈部鳞癌的免疫治疗也进行了探索。CheckMate-141和KEYNOTE-048临床试验结果显示，一线免疫单药治疗或免疫联合化疗相较于标准治疗能够显著提高患者的总生存。其中，口腔鳞癌的患者在两项临床试验中占比分别为50%左右和30%左右，虽然未对口腔鳞癌亚组人群的生存情况及该人群咀嚼槟榔的情况进行相关报道，但仍为复发/转移性槟榔相关性口腔癌的治疗提供了参考。我国学者对89例槟榔相关性口腔鳞癌和24例非槟榔相关性口腔鳞癌患者的肿瘤组织进行了全外显子测序和转录组测序，并与癌症基因组数据库中的325例非槟榔相关性口腔鳞癌患者数据和已发表的50例台湾口腔鳞癌患者（槟榔相关性口腔鳞癌43例）数据比对，以评估槟榔相关性口腔癌基因组及转录组的变化。结果显示，槟榔相关性口腔癌呈现出错配修复缺陷（mismatch repair deficient，dMMR）的基因组特征，且具有高dMMR特征的肿瘤PD-L1表达水平也较高；生存分析显示，存在高dMMR基因组特征的口腔鳞癌患者总生存下降（HR=8.90，P=0.038），且在槟榔相关性口腔癌患者中也观察到相似结果（HR=8.33，P=0.042）。dMMR实体瘤是免疫治疗的优势病种，该研究第一次发现槟榔相关性口腔癌呈现dMMR的基因组特征，提示该特征可能成为免疫治疗效果的预测标记，为槟榔相关性口腔癌的免疫治疗提供了一定的参考。但目前仍缺乏针对槟榔相关性口腔癌采取免疫治疗效果的报道。

五、预后

口腔鳞癌患者的总体5年OS为50%左右，其中槟榔相关性口腔癌的患者的预后更差。Yang等对槟榔相关性口腔癌患者的预后进行了meta分析。该分析共纳入11项研究，结果显示与非槟榔咀嚼者相比，槟榔咀嚼者的5年OS（HR=1.26，95% CI 1.09~1.46）和5年疾病特异性生存（disease-specific survival）显著下降（HR=1.40，95% CI 1.15~1.70），提示咀嚼槟榔与口腔癌的不良预后相关。Liao等回顾性分析了1996—2011年1 570例接受根治性手术治疗的口腔癌患者的资料。结果显示，有咀嚼槟榔史的患者较无咀嚼槟榔史者治疗后局部控制率（84% vs. 92%，P=0.000 6）、无疾病生存率（71% vs. 79%，P=0.003 5）和疾病特异性生存（79% vs. 85%，P=0.008 8）均显著降低，而第二原发癌发生率显著升高（21% vs. 13%，P<0.001）；且多因素分析显示咀嚼槟榔是口腔癌5年局部控制（HR=1.798，95% CI 1.197~2.700）和第二原发癌（HR=1.763，95% CI 1.224~2.539）发生的独立危险因素。该研究对359例出现第二原发癌患者的发病部位进行了分析，发现第二原发癌的发生部位包括口腔（244，68%）、口咽（27，

8%)、食管(14,4%)等消化道器官。

既往报道,咀嚼槟榔不仅与口腔癌的发生相关,甚至与消化道其他恶性肿瘤的发生也有明显相关性。2012年IARC报道槟榔的致癌作用主要体现在口腔和食管。Wu等纳入165例食管鳞癌和255例耳鼻喉科良性病变患者,对中国台湾地区吸烟、饮酒、咀嚼槟榔与食管癌的相关性进行了分析。结果显示,调整吸烟、饮酒的因素后,相较于非咀嚼槟榔者,咀嚼槟榔者食管癌的发生虽然有升高的趋势,但无统计学意义($OR=1.7$,$95\%\ CI\ 0.8\sim3.1$);而咀嚼槟榔花($OR=4.2$,$95\%\ CI\ 1.4\sim16.0$)和饮槟榔汁($OR=3.3$,$95\%\ CI\ 1.3\sim9.2$)的人群食管癌的发病风险显著上升。该研究结果提示,咀嚼槟榔在食管鳞癌的发生中起作用,槟榔汁与食管黏膜的直接接触可能促进其癌变。另一项来自中国台湾的基于人群的研究探讨了咀嚼槟榔与肝纤维化和肝癌的相关性。研究纳入样本60 326例患者,其中肝纤维化患者588例,肝癌患者131例。结果显示,当前咀嚼槟榔者肝纤维化和肝癌的发病风险是不咀嚼槟榔者的4.25倍($95\%\ CI\ 2.9\sim6.2$),既往咀嚼槟榔者的发病风险是不咀嚼槟榔者的1.89倍($95\%\ CI\ 1.13\sim3.16$),提示咀嚼槟榔与肝纤维化和肝癌的发病相关。咀嚼槟榔与包括口腔癌在内的多种恶性肿瘤的发病及预后相关,槟榔相关性口腔癌患者可能同时或异时发生其他部位的原发肿瘤,影响患者疗效及预后。因此,对槟榔相关性口腔癌患者需要进行全面系统的检查以排查多原发肿瘤的可能性。

另外,槟榔相关性口腔癌治疗后的随访也尤其重要。一项来自中国台湾的研究对槟榔相关性口腔癌患者治疗后的随访对预后的影响进行了探讨。该研究共纳入741例口腔癌患者,其中74.8%的患者咀嚼槟榔,结果显示PET/CT的检查频率与患者的预后相关($HR=5.30$,$95\%\ CI\ 3.57\sim7.86$);其中,在晚期和老年患者中,头颈部CT/MR检查更频繁的患者预后更好($HR=0.55$,$95\%\ CI\ 0.36\sim0.84$;$HR=0.52$,$95\%\ CI\ 0.30\sim0.91$),提示槟榔相关性口腔癌在治疗后的随访中需注重影像学的检查。

鉴于槟榔相关性口腔癌患者伴随的口腔疾病较多,可能伴发同时或异时性第二原发肿瘤,预后较差,除应用多学科综合治疗手段提高疗效外,停止咀嚼槟榔、治疗后密切的影像学随访观察可能改善患者预后。

六、小结

参考恶性肿瘤的三级预防原则,对于减少槟榔相关性口腔癌对我国人民群众健康的危害,可采取预防和治疗策略:加大对咀嚼槟榔危害的宣传,加强对咀嚼槟榔的流行病学调查与干预工作,逐步限制、禁止销售及咀嚼槟榔;加强咀嚼槟榔流行地区居民的口腔健康筛查,早期发现槟榔相关性口腔癌前病变进行针对性的治疗防止其恶性转化;早期诊断槟榔相关性口腔癌,并接受多学科综合治疗组确定的个体化治疗方案,从而提高该部分患者的治疗效果和改善患者的生存质量。

虽然有诸多研究者从事槟榔相关性口腔癌的探索,但主要是在发病机制、流行病学和总体预后等方面,目前国内外鲜少报道针对槟榔相关性口腔癌的个体化治疗方面的探索。随着免疫治疗等新兴治疗手段涌现,以及对槟榔相关性口腔癌的进一步深入了解,希望未来我们能够探索更有效的综合治疗模式,改善槟榔相关性口腔癌患者的长期生存,为国民健康及经济发展做出贡献。

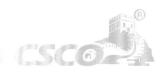

分子病理在唾液腺癌诊治中的价值

上海交通大学医学院附属第九人民医院

夏荣辉　李江

唾液腺癌具有显著的组织学形态多样性和重叠性,给病理诊断带来挑战。不同类型甚至同一肿瘤的不同亚型生物学行为存在不同,治疗策略亦不相同,凸显明确病理诊断和分型的重要性。近年研究发现多种唾液腺癌中存在特征性分子改变,包括融合基因、基因突变和扩增等,分子病理检测在诊断具有挑战性病例中的价值日趋重要,并与部分肿瘤的治疗方案选择密切相关。本文对唾液腺癌中常见分子改变进行介绍,突出这些分子改变在诊断和治疗中的价值。

一、腺样囊性癌(adenoid cystic carcinoma, ACC)

腺样囊性癌是最常见的唾液腺上皮性恶性肿瘤。最常见的分子改变是 *MYB-NFIB* 融合基因,发生率为 33.0%~85.6%。其次为 *MYBL1-NFIB* 融合基因,发生率为 10.0%~22.0%。此外,14.7%~25.0% 的病例具有 *NOTCH1* 突变。*MYB-NFIB* 及 *MYBL1-NFIB* 融合基因可分别导致肿瘤中的 MYB 和 MYBL1 蛋白表达升高,通过免疫组化(immunohistochemistry, IHC)方法检测 MYB 蛋白高表达有助于 ACC 的病理诊断,但特异性不强,在临床应用中,推荐结合 MYB 分离探针荧光原位杂交(fluorescence in situ hybridization, FISH)检测辅助 ACC 诊断(图 1)。MYB 分离探针 FISH 检测提示存在 MYB 重排的上皮-肌上皮癌,这些病例可能应诊断为腺样囊性癌。MYB RNA 原位杂交(in situ hybridization, ISH)较 FISH 的敏感性高、较 IHC 的特异性高,在日常工作中可能具有更佳的应用价值。新近研究表明,复发/转移性腺样囊性癌的肿瘤组织富集 Notch 通路基因(包括 *NOTCH*1、2、3、4)变异和染色体重塑基因(*KDM6A*、*KMT2C* 等)变异;并且肿瘤中 *TERT* 启动子突变与 *NOTCH1* 突变、*MYB/MYBL1* 融合基因互斥,提示发生 *TERT* 启动子突变者为腺样囊性癌中的独特亚型,*TERT* 启动子突变是独立于 MYB、NOTCH1 通路的肿瘤发生替代机制。根据上述分子改变,复发/转移性腺样囊性癌可分成 4 种分子亚型:MYB+/Notch+、MYB+/other、MYB^{WT}/TERT+、MYB^{WT}/Notch+,其中 MYB+/Notch+ 和 MYB^{WT}/Notch+ 组预后最差。虽然 *MYB/MYBL1* 融合基因是 ACC 中最常见的分子改变,但尚无靶向

药物,但 40.3% 的复发/转移性腺样囊性癌存在潜在的酪氨酸激酶抑制剂靶点。由于腺样囊性癌中存在着一定比例的 *NOTCH* 通路基因突变,针对 *NOTCH* 的激活性突变,已开展了 γ-分泌酶的小分子抑制剂 AL101 的 Ⅱ 期临床试验。

二、黏液表皮样癌(mucoepidermoid carcinoma, MEC)

黏液表皮样癌是最常见的唾液腺癌之一。MEC 中最常见的融合基因是 *CRTC1-MAML2*,发生率为 34.2%~81.8%,其次是 *CRTC3-MAML2*,发生率为 4.5%~5.9%。除此之外,还有个别 MEC 病例具有罕见的 *EWSR1-POU5F1* 融合基因。研究表明,具有 *CRTC1-MAML2* 和 *CRTC3-MAML2* 的病例相比于基因重排阴性的病例具有更好的预后,但 *CRTC1-MAML2* 合并 *CDKN2A* 基因缺失的病例往往预后不佳。目前尚未发现其他唾液腺肿瘤中存在 *MAML2* 基因重排,因此,应用 MAML2 分离探针 FISH 检测有助于 MEC 的诊断,并可区分其他形态学相似的肿瘤。借助于 *CRTC1-MAML2* 融合基因的检测,还发现了 Warthin 瘤样黏液表皮样癌这一独特亚型。我们近期的研究发现在早期诊断为唾液腺淋巴瘤的病例中,56.3% 的病例具有 *MAML2* 基因重排,并被更新诊断为 Warthin 瘤样黏液表皮样癌。因此,在临床实践中,我们建议用 MAML2 分离探针 FISH 检测辅助黏液表皮样癌的病理诊断(图 2),尤其是在诊断一些较罕见的 MEC 亚型,如 Warthin 瘤样黏液表皮样癌、透明细胞型和嗜酸细胞型 MEC。

三、分泌性癌(secretory carcinoma, SC)

2017 年第四版 WHO 头颈部肿瘤分类中,首次将分泌性癌作为一种新类型唾液腺癌纳入。由于其与乳腺分泌性癌具有形态学和分子遗传学改变的高度相似性,最初也称乳腺样分泌癌(mammary analogue secretory carcinoma, MASC)。SC 最常见的分子改变是 *ETV6-NTRK3* 融合基因(图 3),发生率超过 90%。其他类型融合基因包括 *ETV6-RET*(2%~5%)、*ETV6-MET*(<1%)、*ETV6-MAML3*(<1%)、*EGFR-SEPT14*(<1%)、*VIM-RET*(<1%)及 *CTNNA1-ALK*(<1%)。*ETV6-NTRK3*

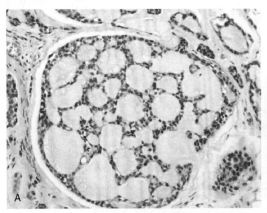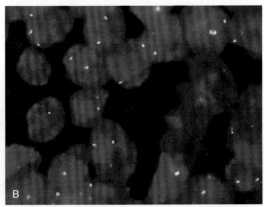

图 1　腺样囊性癌组织学表现和 *MYB* 基因分离探针 FISH 检测

A. 腺样囊性癌中典型的筛状结构，可见个别腺管结构；

B. *MYB* 基因分离探针 FISH 检测示红、绿分离信号，提示存在 *MYB* 基因重排。

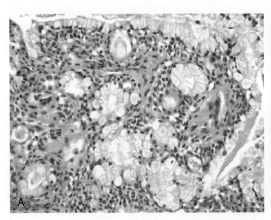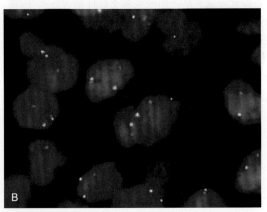

图 2　黏液表皮样癌组织学表现和 *MAML2* 基因分离探针 FISH 检测

A. 黏液表皮样癌中可见囊腔形成，腔面可见较多黏液细胞；

B. *MAML2* 基因分离探针 FISH 检测示红、绿分离信号，提示存在 *MAML2* 基因重排。

融合基因常导致 TRK 蛋白高表达，pan-TRK 免疫组化细胞核阳性诊断具有 *ETV6-NTRK3* 融合基因的 SC 时敏感性和特异性分别为 78.3% 和 100%。SC 通常为低级别肿瘤，但少数病例可出现复发、转移及高级别转化。我们团队研究发现，高 Ki-67 增殖指数、侵袭性生长、淋巴结转移是该肿瘤预后差的风险因子。SC 中 *ETV6-NTRK3* 融合基因检测具有重要意义，其一是可以明确诊断，其二是复发／转移性或无法手术的分泌性癌患者，可针对 NTRK 融合基因进行靶向治疗，larotrectinib（拉罗替尼）、entrectinib（恩曲替尼）是分别被美国 FDA 获批上市的口服 TRK 抑制剂，也是首批与肿瘤类型、患者年龄无关的肿瘤治疗化学药物，它们对于存在 *NTRK* 融合基因的肿瘤（分泌性癌、婴儿纤维肉瘤、甲状腺肿瘤、结肠肿瘤、黑色素瘤等）的总体缓解率达 75%。

四、癌在多形性腺瘤中（carcinoma ex pleomorphic adenoma）

癌在多形性腺瘤中起源于多形性腺瘤（pleomorphic adenoma，PA）中肌上皮和／或腺上皮细胞恶变。典型组织学形态包括良性 PA 成分和恶性成分。由于其起源于良性 PA，分子遗传学改变方面具有与 PA 中一致的融合基因改变。在多形性腺瘤中，超过 50% 的肿瘤具有 *PLAG1* 基因重排（图 4），10%~20% 的肿瘤具有 *HMGA2* 基因重排。癌在多形性腺瘤中 *PLAG1* 重排发生率约 72.7%，*HMGA2* 重排发生率约 13.6%，最常见的伙伴基因是 *FGFR1* 和 *CTNNB1*。*PLAG1* 和 *HMGA2* 分离探针 FISH 检测无法区分良性多形性腺瘤和癌在多形性腺瘤中，但是有助于区分其他形态学相似的唾液腺肿瘤，尤其是在判断某种唾液腺癌是起源于多形性腺瘤恶变还是原发恶性肿瘤时具有重要的意义。除了融合基因改变以外，癌在多形性腺瘤中还具有其他一些分子改变，包括 *TP53* 突变、*ERBB2*、*HMGA2* 和 *MDM2* 基因扩增。

五、透明细胞癌（hyalinizing clear cell carcinoma，HCCC）

唾液腺透明细胞癌是一种罕见的以透明细胞为主的肿瘤，局灶偶可见黏液细胞，因此在一段时间内常被诊断为黏液表皮样癌，透明细胞型。Antonescu 等发现

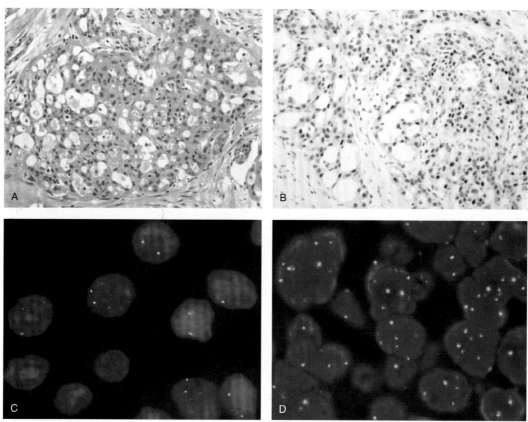

图 3　分泌性癌组织学表现、Pan-Trk 蛋白表达、*ETV6* 基因分离探针和 *ETV6-NTRK3* 融合探针 FISH 检测

A. 分泌性癌中可见肿瘤细胞排列呈微囊状,胞质嗜酸性;B. Pan-Trk 蛋白免疫组化染色可见大部分细胞呈核阳性;C.*ETV6* 基因分离探针 FISH 检测示红、绿分离信号,提示存在 *ETV6* 基因重排;D.*ETV6-NTRK3* 融合基因探针 FISH 检测示红、绿分离信号融合形成的黄色信号,提示存在 *ETV6-NTRK3* 融合基因。

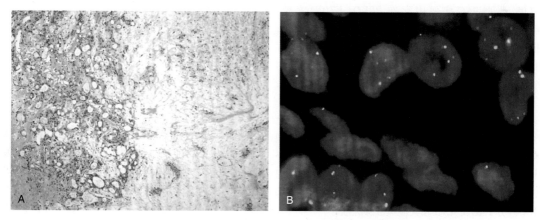

图 4　癌在多形性腺瘤中组织学表现和 *PLAG1* 基因分离探针 FISH 检测

A. 左侧见异型明显的肿瘤细胞,胞质丰富,嗜酸性染色,右侧为黏液样成分,细胞温和,为良性成分;

B.*PLAG1* 基因分离探针 FISH 检测示红、绿分离信号,提示存在 *PLAG1* 基因重排。

81.8%~86.7% 的 HCCC 中存在 *EWSR1* 基因重排。HCCC 中与 *EWSR1* 基因融合的伙伴基因最常见的是 *ATF1* 基因,*EWSR1-ATF1* 融合基因发生率超过 90%(图 5)。如前所述,HCCC 需要与黏液表皮样癌鉴别,后者往往具有不同程度的囊性区域,且具有 *MAML2* 基因重排。研究发现在 *MAML2* 基因重排阴性的病例中,约 17.6% 存在 *EWSR1-ATF1* 融合基因,并被重新分类为透明细胞。除了常见的 *EWSR1-ATF1* 融合基因改变,在个别 HCCC 病例中,还发现了 *EWSR1-CREM* 融合基因。因此,在临床病理诊断中,推荐使用 *EWSR1-ATF1* 融合基因检测对 HCCC 进行诊断和鉴别诊断,需要注意的是 *EWSR1-ATF1* 融合基因还可出现在牙源性透明细胞癌和软组织透明细胞肉瘤中。在具体应用过程中,还需要结合肿瘤发病部位及组织学形态等综合考虑。

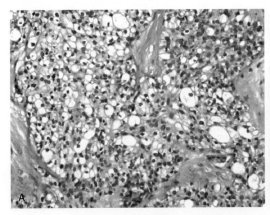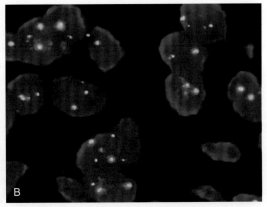

图 5　唾液腺透明细胞癌组织学表现和 *EWSR1-ATF1* 融合探针 FISH 检测

A. 透明细胞癌中肿瘤细胞巢状排列，大部分细胞质透明；B. *EWSR1-ATF1* 融合基因探针 FISH 检测示红、绿分离信号融合形成的黄色信号，提示存在 *EWSR1-ATF1* 融合基因。

六、多形性腺癌（polymorphous adenocarcinoma，PAC）

2017 年 WHO 唾液腺肿瘤分类中，之前的"多形性低度恶性腺癌"中的"低度恶性"被删除，肿瘤被更名为"多形性腺癌"。其中，(小) 唾液腺筛状腺癌（cribriform adenocarcinoma of salivary gland，CASG）被列为"多形性腺癌"的一个亚型。多形性腺癌最常发生于小唾液腺，特别是腭部，肿瘤细胞形态单一，但呈现多样的组织生长模式，特征性的结构为单排、窄梁状流水样柱状细胞形成同心圆的螺旋结构，还可出现管状、簇状、实体、筛状、乳头状等结构。61.1%~72.9% 典型 PAC 病例中存在 *PRKD1 E710D* 突变。CASG 最多见于舌根，常呈乳头状、肾小球样、筛状生长模式，肿瘤细胞呈泡状核，细胞核与甲状腺乳头状癌的细胞核非常相像，约 70% 的患者在诊断时已发生区域淋巴结转移。约 76.2% 的 CASG 病例存在 *PRKD1/PRKD2/PRKD3* 基因重排，伙伴基因为 *ARID1A* 和 *DDX3X*。CASG 中 *PRKD1/PRKD2/PRKD3* 基因重排与典型 PAC 中 *PRKD1 E710D* 突变是完全互斥的，CASG 是独特的一类唾液腺癌还是 PAC 的一个亚型目前仍存在争议。许多学者认为，这两者在临床、形态学、分子改变上有显著不同，应该是两个独立的类型。在临床病理诊断中，*PRKD1* 基因突变和 *PRKD1/PRKD2/PRKD3* 融合基因可以用于区分 PAC、CASG 和其他唾液腺肿瘤。

七、导管内癌（intraductal carcinoma，IDC）

2017 年 WHO 唾液腺肿瘤分类中，低级别导管癌和低级别筛状囊腺癌被重新归类并统一命名为导管内癌。导管内癌有以下几种亚型：闰管型（intercalated duct type）、顶浆分泌型（apocrine type）以及上述两种成分均有的混合型，其他较少见的亚型为嗜酸细胞型（oncocytic）、不能分类亚型（unclassifiable）等。研究发现，约 46.7% 的闰管型导管内癌存在 *NCOA4-RET* 融合基因，约 75.0% 的顶浆分泌型导管内癌具有 *PIK3CA* 和 *HRAS* 突变，*TRIM27-RET* 融合基因主要

在顶浆分泌型或混合型导管内癌中出现，而 33.3% 的嗜酸细胞型导管内癌中存在 *BRAF V600E* 突变和 *TRIM33-RET* 融合基因。此外，少数病例中可出现较罕见的融合基因类型，包括 *TUT1-ETV5*、*KIAA1217-RET*、*STRN-ALK* 和 *EML4-ALK*。临床病理诊断中可检测 *RET* 基因重排辅助导管内癌诊断，需要注意的是，通过 FISH 方法来检测 *RET* 基因重排可能不是最佳的方案，因为 *NCOA4-RET* 基因重排是一种染色体倒位，FISH 检测常出现假阴性结果，可以通过逆转录 PCR 或二代测序等方法来明确是否具有 *NCOA4-RET* 融合基因。

八、腺泡细胞癌（acinic cell carcinoma，AiCC）

腺泡细胞癌最常见的分子改变是 t(4；9)(q13；q31) 易位。通过 NR4A3（nuclear receptor subfamily 4 group A member 3）分离探针检测发现约 85.7% 病例阳性。t(4；9)(q13；q31) 易位会导致 NR4A3 蛋白高表达。在 64 例腺泡细胞癌中 (其中 11 例存在高级别转化) 进行 NR4A3 免疫组化检测发现，肿瘤细胞核 NR4A3（也称 NOR-1）免疫组化标记显示极高的特异性 (100%) 和敏感性 (98%)（图 6）。因此，进行 NR4A3 免疫组化检测在诊断伴有高级别转化的腺泡细胞癌、乏颗粒的腺泡细胞癌，并在与分泌性癌进行鉴别诊断时特别具有价值。此外，有 4.4%~8.2% 的腺泡细胞癌还可出现 *HTN3-MSANTD3* 融合基因，而且具有这种融合基因的腺泡细胞癌同样高表达 NR4A3，而在其他唾液腺肿瘤中，包括分泌性癌、黏液表皮样癌、导管癌、腺样囊性癌、多形性腺瘤和多形性腺癌中，细胞核阳性率为 0~5.0%。因此，NR4A3 蛋白表达可以作为 AiCC 诊断与鉴别诊断的重要指标。

九、上皮 - 肌上皮癌（epithelial-myoepithelial carcinomas，EMC）

上皮 - 肌上皮癌是较少见的唾液腺恶性肿瘤，通常为低级别。EMC 组织学形态多样，除了经典的内层导管上皮、外层肌上皮结构外，还常可见筛状、基底细胞样、皮脂分化等结

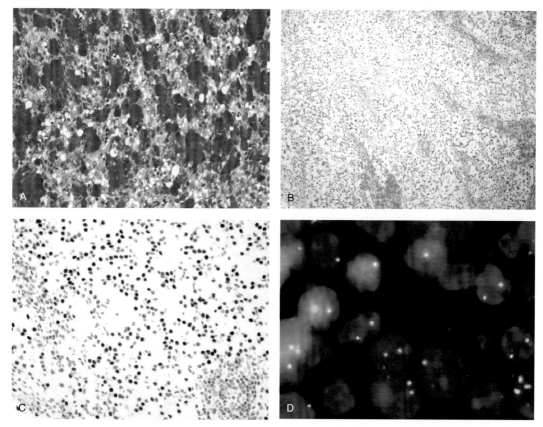

图 6　腺泡细胞癌组织学表现、NR4A3 蛋白表达和 *NR4A3* 基因分离探针 FISH 检测

A. 腺泡细胞癌中肿瘤细胞胞质含大量嗜碱性颗粒,为特征性的腺泡样细胞;B. 大部分肿瘤细胞核弥漫表达 NR4A3 蛋白;C. 大部分肿瘤细胞核弥漫表达 NR4A3 蛋白(图 B 放大图像);D. *NR4A3* 基因分离探针 FISH 检测示红、绿分离信号,提示存在 *NR4A3* 基因重排。

构,偶见嗜酸细胞 / 顶浆分泌、乳头 - 囊状、双层透明、鳞状分化、砂粒体、伴高级别转化等结构。EMC 最常见的分子改变是 *HRAS* 基因突变。约 82.7% 的病例具有 *HRAS* 突变,最常见的突变位点是 Q61R,其他一些突变位点,包括 G13R、Q61K 等也有报道。其他较常见的突变是 *PIK3CA* 和 *AKT1* 基因,分别见于 20.7% 和 6.5% 的肿瘤,并且后两种突变常伴发于发生 *HRAS* 突变的上皮 - 肌上皮癌,而在其他唾液腺肿瘤,如腺样囊性癌、多形性腺瘤、基底细胞腺瘤 / 腺癌、肌上皮癌中均未见 *HRAS* 突变,提示 *HRAS* 突变是辅助诊断上皮 - 肌上皮癌的有价值的指标。最近的研究基于 *HRAS* 基因突变使用了 *RAS Q61R* 突变特异抗体行免疫组化检测,发现 64.5% 的 EMC 肿瘤细胞具有弥漫的胞质和胞膜阳性,这些病例均具有 *HRAS Q61R* 突变,并且所有 *HRAS Q61R* 突变阴性的病例 *RAS Q61R* 突变特异抗体免疫组化结果均为阴性。因此,在临床工作中,*HRAS* 突变及 *RAS Q61R* 突变特异抗体免疫组化检测有助于 EMC 诊断及鉴别诊断。

十、基底细胞腺癌(basal cell adenocarcinoma，BCAC)

基底细胞腺癌通常为低级别肿瘤。组织学形态可表现为实性、管状、小梁状及膜性型,肿瘤细胞巢周边细胞呈栅栏状排列。最常见的分子改变是 *CTNNB1* 和 *CYLD* 基因突变,发生率分别为 33.3% 和 29.4%。良性基底细胞腺瘤同样存在相似比例的 *CTNNB1* 和 *CYLD* 基因突变,提示这两种肿瘤可能在发病机制及肿瘤演化过程中存在相似性和延续性。*CTNNB1* 基因突变会导致 β-catenin 蛋白在细胞核内积聚,而在其他唾液腺肿瘤中,β-catenin 蛋白表达于细胞膜和细胞质(图 7)。β-catenin 独特的易位表达模式有助于鉴别 BCAC 和其他唾液腺肿瘤,包括 PA 和 ACC 等,由于基底细胞腺癌和基底细胞腺瘤均具有 *CTNNB1* 基因突变,单纯检测 *CTNNB1* 基因突变和 β-catenin 蛋白表达无法区分两者。

十一、导管癌(salivary duct carcinoma，SDC)

唾液腺导管癌是一种高度恶性的肿瘤。目前研究发现唾液腺导管癌的分子改变主要包括 *ERBB2* 基因扩增(图 8)和 *TP53* 突变等。*ERBB2* 基因扩增发生率为 12.1%~41.2%。TP53 基因突变发生率为 30.0%~53.7%。其他基因突变包括 *PIK3CA*(34.4%~40.0%)、*HRAS*(23.4%~33.3%)、*CREBBP*(18.8%)、*CDKN2A*(6.7%~15.6%)和 MYC 扩增(17.2%)。在一类具有横纹肌样特征的导管癌中,检测发现 72.7% 的病例具有 *CDH1* 基因突变,并可导致 E-cadherin 蛋白失表达或低表

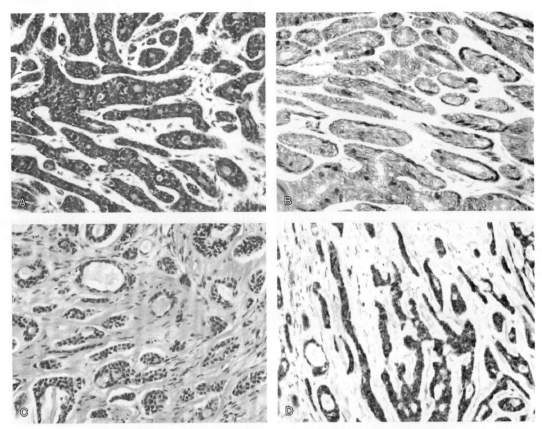

图 7　基底细胞腺癌、腺样囊性癌组织学表现和 β-catenin 蛋白表达检测

A. 基底细胞腺癌肿瘤细胞呈基底样，可见腺管样结构，排列成小梁状；B. 部分肿瘤细胞核表达 β-catenin 蛋白；C. 腺样囊性癌肿瘤细胞同样可呈基底样，亦可见腺管样结构；D. β-catenin 蛋白表达于肿瘤细胞胞质和胞膜，不表达于细胞核。

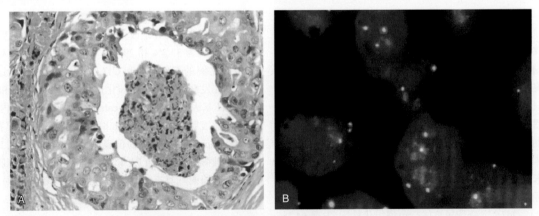

图 8　唾液腺导管癌组织学表现和 *ERBB2* 基因扩增 FISH 检测

A. 肿瘤细胞异型明显，胞质丰富，嗜酸性染色，中央见坏死；

B. *ERBB2* 基因扩增 FISH 检测示簇状信号，提示 *ERBB2* 基因扩增。

达。需要注意的是，这些基因异常虽然在 SDC 中发生率较高，但均非特异性改变。在个别病例中，研究还发现存在融合基因 *ABL1-PPP2R2C*、*BCL6-TRADD* 和 *HNRNPH3-ALK*。检测基因异常对于 SDC 患者的预后和治疗方案选择具有一定的意义。*TP53* 突变和 MYC 扩增的患者无病生存率差。*ERBB2* 扩增的患者采用曲妥珠单抗治疗，取得了较好的临床疗效。

十二、肌上皮癌（myoepithelial carcinoma, MECA）

肌上皮癌中肿瘤细胞可排列呈实性、梁状或网状。肿瘤性肌上皮细胞有以下几种形态：梭形、浆细胞样、上皮样和透明细胞样。研究发现，肌上皮癌中最常见的分子改变

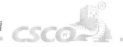

是 *PLAG1* 基因重排(37.5%),融合基因亚型包括 *TGFBR3-PLAG1*、*NKTR-PLAG1* 和 *NCALD-PLAG1*,其中 *TGFBR3-PLAG1* 融合基因被认为是 MECA 中特异的亚型,在多形性腺瘤和其他唾液腺肿瘤中未检测到该融合基因,因此在诊断 MECA 时可以作为一个特异性指标。除了 *PLAG1* 基因重排,文献报道 27.6%~39.2% 的透明细胞型肌上皮癌中存在 *EWSR1* 基因断裂,但是这些 *EWSR1* 基因断裂的肌上皮癌均未找到 *EWSR1* 融合基因转录本,反而有 33.3% 的病例检测到 *PLAG1* 融合基因转录本,伴侣基因分别是 *CTNNB1*、*CHCHD7* 和 *LIFR*。我们建议,病理诊断肌上皮癌之前需要排除其他具有透明细胞分化的肿瘤,包括多形性腺瘤、癌在多形性腺瘤中(恶性成分为肌上皮癌)以及透明细胞癌等,由于 *PLAG1* 和 *EWSR1* 基因重排并非肌上皮癌的特异性分子改变,在临床病理诊断工作中,不能单纯依靠 *PLAG1* 和 *EWSR1* 分离探针 FISH 检测来明确诊断肌上皮癌。

十三、微分泌腺癌(microsecretory adenocarcinoma,MSA)

2019 年,Bishop 等报道了一类新的特殊组织学形态的唾液腺癌,肿瘤由闰管样肿瘤细胞构成,胞质嗜伊红或透明,具有小而一致的椭圆形胞核(图 9)。肿瘤呈微囊、条索状浸润性生长,腺腔内见丰富分泌物,伴富于细胞的纤维黏液间质。Bishop 等将其命名为微分泌腺癌。迄今为止,文献总共报道 24 例 MSA,通过 RNA 测序(RNA-Seq)或 RT-PCR 方法检测发现其中 21 例(87.5%)具有 *SS18-MEF2C* 融合基因,剩余 3 例(12.5%)通过 FISH 检测发现具有 *SS18* 基因断裂,而在其他 374 例唾液腺癌中 *SS18* 基因断裂均为阴性。因此,临床病理工作中,*SS18* 基因分离探针 FISH 检测在诊断 MSA 时具有极高的敏感性和特异性。鉴于该肿瘤独特的形态学和分子特征,2022 年第五版 WHO 头颈部肿瘤分类中将 MSA 增添为唾液腺癌的一个新类型。

十四、黏液腺癌(mucinous adenocarcinoma,MA)

富于黏液的唾液腺腺癌曾被称作胶样癌、黏液囊腺癌或印戒细胞癌。该类肿瘤组织学形态多样,可见大量黏液分布于细胞内和/或细胞外,肿瘤细胞可排列成乳头状、胶样、印戒细胞样或这几种形态的混合。尽管组织学形态各异,但近些年研究发现这类肿瘤均具有 *AKT1 E17K* 突变。黏液腺癌可能包含一大类组织学形态各异的唾液腺肿瘤,如唾液腺乳头状腺癌(salivary gland papillary adenocarcinoma)和导管内乳头状黏液肿瘤(intraductal papillary mucinous neoplasm,IPMN),这两种肿瘤均具有高比例的 *AKT1 E17K* 突变,提示这些肿瘤可能与 MA 同属一个瘤谱。基于上述特征性分子改变,黏液腺癌也作为一个独特类型肿瘤被重新纳入 2022 年第五版 WHO 头颈部肿瘤分类中。

综上所述,近年来在唾液腺癌中,越来越多的肿瘤(相对)特异性分子改变被发现,在临床工作中,分子病理在唾液腺癌诊治中发挥越来越重要的作用。利用这些分子改变进行相关检测不仅可为唾液腺癌的精准诊断做出贡献,其中一些还可以用于评估患者预后,更重要的是还有一些是可作为治疗靶点的遗传学异常,包括多个酪氨酸激酶抑制剂靶点,如 *NTRK*、*RET*、*MET* 和 *ALK* 等。因此,进一步加强对唾液腺癌的分子病理研究,将为精准诊断、预后评估和靶向治疗提供可靠依据。

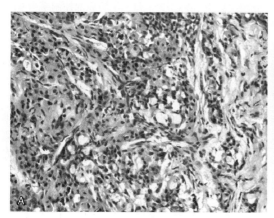
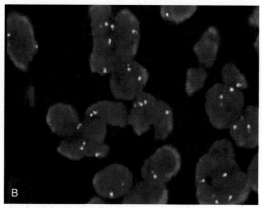

图 9 微分泌腺癌组织学表现和 *SS18* 基因分离探针 FISH 检测
A.肿瘤细胞胞质嗜伊红或透明,具有小而一致的椭圆形胞核。肿瘤呈微囊、条索状浸润性生长;
B.*SS18* 基因分离探针 FISH 检测示红、绿分离信号,提示存在 *SS18* 基因重排。

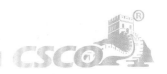

头颈部腺样囊性癌的放疗和药物进展

上海交通大学医学院附属第九人民医院

窦圣金　朱国培

腺样囊性癌（adenoid cystic carcinoma，ACC）可以发生于全身的多个部位，如唾液腺、乳腺、泪腺、皮脂腺、前列腺等，其中原发于唾液腺的腺样囊性癌最为常见。头颈部腺样囊性癌发病率低，约占头颈部肿瘤的1%，占唾液腺肿瘤的10%左右。在病理学上，腺样囊性癌可以根据形态学上的生长方式分为三种类型：①筛状型；②管状型；③实体型（实体成分>30%），其中实体型预后最差。腺样囊性癌是一种生长缓慢但具有明显复发潜能的侵袭性肿瘤，由于其生长特性，一般无包膜和明显边界，因此很难确定肿瘤所累及的明确范围，手术往往难以彻底切除，需要补充术后放疗。神经侵犯是头颈部腺样囊性癌的重要特征之一，包括显微镜下的神经周围侵犯（perineural invasion，PNI）和影像学的沿神经侵犯（perineural tumor spread，PNTS），后者可以在影像学检查中观察到受累神经的明显增粗，病变向颅内方向侵犯，累及神经以感觉神经三叉神经及其分支最为常见。头颈部腺样囊性癌淋巴结转移率较低，易发生血行播散，远处转移率高达40%~50%，肺部是最容易转移的部位，但多数患者也可以长期带瘤生存。

手术联合术后放疗是初治头颈部腺样囊性癌的标准治疗。即便对于早期 $T_{1-2}N_0$ 的肿瘤，也推荐进行术后放疗。对于无法手术的患者，可以选择根治性放疗。鉴于容易发生PNTS的生物行为特点，术后放疗靶区需要包括可能累及的脑神经区域，但究竟应该包括哪些神经走行区域还存在争议。来自中山大学肿瘤防治中心的研究显示，头颈部腺样囊性癌患者接受手术联合术后放疗后，3年、5年和10年无局部区域复发生存率为92%、89%和68%；3年、5年和10年无转移生存率为89%、79%和63%；3年、5年和10年无病生存率为80%、67%和37%；3年、5年和10年总生存率为92%、88%和71%。5年随访后的生存率仍有大幅下降，很难达到生存曲线的平台期，说明头颈部腺样囊性癌仍是很难"治愈"的肿瘤。

一、头颈部腺样囊性癌放疗进展

（一）术后放疗

手术联合术后放疗是头颈部腺样囊性癌的主要治疗模式。对于具有高危因素的患者，在术后放疗的基础上联合同期化疗是否会有获益？目前尚缺乏相关研究的报道。北美放射治疗协作组（RTOG）设计了相关的多中心、随机Ⅱ期临床试验 RTOG 1008，以期明确术后放疗联合同期化疗对比目前标准治疗手术＋术后放疗能否进一步提高高危的唾液腺肿瘤患者的疗效。该研究的入组标准之一为实体型腺样囊性癌；高危因素定义为分期为 T_{3-4} 或 N_{1-3}，或者分期 $T_{1-2}N_0$ 切缘阳性或者近切缘（≤1mm）。同期化疗采用单药顺铂 $40mg/m^2$ 每周方案作为放疗增敏。目前该研究仍在缓慢入组中。

（二）根治性放疗

相比于光子线放疗，质子重离子放疗对腺样囊性癌具有更高的敏感性，更适合根治性放疗。一项多中心回顾性研究纳入了289例接受碳离子放疗的头颈部腺样囊性癌患者。81%的患者为根治性放疗，中位放疗剂量为64GyE，中位的分割次数为16Fx。2年和5年的局部控制率为94%和68%，2年和5年的无进展生存率为68%和44%，2年和5年的总生存率为88%和68%。15%的患者发生了3级以上的远期毒性，其中下颌骨坏死的发生率最高。关于质子重离子放疗的前瞻性研究的报道仍比较少，并且以早期研究为主。德国的一项多中心、Ⅰ/Ⅱ期研究评估了调强放疗联合碳离子加量且同期西妥昔单抗治疗头颈部腺样囊性癌的疗效和安全性。该研究入组了23例患者，其中9例为术后放疗（22%为R1切除，78%为R2切除）。先行碳离子 24GyE/8Fx，再行光子线放疗 54Gy。放疗期间接受同期西妥昔单抗治疗。该研究未发现4~5级毒性，3年无病生存率为67%，中位生存期为54个月。本研究的亮点在于将碳离子放疗放在光子线之前，这样可能会有更好的疗效。整体来看，该研究的疗效是令人满意的，毒性反应也在可接受的范围内。

二、腺样囊性癌药物治疗进展

由于腺样囊性癌具有惰性生物学行为的特点，其缓慢的自然病程使各种治疗方式是否能取得生存获益带来了判断上的困惑。而且腺样囊性癌发病率低，各中心收治不集中，没有足够的临床试验确定晚期腺样囊性癌转移性患者的最佳方法，目前尚无明确的证据表明全身系统性治疗可延长生存期。

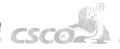

腺样囊性癌最常见的远处转移部位是肺、肝和骨。虽然对于仔细选择的病例可考虑对孤立转移灶进行潜在治愈性的手术切除，但对大多数转移瘤的治疗是姑息性的。转移瘤的自然病程存在差异，部分患者持续很长时间无症状。腺样囊性癌尤其如此，特别是在转移局限于肺部时。一项意大利和比利时的联合研究建立了一个预测转移性腺样囊性癌患者预后的列线图，研究显示：性别、年龄、无病生存间期、肺转移、肝转移、骨转移是影响转移患者预后的主要因素。关于治疗时机的选择，对于无症状或仅有少数症状的惰性病变患者，观察等待可能是最适当的策略。全身性治疗可仅用于有症状和／或疾病迅速进展的患者，以及不适合行局部治疗（如放疗或转移灶切除术）的患者。因此，转移性腺样囊性癌的治疗目的通常是缓解症状，其次是看病灶是否退缩。

近几年，随着分子生物学技术的快速发展，新的分子标志物及分子靶点的研究日盛，探寻该疾病发生、发展、侵袭转移及预后判断的分子机制，探寻腺样囊性癌新的分子标志物和寻找新治疗的靶点成为目前的主要研究方向。

（一）c-kit 抑制剂

大约 90% 的腺样囊性癌高表达 c-kit。然而，这些肿瘤对 c-kit 抑制剂相对无反应。纳入 16 例腺样囊性癌患者的Ⅱ期试验中，未观察到对伊马替尼的客观反应。在另一项研究中，达沙替尼在表达 c-kit 的腺样囊性癌中进行了评估，40 例患者中仅出现 1 例部分缓解，证据不足，无须进一步研究。

（二）EGFR 抑制剂

表皮生长因子受体（EGFR）通常在腺样囊性中过度表达，但 36 例转移性疾病患者（18 例患腺样囊性癌，18 例患其他唾液腺癌）未见对吉非替尼治疗反应。靶向 EGFR 的另一种方法是使用抗 EGFR 单克隆抗体，如西妥昔单抗。30 例患者（23 例腺样囊性癌）没有观察到客观反应，12 例腺样囊性癌患者的病情稳定中位数为 6 个月，其中 3 例组织学为非腺样囊性癌。在通过免疫组织化学过表达 EGFR 的腺样囊性癌患者中，将西妥昔单抗加用标准剂量的顺铂和氟尿嘧啶联合化疗，在 12 例患者中 5 例产生客观缓解。拉帕替尼是针对 EGFR 和 HER2 的口服小分子酪氨酸激酶抑制剂。拉帕替尼治疗晚期腺样囊性癌Ⅱ期临床试验，入组患者均为晚期、局部复发或远处转移且免疫组化 EGFR 表达至少为（+）或 erbB2 表达为（++）的患者，剂量为 1 500mg/d，在 19 例可评估的患者中，未观察到客观缓解，15 例稳定，4 例进展，所有患者对拉帕替尼耐受良好。

（三）VEGFR 抑制剂

1. **舒尼替尼** 为口服的小分子多靶点受体酪氨酸激酶抑制剂，主要作用的靶点包括 *PDGFR*（*PDGFRα* 和 *PDGFRβ*）、*VEGFR*（*VEGFR1*、*VEGFR2*、*VEGFR3*）、*FLT-3*、*CSF-1R*、*c-kit* 和 *RET*。一项Ⅱ期临床试验纳入了 14 例进展性腺样囊性癌患者，未观察到对舒尼替尼的客观反应。

2. **索拉非尼** 是一种多靶点酪氨酸激酶抑制剂，主要的靶点包括 *BRAF*、*VEGFR2*、*PDGFR*（*PDGFRα* 和 *PDGFRβ*）、*RET*、*c-kit* 等。一项Ⅱ期临床试验在 37 例唾液腺癌患者中评估了索拉非尼的疗效。19 例腺样囊性癌患者中有 2 例出现部分反应，有效率为 11%。

3. **阿帕替尼** 是 VEGFR 酪氨酸激酶抑制剂，在很低的浓度即能有效抑制 VEGFR，较高浓度还能抑制血小板源性生长因子受体（PDGFR）、c-kit 等。阿帕替尼治疗头颈部复发／转移性腺样囊性癌Ⅱ期临床研究结果显示：入组 68 例患者，甲磺酸阿帕替尼口服给药，500mg/d，每日一次；6、12、24 个月的无进展生存率分别为 92.3%、75.2% 和 44.7%；客观缓解率为 46.2%，疾病控制率为 98.5%；3~4 级最常见的不良事件包括高血压（5.9%）、蛋白尿（9.2%）和出血（5.9%）。阿帕替尼治疗复发转移性腺样囊性癌展现出良好的客观疗效，毒性可控。

4. **阿西替尼** 是一个多靶点的小分子抑制剂，主要的靶点是 *VEGFR*、*c-kit*、*PDGFR*。在一项包含有 33 例腺样囊性癌患者的Ⅱ期研究中，3 例患者达到部分缓解，22 例患者有一定程度的肿瘤缩小，中位无进展生存期为 5.7 个月。由于腺样囊性癌的惰性的疾病进程，上述研究的生存获益还需要进一步证实。一项多中心、随机Ⅱ期试验首次评估了阿昔替尼对比观察等待的疗效差异。该研究招募了在过去 9 个月内病情进展的复发／转移腺样囊性癌患者，1∶1 随机分至阿西替尼组（5mg/ 次，每天 2 次）或观察组。观察组患者病情进展后允许交叉至阿西替尼组。该研究共招募了 60 例患者，随机分为两组，对 54 例患者进行了肿瘤评估。中位随访 25.4 个月后，阿西替尼组和观察组的 6 个月无进展生存率分别是 73.0% 和 23.0%。阿西替尼组的中位无进展生存期明显长于观察组（10.8 vs. 2.8 个月；P<0.001）。阿西替尼组的 ORR 为 0%，但疾病控制率为 100%，而观察组的疾病控制率仅 51.9%。阿西替尼组的中位生存期未达到，观察组的是 27.2 个月，两组之间差异无统计学意义（P=0.226）。值得注意的是，观察组中大多数患者（26/30）交叉至阿西替尼组，这也为我们带来的启示，对于腺样囊性癌这类缓慢进展的肿瘤，似乎采取观察等待然后进展后再治疗也是一种可以采取的方案。

5. **乐伐替尼** 是一种受体激酶抑制剂，拥有多个靶点，包括 *VEGFR-1*、*VEGFR-2*、*VEGFR-3*、*FGFR1*、*PDGFR*、*c-Kit*、*RET* 等靶点。一项Ⅱ期试验评估了复发／转移腺样囊性癌患者应用乐伐替尼的疗效。共 33 例患者入选，32 例患者可评估。5 例患者部分缓解，24 例患者疾病稳定，2 例患者在第一次评估前因毒性而停止治疗。最常见的 3/4 级不良事件是高血压（9 例，28.1%）和口腔疼痛（3 例，9.4%）。观察到 3/4 级不良事件（心肌梗死，1 例；后部可逆性脑病综合征，1 例；颅内出血，1 例）。

尽管各类抗血管生成药物治疗复发转移腺样囊性癌的疗效并不令人满意而且这类靶向药物的不良反应严重，但因为腺样囊性癌缺乏明确的驱动基因，反而抗血管生成的广谱性成为优势，加上口服方便的特点，目前抗血管生成治疗仍然是复发转移腺样囊性癌治疗方案中不可缺少的一环。

（四）Notch 抑制剂

Notch 被认为是腺样囊性癌的驱动基因，*Notch1* 和 *Notch2* 的突变常见于实体型的腺样囊性癌。Notch 抑制剂在腺样囊性癌中的研究仍处在早期临床试验阶段。一项Ⅰ期扩展队列研究评估了 Notch 抑制剂 crenigacestat（LY3039478）的疗效。该研究共入组 22 例患者，crenigacestat 50mg/ 次，每周 3 次。该研究并未观察到客观缓解；1 例患者有未确认的

部分缓解。疾病控制率为 73%,4 例患者病情稳定 ≥ 为 6 个月。中位无进展生存期为 5.3 个月。AL101 是 Notch1-4 抑制剂,2022 年 ASCO 上报道了一项 Ⅱ 期研究对 *Notch* 突变腺样囊性癌的疗效。入组了 82 例患者,其中 77 例可评估。部分缓解率为 12%,疾病稳定率为 57%。

(五)免疫检查点抑制剂

腺样囊性癌被认为是"冷肿瘤"。一项研究通过二代测序技术对 75 例中国腺样囊性癌患者的基因突变和表达谱,阐述了腺样囊性癌特殊的免疫特征对复发或远处转移的预后价值,并探讨了免疫治疗生物标志物在腺样囊性癌治疗中的潜力。总之,*MYB* 基因融合和体细胞突变占比较高,为 46.7%(35/75)。腺样囊性癌显示总体低突变负荷和缺乏程序性细胞死亡配体 -1(PD-L1)表达。与其他癌症类型相比,腺样囊性癌患者的抗原呈递机制表达评分和免疫浸润评分最低。此研究对腺样囊性癌的基因组特征和免疫微环境进行了全面的评估。再次证明腺样囊性癌是一种轻微免疫浸润的癌症类型,这可能是免疫治疗反应不良的部分原因。最近发表的研究也证实了免疫检查点抑制剂 PD-1 抗体治疗复发 / 转移的腺样囊性癌仅有极低的响应率,帕博利珠单抗 +/- 放射治疗的疗效仅限于疾病稳定,没观察到肿瘤退缩,其中 65% 的患者达到疾病稳定,最长 11 个月的稳定期。Fayette 等研究结果类似,PD-1 抗体单药治疗部分响应率(PR)仅为 8.7%。一项 Ⅱ 期研究评估了帕博利珠单抗联合伏立诺他治疗头颈部复发 / 转移唾液腺癌的疗效。该研究入组了 12 例腺样囊性癌,其中 1 例发生部分缓解。

三、小结

目前头颈部腺样囊性癌的标准治疗方案是手术联合术后辅助放疗,随着局部治疗的手术及放疗技术的不断进步,肿瘤的局部控制率尚令人满意。但腺样囊性癌的复发 / 远处转移暂无有效的预防和治疗手段,化疗和分子靶向治疗作为全身系统性治疗手段,对于晚期腺样囊性癌的疗效尚不能肯定,需要进一步的深入研究和临床试验数据去证实。随着新兴药物的不断涌现和治疗靶点机制的深入研究,靶向治疗将在腺样囊性癌的治疗中扮演越来越重要的角色。

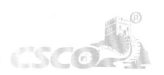

鼻咽癌靶区勾画研究进展

中山大学肿瘤防治中心

唐玲珑

鼻咽癌是常见的头颈部恶性肿瘤,其分布具有明显的地域性。世界卫生组织材料显示,47%的鼻咽癌发生在中国,华南地区尤为高发。早期鼻咽癌症状不明显,不易发现,约70%新诊断的患者是中晚期鼻咽癌,易复发及转移,它严重威胁我国人民生命健康。鼻咽癌由于其解剖部位、病理类型、生物学行为等特殊性,放射治疗是最主要的治疗手段。放射治疗利用射线杀灭肿瘤细胞,但也会对肿瘤周围的正常组织结构造成损伤。近年来,由于调强放射治疗剂量适形性好,能较好地覆盖肿瘤并且降低重要器官受照射剂量,靶区的精准勾画显得尤为重要。靶区过小可导致肿瘤区域无法接受根治剂量的放疗,增加肿瘤复发风险,而靶区过大则会增加高剂量射线对正常组织结构的损伤,进而引起脑组织坏死、视力下降、听力下降、口干等放疗相关不良反应,严重损害患者生活质量。因而,准确地勾画肿瘤组织和正常组织,给予肿瘤组织精确的剂量,并尽可能降低正常组织的剂量,是放射治疗成功的关键。

鼻咽癌放疗需要勾画的靶区包括大体肿瘤体积(gross tumor volume,GTV)、临床肿瘤体积(clinical target volume,CTV)、危及器官(organs at risk,OAR)等。GTV包括临床体检和影像学检查显示的肿瘤范围,包括鼻咽原发灶和颈部转移淋巴结。CTV包括已确定存在的肿瘤和潜在的受侵组织,GTV(肿瘤区)和周围的亚临床病灶构成CTV。OAR指放疗区域周边的正常器官,包括颞叶、脊髓、视神经、耳蜗、晶体、垂体、甲状腺等,这些器官可能接受射线从而造成损伤,因而需要准确勾画并尽可能在计划设计中减少剂量。

随着影像学和肿瘤治疗手段的进步,加之人工智能勾画靶区的应用,鼻咽癌在靶区勾画上也取得了长足的进步。本文将从以下几个方面系统性地综述鼻咽癌靶区勾画的研究进展。

一、GTV 的勾画

GTV包括鼻咽原发灶和转移的颈部淋巴结,勾画须结合体格检查、电子鼻咽镜以及多种影像学检查。由于MRI具有软组织分辨率高、对骨髓浸润敏感、可提供多参数、三维成像等优势,被推荐为GTV勾画参考的首选影像手段。勾画原发灶GTV推荐MRI与计划CT融合,在有条件的情况下,推荐使用放疗固定装置在治疗体位进行MRI定位扫描,MRI模拟定位

扫描的范围、层厚等与CT模拟定位一致。PET/CT对于未达到MRI诊断标准的颈部转移淋巴结的诊断也有一定指导意义。

在高发区,鼻咽癌病理类型以未分化非角化性癌为主,对化疗较为敏感。放疗作为局部治疗手段,不能解决中晚期鼻咽癌远处转移率高的问题,两项大型前瞻性多中心随机对照试验表明,在同期放化疗的基础上,TPF(多西他赛 + 顺铂 +5-氟尿嘧啶)诱导化疗及 GP(吉西他滨 + 顺铂)诱导化疗均能有效提高中晚期鼻咽癌的无瘤生存率。基于此,NCCN指南将诱导化疗联合同期放化疗作为中晚期鼻咽癌治疗的标准治疗模式。因此,70%初治的鼻咽癌可能需要接受诱导化疗。

鼻咽癌诱导化疗后肿瘤范围缩小 1/3~2/3。目前欧洲放射治疗肿瘤学会专家共识认为:不管诱导化疗后肿瘤体积是否缩小,化疗前的肿瘤范围在不超过重要器官最大耐受量的情况下应该接受全量的放疗。然而,回顾性研究表明,以诱导化疗后残余肿瘤范围作为GTV,无局部复发生存率可达87%~97%。Zhao等前瞻性纳入112例以诱导化疗后肿瘤范围作为GTV的Ⅲ~Ⅳ期鼻咽癌患者,10年随访结果表明在该治疗模式下,患者无复发发生存率达到89%,且3~4级远期毒性发生率小于8%。Xue等同样报道了类似的结果。Yang等通过前瞻性多中心随机对照试验表明,以诱导化疗后肿瘤范围作为GTV并不降低局控率及生存率,但能提高患者的生活质量(中位随访时间35个月)。然而该研究入组病例212例,12%的试验组患者及7%的对照组患者未能按照随访方案进行治疗,研究结果有待进一步的高级别循证证据支持。

目前中国CSCO指南推荐GTV的勾画采用诱导化疗后肿瘤范围(原发灶 + 淋巴结),但存在以下情况须按照诱导化疗前的肿瘤范围:①骨质、鼻窦旁、鼻中隔等占位效应不显著的侵犯须按照诱导化疗前的范围;②软腭等受肿瘤占位效应显著的侵犯跟随肿瘤缩小而退缩,但仍应包括化疗前侵犯的边界;③肌肉、颌下腺等受淋巴结占位效应显著的侵犯要跟随肿瘤缩小而退缩,但仍应包括化疗前侵犯的边界。

二、原发灶 CTV 的勾画

鼻咽癌的主要治疗方法是放疗,因而无法通过手术获取肿瘤标本来得知肿瘤的侵犯边界。如何确定其照射范围一直

是世界性难题:照射范围过小会因肿瘤漏照而导致复发,过大会引起放射性脑坏死、失聪等严重后遗症。针对该问题,Li等绘制出鼻咽癌侵犯的"风险地形图",将病灶侵犯的好发部位划分为高、中、低三个危险区域。高危结构包括腭提肌、腭帆张肌、鼻腔、蝶骨基底部、翼突、斜坡、岩尖、椎前肌、破裂孔。中危结构包括卵圆孔、蝶骨大翼、口咽、翼内肌、海绵窦、翼腭窝、蝶窦、舌下神经管、翼外肌、筛窦、颈静脉孔。低危结构包括眼眶、颞下窝、颈椎、上颌窦、颞叶、脑膜、喉咽、额窦。借助数据挖掘技术,构建出疾病"由近及远侵犯、跳跃性少"的演进规律:①原发灶的侵犯随着与鼻咽腔距离的增加而逐渐减小(神经孔道除外);②跳跃式侵犯发生率低(相邻的高危结构未受侵时,中危降为低危结构);③神经孔道如卵圆孔、破裂孔的侵犯风险高。

目前CSCO指南鼻咽癌CTV勾画推荐包括:CTV1为高危CTV,由GTV外扩5~10mm,以包绕可能存在镜下侵犯的高危区域以及整个鼻咽部;CTV2应包绕全部高危结构(咽旁间隙、腭帆张肌、鼻腔后部距离后鼻孔至少5mm、椎前肌、蝶骨基底部、翼突、斜坡、岩尖、破裂孔)及中危的颅底神经孔道(卵圆孔、翼腭窝),并根据肿瘤侵犯路径,当高危结构受侵犯CTV2需要包括相邻的中危结构,中危结构受侵时CTV2需要包括相邻的低危结构常见情况:①咽旁间隙受侵时,包括卵圆孔和蝶骨大翼;②鼻腔受侵时,包括翼腭窝和筛窦;③椎前肌受侵时,包括口咽和舌下神经管;④蝶骨基底部受侵时,包括卵圆孔、蝶骨大翼和蝶窦;⑤翼突受侵时,包括蝶骨大翼、卵圆孔、翼腭窝和翼内肌;⑥斜坡受侵时,包括蝶骨大翼、卵圆孔、海绵窦、蝶窦和舌下神经管;⑦岩尖受侵时,包括蝶骨大翼、卵圆孔、海绵窦和舌下神经管;⑧破裂孔受侵时,包括蝶骨大翼、卵圆孔和海绵窦;⑨翼腭窝受侵时,包括颞下窝、眶下裂和上颌窦距离后壁至少5mm;⑩翼外肌受侵时,包括颞下窝。

三、淋巴结CTV的勾画

由于鼻咽具有非常丰富的淋巴引流,淋巴结转移在鼻咽癌患者中很常见。超过70%的初诊鼻咽癌患者有颈部淋巴结转移。我们此前的研究发现,鼻咽癌淋巴结转移遵循一定的规律与途径:①首先转移至咽后淋巴引流区(第一站),再转移至上半颈部Ⅱ、Ⅲ、Ⅴa引流区(第二站),最后转移至下颈部Ⅳ、Ⅴb引流区(第三站);②淋巴结越级跳跃转移的发生率极低,仅0.5%。也就是说,下颈部淋巴结转移通常是上颈部淋巴结转移的继发结果,单纯下颈部淋巴结转移而没有上淋巴结转移的病例罕见;③淋巴结遵循同侧颈部转移,一侧下颈部淋巴结转移极少来源于对侧上颈部淋巴结转移的。

既往国内外指南推荐除对鼻咽原发灶进行放射治疗以外,还需对全颈部(即,CTV2包括双侧上、下颈部Ⅱ~Ⅴ淋巴引流区)进行预防照射,给予50~56Gy的低剂量,以杀灭潜在的微小转移病灶。然而,这种放疗模式导致了很多放疗相关的远期不良反应。据报道,超过40%的鼻咽癌患者在放疗后两年内发生甲状腺功能减退,接近40%的患者有吞咽困难,30%的患者有颈部软组织损伤。这些不良反应对患者的生活质量造成不同程度的影响。

考虑到鼻咽癌淋巴结转移遵循从上而下、同侧转移的规律,近年一些研究探究了对无淋巴结受侵的一侧颈部仅预防照射上半颈部,而免除下半颈部照射的可行性。几项回顾性研究表明,对于无淋巴结转移的患者,颈部预防照射范围只需要包括双侧上半颈部;对于单侧颈部淋巴结转移的患者,颈部淋巴结阴性侧预防照射只需要包括该侧上半颈部,均未增加颈部淋巴结的复发率。在一项单中心临床试验中,Li等证实了双侧上半颈部预防照射对于无淋巴结转移鼻咽癌患者是可行的,可获得与全颈部照射相当的局控率,该试验未比较患者的生活质量。Tang等开展的前瞻性多中心的3期临床试验(NCT02642107)入组第七版AJCC分期系统分期为$T_{1-4}N_{0-1}M_0$期的鼻咽癌患者共446例,按1:1随机分配至颈淋巴结阴性侧上颈部照射组和全颈部照射组。证实3年无淋巴结复发生存率在上颈部照射组和全颈部照射组相似(97.7% vs. 96.3%,$P=0.85$),非劣效性检验表明上颈部照射组的生存率不差于全颈部照射组。两组间急性放疗相关不良反应相似,但上颈部照射组晚期毒性的发生率比全颈部照射组低,包括甲状腺功能减退(30% vs. 39%)、皮肤毒性(14% vs. 25%)、吞咽困难(17% vs. 32%)、颈部组织损伤(23% vs. 40%)。此外,上颈部照射组患者的生活质量更好,体现在吞咽困难、疲劳等症状较轻。该研究明确了鼻咽癌个体化颈部照射技术的可行性:对于早期无颈部淋巴结转移患者,颈部预防照射范围只需要包括双侧上半颈(环状软骨以上),避免了下半颈部的照射;对于单侧颈部淋巴结转移患者,颈部淋巴结结阴性侧预防照射只需要包括该侧上半颈部(图1)。该照射技术减少了下颈部皮肤、器官、食管、甲状腺等重要器官的照射体积,明显减少甲状腺功能减退、吞咽困难、颈部组织损伤等放疗后遗症。

研究报道鼻咽癌Ⅰa区极少发生转移,一般不需要预防照射;而Ⅰb区淋巴结转移的发生率仅2%,其危险因素包括Ⅱa区淋巴结≥20mm、Ⅱa区淋巴结结外侵犯、口咽受侵、双侧颈淋巴结转移。对于无以上危险因素的患者,不照射Ⅰb区并不会增加Ⅰb区淋巴结复发风险,无复发生存率高达96%,但可以降低口干发生率。

CSCO指南推荐,淋巴结引流区采用选择性预防照射:①对于N_{0-1}期(仅咽后淋巴结转移)患者,CTV2须包括双侧咽后(Ⅶa区)以及双侧上半颈部(环状软骨下缘以上)引流区(Ⅱ~Ⅲ、Ⅴa区);②对于N_1期(单侧颈部淋巴结转移)患者,CTV2须包括双侧咽后(Ⅶa区)、患侧全颈部(Ⅱ~Ⅲ、Ⅴa、Ⅳ、Ⅴb区)以及对侧上半颈部引流区;③对于N_{2-3}期患者,CTV2须包括双侧咽后以及全颈部引流区。Ⅰb区预防照射指征:颌下腺受累,或疾病累及以Ⅰb区为首站淋巴结引流区的解剖结构(口腔、鼻腔前半部分),或Ⅱ区淋巴结受侵伴有包膜外侵犯,或Ⅱ区淋巴结最大径超过2cm。

四、颈部淋巴引流区边界的勾画

临床上沿用2013版头颈部淋巴引流区勾画指南对鼻咽癌颈部引流区进行勾画。然而,该指南是否适用于鼻咽癌尚不明确。为此,Lin等通过在选定的模板CT相应位置上标记了1000例初治非转移鼻咽癌病例最大横断面短径≥4mm的所有淋巴结的中心点,建立了鼻咽癌区域淋巴结分布概率图谱和分布曲线,提出了鼻咽癌特异性颈部淋巴引流区边界。研究共标记了 959 例病例的 10 651 颗淋巴结,对比淋巴结分布及国际指南,证实 2013 版头国际指南定义的头颈部淋巴引流区对于鼻咽癌是足够的,且大多数边界的定义适用于鼻咽癌。然而,对于 Vb 区,13.3% 的病例淋巴结中心点超出国际指南定义的 Vb 区的后内侧界;对于Ⅶa区(咽后淋巴结引流区),1.5% 的病例淋巴结中心点超出了国际指南定义的Ⅶa区上界;5 例患者出现咽后内侧组淋巴结转移。此外,Ⅰb、Ⅱ、Ⅳa 和 Vc 区的特定位置无淋巴结出现。综上,研究提出了一个新的Ⅶc区用

以包括咽后内侧组淋巴结,建议适当扩大 Vb 区和Ⅶa区的边界,并提出 Ⅰb、Ⅱ、Ⅳa 及 Vc 区的边界可能可以缩小。

CSCO 鼻咽癌颈部淋巴结引流区边界勾画推荐如下。①咽后(Ⅶa区)的上界:由第一颈椎上缘扩展至颅底;②Vb 区的后内侧界:扩展至肩胛提肌前界并包括颈横血管;③Ⅰb区:避开颌下腺;④Ⅱ区:去除胸锁乳突肌和头夹肌之间贴合十分紧密的部分间隙;⑤Ⅳa 区的前界:由胸锁乳突肌前缘缩小至喉前带状肌的后缘;⑥Vc 区的前界:由皮肤缩小至肩胛舌骨肌(图 2)。

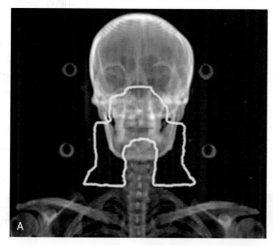
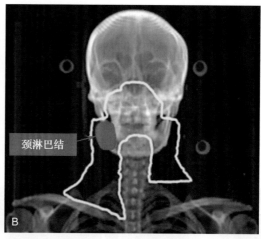

图 1　鼻咽癌个体化颈部照射示意
A. 无颈部淋巴结侵犯,CTV 仅需包括双侧上半颈;
B. 单侧颈部淋巴结侵犯,CTV 需包括该侧全颈及对侧上半颈。

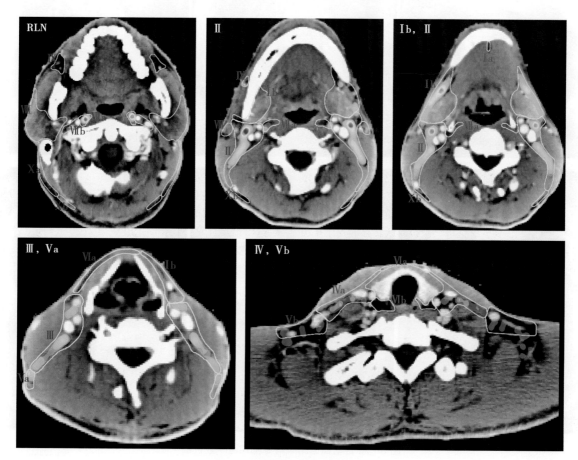

图 2　颈部各区勾画边界示意

五、人工智能辅助勾画 GTV、OARs

目前，鼻咽癌原发肿瘤的勾画主要依据 MRI 影像上肿瘤侵犯范围而人工勾画，准确性高度依赖医生的经验，不同医生之间勾画差异大，且勾画过程费时费力。近年来，人工智能（AI）技术在医学影像领域的研究发展迅速，包括病灶的自动识别、诊断、分割等，准确性可匹敌各领域专家。能否利用 AI 技术实现鼻咽癌原发肿瘤自动勾画，以解决人工勾画中存在的准确性、同质化水平和效率低的问题呢？Lin 等利用三维卷积神经网络的 AI 技术，通过在 1 021 例鼻咽癌患者的 4 模态 MRI 影像资料上进行 AI 自动勾画模型训练、参数调优、结果测试，最终实现了鼻咽癌原发肿瘤的自动勾画：以专家勾画作为金标准，AI 自动勾画的准确性达 79%；专家接受度高，32.5% 的病例无须修改可直接用于放射治疗计划设计，56.2% 的病例经少量修改（<20%）即可用于放射治疗计划设计。此外，与普通的放射治疗专科医生相比，AI 自动勾画的准确性相当，但 AI 辅助勾画提高了专科医生的勾画准确性（平均由 74% 提高至 79%），减少了 55% 的勾画者间差异，提高了 40% 的勾画效率。该研究是 AI 在全期别鼻咽癌放射治疗靶区勾画方面的首个研究，样本量大、技术合理、测试全面，是 AI 在肿瘤学领域应用的一项重要进展。AI 辅助勾画提高了鼻咽癌原发肿瘤勾画的准确性，将会对肿瘤控制和患者生存产生积极影响，同时极大地提高了医生勾画的效率，为实现精准而又高效的鼻咽癌放射治疗靶区勾画提供了解决方案（图 3）。

许多重要的器官毗邻鼻咽，包括脑干、脊髓、颞叶、视神经、视交叉等重要器官。这些器官受到照射会产生不同程度的不良反应，尤其是个别至关重要的 OARs 如脑干和颞叶与肿瘤靶区非常邻近，不精准的勾画会误导放疗计划的设计，导致肿瘤靶区放射剂量覆盖不够或 OARs 剂量超量而造成严重不良反应。另一方面，由于 OARs 勾画指南不统一，加之不同医生的勾画方法与习惯不一，OARs 的勾画存在巨大的差异，导致计划评估的偏差，也阻碍了不同研究中不良反应的统一分析。因此，准确勾画 OARs 以优化放疗计划，尽可能减少这些结构的照射剂量是至关重要的。为此，Sun 等对已存在的多个 OARs 勾画指南进行评价，并针对精准保护正常器官的

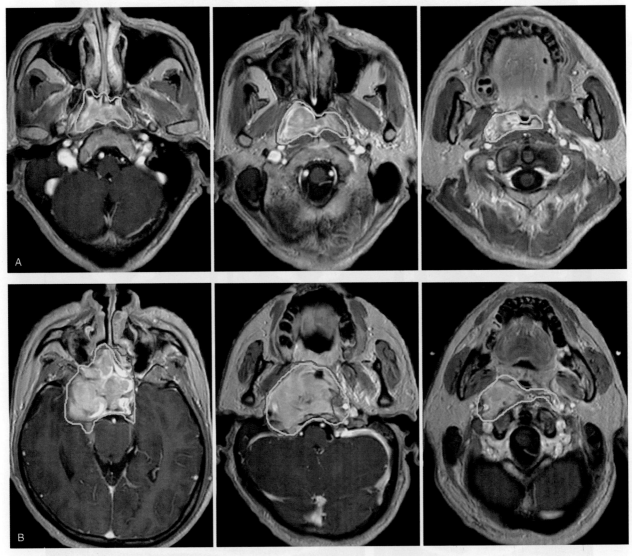

图 3　AI 自动勾画结果与专家勾画一致性高
蓝色：专家勾画；红色：AI 自动勾画。

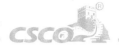

问题,开创性地提出了应对大脑、脑干、眼球等 33 个器官予以保护。进一步应用人工智能辅助的精准放射治疗使受保护器官从初始的 15 个增加到 43 个;医生的人均工作时间从 3h 缩短到 0.5h,绝大部分 OARs 经 AI 辅助勾画后,医生接受度超过 90%,包括视神经、口腔、脑干、眼球、咽缩肌、颞颌关节、甲状腺、脊髓、颌下腺、臂丛神经、声门喉、颞叶、腮腺、食管、声门上喉、骨性咽鼓管、前庭半规管、气管、耳蜗、内听道、乳突、鼓室等结构。"放射治疗靶区自动勾画的 Web 应用系统"已作为新技术项目在临床使用,并推广至其他肿瘤。

六、总结

鼻咽癌靶区勾画在个体化精准治疗、保效减毒治疗、人工智能辅助勾画等方面取得了长足的进步。未来的研究方向在于①保效减毒放疗:明确以诱导化疗后肿瘤范围勾画 GTV 的地位;明确淋巴结阴性侧颈部采用上半颈部照射的地位;②人工智能辅助勾画 GTV、OARs,以提高靶区勾画效率以及精准度。

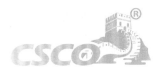

分层施治，减毒增效
——初诊非转移鼻咽癌治疗进展

华中科技大学同济医学院附属协和医院

韦洁霖　杨坤禹

放射治疗（放疗）是鼻咽癌的主要治疗手段，早期采用单纯放疗，局部晚期采用以放疗为主的综合治疗。随着调强放疗技术的普及和综合治疗的应用，鼻咽癌患者的局部控制率达 90% 以上，5 年生存率超过 80%。但是根据 TMN 分期，T_4 患者的高复发率及 N_3 患者的高远处转移率，也是目前鼻咽癌治疗中的严峻挑战，华中科技大学同济医学院 608 例鼻咽癌的回顾性分析结果显示，对不同 T、N 分期患者分析发现 T_4 或 N_3 组的患者预后显著劣于其他各个亚组：T_{1-4} 患者的 5 年总生存率（OS）分别为 87.9%、82.1%、83.3% 及 69.2%；N_{0-3} 患者的 5 年 OS 分别为 96.4%、88.8%、83.6% 及 48.6%。T_4 亚组或 N_3 亚组与远处转移的发生密切相关，远处转移率分别高达 29.2%、45.5%。随着鼻咽癌患者生存期的延长，精准放疗和生活质量的地位显得越来越重要。因此，如何更精准地选择人群，根据临床特征进行分层治疗，增加高危患者的治疗强度，减少治疗失败；降低低危患者的治疗强度，减少远期不良反应，改善患者生活质量，是目前非复发转移鼻咽癌治疗的研究方向。

近年来，全国多家中心都以"分层施治，减毒增效"为指导原则，对初诊非复发转移鼻咽癌的治疗模式进行了探索，本文将从放疗、放疗为基础的综合治疗、免疫治疗等近年最新临床研究数据及热点问题进行综述。

一、放射治疗

（一）放疗技术进步

鼻咽癌的放疗，基于光子的放疗技术从常规二维放疗、三维适形放疗发展到可以调控范围和剂量的调强放疗（IMRT）、VMAT、TOMO 等放疗技术等，放疗精准度得到显著改善。一项纳入 3 570 例鼻咽癌患者的 meta 分析发现，调强放疗不仅能提高鼻咽癌的局部控制率和总生存率，也能明显降低放射性颞叶损伤、张口困难、口干等不良反应的发生率。虽然基于光子的调强放疗仍是目前的主流放疗技术，但近年来质子、重离子放疗也开始应用于临床。质子、重离子放疗具有独特的Bragg 峰，能够将更高剂量集中在肿瘤区域，周围正常组织剂量快速跌落，从而进一步提高疗效和保护正常组织。鼻咽癌质子放疗的荟萃分析显示，鼻咽癌质子放疗 2 年 LRFS 范围

为 84%~100%，2 年 PFS 范围为 75%~88.9%，四项研究质子放疗 IMPT 与常规放疗 IMRT 比较发现，质子治疗的饲管率显著降低（20% vs. 65%，$P=0.015$；14% vs. 85%，$P<0.001$）以及较低的黏膜炎（G_2：46% vs. 70%，$P=0.019$；G_3：11% vs. 76%，$P=0.000\ 2$）；质子治疗后其他放疗相关的急性和迟发效应都得到了很大改善。华盛顿大学肿瘤放疗中心的最新研究数据指出，经质子治疗的鼻咽癌患者，2 年缓解率为 92%，2 年总生存率为 85%，在 25 个月的中位随访期间，未见严重的早期或晚期放疗反应。而 MD-Anderson 癌症治疗中心报道的疗效更佳，质子治疗后鼻咽癌患者的局部控制率为 100%，2 年总生存率为 90%；在随访 24.5 个月期间，未观察到严重的放疗相关不良反应。

尽管放疗技术进步带来了疗效的提高，但放疗成功的关键仍取决于对治疗靶区的精确确定和剂量的准确给予。目前临床主要应用模拟 CT 与磁共振模拟成像融合进行靶区的精准勾画，个体化的精准放疗研究主要是通过功能影像的剂量雕刻来实现。剂量雕刻放疗（dose-painting IMRT，DP-IMRT）在 2000 年由 Ling 等首先提出，它是指通过功能影像了解肿瘤内部组织分化、代谢等生物学特性的差异，相应精准地调整肿瘤内部剂量给予放疗。目前，DP-IMRT 主要通过 ^{18}F- 脱氧葡萄糖正电子发射断层扫描（FDG-PET）和功能性 MRI（包括 DCE-MRI、DW-MRI、MRS 等）等影像学技术来实现。部分学者在鼻咽癌中应用剂量雕刻放疗取得了较好的疗效。王晖教授团队收集了 213 例 Ⅲ~Ⅳa 期的鼻咽癌患者随机进入试验组（PET/CT 引导下 DP-IMRT，101 例）和对照组（CT 引导下 IMRT，112 例）。对于 T_{1-2} 和 T_{3-4} 的患者，试验组 GTV-PET 剂量分别提高至 DT 75.2Gy/32F 和 77.55Gy/33F；而对照组的大体肿瘤区域（PGTV）剂量为（70.4~72.6）Gy/（32~33）f。两组的完全缓解（CR）率分别为 99% 和 92.9%（$P=0.037$），FDG-PET/CT 引导的 DP-IMRT 显著提高了 3 年的局部无失败生存率（LFFS）（98.8% vs. 91.3%，$P=0.032$）和总生存（OS，91.8% vs. 82.6%，$P=0.049$），且并未增加不良反应发生率。2021 年 ASCO 报道的一项前瞻性研究，纳入 241 例 Ⅲ~Ⅳa 期鼻咽癌患者，随机分为 A、B 组，A 组（120 例）采用磁共振扩散加权成像（DWI）引导下的 DP-IMRT，B 组（121 例）采用常规 CT 引导的 IMRT 放疗，发现基于 DWI 的靶区剂量可以

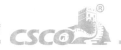

增高 5Gy。在 24 个月的中位随访时间内,A 组的 2 年 LRFS(100% vs. 96.4%,P=0.023)、2 年 DMFS(97.7% vs. 90.4%,P=0.004)、2 年 DFS(92.8% vs. 86.1%,P=0.005)及 2 年 OS(100% vs. 96.7%,P=0.005)均显著高于 B 组。该研究认为,DWI 引导的 DP-IMRT 是 DFS 和 DMFS 的独立预后因素,可以提高局部晚期鼻咽癌的疗效且不增加治疗毒性。除了功能 MRI 及 PET/CT 外,PET/MR 也可以用于 DP-IMRT。虽然鼻咽癌的 DP-IMRT 是极具前景的放疗技术,但功能影像的信号强度和肿瘤治疗剂量之间的依赖关系仍是未知的,且目前的探索数据大部分为回顾性研究,其指导靶区勾画与放疗剂量还面临许多问题,有待前瞻性的临床研究来解答。

(二)放疗靶区及剂量降级

在以放疗为中心的综合治疗模式下,鼻咽癌治疗的有效率得到大幅提高,而鼻咽癌的近期及远期不良反应主要由放疗引起,因此,在不折损疗效的前提下,适度降低放疗剂量,缩小照射靶区,以减少放疗不良反应的发生,是当前非复发转移鼻咽癌放疗的热点话题。目前减少靶区和降低剂量的思路主要有两个方面:一是通过临床特征分层,将低危区域的 CTV 剂量降低或者范围缩小;二是直接简化并缩小 CTV 的照射范围。马骏教授团队牵头完成了一项多中心 III 期临床研究,入组 446 例患者,中位随访 53 个月,结果显示,针对非远处转移(M0)、N0-1 期的初治鼻咽癌患者,颈淋巴结阴性侧采用选择性上颈部照射,3 年无淋巴结复发生存率在上颈部照射组和全颈部照射组相似(97.7% vs. 96.3%,P=0.85),非劣效性检验表明上颈部照射组的生存率不差于全颈部照射组。两组的急性放射相关不良反应发生率相似,但上颈部照射组晚期毒性的发生率比全颈部照射组低,包括任何级别的甲状腺功能减退(30% vs. 39%)、皮肤毒性(14% vs. 比 25%)、吞咽困难(17% vs. 32%)、颈部组织损伤(23% vs. 40%)。该研究提出了鼻咽癌个体化颈部照射技术:对于早期无颈部淋巴结转移患者(N0),颈部预防照射范围只需要包括双侧上半颈(环状软骨以上),避免了下半颈部的照射,对于单侧颈部淋巴结转移患者(N1),颈部淋巴结阴性侧预防照射只需要包括该侧上半颈部。该照射技术减少了下颈部皮肤、器官、食管、甲状腺等重要器官的照射体积,明显减少甲状腺功能减退、吞咽困难、颈部组织损伤等晚期放疗并发症,提高了患者生活质量。在 2022 年 ASCO 会议上,麦海强教授团队则将鼻咽癌患者放疗剂量降低为 60Gy,其中“低危”定义:鼻咽癌 III 期;治疗前 EBV-DNA<4 000 拷贝 /ml;2 周期诱导化疗敏感:获得完全 /部分缓解(CR/PR),且不能检测到 EBV-DNA。研究结果在 2022 年 ASCO 会议上进行了报道:降低放疗剂量可以取得良好的生存结果(2 年 PFS:95%),具有较低的治疗相关性毒性;“EBV-DNA 水平”和“诱导化疗敏感程度”可用于筛选放疗减量的合适患者人群。林少俊教授团队对传统的鼻咽癌放疗靶区进行“减容式 IMRT”改良,省略 CTV1,并将 CTV2 的边缘从外放 10mm 缩小至 8mm,即将鼻咽部亚临床病灶 CTV 定义为 GTV+ 鼻咽黏膜 +8mm 扩边 + 相应的解剖学结构,该范围比传统的 GTV+10mm 扩边减少 2mm。随后该团队应用改良后的小靶区方案治疗 471 例鼻咽癌(Ⅰ~Ⅳa 期,AJCC 第 8 版),结果提示,4 年局控率 96.6%,总生存率 92.4%,13 例复发均位于野内,无边缘和野外复发。其研究剔除了高危靶

区的定义,缩小了放疗靶区的范围,简化了靶区勾画的流程,提高了放疗制订的效率;其疗效与改良前相当,有望减少放疗不良反应,提高患者生活质量。

因此,放疗是鼻咽癌治疗的核心,在保证治疗效果的前提下,改进放疗技术、更新放疗设备,根据临床特征分层缩小放疗靶区和适度降低放疗剂量,都可以为鼻咽癌患者的治愈率的提高和生活质量的改善,提供新的可能。

二、以放疗为中心的综合治疗模式

(一)Ⅰ期鼻咽癌(T1N0M0)应采用单纯放疗的治疗模式

Ⅰ期鼻咽癌目前的治疗模式为根治性的单纯放射治疗,根治性放疗前患者应进行饮食、言语和口腔的评估,放疗剂量通常为 66~70Gy(鼻咽)和 54~60Gy(颈部淋巴结引流区,包括双侧咽后、Ⅱ~Ⅲ、Va 区淋巴结)。放疗计划强烈推荐调强放疗(IMRT)。

(二)Ⅱ期(T2N0M0,T2N1M0,T1N1M0)及 T3N0M0 鼻咽癌的治疗进展

Ⅱ期鼻咽癌是目前治疗争议较大的分期,其主要争议在于 N1 患者是否需要同步放化疗(CCRT)。既往与 CCRT 作用相关的支持性高级别证据大部分是基于二维常规放射治疗(2D-CRT)产生的。麦海强教授团队在 2011 年开展了首个 Ⅱ期鼻咽癌同步放化疗对比单纯放疗(2D-CRT)的 Ⅲ期随机对照研究,中位随访 60 个月。结果显示,同步放化疗较单纯放疗可显著提高患者的 OS、PFS、DMFS,但 LRRFS 改善并不明显。2019 年,其团队更新了随访 125 个月的 10 年随访研究结果,提示同步放化疗较单纯放疗(2D-CRT)可获得更好的生存获益,10 年随访结果与 5 年生存结果相同。但该研究的分期采用的是 92 福州分期,在更新为 AJCC 第七版分期后的进一步分析发现,同步放化疗的生存获益主要体现在 T2N1M0 的鼻咽癌患者。

而随着放疗技术的改进,调强放疗(IMRT)已经越来越多地用于鼻咽癌的放疗,相比 2D-CRT,IMRT 可以一定程度避免对肿瘤周围组织的放射而具有更好的安全性,同时也能使靶区接受更均匀、更强的照射,从而改善治疗效果。然而,对于 Ⅱ 期鼻咽癌患者,在 IMRT 基础上增加同步化疗似乎并不会进一步改善患者的预后;即便使用 IMRT,含铂 CCRT 依然会增加严重急性不良反应、长期毒性和治疗相关性死亡的风险。易俊林教授团队在 2020 年报道了 IMRT 时代 Ⅱ 期鼻咽癌的多中心、随机对照 Ⅲ 期临床研究,随访 75 个月。其结果提示:同步放化疗组对比单纯 IMRT 组的 5 年 OS 和 PFS 均差异无统计学意义;与单纯 IMRT 相比,同步放化疗并未增加 Ⅱ 期鼻咽癌患者的临床获益。

而目前更多的临床试验不再局限于固定的 TNM 分期模式,而是采用多因素多维度的低中高危险度评定的方式,将此期鼻咽癌人群进行精准划分,实现“分层施治”。马骏教授团队在 2016 年回顾性分析了中山大学肿瘤防治中心 296 例 Ⅱ期鼻咽癌患者数据,结果提示:血清 EBV-DNA 拷贝数、血清球蛋白浓度、颈部淋巴结大小是 Ⅱ期鼻咽癌患者发生远处转移的高危因素,此类高危患者推荐同步放化疗。林少俊教授团队同样基于回顾性分析结果指出,Ⅱ期鼻咽癌中的 T1N1 和

T_2N_1 更容易转移；进一步发现颈部淋巴结包膜外侵犯、颈部淋巴结液化坏死、初诊时细胞外 EBV-DNA 拷贝数高是 T_1N_1 和 T_2N_1 患者的预后不良因素。对于此类患者，同步放化疗仍然是首选。马骏教授团队于 2019 年报道一项结合 EBV-DNA 对鼻咽癌 T、N 新分期系统进行有效性评估的研究，结果发现 EBV-DNA 定量可以更好区分临床分期与预后关系，同时也发现 $T_3N_0M_0$ 患者治疗失败风险较其他局晚期鼻咽癌患者更低。因此，$T_3N_0M_0$ 患者如果 EBV-DNA>200 拷贝 /ml，需加强化疗。那么在 IMRT 时代，对于中低复发风险患者，是否可以在不影响生存预后的前提下，考虑省略同步放化疗，进行单纯放疗，进而避免 CCRT 的不良反应呢？近期在 2022 年 ASCO 大会上，马骏教授团队报道了一项随机多中心 3 期非劣效性临床研究，尝试回答了单独 IMRT 在低风险鼻咽癌治疗中的价值。其中低复发风险患者定义：具有小淋巴结（<3cm）、无影像学淋巴结包膜外侵犯（rENE）、治疗前 EBV-DNA 低载量（<4 000 拷贝 /ml）、Ⅱ期和 $T_3N_0M_0$ 期鼻咽癌患者。其结果在 2022 年 ASCO 大会上进行了报道，单独 IMRT 治疗（IMRT 组）和接受 IMRT+ 同步顺铂治疗（CCRT 组）3 年 FFS 率分别为 90.6% 和 91.9%，两组 3 年 OS 率分别为 98.2% 和 98.6%。由此表明，IMRT 和 CCRT 相比可获得相似的生存和疾病控制，达到了非劣效终点。在不影响疗效的前提下，单纯 IMRT 放疗降低了毒性，改善了患者的生活质量，可以作为"低风险" $T_{1-2}N_1M_0$ 和 $T_3N_0M_0$ 鼻咽癌的有效选择。

2D 放疗时代，同步化疗能够提高 T_2N_1 患者生存。IMRT 时代，Ⅱ期小样本研究显示同步放化疗尚无生存获益，而许多Ⅲ期前瞻性、随机对照研究尚未完成。多项临床研究数据表明，对于Ⅱ期鼻咽癌以及 $T_3N_0M_0$ 的鼻咽癌患者，根据淋巴结形态及 EBV-DNA 拷贝数进行分层，具有一些高危因素如具有生物学高危因素患者如颈部淋巴结最大径 ≥3cm；颈部Ⅳ或 VB 区淋巴结转移；存在影像学淋巴结包膜外侵犯（rENE）；EBV-DNA ≥4 000 拷贝 /ml，或许能够从同步化疗中获益。而无上述高危因素的患者，则可以单纯进行 IMRT 治疗，从而降低了治疗不良反应，改善了患者的生活质量。

（三）局部晚期鼻咽癌治疗

同步放化疗是局部晚期鼻咽癌治疗的核心，经典的 Intergroup0099 研究确认化疗提高局部晚期鼻咽癌疗效，同步放化疗联合辅助化疗显著延长了患者生存。MAC- 鼻咽癌协作组 Meta 分析结果显示，同步放化疗是局部晚期鼻咽癌治疗的核心，在此基础上进一步联合诱导或辅助化疗具有生存获益。

在以同步放化疗为核心联合诱导化疗或者辅助化疗的治疗模式中，如何进一步增效减毒，国内开展了一系列临床研究。孙颖教授团队开展的一项中国多中心、随机、开放标签的Ⅲ期临床研究结果提示：TPF 方案诱导化疗可显著提高局部晚期患者的生存结局；3 年无瘤生存率提高 8%；长期随访 5 年无瘤生存率提高 11%。马俊教授团队发起的中国多中心、随机、开放标签的Ⅲ期临床研究，对比了单纯同步放化疗与 GP 诱导化疗联合同步放化疗这两种不同治疗方案，结果显示，GP 方案诱导化疗提高了局部晚期患者的疗效；3 年无瘤生存率从 76.5% 提高到 85.3%，3 年总生存率从 90.3% 提高到 94.6%，无远处转移生存率从 77.8% 提高到 85.5%。同时，

GP 方案耐受性好，超过 95% 的患者可以顺利完成三个疗程的诱导化疗，其间仅 5% 的患者出现严重不良反应，因此目前 NCCN 及 CSCO 指南均推荐 GP 方案作为局部晚期鼻咽癌的诱导化疗方案。

近年来，辅助治疗方案的探索同样取得了令人瞩目的研究结果。最初在 2012 年 Chen 探索 PF 辅助化疗的有效性，在国内开展了一项多中心、随机、开放标签Ⅲ期临床研究，中位随访时间 37.8 个月，结果表明，同步放化疗 +PF 方案辅助化疗并未使局部晚期鼻咽癌患者产生临床获益。而在 2017 年研究数据进一步更新，中位随访时间延至 68.4 个月，同样，结果显示 PF 方案辅助化疗未提高局部晚期鼻咽癌患者的生存获益。

是否辅助化疗已经完全摒弃，马骏教授团队尝试卡培他滨辅助节拍化疗方案能否有效，其发起了一项中国多中心、随机、开放标签的Ⅲ期临床研究。该研究入组高危局部晚期（Ⅲ~ⅣA 期，排除 $T_{3-4}N_0$ 和 T_3N_1 患者，AJCC 第 8 版）鼻咽癌患者，试验组接受口服卡培他滨 650mg/m², 每日 2 次，节拍化疗 1 年，对照组观察随访。主要研究终点是无失败生存时间（FFS）。研究共入组 406 例患者，中位随访 38 个月，试验组和对照组 3 年 FFS 率分别为 85.3% 和 75.5%，试验组 3 年 FFS 率得到了显著改善，复发 / 死亡风险降低 50%，死亡风险降低 56%。试验组和对照组 3 级以上不良事件的发生率分别为 17% 和 6%，治疗相关最常见的不良事件是手足综合征（卡培他滨组 3 级以上不良事件发生率 9%）。研究结果表明，对于高危局部晚期鼻咽癌患者，同步放化疗后加用卡培他滨节拍化疗 1 年可以显著改善患者的 FFS，并且安全性良好。此研究结果支持卡培他滨节拍化疗（650mg/m²，每日 2 次，1 年）用于高危局部晚期患者的辅助治疗。无独有偶，赵充教授团队同样聚焦于局部晚期高危型初治鼻咽癌患者，进一步进行分层研究，探究在同步放化疗后加用卡培他滨（1 000mg/m²，每日 2 次，持续 14d，21d 为一周期，8 周期）辅助治疗能否提高患者的生存获益。这是一项多中心、前瞻性、随机对照Ⅲ期临床试验，纳入了 180 例局部晚期高危型初治鼻咽癌患者：Ⅲ~Ⅳb 期（AJCC 第 7 版）、EBV-DNA>20 000 拷贝 /ml、GTVnx>30cm3、经 ^{18}FDG-PET/CT 检测，原发肿瘤 SUVmax>10Gy、多发性颈部淋巴结转移且任意淋巴结>4cm；中位随访 44.8 个月。结果显示，CCRT+ 卡培他滨组 3 年 FFS 显著优于单纯 CCRT 组（87.7% vs. 73.3%，P=0.037），并且两组的 3 年 OS、DMFS 和 LRFS 分别为 92.6% vs. 88.9%，88.8% vs. 81.1%，91.5% 比 80.0%；3~4 级急性不良事件在卡培他滨组为 57.8%，在单纯 CCRT 组 51.1%。通过以上大型Ⅲ期前瞻性临床研究显示，对于高危局部晚期鼻咽癌，同步放化疗后予以卡培他滨辅助化疗比单独同步放化疗有更好的疾病控制率。

同样作为 5-Fu 类药物，替吉奥也在临床中应用为辅助治疗药物。林少俊教授团队回顾性分析研究纳入了诱导化疗 + 根治性放疗 / 同步放化疗 ± 替吉奥辅助化疗后的 N_3 鼻咽癌患者共 130 例，其中 21 例（16.2%）患者接受了替吉奥（S1）维持治疗。研究结果显示 S1 维持组三年总生存率（95.2% vs. 76.3%）、无远处转移生存率（90.5% vs. 70.3%）显著提高。麦海强教授团队则开发出评分系统进行分层回顾性分析，以评

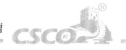

价替吉奥或卡培他滨辅助治疗的疗效。评分系统通过年龄 / 性别 /N 分期 /T 分期 / 治疗前 EBV-DNA 水平 / 治疗后 EBV-DNA 水平对患者进行评分分级，每例患者给予不同的分值，累积分值>250 分为高危组；≤250 分为低危组。结束提示，S1/ 卡培他滨维持治疗可以延长高危组局部区域晚期鼻咽癌患者生存期；卡培他滨与替吉奥在疗效之间没有统计学差异。Zhang 等同样通过回顾性研究发现 N3 期鼻咽癌同步放化疗后采用替吉奥维持，3 年的 OS、DMFS、LRC 和 PFS 分别为 86.4%、84.1%、97.7% 和 81.8%，显著优于历史数据。另有回顾性研究同样发现对淋巴结>6cm；锁骨上窝转移；颅底 / 颅内侵犯 + 颈部多发转移；颈部多发转移伴最大径 4cm 以上的高危患者采用口服替加氟维持治疗亦可显著改善 OS 和 DMFS，甚至治疗后 EBV-DNA 转阴的患者采用维持治疗仍有获益。

因此，对于局部晚期鼻咽癌的辅助化疗，目前主流观点为单药卡培他滨或替吉奥作为辅助治疗药物，特别是对于 T4、N3 以及 EBV-DNA 高拷贝数等高危因素患者，单药口服 5-Fu 类化疗药物，可以在不降低生活质量的前提下，带来生存获益。

在同步放化疗的同步化疗药物的选择上，目前证据级别最高的是以顺铂为基础的同步放化疗治疗，然而顺铂的胃肠道反应、肾毒性、耳毒性等不良反应，限制了其在临床中的同步治疗完成率，且严重影响了患者的生活质量。大剂量顺铂同步放化疗在临床研究报道中的完成率为 60%~90%，因此在不降低疗效的同时，减少顺铂的剂量或者应用同类铂类药物来减少顺铂的胃肠道不良反应，增加鼻咽癌患者同步放化疗的完成率，是目前同步放化疗领域研究的热点。麦海强教授团队对比了放疗联合顺铂治疗 Ⅲ~ⅣB 期鼻咽癌（EBV-DNA<4 000 拷贝 /ml）两周期（总量 200mg/m²）与三周期（总量 300mg/m²）的疗效差异。研究共入组了 332 力血浆 EBV-DNA<4 000 拷贝 /ml 的患者，以 1∶1 的比例随机分至接受两疗程或三疗程的顺铂同步化疗联合适形调强放疗（IMRT）。主要研究终点为 3 年无进展生存率（PFS）。在中位随访 37.7 个月后，两疗程组的 3 年无进展生存率为 88.0%，三疗程组为 90.4%，经过非劣效检验，两疗程组的 3 年无进展生存率不劣于三疗程组。同时，在总生存率、局部复发和远处转移的累积发生率方面，两组均无明显差异。在治疗的近期毒性方面，两疗程组严重（3~4 级）口腔黏膜炎、低钠血症和颈部皮炎的发生率明显低于三疗程组，且两疗程组的总体毒性负荷，不管是在所有级别还是在 3~4 级，均明显低于三疗程组。经过后期的随访，在远期毒性方面，三疗程组的患者在听力损伤、口干和颈部皮肤纤维化等方面的发生率明显高于两疗程组，以及伴随长期的生活质量减低。该研究提示，对于 EBV-DNA 筛选的低危局部区域晚期鼻咽癌患者，可以考虑降低顺铂的剂量治疗强度。LEE AW 教授团队也通过回顾性分析发现，在局部晚期鼻咽癌，接受 IMRT 照射的患者需要同步和 IC/AC 治疗。当与足够的诱导 / 辅助剂量 ≥260mg/m²（或至少 ≥240mg/m²）结合时，同步顺铂剂量为 ≥160mg/m² 即可达到同步放化疗治疗的目的。对于顺铂的胃肠道毒性导致的患者不耐受，麦海强教授团队开展一项随机临床试验的 5 年随访奈达铂与顺铂同步放化疗对 Ⅱ~ⅣB 鼻咽癌患者长期生存结局和不良反应的影响。入组 402 例患者，随机分配接受奈达铂或顺铂为基础的 CCRT（各 201 例）。结果显示：顺铂组的 5 年无进展生存率为 81.4%（95% CI 75.9%~86.9%），奈达铂为 79.8%（95% CI 74.1%~85.5%）组，差异为 1.6%（非劣效性 P=0.002）。顺铂组和奈达铂组的 5 年总生存率（89.4% vs. 88.8%，P=0.63）、无远处转移生存率（85.9% vs. 90.4%，P=0.17）和局部无复发发生生存率（92.6% vs. 89.6%，P=0.17）差异无统计学意义。顺铂组的 3 级和 4 级听觉毒性作用发生率高于奈达铂组［35（17.7%）vs. 21（10.5%），P=0.04］。长期随访结果提示：奈达铂为基础的 CCRT 可以替代以顺铂为基础的 CCRT，作为 Ⅱ~ⅣB 鼻咽癌的替代治疗。

非化疗药物抗血管生成药物恩度及 EGFR 抗体尼妥珠单抗同样在鼻咽癌治疗中进行了广泛探索。王仁生教授团队开展了恩度联合调强放疗是否能够延长局部晚期低危组鼻咽癌患者生存期的 Ⅱ 期临床研究，最新研究结果在 2022 年 ASCO 大会中报道。研究入组未经治疗、无远处转移、Ⅲ~ⅣA 期的鼻咽癌患者，且不存在下述危险因素：①淋巴结>6cm；②锁骨上区有淋巴结转移；③T4N2 期，其中 1 个淋巴结大于 4cm。共入组 120 例患者，结果显示：ERT（恩度联合放疗）3 年 OS 为 93.2%（对照组 79.3%，P=0.032），3 年 PFS 为 89.8%（对照组 70.6%，P=0.018）。不良反应方面，与 CCRT 组相比，ERT 组出现呕吐、恶心、皮炎、听力障碍、体重减轻、白细胞减少及贫血、血小板减少等 1/2 级不良事件的发生率显著降低（P<0.05），提示与同步放化疗相比，恩度联合放疗可改善低危组局部晚期鼻咽癌患者的 OS 和 PFS，且不良反应发生率更低。同样，孙艳教授团队在 2022 年 ASCO 大会上报道了尼妥珠单抗 + 放化疗（A 组）对比安慰剂 + 放化疗（B 组）治疗局部晚期鼻咽癌：一项前瞻性、随机对照、双盲、多中心 Ⅲ 期临床试验。结果显示：纳入 24 个研究中心的 482 例鼻咽癌患者（A 组 361 例，B 组 121 例）。A 组的 5 年 OS 率为 76.9%，而 B 组为 64.3%（P=0.042）。A 组和 B 组的中位 DFS 分别为 50.6 个月和 42.6 个月。A 组的 5 年 DFS 率为 40.0%，而 B 组为 14.4%（P=0.192）。尼妥珠单抗联合化疗放疗的耐受性良好。A 组药品不良反应发生率与 B 组相似（35.7% vs. 42.1%，P=0.207），3~5 级药物不良反应发生率也与 B 组相似（17.7% vs. 15.7%，P=0.609）。由此提示尼妥珠单抗联合放化疗可提高鼻咽癌患者的 5 年生存率，且安全性良好。

同步放化疗是局部晚期鼻咽癌的核心，局部晚期鼻咽癌应采用同步放化疗的治疗模式，其中顺铂是最常用的化疗药物。研究提示，在同步期间，顺铂以总剂量 200mg/m² 为最低剂量，可取得同步放化疗的最佳生存获益。对于不适宜使用顺铂的患者，可替代奈达铂进行同步治疗。对于不适宜接受化疗的患者，放疗联合恩度或尼妥珠单抗是可选方案。

三、免疫治疗

免疫治疗近年来在复发转移鼻咽癌患者治疗中取得了令人瞩目的成绩，在局部晚期鼻咽癌中的临床应用也逐步展开，尤其是高危患者。局部晚期鼻咽癌的高危因素包括 T4 患者、N3 患者、治疗前血浆病毒拷贝数升高（≥4 000 拷贝 /ml）的患者和治疗后血浆拷贝数未恢复正常的患者。具有这些高危因素的局部晚期鼻咽癌患者具有更高的治疗失败风险和显著降低的 5 年生存率,需要引入新的治疗模式,免疫治疗也是放疗医生特别期待的治疗模式。在局部晚期鼻咽癌中也开展了多项临床研究,其主要包含以下探索治疗模式:新辅助、同步放化疗及辅助治疗全程应用(信迪利单抗):代替顺铂同步放疗(欧沃利单抗,特瑞普利单抗);辅助应用(卡瑞利珠单抗);目前上述临床研究均在进行当中,期待进一步的随访数据披露。2022 年 ASCO 麦海强教授团队报道了替雷利珠单抗联合 GP 方案新辅助治疗高危型(T_4/N_3)局晚鼻咽癌的开放性临床研究的前期数据;提示替雷利珠单抗对于高危患者,免疫治疗的加入,诱导化疗后 CR 率达到了 41.3%,pCR 高达 75.8%,验证了免疫联合化疗的协同杀伤肿瘤的作用,但主要的研究终点生存分析还需要进一步随访。期待上述免疫相关的临床研究最终结果,为局部晚期鼻咽癌患者的免疫治疗带来重磅临床研究证据。

免疫治疗开创了新的治疗模式,在晚期鼻咽癌中显著提高了 ORR,延长了患者生存,但是在早期及局部晚期鼻咽癌中,如何与现有的鼻咽癌治疗模式进行最佳结合应用,仍然需要进一步的探索。

四、小结

近年来,以"分层施治,减毒增效"为原则,非复发转移鼻咽癌的治疗以临床 T 和 N 分期、淋巴结大小和形态、EBV-DNA 拷贝数为主要分层因素,探索在低危鼻咽癌的减少放疗的剂量,减小靶区范围,减少治疗过程中的同步化疗剂量,靶向药物代替顺铂化疗同步放疗;在高危鼻咽癌中增加卡培他滨节拍化疗辅助治疗,增加免疫治疗;为降低化疗不良反应,将新辅助治疗的 GP 方案代替 TPF 三药联合方案。上述研究结果均取得了显著的临床结果,提高了鼻咽癌治疗效果,降低了治疗不良反应的发生率。免疫治疗在晚期鼻咽癌中取得了令人瞩目的结果,但是在非复发转移鼻咽癌中,目前最佳的联合治疗模式,仍然需要进一步探索。

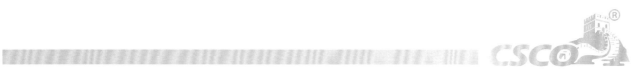

放射性碘难治性甲状腺癌分化治疗研究进展

上海交通大学附属第六人民医院

陈立波

甲状腺癌(thyroid cancer,TC)的发病率逐年升高,已成为内分泌系统最常见的恶性肿瘤。第五版 WHO 指南依据肿瘤分化程度将其分为四大类:低级别分化型甲状腺癌(包括甲状腺乳头状癌、甲状腺滤泡癌以及甲状腺嗜酸细胞癌)、高级别分化型甲状腺癌、低分化甲状腺癌(poorly differentiated thyroid carcinoma,PDTC)和未分化甲状腺癌(anaplastic thyroid carcinoma,ATC)。大多数情况下,分化良好的 TC 较好地保留着正常甲状腺细胞的生物学特性,例如高表达钠/碘转运体(NIS)和甲状腺过氧化物酶(thyroid peroxidase,TPO),合成和分泌甲状腺球蛋白(thyroglobulin,TG),依赖促甲状腺激素(thyroid stimulating hormone,TSH)生长,上述结构和功能为[131]I 治疗 TC 奠定了基础。

然而,约 2/3 的复发和远处转移性病灶在自然条件下或治疗期间出现失分化从而表现对[131]I 治疗抵抗,称为放射性碘难治性甲状腺癌(radioiodine-refractory TC,RR-TC)。与[131]I 治疗敏感患者相比,RR-TC 患者治疗更为棘手。RR-TC 患者预后较差,10 年生存率仅为 10%。随着突变负荷的不断增加和异常信号通路的持续激活,低级别分化型甲状腺癌、高级别分化型甲状腺癌、PDTC、ATC 的分化水平渐次减弱,预后渐次变差。ATC 中位生存期仅为 5 个月,1 年生存率低于 20%。由此可见,RR-TC 已成为当前制约 TC 特异性生存率提升的瓶颈和核医学治疗领域亟需攻克的难关。

众所周知,[131]I 治疗 TC 复发和转移灶可提高疾病特异性生存率和无进展生存率,这依赖于 TC 细胞保留的摄碘和甲状腺激素合成功能。此外,在 RR-TC 质膜中 NIS 表达减少甚至缺失;部分 TC 组织中过表达,但错误定位于胞质中进而影响细胞摄碘。鉴于 RR-TC 对化疗和放疗等常规抗癌治疗的敏感性较低,所以针对失分化机制尝试用一种或者多种药物逆转失分化过程,改善肿瘤表型并恢复对[131]I 治疗敏感性的分化治疗被肿瘤学界和核医学界寄予厚望。在基于 TC 失分化相关机制的基础上,本文综述了 RR-TC 分化治疗研究进展并展望未来的研究方向。

一、作用于核受体的药物

核受体是一种脂溶性配体依赖转录因子,通过调控靶基因的转录过程,参与细胞增殖分化等多种生理功能的调节。作用于核受体的药物可提高甲状腺特异蛋白的表达水平从而提高 TC 细胞的摄碘能力。

(一)维 A 酸(retinoic acid,RA)

RA 是维生素 A 的代谢产物,与核受体(RA 受体或类视黄醇 X 受体)结合形成复合物后促进相应靶基因的表达。几项早期的小型队列研究表明,40%~50% 的 RR-TC 患者在 RA 治疗后出现病灶的[131]I 摄取增加。然而,随后的研究表明,RA 单独治疗效果低且摄碘率提高与否与疗效不平行,该结果限制了其在临床的使用价值。一项开放、非随机 II 期试验结果显示,16 例患者只有 1 例在 RA 给药后显示病灶[131]I 摄取增加。可喜的是,最近的研究发现,RA 联合组蛋白去乙酰酶(histone deacetylase,HDAC)抑制剂、索拉非尼、白藜芦醇等药物可显著提高分化疗效。一项回顾性研究结果显示,相比 *BRAF* 野生型患者,*BRAF* 突变患者对 RA 有更高的反应率。未来的研究可以基于 TC 的不同分子特征,阐明 RA 在 RR-TC 患者中潜在的价值,并且通过这些研究进一步探索 RA 治疗 RR-TC 患者适应证。

(二)PPAR-γ 激动剂

PPAR-γ 在维持甲状腺细胞生长、增殖及诱导分化的过程中具有重要作用。相比正常甲状腺组织,PPAR-γ 在 TC 细胞中表达明显下降。罗格列酮、曲格列酮、吡格列酮等 PPAR-γ 激动剂可显著提高 TC 分化水平。曲格列酮可以上调 TC 细胞 NIS 的表达,并下调甲状腺失分化标志物 CD97 的表达。然而,PPAR-γ 激动剂的早期临床试验的结果并不令人满意,Philips 等使用罗格列酮治疗 5 例 RR-TC 患者,只有 1 例患者显示微弱的碘摄取。此外,Tepmongkol 等用罗格列酮治疗 23 例 RR-TC 患者,有 7 例 PPAR-γ 染色强阳性的患者中有 5 例在治疗后出现碘摄取增加,表明 PPAR-γ 表达与 PPAR-γ 激动剂的疗效存在一定的相关性。

(三)肝 X 受体(liver X receptor,LXR)

LXR 也是核受体家族成员,与相应的配体结合调控转录和代谢过程,调节基因表达。Mathilde 等研究表明,树皮菌素 A(LXR 的配体)具有促进 ATC 细胞分化和[131]I 的摄取。激活 LXR 可以抑制肿瘤发生并促进肿瘤细胞的凋亡,这使得 LXR 成为癌症治疗的潜在靶标。

（四）雌激素相关受体（estrogen-related receptors，ERRs）

ERR 是由 *ESRRG* 基因编码的类固醇激素受体超家族成员之一，通过雌激素应答元件调节基因的转录。ERRs 由三种亚型组成：ERRα、ERRβ 和 ERRγ。Thoudam 等首次证明了 ERRγ 反向激动剂 GSK5182 通过下调 ERRγ 和抑制 MAPK 信号通路提高 ATC 细胞中碘代谢基因的表达，从而增强了对 [131]I 治疗的反应性。在最近的体外和体内研究中，新型 ERRγ 反向激动剂也显示出提高摄碘的效果。未来还需进一步的研究来验证其分化的机制并评估其介导体内摄碘的效果。

二、抑制表观遗传的药物

DNA 甲基化、组蛋白修饰（甲基化、乙酰化、磷酸化）和小干扰 RNA（miRNA）在转录水平上抑制碘代谢相关基因与抑癌基因的表达，成为 TC 发生和失分化的重要机制之一。靶向上述靶点是完善 TC 分化治疗和预后的关键。

（一）HDAC 抑制剂

组蛋白经 HDAC 修饰后发生去乙酰化，与带负电荷的 DNA 紧密结合从而抑制基因的转录，导致 TC 发生失分化。多项临床前实验证明，抑制 HDAC 可增加 *NIS*、*PAX-8*、*TTF* 和 *TSHR* 等甲状腺特异基因表达，诱导 TC 细胞的分化。然而，在两项 II 期临床实验中，HADC 抑制剂未被充分证实对 RR-TC 患者有分化作用。Sherman 等用罗米地辛治疗 20 例 RR-TC 患者，只有 2 例患者碘摄取增加。另外，丙戊酸也没有增加 [131]I 摄取。可喜的是，HADC 抑制剂与其他药物联合治疗在体外研究中显示出较好的前景。Cheng 等证明，HDAC 抑制剂和 MAPK 抑制剂联合治疗 *BRAF V600E* 突变 TC 细胞时显示出更强大的分化效应，并且使用 TSH 可进一步增强分化效应。本课题组证明 MAPK 通路抑制剂司美替尼（MEK 抑制剂）或达拉非尼（BRAF 抑制剂）可进一步增强帕比司他（HDAC 抑制剂）诱导的 *BRAF* 突变的 PTC 细胞的 NIS 启动子乙酰化水平。此外，PI3K 途径抑制剂与 HDAC 抑制剂组合也被证明具有协同分化作用。与单使用 HADC 抑制剂相比，联合治疗可能是一种有效的分化策略。

（二）DNA 甲基化抑制剂

甲状腺特异基因甲基化水平与其表达呈负相关。用 5-氮胞苷（DNA 甲基化抑制剂）处理 NIS 超甲基化 TC 细胞系，可恢复 NIS 表达以及碘的摄取。在 PTC 中，*BRAF V600E* 突变激活 NF-κB 通路后，DNA 甲基转移酶 1 上调启动子 CpG 岛区甲基化水平。*BRAF* 突变与 TC 异常基因甲基化可能是恢复甲状腺特异基因表达的潜在靶点之一。Liu 等使用 MEK 抑制剂治疗可以降低 TC 细胞 TSHR 启动子甲基化的程度，证明 TSHR 启动子甲基化与 MAPK 信号通路之间具有一定关联。此外，组蛋白 H3K27 甲基化在 *BRAF* 突变诱导 TC 失分化和 [131]I 治疗抵抗中发挥重要作用。本课题组进一步证明了司美替尼或达拉非尼与他则司他（组蛋白甲基转移酶抑制剂）联合治疗可提高甲状腺特异性蛋白表达并增强 [131]I 治疗的效果。此外，使用 DNA 甲基化抑制剂和 HDAC 抑制剂联合治疗也可增加甲状腺特异性基因表达。迄今为止，评估甲基化抑制剂对 RR-TC 分化效果的临床尚

未见报道。

（三）miRNA

目前已经发现了几种 miRNA 可以调节 NIS 的表达和碘的摄取。Garcilaso 等发现 miR-146b-3p/PAX8/NIS 通路导致摄碘下调，miR-146b 拮抗剂则恢复甲状腺特异基因的表达并恢复碘摄取。miRNA-21 可抑制 PTEN 发挥致癌作用，反义 miRNA-21 则可以显著增加 NIS 表达。此外，已经发现下调 miR-339、miR-875 和 miR-17-92 的表达增加可提高 NIS 表达和改善 [131]I 摄取。Wächter 等首次证明司美替尼可以通过抑制相关 miRNA（hsa-let-7f、miR-146b）来恢复 NIS 表达。由此可见，miRNA 已成为 TC 分化治疗中一个有希望的靶点。

三、激酶抑制剂

BRAF 突变、*RAS* 突变和 *RET/PTC* 重排主要通过激活 *MAPK*、*PI3K/AKT* 信号通路驱动 PTC 和 FTC 失分化形成 PDTC 及 ATC，导致甲状腺特异分化标志物表达或功能受限。通过干预突变引起信号通路的异常激活，可间接提高 [131]I 摄取。

（一）MEK 抑制剂

MAPK 信号通路异常激活可以下调甲状腺碘代谢基因的表达（尤其是 NIS），从而诱导 TC 细胞失分化。已有多项临床前和临床研究靶向该通路可抑制肿瘤进展和提高甲状腺特异基因的表达。BRAF 和 MEK 抑制剂在 RR-TC 分化治疗中显示出良好的前景。Ho 等应用司美替尼治疗 RR-TC 患者的 II 期临床试验结果显示，20 例 RR-TC 患者中有 12 例在使用司美替尼预处理后 [124]I 摄取增加，紧接着这 12 例患者中有 8 例 [131]I 摄取。与 *BRAF V600E* 突变的患者相比，司美替尼在 *NRAS* 突变的患者获益更大。这似乎与 *BRAF* 基因突变导致 MAPK 通路高激活量和反弹有关。

携带 *BRAF V600E* 突变的 TC 细胞中可诱导人表皮生长因子受体（human epidermal growth factor receptor-2，HER-2）基因的过度表达并能够自分泌一种与 HER2/HER3 结合的配体，导致 MAPK 和 PI3K 途径的重新激活。一项在 MSKCC 进行的试验为维莫非尼联合抗 HER3 单抗治疗 BRAF 基因突变的 RR-TC 患者在增强碘摄取的安全性和有效性方面提供了初步证据，提示应将 SWI/SNF 基因突变作为对分化耐受的潜在标志物进行研究。基于司美替尼的实验结果，Ho 等继续评估将司美替尼作为辅助治疗能否改善高危患者对 [131]I 反应率，但 ASTRA 试验未能证明在 [131]I 治疗中添加司美替尼的优势。这提示未来的方案应根据患者情况采取个性化治疗，以优化 MEK 抑制剂分化治疗的疗效。

（二）BRAF 抑制剂

在 Rothenberg 的研究中，10 例 *BRAF* 突变的 RR-TC 患者接受达拉非尼治疗 6 周后，6 例在进行诊断性全身碘扫描显示恢复了 [131]I 摄取。此外，BRAF 和 MEK 抑制剂的组合可能是一种很有前景的策略，该组合可以进一步抑制其中一种药物导致的 ERK1/2 反弹激活，进而增加 *BRAF* 基因突变 TC 细胞系对碘的摄取。目前一项多中心、前瞻性、非随机 II 期试验正在进行，研究曲美替尼与达拉非尼联合 [131]I 治疗能否提高 *RAS* 或 *BRAF V600E* 突变 RR-TC 患者的疗效（NCT03244956）。另一种高选择性 BRAF 抑制剂维莫非尼是

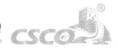

首个获批上市用于治疗 *BRAF* 基因突变肿瘤的药物。维莫非尼在体内通过上调 TTF-1 和 PAX-8 的表达促进 NIS 的水平。此外，Nagarajah 等报道，细胞外调节蛋白激酶（extracellular signal-regulated protein kinases，ERK）抑制剂可显著增加 *BRAF V600E* 突变 TC 细胞中 ^{124}I 的积累，表明 ERK 抑制剂可能是 *BRAF V600E* 突变 TC 患者分化治疗的一类候选药物。

（三）PI3K 抑制剂

PIK3CA、*PTEN*、*RasGRP3* 等基因突变可使 PI3K 通路异常激活导致 NIS 表达下降，提示该通路是分化治疗的潜在靶点。在 PI3K 的介导下，胰岛素样生长因子 -1 可以在转录水平抑制 TSH/forskolin 诱导 NIS 的表达，该效应可以被 LY29400（PI3K 抑制剂）抑制。LY294002 主要通过激活 TC 细胞 *PAX8* 转录因子上调 NIS 表达增加碘摄取。目前进行的一项 Ⅰ 期临床试验（NCT04462471）正在探究库潘尼西（PI3K 抑制剂）和维莫非尼联合治疗 BRAF 突变 RR-TC 患者的效果。迄今，通过抑制 RR-TC 患者的 PI3K 通路来评估碘摄取变化的几项体内研究均未报告结果。

（四）PKB 抑制剂

研究发现，AKT 抑制剂虽然在提高 TC 细胞 NIS 蛋白水平上作用有限，但可以通过降低碘化物流出率、增加碘化物转运速率和 NIS 对碘化物亲和力而增强碘的摄取。该研究团队进一步证明，用 PKB、MEK、PI3K、Hsp90 或 BRAF 抑制剂处理 *RET/PTC* 或 *BRAF V600E* 阳性 TC 细胞的研究提示，PI3K 抑制剂 GDC-0941 在增强碘摄取方面优于其他抑制剂，并且在 *BRAF V600E* 基因突变的 TC 细胞中观察到了最佳效果。

（五）mTOR 抑制剂

mTOR 是蛋白质合成、细胞分裂和细胞死亡等多种生物过程的关键调节因子。mTOR 抑制剂通过提高 TTF1 促进 TC 细胞分化和增加碘摄取。最近，在索拉非尼和 mTOR 抑制剂（西罗莫司）联合治疗 RR-TC 患者的 Ⅱ 期实验结果表明，但该研究并没有评估碘摄取的变化和联合 ^{131}I 治疗的有效性。目前，通过抑制 RR-TC 患者的 PI3K 通路来评估碘摄取变化的几项体内研究正在进行，尚未报告结果。

（六）受体酪氨酸激酶（receptor tyrosine kinase，RTK）抑制剂

RTK 是细胞分化的关键调节因子之一，如血小板衍生生长因子受体（vascular endothelial growth factor receptor，PDGFR）、血管内皮生长因子受体和 HER 等。本课题组证明 BRAF/MEK 抑制剂与拉帕替尼（HER 抑制剂）的联合治疗可以上调 NIS 表达并抑制 MAPK 通路后，相应的 Ⅰ 期试验已在进行中（NCT02456701）。Lopez-Campistrous 等报道了 PDGFRα 破坏 TTF-1 的转录活性并使 TTF-1 去磷酸化从而介导 TC 失分化，阻断 PDGFRα 可以提高碘的摄取。*NTRK* 基因融合是 TC 发生的驱动因素之一，FAD 批准的第一代选择性 TKI 抑制剂拉罗替尼具有高效和持久的抗肿瘤活性的

作用。Lionel 等报道 1 例患者发现，拉罗替尼可以通过以类似于 MAPK 抑制剂的作用的方式抑制 EML4-NTRK3 激活的信号通路来恢复碘的摄取。Lionel 等报道 3 例接受拉罗替尼治疗的转移性 RR-TC 成年患者，发现其中 2 例患者的转移性病灶碘摄取恢复。

四、自噬激活剂

作为 PI3K/AKT/mTOR 和 BRAF/RAS/MEK/ERK 信号通路的下游重要过程，自噬与 TC 的发生、失分化和 ^{131}I 治疗抵抗等过程密切相关。自噬激活剂可以诱导 TC 分化及提高对 ^{131}I 治疗的疗效。

研究发现，抑制自噬可导致 TC 组织对化疗和放疗耐受；相反，自噬激活剂 RAD001 能增强甲状腺细胞对化疗和放疗敏感性，所以活化自噬可能提高对常规治疗不敏感患者的治疗效果，增加其放、化疗敏感性。在 RR-TC 患者中，细胞膜 NIS 表达和对 ^{131}I 的疗效与自噬活性正相关。洋地黄类化合物（DLC）是一种自噬激活化合物，通过激活 Ca^{2+} 与 FOS 继而上调 NIS 表达和恢复碘摄取，并且能够诱导 *BRAF* 突变、*PTEN* 缺失或 *RET/PTC* 重排等多种肿瘤细胞分化，在 ATC 患者中 DLC 也可表现为 NIS 表达上调和碘摄取增强。Schwertheim 等发现姜黄素可以抑制 HDAC 活性并诱导自噬激活，增加 NIS 和 TG 表达以及提高 ^{131}I 治疗效果。然而，HMGB1 可通过 ROS、AMPK 和 mTOR 信号通路在自噬介导的 NIS 降解中发挥作用，抑制 HMGB1 介导自噬讲解 NIS 可能是 ^{131}I 治疗 TC 的潜在靶点。从目前的研究来看，抑制或激活自噬是否能成为有价值的 TC 治疗手段仍值得深思，明确其机制是一个十分重要的问题。

五、小结与展望

近年来，在了解 TC 失分化和 ^{131}I 治疗抵抗机制方面取得的最新进展为寻找 TC 失分化标志物和分化治疗靶点奠定了研究基础。从全球蓬勃开展的分化治疗研究看出，改善恶性表型和恢复 RR-TC 对 ^{131}I 治疗敏感性仍然是各种分化治疗策略所追求的共同目标。然而，从临床研究结果不难看出，现有的分化治疗策略尚不能满足实际需求。这可能与和我们对 RR-TC 的发病机制的认识不全面有关，也可能与现有分化治疗策略对 TC 失分化阻断不充分或效能欠佳有关。因此，联合分化治疗策略有可能通过作用于更多靶点来增强分化疗效并克服耐药性。未来值得尝试的 RR-TC 分化治疗策略：①根据遗传和表观遗传学改变定制的分化策略；②联合分化治疗策略；③免疫检查点抑制剂；④靶向失分化相关的转录因子。未来的研究将基于肿瘤细胞分子特征发现更多的治疗靶点，探索更多分化治疗的可能性，以克服耐药性和降低药物的不良反应。

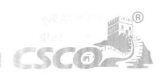

^{125}I 粒子植入治疗在难治性甲状腺癌中的应用价值

华中科技大学同济医学院附属协和医院

高再荣

碘难治性分化型甲状腺癌（radioiodine refractory-differentiated thyroid cancer, RAIR-DTC）、低 / 未分化甲状腺癌（anaplastic thyroid cancer, ATC）、晚期甲状腺髓样癌（medullary thyroid carcinoma, MTC）、局部复发 / 晚期甲状腺癌等，这类患者预后较差，可选的治疗方法非常有限，也是影响甲状腺癌患者预后生存的重要原因。

近年来酪氨酸激酶抑制剂（tyrosine kinase inhibitors, TKIs）已被证实在 RAIR-DTC 患者中表现出明显效果，但由于缺乏长期的生存数据以及 DTC 本身发展缓慢，进行 TKIs 治疗的合适时机还难以决定。局部治疗在难治性甲状腺癌局部复发或转移扮演着重要角色，当病灶累及气道、食管、颈部大血管，患者出现呼吸困难、有症状的骨转移或脑转移、有高并发症风险等病变时，应先进行局部治疗。对于这些患者尽快缩小肿瘤，减轻占位效应，解决压迫症状，缓解梗阻是预后的关键；手术治疗是局部病灶复发或转移的主要传统手段，但是反复手术不仅会带来诸多的并发症，而且会因局部解剖结构纤维化导致手术难度显著增加，且当病灶累及重要脏器时甚至无法手术；其他微创治疗如超声引导下乙醇注射、激光消融、射频消融及微波消融也均有其适应证及局限性。

^{125}I 粒子植入治疗属于一种近距离局部治疗技术，其特点为局部剂量高、周边剂量陡然下降、无照射间期，通过高剂量辐射的靶向输送，确保在数月内持续杀死肿瘤细胞，在临床上可用于难治性甲状腺癌及其转移灶的局部治疗。

一、^{125}I 粒子植入在治疗难治性甲状腺癌局部复发灶及其转移灶中的应用

^{125}I 发射 30keV 低能量光子，自 20 世纪 70 年代以来一直用于低剂量率近距离治疗。1972 年 Whitmore 等首次报道可通过耻骨后植入 ^{125}I 粒子治疗局部和转移性前列腺癌，奠定了现今 ^{125}I 粒子近距离放射治疗的基础。^{125}I 粒子植入治疗的特点是局部剂量高，足以达到根治肿瘤细胞所需的剂量，并在植入体积之外急剧下降，实现杀死肿瘤细胞并保护周围的正常组织。在 CT、MRI 或超声引导下，辅以治疗计划系统（treatment planning system, TPS）的应用，可使粒子的植入适形准确，完全符合肿瘤轮廓，射线完全覆盖靶区，降低粒子植入

治疗的风险。相对于外放射治疗，^{125}I 粒子治疗可显著减少对正常组织的照射，无照射间期，对肿瘤照射精确度、准确性、适形性也明显提高，几乎不受病变部位和体积的限制，患者并发症较少、症状缓解快，已用于各种不可切除或局部复发的恶性肿瘤治疗。

^{125}I 粒子植入用于治疗甲状腺癌及其转移灶的相关报道较少，可能相较于其他恶性肿瘤，多数甲状腺癌进展较慢，手术治疗及 ^{131}I 治疗预后较好，但 ^{125}I 粒子的物理特性及其治疗的理论优势使得其在难治性甲状腺癌治疗中有较高的潜在应用价值。多项头颈部肿瘤治疗的研究表明，^{125}I 粒子植入在其治疗中具有精确度高、创伤小、肿瘤致死性强、并发症少等优点，被认为是治疗手术不可切除晚期头颈部肿瘤的重要手段。这些应用 ^{125}I 粒子植入治疗头颈部肿瘤的研究中，复发性甲状腺癌占 0.9%~10.5%，说明 ^{125}I 粒子植入在复发性甲状腺癌局部治疗中的重要作用。

Parker 等于 1986 年报道了 2 例甲状腺癌术后 ^{131}I 治疗后随访过程中出现神经系统症状确诊为甲状腺癌脑转移患者，其中 1 例直接行开颅手术切除转移瘤术后即刻 CT 扫描显示肿块已被完全切除，8 个月后左侧肢体偏瘫，复查显示脑部转移灶复发。另一例行开颅手术切除转移瘤后，创新性地在瘤床植入 22 颗 ^{125}I 粒子并在术后进行脑外放疗，患者术后神经系统症状得到明显改善，8 个月复查未见脑部复发迹象。虽然该研究为个案报道，且没有阐明瘤体得到控制是由于自身免疫、肿瘤特性、外部放射治疗、^{125}I 粒子植入，抑或是这些因素的组合，但该报道首次提出了 ^{125}I 粒子可应用于治疗甲状腺癌转移灶。Kanitz 等随后于 1990 年讨论了 4 例应用 ^{125}I 粒子植入治疗难治性甲状腺癌局部复发的病例。4 例患者表现放射性 ^{131}I 不摄取，且难以通过手术完全切除。其中 3 例患者植入 ^{125}I 粒子，实现了肿瘤的局部控制（最长的随访时间为 41 个月）；剩余 1 例患者在治疗后 2 个月死于局部复发。这是首次应用 ^{125}I 粒子植入治疗难治性甲状腺癌局部复发病灶的报道，显示 ^{125}I 粒子对难治性甲状腺癌局部复发的良好控制效果。

后续近 20 年几乎没有 ^{125}I 粒子植入治疗难治性甲状腺癌及其转移灶相关报道，直至 2008 年 Yuan 等报道了经 CT 或超声引导下的 ^{125}I 粒子植入治疗 RAIR-DTC 后，半年、1 年

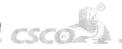

及 2 年的局部控制率分别达到 100%、100% 及 80%，说明了 [125]I 粒子植入术对 RAIR-DTC 治疗的有效性。但该研究纳入患者仅有 5 例，需要更大的样本量来验证统计学意义。

近几年，陆续有针对 [125]I 粒子植入在难治性甲状腺癌局部复发或转移中的应用报道。如 Yu 等报道了 15 例复发性非 ATC 甲状腺癌患者在 CT 和 / 或超声图像引导下植入 [125]I 粒子进行治疗的可行性与有效性，该研究均为接受过 1~9 次颈部手术治疗后复发患者，部分患者除手术外还接受过放射性 [131]I 治疗、化疗、外放疗、气管支架植入等治疗。该研究的中位随访时间为 48 个月，所有患者在行 [125]I 粒子治疗后均未发生局部复发；3 例在非靶区域淋巴结中形成新的转移；所有患者均未观察到显著的不良事件。这表明使用图像引导的 [125]I 粒子近距离治疗不仅可以作为非 ATC 甲状腺癌常规治疗后难治性复发的一种有价值的治疗技术，而且也可以应用于其他治疗方式失败后患者再治疗可选的重要方法。对于 ATC 患者，由于其进展极快，即使行扩大范围的根治性切除对于 IVB 和 IVC 期患者生存率仍无明显益处。而 Niu 等报道 1 例 ATC 患者接受了两次手术、两次 [125]I 粒子植入局部治疗并联合阿帕替尼的全身治疗，结果显示强大的抗肿瘤作用，肿瘤减小明显，表明 [125]I 粒子植入也可作为不能手术的 ATC 患者一种可行的治疗选择。

[125]I 粒子的植入方式，剂量分布对患者预后至关重要，Gao 等报道的病例值得深入探讨，1 例经 2 次手术后复发左颈部较大肿块（6cm×7cm×8cm）伴液化坏死和咽部及皮肤侵袭的难治性甲状腺乳头状癌，采用图像引导、3D 非共面打印模板指导植入针排布。首先临时植入 3.0mCi 高活度的 [125]I 粒子链，在 1 个月内向靶区递送 60Gy 的照射剂量迅速控制肿块生长，为减轻皮肤放射反应，1 个月后取出高剂量 [125]I 粒子链并间断分 4 次进行 0.3~0.8mCi 低活度的永久性 [125]I 粒子植入，一年内肿块几乎完全消失，无严重并发症。在整个治疗过程中，通过使用 3D 非共面打印模板来指导植入针排布，快速准确地到达穿刺部位，降低皮肤破损风险同时避免对血管和骨骼造成伤害。靶区采用 145~200Gy 高剂量照射，但照射脊髓、左侧椎间血管、喉和下咽的剂量相对较低。有研究指出术中同时使用高剂量或低剂量近距离放疗已被证明可以提高生存率和局部控制率，但也伴随着 11%~56% 皮肤溃烂和伤口破裂等局部并发症的发生。一般来说肿瘤不超过 7cm 为 [125]I 粒子植入适应证之一，本例中对超过 7cm 的较大瘤体临时植入随时可取出的大剂量 [125]I 粒子链动态观察瘤体缩小速度及并发症，再分次永久植入小剂量粒子持续照射直至肿块消失。分次、分区域、分剂量植入，使得治疗过程患者仅有轻度皮肤反应，肿瘤部位皮肤平稳愈合，并在 25 个月的随访中无复发且无严重并发症，这可能是手术治疗、外放疗、化疗、靶向治疗等其他治疗方式难以达到的。该研究的植入方式值得深入探讨，因为粒子植入靶区后各种因素的存在，势必引起剂量不可控的动态变化，尤其是大病灶，术前应充分预估术后靶区缩小速度，避免肿瘤缩小速度过快、粒子聚集危及周围重要器官及皮肤，但目前对动态剂量学的把控还缺乏深入研究，极其依赖术者的经验。该病例的成功治疗可能进一步拓宽了 [125]I 粒子植入治疗难治性甲状腺癌适应证，同时引发对难治性甲状腺癌 [125]I 粒子植入治疗剂量、活度优化的思考。

此外，Chen 等报道对 18 例 RAIR-DTC 患者的 36 个颈部转移淋巴结行超声引导下 [125]I 粒子植入治疗。所有患者均成功完成 [125]I 粒子植入，治疗后颈部压迫、食管狭窄明显缓解，病灶体积明显下降，未出现明显并发症。在 24~50 个月随访期间，观察到 69% 的病灶缩小大于 90%，其中 33% 的病灶近乎完全消失。说明 [125]I 粒子植入术对于 RAIR-DTC 的疗效确切且安全，而且相较于其他治疗方式，小病灶因植入粒子数较少也能减轻患者的经济负担，可以成为甲状腺癌综合治疗的一种补充。但是该研究由于样本量较小、病灶评价指标单一、粒子首次植入存在放射冷区等原因，导致放射剂量与安全性的关系值得进一步的研究。

因此，[125]I 粒子植入对无法手术的难治性甲状腺癌及转移灶有较好的控制效果，可以成为难治性甲状腺癌综合治疗的重要方法，也是难治性甲状腺癌其他治疗方法无效或复发后还可以选择的重要方法。3D 非共面打印模板技术使特殊部位 [125]I 粒子更容易、更适形、更准确地植入肿瘤中，减少手术时间降低并发症。[125]I 粒子植入治疗难治性甲状腺癌，多数文献为个案报道或样本较少的回顾性研究且对治疗剂量、活度优化等的深入研究较少，期待将来更进一步深入研究。

二、[125]I 粒子植入在难治性甲状腺癌局部复发灶及其转移灶定位中的应用

对于甲状腺癌经治疗后复发或局部转移的病灶，由于其不典型位置、病灶较小或经治疗后形态失常，为减少再次手术所致神经损伤、甲状旁腺损伤、出血及淋巴损伤的风险，术前对病灶标记定位显得尤为重要。近年来，对于复发性甲状腺癌病灶术前定位已从最初的碳标记、染料注射、线引导，逐渐发展到局部或全身放射性引导，手术取得了非常满意的效果。近来，放射性粒子定位（radioactive seed localization，RSL）已逐渐被应用于复发性甲状腺癌的术前定位中。使用 [125]I 粒子对病灶定位是指术前将低活度 [125]I 粒子植入病灶中，术中使用放射性探测设备寻找该病灶所在，病灶切除后再次验证。该方法探测灵敏度高，植入后的 [125]I 粒子在病灶中位置稳定，不影响患者活动，医师与患者都有充足的术前准备时间，也能节省术中时间。

Garner 等首先报道了 [125]I 粒子植入在 3 例名甲状腺癌复发病灶术前定位的作用，患者均耐受较好，未出现并发症。Reyes 等报道了 1 例使用 [125]I 粒子植入对 MTC 复发病灶定位，进而引导手术切除的病例，提示 [125]I 粒子植入在复发性病变定位中是有效的，放置简单，术中定位精度更高。Cambil 等研究表明，通过使用 [125]I 粒子定位技术，能够提高复发性或转移性甲状腺癌的手术切除效率。Vilar Tabanera 等研究表明使用 [125]I 粒子术前定位是非常经济的，它可以精确定位无法触及的甲状腺癌复发病灶。病灶的精确定位可以减少手术时间及切口的长度，为外科医生提供更大的安全性，而且不会增加手术的复杂性或并发症。[125]I 粒子植入定位为复发性甲状腺癌多学科及个体化治疗提供了一种选择，但目前 [125]I 粒子植入定位缺乏统一的定位标准，只有少数有 RSL 操作经验的单位进行了相关报道，病例数较少，缺乏对比研究。定位病灶后的手术操作流程也需要进一步地规范。

三、展望

^{125}I粒子植入目前仅是局部姑息治疗的一种,通常未作为恶性肿瘤的一线治疗方案,尤其是对于甲状腺癌患者,往往是已尝试过多种治疗方案仍复发或进展被界定为难治性甲状腺癌时,^{125}I粒子作为一种挽救性治疗方案介入。但对难治性甲状腺癌的界定往往是困难的,未来如果可以更早地界定难治性甲状腺癌,尽早介入^{125}I粒子并联合全身治疗等其他治疗手段可能会使患者的获益更大,这还需要一定数量的对比研究去证实。治疗过程中粒子剂量、活度的选择与病灶大小及动态变化、毗邻重要脏器等关系密切,适合每例患者的最优化植入方案仍是需深入研究的方向。此外,对于^{125}I粒子植入作为难治性甲状腺癌术前定位的作用,也是未来值得进一步探索的方向。总之,^{125}I粒子植入在难治性甲状腺癌局部复发及其转移灶的治疗和病灶术前定位方面有较好的应用价值,期待未来在该领域有更大样本的、前瞻性、多中心且更深入的研究。

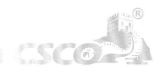

2022年第五版WHO甲状腺肿瘤分类概要

上海交通大学附属第六人民医院

刘志艳

甲状腺肿瘤总体可分为上皮性肿瘤、非上皮性肿瘤和继发肿瘤三大类,其中后两者与其他器官分类一致。甲状腺具有两种不同内分泌细胞,滤泡上皮细胞构成甲状腺滤泡,通过作用于甲状腺激素调节新陈代谢。滤泡旁细胞为弥散神经内分泌细胞,调节血钙水平。甲状腺上皮性肿瘤主要起源于这两种细胞。

一、非髓样甲状腺肿瘤

向甲状腺滤泡上皮细胞分化的肿瘤为甲状腺内最常见的原发上皮性肿瘤,这些肿瘤称为非髓样甲状腺肿瘤,包括一系列良性、低风险肿瘤和恶性肿瘤。

(一)良性肿瘤

第五版WHO甲状腺滤泡上皮细胞起源的良性肿瘤包括以下四种。

1. **甲状腺滤泡结节性疾病(thyroid follicular nodular disease,FND)** 多结节性甲状腺肿通常被认为并非肿瘤性疾病,既往常用诊断术语包括"增生""腺瘤性"和"腺瘤样"。这些结节通常是,但并不总是克隆性病变。因此,多数FND为腺瘤,而另一部分则为增生。克隆性肿瘤性病变的存在解释了为什么"多结节性甲状腺肿"会出现恶性转化。

甲状腺激素通路相关基因改变发挥重要作用,如*TG*,*TPO*,钠碘转运蛋白NIS,双氧化酶(*DUOX2*),XB130,*TSHR*等,是最常见的FND致病基因。家族性和早发性FND可能与DICER1综合征相关。

2. **甲状腺滤泡腺瘤(follicular thyroid adenoma,FTA)** FTA为有包膜、为滤泡上皮细胞起源、不具有甲状腺乳头状癌(papillary thyroid carcinoma,PTC)细胞核特征的、非浸润性良性肿瘤,为克隆性肿瘤性增生。

FTA多发生于女性,各个年龄段均可发生,以50~60岁最为多见。成人FTA发病率为3%~5%。碘缺乏区域3%~7%成人可触及甲状腺结节,其中3/4为孤立性结节,可能为FTA。

FTA多为散发性病例,危险因子包括电离辐射暴露和碘缺乏。可发生于甲状腺内、异位甲状腺组织和卵巢甲状腺肿。多表现为颈部无痛性结节,多数缺乏临床症状。超声表现为实性、边界清楚的均质强回声或等回声冷结节。

3. **具有乳头状结构的滤泡腺瘤(follicular adenoma with papillary architecture)** 良性非浸润性有包膜的甲状腺滤泡细胞起源的肿瘤。具有特征性滤泡内"向心性"乳头,细胞核特征较PTC更为整齐有序,缺乏PTC特征。临床上具有甲状腺功能亢进或亚临床甲亢,核素扫描表现为"高功能性热结节"。手术切除肿瘤后甲状腺功能可恢复正常。FNA样本诊断困难。

与伴*RAS*突变的FTA不同,这些肿瘤通常与*TSHR*突变激活(高达70%)或*GNAS*突变(少部分)和/或*EZH1*突变有关。这些分子改变导致腺苷酸环化酶激活,细胞内cAMP增加,无限促进细胞功能和增殖。这些肿瘤是McCune-Albright综合征以及Carney复合体的特征之一,前者由胚系嵌合体*GNAS*突变所引起,后者由PRKAR1A中的胚系失活突变引起,该突变可导致cAMP蛋白激酶A(PKA)途径的结构激活。

4. **嗜酸细胞腺瘤(oncocytic adenoma of the thyroid,OTA)** 肿瘤细胞75%以上的FTA为嗜酸细胞,可诊断为OTA,但标准有效性有待证实。OTA在分类中地位特殊。嗜酸细胞腺瘤有特征性线粒体基因组(mtDNA)或*GRIM19*(NDUFA13)基因改变,1/3以上的肿瘤有拷贝数变异。

(二)低风险肿瘤

低风险肿瘤是在形态和临床特征上介于良性和恶性肿瘤之间的交界性肿瘤,具有极低转移可能。在组织学上可分为以下三种类型。

1. **具有乳头样核特征的非浸润性甲状腺滤泡性肿瘤(non-invasive follicular thyroid neoplasm with papillary-like nuclear features,NIFTP)** NIFTP的定义为有包膜/境界清楚的非浸润性甲状腺滤泡上皮细胞起源、滤泡结构、具有不同程度PTC核特征的极低度恶性潜能肿瘤。诊断NIFTP,首先,肿瘤有完整包膜或与周围甲状腺组织分界清晰,必须以滤泡结构为主,可有小于1%的乳头;其次,非浸润性;最后,具有RAS样核特征。排除标准包括真性乳头、超过30%实体生长模式、砂粒体、核分裂象>3/2mm²、肿瘤性坏死、其他PTC亚型细胞和组织形态特点,以及*BRAF V600E*等高危突变。第五版WHO NIFTP概念中包括了直径0.2~1cm的肿瘤,并新增了嗜酸细胞型 NIFTP(至少含 75% 的嗜酸细胞构成)。

亚洲国家的 NIFTP 发生率(0.3%~5%)低于西方国家(15%~20%)。NIFTP 为极度惰性肿瘤,单纯肿瘤完全切除和单腺叶切除的治疗方案已可治愈,如无可疑临床特征,可当作 FN 进行随访。

RAS 和 *BRAF* 基因互斥,因此 NIFTP 并非伴 *BRAF V600E* 突变的浸润性包裹性甲状腺肿瘤的前驱病变,而为不同肿瘤谱系。具有 BRAF 样核的非浸润性 NEFVPTC 为恶性肿瘤,可发生淋巴结转移。而具有 RAS 样核的 NIFTP 单纯肿瘤切除治疗后,转移极为罕见。病理医生对 NIFTP 和 UMP 的使用因人而异,某些 NIFTP 中包括可疑浸润的 UMP,反之亦然。

2. 恶性潜能未定的甲状腺肿瘤(Thyroid tumors of uncertain malignant potential,TT-UMP) TT-UMP 为有包膜或无包膜但边界清楚,在彻底取材和详尽检查后,其浸润性仍然存疑的具有滤泡结构的分化良好的甲状腺肿瘤。可分为 2 个亚型:无 PTC 核特征的 FT-UMP 和具有 PTC 核特征的 WT-UMP。第五版 WHO 分类将具有 RAS 样核特征的包裹性滤泡型甲状腺肿瘤分成 3 类:①浸润性(IEFVPTC);②可疑浸润(UMP);③非浸润性(NIFTP)。NIFTP 和 UMP 流行病学未明,FTA、NIFTP、UMP、FTC、FVPTC 和非特指型高分化癌(well differentiated carcinoma,not other special,WDC-NOS)的鉴别诊断标准是对细胞核特征和包膜/血管侵犯的主观评估,同样具有明显观察者差异。RAS 样核和 BRAF 样核是诊断为 NIFTP 和 EFVPTC 必要条件,也是病理医生重要诊断难点。BRAF 样核为 PTC 的诊断依据,而 RAS 样核可见于 FTA,嗜酸细胞肿瘤,低风险肿瘤(NIFTP 和 WT-UMP)和恶性肿瘤(FV-PTC,WDS-NOS 和 FTC)。

3. 透明变梁状肿瘤(hyalinizing trabecular tumour,HTT) HTT 为滤泡细胞起源的肿瘤,通常具有包膜或界限清楚。肿瘤细胞排列成梁状或小巢状伴玻璃样物质沉积,肿瘤细胞伴有 PTC 核特征。室温下单克隆 MIB-1 抗体特征性异常表达于肿瘤细胞膜。

HTT 缺乏 *BRAF* 和 *RAS* 突变,*GLIS* 基因重排为 HTT 关键分子特征,几乎所有 HTT 均可发生 *PAX8-GLIS1/GLIS3* 基因重排。这些融合基因转录产物导致 GLIS 基因的 3′ 部分过表达,从而诱导包括胶原基因在内的胞外基质相关基因的上调。

单纯甲状腺叶切除术通常可治愈 HTT,有过极少数发生淋巴结或远处转移的报道。恶性 HTT 有肿瘤包膜或血管浸润。迄今为止,*GLIS* 重排的甲状腺肿瘤患者尚未出现肿瘤复发或其他不良事件。然而,伴有 *GLIS* 重排的转移性甲状腺肿瘤存在或可能发生与否尚不清楚。

具有包膜或界限清晰的滤泡型甲状腺肿瘤的特点是 RAS 样分子改变高发和缺乏 *BRAF V600E* 突变。尽管 NIFTP 的分子特征不同于多结节性甲状腺肿、非滤泡亚型 PTC 和高级别滤泡细胞起源的癌,但 NIFTP 与 UMP、滤泡性腺瘤/癌 FTA/FTC 和浸润性包裹型滤泡亚型 PTC、IEFVPTC 具有相同的分子特征,术前细胞学标本的分子检测难以鉴别 NIFTP 与其他滤泡型肿瘤。若在良性或低风险甲状腺肿瘤中检测到 *BRAF V600E* 和高危突变,如 *TP53*、*PIK3CA* 或 *TERT* 启动子突变,则应仔细检查整个肿瘤以排除恶性。

甲状腺叶切除术结合临床和放射学监测是治疗 NIFTP 和 HTT 的首选方法。术后应避免放射性碘治疗,因为几乎都是呈良性病程。因其生物学潜能未定,UMP 需密切随访。

(三)恶性肿瘤

恶性肿瘤包括分化型甲状腺癌(differentiated thyroid carcinoma,DTC),高级别分化型甲状腺癌(differentiated high grade thyroid carcinoma,DHGTC)、低分化癌(poorly differentiated thyroid carcinoma,PDTC)和间变性癌(anaplastic thyroid carcinoma,ATC)。其中分化型甲状腺癌包括:PTC,甲状腺滤泡癌,嗜酸细胞癌(Oncocytic carcinoma,OCA)。

分子研究表明,DTC 的形态学特征主要与 *RAS* 和 *BRAF* 突变有关。RAS 样突变导致肿瘤膨胀性生长,核异型性不明显;而 BRAF 样突变导致肿瘤浸润性生长,核异型性明显。

1. 甲状腺滤泡癌(follicular thyroid carcinoma,FTC)与浸润性包裹性滤泡亚型甲状腺乳头状癌(invasive encapsulated follicular variant papillary carcinoma,IEFVPTC) 分子研究表明浸润性 FVPTC 是 BRAF 样肿瘤,是 PTC 家族的成员之一,而包裹性 FVPTC 是 RAS 样肿瘤,它更接近 FTC 而非 PTC。浸润性 FVPTC 只可应用于缺乏真性乳头的肿瘤。

FVPTC 有两种不同的亚型,包括浸润型以及伴有血管或肿瘤包膜侵犯的包裹型。前者为浸润性恶性肿瘤,除乳头状结构外,具有典型 PTC 的所有特征。它有明显的核异型性、砂粒体、纤维间质,常表现为神经周围和淋巴管浸润。相反,包裹型类似于 FTC,呈境界清晰的膨胀性生长,伴或不伴有刺激纤维反应形成的肿瘤包膜;随后会侵犯局部包膜或毗邻组织(如无包膜),当出现脉管侵犯时,受累的通常是肿瘤包膜血管而非淋巴管。无高级别特征、由>75% 的嗜酸性细胞组成的 FTCs 和 FVPTCs,称为嗜酸细胞癌和 FVPTC。

两种肿瘤基于浸润类型、形式和/或程度来分型,在动态风险分层和临床处理中至关重要。可分为:①微小浸润型(仅肿瘤包膜侵犯);②血管浸润型 FTC 或 FVPTC(血管浸润);③广泛浸润型。各型预后各不相同。关于血管浸润的定义及诊断标准是否比受累的血管数量更重要仍然存在争议。微小浸润型 FTC 的 40 个月无病存活率为 97%,为低风险,单纯局部切除即可治愈。血管浸润型 FTC 为 81%。广泛浸润型 FTC 为 45%,需要行甲状腺全切术和辅助治疗,以防止局部复发和/或远处转移。包裹性 FVPTC 的临床表现与此相似。

分子研究表明,包裹性纯滤泡型病变是 RAS 样的,更类似于 FTC。因此,IEFVPTC 与 PTC 不归入同一组,PTC 是一个 BRAF 样的恶性肿瘤家族。伴有 *BRAF V600E* 突变的浸润性 FVPTC 是否随后会被发现为以滤泡生长为主、乳头细微的经典型 PTC 仍有争论。

2. 甲状腺乳头状癌 PTC 是成人和儿童中最常见的滤泡细胞起源的恶性肿瘤,通常为散发性。肿瘤呈乳头状生长,或可见浸润。

根据分子数据,与 FTC 或 IEFVPTC,PTC 是"分化较差"的癌。PTC 中常出现的分子事件要么是点突变,要么是 MAPK 通路的基因重排。*BRAF V600E* 是经典型 PTC 及其亚型中最常见的分子改变,BRAF 样肿瘤表现为局灶性至弥漫性乳头状生长,具有特征性细胞核特征,多为浸润性,但可局限膨胀性生长、推挤性边界或位于囊肿中。*TERT* 启动子突变

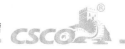

作为继发性致病事件,可见于10%的PTC中,通常与侵袭性临床病程相关。

PTC亚型中均有发现RET基因重排(CCDC6-RET和NCOA4-RET)。RET重排和辐射诱导PTC之间密切相关。PTC中其他不常见的分子变异包括NTRK和其他基因的基因融合、其他基因的突变、拷贝数变化、基因表达差异和mRNA表达变化。

偶发性≤1.0cm PTC大多数预后极好。但确实有一组肿瘤表现出侵袭性病理特征和临床行为,包括局部和远处转移及术后结构性复发,甚至是致命的。因此第5版WHO不推荐将"甲状腺微小乳头状癌"视为独立PTC亚型。临床管理指南制订PTC患者个性化风险分层方案依赖于多种病理特征,而非单纯依靠肿瘤大小。

(1)PTC亚型:经典型PTC定义为由具有典型细胞核特征的肿瘤细胞形成典型乳头。淋巴管浸润是PTC区域淋巴结转移率高的原因,血管侵犯少见。

包裹性亚型包膜完整、部分或全层被肿瘤浸润。非浸润性包裹型经典PTC预后良好。IFVPTC是一种BRAF样病变,具有经典型PTC的浸润性生长方式,但缺乏明显乳头;以滤泡结构为主、核异型性明显、有明显的砂粒体和间质纤维化,仔细检查通常(但不总是)可发现局灶性小的乳头结构。

在PTC亚型中,高细胞(tall cell,TC)、柱状细胞(columnar cell,CC)和鞋钉(hobnail,HN)更具侵袭性临床病理特征。美国甲状腺协会制订的风险分层方案认为其具有中度结构性复发的风险。可具有完整包膜和/或为临床分期低的肿瘤,缺乏如甲状腺腺外侵犯、淋巴管和血管浸润以及淋巴结转移等病理特征。

BRAF V600E突变在TC-PTC中最为常见(约占90%);TERT启动子突变、1号染色体杂合性丢失和TP53突变也有报道。CC-PTC与BRAF V600E突变有关,而BRAF融合、RAS突变、TERT启动子突变、CDKN2A缺失和TP53突变较为少见。大多数HN-PTC病例存在BRAF V600E突变,通常与TP53、TERT启动子和PIK3CA突变相关。

弥漫硬化型(diffuse sclerosing,DS)PTC的特点是甲状腺弥漫性单侧或双侧受累,广泛淋巴管浸润,致密硬化,大量砂砾体和慢性淋巴细胞性甲状腺炎。实性/梁状亚型具有实性、梁状或巢状的生长模式,但缺乏坏死和明显的核分裂象。DS和实性亚型PTC也可能为侵袭性临床病程。其他预后未知的亚型包括嗜酸、Warthin样、透明细胞亚型。

梭形细胞PTC和伴有纤维瘤病/筋膜炎样/硬纤维样间质的PTC少见。前者可能难以诊断,后者是一种罕见的肿瘤,有两种不同的成分:伴BRAF突变的PTC,伴CTNNB1突变和β-catenin的核表达纤维瘤病间质。

(2)分子机制:PTC通常由MAPK信号通路调节基因的极少数体细胞突变或互斥的融合引起。人类癌症中PTC突变负荷最低,遗传背景高度稳定。BRAF原癌基因的重复性p.V600E错义突变是PTC中最常见的基因改变,在高侵袭性PTC亚型(如经典型、高细胞型和鞋钉型)中尤为丰富。该突变激活MAPK信号通路导致增殖、血管生成和侵袭性增强,并下调分化相关基因的转录。

除了BRAF突变之外,其他基因改变也被认为与PTC亚型组患者临床侵袭性相关。TERT启动子突变合并BRAF突变的PTC患者临床预后更差,提示存在协同效应。TERT启动子突变主要见于老年人(>55岁),肿瘤体积较大,通常表现为广泛局部浸润;与放射性碘难治性疾病、远处转移和甲状腺癌去分化高度相关。此外,除了启动子突变,染色体5p15.33上TERT基因位点获得、TERT启动子甲基化异常和TERT mRNA过表达也是滤泡细胞性高分化甲状腺癌预后不良的特征。

在基因重排方面,PTC含有多种癌症相关基因融合,其中RET、NTRK1-3、BRAF和ALK都是具有临床治疗价值的重要特定药物靶点。甲状腺癌中的RET基因融合27个伴侣基因中PTCS中已报道24个,CCDC6最常见,其次是NCOA4。NTRK融合相对少见,3%~5%的BRAF野生型PTC患者尤其是儿童和青少年中可查见NTRK融合。与BRAF突变病例相比,这些肿瘤以滤泡生长为主,通常表现为非浸润性肿瘤边界、透明细胞和较不明显的核异型性。

除上述基因改变外,PTC还存在PLEKHS1基因异常,包括启动子突变、启动子异常甲基化和基因过表达导致AKT途径激活和患者预后不良。TERT启动子、PLEKHS1启动子和/或TP53基因突变中的任何一个突变(与BRAF或RAS突变一起)均预示高分化甲状腺癌临床预后差。9q和11q的丢失与癌症特异性死亡率有关。过量染色体1q扩增以及mRNA处理器MED12和RBM10的突变,编码RNA聚合酶Ⅱ驱动转录和mRNA剪接功能的调节蛋白。这些基因的突变首见于PDTC和PTC亚型。其他表观遗传学异常包括全局性DNA低甲基化,这与DTC远处转移的风险增加有关。

在小RNA(miRNA)水平,几种基因产物与PTC不良预后有关,包括miR-146a/b、miR-221和miR-222的过表达。

3. 甲状腺嗜酸细胞癌(oncocytic carcinoma of the thyroid, OCA)　OCA是指由至少75%的嗜酸细胞组成的恶性浸润性滤泡细胞肿瘤,无PTC的细胞核特征和高级别形态特征。2022年WHO对嗜酸细胞肿瘤的描述无重大的实质性变化。

美国OCA约占分化型甲状腺癌的5%。超声不能区分嗜酸细胞腺瘤和OCA,但较大的肿瘤有较高的恶性率。目前尚无已知的发生OCA的危险因素。

OCA患者的平均诊断年龄接近60岁,较FTC患者晚了大约10年。尽管OCA更多见于女性(男女比例为1.6:1)。组织学分类与FTC一致。在评估OCA时,不仅要记录浸润的程度,而且要评估是否进展为嗜酸性PDC;因此,所有肿瘤都应该评估核分裂象和肿瘤坏死。OCA可转移到淋巴结,OCA通常经血道播散至远处,远处转移的比例是15%~27%,在伴有广泛血管浸润的病例中高达40%。

OCA的预后参数包括患者年龄、肿瘤大小、血管侵犯、甲状腺外侵犯和是否存在远处转移。5年总生存率为85%,但在诊断时有远处转移的患者仅有24%,而M₀的患者这一比例为91%。由于放射性碘治疗OCA的效果比FTC差,一旦疾病复发,治疗OCA更加困难。

良性和恶性甲状腺嗜酸性肿瘤在电子传递链复合体Ⅰ亚单位基因中都存在同质或高度异质(>70%)的线粒体DNA突变。且OCA具有广泛的染色体丢失,引发近全基因组的单倍体化,伴或不伴有后续的基因组内复制。已知染色体改变与浸润程度有关：大多数仅有包膜浸润或局灶性血管浸润的 OCA 证实是二倍体；而有广泛血管浸润和广泛侵袭性的肿瘤通常是多倍体，多有 7 号染色体的扩增。此外，近单倍体状态在转移中保持不变，提示在肿瘤进化过程中的选择性。OCA 还存在复发性 DNA 突变，包括 *RAS* 突变（尽管突变率低于甲状腺滤泡癌）、*EIF1AX*、*TERT*、*TP53*、*NF1*、*CDKN1A* 等。

4. 高级别滤泡细胞起源的癌（follicular-derived carcinomas, high-grade, HGFDC） 以高核分裂活性、肿瘤坏死为基础的增殖性分级标准，为中等预后肿瘤的诊断标准，而不考虑组织学结构和分化程度。因此，新的 WHO 分类明确了两组具有中等预后风险的高级别非间变性滤泡细胞癌。① 甲状腺低分化癌（PDTC）：浸润性、高级别滤泡细胞起源的癌，由于实性、小梁性和岛状生长模式（或混合模式），组织学分化程度低。② 高级别分化型甲状腺癌（HGDTC）：浸润性、高级别滤泡细胞起源的癌，保留了高分化癌的组织类型的独特结构和 / 或细胞学特性，如 PTC 核特征和 / 或结构、FTC 的滤泡生长模式。

大约 50% 的 HGFDC 不摄取放射性碘，提示该分类方法是合理的，针对这些肿瘤患者可能需要采用新的，尤其是针对肿瘤特殊分子的系统疗法。

从临床和流行病学的角度来看，无论是 PDTC 还是 HGDTC 罕见，占比从低于 1% 到 6.7%，这些肿瘤的进展中可能有种族或饮食（碘）因素发挥作用。在临床上，通常发生在 50 岁以上的成年人中，并发展为迅速生长的包块，女性占比略高。手术时肿瘤通常大（4cm 或更大），浸润至甲状腺外，肉眼可见浸润至大血管、甲状腺周围软组织和骨骼肌，以及神经粘连或浸润。30%~50% 易见淋巴结转移。

在病理上，肉眼可见肿瘤广泛浸润，罕见部分包膜；可见出血和肿瘤坏死。

PDTC 和 DHGTC 的组织学异同：① PDTC 呈实性、小梁状或岛状生长。DHGTC 绝大多数呈乳头状；② 少数 PDTC 肿瘤细胞有细小深染的"葡萄干样"核；DHGTC 则无；③ 两者均可见肿瘤坏死；④ 如无肿瘤坏死，PDTC 核分裂计数应达到至少 3 个核分裂象 /2mm^2，而 DHGTC 为 5 个核分裂象 /2mm^2；⑤ PDTC 无 PTC 细胞核特征，DHGTC 中可有或无 PTC 细胞核特征（取决于 DTC 类型）；⑥ DHGTC 常见血管、淋巴管、神经周围浸润和甲状腺外侵犯。

PDTC 和 HGDTC 的免疫组化染色阳性表达 TTF1、PAX8、CK（通常为 CK7）和甲状腺球蛋白（TG）。TG 多为局灶、点状弱阳性。Ki-67 增殖指数高，通常在 10%~30%。

从分子生物学的观点来看，PDTC 和 HGDTC 通常由高分化甲状腺癌以遗传多步骤的方式进展而来，表现为 *BRAF*、*RAS* 或少数基因融合（常为 *RET* 或 *NTRK3*）等早期的基因驱动变异。此外，还携带继发侵袭性突变，最常见的是 *TERT* 启动子和少数 *PIK3CA* 和 *TP53*。PDTC 多见 *RAS* 突变，是定义严格要求无 PTC 核特征的结果。相反，绝大多数 HGDTC 由 *BRAF V600E* 驱动，因为大多数 HGDTC 都表现出 PTC 细胞核特征。

PDTC 10 年总存活率为 46%，疾病特异生存率为 60%。不符合都灵方案的 HGFDC 具有大致相似的疾病特异生存率（10 年 56%），与 PDTC 相比，高级别 PTC 的无病存活率可能更差。嗜酸性与非嗜酸性 PDTC 的预后明显相似。PDCT 在青少年中罕见，多数存在 DICER1 的体系突变或胚系突变，可能反映了高级别特征和潜在 miRNA 调节障碍之间的耦合。肿瘤死亡率为 30%（图 1）。

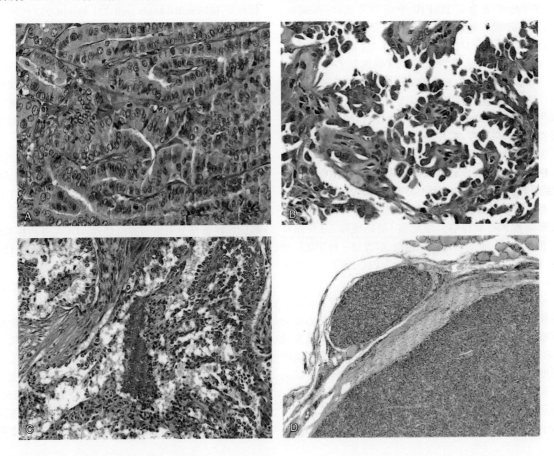

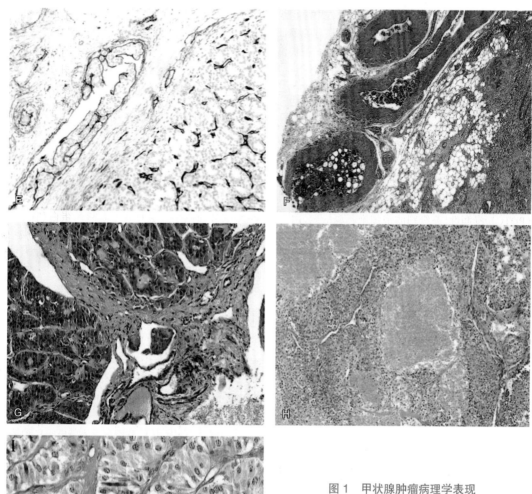

图 1　甲状腺肿瘤病理学表现

A. 甲状腺乳头状癌,高细胞亚型;B. 甲状腺乳头状癌,鞋钉型;C. 高级别分化型甲状腺癌;D. 甲状腺滤泡癌,包膜浸润型;E. 浸润性包裹型滤泡亚型甲状腺乳头状癌,CD34 免疫组化染色显示血管内癌栓;F. 高级别分化型甲状腺癌,多灶动脉血管内癌栓(与 C 为同一患者);G. 嗜酸细胞癌,淋巴管内癌栓;H. 甲状腺低分化癌,无 PTC 细胞核特征,实性生长方式,灶性坏死;I. 低级别髓样癌。

5. 甲状腺间变性癌(anaplastic thyroid carcinoma,ATC)　ATC 为高侵袭性甲状腺恶性肿瘤,死亡率近 90%。患者多表现为颈部迅速增大、固定、广泛浸润性结节。最常见症状为疼痛、声音嘶哑、呼吸和吞咽困难。30%~40% 患者伴有远处转移,最常见肺、骨、脑转移。肉眼可见肿瘤浸润性生长,切面多为灰白色、鱼肉样,伴出血和坏死。甲状腺鳞状细胞癌现在被归类为甲状腺未分化癌的一种形态学类型。

强调强制性对所有 ATC 进行快速、及时的 *BRAF* V600E 突变检测,因 BRAF 和 MEK 联合抑制剂对 *BRAF* V600E 突变型未分化癌症有效。可使用针对突变蛋白的免疫染色或通过基因分型进行检测。

从 PTC 或 DHGTC 发展而来的 ATC 通常携带 *TERT* 启动子突变和 *BRAF* 复合突变,而来自 FTC 或 EFVPTC 的 ATC 通常携带 *RAS* 和 *TERT* 启动子复合突变。此外常报道的有 *TP53* 基因突变和 *CDKN2A/B* 基因缺失。与非错配修复

(MMR) 基因突变病例相比,具有 *MMR* 基因突变的 ATC 表现为超突变表型,但其临床相关性尚不清楚。

二、甲状腺髓样癌(medullary thyroid carcinoma,MTC)

根据"国际甲状腺髓样癌分级方案"的二级分级系统对 MTC 进行分级。高级别 MTC 应具有以下三个特征中的至少一个:肿瘤坏死、每 $2mm^2$ 核分裂计数 ≥ 5 个和 / 或 Ki-67 增殖指数 ≥ 5%。约 25% 的 MTC 患者为高级别肿瘤。在预测局部复发、无远处转移、疾病特异性和总生存期方面,该分级系统独立于第 8 版 AJCC 分期、年龄、性别、肿瘤大小、切缘状况、术后降钙素和血清 CEA 水平等参数。该分级方案与胚系 *RET* 突变状态无关,但与散发性 MRC 中的突变相比,其预后价值仍不清楚。肿瘤坏死可能为局灶性,因此须对肿瘤进行

广泛取材,不建议对活检组织进行分级。病理报告中除了组织学分级和肿瘤坏死外,还应精确记录热点区域核分裂象计数和 Ki-67 指数。该组织学分级可为临床辅助治疗试验提供依据,使高级别 MTC 患者最大获益。

三、涎腺型肿瘤和"甲状腺内胸腺肿瘤"

第五版 WHO 内分泌肿瘤分类在"涎腺型肿瘤"和"甲状腺内胸腺肿瘤"的章节中做了微调和新增。正确认识这些罕见的原发肿瘤有助于正确诊断和治疗决策。涎腺肿瘤包括黏液表皮样癌及其亚型"黏液癌"和分泌性癌。甲状腺内外的胸腺肿瘤分为胸腺瘤、伴有胸腺样成分的梭形上皮肿瘤和胸腺癌,其诊断无须分子检测。

(一)黏液表皮样癌(mucoepidermoid carcinoma of the thyroid,MEC)

MEC 是一种涎腺型恶性肿瘤,以黏液性、中间性和鳞状肿瘤细胞为特征,呈实性或囊性生长。罕见的甲状腺黏液癌已经合并到 MEC 中,黏液癌腺体分化、印戒细胞和细胞外黏液积聚。

MEC 的组织起源存在争议,有人认为它与异位涎腺组织或实性细胞巢有关。鳞状化生是目前普遍认同的前驱事件。

(二)分泌性癌(secretory carcinoma of salivary gland type,SC)

在形态和基因上都与乳腺和唾液腺的相应肿瘤类似,并无分化型滤泡起源的恶性肿瘤的组织学与免疫特征。相反,它包含涉及 ETV6 基因的特定分子改变。与其他部位的 SC 相似,其诊断特征包括嗜酸性细胞呈实性、乳头状、管状或微囊状生长,胞质呈空泡状;少数病例可能表现出高级别特征。核异型性不明显,偶见透明核和轮廓不规则。免疫组化 SC 弥漫阳性表达 GATA3、mammaglobin 和 S100,而不表达 TG、TTF1、PAX8。

ETV6-NTRK3 融合是 SC 的标志。因此,这些癌症 TRK 抑制剂靶向治疗有效。原发性甲状腺 SC 比其他部位侵袭性强,局部复发和远处播散的病例占比高达 30%。

分子图谱和辅助检测:对于涎腺型癌,MEC 中 MAML2 重排和分泌性癌中 ETV6-NTRK3 融合可能有助于明确诊断。

四、组织起源不明的肿瘤

(一)伴有嗜酸性粒细胞增多症的硬化性黏液表皮样癌(sclerosing mucoepidermoid carcinoma with eosinophilia,SMECE)

这种低度恶性肿瘤的组织起源存在争议,WHO 新分类将这种疾病归入组织起源不确定的肿瘤中。更倾向于起源于鳃后细胞,但基因组图谱未发现与 MEC 或 PTC 相关的基因改变。目前尚不能对这种罕见的原发性甲状腺肿瘤进行明确的分类。

(二)筛状-桑葚型甲状腺癌(cribriform morular thyroid carcinoma,CM-TC)

与家族性腺瘤性息肉病(FAP)相关,也可为散发病例。因存在乳头,或具有不同程度的诊断性的核特征,该肿瘤最初被归为 PTC 亚型。与 MAPK 通路突变(如 BRAF、RAS)不同,这些肿瘤不存在 BRAF V600E 突变,只有少数有 RAS 或 PIK3CA 突变。几乎所有 CM-TC 都有 Wnt/β-catenin 途径的基因改变,其中 APC 基因突变最常见,家族性和散发性病例中均有报道。也可以检测到 CTNNB1 等基因异常。肿瘤细胞免疫组化显示弥漫性胞质和核 β-catenin 表达。通常缺乏 PAX8 和甲状腺球蛋白的表达,而 TTF1 蛋白只保留在筛状成分中;筛状区域也表达雌激素和孕激素受体。桑葚体为 CD5、CK5、CDX2 和 CK5 阳性,但缺乏 TTF1 表达。因此,被归入组织起源不明的甲状腺肿瘤中。

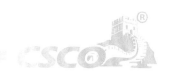

儿童和青少年分化型甲状腺癌的诊治进展

上海交通大学医学院附属仁济医院

史苑　王卓颖

儿童和青少年分化型甲状腺癌(以下简称儿童甲状腺癌)是甲状腺癌中的一个特殊类型,其临床特点异于成人,发病率持续走高,受到广泛关注。在 2015 年美国甲状腺协会儿童甲状腺结节和分化型甲状腺癌临床指南及 2020 年中国版专家共识的指导下,儿童甲状腺癌诊治手段逐渐由陌生向规范化转变。本文将简要介绍近三年国内外在儿童甲状腺癌诊治方面的研究进展。

一、儿童甲状腺癌的定义

儿童甲状腺癌通常指 18 周岁以下的甲状腺癌患者,但近期研究中发现在不同年龄分层中其临床特点仍然存在差异。中国版专家共识认为,应重点关注 14 岁以下儿童,而年龄稍大的青少年期患者可以综合参考成人的诊疗指南。一项纳入 288 例 21 岁以下分化型甲状腺癌患者的研究发现,在中位随访 15.6 年间,诊断时年龄越小,无远处转移生存期越短,且 14 岁以下的患者往往具有更多不良预后的危险因素,如高危病理类型多、淋巴结转移比例高、肿瘤直径大、远处转移常见、复发率高等。也有研究根据世界卫生组织的年龄段区分,以 10 岁为界时,幼儿患者同样表现出更强的临床进展性,在长期随访中更容易出现复发(80%)。

肿瘤恶性程度随年龄降低而增加的趋势或可从分子事件上寻求解释。儿童甲状腺癌患者基因突变率约为 90%,其中融合基因事件占 27.5%~92.9%,近半为 *RET* 融合,与具有 *BRAF V600E* 等其他点突变的甲状腺癌相比,无病生存率更低,而 10 岁以下的患者超过 90% 为融合基因驱动,比例远高于以 *BRAF V600E* 等点突变驱动为主的 15~19 岁的患者。在具有同类突变的患者中,年龄较小的患者也表现出更强的肿瘤侵袭性。从临床应用的角度,2021 版《甲状腺癌 RET 基因检测与临床应用专家共识》已经推荐在儿童青少年人群中监测 *RET* 基因重排 / 融合,用于恶性程度评估和靶向药物的选择,有助于指导儿童甲状腺癌患者的初始治疗和随访计划。

二、儿童甲状腺癌的诊断

放射暴露和三级亲属以内的甲状腺癌史是儿童罹患甲状腺癌目前已知的危险因素,桥本甲状腺炎(hashimoto's thyroiditis,HT)的作用仍旧存在争议。HT 在儿童甲状腺癌中的发生率约为 50%,明显高于正常儿童(1%~3%),同时约 1/5 患有 HT 的儿童在随访中诊断甲状腺结节,结节恶性率为 22.5%,可见两者关系密切。在国内一项大病例数的回顾性研究中,HT 还可以作为儿童甲状腺癌淋巴结转移和疾病复发的独立影响因子,因此临床上已经将是否合并 HT 纳入肿瘤风险评估。其余如 APC 相关息肉病、DICER1 综合征等可能累及甲状腺的遗传病史也应包含在病史采集中。

超声是儿童甲状腺结节最重要的辅助检查,当肿块体积大且固定时,还需要采用颈部增强 CT 或 MRI 了解侵犯范围及与相邻结构的位置关系,评估气管受压程度。在超声提示结节或淋巴结为可疑恶性的情况下,超声引导下的细针抽吸活检(fine needle aspiration,FNA)能够帮助明确诊断。当细胞学结果不能确定时,与成人处理不同,指南和专家共识都不再推荐重复穿刺,而是建议行甲状腺腺叶及峡部切除来明确病理性质。然而,近期的回顾性数据显示,超半数意义不明确的细胞非典型病变或滤泡性病变(AUS/FLUS)结节最终手术病理为良性,由此对以上的推荐提出了疑问,转而从非典型病变的亚型,核异型(nuclear atypia)和结构异型(architectural atypia)中寻找答案。研究者发现,具有核异型特点的结节恶性概率更大(59%),且重复穿刺的假阴性概率高,而单独的结构异型则提示了低恶性风险(6.5%)。这一结论从细胞病理的角度为我们提供了更多疾病分层的信息,便于用更细化的辅助检查手段减少对儿童患者的诊断损伤。

三、儿童甲状腺癌的手术治疗

考虑到儿童甲状腺癌易转移、多复发的特点,甲状腺全切除术是儿童甲状腺癌的首选治疗,一方面便于术后同位素治疗的选择,另一方面也利于根据血清球蛋白和 / 或抗体的水平判断病情。研究认为,对于符合无放射线暴露或家族史等高危因素、单侧腺体内病变且无颈部淋巴结转移的低危患儿,可以选择腺叶加峡部切除术。在匹配患者的人口学和临床信息后,发现肿瘤直径<4cm 的低危患者的总生存和疾病特异性生存在全切组和腺叶切除组中未见明显差异。同时,手术范围的缩小

也能够一定程度上减小周围组织损伤、降低手术风险。参照成人腔镜手术,部分研究还探索了低危儿童甲状腺癌的非传统手术方式,如经口腔镜和经腋下腔镜甲状腺切除术,由于缺乏足够的研究数据,临床实践时仍需严格把握适应证。

然而,无论术前评估是否发现明显腺体外侵犯和/或局部转移,患儿都应接受同侧中央区淋巴结清扫,并根据术中情况决定是否同时切除对侧中央区淋巴结。当获得疑似转移的淋巴结的 FNA 病理依据、术中完整清扫Ⅱ、Ⅲ、Ⅳ、Ⅴ区域时,甲状旁腺损伤是常见的并发症。术后甲状旁腺功能减退的发生与患儿年龄小、肿瘤直径大和肿瘤外侵有关,而在年龄较大或伴有甲状腺炎的患儿中更易发生永久性功能减退。虽然在长期随访中,外源性补钙能够维持永久性甲状旁腺功能减退儿童的骨骼发育需要,骨密度结果与普通术后患儿差异不大,但在实践时医师仍应当结合经验判断,通过术中自体移植、术后连续监测和早期补钙等方式减少低钙血症、降低低钙引起的不适症状。此外,由于颈部神经解剖复杂,在低龄或手术范围较大的患儿中使用神经监护仪能够减少神经损伤,保护患儿的正常发声功能。在 3 岁以上儿童患者中,持续术中神经监测技术通过不间断的神经刺激,在预测早期和永久性术后声带麻痹中的敏感性、特异性、阳性预测值和阴性预测值、准确性均达到 100%,较间断监测更有效地预防永久性神经损伤。

四、儿童甲状腺癌的内分泌、同位素、靶向治疗

促甲状腺激素(TSH)能够刺激分化型甲状腺癌进展,因此所有术后患儿均需要接受口服左甲状腺素的抑制治疗。根据儿童甲状腺癌复发风险分层,中到高危患儿的 TSH 控制目标为 0.1mU/L,低危为 0.5~1.0mU/L。研究表明,长期处于医源性亚临床甲状腺功能亢进的儿童能够在 20 年随访期间保持较为稳定的骨密度测定水平,但由于缺少数据判断其是否存在对其他方面发育的影响,在随访一段时间后仍需要根据疾病是否持续适当放宽 TSH 抑制目标。

在甲状腺全切除术后的患者中,放射性碘(radioactive iodine,RAI)治疗的必要性需结合碘扫及 TSH 刺激状态下的 Tg 水平动态评估。目前,儿童患者治疗性 ^{131}I 剂量仍参照成人剂量换算,没有明确的最高推荐值。然而 RAI 治疗带来的放射暴露引起的第二原发肿瘤已然成为儿童甲状腺癌患者长期生存中的重要关切。根据美国 SEER 数据库,在儿童甲状腺癌患者 2~20 年生存中,RAI 或可以增加子宫癌(RR=1.55;

95% CI 1.03~2.32)、乳腺癌(RR=1.46;95% CI 1.10~1.95)等实体肿瘤和血液系统肿瘤(RR=1.51;95% CI 1.08~2.01)的发生风险。一项比较了单纯接受手术和术后接受 RAI 治疗的回顾性队列研究中(中位随访时间 79 个月),第二原发肿瘤如乳腺癌、胃癌、唾液腺癌的累计发病率在随访 4 年后即出现显著差异。这些研究提示了严格把控 RAI 适应证和寻找第二原发肿瘤易感危险因素的必要性,也提醒临床医师需警惕儿童患者长期随访中的新发症状。

据文献报道,6%~24.6% 的儿童甲状腺癌会发生远处转移,其中 76.4% 在确诊后的 2 年内发现,以肺转移最为常见,还可发生在骨、脑、肝、肾和肾上腺等。大部分转移病灶摄碘性好,但疾病往往持续存在,超过 90% 伴有远处转移的患儿可终生带瘤生存。而对于剩余的部分碘难治的晚期患儿,癌基因靶向治疗在近年发展迅速。目前,在具有基因融合的晚期儿童甲状腺癌中,高选择性 RET 酪氨酸激酶抑制剂塞尔帕替尼(12 岁以上)和 NTRK 基因融合靶向药物拉罗替尼已经获得 FDA 审批,适用于需要系统性治疗和放射性碘难治的晚期或转移性儿童患者。

有不少研究报道了治疗成功的病例。一例 7.4 岁转移性放射性碘难治的 RET/PTC1 融合患儿经过 5 个月的塞尔帕替尼治疗,获得部分缓解,肺转移病灶恢复摄碘,同位素治疗后显著缩小。另各有一例 TPR-NTRK1 和 TPM3-NTRK1 融合患者对拉罗替尼应答良好,一例获得完全缓解,一例中原先微弱摄碘和碘抵抗的两处肺转移灶均有缩小且对碘敏感度增加,降低了最终给予的 RAI 放射剂量。药物不良反应包括一过性白细胞减少(1 级)和疲劳(1 级)。可见,作为 RAI 前的新辅助手段或替代 RAI 的治疗方案,特异性靶向药物能够一定程度上减少肿瘤负担并提高患者对 RAI 的反应,优化治疗效果,同时减轻过高的放射暴露对患儿带来的不良效应。

五、小结

本文从儿童甲状腺癌的定义、诊断、手术、内分泌、同位素和靶向治疗角度总结了近三年国内外相关研究进展,强调了临床、病理和分子再分层对儿童甲状腺癌精准化治疗的重要意义,也期待未来有更多高质量的研究数据为人们认识儿童甲状腺癌这一特殊类型的疾病指引方向。

[基金项目:国家自然科学基金(81972496)、2020 年度黄浦区领军人才计划、共青团上海交通大学医学院委员会"甲状腺肿瘤防治"青年科技创新工作室]

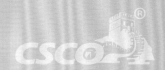

肺癌

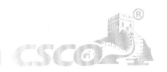

小细胞肺癌免疫治疗的前世今生

吉林省肿瘤医院

程颖

恶性程度高、侵袭性强、迅速进展的小细胞肺癌治疗选择非常有限，EP方案作为广泛期小细胞肺癌标准治疗几十年不曾改变。免疫检查点药物的研发和临床研究的进展改变了多种实体瘤的治疗模式，也成为改变小细胞肺癌治疗困境的希望。

一、PD-L1抑制剂联合化疗一线治疗广泛期小细胞肺癌

2018年IMpower 133研究发现PD-L1抑制剂阿替利珠单抗联合标准化疗为广泛期小细胞肺癌带来2个月的生存获益，成为广泛期小细胞肺癌一线免疫治疗的里程碑，开启了小细胞肺癌免疫治疗之旅。2019年另一PD-L1抑制剂度伐利尤单抗在广泛期小细胞肺癌一线治疗的研究CASPIAN研究证实了Impower133研究的结果，度伐利尤单抗联合化疗同样可以为广泛期小细胞肺癌带来2个月左右OS的延长，而且经过39.4个月的中位随访，发现免疫治疗度伐利尤单抗联合化疗3年仍然存活的患者是标准化疗的3倍，提示免疫治疗能够为广泛期小细胞肺癌带来长期的生存获益。中国也参与了这两项研究，但是纳入的患者人数有限，我国自主研发的PD-L1抑制剂是否也具有同样的疗效，中国广泛期小细胞肺癌是否同样能够从PD-L1抑制剂联合化疗的治疗模式中获益是迫切需要回答的问题。

阿得贝利单抗是自主研发的PD-L1抑制剂，与阿替利珠单抗和度伐利尤单抗具有不同的表位，临床前的研究发现阿得贝利单抗有非常强的亲和力和较高的受体占有率，是一个非常有前景的PD-L抑制剂。CAPSTONE-1研究是阿得贝利单抗联合化疗一线治疗广泛期小细胞肺癌的Ⅲ期研究，研究自2018年12月开始入组，至2020年9月入组结束，纳入了中国47家医院的462例患者，研究发现阿得贝利单抗联合化疗与安慰剂联合化疗中位的OS分别为15.3个月和12.8个月，阿得贝利单抗联合化疗可以降低28%的死亡风险，12个月和24个月的OS率分别为62.9% vs. 52.0%和31.3% vs. 17.2%，阿得贝利单抗联合化疗组有显著的生存获益。在PFS方面，阿得贝利单抗联合化疗组和安慰剂联合化疗组分别为5.8个月和5.6个月，两组的ORR分别为70.4%和65.9%，

DoR分别为5.6个月和4.6个月，阿得贝利单抗联合化疗组同样具有优势。在安全性方面：阿得贝利单抗联合化疗组和安慰剂联合化疗组任何级别的治疗相关不良反应(TRAEs)和3级以上的TRAEs发生率是相似的，两组免疫相关的不良反应发生率分别为27.8%和17.2%，最常见的是甲状腺功能减退和肝功能异常，而且没有出现不可预期的毒性。这是首个针对中国广泛期小细胞肺癌免疫一线治疗的Ⅲ期研究，CAPSTONE-1研究达到了主要终点，阿得贝利单抗联合EC方案可以显著延长中国广泛期小细胞肺癌的总生存，在PFS、ORR、DoR方面也有优势，中国自主研发的PD-L1抑制剂阿得贝利单抗在小细胞肺癌一线治疗看到与国际同类药物疗效相当，2022年1月国家药品监督管理局(NMPA)也受理了阿得贝利单抗的上市许可申请，更具有可及性的优势，让免疫治疗在中国小细胞肺癌落地，中国广泛期小细胞肺癌有更多、更有效的治疗选择。

二、PD-1抑制剂联合化疗一线治疗广泛期小细胞肺癌

虽然PD-L1抑制剂在广泛期小细胞肺癌的治疗中捷报频传，而PD-1抑制剂在广泛期小细胞肺癌的研究并不是一帆风顺。在多个肿瘤中具有卓越战绩的帕博利珠单抗在广泛期小细胞肺癌一线治疗中却遭遇了滑铁卢。KEYNOTE-604研究是帕博利珠单抗一线治疗广泛期小细胞肺癌的Ⅲ期随机对照研究，研究提示帕博利珠单抗联合化疗组与安慰剂联合化疗组OS分别为10.8个月和9.7个月，两组差异无统计学意义，帕博利珠单抗联合化疗没有给广泛期小细胞肺癌带来显著的OS获益。而另一款PD-1抑制剂纳武利尤单抗在广泛期小细胞肺癌一线治疗的Ⅱ期研究同样没有生存获益。两个PD-1抑制剂明星产品在广泛期小细胞肺癌一线治疗接连失利，让PD-1抑制剂能否为广泛期小细胞肺癌带来获益充满困惑。

斯鲁利单抗是一款我国自主研发的PD-1抑制剂。ASTRUM-005研究是一项斯鲁利单抗联合化疗一线治疗广泛期小细胞肺癌的国际多中心随机对照Ⅲ期研究。这项研究在6个国家、114个中心纳入585例患者，研究以2:1随机分

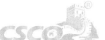

组至斯鲁利单抗联合化疗组和安慰剂联合化疗组，4 个周期后进入维持治疗阶段，两组分别采用斯鲁利单抗单药和安慰剂，直至疾病进展（PD）或出现不可耐受的毒性反应。患者一线治疗 PD 后，如果研究者认为患者有临床获益，可以选择继续使用斯鲁利单抗或者安慰剂联合二线化疗。研究的主要终点为 OS；次要终点包括 PFS、ORR、DoR 和安全性等。2022 年的 ASCO 会议上报告了中期分析结果。斯鲁利单抗治疗组和化疗治疗组分别纳入了 398 例和 196 例患者，两组的基线特征基本是均衡的，ECOG 评分 1 分患者分别占 81.7% 和 83.7%，两组中脑转移的患者分别占 12.9% 和 14.3%。截至 2021 年 10 月 22 日，中位随访 12.3 个月，研究发现斯鲁利单抗治疗组可以获得 15.4 个月的 OS，化疗组中位的 OS 为 10.9 个月，斯鲁利单抗组较化疗组显著延长 4.5 个月，降低 37% 死亡风险，2 年 OS 分别为 43.1% 和 7.9%。斯鲁利单抗治疗组与化疗组中位 PFS 分别为 5.7 和 4.3 个月，斯鲁利单抗能够降低 52% 的疾病进展风险，6 个月的 PFS 率分别为 48.1% 和 19.7%，12 个月的 PFS 率分别为 23.8% 和 6.0%，斯鲁利单抗治疗在 PFS 方面也具有显著的优势。斯鲁利单抗治疗组和化疗组的 ORR 分别为 80.2% 和 70.4%，提升了仅 10%；在 DoR 也同样具有优势，两组的 DoR 分别为 5.6 个月和 3.2 个月。安全性方面：两组 3 级以上的治疗相关的不良反应发生率分别为 33.2% 和 27.6%，斯鲁利单抗组免疫相关的不良反应的发生率为 37%，与既往的研究是可比的，具有良好的安全性。ASTRUM-005 研究的结果首次证实 PD-1 抑制剂同样能够为广泛期小细胞肺癌带来生存获益，研究达到了主要终点，证实斯鲁利单抗联合化疗显著改善 ES-SCLC 的 OS，增强了小细胞肺癌免疫治疗的信心。根据这项研究结果，2022 年 4 月 7 日 FDA 授予斯鲁利单抗治疗小细胞肺癌孤儿药称号，4 月 11 日 NMPA 也受理了斯鲁利单抗治疗广泛期小细胞肺癌适应证的申请，这项研究为 ES-SCLC 一线免疫治疗增添了新的证据，将成为 ES-SCLC 新的治疗选择。

三、广泛期小细胞肺癌免疫治疗新策略

免疫检查点药物 PD-1/PD-L1 抑制剂的研究已经改变了实体瘤的治疗模式，推动了新的免疫检查点药物的研发，探索更加创新高效和安全的治疗模式也是广泛期小细胞肺癌重要的研究方向。CTLA-4 抑制剂能够解除对初始 T 细胞的抑制，与 PD-1/PD-L1 抑制剂联合在多种实体瘤中获得良好的疗效。CASPIAN 研究中包含了 CTLA-4 抑制剂联合 PD-L1 抑制剂和 EC 方案（D+T+EC）的治疗组，评估其疗效和安全性。然而研究发现与标准化疗相比，D+T+EC 治疗并没有提高疗效，而增加了毒性，提示 PD-1/PD-L1 抑制剂 +CTLA-4 抑制剂 + 化疗的治疗模式并不适合广泛期小细胞肺癌。TIGIT 是新的免疫检查点，TIGIT 在 CD4+T 细胞，效应 CD8+ T 细胞和 NK 细胞中高表达，抑制 TIGIT 不仅影响 T 细胞免疫，也恢复自然杀伤细胞（NK 细胞）的功能，理论上 TIGIT 抑制剂和 PD-1、PD-L1 抑制剂能够发挥协同作用。然而在广泛期小细胞肺癌一线治疗的 III 期研究 SKYSCRAPER-02 中，tiragolumab 联合阿替利珠单抗和 EC 方案与阿替利珠单抗 + EC 方案相比并没有带来额外的获益，提示阿替利珠单抗联合

EC 方案仍然是 ES-SCLC 一线治疗的标准治疗选择。而另一款 TIGIT 抑制剂 vibostolimab 联合帕博利珠单抗和化疗一线治疗广泛期小细胞肺癌的 III 期研究 KeyVibe-008 期仍在进行中，这项研究能否为 TIGIT 抑制剂在小细胞肺癌的治疗带来转机还需等待其结果。LAG-3 也是新的免疫检查点之一，在活化的 NK 细胞、T 细胞、B 细胞和浆细胞样树突细胞上表达，对 T 细胞增殖和活化起负调节作用。促进细胞毒性 CD8+ T 细胞耗竭，影响记忆 T 细胞扩增，树突细胞的活化和成熟，抑制 Treg 的功能。LAG-3 抑制剂 IBI110 联合信迪利单抗和 EP 方案一线治疗广泛期小细胞肺癌的 II 期研究正在进行。

小细胞肺癌是一种高度血管化的肿瘤，研究证实小分子多靶点抗血管药物安罗替尼显著改善小细胞肺癌三线及后线患者的 PFS 和 OS，建立了小细胞肺癌后线治疗的标准。安罗替尼联合 PD-L1 抑制剂 TQB2450 在晚期实体瘤的 I 期研究中纳入了 6 例经多线治疗的小细胞肺癌，其中有 4 例获得 PR 的疗效，而且具有良好的安全性。通过调节肿瘤免疫微环境和肿瘤血管生成发挥协同抗肿瘤作用，在小细胞肺癌中也充满前景，一项安罗替尼联合 TQB2450 和标准化疗的 III 期随机对照研究目前已经完成入组，期待能够为广泛期小细胞肺癌带来更多的获益。

胸部巩固放疗能够提高广泛期小细胞肺癌局部控制率，提高 2 年的生存率。胸部巩固放疗在广泛期小细胞肺癌一线免疫治疗中的价值也是重要的研究方向。目前有两种联合方式，一种是在完成免疫联合化疗诱导治疗后在免疫巩固治疗阶段进行胸部巩固放疗，另一种是在免疫联合化疗诱导治疗时进行胸部放疗。目前这两种治疗模式都有几项 II 期和 III 期研究在探索。研究中胸部放疗的模式也不同，包括常规的剂量分割、低剂量胸部放疗、SBRT 等。2022 年 ASCO 会议上报告了一项阿德贝利单抗联合化疗 4~6 个周期后未进展的患者胸部姑息性放疗一线治疗广泛期 ES-SCLC 的 II 期研究。研究纳入 31 例患者，中位 PFS 为 7.56 个月，其中 10 例患者接受了胸部放疗，ORR 为 80%，毒性可以接受。从初步的结果看，免疫一线治疗联合胸部放疗值得尝试。

一线治疗后巩固维持治疗也是提高疗效的一种策略。卢比替定作为新型的化疗药物，除了细胞毒作用外，还能诱导免疫性细胞死亡，抑制 MDSCs 的作用，影响炎症因子，与免疫治疗联合可以发挥协同作用。目前一项 III 期研究正在探索阿替利珠单抗联合 EC 方案一线治疗广泛期小细胞肺癌后阿替利珠单抗联合卢比替定巩固治疗的效果和安全性。

四、小细胞肺癌免疫治疗优势人群的探索

免疫治疗虽然建立了小细胞肺癌治疗新标准，但是预测疗效的标志物研究是小细胞肺癌免疫治疗实现突破的关键。研究发现 PD-L1 表达和肿瘤突变负荷（TMB）与广泛期小细胞肺癌免疫一线治疗效果无相关性。研究者探索了小细胞肺癌分子分型与免疫治疗效果的关系，研究者回顾性分析了 Impower133 中的 276 例患者分子分型与治疗的相关性，研究发现不表达 *ASCL1*、*NEUROD1*、*POU2F3* 这 3 种转录因子的炎症型小细胞肺癌（I 亚型）接受免疫治疗能够获得 18.2 个月的 OS，而化疗组的 OS 为 10.4 个月，与 A 亚型和 N 亚型接

受化疗治疗效果相似,这项研究提示与其他亚型相比,I亚型接受免疫治疗获益更显著($HR=0.566$,95% CI 0.321~0.998),I亚型可能是小细胞肺癌免疫治疗的预测标志物。2022年AACR上报告了来自CASPIAN研究中分子分型的数据,研究分别对D+EC组和EC组的57例和47例患者进行分析,研究采用不同的分子分型方法,更加Rudin等的方法,D+EC组和EC组每组都有4例患者为YAP亚型,而根据Gay等的方法,D+EC组和EC组分别有6例和5例患者为I亚型。I亚型或者YAP亚型接受免疫治疗有更长的OS。虽然两项基于广泛期小细胞肺癌免疫一线治疗Ⅲ期研究的探索性分析获得一致的结果,发现炎症型小细胞肺癌从免疫治疗获益更多,但需要大样本的前瞻性研究进行验证。

与其他实体瘤相比,小细胞肺癌有非常高水平的ctDNA,取材方便,可以动态反映肿瘤的变化,也是小细胞癌充满前景的标志物。一项度伐利尤单抗联合tremelimumab治疗复发小细胞肺癌的小样本Ⅱ期研究探索了ctDNA与小细胞肺癌免疫治疗效果的相关性。研究发现,与基线中等水平或者高水平ctDNA的患者相比,基线低水平ctDNA的患者更有可能获得PR或SD,获得更长的OS,提示肿瘤负荷对预后具有影响,治疗导致ctDNA下降的患者有更长的OS,提示ctDNA可以作为评估ES-SCLC治疗应答的替代标志替代物值得探索。此外,免疫治疗涉及多个环节,多种成分,错综复杂,也需要综合评估多项指标才能更加精准的预测小细胞肺癌免疫治疗的效果。

五、小细胞肺癌免疫治疗探索方向

当免疫治疗改写广泛期小细胞肺癌一线治疗格局的同时,也开始向局限期小细胞肺癌迈进。在局限期小细胞肺癌的治疗中,包括诱导放化疗后的免疫巩固维持治疗的研究如ADRIATIC研究和在诱导治疗开始免疫治疗就介入的研究如阿德贝利单抗联合同步放化疗治疗局限期小细胞肺癌的Ⅲ期研究,这些研究正在探索免疫治疗在局限期小细胞肺癌的疗效和安全性,寻找更加安全可靠的治疗策略,为改变局限期小细胞肺癌治疗格局奠定基础。

复发小细胞肺癌的治疗也是关注的焦点,免疫治疗也是解决复发小细胞肺癌治疗困境的希望。Checkmate331研究中纳武利尤单抗与标准化疗相比没有给复发小细胞肺癌患者带来OS的获益,提示免疫单药在复发小细胞肺癌,尤其是未经选择的患者中疗效有限,免疫联合治疗是复发小细胞癌值得探索的方向。目前有一些Ⅱ期研究正在进行,包括免疫治疗联合抗血管药物,免疫联合化疗,免疫治疗联合PARP抑制剂等。免疫新药也在复发小细胞肺癌中进行了探索。Tarlatamab(AMG 757)是一种双特异性T细胞衔接器,带有针对肿瘤细胞的DLL3抗体和吸引T细胞的CD3抗体,诱导患者自身的T细胞清除表达DLL3的肿瘤细胞。在AMG757治疗复发小细胞肺癌的Ⅰ期研究中纳入66例患者,其中有29例(44%)既往接受过PD-1/PD-L1抑制剂治疗,ORR为20%,DoR为8.7个月,也有良好的安全性。Tarlatamab(AMG757)三线及后线治疗SCLC的Ⅱ期研究(DeLLphi-301研究)也正在进行中。最后,深入进行分子研究探索小细胞肺癌免疫微环境特征,根据免疫微环境关键调控分子设计个性化的免疫治疗策略也是未来重要的研究方向。

PD-L1抑制剂联合化疗建立了广泛期小细胞肺癌一线治疗新标准,拥有中国自主知识产权的PD-L1抑制剂阿得贝利单抗,为广泛期小细胞肺癌一线治疗增添新的证据。PD-1抑制剂在广泛期小细胞肺癌一线治疗虽然遭遇了滑铁卢,但我国自主研发的斯鲁利单抗大放异彩,实现了PD-1抑制剂在广泛期小细胞肺癌治疗的突破,增强了小细胞肺癌免疫治疗的信心。但是目前小细胞肺癌的免疫治疗仍然面临诸多挑战,深入理解小细胞肺癌免疫微环境特征、分子分型与小细胞肺癌免疫治疗关系,探索获益人群是改善小细胞肺癌免疫治疗的关键。

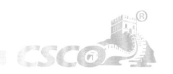

非鳞非小细胞肺癌免疫治疗现状和进展

吉林省肿瘤医院

程颖

近年来,随着以 PD-1/PD-L1 抑制剂为代表的免疫治疗药物在肺癌中的广泛研究和应用,在重塑肺癌治疗格局的同时实现了从晚期非鳞非小细胞肺癌(non-small lung cancer, NSCLC)的后线到一线,再到不可手术局部晚期 NSCLC 治疗和早期 NSCLC 围术期治疗的全覆盖,并展现出前所未有的长期生存获益,奠定了免疫治疗在无驱动基因非鳞 NSCLC 治疗中的基石地位。在不断取得突破的同时,人们在非鳞 NSCLC 免疫治疗领域也进行着更深层次的探索,以期能够给患者带来更多的治疗选择和更大的疗效和生存获益,免疫治疗策略和模式的优化、新靶点药物的研发、免疫用药时机的细化等都是最炙手可热的研究方向,研究进展可谓日新月异。

一、非鳞 NSCLC 围术期免疫治疗现状和进展

近年来免疫单药或联合化疗在驱动基因阴性可切除 NSCLC 显示良好的围术期疗效。基于 IMpower010 研究中阿替利珠单抗与最佳支持治疗(BSC)相比可将疾病复发或死亡(DFS)风险降低 57% 的优异结果,美国 FDA 和中国 NMPA 相继批准了阿替利珠单抗用于 PD-L1≥1% 的、完全切除的 Ⅱ~ⅢA 期 NSCLC 患者手术和铂类化疗后辅助治疗的适应证。在新辅助治疗方面,CheckMate-816 研究显示,纳武利尤单抗联合化疗用于可切除的 IB(≥4cm)~ⅢA 期 NSCLC 的新辅助治疗,相比单纯化疗得到了病理完全缓解率(pathologic complete response,pCR)显著提高(24% vs. 2.2%),其中可切除的 ⅢA 期 NSCLC 的 pCR 为 23% vs. 0.9%。2022 年 3 月美国 FDA 也批准了该疗法的新辅助治疗适应证。至此,免疫治疗实现了在肺癌围术期新辅助治疗、辅助治疗的全覆盖。优化免疫围术期的治疗策略一直是近年来的研究热点,用药的时机、用药周期数、单药和联合用药孰优孰劣、是否能够获得长期生存获益等都是目前亟待解决的问题。

(一)免疫联合化疗新辅助治疗获益再被验证

既往 Ⅱ 期 NADIM 研究结果提示纳武利尤单抗联合化疗新辅助+辅助治疗 ⅢA 期 NSCLC 的 MPR 达到 82.9%,pCR 为 63.4%,初步证实了免疫联合化疗用于围术期的疗效和安全性。随后 Ⅲ 期 CheckMate-816 研究在证实 ⅠB≥4cm~ⅢA

期 NSCLC 的新辅助治疗中验证了这个结论。2022 年 ASCO 会议上,公布了研究者发起的 NADIM Ⅱ 研究的初步结果,该研究再次证实纳武利尤单抗联合化疗新辅助治疗 ⅢA-B NSCLC 患者有优势,与单独化疗的患者相比,接受联合治疗的患者的 pCR 显著更高,分别为 36.8% 和 6.9%,MPR 分别为 52.6% 和 13.8%,再次验证了 NADIM、CheckMate 816 的结论,也进一步奠定了纳武利尤单抗联合化疗在 ⅢA 期 NSCLC 新辅助治疗中的标准治疗地位。

(二)免疫新辅助治疗也有长期生存获益

目前已经有充分的数据表明晚期 NSCLC 和局部晚期 NSCLC 患者能够从免疫治疗中得到长期生存获益。在围术期治疗研究中,NADIM 在 2021 年 WCLC 报道的结果显示 ITT 人群接受纳武利尤单抗联合化疗新辅助治疗的 36 个月和 42 个月 OS 率分别为 81.86% 和 78.94%。2022 年 ASCO 会议上 CheckMate159 研究公布 5 年生存结果,20 例患者接受纳武利尤单抗新辅助治疗,在平均随访 63 个月时,平均无复发生存期(RFS)为 67 个月;5 年 RFS 率为 60%,5 年 OS 率为 80%。随访 5 年时,9 例 MPR 患者中 8 例(89%)无瘤生存。这也是目前最长的免疫新辅助治疗生存随访数据,初步证实免疫围术期治疗的长生存优势,也期待未来其他研究的长期生存数据公布。

(三)免疫新辅助治疗周期的深层次探索

在已经发表的免疫新辅助治疗研究中,免疫药物的给药周期各有不同,其中免疫单药多为新辅助治疗 1~2 个周期,免疫联合方案在 2~4 个周期,已获批适应证的 CheckMate-816 研究为 3 个周期,3 周期用药是否优于 2 周期仍无定论。2022 年 ASCO 会议上,中国研究者报道了首个随机对照比较免疫联合化疗新辅助治疗不同周期数的 neoSCORE 研究,头对头比较了 2 周期和 3 周期信迪利单抗联合化疗新辅助治疗的效果,结果显示 3 周期较 2 周期 MPR 率增加 14.5%,pCR 率增加 4.9%,且未增加手术风险和术后并发症,初步明确了新辅助免疫治疗 3 周期更佳,虽然该研究为单中心的小样本研究,但为未来开展新辅助治疗研究提供了借鉴和思路,研究结论还需更大样本量的大型研究进一步验证。

(四)免疫辅助治疗研究稳步推进

IMpower010 研究打开了免疫辅助治疗的先河,阿替

利珠单抗也成为 PD-L1 表达 ≥1% 的早期 NSCLC(Ⅱ-ⅢA 期)患者手术和铂类化疗后的标准辅助治疗选择。其他药物在早期肺癌患者的辅助治疗中也开展了相关的研究,2022 年 ESMO Virtual Plenary Resources 发布了Ⅲ期 PEARLS/KEYNOTE-091 研究结果。该研究比较了帕博利珠单抗对比安慰剂在 PD-L1 非选择ⅠB(≥4cm)~ⅢA 期可切除 NSCLC 患者辅助化疗后的疗效,两组非鳞癌的比例分别为 67.5% 和 61.8%,该研究达到了主要终点 DFS(ITT 人群),两组分别为 53.6 个月和 42.0 个月(HR=0.76,95% CI 0.63~0.91),探索性分析中,无论是手术切除类型、淋巴结受累程度、肿瘤大小、辅助化疗的类型和周期,帕博利珠单抗均能改善患者 DFS。2022 年 6 月 13 日,FDA 已受理帕博利珠单抗用于ⅠB~ⅢA 期 NSCLC 完全手术切除后的辅助治疗申请。但该研究没有达到另一个主要终点 PD-L1 ≥50% 人群的 DFS,但因为 PD-L1 高表达人群的占比不足 30%,还需要继续随访观察高表达人群免疫辅助治疗的效果。

(五)免疫围术期研究的未来研究热点

目前,围术期免疫治疗还有诸多问题需要探索。在主要终点的选择方面,因为 OS 需要长期随访,所以 pCR、MPR 和 EFS 是最常用的主要终点替代指标,但哪个终点指标更胜一筹,能否转化为 OS 获益仍有争议。纳武利尤单抗联合化疗新辅助治疗ⅢA 期的单臂Ⅱ期研究(NADIM)结果提示达到 MPR 或 pCR 患者的 24 个月 OS 率为 100%,长期随访发现新辅助免疫联合化疗的 pCR 与 OS 密切相关。阿替利珠单抗联合化疗的新辅助治疗中 MPR 和 non-MPR 患者中位 DFS 分别为 34.5 个月和 14.3 个月(P=0.71),发现 MPR 和 EFS 密切相关。2022 年 ASCO 会议 CheckMate 816 也报道了病理缓解与 EFS 的关系,发现获得 pCR 和 MPR 的患者 EFS 更长。未来还需要更多研究、更长的随访数据为新辅助免疫治疗的最佳终点选择提供更多的证据。此外,在新辅助的获益人群如何选择也是人们关注的热点,在 CheckMate 816 研究中有 16% 的患者在新辅助免疫治疗后未接受手术(7% 疾病进展,1% 不良反应,8% 其他原因),ⅠB/Ⅱ期患者仍有 12% 的比例未接受手术治疗(其中疾病进展 5%),中位的残存肿瘤细胞比例在ⅠB/Ⅱ期为 28%,高于ⅢA 期的 8%,进一步提示ⅢA 期可能是新辅助免疫治疗更合适的人群。最后,新辅助 + 辅助全程免疫治疗的多项Ⅲ期研究如 CheckMate77T、KEYNOTE-617、IMpower030 和 AEGEAN 也在进行当中,免疫全程模式能否成为未来更好治疗选择还需等待结果公布。基于 MRD 的状态进行辅助免疫治疗的两项Ⅲ期研究 MERMAID-1(NCT04385368)和 MERMAID-2(NCT04642469)正在进行中,未来可能提供更加精准的辅助治疗模式。

二、不可手术局部晚期非鳞 NSCLC 免疫治疗现状和进展

不可手术局部晚期 NSCLC 是异质性很强、高度复杂的一组疾病,占初诊患者的 30%~40%,同步化放疗(cCRT)或序贯化放疗(sCRT)是标准治疗方案,但约 30% 的患者会在治疗 2 年内出现局部复发。2017 年首个免疫药物治疗不可手术局部晚期 NSCLC 的Ⅲ期研究——PACIFIC 研究奠定了度伐利尤单抗作为 cCRT 后巩固治疗的地位,中位 PFS 16.9 个月 vs. 5.6 个月,中位 OS 47.5 个月 vs. 29.1 个月,5 年生存率达到 42.9%,比安慰剂组提升了近 10%,此后,PACIFIC-R 研究在真实世界中进一步验证了 PACIFIC 研究的获益和安全性,中位 PFS 达到 23.7 个月。度伐利尤单抗不仅带来了稳定而持续的而长期生存获益,也成为目前唯一在中国和美国均获得局部晚期 NSCLC cCRT 后巩固治疗适应证的免疫药物,开启了不可手术局部晚期 NSCLC 免疫治疗的新时代。

(一)序贯放化疗模式的探索

由于临床中 cCRT 对患者的身体状态要求较高且很多患者无法耐受,所以 40%~70% 的患者以 sCRT 为主。因此,中国学者开展了同时纳入接受 cCRT 或 sCRT 患者的 GEMSTONE-301 研究,给予 PD-L1 抑制剂舒格利单抗或安慰剂巩固治疗 2 年,非鳞癌患者的比例分别为 30% 和 32%,舒格利单抗相对于安慰剂组显著改善了 PFS,中位 PFS 为 9.0 个月 vs. 5.8 个月(HR=0.64,P=0.002 6),无论 cCRT 或 sCRT 亚组,舒格利单抗治疗均显示一致的 PFS 获益。基于此结果,2022 年 6 月 NMPA 批准了舒格利单抗用于 cCRT 或 sCRT 后未发生疾病进展的不可切除的Ⅲ期 NSCLC 患者的巩固治疗,为临床上不能耐受 cCRT 的患者提供了一种有效的免疫治疗策略。2022 年 ELCC 会议公布的Ⅱ期 PACIFIC-6 试验结果也表明,sCRT 后未进展的患者接受度伐利尤单抗治疗,其安全性与 PACIFIC 相似,中位 PFS 为 10.9 个月。值得一提的是,这项研究中的中位年龄 68 岁,并有 3 例 ECOG PS 为 2 的患者,绝大部分患者伴有基础疾病,研究取得令人鼓舞也为体弱和老年患者提供了一种潜在可行的治疗方案。中国人群 sCRT/cCRT 后免疫巩固治疗的 PACIFIC-5 研究也正在进行中。

(二)免疫加入时机的前移

为了进一步扩大临床获益,人们也尝试前移免疫药物的加入时机。KEYNOTE-799 研究评估了帕博利珠单抗联合 cCRT 治疗不可手术局部晚期 NSCLC 患者的临床疗效,分为 A 组(鳞状 / 非鳞状)和 B 组(非鳞状),每组患者均需先接受 1 周期的免疫联合化疗,再给予 cCRT,其间给予 2 周期免疫治疗,放疗结束后继续免疫维持治疗 14 周期,结果显示两组 ORR 分别为 70.5% 和 70.6%。2022 年 ASCO 会议上该研究更新了 2 年结果,两组的 ORR 分别为 71.4% 和 75.5%,非鳞癌 ORR 为 74.1%。队列 A 的中位 PFS 为 30.6 个月,队列 B 的中位 PFS 未达到,2 年 PFS 率分别为 55.3% 和 60.6%。中位 OS 均未达到,2 年 OS 率分别为 64.3% 和 71.2%。虽然免疫同步放化疗的不良反应较 PACIFIC 模式增加,但 3 级以上肺炎发生率符合预期,没有超过设定阈值,安全性可控,该研究也证实了免疫前移的可行性,KEYLYNK012、PACIFIC2、CheckMate 73L 等数项免疫联合同步放化疗的Ⅲ期研究正在进行,未来将提供更多的证据。

(三)免疫联合策略的尝试

在免疫药物的选择方面,人们也在双免联合、联合新型靶点药物等方面进行了初步探索。BTCRC LUN16-081 研究是评估了 cCRT 后应用纳武利尤单抗单药(A 组)或纳武利尤单抗联合伊匹木单抗(B 组)进行巩固治疗的效果,两组中非

鳞癌的比例分别为 57.4% 和 54.9%，A 组和 B 组中位 PFS 分别为 25.8 个月和 25.4 个月，18 个月 PFS 为 62.3% 和 67%，2 年 OS 率分别为 77.7% 和 80.6%，与历史对照相比，两组均显示 18 个月 PFS 改善，双免疫联合治疗导致治疗相关不良事件的发生率更高。COAST 研究探讨了度伐利尤单抗单药（D 组）或联合抗 CD73 抗体 Oleclumab（D+O 组）或抗 NKG2A 抗体 Monalizumab（D+M 组）作为巩固治疗的效果和安全性，三组非鳞癌的比例分别为 55.2%、60.0% 和 56.5%，经确认的 ORR 分别为 17.9%、30.0% 和 35.5%，PFS 分别为 6.3 个月、NR 和 15.1 个月，联合新型靶点药物巩固治疗显著改善了 ORR 和 PFS，≥3 级的 TEAE 的发生率分别为 39.4%、40.7% 和 27.9%，并没有增加不良反应，值得 III 期研究进一步验证。此外，TIGIT 靶点的几项 III 期研究 BGB-A317-A1217-301、PACIFIC8 等也在进行中。

（四）PD-L1 高表达人群 chemo-fee 的初探

在晚期 NSCLC 中，PD-L1 高表达（≥50%）的患者接受免疫单药治疗就能得到很好的获益。局部晚期 NSCLC 中在放疗如果使用免疫药物替代化疗是否安全可行呢？在 I 期研究 NRG-LU004（NCT03801902）中，入组 PD-L1≥50% 患者，在第一次输注度伐利尤单抗后 2 周内进行放疗（队列 1：加速分次放疗；队列 2：传统放疗），度伐利尤单抗 4 周一次持续 1 年。24 例可评价患者，队列 1 未报告剂量限制毒性（dose-limiting toxicities，DLT），队列 2 报告 1 例 DLT（导致度伐利尤单抗停药的不相关支气管肺出血），整体安全性较好。另一项 SPRINT 研究入组了 25 例 PD-L1≥50% 的 III 期 NSCLC 患者，在 3 周期帕博利珠单抗治疗后给予选择性个体化放疗，放疗结束后继续帕博利珠单抗治疗 12 周期，结果显示中位 PFS 为 20 个月，1 年 PFS 率为 73%，中位 OS 未达到，1 年 OS 率为 91%。证实 PD-L1≥50% 的 III 期 NSCLC 患者接受帕博利珠单抗联合放疗而不接受化疗具有良好的早期临床结果。

三、晚期非鳞 NSCLC 的免疫治疗现状和进展

对于没有驱动基因的非鳞 NSCLC 患者，一线免疫治疗研究百花齐放，国内外均有多个 PD-1/PD-L1 抑制剂获批适应证，免疫单药、免疫联合治疗策略都取得了非常亮眼的成果，并在不同药物中得到了验证，丰富了晚期非鳞 NSCLC 的一线治疗选择。目前，人们把免疫一线治疗的目光聚焦到特殊人群的治疗、更多联合方案尝试和免疫新靶点药物开发领域，期望能够进一步夯实和扩大免疫治疗的效果和获益。

（一）特殊人群治疗策略的探索

1. PD-L1 高表达人群的治疗免疫治疗 KEYNOTE-024 最先证实了 PD-L1≥50% 的 NSCLC 是免疫治疗的优势人群，这一结论在 KEYNOTE-042、IMpower010 和 EMPOWER LUNG1 研究中都得到了验证，在免疫联合化疗的研究 KEYNOTE-189 也贯穿到 PD-L1≥50% 患者的生存获益，所以目前免疫单药和免疫联合化疗均是临床可选择的治疗策略。然而，单药和联合方案哪种性价比更高、化疗的加入是否能够真正的改善患者预后一直是非常有争议的临床实践问题。2021 年 ESMO 会议上报道的一项研究就分析了真实

世界中使用免疫单药和免疫治疗联合化疗的 PD-L1 高表达 NSCLC 患者的疗效和预后，发现相比于使用联合治疗的患者，使用免疫单药的患者普遍在基线时情况就较差，有更多的不利预后特征。但即使这样，单药和联合治疗在 OS 和 PFS 上均差异无统计学意义。在 2022 年 ASCO 会议上，报告了一项美国 FDA 汇总分析结果，该研究汇总了获批的 12 项免疫治疗的 III 期临床研究数据，探索免疫治疗 ± 化疗在 PD-L1 评分≥50% 患者中的疗效和生存结局。结果显示在 3 189 例 PD-L1≥50% 的 NSCLC 患者中，免疫单药组（1 298 例）和免疫联合化疗组（455 例）的中位 OS 分别为 25.0 个月和 20.9 个月（$HR=0.82$，95% CI 0.62~1.08），免疫联合化疗组虽然 OS 在数值上有延长趋势，但两组差异无统计学意义；亚组分析提示在 75 岁以上的老年患者接受免疫单药具有更好的 OS 和 PFS 获益。虽然该研究仅为回顾性的描述性分析且临床试验人群和真实世界患者之间存在差异，但提示我们对于 PD-L1 高表达人群免疫联合化疗和免疫单药的获益相当，在制订临床决策时应充分考虑患者的耐受性和加入化疗的潜在获益和风险。

2. 驱动基因阳性患者免疫治疗的探索 免疫治疗能否使驱动基因阳性的 NSCLC 患者获益一直研究的热点和争议问题，不同基因分型的 NSCLC 患者具有不同的免疫微环境，所以免疫治疗的效果差异较大。有研究显示 EGFR 突变型患者 PD-L1 的表达水平、肿瘤突变负荷的数值、肿瘤浸润性淋巴细胞的水平均较低，这些因素决定了 EGFR 突变人群免疫治疗可能效果欠佳，早期多项临床研究结果均显示免疫单药治疗效果有限。免疫联合靶向治疗的 TATTON、KEYNOTE-021 研究队列 E 和 F 等几项早期研究也因为间质性肺炎、肝脏毒性等不良反应事件（AEs）发生率较高而终止了研究。因此，目前对于 EGFR 突变人群免疫治疗的探索，主要是聚焦在 TKI 耐药后的治疗，在 IMpower150 研究中阿替利珠单抗联合贝伐单抗和化疗的四药联合方案中显示来较好的疗效。ORIENT-31 研究中，信迪利单抗联合贝伐珠单抗及化疗组和标准化疗组的中位 PFS 分别为 6.9 个月和 4.3 个月（$HR=0.464$，95% CI 0.337~0.639），两组的 ORR 分别为 43.9% 和 25.2%，基于此研究 NMPA 已经受理此联合用药方案的上市申请。此外，免疫联合抗血管生成药物（安罗替尼、贝伐单抗）的 chemo-free 策略也进行了探索；特瑞普利单抗（CT18 研究）、替雷利珠单抗（BGB-A317-2001-IIT 研究）和帕博利珠单抗联合化疗的小样本单臂 II 期研究也显示较好的 ORR 和 PFS，大样本 III 期研究如 KEYNOTE-789、CheckMate722、TREASURE 也正在进行中。

KRAS 基因是 NSCLC 的另一个重要驱动基因，占 15%~25%，其中 KRAS G12C 为最常见突变类型。真实世界研究提示 KRAS 突变人群具有较高的 PD-L1 阳性率和高表达率，且有多项回顾性研究报道此类人群可能从免疫治疗中获益。2022 年 ASCO 报道了一项汇总分析结果，FDA 上市批准的 12 个晚期 NSCLC 患者的随机试验，共纳入 1 430 例 KRAS 突变检测的 NSCLC 患者，包括 KRAS 野生型 875 例（61%），KRAS 突变型 555 例（39%），其中 KRAS G12C 突变 157 例（11%）。结果显示，KRAS 野生型、KRAS 突变型和 KRAS G12C 突变三组应用免疫联合化疗的 ORR 分别为 51%、46% 和

47%,野生型和突变型两组的 OS 分别为 18.7 个月和 22.4 个月(*HR*=1.12,95% *CI* 0.86~1.46),两组 OS 差异无统计学意义,且无论 PD-L1 表达状态如何,免疫联合化疗均具有更好的 OS 获益,提示对于 *KRAS* 突变患者,免疫联合化疗仍然是更好的一线治疗选择。

3. 伴有脑转移患者的免疫治疗探索 脑转移患者预后差,临床缺乏有效治疗手段,在帕博利珠单抗治疗有脑转移 NSCLC 患者的 Ⅱ 期研究中,队列 1 为 PD-L1 阳性患者(37 例);队列 2 为 PD-L1 表达未知患者(5 例),结果显示队列 1 颅内 ORR 为 29.7%,颅内 PFS 为 2.3 个月,2 年生存率为 34%,提示免疫治疗对于脑转移患者有一定的潜力。在纳武利尤单抗后线治疗 NSCLC 脑转移患者的真实世界研究中,ORR 为 17%,DCR 为 39%,脑转移患者的疗效与总体人群的疗效非常接近(总人群 ORR 为 18%,DCR 为 44%)。阿替利珠单抗对比多西他赛治疗经治 NSCLC 的 OAK 研究也发现有脑转移史的患者,阿替利珠单抗组的中位 OS 优于化疗组,此外 CheckMate227 研究和 CheckMate9LA 研究均报道了脑转移亚组数据,分别证实双免联合、双免联合化疗模式在脑转移患者中均有显著的 OS 获益。ATEZO-BRAIN 是一项单臂 Ⅱ 期研究,旨在评估阿利珠单抗联合化疗治疗初治晚期 NSCLC 脑转移患者的疗效和安全性,允许每日使用地塞米松量 ≤4mg,中位脑转移数目为 5 个,结果显示总体的 ORR 为 45%,颅内 ORR 为 42.5%,ORR 与 PD-L1 的表达状态没有显著的关系;全身 PFS 为 8.9 个月,颅内 PFS 为 6.9 个月,OS 为 11.8 个月,2 年的 OS 率为 27.5%,大多数颅内和颅外的缓解情况一致,结果提示对未经治疗的脑转移患者,免疫联合化疗可能是一种有效的治疗策略。

(二)免疫治疗长生存获益再现,助力肺癌慢病化进程

既往已经有多项免疫临床研究显示免疫治疗可以显著延长患者的生存期,而"长生存"也成为免疫治疗最大的亮点。在 NSCLC 研究领域,多个研究已经公布了长期的生存数据。KEYNOTE-024 是一线免疫治疗首个公布 5 年生存数据的 Ⅲ 期临床研究,在 PD-L1 高表达(TPS≥50%)人群中,帕博利珠单抗单药治疗和化疗两组 5 年 OS 率分别为 31.9% 和 16.3%,近 1/3 的 PD-L1 高表达患者接受免疫单药治疗生存 5 年以上。KEYNOTE-042 研究 5 年生存数据显示,在 PD-L1≥1% 的晚期 NSCLC 患者中,帕博利珠单抗单药和化疗两组的 5 年 OS 率分别为 16.6% 和 8.5%,中国扩展研究的 4 年 OS 数据显示,中国人群两组 4 年 OS 率分别为 21.3% 和 12.7%。免疫联合化疗的 KEYNOTE-189 研究首次报道了非鳞 NSCLC 患者 3 年 OS 数据,帕博利珠单抗联合培美曲塞/铂类治疗和单独化疗的 3 年 OS 率分别为 31.3% 和 17.4%,在 PD-L1≥50%、1%~49% 和 <1% 人群中免疫联合化疗 3 年 OS 率分别为 43.7%、28.3% 和 23.3%。2022 年 ASCO 会议上,纳武利尤单抗联合伊匹木单抗对比化疗的 CheckMate 227 研究报道了首个双免疫治疗的长生存数据,在 PD-L1≥1% 和 <1% 人群中,接受双免联合治疗对比化疗的 5 年 OS 率分别为 24% vs. 14% 和 19% vs. 17%,提示 PD-L1<1% 的患者也能从双免疫治疗中得到 OS 获益。同时,CheckMate 9LA 研究也报道了 3 年 OS 数据,双免联合化疗组和单用化疗组的 3 年 OS 率分别为 27% vs. 19%,进一步巩固了免疫治

疗策略的长生存获益。但是从数据上比较,双免联合化疗的模式仍未超越免疫联合化疗的模式,探索这种联合治疗策略的获益人群具有非常重要的临床价值。

(三)免疫耐药人群治疗对策的探索

免疫治疗耐药后的治疗是亟待解决的临床难题,如何克服和逆转耐药也是当下研究热点。目前,以 PD-1/PD-L1 抑制剂为基础的联合治疗研究广泛开展,但很多联合策略并没有获得理想的抗肿瘤疗效。陈列平等提出了解肿瘤的适应性免疫抵抗机制是指导未来药物研发的关键,并基于肿瘤免疫微环境 PD-L1 表达和肿瘤浸润淋巴细胞(tumour-infiltrating lymphocytes,TILs)将肿瘤分为 4 种不同类型:Ⅰ 型(PDL1–/TIL–)、Ⅱ 型(PDL1+/TIL+)、Ⅲ 型(PDL1–/TIL+)和 Ⅳ 型(PDL1+/TIL–),根据不同肿瘤类型可能潜在的适应性免疫抵抗机制决定如何采用联合治疗策略,同时还提出改变肿瘤微环境、阻断免疫抑制机制、增强 T 细胞介导的免疫是未来联合策略的三大方向。2022 年 ASCO 会议报道了 Lung-MAP 子研究 S1800A 研究结果,这项随机对照 Ⅱ 期研究比较雷莫西尤单抗联合帕博利珠单抗和标准方案(培美曲塞、吉西他滨、多西他赛 ± 雷莫芦单抗)治疗先前接受过 PD-1/PD-L1 抑制剂且含铂方案化疗失败患者的疗效,结果显示雷莫芦单抗联合帕博利珠单抗组(*n*=69)和标准方案治疗组(*n*=67)中位的 OS 分别为 14.5 个月和 11.6 个月(*HR*=0.69),OS 所有亚组 *HR* 均<1,提示在一线免疫联合化疗耐药后,二线可以采用免疫联合抗血管的去化疗方案,后续需要进一步研究验证。在 COSMIC021 研究的队列 7 和队列 20 中,同样评估了多靶点 TKI 药物卡博替尼联合阿替利珠单抗对比卡博替尼单药治疗免疫治疗耐药的非鳞 NSCLC 患者的疗效和安全性,结果显示联合治疗队列(*n*=81)和单药队列(*n*=31)的 ORR 分别为 19% 和 6%,中位 PFS 分别为 4.5 个月和 3.4 个月,中位 OS 分别为 13.8 个月和 9.4 个月,联合队列和单药队列 3~4 级 AEs 的发生率分别为 53% 和 71%,联合治疗并没有增加不良反应并在免疫耐药人群显示了令人鼓舞的初步疗效和安全性,比较卡博替尼联合阿替利珠单抗对比多西他赛治疗先前免疫和铂类化疗耐药的 NSCLC 疗效的 Ⅲ 期研究(CONTACT01)正在进行中。此外,尼达尼布联合多西他赛二线治疗免疫治疗失败的晚期腺癌患者的研究也更新了结果,PFS 和 OS 分别为 4.7 个月和 8.1 个月,PS 评分为 0 分、1 分和>1 分患者的中位 PFS 分别为 5.1 个月、3.7 个月和 2.1 个月,中位 OS 分别为 9.1 个月、10.5 个月和 4.0 个月,结果支持在 PS 为 0~1 分人群中将尼达尼布联合多西他赛作为一线免疫联合化疗进展后二线治疗的有效选择。

癌症疫苗也是近年免疫疗法的热点并在免疫耐药人群中显示了初步疗效,OSE-2101 是一种从 5 个肺癌肿瘤相关抗原筛选出 10 个最佳新抗原表位的癌症疫苗,仅限 HLA-A2 阳性患者,能够刺激 T 淋巴细胞识别和攻击癌细胞。Atalante-1 研究评估了 OSE2101 对比标准化疗治疗免疫和化疗进展的 NSCLC 的疗效和安全性。结果显示两组的中位 OS 分别为 11.1 个月和 7.5 个月(*HR*=0.59,*P*=0.017),3~5 级 AE 发生率分别为 11% 和 35%,美国 FDA 已授予 OSE 2101 治疗 HLA-A2 阳性 NSCLC 的孤儿药资格,未来有望为免疫耐药人群提供新的治疗策略。ADXS-503 是一种多新抗原疫苗,

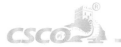
可以诱导固有免疫和适应性免疫,产生靶向多种肿瘤相关抗原的 T 细胞。在治疗既往帕博利珠单抗治疗进展的 NSCLC 的 II 期研究中,14 例患者使用帕博利珠单抗进展时给予了 ADXS-503 治疗,ORR 为 14%,DCR 为 36%,2 例持久的 PR 分别持续 694d 和 319d,研究结果提示在特定的患者中,帕博利珠单抗治疗进展时加入 ADXS-503 作为后线治疗可防止进一步的临床进展,需要进一步的研究验证。目前,免疫联合多靶点药物、疫苗和其他免疫药物的临床研究正在如火如荼开展,或许未来能为 IO 耐药人群提供更多克服耐药的方案。

(四) 免疫新靶点药物的研发

除了 PD-1/PD-L1 抑制剂以外,人们还在不断探索新的肿瘤免疫靶点,挖掘免疫治疗更多的可能性,包括针对共抑制性受体(LAG3、TIM3、BTLA、TIGIT 等)、协同刺激分子(CD137、OX40、CD40、GITR 等)、肿瘤微环境中的免疫细胞(MDSCs、Tregs)都在如火如荼进行中。Eftigimod alpha(efti)是一种可溶性 LAG-3 蛋白,通过与 MHC II 结合,介导抗原呈递细胞(APC)和 CD8T 细胞活化,通过刺激树突状细胞网络,招募 T 细胞。TACTI-002 研究是一项多队列研究,2022 年 ELCC 报道了队列 B 的结果,efti 联合帕博利珠单抗二线治疗 IO 难治性 NSCLC 患者在 6 个月时产生了令人鼓舞

的 73% 的 OS 率。2022 年 ASCO 会议报道了队列 A 数据,efti 联合帕博利珠单抗一线治疗 PD-L1 未经选择的 NSCLC,iRECIST 评估的 ORR 为 38.6%,RECIST 评估的 ORR 为 37.7%,在 PD-L1 < 1%,1%~49% 和 ≥ 50% 患者中的 ORR 分别为 24.3%、40.0% 和 51.6%,中位 PFS 为 6.9 个月,因 AEs 导致停药的比例为 9.6%,这项 II 期研究显示了令人鼓舞的疗效,ORR 高于帕博利珠单抗单药治疗的历史数据,而且显示了良好的安全性和耐受性,未来需要 III 期临床研究的验证。此外,多种新型靶点药物仍处于早期研发阶段,未来结果值得期待。

四、小结

免疫药物让非鳞 NSCLC 的治疗进入了全新的时代并不断更新、优化,覆盖更多人群逐渐向精耕细作、夯实成果转变,并通过明晰临床实际和争议问题、优化治疗方案、研发新药等为围术期、局部晚期和晚期 NSCLC 的临床实践和未来研究开展提供了借鉴和思路,引领 NSCLC 免疫治疗迈入新的发展阶段。未来,也将继续在生物标志物、优势人群、新靶点、耐药机制等方面进行更深层次的探索,为患者提供更多治疗选择,让肺癌真正地进入慢病时代。

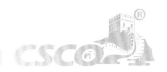

液体活检在非小细胞肺癌免疫治疗应用新进展

中国医学科学院肿瘤医院
段建春

近年来,随着肺癌诊疗水平的不断提升以及诊疗策略的不断优化,以免疫治疗、靶向治疗等为代表的治疗模式为肺癌患者带来了显著且持久的生存获益,使得我国肺癌的精准治疗取得了长足进步。然而,面对不同治疗模式,如何探索和筛选疗效预测生物标志物,对患者进行再精准化分层,实现其获益最大化,也是未来需要重点关注的研究方向。

随着近年的不断探索,液体活检(liquid biopsy)已经成为肿瘤精准诊疗的重要助力手段,其在肿瘤早期筛查、治疗选择、复发监测、预后等多维度进行了探索,并越来越受到临床学界的关注。与组织活检相比,液体活检能够通过非侵入性取样降低活检的不良反应,而且便于重复检测,因此可动态观察患者分子层面变化及其与治疗反应的相关性,在临床实践中具有较高的可行性。液体活检是利用患者的血液、胸腔/腹腔/心包腔积液、脑脊液、尿液、唾液等样本,并通过对所得标志物分析来反映其来源组织相关信息,进而明确肺癌的疾病特征。既往已有多项研究证实,在驱动基因阳性晚期非小细胞肺癌患者,基于ctDNA检测明确靶点,指导精准靶向治疗,并在治疗过程中动态监测,明确其耐药机制,进而决定后续治疗,实现了靶向治疗时代的个体化精准治疗。

近年来,以程序性死亡因子-1(programmed cell death-1, PD-1)单抗,程序性死亡因子-1配体(programmed cell death ligand-1, PD-L1)单抗为代表的免疫检查点抑制剂(immune checkpoint inhibitors, ICIs)改变了肺癌的治疗格局,为患者带来了持久的生存获益,但在临床实践中仍存在一些挑战,如免疫的原发和继发耐药、疗效预测生物标志物等。目前,PD-L1表达、肿瘤突变负荷是最常用的免疫疗效标志物;此外,对于微卫星不稳定性(microsatel lite instability, MSI)、中性粒细胞与淋巴细胞比率(neutrophil to lymphocyte ratio, NLR)、基因突变、评分预测模型等的疗效预测作用也有一系列的探索,为免疫治疗的个体化治疗提供了研究方向。基于既往一系列液体活检的研究证据,在免疫治疗时代液体活检也展开了相应探索。

一、液体活检在晚期 NSCLC 免疫治疗的应用

(一)循环肿瘤 DNA

1948 年 Mandel 和 Metais 首次提出了细胞外游离核酸(cell free DNA, cfDNA)的概念,指存在于人体体液且游离于细胞之外的核酸,主要由凋亡或坏死细胞释放而成。随后,肿瘤患者外周血中被证实含有更多的 cfDNA,其中含肿瘤相关突变的 cfDNA 称为循环肿瘤 DNA(circulating tumor DNA, ctDNA),来源于凋亡或坏死的肿瘤细胞释放、CTC 或外泌体等,癌症患者 cfDNA 中 ctDNA 的占比差异较大,0.1%~90%。ctDNA 液体活检技术在肺癌中已经开始应用,其中 ctDNA 水平的升高与肿瘤负荷、疾病进展和疗效反应相关。而在癌症的早期阶段,患者的血液中就已经存在 ctDNA,其中 Ⅱ～Ⅳ 期非小细胞肺癌(non-small cell lung cancer, NSCLC)患者 ctDNA 的检出率为 100%,而在 Ⅰ 期患者中,仅有 50% 被检出。除此之外,ctDNA 还可用于基因突变分析及疗效监测,指导治疗。

Goldberg 等对 28 例接受免疫治疗的晚期 NSCLC 患者分析 ctDNA 的动态定量变化,通过对比与影像学缓解的一致性和预后,评估 ctDNA 的疗效预测作用。结果显示,ctDNA 的动态变化与影像学缓解具有较强的一致性(Cohen's kappa=0.753),且 ctDNA 下降(ctDNA 绝对量相比基线下降 50% 以上)人群较影像学缓解人群的中位 PFS(HR=0.29, 95% CI 0.09~0.89)和中位 OS(HR=0.17, 95% CI 0.05~0.62)更优;提示 ctDNA 用于免疫治疗早期疗效预测的潜能。Ricciuti 等对 62 例接受免疫单药或联合化疗一线治疗的晚期 NSCLC 进行 ctDNA 分析同样得到相同的结论。结果显示,ctDNA 下降与影像学肿瘤缓解具有显著相关性(HR=0.66, P<0.001);此外,与 ctDNA 升高患者相比,ctDNA 下降患者的 ORR(60.7% vs. 5.8%, P=0.000 3)、中位 PFS(8.3 个月 vs. 3.4 个月, HR=0.29, 95% CI 0.14~0.60 ; P=0.000 7)和中位 OS(26.2 个

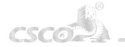

月 vs. 13.2 个月，*HR* = 0.34，95% *CI* 0.15~0.75；*P* = 0.008）更优。除此之外，Thompson 等进行 ctDNA 与免疫治疗效果的相关性分析结果与既往一致。因此，基于 ctDNA 的动态变化可预测免疫治疗的早期疗效，未来值得更多前瞻性、随机对照研究进一步验证。

（二）血液肿瘤突变负荷

目前可以作为指导免疫治疗选择的潜在生物标志物之一是血液肿瘤突变负荷（blood tumor mutational burden，bTMB）。近期，Gandara 等首次证实了 bTMB 作为潜在生物标志物的可能性；该研究使用 Foundation One（F1）CDx NGS 试剂盒对 POPLAR 研究和 OAK 研究中接受阿替利珠单抗二线治疗晚期 NSCLC 患者进行 TMB 分析。结果显示，bTMB 与 tTMB（tissue-based tumor mutational burden，tTMB）呈显著正相关（Spearman 秩相关指数为 0.64），阳性一致率为 64%。此外，与 bTMB<16 患者（*HR* = 0.98，95% *CI* 0.80~1.20）相比，bTMB≥16 患者接受阿替利珠单抗治疗的无进展生存期（progression-free survival，PFS）更优（*HR* = 0.65，95% *CI* 0.47~0.92；interaction *P* = 0.036），但总生存期（overall survival，OS）差异无统计学意义（interaction *P* = 0.75）。后续的 IMpower110 研究也得到类似的结果，与 bTMB<16 患者（*HR* = 1.00，95% *CI* 0.78~1.29）相比，在 bTMB≥16 患者中接受阿替利珠单抗一线治疗的中位 PFS 更优（*HR* = 0.55，95% *CI* 0.33~0.92），但中位 OS 差异无统计学意义（bTMB≥16：*HR* = 0.75，95% *CI* 0.41~1.35；bTMB<16：*HR* = 1.07，95% *CI* 0.77~1.47）。B-F1RST 研究前瞻性的评估了 bTMB 在一线免疫治疗中的疗效预测作用。结果显示，bTMB≥16 患者的客观缓解率（objective response rate，ORR）显著升高（35.7% vs. 5.5%）；但遗憾的是，bTMB≥16 与 bTMB<16 患者的中位 PFS 差异无统计学意义（5 个月 vs. 3.5 个月，*HR* = 0.80，90% *CI* 0.54~1.18；*P* = 0.35）；在最终分析中，中位 OS 呈现获益趋势（29.1 个月 vs. 13.4 个月，*HR* = 0.54，90% *CI* 0.34~0.87；*P* = 0.032）。此外，MYSTIC 研究也探索性分析了 bTMB 与免疫治疗效果之间的相关性。结果显示，bTMB 与 tTMB 呈正相关（Spearman ρ = 0.6；Pearson *r* = 0.7），且 bTMB 与 PD-L1 表达无相关（Spearman ρ = 0.05；Pearson *r* = 0.01）；与既往研究结果不同的是，该研究显示 bTMB≥20mut/Mb 患者接受度伐利尤单抗和 Tremelimumab 治疗的中位 OS（21.9 个月 vs. 10.0 个月，*HR* = 0.49，95% *CI* 0.32~0.74）和 12 个月 PFS 率［38.6%（95% *CI* 26.3~50.7）vs. 2.3%（95% *CI* 0.2~10.4）］更优。

除了在免疫单药和双免联合模式中疗效预测作用的探索，在免疫联合化疗模式中也有学者评估了 bTMB 的疗效预测价值。CheckMate 9LA 研究的结果与上述研究结果一致；高 bTMB 患者接受纳武利尤单抗联合伊匹木单抗与短程化疗的中位 PFS（bTMB≥16mut/Mb：*HR* = 0.55，95% *CI* 0.39~0.78；bTMB<16mut/Mb：*HR* = 0.78，95% *CI* 0.60~1.00）更优，中位 OS（bTMB≥16mut/Mb：*HR* = 0.60，95% *CI* 0.42~0.86；bTMB<16mut/Mb：*HR* = 0.73，95% *CI* 0.55~0.96）差异无统计学意义。

为进一步揭示 bTMB 与 OS 的相关性，中国医学科学院肿瘤医院王洁教授团队对 POPLAR 研究、OAK 研究、国家癌症中心（National Cancer Center，NCC）三个队列分析

bTMB 预测 OS 的效能，结果显示 bTMB 无法预测 OS，可能与肿瘤负担重导致释放至血液中的 ctDNA 量更多有关。基于此，该研究采用最大体细胞等位基因频率（maximum somatic allele frequency，MSAF）反映血液 ctDNA 含量，结果发现 MSAF 是一个预后指标，MSAF 越高预示肿瘤负荷越大，患者 OS 越差，且 MSAF 和 bTMB 的水平呈正相关（Pearson *r* = 0.37）；基于此，可将 bTMB 分为高频（HAF-bTMB）和低频（LAF-bTMB）两部分，且 LAF-bTMB 筛选免疫治疗后 OS 获益患者的能力优于传统 bTMB 的预测效能（OS：*HR* = 0.31，95% *CI* 0.19~0.50，*P*<0.001；PFS：*HR* = 0.36，95% *CI* 0.23~0.55，*P*<0.001），进一步为患者的精准化免疫治疗提供了思路。

因对于 bTMB 的检测基因数量、检测平台、计算方法等仍存在较大差别，有关免疫治疗 bTMB 的疗效预测作用、检测方法、cutoff 值等还需更多深入探索，以进一步明确其临床应用价值。对开展 bTMB 检测的检测平台进行规范和统一化，有助于其在临床研究和实践中的开展应用。

（三）循环肿瘤细胞

1869 年，Ashworth 首次提出循环肿瘤细胞（circulating tumor cells，CTCs），即原发灶或转移灶脱落进入外周血的肿瘤细胞，而这些肿瘤细胞可能经历了上皮间质转化，具有更强的流动性和侵袭性，易于黏附于血管壁并穿越，最终产生远处转移。CTC 半衰期非常短，1.0~2.4h，可单个存在或形成循环肿瘤微栓。外周血中 CTC 水平很低，在已发生转移的肿瘤患者中每 1×10^9 个血细胞中大约有 1 个 CTC，有研究发现每 7.5ml 外周血中 CTC<2 个的 NSCLC 患者的 OS 为 11.2 个月，PFS 为 6.2 个月，而 CTC≥2 个患者的 OS 为 8.3 个月，PFS 为 4.3 个月，且进展组的 CTC 数量高于对照组。

随着 PD-1/PD-L1 免疫检查点抑制剂获批，NSCLC 患者 PD-L1 免疫组化检测试剂等也随适应证需要作为伴随诊断或补充诊断而相应获批。目前 PD-L1 表达免疫组化检测是 NSCLC 免疫治疗临床意义最确切的预测生物标志物；然而，检测标本是否具有有效肿瘤组织、PD-L1 表达瘤内和瘤间异质性等问题导致部分患者无法准确或全面获悉 PD-L1 表达水平。基于此，目前一些研究已经开始探索 CTCs 中治疗前和治疗过程中 PD-L1 表达水平。Ilié 等对 106 例晚期 NSCLC 患者的 CTCs 和肿瘤组织的 PD-L1 表达进行了对比分析，发现其具有较好的一致性（93%）。Dhar 等对治疗前肿瘤组织和 CTCs 的 PD-L1 表达也进行了评估，结果显示肿瘤组织和 CTCs 也具有较好的相关性，且 CTCs PD-L1 表达阳性患者接受免疫治疗的效果更佳，然而该研究中可评估患者例数仅 4 例，仍需扩大样本量进一步研究探索。

然而，亦有部分研究提示 CTCs 和肿瘤组织的 PD-L1 表达无显著相关性或具有极弱相关性。Guibert 等对 96 例接受纳武利尤单抗治疗的晚期 NSCLC 患者的 CTCs 和肿瘤组织的 PD-L1 进行分析发现，两者 PD-L1 表达无显著相关性（*r* = 0.04，*P* = 0.77），CTCs 和肿瘤组织 PD-L1 阳性比例分别为 83% 和 41%。此外，高 CTCs 患者的 OS 和 PFS 更差（OS：*HR* = 1.06，*P* = 0.03；PFS：*HR* = 1.05，*P* = 0.02），PD-L1 阳性 CTCs 患者接受纳武利尤单抗疗效更差（*P* = 0.04）。随后 Janning 等和 Koh 等进行的 CTCs 和肿瘤组织 PD-L1 的

表达分析也得到类似的结果,两者 PD-L1 表达无显著相关性。但值得注意的是,在这些研究中 PD-L1 的检测试剂盒和方法不同,且不同研究的人群特征有差异;因此,对于通过 CTCs 检测 PD-L1 表达水平的统一方法和试剂盒仍需更多的研究。

二、液体活检在早期 NSCLC 免疫治疗的应用

近年来,从评估肿瘤负荷角度出发,ctDNA 作为评估微小残留病灶(minimal residual disease,MRD)或分子残留病灶(molecular residual disease,MRD)的研究对象在肺癌这一实体瘤中的证据不断积累。2021 年"第十八届中国肺癌高峰论坛"中提出了肺癌 MRD,定义是指经过治疗后,传统影像学(包括 PET/CT)或实验室方法不能发现,但通过液体活检发现的癌来源分子异常,代表着肺癌的持续存在和临床进展可能;肺癌分子异常,指在外周血可稳定检测出丰度 ≥0.02% 的 ctDNA,包括肺癌驱动基因或其他的 I / II 类基因变异。

TRACERx 研究对 24 例早期 NSCLC 患者术后外周血 ctDNA 进行动态监测显示,在 14 例复发患者中,13 例在影像学复发前即可检测出 ctDNA 阳性;随后更新的 78 例患者数据进一步得到证实:45 例疾病复发患者中有 37 例可检测出 ctDNA 阳性,其中位超前预测时间为 151d;而另外 23 例无复发患者中,共 199 例血浆样本中仅检测出 1 例 ctDNA 阳性。Chaudhuri 等回顾性分析了 40 例接受根治性切除术后的 I～III 期肺癌患者及 54 例健康人群作为对照,采用基于肿瘤个体化深度测序谱(cancer personalized profiling by deep sequencing,CAPP-seq)分析了入组患者的 255 份外周血标本。结果显示 94% 的肿瘤复发患者在术后首次血标本中即可检测 ctDNA 阳性,ctDNA 检测阳性可早于约 72% 的影像学诊断的肿瘤复发,中位超前预判时间窗为 5.2 个月。此外,国内学者陈克终等进行的一项前瞻性研究亦观察到相同结果,对于接受根治性切除术后的 NSCLC 患者 ctDNA 可提前预判疾病复发,平均超前预判时间窗为 165d(12~337d);此外,在接受辅助治疗的 17 例患者中,术后 ctDNA 阳性患者无复发生存期长于阴性患者(269d vs. 111d,P=0.018)。Gale 等对 88 例早期 NSCLC 患者的 ctDNA 和疾病复发的分析结果与以上相同。

除了 ctDNA 在疾病复发监测领域的诸多探索,其在治疗选择、疗效预测等领域也逐渐崭露头角。吴一龙教授团队开展的前瞻性研究探索了 MRD 在接受根治术后的 I～III 期 NSCLC 患者中的疗效预测作用。该研究入组了 261 例患者,共 913 份外周血标本和 256 例肿瘤组织标本。结果显示,术后 MRD 阴性患者的 DFS 更优(NR vs. 12.1 个月,HR=0.08;95% CI 0.02~0.33);动态监测可以进一步提升预测准确性,NPV(阴性预测值)和 PPV(阳性预测值)分别达到 96.8% 和 89.1%。此外,MRD 阳性患者接受辅助治疗 DFS 可显著获益(HR=0.34,95% CI 0.12~0.88;P=0.022),而 MRD 阴性患者接受辅助治疗无 DFS 获益(HR=2.29,95% CI 0.85~6.11;P=0.039)。提示对于接受根治性切除后的 NSCLC 患者,基

于 MRD 状态可预测患者预后,尤其是 MRD 持续阴性患者,且可指导辅助治疗的应用。岳东升等探索了 ctDNA 与新辅助治疗效果的相关性。该研究入组了 22 例接受免疫联合化疗、双免疫或化疗新辅助治疗的 I B~III A 期 NSCLC 患者;结果发现,ctDNA 的动态变化与病理肿瘤缓解高度相关(敏感度 100%,特异度 83.33%);此外,术后 3~8d 检测到 ctDNA 是疾病复发的独立风险因素(HR=5.37,95% CI 1.27~22.67;P=0.01),术后 3 个月检测到 ctDNA 仍有 83% 的敏感度和 90% 的特异度可预测疾病复发;同时,基于 ctDNA 的复发预测也显著早于基于影像学的疾病复发。IMpower010 研究也探索性分析了 ctDNA 与阿替利珠单抗辅助治疗的相关性;结果发现,对于整体 II～III 期 NSCLC 患者,ctDNA 阳性人群预后优于 ctDNA 阴性人群,其中在 ctDNA 阳性人群中,PD-L1 TC ≥1% 患者接受阿替利珠单抗治疗 DFS 获益最显著(21.8 个月 vs. 7.2 个月,HR=0.54,95% CI 0.31~0.93),而在 PD-L1 TC<1% 患者中未观察到 DFS 获益(5.1 个月 vs. 8.0 个月,HR=0.88,95% CI 0.40~1.91);在 ctDNA 阴性人群中观察到相同的趋势,PD-L1 TC ≥1% 患者中 DFS 分别为 NR 和 37.3 个月(HR=0.57,95% CI 0.36~0.90),PD-L1 TC<1% 患者中 DFS 均未达到(HR=0.95,95% CI 0.60~1.50);因此,对于 PD-L1 TC ≥1% 的 II～III 期 NSCLC 患者,术后阿替利珠单抗辅助治疗在 ctDNA 阳性和阴性患者中均观察到 DFS 获益。CheckMate 816 研究探索性分析显示,接受纳武利尤单抗联合化疗新辅助治疗患者的 ctDNA 清除率显著高于单纯化疗组(56% vs. 34%),且 ctDNA 清除率与病理缓解显著相关,达到 ctDNA 清除的患者 pCR 更高(NIVO+ 化疗组:46% vs. 0%;化疗组:13% vs. 3%)。

此外,Moding 等在接受根治性放化疗(chemoradiation therapy,CRT)的局部晚期 NSCLC 患者中也探索了 ctDNA 与免疫巩固治疗效果的相关性。该研究入组了 65 例接受 CRT 的局部晚期 NSCLC 患者,其中 28 例接受了免疫巩固治疗。结果发现,无论是否接受了免疫巩固治疗,CRT 后 ctDNA 阴性患者预后显著优于 ctDNA 阳性患者;且在 ctDNA 阳性患者中,接受免疫巩固治疗的无疾病进展生存更优(P=0.04);此外,ctDNA 的动态变化还可提示免疫巩固治疗的效果,免疫巩固治疗期间 ctDNA 升高患者的预后更差,提示 ctDNA 在根治性放化疗 NSCLC 患者中的疗效预测作用。

综上,ctDNA 在早期 NSCLC 疾病复发、治疗及疗效监测等多方面均具有一定的预测潜能。目前多项临床研究正在围绕 ctDNA 进行一系列探索,以期能有效且及时识别高危复发风险人群、监测疗效。但在免疫治疗时代下,液体活检仍需要更多前瞻性研究探索,以进一步精准地筛选需要治疗的人群,扩大患者获益。

三、挑战与展望

液态活检凭借其非侵入性、能较好地克服肿瘤异质性、可动态监测肿瘤信息等优势,尤其是在无法获取组织标本的情况下,为肺癌的早期筛查、诊断和治疗开辟了新道路。目前液体活检在免疫治疗获益人群的精准化治疗也进行了多领域的

探索,但其在临床上的应用仍存在一些问题和挑战。

　　尽管包括 ctDNA、bTMB 等在内的液体活检被认为是最能预测免疫疗法效果的潜在标志物,并且也正在进行着多项深入研究,但目前对于这些标志物的风险阈值仍缺乏统一性,而且标志物的检测试剂盒、检测方法等也存在诸多差异。此外,对于不同标志物动态检测的时间窗及时长也有待进一步明确。目前多项研究均是针对单个血液标志物及其动态变化进行的预后及疗效预测探索,未来仍需要结合不同的血液指标以及影像学和基于血液的蛋白质组学等多维度,建立风险预测或疗效预测模型,以期为患者的个体化治疗提供更精准的循证医学证据支持。

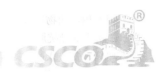

ADC 药物在肺癌中的研究进展

¹浙江中医药大学　²中国科学院大学附属肿瘤医院

谢明颖¹　范云²

一、前言

晚期肺癌的主要治疗方式包括化疗、靶向和免疫治疗。传统化疗是肺癌常用的治疗方法,然而其相对狭窄的治疗指数和非选择性的全身毒性作用限制其应用。靶向治疗在驱动基因阳性的晚期非小细胞肺癌(non-small cell lung cancer, NSCLC)具有显著的疗效;以程序性死亡蛋白1(programmed death protein 1,PD-1)及其配体PD-L1(programmed death ligand 1)为代表的免疫检查点抑制剂(immune checkpoint inhibitors,ICIs)已成为晚期肺癌的标准治疗。这些药物具有良好的疗效和安全性,将晚期肺癌的治疗水平提升到了一个新高度。但不可否认的是,无论靶向治疗和免疫治疗均有其局限性,尤其是在一些特定基因亚型及标准治疗耐药患者;因此仍需要新型的治疗药物。

抗体药物偶联物(antibody-drug conjugates,ADC)是指由靶向抗原的单克隆抗体和小分子细胞毒药物通过连接子偶联而成的一种抗肿瘤药物,兼具单克隆抗体的高选择性和细胞毒药物的高效性。尽管ADC的首项人体临床试验在20世纪80年代开展,但直到2000年,美国FDA才批准了第一个ADC(Gemtuzumab ozogamicin)用于治疗复发型CD33阳性急性髓系白血病。然而,该药物上市后的随机Ⅲ期临床试验(SWOG-S0106)结果显示,与单纯化疗相比,Gemtuzumab ozogamicin联合化疗并未改善生存,且发生致命性不良反应的概率更高($P=0.006\,2$)。基于此,Gemtuzumab ozogamicin于2010年退出市场。

随后,ADC药物通过提高细胞毒药物的有效性、设计新靶点以及使用更稳定的连接子等方式进行技术上的迭代升级,以尽量减少其毒性反应并最大限度地发挥治疗潜力。目前美国食品药品监督管理局(Food and Drug Administration, FDA)已批准多种ADC上市,用于乳腺癌、尿路上皮癌和胃癌等多种实体恶性肿瘤的治疗。虽然目前尚未有ADC获批用于肺癌患者治疗,但数种ADC正积极地在肺癌中进行临床前和临床研究,表现出令人鼓舞的治疗前景。本文对ADC的结构和作用机制以及临床研究进展做一综述。

二、ADC 的结构和作用机制

(一) ADC 的结构

ADC的基本结构可分为靶向肿瘤相关抗原的单克隆抗体、高效的细胞毒性药物和连接子。

1. **单克隆抗体**　单克隆抗体是ADC的主要组成部分。为了使ADC具有更强的选择性杀伤能力和更低的脱靶毒性,理想的单克隆抗体靶抗原需要在肿瘤细胞中过表达,而在正常细胞中不表达或低表达。免疫球蛋白G(immunoglobulin G,IgG),尤其是IgG1,具有最佳的溶解性和较长的半衰期,还可以提供较强的抗体依赖细胞介导的细胞毒作用(antibody-dependent cell-mediated cytotoxicity,ADCC)和补体依赖的细胞毒性作用(complement dependent cytotoxicity,CDC),是ADC常用的抗体骨架。

2. **细胞毒性药物**　细胞毒性药物通常被称为“有效载荷”,是ADC发挥抗肿瘤作用的关键。常用的有效载荷主要为微管抑制剂和DNA损伤剂。理想的有效载荷应在体循环和溶酶体中保持稳定,并具有低免疫原性、长半衰期和小分子量等特性。此外,有效载荷的药物-抗体比(drug-to-antibody ratio,DAR)也是影响ADC疗效和毒性的重要因素。DAR指每个抗体上连接的细胞毒药物的个数,DAR过低的ADC可能无法达到理想的临床疗效,而DAR过高则可能导致血药浓度过高和脱靶毒性。

3. **连接子**　连接子的作用是将单克隆抗体与有效载荷连接起来,使ADC在体循环中保持稳定,防止细胞毒药物提前释放造成脱靶毒性;当ADC进入肿瘤细胞后,连接子能有效释放细胞毒药物从而发挥抗肿瘤作用。根据有效载荷的释放机制,连接子可分为不可切割和可切割两大类。可切割连接子依赖于核内体的生理条件来释放细胞毒药物,根据细胞内环境的不同可进一步分为酸敏感、蛋白酶敏感或谷胱甘肽敏感;不可切割连接子仅在溶酶体蛋白水解酶的作用下才发生断裂,因此在体循环中更稳定。

(二) ADC 的作用机制

ADC通过诱导细胞凋亡、ADCC和CDC等多种机制发挥抗肿瘤作用。药物通过静脉注射进入血液循环，识别并结合肿瘤细胞上的靶抗原，形成 ADC-抗原复合物，经受体介导的内吞作用内化进入肿瘤细胞，随后在核内体中或与溶酶体融合后释放有效载荷，通过诱导 DNA 损伤或抑制微管合成或分解，从而诱导肿瘤细胞凋亡。目前研究证实，ADC 除了对抗原阳性肿瘤细胞具有直接的抗肿瘤作用外，还具有杀伤邻近的抗原阴性肿瘤细胞的能力，即"旁观者效应"。临床前证据表明 ADC 可能通过 ADCC 和 CDC 间接发挥抗肿瘤活性。此外，一些靶向人表皮生长因子受体 2（human epidermal growth factor receptor-2，HER-2）的单克隆抗体通过直接调节靶抗原的生物活性发挥抗肿瘤效应。

三、NSCLC 的抗原靶点和 ADC

许多在 NSCLC 中过表达的分子正在被研究用于 ADC 药物的开发，如针对 HER-2 的 T-DM1、T-DXd 以及针对滋养细胞表面抗原 2（trophoblast cell-surface antigen 2，Trop-2）的 Sacituzumab govitecan（IMMU-132，SG）等。

（一）靶向 HER2 的 ADC

HER-2 也称为 erb-b2 受体酪氨酸激酶（erb-b2 receptor tyrosine kinase，ERBB2），是表皮生长因子受体（epidermal growth factor receptor，EGFR）酪氨酸激酶家族的重要成员之一。在 NSCLC 中，HER2 变异包括 HER2 基因突变（2%~4%），HER2 基因扩增（2%~5%）和 HER2 蛋白过表达（10%~30%）。目前靶向 HER2 的 ADC 已经改变了乳腺癌和胃癌的治疗模式，但尚无经批准针对 NSCLC 的靶向 HER2 的 ADC。

1. Ado-trastuzumab emtansine（T-DM1） T-DM1 是由抗 HER2 单克隆抗体曲妥珠单抗通过不可切割的连接子与微管抑制剂 ematansine（DM1）偶联而成的新型 ADC，DAR 为 3.5；在临床前研究中，T-DM1 对 HER2 阳性的 NSCLC 细胞系表现出依赖于 HER-2 表达水平的促细胞凋亡和抗增殖效应。然而在一项关于 HER-2 阳性（包括 HER-2 过表达、HER-2 扩增及 HER-2 20 外显子插入突变）的复发性 NSCLC 患者的 Ⅱ 期临床研究却得出令人失望的结果［客观缓解率（ORR）：6.7%（1/15）；中位无进展生存期（PFS）：2.0 个月；中位总生存期（OS）：10.9 个月］；T-DM1 在 HER2 变异 NSCLC 中的首次探索由于疗效有限而提前终止。另一项 Ⅱ 期研究根据免疫组织化学（immunohistochemistry，IHC）表达水平对 49 例 HER2 过表达的晚期 NSCLC 患者进行了分组（29 例 IHC 2+，20 例 IHC 3+），结果显示，T-DM1 在 HER2 IHC 3+ 的晚期 NSCLC 中显示了临床活性（ORR：20%，其中 3 例患者具有 HER2 扩增），而 IHC 2+ 组中 ORR 为 0；两组的中位 PFS（2.7 个月 vs. 2.6 个月）和 OS（15.3 个月 vs. 12.2 个月）相似；安全性方面，10 例患者（20%）报告了 3 级不良反应事件（AEs），包括疲劳（4%），血小板减少（2%）和输液相关反应（2%）；1 例患者报告了 4 级癫痫发作（该患者既往有脑转移病史）；未报告 5 级治疗相关 AEs。尽管该 Ⅱ 期研究的结果显示 T-DM1 在 HER2 IHC 3+ 的患者中的治疗活性，但在获得部分缓解（PR）的 4 例患者中，3 例患者存在 HER2 扩增，因此 T-DM1 在 HER2 过表达的 NSCLC 患者中的临床活性还需进一步评估，

且尚无充分证据显示 HER2 IHC 可作为生物标志物用于疗效预测。

尽管 T-DM1 在 HER2 过表达患者中疗效有限，但在 HER2 突变型 NSCLC 患者中显示良好的治疗前景。一项 Ⅱ 期篮子试验纳入了 18 例 HER2 突变的转移性肺腺癌患者，结果显示，ORR 为 44%，中位 PFS 为 5 个月；总体耐受性良好，仅 1 例患者报告了 3 级贫血，未报告 4 级或 5 级 AEs，没有患者因毒性反应停止治疗。基于初步的良好结果，T-DM1 进一步在 49 例 HER2 扩增或突变的转移性 NSCLC 患者中进行研究，旨在确认该药物的疗效及安全性。结果显示，总人群的 ORR 为 51%，中位 PFS 为 5 个月（95% CI 3.5~5.9）；进一步分析显示，不同基因变异亚组具有相似的治疗反应（HER2 扩增亚组的 ORR：55%；突变亚组的 ORR：50%；同时发生突变和扩增亚组的 ORR：50%）；安全性与之前的报道基本一致。最近的一项 Ⅱ 期研究也得出了类似结论。在 22 例 HER2 20 外显子插入突变的晚期 NSCLC 患者中，ORR 为 38.1%，疾病控制率（DCR）为 52.4%，中位缓解持续时间（DoR）为 3.5 个月，中位 PFS 和 OS 分别为 2.8 和 8.1 个月；安全性方面，报告了 7 例（31.8%）3 级治疗相关 AEs，最常见的是血小板减少（4/22，18.2%），未报告 4 级或更高的 AEs。基于 T-DM1 在 HER-2 突变的 NSCLC 患者中表现出的良好疗效和可耐受的毒性，美国癌症协会、国家综合癌症网络（National Comprehensive Cancer Network Guidelines，NCCN）认为 T-DM1 可作为 HER-2 突变的晚期 NSCLC 患者的后线治疗方案。

2. Trastuzumab deruxtecan（T-DXd，DS-8201a） T-DXd 被称为三代 ADC，由曲妥珠单抗、可切割的四肽连接子和拓扑异构酶 I 抑制剂（Deruxtecan，DXd）组成，DAR 高达 8；与 HER2 结合后，T-DXd 会破坏 HER2 信号通路并介导 ADCC。与 T-DM1 相比，T-DXd 具有更高的 DAR 和膜通透性，有助于其发挥更大的旁观者效应。临床前研究发现 T-DXd 在 T-DM1 耐药的肺肿瘤模型中仍可表现出显著且持久的应答。

T-DXd 的 Ⅰ 期临床试验的数据显示，在 18 例 HER2 过表达或 HER2 突变的晚期 NSCLC 患者中，ORR 为 55.6%，中位 DoR 和 PFS 分别为 10.7 个月（95% CI 6.9~11.5 个月）和 11.3 个月（95% CI 7.2~14.3 个月），OS 尚未达到终点；对其中的 11 例 HER2 突变型 NSCLC 患者进一步分析疗效，其 ORR 达到了 72.7%，DCR 达到了 90.9%，中位 DoR、PFS 和 OS 分别达到了 9.9 个月（95% CI 6.9~11.5 个月）、11.3 个月（95% CI 8.1~14.3 个月）和 17.3 个月（95% CI 17.3 个月 ~NE）；毒性基本可耐受，但肺毒性需要引起重视：22% 的患者（4/11）出现药物相关性肺炎，3 例被判定为间质性肺炎（interstitial lung disease，ILD），其中 1 例患者死亡。DESTINY-Lung01 是一项开放标签、多中心、多队列的 Ⅱ 期临床研究，分别评估了 T-DXd 在 HER-2 突变和 HER-2 过表达的不可切除或转移性 NSCLC 患者中的疗效。在 91 例 HER-2 突变患者中，1 例（1.1%）患者达到 CR，49 例（53.8%）患者达到 PR，ORR 为 55%，中位 DoR、PFS 和 OS 分别为 9.3 个月（95% CI 5.7~14.7 个月）、8.2 个月（95% CI 6.0~11.9 个月）和 17.8 个月（95% CI 13.8~22.1 个月）。在 49 例 HER2 过表达患者中，1 例（2.0%）患者达到 CR，11 例（22.4%）患者达到 PR，ORR 为 24.5%，

中位 DoR 为 6 个月,PFS 为 5.4 个月;根据 HER-2 IHC 表达水平进行亚组分析发现,IHC 3 + 和 IHC 2 + 组的 ORR 相似(20.0% vs. 25.6%)。安全性与之前的报道类似;两组研究人群均出现了致死性 ILD(HER-2 突变组中 2 例,HER-2 过表达组中 3 例)。

根据上述研究数据,T-DXd 的疗效优于 T-DM1,且 T-DXd 在 HER-2 过表达或 HER-2 突变的晚期 NSCLC 患者中均表现出显著的临床活性。然而 T-DXd 的安全性尤其是药物相关性 ILD 不容忽视,需及时监测和干预,在后续临床研究中密切关注。基于 T-DXd 在晚期 HER-2 突变 NSCLC 患者后线治疗中显示强大而持久的抗肿瘤作用,一项 III 期随机、多中心的 DESTINY-Lung04 试验正在进行中(NCT05048797),旨在对比 T-DXd 与标准治疗在一线 HER-2 突变 NSCLC 患者治疗中的疗效,以进一步确定其治疗地位。

A166 和 XMT-1522 是新型的靶向 HER-2 的 ADC,在初步研究中均显示了良好的疗效和可耐受的毒性,有待在后续大型前瞻性临床研究中进一步验证。RC48、SHR-A1811 和 MRG002 等是我国创新的靶向 HER-2 的 ADC 药物,目前都已积极在 HER2 变异 NSCLC 中开展 I/II 期临床试验(NCT04311034、NCT04818333、NCT05141786);国内众多医药公司布局 ADC 药物的研发,有望诞生更有效的治疗药物。

(二)靶向人表皮生长因子受体 3(human epidermal growth factor receptor-3,HER-3)的 ADC

HER-3 也是 HER 家族的成员之一,在乳腺癌、胃癌、结肠癌、头颈癌和肺癌等多种癌症中表达。HER-3 过表达被认为可能是导致 NSCLC 患者对 EGFR 酪氨酸激酶抑制剂(tyrosine kinase inhibitors,TKI)耐药的机制之一,与较差的生存相关,因此 HER3 是 ADC 发展中的一个极具吸引力的靶点。

Patritumab deruxtecan(U3-1402,HER3-DXd)是一种新型 ADC,由抗 HER3 单克隆抗体帕曲妥单抗(Patritumab)通过四肽可切割连接子与拓扑异构酶 I 抑制剂(deruxtecan)偶联而成,DAR 为 8,其抗肿瘤活性已在多种实体瘤小鼠异种瘤异种模型中证实。I 期研究数据显示,在 57 例 EGFR-TKI 耐药后的局部晚期或转移性 EGFR 突变型 NSCLC 患者中,每 3 周静脉注射 5.6mg/kg 的 HER3-DXd,ORR 为 39%,中位 PFS 为 8.2 个月(95% CI 4.4~8.3 个月);在 EGFR-TKI 耐药机制已知或未知的人群中,均观察到了临床反应;安全性方面,74%(42/57)的患者发生了 ≥3 级 AEs,最常见的是血小板减少(17/57,30%)、中性粒细胞减少(11/57,19%)和疲劳(8/57,14%);7%(4/57)的患者报告了药物相关的 ILD,停药后均痊愈;没有患者因研究而死亡。这表明,HER3-DXd 可以为 EGFR-TKI 耐药患者带来临床获益,且耐受性良好,是 EGFR-TKI 耐药机制不可知患者的具有前景的治疗选择。基于初步临床试验的积极结果,美国 FDA 授予 HER3-DXd"突破性疗法"称号。2022 年 ASCO 大会公布了一项评估 HER3-DXd 治疗 EGFR 野生型的晚期 / 转移性 NSCLC 的疗效和安全性的 I 期研究数据。该研究共纳入了 47 例患者,每 3 周静脉注射 HER3-DXd 5.6mg/kg;结果显示,ORR 为 28%(13/47),中位 DoR 为 5.7 个月(95% CI 3.7~10.7 个月),PFS 为 5.4 个月(95% CI 3.9~12.7 个月);安全性与之前报道的一致。该研

究结果提示 HER3-DXd 在经治的 EGFR 野生型患者中也具有持久的疗效。正在进行临床试验的 HERTHENA-Lung01(NCT04619004)是一项 II 期随机、开放标签研究,旨在评估 HER3-DXd 对经治的转移性或局部晚期 EGFR 突变的 NSCLC 患者的抗肿瘤活性,值得期待。

(三)靶向 Trop-2 的 ADC

Trop-2 也被称为肿瘤相关钙信号传感器(tumor-associated calcium signal transducer,TACSTD2)、上皮糖蛋白 -1(epithelial glycoprotein-1,EGP-1)和胃抗原(gastric antigen,GA733-1),是一种跨膜糖蛋白,在多种上皮癌细胞中广泛表达;且 Trop-2 过表达与患者生存率降低和预后不良相关,是 ADC 中又一个有希望的靶点。

1. SG SG 由拓扑异构酶 I 抑制剂 SN-38(伊立替康的活性代谢物)通过可切割连接子偶联至人源化抗 Trop-2 抗体,DAR 为 7.6。SG 的首次人体试验已经证明了其在多种晚期上皮癌(包括肺癌)中具有良好的抗肿瘤疗效和可接受的毒性。基于此,Heist 等开展了一项单臂多中心的剂量扩展研究,共 54 例转移性 NSCLC 患者接受了 SG 治疗,旨在进一步评估 SG 的有效性及安全性。结果显示,在 47 例可评估疗效的患者中,ORR 为 19%,中位 DoR 为 6.0 个月(95% CI 4.8~8.3 个月),中位 PFS 和 OS 分别为 5.2 个月(95% CI 3.2~7.1 个月)和 9.5 个月(95% CI 5.9~16.7 个月);为了探索预测 SG 疗效的生物标志物,在 26 份可评估 Trop-2 表达水平的肿瘤样本中进行了 IHC 检测,92% 的肿瘤显示 Trop-2 IHC 强阳性(2+,3+),与其疗效无关,这表明 SG 的疗效与 Trop-2 表达水平可能无直接关系;安全性分析显示,最常见的 ≥3 级 AEs 是中性粒细胞减少(15/54,28%)、腹泻(4/54,7%)、恶心(4/54,7%)、疲劳(3/54,6%)和中性粒细胞减少性发热(2/54,4%),ILD 不常见。该项研究表明,SG 对晚期 NSCLC 患者有持久的临床获益,且安全性可控,但仍需要在大型前瞻性研究中进一步分析其疗效并探索和选择能预测 SG 反应的生物标志物。EVOKE-01(NCT05089734)是一项随机 III 期研究,正在招募患者。该研究目的在于比较 SG 与多西紫杉醇对经治的晚期 NSCLC 患者的疗效和安全性,以进一步确定 SG 的有效性。

2. Datopotamab Deruxtecan(Dato-DXd,DS-1062a) Dato-DXd 是另一种靶向 Trop-2 的新型 ADC,由拓扑异构酶 1 抑制剂 deruxtecan(喜树碱衍生物)、四肽连接子和人源化抗 Trop-2 单克隆抗体组成,DAR 为 4,已在临床前模型中证实具有强大的抗肿瘤活性和可接受的安全性。TROPION-PanTumour01 I 期研究包括剂量递增和剂量扩展 2 个阶段,共纳入了 175 例 Trop-2 过表达的晚期或难治性 NSCLC 患者,这些患者分别接受了 4mg/kg(50 例)、6mg/kg(45 例)和 8mg/kg(80 例)的 Dato-DXd 治疗。结果显示,3 组的 ORR 分别为 23%、21% 和 25%,中位 PFS 分别为 4.3、8.2 和 5.4 个月,未发现 Dato-DXd 的临床疗效与 Trop-2 表达水平直接相关;治疗相关 AEs 呈剂量依赖性,8mg/kg 剂量组的 ≥3 级治疗相关 AEs 和严重治疗相关 AEs 是中低剂量组 2 倍以上;共报告了 14 例(8%)任意等级的治疗相关 ILD,其中 8mg/kg 组报告了 12 例(3 例患者死亡)。基于此,一项正在进行中的 III 期临床研究选择了 6mg/kg,该研究旨在对比后线 Dato-DXd

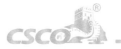

与多西他赛的疗效(NCT04656652)。

(四) 靶向间质细胞上皮化(mesenchymal-to-epithelial transition,MET)的 ADC

MET 原癌基因编码的肝细胞生长因子(hepatocyte growth factor,HGF)的受体(c-MET),属于跨膜酪氨酸激酶受体,与多种癌基因产物和调节蛋白有关。在 NSCLC 中,*MET* 致癌驱动因子改变包括 MET 过表达(75%)、*MET* 扩增(18%)和 *MET* 14 外显子跳读突变(3%~4%);在 EGFR-TKI 获得性耐药患者中,*MET* 扩增高达 20%。多项研究表明 MET 异常激活不仅是主要的致癌驱动因素,也是靶向治疗获得性耐药的重要机制。

Telisotuzumab vedotin(Teliso-V,ABBV-399)由 抗 MET 单克隆抗体 ABT-700 通过可切割连接子连接到微管抑制剂单甲基金抑制素 E(monomethyl auristatin E,MMAE)组成的一种 ADC,DAR 为 3.1。临床前研究已经证实 Teliso-V 可抑制 NSCLC 细胞系增殖,诱导 c-MET 过表达的人源性异种移植肿瘤收缩,并且在对 c-MET 单克隆抗体 ABT-700 耐药的肿瘤异种移植模型中也观察到了活性。一项 I 期研究旨在评估 Teliso-V 单药治疗晚期 NSCLC 患者的安全性和有效性。结果显示,在 40 例可评估疗效的 c-MET 阳性患者中,ORR 为 23%(9/40),中位 DoR 和 PFS 分别为 8.7 个月(95% *CI* 5.5~10.6 个月)和 5.2 个月(95% *CI* 2.5~8.8 个月);常见的 ≥3 级的药物相关 AEs 是疲劳(4/52,8%)、贫血(3/52,6%)和周围神经病变(3/52,6%)。为了确定最适合 Teliso-V 治疗的 c-MET 过表达的晚期 NSCLC 人群,并扩大研究进一步评估疗效,Camidge 等进行了一项 II 期临床试验,最新研究数据在 2022 年 ASCO 大会上报告。该研究对 122 例患者进行了疗效评估,这些患者每 2 周静脉注射 Teliso-V 1.9mg/kg。结果显示,Teliso-V 对 c-Met 高表达、非鳞且 *EGFR* 野生型的晚期 NSCLC 患者有显著获益(ORR:52.2%),该队列正在第 2 阶段扩展;最常见的任何级别 AEs 为周围感觉神经病变(25.0%)、恶心(22.1%)和低蛋白血症(20.6%),2 例患者发生了药物相关的 5 级 AEs。基于临床研究中良好的结果,美国 FDA 已授予 Teliso-V "突破性疗法"称号,用于治疗经治的晚期/转移性 c-MET 过表达的 *EGFR* 野生型、非鳞 NSCLC 患者。

SHR-A1403 是 另 一 种 新 型 抗 c-MET 的 ADC,在 c-MET 过表达的体内及体外模型中均显示显著的抗肿瘤活性,并能有效地克服了 c-Met 过表达细胞对三代 EGFR TKI 奥希替尼的耐药性,值得期待其在后续临床研究中的治疗表现。

(五) 其他

癌胚抗原相关细胞黏附分子 5(carcinoembryonic antigen-related cell adhesion molecule 5,CEACAM5)是一种细胞表面糖蛋白,在正常组织中表达有限,但在乳腺癌、呼吸系统肿瘤及胃肠道肿瘤中过表达。Tusamitamab ravtansine(SAR408701)是一种靶向 CEACAM5 的新型 ADC,并在多种 CEACAM5 阳性的一种肿瘤移植小鼠模型中显示抗肿瘤活性,且具有明确的剂量 - 应答关系。CEACAM5 的首次人体临床研究纳入了 92 例 CEACAM5 过表达的晚期非鳞 NSCLC 患者,结果显示,总人群的 ORR 为 20.3%,DCR 为 42.2%;根据 CEACAM5 IHC 表达进一步分析发现,SAR408701 在 IHC 高表达的患者中显示了疗效(ORR:20.3%),而对 IHC 中度表达的患者疗效有限(ORR:7.1%);15.2% 的患者报告了 ≥3 级的药物相关 AEs,没有患者因药物相关毒性而中断长期治疗,毒性可耐受。2022 年 ASCO 大会更新的数据显示,47% 达到 PR 的患者接受 SAR408701 治疗超过了 1 年,表明 SAR408701 具有持久的抗肿瘤作用,有望作为 CEACAM5 阳性肿瘤患者的潜在治疗方法。目前正在进行一项 III 期研究,旨在评估 SAR408701 单药对经治的 CEACAM5 高表达的非鳞 NSCLC 患者的疗效,值得关注。

蛋白酪氨酸激酶 7(protein tyrosine kinase 7,PTK7)是受体蛋白酪氨酸激酶家族的成员,在多种癌症中均有表达,且 PTK7 过表达与 NSCLC 等实体瘤患者的预后不良有关;体内外研究证实抑制 PTK7 表达可以抑制肺腺癌细胞的增殖并促进其凋亡。Cofetuzumab pelidotin(ABBV-647;PF-06647020)是一种由靶向 PTK7 的人源化 IgG1 单克隆抗体 Cofetuzumab 通过可切割的缬氨酸 - 瓜氨酸连接子偶联微管抑制剂 Auristatin-0101(Au0101)组成的新型药物,DAR 为 4。临床前研究表明 PF-06647020 可诱导持久的肿瘤消退。Maitland 等开展了一项 I 期临床研究,纳入了包括晚期卵巢癌、NSCLC 和三阴性乳腺癌患者,旨在评估 PF-06647020 对标准方案耐药的晚期实体肿瘤患者的安全性和有效性。在 31 例晚期 NSCLC 患者中,ORR 为 19%(6/31);此外,具有临床反应的患者肿瘤组织中 PTK7 IHC 表达往往处于中高水平,提示 PTK7 IHC 表达水平与 PF-06647020 的临床疗效之间可能存在相关性;安全性方面,在所有纳入的患者中,45% 的患者报告了任何级别的治疗相关 AEs,包括恶心、呕吐、脱发、疲劳、头痛和中性白细胞减少,25% 的患者发生了 ≥3 级中性粒细胞减少。PF-06647020 的疗效和安全性还需在后续临床研究中进一步验证。

AXL 是 Tyro3 and Axl and Mertk(TAM)酪氨酸激酶受体家族成员之一。AXL 过表达与多种恶性肿瘤发生相关,并与 EGFR-TKI 的耐药相关,抑制 ALX 的表达可能是预防或克服 *EGFR* 突变型肺癌患者对 EGFR-TKI 获得性耐药的有效途径。Enapotamab vedotin(EnaV)是一种靶向 AXL 的新型 ADC,由抗 AXL 单克隆抗体 AXL-107 通过蛋白酶切割连接子与微管抑制剂 MMAE 结合而成,DAR 为 4。EnaV 在 I 期研究中初步显示了临床活性。随后的 IIA 期扩展研究纳入了 26 例晚期难治性 NSCLC 患者,结果显示 ORR 为 19%,DCR 为 50%,最常见的 ≥3 级治疗相关 AEs 是胃肠道症状。BA3011 是另一种靶向 AXL 的新型 ADC,其安全性和初步疗效正在进行临床评估(NCT03425279,NCT04681131)。

此外,其他 ADC 如靶向 B7-H3 的 MGC018、DS-7300a、靶向组织因子(tissue factor,TF)的 Tisotumab vedotin、靶向 EGFR 的 MRG003、靶向钠依赖磷酸盐转运蛋白 II(Sodium dependent phosphate transporter type II,NaPi2b)的 XMT-1536、XMT-1592 以及靶向受体酪氨酸激酶样孤儿受体 2(receptor tyrosine kinase like orphan receptor type 2,ROR2)的 BA3021 等多种新型 ADC 正在积极地进行临床前探索并开展临床试验,初步研究结果均显示了较好的疗效和治疗潜力。

四、SCLC 中的 ADC

小细胞肺癌(small cell lung cancer,SCLC)约占肺癌的15%,其特点是侵袭性生长和早期远处转移。SCLC 生存率低,中位 OS 约为 10 个月,预后不良。根据 Impower133 研究,一线阿替利珠单抗联合依托泊苷加铂类较单纯化疗显著延长了广泛期 SCLC 患者的 OS,然而在二线治疗中阿替利珠单抗未能取得生存获益。与 NSCLC 相比,SCLC 的治疗模式发展缓慢,迫切需要开发新颖的治疗方案。目前靶向 Delta 样蛋白(Delta-like protein 3,DLL3)和 Trop-2 的 ADC 在晚期 SCLC 患者中显示了良好的应用前景。

(一) 靶向 Delta 样蛋白(Delta-like protein 3,DLL3)的 ADC

DLL3 是 NOTCH 信号通路的抑制性配体,约 80% 的 SCLC 细胞表达 DLL3。SC16LD6.5 是一种靶向 DLL3 的 ADC,由人源化抗 DLL3 单克隆抗体与 DNA 损伤剂吡咯并苯并吖庚三烯(pyrrolobenzodiazepine,PBD)二聚体偶联而成,在多个人源性肿瘤异种移植模型中诱导持久的肿瘤消退。

Rovalpituzumab tesirine(Rova-T)作为另一种靶向 DLL3 的 ADC,在复发性 SCLC 患者的 I 期研究中表现良好的抗肿瘤活性和可控的安全性。在意向治疗人群中,ORR 为 18%(11/60),在 26 例 DLL3 高表达(≥ 50% 肿瘤细胞中表达)患者中 ORR 达 38%(10/26);最常见的 ≥ 3 级的治疗相关 AEs 是血小板减少、胸腔积液和脂肪酶升高。然而,一项 II 期研究却得出了相反的结果。该研究纳入了 339 例既往接受 2 次及以上治疗、表达 DLL3 的 SCLC 患者,并将这些患者分为 DLL3 阳性组(IHC ≥ 25%)和 DLL3 高表达组(IHC ≥ 75%),均接受 0.3mg/kg 剂量的 Rova-T。结果显示,ORR 在全组人群、DLL3 阳性组及 DLL3 高表达组中相似(12.4% vs. 13.2% vs. 14.3%);总人群与高表达人群的中位 OS 也无差异(5.6 vs. 5.7 个月);安全性方面,63% 的患者出现 3~5 级 AEs,包括贫血、血小板减少、疲劳、光敏反应、胸腔积液等,10% 的患者发生了 5 级 AEs。该研究提示,DLL3 高表达人群与总人群的疗效无明显差异,DLL3 表达水平并不是 Rova-T 的疗效预测因子,且 Rova-T 的安全性需要进一步评估。此外,Rova-T 与拓扑替康二线疗效对比的 TAHOE 研究和评估 Rova-T 维持治疗效果的 MERU 研究均因疗效不足且毒性反应高而提前终止。目前关于 Rova-T 作为晚期 SCLC 一线化疗后维持治疗(NCT03033511)及与 ICIs 联合治疗(NCT03026166)的临床研究正在进行中。

(二) 靶向 Trop-2 的 ADC

SG 不仅在 NSCLC 患者中展现了良好的疗效,在 SCLC 患者中也具有令人鼓舞的结果。在之前提到的 I/II 期篮子试验中,62 例 SCLC 患者接受 SG 治疗,其 ORR 为 17.7%,中位 DoR 和 OS 分别为 5.7 个月和 7.1 个月。SG 在 SCLC 中的活性及其与二线标准化疗的疗效对比还需在后续的大型前瞻性研究中进一步评估。

(三) 靶向 CD56 的 ADC

Lorvotuzumab Mertansine(LM,IMGN901)是一种靶向 CD56 的 ADC,对 SCLC 的人异种移植模型显示了有效的抗肿瘤活性。一项 I/II 期研究比较了 IMGN901 联合卡铂及依托泊苷与单纯治疗广泛性 SCLC 患者的疗效,然而联合治疗组较化疗组未改善疗效(中位 PFS:6.2 vs. 6.7 个月),且观察到明显的毒性增加。

综上,Rova-T 和 SG 在广泛期 SCLC 患者的后线治疗中显示了一定的临床疗效,需要在后续的前瞻性临床研究中进一步确认其疗效及评估安全性。

五、未来发展方向

尽管不少 ADC 在临床前和前期临床试验中表现出令人鼓舞的结果,但大多由于疗效有限且毒性明显,未能进入 III 期临床研究。如何以最小的毒性达到最大的疗效是目前 ADC 需要解决的问题,主要涉及以下 4 个方面:靶抗原选择、抗体优化、连接子的稳定性、有效载荷的有效性和毒性。提高 DAR、增加有效载荷的效力以及使用更创新的有效载荷和抗体等是限制 ADC 毒性并提高其抗肿瘤活性的有效手段。

随着技术的突破,双特异性抗体,甚至三特异性抗体 ADC 药物的研发已扬帆起航;有些药物,如 ZW-49、M1231、BL-B01D1 等已进入 I/II 期临床试验。这些药物是一个更为崭新的概念:一方面通过双抗更加特异性地靶向肿瘤细胞,同时也是克服单抗耐药的有效策略;另一方面通过交联作用促进两个靶点的协同内吞,在提高毒素进入肿瘤细胞效率的同时,进一步通过减少受体蛋白在细胞膜上的表达量来抑制肿瘤细胞生长信号,达到更好的治疗效果。具有多重优势的双抗 ADC 无疑将成为未来创新药的研发热点。

ADC 的耐药性仍不可避免;特别需要关注的是 ADC 作为大分子药物,血脑屏障渗透率较低,对于颅内病灶的控制效果欠佳。联合其他药物(如 ICIs 和 TKI)可能是克服 ADC 治疗缺陷的重要举措。临床前数据表明 EGFR-TKI 可增强 HER3-DXd 的抗肿瘤活性。Li 等在临床前证明当 T-DM1 与不可逆的泛 HER 抑制剂共同使用时可增强 HER2-ADC 复合物的泛素化,促进其内化,从而增强 T-DM1 的疗效。此外,T-DXd 和 PD-1 抑制剂的联合治疗被证明比 T-DXd 或 PD-1 抑制剂的单药治疗更有效;这可能是由于 T-DXd 可以在体内上调树突状细胞中 CD86 的表达,并增加肿瘤浸润 CD8$^+$ T 细胞数量,也增强了肿瘤细胞上主要组织相容性复合体(major histocompatibility complex,MHC)I 类和 PD-L1 的表达。上述研究均提示对晚期 NSCLC 患者进行 ADC 联合治疗是一种潜在的治疗模式。一项针对 EGFR-TKI 耐药的 MET 阳性 EGFR 突变的晚期 NSCLC 患者的 I/Ib 期研究结果显示,Teliso-V 单独或与厄洛替尼联合治疗具有可接受的安全性和抗肿瘤活性(ORR 为 34.5%)。2022 年 ASCO 大会上公布了另一项 I/Ib 期研究,该研究纳入了 25 例奥希替尼治疗失败的晚期、c-Met 过表达、EGFR 突变的 NSCLC 患者,接受 Teliso-V 联合奥希替尼治疗,显示有希望的疗效(ORR:58%),且耐受性良好,总体安全性与 Teliso-V 单药相似。Dato-DXd 联合 Pembrolizumab 或 Durvalumab 治疗晚期或转移性 NSCLC 的 I 期剂量递增 / 扩展研究(NCT04612751,NCT04526691)正在活跃进行中;在一线治疗,评估 Dato-DXd

联合 Pembrolizumab 治疗 PD-L1 ≥ 50% 且无驱动基因改变的晚期 NSCLC 患者疗效的 TROPION-Lung08（NCT03401385）Ⅱ期试验和评估 SG 联合 Pembrolizumab 加或不加铂类治疗晚期 NSCLC 患者疗效的 VOKE-02（NCT05186974）Ⅱ期研究也正在进行中。另有多项 ADC 联合治疗的临床研究正积极开展，结果令人期待。值得注意的是，因 ICIs 和微管蛋白抑制剂为基础的 ADC 载荷均可引起肺炎，包括 TKI 也可以引起较轻程度的肺炎；当这些药物进行联合治疗时，可能会产生毒性叠加作用。因此在后续临床试验中，需要对这些肺毒性进行密切监测，并对可能的机制进行深入的研究。

六、小结

ADC 结合了靶向治疗和细胞毒性化疗的优势，是一种创新的抗癌药物，已经在临床前和临床试验中展示出强大的治疗潜力。其中靶向 *HER2*、*HER3* 和 *Trop-2* 的 ADC 在晚期 NSCLC 中疗效显著；但是 ADC 的安全性如药物相关性 ILD 仍需进一步评估和研究。此外，基于前期良好的研究数据，ADC 与其他药物（如 TKI 和 ICIs）的协同组合可能是未来最具前景的治疗策略。

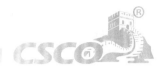

抗血管生成药物在肺癌中的应用

上海交通大学附属胸科医院

韩宝惠　徐建林

抗血管生成药物目前在各种肿瘤中已经百花齐放。在肺癌领域,从贝伐单抗使晚期非小细胞肺癌(non-small cell lung cancer,NSCLC)中位总生存期(overall survival,OS)首次超过1年,并被批准用于治疗晚期NSCLC,至今也已经有十多年。在这期间,晚期NSCLC的治疗策略逐渐纳入了基于分子分型的靶向治疗,以及针对程序性细胞死亡蛋白1(programmed cell death-1,PD-1)和程序性细胞死亡蛋白配体1(programmed death ligand 1,PD-L1)的免疫治疗。目前晚期NSCLC已经进入精准治疗新时代,这个新时代是化疗、靶向、抗肿瘤血管生成、免疫治疗策略共存的精准治疗新时代,其中抗肿瘤血管生成治疗无论是与化疗、免疫治疗还是联合靶向治疗,都取得了非常好的预期结果。但是,同样近年也有一些被寄予厚望的一些研究遭遇滑铁卢,如LEAP007研究。本文就近年来抗肿瘤血管靶向药物在肺癌中的应用做一综述。

一、抗肿瘤血管药物与化疗联合策略

(一)VEGF-VEGFR的大分子单克隆抗体联合化疗

贝伐珠单抗是一种人源化IgG1型单克隆抗体,是最早被研发用于针对VEGF-VEGFR通路的大分子单克隆抗体类药物。ECOG 4599研究结果显示,紫杉醇+卡铂+贝伐珠单抗组治疗ⅢB/Ⅳ期非鳞NSCLC的中位OS达到12.3个月,与紫杉醇+卡铂相比,死亡风险显著降低达21%。国内周彩存教授重复了ECOG4599的研究设计,在国内开展了BEYOND研究验证贝伐单抗在中国人群的疗效,贝伐珠单抗联合化疗组中位OS达到24.3个月。与ECOG4599、BEYOND研究设计不同,AVAIL研究则是评估另外一种化疗方案吉西他滨+顺铂+贝伐珠单抗治疗ⅢB/Ⅳ期非鳞NSCLC。结果显示:贝伐珠单抗+吉西他滨+顺铂方案可以明显延长PFS,与ECOG4599、BEYOND研究结果不同的是,AVAIL研究中贝伐珠单抗+吉西他滨+顺铂方案未能延长OS。明显延长的PFS未能转化为OS获益的原因,有可能为一线治疗后的不同后线治疗方案效应干扰了次要终点OS的分析,也有研究者推测紫杉醇+卡铂是贝伐珠单抗治疗非鳞NSCLC最佳联合化疗方案,但是随后PointBreak研究结果则否定了该推测。PointBreak研究是一项培美曲塞+卡铂+贝伐珠单抗强化,

然后培美曲塞+贝伐珠单抗维持治疗,对比紫杉醇+卡铂+贝伐珠单抗强化,然后贝伐珠单抗维持治疗的Ⅲ期随机对照临床研究。两组的中位OS、客观反应率(objective response rate,ORR)和疾病控制率(disease control rate,DCR)均差异无统计学意义。培美曲塞+卡铂+贝伐珠单抗组PFS比紫杉醇+卡铂+贝伐珠单抗延长(6.0 vs. 5.6个月,$P=0.012$)。从研究设计看,两组PFS差异有可能与维持方案不同相关(培美曲塞+贝伐珠单抗 vs. 贝伐珠单抗),依据:AVAPERL研究以及2019年美国临床肿瘤学会(American Society of Clinical Oncology,ASCO)公布的ECOG-ACRIN 5508、WJOG5610L研究结果,贝伐珠单抗+培美曲塞作为维持治疗相比单用贝伐珠单抗维持治疗PFS获益明显。除了罗氏公司贝伐珠单抗以外,国产贝伐珠单抗生物类似物QL1101(商品名:安可达)临床试验也获得成功,其与罗氏的Avastin的Ⅲ期随机对照临床研究结果显示:入组初治的非鳞NSCLC中,QL1101+紫杉醇+卡铂治疗组ORR为52.8%,Avastin+紫杉醇+卡铂组为56.8%,两种药物之间差异无统计学意义;两组的中位PFS分别为7.72个月和8.25个月,差异无统计学意义。2019年12月,QL1101在国内获批在上市。

贝伐珠单抗跨线治疗在其他癌种(ML18147研究,转移结直肠癌)显示可以为患者带来生存获益,在非鳞NSCLC患者中,部分回顾性分析研究以及Ⅱ期随机对照研究(WJOG 5910L)中,贝伐珠单抗跨线治疗同样显示PFS获益。然而,Ⅲ期研究AvaALL显示贝伐珠单抗跨线治疗肺癌并不能为患者带来OS获益。AvaALL入组一线含贝伐珠单抗治疗进展后晚期非鳞NSCLC,二线标准治疗联合或不联合贝伐珠单抗,在第二次和第三次进展后,接受贝伐珠单抗治疗的患者继续接受标准治疗联合贝伐珠单抗治疗。贝伐珠单抗组对比标准治疗组的OS差异无统计学意义,分别为11.9个月vs. 10.2个月。AvaAll研究终点的OS虽然未达到统计学差异($P=0.104\,4$)。但需要注意的是该研究入组缓慢,最后入组患者比预期少,加上研究设计复杂,方案违背率较高,这些因素均可能会影响统计学效能。因此抗肿瘤血管生成药物在NSCLC跨线治疗上仍然存在进一步探索。

雷莫芦单抗是第二个被批准用于NSCLC的VEGF-VEGFR的大分子单抗药物,与贝伐珠单抗不同的是,雷莫芦

单抗主要靶向于 VEGFR2。REVEL 入组人群为一线使用铂类药物治疗失败的 IV 期 NSCLC 患者，患者 1∶1 比例进行随机分为多西他赛联合雷莫芦单抗组、多西他赛联合安慰剂。结果显示：两组的 OS 分为 10.5 个月 vs. 9.1 个月；而鳞癌组人群中，两组的 OS 分为 9.5 个月 vs. 8.2 个月。雷莫芦单抗因为在鳞癌和非鳞癌中疗效相当，肺出血发生率类似（各级别为 8% vs. 7%，3 级以上两组均为 3% vs. 1%），成为第一个被许可用于鳞癌的抗血管生成药物。雷莫芦单抗已在部分国家 / 地区获批与多西紫杉醇作为 NSCLC 患者的二线治疗，中国目前已经在胃癌肺癌等肿瘤开展相关研究，但仍未获得临床适应证。

（二）小分子多靶点抑制剂联合化疗

小分子多靶点抑制剂靶向受体常包括 VEGFR。最初的 II、III 期临床试验显示，这些药物并不能给 NSCLC 患者带来 OS 获益，例如 ESCAPE、NExUX、ZEAL 等研究中，索拉非尼、凡德替尼联合化疗一线治疗、二线索拉非尼联合培美曲塞（NCCTG N0626）。而 LUME-Lung 1 改变近 10 年小分子多靶点药物没有重大突破的瓶颈。这项研究入组了一线治疗失败的晚期 NSCLC，结果显示尼达尼布与多西他赛的联合治疗组相较于安慰剂组出现了可以明显延长患者 PFS（3.4 个月 vs. 2.7 个月）。虽然总体 NSCLC 人群中，两组的 OS 未见明显差异，但是腺癌人群中，尼达尼布联合多西他赛相比于多西他赛组可以延长 OS 2.3 个月。

安罗替尼是我国自主研发的小分子多靶点 TKI，可抑制 *VEGFR*、血小板衍生生长因子受体（platelet-derived growth factor receptor，PDGFR）、成纤维生长因子（fibroblast growth factor，FGF）和 *c-Kit* 等多个靶点，具有抗肿瘤血管生成和抑制肿瘤生长的双重作用。凭借 ALTER0303、ALTER1202 的结果，安罗替尼先后被批准应用于 NSCLC 及小细胞肺癌（small cell lung cancer，SCLC）的三线治疗。目前，安罗替尼联合化疗方案开始逐步踏入晚期肺癌的一线治疗。2019 年世界肺癌大会公布 I 期探索性研究评估安罗替尼联合化疗一线治疗 *EGFR/ALK/ROS1* 阴性 NSCLC。结果显示入组的 30 例患者中，联合治疗的客观缓解率达到 60%，疾病控制率达到 96.7%。2020 年 ASCO 会议公布的安罗替尼联合化疗一线治疗 SCLC 的探索性研究显示：安罗替尼 + 化疗一线治疗的 27 例患者 ORR 达到 78%，DCR 为 96.3%。2021 年 ASCO 会议展示的安罗替尼一线联合化疗治疗广泛期 SCLC 的 OS 达到 15.0 个月，ORR、DCR 分别为 90.0%，100.0%。回顾多靶点药物临床研究的十多年历史，在众多国外小分子多靶点 TKI 药物，如索拉非尼、凡德替尼等，用于晚期肺癌的研究均未能获得成功的情形下，安罗替尼获得了阳性结果可能原因：①尽管安罗替尼和索拉非尼及舒尼替尼等药物都属于多靶点药物，但每一个多靶点药物选择的作用位点并不相同；②安罗替尼的半抑制浓度（IC50）非常低，在低浓度时即有效，例如对 VEGFR2 的 IC50 是舒尼替尼的 20 倍，索拉非尼的 70 倍。

二、抗肿瘤血管生成药物与单靶点药物联合策略

抗肿瘤血管类药物与 EGFR 酪氨酸激酶抑制剂（tyrosine kinase inhibitor，TKI）联合应用的理论基础：VEGF 和 EGFR 信号通路之间有协同作用，EGFR 突变肿瘤高度"依赖 VEGF"，活化 EGFR 通路会增加肿瘤诱导的 VEGF 过表达；对 EGFR 信号通路抑制可以使 VEGF 表达降低，若抑制 VEGF 可以有效抑制 EGFR 自分泌信号传递。EGFR-TKI 可以通过抑制 EGFR 通路，直接抑制肿瘤生长，同时还可阻断 VEGF 合成，抑制血管生成。

（一）VEGF-VEGFR 的大分子单克隆抗体联合 EGFR-TKI

JO25557 研究是首个探索 EGFR-TKI 联合贝伐珠单抗用于 EGFR 突变 NSCLC 患者的随机对照 II 期研究。厄洛替尼联合贝伐珠单抗组相比于对照组的 PFS 明显延长（16 个月 vs. 9.7 个月）。基于此结果，2016 年贝伐珠单抗联合厄洛替尼获批用于 EGFR 突变晚期非鳞 NSCLC 患者的一线治疗。III 期研究 NEJ026，纳入既往未接受化疗、IIIB/ IV 期或复发的 EGFR 敏感突变非鳞 NSCLC 患者，随机分配接受贝伐珠单抗联合厄洛替尼治疗，对比厄洛替尼单药治疗。结果同样显示：贝伐珠单抗联合厄洛替尼治疗可以明显提高 ORR（72.3% vs. 66.1%）和 PFS（16.9 个月 vs. 13.3 个月）。但是 2020 公布于 ASCO 会议的 NEJ026 长期生存结果（联合组 50.7 个月 vs. 厄洛替尼组 46.2 个月）以及 2018 年公布 JO25567 结果（联合组 47.0 个月 vs. 厄洛替尼组 47.4 个月）均显示厄洛替尼联合贝伐珠单抗联合组与厄洛替尼组在 OS 无明显差异。那么，明显延长的 PFS 为什么最终没能转化为 OS 获益呢？不同于十余年前，当前肺癌一线治疗进展后的后线治疗方案很多，如三代靶向治疗、化疗、免疫治疗等，复杂的后线治疗有可能是联合组 PFS 获益未能转化 OS 原因之一。其次，后线的交叉治疗也可能是影响最终 OS 结果的原因之一，例如 NEJ026 研究厄洛替尼单药组 28.6% 患者选择了贝伐珠单抗治疗。此外，明显延长的总生存导致研究随访时间延长，同样也会使得总生存期失访率增加，例如 JO25557 研究 OS 失访率达到 16%，失访率增加最终也会影响 OS 统计结果。2019 年欧洲肿瘤内科学会（European Society for Medical Oncology，ESMO）上，吴一龙教授的 ARTEMIS 研究报道的亚组分析结果中，21L858R 突变患者的 PFS 获益更显著，相较于对照组延长了近 10 个月（19.5 个月 vs. 9.7 个月，*HR*=0.51）。这可能是迄今包括其他化疗或一～三代单药 TKI 方案的研究数据中，针对 21L858R 人群的最长 PFS 数据。这是非常大的飞跃，这种治疗策略对于 21 外显子突变 NSCLC 更好的疗效对临床实践产生非常大的影响。除此之外，2019 年 ASCO 会议公布的 RELAY 研究中，入组了 *EGFR* 基因突变（19del/21L858R）晚期 NSCLC，随机（1∶1）患者接受厄洛替尼（150mg/d）+ 雷莫芦单抗（10mg/kg，每 2 周一次）或厄洛替尼 + 安慰剂。结果显示：厄洛替尼 + 雷莫芦单抗可以显著延长 PFS（厄洛替尼 + 雷莫芦单抗组中位 PFS 为 19.4 个月，厄洛替尼组中位 PFS 为 12.4 个月）。

A+T 模式在第一代 EGFR-TKI 上的成功，让人们对第三代 EGFR-TKI 联合抗血管生成治疗方案充满幻想。2020 年发表于 *JAMA Oncol* 杂志的一项评估贝伐珠单抗 + 第三代 EGFR-TKI 奥希替尼一线治疗 *EGFR* 突变阳性 NSCLC 的 I / II 期临床研究，结果显示，贝伐珠单抗 + 奥希替尼一线治疗的 ORR 率为 80%，中位 PFS 达到 19 个月，同时对于脑转

移患者也有非常好的疗效,5例有可评估颅内病灶的患者,客观缓解率达到100%。然而,接下来的多项评估三代TKI奥希替尼联合抗血管生成治疗临床研究均碰壁。首先,奥希替尼联合贝伐单抗对比奥希替尼二线治疗一代、二代TKI耐药后T790M突变的NSCLC Ⅱ期研究中,虽然联合组ORR显著高于单药奥希替尼组(71.8% vs. 55%),但是PFS单药却显著高于联合组(13.5个月 vs. 9.4个月),两组的OS差异无统计学意义。BOOSTER试验同样是评估奥希替尼+贝伐珠单抗对比奥希替尼二线治疗获得性T790M突变NSCLC的Ⅱ期研究,结果两组的PFS、OS均差异无统计学意义,联合组3级AE显著高于单药组(47% vs. 18%)。该两项二线治疗研究结果未能像NEJ026、RELAY等研究显著延长PFS的原因目前不清楚。是第三代药物本身不适合联用抗血管治疗,还是因为既往靶向治疗及其他治疗导致微环境改变,使其抗血管药物产生耐药性,还需要进一步探索证实。最近发表在JTO杂志的WJOG9717研究中,一线奥希替尼联合贝伐单抗与奥希替尼单药治疗,ORR、PFS、OS均差异无统计学意义,似乎说明奥希替尼联合贝伐单抗的失败可能和初治还是复治无相关。接下来TORG1833研究,主要评估奥希替尼+雷莫芦单抗对比奥希替尼一线用于EGFR基因突变的NSCLC,目前仍在进行中,该研究结果也许进一步回答我们现在的部分疑惑。

ALK抑制剂联合抗肿瘤血管单抗类药物,同样也正在进行。ALEK-B研究中,入组ALK阳性的NSCLC患者,一线使用阿来替尼联合贝伐单抗治疗,2022年ASCO公布了部分前期研究结果,阿来替尼联合贝伐单抗治疗的12个月PFS率高达97.1%。

(二)小分子多靶点抑制剂联合EGFR-TKI

小分子多靶点抑制剂例如,舒尼替尼、索拉非尼联合EGFR-TKI的早期研究的入组人群均为EGFR未检测人群中,而且结果均显示小分子多靶点相比于EGFR-TKI二线治疗未能显示PFS、OS获益。近年来的一些Ⅰ期临床研究尝试探索一线联合EGFR-TKI治疗EGFR敏感基因突变的NSCLC人群。2020年ASCO的公布了国产一代EGFR-TKI埃克替尼联合安罗替尼一线治疗EGFR突变晚期NSCLC的研究结果。该研究纳入了35例患者,结果显示,30例可评估疗效患者的ORR为59%,DCR为88%。2021年ASCO会议中公布的安罗替尼联合第一代EGFR-TKI一线治疗敏感型EGFR突变NSCLC的Ⅱ期研究中,ORR为78.3%,DCR为100%,PFS为13.0个月。旨在对比安罗替尼+吉非替尼对比吉非替尼的随机对照Ⅲ期研究(FL-ALTER)目前正在进行中。我们国内第三代EGFR-TKI奥希替尼联合安罗替尼一线治疗EGFR敏感突变NSCLC的临床研究也正在进行。

三、抗肿瘤血管药物与免疫治疗联合策略

免疫疗法的联合治疗是当前最为热门的研究方向,抗血管治疗是针对肿瘤微环境的疗法,免疫治疗同样也是针对肿瘤微环境的疗法。PD-1和PD-L1抑制剂没有直接的细胞毒性作用,而是通过阻滞T效应细胞上的程序性死亡受体和肿瘤细胞上的程序性死亡配体结合,从而最终促进免疫介导抗

肿瘤活性。肿瘤细胞中的免疫活性不仅限于由PD-1/PD-L1相互作用调节,血管生成因子同样可以直接或者间接起到免疫抑制作用。肿瘤细胞可以通过上调VEGF的表达促进肿瘤新生血管形成,这个过程会导致血管异常化并引起缺氧和酸性环境,而缺氧等微环境又会增强抑制性T调节细胞的活性并抑制效应T细胞功能。为了使检查点抑制剂具有抗癌作用,T细胞必须可以进入肿瘤微环境并在其中发挥作用,而肿瘤促进VEGF和bFGF的表达会减少免疫细胞向肿瘤微环境的输送。此外,VEGF水平升高可阻止树突状细胞以及其他造血干细胞的成熟。以上理论均提示血管生成抑制剂和免疫检查点抑制剂可能具有协同作用。

(一)VEGF-VEGFR的大分子单克隆抗体联合免疫抑制剂

IMpower150研究是一项随机,开放标签的Ⅲ期研究,研究入组晚期非鳞NSCLC患者,比较阿特珠单抗+贝伐珠单抗+卡铂+紫杉醇(ABCP)、阿特珠单抗+卡铂+紫杉醇(ACP)与标准治疗贝伐珠单抗+卡铂+紫杉醇(BCP)三组不同治疗方案治疗未接受过化疗的晚期非小细胞肺癌的疗效,研究也纳入了EGFR突变或ALK阳性的患者。结果显示:阿特珠单抗+化疗+贝伐珠单抗的ORR率71%,持续中位PFS达10.2个月,中位OS超过25个月。亚组分析结果显示:EGFR野生型人群中,ABCP组对比BCP组的OS获益明显(19.5个月 vs. 14.7个月,P=0.01)。在EGFR敏感突变的患者中,ABCP组比BCP组中位OS延长超过11.3个月(29.4个月 vs. 18.1个月),差异未达到统计学意义(95% CI 0.31~1.14)。但是,ABCP组与BCP组治疗生存曲线分离明显,提示有明显的获益趋势,各组间较少的入组人数可能影响了最终的统计学效能(ABCP组26例,BCP组32例)。IMpower150研究一线入组EGFR/ALK阳性的患者,虽然值得商榷,但其研究结果惊喜地显示敏感EGFR突变患者接受阿特珠单抗+化疗+贝伐珠单抗治疗相比化疗+贝伐珠单抗,疾病进展风险降低59%,死亡风险降低69%,生存期延长11.3个月。从安全性数据看,阿特珠单抗+化疗+贝伐珠单抗组33%的患者因不良反应中止治疗,所以该研究无法改变EGFR敏感型基因突变患者的一线治疗模式。而对于在EGFR-TKI治疗进展的EGFR敏感突变患者中,ABCP方案可能是潜在新疗法。2021年ASCO会议中展示了另一项阿特珠单抗+化疗+贝伐珠单抗治疗非鳞NSCLC的Ⅱ期单臂临床研究,不同于IMpower150研究,该研究治疗选择化疗方案为培美曲塞+卡铂,研究同样入组了少部分驱动基因突变人群(EGFR/ALK/KRAS/BRAF,5/1/4/2),ORR为35.71%,1年PFS率55.27%,1年OS率82.90%,该结果优于历史对照单纯化疗数据结果。依据血管生成抑制剂和免疫检查点抑制剂可能具有协同作用。

2022年ASCO公布了一项免疫治疗联合抗肿瘤血管生成再挑战研究数据(S1800A),研究纳入对免疫治疗产生获得性耐药的NSCLC患者,定义为既往免疫治疗至少84d,治疗期间或治疗后疾病进展(PD);患者既往接受过含铂双药治疗,接受帕博利珠单抗+雷莫芦单抗组合方案的患者中位OS优于标准治疗组,分别为14.5个月(95% CI 13.9~16.1个月)vs. 11.6个月(95% CI 9.9~13.0个月)(HR=0.69;95% CI 0.51~0.92)。OS的亚组分析显示,实验组方案在鳞状细胞或混合组织学类

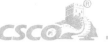

型中的获益最显著($HR=0.43$;$95\%\ CI\ 0.28\sim0.65$)。类似研究在国内包括本中心同样也正在进行中,例如,安罗替尼联合纳武利尤单抗治疗既往免疫治疗后进展的 NSCLC。

（二）小分子多靶点抑制剂联合免疫抑制剂

小分子多靶点类药物,例如安罗替尼、阿帕替尼、尼达尼布、仑伐替尼等,对 VEGFR、PDGFR 和 FGFR 所介导肿瘤血管生成通路均抑制作用,同时对干细胞因子受体 c-Kit 也显示很强的抑制活性,可以同时作用于肿瘤异常基因及肿瘤微环境。是否意味着小分子多靶点类抗血管药物比 VEGF/VEGFR 单靶点药物,联合 PD-1/PD-L1 抑制剂作用机制更加广泛?2021 年发表于 JTO 杂志的一项研究,一线使用信迪利单抗＋安罗替尼无化疗方案治疗 EGFR/ALK/ROS1 阴性晚期 NSCLC 患者,结果显示:中位 PFS 为 15 个月,12 个月 PFS 率为 71.4% 的 I 期研究 ORR 可达 72.7%,目前信迪利单抗联合安罗替尼对比一线化疗的 II 临床研究正在进行。

既往在 KEYNOTE-146 中,可乐组合（K 药＋仑伐替尼）在转移性 NSCLC 患者（$n=21$）中显示令人鼓舞的抗肿瘤活性（ORR 33%,中位 PFS 5.9 个月）和可接受的安全性。基于上述结果,LEAP-007 研究进一步探索 PD-L1 阳性（TPS≥1%）晚期 NSCLC 患者一线接受帕博利珠单抗联合仑伐替尼对比帕博利珠单抗单药治疗。结果帕博利珠单抗＋仑伐替尼方案,虽然在 PFS 上优于单独帕博利珠单抗,但是两组在 OS 上无差异,在不良反应方面,帕博利珠单抗＋仑伐替尼的 3~5 级 AEs 发生率比帕博利珠单抗组增高至 2 倍多（57.9% vs. 24.4%）。LEAP-007 碰壁的主要原因是安全性问题,帕博利珠单抗＋仑伐替尼组有 53.4% 的患者因为 3 级不良反应中断过治疗。LEAP-007 中仑伐替尼剂量为 20mg/d,而在仑伐替尼治疗肝细胞癌上:患者体重≥60kg,每日剂量 12mg;体重<60kg,每日剂量 8mg,帕博利珠单抗＋仑伐替尼组不良反应过大是否与仑伐替尼剂量过大?还是帕博利珠单抗与仑伐替尼相互作用促进了不良反应的发生?我们期待等待更多的数据,如 LEAP-006 研究。

免疫联合抗血管生成在小细胞肺癌上,2021 年 ASCO 公布的一项研究中,一线化疗进展后的小细胞肺癌中使用 AK105 联合安罗替尼治疗,在入组 20 例患者中,ORR 达到 50%,PFS 为 4.7 个月。2022 年 ASCO 公布的一项国内临床研究,广泛期小细胞肺癌二线、多线使用信迪利单抗联合安罗替尼治疗,中位 PFS 为 6.0 个月。这两项前瞻性单臂研究结果在小细胞肺癌二线治疗中,无疑是非常瞩目的。目前小细胞肺癌缺乏标准的后线治疗方案,免疫联合安罗替尼有潜力打破小细胞肺癌二线治疗的瓶颈,仍然需要 II、III 期临床研究验证。

四、展望

近 20 年是肺癌治疗发展最快的一段时期,分子病理指导下的靶向治疗、免疫治疗已经成为 NSCLC 临床标准治疗的一部分,驱动基因阴性 NSCLC 人群中,安罗替尼联合免疫治疗超过 15 个月的中位 PFS 非常惊艳,传统化疗在肺癌诊治指南中占据的空间逐渐被压缩。同时,"众星捧月"LEAP-007 研究的失败,又给一线抗血管生成＋免疫的去化疗方案浇了一盆冷水。目前,信迪利单抗联合安罗替尼对比化疗的 II 期临床研究正在进行,LEAP-006 研究结果也还未公布,而挑战一线驱动基因阴性 PDL-1 阳性表达的 III 期关键注册研究,安罗替尼联合 TQB-2450 对比帕博利珠单抗研究已经入组过半。我们期待这些研究结果能够为驱动基因阴性的晚期 NSCLC 提供新的有效的治疗策略。

新时代下治疗策略的变化也引出诸多挑战,例如免疫治疗进展后,是否可以选择抗肿瘤血管生成药物联合免疫治疗再挑战?S1800A 研究的结果为我们提供了肯定的回答,我们仍然需要更多证据。针对免疫微环境的理论依据,有研发针对 PD-1/VEGF 双特异性抗体,可阻断 PD-1 与 PD-L1 和 PD-L2 的结合,并同时阻断 VEGF 与 VEGF 受体的结合。在 2022 年 ASCO 公布的 Ib/II 期研究中,AK-112 一线或者二线治疗肺癌中,展现不错的疗效和安全性,后续的 III 期将会继续进行。

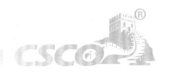

KRAS 突变肺癌研究进展

中国人民解放军总医院

白怡冰　胡毅

一、KRAS 突变的生物学及临床特征

KRAS 基因是一种原癌基因,长约 35kb,位于 12 号染色体,是大鼠肉瘤(rat sarcoma,RAS)基因家族成员之一,编码 KRAS 蛋白。KRAS 蛋白是一种膜结合 GTP 酶,能够充当多种细胞信号功能的开关。核苷酸水解和交换之间的平衡决定了细胞中活性 KRAS 的水平。与 GDP 结合时,KRAS 处于"关闭"状态。当 GDP 转变为 GTP 时,KRAS 被激活为"开启"状态。KRAS 突变使其持续激活,导致下游致癌途径的过度激活和不受控制的细胞生长。最近的研究表明,大约 1/7 的人类癌症携带 KRAS 改变,使其成为人类癌症的主要致癌驱动因素之一。KRAS 突变于 1984 年在 NSCLC 患者基因中被首次发现,并逐渐成为肺癌靶向治疗研究的重要靶点。在肺癌中,KRAS 突变是除 EGFR 之外第二常见的突变,在 COMIC 数据库的 45 106 例肺癌样本中,14% 为 KRAS 突变。KRAS 突变具有种族差异性,中国 NSCLC 患者的 KRAS 突变率似乎低于白种人,并且在腺癌中更多见。Zheng 等分析了 5 180 例在山东省肿瘤医院进行了基因检测的 NSCLC 患者,其中 471(9.1%)例患者有 KRAS 突变。相似的,复旦大学上海肿瘤中心在 8.3%(113/1 368)的中国肺腺癌患者中发现了 KRAS 突变,KRAS 突变更多见于男性、吸烟史、浸润性黏液型腺癌和实体型腺癌,G12C 最常见(33.6%),G12D(23.9%)和 G12V(22.1%)其次。Judd 等分析了 17 095 例提交给美国基因检测公司 Caris Life Sciences 的 NSCLC 样本,发现 4706(27.5%)例样本含有 KRAS 突变,在腺癌中为 37.2%,在鳞状细胞癌中为 4.4%。KRAS 突变最常见的亚型是 G12C(40%),其次是 G12V(19%)和 G12D(15%)。研究发现,KRAS 的亚型具有不同的生物学特征。KRAS G12V 或 G12C 患者的生存期比其他类型突变的患者更长。从不吸烟的患者在 G12D 亚型中更为常见。过渡突变(G→T 或 G→C)在吸烟者中更常见,而过渡突变(G→A)在从不吸烟者中更常见。

KRAS 突变的患者往往预后较差,对化疗不敏感,EGFR-TIK 疗效差,但对免疫治疗反应更好。一项来自瑞典的回顾性研究发现,相较于 KRAS 野生型,KRAS 突变的 IV 期 NSCLC 患者的总体总生存期更短,对含铂双药化疗反应更差,对免疫治疗反应更好。KRAS 突变且 PD-L1 高表达,比仅 PD-L1 高表达的患者,对一线免疫治疗的反应更佳。具有高 PD-L1 表达的 KRAS 野生型患者对含铂双药化疗的反应比免疫治疗更好。我国的回顾性分析也发现,与 KRAS 野生型患者相比,KRAS 突变患者使用培美曲塞联合铂类化疗的 PFS 较差。而化学疗法和免疫疗法的结合可以提高 KRAS 突变肺腺癌患者的生存率。KRAS 突变患者具有较高的肿瘤突变负荷(TMB),可能导致对免疫检查点抑制的反应改善。而另一项回顾性分析发现 KRAS 基因突变并伴 PD-L1 高表达的 NSCLC 患者在单独接受免疫治疗时比未接受突变的患者生存时间更长,但是同时接受化疗和免疫治疗的患者生存时间没有差异。此外,多项回顾性分析发现与 KRAS 野生型相比,KRAS 突变的 NSCLC 患者使用 EGFR 抑制剂治疗的预后没有得到改善甚至更差。虽然这些数据很有趣,但仍有待于前瞻性随机试验的验证。

二、KRAS 靶向治疗

四十年来,始终没有有效靶向 KRAS 的药物进入临床,2021 年 5 月 28 日美国 FDA 加速批准 KRAS G12C 突变选择性抑制剂索托拉西布(sotorasib,AMG510)用于治疗二线 KRAS G12C 突变阳性的 NSCLC 患者,这是首个获批的针对 KRAS 突变的靶向治疗药物,终结了 KRAS 这个靶点"不可成药"的历史。第二种 KRAS G12C 抑制剂阿达格拉西布(adagrasib,MRTX849)也获得了突破性治疗指定,另外多种 KRAS 抑制剂已进入临床研究。

(一) KRAS G12C 突变

KRAS G12C 突变发生在大约 15% 的非小细胞肺癌(NSCLC)、3% 的结直肠癌(CRC)和约 1% 的其他几种实体瘤中。索托拉西布是一种小分子药物,可特异性且不可逆地抑制 KRAS G12C。索托拉西布与仅存在于非活性 GDP 结合构象中的开关 II 区域的口袋共价结合,使 KRAS G12C 处于非活性状态并抑制 KRAS 致癌信号。基于 I/II 期 CodeBreaK100(NCT03600883)全球研究结果,索托拉西布已获美国 FDA 批准,用于 KRAS G12C 突变的局部晚期或转移性 NSCLC 患者的治疗。2022 年 AACR 会议中更新的结果显示,ORR

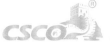

为 40.7%，DCR 为 83.7%。中位 DoR 为 12.3(7.1~14.6) 个月。中位 PFS 和中位 OS 分别为 6.3(5.3~8.2) 个月和 12.5(10.0~17.8) 个月。1 年和 2 年 OS 率分别为 50.8% 和 32.5%。索托拉西布长期耐受性良好，不良事件轻微且可控。在不同 PD-L1 表达水平均能观察到患者的长期获益。不论是否存在 STK11 共存突变，也能观察到长期获益。此外，索托拉西布对比多西他赛治疗 KRAS G12C 突变的 NSCLC 患者的全球Ⅲ期试验 CodeBreak 200 正在进行中。

阿达格拉西布是第二种针对 KRAS G12C 突变开发的特异性小分子口服抑制剂，它同样通过与处于失活状态的 KRAS G12C 突变体不可逆结合，将它们"锁死"在失活构象，从而抑制 KRAS 介导的信号通路。其对 KRAS G12C 突变体的抑制效果在纳摩尔(nmol/L) 水平即可显现，且具非常好的选择性，对 KRAS G12C 的选择性是野生型 KRAS 和其他蛋白上胱氨酸的 1000 倍以上。此外，阿达格拉西布还具有口服利用度高、半衰期长等多个优点。2020 年 10 月，Therapeutics 在第 32 届国际分子靶标与癌症治疗学研讨会(EORTC-NCI-AACR) 上发表其 KRAS G12C 选择性抑制剂阿达格拉西布的最新临床数据。在 51 例 NSCLC 患者(14 例来自Ⅰ/Ⅰb 期；37 例来自Ⅱ期，虽然来自不同研究，但给药剂量相同)中，45% 的患者具有客观反应(23/51 位患者，其中 5 例部分反应未经证实且仍在接受治疗)，70%(16/23) 的响应者肿瘤缩小 40% 以上，患者的疾病控制率为 96%(49/51)。在中位随访 3.6 个月内，65%(33/51) 的患者仍在接受治疗，83%(19/23) 的反应者尚未进展，仍在接受治疗。此外，阿达格拉西布可以穿透血脑屏障，对于脑转移的患者也有效，会议上报道了一个患者案例：77 岁的女性 KRAS G12C 突变非小细胞肺癌患者，既往接受了多种方案的放化疗、PD-1 治疗，仍然无法阻止病情进展，出现肝脏和脑部的多发转移，临床上已经没有更好的治疗方案，在接受试验性药物阿达格拉西布治疗后 7 个周期后，不但肿瘤体积比基线减小 67%，而且大脑中的转移瘤消失，目前仍在接受治疗。阿达格拉西布单药治疗的安全性良好，任何级别的治疗相关不良反应发生率为 85%，3 级及以上不良反应发生比例为 32%，不良反应导致停药的概率为 7.5%。

D-1553 是益方生物研发的新型、强效且具有口服生物利用度的 KRAS G12C 抑制剂，是中国首个自主研发的治疗携带 KRAS G12C 突变肿瘤的突破性治疗药物，该药物的Ⅰ/Ⅱ期临床试验正在进行，2022 年 AACR 会议首次公布了 D-1553 用于治疗 KRAS G12C 突变的晚期或转移性 NSCLC 患者的临床Ⅰ期试验(NCT04585035) 结果。该试验入组 KRAS G12C 突变，标准疗法难治或不耐受的 NSCLC 患者，结果显示，截至 2022 年 1 月 24 日，纳入 59 例 NSCLC 患者，安全性良好，ORR 和 DCR 分别为 40.4%(21/52) 和 90.4%(47/52)。

2021 年 AACR 上礼来公布了其研发的新一代 KRAS G12C 抑制剂 LY3537982 的临床前活性数据。LY3537982 也是共价 KRAS G12C 抑制剂，在 KRAS G12C 突变的 H23、H358 肺癌细胞系中展现了较高的靶标抑制活性，IC50 分别为 1.04nmol/L 和 1.16nmol/L。在 KRAS G12C 突变 H358 细胞中，LY3537982 的抑制活性(IC50) 较索托拉西布和阿达格拉西布至少提高了 10 倍以上。在具有 KRAS G12C 突变的多种异种移植或患者衍生的异种移植(PDX) 模型中，

LY3537982 在 3~30mg/kg(每日 1 次或每日 2 次) 下显示明显的肿瘤生长抑制作用，甚至可使肿瘤完全消退。另外，LY3537982 表现出 >90% 的靶标占有率，而索托拉西布和阿达格拉西布的靶标占有率低于 70%。LY3537982 能否具有更强大的临床活性，仍有待临床研究确认。

此外，还有很多正在研究中的药物。Ⅰ期临床试验 NCT04449874 正在进行中，旨在评估 GDC-6036/RG6330 在治疗 KRAS G12C 突变的晚期或转移性实体肿瘤患者的安全性、药代动力学和初步活性。来自 astrazeneca、novartis、jacobio 和 inventisbio 的很多药物也正处于Ⅰ期临床试验或临床前开发阶段。而另外两种 KRAS G12C 抑制剂 JNJ-74699157 和 LY-3499446 已经停止开发(NCT04006301 和 NCT04165031)。

(二) KRAS 非 G12C 突变

靶向 KRAS 的策略除了直接靶向 KRAS 突变外，还可以通过靶向 MAPK 通路来抑制激活的 KRAS。MAPK 通路是人类恶性肿瘤中最常见的突变致癌通路，与超过 1/3 的实体瘤和大约一半的多发性骨髓瘤有关，MAPK 通路的异常信号能够驱动肿瘤细胞的增殖、分化、存活和迁移。VS-6766(CH5126766 或 RO5126766) 是一种新型的可以同时靶向 RAF 和 MEK 的抑制剂。VS-6766 结合能够使 MEK 不能被 RAF 磷酸化并从 RAF 释放，形成稳定的 MEK/RAF 复合体，抑制 RAF 激酶的活性，阻止 MEK 磷酸化。在临床前试验中，能够抑制多种 RAS 和 RAF 突变体介导的信号。

临床试验证明，VS-6766 能够抑制多种肿瘤的进展，其中也包括肺癌，并且安全可耐受。在 Guo 等的一项单中心，开放标签的Ⅰ期剂量递增和剂量扩展的篮子试验中，共纳入 58 例 RAS-RAF-MEK 通道突变的晚期或转移性实体瘤或多发性骨髓瘤患者(包括 51 例实体瘤患者和 7 例多发性骨髓瘤患者)。通过剂量递增试验，将每周两次 4.0mg 作为Ⅱ期试验的推荐剂量。接下来，在篮子剂量扩展阶段，评估了 29 例携带 RAS-RAF-MEK 通路突变的晚期或转移性实体瘤和多发性骨髓瘤患者的抗肿瘤毒性(包括 12 例非小细胞肺癌、5 例妇科恶性肿瘤、4 例结直肠癌、1 例黑色素瘤和 7 例多发性骨髓瘤)。在剂量扩展队列中，最终 26 例 RAS/RAF 突变的患者可以评价临床疗效，总体有效率为 26%(7/26)。20 例实体瘤患者的有效率为 30%(6/20)。其中 10 例晚期非小肺癌患者中 3 例起效，有效率为 30%，且这 3 例患者疗效均已超过 6 个月。其中，2 例为 KRAS G12V 突变，1 例为 KRAS G12A 突变。VS-6766 的安全性良好，治疗相关的最常见 3~4 级不良事件为皮疹(11 例，19%)、肌酐磷酸激酶升高(6 例，11%)、低白蛋白血症(6 例，11%) 和疲劳(4 例，7%)；5 例(9%) 患者出现治疗相关严重不良事件；没有与治疗相关的死亡；8 例患者(14%) 在试验期间因疾病进展而死亡。

2020 年 AACR 会议上 Verastam Oncology 公司公布了其 RAF/MEK 抑制剂 VS-6766 和特异性 FAK 抑制剂 defactinib 联用，治疗携带 RAS 突变的实体瘤患者的Ⅰ期临床试验结果(FRAME 研究)。defactinib 能够特异性抑制 FAK 和相关蛋白激酶 PYK2 的活性。两者联用，可能更全面抑制癌细胞用来产生耐药性的信号通路。研究纳入 10 例 KRAS 突变的非小细胞肺癌患者，其中 7 例出现肿瘤缩小，其中 1 例 G12V 突变患者肿瘤缩小超过 30%。该联合方案耐受性良好，最常

见的不良反应是皮疹,肌酸激酶升高,天冬氨酸转氨酶升高,高胆红素血症和恶心,所有不良反应均可逆。2020 年 10 月,Verastam Oncology 公司披露了该研究进一步的临床研究数据。7 例 *KRAS* G12V 突变非小细胞肺癌,VS-6766 单药治疗 4 例,VS-6766 联合 Defactinib 治疗 2 例,总有效率为 57%。

三、小结

肺癌中的 *KRAS* 突变在白种人中更为常见,约 30% 的肺癌患者存在 *KRAS* 突变,在肺腺癌中更为常见,虽然在中国人中仅 8%~10% 的肺癌患者具有 *KRAS* 突变,但 2020 年中国新发肺癌 81.6 万例,占全球的 37%,因此这部分患者的数量仍然不容小觑。在过去的 40 年里,*KRAS* 突变一直被称为"不可成药",因此只能以化疗和免疫治疗为主,研究发现,*KRAS* 突变的患者往往预后较差,对化疗不敏感,EGFR-TIK 疗效差,但对免疫治疗反应更好。近年来,索托拉西布和阿达格拉西布等 KRAS 靶向药物的横空出世终于填补了这一空白。临床试验显示索托拉西布治疗 *KRAS* G12C 突变的局部晚期或转移性 NSCLC 患者的 ORR 为 40.7%,中位 PFS 和中位 OS 分别为 6.3 个月和 12.5 个月,1 年和 2 年 OS 率分别为 50.8% 和 32.5%。其他靶向 *KRAS* G12C 突变的药物如阿达格拉西布和 D-1553 也看到初步的疗效,期待后续临床试验的跟进。对于 *KRAS* 非 G12C 突变的患者,一种新型的 RAF/MEK 抑制剂 VS-6766 以及与特异性 FAK 抑制剂 defactinib 的联用也看到初步的疗效,但仍需更大规模,设计更加精细的临床试验进行验证。

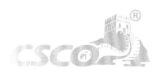

肺癌合并肺结核患者靶向治疗临床分析

首都医科大学附属北京胸科医院

盛舒言　张卉　杨新杰　张权　吕嘉林　李曦　吴羽华　张新勇

吴朝真　马丽　王敬慧　张树才　胡瑛

肺结核与肺癌的发生关系密切,虽然肺结核不会直接发展成肺癌,但结核感染的慢性炎症过程可间接促进癌症的发生,是肺癌的独立危险因素。

人表皮生长因子受体(epidermal growth factor receptor, EGFR)基因编码的蛋白对细胞增殖和生存起到至关重要作用。EGFR 通路的失调导致 EGFR 信号异常,与许多呼吸系统疾病有关,包括慢性炎症和癌症。EGFR 基因突变是肺腺癌中发生的主要驱动突变。30%~40% 的亚洲肺腺癌患者携带该基因的突变,外显子 19 缺失(19del)和 21 外显子 L858R 点突变是肺癌患者中最常见的基因改变。EGFR 酪氨酸激酶拮抗剂(tyrosine kinase inhibitor, TKI)在 EGFR 突变阳性肺癌患者中疗效显著,EGFR-TKI 已成为晚期含有 EGFR 敏感突变肺癌患者一线治疗首选。既往有研究指出,在合并肺结核的肺癌患者中,EGFR 突变频率高于一般的肺癌患者。然而,这一类患者的临床数据及治疗应答资料非常有限。本研究以 EGFR 突变的肺癌合并结核患者为研究对象,回顾性分析这类患者的临床表型、对靶向治疗的应答及临床预后特点,旨在为此类患者提供诊治参考。

一、资料与方法

(一)研究对象

收集 2014 年 1 月至 2019 年 12 月就诊于首都医科大学附属北京胸科医院的患者,通过电子病历纳入诊断中同时包含肺癌及肺结核的病例。同时满足以下纳入标准:①患者经手术病理组织、肺穿刺活检、支气管镜活检、淋巴结活检、胸腔积液包埋等明确肺癌诊断;②患者在肺癌诊断之前或于肺癌诊断的同时,诊断肺结核。肺结核诊断符合 2018 版肺结核诊断标准。③组织学或基因学检测证实存在 EGFR 突变;④具有较完整的医疗资料,肺癌肿瘤原发灶 - 淋巴结 - 转移(tumor-node-metastasis, TNM)分期根据美国癌症联合委员会第八版 TNM 分类决定,以ⅢA 期为界,具体分为早期和晚期。排除标准:肺结核的诊断时间晚于肺癌的诊断时间。

(二)EGFR 突变检测

EGFR 的突变检测由首都医科大学附属北京胸科医

院病理科完成,应用突变扩增系统(amplification refractory mutation system, ARMS)荧光定量聚合酶链反应(polymerase chain reaction, PCR)方法检测。

(三)评估标准

疗效评价依照实体瘤疗效评价标准(Response Evaluation Criteria in Solid Tumor, RECIST)1.1 版本,分为完全缓解(complete response, CR)、部分缓解(partial response, PR)、疾病稳定(stable disease, SD)和疾病进展(progressive disease, PD)。疾病控制率(disease control rate, DCR)指肿瘤缩小或稳定且保持一定时间的患者比例,包含 CR、PR 以及 SD 的病例。无进展生存期(progression-free survival, PFS)指 EGFR 突变的肺癌合并肺结核患者从接受治疗开始,至观察到疾病进展或发生因任何原因死亡的时间。根据 RECIST 标准,回顾性分析 DCR 及 PFS。

(四)随访

通过病史查阅和电话随访两种方式收集资料。病史查阅是通过查阅患者住院及门急诊病历信息了解患者治疗及复发转移情况;电话随访由专职人员定期联系患者本人或家属了解其生存情况;随访截至 2022 年 3 月 20 日。

(五)统计学处理

采用 SPSS 26.0 统计软件对数据进行统计学分析。用 Pearson 卡方检验或 Fisher 精确概率法进行组间比较。采用 Kaplan-Meier 法进行单因素生存分析,使用 Python 语言绘制生存曲线。以 $P<0.05$ 为差异有统计学意义。

二、结果

研究纳入 405 例肺癌合并肺结核患者。对其中 237 例样本组织进行 EGFR 突变检测,共发现 65 例 EGFR 突变阳性病例,EGFR 的突变率为 27.4%(65/237)。其中,腺癌 56 例(86.2%, 56/65)、鳞状细胞癌 8 例(12.3%, 8/65)、小细胞癌 1 例(1.5%, 1/65)。65 例患者中,EGFR 经典突变 61 例(93.8%, 61/65),19del 和 21L858R 突变分别为 27 例(41.5%, 27/65)和 34 例(52.3%, 34/65),非经典突变 4 例(6.2%, 4/65),分别为 G719X/L861Q, G719X/S768I, 20 外显子突变 1 例 S768I 及 21

外显子 L861Q 1 例。其具体临床特征见表 1。

表 1 65 例初诊 EGFR 阳性肺癌合并肺结核患者的临床特征[n(%)]

分类	合计 (n=65)	EGFR			
		19del (n=27)	21 L858R (n=34)	non-classical mutations (n=4)	P
性别					0.87
男	39(60.0)	17(63.0)	20(58.8)	2(50.0)	
女	26(40.0)	10(37.0)	14(41.2)	2(50.5)	
年龄					0.82
≤65	39(60.0)	16(59.3)	20(58.8)	3(75.0)	
>65	26(40.0)	11(40.7)	14(41.2)	1(25.0)	
痰菌					0.32
阳性	17(26.2)	9(33.3)	8(23.5)	0(0.0)	
阴性	48(73.8)	18(66.7)	26(76.5)	4(100.0)	
糖尿病					0.57
是	8(12.3)	4(14.8)	3(8.8)	1(25.0)	
否	57(87.7)	23(85.2)	31(91.2)	3(75.0)	
吸烟史					0.23
有	37(56.9)	18(66.7)	18(52.9)	1(25.0)	
无	28(43.1)	9(33.3)	16(47.1)	3(75.0)	
TKI 治疗					0.27
有	41(63.1)	17(63.0)	20(58.8)	4(100.0)	
无	24(36.9)	10(37.0)	14(41.2)	0(0.0)	
组织学					0.86
腺癌	56(86.2)	22(81.5)	30(88.2)	4(100.0)	
鳞癌	7(10.8)	4(14.8)	3(8.8)	0(0.0)	
其他	2(3.1)	1(3.7)	1(2.9)	0(0.0)	
分期					0.88
Ⅰ~ⅢA	24(36.9)	9(33.3)	13(38.2)	2(50.0)	
ⅢB~Ⅳ	36(55.4)	15(55.6)	19(55.9)	2(50.0)	
未分期	5(7.7)	3(11.1)	2(5.9)	0(0.0)	

合并结核的 EGFR 突变肺癌患者中,19 和 21 外显子位点突变共占 93.8%,这与众多文献得出的结论一致。19 和 21 外显子位点突变与非经典突变相比,在性别、年龄、吸烟史、糖尿病史、痰菌阳性、病理类型、TNM 分期等均不具有显著性差异。

65 例患者中,52 例(80%,52/65)接受了一线抗肿瘤治疗,上述 52 例患者中,28 例(43.1%,28/52)一线接受 TKI 靶向治疗,9 例(13.8%,9/52)一线接受化学治疗,13 例(20%,13/52)一线接受手术治疗,2 例(3.1%,2/52)接受放射治疗。一线全身治疗(化疗 + 靶向治疗)的 DCR 为 91.9%(34/37),其中 9 例接受化疗患者的 DCR 为 88.9%(8/9)。28 例一线接受靶向治疗的患者 DCR 为 92.9%(26/28)。19del、21L858R 及非经典突变患者在一线全身治疗 DCR 率方面差异没有统计学意义。

13 例一线接受手术治疗的患者,4 例术后接受辅助化疗,4 例术后接受靶向 TKI 治疗,3 例接受术后辅助化疗后序贯靶向 TKI 治疗,1 例未进行术后辅助治疗,1 例围术期死亡。

本研究中 28 例患者一线接受靶向治疗,其中全部为一代 TKI 药物。整个回顾性研究中,一共有 40 例患者在病程中接受了 TKI 治疗,具体情况见表 2。

表 2 观察随访期内肺癌合并肺结核患者接受 TKI 治疗情况汇总

突变类型	TKI 药物的使用情况				
	合计	未使用 (n=25)	一代药物 (n=28)	二代药物 (n=2)	一代→三代药物 (n=9)	一代→二代药物 (n=1)
19del	27	10	11	0	6	0
L858R	34	15	16	0	3	0
非经典突变	4	0	1	2	0	1
合计/%	100.00	38.50	43.10	3.10	13.80	1.50

值得关注的是,1 例患者病程中后线使用了免疫治疗,该患者为 58 岁男性,既往诊断双肺继发肺结核,曾接受抗结核治疗,2017 年确诊左肺腺癌因 L858R 突变阳性,一线接受一代 TKI 治疗,进展后二次活检基因检测提示 L858R/T790M 突变阳性,二线三代 TKI 药物治疗,再次进展后,三线接受程序性死亡受体 1(programmed death protein 1,PD-1)单抗联合化疗及抗血管生成治疗,免疫治疗过程中,疗效评价 SD,PFS 为 3.5 个月,观察随访期内,无抗结核治疗,未见结核再活动证据。

19del 突变患者的中位 PFS 为 7.5 个月,L858R 突变患者一线 PFS 为 6.43 个月;一线接受 EGFR-TKI 患者的中位 PFS 为 9.64 个月,一线接受化疗患者中位 PFS 为 4.5 个月,均差异无统计学意义。

三、讨论

肺癌合并肺结核在很多研究中已被广泛讨论,肺结核患者发展成为肺癌的风险远高于非肺结核患者,慢性炎症导致的 DNA 损伤和修复机制失衡,是结核病患者发生肺癌的病理生理学可能基础之一。有研究表明合并陈旧性肺结核的肺癌患者,存在更高的 EGFR 突变频率和较差的治疗反应。

EGFR 突变是肺腺癌中主要的驱动突变,既往有关肺癌合并肺结核的 EGFR 突变研究,均集中在腺癌患者中,本研究以所有确诊肺癌患者为研究对象,避免了腺癌类型选择偏倚,各类型突变的发生率与既往文献基本一致,提示合并肺结核的肺癌患者在 EGFR 的表达分布上并无特殊,且各 EGFR 突

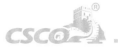

变类型间的临床特征也差异无统计学意义。

来自韩国的数据表明，接受 TKI 治疗的结核合并 *EGFR* 突变肺腺癌患者，与不合并结核患者相比，PFS 和总生存率（overall survival，OS）较差。本研究中，一线接受 TKI 治疗的患者中位 PFS 为 9.64 个月，同样劣于既往报道的 *EGFR* 突变患者一线 TKI 治疗数据。可能的原因是，合并结核的肺癌患者基础肺结构质量差，更容易受到二次感染等打击，这些患者一旦发生二次感染，可能会发生反复肺炎和致死性院内肺炎，进而影响预后。既往研究提示，在肺结核合并肺腺癌的患者中，19del 突变患者对 EGFR-TKI 治疗的敏感性高于 L858R 突变患者，19del 突变患者的预后好于 L858R 组，但本研究中 19del 和 21L858R 患者一线 PFS 差异无统计学意义，这可能与样本量少有关。同时，因患者入组时间跨度大，本研究中部分晚期患者一线使用了全身化疗。一线靶向 TKI 治疗和化疗的中位 PFS 两组间差异无统计学意义。

既往真实世界研究提示 *EGFR* 突变的患者，靶向 TKI 治疗耐药后接受免疫联合治疗仍能获益，且抗血管生成治疗和化疗可能对免疫治疗起到协同作用。而对于合并结核患者，研究表明，存在结核潜伏感染的肺癌患者，在接受免疫治疗后，可能造成结核再活动。对于含有 *EGFR* 敏感突变的肺癌合并结核患者，靶向 TKI 治疗耐药后，后线使用免疫治疗的有效性及安全性是临床需要关注的问题。本研究仅 1 例患者后线使用了 PD-1 抑制剂联合化疗及抗血管生成治疗，无不良事件发生，但仍需更多的数据及前瞻性的研究来更好地了解这部分患者使用免疫治疗后结核活动规律。

本研究的创新之处在于报道了在肺癌合并肺结核患者中，携带 *EGFR* 不同突变类型患者的临床特征，对治疗的反应及预后特点。由于本研究样本量较少，亚组分析结论效力不足，需要更大的样本量探索。除了样本量少外，本研究存在的局限性：作为回顾性的研究，纳入研究的患者在临床特征方面具有高度异质性；由于随访时间不够长，失访、删失比例高，未对 OS 进行比较；由于肿瘤异质性，利用小块组织进行的病理诊断及分子诊断，无法完全反映病灶部位全部的变异情况；采用 ARMS-PCR 技术，无法获得共突变数据。

总之，*EGFR* 驱动突变阳性的肺癌合并肺结核患者，治疗反应及预后劣于单纯 *EGFR* 突变患者，不同突变亚型患者的临床特征无显著区别。尚需更大的样本量探索及相应的前瞻性研究，来了解这类患者的治疗转归特点、结核的活动规律及相应的分子机制。未来在精准诊断及检测的前提下，优化治疗方案，指导临床实践。

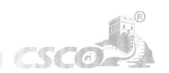

晚期非小细胞肺癌免疫治疗早期临床研究探索

四川大学华西医院

喻杨 涂泽贵 黄媚娟

由于发病早期缺少特异性的临床症状,多数非小细胞肺癌(non-small cell lung cancer,NSCLC)患者在临床确诊时已处于晚期。在过去十年里,免疫检查点抑制剂(immune checkpoint inhibitors,ICI)在 NSCLC 治疗方面取得了显著的进步。Keynote024、Keynote042、IMpower110 和 EMPOWER Lung 1 等研究结果显示 PD-1/PD-L1 抑制剂单药治疗能够改善晚期 NSCLC 的预后,患者 5 年的生存率较前明显提升。同时 Keynote189、Keynote407 研究以及类似研究模式展开的多项临床研究显示 PD-1/PD-L1 抑制剂联合化疗可以在单用免疫的基础上进一步的改善患者生存。另外,CheckMate 227、CheckMate-9LA、IMPOWER 150 研究说明双免疫、双免疫联合化疗以及免疫联合化疗联合抗血管治疗等多种联合治疗模式均改善了患者的生存。但免疫治疗目前仍然面临较大的困境,大部分患者在免疫治疗中疗效获益仍十分有限。多数接受 ICI 治疗的患者会出现原发或继发性耐药。因此,如何解决上述问题成为目前临床治疗的迫切需要。目前,多项关于晚期 NSCLC 免疫治疗早期临床研究正在开展当中。依据免疫反应分子机制,研究方向大致分为三类:①促进 T 细胞启动和免疫激活;②阻断肿瘤微环境中的免疫抑制因素或增加其免疫正向调节因素;③维持免疫效应细胞在肿瘤微环境中的数量和抗肿瘤效能等。早期临床研究对探索临床治疗新方案,开发新的临床治疗药物至关重要。本文将对晚期 NSCLC 免疫治疗早期临床研究进展进行综述。

一、促进免疫细胞启动相关研究

在 NSCLC 中,T 细胞的免疫激活需要肿瘤细胞释放肿瘤抗原,抗原提呈细胞将肿瘤抗原提呈到主要组织相容性复合体类(major histocompatibility complex,MHC)上,T 细胞受体识别 MHC 上的肿瘤抗原后 T 细胞活化。化疗、放疗、肿瘤疫苗、溶瘤病毒等治疗方式均是基于以上机制促进 T 细胞启动和免疫激活,增强抗肿瘤作用。

(一)肿瘤疫苗

肿瘤疫苗的主要作用是刺激机体产生针对特定肿瘤抗原的适应性免疫应答,从而达到重新控制肿瘤生长、诱导现存的肿瘤组织消退,并根除最小的肿瘤残留灶的目的。一个

成功的肿瘤疫苗必须具有以下特点:①能够向树突状细胞(dendritic cells,DC)输送大量的高质量抗原;②能够很好地诱导 DC 细胞的活化;③能够诱导强而持续的 $CD4^+$ T 和细胞毒性 T 淋巴细胞(cytotoxic T lymphocyte,CTL)反应;④能够维持持久有效的免疫反应。近年来,肿瘤疫苗作为肿瘤免疫治疗的一种精准医学方法得到了广泛的应用。

美国 FDA 已经批准了三种肿瘤疫苗:①用于肾癌的 Oncophage;②用于激素难治性前列腺癌的 Sipuleucel-T;③用于早期膀胱癌的 BCG。肿瘤疫苗根据类别可分为 RNA 疫苗、肽疫苗、全细胞疫苗和 DC 疫苗。既往的研究发现基于单靶点的肿瘤疫苗在 NSCLC 的疗效不显著。这主要是因为肿瘤存在着异质性,单独靶向一种抗原的肿瘤疫苗不能够产生有效和持久的抗肿瘤免疫反应来介导肿瘤排斥。所以,目前开发 NSCLC 肿瘤疫苗的主要方向是开发多靶点疫苗和联合应用的策略。BI 1361849 RNA 疫苗是一个包含 6 个肿瘤相关抗原(MUC1、survivin、NY-ESO-1、5T4、MAGE-C2 和 MAGE-C1)的 RNA 疫苗。目前一项 1/2 期(NCT03164772)临床试验评价了 BI 1361849 RNA 疫苗联合 Durvalumab 和 / 或 Tremelimumab 在转移性 NSCLC 患者的疗效。ADXS-503 是一个包含 22 个肺癌特异性肿瘤抗原的多肽疫苗。2022 年 ASCO 会议公布了 ADXS-503 与帕博利珠单抗联用对 NSCLC 的疗效研究。该研究主要纳入了 14 个既往接受帕博利珠单抗后进展的患者。研究发现,ADXS-503 的联合治疗可以重新增强患者对帕博利珠单抗的敏感性。其中,2 例患者达到了部分缓解(partial responce,PR),4 例患者疾病稳定(stable disease,SD),7 例患者疾病进展(progressive disease,PD)。Viagenpumatucel-L(HS-110)是一种异基因细胞疫苗,来源于转染 gp96 Ig 融合蛋白的人肺腺癌细胞系,它能够分泌热休克蛋白 gp96,从而诱导抗原特异性 T 细胞活化。NCT02439450 是一项探索 Viagenpumatucel-L 与 Nivolumab 联合应用对晚期 NSCLC 患者疗效的临床试验。该研究纳入了 47 例患者,客观缓解率(objective response rate,ORR)和疾病控制率(DCR)分别为 21% 和 43%,中位缓解时间为 17.2 个月。此外,DC 疫苗对晚期 NSCLC 患者的作用也正在探索中。NCT02956551 是一项探索了个体化新抗原 DC 疫苗对晚期 NSCLC 患者影响的研究。该研究纳入了 11 例接受过 2~5 线治疗的患者,有 7 例达

到了 SD,1 例 PD。中位无疾病进展生存期(progression free survival,PFS)为 5.7 个月。由此可见,开发针对靶向多种肿瘤相关抗原的策略,可以诱导更广泛、更有效和更持久的抗肿瘤保护。此外,联合应用 ICI 的治疗策略,具有逆转免疫耐受,重塑免疫治疗敏感性的作用。

(二)放疗联合 PD-1/PD-L1 抑制剂

放射治疗可以引起肿瘤抗原的释放,从而增加抗原呈递和 T 细胞的浸润。因此,放射治疗一定程度上可以增强免疫检查点抑制剂的效果。目前,放疗联合免疫治疗的研究涉及放疗剂量和分割方式的探索。PEMBRO-RT Ⅱ期临床研究探讨了单用 Pembrolizumab 治疗或单一转移灶 SBRT(在第一周期 Pembrolizumab 治疗前的 7 天内接受剂量为 3×8Gy)后序贯 Pembrolizumab 治疗在接受过至少一线治疗的晚期 NSCLC 中的疗效。结果显示,放疗联合 Pembrolizumab 组较单用 Pembrolizumab 的 ORR 显著提高(36% vs. 18%,$P=0.07$),且安全性良好。然而,两组的中位 PFS(6.6 个月 vs. 1.9 个月,$HR=0.71$,$P=0.19$)与中位生存期(overall survival,OS,15.9 个月 vs. 7.6 个月,$HR=0.66$,$P=0.16$)差异均无统计学意义。但考虑到该研究纳入的患者数量有限(76 例),后续还需要进行更大规模的临床研究来评估放疗联合免疫治疗的地位。

此外,一项 IHC Ⅰ期临床研究中在放疗剂量和分割方式上进行了不一样的探索。该研究主要纳入 PD-L1 阳性Ⅳ期 NSCLC 以探索低剂量放疗联合免疫的疗效。入组的患者小病灶接受 SBRT(30Gy/3f)和大病灶接受低剂量放疗。随后,在放疗结束后 7 天内接受信迪利单抗治疗。该研究整体 ORR 为 60.7%,DCR 为 78.6%,中位 PFS 为 8.6 个月。同时,该研究确定了低剂量放疗的最佳剂量为 4Gy/2F。当采用最佳剂量时,接受治疗的患者 ORR 为 62.5%,DCR 为 81.25%,中位 PFS 为 9.0 个月。这一研究结果使得剂量放疗联合免疫在晚期 NSCLC 的治疗上充满前景。

(三)溶瘤病毒

溶瘤病毒疗法是一种利用病毒感染癌细胞并溶解癌细胞的治疗手段。前期研究发现,单一溶瘤病毒疗法在 NSCLC 的治疗上未取得很好的疗效。目前针对 NSCLC 的研究多聚焦于溶瘤病毒和免疫疗法的组合方法,以提高溶瘤病毒治疗 NSCLC 的疗效。基础研究显示,对于 PD-L1 低表达的"冷肿瘤",溶瘤病毒能够促进免疫微环境中干扰素 α(interferon-α,IFN-α)的分泌从而促进 PD-L1 的表达。这将使以前低表达 PD-L1 的肿瘤细胞重新成为 ICI 治疗的理想靶点。既往多项Ⅰ、Ⅱ期临床研究报道了溶瘤病毒在 NSCLC 的治疗效果,但目前却缺乏有效的Ⅲ期临床试验的结果。在未来,寻求合适高效的病毒载体、开发安全可靠的工艺流程以及探索优秀的联合治疗策略将促使溶瘤病毒疗法在 NSCLC 患者的疗效得到改观。

(四)其他

IFN-α 产生于自然免疫反应早期,它能动员多种类型的免疫细胞。类泛素蛋白修饰小分子(small ubiquitin-like modifiers,SUMO)能使 IFN-α 类泛素化从而限制 IFN-α 依赖的免疫应答。Subasumstat(TAK-981)是一种 SUMO 的小分子抑制剂,它能增加抗肿瘤免疫并克服肿瘤对 ICI 的耐药

性。临床前数据表明,TAK-981 增强抗原交叉呈递,促进 T 细胞依赖性抗肿瘤反应。在基础研究中,TAK-981 联合 PD-1 抑制剂能协同抑制肿瘤生长并激活 $CD8^+$ T 细胞和 NK 细胞。近期有报道一项Ⅰb 期临床研究,使用 TAK-981 联合 Pembrolizumab 治疗 ICI 治疗后进展的晚期实体肿瘤。结果显示,当 TAK-981 ≥40mg 剂量水平时,NSCLC 患者能观察到 PR。这也进一步提示 TAK-981 联合 Pembrolizumab 的疗法可能对 ICI 耐药的 NSCLC 患者发挥抗肿瘤效应。目前该治疗策略正在Ⅱ期临床研究(NCT04381650)中。

二、靶向肿瘤微环境的相关研究

肿瘤细胞往往存在于免疫抑制性微环境中,这将使得免疫效应细胞难以发挥抗肿瘤效应。免疫抑制性微环境从多个方面影响免疫系统对肿瘤细胞的杀伤作用。一方面,肿瘤的周围血管排列紊乱,使得免疫效应细胞难以到达肿瘤微环境中。另一方面,在肿瘤微环境中的免疫抑制因素的增强和或免疫促进因素的减弱将影响免疫系统对肿瘤细胞发挥有效的抗肿瘤反应。因此,靶向肿瘤微环境的疗法将促进抗肿瘤治疗的疗效。

(一)靶向肿瘤血管

抗血管生成药物能使肿瘤血管系统正常化,促进 T 细胞和其他免疫效应细胞的输送,逆转血管内皮生长因子(vascular endothelial growth factor,VEGF)导致的免疫抑制效应。另外,ICI 可以通过激活效应 T 细胞,使肿瘤血管系统正常化,增加效应 T 细胞的浸润及杀伤功能。多项Ⅰ或Ⅱ期研究显示免疫治疗联合抗血管生成药物具有抗 NSCLC 活性。Ramucirumab 是靶向 VEGFR2 的单克隆抗体。在Ⅰa/b 期的 JVDF 研究中探讨了 Pembrolizumab 联合 Ramucirumab 治疗晚期经治 NSCLC 的疗效。结果显示,总的 ORR 为 30%。12 个月和 18 个月 OS 率分别为 73% 和 64%。一项ⅠB 期临床研究中信迪利单抗联合安罗替尼一线治疗驱动基因阴性的晚期 NSCLC 的疗效,纳入的患者中,ORR 为 72.7%,DCR 达 100%,12 个月的 OS 率为 95.5%。另外,一项 Camrelizumab+Apatinib 治疗初治晚期非鳞 NSCLC 的Ⅱ期临床研究。结果显示无论 PD-L1 阳性还是阴性,两组患者的 ORR 均为 40.0%。中位 PFS 为 9.6 个月,而总生存期未达到;12 个月、18 个月、24 个月患者存活率分别为 87.3%、82.5% 和 82.5%。从以上临床研究结果我们能初步看出 PD-1 抑制剂联合抗血管生成治疗可能使患者拥有更好的生存获益,但仍需进一步临床研究证明。

另外一项Ⅱ期临床研究探索 PD-1/VEGF 双特异性抗体联合化疗的临床应用疗效探索。AK112 是抗 PD-1/VEGF 双特异性抗体。2022 年 ASCO 年会中报道了这项Ⅱ期临床研究的早期数据。在这一项研究中纳入三个队列患者均接受 AK112 联合化疗:初治的晚期 NSCLC 患者,无 EGFR/ALK 驱动基因(队列 1),EGFR 突变的患者,且既往 EGFR-TKI 治疗失败,无 T790M 突变或奥希替尼治疗失败(队列 2)及抗 PD-1/PD-L1 和含铂化疗后进展的患者(队列 3)。结果显示:在队列 1 中,ORR 为 76.9%,DCR 为 100.0%,6 个月的 PFS 率为 86.2%。在队列 2 中,ORR 为 68.4%,DCR 为 94.7%,中位 DOR 为 5.5 个

月,中位 PFS 为 8.3 个月。在队列 3 中,ORR 为 40.0%,DCR 为 80.0%,而 6 个月的 PFS 率为 71.1%。由此可见,AK112 联合化疗在每个队列中都显示出了良好的抗肿瘤疗效。

(二)靶向肿瘤微环境

肿瘤微环境中存在免疫负向调节细胞,如 Treg 细胞、肿瘤相关巨噬细胞等;免疫负向调节因子,如转化生长因子 -β(transforming growth factor-β,TGF-β)、白细胞介素 23(interleukin-23,IL-23)等;细胞代谢产物如腺苷等。目前有多种药物在这些方面进行探索。

前期基础研究发现,经过放疗联合长效白介素 7(NT-I7)治疗的荷瘤小鼠体内的淋巴结、胸腺和脾脏中的 T 淋巴细胞增加和 IFN-γ 产生增强。小鼠肿瘤组织中的 Treg 细胞减少。此外,NT-I7 还能增强淋巴器官和肿瘤中 CD8⁺T 细胞的抗肿瘤效应。最近,一项长效白介素 -7(NT-I7)联合派姆单抗治疗晚期实体肿瘤的疗效和安全性的 2a 期多队列临床结果显示,在可评价的 16 例 ICI 治疗后的 NSCLC 患者中,ORR 为 6%(1/16)。

白细胞介素 -1 受体辅助蛋白(interleukin-1 receptor accessory protein,IL1RAP)表达于许多实体肿瘤的癌细胞和基质细胞上。IL1RAP 与 IL-1R1 相互作用调节下游因子(如 IL-6、IL-8)和 CRP 水平。Nadunolimab(CAN04)是一种完全人源化的 ADCC 增强 IgG1 抗体,靶向 IL1RAP 并阻断 IL-1α 和 IL-1β。IL-1 促进免疫抑制微环境,例如通过招募 MDSC 可能引起检查点抑制剂耐药性。CANFOUR 1/2a 期临床试验评估了 Nadunolimab 联合吉西他滨及卡铂在一线治疗进展后的晚期 NSCLC 患者安全性和疗效。纳入患者中,ORR 为 53%,其中鳞癌患者的 ORR 为 46%,非鳞 NSCLC 患者为 56%。此外,患者的 DCR 为 80%,中位 PFS 为 6.7 个月,中位 OS 为 13.7 个月。因此,Nadunolimab 联合吉西他滨及卡铂在 NSCLC 患者中显示出良好的疗效。

免疫调节细胞因子 IL-27 通过上调抑制性免疫检查点受体(如:PD-L1、TIGIT)和下调促炎细胞因子(如干扰素 γ、TNF-α)来发挥免疫抑制作用。SRF388 是一种针对 IL-27 的人源性 IgG1 阻断抗体,具有促进肿瘤微环境免疫激活的潜能。2022 年,ACSO 年会中汇报了一项 I 期临床研究(NCT04374877)。该研究纳入了晚期治疗难治性实体肿瘤的患者。80% 的患者既往接受 PD-1/PD-L1 抗体治疗。该研究中,1 例高度难治性 NSCLC 患者在单药 SRF388 治疗达到了 PR,并且持续了 20 周。这表明 SRF388 对 NSCLC 具有初步的抗肿瘤活性。

在肿瘤微环境中,TGF-β 作为一个重要的免疫调节因子,对免疫抑制也起着重要作用。Bintrafusp alfa 是一种靶向 TGF-β 和 PD-L1 的双功能融合蛋白。一项 I 期临床研究中纳入了 80 例含铂双药治疗进展后,且既往没有接受过免疫治疗的晚期 NSCLC 患者。结果显示,经过治疗的患者 ORR 为 21.3%(17/80)。

通过以上的研究我们可以看出,开发靶向肿瘤免疫抑制性微环境的疗法将有助于逆转 ICI 的耐药。

三、增强抗肿瘤免疫效应相关研究

近年来靶向 PD-1/PD-L1 和 CTLA4 的免疫检查点抑制剂已经在临床上取得了成功。此外,针对其他免疫检查点,如 LAG-3、TIGIT、TIM-3、VISTA、B7-H3、ICOS 和 BTLA 的临床试验也正在开展中。

(一)LAG-3 抑制剂

在抗原递呈细胞(antigen presenting cells,APCs)上结合 MHC Ⅱ 类分子后,LAG-3 将向传统 T 细胞传递免疫抑制信号,并且增强 Treg 细胞的抑制功能。目前靶向 LAG-3 的多个临床研究正在进行中。一项 Ⅱ 期临床研究 TACTI-002 报道了可溶性 LAG-3 蛋白 Eftilagimod Alpha 联合 Pembrolizumab 一线治疗转移性 NSCLC 患者的疗效。中期结果显示,ORR 为 38.6%。鳞癌者 ORR 为 35.0%,非鳞癌者为 38.9%。另外,中位 PFS 为 6.9 个月。另外,还有 LAG-3 相关靶向药物在 NSCLC 患者中开展(NCT03625323、NCT04140500)。

(二)TIGIT 抑制剂

TIGIT 全称为 T 细胞免疫球蛋白和免疫受体酪氨酸相关抑制性序列(immune receptor tyrosine-based inhibitory motif,ITIM)结构域蛋白,也是一种免疫检查点蛋白,并且在多种免疫细胞中表达,特别是 CD8⁺ T 细胞、CD4⁺ T 细胞和自然杀伤细胞 TIGIT 和 PD-1/PD-L1 均在免疫抑制中发挥重要作用,阻断这两种途径可增强抗肿瘤活性。此外,淋巴细胞的耗竭是 PD-1/PD-L1 单抗耐药的机制之一,而 TIGIT 的表达与 T 淋巴细胞耗竭有着非常重要的联系。因此从理论上而言,TIGIT 单抗与 PD-1/PD-L1 单抗的联合应用具有潜在的协同作用。Tiragolumab 是一种 TIGIT 单抗。Ⅱ 期 CITYSCAPE 研究主要评估 Tiragolumab 联合 Atezolizumab 作为 NSCLC 一线治疗的初步疗效和安全性。该研究主要纳入了晚期 PD-L1 表达阳性的 NSCLC 患者。这项研究初步数据显示,Tiragolumab 联合 Atezolizumab 组和安慰剂联合 Atezolizumab 组比较,患者 ORR(31.3% vs. 16.2%,P=0.031)和中位 PFS(5.4 个月 vs. 3.6 个月,P=0.015)显著提高。另外,还有一项 IB 期临床试验研究了抗 TIGIT 抗体 Vibostolimab(MK-7684)作为单药或同 Pembrolizumab 联合治疗的安全性和有效性。初步数据表明,MK-7684 作为单药疗法以及与 Pembrolizumab 联合用药的耐受性良好,安全性可控。在 PD-1/PD-L1 抑制剂初治 NSCLC 患者中,ORR 为 26%。有趣的是,在接受 PD-1/PD-L1 抑制剂治疗后耐药的 NSCLC 患者中,单药治疗和联合治疗的 ORR 都为 3%。这也显示出了 Vibostolimab 联合 Pembrolizumab 在接受 PD-1/PD-L1 抑制剂耐药后的 NSCLC 患者中的有效性。

(三)TIM-3 抑制剂

T 细胞膜蛋白 3(T-cell membrane protein 3,TIM-3)作为一种负调控的免疫检查点,存在于不同类型的免疫细胞中,包括 T 细胞、Treg 细胞、DC 细胞、B 细胞、巨噬细胞、NK 细胞和肥大细胞。TIM-3 抑制剂在结肠腺癌、黑色素瘤和肉瘤的动物模型中证明了抗肿瘤活性。一项 I/Ⅱ 期研究评估了 Sabatolimab 单药或联合 Spartalizumab 在晚期实体肿瘤患者中的安全性和有效性。其中 Sabatolimab 是 TIM-3 受体的单克隆抗体,而 Spartalizumab 是靶向 PD-1 的单抗。研究结果显示,使用 Sabatolimab 单药治疗组的患者肿瘤无反应。而接受联合治疗的患者中,PR 患者有 5 例(6%;持续 12~27 个月),其中 1 例为 PD-1 治疗耐药后的 NSCLC 患者。

另外在一项Ⅰa/b研究评估了TIM-3单抗(LY3321367)单药或联合PD-L1抗体(LY300054)用于晚期实体肿瘤患者的疗效。在对既往PD-1/PD-L1抑制剂无效的患者中,ORR为0%,DCR为35%,PFS为1.9个月。在对既往PD-1/PD-L1抑制剂显示过疗效但目前耐药的患者中,ORR为7%,DCR为50%,PFS为7.3个月。

(四)B7-H3抑制剂

B7-H3(CD276)是细胞表面分子B7家族的一员,在肿瘤生长和免疫应答中发挥作用。Enoblituzumab是一种抗B7-H3人源化单克隆抗体。通过靶向B7家族的不同成员(B7-H3和PD-1)协调先天免疫和适应性免疫。一项Ⅰ/Ⅱ期研究探讨了Enoblituzumab联合Pembrolizumab治疗NSCLC的疗效。14例ICI初治的NSCLC患者中,ORR为35.7%(5例)。21例既往使用ICI治疗的患者中,PR为2例(9.5%),SD有11例(52.4%),中位持续缓解时间(duration of response,DOR)为3.45个月。另外,在5例接受PD-1/PD-L1抑制剂的初治患者中,4例客观缓解的患者显示B7-H3阳性。在既往接受PD-1抑制剂治疗失败的患者中,客观缓解的患者也均为B7-H3阳性。这也向我们提示B7-H3阳性可能是选择Enoblituzumab获益人群的生物学指标。

另外,其他的免疫检查点相关位点,如:VISTA,ICOS,BTLA等相关研究目前也正在进行中(NCT05082610,NCT04549025)。

(五)过继性细胞疗法

1. CAR-T细胞疗法　嵌合抗原受体T细胞(chimeric antigen receptor T cell,CAR-T)是人为通过基因工程技术修饰的T细胞。通过对其受体的特异性改造从而使其拥有靶向杀伤特定抗原肿瘤细胞的能力。目前,CAR-T疗法在血液系统肿瘤中展现出了优秀的前景。在肺癌领域,许多针对NSCLC患者的CAR-T细胞临床研究已经开始。常用的NSCLC CAR-T靶点包括EGFR、ROR1、HER2、CEA、Mesothelin和Mucin 1肿瘤相关抗原以及PD-1和B7-H3。既往研究报道了几个针对NSCLC的CAR-T疗效,但是效果不佳。此外,CAR-T的不良反应也限制着进一步临床应用。因此如何增强CAR-T疗法在实体瘤的疗效以及降低CAR-T的不良反应是目前的迫切之需。

2. NK细胞疗法　与T细胞不同的是,NK细胞不需要MHC分子进行抗原呈递就能对肿瘤细胞进行杀伤。基于此特性,NK细胞对消灭低表达MHC-1或缺乏MHC-1表达的肿瘤细胞十分有帮助。成熟的NK细胞主要表达CD3–、CD16+和CD56+,并表达许多激活和抑制受体。活化的天然细胞毒性受体(natural cytotoxicity receptors,NCR)主要识别病毒、细菌和增殖细胞核抗原,并释放细胞毒性的颗粒酶或穿孔素以诱导细胞凋亡,而CD16受体在抗体依赖性细胞介导的细胞毒性过程中发挥了重要作用。2022年ASCO会议报道了一个非基因修饰的自体NK细胞SNK01在实体瘤治疗上的安全性。SNK01具有显著的抗肿瘤细胞毒性,表达90%的CD16、NKG2D、NKp46和DNAM-1分子。该研究(NCT03941262)纳入了10例经治的实体瘤患者。纳入的所有患者中未观测到明显的毒性反应,此外SNK01还能够提高肿瘤对化疗的敏感性。虽然该研究只包含了1例非小细胞肺癌患者,但这同样让我们看到SNK01在晚期NSCLC治疗上的希望。

3. TIL细胞疗法　肿瘤浸润淋巴细胞(tumor infiltrating lymphocyte,TIL)在转移性黑色素瘤患者中显示持久的疗效。TIL是通过体外分离肿瘤免疫微环境中的T细胞而产生的。通过体外培养,这些T细胞将重新被激活并进一步的扩增从而输回患者体内。最近的一项Ⅰ期临床试验探讨了TIL在ICI耐药后的晚期NSCLC的疗效。其中,13例接受治疗的患者中有11例的肿瘤得到了缩小,并且未观测到任何的不良反应。由此可见,联合应用的策略将使TIL成为NSCLC治疗上很有前景的免疫治疗武器。

四、小结

近年来,晚期NSCLC的免疫治疗方法不断发展,并且取得较大进步。各种免疫治疗的早期临床研究也在积极地进行中。在药物治疗上,许多新的治疗药物涌现,包括单靶点药物,如靶向IL-27的SRF388、靶向TIGIT的Tiragolumab和MK-7684、靶向TIM-3的MBG453以及靶向B7-H3的Enoblituzumab等药物和双靶点药物,如靶向PD-1和VEGF的AK112以及靶向TGF-β和PD-L1的Bintrafusp alfa等。另外,除了常见的免疫检查位点,靶向新的免疫检查位点和靶向肿瘤微环境的新靶点也逐步走进大众的视野。同时,一些早期临床研究也探索了新的治疗方法,如新的免疫检查点抑制剂与PD-1/PD-L1抑制剂的联合应用、靶向肿瘤微环境中的免疫调节因子的应用、肿瘤疫苗和过继性细胞免疫疗法等。更令人鼓舞的是,许多疗法在既往对ICI治疗无效或者耐药的患者中也表现出了疗效。因此,这些早期的临床研究将为后续的免疫治疗临床研究提供新的思路。未来仍需要进行一系列多中心、前瞻性、大样本量的临床研究对目前早期临床研究结果进行探索。

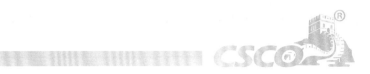

肺癌综合治疗策略

中国医学科学院肿瘤医院

惠周光　杨旭　门玉　孙爽　袁梦　包永兴　马泽良　刘昀松　张婉婷

随着抗肿瘤药物的开发、手术技术的进步、放疗技术的发展和诊断技术的成熟，各种治疗手段疗效不断提高、毒性逐步降低，为综合治疗的实施和进步提供了前提条件和发展空间；一些经典的综合治疗模式逐渐有了基本定论，并且伴随着交叉学科的进步，孕育出新的发展方向；一些新兴的高效低毒的治疗药物，正在早、中、晚期肺癌中掀起全新的综合治疗变革"风暴"。综合治疗策略，实现了单一治疗的适应证外推、单一策略的优势互补和单一进展的效益提升，是肺癌治疗的"基本盘"和"推进器"。

一、非小细胞肺癌（NSCLC）

（一）以手术为主的综合治疗策略

1. 辅助治疗

（1）术后放疗：在现代放疗技术下，术后放疗（postoperative radiotherapy，PORT）能否改善 N_2 期 NSCLC 的预后存在争议。2021 年先后正式发表的 PORT-C 和 Lung ART 是该领域里程碑式的研究，解答了当代 N_2 期 NSCLC 是否需要 PORT 的科学问题，并为未来研究奠定了基础。

PORT-C 是中国医学科学院肿瘤医院开展的一项 III 期随机对照研究。研究主要纳入了 pIIIA-N_2 NSCLC 患者，在根治性手术和标准 4 周期辅助化疗后，按照 1:1 的比例，随机分为 PORT 组和观察组。PORT 采用 3DCRT 或者 IMRT 技术，靶区主要包括同侧肺门、隆突下和同侧纵隔，剂量为 2Gy/次，25 次，共 50Gy。主要终点为 DFS。2009 年 1 月至 2017 年 12 月，共纳入 394 例患者，364 例患者符合纳排标准并最终纳入意向性分析（mITT），其中 PORT 组 184 例（140 例按照方案接受 PORT，44 例拒绝 PORT），观察组 180 例（170 例按照方案观察，10 例接受 PORT）。134 例（130/140，89.3%）患者接受 IMRT 放疗。mITT 分析显示，PORT 可以从数值上提高 DFS，中位 DFS 为 22.1 个月 vs. 18.6 个月，3 年 DFS 为 40.5% vs. 32.7%（HR=0.84；95% CI 0.65~1.09；P=0.20）。预设的探索性分析显示，根据清扫淋巴结和阳性淋巴结个数分层后，PORT 可以显著改善 DFS（HR=0.75；95% CI 0.58~0.98；P=0.04）。此外，符合研究方案（PP）人群分析也显示，PORT 能够显著改善 DFS（HR=0.75；95% CI 0.57~1.00；P=0.05）。

没有 5 级毒性发生。

随后，欧洲的 Lung ART 研究也正式发表。该研究主要纳入了 N_2 期（病理证实）NSCLC 患者，允许接受新辅助化疗。在术后或者辅助化疗后，按照 1:1 的比例，随机分为 PORT 组和观察组。PORT 采用 3DCRT 或者 IMRT 技术，剂量为 1.8~2.0Gy/ 次，27~30 次，共 54Gy。主要终点为 DFS。PORT 组 252 例，观察组 249 例。其中，67 例（13%）患者接受新辅助化疗，456 例（91%）行疗前 PET/CT 检查，25 例（11%）接受 IMRT 放疗。PORT 可以从数值上提高 DFS，中位 DFS 为 30.5 个月 vs. 22.8 个月，3 年 DFS 为 47% vs. 44%（HR=0.86；95% CI 0.68~1.08；P=0.18）。亚组分析显示新辅助化疗患者能够从 PORT 显著获益（HR=0.52；95% CI 0.28~0.98）。两组因放化疗毒性死亡的患者为 3% vs. 0%，因心肺疾病死亡的患者为 16% vs. 2%。

综上，PORT 应该在 N_2 期 NSCLC 患者中选择性实施，同时需要重视心肺毒性。基于传统的临床病理因素，结合人工智能、微小残留病灶等新兴技术，将有望进一步筛选出获益人群，指导个体化 PORT。

（2）辅助靶向治疗：既往已经有较多研究探索了辅助靶向治疗的价值，ADAURA 则是第一个探索三代 TKI 药物辅助治疗的大型临床研究。

ADAURA 是一项全球多中心、双盲、随机对照 III 期临床试验，主要纳入病理分期为 IB~ IIIA 期的 19 外显子缺失和 / 或 21 号外显子 L858R 突变的 NSCLC。患者在手术和选择性辅助化疗后，按照 1:1 随机分到奥西替尼组和安慰剂组。主要终点为 II~ IIIA 期患者的 DFS；如果 II~ IIIA 期患者 DFS 有显著性差异，则比较全组患者（I ~ IIIA 期）DFS。奥西替尼组 339 例，安慰剂组 343 例。在 II~ IIIA 期患者中，2 年 DFS 为 90% vs. 44%（HR=0.17；99.06% CI 0.11~0.26；P<0.001）；在全组患者中，2 年 DFS 为 89% vs. 52%（HR=0.20；99.12% CI 0.14~0.30；P<0.001）。≥3 级不良反应发生率为 20% vs. 13%，奥西替尼组无致死性不良反应发生。综上，奥西替尼辅助治疗可以显著提高敏感基因突变 NSCLC 的 DFS，耐受性良好。

（3）辅助免疫治疗：在免疫治疗时代，IMPOWER 010 和 Keynote-091 研究均显示辅助免疫治疗能够进一步改善

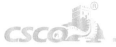

ⅠB～ⅢA 期 NSCLC 患者预后，耐受性良好。

IMPOWER 010 是一项全球多中心Ⅲ期随机对照试验，主要纳入ⅠB（肿瘤≥4cm）～ⅢA 期 NSCLC。患者在接受根治性手术和辅助化疗后，按照 1∶1 的比例随机分为阿替利珠单抗组和最佳支持组。主要研究终点为 DFS，分为三部分，包括Ⅱ～ⅢA 期、肿瘤细胞 PD-L1≥1%，Ⅱ～ⅢA 期患者，ITT 人群的 DFS。阿替利珠单抗组 507 例，最佳支持组 498 例。对于Ⅱ～ⅢA 期、肿瘤细胞 PD-L1≥1% 患者，两组 3 年 DFS 为 60% vs. 48%（HR=0.66；95% CI 0.50～0.88；P=0.003 9）；对于Ⅱ～ⅢA 期患者，两组 3 年 DFS 为 56% vs. 49%（HR=0.79；95% CI 0.64～0.96；P=0.020）；对于Ⅰ～ⅢA 期患者，两组 3 年 DFS 为 58% vs. 53%（HR=0.81；95% CI 0.67～0.99；P=0.040）。总体上，IMPOWER 010 达到了主要研究终点，阿替利珠单抗辅助治疗可以显著提高Ⅱ～ⅢA 期 NSCLC 的 DFS。

Keynote-091 研究设计与 IMPOWER 010 相似，同样也得到了阳性结果。研究主要纳入ⅠB～ⅢA 期 NSCLC。患者接受手术和选择性辅助化疗后，按照 1∶1 的比例随机到帕博利珠单抗辅助治疗组和安慰剂组。主要终点为全组和 PD-LI TPS≥50% 组 DFS。治疗组 590 例，安慰剂组 587 例。对于全组患者，两组中位 DFS 为 53.6 个月 vs. 42.0 个月（HR=0.76；95% CI 0.63～0.91；P=0.001 4）；对于 PD-LI TPS≥50% 患者，两组中位 DFS 未达到，无显著差异（HR=0.82；95% CI 0.57～1.18；P=0.14）。研究达到主要研究终点，帕博利珠单抗辅助免疫治疗可以显著提高ⅠB～ⅢA 期 NSCLC 的 DFS。

2. 新辅助治疗

（1）新辅助免疫治疗：Forde 等进行了新辅助免疫治疗的开创性研究，结果显示 2 周期的纳武利尤单抗新辅助治疗可以取得 45.0% 的主要病理缓解（major pathologic response，MPR）率，10.0% 的病理完全缓解（pathologic complete response，pCR）率。此后，多项研究使用不同 PD-1/PD-L1 单抗进行了新辅助免疫治疗的探索（表 1）。总体上，MPR 率达 0.0～45.0%，pCR 率达 0.0～28.6%，≥3 级治疗毒性为 4.3%～16.6%，R0 切除率达 81.0%～96.7%。单药新辅助免疫治疗总体的治疗反应率仍不高，需要进一步联合放化疗增加疗效。

（2）新辅助化疗联合免疫治疗：多项研究探索了新辅助化疗联合免疫治疗的有效性和安全性（表 2）。总体上，MPR 率达 36.9%～84.6%，pCR 率达 18.2%～63.4%，≥3 级治疗不良反应为 15.4%～50.0%，R0 切除率达 83.2%～89.1%。与历史数据对比，该模式的有效率显著高于传统新辅助放化疗或单药新辅助免疫治疗。2022 年在《新英格兰杂志》上正式发表的 CheckMate 816 是该领域的里程碑式研究。该Ⅲ期随机对照研究发现，新辅助纳武利尤单抗联合含铂双药化疗相较于新辅助含铂双药化疗，可以显著提高可手术切除ⅠB～ⅢA 期 NSCLC 的 EFS（31.6 个月 vs. 20.8 个月，P=0.005）。

（3）新辅助放疗联合免疫治疗：鉴于放疗与免疫治疗的协同作用，新辅助放疗联合免疫治疗也展现出了较好的疗效和应用前景。Altorki 等开展了一项Ⅱ期随机对照试验，主要纳入可手术切除的Ⅰ～ⅢA 期 NSCLC 患者，随机分为联合组和单药组。联合组接受新辅助原发灶立体定向放疗（stereotactic body radiotherapy，SBRT）（8Gy/ 次，3 次，共 24Gy），联合 2 周期度伐利尤单抗（1.12g，每 3 周一次）免疫治疗；单药组接受 2 周期度伐利尤单抗新辅助免疫治疗。主要终点为 MPR 率。共入组 60 例患者，两组各 30 例。联合组 MPR 率显著高于单药组（53.3% vs. 6.7%，P<0.000 1），达到主要终点。此外，联合组的 pCR 率达到了 26.7%，与 CheckMate 816 化免组的 pCR 率相当。值得注意的是，即使只对原发灶进行照射，ⅢA 期患者的 pCR 率也达到了 25%（3/12），且 66%（4/6）疗前病理证实为 N₂ 期的患者在术后降为 N₀ 期，这些数据佐证了放免的远隔效应和全身治疗作用。

表 1 新辅助免疫治疗研究进展

研究（时间）（样本量 / 例）	分期	新辅助治疗	MPR/%	pCR/%	PFS、EFS 或 DFS/%	≥3 级治疗毒性 /%	R0 切除率 /%
Forde（2018）（21）	Ⅰ～ⅢA 期	2 周期纳武利尤单抗	45.0（9/20）	10.0（2/20）	18 个月 PFS 73.0	肺炎 4.5	95.2（20/21）
Gao（2020）（40）	ⅠA～ⅢB	2 周期信迪利单抗	40.5（15/37）	8.1（3/37）	未达到	10.0	90.0（36/40）
IONESCO（2020）（46）	ⅠB～ⅢA	3 周期度伐利尤单抗	未报道	未报道	18 个月 DFS 69.7	0.0	89.1%（41/46）
PEINCEPS（2020）（30）	ⅠA～ⅢA	1 周期阿替利珠单抗	0.0（0/30）	0.0（0/30）	未报道	0.0	96.7（29/30）
LCMC3（2021）（181）	ⅠB～ⅢB	2 周期阿替利珠单抗	20.4（30/147）	6.8（10/147）	未报道	16.6	82.3（149/181）
NEOSTAR（2021）（44）	Ⅰ～ⅢA	3 周期纳武利尤单抗（23）vs. 1 周期纳武利尤单抗 + 伊匹木单抗（21）	21.7（5/23）vs. 38.1（8/21）	8.7（2/23）vs. 28.6（6/21）	未达到	4.3 vs. 4.8	95.7（22/23）vs. 81.0（17/21）

表 2　新辅助化疗联合免疫治疗研究进展

研究（时间）	分期（样本量）	新辅助治疗	MPR/%	pCR/%	PFS、EFS 或 DFS/%	≥3 级治疗毒性/%	R0 切除率/%
Provencio（2020）	ⅢA（46）	3 周期纳武利尤单抗＋紫杉醇＋卡铂＋纳武利尤单抗辅助治疗 12 个月	82.9（34/41）	63.4（26/41）	24 个月 PFS 77.1	30.4	89.1（41/46）
Shu（2020）	ⅠB~ⅢA（30）	4 周期阿替利珠单抗＋卡铂＋白蛋白紫杉醇	56.7（17/30）	33.3（10/30）	中位 PFS 17.9 个月	中性粒细胞减少 50.0	86.7（26/30）
Zinner（2020）	ⅠB~ⅢA（13）	3 周期纳武利尤单抗＋顺铂＋培美曲塞或吉西他滨	84.6（11/13）	38.5（5/13）	未报道	15.4	未报道
Rothschild（2020）	ⅢA-N₂（68）	3 周期顺铂＋多西他赛＋2 周期度伐利尤单抗＋度伐利尤单抗辅助治疗 12 个月	61.8（34/55）	18.2（10/55）	12 个月 EFS 73.3	未报道	未报道
CheckMate 81（2022）	ⅠB~ⅢA（358）	3 周期纳武利尤单抗＋含铂双药化疗 vs. 3 周期含铂双药化疗	36.9 vs. 8.9	24.0 vs. 2.2	中位 EFS 31.6 个月 vs. 20.8 个月（P=0.005）	33.5 vs. 36.9	83.2 vs. 75.4

（二）以放疗为核心的综合治疗策略

1. 局晚期 NSCLC 放疗联合免疫治疗进展　鉴于 PACIFIC 研究突破性进展，目前已有多项同步放化疗（concurrent chemoradiotherapy，CCRT）同期免疫治疗的Ⅰ/Ⅱ期临床研究数据公布，前期的 ETOP NICOLAS、DETERRED 等研究结果均提示：将免疫治疗提前至与 CCRT 同步进行未显著增加治疗毒性，安全性尚可。然而 2021 年 ASTRO 报道的放化疗同步的前瞻性Ⅰ/Ⅱ期研究显示，伊匹木单抗联合同步放化疗与更高肺毒性相关，可能抵消生存获益。相关Ⅱ/Ⅲ期临床试验还包括 RATIONALE 001、EA 5181、PACIFIC-2 和 Keynote-799 等。其中 Keynote-799 研究于 2022 年 ASCO 会议更新。该双队列研究纳入 216 例患者，旨在评估 CCRT 基础上诱导及同期应用帕博利珠单抗能否改善不可手术局部晚期 NSCLC 患者的生存。研究试验方案：第一周期进行帕博利珠单抗免疫治疗和化疗，第 2~3 周期应用帕博利珠单抗同期联合 CCRT，此后 4~17 周期进行帕博利珠单抗免疫维持治疗。队列 A 的化疗方案为紫杉醇＋卡铂，队列 B（非鳞癌）的化疗方案为培美曲塞＋顺铂。结果显示：帕博利珠单抗诱导及同期联合 CCRT 在队列 A 和 B 的客观缓解率分别为 71.4% 和 75.6%，2 年 PFS 分别为 55.3% 和 60.6%，OS 分别为 64.3% 和 71.2%；两个队列 3 级及以上肺炎发生率分别为 8.0% 及 6.9%，3 级及以上治疗相关不良反应发生率为 64.3% 和 51.0%。该研究认为帕博利珠单抗诱导及同步 CCRT 有着良好的抗肿瘤活性，且毒性可控。

将免疫治疗进一步提前至放疗前的诱导治疗阶段的研究目前正在积极开展。Ⅱ期单臂的 AFT-16 研究纳入 64 例不可手术局部晚期 NSCLC 患者，探索在 CCRT 前后加入阿替利珠单抗免疫治疗的疗效。最新数据显示：免疫诱导治疗开始后 12 和 18 个月 PFS 分别为 66% 和 57%，中位 PFS 为 23.7 个月，18 个月 OS 为 84%，且患者耐受性良好。

对于特定患者以生物标志物为导向的选择性放免治疗，替代传统 CCRT，也成为一种潜在可选的治疗模式。SPRINT 研究对 PD-L1 TPS<50% 的患者，接受传统放化疗，TPS≥50% 患者接受诱导及巩固帕博利珠单抗免疫治疗及

PET/CT 指导下的放疗，目前该研究仍在进行中，并于 2022 年 ASCO 会议首次报道了初步研究数据：免疫联合放疗组入组 25 例患者，1 年 PFS 率 74%，1 年 OS 率 95%；安全性方面，未见 4~5 级不良反应。该研究提示，对于 PD-L1 TPS≥50% 的患者，免疫治疗联合风险调整放疗安全有效。2022 年 ASCO 会议报道的 NRG-LU004 同为探索选择性放免治疗取代放化疗的研究，入组不可手术 LA-NSCLC 患者，且 PD-L1>50%，患者接受放疗同步度伐利尤单抗免疫治疗和免疫巩固治疗，并根据放疗模式分为队列 1 给予 60Gy/15f 的加速分割方案，和队列 2 给予 60Gy/30f 的常规分割方案。研究初步安全性数据显示该治疗模式安全可行，目前研究尚在进行中。

2. 局晚期 NSCLC 放化疗进展

（1）局部晚期 NSCLC 根治性放疗模式进展：

1）原发灶 SBRT 序贯常规放疗：2021 年 ASTRO 会议报道的一项Ⅱ期单臂研究纳入了 21 例局部晚期 NSCLC 患者，先给予原发灶 SBRT（中央型 6Gy×2f，周围型 8Gy×2f），第 2 周再行标准放疗（2Gy×30f），同步 EP 或 PC 方案化疗；其 2 年原发灶局部区域控制率为 92.3%、DFS 为 46.1%、OS 为 50.3%，证明了 SBRT 序贯标准同步放化疗可以取得较好的局部控制。

2）大分割放疗：波兰的一项Ⅰ/Ⅱ期研究纳入了 92 例局部晚期 NSCLC 患者，给予加速大分割放疗（58.8Gy/2.8Gy/21f，4 周），同步 2 周期 NP 方案化疗；2 年局部区域失败率为 38%、OS 为 68%，但出现 7 例治疗相关死亡。该研究指出 PTV 体积较大或病变紧邻大血管的患者需谨慎使用大分割放疗。佛罗里达大学的Ⅰ期研究纳入了 18 例局部晚期 NSCLC 患者，给予大分割质子放疗同步化疗以探索最佳剂量及分割模式，确定了（2.5~3.53）Gy RBE/60Gy RBE 质子治疗的不良反应可接受。目前局部晚期 NSCLC 大分割放疗的模式还需要进一步探索。

3）自适应放疗：PET 指导的自适应放疗是放疗发展的重要方向，但自适应放疗的疗效与其方案设计有关。CRTOG 1601 Ⅲ期多中心随机分组研究入组了 226 例不可切除Ⅲ期 NSCLC，分别给予个体化放疗或标准放疗，个体化放疗组执

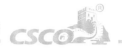

行 PET/CT 引导的个体化自适应放疗；结果个体化放疗组的 OS 及 PFS 显著优于标准放疗组（中位 OS：44.6 个月 vs. 28 个月，*P*=0.001；中位 PFS：15.1 个月 vs. 11.6 个月，*P*=0.001）。而 RTOG 1106 ⅡR 期随机分组研究纳入了 127 例 Ⅲ 期 NSCLC 患者，给予标准放化疗或以 PET 为基础的自适应放化疗；自适应放疗组放疗中行 PET/CT 扫描并缩野升量，两组均同步 PC 方案化疗；结果自适应放疗未能改善 2 年局部区域进展风险和 OS，也未增加不良反应。

4）PET 指导的靶区勾画：PET/CT 除了可以指导自适应放疗外，还可直接指导放疗靶区勾画。PET-Plan 多中心随机分组研究纳入了 172 例不可切除的 Ⅱ～Ⅲ 期 NSCLC 患者，随机分为基于 F-FDG PET 靶区组及常规靶区组，PET 靶区组仅根据 PET/CT 勾画靶区；常规靶区组基于 PET/CT 勾画，并进行选择性淋巴引流区预防照射。两组均同步铂为基础的双药化疗。结果 PET 靶区组的局部区域进展风险较常规靶区组低（*HR*=0.57，单侧 *P*=0.039），但两组的 OS 及不良反应没有明显差别。该研究提示基于 PET/CT 设计放疗靶区可缩小靶区体积，实现局部增量，提高局控率，且毒性可接受。

（2）敏感基因突变的局部晚期 NSCLC 放疗联合 TKI 治疗进展：WJOG 6911L Ⅱ 期单臂研究纳入了 27 例 *EGFR* 敏感基因突变的不可手术局部晚期 NSCLC 患者，给予吉非替尼同步胸部放疗；其中位 PFS 为 18.6 个月，中位 OS 为 61.6 个月，显示较好的疗效，但 89% 的患者出现了不同程度的肺炎。RECEL Ⅱ 期随机分组研究纳入了 41 例 ⅢA/ⅢB 期 NSCLC 患者，给予放疗同步厄洛替尼或同步放化疗；结果放疗同步厄洛替尼较同步放化疗显著改善了 PFS。此外，TKI 诱导治疗的相关研究也已开展。2021 年 ESMO 会议报道的一项 Ⅱ 期研究入组了 13 例患者 ⅢA/ⅢB 期 NSCLC 患者，给予奥希替尼诱导治疗后行手术或根治性放疗；初步分析的 13 例患者中 8 例接受了放疗，奥希替尼诱导可使 GTV 体积的中位数下降 39%，期待该研究的后续结果。

（3）局部晚期 NSCLC 放疗联合其他药物治疗进展：HELPER Ⅱ 期单臂研究纳入了 67 例不可手术的 Ⅲ 期 NSCLC 患者，给予同步放化疗联合恩度治疗，其中位 PFS 为 13.3 个月，中位 OS 为 34.7 个月，显示出联合抗血管生成治疗较好的治疗潜力。另一个 Ⅱ 期随机分组研究纳入了 96 例 Ⅲ 期 NSCLC 患者，给予同步放化疗联合或不联合塞来昔布；结果联合塞来昔布不能改善患者的生存，但可降低 2 级以上放射性肺炎的发生率。

3. 早期 NSCLC 的 SBRT 综合治疗

（1）SBRT 疗效与安全性研究进展：SBRT 以少分割次数、单次高剂量、高度适形性为特征，给予体部病灶根治剂量照射。RTOG 0915 长期结果的公布进一步巩固了其在早期 NSCLC 治疗中的地位。该 Ⅱ 期多中心随机分组研究入组 94 例经 PET/CT 评估的外周型 c$T_{1-2}N_0M_0$（AJCC6th）且肿瘤最大径 ≤5cm 的不可手术 NSCLC 患者，1:1 随机分为 1 组（接受 34Gy/1f）和 2 组（接受 48Gy/4f）。中位随访时间 4 年，84 例可进行分析，结果显示 1 组和 2 组的中位 OS 分别为 4.1 年和 4.6 年，中位 DFS 分别为 2.6 年和 2.8 年，3 级及以上不良事件发生率分别为 2.6% 和 11.1%。证实了 SBRT 具有优良的长期疗效和可控的不良反应。

由于既往开展的多项随机分组研究的暂停入组，使得手术与 SBRT 治疗早期 NSCLC 的优劣一直备受争议。修订 STARS 研究的发表提供了新的启示。该研究入组 80 例 cT_{1a}～$T_{1b}N_0M_0$ 的可手术 NSCLC，接受 54Gy/3f 或 50Gy/4f 治疗，与该中心经倾向性评分匹配的手术组对比，基于 3 年 OS 率进行非劣性设计。结果显示 SBRT 组与手术组的 3 年 OS 分别为 91%（95% *CI* 85%～98%）和 91%（95% *CI* 85%～98%），5 年 OS 分别为 87%（95% *CI* 75%～95%）和 84%（95% *CI* 76%～93%），达到非劣效假设，且 SBRT 组无 4～5 级不良事件，3 级不良事件发生率仅 1%，耐受性良好。初步证实了 SBRT 在早期可手术 NSCLC 中具有良好的疗效和安全性。

SBRT 治疗中央型肺癌时面临高不良反应的风险，在治疗模式和剂量的选择上应尤其谨慎。近期一项非随机多中心 Ⅱ 期研究——HILUS 研究，将中央型定义近端支气管树周围 1cm 内，纳入 65 例中央型肺部肿物患者（包含 14 例肺转移瘤），并进一步分为 A 组（距主支气管/气管 1cm 内，39 例）和 B 组（其他，26 例）。结果显示，3 年局控率可达 83%。然而共 22 例（33.8%）患者发生 3 级及以上不良反应，其中 10 例（15.4%）患者发生 5 级不良反应，以大咯血为主。A 组 5 级大出血发生率显著高于 B 组。主支气管及气管组合结构剂量及肿瘤距支气管距离为 5 级不良反应的高危因素。该研究指出，对于距主支气管/气管 1cm 内肺部肿物，56Gy/8f 的分割模式不可行，主支气管和气管的剂量应限制于 70～80Gy（EQD2）。而另一项研究入组了 72 例肿物与气管、食管毗邻或重合的超中央型肺癌患者，接受 60Gy/12f 剂量放疗，2 年局控率达 85%，而 3 级及以上不良反应发生率为 21%，5 级不良反应发生率 14%。综上，对于中央型肺癌应用 SBRT 时，应当采取合适的剂量分割模式，并合理限制正常组织剂量。

（2）SBRT 联合免疫治疗进展：尽管 SBRT 在治疗早期 NSCLC 的野内控制率高达 90% 以上，然而仍有相当部分患者发生区域复发或远处转移。RTOG 0915 在中位时间 4 年的随访中，远转率为 37.5%～41.2%。联合其他治疗手段进一步改善疾病控制值得探索。

MD Anderson 癌症中心的一项正在进行的 Ⅱ 期随机分组研究报道了中期毒性分析结果。该研究入组了不可手术早期 NSCLC（T_1～T_3：<7cm，包括多原发肺癌）以及无淋巴结及远处转移的孤立复发 NSCLC，随机分为 SBRT 组（50Gy/4f 或 70Gy/10f）和 SBRT 联合免疫治疗组（同步纳武利尤单抗 240mg q.2w.×7 周期或 480mg q.4w.×4 周期），预期入组 140 例，已入组 92 例，中位随访时间 14.5 个月。在联合组中，无 4～5 级不良事件发生，仅出现各 1 例 3 级呼吸困难和皮疹，2 例疑似 3 级乏力，还观察到 2 例 2 级放射性肺炎，无不良事件相关的治疗中断。另一项 Ⅰ 期研究入组了 20 例 T_{1-3} 期不可手术早期 NSCLC，给予 6 周期阿替利珠单抗治疗，并在第 3 周期给予 50Gy/（4～5）f 放疗，仅出现 1 例剂量限制毒性（3 级皮疹），2 周期评估疗效 PR 率已达 18%。以上数据初步显示了 SBRT 联合免疫治疗具有良好的耐受性，治疗效果值得期待。目前关于不可切除早期 NSCLC 的 SBRT 联合免疫治疗的 3 项 Ⅲ 期随机对照试验（PACIFIC4、S1914、Keynote-867）已经开展，3 项研究均以单纯 SBRT 治疗为对照组，而试验组的用药及联合模式各不相同。PACIFIC4 研究试

验组采用 SBRT 联合巩固德瓦鲁单抗，S1914 研究试验组为 SBRT 联合诱导、同步及巩固阿替利珠单抗，而 Keynote-867 试验组采用 SBRT 联合同步及巩固帕博利珠单抗治疗。目前 Ⅲ期研究的结果令人期待，有望为 SBRT 联合免疫治疗提供高级别证据。

（三）以全身药物治疗为核心的综合治疗策略

1. 化疗 + 局部治疗进展 既往研究显示，在全身治疗的基础上加入局部治疗可延长生存。Gomez 等报道了 Ⅱ期多中心随机对照研究的长期结果，该研究比较了标准一线全身治疗和维持治疗 / 观察 ± 局部治疗的疗效。入组 49 例患者，研究中的局部治疗包括对放疗、手术切除或两者的组合。与维持治疗 / 观察组相比，局部治疗组显示出 PFS 获益［14.2 个月（95% CI 7.4~23.1 个月）vs. 4.4 个月（95% CI 2.2~8.3 个月）；$P=0.022$］。长期随访结果显示局部治疗组的 OS 显著获益［局部治疗组：41.2 个月（95% CI 18.9 个月 ~ 未达到）vs. 维持治疗 / 观察组：17.0 个月（95% CI 10.1~39.8 个月）；$P=0.017$］。两组之间的毒性率相似，没有 4~5 级不良事件。

另一项研究纳入 29 例 $EGFR$ 和 ALK 阴性 NSCLC 患者随机分组，同步寡转移灶在诱导化疗后无疾病进展，分别接受单独维持治疗（对照组）与立体定向消融（stereotactic ablative radiotherapy，SABR）或大分割放疗所有病灶，随后维持治疗（SABR 组）。结果发现 SABR 组的 PFS 显著改善（9.7 个月 vs. 3.5 个月，$P=0.01$）。两组之间的毒性没有差异。SABR-COMET 长期随访结果进一步证明 SABR 在癌症转移综合治疗中的有效性。与仅接受标准治疗方法的患者相比，接受 SABR 的患者 5 年中位生存期增加了 22 个月，对应的绝对生存时间改善了 24.6%。这些研究结果均显示在 Ⅳ期寡转移患者中，在标准化疗基础上进行局部巩固治疗能够延长患者的 PFS 及 OS。

2. TKI + 局部治疗研究进展 目前关于 TKI 联合局部治疗的前瞻性数据较少。2022 年发表的 SINDAS 研究纳入 133 例 $EGFR$ 突变的 NSCLC 同步寡转移患者，随机分为靶向治疗（TKI）组和靶向联合放疗（TKI+RT）组，两组的中位 PFS 分别为 12.5 个月和 20.2 个月（$P<0.001$），中位 OS 分别为 17.4 个月和 25.5 个月（$P<0.001$）。在 TK+RT 组中，无 5 级事件，3~4 级症状性肺炎发生率为 6%。该 Ⅲ期前瞻性研究表明局部放疗显著改善了 $EGFR$ 突变的 NSCLC 的 PFS 和 OS，且耐受性良好。

3. 免疫治疗 + 局部治疗研究进展 目前，Ⅰ期和 Ⅱ期试验已经初步验证了 SBRT 联合免疫治疗的有效性和安全性。PEMBRO-RT Ⅱ期试验包括在至少一种化疗方案后复发转移的 NSCLC 患者。患者被随机分配到单独使用帕博利珠单抗或在单一转移灶 SBRT 后使用帕博利珠单抗。12 周的总体反应率对照组为 20%，而实验组为 50%（$P<0.1$），但未达到该研究预先设定的主要终点。随后发表的一项研究汇总分析了 PEMBRO-RT 和 MDACC 研究的结果，两项研究具有相似的纳入标准和治疗方案。结果显示放疗加帕博利珠单抗显著优于单独帕博利珠单抗的最佳远处缓解率（41.7% vs. 19.7%，$P=0.003\,9$）。放疗组的中位无进展生存期（9 个月 vs. 4.4 个月，$P=0.04$）和 OS 明显延长（9.2 个月 vs. 8.7 个月，

$P=0.000\,4$）。

二、小细胞肺癌（small-cell lung cancer，SCLC）

（一）局限期 SCLC 综合治疗策略

1. 同步放化疗中放疗剂量及分割模式进展 （60~70）Gy/（30~35）f 的常规分割放疗和 45Gy/30f，每日 2 次的放疗均为局限期 SCLC（limited-stage SCLC，LS-SCLC）的标准放疗方案。2021 年 ASCO 会议报道了 CALGB 30610/RTOG 0538 的初步结果，对于 LS-SCLC，70Gy/35f，每日 1 次模式与 45Gy/30f，每日 2 次模式疗效相当。每日 1 次组和每日 2 次组的中位 OS 分别为 30.5 个月和 28.5 个月，5 年 OS 分别为 34% 和 29%。两组大多数 3 级及以上毒性相似。

改善胸部放疗（thoracic radiotherapy，TRT）疗效的其他尝试包括大分割和提高总剂量。在挪威的一项 Ⅱ期研究中，45Gy/30f，每日 2 次与 42Gy/15f，每日 1 次相比，完全缓解（CR）率更高，中位 OS 更长。该研究组最近报道了高剂量 BID TRT 的结果，在这项 Ⅱ期研究中，纳入了行 PET/CT 和脑 MRI 明确分期的 LS-SCLC，170 例患者被随机分配到 60Gy/40f/BID 组（$n=89$）或 45Gy/30f/BID 组（$n=81$），2 年 OS 为 74% vs. 48%（$P=0.000\,5$），两组之间不良反应差异无统计学意义。目前正在进行 Ⅲ期临床试验，以确定两种剂量的优劣。

2. 同步放化疗基础上加用免疫治疗进展 对于 LS-SCLC，随机 Ⅱ期临床试验 ETOP/IFCT 4-12 显示巩固伊匹木单抗和 nivolumab 没有改善 2 年 PFS。该研究中，153 例患者被随机分配到试验组（$n=78$）或观察组（$n=75$），试验组和观察组中位 PFS 分别为 10.7 个月和 14.5 个月（$HR=1.02$，$P=0.93$）。此外，表 3 列出了正在进行的评估免疫治疗作用 Ⅱ / Ⅲ期临床试验，这些研究将有助于明确免疫治疗在 LS-SCLC 中的作用。

（二）广泛期 SCLC 综合治疗策略

随着免疫治疗的兴起，IMpower 133 和 CASPIAN[46] 研究奠定了 PD-L1 单抗在广泛期 SCLC（extensive-stage SCLC，ES-SCLC）一线治疗中的地位，阿替利珠单抗或度伐利尤单抗联合含铂化疗可延长中位 OS 约 2 个月，且安全性良好。2022 年 5 月，CAPSTONE-1 研究发表在《柳叶刀》杂志上，证实了国产 PD-L1 抑制剂阿得贝利单抗在 ES-SCLC 一线治疗中的疗效和安全性（中位 OS，15.3 个月 vs. 12.8 个月，$P=0.001\,7$）。在 PD-1 单抗一线治疗 ES-SCLC 中，Keynote-604 研究首先启动。遗憾的是，帕博利珠单抗的加入并未显著改善 OS（10.8 个月 vs. 9.7 个月，$P=0.016\,4$）。2022 年美国临床肿瘤学会（ASCO）公布了 ASTRUM-005 研究的最新结果，迎来了国产 PD-1 单抗一线治疗 ES-SCLC 的重大突破。斯鲁利单抗联合化疗组的 OS 显著优于安慰剂联合化疗组（中位 OS，15.4 个月 vs. 10.9 个月，$HR=0.63$，$P<0.001$），且两组不良反应发生率相当。在 2022 年版 CSCO 小细胞肺癌诊疗指南中，斯鲁利单抗联合化疗已成为 ES-SCLC 一线治疗的 ⅠA 类证据、Ⅲ级推荐。ES-SCLC 化疗联合免疫治疗的 Ⅲ期随机对照研究见表 4。

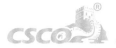

表3　正在进行的 Ⅱ / Ⅲ 期临床试验,评估 ICI 在 LS-SCLC 中的作用

	ICI 种类	临床试验分期	样本量	主要研究终点	NCT
放化疗同步免疫后免疫巩固					
度伐利尤单抗	Anti-PD-L1	2	51	PFS	NCT03585998
度伐利尤单抗(DOLPHIN)	Anti-PD-L1	2	105	PFS	NCT04602533
帕博利珠单抗(KEYLYNK-013)	Anti-PD-1 and PARP inhibitor	3	672	PFS,OS	NCT04624204
阿替利珠单抗(NRG LU-005)	Anti-PD-L1	2/3	506	PFS or OS	NCT03811002
信迪利单抗	Anti-PD-1	2	140	PFS	NCT04189094
同步放化疗后免疫巩固					
特瑞普利单抗	Anti-PD-1	2	170	PFS	NCT04418648
SHR-1316	Anti-PD-1	2	60	PFS	NCT04647357
阿替利珠单抗(ACHILES)	Anti-PD-L1	2	212	2 年 OS	NCT03540420
伊匹木单抗和纳武利尤单抗(STIMULI)	Anti-CTLA-4 and anti-PD-1	2	174	OS,PFS	NCT02046733
度伐利尤单抗 ± 替西木单抗(ADRIATIC)	Anti-PD-L1 and anti-CTLA-4	3	724	PFS,OS	NCT03703297
阿替利珠单抗 ± 替瑞利尤单抗	Anti-PD-L1 and anti-TIGIT	2	150	PFS	NCT04308785

表4　ES-SCLC 化疗联合免疫一线治疗的 Ⅲ 期随机对照研究(免疫组 / 对照组)

研究	例数	免疫治疗	中位 OS/ 个月	中位 PFS/ 个月	3 级以上 AE/%
Impower 133	201/202	阿替利珠单抗	12.3/10.3	5.2/4.3	58.1/57.6
CASPIAN	268/269	度伐利尤单抗	12.9/10.5	5.1/5.4	67.0/68.0
CAPSTONE-1	230/232	阿得贝利单抗	15.3/12.8	5.8/5.6	86.0/85.0
Keynote 604	229/225	帕博利珠单抗	10.8/9.7	4.5/4.3	83.0/80.3
ASTRUM-005	389/196	斯鲁利单抗	15.4/10.9	5.7/4.3	34/28.1*

注:*ASTRUM-005 研究 AE 仅报道了斯鲁利单抗或安慰剂相关的 AE。

在 "化免" 时代,巩固 TRT 的价值也得到了进一步探索。一项 Ⅰ 期研究证实了化疗后的 ES-SCLC 患者行帕博利珠单抗联合 TRT 的安全性。中国医学科学院肿瘤医院开展的一项前瞻性研究显示,ES-SCLC 患者化疗或化免后行 TRT 序贯免疫治疗是安全可行的(中位 PFS 和 OS 分别为 7.4 个月和 14.6 个月)。基于现有研究,ES-SCLC 化免联合巩固 TRT 安全可行,并有望进一步改善生存。目前,NRG LU007 研究

(NCT04402788)正在开展,相信研究结果可以进一步证实巩固 TRT 在 "化免" 时代的作用。

对于脑转移的 SCLC 患者,全脑放疗(whole-brain radiotherapy,WBRT)仍是标准治疗。回顾性 FIRE-SCLC 研究比较了脑转移 SCLC 患者行立体定向放射外科和 WBRT 的疗效。结果显示,两组中位 OS 相似(6.5 个月 vs. 5.2 个月),但 WBRT 组至中枢神经系统进展的时间更长($P<0.001$)。

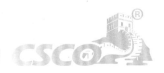

非小细胞肺癌患者肠道屏障功能与免疫治疗的相关研究进展

¹内蒙古医科大学 ²内蒙古自治区人民医院

蔡东宇¹ 李卉

一、肠道屏障概述

肠上皮层是将机体与外部环境分开的主要屏障。数以万亿计的共生细菌存在于胃肠道中，在消化和免疫系统的发育中起着至关重要的作用。肠上皮屏障的维持是肠上皮细胞（IEC）的基本功能。IEC整合在肠道中的微生物群的正负相互作用，并向免疫细胞发出信号以适应微生物群的存在，从而维持身体的正常功能。肠道屏障结构的失衡会在肠道微环境中暴发不受控制的免疫反应或使微生物群不受限制地生长，从而导致各种疾病。

（一）肠道屏障组成成分

肠道屏障由多种成分构成，有助于其发挥物理和免疫防御屏障的功能。这些成分主要包括具有共生肠道微生物群、抗菌蛋白（AMP）和分泌性免疫球蛋白A（sIgA）分子的外黏液层，具有特化上皮细胞的中央单细胞层，以及先天性和适应性免疫细胞（如T细胞、B细胞、巨噬细胞和树突状细胞）所在的固有层。

黏液层是外部分子到达肠腔时遇到的第一道物理防御线，可防止细菌直接接触上皮细胞。黏液层的主要组成部分是高度糖基化的黏蛋白，它们形成覆盖在肠上皮上的凝胶状筛结构。

中央细胞层细胞是迄今为止物理肠道屏障的最强决定因素。位于隐窝的多能干细胞库产生五种不同的细胞类型，包括吸收性肠上皮细胞、杯状细胞、肠内分泌细胞、潘氏细胞和微褶皱细胞。这些细胞共同形成一个连续的极化单层，将管腔与固有层分开。

固有层中含有成纤维细胞、浆细胞、巨噬细胞、嗜酸性粒细胞、肥大细胞及淋巴细胞等，与黏膜上皮细胞共同组成屏障功能单位。

（二）肠道微生物屏障

接近 3×10^{13} 的各种细菌定植于人体肠道，构成肠道微生物屏障。这些定植的细菌通过与肠上皮和淋巴组织建立复杂的关系来帮助维持肠道稳态。肠道微生物群组成的改变与对各种病理状况的易感性有关，例如自身免疫性疾病、糖尿病、炎症和癌症。

肠黏膜的单层上皮细胞包括IEC和上皮内淋巴细胞。

IEC对于维持肠道稳态至关重要。具有分泌功能的两大类IEC是潘氏细胞和杯状细胞，它们形成保护肠黏膜免受细菌感染的物理和化学屏障。此外，潘氏细胞分泌抗菌肽，而杯状细胞分泌富含黏蛋白、糖蛋白的黏液，形成网状聚合物。黏液层分为坚固的内层和扩散的外层。内黏液层可防止细菌黏附和入侵，而外黏液层为肠道微生物组的生长提供环境。肠道微生物组和黏液层不断相互作用。长期微生物定植有助于稳定宿主肠道黏液层。由此形成的肠道微生物群调节宿主免疫反应。黏液层下方的固有层含有派尔氏斑和免疫细胞，例如抗原呈递细胞（APC）和先天淋巴细胞（ILC）。T细胞、B细胞、APC和ILC形成调节局部和全身免疫的肠道相关淋巴组织。IEC整合在肠道中微生物群的正负相互作用，并向免疫细胞发出信号以适应微生物群的存在，从而维持身体的正常功能。肠道屏障结构的失衡会在肠道微环境中暴发不受控制的免疫反应或让微生物群不受限制地生长，从而导致各种疾病。

（三）肠道屏障功能

人体内有多个黏膜上皮细胞，它们在外部环境和身体内部环境之间形成直接屏障。肠道是这些屏障最大的管腔相互作用区域之一，在调节免疫系统和健康方面发挥关键作用。肠道黏膜的主要任务是充当半透性屏障，允许营养物质的吸收和免疫反应，同时限制潜在有害抗原和微生物的运输。这种看似"冲突"任务的调节是通过肠道黏膜的结构成分和分子相互作用之间来实现的，它们以动态的方式运作以维持肠道完整性和免疫稳态。肠道屏障的功能可能会因黏膜的严重结构损伤或屏障调节成分的细微变化而受到损害。

二、非小细胞肺癌的治疗现状

肺癌是全球范围内死亡率最高的恶性肿瘤，非小细胞肺癌（non-small cell lung cancer，NSCLC）约占肺癌人群的85%，其中约75%在诊断时已为晚期，5年生存率不足20%。晚期NSCLC的系统治疗选择包括化疗、靶向治疗、抗血管生成治疗和免疫治疗等综合治疗模式。

在过去几年中，针对参与调节免疫稳态和癌症免疫的分子靶点的新疗法已经被纳入NSCLC患者的治疗方案中，特别是免疫检查点抑制剂(ICI),例如针对程序性细胞死亡蛋白受体1/配体1(PD-1/PD-L1)或细胞毒性T淋巴细胞抗原4(CTLA-4)的单克隆抗体。这些分子是免疫系统的关键负调节剂,在生理条件下可防止针对自身抗原的反应,从而避免自身免疫反应。一些肿瘤已经学会使用这些分子来躲避免疫攻击,因此,在特定情况下阻断免疫检查点(IC)会松开抑制免疫的"刹车"并促进免疫系统介导肿瘤的消除。

ICI在晚期NSCLC一线、二线,可手术局部进展期患者的辅助与新辅助以及不可手术局部晚期患者放化疗后的巩固治疗等不同阶段都有单药联合化疗、联合免疫、联合抗血管生成药物等多种治疗模式的选择策略。

分子生物学的进步和下一代测序(NGS)的出现表明,微生物组的组成不仅与健康及疾病(包括癌症)密切相关。这种关系会影响癌症对ICI的反应。ICI的疗效可能会受到治疗过程中使用抗生素的影响。近年来,肠道微生物群已成为ICI在NSCLC等不同类型癌症中疗效和毒性的关键调节因子。

(一)肠-肺轴

微生物群与宿主肠道上皮屏障之间的相互作用是影响宿主免疫系统的成熟和功能所必需的,也是免疫疗法增强抗癌反应的能力所必需的。肠道和肺微生物群与抗癌免疫调节之间的分子交联代表一个新的研究领域。大量研究发现,肠道菌群与肺部疾病密切相关。研究人员发现,与健康人相比,肺癌患者肠道微生物群的组成和功能发生了显著变化,并且对肠道微生物群的干预可以增强肺组织对疾病的防御和功效。因此,科学家们提出了"肠-肺轴"理论,为肺与肠之间的相互影响提供了一个合理的解释。

肠道微生物可通过不同的机制影响肺免疫功能。

1. 通过与病原体相关的分子模式(PAMP)建立联系 例如脂多糖(LPS),它可以刺激Toll样受体(TLR)并激活调节炎症和先天免疫系统反应的基因。此外,还会引起树突状细胞(DC)的表型变化并使其迁移至肠系膜淋巴结,从而促进T淋巴细胞功能的启动和各种调节细胞因子(如IL-10、TGF-β、IFN-γ和IL-6)的产生。在这些淋巴结中,T细胞获得定位分子,这些分子通过结合趋化因子受体(CCR4或CCR6)迁移到呼吸道黏膜,促进保护和抗炎反应。

2. 通过肠道代谢物发挥作用 例如短链脂肪酸(SCFA),包括丁酸、丙酸和乙酸,它们主要来源于结肠和盲肠中膳食纤维的代谢。短链脂肪酸通过流入身体的外周循环和远端器官(如骨髓)来调节肺内稳态和免疫,在那里它们诱导外周免疫细胞分化,然后输送到肺部。例如,丙酸或丁酸促进巨噬细胞和DC祖细胞(MDP)转化为骨髓中的Ly6c-单核细胞,这些细胞能够在肺中分化成活化的巨噬细胞(AAM),通过控制浸润的中性粒细胞引起的免疫病理学和组织修复能为它们配备抗炎作用。

(二)肠道微生物屏障与NSCLC免疫治疗

肠道微生物是宿主炎症和免疫的主要调节因子。研究表明肠道微生物可以影响宿主全身炎症和免疫稳态,从而增加对恶性肿瘤的易感性,影响肿瘤的临床免疫治疗反应。动物模型和临床研究发现,肠道微生物能够调节恶性实体瘤对ICI的敏感性。基于目前的研究,我们推测肠道微生物不仅可能

参与肺癌的发生,还可能影响肺癌免疫治疗的有效性。研究人员发现,肺癌患者肠道菌群的结构和功能不平衡(肠道菌群失调),且肺癌患者肠道微生物群的多样性与免疫治疗的疗效呈正相关。

微生物群组成在细胞毒性T淋巴细胞抗原4(CTLA-4)阻断的免疫刺激作用中具有关键作用。Peters等发现拟杆菌属物种影响白细胞介素(IL-12)依赖性辅助性T细胞1(Th1)免疫反应,从而促进小鼠和患者的肿瘤控制。Sivan等发现给予双歧杆菌的小鼠表现出增强的树突状细胞功能,并伴随着CD8分子阳性表达T细胞(CD8+ T)在肿瘤中的积聚功能进一步得到加强。Matson等分析了来自42例转移性黑色素瘤患者在免疫治疗前的基线粪便样本,表明有反应的患者中有大量长双歧杆菌、产气柯林斯菌和粪肠球菌。Jin等在对37例接受纳武利尤单抗(navumab)治疗的晚期NSCLC患者进行的研究中发现:对PD-1有反应的患者在治疗开始时肠道微生物群多样性更高,治疗期间肠道微生物群组成成分更稳定,显著延长无进展生存期(PFS)。长双歧杆菌、另枝菌属和普雷沃氏菌属的富集与更好的ICI疗效相关。这些发现为预测我国NSCLC人群的抗PD-1免疫治疗反应提供了重要意义。Song等对接受PD-1抑制剂治疗的63例晚期NSCLC患者的样本进行前瞻性分析。在免疫治疗开始前收集所有患者的粪便样本,从所有样品中提取DNA构建文库,随后使用测序平台进行测序,并使用生物信息数据分析过程研究结果,发现拟杆菌门、厚壁菌门、变形菌门和放线菌门占所研究粪便样本中的大部分细菌群落。与PFS <6个月组相比,PFS ≥6个月组患者在基线水平的肠道微生物群中β多样性显著升高。两组之间的组成也存在差异。PFS ≥6个月组样本富含副杆菌属和甲烷短杆菌,而PFS <6个月组样本富含韦永氏菌属、硒单胞菌属和阴性菌属。

尽管抗CTLA4和抗PD-1/PD-L1抗体已成为针对包括晚期NSCLC在内的多种肿瘤类型的一线治疗药物,但由于ICI的使用增加了T细胞活性并消除了免疫系统的"制动",这些药物可能与免疫相关的不良事件(irAE)有关,尤其是在联合使用时。研究表明,包括腹泻、结肠炎、疲劳、皮疹/瘙痒、黏膜炎和肺炎在内的irAE的发生率为15%~90%,严重irAE的发生率估计为0.5%~13%。Liu等检查了在首次给予抗PD-1抗体之前取自26例晚期肺癌患者的粪便样本,发现免疫相关腹泻患者的特征是属于厚壁菌门和拟杆菌门以及变形杆菌门的韦荣氏菌丰度较高。Zhang等发现抗PD-1治疗诱发结核病的机制可能与类似免疫重建炎症综合征(IRIS)的超敏反应有关。帕博利珠单抗在辅助性T细胞17(Th17)中诱导大量CD38分子表达,在治疗过程中,该例晚期NSCLC患者的肠道微生物群多样性显著增加,这表明帕博利珠单抗可能通过沿肠-肺轴的微生物群相互作用引发了Th17表型气道炎症。

此外,研究人员认为抗生素引起的肠道菌群失衡可能会影响ICI在NSCLC患者中的临床获益。一项评估抗生素使用对接受PD-1/PD-L1阻断剂治疗的NSCLC患者生存影响的荟萃分析显示,在ICI治疗前接触抗生素的患者生存率明显下降,中位OS平均下降6.7个月。Routy等发现特定的宿主肠道微生物群可能有助于患者的免疫治疗反应。在免疫治

疗期间抗生素诱导的肠道微生物群改变会抑制患者对治疗的反应。

三、肠道屏障相关生物学指标与免疫的关系

肠黏膜屏障的完整性对于免疫系统的发育和内稳态很重要。肠道上皮屏障的通透性与管腔内容物以及与微生物群的相互作用密切相关。渗透性取决于肠上皮细胞之间的连接复合物，其中包括调节肠腔和血流之间离子和水运输的紧密连接（TJ）蛋白。肠道通透性增加导致抗原侵入固有层和血流，促进局部和全身炎症免疫反应并影响远处器官和组织。zonuline 蛋白是 TJ 通透性的可接受调节剂，也是唯一已知的肠道 TJ 生理调节剂，它在血清中的存在已被提议作为评估肠道通透性以及内毒素的外周标志物。

血浆瓜氨酸是一种由肠细胞产生的氨基酸，已被证实可作为肠屏障和肠细胞功能的标志物。在肽基 - 精氨酸脱氨酶催化的反应中，精氨酸的转导后修饰可以产生瓜氨酸。这种修饰发生在炎症过程和细胞死亡中。在这些过程中，瓜氨酸可以被免疫系统异常识别，导致产生抗瓜氨酸抗体。在某些情况下，例如感染和接受 ICI 治疗的肺癌患者需要抗生素治疗时，可能会出现炎症现象和细胞死亡，导致对瓜氨酸的异常识别和抗瓜氨酸抗体的产生。

细菌内毒素（LPS）是革兰氏阴性细菌细胞壁中的脂多糖，以肠杆菌属的细胞壁尤为多见，肠道是体内最大的 LPS 库，其主要来自肠道细菌，由于健康人肠屏障功能完整，其难以进入血循环；当肠屏障功能受损时，LPS 穿过肠黏膜进入血液循环，形成 LPS 血症，检测外周血 LPS 水平，成为了解肠屏障细菌移位的重要手段。LPS 是一种促进大肠癌（CRC）进展和转移的免疫刺激配体，LPS 或肠道革兰氏阴性菌的调节有助于治疗 CRC 患者。Song 等开发了 LPS 陷阱的 LPS 结合融合蛋白，以选择性地阻断 LPS。在 CRC 中捕获 LPS 可促进 T 细胞浸润到肿瘤中，并提高抗 PD-1/PD-L1 治疗对无反应性 CRC 患者的疗效。此外，LPS 陷阱减少了原发性 CRC 肝转移的发生。由此证明消除肠道中的革兰氏阴性菌原位消耗的 LPS 可减轻 CRC 的免疫抑制微环境，并提高免疫治疗的疗效。

肠道微生物通过利用来自饮食和其他来源的营养物质产生一系列复杂的代谢物，这些代谢物又可以通过受体特异性结合宿主细胞来影响宿主免疫系统。可能影响免疫力的代谢物包括短链脂肪酸（SCFA）和多胺。包括醋酸盐、丙酸盐和丁酸盐在内的 SCFA 是通过肠道中的细菌发酵从宿主未消化或部分消化的膳食纤维中产生的。作为肠道中最丰富的微生物代谢物，SCFA 在宿主免疫中发挥着几个关键作用。首先，它们是肠上皮细胞的主要能量来源，可维持肠道屏障的完整性。先前的研究表明，产乙酸菌长双歧杆菌的结合可防止毒素从肠致病性大肠杆菌 O157：H7 转移到全身隔室。SCFA 可能与肠上皮细胞的 G 偶联蛋白受体（GPR43 和 GPR41）结合，从而改变宿主基因表达并诱导自噬并刺激抗炎细胞因子的产生。SCFA 也可以影响先天免疫细胞。在外周循环中，SCFA 使核因子 -κB（NF-κB）失活，并消除单核细胞和中性粒细胞

中促炎细胞因子、肿瘤坏死因子的表达。SCFA 还通过表观遗传机制介导免疫细胞表型促进 CD8 记忆细胞分化。最后，SCFA 还通过刺激 B 细胞合成 IgA 来影响抗原特异性适应性免疫。多胺可以来自饮食、宿主或微生物来源，也是宿主免疫的重要参与者。与 SCFA 一样，腐胺、亚精胺和精胺等多胺在黏膜免疫中很重要，可诱导肠道中 IgA 的分泌并维持屏障完整性。

四、通过调节肠道屏障改善 NSCLC 患者 ICI 的疗效

肠道微生物群通过产生黏液和脂质代谢物（如 SCFA）来控制致病性共生菌的扩张并维持肠道屏障的完整性。肠道菌群失调会导致慢性促炎状态，从而对免疫系统产生负面影响并损害突变和衰老细胞的清除，促使肿瘤生长。因此，改变肠道微生物群组成的干预措施可能会减少炎症并恢复免疫功能，从而为接受 ICI 治疗的 NSCLC 患者提供抗癌益处。

来自 11 项应用 ICI 治疗中抗生素使用的研究数据（包括 1 800 多例接受 ICI 的患者）表明抗生素对接受 ICI 治疗的 NSCLC、肾细胞癌或黑色素瘤患者的临床疗效有负面影响。饮食干预的应用是 ICI 患者进行肠道微生物调节的一种简单而安全的方式。饮食摄入可以促进微生物组的不同组成，有证据表明饮食方案的变化可以在 5 天内显著改变肠道微生物组。膳食纤维是一种可食碳水化合物，对内源性消化酶具有抗性，既不水解也不吸收。低纤维摄入会减少 SCFA 的产生，并将转基因代谢转化为使用不太有利的营养素，从而产生潜在有害的代谢物。有研究表明每周食用 30 种不同植物（其中许多具有益生元特性）的人拥有最健康和最多样化的微生物群。最近发表的一项研究调查了 46 例接受抗 PD-1 单抗治疗的患者的饮食和补充剂使用效果表明高纤维饮食的患者对治疗的反应大约是低纤维饮食患者的五倍。

Routy 及其团队证明，特定的宿主肠道微生物群可能有助于患者的免疫治疗反应。在免疫治疗期间抗生素诱导的肠道微生物群改变会抑制患者对治疗的反应，对免疫疗法敏感的患者的粪便微生物群移植（FMT）能够恢复耐药患者的免疫疗法反应。这些发现导致了一个有趣的假设，即通过 FMT 改变肠道微生物群可以增强对免疫治疗耐药的肿瘤的反应。但目前使用来自健康供体或响应者的粪便细菌对特定疗法进行 FMT 的方法仍具有病原体感染风险。事实上，尽管按照 FDA 批准的方案进行了供体粪便筛查，但仍报道接受 FMT 治疗艰难梭菌相关性结肠炎的患者耐药性大肠杆菌感染相关的败血症和死亡的发生。

五、小结

肠黏膜屏障对人体的免疫系统起到不可或缺的作用，肠 - 肺轴理论表明通过对肠道微生物群的干预可以增强肺组织对疾病的防御和功效，肠道微生物通过与 PAMP 和肠道代谢物发挥作用，进而影响免疫系统的功能。

肠黏膜屏障的完整性对于免疫系统的发育和内稳态很重要，肠黏膜通过细胞及生物屏障分泌相关代谢产物来维持屏

障的完整性。既往的研究表明肠道屏障功能异常可能降低免疫治疗的疗效,但我国尚缺乏真实世界相关证据。评估肠屏障功能包括机械屏障、肠道黏膜免疫屏障、肠道化学屏障和生物屏障等。检测方法包括黏膜组织学指标、粪便指标、通透性检测、血液指标等,临床上无法实现对每例患者直接通过肠镜检查获取组织标本直接诊断肠道屏障功能障碍,而粪便培养耗时、烦琐,尿乳果糖/甘露醇比值法,不能用于禁食患者,标本采集相对复杂,检测设备昂贵,因此在临床上对胃肠功能的检测方法较为局限。

夏国莲等使用 JY-DLT 生化指标分析系统监测脓毒症胃肠功能障碍患者肠黏膜屏障的功能,取得较好的效果,用此系统监测 NSCLC 患者在 ICI 过程中的肠屏障功能可能是探索肠道微生物屏障与 NSCLC 免疫治疗之间关系的一个新的方向。

ICI 治疗过程中,需要关注对患者肠道微生物组的保护,包括饮食结构的多样性、合理摄入丰富的植物和膳食纤维。抗生素等一些药物会对 ICI 的反应产生不利影响。肺癌患者肠道微生物群的多样性与 ICI 的疗效呈正相关。合理有效监测肠道微生物屏障相关指标为 ICI 治疗提供临床经验。

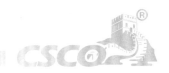

RET 融合阳性非小细胞肺癌研究进展

¹ 内蒙古医科大学　² 内蒙古自治区人民医院

马兰兰 ¹　李卉

一、RET 融合阳性非小细胞肺癌

根据 2022 年国家癌症中心发布的全国癌症报告结果显示,中国预计将有 4 796 996 例新发癌症患者,男性新发癌症人数前 3 位的为肺癌、胃癌和结直肠癌,女性则为乳腺癌、肺癌和结直肠癌。肺癌作为常见的恶性肿瘤,可见其生存预后仍是我们面临的巨大挑战,伴随靶向时代的到来,彻底改变了部分肺癌的治疗格局,对伴有驱动基因阳性的患者采取个体化的靶向治疗成为共识,这不仅延长了部分患者的生存期,也极大地改善其生活质量。取得这些可喜成果,离不开二代测序(next generation sequencing,NGS)的广泛应用。目前 NSCLC 患者除检测表皮生长因子受体(epidermal growth factor receptor,EGFR)、间变性淋巴瘤激酶(anaplastic lymphoma kinase,ALK)、肉瘤致癌因子 - 受体酪氨酸激酶(C-ros oncogene 1 receptor tyrosine kinase,ROS1)等驱动基因突变外,规范地检测转染原癌基因(transfection proto-oncogene gene,RET)融合也日渐被大家所重视。RET 融合是在 2012 年被鉴定为 NSCLC 的一种新的致癌基因改变,至今为止共发现确定了 RET 中的 4 个独特的融合伙伴,其中 KIF5B-RET 是最常见的融合形式,其次为 CCDC6-RET、NCOA4-RET 等。两个新的融合伙伴 CCNYL2 和 TRIM24 被发现对 EGFR 酪氨酸激酶抑制剂(TKI)具有耐药性。大量临床资料整理发现 RET 融合在不吸烟或轻度吸烟、年轻腺癌患者中较常见,且 RET 融合与其他致癌驱动基因相互排斥。在 NSCLC 中 RET 融合发病率为 1%~2%。在无其他致癌驱动突变的 NSCLC 患者中,RET 融合的发病率约为 5%。中国 NSCLC 患者中 RET 融合的发病率为 1.4%~2.5%。一项大规模回顾性研究分析了我国 NSCLC 中 RET 融合的发病率特点,对纳入的 9 431 例 NSCLC 患者应用 NGS 检测技术共检测出 167 例 RET 融合,其中在未进行基因突变筛选的 9 101 例 NSCLC 患者中 RET 融合阳性率为 1.52%(138/9 101),在 ERFG/KRAS/BRAF/ALK 基因均阴性的 NSCLC 患者中,RET 融合的发生率为 8.79%(29/330)。引起这种发病率差异的潜在机制目前尚不清楚。虽然从发病率上看 RET 融合属于罕见突变,但我国每年新发 RET 阳性的肺癌患者仍能够达到万余人。

(一) RET 基因

RET 是位于 10 号染色体长臂上(10q11.21)的原癌基因,于 1985 年通过人类淋巴瘤 DNA 转染 NIH/3T3 细胞中被首次发现其致癌潜力。它所编码的 RET 蛋白是一种存在于细胞膜上的具有酪氨酸激酶活性的单通道跨膜糖蛋白受体,即酪氨酸激酶(RTK)。这种蛋白由一个细胞外结构域、一个跨膜结构域和一个细胞内酪氨酸激酶结构域组成。特殊的是 RTK 不直接参与受体配体结合,而是通过胶质细胞源性神经营养因子(glial-cell derived neurotrophic factor,GDNF)家族配体和 GDNF 家族受体 -α(GFRα)形成的多聚体 GFL-GFRα 复合物,使 RET 同源二聚化和酪氨酸激酶胞内结构域的自磷酸化,从而激活下游信号通路,如 RAS/MAPK、PI3K/AKT 和 JNK。目前已有三种 GDNF 家族配体(GFL),包括 NRTN、ARTN 和 PSPN,发现它们分别与 GFRα1、α2 和 α3 结合,导致 RET 激活。在正常生理活动中,RET 信号通路参与细胞的存活、增殖、迁移和凋亡,而且与早期胚胎发生、肠神经系统发育、肾脏形态发生、精子发生、造血和潜在的免疫调节等许多生理功能相关。因此当 RET 正常功能缺失就会导致遗传性先天性巨结肠及某些形式的肾脏和泌尿道先天性畸形。RET 发生异常激活时,促进了非依赖配体性、结构性的 RET 激酶激活,最终导致肿瘤的发生。

(二) RET 致病机制

RET 的致癌激活方式主要是染色体重排和基因突变,其次还有 RET 过表达和扩增。染色体重排常见于甲状腺乳头状癌(PTC)和 NSCLC,而基因突变在甲状腺髓样癌(MTC)和多发性内分泌肿瘤 2(MEN2)中较常见。RET 突变包括胚系突变和体细胞突变。RET 体细胞突变最常见的突变位点是 M918T,少见的体细胞突变涉及 C634、A883、C630 等位点。胚系 RET 基因突变激活是多发性内分泌腺瘤病 2 型(multiple endocrine eoplasia 2,MEN2)的主要病理机制。而染色体重排是由伴侣基因的 5'- 末端与包含其激酶结构域的 RET 的 3'- 末端框内融合形成,其致癌特性是 RET 胞内激酶结构域和伴侣基因的卷曲螺旋结构域相组合,导致配体独立的同源二聚化和 RET 通过自身磷酸化激活酪氨酸激酶,进而激活下游通路,导致肿瘤的发生与发展。RET 融合中的大多

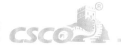

数融合伙伴位于胞质溶胶中,避免了正常的体内运输和泛素介导的溶酶体降解,间接促进了肿瘤的生长。融合伙伴还具有自己独特的特性,如高水平的活化 RET 蛋白和多激酶信号转导枢纽的形成,来增加 RET 的表达。因此,RET 不仅可以通过不依赖配体的方式激活下游信号通路,融合伙伴也会增加 RET 表达,促进某些肿瘤的生长和生存。

RET 致癌机制还存在过表达和扩增,野生型 RET 受体的过度表达,与乳腺和胰腺肿瘤的侵袭性扩散有关。研究发现在 30%~70% *ER* 基因(+)乳腺癌中存在高表达的 RET 蛋白,其高表达与肿瘤侵袭、转移和内分泌治疗耐药有关。除了以上机制之外,RET 本身还具有三种功能不同的蛋白质亚型,即通过选择性剪接形成的三种异构体,RET9、RET43 和 RET51。异构体之间在表达时间、空间调节、细胞定位和运输以及生物学功能方面存在着差异。已有研究证明 RET51 比 RET9 具有更强的促进细胞运动和侵袭的能力,RET51 可能在肿瘤促进细胞增殖、迁移和不依赖锚定的生长方面发挥更突出的作用,但其潜在机制尚不完全清楚。

(三)*RET* 基因检测

相较于常见基因变异的检测,RET 检测起步晚,规范地检测携带有 *RET* 基因融合的 NSCLC 患者便成了基因检测的当务之急。目前我国已制订了针对 *RET* 基因检测的专家共识及指南。*RET* 基因融合检测的常见送检标本类型详见表 1。*RET* 基因融合常用的检测方法有免疫组织化学(immunohistochemistry,IHC)、荧光原位杂交(fluorescence in situ hybridization,FISH)、逆转录聚合酶链式反应(reverse transcription polymerase chain reaction,RT-PCR)以及 NGS。综合各个方面进行比较,IHC 经济便捷、检测周期短,适合大样本的筛查,但结果判读标准不统一,准确性差,存在一定假阳性和假阴性。FISH 灵敏度和特异度均高,但性价比差且不能提供 RET 融合伴侣的信息。RT-PCR 检测平台较普遍,检测周期快适用于 *RET* 筛查研究,但 RT-PCR 仅能检测已知的融合基因,且对样本要求高,无法检测新的或未知位点。NGS 高通量检测,灵敏度和特异度高,适合同时多基因检测,但检测周期稍长。循环肿瘤 DNA(circulating tumor DNA,ctDNA)检测与以上检测方法相比损伤小,操作便捷,可重复取样。ctDNA 的浓度是随肿瘤的进展而增加,特点是含量低、半衰期短,对检测技术要求高,适于组织或细胞样本不可及时的补充检测。因此,基于以上总结建议病理诊断为晚期肺腺癌患者,根据不同的适用人群,及时采取适合的检测方法(表 2),推进未来标准化基因检测流程的发展。

表 1　RET 基因检测常见送检标本类型

标本类型检测	标本要求
肿瘤组织样本	肿瘤细胞含量建议达到 20% 以上,低于此标准可富集后检测,保存时间不宜过长
细胞学样本	胸腹积液、支气管刷检、支气管内超声引导细针穿刺活检(EBUS FNA)样本、痰、肺泡灌洗液等,需行肿瘤含量评估
液体活检标本	血液、胸腔积液、腹水上清、脑脊液上清,需行肿瘤含量评估

表 2　RET 基因检测推荐人群

检测方式	适用人群
IHC	大样本筛查,对结果准确性要求不高人群
FISH	检测基因易位 / 融合,NGS 平台不可及人群
RT-PRC	NGS 平台不可及人群首选
DNA-NGS	组织 / 细胞学样本可获取同时检测多个基因的人群首选
RNA-NGS	存在 *RET* 融合阴性判读不准确或复杂融合或新型融合配体人群
ctDNA	组织 / 细胞学样本不可获取人群

二、*RET* 融合阳性非小细胞肺癌治疗进展

高选择性 RET 抑制剂问世之前,*RET* 融合阳性 NSCLC 从最初的含培美曲塞化疗方案、免疫治疗及非选择性的多激酶抑制剂(multikinase inhibitors,MKIs),如卡博替尼(Cabozantinib)、凡德他尼(Vandetanib)、舒尼替尼(Sunitinib)、索拉非尼(Sorafenib)、阿来替尼(Alectinib)等治疗方案中均获益有限,且不良反应也较显著。特异性 RET 抑制剂的应用,在国内外临床研究中均显示了出色的疗效,*RET* 融合阳性 NSCLC 患者在不同治疗方向上都有了最新进展。

(一)*RET* 融合阳性非小细胞肺癌新辅助治疗

近年来靶向治疗、免疫治疗等成为新辅助治疗的"新星",为局部晚期 NSCLC 新辅助治疗提供了新思路。对于非小细胞肺癌已有部分研究证实了新辅助靶向治疗对 *ALK*、*ROS1* 等驱动基因阳性 NSCLC 的有效性。对于罕见突变的肺癌患者,一例 *RET* 融合阳性的 NSCLC 患者在应用普拉替尼完成新辅助治疗后,成功地将不可切除的肿瘤转化为可切除的肿瘤,术后病理结果显示,原发肿瘤中有 26% 的肿瘤细胞存活,淋巴结内未见残留的肿瘤细胞,普拉替尼杀伤肿瘤细胞的有效率达 74%。除此之外,该新辅助治疗后肿瘤微环境也发生了变化,新辅助后 M1 巨噬细胞(pro-inflammatory)比例上调,而 CD8+ 肿瘤浸润淋巴细胞(TILs)数量和程序性死亡分子配体 -1(programmed cell death ligand-1,PD-L1)表达水平显著降低。M1 型巨噬细胞发挥着促炎的作用,而 M2 型巨噬细胞的存在可显著抑制免疫反应,降低免疫治疗的效果。从目前的新辅助治疗前后对比,普拉替尼也许会改变 *RET* 融合阳性患者的肿瘤微环境,其潜在机制有待进一步研究。通过该病例报道表明了普拉替尼作为新辅助治疗策略的可行性,为未来探索 *RET* 融合阳性 NSCLC 新辅助治疗领域启发了新思路。

(二)晚期 *RET* 融合阳性非小细胞肺癌的治疗进展

1. 选择性 RET 抑制剂　普拉替尼(pralsetinib)是一种高选择性、强靶向性的酪氨酸激酶抑制剂,能够靶向包括 V804 守门员突变在内的 *RET* 融合和突变,与其他酪氨酸激酶抑制剂相比该分子对野生型 *RET* 激酶结构域的效力高出 8~28 倍。在 *RET* 变异的 NSCLC 和 MTC 患者中普拉替尼能够减弱 RET 信号转导并诱导持久反应,而且没有显著的脱靶毒性。根据 ARROW 研究公布的结果,普拉替尼治

疗 RET 融合阳性 NSCLC 的疗效是令人惊喜的。在 87 例既往接受治疗患者在后线治疗中口服普拉替尼治疗,客观缓解率(overall response rate,ORR)为 61%,缓解持续时间(durationofresponse,DoR)长达 22.3 个月,中位无进展生存期(progression-free survival,PFS)17.1 个月。在初治患者中 ORR 更高达 70%,完全缓解达 11%,中位 PFS 为 9.1 个月。可喜的是,在针对中国人群研究中普拉替尼同样显示出了出色的效果,初治患者 ORR 达 80.0%,而在经治的患者中 ORR 为 66.7%。安全性方面,患者主要的不良反应为常见的皮疹及肝功能损害等。最常见的 3 级及以上不良事件包括中性粒细胞减少、贫血、高血压和血小板减少。导致普拉替尼停药的治疗相关不良事件非常少见。基于 ARROW 研究出色的数据和可耐受的安全性,2020 年获得美国 FDA 批准普拉替尼用于治疗转移性 RET 融合阳性 NSCLC 的成人患者,2021 年 3 月获得我国的药品监督管理局(National Medical Products Administration,NMPA)批准既往接受含铂化疗的 RET 基因融合阳性的局部晚期或转移性 NSCLC 成人患者。普拉替尼也成为我国上市的第一个选择性 RET 抑制剂。

塞尔帕替尼(Selpercatinib)是一种 ATP 竞争性小分子 RET 激酶抑制剂,可以靶向 RET 融合、点突变和某些获得性耐药突变(包括 RETV804L/M 和 M918T 耐药突变)。在全球性的 LIBRETTO-001 试验中,纳入 144 例 RET 阳性 NSCLC 患者接受塞尔帕替尼治疗,其中 105 例为既往接受过铂类药物化疗的 RET 融合 NSCLC 成人患者组,ORR 可以达到 64%,中位 DOR 长达 17.5 个月,中位 PFS 达 16.5 个月。39 例为初治患者,ORR 达到 85%,中位随访时间为 7.4 个月,中位 DOR 及中位 PFS 尚未达到。最常见的 3 级及以上不良反应发生率依次为高血压(14%)、转氨酶升高(13%)、低钠血症(6%)、淋巴细胞减少(6%)。基于该研究成果,2020 年 5 月 8 日,美国 FDA 加速批准塞尔帕替尼用于 RET 融合基因阳性的转移性 NSCLC 患者。在 2021 年美国临床肿瘤学会(ASCO)大会上,对 LIBRETTO-001 研究中塞尔帕替尼在 NSCLC 的有效性和安全性数据进行了更新,结果显示初治患者经独立评审委员会(IRC)评估的 ORR 为 85%,1 年 PFS 率为 68%,2 年总生存(overall survival,OS)率为 88%。针对既往含铂化疗失败的 NSCLC 患者,IRC 评估的 ORR 为 64%,中位 DOR 为 17.5 个月,中位 PFS 为 19.3 个月,1 年 PFS 率为 66%,2 年 OS 率为 68%。通过后续的随访研究,塞尔帕替尼显示出了持久的缓解和生存获益。考虑人种差异,一项 LIBRETTO-321 多中心的 II 期研究,探索了中国晚期 RET 融合实体瘤患者的有效性和安全性。纳入 47 例 RET 融合 NSCLC 患者,主要研究终点为 IRC 评估的 ORR,在经过 9.7 个月的随访后,研究结果显示,ORR 达 66%,颅内 ORR 达 80%。基于塞尔帕替尼在初治、经治及合并脑转移的 RET 融合 NSCLC 患者中均显示了具有临床意义的缓解和持续抗肿瘤活性及可控的安全性,2021 年 8 月,塞尔帕替尼上市申请获 NMPA 受理,且被中国国家药品监督管理局药品审评中心(CDE)纳入优先审评,有望成为第二个在国内上市的 RET 抑制剂。

TPX-0046 是新一代双重 RET/SRC 抑制剂,无论是在结构还是机制上都优于普拉替尼和塞尔帕替尼。在结构上,具备小而刚性的全新三维大环结构,该结构优点是产生一种紧凑的 I 型抑制剂,与 ATP 位点结合,具有更优化的抗肿瘤活性与耐药性。另一优点是 TPX-0046 是结合活化状态的 RET,而不是结合溶剂前沿区域,因此巧妙地克服了溶剂前沿耐药突变。目前 TPX-0046 研究进入剂量扩展阶段,初步的数据令人鼓舞,安全性可耐受,对 RET 靶向药耐药的患者也显示出一定的疗效。

其他正在研究阶段的 RET 抑制剂包括 BOS172738、TAS0953/HM06、SYHA1815 等。这些药物相比于第一代 RET 抑制剂,耐受性良好,出现不良事件级别较低,且减少了耐药突变的发生。另一种新型 RET 抑制剂 SYHA1815 通过下调基因 c-myc 表达,诱导 G1 细胞周期阻滞,进而抑制 RET 基因驱动癌症发生并且能够克服耐药的守门员突变。虽然以上在研药物的临床研究初显成效,但尚缺乏大规模临床试验证实其疗效及安全性,期待更充分的数据结果的支持。

2. **双靶向治疗** 靶向治疗时代,越来越多的致癌靶点被发现,现在的研究方向已经不止步于靶向一条通路,而是趋向于同时抑制多条通路或一条通路上的多个靶点。在对 KIF5B-RET 融合激酶的深入研究时发现,它是通过多水平激活信号转导和转录激活因子 -3(STAT3)信号通路。STAT3 是基因转录蛋白家族的成员,可介导包括细胞增殖和癌变在内的多种生物过程。U0126 属于一种 MEK 抑制剂,它可以通过抑制 Ras/Raf/MEK1/2/ERK1/2 通路介导的 STAT3 Ser727 磷酸化,下调 STAT3 信号转导对细胞生长的影响,进而阻止肿瘤。而 PP1 是一种 Src 家族酪氨酸激酶抑制剂,可以抑制 STAT3 Tyr705 磷酸化的上游激酶。那么是否可以通过 RET 抑制剂联合靶向 STAT3 信号通路的上游分子或磷酸化的靶点,来抑制肿瘤的发生,进而使患者得到更多的生存获益机会,这也是未来应对 RET 融合阳性 NSCLC 的研究方向之一。

除此之外,研究发现 PI3K-AKT 是凡德他尼等多激酶抑制剂(MKIs)耐药的下游通路,通过 MKIs 联合 mTOR 抑制剂依维莫司实现抑制 PI3K-AKT 来减少 RET 变异的实体瘤中的细胞生长。RXDX-105 是 RET 和 BRAF 的一种有效抑制剂,该药物在 NSCLC(KIF5B-RET)和甲状腺癌(CCDC6-RET 和 NCOA4-RET)中具有抗肿瘤活性,而且 RXDX-105 对野生型 BRAF 和 BRAF V600E 也有活性。另外,艾乐替尼联合 CDK4/6 抑制剂(如哌柏西利,palbociclib)在 RET 融合阳性细胞系中也显示出抗肿瘤作用,不过目前尚未在实体瘤展开进一步的研究。

三、RET 耐药机制及策略

伴随药物落地临床实践,将会有更多患者从新的治疗方式中获益,同时耐药问题也会变得更加严峻。目前在治疗 RET 变异过程中出现耐药的机制包括 RET 守门员突变、RET 溶剂前沿突变、RET S904F、旁路激活耐药等。守门员突变包括 V804M、V804L,是非选择性 RET 抑制剂常见耐药机制,选择性普拉替尼和塞尔帕替尼对以上守门员突变有效。溶剂前沿是许多抑制剂附着的区域,突变后影响药物的结合导致耐药发生,在对 2 例 RET 融合 NSCLC 接受塞尔帕替尼治疗后,通过 ctDNA 分析显示在临床耐药出现之前,就出现了 RET G810R、G810S 和 G810C RET 溶剂前沿突变,进而导致了塞尔帕替尼的耐药。可喜的是目前的药物普拉替尼能够克服 G810S 耐药突变及 TPX-0046 的临床前研究显示对溶剂前沿突变 G810R、G810S 敏感。

在 NSCLC 患者常见 ERFG 突变治疗过程中的耐药机制包括 EGFR 依赖型和 EGFR 非依赖型获得性突变，即 KRAS、PIK3CA、MET、HER2 等基因旁路激活突变或获得性扩增是造成 EGFR-TKI 耐药的一类常见原因。在 RET 融合患者也发现获得性 MET 或 KRAS 扩增介导耐药发生，针对共突变的耐药，研究显示在获得性耐药患者中应用双靶向联合治疗的有效性，这也将是未来临床研究的探索方向之一。

四、影响治疗预后因素

（一）RET 融合共突变

TP53 突变对 EGFR 突变或 KRAS 突变的 NSCLC 预后的影响一直是大家探讨的热点，它通常被看作是患者不良预后的因素之一。一项回顾性研究纳入 129 例 RET 融合的 NSCLC 患者，41.1% 的患者存在共突变（NGS 检测），其中 TP53 突变最常见，占 37.7%。并发 TP53 突变的患者（n=15）较无 TP53 突变患者（n=30）的生存期短，mOS 分别为 18.4 个月（95% CI 8.6~39.1 个月）和 24.8 个月（95% CI 11.7~52.8 个月），（P<0.05）。值得注意的是，伴有 TP53 功能缺失的患者（n=11，包括 TP53 功能缺失和可能的功能缺失）生存劣势更为明显。合并 TP53 突变可能是 RET 融合 NSCLC 预后不良的一个指标。这与既往研究报道的 EGFR 突变和 ALK 融合 NSCLC 患者，并发 TP53 突变影响预后结果一致。TP53 突变对预后的负面影响可能与其肿瘤抑制功能丧失、基因组不稳定功能获得以及癌细胞转录组和表型调节能力有关。针对中国人群 RET 融合阳性患者，纳入 25 例进行 RET 融合基因图谱分析，其中 16 例为 KIF5B-RET 融合，4 例为 CCDC6-RET 融合。最终研究结果显示 24 例样本中共有 113 个非同义或剪切突变。最常见的是 TP53 突变（10/24，42%），其次为 SETD2（4/24，17%）、CSMD3（3/24，12%）、PTEN（3/24，12%）等。以上研究结果可见 TP53 突变依然占据首位。通过中国人群和西方群体相对比，其无论是 RET 基因融合形式还是伴随突变都较为一致，这为该群体的治疗和预后研究提供了基因组学基础。

（二）外周血 TCR

T 细胞受体（T cell receptor，TCR）是 T 细胞表面，负责特异性识别与主要组织相容性复合体（major histocompatibility complex，MHC）结合的抗原肽的蛋白。通过二代测序对患者

血液里的 T 细胞受体（TCR）基因进行多样性和克隆性分析，TCR 多样性缺乏显示患者有更多的 T 细胞受体克隆性，多样性高，则预示更长的 PFS 和更好的免疫治疗疗效。11 例 RET 融合阳性的 NSCLC 患者进行外周血 TCR 分析后，TCR 多样性低的患者（n=5）的总生存率高于外周血 TcR 多样性高的患者［n=6；中位数 18.4 个月（95% CI 16.9~19.9 个月）vs. 4.8 个月（95% CI 4.5~5.3 个月）；P=0.035］。该研究提示外周血 TCR 多样性低的患者有更长的生存获益，这与既往的研究存在差异，可能是纳入人数较少或 RET 融合中并非所有 T 细胞都是肿瘤抗原特异性 T 细胞，其潜在的机制还需要我们进一步的深入研究，以期为未来 RET 融合阳性患者提供更多预测生存获益的信息。

（三）脑转移

NSCLS 患者预后最艰难的问题是出现脑转移，25%~40% 晚期 NSCLC 发生脑转移且驱动基因阳性者脑转移发病率更高，是影响患者预后不容忽视的重要因素。脑转移患者疗效最主要是受药物血脑屏障穿透性、转移灶基因异质性等方面影响，使得其预后通常不是很理想。研究发现 RET 阳性 NSCLC 患者中枢神经系统病变的累积发生率高于 ROS1 阳性但低于 ALK 阳性患者。一项来自韩国的单中心回顾性研究，对 59 例接受过治疗的 RET 融合 NSCLC 患者进行了分析，初诊时已有 28.8%（n=17）的患者发生脑转移，随访期间发生脑转移的比例新增 18.6%（n=11），发生脑转移的中位时间为 19 个月，24 个月时脑转移的累积发生率>60%。但令人鼓舞的是塞尔帕替尼和普拉替尼的研究中显示了显著的颅内抗肿瘤活性（ORR，78% vs. 93%），使得目前脑转移的 RET 融合患者并未到无药可医的窘迫阶段。

五、小结与展望

总之，RET 基因检测方式的多样选择及精准靶向 RET 抑制剂的出现都为 RET 融合阳性 NSCLC 患者的预后和生存带来了希望。与既往治疗相比，RET 抑制剂具有持续的抗肿瘤活性、更少发生耐药突变等优势，开辟了 RET 驱动肿瘤的精准治疗新时代。目前为提高 RET 融合阳性患者的疗效，克服耐药，已经在不断探索更多治疗策略，未来积极寻找影响 RET 融合阳性患者预后的多方面因素以及进一步研究耐药机制并发现更多有效的靶向治疗药物依然任重道远。精准个体化靶向治疗将为 RET 融合 NSCLC 患者带来更长久的生存获益。

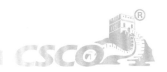

运用文献计量分析
研究非小细胞肺癌治疗的演进

¹中国人民解放军总医院　²蚌埠医学院第一附属医院
³山东大学齐鲁医院　⁴哈尔滨医科大学附属肿瘤医院

陈思远¹　乔宇²　李亚男¹　朱明振³　王留倩⁴　胡毅¹　刘哲峰¹

非小细胞肺癌（non-small cell lung cancer，NSCLC）是肺癌最常见的病理类型，约占所有肺癌的85%。NSCLC最常见的亚型是腺癌，该癌种常发生于外周支气管，约占所有肺癌的40%；其次是鳞癌，常见于主支气管，占肺癌患者的25%~30%；大细胞肺癌约占10%，常发于胸腔内近端。NSCLC是一种异质性疾病，过去十几年中，肺癌治疗进展迅速，尤其是靶向治疗和免疫治疗的出现极大地改变了NSCLC治疗格局。基于个体化基因特征的精确医疗理念越发深入人心。当前，NSCLC的治疗手段主要有手术、放疗、化疗、靶向治疗和免疫治疗。其中，手术是可切除肺癌的首选治疗手段，立体定向放疗技术使放疗更加精确、低毒，基于铂类的化疗仍是一些晚期肺癌患者的标准方案，小分子酪氨酸激酶抑制剂和免疫检查点抑制剂为特定患者带来了前所未有的获益。新方案的出现与旧方案的淘汰仍在继续。

梳理20年来NSCLC治疗的演进是困难的。教科书式的章节总结和系统回顾未能形象展示基于时间的研究进展，且缺乏对大量论文数据的有效分析。文献计量分析是研究某一领域瞬时趋势的最佳工具之一，可以提供更全面和客观的结果。论文被引次数表明研究价值，反映特定论文对理解和治疗某种疾病所产生的影响。基于文献计量引文分析筛选出100篇最高被引的论文，这些论文是NSCLC治疗领域的代表性成果，在此基础上进行文献计量分析，梳理NSCLC治疗的演进。此外，本文对最近一年中国产出的SCI论文进行单独分析，展现2022年中国NSCLC治疗研究的主要研究力量、研究产出和研究热点。分析结果均以可视化的方式呈现，达到"一图展春秋，一览无余；一图胜万言，一目了然"的效果。

一、方法

（一）数据获取

相关数据下载于Web of Science Core Collection（WoSCC）

SCI-EXPANDED数据库，该数据库久负盛名，是各领域文献计量分析最常用的数据库，可以提供文献计量分析所需的详细数据。本文分为两部分：

1. 对2000年1月至2022年6月NSCLC治疗最高被引SCI论文进行文献计量分析。

2. 对2021年6月至2022年6月中国产出的SCI论文进行文献计量分析。

检索策略为"非小细胞肺癌 and 治疗"。为提高查全率，参考PubMed数据库MeSH词对主题词进行扩展，并通过参考文献和咨询专家进一步完善检索主题词。我们没有进行语言限制。两位作者来自不同机构，各自筛选排名前100的高被引论文，任何分歧都通信作者讨论直至达成一致。此外，运用WoSCC筛选功能选取国家为中国的论文。以".txt"形式从WoSCC下载论文的"全记录与引文"。

（二）数据分析与可视化

采用R、VOSviewer、CiteSpace对数据进行提取和可视化，运用Excel辅助绘图和管理数据。

二、结果

（一）NSCLC治疗的演进（2000—2022年）

1. **产出分布**　检索到相关文献369 270篇，NSCLC治疗最高被引100篇（Top 100）论文的被引次数为630~7 471次，平均被引次数为1 810，包括97篇论著和3篇综述，参与作者共1 940名，平均每篇论文作者数量为19.7名，无独立作者。最高被引100篇论文出版于2000—2019年，每年产出量在1~10，且论文之间存在广泛的引用关系。见图1。高产年份为2005、2015和2018年，被引量最高的三篇论文被引次数均超过5 500（表1）。

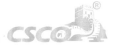

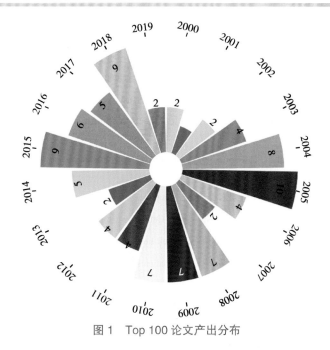

图 1　Top 100 论文产出分布

表 1　NSCLC 相关文章

排序	文章	TC
1	EGFR mutations in lung cancer：Correlation with clinical response to gefitinib therapy	7 471
2	Gefitinib or Carboplatin-Paclitaxel in Pulmonary Adenocarcinoma.	6 066
3	Nivolumab versus Docetaxel in Advanced Nonsquamous Non-Small-Cell Lung Cancer	5 813
4	Pembrolizumab versus Chemotherapy for PD-L1-Positive Non-Small-Cell Lung Cancer	5 238
5	Mutational landscape determines sensitivity to PD-1 blockade in non-small cell lung cancer	4 864
6	Nivolumab versus Docetaxel in Advanced Squamous-Cell Non-Small-Cell Lung Cancer	4 591
7	Paclitaxel-carboplatin alone or with bevacizumab for non-small-cell lung cancer	4 548
8	Erlotinib in previously treated non-small-cell lung cancer	4 469
9	Early Palliative Care for Patients with Metastatic Non-Small-Cell Lung Cancer	4 265
10	Comparison of four chemotherapy regimens for advanced non-small-cell lung cancer	4 105
11	Gefitinib or Chemotherapy for Non-Small-Cell Lung Cancer with Mutated EGFR	4 042
12	Erlotinib versus standard chemotherapy as first-line treatment for European patients with advanced EGFR mutation-positive non-small-cell lung cancer（EURTAC）：a multicentre，open-label，randomised phase 3 trial	3 901
13	Pembrolizumab for the Treatment of Non-Small-Cell Lung Cancer	3 814
14	Anaplastic Lymphoma Kinase Inhibition in Non-Small-Cell Lung Cancer	3 386
15	Pembrolizumab versus docetaxel for previously treated，PD-L1-positive，advanced non-small-cell lung cancer（KEYNOTE-010）：a randomised controlled trial	3 192
16	Gefitinib versus cisplatin plus docetaxel in patients with non-small-cell lung cancer harbouring mutations of the epidermal growth factor receptor（WJTOG3405）：an open label，randomised phase 3 trial	3 067
17	Erlotinib versus chemotherapy as first-line treatment for patients with advanced EGFR mutation-positive non-small-cell lung cancer（OPTIMAL，CTONG-0802）：a multicentre，open-label，randomised，phase 3 study	2 972
18	Pembrolizumab plus Chemotherapy in Metastatic Non-Small-Cell Lung Cancer	2 787
19	Atezolizumab versus docetaxel in patients with previously treated non-small-cell lung cancer（OAK）：a phase 3，open-label，multicentre randomised controlled trial	2 630
20	Phase Ⅲ study comparing cisplatin plus gemcitabine with cisplatin plus pemetrexed in chemotherapy-naive patients with advanced-stage non-small-cell lung cancer	2 496
21	Crizotinib versus Chemotherapy in Advanced ALK-Positive Lung Cancer	2 479

续表

排序	文章	TC
22	Multi-institutional randomized phase II trial of gefitinib for previously treated patients with advanced non-small-cell lung cancer	2 385
23	Non-small cell lung cancer：Epidemiology，risk factors，treatment，and survivorship	2 207
24	Phase III Study of Afatinib or Cisplatin Plus Pemetrexed in Patients With Metastatic Lung Adenocarcinoma With EGFR Mutations	2 181
25	Efficacy of gefitinib，an inhibitor of the epidermal growth factor receptor tyrosine kinase，in symptomatic patients with non-small cell lung cancer-A randomized trial	2 123
26	First-Line Crizotinib versus Chemotherapy in ALK-Positive Lung Cancer	2 077
27	Osimertinib in Untreated EGFR-Mutated Advanced Non-Small-Cell Lung Cancer	2 021
28	Durvalumab after Chemoradiotherapy in Stage III Non-Small-Cell Lung Cancer	1 982
29	Randomized phase III trial of pemetrexed versus docetaxel in patients with non-small-cell lung cancer previously treated with chemotherapy	1 922
30	Stereotactic Body Radiation Therapy for Inoperable Early Stage Lung Cancer	1 777
31	Screening for Epidermal Growth Factor Receptor Mutations in Lung Cancer.	1 774
32	Osimertinib or Platinum-Pemetrexed in EGFR T790M-Positive Lung Cancer	1 770
33	Prospective randomized trial of docetaxel versus best supportive care in patients with non-small-cell lung cancer previously treated with platinum-based chemotherapy	1 767
34	Gefitinib plus best supportive care in previously treated patients with refractory advanced non-small-cell lung cancer：results from a randomised，placebo-controlled，multicentre study（Iressa Survival Evaluation in Lung Cancer）	1 737
35	Cisplatin-based adjuvant chemotherapy in patients with completely resected non-small-cell lung cancer	1 711
36	Atezolizumab for First-Line Treatment of Metastatic Nonsquamous NSCLC	1 665
37	Pembrolizumab plus Chemotherapy for Squamous Non-Small-Cell Lung Cancer	1 551
38	Randomized phase II trial comparing bevacizumab plus carboplatin and paclitaxel with carboplatin and paclitaxel alone in previously untreated locally advanced or metastatic non-small-cell lung cancer	1 545
39	Erlotinib in lung cancer-Molecular and clinical predictors of outcome	1 526
40	Nivolumab plus Ipilimumab in Lung Cancer with a High Tumor Mutational Burden	1 459
41	First-Line Nivolumab in Stage IV or Recurrent Non-Small-Cell Lung Cancer	1 454
42	Lung Adjuvant Cisplatin Evaluation：A pooled analysis by the LACE collaborative group	1 452
43	Atezolizumab versus docetaxel for patients with previously treated non-small-cell lung cancer（POPLAR）：a multicentre，open-label，phase 2 randomised controlled trial	1 438
44	The biology and management of non-small cell lung cancer	1 430
45	AZD9291 in EGFR Inhibitor-Resistant Non-Small-Cell Lung Cancer	1 422
46	DNA repair by ERCC1 in non-small-cell lung cancer and cisplatin-based adjuvant chemotherapy	1 403
47	Gefitinib in combination with gemcitabine and cisplatin in advanced non-small-cell lung cancer：A phase III trial-INTACT1	1 384
48	Vinorelbine plus cisplatin vs.observation in resected non-small-cell lung cancer	1 381
49	Afatinib versus cisplatin plus gemcitabine for first-line treatment of Asian patients with advanced non-small-cell lung cancer harbouring EGFR mutations（LUX-Lung 6）：an open-label，randomised phase 3 trial	1 377
50	Gefitinib in combination with paclitaxel and carboplatin in advanced non-small-cell lung cancer：A phase III trial-INTACT 2	1 371
51	Epidermal growth factor receptor gene and protein and gefitinib sensitivity in non-small-cell lung cancer	1 328
52	Overall Survival with Durvalumab after Chemoradiotherapy in Stage III NSCLC	1 262
53	Pembrolizumab versus chemotherapy for previously untreated，PD-L1-expressing，locally advanced or metastatic non-small-cell lung cancer（KEYNOTE-042）：a randomised，open-label，controlled，phase 3 trial	1 228
54	Crizotinib in ROS1-Rearranged Non-Small-Cell Lung Cancer	1 221

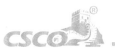
排序	文章	TC
55	Standard-dose versus high-dose conformal radio therapy with concurrent and consolidation carboplatin plus paclitaxel with or without cetuximab for patients with stage Ⅲ A or Ⅲ B non-small-cell lung cancer(RTOG 0617):a randomised,two-by-two factorial phase 3 study	1 200
56	Mutations in the epidermal growth factor receptor and in KRAS are predictive and prognostic indicators in patients with non-small-cell lung cancer treated with chemotherapy alone and in combination with erlotinib	1 190
57	Phase Ⅲ Trial of Cisplatin Plus Gemcitabine With Either Placebo or Bevacizumab As First-Line Therapy for Nonsquamous Non-Small-Cell Lung Cancer:AVAiL	1 173
58	TRIBUTE:A phase Ⅲ trial of erlotinib hydrochloride(OSI-774)combined with carboplatin and paclitaxel chemotherapy in advanced non-small-cell lung cancer	1 170
59	Meta-Analysis of Concomitant Versus Sequential Radiochemotherapy in Locally Advanced Non-Small-Cell Lung Cancer	1 148
60	Alectinib versus Crizotinib in Untreated ALK-Positive Non-Small-Cell Lung Cancer	1 132
61	Adjuvant vinorelbine plus cisplatin versus observation in patients with completely resected stage IB- Ⅲ A non-small-cell lung cancer(Adjuvant Navelbine International Trialist Association [ANITA]):a randomised controlled trial	1 127
62	Ceritinib in ALK-Rearranged Non-Small-Cell Lung Cancer	1 115
63	Cetuximab plus chemotherapy in patients with advanced non-small-cell lung cancer(FLEX):an open-label randomised phase Ⅲ trial	1 083
64	Afatinib versus cisplatin-based chemotherapy for EGFR mutation-positive lung adenocarcinoma(LUX-Lung 3 and LUX-Lung 6):analysis of overall survival data from two randomised,phase 3 trials	1 080
65	Randomized phase Ⅲ trial of docetaxel versus vinorelbine or ifosfamide in patients with advanced non-small-cell lung cancer previously treated with platinum-containing chemotherapy regimens	1 061
66	Excessive toxicity when treating central tumors in a phase Ⅱ study of stereotactic body radiation therapy for medically inoperable early-stage lung cancer	1 056
67	Gefitinib versus docetaxel in previously treated non-small-cell lung cancer(INTEREST):a randomised phase Ⅲ trial	1 054
68	Biomarker Analyses and Final Overall Survival Results From a Phase Ⅲ,Randomized,Open-Label,First-Line Study of Gefitinib Versus Carboplatin/Paclitaxel in Clinically Selected Patients With Advanced Non-Small-Cell Lung Cancer in Asia(IPASS)	1 047
69	Activity and safety of nivolumab,an anti-PD-1 immune checkpoint inhibitor,for patients with advanced,refractory squamous non-small-cell lung cancer(CheckMate 063):a phase 2,single-arm trial	1 025
70	Radiotherapy plus chemotherapy with or without surgical resection for stage Ⅲ non-small-cell lung cancer:a phase Ⅲ randomised controlled trial	974
71	Erlotinib as maintenance treatment in advanced non-small-cell lung cancer:a multicentre,randomised,placebo-controlled phase 3 study	964
72	Carboplatin and pemetrexed with or without pembrolizumab for advanced,non-squamous non-small-cell lung cancer:a randomised,phase 2 cohort of the open-label KEYNOTE-021 study	953
73	Activity and safety of crizotinib in patients with ALK-positive non-small-cell lung cancer:updated results from a phase 1 study	946
74	Nivolumab plus Ipilimumab in Advanced Non-Small-Cell Lung Cancer	897
75	Stereotactic ablative radiotherapy versus lobectomy for operable stage I non-small-cell lung cancer:a pooled analysis of two randomised trials	881
76	Maintenance pemetrexed plus best supportive care versus placebo plus best supportive care for non-small-cell lung cancer:a randomised,double-blind,phase 3 study	876
77	Determinants of tumor response and survival with erlotinib in patients with non-small-cell lung cancer	872
78	Randomized phase Ⅲ trial of paclitaxel plus carboplatin versus vinorelbine plus cisplatin in the treatment of patients with advanced non-small-cell lung cancer:A Southwest Oncology Group trial	870
79	Efficacy and safety of two doses of pemetrexed supplemented with folic acid and vitamin B-12 in previously treated patients with non-small cell lung cancer	799

续表

排序	文章	TC
80	Neoadjuvant PD-1 Blockade in Resectable Lung Cancer	797
81	Mutations of the epidermal growth factor receptor gene predict prolonged survival after gefitinib treatment in patients with non-small-cell lung cancer with postoperative recurrence	797
82	Sequential vs Concurrent Chemoradiation for Stage Ⅲ Non-Small Cell Lung Cancer:Randomized Phase Ⅲ Trial RTOG 9410	760
83	Ramucirumab plus docetaxel versus placebo plus docetaxel for second-line treatment of stage Ⅳ non-small-cell lung cancer after disease progression on platinum-based therapy(REVEL):a multicentre,double-blind,randomised phase 3 trial	750
84	Afatinib versus placebo for patients with advanced,metastatic non-small-cell lung cancer after failure of erlotinib,gefitinib,or both,and one or two lines of chemotherapy(LUX-Lung 1):a phase 2b/3 randomised trial	743
85	Ipilimumab in Combination With Paclitaxel and Carboplatin As First-Line Treatment in Stage ⅢB/Ⅳ Non-Small-Cell Lung Cancer:Results From a Randomized,Double-Blind,Multicenter Phase Ⅱ Study	742
86	Randomized,multinational,phase Ⅲ study of docetaxel plus platinum combinations versus vinorelbine plus cisplatin for advanced non-small-cell lung cancer:The TAX 326 study group	739
87	Non-small cell lung cancer:current treatment and future advances	729
88	Phase Ⅲ study of erlotinib in combination with cisplatin and gemcitabine in advanced non-small-cell lung cancer:The Tarceva Lung Cancer Investigation Trial	728
89	Effect of crizotinib on overall survival in patients with advanced non-small-cell lung cancer harbouring ALK gene rearrangement:a retrospective analysis	702
90	Molecular Determinants of Response to Anti-Programmed Cell Death(PD)-1 and Anti-Programmed Death-Ligand 1(PD-L1) Blockade in Patients With Non-Small-Cell Lung Cancer Profiled With Targeted Next-Generation Sequencing	701
91	Hypofractionated stereotactic radiotherapy(HypoFXSRT)for stage I non-small cell lung cancer:Updated results of 257 patients in a Japanese multi-institutional study	699
92	Afatinib versus gefitinib as first-line treatment of patients with EGFR mutation-positive non-small-cell lung cancer(LUX-Lung 7):a phase 2B,open-label,randomised controlled trial	687
93	Phase Ⅲ randomized trial comparing three platinum-based doublets in advanced non-small-cell lung cancer	680
94	First-line gefitinib in patients with advanced non-small-cell lung cancer harboring somatic EGFR mutations	678
95	A phase I study of dexosome immunotherapy in patients with advanced non-small cell lung cancer	667
96	Adjuvant Paclitaxel Plus Carboplatin Compared With Observation in Stage IB Non-Small-Cell Lung Cancer:CALGB 9633 With the Cancer and Leukemia Group B,Radiation Therapy Oncology Group,and North Central Cancer Treatment Group Study Groups	655
97	Predictive and prognostic impact of epidermal growth factor receptor mutation in non-small-cell lung cancer patients treated with gefitinib	651
98	Outcome in a Prospective Phase Ⅱ Trial of Medically Inoperable Stage I Non-Small-Cell Lung Cancer Patients Treated With Stereotactic Body Radiotherapy	638
99	Stereotactic hypofractionated high-dose irradiation for stage I nonsmall cell lung carcinoma-Clinical outcomes in 245 subjects in a Japanese multinstitutional study	637
100	Chemotherapy for elderly patients with advanced non-small-cell lung cancer:The Multicenter Italian Lung Cancer in the Elderly Study(MILES)phase Ⅲ randomized trial	630

2. **国家/地区分布** NSCLC治疗领域最高被引的100篇论文涉及44个国家。中国共参与21篇Top 100高被引论文,为该领域的重要研究大国。

3. **机构分布** The Memorial Sloan Kettering Cancer Center参与发表了20篇论文,其次是Massachusetts General Hospital(n=16)及AstraZeneca(n=12)。各机构间的合作十分紧密,我国中国医学科学院(Chinese Acad Med Sci)、广东省人民医院(Guangdong Gen Hosp)等机构出现在合作网络中。

4. **作者分布** 研究者形成了以"Paz-Ares L""Reck M"等为代表的合作网络。杰出贡献者如Paz-Ares L.参与了12篇Top 100论文。不难发现,我国同样涌现出一批优秀学者,如吴一龙(Wu,YI)、周彩存(Zhou C)等。

5. **期刊分布** 最高被引的100篇论文发表于14种杂志。*New England Journal of Medicine*拥有最多的Top 100论文(n=33),其后是*Journal of Clinical Oncology*(n=28)和*Lancet Oncology*(n=15)。Top 100论文主要刊登在"medicine/

medical/clinical"领域,因此,可以认为 Top 100 论文的研究基础主要集中在 "molecular/biology/genetics",这与事实相符。"Immunology"和"Computer"领域的期刊同样出现在被引文献中。

6. **关键词分析**　关键词可以反映一篇文章的主题。通过关键词分析,研究者可以迅速了解研究重心。两个关键词若出现在同一论文中则构成共现关系。关键词共现反映关键词之间存在内部联系,共现次数越多,联系越密切。关键词共现网络可以探索研究动态和学科建构。关键词"chemotherapy"与其他关键词的关系最为密切。共现次数最多的关键词分别为"chemotherapy"(n=36)、"phase-Ⅲ"(n=24)和"gefitinib"(n=22)等(图2)。

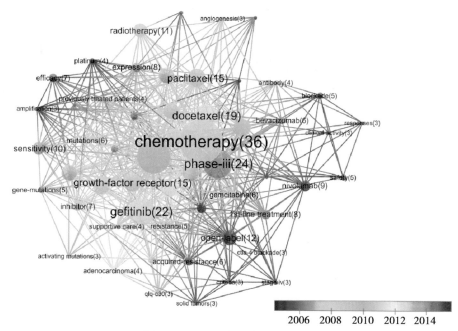

2006 2008 2010 2012 2014

图 2　Top 100 论文关键词共现网络

(二) 中国 NSCLC 治疗的研究态势 (2021—2022 年)

1. **高产作者**　近 1 年来,我国 NSCLC 领域研究者展开国际国内密切合作,取得丰硕成果,共有 45 402 位学者出现在中国参与的 SCI 论文中,发文量 ≥5 篇的作者占 2.18%。赫捷(He Jie)、王洁(Wang Jie)、程颖(Cheng Ying)等为代表的杰出研究团体贡献了众多高质量论文。

2. **研究机构合作网络**　近 1 年来上海交通大学发文最多,共参与发表了 591 篇 SCI 论文。不难发现,上海交通大学与浙江大学(n=454)、中国医学科学院 / 北京协和医学院(n=451)、四川大学(n=414)等发文量较多的科研机构之间存在密切合作关系。

3. **期刊分布**　近 1 年,中国参与的 SCI 论文发表于 1 267 种杂志上。我国学者参与的科研成果发表在国际著名期刊,如 *Lancet*(n=3)、*Lancet Oncology*(n=7)、*JAMA Oncology*(n=10)等。右下角条带颜色由冷至暖代表论文平均被引量,可以看出,权威期刊具有更高的平均引用量。中国发表的 NSCLC 相关论文主要收录在四个领域,除了生物和医学领域外,还发表于化学和物理学、心理学和社会学、工程学和数学领域。

4. **研究热点**　检索出近 1 年中国 SCI 论文 10 214 篇,利用 CiteSpace6.1.2(Advaced)绘制文献共被引聚类网络,节点代表每篇文章的参考文献,也称为被引文献,一般认为被引文献是研究基础。"#1"代表聚类 1,其余以此类推。聚类标签通过 LLR 算法对纳入文献的标题进行提取。本次纳入数据的时间为 2021—2022 年,来自施引文献标题的聚类标签可以认为是近 1 年国内相关领域研究热点。表 2 为各聚类相关信息。

表 2　中国 SCI 共被引聚类信息

聚类	数量	LLR	年份
0	29	network meta-analysis	2021
1	24	mutational burden	2021
2	20	comprehensive analysis	2021
3	19	a regulator	2021
4	18	extensive-stage small cell lung cancer	2021
5	16	emerging role	2021
6	16	non-small cell lung cancer	2021
7	15	tyrosine kinase inhibitor	2021
8	12	ferroptosis-related gene	2021
9	12	metastatic head	2021
10	10	lung adenocarcinoma	2021
11	10	mutant lung adenocarcinoma	2021
12	7	neoadjuvant pd-1 inhibitor	2021

三、讨论

（一）近 20 年 Top 100 论文

近 20 年来，NSCLC 治疗进展迅速。在诸多治疗手段并存的今天，理解 NSCLC 治疗的演进是有趣且有意义的。

NSCLC 治疗进展需要紧密的国际合作。中国在 NSCLC 治疗国际合作研究中作出重大贡献，涌现出一批优秀研究机构和优秀学者。杰出研究者来自不同国家、属于不同机构，如 "Paz-Ares L."、"Reck M."、"吴一龙" 等，正是他们的持续不断地研究，推动了 NSCLC 治疗的进展。

Top 100 期刊分布表明，随着二代测序、高通量技术的发展，分子学、生物学和基因学已经成为 NSCLC 治疗的研究基础。免疫学、计算机学也起到了重要作用，说明 NSCLC 治疗已走向多学科融合。当前，NSCLC 治疗领域最为优秀的杂志是 New England Journal of Medicine，有着最多的高质量论文。

Top 100 关键词分析表明，化疗和靶向治疗已经积累了许多重要研究成果，免疫治疗成为当下研究热点，相关重要研究多发表于 2014 年以后。NSCLC 治疗热点大致经历了从化疗到靶向治疗再到免疫治疗的进展。不同治疗方式间的连线代表多种治疗方式不同程度的联合应用，连线密度不随时间减少，表明联合治疗仍然是研究热点。尽管患者可以从免疫治疗中获益，但大多会产生耐药，联合治疗或是克服获得性耐药的一种可行方式。如今，学者们更加关注药物安全性和耐药性，热衷于研究有效的一线联合治疗方案。值得一提的是，部分临床试验虽然在替代结局指标中取得良好结果，如客观缓解率（ORR），但总生存期（OS）并没有改善，说明替代结局指标与生存期之间的关联性仍有疑点。尽管不同研究有不同的结局指标，但评价获益最终要落实到延长生存期、改善生存质量上。进行与最新一线治疗方案对比的临床试验或许是最有效率的方法。免疫治疗的潜力尚未完全发掘，继之的治疗革命尚未出现，高效、低毒、可持续的一线 NSCLC 治疗方案是研究焦点。参照 NSCLC 治疗的演进，猜测下一个治疗突破与改善人体固有抗肿瘤能力、体内诱导肿瘤细胞死亡有关。

（二）近 1 年中国论文

近 1 年来，我国学者、科研单位紧跟国际进展，在 NSCLC 治疗领域辛勤耕耘，成果颇丰。网状 meta 分析（network meta-analysis）等研究方法得到广泛应用；肿瘤突变负荷（mutational burden）、调节因子（regulator）、铁死亡相关基因（ferroptosis-related gene）等基础领域的研究更加深入；肺腺癌（lung adenocarcinoma）、肺癌头颅转移（metastatic head）的研究热度有增无减；TKI 靶向药物（tyrosine kinase inhibitor）、新辅助免疫治疗（neoadjuvant pd-1 inhibitor）等临床研究形势可喜（表 2）。

值得一提的是，铁死亡成为 NSCLC 治疗的新兴热点之一。铁死亡是一种程序性死亡，由磷脂过氧化和游离铁中介的芬顿反应（Fenton reactions）共同诱导，这表明铁死亡是一种铁依赖性的细胞死亡，不同于细胞凋亡。有研究表明，一些关键因子，如谷胱甘肽过氧化物酶 4（GPX4）、活性氧（ROS）、溶质载体家族 7（阳离子氨基酸转运体，y+ 系统）成员 11（SLC7A11）、核因子 E2 相关因子 2（NRF2）的亚细胞定位及胱氨酸 / 谷氨酸转运体（xCT）等，在铁死亡过程中有一定的作用。尽管铁死亡与化疗药物耐药和免疫治疗疗效存在相关性，但是其具体机制尚未探明，由基础走向临床或许还需要更多时间。

近 1 年，我国学者于国际权威杂志如 Lancet、JAMA 等发表论文，但尚无著作发表于顶尖杂志 New England Journal of Medicine，其余相关领域 SCI 期刊几乎都能看到中国学者的名字，表明我国 NSCLC 治疗领域具有良好的研究基础和发展前景。我国关于 NSCLC 治疗的研究成果发表于诸多交叉学科领域，如化学和物理学、心理学和社会学、工程学和数学领域，表明我国在学科融合、成果转化方面表现突出。

总体而言，21 世纪以来，NSCLC 治疗当真是 "天翻地覆慨而慷"。2022 年，中国 NSCLC 研究呈百花齐放、百家争鸣的良好态势，权威专家不懈努力，青年学者前赴后继，期待中国肿瘤研究为世界作出更大贡献。

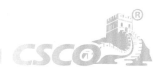

新技术在非小细胞肺癌免疫治疗中的应用与展望

四川大学华西医院

卢铀　廖爽斯

非小细胞肺癌（non-small cell lung cancer，NSCLC）高发病率和高死亡率的严峻现实，已促使全世界科研与临床专家不断采用新技术治疗 NSCLC。尽管 19 世纪肿瘤疫苗的提出开启了肿瘤免疫疗法（immunotherapy，IO）的时代，但直到 2016 年，免疫检查点抑制剂（ICIs）的使用才使 NSCLC 的治疗取得了突破性进展，PD-1 抑制剂如 pembrolizumab、nivolumab、camrelizumab、sintilimab、tislelizumab 和 PD-L1 抑制剂如 atezolizumab、durvalumab 等在晚期 NSCLC 一线治疗或局部晚期 NSCLC 巩固维持治疗的临床试验取得了适应证，并写入指南。在此基础上，随着对 NSCLC 分子层面的探索与新抗原的发现，一些现有标准药物的更好替代物，甚至一些基于新作用机制的全新药物不断被提出，使治疗方案倾向于向个性化治疗发展。本文主要综述近年来增强 IO 的 5 种新技术及其在 NSCLC 的试验研究进展：①抗体-药物偶联物（antibody drug conjugatesADC）技术；②工程化免疫细胞（engineered Immune Cell）技术；③细胞衔接器（cell engager）技术；④肿瘤疫苗（cancer vaccine）；⑤联合放疗（combined radiation therapy）技术，并结合当下临床试验现状，进一步提出对未来的思考与展望。

一、增强免疫治疗的新技术

（一）抗体药物偶联物（ADC）

ADC 是一类新的工程化抗癌药物，其由靶向肿瘤相关抗原（TAAs）或肿瘤特异性抗原（TSAs）的单克隆抗体通过共价连接的方式与细胞毒性药物（也称为有效载荷）偶联组成。

ADC 具有三个基本结构：单克隆抗体、连接体和有效负载，每个结构对于发挥其靶向抗肿瘤效应均有相应作用。单克隆抗体利用肿瘤细胞表面特异性表达的蛋白实现较传统化疗药物更好的肿瘤靶向性和组织选择性。目前常用的靶抗原有 HER-2、Trop-2、c-MET、PTK7、ALCAM、NaPi2b、AXL、EGFR 等。连接体的选择一般实现了 ADC 的水溶性和在血液中的长期稳定性。ADC 中使用的药物大多是针对微管蛋白或 DNA 的高效细胞毒性制剂，保证其抗肿瘤效力。ADC 通过识别靶抗原并被靶细胞内吞形成内涵体，内涵体与溶酶体融合，多种酶（如 catepsin B 和纤溶酶）参与 ADC 降解并实

现有效载荷的释放。之后 ADC 可通过不同机制如诱导细胞凋亡、抗体依赖性细胞毒性（ADCC）或补体依赖性细胞毒性（CDCC）等发挥其抗癌活性。此外，当靶细胞死亡后，有效载荷还可以用来杀死肿瘤微环境中的其他细胞。

相较于普通纳米载药体系，ADC 在一定程度上提高了靶向性并优化了内吞效率。随着分子生物学的发展，我们对肿瘤的认识也由病理组织类型扩展到分子表达谱。ADC 基于不同分子靶点释放细胞毒药物不仅在减少系统性毒性和扩大治疗时间窗上体现优越性；得益于肿瘤分子谱的重叠性及其广泛活性，不同肿瘤组织中存在共同表达的分子靶点，故同种 ADC 适用于多肿瘤，这对于实体瘤的药物开发而言尤其可贵。例如 trastuzumab deruxtecan（T-DXd）是一种 HER2 特异性的 ADC，基于 DESTINY-Breast01（NCT03248492）研究结果，被 FDA 批准用于治疗 HER2 阳性晚期乳腺癌患者。在一项开放标签的 II 期 DESTINY-Lung01 研究（NCT03505710）中，也验证了 T-DXd 在 NSCLC 中的适用性，HER-2 阳性 NSCLC 患者（$n=91$）的 ORR 达 55%，DCR 达 92%。另外有报道称 ADC 除了能释放有效载荷产生细胞毒性，还能促进抗肿瘤免疫反应的激活。例如，brentuximab vedotin 被报道参与激活固有免疫系统及抗肿瘤反应的启动过程。ado-trastuzumab emtansine 在人原发性乳腺癌及小鼠乳腺肿瘤中能诱导增加肿瘤淋巴细胞的数量。体外实验中也被证实大量的微管蛋白毒物如 MMAE 能诱导人或鼠 DC 细胞活化、成熟。这些证据的发现为联合 ICIs 等 IO 的探索做了较为明朗的铺垫。然而，目前一些临床试验也证实了不同 ADC 具有不同的剂量限制毒性（dose-limiting toxicities，DLT）并可能在治疗后期出现获得性耐药。

截至 2022 年 6 月，已有 11 种 ADC［gemtuzumab ozogamicin、brentuximab vedotin、ado-trastuzumab emtansine、inotuzumab ozogamicin、polatuzumab vedotin、enfortumab vedotin、fam-trastuzumab deruxtecan、sacituzumab govitecan（SG）、belantamab mafodotin、loncastuximab tesirine、tisotumab vedotin］被美国 FDA 批准用于癌症治疗，近两年陆续有 4 种 ADC（ado-trastuzumab emtansine、brentuximab vedotin、disitamab vedotin、SG）被国家药品监督管理局（NMPA）批准使用。虽然目前暂时没有 ADC 被批准用于 NSCLC，但大家

也在积极探究这些已获批药物是否能给 NSCLC 患者带来临床获益。EVOKE-01（NCT05089734）是一项开放标签的全球多中心的随机Ⅲ期研究，意在比较靶向 Trop-2 的 ADC 药物 SG 与多西他赛在转移性 NSCLC 患者中的疗效和安全性，目前正在进展中。同时肺癌相应靶抗原对应的多种 ADC 正在进行积极的临床前 / 临床研究以确定其疗效、安全性及剂量方案。REGN5093-M114 作为靶向 MET 的 ADC 正在晚期 NSCLC 中开展Ⅰ、Ⅱ期临床研究（NCT04982224）。靶向 *EGFR* 的研究性 ADC MRG003 正在一些难治性实体瘤包括 NSCLC 中开展Ⅱ期临床研究（NCT04838548、NCT05126719、NCT04868162、NCT04838964）。一些优化的双特异性 ADC 也进入临床研究阶段，同时靶向 MUC1 和 EGFR 的研究性 ADC M1231 目前正在转移性实体瘤包括 NSCLC 中进行Ⅰ期研究（NCT04695847）；同时靶向叶酸受体 α 和 TRPV6 的 CBP-1008 在包括 NSCLC 在内的晚期实体瘤中开展的Ⅰ期临床研究中可见初步临床反应（NCT04740398）。ADC 与 ICIs 的联合使用同期也在进行临床探索，在晚期实体瘤中开展的Ⅰ期临床研究（NCT03401385；DS1062-A-J101）中，靶向 Trop-2 的 datopotamab deruxtecan（Dato-DXd）6mg/kg 单药治疗在既往接受过治疗的 NSCLC 患者中显示 28% 的 ORR 和可控的安全性。此外，Dato-DXd 6mg/kg 与 pembrolizumab 联用的耐受性在Ⅰb 期临床研究（NCT04526691；DS1062-A-U102）中得到证实。目前，一项Ⅲ期临床研究正在开展，旨在评估未接受治疗的晚期 / 转移 NSCLC 中 Dato-DXd 与 pembrolizumab 的临床疗效。

（二）基因工程化免疫细胞技术

基因工程化免疫细胞技术是一种将抗肿瘤相关的免疫细胞在体外进行基因工程改造、体外扩增后回输患者体内的过继细胞疗法（adoptive cell therapy，ACT）。目前主要针对 T 细胞和 NK 细胞应用基因编辑的技术，已显示巨大的特异性抗恶性肿瘤疗效。由于肿瘤微环境中 T 细胞是 IO 的根基，ACT 的应用正好可以填补其中空白。

基因工程可以通过重编程对细胞的分化、迁移、适应和增殖等核心环节进行调控。在 ACT 中常用到的基因工程工具：①逆转录病毒载体（retroviral vectors，RVs）或慢病毒载体（lentiviral vectors，LVs），能将外来基因片段有效整合到靶细胞的基因组序列中，但因随机插入也具有插入突变的风险。②电穿孔转导技术，成本更低，但安全性尚在评估。③基因组编辑工具，CRISPR/Cas9、TALENs、ZFNs、mega-TAL 和 HEs 等基因组编辑工具能在核苷酸水平对细胞进行精确位点的修饰，有望提高细胞产品的安全性。

T 细胞的基因工程化都特异性针对肿瘤抗原（TA），主流的处理策略有转导嵌合抗原受体（CARs）或转导特异性 T 细胞受体（TCR），以此进行 T 细胞改造，并在体外扩增改造后的 T 细胞再进行患者体内回输。第一代 CARs 经典结构中包含三部分：①胞外结构域，带有一个单链抗体（scFv）以靶向肿瘤细胞表面抗原；②跨膜结构域，通过一个铰链与胞外结构域相连，与 CARs 结构稳定性及 CARs 二 / 多聚体的形成有关；③CD3ζ 胞内结构域，含有 3 种免疫受体酪氨酸激活基序（ITAM）参与 T 细胞激活信号的传导。第一代 CAR-T 细胞临床试验未显示疗效，故此进一步改构形成后续迭代产品；第二

代 CARs 增加了 CD28 或 4-1BB 特异性的协同刺激域，改善了产品扩增力和体内持久性；第三代 CARs 被设计为具备两个协同刺激域；第四代 CARs 被称为 armoured CARs，通过产生额外的蛋白分子如细胞因子或拥有额外受体的设计来增强 T 细胞功能。工程化 TCR T 细胞通过基因敲除和基因替代方法将 TA 特异性 TCR 引入 T 细胞中，从而实现过继性 T 细胞靶向消除肿瘤细胞的效应。

目前整体来看，CAR-T 细胞治疗多用于血液系统恶性肿瘤，而 TCR T 细胞治疗在实体肿瘤中更多应用。CAR-T 细胞制备常用到的血液系统肿瘤 TA 有 CD19、BCMA、CD22、CD30、CD123 等；实体瘤 TA 有间皮素、EGFR、HER2、L1-CAM、GD2、CAIX 等；在针对肿瘤干细胞时，CAR-T 细胞常利用 TA 有 CD133 和 PSCA、CD90、EpCAM 和 ALDH。TCR T 细胞中常用到的靶抗原有 NY-ESO-1、MAGE、EBV-LMP1、TGF-β 受体Ⅱ型等。

这两种工程化 T 细胞的治疗方法虽然都以肿瘤靶向性及提高 T 细胞效应为主要导向，但在发挥作用的机制上仍有较大差别。具体而言，CAR-T 细胞不依赖于 MHC 分子的抗原呈递作用而直接识别肿瘤细胞膜表面的 TA，而 TCR T 细胞虽然依赖抗原呈递细胞的处理，但可识别胞外及胞内的抗原经处理形成的肽 - 主要组织相容性复合体（pMHC）。不同的识别方式各有利弊，就 CAR-T 而言，人类蛋白质抗原只有不到 25% 的是膜结合的，并且能在细胞表面获得的所有氨基酸序列比例更低（可能<10%），目前获得合适的 TA 是极富挑战性；而 TCR T 可能受到 MHC 分子的限制，研究中应考虑到抗原呈递过程前后诸多因素的影响。CARs 比 TCR 需要更多的抗原来激活，这可能与 TCR T 细胞具有更多的共刺激受体（CD3、CD4、CD28 等）有关；此外，TCR 比 CARs 能携带更多的 ITAM；且 TCR T 细胞也具有更好的肿瘤穿透性。

ACT 中已有临床报道患者出现了明确的严重毒性反应，包括细胞因子释放综合征（CRS）、神经毒性和移植物抗宿主病（GvHD）。目前，治疗前使用环磷酰胺和氟达拉滨强化淋巴细胞耗竭（lymphodepletion）的标准措施可以降低或避免 GvHD 的发生；可以通过 Actemra（tocilizumab，抗 IL-6 单抗）加或不加皮质激素来控制 CRS。且如何通过基因修饰改善或减少毒性反应也在探索中。

在 ACT 中，联合其他基因修饰方法以提高 CAR-T 细胞和 TCR T 细胞的疗效与安全性是当下研究热门。包括使用基因编辑工具进行 PD-1 位点敲除或将 PD-1 胞外部分重新连接到胞内的激活结构域等，都旨在抵抗 T 细胞耗竭；促进 CAR-T 细胞旁分泌一些细胞因子（IL-15 和 IL-21）以改善抑制性 TME；在 CARs 结构中设计带有趋化因子受体以促进归巢效应；另外，引入安全开关如 HSV-TK 的共转导，当发生严重毒性反应时，启动开关能诱导过继细胞产品的凋亡。

目前 CAR-T 细胞在临床开发方面已更新迭代，并共计 7 种 CAR-T 细胞制品被批准用于治疗各种 CD19⁺（CD19-CAR T 细 胞 制 品：Kymriah、Yescarta、Tecartus、Breyanzi、relma-cal）和 BCMA⁺（BCMA-CAR T 细胞制品：Abecma、cilta-cel）的血液系统恶性肿瘤，但用于实体瘤治疗还有很长的路要走。相对于 CAR-T 细胞治疗的困境，TCR T 细胞治疗在实体瘤临床应用中拿下首分，在 2022 年年初，首个 TCR T 细胞疗法

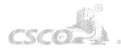

(tebentafusp)获美国 FDA 批准用于 HLA-A*02 :01 阳性的无法切除或转移性葡萄膜黑色素瘤成年患者中,获批是基于一项随机Ⅲ期临床研究(NCT03070392)的强劲疗效结果,证实了其单药疗效好过当前一线疗法。在 NSCLC 中,一项将 NY-ESO-1 特异性的 TCR T 细胞用于治疗晚期 NSCLC 患者的Ⅰ期研究已于 2021 年 9 月获得结果,但其 mPFS 只有 1.81 个月。目前,在 Clinical Trials 中登记的 TCR T 细胞用于 NSCLC 治疗的临床研究中还有 12 项正在进行中,期望它们能打开在 NSCLC 中的治疗新局面。

(三)细胞衔接器技术

细胞衔接器(cell engager)是指一类能利用双特异性抗体靶向连接两种细胞的小分子体系,通常通过连接免疫细胞和肿瘤细胞来实现免疫细胞的重定向、富集、激活及效应发挥。通过连接的免疫细胞不同分为两类:①双特异性 T 细胞衔接系统(bispecific T cell ngager,BiTE);②固有免疫细胞衔接系统(innate cell engager,ICE)。

1. BiTE　传统的 BiTE 包含两个不同的 scFv 及其间的小连接肽。其中一个 scFv 来自 TAA 特异性抗体,另一个通常来源于 CD3 特异性的抗体。BiTE 通过抗原抗体连接,形成 T 细胞与肿瘤细胞之间的免疫突触,从而启动一系列 T 细胞杀伤反应。其本身结构小(<55kDa)且具有高度灵活性,体内、体外试验证明了其能实现效应细胞与靶细胞的高亲和力结合,并可以不依赖于共刺激信号完成 T 细胞的激活。

在此基础上,目前更多形式的 BiTE 正在开发以优化疗效和安全性。例如,传统 BiTE 的效靶抗体比为 1 : 1,新型的 BiTE(如 Cibisatamab/CEA TCB)设计为 1 : 2,从而提高对靶组织的选择性以减轻全身毒性;"检查点抑制性 T 细胞衔接系统"(checkpoint-inhibitory T cell engager,CiTEs)通过将 BiTE 与 PD-1 胞外部分结合,从而阻断 PD-1/PD-L1 轴,减少肿瘤免疫逃逸。

目前 EMA 和 FDA 共批准了三种双特异性抗体,即 EpCAM/CD3 双特异性的 catumaxomab(2009 年,EMA;2017 年退出市场)、CD19/CD3 双特异性的 blinatumomab(2014 年,FDA)和 emicizumab(2017 年,FDA),其中前两种应用于肿瘤领域,最后一个用于治疗血友病。目前,BiTE 在实体瘤领域的应用也进入到临床研究阶段。AMG 794 是一种半衰期延长的 BiTE,能重定向 T 细胞以杀死表达 Claudin 6 的肿瘤细胞,一项旨在探索 AMG 794 在 CLDN6 阳性晚期 / 转移性非鳞 NSCLC 患者中的安全性、耐受性、药代动力学和抗肿瘤活性的首次人体研究将于 2022 年 5 月招募患者(NCT05317078)。

BiTE 与 ADC 都是基于抗体发展而来的新型抗肿瘤技术,但是 ADC 本质属于化学治疗,而 BiTE 才能增强 T 细胞的免疫功能。BiTE 与 CAR-T 细胞相比,两者都实现 T 细胞依赖型抗肿瘤免疫反应。但也有不同:①短效的 BiTE 比长效的 CAR-T 细胞更可控;②CAR-T 细胞需进行体外制备,过程复杂耗时长久,相较之下,BiTE 具有实现提前制备的商品化可能;③BiTE 的激活仍然需依赖于内源性 TCR 复合物的激活。就现有有限报道,尚不能确定两者临床疗效孰优孰劣。

2. ICE　固有免疫系统的抗肿瘤作用一直以来都不容忽视,其中人 NK 细胞能借助膜上表达的主要 Fc 受体通过 ADCC 发挥免疫检测作用;在多种实体瘤中,肿瘤相关巨噬细胞(tumor associated macrophages,TAM)局部浸润并通过参与塑造肿瘤微环境(tumor micro-environment,TME)发挥多重作用,替代活化 M2 型 TAM 可促进肿瘤血管生成并抑制抗肿瘤免疫机制,经典活化 M1 型 TAM 可通过促炎作用介导抗肿瘤作用,并增强细胞毒性治疗和免疫检查点抑制剂的抗肿瘤作用。

一些靶向连接这些固有免疫细胞和肿瘤细胞的特异性连接器也应运而生。AFM13 是一种靶向 CD30 和 CD16A(位于固有免疫细胞表面)的双特异性四价抗体,已分别在Ⅰ期、1b 期、1/Ⅱ期临床研究中被证实可作为单药疗法、与 pembrolizumab 联用或与脐带血来源的 NK 细胞联用治疗难治性霍奇金淋巴瘤。实体瘤中,AFM24 是一种新型的双特异性 IgG1-scFv 融合抗体,分别靶向 *CD16A* 和 *EGFR*,能将 NK 细胞或巨噬细胞与表达 *EGFR* 的肿瘤细胞相连,临床前研究已证实,AFM24 对各种表达 EGFR 的肿瘤细胞均有效且安全性良好,无论 EGFR 表达水平和 *KRAS/BRAF* 突变状态如何。目前,一项拟评估 AFM24 在晚期实体瘤中的疗效的全球多中心的Ⅰ/Ⅱa 期临床试验在开展,TKI 治疗失败的 *EGFR* 突变的 NSCLC 患者在纳入范围之中(NCT04259450)。

(四)肿瘤疫苗

肿瘤疫苗(cancer vaccine)是指利用肿瘤细胞及 TME 中的 TAAs 激活患者自身免疫系统,诱导特异性免疫效应及免疫记忆,从而实现强大持久的肿瘤预防与治疗作用。

肿瘤疫苗根据作用目的可以分为预防性和治疗性两大类。其中,预防性肿瘤疫苗主要针对癌前病变,而后者通过添加一些载有 TAAs 或 TSAs 的免疫佐剂(包括肿瘤细胞、病毒、DNA、mRNA、蛋白质 / 多肽、DC 细胞本身)主要激活 DC 细胞,进而增强抗原呈递及趋化作用,加强 CD8$^+$ T 细胞及 B 细胞的瘤内浸润,启动体液免疫和细胞免疫。

FDA 在 10 多年前就批准了一种载有重组前列腺酸性磷酸酶(PAP)抗原的 DC 细胞疫苗用于前列腺癌,但针对 NSCLC 的一系列Ⅲ期临床研究随后都报告了阴性结果,且截至目前再无其他治疗性癌症疫苗获批。该技术的发展一直停滞不前,考虑原因可能是由于①早期对免疫发生的认识有限,忽视了在肿瘤疫苗诱导抗瘤反应时依赖于 CD8$^+$ T 细胞的免疫效应,而且肿瘤细胞及 TME 会导致不可避免的免疫忽视、免疫逃逸、免疫抑制,从而降低肿瘤疫苗的疗效;②TAA 库选择有限。早期主要选用 TAAs(例如 PSA、PAP),但这一类抗原由于在正常组织中也有表达可能导致不良的自身免疫反应,并且受免疫耐受机制的影响,经历选择后的 TCR 由于低亲和力而无法诱导足够强烈的抗肿瘤反应。

眼下,随着测序技术的发展、TSA 相关技术的更新及 ICIs 的广泛应用,该技术重回人们视野。人们发现,选择更具特异性的 TSA 制备疫苗,再联合 ICIs 等方法都显示可以帮助肿瘤疫苗克服耐药及不良反应,突破疗效的瓶颈。CCL21-DC 是一种利用 TAAs 重定向 DC 和趋化因子 CCL21 诱导自体 DC 和 T 细胞浸润到 TME 的疫苗制剂,在临床前和Ⅰ期临床研究中已证实 CCL21-DC 的瘤内注射可产生针对多系统性肿瘤的特异性免疫反应,并且观察到肿瘤中 PD-L1 的表达上调,继而有临床前研究验证了阻断 PD-1 信号能促进治疗性癌症疫苗的活性,一项 I 期临床研究(NCT03546361)正在评估原位 CCL21-DC 联合静注 pembrolizumab 在 IO 或靶向治疗失败后的 NSCLC 患者中的安全性和有效性。包括该研究在内,目前在 ClinicalTrials 登记在册并在进行中的应用肿瘤疫苗治疗 NSCLC 的临床试验有 39 项。

(五) 联合放疗技术

严格意义上,放疗(radiation therapy,RT)并非新技术,但经长期研究其与免疫反应相互作用和效应发生,发现 RT 可诱导产生免疫抑制和刺激的"双重"效应。目前 RT 与 IO-ICIs 联合模式研究,如何产生显著协同抗肿瘤效应,实现肿瘤持续消退已成为研究与试验热点。

RT 主要通过两种方式抑制免疫反应:①诱导 TME 中免疫抑制性细胞及细胞因子的增多。如 RT 刺激 Treg 细胞增殖并激活产生更多的 TGF-β 和 IL-10,从而抑制效应 T 细胞活化并促进髓源抑制性细胞(myeloid-derived suppressor cells,MDSCs)活化;通过干扰 TAM 的分化从而影响趋化因子的释放,最终改变 T 细胞浸润情况;RT 也可以直接诱导 MDSCs 的激活,从而导致效应 T 细胞功能抑制,促进肿瘤血管生成、肿瘤细胞侵袭转移。②放射诱导淋巴细胞减少(radiation-induced lymphopenia,RIL)。当淋巴生成或贮存组织、或一些高血流量的放疗危及器官经放射后,会导致局部淋巴细胞和循环免疫细胞数量减少,从而抑制全身免疫反应。一些研究者认为 RIL 可以作为评价实体瘤生存率的独立预测因素。另一方面,RT 通过"原位疫苗""远隔效应"(abscopal effect,AE)和"旁观者效应"(bystander effect,BE)可以启动和增强抗肿瘤免疫效应。RT 可使受照细胞发生免疫原性细胞死亡(immunogenic cell death,ICD),也可以通过 cGAS/STING 途径的激活诱导 IFN-I 的产生,能触发其他几种危险相关分子模式或趋化因子如 CXCL9、CXCL10、CXCL11、CXCL16 和 ICAM 等的释放,还能提高 TAA 的表达及呈递,从而促进相关免疫细胞浸润,最终激活固有免疫和适应性免疫反应。AE 是指通过局部放疗产生全身效应,其在临床中单独 RT 时较少观察到,但随着 IO 的联合,该效应的报道越来越多;其机制主要考虑是引流淋巴结(draining lymph nodes,DLNs)中的 CD8$^+$ T 细胞迁移到远端病灶发挥疗效。AE 在治疗转移性肿瘤中具有积极意义,但仍可能受到肿瘤异质性的影响。BE 是指 RT 在使受照射细胞损伤死亡的同时,作用效应影响到周围未照射肿瘤细胞。

如何采取新型 RT 分割技术方案,恰到好处地利用 AE 或重塑肿瘤免疫微环境(TIME),目前研究已有一些重要发现:① RT 产生的免疫原性与放射剂量密切相关且具有双重性,常规 RT 剂量与低分割放疗(LDRT)方案具有巨大差异。LDRT 显示有临床意义的免疫归巢效应,结合 ICIs 治疗具有增强的客观疗效;单次大剂量放疗在 CD8$^+$ T 细胞浸润和持久的抗肿瘤反应方面显示优越性;而其他研究表明 LDRT 无论是否与 ICIs 联合使用,都能诱导更好的局部免疫反应和 AE。有报道称 MHC I 和 TAA 的表达随着 RT 剂量的增加而增加,

但若超出一定剂量范围时,RT 诱导产生的免疫原性似乎并不随剂量增加而增强。② RT 的免疫效应具有时间依赖性。体外试验发现在高剂量放射后,MHC I 相关 TAA 在大约 8h 后增加,持续到 11d 或更长时间(当更高剂量放射时);同步放化疗后发现活化和增殖的 T 细胞比例在第 1 周开始下降,但在第 3~5 周迅速恢复,甚至增加。③ RT 靶病灶的数量或积分体积效应。RT 靶区越大特别是包含淋巴结时,会产生增强的免疫抑制效应,可能影响预后。研究发现放疗靶区较大时,皮肤会动员朗格汉斯细胞迁移到 DLNs 中诱导 Treg 细胞聚集,带来免疫抑制作用。然而,临床试验发现,晚期 NSCLC 寡转移灶接受 SBRT,联合 IO 时能最大程度诱发其抗肿瘤协同作用,得到更好疗效。④个体化 RT 方案设计,即局部非均一化剂量放疗不同体积的肿瘤靶区,联合 IO 可激发有临床表型的 AE 和 BE,从而实现增强的全身抗肿瘤反应。首个评估 SBRT、LDRT 和抗 PD-1 治疗新组合的前瞻性 I 期临床研究(NCT03812549)公布了其截至 2022 年 1 月 8 日的阶段性数据,也证实了这种联合治疗方案的可行性与安全性,并初步显示令人鼓舞的 ORR(57.1%,95% CI 37.2%~75.5%)和 PFS(13.6 个月,95% CI 7.9~19.3 个月)。

总之,在临床 RT 联合 IO 试验中,应当思考如何规避 RT 诱导的免疫抑制效应,而发挥其免疫激活功效。既往 RT 联合的 IO 策略主要是肿瘤疫苗、白介素疗法、重组抗原技术,均无明确有效的临床结果;目前联合模式中,ICIs 和 ACT 是近年来所有研究中的热门,也最具潜在临床意义。就 RT 而言,在设计研究方案时,需要考虑:① RT 分割与剂量大小;② RT 与 IO 的时序性;③ RT 范围及受照肿瘤的体积;④个体化的 RT 靶区设计。

二、展望

抗体 - 药物偶联物、基因工程化免疫细胞和细胞衔接器和肿瘤疫苗在技术层面的革新和发展,为 NSCLC 的 IO 注入活力;联合放疗的探索与应用,又给 IO 抵抗或疗效不佳的患者带来了新的希望。通过深入研究与转化性试验,可以寻找并选择更佳的治疗策略或形成个体化治疗方案。目前大量临床前及临床 I / II 期试验结果提示,尽管这五种新技术看似具有优秀的抗癌效果和光明的应用前景,但其固有的局限性和潜在毒副性反应不容忽视,其可靠性和优效的结论,还有待于 III 期临床试验验证。在未来的研究中,应当关注以下问题:①如何降低技术上的免疫原性,以避免严重毒性反应?②在临床上能否通过完善监管制度控制治疗强度以在最低毒性下实现最大治疗效果?③能否进一步通过多靶点产品或多策略联合治疗的方式避免获得性耐药?④如何筛选出支持这些技术的更优特异性抗原?⑤能否找到一些生物标志物,作为新技术应用的有效检测指标?⑥如何优化联合治疗临床试验方案,以实现临床优效结果的转化?⑦同时,如何扩大这些新技术的适用人群范围?对于通用型、商品型的技术产品的探索或许能带来更大的收益。

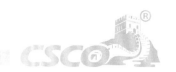

肺癌 EGFR-TKI 耐药机制与克服的研究进展

上海交通大学附属胸科医院

陆文清　陆舜

21世纪初,IPASS研究首次发现吉非替尼在东亚人群和高加索人群中存在显著的疗效差异,原因在于亚洲人群表皮生长因子受体(epidermal growth factor receptor,*EGFR*)基因的突变率远高于白种人,并将*EGFR*突变作为筛选治疗获益人群的依据。这一研究拉开了肺癌精准靶向治疗的序幕,EGFR酪氨酸激酶抑制剂(tyrosine kinase inhibitor,TKI)也成为肺癌,特别是非小细胞肺癌(non-small cell lung cancer,NSCLC)(占80%~85%)的重要治疗方式之一。肺癌中*EGFR*突变主要包括经典TKI敏感突变,即19号外显子缺失突变(19del)和21号外显子L858R点突变,少见突变如20号外显子T790M突变、插入突变(exon 20ins)、L861Q、S768I和G719X等,这些突变主要集中在18~21号外显子。继以吉非替尼为代表的第一代EGFR-TKI成功用于临床治疗后,第二、三代TKI也陆续被开发使用,然而随之而来的耐药问题成为巨大挑战。针对EGFR-TKI的耐药机制和耐药后的克服策略,研究者们做了很多探索和尝试,耐药机制涉及药靶变异、旁路信号通路激活、表型转化、表观遗传调控、代谢重编程等,克服策略包括使用第四代TKI、抗体偶联药物及与旁路激活分子抑制剂、抗血管生成药、免疫检查点抑制剂的联合治疗等。本文将对近年来,尤其是近1年来该领域内相关的新进展进行综述,将重点关注第三代TKI。

一、EGFR-TKI的临床应用

肺癌EGFR-TKI的研发经历了不断优化的过程。第一代TKI与EGFR竞争性、可逆结合,干扰三磷酸腺苷(adenosine triphosphate,ATP)和酪氨酸激酶域的结合。一代药物包括吉非替尼(gefitinib)、厄洛替尼(erlotinib)和埃克替尼(icotinib),分别被欧洲药品管理局(European Medicines Agency,EMA)和美国FDA、中国国家药品监督管理局(National Medical Products Administration,NMPA)批准用于*EGFR*突变晚期NSCLC的一线治疗。第二代TKI阿法替尼(afatinib)和达可替尼(dacomitinib)是人类EGFR家族的激酶活性和某些EGFR激活突变的不可逆共价抑制剂。LUX-Lung系列研究、

ARCHER-1050等临床研究证实了药物疗效,为其适应证的确立提供了依据。第二代TKI在临床研究中并没有展现出较第一代TKI更大的生存优势。

第一、二代EGFR-TKI用于临床后很快出现了耐药问题,尤其是第一代TKI入脑效果差,对于中枢神经系统(central nervous system,CNS)转移的患者疗效不甚理想。第三代EGFR-TKI可同时靶向*EGFR*敏感突变和前两代药物使用后最常出现的*EGFR* T790M突变,能有效穿过血脑屏障,对脑和软脑膜转移有显著的疗效。奥希替尼(osimertinib,AZD-9291)是首个成功研发并被美国FDA批准的第三代TKI,它与EGFR受体蛋白ATP结合位点的Cys797残基不可逆结合。Ⅲ期临床研究AURA3、FLAURA和ADAURA分别证实了奥希替尼相对于化疗的优效性,作为EGFR突变阳性NSCLC患者一线治疗和辅助治疗的可行性和安全性。NEOS研究也在探索奥希替尼是否可成为这类人群新辅助治疗的首选方案。

自奥希替尼之后,其他三代TKI也相继问世,其中最引人注目的当属中国首个研发1类创新药阿美替尼。由上海交通大学附属胸科医院陆舜教授为第一作者,国内53家研究单位共同参与的阿美替尼AENEAS研究结果近日在JCO杂志上发表,该研究评估了阿美替尼对比吉非替尼一线治疗*EGFR*突变局部晚期或转移性NSCLC的有效性和安全性。阿美替尼组中位无进展生存期(median progression-free survival,mPFS)长达19.3个月,显著高于吉非替尼组的9.9个月(*HR*=0.46,*P*<0.000 1),创EGFR-TKI单药一线治疗最长PFS。中位缓解持续时间(median duration of overall response,mDoR)延长了9.8个月。各亚组表现出一致的PFS获益,且不良事件发生率更低,耐受性良好。2022年美国临床肿瘤学会(American Society of Clinical Oncology,ASCO)年会发布的脑转移亚组初步数据显示,其CNS的mPFS达29个月,填补了国产EGFR-TKI原研药的空白。除了奥希替尼与阿美替尼以外,其他三代TKI,如拉泽替尼(lazertinib)、国产第二个三代TKI伏美替尼(艾弗沙,furmonertinib,AST2818)、艾维替尼(avitinib)、纳扎替尼(nazartinib,EGF816)等也获批上市或进入临床研究阶段。

二、EGFR-TKI 的耐药机制

（一）EGFR 依赖性（on-target）耐药

EGFR 依赖性耐药是由于基因序列和蛋白本身发生了改变，使得 TKI 无法正常和靶点结合，介导肿瘤细胞死亡，大多源于 EGFR 的继发性耐药突变。第一、二代和第三代 TKI 的常见耐药突变不同，前者最常见的是 EGFR T790M "守门人" 突变（约占 50%），T790M 突变通过增加药物与 ATP 口袋结合的空间位阻或 EGFR 与 ATP 结合的亲和力导致耐药。其他 EGFR 耐药突变还包括 D761Y、L747S 等。

第三代 TKI 的耐药突变中以 EGFR 20 号外显子 C797S 突变最为多见，其余还有 L718Q/V、G724S、C797G、G796S、S768I 等。奥希替尼与 EGFR 蛋白 Cys797 残基共价结合，当该位点发生突变时会使与奥希替尼结合的半胱氨酸侧链缺失，影响药物与受体的结合。前两代 TKI 不与 C797 位点结合，因而可作为 C797S 突变诱导耐药后的潜在治疗选择。研究表明，在获得 C797S 耐药突变后，使用厄洛替尼和阿法替尼均能使肿瘤消退，而继发 L718Q 突变的肿瘤则仅有阿法替尼治疗有效。这也提示我们不同的耐药突变特征不同，即使是相邻位点突变也存在着同种药物应答水平的差异，未来需要对这些突变进行更深入的研究，以指导耐药后药物的选择。

除了继发点突变外，EGFR T790M 缺失、exon 20ins 和 EGFR 扩增等也是第三代 TKI 耐药的原因，其中 exon 20ins 为常见的原发耐药机制，对现有的 TKI 均无应答。近期发表的一项拉泽替尼 I / II 期临床研究中，EGFR-TKI 治疗后耐药的 T790M 阳性 NSCLC 患者接受拉泽替尼 240mg，每日 1 次口服治疗，客观缓解率（objective response rate，ORR）为 55.3%，mPFS 为 11.1 个月，耐药的主要机制就是 T790M 缺失。EGFR 依赖性耐药机制多通过患者血浆或组织学样本测序获得。早期的一项研究对初始 T790M 阳性患者使用奥希替尼耐药后的活检标本进行了二代测序，结果显示保留 T790M 的患者更倾向于出现 EGFR 依赖性 C797S 突变耐药，而 T790M 缺失的患者疾病进展更快。T790M 和 C797S 的共存大部分为顺式，这种类型对现有的所有 EGFR-TKI 耐药，仅有少部分反式共存可尝试联用第一代和第三代 TKI。对于较为复杂的复合突变，我们的关注点不应局限于发生了何种突变，而需考虑到多个突变间相互作用的可能影响。蛋白质发挥功能高度依赖于三维空间结构，利用基因突变位点的线性分类模式来预测 TKI 疗效显然是低效且不充分的。随着结构生物学和生物信息学的蓬勃发展，已经有一些研究探索基于空间结构进行 EGFR 突变系统性分类的可行性，期待这种新思想能在不久后真正转化到临床。此外，EGFR 蛋白降解受阻也是 TKI 耐药机制之一。

（二）EGFR 非依赖性（off-target）耐药

不同于前述 EGFR 依赖性耐药机制，EGFR 非依赖性耐药是由于肿瘤细胞在药物选择压力下出现了适应性改变，使其能够通过独立于 EGFR 通路的其他方式实现凋亡逃逸。各种耐药机制可以伴随出现，也可能发生在 TKI 治疗的不同时期。通常来说，后线治疗耐药的患者中 EGFR 依赖性机制占比更多，而非依赖性耐药则出现得更早。第一、二代 TKI 和第三代 TKI 不做明显区分。

1. 旁路信号通路激活 肿瘤的生长增殖呈现过度活化状态，当调控细胞生长之一的 EGFR 信号通路被阻断后，其他通路上的分子就会异常激活，以维持高增殖状态。其中最多见的是 MET 扩增，其次是 HER-2 扩增。MET 扩增能够通过 EGFR 家族成员 HER-3/ERBB3 绕过 EGFR，产生耐药性。已知的旁路激活机制还包括 FGFR1 扩增，NRAS/KRAS 突变或扩增，BRAF V600E、PIK3CA、MET、HER-2 突变，ALK 重排，RET、NTRK 融合等。对于此类耐药机制多采取 EGFR-TKI 与相应激活分子抑制剂联用的治疗方式。

2. 表型转化 表型可塑性已被列为新增的肿瘤特征之一。这一现象很早就在 EGFR-TKI 耐药患者中被观察到，表现为组织学类型的转化。主要包括小细胞肺癌（small cell lung cancer，SCLC）表型转化、上皮间质转化（epithelial-mesenchymal transition，EMT）和腺癌向鳞癌的转化（squamous cell carcinoma transition，SCCT）。表型转化过程常伴随发育相关转录因子如 SOX、MYC 等的活化，转录重编程起主导作用。RB1 和 TP53 共突变是 SCLC 转化的一种特征性改变，具有该复合突变的患者往往预后不佳。表型转化目前还没有无创的生物标志物，因此重复活检对于此类耐药机制的识别就显得尤为重要，需要及时添加化疗或换用其他治疗方案。

上皮来源的癌细胞具有极性，当极性消失、细胞间黏附减少并向间质转化时，肿瘤的转移性和侵袭性就会增强。EMT 相关研究已经发现的耐药靶点有 SOX2、TGF-β、AXL、SAC 等，SOX2 表达增加是 EGFR-TKI 致敏因素，三者高表达则会诱导耐药的发生。AXL 还与免疫原性杀伤效应有关。这些分子都可能作为耐药后药物开发的新靶点，在体外实验和动物模型中表现出了抵抗耐药的潜力。

从更微观的层面来看，在发生光学显微镜下可见的组织学改变之前，细胞就已经出现了表型转化。有研究表明肿瘤细胞在 TKI 治疗后可以通过进入短时可逆的衰老样休眠状态，躲避药物诱导的细胞死亡。细胞衰老也是新增的肿瘤特征之一，大量研究提示了衰老与耐药间的相关性。

3. 表观遗传调控 进入后基因组时代后，中心法则基础上延伸出来的各种遗传调控机制正在逐渐被挖掘，表观遗传就是独立于基因组以外，且广泛参与生命周期各时相和细胞活动各环节的调控形式之一。研究最多的是组蛋白甲基化酶 / 甲基转移酶以及组蛋白去乙酰化酶，它们控制着基因的转录翻译或沉默。表观遗传修饰酶的异常活化或抑制可能导致抑癌基因或促凋亡基因的转录抑制、EGFR 基因的高表达等，进而促进 EGFR-TKI 耐药。如耐药细胞中发现组蛋白赖氨酸甲基转移酶 2（euchromatic histone lysine methyltransferase 2，EHMT2）表达升高，使得抑癌基因 PTEN 转录受抑，下游 AKT 通路激活，并与 NSCLC 患者的不良预后相关。

4. 代谢重编程 肿瘤细胞具有与正常静息状态细胞不同的代谢谱特征，代谢稳态对细胞命运起着决定性作用。醛酮还原酶家族 1 成员 B1（aldo-keto reductase family 1 member B1，AKR1B1）能够激活信号转导和转录激活子 3（signal transducer and activator of transcription 3，STAT3），增加还原性代谢物谷胱甘肽的合成，减少氧化应激损伤，从而避免药物诱导的细胞死亡。AKR1B1 选择性抑制剂能够恢复对药物的敏感性。EGFR-TKI 长期处理后会使肿瘤细胞向糖酵解和乳酸产生增加的方向转化，经由肿瘤相关成纤维细胞介导引起 TKI 耐药。

近年来，各种新技术的开发应用使耐药机制研究更加深入和全面。对肿瘤标本、血浆 ctDNA、耐药细胞系整体测序都不能反映肿瘤的时间和空间异质性，单细胞测序和多组学技术为研究耐药的动态演化和瘤内不均一性提供了可能。人工智能和机器学习也越来越多地应用于医学领域，如最近发表的一项工作利用人工智能在多个人种的多队列中通过胸部 CT 挖掘全肺信息，以预测 *EGFR* 基因型、耐药风险和患者预后。与单纯测序相比减少了空间异质性的影响，且为无创性检查，未来如果能在更大的人群中验证诊断的灵敏度和特异性，将会提供一种基因测序以外的补充诊断方式。

三、EGFR-TKI 的耐药后治疗

CSCO 指南中对于 IV 期 *EGFR* 敏感突变 NSCLC 耐药后治疗区分寡进展或 CNS 进展和广泛进展。前者推荐继续原 EGFR-TKI 治疗 + 局部治疗，后者建议再次活检，一、二代 TKI 一线治疗失败后若再活检提示 T790M 阳性，推荐使用奥希替尼或阿美替尼；T790M 阴性者或三代 TKI 治疗失败则推荐使用含铂双药化疗 ± 贝伐珠单抗（非鳞癌）。大量研究正探索开发 TKI 耐药后的新药和新的治疗模式。

（一）第四代 EGFR-TKI

第四代 EGFR-TKI 目前已进入临床前或临床研究阶段，主要针对奥希替尼耐药问题，特别是 C797S 耐药突变。2016 年，第一个 EGFR 选择性小分子变构抑制剂 EAI045 被发现，拉开了第四代 EGFR-TKI 的序幕。遗憾的是，EAI045 的疗效有限，且不良反应大，最终未能走向临床。之后多家公司都相继开始第四代 TKI 的药物研发，如 Blueprint Medicines 公司的 BLU-945、罗氏的 CH7233163、强生的 JNJ-372、正大天晴的 TQB3804 等。BLU-945 是针对 *EGFR* 敏感突变（19del 或 L858R）、T790M 突变以及 C797S 突变（*EGFR*+/T790M/C797S）和 EGFR+/T790M 突变的有效且高度选择性的抑制剂。I / II 期 SYMPHONY 研究最新数据显示，BLU-945 对 *EGFR* T790M 和 C797S 显示活性，治疗后突变水平下降，观察到肿瘤缩小，且安全性和耐受性良好。第四代 TKI 是否优于第三代 TKI 尚未可知。

（二）联合治疗

1. 与化疗联合　目前化疗仍是一、二线 TKI 耐药后的主要治疗手段，特别对于出现组织学转化，如 SCLC、SCC 转化及 T790M 阴性的患者。然而，从 III 期临床研究 NEJ032A 的现有数据来看，奥希替尼单药 vs. 奥希替尼 + 双药化疗（培美曲塞 + 卡铂）疗效相差不大，甚至奥希替尼单药治疗效果更好，且不良反应小。多项回顾性研究也未能得到化疗联合 TKI/ 抗血管生成药 / 免疫治疗延长 TKI 耐药患者生存期的阳性结果。

2. 与旁路激活分子抑制剂联合　旁路信号通路激活中最常见的是 *MET* 扩增，因此 TKI 联合 MET 抑制剂成为

了一种可行的策略。I b/ II 期研究证实在 EGFR-TKI 治疗失败、*MET* 失调，特别是 *MET* 扩增的患者中联合卡马替尼（capmatinib）与吉非替尼治疗有效。多臂临床研究 TATTON 探索了多种联合治疗组合，即奥希替尼分别联合 MEK 抑制剂司美替尼（selumetinib）、MET 抑制剂赛沃替尼和 CTLA-4 抑制剂度伐单抗（durvalumab）。除奥希替尼联合度伐单抗组出现间质性肺疾病的不良反应较多外，其余两组安全可耐受。无论既往是否接受过三代 TKI 治疗，一 / 二代 TKI 耐药后有无 T790M 突变，基线是否有脑转移或是否为多线治疗的患者，奥希替尼加赛沃替尼的双靶方案都有一定的疗效。EGFR-cMET 双特异性抗体 amivantamab（JNJ372）单用或联合 lazertinib 在 I 期临床研究中显示奥希替尼耐药后初步的抗肿瘤活性，对 C797S、*MET* 扩增，特别是 exon 20ins 均有效，安全性可控。*RET* 融合导致的奥希替尼耐药可以考虑使用奥希替尼联合 Selpercatinib（RET 抑制剂），一项小样本临床研究提示联合治疗疾病控制率（disease control rate，DCR）为 80%。T790M/C797S 顺式突变可使用 EGFR/ALK 抑制剂布加替尼联合西妥昔单抗。此外，针对 *ALK* 融合的布加替尼（brigatinib）、*RET* 重排的普拉替尼（pralsetinib，BLU667）、*NTRK* 突变的恩曲替尼（entrectinib）、KRAS 抑制剂 sotorasib、多靶点抑制剂卡博替尼（cabozantinib）、MEK 抑制剂曲美替尼（trametinib）以及 JAK1、AXL、BCL-2、BRAF V600E 抑制剂等也是潜在的选择。

3. 抗体偶联药物　ADC 是近期发展较快的一类药物之一，已有一些临床研究证实 ADC 在 EGFR-TKI 耐药后治疗中的作用。HER-2 扩增是常见的一种 EGFR 非依赖性耐药机制，国内首款 ADC 曲妥珠单抗 - 美坦新偶联物（trastuzumab emtansine，T-DM1）靶向的就是 HER2，然而 2021 年世界肺癌大会（World Conference of Lung Cancer，WCLC）口头报告的 II 期 TRAEMOS 研究中期分析结果并不理想，联合治疗组的 ORR 仅有 11%，DCR 为 48%，mPFS2.7 个月。HER2-ADC 之后又出现了针对 HER3 的 ADC（HER3-DXd）。HER-3 通过与其他 ERBB 家族成员（EGFR 和 HER-2）二聚化发挥作用，在 EGFR 突变的 NSCLC 中广泛表达，目前尚未发现 HER-3 参与 EGFR-TKI 耐药。一项 I 期研究纳入了 TKI 耐药后局部进展或转移性 *EGFR* 突变 NSCLC 患者，HER3-DXd 的 ORR 为 39%，mPFS 为 8.2 个月，且结论与何种耐药机制无关，因此适用范围较广。临床前研究还发现两者间存在协同作用，EGFR-TKI 能够增加 HER3 的膜表达，抑制 AKT 磷酸化，并促进 HER3-DXd 的内化，从而增强 HER3-DXd 的抗肿瘤活性。

4. 与抗血管生成药联合　A+T 方案是肺癌中比较经典的联合治疗方式，但对于 EGFR-TKI 耐药还没有确切的证据证明其能改善患者预后。WJOG8715L 研究中，奥希替尼联合贝伐珠单抗较奥希替尼单药未能改善 *EGFR* T790M 突变患者的生存期，PFS 和治疗失败时间（time to failure，TTF）都是单药治疗组更长，差异无统计学意义。联合治疗组仅 ORR 优于奥希替尼单药（71.8% vs. 55.0%）。随机 II 期临床研究 BOOSTER 探究了奥希替尼联合贝伐单抗对比奥希替尼单药的疗效和安全性。主要分析在 ITT 人群中进行，结果示 mPFS 和 mOS 组间无差异，*HR*=0.96（95% *CI* 0.68~1.37）。探

索性分析提示了吸烟史与疗效间的交互作用,从不吸烟者相较于吸烟者疾病风险降低了48%。日本人群的队列中虽然联合治疗组的ORR较高(68% vs. 54%),但mPFS并未延长(9.4个月 vs. 13.5个月)。另一项Ⅰ期研究JVDL入组了25例T790M阳性,一/二代TKI耐药后尚未接受过三代TKI治疗的患者,给予VEGFR2单抗雷莫芦单抗和奥希替尼的联合治疗,ORR为76%,mPFS 11.0个月,尽管各项结果提示该联合方案的疗效显著,但由于是单臂的Ⅰ期临床研究,样本量较小,还需要更大样本量的随机对照试验提供数据支持。

5. 免疫检查点抑制剂及相关联合治疗　靶向治疗和免疫治疗是肺癌中两种主要的治疗方式,但两者联用或互相用于耐药后的后线治疗却存在诸多问题,一是疗效不佳,二来正如上文提到的TATTON研究,两种药物的不良反应谱叠加可能导致患者无法耐受。需要基础研究探明TKI对免疫微环境的调节机制,以及EGFR突变人群满足什么条件能够对免疫治疗产生应答。开放标签、单臂、Ⅱ期ATLANTIC研究的亚组分析结果显示,在PD-L1 ≥ 25%的人群中,度伐单抗单药作为EGFR-TKI耐药的后线治疗有一定的疗效,但疗效有限。WJOG8515L也显示纳武利尤单抗(nivolumab)对比化疗没有生存获益。CT18研究评估了特瑞普利单抗联合化疗对于TKI耐药的疗效和安全性,ORR为50%,DCR为87.5%,mPFS 7.0个月,中位总生存期(medianoverallsurvival,mOS)23.5个月。PD-L1、TMB和CD8$^+$TIL均不能预测疗效。全外显子和转录组测序结果显示携带DSPP突变的患者M2型巨噬细胞浸润减少,与野生型相比PFS更长,因此DSPP可能作为一种新的疗效预测标志物,相应的Ⅲ期临床研究正在进行中。IMpower150研究中,阿替利珠单抗(atezolizumab)联合贝伐单抗和化疗可协同改善转移性非鳞NSCLC患者的PFS

和OS,且不受EGFR/ALK突变和PD-L1表达水平的限制,但ACP(阿替利珠单抗 + 化疗)与BCP组(贝伐珠单抗 + 化疗)组间差异无统计学意义。ORIENT-31是全球首个为EGFR-TKI耐药的非鳞NSCLC患者治疗带来显著生存获益的前瞻性Ⅲ期研究,信迪利单抗 + 抗血管生成药IBI305+ 化疗治疗EGFR-TKI耐药NSCLC患者的PFS长于安慰剂 + 化疗组[6.9个月 vs. 4.3个月,$HR=0.464(0.337,0.639)$]。

四、小结与展望

在精准医疗时代,EGFR-TKI显著改善了EGFR突变阳性肺癌患者的预后,从后线治疗逐步前移至一线治疗,从晚期肺癌的姑息治疗扩展到早期肺癌的术后辅助治疗,而耐药问题依旧是一个严峻的挑战。随着医学研究水平的提高和新技术的更新,我们对于EGFR-TKI耐药机制的理解也不断深入,需要认识到不同TKI耐药机制上的差异,同时也要发现其中的共通之处。该领域研究从整体走向精细化,并正向系统化方向发展,同时将肿瘤的时间和空间异质性纳入研究范围。重复活检有利于耐药机制的识别,指导后续治疗方案的选择。基于这些前期的探索,许多耐药后的克服策略相继被提出,部分药物的疗效已在临床研究中得到证实。尽管如此,解决EGFR-TKI耐药问题仍旧任重道远,鉴于耐药机制的复杂性,如何针对个体化病例选择合适的用药方案是临床医生需要仔细考量的。后续如果能找到更多、更有效的疗效预测标志物来进行患者群体的分层筛选,将会为方案制订提供极大的便利。此外,联合治疗是当前EGFR-TKI耐药的主要克服策略,多药联用的安全性和耐受性也是各临床研究应重点关注的方向。

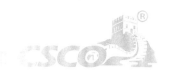

可切除非小细胞肺癌免疫新辅助病理学及影像学疗效分析

吉林大学白求恩第一医院

孙超　丁春霞　马克威

近年来,免疫检查点抑制剂(immune checkpoint inhibitors, ICI)的出现,尤其是特异性 T 细胞表达的程序性死亡受体 1 (programmed death 1,PD-1)与肿瘤细胞表达的程序性死亡受体配体 1(programmed cell death 1 ligand 1,PD-L1)的免疫检查点抑制剂的应用,改善了晚期非小细胞肺癌(non-small cell lung cancer,NSCLC)的预后。而对于Ⅰ-Ⅲ期可切除 NSCLC 患者来说,手术仍是其治疗的主要手段,但术后预后不良的患者不在少数。Ⅱ/Ⅲ期 NSCLC 患者的 5 年生存率不容乐观,低于 60%。免疫治疗在不可手术切除 NSCLC 中取得的良好疗效,激发了研究者们对于新辅助免疫治疗的探索。自 Forde 等首次提出 ICI 在 NSCLC 术前新辅助治疗中的有效性研究,随后,单药免疫、双药免疫和免疫联合化疗等新辅助治疗方案相继被提出,并已开展相关临床试验。通过试验证明,新辅助免疫治疗可以降低患者肿瘤分期、增加手术完全切除的可能,从而提高可切除 NSCLC 患者的生存率。

自 Matthew Hellman 教授于 2004 年提出了主要病理学缓解(major pathological response,MPR)这一评估指标,目前已有多项研究证实,作为评估新辅助治疗疗效的方法,达到 MPR 的人群会获得显著的生存获益。但回顾已发表的临床数据中不难发现,使用 PD-1/PD-L1 抑制剂进行新辅助治疗患者的病理缓解与影像学缓解有着显著的区别,新辅助免疫治疗后患者的病理缓解率显著高于影像学缓解率,部分患者,尤其是ⅢA/ⅢB 期潜在可切除的 NSCLC 患者,可能由于影像学缓解率的低估而导致手术时机的延误或误判。iRECIST 标准对于晚期 NSCLC 免疫治疗的疗效评估有所帮助,但对于新辅助免疫治疗患者缺乏可操作性,因此,寻找更为符合病理学缓解的影像学判断方法,寻找导致影像学及病理学缓解率差异的原因对新辅助免疫治疗后手术时机的把握、疗效的评估至关重要。本文通过搜集文献及结合本单位患者的数据统计分析,对潜在可切除 NSCLC 免疫新辅助病理学及影像学缓解差异进行阐述。

一、免疫新辅助病理学及影像学缓解率差异现状

(一)免疫单药新辅助治疗

CHECKMATE-159 研究是最早进行 NSCLC 新辅助免疫治疗的试验,筛选早期(Ⅰ~ⅢA 期)初治、可切除 NSCLC 的目标人群 21 例,新辅助纳武利尤单抗治疗 4 周后进行手术切除,其中 20 例患者按计划进行根治性切除。MPR 率为 45% (95% CI 23%~68%),完全病理学缓解(pathological complete remission,pCR)率为 15%。而根据实体瘤疗效评价标准(RECIST)评估,73.9% 患者达到部分缓解(partial response, PR),26.1% 患者仅为疾病稳定(stable disease,SD),无完全缓解(complete response,CR)患者,客观缓解率(objective response rate,ORR)为 73.9%。

LCMC3 是一项利用阿替利珠单抗新辅助治疗 NSCLC 患者的Ⅱ期研究,该研究入组 180 例早期(ⅠB~ⅢB 期)未经治疗的可切除 NSCLC 患者,是研究可切除 NSCLC 检查点抑制剂最大样本量的单一疗法试验。该研究的 MPR 率为 20%,pCR 率为 7%。但经 RECIST 评估,术前 ORR 仅为 7%,疾病稳定(SD)率为 89%。

在 chiCTR-OIC-17013726 研究中,40 例ⅠA~ⅢB 可切除的初治 NSCLC 患者经信迪利单抗治疗后,MPR 率为 40.5%,pCR 率为 16.2%。与 Checkmate-159 研究相比,该研究有相似的 MPR 率(40.5% vs. 45%)和更高的 ORR(20.0% vs. 10%)。但根据 RECIST 1.1 评估,4 名出现疾病进展(progress disease,PD)的患者被确认为存在病理缓解。

(二)免疫双药新辅助治疗

NEOSTAR 研究是一项纳入了 44 例初治Ⅰ~ⅢA 期可切除 NSCLC 患者的Ⅱ期研究。患者随机分为两组:一组应用纳武利尤单抗单药新辅助治疗,另一组应用纳武利尤单抗联合伊匹单抗(ipilimumab)新辅助治疗。试验结果显示该试验双免疫治疗组 MPR 率为 33%,pCR 率为 38%,而 ORR 仅为 19%。

(三)免疫联合化疗新辅助治疗

首次评估新辅助免疫联合化疗的安全性、有效性及生存获益的 NADIM 研究,纳入了西班牙的 46 例手术可切除的ⅢA 期初治 NSCLC 患者,经纳武利尤单抗联合含铂化疗新辅助治疗后,41 例患者进行手术治疗,其中 34 例患者(83%;95% CI 68%~93%)达到 MPR,26 例患者(63%;95% CI 62%~91%)达到 pCR,而根据 RECIST 1.1 标准,仅 72% 患者达到 PR,24% 患者维持 SD。NCT02716038 试验探讨了阿替

利珠单抗联合含铂化疗新辅助治疗 ⅡA~ⅢA 期 NSCLC 患者的疗效,共纳入了 30 例 NSCLC 患者,MPR 率为 57%,pCR率为 33%,在影像学评估中,9 例(30%)患者维持 SD,2 例(7%)患者 PD。

二、原因分析

免疫治疗与化疗病理反应不同,这种差异主要体现在 T 细胞浸润程度不同。PD-1 是一种表达于活化 T 细胞和 B 细胞表面的受体。当肿瘤细胞上的 PD-L1 与靶向 T 细胞上的 PD-1 结合,抑制 T 细胞的迁移和增殖以及细胞毒介质的分泌。阻断这一关键的肿瘤免疫逃逸机制是应用 PD-1/PD-L1 抑制剂以恢复有效的抗肿瘤 T 细胞反应的基本原理。而免疫抑制剂通过阻断 PD-1/PD-L1 相互作用,T 细胞可以被激活以产生更多的 CD4$^+$ 辅助性 T 细胞(TH)和 CD8$^+$ 细胞毒性 T 淋巴细胞(CTL)。活化的 CTL 可以直接破坏肿瘤,而塌陷的肿瘤细胞可以释放新的肿瘤抗原,进一步放大二级免疫反应。新的抗原在不同部位呈现给肿瘤的特异性效应 CTL。同时,效应 CTL 通过体循环返回残余和微转移的肿瘤病灶,这些步骤可能导致更多的 T 细胞浸润,并永久控制残留和微转移的肿瘤病变。我们推测,在长期反复浸润炎症细胞后,广泛的肿瘤坏死组织可能变得更难溶解和吸收,坏死组织甚至可能被新的结缔组织破坏和包围,而坏死的肿瘤组织被炎症细胞吞噬、包裹,甚至被纤维组织机化形成团块。因此,我们在影像学中看到的图像中的阴影可能不是肿瘤组织而是一些特定成分,由于传统 CT 难以区分淋巴细胞浸润、纤维化和肿瘤,进而导致在疗效评估上影像学缓解与病理反应结果不一致。

三、本中心病理学分析

对本中心接受新辅助免疫联合化疗达到 MPR 的患者的病理学数据进行了二次分析。免疫联合化疗新辅助治疗后的手术标本显示三级淋巴结构、密集的淋巴细胞和浆细胞浸润、淋巴滤泡形成、肉芽肿形成浸润、纤维化肉芽肿组织及大量细胞死亡的特征,如坏死、胆固醇晶体、巨细胞和泡沫细胞。在肺癌组织的癌巢中,以上成分被认为是免疫细胞浸润、肿瘤细胞坏死和组织细胞修复的不同表现。另外,在研究中还发现,与转移淋巴结相比,在原发肿瘤部位可以观察到更明显的淋巴细胞浸润,表明原发肿瘤对免疫治疗的敏感性高于转移性淋巴结,而转移性淋巴结通常有更多的坏死和修复性变化。

这些特殊的病理变化导致影像残留阴影无法与残留病灶进行区分,也印证了以上对于影像学与病理学缓解率存在差异的原因分析。

四、替代影像学评估方法

由于普通 CT 无法识别炎性、纤维性改变的组织细胞,进而影响对肿瘤的影像学判断。氟 18 标记氟代脱氧葡萄糖正电子发射计算机断层显像 / 计算机断层显像(flurodeoxyglucose positron emission tomography/computed tomography,^{18}F-FDG PET/CT)可以帮助鉴别由存活肿瘤细胞组成的肿瘤残存和炎症细胞、坏死组织和 / 或纤维组织等组成的残余肿块。与 RECIST 标准相比,在临床试验(包括 ICI 相关临床试验)中使用 PET/CT 相关评价标准,尤其对于评价为 SD 的患者,可以更好地预测药物的治疗反应和预后。在 ChiCTR-OIC-17013726 研究中,PET/CT 提示新辅助免疫治疗后的肿瘤代谢摄取值(SUV)降低与 MPR 存在相关性:SUV 降低>30% 的 9 例患者中 8 例患者达到了 MPR,SUV 下降<30% 或 SUV 上升的患者无 MPR。在高树庚教授应用信迪利单抗单药新辅助免疫治疗的临床研究中,使用 PET/CT 评估疗效,并表明 SUVmax 可能有助于对肿瘤病理反应进行适当的术前评估,并可能作为继续新辅助治疗的指征。除此之外,2006 年以来,单源双能计算机断层扫描(ssDECT)也已在临床上得到应用。就病变性质的问题,ssDECT 较增强常规计算机断层扫描(CCT)的分辨能力更强,同时,使用两种不同 kVp 能级的 X 线束可以减少或消除束硬化伪影,提供更精确的密度测量。在相关临床研究中显示碘相关量化的 ssDECT 中对于评估肺癌对治疗的反应,可能成为 ^{18}F-FDG PET/CT 检查的可行替代物。

五、小结

由于免疫治疗独特的肿瘤杀伤机制,新辅助免疫治疗后的病理缓解率与影像学所表现的缓解存在明显差异,显著影响了手术时机的选择和疗效评估的判断。这种差异在病理标本中表现为免疫细胞浸润、肿瘤细胞坏死和组织细胞修复。应用 PET/CT、ssDECT 等优化方式的影像学检查,可以减少病理学与影像学缓解率之间的差距,对后续治疗方式的选择有所帮助。对新辅助免疫治疗疗效评估更为适合的影像学评估手段还需进一步的寻找。

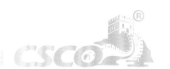

潜在可切除（ⅢA/B 期）非小细胞肺癌免疫新辅助治疗安全性分析

吉林大学白求恩第一医院

孙超 陈曦 马克威

非小细胞肺癌（non-small cell lung cancer，NSCLC）约占肺癌的 85%。Ⅲ 期 NSCLC 手术治疗的 5 年生存率仅为 13%~36%，而新辅助治疗虽是目前公认的提高可切除 NSCLC 患者生存率的有效方法，但新辅助化疗和靶向治疗的主要病理缓解（major pathological response，MPR）率普遍较低。近年来，免疫检查点抑制剂的出现与应用推动肿瘤治疗进入免疫时代，Forde 等研究证实了免疫药物在 NSCLC 新辅助治疗中 MPR 可达 45% 的高有效性，而后单药免疫、双药免疫和免疫联合化疗新辅助治疗等方案相继被提出。多项研究发现，免疫联合化疗方案在病理缓解方面更具优势，MPR 最高可达到 85%，24 个月的无进展生存率为 77.1%。

一、新辅助免疫治疗不良反应概况

（一）免疫单药

尽管新辅助免疫治疗在 NCLSC 的临床治疗过程中表现出较为明显的优势，但接受治疗的患者中会表现出不同程度的免疫炎症反应、机体免疫紊乱、免疫相关性肺炎等临床不良反应。CheckMate 159 是最早将免疫检查点抑制剂用于 NSCLC 新辅助治疗的临床研究，结果显示，纳武利尤单抗单药新辅助治疗的治疗相关不良反应（treatment-related adverse event，TRAE）发生率为 23%，1 例患者发生 3 级以上 TRAE，无患者手术推迟。Neostar 临床研究的纳武利尤单抗单药组 3~5 级免疫相关不良事件发生率为 13%（3/23），出现了 2 例术后支气管胸膜瘘，其中 1 例死于 BPF 后类固醇治疗导致的肺炎。LCMC3 研究中阿替利珠单抗单药新辅助治疗后 3 级以上 TRAE 发生率为 6%，而在高树庚教授的临床研究中，信迪利单抗单药新辅助治疗后 3 级以上 TRAE 发生率为 10%。以上临床研究表明，免疫单药新辅助治疗的不良反应可耐受，严重治疗相关不良反应发生率低。

（二）免疫联合治疗

目前普遍认为新辅助免疫双药治疗或联合化疗会增加不良反应发生的风险，因此，新辅助免疫联合治疗的安全性备受关注。NEOSTAR 研究中，纳武利尤单抗联合伊匹单抗双药免疫新辅助治疗的 3~5 级免疫相关不良事件发生率为 10%（2/21）。免疫联合化疗方案的 NADIM 试验中，93% 的患者在新辅助治疗期间发生了 TRAE，但 3 级以上免疫治疗相关不良反应（irAE）发生率仅为 11%，新辅助治疗期间发生的不良反应均未导致治疗中断或手术延迟。Zhao 等的研究证明特瑞普利单抗联合铂类双联化疗 3 级或以上的 TRAE 发生率类似，为 18.2%。CheckMate 816 研究比较了 358 例患者中纳武利尤单抗联合化疗与单纯化疗的安全性，结果表明 3~4 级 TRAE 发生率类似（41% vs. 44%），联合组中实现肿瘤完全切除的患者比例较单独化疗组更多（83% vs. 78%）。一项纳入 16 项研究的 Meta 分析表明术前免疫治疗联合化疗与单独免疫治疗相比，增加了 TRAE 的发生率（73.9% vs. 42.9%），但它并没有显著增加严重不良反应（severe adverse event，SAE）的发生率（18.0% vs. 12.3%），且手术切除率相似（84.4% vs. 89.2%），手术延迟率更低。另一项纳入 7 项研究 252 例患者的 Meta 分析评估了新辅助免疫治疗的安全性，TRAE 发生率为 12.5%，但 TRAE 的死亡率非常低，仅 1 例出现因激素治疗后支气管胸膜瘘引起的肺炎死亡（Neostar 临床研究中的 1 例患者），同时新辅助免疫治疗手术切除率平均为 88.70%，最高为 98%，这与新辅助化疗 75%~90% 的手术切除率相似，表明新辅助免疫疗法不会降低手术切除的可能性或加速肿瘤向不可切除的进展，证明其耐受性良好。因此目前研究表明新辅助免疫联合化疗是有效且安全的，在临床给药过程中应及时监测患者的免疫相关数据，以便及时发现异常，调整治疗方案，为患者带来最佳生存获益。

二、本中心数据分析

我们对 2019 年 12 月 2 日至 2021 年 2 月 28 日在本中心接受信迪利单抗联合白蛋白结合型紫杉醇和卡铂治疗的潜在可切除的（ⅢA/ⅢB 期）NSCLC 20 例的患者治疗相关的不良反应进行了二次统计。所有患者初始体力状态评分均为 0~1 分。排除了活动性自身免疫性病、正在进行的全身性皮质类固醇或其他免疫抑制治疗、既往同种异体器官移植或造血干细胞移植或间质性肺病史。根据不良事件通用术语标准（CTCAE）5.0 版评估不良反应；从手术之日到疾病复发或死亡计算的生活质量。

20 例患者中，14 例（70%）发生了新辅助治疗相关不良反应,1~2级不良反应发生率为35%,主要表现为包括脱发(70%)、虚弱或疲劳(61%)和恶心(52%),3级或以上不良反应发生率为35%。7例患者发生了免疫相关不良反应(irAE),其中4例为1~2级irAE,3例为3级及以上irAE,包括3级免疫相关性心肌炎,3级免疫相关性肺炎和5级支气管胸膜瘘(bronchopleural fistula,BPF)各1例。未发生其他与治疗相关的4级或5级不良反应。在新辅助治疗期间,发生的不良反应均未导致剂量减少、治疗中断,手术延误或死亡。

本研究中最值得关注的不良反应是BPF,发生率为20%(4/20),且导致1例患者死亡。然而在同一时期,新辅助化疗的ⅢA/ⅢB期疾病的手术患者均未出现BPF。在4例发生BPF的患者中,3例为肺鳞状细胞癌,1例为肺腺癌,只有1例患者有糖尿病病史,空腹血糖水平控制在8~9mmol/L。2例患者出现轻度化疗相关贫血,3例患者出现轻度低白蛋白血症(35~40g/L)。所有4例患者均为标准体重,体重指数(BMI)为$19.2\sim22.4kg/m^2$。2例患者疾病分期包含T_4,另外2例患者疾病分期包含N_2。2例患者接受了三个周期的新辅助免疫联合化疗治疗,而2例患者接受了两个周期的新辅助免疫联合化疗治疗。2例患者行左全肺切除术,另2例患者行肺叶切除术。4例患者均在34~41天内接受了手术,病理缓解率在25%~95%。术后PD-L1表达为低于1%~80%。所有BPF均发生在辅助治疗后。4例患者术后辅助治疗时间和症状出现时间分别为41天和47天、34天和60天、35天和37天、41天和55天。最常见症状为发热、咳痰和呼气困难。症状出现后立即检测影像学变化。4例患者中有3例在对症治疗(如抗生素)后1~2个月内逐渐恢复。1例患者死于感染引起的呼吸衰竭。本组显示,基本病史、营养状况、贫血、手术操作、病理缓解和PD-L1表达在4例患者中分布均匀。BPF的发生与这些因素无显著相关性。

三、讨论

在Shu等的研究中,NSCLC患者接受阿特珠单抗联合紫杉醇/卡铂化疗新辅助治疗后(其中77%为ⅢA期患者),常见的不良反应包括中性粒细胞减少(87%)、贫血(77%)、血小板减少(63%)、疲劳(57%)、脱发(47%)和恶心(43%),与本中心分析结果相似。其中脱发、恶心和中性粒细胞减少是与化疗相关的主要不良反应,与CheckMate-159和NEOSTAR试验中的单药免疫相比,本中心采用的免疫联合化疗一定程度上加重了TRAE,但严重程度仍可接受。3级及以上不良反应发生率为35%,与NADIM试验的结果相似(35% vs. 30%)。

3级不良反应6例,包括免疫相关性心肌炎、免疫相关性肺炎、恶心和中性粒细胞减少,这些不良反应在停药及对症治疗后均消失且无后遗症。

BPF是指各级支气管与胸膜腔交通形成的窦道,是肺癌术后最严重的并发症之一。在全肺切除术后发病率最高为1.5%~12.5%,其中右侧肺切除术后BPF发生率远高于左侧。目前认为BPF的诱因主要包括手术因素和非手术因素,手术因素如支气管闭合方法、过多的淋巴结清扫、支气管手术边缘的残留肿瘤等,非手术因素如营养状况、低白蛋白血症、糖尿病、结核病史、术前肺部感染和术后机械通气时间延长等。既往纳入30项临床研究的meta分析发现,新辅助放疗和放化疗可能因对血管壁造成损伤,导致支气管残端或吻合口不畅,气管残端出现不同程度的纤维化进展,显著降低支气管黏膜血流,导致BPF发生,故新辅助放疗和放化疗是肺癌患者术后BPF的独立危险因素,但单独新辅助化疗不会显著增加术后BPF的风险。目前关于新辅助免疫治疗后BPF的报道非常罕见,仅在NEOSTAR试验中被提到,23例经纳武利尤单抗治疗的患者中出现2例术后BPF,其中1例因BPF后类固醇治疗的肺炎导致死亡。本研究中,BPF发生率为20%(4/20),也发生1例患者死亡的情况,与NEOSTAR试验相比,发生率略高,但分析本研究中4例患者的基本病史、营养状况、贫血、手术方式、病理缓解和PD-L1表达均呈均匀分布,BPF的发生与这些因素没有显著相关性。推测免疫治疗引起的炎症细胞浸润时间延长和坏死加重是导致BPF发生的原因之一,而外科医生在手术过程中发现的组织的严重粘连也证实了我们的猜测。因此,针对新辅助免疫治疗的患者,可适当延长根治性手术与术后辅助治疗的间隔时间,可降低BPF发生率。同时在潜在可切除的ⅢA/ⅢB患者中,T_4疾病的检出率高,表明大多数患者为中央型肺癌,肿瘤与肺门结构密切相关,这增加全肺切除的可能性,进而增加了术后发生BPF的风险,这也是本研究较Neostar的BPF发生率高的最主要原因。

四、小结

新辅助免疫治疗对于可切除/潜在可切除NSCLC是一种有效的治疗手段,可显著提高患者的MPR率,改善患者预后。新辅助免疫治疗的不良反应总体可控,SAE发生率低,对比新辅助化疗并未导致手术推迟。但较其他早期NSCLC,新辅助免疫治疗可能增加ⅢA/ⅢB期NSCLC手术后发生BPF的风险,故根治性手术与术后辅助治疗间隔时间需适当延长。

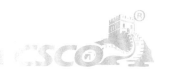

免疫检查点抑制剂相关不良反应的临床诊治

河南省肿瘤医院

闫相涛　马智勇

免疫逃逸是肿瘤发生发展的重要机制之一。长久以来，针对免疫逃逸机制进行的抗肿瘤研究及治疗一直是热门话题。但围绕传统免疫治疗开展的众多研究结果总是差强人意，主要原因之一是肿瘤通过激活免疫的负向调节途径（即免疫检查点）来抑制 T 细胞的免疫杀伤。因而免疫检查点抑制剂（immune checkpoint inhibitors，ICIs）的临床应用使肿瘤免疫治疗进入一个全新的时代。目前免疫检查点抑制剂作用的靶点包括细胞毒性 T 淋巴细胞抗原 4（cytotoxic T-lymphocyte antigen-4，CTLA-4）和程序性细胞死亡受体 1（programmed cell death-1 receptor，PD-1）及程序性细胞死亡配体 1（programmed cell death-1 ligand，PD-L1）。其作用机制可以概括为，通过和相应的免疫检查点特异性结合，阻遏免疫检查点的抑制作用，从而激活机体的抗肿瘤免疫。但是，激活的 T 细胞另一方面会对正常细胞产生过度杀伤，因此导致了免疫相关的不良反应（immune-related adverse events，irAE）的发生。免疫检查点抑制剂相关不良反应可发生在全身各个脏器及组织，包括皮肤、胃肠道、肝脏、肾脏、肺、眼睛、内分泌、心脏、肌肉、中枢或外围神经系统，导致各种不同的临床症状。大部分免疫相关不良反应临床表现为轻度可耐受、可逆转，但有些反应也会导致严重的器官功能永久性损伤，甚至危及生命。

一、流行病学特点

按照目前通用的不良反应分级标准（the common terminology criteria for adverse events，CTCAE），irAE 可分为 5 级，分别为轻度、中度、重度、危及生命和死亡。根据目前开展的多项临床研究数据显示，irAE 总的发生率为 54%~76%。不同的脏器发生 irAE 的时间不同，总的来说其中位发生时间一般为治疗后的 2~16 周。但也有报道可在治疗开始的数日内或治疗结束超过 1 年后发生。越来越多的证据表明 irAE 的发生和免疫治疗的临床获益相关，而这种关联性在恶性黑色素瘤、非小细胞肺癌、肾癌中表现的相对更为突出。

二、不同脏器及组织 irAE 的特点、处理及预后

（一）皮肤

皮肤不良事件是最常见的 irAE。其机制目前尚不明确，有研究认为主要是由 T 细胞介导的免疫反应。在不同的 ICIs 治疗中呈现出不同的发生率，为 34%~45%。但是重度及以上的（CTCAE ≥ 3 级）的发生率仅 2%~10%。皮肤不良事件（adverse events，AE）一般出现在用药的早期。抗 CTLA-4 治疗出现皮肤 AE 一般在用药后 2~3 周，而抗 PD-1 则出现得更晚一些，多在治疗后 5 周。通常情况下，抑制 CTLA-4 通路和抑制 PD-1 通路具有相似的皮肤毒性反应。但是 PD-1 抑制剂通常比 CTLA-4 耐受性更好，目前报道两者的皮肤不良事件发生率分别为 18% 和 43.5%。不过欣慰的是，目前已经初步证实，皮肤 AE 的发生和更好的疗效呈现一定的相关性。在一项接受 PD-1 单抗治疗的非小细胞肺癌的研究中，疗效达到缓解的患者相对于稳定和进展的患者，其皮肤 AE 的发生率要高很多（68.2% vs. 19.6%）。ICIs 治疗中主要的皮肤 AE 包括皮疹、白癜风、银屑病、苔藓样皮炎、大疱性类天疱疮、肉芽肿病、皮肤瘙痒、具有嗜酸性粒细胞增多和全身症状的皮疹（drug rash with eosinophilia and systemic symptoms，DRESS）、史蒂文斯 - 约翰逊综合征（Stevens-Johnson syndrome，SJS）或中毒性表皮坏死松解症（toxic epidermal necrolysis，TEN）、Sweet 综合征（Sweet syndrome）和皮肤毛细血管增生症（cutaneous capillary endothelial proliferation，CCEP）。

皮肤 AE 发病率很高，但很少需要永久停药（小于 5%）。早期识别和限制剂量、限制毒性并防止对患者的健康造成影响是至关重要的。皮肤 irAE 的诊断除了进行充分的体格检查以评估皮肤病学表现外，还要进行皮肤活检对病因进行组织学评估。另外向皮肤科专家咨询也是非常必要的。

1. 皮疹　皮肤 AE 主要临床表现为皮疹。在黑色素瘤患者中使用抗 PD-1 药物出现皮疹的发生率为 13%~22%。在绝大多数情况下，皮疹是自限性的，仅有不到 2% 的患者受到 3 级（或更高）毒性的影响。使用抗 PD-L1 药物出现皮疹相关

AE 发生率略低于 PD-1,9%~14%,但仍有待更精确地确定。早期干预和监测皮肤 irAE 对于限制病变恶化、确保剂量一致以及防止降低生活质量是至关重要的。不良反应的处理取决于症状的严重程度和临床分级。皮疹的治疗主要为局部应用激素,在应用局部激素之前应排除皮肤感染。通常是中等强度的乳膏,例如 0.1% 曲安奈德。如果疗效欠佳,可以使用更强效制剂,例如 0.05% 丙酸氯倍他索。面部、腋窝和腹股沟等皮肤较为薄嫩的地方建议应用温和且低效的类固醇治疗,例如 2.5% 氢化可的松或 0.05% 地奈德乳膏。除此之外,第一代口服抗组胺药(如苯海拉明)和第二代非镇静抗组胺药,例如西替利嗪或氯雷他定也是治疗皮疹常用的手段之一。对于超过 30% 体表面积,且对局部治疗无效的 3 级或以上 AE 的患者,通常需要口服类固醇激素(如泼尼松)。在伴有轻度瘙痒的患者,通常第一代抗组胺药会起到一定的疗效。随着瘙痒强度的增加,夜间增加三环抗抑郁药多塞平和 γ- 氨基丁酸(gamma-aminobutyric acid,GABA)激动剂加巴喷丁将有助于改善患者的生活质量。由 PD-1 单抗免疫治疗诱导的最常见的皮肤 irAE 是非特异性黄斑丘疹性皮疹。在绝大多数情况下,黄斑丘疹性皮疹的处理不需要永久性停药。但是,在持续或无法耐受的 2 级和 3 级皮疹的情况下,应考虑延迟免疫治疗并考虑口服皮质激素[0.5~2mg/(kg·d)]。一旦症状改善,激素应在 1 个月内逐渐减量,在停药后的 12 周内且当激素剂量<10mg 泼尼松当量时恢复免疫治疗。黄斑丘疹可能是非常严重的皮肤毒性的首次表现。

DRESS 表现为泛发型红斑,嗜酸性粒细胞增多,很多累及肝脏,出现转氨酶升高。治疗上主要采取全身糖皮质激素。不过值得我们注意的是,皮疹的发生往往会预示着 ICIs 治疗更好的临床疗效和生存预后。

2. 白癜风 白癜风的发生率为 7.5%~8.3%,通常发生于治疗数月后,似乎与剂量无关。它可能先于红斑性炎性病变,病变主要是全身性和双侧性。还可以观察到相关的毛发脱色,主要后果是心理社会影响。白癜风多发生于接受过 ICIs 治疗的黑色素瘤患者。白癜风的发生可能是恶性黑色素瘤疗效较好的预测因子。这种白癜风样皮肤色素脱失在 ICIs 治疗结束后仍会持续存在。有个案报道称,白癜风样皮肤改变再色素化可能预示着恶性黑色素瘤的复发。白癜风除了光保护措施及外用激素药物外不需要特殊治疗,通常在免疫治疗结束后还继续存在。

3. 银屑病 银屑病的发生包括既往存在银屑病史的患者出现病情加重和新发的银屑病两种情况。最近,有一些关于应用 nivolumab 和 pembrolizumab 发生严重银屑病的散发病例报告。在所有病例中都继续应用免疫疗法,同时用局部类固醇、维生素 D3 类似物或类视黄醇控制牛皮癣。另外口服阿维 A、阿普斯特和紫外线 B 照射也可作为辅助的治疗手段。也有病例报道称,对于全身糖皮质激素治疗效果不佳的患者采取 IL-17A 抑制剂苏金单抗治疗后取得了明显的疾病缓解。

4. 苔藓样皮炎 苔藓样皮炎临床上表现为脓疱、丘疹和斑块。病理上表现为带状淋巴细胞浸润、角化过度、颗粒层及棘层增厚、角化不良,可伴有明显的表皮增生。治疗应从局部类固醇开始,除此之外,还可以包括口服阿维 A、甲氨蝶呤或

类固醇。口腔苔藓样反应存在恶性转化的可能已被证实。虽然在抗 PD-1/PD-L1 治疗中苔藓样反应是否会恶性转化尚不清楚,但需告知患者应定期进行系统的口腔检查。

5. 大疱性类天疱疮 大疱性类天疱疮是一种由抗体介导的大疱性疾病。临床表现为大疱样形态,大疱大小不一,充满浆液,非常瘙痒。组织学显示表皮下水疱性皮炎,浅表真皮内有突出的嗜酸性粒细胞。局部和口服应用类固醇及利妥昔单抗已成功用于处理该不良反应。虽然如此,依旧有多数患者(达 76%)因为严重的瘙痒而停止使用 ICIs。

6. 皮肤干燥症 在使用抗 PD-1/PD-L1 药物的患者中,2%~9% 发生了皮肤干燥症。虽然皮肤干燥是 1~2 级,但经过数月治疗往往会恶化并可能引发瘙痒。因此,应该对患者适当地教育和对症治疗,如应长期使用无香型外用保湿剂。

据报道,应用免疫检查点抑制剂时,有不到 5% 的患者会有呼吸暂停和口腔干燥症。当这些症状严重影响患者的生活质量时,建议再进行相应的处置。

7. SJS 和 TEN SJS 和 TEN 均为多形性红斑发展而来。临床上表现为广泛的丘疹、红斑、水疱、表皮坏死剥脱,常伴有发热、咽痛、等全身中毒症状及局部黏膜受累的表现。早期表现为红斑性稀薄丘疹,常累及趾端和黏膜皮肤,称为多形性红斑(erythema multiforme,EM)。当分布更加分散并涉及黏膜表面时,但仍低于 10% 体表面积(body surface area,BSA)时,称为 SJS。当 BSA>30% 时,称为 TEN。对于 EM,根据严重程度,可以在停用 ICIs 后,使用口服类固醇药物,但有时它可以快速进展。对于 SJS 和 TEN,支持治疗至关重要,临床上也需要增加静脉类固醇或静脉免疫球蛋白治疗。

8. Sweet 综合征 药物相关的 Sweet 综合征诊断主要表现为突然出现的痛性红斑或结节。组织病理为密集的中性粒细胞浸润但无白细胞破碎性血管炎,伴有发热(>38℃),所以又称急性发热性嗜中性皮肤病。主要的处理方案包括停止 ICIs 和全身激素治疗。

9. 皮肤毛细血管增生症(cutaneous capillary endothelial proliferation,CCEP) CCEP 的临床表现为皮肤或黏膜不同形态的血管瘤样改表,多见于颜面部和体表皮肤,发生于黏膜的病例尚未见报道。国内有学者报道在卡瑞利珠单抗治疗原发性肝癌的患者中,CCEP 的发生率达 77.1%。CCEP 的病理学上表现为真皮层内薄壁血管呈簇状增生,血管充血扩张。临床处理要点主要包括防止感染、局部外科切除和激光治疗。如果出现局部伴有感染,应暂时停止 ICIs 治疗。报道显示在卡瑞利珠单抗治疗中,发生 CCEP 患者的疾病控制率为 45.7%,而未发生 CCEP 者为 40%,两者之间差异无统计学意义。因此 CCEP 是否能作为疗效预测的指标目前尚无定论。

(二)内分泌系统

内分泌毒性包括甲状腺功能减退、甲状腺功能亢进、垂体炎、性腺功能减退、肾上腺功能减退、原发性肾上腺功能不全(PAI)和自身免疫性糖尿病(IDD)等。接受 CTLA-4 抑制剂治疗的患者中,内分泌病变的发生率为 10%;而接受 PD-1 或 PD-L1 抑制剂的发生率为 4%~14%。根据目前的报道,垂体炎主要与抗 CTLA-4 治疗相关,而甲状腺功能障碍与抗 PD-1 治疗相关。自身免疫性糖尿病和原发性肾上腺功能不全属于 ICIs 治疗导致的罕见内分泌毒性反应,如果不及时发现和治

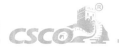

疗,可能危及生命。这些免疫相关内分泌系统不良事件的确切机制有待阐明。诊断ICIs相关内分泌不良反应存在一定困难,因其可能仅表现为非特异性症状(如恶心、头痛或乏力等)。美国国立综合癌症网络指南建议,患者在ICIs治疗期间应完善血常规、尿素氮、促甲状腺激素(TSH)、游离甲状腺素基线及变化情况。此外,对于既往内分泌疾病患者,建议监测血清促肾上腺激素(ACTH)和皮质醇基线及变化情况。与其他irAE不同,内分泌毒性一旦出现几乎是永久性损害,需要终身激素替代治疗,因此需肿瘤科医师与内分泌专科医师共同管理。

1. 甲状腺功能异常 甲状腺功能不全是最常见的ICIs相关内分泌病,与CTLA-4抑制剂相比,PD-1抑制剂的发生频率稍高。帕博利珠单抗(pembrolizumab)治疗的患者中有8%~14%发生原发性甲状腺功能减退。而伊匹木单抗(ipilimumab)治疗的黑色素瘤患者中发生率为6%,伊匹木单抗联合纳武利尤单抗(nivolumab)治疗的患者中有10%~22%发生甲状腺炎或甲状腺功能减退。ICIs相关的甲状腺功能异常通常为轻度(CTCAE 1~2级),主要为甲状腺功能减退和少见的甲状腺功能亢进。甲状腺功能亢进患者随着时间的延长部分可以恢复正常的甲状腺功能,也有部分会发展为甲状腺功能减退。大多数甲状腺功能减退症患者无症状,但也有少数患者有黏液性水肿和乏力。约80%的亚临床甲状腺功能减退症患者无须治疗即可恢复,而大多数显性甲状腺功能减退症患者(93.3%)需要终身服用左甲状腺素。当患者仅表现为贫血、肌肉强直、心包积液或心肌肥大、女性患者仅出现闭经等罕见甲状腺减退症状时,诊断困难,有误诊风险。对于亚临床甲状腺功能亢进患者,大部分没有症状,不需专门治疗。对于有症状的患者,使用β受体阻滞剂临时治疗可以控制症状。Graves眼病也偶有发生,需使用大剂量类固醇和抗甲状腺药物治疗。甲状腺功能障碍的研究应区分原发性甲状腺功能减退症(TSH水平高而T4水平低)和继发性甲状腺功能减退症(TSH和T4水平低且可代表垂体功能减退或垂体炎)。治疗上主要采用替代疗法,无须停止ICIs治疗,同时短期应用必要的减症治疗。美国临床肿瘤学会(ASCO)指南建议在ICIs开始治疗之前以及治疗期间每4~6周监测一次甲状腺功能,每年或根据症状重复进行检测。

2. 垂体炎 在对61项临床试验的荟萃分析中显示,接受ICIs治疗后垂体炎的发生率为3.3%。其中接受CTLA-4抑制剂的患者中垂体炎的发生率较高(4.5%),而接受PD-1或PD-L1抑制剂的发生率非常低(<1%)。垂体功能障碍的症状一般是非特异性的,包括疲劳、头痛、虚弱,或由于垂体炎导致的脑垂体增大而伴发头痛或视力变化等。值得注意的是,尿崩症在ICIs治疗过程中极为罕见,一旦出现多提示肿瘤发生垂体转移而非垂体炎。视觉障碍也比较罕见,因为垂体的肿大通常是轻度的,不足以影响视交叉。垂体炎可导致继发性促肾上腺皮质激素(adrenocorticotropic hormone,ACTH)缺乏,继发性肾上腺功能不全,性腺功能减退症和由于促甲状腺激素(TSH)缺乏而引起的继发性甲状腺功能减退。ICIs相关性垂体炎的诊断除了要进行垂体功能检测外,还要进行磁共振扫描以了解有无垂体增大、垂体柄增粗、视神经受压等。回顾性研究发现,超生理剂量的糖皮质激素治疗与替代剂量的

激素治疗相比,并不能更有效的改善垂体功能的恢复,因此治疗推荐为氢化可的松10~30mg/d,分次给药。如果发生肾上腺危象,如严重的低钠血症或严重头痛,则需要停止ICIs的治疗,并且给予短程、大剂量糖皮质激素治疗(氢化可的松100mg,每8h一次)。另外针对垂体功能不全引起的继发性甲状腺功能减退症亦可采取相应的左甲状腺素替代治疗。回顾性研究发现,ICIs相关的垂体炎患者中,垂体增大绝大多数均能恢复,平均的恢复时间是15周。故对于垂体炎的处理要点为合理的替代治疗。

3. 肾上腺功能不全 与垂体炎相关的继发性肾上腺皮质功能不全相比,原发性肾上腺皮质功能不全发生率则更低,据报道其发生率为0.6%~2.6%。严重时,原发性和继发性肾上腺皮质功能不全可导致肾上腺危象,其中包括低血压、电解质紊乱(特别是血清钠水平低)和脱水,需要立即治疗。不管是原发性还是继发性肾上腺皮质功能不全,均可能需要终生应用类固醇替代治疗。在ICIs诱导的自身免疫性肾上腺炎中,一旦开始氢化可的松和氟化可的松治疗且症状已缓解时,患者应继续维持治疗。这一建议在最新的免疫检查点抑制剂内分泌并发症管理指南中也有明确说明。

4. 自身免疫性糖尿病 免疫相关性1型糖尿病的发生率非常低,在Ⅲ期临床试验中,在接受阿特珠单抗(atezolizumab)或帕博利珠单抗治疗的患者中,≤1%的患者出现了1型糖尿病。目前尚无与CTLA-4抑制剂相关的1型糖尿病的报道。尽管很少见,但这种irAE的临床表现是严重的,多数患者以糖尿病酮症酸中毒起病而被诊断。在接受PD-1或PD-L1抑制剂的回顾性病例研究中,有59%的ICIs相关1型糖尿病患者出现酮症酸中毒,42%出现胰腺炎。对于疑似病例,空腹血糖检测是首选的诊断方法,除此之外,针对自身抗体(如GAD65、IA-2、ICA-512、ZnT8和胰岛素)、C肽的检测可以使诊断更加充分。一旦疾病得到确诊,应立刻开始胰岛素替代治疗及暂停ICIs应用。

(三)肺炎

肺炎是一种相对少见的irAE,可累及肺实质和间质,呈现局灶性或弥漫性炎症改变。但主要表现为间质性肺疾病,严重者可危及生命。研究显示,与接受PD-L1抑制剂治疗的患者相比,接受PD-1抑制剂治疗的间质性肺病和重度以上间质性肺病发生率显著增高(3.6% vs. 1.3%;1.1% vs. 0.4%)。在目前已知的数据中可以看到,非小细胞肺癌发生免疫相关性肺炎的概率最高,达到了3.1%。对于Ⅲ期非小细胞肺癌,免疫治疗(度伐利尤单抗)联合放疗(包括序贯和同步),其肺炎的发生率会大大增加,达到了34%。这也印证了放疗是肺炎发生的危险因素。肺炎患者最常出现呼吸困难和咳嗽,但也可能出现发热或胸痛。

ICIs治疗后的肺炎表现为三种模式:组织性肺炎(organizing pneumonia,OP)、非特异性间质性肺炎(nonspecific interstitial pneumonia,NSIP)和弥漫性肺泡损伤(diffuse alveolar damage,DAD)。

1. OP 是ICIs治疗后肺炎的常见表现。OP主要影响远端细支气管、呼吸细支气管、肺泡管和肺泡壁。其症状可能包括发热和咳嗽。部分患者常合并呼吸道感染,但两者发生的相关机制尚不清楚。OP患者的胸部CT成像主要表现为

毛玻璃样或合并混浊,在胸膜下区域的肺周围更为明显。OP的治疗取决于疾病的严重程度。轻度病例(CTCAE 1 级)可能会随着时间的延伸而自愈。患有 2 级以上肺炎的患者应接受皮质激素治疗。皮质激素在 OP 中非常有效,治疗剂量通常从泼尼松 0.5~1mg/(kg·d)开始,持续 3~6 个月。糖皮质激素治疗中断可能导致 OP 复发。当前的指南也推荐免疫抑制剂,例如英夫利昔单抗(Infliximab),环磷酰胺,霉酚酸酯和静脉注射免疫球蛋白,用于治疗皮质类固醇治疗不能改善的肺炎,但是这些建议也是基于小样本的病例报道。据报道英夫利昔单抗对严重的肺炎有效,但这需要前瞻性研究的验证。托珠单抗注射液(tocilizumab)是一种 IL-6 受体拮抗剂,可能是治疗类固醇难治性肺炎的可行选择。

2. NSIP 　与 OP 一样是 ICIs 治疗后肺炎的常见表现。NSIP 的胸部 CT 扫描通常可显示玻璃样混浊,网状浸润和牵引性支气管扩张。NSIP 的患者需要皮质激素治疗[泼尼松 0.5~1mg/(kg·d)],持续 8~12 周。类固醇难治性疾病在 NSIP 中比在 OP 中更为常见,可能需要通过细胞毒性疗法进行进一步治疗。对于 ICIs 相关的 NSIP,一般建议暂时中断 ICIs 治疗。

3. DAD 　是由广泛的肺泡损伤引起的一种严重的肺炎,导致严重的毛细血管渗漏和非心源性肺水肿。临床上,这种表现类似于急性呼吸窘迫综合征(ARDS),其特征是呼吸急促、严重的低氧血症和广泛的肺泡浸润。通常,这比 OP 或 NSIP 病情进展更快,症状在几天内迅速发展。DAD 的胸部 CT 图像显示广泛的混浊。治疗上包括全面的临床检查评估和支持疗法。超声心动图检查和右心导管检查排除充血性心力衰竭。无创或有创的机械通气,通常是治疗与 DAD 相关的呼吸衰竭所必需的。同时建议尽早开始全身性使用大剂量皮质激素。尽管进行了积极的治疗,但死亡率仍然很高。

（四）胃肠道毒性

胃肠道不良反应包括腹泻、小肠炎和结肠炎。腹泻是最常见的 irAE 之一,CTLA-4 抑制剂的发生率为 35%,PD-1 或 PD-L1 抑制剂的发生率为 20%,两者的联合治疗发生率则>40%。相比之下,小肠炎的发生率分别为 15%~25%、10% 和 30%。结肠炎的发生率分别为 12%、1% 和 14%。其中,3~4 级腹泻是导致 ICIs 治疗中断的最常见的严重不良事件。除此之外,约 2% 接受 ICIs 治疗的患者发生结肠穿孔。不过值得指出的是 ICIs 相关性肠炎的发生通常预示着较好的临床疗效和生存。

ICIs 引起的胃肠道毒性通常表现为水样腹泻,伴腹痛、血性或黏液便、腹胀、恶心、呕吐及发热。重度 ICIs 引起的小肠或结肠炎患者可能会出现体重减轻。而有部分患者通常只有非血性自限性腹泻,而没有其他相关的小肠或结肠炎症状。严重的小肠或结肠炎可能会导致结肠穿孔和死亡。小肠结肠炎通常在 ICIs 治疗开始后 5~10 周发生。但是,其发作的范围可以从首次给药后至最后一次 ICIs 输注后的 6 个月以上。

ICIs 引起的小肠或结肠炎的治疗取决于临床严重程度。对于 1 级毒性的患者,通常建议采取支持治疗、饮食调整和密切的随访监测。据报道美沙拉嗪对轻度腹泻有效。一般情况下,对于 1 级毒性的患者,ICIs 治疗可继续应用。对于 2 级或 3 级毒性,应暂时停止 ICIs 治疗,而面临 4 级毒性的患者,永

久停用 ICIs 治疗可能是必需的。2 级或更高级别的小肠或结肠炎的主要治疗方法是免疫抑制疗法。这些药物包括皮质激素和其他更有效的免疫抑制剂,如英夫利昔单抗或维多珠单抗(vedolizumab)。皮质激素起始为口服泼尼松 1~2mg/kg 或等效剂量。而 3~4 级患者则需要静脉注射皮质类固醇(例如甲泼尼龙)。如果皮质激素治疗无效,建议使用英夫利昔单抗和维多珠单抗。在开始使用这些药物之前,应先进行艾滋病,结核病,乙型和丙型肝炎的筛查。英夫利昔单抗的禁忌证包括肠穿孔和活动性感染,尤其是败血症。英夫利昔单抗的应答率高达 85%,其起效时间通常在 1~3d 内。维多珠单抗是英夫利昔单抗的潜在替代品,其良好的临床疗效及安全性完全可以媲美英夫利昔单抗。目前,推荐将其作为英夫利昔单抗失败后或存在禁忌时的备选药物。霉酚酸酯亦可用于治疗 ICIs 引起的肠炎。尽早采用有效的免疫抑制疗法(英夫利昔单抗或维多珠单抗)可改善 ICIs 相关肠炎的疗效,故这一疗法特别适用于重度肠炎的患者。对于高度怀疑肠穿孔或中毒性巨结肠炎的患者,应积极寻求外科咨询。

（五）肝脏毒性

ICIs 相关性肝毒性发生率大概为 5%~30%。抗 PD-1/PD-L1 药物治疗相关性肝毒性发生率为 5%~10%,而在接受 CTLA-4 抑制剂治疗的患者中,肝毒性的风险则高达 15%。两者联合治疗可以使这种风险增加至 30%。在单一 ICIs 药物治疗中,3~4 级肝炎的发生率只有 1%~3%,而对于接受抗 PD-L1 联合抗 CTLA-4 治疗的患者,3~4 级肝炎的发生率可达 8%~14%。ICIs 相关性肝炎可发生在治疗的任何时段,但在开始治疗的 8~12 周显得更为常见。与 PD-L1 抑制剂相比,CTLA-4 抑制剂的肝毒性出现的通常更早。延迟性发作的肝炎,病情也往往较轻。ICIs 诱导的肝毒性表现为肝细胞或胆汁淤积性肝损伤,其临床表现通常为发热、全身乏力、腹痛、黄疸和粪便颜色改变。而其严重程度表现为高度异质性,从完全无症状,到转氨酶水平轻度升高至肝功能衰竭而死亡均可发生。转氨酶和胆红素水平的升高是 ICIs 诱导肝毒性的常用生物标志物。在检测到肝毒性后,对于 1~2 级的肝毒性,应每周监测肝功能;对于 3~4 级的肝毒性则需要每日或隔日进行肝功能检测。虽然 ICIs 引起的肝损伤发生率较高,但它对肝脏的损伤多为可逆性的,且大部分可以在停用 ICIs 或者应用激素类药物治疗后好转。临床治疗上,一般对于 1 级 ICIs 相关性肝炎不需停药,但应密切观察患者临床症状,监测肝功的变化。而对于 2 级 ICIs 相关性肝炎,应该推迟或停用 ICIs,同时口服泼尼松 1mg/(kg·d)并持续监测临床指标,在指标改善后逐渐减少激素的用量。一般疗程应持续 4 周以上,直至肝功能好转至 1 级或恢复到正常,则可以继续应用 ICIs。3~4 级的 ICIs 相关性肝炎应首先停止应用 ICIs,同时静脉应用甲泼尼龙 1.0~2.0mg/(kg·d)至少 1 个月,且每隔 2d 监测相关指标。若激素治疗效果不佳,可改用 TNF-α 拮抗剂治疗或口服吗替麦考酚酯治疗。值得注意的是,即使停用 ICIs 后,肝炎可能会再次复发,因此一些患者需要反复使用激素类药物并密切观察肝功能。由于潜在的肝毒性作用,不建议英夫利昔单抗作为 ICIs 相关性肝炎的治疗。

（六）神经系统毒性

神经系统 irAE 很少见,但如果不及早发现和治疗,可能

会导致一系列并发症出现。一项汇聚了 59 项临床研究的综述报道显示，CTLA-4 抑制剂的神经系统 irAE 发生率为 3.8%，PD-1 抑制剂的发生率为 6%，两者联合治疗的发生率为 12%。目前已知的神经系统 irAE 包括周围神经病变（发生率为 1.3%）、重症肌无力（1.2%）、脊髓炎（0.8%）、脑膜炎（0.4%）、脑炎（0.3%）以及吉兰 - 巴雷综合征（<0.1%）。虽然神经系统的 irAE 发生率远低于其他器官的 irAE，但不能排除有医生误诊或者过低的上报，而低估了其真实的发病率。

1. 周围神经病变 周围神经病变可表现为麻木、感觉丧失、虚弱等。而重症患者可发展为吉兰 - 巴雷综合征。肌电图提示多发性周围神经脱髓鞘。治疗包括糖皮质激素、免疫球蛋白、血浆置换。

2. 重症肌无力（myasthenia gravis，MG） MG 的常见临床表现为眼部症状（50% 以上的患者有上睑下垂和 / 或复视）、四肢肌力减退、呼吸困难和吞咽困难。约 2/3 的患者出现美国重症肌无力基金会（Myasthenia Gravis Foundation of America，MGFA）分级为 5 级的严重肌力减退，约 45% 的患者快速进展出现危及生命的呼吸肌肌力减退。与其他系统的 irAE 相比，MG 更常发生在 ICIs 治疗的早期。一项针对 23 例 MG 的研究显示，症状一般在治疗开始后的 6 周内出现，并且 2/3 的患者表现出严重症状，甚至影响到呼吸功能而不得不采取呼吸机的支持治疗，死亡率达到 1/3。ICIs-MG 临床表现多为非特异性的，给早期诊断造成了很大挑战：很多患者出现乏力、轻度肌肉疼痛和四肢肌力减退。这与晚期肿瘤的相关表现难以区别，很容易被患者和肿瘤科医生忽视。ICIs-MG 需要对患者进行脑磁共振、脑脊液、肌电图、大量的抗体检测以排除其他，如血管性疾病、肿瘤进展（脑转移、脊髓压迫和脑膜转移）、感染性疾病、副肿瘤综合征或中毒、代谢性疾病，完成鉴别诊断。需要胸部 CT 除外胸腺的病变，心脏超声明确左心室功能。必要时进行骨骼肌和心肌活检明确是否合并有肌炎和心肌炎。值得注意的是，只有 59% 的患者存在乙酰胆碱能受体（acetylcholine receptor，AchR）阳性。当患者合并有肌炎和 / 或心肌炎时，会有肌酸激酶（creatine kinase，CK）的明显升高，合并心肌炎的患者会出现水平的升高。早期治疗对本病的预后非常重要。在暂停 ICIs 治疗的基础上，主要有 3 种治疗方式：对症治疗（抗胆碱酯酶抑制剂：吡斯的明）、慢性免疫调节剂（糖皮质激素和免疫抑制剂）和快速免疫调节剂［静脉用丙种球蛋白（intravenous immunoglobulin，IVIG）和血浆置换术（plasmapheresis，PLEX）］。目前，暂停或永久终止 ICIs 治疗并使用皮质激素是临床上最常用的治疗方式。抗胆碱酯酶（acetylcholinesterase，AChE）抑制剂（吡斯的明）大多用于维持治疗阶段，它单独使用的效果并不理想，除非患者症状轻微而且症状稳定无任何进展。鉴于皮质类固醇药物的诸多不良反应，也有推荐吡斯的明与类固醇药物的联合应用，以降低类固醇药物的用量。值得注意的是，暂时性症状加重可能导致 10% 的患者需要机械通气来改善呼吸衰竭。因此，可以对入院患者进行一线皮质类固醇联合 IVIG 或血浆置换术的治疗，这也是与其他 irAEs 治疗有明显区别的，因单用皮质类固醇治疗有加重 MG 危象的风险，在 ICIs-MG 的治疗中，可采用联合治疗的方法。ICIs-MG 治疗后再次使用 ICIs 治疗之前，要对患者的肿瘤 ICIs 治疗反应、不良反应的严重程度

（不良反应分级为 1 级、2 级以及一部分治疗后症状快速消失的 3 级）、继续 MG 维持治疗的可能性和当前身体状况进行综合评估；而且，需要与有神经系统 irAE 治疗经验的神经科医生保持密切合作。再次使用 ICIs 时，可以使用原来的药物，也可以换用其他类型的 ICIs。

3. ICIs 相关性脑炎 在使用 ICIs 过程中，如果患者出现头痛、颈部僵硬和畏光，应考虑无菌性脑膜炎的诊断。ICIs 相关性脑膜炎和脑炎的主要区别在于，ICIs 相关性脑炎可能会存在精神状态的变化或癫痫发作。它们共同的应对措施包括脑 MRI 检查、腰椎穿刺术（排除其他原因所致的脑膜炎）和脑电图检查。对于确诊的患者应积极应用大剂量糖皮质激素进行治疗。

神经系统 irAE 临床病程多呈现急性或亚急性，预后相对差，往往可导致严重的后遗症或死亡。所以快速诊断、早期治疗至关重要。针对比较轻微的神经系统 irAE，且经过对症治疗后能够有效改善，可考虑继续行 ICIs 治疗。而对于 3~4 级的毒性反应，建议永久性停用 ICIs。

（七）心脏毒性

1. 心肌炎 ICIs 引起的心脏毒性发生率<1%，但这种罕见的毒性却可能是致命性的。心肌炎是最常见的 ICIs 相关性心脏毒性中的一种，目前发病机制仍不明确。两种 ICIs 的联合治疗所带来的心肌炎风险要高于单一疗法。心肌炎的出现相对较早，多数病例在 ICIs 治疗后的 4 周内发生。研究提示包括既往有自身免疫性疾病、基础心脏疾病、心力衰竭、急性冠脉综合征、糖尿病以及高龄等都可能会增加心肌炎的发生风险。2021 年美国临床肿瘤学会年会有研究报道，老年肿瘤患者的神经和心血管事件的致死风险最高。6 个具有丰富免疫检查点阻断抗体使用经验的临床癌症中心发现，8 例接受纳武利尤单抗 / 帕博利珠单抗治疗的晚期肿瘤患者出现了免疫相关心脏毒性，包括心肌炎、房室传导阻滞、心肌病、心肌纤维化和心力衰竭等。

2. 其他心脏 irAE 其他心脏 irAE 包括心肌纤维化、心包炎、心瓣膜病、心律失常和急性心力衰竭。在合并结构性心脏病的情况下，接受抗 PD-1/PD-L1 药物治疗的患者更易出现孤立性心律失常，患者可出现心悸、头晕甚至晕厥等不良反应。若心电图观察到传导异常，应排除其他免疫反应介导的心脏毒性反应。孤立性心律失常的心电图可表现为缓慢延长的 PR 间期、QRS 波轴偏差、束支传导阻滞、房室传导阻滞、快速性心律失常和心房颤动，必要时需长期监测患者的心电图动态变化，完善 24h 动态心电图检查。心内膜活检作为一项侵入性检查手段，可见心肌细胞凋亡，心肌、窦房结及房室结点内炎性细胞浸润，淋巴细胞和巨噬细胞水平升高，是诊断的金标准。

自身免疫性心包炎虽然很少与抗 PD-1/PD-L1 药物相关，但自身免疫性心肌炎患者可能进展为自身免疫性心包炎。心包炎可以单独发生，也可以与免疫检查点抑制剂相关性心肌炎一起发生。此外，抗 PD-L1 药物易导致反复的心包积液和胸腔积液，从而诱发心包炎。由于心包炎症状缺乏特异性，需要结合体格检查、实验室检查及影像学检查结果综合评估，自身免疫性心包炎可表现为胸痛（随呼吸或体位变化）、发热、斜倚时呼吸短促和典型的心包摩擦。Yun 等研究指出，

自身免疫性心包炎生物标志物检测可见肌钙蛋白Ⅰ升高，心电图显示不规则 PR 间期、PR 压低和广泛的鞍形 ST 段抬高，超声心动图显示心包积液，心脏磁共振（cardiac magnetic resonance，CMR）则提示活跃的心包炎症。

美国临床肿瘤学会于 2018 年制订了临床实践指南。指南中指出如果是 1 级，则可以密切监测毒性，同时建议保留 ICIs 的治疗。如果超过 1 级则永久停用。推荐治疗为迅速开始大剂量皮质类固醇（1~2mg/kg 泼尼松，根据症状的轻重，选择口服或静脉注射）。危重患者或具有严重心脏功能失代偿的患者，例如肌钙蛋白极度升高或传导异常明显的患者，可能需要立即转移至冠心病监护室进行进一步治疗，包括体外膜肺氧合（extracorporeal membrane oxygenation，ECMO）或心室支持设备。对于初始剂量的皮质类固醇治疗后，没有得到立即改善的患者，可以改为每天 1g 甲泼尼龙或增加霉酚酸酯、英夫利昔单抗或抗胸腺细胞球蛋白等治疗。

（八）肾脏毒性

一项入组 3 695 例接受 ICIs 治疗的随机对照临床试验中，急性肾损伤的总发生率为 2.2%，其中 3、4 级肾损伤为 0.6%。而最近的研究表明其发生率似乎要更高一些。血清肌酐水平的升高几乎是 ICIs 相关性肾毒性的普遍特征。大多数肾脏 irAE 在 ICIs 治疗开始后 6~12 周发生。对于血肌酐水平增高的患者，需进一步检查尿蛋白、自身免疫筛查（包括抗核抗体、抗中性粒细胞胞质抗体、类风湿因子、抗双链 DNA 抗体和血清补体水平）。反复实验室检查异常则需进行肾脏活检以明确诊断肾脏损害的类型，并用于指导进一步的治疗。

ICIs 相关性肾脏毒性的主要治疗方法是糖皮质激素。除此之外，我们发现应用伊匹木单抗治疗的患者中 IL-17 水平较高。因此，对于糖皮质无反应的患者，可以考虑使用英夫利昔单抗进行治疗。另外对于肾移植患者而言，目前仍然缺乏相应的临床数据。基于病例报道，接受 ICIs 治疗的肾移植患者需要让肿瘤科医生和移植肾科医生保持密切联系，以防器官排异加重。案例表明，在肾移植患者中，西罗莫司（sirolimus）和更高剂量的类固醇可能在预防器官排斥反应中有一定意义。尽管人们会担心类固醇的使用和 ICIs 抗肿瘤作用的相斥性，但有学者已对此进行了肯定的答复。在 298 例使用伊匹木单抗治疗恶性黑色素瘤的患者中，其中 85% 合并 irAE，而对 1/3 的患者进行了全身性类固醇激素的应用，结果显示，生存率或治疗失败时间没有受到影响。

（九）眼科毒性

眼部 irAE 包括眼部炎症（包括葡萄膜炎、巩膜炎、结膜炎）和眼眶肌病，发生率<1%。眼睛发炎的症状可能包括畏光、眼眶区域疼痛、干燥和视物模糊。眼科 irAE 的诊断和评估应在眼科医生的指导下进行。局部低浓度的糖皮质激素滴眼液是治疗的基本手段之一。必要时联合抗生素类滴眼液防止感染的发生。针对角膜炎，还需要联合促进角膜修复的药物，如高浓度玻璃酸钠滴眼液。针对结膜炎、眼睑部炎症及巩膜炎，在激素类滴眼液基础上也可联合非甾类滴眼液。通常情况下，眼部的 irAE 通过局部或全身的糖皮质激素应用即可得到有效控制或痊愈，而 ICIs 的治疗一般不需要终止。但是对于严重的葡萄膜炎，伴有严重的眼部疼痛和失明，则需要立即停止免疫治疗。停用 ICIs 后，眼部炎症一般会自行好转。重新治疗可能会导致眼部病变的复发，因此能否进行重新治疗，目前仍存在争议。

三、展望

有诸多的证据表明，irAE 与肿瘤的治疗效果和生存相关。某些 irAE 相关的实验室检查可作为预测性的生物标志物，用于评估接受 ICIs 治疗的效果和预后。针对 irAE 的治疗，目前尚缺乏大型前瞻性临床研究数据，因此临床急切需要国际合作共同努力，来为 irAE 建立基于循证医学的多学科管理策略及指南，以改善 irAE 诊断流程及临床处理方法，增加更多样和新颖的治疗药物，而不是单纯的激素治疗。要实现这样的目的，进一步深入了解 irAE 的病理生理机制是不可跳跃的一环。但是就目前的临床研究数据，我们对发生机制的阐述依然停留在猜测的水平。另外，在监测 irAE 的过程中，我们也发现了一个有趣的现象，免疫治疗在患有慢性疾病的个体中是否合适和有效。数据表明，在合并可控的乙型肝炎病毒或丙型肝炎病毒感染患者中，ICIs 治疗的效果和安全性都是完全可接受的。甚至在合并艾滋病的患者中使用 ICIs 治疗，也未观察到意料之外的 irAE。而相比之下，在器官移植患者中，PD-1/PD-L1 抑制剂存在排斥反应的高风险，应充分权衡这些疗法在该人群中的使用风险。

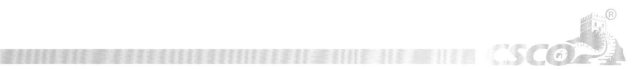

HER2/RET/BRAF 的靶向治疗

同济大学附属上海市肺科医院

刘馨屿　任胜祥

一、引言

肺癌治疗已经进入了"精准治疗"的时代,针对 *EGFR* 突变、*ALK/ROS1* 融合的靶向治疗显著改善了驱动基因阳性晚期非小细胞肺癌(non-small cell lung cancer,NSCLC)患者预后。针对这些靶点的靶向治疗获得性耐药机制的深入研究,也使得靶向之后继续靶向成为可能,从而进一步扩展了靶向治疗获益人群。

随着靶向药物的不断研发,越来越多少见驱动基因成为具有靶向药物的靶点。CSCO 指南目前对于肺癌靶向治疗建议已经增加至 9 个,包括 *EGFR*、*ALK*、*ROS1*、*BRAF*、*MET*、*NTRK*、*RET*、*KRAS*、*HER2* 基因变异。*BRAF* 基因变异靶向治疗于 2020 年获我国国家药品监督管理局(National Medical Products Administration,NMPA)批准上市。*RET* 融合靶向治疗药物也于 2021 年正式进入中国市场。对于 *HER2* 突变 NSCLC,国产原研药物吡咯替尼展现出良好的治疗获益,HER2 突变靶向治疗具有广泛的前景。在此,本文简述此三种少见驱动基因靶向治疗进展。

二、*HER2* 突变靶向治疗现状

人表皮生长因子受体 -2(human epidermal growth factor receptor 2,HER2)也称为 c-erB2 或 Neu,与 EGFR(HER1)同属 HER 家族,定位于人类染色体 17q21,编码分子量为 185kD 的跨膜蛋白,为受体酪氨酸激酶。HER2 无天然配体,主要通过同源或异源二聚化介导胞质内酪氨酸激酶区的自身磷酸化,活化 PI3K/AKT,MAPK,JAK-STAT 等下游信号通路,从而抑制细胞凋亡,促进细胞存活、增殖和侵袭,促进肿瘤血管新生和淋巴管新生。既往研究发现 HER2 异聚体相较同源二聚体具有更强激活能力。

HER2 基因变异存在三种形式:蛋白过表达、基因扩增和基因突变。不同于乳腺癌及胃肠道恶性肿瘤,在非小细胞肺癌中,*HER2* 突变为驱动肿瘤生长的主要形式。既往研究发现在 NSCLC 中,HER2 过表达、基因扩增以及突变这三种变异为相互独立的群体,*HER2* 突变独立于 HER2 过表达和

扩增。

在晚期 NSCLC 中,*HER2* 突变的发生率约为 2%,其患者特征与 *EGFR* 突变患者特征类似,多发生在女性、不吸烟及肺腺癌患者中。在 EGFR/KRAS/ALK 阴性群体中,*HER2* 突变发生率可提高至 6%。不同瘤种间 *HER2* 突变表现形式也存在明显不同,NSCLC 中,*HER2* 突变主要以激酶结构域位突变为主,主要涉及 18~21 号外显子,其中又以 20 号外显子为主,可占 50% 以上。HER2 20 号外显子插入以 A775_G776insYVMA 为主,可占 60% 以上。其他 *HER2* 突变如胞外结构域突变 S310F 及跨膜结构域突变 G660D,也被证实为肿瘤驱动基因突变,但较为少见。

HER2 表达阳性 NSCLC 患者传统抗 HER2 靶向治疗获益不佳。HER2 单克隆抗体(曲妥珠单抗)以及一代、二代 HER2-TKI 相关临床研究均以失败告终。多个临床研究探索了曲妥珠单抗联合化疗在 HER2 表达阳性(经 IHC 确证)晚期 NSCLC 一线及后线治疗中的疗效,均未观察到曲妥珠单抗治疗获益,提示 HER2 蛋白表达阳性 NSCLC 并从抗 HER2 单克隆抗体治疗中获益有限。也有采用 HER2-TKI 治疗 HER2 表达阳性 NSCLC,一项 II 期临床研究探索达克替尼(dacomitinib)在 HER2 扩增晚期 NSCLC 中的治疗获益,入组的 4 例患者达克替尼治疗均未出现疾病缓解。这些数据提示对于 HER2 表达阳性 / 扩增的晚期 NSCLC,靶向治疗目前不是一个可行的策略。

对于 *HER2* 突变晚期 NSCLC,靶向治疗展现前景。回顾性研究 EUHER2 发现与一线化疗(*n*=93)相比,接受曲妥珠单抗联合化疗(*n*=57)的 ORR 更高(50.0% vs. 43.5%);在 HER2-TKI 亚组,阿法替尼(*n*=11)治疗组的 ORR 为 18.2%,中位 PFS 为 3.9 个月,5 例接受拉帕替尼(lapatinib)治疗的患者未见疾病缓解,入组的 29 例接受拉帕替尼或来那替尼(neratinib)或阿法替尼的患者中,ORR 为 7.4%,DCR 为 55.5%,中位 PFS 为 3.4(95% *CI* 2.4~4.0)个月。中国人群中,接受阿法替尼治疗的 *HER2* 突变晚期 NSCLC 患者 ORR 为 15.6%,DCR 为 68.8%,中位 PFS 为 3.2(95% *CI* 2.0~4.5)个月。其他 pan-HER 抑制剂,如达可替尼、来那替尼联合或不联合 mTOR 抑制剂替西罗莫司(temsirolimus)在 *HER2* 突变 NSCLC 中的治疗获益也有报道。达克替尼临床研究入组 26 例 *HER2* 突变患者,ORR

为 12%，中位 PFS 为 3.0（95% CI 2.0~4.0）个月；来那替尼的临床研究中，共 60 例 HER2 突变患者接受治疗，其中 17 例接受来那替尼单药治疗，43 例接受来那替尼联合替西罗莫司治疗，来那替尼单药治疗组未见客观缓解，中位 PFS 为 3.0（95% CI 1.4~6.9）个月，中位 OS 为 10.0（95% CI 4.9~19.0）个月，联合治疗组 ORR 为 19%，中位 PFS 为 4.1（95% CI 2.9~5.6）个月，中位 OS 为 15.8（95% CI 10.8~19.5）个月。

然而，HER2 新型靶向药物的出现打破了这一窘境。不可逆 pan-HER 抑制剂波奇替尼（poziotinib），Ⅱ期临床研究 ZENITH20 cohort2 入组的 90 例 HER2 20 外显子插入突变人群，ORR 达 27.8%，中位 DoR 达 5.1 个月，中位 PFS 达 5.5 个月，但安全性特别是 3 级不良反应以及因此导致的药物剂量调整或停药为该药物后续研发的重要障碍。国产 HER2 抑制剂吡咯替尼（pyrotinib）展现出良好的治疗获益，Ⅱ期临床研究共纳入 60 例既往化疗失败的 HER2 突变 NSCLC 患者，ORR 达到 30%，中位 DoR 达到 6.9（95% CI 4.9~11.1）个月，中位 PFS 也达到 6.9（95% CI 5.5~8.3）个月，中位 OS 更是达到 14.4（95% CI 12.3~21.3）个月；此外对于伴随基线脑转移的患者，吡咯替尼 ORR 能达到 25%，中位 PFS 也达到了 5.5（95% CI 2.7~6.9）个月；该研究也进一步发现不同 HER2 突变亚型也均能从吡咯替尼治疗中获益。目前吡咯替尼已获 NMPA 批准用于乳腺癌，吡咯替尼对照化疗二线治疗 HER2 突变晚期 NSCLC 患者的Ⅲ期研究也正在进行中。同为 pan-HER 抑制剂的 Mobocertinib（TAK-788），HER2 20 号外显子突变肺癌的抑制作用已在小鼠模型中得到验证，在 2021 年的 ASCO 和 WCLC 会议分别公布了其两个队列的最新Ⅱ期临床数据，在经铂类治疗的 EGFR20 号外显子插入患者队列中，114 例入组患者的 ORR 达 28%，PFS 达 7.3 个月；在接受过 TKI 治疗的 EGFR 20 号外显子插入患者队列中，20 例入组患者的 ORR 为 40%，中位 PFS 为 7.3 个月。

在 EGFR 敏感突变 NSCLC 中，A+T 治疗模式被证实可以提升靶向治疗获益、延缓靶向治疗耐药。我国学者也进一步探索了吡咯替尼联合阿帕替尼（小分子 VEGFR2 激酶抑制剂）用于 HER2 突变 NSCLC，入组的 33 例患者经吡咯替尼联合阿帕替尼治疗后，ORR 为 45.5%，DCR 为 93.9%，中位 PFS 为 6.8 个月。此外，探索 HER2 抗体间的联合治疗策略的临床研究也正在逐步开展。Ⅱ期临床研究 MyPathway 首次评估了曲妥珠单抗联合帕妥珠单抗用于 HER2 变异 NSCLC 的疗效，ORR 为 21%。随后的Ⅱ期临床研究 IFCT-1703 R2D2 进一步探索了曲妥珠单抗联合帕妥珠单抗及多西他赛用于 HER2 突变 NSCLC 的临床获益，在入组的 45 例可评估人群中，三药联合治疗方案 ORR 达 29%，DCR 达 87%，中位 PFS 也达到 6.8（95% CI 4.0~8.5）个月；提示 HER2 突变晚期 NSCLC 治疗策略与 HER2 阳性乳腺之间存在差异。

近年来，抗体偶联药物展现出广阔应用前景。T-DM1（ado-trastuzumab emtansine）的Ⅱ期研究中 18 例入组的 HER2 突变 NSCLC 患者，其 ORR 达 44%，中位 PFS 为 5（95% CI 3.0~9.0）个月。基于此研究，NCCN 指南将 T-DM1 列为 HER2 突变 NSCLC 的推荐治疗药物。作为明星 ADC 药物，EnHertu（T-DXd，trastuzumab deruxtecan，DS-8201）较 T-DM1 具有更高的药物 - 抗体比，且 deruxtecan 具有更强的细胞膜渗透性，

使得 T-DXd 具有更强的细胞毒性及旁杀伤效应，因此展现出更为卓越的临床疗效。在Ⅱ期临床研究 DESTINY-Lung01 中，共入组 91 例 HER2 突变 NSCLC 患者，经 T-DXd 单药治疗后 ORR 高达 55%，中位 PFS 为 8.2（95% CI 6.0~11.9）个月，中位 OS 更是达到了 17.8（95% CI 13.8~22.1）个月，且各突变亚型均可从 T-DXd 单药治疗中获益。基于 T-DXd 的卓越疗效，美国 FDA 授予其突破性疗法认定，最新的 2022 年 NCCN 指南也将其列为 HER2 突变二线治疗的推荐药物。正在进行的Ⅲ期临床研究 DESTINY-Lung04 也在进一步探索 T-DXd 作为一线治疗药物但值得注意的是，T-DXd 与 T-DM1 相比有更高的间质性肺炎（interstitial lung disease，ILD）发生率。因此，EnHertu 治疗期间监控 ILD 的发生显得尤为重要。鉴于 T-DXd 的治疗相关不良反应发生率较高，Ⅱ期临床研究 DESTINY-Lung02 旨在进一步评估 T-DXd 的疗效及安全性，并探究降低 T-DXd 治疗剂量的可行性，期待其临床数据的公布。我们也期待能够看到其他的 ADC 类药物面世，给患者提供更多的治疗选择（表 1）。

表 1　HER2 突变 NSCLC 靶向治疗效果

药物	例数	ORR /%	DCR /%	PFS /个月	OS /个月
dacomitinib	30	12.0	N/A	3.0	N/A
afatinib	11	18.2	63.7	3.9	N/A
neratinib	17	0	35	3.0	10.0
neratinib+temsirolimus	43	19	51	4.1	15.8
poziotinib	90	27.8	70	5.5	N/A
pyrotinib	60	30	85	6.9	14.4
trastuzumab+pertuzumab+docetaxel	45	29	87	6.8	17.6
T-DM1	18	44.0	87	5.0	N/A
EnHertu（T-Dxd）	91	55	92	8.2	N/A

靶向治疗获得性耐药不可避免，解析获得性耐药机制有助于后续治疗策略的探索。目前关于 HER2 突变 NSCLC 靶向治疗获得性耐药机制的研究尚不多见，若干研究通过对表达 HER2 突变的工具细胞（Ba/F3）进行 TKI 长期诱导及乙烷亚硝基脲（N-ethyl-N-nitrosourea，ENU）诱变实验，对耐药株进行测序从而对 HER2 靶向治疗获得性耐药机制进行初步探索，研究发现 HER2 激酶结构域继发 C805S 突变，在多种 HER2-TKI 耐药株中均出现，in vitro 实验也证实了 C805S 突变介导 HER2-TKI 耐药。但 C805S 突变目前尚未在临床样本中检测到，C805S 突变是否介导临床患者 HER2 靶向治疗耐药，尚需进一步大样本研究探索。一项纳入了 54 例接受阿法替尼治疗的 HER2 突变 NSCLC 患者的回顾性研究发现，阿法替尼的获得性耐药后 3 例患者发生了继发性 HER2 改变（G776delinsLC、Y772_A775dup 和 HER2 扩增）。对于 ADC 类药物的获得性耐药机制，目前也尚不明确。在 HER2 表达阳性的乳腺癌及胃癌中，既往研究发现外周血 HER2 拷贝数异常（CNA）与靶向治疗效果相关，NF1 突变也与曲妥珠单抗

耐药相关。*HER2* 突变 NSCLC 中 ADC 类药物的获得性耐药机制，以及不同细胞毒性药物对 ADC 类药物获得性耐药机制是否有影响也需要进一步研究探索。

三、*RET* 融合靶向治疗现状

RET 原癌基因(ret proto-oncogene)位于 10 号染色体的长臂上(10q11.2)，编码一个单跨膜酪氨酸激酶受体蛋白，其在正常的神经元、交感神经和副交感神经节、甲状腺 C 细胞、肾上腺髓细胞、泌尿生殖道细胞、睾丸生殖细胞上都有表达。RET 与胶质细胞源性神经营养因子家族的配体蛋白(glial cell-line derived neurotrophic factor，GDNF)结合，从而被激活、活化下游的信号通路，调控细胞生长和分化。*RET* 融合最早报道于甲状腺乳头状癌，随后在多种恶性肿瘤中被确认，但其在甲状腺髓样癌中发生率最高。点突变也为 *RET* 基因变异形式之一，与甲状腺髓样癌的发生相关，但 NSCLC 主要由融合驱动。

RET 融合在 NSCLC 中发生率为 1%~2%。与 *EGFR*、*ALK/ROS1* 等基因变异类似，*RET* 融合也与其他驱动基因互斥，*RET* 融合也更多见于年轻、不吸烟的肺腺癌患者中。*RET* 融合形式多样，涉及不同的融合伴侣及融合位点。随着测序技术的发展，越来越多的融合伴侣也被确认，但 *RET* 融合中 4 个融合伴侣最为常见，分别是 *KIF5B*、*CCDC6*、*TRIM33* 和 *NCOA4*。不同的融合伴侣在 *RET* 融合位点方面也存在差异。RET 断裂位点通常在其 11 号内含子，融合蛋白保留有完整的 RET 激酶结构域，在 NSCLC 中 KIF5B-RET 为最常见的变异形式。

在特异性 RET 抑制剂研发前，诸多临床研究对靶点涵盖 RET 在内的多靶点酪氨酸激酶抑制剂(multi-kinases inhibitor，MKI)在 *RET* 融合 NSCLC 中的疗效进行了探索。凡德他尼(vandetanib)和卡博替尼(cabozantinib)，这两个已获批用于 *RET* 突变/重排甲状腺髓样癌的 MKIs 在 *RET* 融合 NSCLC 中疗效有限，不良反应较多。凡德他尼Ⅱ期临床研究中，在 17 例疗效可评估 *RET* 融合阳性且既往化疗失败的 NSCLC 人群中，ORR 为 18%，DCR 为 65%，中位 PFS 为 4.5 个月，中位 OS 为 11.6 个月。卡博替尼的Ⅱ临床研究中，25 例疗效可评估人群中 ORR 为 28%，中位 PFS 为 5.5(95% *CI* 3.8~8.4)个月，中位 OS 为 9.9(95% *CI* 8.1~NR)个月。上述研究结果提示 MKIs 在 *RET* 融合 NSCLC 疗效有限。究其原因，大多由于上述药物均不是特异性 RET 抑制剂，受限于不良反应，药物剂量无法有效提高致使血药浓度无法达到有效的 RET 抑制浓度，因此限制了疗效。

特异性 RET 抑制剂显现出良好的临床治疗获益。其中为代表的 RET 选择性抑制剂普拉替尼(BLU-667，pralsetinib)，Ⅰ/Ⅱ期临床研究 ARROW 探究了普拉替尼在 *RET* 融合阳性 NSCLC 中的疗效。其中，87 例经铂类化疗患者的 ORR 为 61%，中位 PFS 达 17.1(95% *CI* 8.3~22.1)个月；27 例初治患者中，ORR 达到 70%，中位 PFS 为 9.1(95% *CI* 6.1~13.0)个月。其中 9 例患者基线存在可评估的颅内转移病灶，在普拉替尼治疗后所有患者的脑转移病灶均可见缩小，颅内 ORR 为 56%。安全性方面，48% 的患者发生了 3 级及以上的治疗相关不良反应，其中最常见中性粒细胞减少、高血压和贫血，总体耐受性良好。基于 ARROW 研究的阳性结果，2020 年 9 月美国 FDA 批准普拉替尼用于 *RET* 融合晚期 NSCLC 治疗。此外，ARROW 研究中的中国人群队列也展现出良好的治疗获益，33 例经铂类治疗患者 ORR 达 66.7%，30 例初治患者的 ORR 更是达到 80%。我国 NMPA 于 2021 年 3 月批准其上市用于既往接受过含铂化疗的 *RET* 融合阳性晚期 NSCLC 患者。2021 年 CSCO 指南也将其Ⅱ级推荐，应用于 *RET* 融合晚期 NSCLC 的二线治疗。Ⅲ期临床研究 AcceleRET Lung 计划进一步探索与标准一线治疗相比普拉替尼治疗获益。期待研究结果的早日汇报。

另一个 RET 特异性抑制剂 LOXO-292(selpercatinib)在其Ⅰ/Ⅱ期临床研究 LIBRETTO-001 中，也展现出了良好的临床获益。2021 年 ASCO 更新了其最新临床研究数据，105 例化疗经治的患者(48% 的患者既往接受过多靶点药物治疗，均为重度化疗经治，中位治疗线数达 3 线)构成，ORR 达 64%，DCR 高达 94%，中位 PFS 达 19.3(95% *CI* 13.9~NE)个月，中位 DoR 达 17.5(95% *CI* 12.1~NE)个月；48 例初治患者中，ORR 更是高达 85%，DCR 达 93%，中位 PFS 和 DoR 均未达到。安全性方面，3 级及以上不良反应发生率为 30%，最常见严重不良反应为转氨酶升高和血压升高，仅 1.7% 的患者因治疗相关的不良反应导致停药。同时 selpercatinib 也展现出了卓越的颅内疗效。在 LIBRETTO-001 研究中，共 80 例患者存在基线脑转移，其中 22 例有可测量基线颅内病灶，selpercatinib 颅内 ORR 达 82%，23% 的患者达 CR；而对于总入组的 80 例基线脑转移的患者，中位颅内 PFS 达到 13.7(95% *CI* 10.9~NE)个月。美国 FDA 已于 2020 年 5 月批准其用于 *RET* 融合转移性 NSCLC 治疗。2021 年的 WCLC 会议上公布了Ⅱ期临床研究 LIBRETTO-321 的数据，selpercatinib 在中国人群中也展现卓越的疗效。在先前经过治疗的 11 例患者中，ORR 为 61.1%，DCR 为 94.4%；在初治的 8 例患者中，ORR 为 87.5%，DCR 为 100%。5 例基线脑转移患者的颅内 ORR 为 80%，且总体安全性可控。2021 年 CSCO 指南也将 selpercatinib 列为Ⅲ级推荐。正在开展的Ⅲ期临床研究 LIBRETTO-431 旨在探究一线应用 selpercatinib 对比标准化疗的疗效。

新一代 RET 抑制剂的研发也正在进行中。TPX-0046 和 LOXO-260 均是对 *RET* 基因的溶剂前沿突变(solvent-front-mutations，SFMs)具有较强抑制作用的新一代选择性的 RET 抑制剂。TPX-0046 的Ⅰ/Ⅱ期临床研究 SWORD-1 中，5 例初治患者 2 例达到 PR，9 例先前经过 TKI 治疗的患者中 2 例达到 SD。在 2022 年 ASCO 会议上，公布了 LOXO-260 的一期临床研究正在开展。BOS172738 是另一新型 RET 抑制剂，其治疗 *RET* 融合实体瘤Ⅰ期研究入组了 30 例 NSCLC 患者，客观有效率 30%，安全性可，目前进入队列扩展疗效验证阶段，该药物拟进一步探讨其在既往 RET 抑制剂治疗失败人群中的疗效，期待这些研究的结果。

尽管 *RET* 融合 NSCLC 靶向治疗面世不久，已有研究对其靶向治疗获得性耐药机制进行了探索。目前，已知的 RET 特异性抑制剂的耐药机制可以分为 on-target 的 *RET* 基因突变和 off-target 的旁路途径激活。在普拉替尼和 selpercatinib 获得性耐药的肿瘤标本和 ctDNA 中,都可以检测到 *RET* 基因的溶剂前沿突变,包括 G810R、G810S 及 G810C 等,进一步证实了 *RET* 融合靶向治疗获得性耐药与 *ALK/ROS1* 重排类似。TPX-0046 和 LOXO-260 作为新一代 RET 抑制剂,均已在 PDX 模型中显示对 *RET* 基因溶剂前沿突变的强大抑制作用。TPX-0046 和 LOXO-260 是否可以作为普拉替尼和 selpercatinib 耐药后的有效后线治疗药物,我们期待相关临床研究的结果早日公布。此外,研究发现 *MET* 扩增、*KRAS* 突变(G12A/R/V,G13D,A59del)、*NRAS* 突变(G13D,Q61R)、*FGFR1* 扩增和 *BRAF* 激活突变等旁路途径的激活也是介导 RET 抑制剂获得性耐药的重要机制,其中又以 MET 扩增发生率最高。Rosen 等发现在 *MET* 扩增引起 selpercatinib 耐药患者中,联合使用 MET/ALK/ROS1 抑制剂克唑替尼可以有效克服耐药。那么对于旁路途径激活导致 RET 抑制剂耐药的患者,联合抑制激活的旁路是否是克服耐药的有效手段之一,期待后续研究的进一步探讨解答。

四、*BRAF* 突变靶向治疗现状

BRAF 属于丝氨酸 / 苏氨酸蛋白激酶家族,其磷酸化激活 MEK/ERK,促进下游基因转录,从而调节细胞生长、增殖和凋亡。*BRAF* 突变使 MAPK 信号通路持续激活,持续刺激细胞生长、增殖。

BRAF 突变形式多样,*BRAF* 突变导致 BRAF 蛋白处于激活态或失活态,只有激活态 *BRAF* 突变介导 MEK/ERK 通路的持续激活。*BRAF* 突变在 NSCLC 中发生率为 2%~4%,以女性患者多见。*BRAF* 突变形式多样,不同于其他恶性肿瘤中 *BRAF V600E* 占主要地位,在 NSCLC 中 *BRAF* 11~15 号外显子突变也占突变的 50%。既往研究发现不同 *BRAF* 突变对下游通路的激活水平存在差异,目前认为 *BRAF* 突变主要分为 3 类。Ⅰ类:单体下激活下游通路的 V600 突变;Ⅱ类:二聚体下激活下游的非 V600 激酶活化突变;Ⅲ类:作为其他驱动基因或共突变下游效应器但自身激酶功能受损的非 V600 突变。研究也发现与Ⅰ类相比,伴随Ⅱ类及Ⅲ类 *BRAF* 突变的 NSCLC 患者,有着更高的 *RAS* 共突变率,且其化疗效果更差。

在 *BRAF* 突变恶性肿瘤的治疗中,直接靶向 BRAF 的抑制剂和靶向 BRAF 下游信号通路分子的抑制剂均在 *BRAF* 突变 NSCLC 治疗中显示广阔的前景。一代 BRAF 抑制剂索拉非尼(sorafenib)为 VEGFR、PDGFR、FGFR 等多靶点抑制剂,其仅在肾细胞癌和肝细胞癌中体现出治疗效果。二代 BRAF 抑制剂达拉非尼(dabrafenib)、威罗非尼(vemurafenib)竞争性抑制 BRAF 的 ATP 结合位点,特异性靶向 *BRAF V600E* 突变,两种药物均在 NSCLC 中显现出良好的治疗获益。达拉非尼Ⅱ期临床研究探索了其在 *BRAF V600E* 突变 NSCLC 患者中的疗效,入组 84 例患者(初治 6 例,经治 78 例),ORR 达 33%,中位 PFS 达 5.5(95% *CI* 3.4~7.3)个月;在 6 例初治人群中,其 ORR 高达 66.7%,达到 PR 患者 PFS 分别为 4.5、8.6、11.0 及 16.6 个月,未达 PR 的 2 例患者 PFS 分别为 4.0 及 8.1 个月。2014 年美国 FDA 授予达拉非尼孤儿药资质,用于

BRAF 突变 NSCLC。威罗非尼的Ⅱ期临床研究 VE-BASKET 探究了该药在 *BRAF V600E* 突变阳性 NSCLC 患者中的疗效,初治的 8 例患者 ORR 为 37.5%,中位 PFS 达 12.9(95% *CI* 4.0~NE)个月,中位 OS 未达到;经治的 54 例患者 ORR 为 37%,中位 PFS 达 6.1(95% *CI* 5.1~8.3)个月,中位 OS 达 15.4(95% *CI* 8.2~22.6)个月。

曲美替尼(trametinib)为 BRAF 下游信号通路分子 MEK 抑制剂,研究发现曲美替尼与 BRAF 抑制剂联合应用临床获益更优。一项Ⅱ期临床研究探索了达拉非尼联合曲美替尼在 *BRAF V600E* 突变阳性 NSCLC 中的疗效,该研究的 B 队列入组了 57 例化疗失败后的患者,ORR 达 63.2%,DCR 达 78.9%,PFS 达 9.7(95% *CI* 6.9~19.6)个月;该研究的 C 队列入组 36 例初治患者,ORR 达 64%,DCR 达 75%,中位 PFS 达 10.9(95% *CI* 7.0~16.6)个月。基于此,美国 FDA 于 2017 年 6 月批准达拉非尼和曲美替尼用于初治或经治 *BRAF V600E* 突变阳性的晚期 NSCLC。对于不能耐受联合治疗的患者,达拉非尼单药也为推荐的治疗选择。安全性方面,达拉非尼单药治疗最常见的不良反应为发热、无力、表皮过度角化、食欲降低及恶心,联合治疗不良反应与达拉非尼单药治疗接近。无论是单药还是联合治疗,不良反应均为轻度,均未见恶性黑色素瘤中发生的治疗相关继发皮肤鳞癌。近期,该Ⅱ期临床研究的 5 年随访数据公布,B 队列和 C 队列的 OS 分别为 18.2(95% *CI* 14.3~28.6)个月和 17.3(95% *CI* 12.3~40.2)个月,5 年生存率分别达到 19% 和 22%。达拉非尼和曲美替尼联合治疗获益明确,2020 年 6 月我国 NMPA 批准达拉非尼联合曲美替尼在国内上市。

BRAF V600E 突变之外的 BRAF 靶向治疗的可行性也在探索中。2021 年的 ASCO 会议上报告了另一个新型 pan-RAF 激酶抑制剂 KIN-2787,其在细胞和 PDX 模型中均展示出对Ⅰ类、Ⅱ类及Ⅲ类 *BRAF* 突变的高效抑制,相应的Ⅰ期临床研究也在进行。VS-6766 是一种 RAF/MEK 抑制剂,2022 年 ASCO 公布的一项Ⅱ期临床研究正在探讨 VS-6766 联合 FAK 抑制剂用于 *BRAF V600E* 和非 *V600E* 的 NSCLC 的疗效,期待其结果的早日公布其他 RAF 抑制剂,如 RAF 265 及 CEP-32496(RXDX-105)也在早期及临床前研究中展现一定的治疗获益,但尚需进一步证实。对于 *BRAF* 突变 NSCLC,非 *V600E* 突变患者的靶向治疗亟待进一步探索。

近来,也有研究探索了 *BRAF V600E* 突变 NSCLC 靶向治疗获得性耐药机制。MAPK 通路上的基因突变是介导 *BRAF V600E* 突变 NSCLC 达拉非尼(联合曲美替)获得性耐药的最常见机制,目前多个小样本研究中已发现耐药患者的继发突变包括 *KRAS*(G12V/D,Q61R)、*NRAS*(Q61K/R)、*MEK1* K57N 等,提示 MAPK 通路上对应靶点的联合治疗或可为今后的研究发现方向。此外,也有研究发现异常表达的 BRAFp61VE 剪接体、FGF1 上调所引起的 PI3K/AKT/mTOR 信号通路过度激活也是 BRAF 抑制剂获得性耐药的可能机制,但仍待临床样本的进一步确认。

五、小结

测序技术的发展使得越来越多的少见靶点被发现,而制

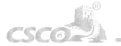

药工艺的改进使得双抗、ADC类靶向药物也能用于驱动基因阳性患者的治疗。因此，靶向治疗获益人群进一步扩大，伴随少见突变的晚期NSCLC患者也能从靶向治疗中获益。

但是，越来越多的数据证明即便同一个基因变异种不同的突变亚型靶向治疗获益，获得性耐药机制，乃至免疫治疗获益高低均存在差别。肺癌异质性大，精准治疗之路任重道远。此外，研发具有更好的血脑屏障穿透能力的药物，明确少见靶点靶向治疗获得性耐药机制，探索这类患者免疫治疗潜在的可行性等方面，都值得进一步探索，我们期待越来越多新治疗手段的问世。

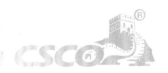

胸膜间皮瘤的免疫治疗进展

南京医科大学第一附属医院

马玲　束永前

恶性胸膜间皮瘤(malignant pleural mesothelioma,MPM)是一种罕见但具有高度侵袭性、预后不良的恶性肿瘤。近年来我国发病率呈持续上升趋势,有研究推测,至2030年我国间皮瘤发生率将升至1.9/1 000 000人,其中MPM约占所有间皮瘤的90%。MPM可分为上皮样、肉瘤型和混合型,上皮样占55%~65%,中位总生存(overall survival,OS)为18个月,预后最佳;肉瘤型占10%~15%,中位OS仅8个月,预后最差;混合型占20%~35%,中位OS为11个月,预后居中。

MPM早期诊断困难、进展快,大多数患者在确诊时已处于晚期,预后极差。在免疫治疗时代到来之前,各大指南推荐的晚期MPM患者一线标准治疗方案主要为以铂类为基础双药化疗,中位OS为12~16个月。2003—2020年,培美曲塞联合铂类联合方案是MPM唯一获批的一线治疗方案,但对晚期MPM患者的临床转归改善十分有限,中位OS较顺铂单药仅延长2.8个月。尽管贝伐珠单抗的加入使得患者进一步获益,但中位OS仅为18.8个月,较培美曲塞+顺铂(PC)组增加了2.7个月。多靶点抗肿瘤血管生成药物尼达尼布在上皮样MPM患者中显示了一定的生存获益,其联合化疗组的患者中位PFS较安慰剂组延长了约4个月。基于多项Ⅱ期临床研究的结果,尼达尼布联合化疗的Ⅲ期临床试验正在进行中。总体而言,尽管近年来靶向治疗飞速发展,但未给MPM患者带来明显的生存获益。

近年来,以免疫检查点抑制剂(ICIs)为代表的免疫治疗在MPM治疗中取得了突破性的进展。多个临床试验探索了ICIs作为单一或联合疗法在MPM中的抗肿瘤作用,其中纳武利尤单抗联合伊匹木单抗成为NCCN指南推荐的首个一线免疫治疗方案,提示免疫治疗是MPM治疗的新兴发展方向。

一、MPM 免疫微环境

MPM微环境表现为细胞毒性淋巴细胞数量减少,免疫抑制性细胞如髓系来源抑制细胞和调节性T细胞增多,PD-1和TIM-3上调,呈现出免疫抑制性的微环境特征。肉瘤样MPM中M2巨噬细胞、$CD8^+$ T淋巴细胞、单核细胞和成纤维细胞增多,上皮样MPM中自然杀伤细胞、$CD4^+$ T淋巴细胞以及$CD20^+$B淋巴细胞比例增多。MPM特征性的免疫微环境奠定了其预测患者预后以及免疫治疗敏感性的可能性。

2022年ASCO会议报道了一项西班牙的研究,该研究对46例MPM患者的手术标本进行免疫组织化学染色,以评价PD-L1、VISTA和CD47蛋白表达。研究结果发现,VISTA和CD47的表达率分别为63.0%(29/46)和58.7%(27/46),而PD-L1≥1%的阳性表达率仅为28.3%(13/46)。在调整组织学亚型、PDL1和VISTA表达后,CD47≥1%组与<1%组中位OS分别为29.7个月和10.53个月($P=0.02$);PD-L1≥1%的患者预后较差(10.3个月 vs. 19.3个月,$P=0.065$),但差异无统计学意义。

MPM的组织学和微环境异质性为治疗带来了极大的挑战,可能是MPM目前治疗机会有限的主要原因之一,同时其特征性的免疫微环境为MPM患者行免疫治疗奠定了基础。

二、MPM 免疫治疗进展

(一)免疫检查点抑制剂单药治疗

1. **CTLA-4 抑制剂**　最初,MESOT-TREM-2008及MESOT-TREM-2012两项针对CTLA-4抑制剂的单臂、开放临床试验结果显示了希望,替西木单抗(tremelimumab)展现出可接受的安全性和耐受性。基于此研究结果,一项大型随机双盲Ⅱb期临床试验-DETERMINE应运而生,该研究在19个国家的105个研究中心进行,共纳入571例治疗后复发MPM患者,并按2∶1随机分配为替西木单抗组和安慰剂组。结果显示,替西木单抗组和安慰剂组的中位OS分别为7.7个月和7.3个月($HR=0.92$,95% CI 0.76~1.12,$P=0.41$),且发生3级不良事件的频率更高(65% vs. 48%)。由此可见,替西木单抗单药不能改善复发MPM患者OS。截至目前,尚未有足够的循证医学证据支持CTLA-4抑制剂单药在二线或三线治疗的应用。

2. **PD-1 抑制剂**　Keynote-028试验首次对帕博利珠单抗(pembrolizumab)单药治疗进行了评估,该Ⅰb期研究招募了25例PD-L1阳性且标准治疗失败或不耐受标准治疗的MPM患者,结果显示帕博利珠单抗组的患者中位OS为18个月,结果令人鼓舞。然而,Ⅲ期多中心、随机试验

PROMISE-meso 纳入 144 例复发性 MPM 患者,评估帕博利珠单抗对比化疗疗效,帕博利珠单抗的 ORR 提高了 16%,但 PFS 与 OS 并没有明显改善。

NivoMes 试验是一项评估纳武利尤单抗(Nivolumab)在复发型 MPM 中疗效的单臂 II 期研究,共纳入 34 例 MPM 患者,中位 PFS 为 2.6 个月,似乎并不引人注目;但在接受过治疗的患者中,中位 OS 达到了 11.8 个月;此外,该研究结果显示 PD-L1 表达与疗效并没有相关性。另一项在对化疗耐药的晚期 MPM 患者中进行纳武利尤单抗疗效评估的开放、单臂 II 期研究——MERIT 试验,共纳入 34 例患者,中位 PFS 和中位 OS 分别为 6.1 个月和 17.3 个月,PD-L1 ≥ 1% 与 < 1% 的 ORR 分别为 40% 和 8%。III 期随机试验 CONFIRM 为纳武利尤单抗单药治疗带来了希望,332 例一线化疗后进展的恶性间皮瘤患者随机 2:1 分为纳武利尤单抗组与安慰剂组,两组中位 PFS 分别为 3 个月与 1.8 个月,中位 OS 分别为 10.2 个月与 6.9 个月;该研究表明 PD-L1 表达对纳武利尤单抗疗效无预测价值,但组织学类型可能有预测价值。上述研究均未将 PD-L1 表达纳入患者筛选标准,未来研究是否将 PD-L1 表达纳入筛选标准或者作为分层因素尚需要进一步探讨。

目前,纳武利尤单抗、帕博利珠单抗单药已经作为 MPM 二线及以上推荐用药写进 CSCO 指南及 ESMO 指南。纳武利尤单抗单药也作为 MPM 二线推荐用药写进 NCCN 指南,而帕博利珠单抗在 2022 年 V1 版 NCCN 指南推荐用药中被删除。

3. PD-L1 抑制剂 JAVELIN 试验,一项 I b 期研究,纳入了 53 例标准化疗后进展的晚期间皮瘤患者,阿维鲁单抗(avelumab)组中位 OS 为 10.7 个月,具有安全性及有效性。此外,将 5% 作为 PD-L1 cutoff 值,PD-L1 阳性与阴性患者 ORR 分别为 19% 和 7%。

结合当下临床试验结果,PD-1/PD-L1 抑制剂为 MPM 二线治疗患者带来临床获益。我们期待未来更多大型临床试验开展,以进一步为 PD-1/PD-L1 抑制剂在晚期 MPM 二线治疗应用提供高级别循证医学证据。

(二)双免疫检查点抑制剂联合疗法

NIBIT-Meso-1 试验是早期探索替西木单抗联合度伐利尤单抗(durvalumab)双免疫联合方案在不可切除性恶性间皮瘤患者二线治疗中疗效的 II 期研究,共入组了 40 例未接受过免疫治疗患者。研究结果显示中位 OS 为 16.5 个月,免疫相关 DCR 为 65%,28% 患者呈现出免疫相关客观反应(irORR),然而,基线肿瘤 PD-L1 水平与 irORR 并不相关。

一项随机、非比较性 II 期研究 IFCT MAPS 2 试验和另一项 II 期单臂研究 INITIATE 试验是评价复发性 MPM 患者纳武利尤单抗联合伊匹木单抗(CTLA-4 抑制剂)的双免联合方案,患者 12 周 DCR 分别达到 50% 和 68%。此外,在 IFCT MAPS 2 试验中,纳武利尤单抗单药组中患者 12 周的 DCR 达到了 44%。研究提示肿瘤高 PD-L1 表达水平可能与较好的疗效相关。这两项研究结果的一致性验证了纳武利尤单抗联合伊匹木单抗用于恶性胸膜间皮瘤二线或后线治疗的效果和安全性。纳武利尤单抗单药或联合伊匹木单抗也被指南推荐用于二线及后线患者治疗选择。

III 期随机临床试验 CheckMate 743 研究在 21 个国家、103 家医院进行,605 名初治且不可切除的 MPM 患者随机分为纳武利尤单抗和伊匹木单抗联合用药组(303 例)或化疗组(302 例)。纳武利尤单抗和伊匹木单抗组中位 OS 达到 18.1 个月,优于化疗组的 14.1 个月。免疫联合组和化疗组 2 年生存率分别为 41% vs. 27%,3 年生存率分别为 23% vs. 15%。在安全性方面,免疫联合组 3~4 级 TRAEs 发生率为 30%(91/300),化疗组 3~4 级 TRAEs 发生率为 32%(91/284),两组数据相似。亚组分析的结果显示,非上皮样 MPM 和 PD-L1 ≥ 1% 的患者 OS 获益更多。基于该研究结果,纳武利尤单抗联合伊匹木单抗成为各大指南推荐的首个应用于 MPM 的一线免疫治疗方案,是免疫治疗在 MPM 领域里程碑式进展。目前,CheckMate 743 研究中国数据正在进行中,在不久的将来,希望有更高级别证据证实双 ICIs 联合治疗可成为中国晚期 MPM 患者的一线治疗选择。

(三)免疫检查点抑制剂联合化疗

目前,多个探索 PD-1/PD-L1 抑制剂联合化疗疗效的试验在如火如荼进行,如评价度伐利尤单抗联合化疗的单臂 II 期临床试验 PrE0505 试验与 DREAM 试验、评价帕博利珠单抗联合化疗的 CCTG 试验。DREAM 试验探索了度伐利尤单抗联合标准一线化疗 PC 方案在未经治疗的 54 例 MPM 中的安全性及疗效性,结果显示 6 个月 PFS 率为 57%,15% 患者发生 3~4 级 irAE。PrE0505 试验招募了 55 例先前未经治疗、无法切除的 MPM 患者,度伐利尤单抗联合化疗组与化疗历史对照组相比,度伐利尤单抗联合化疗组中位 OS 为 20.4 个月,而化疗历史对照组为 12.1 个月。两项研究提示一线度伐利尤单抗联合化疗毒性可耐受,并改善了患者的生存预后。II 期 DREAM 和 PrE0505 试验令人振奋的结果,推进了 III 期 DREAM3R 研究。该研究拟在 27 个月内招募 480 例未经治疗的晚期 MPM 患者,并进行 24 个月随访,以评估度伐利尤单抗联合标准一线化疗,后续再行度伐利尤单抗维持治疗,与化疗进行比较。主要研究重点为 OS,次要终点包括 PFS、OTRR、AE 等指标,同时旨在通过组织和血液样本进一步探索和验证潜在的预后和/或预测性生物标志物(包括 DREAM 和 PrE0505 研究中确定的标志物、PD-L1 表达、肿瘤突变负荷、基因组特征和 HLA 亚型)。ICIs 联合化疗作为 MPM 的一线治疗方案已被写进 CSCO 指南(II 级推荐),其前景值得期待。

AtezoMeso 试验是一项双盲、安慰剂对照的 III 期试验,在意大利 20 个中心开展中。接受胸膜剥脱术且无肉眼残留病灶,至少 4 个周期的顺铂/卡铂和培美曲塞围术期治疗,且 ECOG-PS 为 0-1 的 MPM 患者,将随机(2:1)接受阿替利珠单抗(atezolizumab)或安慰剂治疗。随机分组将通过一个集中的系统进行,使用组织学(上皮样 vs. 非上皮样)和分期(I 期 vs. > I 期)作为分层因素。研究拟纳入 162 例患者,主要终点是从 DFS 方面评估阿替利珠单抗的疗效,次要终点包括 OS 和生活质量方面的安全性和有效性评估,该临床试验还在进行中。

(四)免疫检查点抑制剂联合抗血管生成治疗

贝伐珠单抗(bevacizumab)联合化疗的 III 期临床研究——MAPS 试验,报道了贝伐珠单抗联合化疗组的 OS

明显长于化疗组,中位 OS 分别为 18.8 个月和 16.1 个月(HR=0.77,95% CI 0.62~0.95,P=0.016 7)。基于贝伐珠单抗联合化疗所带来的生存获益,结合 MPM 肿瘤微环境中血管生成及免疫浸润的基本理论,评价免疫治疗联合抗血管生成治疗效果的试验也逐渐开展。

BEAT-meso 试验(NCT03762018)是评价阿替利珠单抗联合贝伐珠单抗结合标准化疗(卡铂联合培美曲塞)在晚期 MPM 一线治疗中疗效的Ⅲ期临床研究,拟在 2024 年完成。MiST4 试验是一项多中心分子分层Ⅱa 期试验,作为恶性间皮瘤(MPM 及腹膜间皮瘤)分层治疗伞式试验(NCT03654833,MiST4)第 4 组,研究者拟揭示阿替利珠单抗联合贝伐珠单抗治疗复发性间皮瘤的细胞和分子疗效决定因素。主要研究终点 12 周 DCR 达到了 53.8%;次要研究终点 24 周内最佳 ORR 显示,3.8% 患者 PR,69.2% 患者 SD,15.4% 患者 PD;在任何原因导致的不良事件中,35% 患者出现了 ≥3 级 AE。同时,研究者同时进行基线 BAP1、p16ink4a、PD-L1(DAKO22C3)、多重免疫荧光检测,以及肠道微生物组 16s RNA 宏基因组学测序、全外显子组和 RNA 转录组测序,以探索敏感性相关的细胞和分子相关性。

贝伐珠单抗联合标准化疗 6 周期,后续再行贝伐珠单抗维持治疗已作为一线用药写进 ESMO 指南和 NCCN 指南推荐用药。但缺少中国人群的高级别循证医学证据,尚未出现在最新版的 CSCO 指南。迄今为止,相对双免、免疫联合化疗,ICIs 联合抗血管生成药物相关试验开展较少,尚未有足够的临床循证医学证据证实 ICIs 联合抗血管生成作用在 MPM 中疗效,仍需要更多相关临床试验数据。

(五)其他免疫治疗方式

1. CAR-T 细胞疗法 CAR-T 细胞疗法的原理是体外对 T 细胞进行改造,使其表面表达特异性识别肿瘤表面抗原的受体片段,后将识别肿瘤抗原的 T 细胞输入患者体内,达到直接靶向体内癌细胞并发挥免疫杀伤作用。CAR-T 细胞疗法在晚期 MPM 中安全性及疗效的Ⅰ期试验处于开展阶段。一项来自上海的Ⅰ期研究,通过嵌合抗原受体(CAR-T)细胞分泌 PD-1 纳米体和靶向间皮素(PD-1-mesoCAR-T)的疗法,初步揭示其治疗恶性胸膜 / 腹膜间皮瘤的安全性和疗效。研究从 2020 年 7 月 20 日至 2022 年 1 月 31 日,共对 9 例患者进行了筛查和登记,其中只有 6 例患者可行评估。研究结果显示,ORR 为 33.3%,而 PD-L1 阳性患者的 ORR 为 66.7%。安全性方面,2 例患者(33.3%)合并细胞因子释放综合征,分别为 1 级和 3 级;4 例患者(66.7%)出现发热;2 例(25%)有 3 级肺部感染。初步疗效揭示,在 PET 或 CT 扫描中,5 例患者病情稳定 3 个月以上,1 例患者显示 CR,1 例患者为 PR;仅有 1 例患者 PD;所有入选患者均存活并进行持续观察。这项小样本临床研究初步表明,PD-1-mesoCAR-T 是安全可行的,具有良好的疗效,未来还需要更多大样本、多中心、随机对照试验来持续观察 CAR-T 细胞疗法对 MPM 患者长期存活及安全性的影响。

2. 溶瘤病毒 溶瘤病毒是一种新型的抗肿瘤治疗策略。一项使用溶瘤疱疹病毒治疗 MPM 的Ⅰ/Ⅱ期临床试验显示其抗肿瘤效应和安全性。ONCOS-102 是一种表达 GM-CSF 的溶瘤病毒,旨在刺激局部和全身免疫反应并重新调

节肿瘤微环境。一项随机、开放标签、Ⅰ/Ⅱ期研究将溶瘤腺病毒 ONCOS-102 与培美曲塞 / 顺铂联合治疗不可切除的 MPM 患者。研究纳入的 25 例患者随机接受超声或 CT 引导下 ONCOS-102 瘤内注射,联合或不联合标准化疗。纳入的患者为初治患者及经含铂化疗后进展的患者,且未接受过免疫治疗。结果显示,MPM 患者对联合方案的耐受性良好,出现发热、恶心等预期的不良反应;实验组和对照组的 30 个月生存率分别为 34.3% 和 18.2%,中位 OS 分别为 19.3 个月和 18.3 个月,生存率有所提高,但差异无统计学意义。研究观察到 CD4$^+$ 和 CD8$^+$ T 细胞等肿瘤浸润淋巴细胞显著增多,M1:M2 巨噬细胞极化显著增加。该研究为小样本研究,未来还需进一步探索 ONCOS-102 可否作为 MPM 的治疗方案。

3. 其他免疫激动剂 肿瘤坏死因子受体 2(TNFR2)表达于 CD8$^+$ T 细胞、CD4$^+$ T 细胞、T 调节性细胞、NK 细胞、髓系细胞,靶向 TNFR2 有望通过刺激肿瘤微环境中 T 细胞和 NK 细胞的活化和增殖,以产生有效的抗肿瘤免疫。HFB200301 是一种抗 TNFR2 激动性单克隆抗体,通过结合 TNFR2 上的特定表位触发先天和适应性免疫反应。在携带 MC38 和 Hepa1-6 的人 TNFR2 敲除小鼠中,HFB200301 显示剂量依赖性的抗肿瘤活性。

CBL-B(casitas B-lineage lymphoma proto-oncogene B)是一种 E3 泛素连接酶,在多种免疫细胞谱系中表达,可调节 T 细胞和 NK 细胞的激活。NX-1607 是一种口服的 CBL-B 小分子抑制剂,在小鼠模型中作为单一制剂或与 PD-1 抗体联合使用,展现出良好的抗肿瘤活性,并促进小鼠长期生存。上述免疫调节剂正在探索研究中,进一步需要通过临床试验证实其疗效与安全性,以期为 MPM 患者带来新的治疗方式。

三、MPM 应用免疫检查点抑制剂的生物标志物

PD-L1 是当下应用广泛的 PD-1/PD-L1 抑制剂疗效预测标志物。在 Keynote-028 试验中 PD-L1 阳性化疗耐药 MPM 患者 DCR 达到了 72%,而在 NivoMes、CONFIRM、NIBIT-MESO-1、JAVELIN 等试验并未显示 PD-L1 表达水平与临床疗效具有明显相关性。此外,部分临床试验表明 PD-L1 表达低的患者也可从 ICIs 治疗中受益。因此,PD-L1 作为 MPM 治疗的预测性生物标志物一直存在争议。另有研究揭示在 MPM 中 TMB 表达水平和 dMMR/MSI 发生率均较低,两者可能均不是理想的预测因子。

迄今为止,仍未发现理想的 MPM 应用 ICIs 的生物标志物。随着单细胞组学、空间转录组、基因组、转录组、质谱蛋白组学、代谢组学、免疫微环境等多项检测技术的迅猛发展,未来需要更多评估疗效标志物的临床研究开展,为 MPM 的免疫治疗提供更为精准的治疗指导。

四、MPM 应用免疫检查点抑制剂的前景

MPM 具有早期诊断困难、进展快特点,以铂类为基础双药化疗方案以及靶向治疗治疗效果有限,免疫治疗时代的到

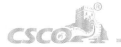

来为 MPM 患者带来了希望。双免联合治疗作为一线系统治疗方案,是免疫治疗在 MPM 领域里程碑式进展。ICIs 单药或双药联合也成为各大指南推荐的二线或后线治疗方案。此外,多个评价 ICIs 联合化疗、抗血管生成治疗效果的临床试验在如火如荼进行中。CAR-T 细胞疗法、溶瘤病毒、靶向 TNFR2、靶向 CBL-B 等其他免疫治疗方式处于开发及安全性探索阶段。然而,目前尚未有理想的 MPM 应用免疫治疗的生物标志物。随着多组学技术的发展,未来需要进一步探索免疫治疗效果的预测及监测生物标志物,以期实现 MPM 患者的个体化精准治疗。

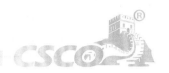

肺癌筛查研究进展

中国人民解放军东部战区总医院

吴潇頔　吕镗烽　宋勇

虽然在近 10 年中，分子靶向药物和免疫抑制剂的应用提高了晚期肺癌患者的生存机会，但是与Ⅰ期肺癌相比，晚期肺癌的死亡风险为 8.32 倍。因此，对肺癌高危人群进行定期筛查以实现早期诊断，将显著改善患者生存结局并减轻社会经济负担。全球各类肺癌筛查指南均强烈推荐采用 LDCT 作为首要筛查手段，后续可利用液体活检技术辅助影像学进一步判断结节良恶性。本文将分别从 LDCT 和液体活检两方面来阐述有关肺癌筛查的最新研究进展。

一、低剂量螺旋 CT（LDCT）

国家肺癌筛查试验（NLST）、荷兰比利时肺癌筛查试验（NELSON）等诸多大型随机对照试验均证明，与未筛查或行胸片筛查人群相比，LDCT 筛查可以显著降低高危人群的肺癌死亡率。中国肺癌筛查与早诊早治指南制订工作组对 2016—2021 年发表的 LDCT 肺癌筛查随机对照试验进行 meta 分析，结果显示，LDCT 筛查人群Ⅰ期肺癌检出率比未筛查人群提高了 4.73 倍，且肺癌相关的死亡率降低了 24%。由此确立了 LDCT 在肺癌筛查中的核心地位。

（一）筛查人群

肺癌筛查对不同个体价值不等，明确高危人群范围对于提高成本效益、减少辐射暴露等危害至关重要。大多数 LDCT 肺癌筛查试验仅根据年龄和吸烟状况来选择"高危"参与者，忽视了其他与肺癌风险增加相关的因素，包括二手烟暴露、职业暴露、慢性阻塞性肺疾病（COPD）史、肺癌家族史和遗传多态性。2020 年国家癌症中心发布的《中国肺癌筛查标准》以及 2021 年发布的《中国肺癌筛查与早诊早治指南（2021，北京）》中，建议肺癌高风险人群应符合以下条件之一：①吸烟：吸烟≥30 包年，包括曾经吸烟≥30 包年，但戒烟不足 15 年；②被动吸烟：与吸烟者共同生活或同室工作≥20年；③患有 COPD；④有职业暴露史（石棉、氡、铍、铬、镉、镍、硅、煤烟和煤烟尘）至少 1 年；⑤有一级亲属确诊肺癌。除了上述分类标准，构建风险预测模型对于划定肺癌筛查人群范围更为精准。英国肺癌筛查（UKLS）试验所使用的 LLPv2 风险模型，纳入了年龄、吸烟时间、性别、恶性肿瘤史、肺癌家族史、石棉暴露和肺炎史，在评估 5 年内患癌风险方面展示出良好的预测能力。NCCN 在 2022 年发表的肺癌筛查指南中建议使用 Tammemägi 肺癌风险计算器量化肺癌风险。

随着非吸烟者患癌概率的上升，是否需要扩大肺癌筛查范围成为一个值得思考的问题。一项基于女性（吸烟率<5%）的生态队列研究发现，在引入 LDCT 筛查后，早期（0~Ⅰ期）肺癌的发病率增加了 6 倍以上，然而晚期（Ⅱ~Ⅳ期）发病率没有相应的下降，总体死亡率稳定。提示对大多数不吸烟的亚洲女性进行 LDCT 筛查与肺癌过度诊断相关，筛查应仅针对重度吸烟者。

（二）筛查频率

采用适当的筛查间隔非常重要，过高的筛查频率会增加放射暴露、费用和焦虑情绪，反之会降低筛查的有效性。研究表明，间隔时长达 2.5 年时，晚期癌症明显增加。对于间隔 1 年还是 2 年，目前没有非常明确的证据。加拿大和美国建议每年进行一次筛查，CSCO 肺癌临床诊疗指南（2021 版）建议筛查的间隔时间为 1 年，不推荐间隔时间>2 年的筛查模式（2A 类推荐）。

在特殊情况下，两年一次的筛查或许更加合理。近期国家癌症中心完成了一项长达 5 年的前瞻性队列研究。研究将 1016740 例高风险参与者分为未筛查组和一次性 LDCT 筛查组（全程仅进行一次 LDCT 扫描），随访中发现，筛查组的肺癌死亡率比未筛查组低 31%。表明在经济条件或医疗资源有限的国家，即使是一次性的 LDCT 筛查也有望降低肺癌死亡率。

（三）成本效益

肺癌筛查的成本效益督促各国根据自身卫生保健水平进一步细化 LDCT 筛查人群和间隔时间，采取更有针对性的策略。Yuan 等中国研究员最新报告称，对重度吸烟者进行 LDCT 筛查具有成本效益，建议开始筛查的最佳年龄为 50 岁。Du 等发表的一项基于荷兰人群的研究发现，LDCT 筛查在重度吸烟人群中具有成本效益，最佳筛查方案取决于性别：55~80 岁的男性重度吸烟者每年进行一次 LDCT 筛查，女性每两年一次，此时成本效益最高。国外相关的 meta 分析也证实在高危人群中使用 LDCT 进行 LC 筛查是一种经济有效的方法，且多项研究得出的最佳方案有相似之处：55~75 岁、吸烟史（至少 20 包年）、两年一次筛查更具成本效益。

（四）其他影像学检查

根据 NCCN 肿瘤学临床实践指南、美国胸科医师协会临床实践指南以及国内专家共识，对于 ≥8mm 的实性结节、部分实性结节持续存在且内部实性成分 ≥6mm 的孤立结节（SPN），有条件者推荐使用 PET/CT 辅助诊断。两项前瞻性多中心试验表明，PET/CT 对 8~30mm 肺结节的诊断敏感性为 79.1%，特异性 81.8%，AUC 0.8~0.87，与动态对比增强 CT 联合应用可进一步提高诊断准确率。

MRI 在肺癌研究中的价值正在逐渐被挖掘。研究发现，在鉴别良恶性肺结节（5~150mm）时，发现 MRI 中的 DWI 和 T_2WI 的敏感性和准确性明显高于 PET/CT（敏感性：0.83/0.87 vs. 0.65，准确性：0.80/0.83 vs. 0.65）。MRI 是否有望替代 PET/CT 在肺癌筛查和评估中的作用，还需要大规模前瞻性试验数据的支持。

二、液体活检

LDCT 是肺癌筛查的标准方法，但是随着 LDCT 的广泛应用，假阳性率过高、对隐蔽肿瘤捕获不足、辐射风险等问题逐一浮现。因此，需要将经过充分验证的液体活检生物标志物纳入临床预测模型，辅助影像学提高诊断早期肺癌的准确率。液体活检作为一项无创检查，通过对血液或体液中的肿瘤细胞或相应的细胞产物进行实时分析，为癌症的诊断、预后和疗效预测提供丰富而准确的信息。目前，液体活检主要检测循环肿瘤细胞（CTC）、循环肿瘤 DNA（ctDNA）、循环肿瘤 RNA（ctRNA）、肿瘤来源外泌体（TDEs）、肿瘤诱导血小板（TEPs）和肿瘤相关自身抗体。本文总结了上述生物标志物的组成和表达水平，以及与肺癌筛查相关的最新研究进展，包括新的生物标志物的挖掘、早期诊断潜能的临床验证、富集检测技术的革新等内容。

（一）循环肿瘤细胞

循环肿瘤细胞（circulating tumor cell，CTC）是指从原发性或转移性病灶脱落而自发或由于诊疗操作而进入外周血的肿瘤细胞，被认为是潜在的生物标志物。它可以作为一种独立的筛查工具，进一步细化高危人群，并有助于对未确定结节进行分类。不幸的是，CTC 在外周血中浓度极低，尤其是在早期阶段，约 50% 的 Ⅰ 期、38% 的 Ⅱ 期肿瘤患者的 ctDNA 水平低于 0.01%，这大大增加了捕获的难度。近年，多种检测技术的发展为 CTC 临床应用带来重大进展。

CellCollector® 体内 CTC 捕获技术对 CTC 具有相对较高的捕获率，在 Ⅰ/Ⅱ 期 NSCLC 中 CTC 检出率为 62.5%，且对早期肺癌诊断的敏感性和特异性分别为 52.94% 和 90%。四色 FISH 方法在区分良性和恶性 SPN 方面显示 67.6% 的敏感性和 73.3% 的特异性，与 CT、PET/CT 图像和血清肿瘤标志物相比具有明显优势。利用 CTCs 染色体非整倍性异常的特点来定量检测 CTC 也是一种新方法，展现出 68.39% 的敏感性和 100% 的特异性，与常规血清肿瘤标志物联合使用，可将敏感性提高到 78.69%。另两项研究通过使用叶酸受体（FR）成功富集 CTC，且 FR 阳性 CTC 对 Ⅰ 期和 Ⅱ 期肺癌诊断的敏感性分别为 69.8% 和 72.2%，当与 CEA、NSE 和 CYFRA21-1 组合后诊断效率可进一步提升，证明测定 FR 阳

性 CTC 浓度是提高肺结节病理诊断的一种方便且省时的策略。新开发的基于底部磁泳的微流体装置 GenoCTC、基于肽磁性纳米粒子的高效 CTC 分离技术等也成功将早期患者血液样本中的 CTC 检出率提升至 70% 以上，但研究团队未进一步评估经新技术富集的 CTC 的诊断效能。

此外，研究表明利用 ISET（肿瘤细胞尺寸分离技术）得到的 CTC 可能不适用于肺癌筛查。法国进行了一项前瞻性、多中心、队列研究，对 614 例参与者（COPD 患者）进行每年一次 LDCT、临床检查和用于检测 CTC 的血液，使用 ISET 技术检测 CTC 的诊断性能，与最终病理学诊断的癌症进行比较。其中 19 人在基线检查时查出肺癌，而 CTC 对肺癌的敏感性只有 26.3%。

另外有研究表明 NGS 和 CTCs 的代谢组学可能为肺癌早期诊断提供新的液态活检标志物。

（二）循环肿瘤 DNA

循环肿瘤 DNA（circulating tumor DNA，ctDNA）是由凋亡或坏死的肿瘤细胞释放、存在于血液和其他体液中的 DNA 片段。平均每死亡一个肿瘤细胞，就有 0.014% 的 DNA 进入循环。ctDNA 在癌症早期诊断方面已得到广泛研究，ctDNA 浓度、基因甲基化和基因突变信息均是肿瘤检测的热门标志物。

1. ctDNA 浓度　研究发现，肺癌患者血液中 ctDNA 的浓度比健康对照组高出 4 倍（12.8ng/ml vs. 2.9ng/ml），同时，在区分 NSCLC 患者和健康个体时，ctDNA 水平的敏感性和特异性分别为 90% 和 80.5%。此项研究早期肺癌参与者超过半数。值得注意的是，研究并未观察到病理分级、TNM 分期与 ctDNA 浓度的相关性。

2. ctDNA 甲基化　DNA 甲基化是多种生物过程和疾病中的主要表观遗传修饰之一，尤其是在致癌作用中，被认为是肿瘤的特征之一。同时，由于 ctDNA 甲基化异常可以在诊断前数年检测到，因此可能成为 NSCLC 的早期诊断标志物。研究人员发现，与早期 NSCLC 相关的三基因组合（CDO1、SOX17 和 HOXA7），在鉴别肺结节良恶性方面表现优异，其敏感性和特异性分别为 90% 和 71%，AUC 值 0.88。ctDNA 甲基化水平还可能能为肺癌分型提供依据。例如，甲基化 DNA（HOXA9 和 RASSF1A）被证明在小细胞肺癌总表达上调。

鉴于血液中 ctDNA 的丰度较低，北京协和医院胸外科团队开发出一种机器学习辅助的深度甲基化测序技术，能够检测稀释因子低至 1/10 000 的肿瘤衍生信号，检出率随着肿瘤进展而增加，从 Ⅰ、Ⅱ 期的敏感性为 52%~77%，总体特异性为 96%。另外，Liang 等开发了一种高度灵敏的方法 AnchorIRIS™，可用于检测低至 1ng 的游离 DNA，敏感性和特异性分别为 82.5% 和 83.3%，对于 Ⅰa 期肺癌患者的 ctDNA 甲基化检测敏感性高达 81.5%。目前，一项基于此 ctDNA 甲基化分类器的多中心、前瞻性队列研究正在进行中，旨在进一步验证分类器诊断结节的有效性，以及分类器是否可以减少良性病例中不必要的活检数量。

除了血液以外，痰液、支气管镜下刷检标本也用于 ctDNA 甲基化检测，并且可能比血液具有更高的预测价值。

3. ctDNA 基因组改变　多项研究表明，在 40%~60%

的早期 NSCLC 患者中可以发现 ctDNA 的体细胞突变,例如 *EGFR*、*KRAS*、*ALK* 等,并且与原发肿瘤一致,可用于早期癌症诊断。约翰霍普金斯大学对 365 名肺癌高风险有症状个体进行了一项为期 7 个月的前瞻性试验,通过对 ctDNA 片段的全基因组分析,以 80% 的特异性检测出了 91% 的早期肺癌患者,并能高精度区分小细胞和非小细胞肺癌患者(AUC=0.98)。

(三)循环肿瘤 RNA

循环肿瘤 RNA(ctRNA)是指由细胞主动分泌和 / 或在细胞凋亡后释放到血液或其他体液中的游离 RNA,主要包括 mRNA、miRNA、lncRNA 和 circRNA,被认为是癌症"液体活检"的潜在生物标志物。

1. miRNA 与健康人相比,miRNA 在 NSCLC 患者血浆标本中高表达 15.9%,同时在循环中能够保持高度稳定,易于检测分析。目前已有多项研究表明 miRNA 在肺癌诊断中具有巨大潜力。Let-7a 是目前研究最多的生物标志物之一。非小细胞肺癌患者血清中 let-7a 的表达水平明显低于健康对照组,用于 NSCLC 诊断时灵敏度 0.653,特异度 0.718。

miRNA 可能具有较高的灵敏度和特异度,但需要进行更多的队列研究和标准化测量,以确认 miRNA 特征的普遍性。近期一项多中心的大型队列研究通过机器学习方法评估了来自 3 046 个人的血液样本的全基因组 miRNA 谱,识别出 15 个 miRNA 的特征。利用其中 14 个 miRNA 区分早期肺癌患者和健康个体,灵敏度为 76.3%,特异度为 97.5%。近期中国科学院通过大型队列研究成功构建 5-miR 模型(let-7a-5p、miR-1-3p、miR-1291、miR-214-3p、miR-375),实现对Ⅰ/Ⅱ期 NSCLC 精确诊断(AUC 为 0.936~0.984),灵敏度为 82.9%,特异度为 90.7%。另一项名为 BioMILD 的前瞻性实验也肯定了 miRNA 的诊断潜能:研究人员根据参与者基线时 LDCT 和血液 miRNA 特征分类器(MSC)检测的结果,对参与者进行分组并长期随访。CT+/MSC- 组 4 年肺癌发生率为 10.8%,CT+/MSC+ 组为 20.1%,CT-/MSC- 为 0.8%,CT-/MSC+ 为 1.1%。证明联合使用 LDCT 和血液 miRNA 可预测个体肺癌的发病率,且 MSC 主要用于对 LDCT 阳性个体进行进一步筛查。

2. lncRNA 据报道,长度超过 200 个核苷酸的非编码 RNA(lncRNA)在各种类型的癌症表达失调,并与肿瘤的生长、侵袭、转移和耐药相关,因此增强了它们作为候选生物标志物的潜力。DLG2-AS1 被鉴定为一种新的诊断生物标志物,它在 70 例肺腺癌(LUAD)患者中持续下调,对于区分 LUAD 和正常样本具有较高的灵敏度和特异度(AUC=0.726)。另一项荟萃分析表明,MALAT1 对 NSCLC 的综合诊断灵敏度为 0.81,特异度为 0.67。此外,近期研究人员基于机器学习构建的 14-lncRNAs 肺癌预测模型、确定的 4-lncRNAs 小组(RMRP、NEAT1、TUG1 和 MALAT1)也都具有优异的诊断效能。因此,上述结果表明 lncRNA 可以作为支持和补充肺癌组织学诊断的辅助工具。

(四)肿瘤来源外泌体

外泌体是存在于血液或其他体液中的纳米级细胞外囊泡。其中由肿瘤衍生的外泌体称为肿瘤来源外泌体(TDEs),它富含某些蛋白质、核酸、脂质和其他重要信息,被认为是液

体活组织检查的有前景的生物标志物。

1. 外泌体蛋白 随着对外泌体蛋白分泌机制和功能的深入研究,越来越多的蛋白标志物被鉴定。例如,早期 NSCLC 患者细胞外基质蛋白 1(ECM1)和 α-2-HS- 糖蛋白(AHSG)表达水平均有升高,AUC 分别为 0.736 和 0.656。两者与现有标志物 CEA 联合应用,能进一步提高早期 NSCLC 的诊断效能。来自血液以外的外泌体蛋白也可作为癌症早期检测的潜在生物标志物。中国学者 Yang 提出了一种新的集成微流控设备,可以实现快速且超灵敏的分离和检测患者尿液中的 TDEs,研究者运用这一新技术,成功验证外泌体亮氨酸的 α-2- 糖蛋白(LRG1)在早期肺癌患者和健康人中的差异性表达。

2. 外泌体 RNA 除了外泌体蛋白,外泌体 RNA 的类型和表达水平在癌症患者和健康受试者间也存在显著差异,有望成为肺癌早期诊断的生物标志物。据报道,miR-1274b、miR-520c-3p 和 Exo-GAS5 可用于区分早期 NSCLC 和健康人,miR-181-5-p、miR-30a-3p 和 miR-30e-3p 具有腺癌特异性,而 MiR-10b-5p、miR-320b 和 miR-15b-5p 可用作鳞状细胞癌的特异性诊断生物标志物。LncRNA 也是当前研究的重点,与健康人相比,NSCLC 患者血清中的两种外泌体 lncRNA(TBILA、AGAP2-AS1)升高显著,两者在不同肿瘤病理亚型和早期 NSCLC 患者中均表现出良好的诊断效率,和血清肿瘤生物标志物 Cyfra21-1 的组合可以进一步提高诊断准确性。但是值得注意的是,两种 lncRNA 的组合并没有产生比单个 lncRNA 更好的结果。外泌体 RNA 用于 NSCLC 早期诊断性能可靠,但如果增加更多的大型队列研究,它作为临床参考将更有价值。

(五)肿瘤诱导血小板

在肿瘤发展过程中,肿瘤相关分子转移至血小板内,诱导血小板 mRNA 表达谱和表型发生变化,转化为肿瘤诱导血小板(tumor-educated blood platelets,TEPs)。这种基于 RNA 水平方面展现出的差异可能能够用于癌症诊断。来自中国的研究人员发现,早期肺癌患者的三个血小板 mRNA(MAX、MTURN、HLA-B)与健康人相比显著上调,其中 MTURN 对女性肺癌患者的诊断效率极高(AUC=0.825)。此外,血小板非编码 RNA 也有可能被用于早期诊断。例如,D'Ambrosi S 鉴定出 411 个在 NSCLC 患者和对照组之间存在显著差异表达的 circRNAs,而 Dong 等发现一种 snoRNA(SNORD55)在 NSCLC 患者显著降低,对于早期 NSCLC 诊断,AUC 为 0.784。

(六)肿瘤相关自身抗体

国外研发的肺癌相关抗体谱 EarlyCDT-Lung,在经过 4 项共涉及 15 000 例患者的临床试验验证后,展现出比现有的早期肺癌鉴别风险模型更为高效的诊断潜能(灵敏度 52%~57%,特异度 88%~90%)。国内学者也挖掘出 7 种肺癌相关自身抗体(7-AAb、p53、GAGE7、PGP9.5、CAGE、MAGEA1、SOX2、GBU4-5),其浓度显著高于对照组,在前瞻性实验中,7-AAb 展现出 45.5% 的灵敏度和 85.3% 的特异度(AUC=0.660),证明肿瘤相关自身抗体对于肺癌具有一定的预测价值,可以在临床环境中提供重要的早期预警信号。

三、肺癌筛查的问题与展望

在肺癌高危人群中进行 LDCT 筛查可以降低肺癌死亡率已毋庸置疑，但仍存在一些瓶颈。LDCT 较高的假阳性率致使参与者需要完成额外的检查，同时进行侵入性检查的比例也会相应增高，还可能造成精神焦虑。辐射暴露是部分高危人群对于定期肺癌筛查有所抵触的一个原因，参与者在经历 10 年 LDCT 筛查后，体内累计辐射剂量约为 10mSv。过度诊断也是不容忽视的问题。

液体活检衍生的肿瘤生物标志物可以作为 LDCT 肺癌筛查的补充工具，具有无创、取样便捷、可实现早期诊断等优势。然而，试验水平的生物标志物与进入临床应用之间还存在很大差距。一众生物标志物在早期癌症中的浓度都很低，需要尽快开发新的提取技术突破这一限制，建立标准化的检测方法，方便后续对标志物的诊断效能进行比较及筛选。此外，大多数液体活检试验专注于使用单一类型的标志物，但其灵敏度和特异度难以同时令人满意，多模式联合检测更有可能满足肺癌筛查的需求。

自 2009 年启动肺癌高危人群 LDCT 筛查以来，我国肺癌的发病率和死亡率仍在不断上升。考虑到成本效益、城乡医疗卫生资源分布情况、民众健康意识等诸多方面，有必要深入探讨适合我国国情的肺癌筛查推广策略，为患者提供可负担且适用的个性化筛查方案。

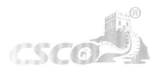

肺鳞癌免疫治疗研究进展

中国医学科学院肿瘤医院

常戈鋆　王洁

肺鳞癌和腺癌是非小细胞肺癌（NSCLC）的主要组织学亚型，在肿瘤治疗历史上，两者的治疗方法曾经相同。然而随着对肺癌不同病理亚型分子特征的深入研究，尤其靶向药物的出现及迭代升级，肺腺癌的治疗得到了突飞猛进的发展。相比之下，肺鳞癌的新药研究屡战屡败，停滞不前。肺鳞癌具有独特的流行病学、临床病理学和分子学特征，如其最常见的基因变异是 *TP53*、*NFE2L2*、*CDKN2A*、*KEAP1* 和 *PTEN* 突变等，且以多通路改变为著。肺鳞癌基因组的复杂性和多样性可能是导致无有效靶向治疗的原因。随着免疫治疗时代的到来，肺鳞癌患者的治疗亦柳暗花明、旗开得胜。本文拟从多个方面总结肺鳞癌的免疫治疗现状和进展，并展望其未来的探索方向。

一、PD（L）-1 抑制剂在肺鳞癌中的临床研究进展

和肺腺癌的靶向治疗发展历程一样，肺鳞癌的免疫治疗也经历了从二线到一线，从晚期到早期的进阶之路。作为目前免疫治疗当仁不让的主力军，PD（L）-1 抑制剂在肺鳞癌免疫治疗的临床研究中频频登场。

（一）Ⅰ~Ⅲ期肺鳞癌的免疫治疗

术后辅助放化疗是肺癌术后患者的传统治疗手段，但其对预后获益有限，且不良反应大。随着靶向治疗步入辅助治疗行列，驱动基因阳性肺癌患者的生存得以显著延长。免疫治疗相较于化疗具有更好的安全性，为以驱动基因阴性为主的肺鳞癌患者带来了新的治疗选择，开启了肺鳞癌治疗的新局面。目前多项以 PD（L）-1 抑制剂为基础的临床研究已经公布了初步结果。

1. 免疫单药治疗　作为全球首个 NSCLC 新辅助免疫治疗的临床研究，CheckMate159 研究具有里程碑式的意义，该研究针对Ⅱ A~Ⅲ A 期可手术的 NSCLC 患者（鳞癌 29%）使用 PDL-1 抑制剂纳武利尤单抗进行新辅助治疗，主要病理缓解（MPR）率为 45%，其中鳞癌 MPR 率为 33.3%。在 2022年的 ASCO 大会上，该研究公布了 5 年的长期随访结果：5 年无复发生存期（RFS）率和总生存（OS）率分别为 60% 和 80%，显示了单药免疫新辅助治疗的持久获益，大大增加了根

治性手术治愈肺癌的可能性。最近一项 PD-1 抑制剂信迪利单抗单药新辅助治疗非小细胞肺癌的Ⅰ b 期临床研究发表了 3 年随访数据结果，该研究共入组 40 例患者，其中 82.5% 为肺鳞癌，结果显示 R0 切除患者的 3 年 OS 率 88.5%，3 年无病生存期（DFS）率 75.0%。免疫药物在新辅助治疗的应用改变了既往手术切除的局限性，让更多患者有机会实现降期和接受手术根治。

IMpower010 是一项全球多中心Ⅲ期临床试验，预示着免疫治疗拓展进入 NSCLC 术后辅助的新阶段，期中分析结果显示阿替利珠单抗术后辅助免疫治疗对比最佳支持治疗，显著改善了 PD-L1 TC ≥ 1% 的Ⅱ~Ⅲ A 期 NSCLC 的 DFS（*HR*=0.66，*P*=0.003 9）。在 2022 年召开的 ELCC 和 JSMO 大会上公布了最新结果，阿替利珠单抗在 PD-L1 高表达Ⅱ~Ⅲ A 期 NSCLC 人群中的疗效更佳，亚组分析显示亚裔人群和全球人群获益及安全性相似，鳞癌患者亦有 DFS 获益趋势，但仍逊于腺癌。KEYNOTE-091 研究相较 IMpower-010 研究覆盖面更广，在 2022 年 ASCO 的壁报讨论专场，KEYNOTE-091 研究的第 2 次期中分析提供了新的 DFS：帕博利珠单抗作为术后辅助治疗较安慰剂显著改善了 DFS（53.6 个月和 42 个月，*HR*=0.76，*P*=0.001 4），18 个月 DFS 率分别为 73.4% 和 64.3%，且无论 PD-L1 表达水平均可获益。

2. 免疫联合化疗　免疫联合化疗为晚期肺鳞癌带来了临床获益，在围术期中亦显示了显著疗效。NADIM 研究是一项针对可切除的Ⅲ A（N₂）期 NSCLC 患者的Ⅲ期随机对照研究，术前予以 PD-L1 抑制剂度伐利尤单抗联合紫杉醇和卡铂后继续度伐利尤单抗巩固治疗 1 年，其中肺鳞癌 16 例（35%）。结果显示病理完全缓解（pCR）率为 71.4%，MPR 率为 85.36%，降期率为 93%，18 个月 DFS 和 OS 分别达到了 81% 和 91%。CheckMate-816 研究是目前唯一以 pCR 和无事件生存期（EFS）作为主要研究终点的研究，该研究纳入Ⅰ B~Ⅲ A 期患者接受单纯化疗或在此基础上联合免疫治疗，并允许患者术后接受至多 4 周期化疗 / 放疗或两者联合。结果发现，联合治疗组和单纯化疗组的中位 EFS 分别为 31.6 个月和 20.8 个月（*HR*=0.63），两组 pCR 率分别为 24% 和 2.2%，不同临床病理特征的患者均可以从这一治疗策略中获益。另一项阿替利珠单抗联合化疗新辅助治疗的Ⅱ期临床研究结果

显示,在取得 R0 切除的 NSCLC 中,肺鳞癌的 MPR 率和 pCR 率均明显高于肺腺癌(80% 和 53%,50% 和 33%),58% 患者从 N_2 降至 N_0,11% 患者从 N_2 降至 N_1,而且达到 MPR 患者的中位 DFS 较未达到者延长 2.4 倍(34.5 个月 vs. 14.3 个月,$HR=0.7$,$P=0.71$)。最常见的 3~4 级治疗相关不良反应事件(TRAEs)是中性粒细胞减少(50%)和肝功能异常(14%)。

3. **免疫联合放疗**　放疗和免疫治疗具有协同作用,在近期一项单臂 Ⅱ 期临床研究中,60 例 NSCLC 随机分组进行度伐利尤单抗单独免疫新辅助治疗(30 例)和度伐利尤单抗和立体定向放疗免疫联合新辅助治疗(30 例),结果显示联合治疗组 MPR 率显著高于免疫单药组(6.7% vs. 53.3%,$P<0.000\,1$),其中联合组中肺鳞癌患者 MPR 率为 66%。联合治疗组和单药组患者 3~4 级 TRAEs 发生率分别为 17% 和 20%,以低钠血症和高脂血症居多。在两组患者中分别有 66% 和 14% 的患者淋巴结由 N_2 降为 N_0。后续多因素分析显示联合治疗是 MPR 的独立预后因素,不受 PDL1 表达影响。该研究说明度伐利尤单抗与立体定向放疗的联合新辅助治疗具有良好的耐受性、安全性和较高的 MPR 率,但仍需在更大队列中进行验证。PACIFIC 研究将免疫治疗纳入了不可手术切除的局部晚期 NSCLC 的治疗策略。GEMSTONE-301 研究是继 PACIFIC 研究后第 2 个在局部晚期放疗与化疗结束后,证实免疫巩固治疗有效的 Ⅲ 期随机对照研究。该研究结果显示舒格利单抗对比安慰剂显著延长了患者的无进展生存期(9.0 个月 vs. 5.8 个月,$HR=0.64$,$P=0.002\,6$)。

综上所述,根治性手术治疗和同步放化疗作为早期和局部晚期 NSCLC 的主要治疗模式的地位仍未动摇,免疫治疗可显著提高 Ⅰ~Ⅲ 期 NSCLC 的手术切除率和治愈率,改善患者长期预后,但治疗模式(单纯免疫、联合化疗、联合放疗)、治疗时机以及探索有助于优选人群的 biomarker 仍是未来的方向。

(二)晚期肺鳞癌的免疫治疗

近年来,多项晚期肺鳞癌免疫治疗的研究改变了临床实践指南,随着 2022 年版肺癌 CSCO 指南的发布,可以发现,晚期肺鳞癌的免疫治疗推荐发生了翻天覆地的变化,尤其是一线免疫治疗,其中 RATIONALE 307、Camel-sq、GEMSTONE-302、CHOICE-01、ORIENT-12、AK105-302 的研究结果引人瞩目,并因此对 2022 年的 CSCO 指南进行相应的更新。

鉴于既往国际研究中纳入的中国患者数量少,另一方面,国内可用的免疫治疗药物种类及可及性十分有限,远不能满足广大的临床需求。中国的晚期肺鳞癌患者亟待中国研究探索免疫治疗的获益。基于以上背景,研究者进行了大量国产 PD(L)-1 抑制剂在晚期肺鳞癌中的临床研究。RATIONALE 307 研究是中国首个、全球第二个肺鳞癌一线免疫治疗的 Ⅲ 期临床研究,以大样本中国患者数据确证了 PD-1 抑制剂替雷利珠单抗联合卡铂及紫杉醇或白蛋白结合型紫杉醇化疗的疗效(PFS:7.6 个月 vs. 5.5 个月,$HR=0.52$,$P<0.001$;7.6 个月 vs. 5.5 个月,$HR=0.48$,$P<0.001$)及安全性(≥3 级 TRAEs:85.8% vs. 83.9% vs. 80.3%),且和 PD-L1 表达水平无关。CameL-sq 研究结果显示,卡瑞利珠单抗联合紫杉醇和卡铂相比单纯化疗 PFS 有显著获益(8.5 个月 vs. 4.9 个月,

$P<0.000\,1$)。GEMSTONE-302 研究采用 PD-L1 单抗舒格利单抗联合卡铂和紫杉醇对比单纯标准化疗,结果显示免疫治疗后肺鳞癌的客观缓解率(ORR:70.5% vs. 46%)和 PFS(8.3 个月 vs. 4.8 个月,$HR=0.34$,$P<0.000\,1$)得以明显升高和显著延长。PD-1 单抗信迪利单抗联合吉西他滨和铂类对比化疗一线治疗晚期肺鳞癌的 ORIENT-12 研究显示,信迪利单抗组对比化疗组的 PFS 延长(5.5 个月 vs. 4.9 个月,$P<0.000\,01$),且具有 OS 的获益趋势($HR=0.567$,$P=0.017$)。因此,上述方案均更新为肺鳞癌一线治疗 Ⅰ 级推荐。2022 年 ASCO 会议上公布的 CHOICE-01 研究使用特瑞普利单抗联合紫杉醇和铂类一线治疗晚期 NSCLC(其中晚期肺鳞癌占 47%),结果显示免疫联合化疗组的 PFS 均显著延长 2.8 个月(8.4 个月 vs. 5.6 个月,$HR=0.58$,$P<0.000\,1$),但鉴于该药未获批 NSCLC 适应证,故在 CSCO 指南中仅作为肺鳞癌一线治疗 Ⅱ 级推荐。

在二线治疗中,PD-1 单抗替雷利珠单抗对比多西他赛二线/三线治疗局部晚期或者转移性 NSCLC 的 RATIONALE 303 研究,2022 年 AACR 更新了研究数据,鳞状患者的亚组分析显示,与多西他赛相比,替雷利珠单抗延长了患者的 OS(16 个月 vs. 11.3 个月,$HR=0.58$,$P<0.000\,1$),且两组的 OS 曲线在早期已可观察到生存获益,因此 2022 年 CSCO 指南上调替雷利珠单抗至肺鳞癌二线 Ⅰ 级推荐。

二、新型免疫治疗在肺鳞癌中的研究现状

(一)双免疫治疗

tiragolumab 是一种单克隆抗体,可以靶向结合免疫细胞上表达的免疫检查点蛋白 TIGIT,同时阻断 TIGIT 和 PD-L1,增强 NK 细胞的抗肿瘤活性并激活 T 细胞,此为 tiragolumab 与 PD-L1 抑制剂阿替利珠单抗进行联合用药的理论基础。CITYSCAPE 研究 Ⅱ 期结果显示,tiragolumab 联合阿替利珠单抗一线治疗 PD-L1 阳性的晚期 NSCLC,ORR(31.3% vs. 16.2%,$P=0.031$)和 PFS(5.4 个月 vs. 3.6 个月,$P=0.015$)均有获益,由此启动 Ⅲ 期 Skyscraper 研究。但遗憾的是,2022 年的 ASCO 会议上公布该研究未达到主要终点 PFS。目前正在进行的有 TIGIT 联合帕博利珠单抗的 KEYVIBE 003 研究、TIGIT 单抗联合 CD112R 单抗和 PD1 抑制剂的三免疫联合治疗 JS009 研究等,期待能够带来不一样的结果。eftilagimod alpha 是一种可溶性 LAG-3 蛋白,能与 MHC-Ⅱ 结合,对抗原递呈细胞(APC)具有调节作用,从而激活 $CD8^+$ T 细胞。与抗 LAG-3 抗体不同,eftilagimod alpha 不与 T 细胞上的 LAG-3 结合。此外,它通过激活 APC,从而激活 T 细胞,故潜在的减少了不能对 PD(L)-1 抑制剂产生应答的 T 细胞数量。2022 年 ASCO 会议上汇报了 Eftilagimod Alpha 联合帕博利珠单抗一线治疗转移性 NSCLC 患者的 Ⅱ 期临床研究结果:鳞癌患者 ORR 为 35.0%,非鳞癌者 ORR 为 38.9%,中位 PFS 为 6.9 个月。与历史对照 KEYNOTE-042 相比,显示理想的有效性和可接受的安全性,治疗应答持久,值得进一步期待。

(二)双抗体治疗

AK104 是我国首创的新型的 PD-1/CTLA-4 双特异性肿瘤免疫治疗药物,它在联合安罗替尼治疗晚期 NSCLC 的一项多中心 Ⅰb/Ⅱ 研究中显示良好的抗肿瘤活性及安全性。

2021 年 ESMO 大会中报道数据显示,在初治患者中 ORR 可达 70.6%,其中鳞癌患者 ORR 为 80%,疾病控制率(DCR)100%,但仍需进一步的研究评估。AK112 是人源化抗 PD-1/VEGF 双特异性抗体,为新型四聚体形式。基于 PD-1 和 VEGF 在肿瘤微环境中共表达,AK112 能够富集于肿瘤微环境同时有效阻断 PD-1 通路和 VEGF 通路,进而促进免疫细胞对肿瘤细胞的杀伤。一项多中心、开放性的 II 期临床研究 AK112-201 旨在评估 AK112 联合化疗治疗晚期非小细胞肺癌的有效性和安全性,研究者评估的 ORR 为 53.8%,其中鳞癌 ORR 为 50%。IBI322 为 CD47 和 PD-L1 的双特异性抗体注射液,更易亲和肿瘤组织,减少靶点对正常组织的毒性。2022 年 AACR 会议上展示 IBI322 治疗晚期鳞癌 I 期临床研究的初步结果,其中纳入的 9 例 NSCLC 的 DCR 为 88.9%,后续结果有待更新。

(三)免疫联合抗血管生成治疗

相比肺腺癌靶向治疗和抗血管生成治疗取得的成果,免疫治疗联合抗血管生成治疗的结果差强人意。帕博利珠单抗联合仑伐替尼一线治疗 PD-L1 阳性的非小细胞肺癌的 LEAP-007 研究未能取得阳性结果,联合组 OS(14.1 个月和 16.4 个月)和安全性(3~5 级 TRAEs:57.9% vs. 24.4%)均劣于免疫单药组。后续 III 期 LEAP-0083 研究(帕博利珠单抗联合仑伐替尼对比化疗二线治疗既往 PD(L)-1 抑制剂耐药的 NSCLC 患者)正在进行中。Sitravatinib(司曲替尼)联合替雷利珠单抗治疗 PD(L)-1 难治/耐药的晚期 NSCLC 的临床研究结果显示 ORR 为 13.6%,中位 PFS 为 5.2 个月,初步显示抗肿瘤活性。

(四)生物免疫治疗

对 PD(L)-1 抑制剂耐药的 NSCLC 患者,后线治疗选择有限。生物免疫治疗被寄予厚望,因其具有针对性强、副作用小和长久起效等优势。Tedopi 是一种新表位疫苗,可以更好地刺激 T 淋巴细胞识别和攻击癌细胞。在最新公布的 Atalante 1 的 III 期临床试验中,纳入了 99 例晚期免疫检查点抑制剂治疗失败的 HLA-A2 阳性患者,随机接受 Tedopi 疫苗治疗或化疗(培美曲塞或多西他赛)。结果显示 Tedopi 组患者的 OS 显著延长(11.1 个月 vs. 7.5 个月,$HR=0.59$,$P=0.02$),在晚期 HLA-A2+NSCLC 患者中具有良好的获益性。2022ASCO 大会最新的 I/II 期试验的结果显示,ADXS-503 联合帕博利珠单抗治疗晚期 NSCLC 患者,DCR 为 46%,达到 PR 患者的有效时间分别为 702d 和 189d,提示该方案临床效益的持久性。CAN-2409 是一种复制缺陷型腺病毒,2022 年 ASCO 大会报道了瘤内注射 CAN-2409 联合免疫治疗检查点抑制剂 ± 化疗治疗 III/IV 期 NSCLC(鳞癌 32%)的 II 期研究结果,既往免疫治疗后进展患者的 DCR 为 87.5%。其他生物治疗还包括 TIL、CAR-NK 细胞治疗和工程化 T 细胞治疗等,仍在探索阶段。

三、肺鳞癌免疫治疗的生物标志物

免疫治疗在肺鳞癌的治疗中具有不可或缺的作用,然而,并非所有患者均能够从中获益,如何通过生物标志物筛选出免疫治疗的优势人群是临床面临的问题。

PD-L1 和 TMB 是目前研究最为充分的免疫治疗生物标志物。IMpower010 研究分析结果显示阿替利珠单抗在 PD-L1 高表达 II~IIIA 期 NSCLC 人群中的疗效更优。最近一项信迪利单抗新辅助治疗 NSCLC 的 Ib 期临床研究 3 年后随访结果显示,PD-L1 表达阳性、TMB 高的患者具有良好的临床结局。CameL-sq 研究中通过动态检测 270 例鳞癌患者治疗前和治疗 2 周期后的血液 TMB(bTMB)分析发现,治疗前基线 bTMB 和免疫治疗效果无关,而治疗后低 bTMB 患者的 ORR(73.8% vs. 27.8%,$P<0.001$),PFS(9.1 个月 vs. 4.1 个月,$P<0.001$)和 OS(未达到和 8.0 个月)均显著高于 bTMB 患者,并且通过动态检测 bTMB 能够筛选出可从免疫治疗中长期获益的患者。

然而,受限于不同的检测抗体、检测平台和计算方法,PDL1 和 TMB 的检测难以形成一个统一的标准,不同的临床研究往往采用不同的疗效临界值。CheckMate 017 研究评估了纳武利尤单抗在晚期肺鳞癌患者中的疗效和安全性,发现 PD-L1 表达既不能预测预后,也不能预测疗效。同样的,在一项信迪利单抗联合化疗治疗晚期肺鳞癌的 Ib 期临床研究中发现,TMB 和 PDL1 均和免疫治疗效果无关。上述研究提示,单用 PD-L1 和 TMB 作为标志物可能不足以精确筛选免疫治疗的最佳获益人群。

免疫微环境状态对免疫治疗效果的影响尚需深入研究。在对中国肺鳞癌患者基因图谱的研究中发现,基于 PD-L1 表达和 CD8+ 肿瘤淋巴结细胞浸润(TILs)的肿瘤免疫微环境存在显著差异,$PIK3CA$ 和 $KEAP1$ 基因突变和 CD8+ TILs 降低相关($P<0.001$ vs. $P=0.005$)。PD-L1 mRNA 和 PDL2 的 mRNA 与 PD-L1 表达呈正相关,而且 PD-L1 表达与 $IFN-\gamma$ 基因相关($P<0.001$),而与 TMB 无关。IFN-γ 可影响 JAK2-STAT1 和 PI3K-AKT 通路的激活,诱导肿瘤细胞 PD-L1 的表达,促进免疫耐药。在笔者团队尚未发表的 RATIONALE 307 研究后续免疫治疗标志物的分析中,发现 TMB 和 PDL1 表达状态和替雷利珠单抗联合化疗的预后无显著相关性,因此开发了一个由 11 个免疫基因组成的基因表达特征(GES),可作为肺鳞癌免疫联合化疗疗效的潜在预测标志物,而且发现 NRF2 通路的激活和免疫耐药相关。另一项待发表的 CHOICE-01 研究结果显示,FA-PI3K-Akt 通路或 IL-7 信号通路突变的患者更能从特瑞普利单抗联合化疗中获益。Zhou 等通过对 14 例新辅助免疫治疗 NSCLC 患者(鳞癌 11 例)研究发现,HR 通路基因失活相关的同源重组缺陷和新辅助免疫治疗效果呈正相关。

同时,免疫治疗亦和基因突变、宿主特征等因素相关。Xie 等通过对肺鳞癌公共数据基因组学研究发现,TTN 基因突变和免疫治疗效果呈正相关。另一项研究通过对 9 种类型的肿瘤组织进行测序分析,发现肺鳞癌患者 $NFE2L2$(19.16%)和 $KEAP1$(10.13%)基因的突变频率最高,而且携带该两种基因突变患者免疫治疗效果更佳。近日一项关于 39 例新辅助免疫治疗肺癌(28 例鳞癌)的研究结果显示,吸烟比 PDL1 更能够预测新辅助免疫治疗效果,可能和吸烟者的高 TMB 和微卫星不稳定性(MSI)相关。同时,亦可通过动态检测免疫治疗期间外周血粒淋比进行疗效预测,研究结果提示免疫治疗后高粒淋比(≥5)患者的预后更差(PFS:1.3 个月 vs.

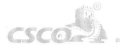

6.1 个月,$P<0.001$). 其他如 TP53A、HLA、肠道菌群等亦和免疫疗效具有相关性。

四、小结

肺癌是全世界及中国癌症死亡的主要原因,肺鳞癌因其独特的临床表现、病理表现及基因突变特征,与肺腺癌的治疗不尽相同,在过去几十年中进展非常缓慢,导致此类患者的总体预后较差。近年来,随着免疫治疗在肿瘤领域迅速发展,肺鳞癌患者因其基因突变复杂,肿瘤突变负荷高等特点,使其能够从免疫治疗中获益,推动了肺鳞癌的治疗发展,革新了肺鳞癌患者的治疗模式,极大改善了患者的生存。但未来仍需不断探索及优化免疫治疗的策略,整合多维度因素,进行基于多基因综合分析的免疫分型,方能更加精准地指导肺鳞癌免疫治疗的临床实践。

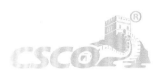

不可手术局部晚期非小细胞肺癌研究进展：
后 PACIFIC 时代回顾与展望

中国医学科学院肿瘤医院

杨宇帆　毕楠　姜威　王绿化

不可手术局部晚期非小细胞肺癌(LA-NSCLC)约占全部非小细胞肺癌(NSCLC)的三分之一。该类患者分期偏晚，且异质性明显，但其治疗仍可以治愈为目的，通过局部联合系统治疗的综合治疗方案，实现无病状态下的长期生存。根据 PACIFIC 研究结果，该类患者当下的标准治疗手段已更新为同步放化疗(CCRT)联合 durvalumab 免疫巩固治疗，但更多关于获益人群和治疗优化的探索仍被持续关注与推进。本文将对近一年内该领域的相关进展做简要概述，以梳理新的研究证据和方向。

一、PACIFIC 模式：从临床研究，到真实世界

根据 PACIFIC 研究最新的长期生存数据显示：中位随访时间为 34.2 个月，免疫巩固组较安慰剂组的中位总生存(OS)提高 18.4 个月(47.5 个月 vs. 29.1 个月，*HR*=0.72)，中位 PFS 提高 11.3 个月(16.9 个月 vs. 5.6 个月，*HR*=0.55)，5 年 OS 率分别为 42.9% 和 33.4%，5 年无进展生存(PFS)率分别为 33.1% 和 19.0%，且生存曲线存在长拖尾效应，即 durvalumab 免疫巩固治疗为此类患者带来了持续的预后获益和更高的治愈可能；次要终点方面，免疫巩固组较对照组的客观缓解率(ORR)明显提升(29.8% vs. 18.3%)，中位远处转移时间(TTDM)显著延长(36.5 个月 vs. 17.7 个月，*HR*=0.59)，并有效减少了新的肺、脑转移灶的发生。

PACIFIC 模式在试验背景下的疗效令人惊喜，但在真实世界中是否也能发挥同样的作用？近期多项相关真实世界研究为这一疑问提供了答案。其中，PACIFIC-R 研究是一项针对接受 1 周期以上 durvalumab 巩固治疗的不可切除Ⅲ期 NSCLC 的国际大型观察性研究，分析纳入 11 个国家、290 家中心的 1 399 例患者，其结果在 2021 年 ESMO 会议进行汇报：中位 rwPFS 为 21.7 个月，高于 PACIFIC 研究实验组的 16.9 个月。尽管因患者复查随访延迟、早期少数死亡病例未被纳入等原因导致 PFS 或被高估，但上述结果无疑显示了 PACIFIC 模式在真实世界中的显著疗效；安全性方面，9.5% 的患者因治疗相关不良反应导致治疗中止，5.2% 的患者因不良反应治疗暂时中断，肺炎是最常见的不良反应，发生中位时

间约为 2.5 个月，严重肺炎发生率约为 3.3%。

2022 年 ELCC 会议上报道了另一项真实世界 SPOTLIGHT 研究，其纳入来自美国肿瘤病历数据库的患者，两队列分别为接受和未接受 durvalumab 巩固治疗的Ⅲ期 NSCLC 患者，其中 93.1% 接受巩固治疗的患者接受了 CCRT，中位 PFS 为 17.5 个月，2 年 PFS 率为 44.6%，2 年 OS 率为 71.6%。这两项研究从真实世界数据出发，支持了 PACIFIC 研究结论，证实了 PACIFIC 模式在临床实践中的有效性和优越性。

继而，中国医学科学院肿瘤医院就一系列 PACIFIC 模式真实世界研究数据进行了 meta 分析，结果发表在美国放射肿瘤治疗学会会刊 IJROBP。分析纳入包括共计 1 885 例患者的 13 项研究，其中约 1/3 的患者来自亚洲。结果显示：真实世界中观察到更多老年、一般情况较差以及接受 SCRT 的患者。汇总 1 年 OS 率为 90%(95% *CI* 83%~98%)，1 年 PFS 率为 62%(95% *CI* 56%~68%)，全级别肺炎发生率为 35%(95% *CI* 22%~48%)，3 级及以上肺炎发生率为 6%(95% *CI* 3%~8%)。该结果从更高级别循证医学层面为 PACIFIC 模式的应用提供了重要证据，进一步确认了该模式在真实世界中具有同样良好的疗效与安全性。

二、PACIFIC 模式升级：顺序时机，上下求索

当前，PACIFIC 模式疗效确切，对 LA-NSCLC 的治疗格局影响深远。以 PACIFIC 模式为基石，多项临床试验正在积极探索 CCRT 与免疫治疗的不同结合方案，其中 NICOLAS、DETERRED 和 KEYNOTE-799 等研究尝试将免疫治疗前移，与 CCRT 同期应用，前期数据显示安全性尚可。

近期，KEYNOTE-799 研究在 2022 年 ASCO 会议公布了 2 年生存数据，该Ⅱ期研究方案为完成 1 周期 pembrolizumab 和化疗后，第 2~3 周期应用 pembrolizumab 同期联合 CCRT，之后 4~17 周期进行 pembrolizumab 免疫维持治疗，队列 A 与队列 B 分别应用紫杉醇＋卡铂和培美曲塞＋卡铂的化疗方案。其主要终点为 ORR 和 ≥3 级肺炎发生率，次要终点包括 PFS 和 OS。两组各纳入 112 例和 102 例患者，ORR 分别为 71.4% 和 75.5%，中位 PFS 分别为 30.6 个月和未达到，2 年

PFS 率分别为 64.3% 和 71.2%，3 级及以上治疗相关不良反应率分别为 64.3% 和 51.0%，3 级及以上肺炎发生率分别为 8.0% 和 6.9%。分析以上数据，CCRT 同步免疫治疗会一定程度地增加不良反应的发生，但整体可控，且有望促使疗效更上新的台阶。由于目前随访时间仍较短，该结论有待继续观察确认，而 EA5181、PACIFIC-2 等相似模式的Ⅲ期试验也在积极入组，以提供更多数据。毋庸置疑的是，这种同期治疗的强度更大，疗效与风险并存，因而对患者的获益筛选和毒性管理也将有着更高的标准和要求。

AFT-16 研究则进一步将免疫治疗提前到诱导阶段，使用免疫"夹心"模式，即应用 4 周期 atezolizumab 诱导治疗后，未进展患者接受 CCRT 后续辅助 atezolizumab 治疗 1 年。研究纳入 64 例患者，中位 PFS 为 23.7 个月，18 个月 PFS 率为 57%，18 个月的 OS 率为 84%，目前仅 3 例（4.7%）患者出现 3 级及以上免疫相关不良反应，整体耐受性良好，而诱导免疫治疗具有提前筛选有效人群、减轻肿瘤负荷，从而助于降低局部治疗毒性等优势，也启发并促进着该方向研究的继续推进。

除联合应用顺序外，免疫巩固治疗的开始时机也受到关注。DATE 研究是一项探讨 CCRT 后立即应用免疫巩固治疗的Ⅱ期研究，计划放疗结束后第 1 天即应用 durvalumab，目前入组 16 家中心的 50 例患者，总体 ORR 为 78.7%，中位 PFS 为 14.2 个月，3/4 级肺炎发生率为 4.3%，无治疗相关死亡。由此可见，CCRT 后立即予 durvalumab 未明显增加严重不良反应的发生，免疫巩固治疗的开始时间或可尝试提前，但其是否能够带来疗效的差异仍有待进一步观察。

三、后 PACIFIC 时代：外征伐，内优化

不论是 PACIFIC 研究本身，还是相关的欧美真实世界研究，入组人群中亚裔占比均较少，且多基于接受 CCRT 患者开展后续的免疫巩固治疗。但在东亚人群中，有 40%~70% 的患者因无法耐受 CCRT，而接受了序贯放化疗（SCRT）。并且，由于放疗联合免疫治疗或可增加轻中度肺炎风险，而国内患者存在放射性肺炎易感性，迫切需要对我国该模式临床应用经验进行深入总结。此外，PACIFIC 研究亚组分析中，对于驱动基因突变阳性（$HR=0.85$，95% CI 0.37~1.97）及 PD-L1 <1%（$HR=1.15$，95% CI 0.75~1.75）的患者，均未观察到巩固 durvalumab 的疗效改善价值。因此，不同特征人种、生物学特征及临床实践现状的差异，使 PACIFIC 模式适应人群的扩大及筛选需求变得愈加紧迫。

（一）放化疗：从同步到序贯

关注接受 SCRT 的不可切除 LA-NSCLC 患者，PACIFIC-6 研究致力于探索 PACIFIC 模式在该人群中的安全性和疗效，且考虑到此人群多年老体弱或存在合并症，其将巩固 durvalumab 调整为每 4 周应用。该Ⅱ期研究已纳入 117 例患者，中位年龄为 68 岁，98.3% 的患者既往或现有合并症，主要为心血管、呼吸和代谢疾病，全组 3/4 级治疗相关不良反应率 4.3%，治疗相关肺炎发生率 1.7%，ORR 为 17.1%，中位 PFS 为 10.9 个月，中位 OS 为 25.0 个月，即 SCRT 患者接受免疫巩固治疗的安全性与 PACIFIC 研究相似，疗效较单纯 SCRT 患者的历史数据有着明显改善。

此外，GEMSTONE-301 是着眼于中国 LA-NSCLC 人群的一项Ⅲ期多中心、随机对照研究，其结果于 2022 年发表，为 PACIFIC 模式在国内的临床实践提供了极有价值的数据信息。该研究旨在对比接受同步或序贯放化疗后应用 2 年 sugemalimab（PD-L1 抑制剂）与安慰剂两组人群的疗效及安全性，共纳入 381 例中国患者。与 PACIFIC 研究不同，该研究扩大纳入了接受 SCRT 和ⅢC 期患者，排除了驱动基因突变阳性患者，并基于一般状态评分、放化疗次序和放疗剂量进行分层。从入组基线数据来看，GEMSTONE-301 研究患者分期偏晚，ⅢA、ⅢB 和ⅢC 期比例分别为 29%、57% 和 13%，而 PACIFIC 研究中，ⅢA 和ⅢB 期比例分别为 53% 和 45%，前者鳞癌更常见（69%），后者则非鳞癌居多（52.9%）。目前研究报道了主要终点 PFS，中位随访时间为 14.3 个月，免疫巩固组与安慰剂组的中位 PFS 分别为 9.0 个月和 5.8 个月（$HR=0.64$，$P=0.002\ 6$），3 级及以上治疗相关不良反应率分别为 10.2% 和 5.6%，最常见的不良反应为肺炎（3% vs. 1%）。亚组分析显示，免疫巩固治疗在接受 SCRT（$HR=0.59$，95% CI 0.39~0.91）与 CCRT（$HR=0.66$，95% CI 0.44~0.99）患者中均显示了显著的疗效提升作用。该结果印证了 PACIFIC 模式在中国患者中的疗效价值，也首次提供了 SCRT 后免疫巩固治疗改善生存的循证医学证据，即 PACIFIC 模式对 SCRT 人群同样有效。

然而，无论是 PACIFIC-6 研究中一般情况较好的患者，还是 GEMSTONE-301 研究中的 SCRT 亚组，其中位 PFS 数值上均低于 CCRT 可比人群，因此尽管在免疫巩固时代，目前尚无证据显示可以降低 CCRT 的治疗强度。对于高龄、状态评分偏高、无法耐受 CCRT 的患者，接受 SCRT 后应用免疫治疗仍可显著提高疗效，且耐受性良好，而针对该类人群的个体化放疗分割模式和药物联合方法仍亟待未来探索。

（二）免疫治疗：从单一到精准

免疫巩固治疗并不能使所有接受放化疗的 LA-NSCLC 患者均从中获益，且考虑到潜在的免疫相关不良反应和额外的经济费用支出，免疫治疗的生物标志物探索从未停歇。基于 PACIFIC 研究等亚组分析结果，目前部分指南将 PD-L1 表达水平作为免疫治疗的决策参考，认为 PD-L1 <1% 的患者或难以从免疫治疗中获益，而对于不同 PD-L1 表达水平的患者，应如何进行精准的分层治疗也是当下关注的热点。

针对这一问题，SPRINT 研究对 PD-L1 高表达患者进行了大胆的尝试，该研究纳入 3 家中心共 25 例 PD-L1 ≥50% 的不可手术 LA-NSCLC 患者，在完成 3 周期 pembrolizumab 免疫治疗后进行基于 PET/CT 的精准放疗（体积>20ml 肿瘤给予 55Gy/20f 放疗，体积 ≤20cm³ 肿瘤给予 48Gy/20f 放疗），之后巩固 12 周期 pembrolizumab。初步结果显示：肿瘤 PD-L1 表达中位数为 75%，研究人群未出现 4~5 级不良反应，1 例（4%）出现 3 级肺炎，目前中位 PFS 为 20 个月，1 年 PFS 率为 73%，提示在 PD-L1 高表达人群中，"去化疗"模式具有很好的潜力。在该背景下，应用诱导免疫治疗实现缩瘤，后进行基于 PET/CT 风险适应性的精准放疗和巩固免疫治疗，有望在保证疗效的同时，实现全阶段高效、低毒、个性化治疗的愿景，是精准综合治疗的理想模式。

另一项 NRG-LU004 研究也同样在 PD-L1 ≥50% 的人

群中挑战了"去化疗"模式,并在放疗分割模式上做出更多尝试。该研究在加速或常规分割单纯放疗的同时,联合应用durvalumab,安全性报告显示两队列共25例患者中,均未出现严重的治疗相关不良反应,耐受性良好。研究者已计划开展进一步的拓展试验,未来更大样本量的随机对照试验和更长远的疗效观察将推动该方向的不断进步。

除此之外,驱动基因突变阳性患者也是备受关注的NSCLC群体。近期有研究对欧美26家中心接受PACIFIC模式治疗的LA-NSCLC患者进行回顾性分析。研究纳入323例患者,43例(23%)携带驱动基因突变,包括26例*KRAS*突变、8例*EGFR*突变、5例*BRAF*突变和4例*ALK*重排,中位随访时间18.5个月,全组患者中位PFS为14.9个月,*EGFR*突变、*BRAF*突变和*ALK*重排患者的中位PFS分别为9个月、3.9个月和7.8个月,*KRAS*突变患者中位PFS未达到。而另一项研究对MD Anderson数据库中134例患者数据进行分析,结果显示:携带可靶向治疗驱动突变、携带*KRAS*突变和无驱动突变的三组患者中位PFS分别为14.2个月、8.6个月和26.6个月,即与驱动突变阴性患者相比,驱动突变阳性患者接受PACIFIC模式治疗效果较差。

关注驱动突变中最常见的*EGFR*突变,2021年《胸部肿瘤杂志》(JTO)发表的一项多中心、回顾性研究尝试评估*EGFR*突变阳性LA-NSCLC中不同治疗方案的疗效。研究纳入37例患者,其中16例接受单纯CRT,13例接受CRT联合durvalumab免疫巩固治疗,8例接受CRT联合诱导或巩固*EGFR*酪氨酸激酶抑制剂(TKI)靶向治疗。三组的中位PFS分别为6.9个月、10.3个月和26.1个月,即接受CRT联合靶向治疗的患者预后最佳,免疫巩固治疗效果提升并不显著,且免疫治疗后复发应用靶向治疗或可导致严重的免疫相关不良反应。结合PACIFIC亚组分析结果和既往RECEL、WJOG6911等Ⅱ期研究报道,目前驱动突变阳性患者从免疫巩固治疗中的获益尚不明确,而对应靶点的TKI与局部放疗的结合或可实现该人群的最佳生存,目前LAURA、POLESTAR、ADVANCE等Ⅲ期随机对照试验均在探索*EGFR*突变阳性LA-NSCLC放(化)疗与三代TKI联用的疗效价值,期待未来研究结果的公布,可为LA-NSCLC基因层面的精准治疗开辟新的格局。

四、扶摇借力:新药拓荒,初现曙光

近些年,随着创新药行业的蓬勃发展及多款肺癌新药的开发问世,许多药物也纷纷布局LA-NSCLC的综合治疗,乘PACIFIC研究的东风,从机制源头进行创新,以协同增效抗肿瘤免疫反应,帮助更多患者获得持续、确切的生存获益。

目前相关研究方案主要集中在强化巩固治疗方面。Ⅱ期LUN16-081研究旨在对比LA-NSCLC患者CCRT后应用nivolumab+ipilimumab双药与nivolumab单药巩固治疗效果,且将巩固治疗时间压缩至24周。其中双药与单药组各纳入51和54例患者,两组中位PFS分别为25.4个月和25.8个月,

但双药组较单药组3级及以上不良反应率(27.5% vs. 18.5%)和3级肺炎发生率(17.6% vs. 9.3%)均明显上升。即尽管单药nivolumab的短程巩固治疗仍可改善生存,但ipilimumab的加入并不能进一步提升疗效,且增加了不良反应的发生,因而联合抗CTLA-4药物的双药巩固模式初试水并不理想。

而COAST研究结果于近期在《胸部肿瘤杂志》(JTO)发表,为创新药物的联合探索带来了令人振奋的消息。COAST研究是一项对比durvalumab单药与联合创新药物oleclumab或monalizumab巩固治疗LA-NSCLC的开放标签、随机Ⅱ期研究。monalizumab是抗NKG2A单抗药物,通过阻断NKG2A减少对NK和$CD8^+$ T细胞的抑制,oleclumab是抗CD73单抗药物,通过减少细胞外腺苷的产生而激活免疫反应,在临床前模型中,放疗联合抗NKG2A/CD73 ± 抗PD-1/L1治疗显示了更高的抗肿瘤活性,也撬动了其临床试验的开展。该研究共入组189例患者,其中67例接受durvalumab单药治疗,60例接受D(durvalumab)+O(oleclumab)双药治疗,62例接受D+M(monalizumab)双药治疗,初步结果显示:三组3级及以上不良反应率分别为39.4%、40.7%和27.9%,所有级别肺炎发生率分别为18.2%、20.3%和18.0%,ORR分别为17.9%、30.0%和35.5%,中位PFS分别为6.3个月、未达到和15.1个月,D+O组(*HR*=0.44,95% *CI* 0.26~0.75)和D+M组(*HR*=0.65,95% *CI* 0.49~0.85)两组生存均显著优于单药组。该阳性结果证明了有望通过新的免疫机制调节,进一步克服PACIFIC模式下的肿瘤耐药和复发,当前同方案Ⅲ期临床试验(PACIFIC-9)正在开展,其结果值得期待。

除上述研究外,SKYSCRAPER-03研究将atezolizumab与TIGIT单抗(tiragolumab)联合,对比其联合巩固方案与durvalumab标准方案的疗效与毒性;KEYLYNK-012研究将pembrolizumab与CCRT同期应用,继而进行pembrolizumab联合或不联合PARP抑制剂(奥拉帕利)维持治疗,以探索新的协同增效机制;CheckMate73L研究则循着LUN16-081的思路,是一项比较CCRT后巩固应用nivolumab+ipilimumab双药、nivolumab单药和durvalumab单药疗效的Ⅲ期三臂、随机对照试验。目前多项研究仍处招募阶段,新药探索虽多歧路,但相信长风破浪会有时,未来数据的揭晓将为LA-NSCLC患者提供更多的选择和希望。

五、小结

不可手术LA-NSCLC特征多样、异质性强,使得该群体对综合治疗与个性化治疗存在更高的需求。放化疗的结合是综合治疗理念在此道路上迈出的重要一步,而PACIFIC模式的成功无疑是一盏冉冉升起的明灯,给了全球研究者继续前进的动力和方向。近一年的研究成果不仅在真实世界中确证了PACIFIC模式的疗效价值,并且对其进行了升级尝试,对外扩大适应人群,对内优化精准策略,另有更多新药加入联用,以上多个层面源源不断的努力,都将会让这光芒更加温暖璀璨,从而照亮更多局部晚期肺癌患者的生活。

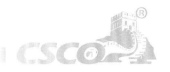

非小细胞肺癌围手术期免疫治疗研究进展

天津医科大学肿瘤医院

陈晨　岳东升　王长利

非小细胞肺癌(non-small cell lung cancer,NSCLC)约占肺癌总数的80%以上,其中,20%~25%的NSCLC是可切除的。以外科手术切除为主并辅以围术期综合治疗是可切除NSCLC主要的治疗手段,然而,患者即便接受了根治性手术,依然有30%~55%的患者复发并最终死于他们的疾病。但既往接受过辅助化疗和新辅助化疗的患者5年无复发生存率(EFS)和总生存率(OS)方面的提高仅为5%~6%。近年来,随着靶向药物和免疫治疗药物在晚期NSCLC治疗中取得的良好疗效,临床也在探索其以新辅助/辅助治疗的模式在可切除NSCLC围手术期治疗中的疗效和安全性。本文就近年来可切除NSCLC围术期新辅助/辅助免疫治疗和辅助靶向治疗的研究进展进行综述。

一、新辅助免疫治疗

NSCLC免疫治疗发展如火如荼,治疗时限从晚期二线、一线延伸到术前新辅助和术后辅助。术前辅助治疗的模式也从最早的CheckMate159单药免疫,发展为双免联合、免疫联合化疗等多样化的治疗模式,包括NEOSTAR双免疫新辅助治疗、SAKK16/14化疗序贯免疫的新辅助治疗、CheckMate816免疫联合化疗新辅助治疗等。上述新辅助免疫治疗的探索为我们开启了NSCLC新的治疗模式,提供了更加多元化的选择。我们将对2022年新公布的研究数据进行综述。

(一)Checkmate159

Checkmate159是最早开展的NSCLC新辅助免疫治疗研究,该研究的主要研究终点是评价PD-1抑制剂纳武利尤单抗术前新辅助治疗的安全性与有效性,次要研究终点是病理缓解情况、PD-L1表达水平等。该研究纳入22例Ⅰ~Ⅲ期可切除NSCLC患者,其中20例接受免疫治疗,纳武利尤单抗新辅助治疗均未延迟或妨碍手术的进行。20例手术患者的客观缓解率(ORR)为10%,主要病理缓解(MPR)率为45%,治疗前PD-L1阳性与MPR无关。病理完全缓解(pCR)率为15%。研究结果对比新辅助化疗已经有了明显的提升,且不同PD-L1表达水平的患者均有获益,而新辅助免疫治疗并未对患者的手术治疗造成影响,仅有1例(4.8%)患者出现了

与治疗相关的3级以上的不良反应。在2022年ASCO大会上,该研究公布了5年的长期随访结果,平均随访63个月,平均无复发生存期(EFS)为67个月;20例手术患者5年EFS率、(总生存率)OS率分别为60%和80%;9例MPR患者中8例(89%)无瘤生存,病理缓解与EFS改善相关,但未达到统计学意义(HR=0.36,95% CI 0.07~1.75,P=0.2);1例患者发生长期免疫相关不良事件。研究显示,纳武利尤单抗新辅助治疗有利于可手术切除NSCLC患者,达到MPR和PD-L1阳性似乎能够改善远期EFS,但该研究队列的规模以及总体较低的复发率,仍需要大规模前瞻性研究验证。虽然该研究是一个单臂小样本的研究,但却是开创了新辅助免疫治疗的大门,在过去几年的时间里,除了引领了替代终点MPR/pCR外,也进行了很多biomarker的探索,更重要的是让我们第一次看到了5年生存率,高达80%,我们可以看到其中还有不少Ⅲ期患者,毫无疑问,在OS的探索过程中,也提供了一剂强心针,让我们有理由相信更多的Ⅲ期研究有可能能拿到OS的获益,这也是我们探索不同治疗模式的终极追求。

(二)Checkmate816

Checkmate816是一项随机、开放标签、多中心Ⅲ期临床研究,旨在评估与单用化疗相比,纳武利尤单抗联合化疗用于可切除NSCLC(Ⅰb~Ⅲa期)患者新辅助治疗的效果,主要研究终点是pCR和EFS,次要终点包括OS、MPR以及至死亡或远处转移的时间。全球14个国家竞争入组,共入组505例,中国入组111例。2021年AACR公布的pCR研究数据显示,在意向性治疗(ITT)人群中,术前接受纳武利尤单抗联合化疗新辅助治疗的患者pCR率达24.0%,而单用化疗组仅为2.2%。在2022年的AACR年会上,在至少21个月的随访期内,接受纳武利尤单抗联合化疗的中位EFS为31.6个月(95% CI 30.2个月~NR),而化疗组为20.8个月(95% CI 14.0~26.7个月)(HR=0.63;97.38% CI 0.43~0.91;P=0.005 2);1年和2年的EFS率分别为76.1%和63.4%,63.8%和45.3%。免疫新辅助治疗时患者的疾病进展、复发或死亡风险降低了37%(HR=0.63;97.38% CI 0.43~0.91;P=0.005 2)。亚组分析结果显示,无论肿瘤分期、组织学类型、PD-L1表达水平等,免疫联合化疗组的EFS均优于单用化疗组。作为全球首个获得EFS和pCR阳性结果的免疫联合化疗治疗NSCLC的Ⅲ期临

床试验,CheckMate816 研究采用化疗联合免疫治疗的方式进行新辅助治疗,与单纯化疗相比,其 pCR 率提升了近 22%,其最关键的意义在于达到了研究终点,已经改变了 NSCLC 围手术期的治疗模式。CheckMate816 研究虽然双终点都取得了阳性结果,但是我们不能忽略的一点是对于手术后的辅助治疗阶段,目前普遍认为存在不足,更多的数据提示免疫治疗应该有贯穿术前术后整个过程,仅仅术前治疗在长期疗效的获益可能存在治疗强度不足的风险。这也是目前更多的 III 期研究会加入术后辅助免疫治疗的原因。

(三) NADIM II

NADIM II 是一项随机、II 期、开放标签、多中心研究,旨在评估纳武利尤单抗加化疗对比化疗用于可切除 NSCLC 新辅助治疗。主要终点为 ITT 人群的 pCR,次要终点为主要 MPR、ORR、不良事件和潜在的预测生物标志物 (ctDNA, TCR)。研究共纳入 86 例患者,在 ITT 中,与新辅助化疗组相比,新辅助免疫治疗联合化疗组 pCR 率显著更高 (36.8% vs. 6.9%,$OR=7.88$,$P=0.0071$)。两组的 MPR 率分别为 52.6% vs. 13.8% ($OR=6.94$,$P=0.0012$),两组的 ORR 分别为 75.4% vs. 48.2% ($P=0.023$)。研究结果显示,与新辅助化疗相比,新辅助免疫联合化疗可明显改善可切除 III A/B 期 NSCLC 患者 pCR,安全性良好,3~4 级不良事件发生率有小程度增加,并没有阻碍手术治疗。PD-L1 TPS 可作为 pCR 的预测因子。NADIM II 是在单臂研究 NADIM I 基础上进一步优化进行的双臂研究,在 NADIM I 研究中,取得的 MPR/PCR 都非常高,给了局部晚期患者进行新辅助免疫加化疗巨大的信心,但是 NADIM II 的数据更接近目前我们看到的更多研究的结果,另外在不久的将来我们也会看到 NADIM I 的 OS 结果。

(四) NeoSCORE

NeoSCORE 是一项比较可切除 I B~III A 期 NSCLC 患者接受三周期与两周期信迪利单抗联合化疗新辅助治疗的研究。主要终点:MPR 率;次要终点:pCR 率、ORR、2 年 DFS 率、2 年 OS 率;安全性探索性终点:新型免疫生物标志物和信迪利单抗维持治疗对 2 年 DFS 和 OS 的影响。在 2022 年 ASCO 公布的研究结果显示,在 55 例 R0 切除的患者中,三周期组的 MPR% 相比两周期组的 MPR% 提高 14.5%;三周期组的 pCR% 相比二周期组的 pCR% 提高 4.9%;鳞癌患者的 MPR (51.6%,16/31) 高于非鳞癌患者 (12.5%,3/24) ($P=0.002$),在鳞癌亚组,3 个周期新辅助治疗诱导的 MPR 率为 60%,而 2 个周期治疗后为 43.8% ($P=0.366$),非鳞癌亚组的 MPR 率分别为 21.4% 和 0% ($P=0.239$)。这是第一项比较免疫联合化疗新辅助治疗周期数的随机研究。三周期新辅助治疗的 MPR 率在数值上高于二周期,与非鳞癌相比,鳞癌患者获得了更好的 MPR 率。两周期还是三周期实际上也是临床实践中非常关注的问题,初步结果显示三周期的效果更好,其实在目前开展的临床研究中,术前基本推荐 3~4 周期的治疗,通过这样的研究告诉我们,周期数增加并没有增加相关的不良事件,这也为我们临床的安全性方面提供了证据。

在 2022 年的 ASCO 还有一项关于探讨 III -N$_2$M$_0$ 期 NSCLC 患者能否经新辅助放化疗获益的研究。该研究在 SEER 数据库中,使用 ICD-O-3 组织学类型编码识别 2004—2015 年诊断的所有 III 期 NSCLC 患者 (包括 N$_2$、任何 T 分期、M$_0$)。主要亚队列是在新辅助治疗背景下接受放化疗 (CRT) 或化疗 (CT) 的患者,主要结局是总生存期 (OS) 和癌症特异性生存期 (CSS)。研究结果显示:1 175 例患者中,799 例 (68.0%) 接受新辅助放化疗,376 例 (32.0%) 接受新辅助化疗,T$_2$ 分期占比最多 (561 例,47.7%),773 例 (65.8%) 患者的组织学为非鳞癌,患者接受肺叶切除术 (917 例,78.0%)、肺切除术 (184 例,15.7%) 或亚肺叶切除术 (69 例,5.9%)。在新辅助治疗背景下,化疗联合放疗,中位 OS 略高于单独化疗 (51 个月 vs. 47 个月),中位 CSS 较高 (75 个月 vs. 59 个月),但差异无统计学意义。研究结果表明,在新辅助化疗的基础上增加放疗并未带来显著的生存获益,在确定 III -N$_2$M$_0$ 期 NSCLC 患者的多模式治疗的最佳选择和顺序时,应考虑多种预后因素。鉴于这样的研究结果,目前术后的放化疗已经不是局部晚期患者考虑术前治疗的优势方案,在没有增加疗效的前提下,越多的治疗叠加很有可能带来更多的不良反应。

二、术后辅助免疫治疗

辅助免疫治疗目前也在积极探索。

(一) IMpower010

IMpower010 入组了接受根治性切除的 IB 期 (肿瘤 ≥4cm)~ III A 期 NSCLC (AJCC/UICC 第 7 版) 且 ECOG PS 为 0/1 的患者。在 PD-L1 TC ≥1% (SP263) II ~ III A 期人群、所有随机化 II ~ III A 期人群和 ITT 人群 (I B~ III A 期) 中分层检验了主要终点研究者评估的 DFS。在 2022 年 ELCC IMpower010 更新的 DFS 中期数据中,阿替利珠单抗与 BSC 相比,在 PD-L1 TC ≥1% II ~ III A 期人群 ($HR=0.66$;95% CI 0.50~0.88) 和所有随机化 II ~ III A 期人群 ($HR=0.79$;95% CI 0.64~0.96) 中均显示显著的 DFS 获益。在 ITT 人群中:试验组与对照组在疾病分期、区域淋巴结状态、手术干预及化疗方案上均衡性良好。大多数患者接受了肺叶切除、淋巴结清扫和 4 个周期的辅助化疗。两组从手术到开始随机治疗的中位时间相似。PD-L1 TC ≥1% II ~ III A 期和所有随机化 II ~ III A 期人群中,与 BSC 相比,阿替利珠单抗辅助治疗在大多数疾病分期、淋巴结受累患者 (N$_1$ 和 N$_2$) 以及大多数手术类型和化疗方案中均改善了 DFS。

(二) KEYNOTE-091

KEYNOTE-091 是一项随机对照、三盲、III 期临床试验,主要评估帕博利珠单抗 / 安慰剂联合或不联合辅助化疗作为手术切除后 I B~ III A 期 NSCLC 患者辅助疗法的疗效和安全性差异。研究的主要终点是总体人群和 PD-L1 高表达 (TPS ≥50%) 人群的 DFS,研究的次要终点包括 OS、肺癌特异性生存期 (LCSS,从随机到死亡日期的时间)。研究共招募 1 177 例患者,按 1:1 随机分组,在 2022 年 ESMO 和 ASCO 更新的 DFS 中期分析数据中,无论 PD-L1 表达水平,无论 PD-L1 表达情况,帕博利珠单抗用于手术切除后 I B~ III A 期 NSCLC 患者的辅助治疗,相比安慰剂,均显著改善了患者的 DFS,全人群中位 DFS 分别为 53.6 个月 (95% CI 39.2 个月 ~ NR) 和 42 个月 (95% CI 31.3 个月 ~NR) ($HR=0.76$;95% CI 0.63~0.91;$P=0.0014$);对于 PD-L1 高表达人群 (TPS ≥50%) 接受帕博利珠单抗治疗后,DFS 较安慰剂组差异无统计学意义;且无论手术类型、淋巴结受累程度、肿瘤大小以及辅助化疗的类型和范围,数据均支持帕博利珠单抗辅助治疗可为根治性手术后早期 NSCLC 患者带来获益。

上述两项研究都在探索术后辅助免疫治疗的临床获益,但我们却也看到了两项研究的结果方面有些差异,包括获益人群、PD-L1>50% 的人群治疗效果的不同等等。PD-L1 表达作为预测围术期免疫治疗效果的生物标志物,在新辅助免疫治疗 NADIM Ⅱ 与 Checkmate816 研究中均显示 PD-L1 表达高的患者(PD-L1 ≥ 1%)获益更明显,而用于术后辅助免疫治疗时,IMPOWER 010 和 KEYNOTE 091 研究结果却并不一致。无论是因为研究药物选择不同,还是要求化疗时长不同,亦是 PD-L1 表达在早期 NSCLC 中较中晚期相对低,PD-L1 作为 biomarker 的有效性都需要更加有利的证据证实,再者说,即使 KEYNOTE091 中 PD-L1 高表达组获益差异不具有统计学差异,但无论 <1%、1%~49%、TPS ≥ 50%,亚组间大部分 95% CI 重叠,也具有一致的 DFS 获益趋势。如何筛选出辅助免疫治疗中获益的优势患者? 或是否能找到比 PD-L1 更有效的生物标志物预测免疫治疗效果? 都值得我们通过更多的研究结果来证实。无论如何,我们已经看到了术后辅助免疫治疗的积极探索。

三、讨论

无论是新辅助免疫治疗还是辅助免疫治疗,相比与传统治疗,都看到了可喜的初步结果,但是仍旧面临需要讨论验证的问题。

1. 新辅助免疫的最佳时长?　目前新辅助免疫治疗临床研究的术前用药周期不一致,2~4 个周期,单药新辅助多采用 2 个周期,化疗联合免疫治疗多采用 3~4 个周期,这主要是基于围手术期化疗的标准治疗为 3~4 周期的规定,新辅助免疫治疗研究把术后化疗全部前移至术前,采用 3~4 周期新辅助联合治疗,以达到最佳的肿瘤退缩及肿瘤抗原暴露。原发肿瘤抗原的暴露会极大增强肿瘤特异性 T 细胞反应的程度和持续时间。到底最佳的治疗时长是多少,目前还需要进一步证实。

2. 新辅助免疫治疗带来显著疗效提升的同时,免疫治疗对手术的潜在影响同样值得关注　普遍的共识认为免疫治疗有可能会增加手术难度。在 CheckMate159、LCMC3 和 NEOSTAR 研究中发现,新辅助免疫治疗后未延迟实施手术,尽管部分医生判定手术难度存在一定程度的提升,但各项研究均未显示围术期并发症有显著增加。Checkmate816 研究专门探讨了对手术的影响,总体认为对手术的影响,包括手术难度、切除率、微创中转率、全肺切除率等指标不逊于化疗,而是有相当程度的提升。同样这个问题也需要更多的研究来证实。

3. 新辅助免疫治疗临床研究如何选择研究终点?　近期疗效评估终点如 pCR、MPR、EFS 是否可以作为替代研究终点,终究能否替代还是要看到 MPR、PCR、EFS 对于 OS 的转化,如果仅仅停留在术后的短期获益是不足以颠覆现有治疗模式,因此这样的转化仍在积极等待与探索过程中。

4. 辅助免疫治疗的优势人群在哪里?　从 IMpower010 亚组分析结果中可看出,获益最高的人群还是 PD-L1 高表达的人群。在晚期肺癌患者也同样观察到了类似的现象,即对于晚期肺癌患者 PD-L1 TPS ≥ 50% 的人群中,单药治疗的获益比标准化疗更有优势。在未来,我们更多要去探索如何前瞻性观察哪些人群能够从免疫辅助治疗中得到获益。

我们期待使用合理的 PD-1/PD-L1 抑制剂,筛选出精准的获益人群,优化最佳的治疗策略,寻找确切的疗效评价指标以及最佳的疗效预测分子,使新辅助免疫和辅助治疗不良反应最低化,疗效最大化。

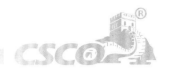

ROS1/c-MET 阳性非小细胞肺癌治疗进展

中国医学科学院肿瘤医院

李思妮　王志杰

近年来,随着"癌基因依赖理念"的提出、"人类基因组计划"的实施及"精准医疗计划"的提出,肿瘤诊疗已逐步进入精准医疗新时代。大量研究表明驱动基因阳性非小细胞肺癌(non-small cell lung cancer,NSCLC)患者可从小分子受体酪氨酸激酶抑制剂(tyrosine kinase inhibitors,TKI)治疗中明显获益,且随着肺癌一系列致癌基因的相继确定,肺癌的分型逐渐细化为基于驱动基因的分子亚型。

随着肺癌基因图谱不断演变,肺癌研究早已不局限于常见驱动基因(如 EGFR、ALK、KRAS 等),一些少见肺癌驱动基因逐渐掀起研究浪潮,如 ROS1、MET 基因。尽管 ROS1 及 MET 基因在 NSCLC 中的发生率较低,但由于肺癌发病率高,因此了解 ROS1/c-MET 阳性 NSCLC 患者的诊疗对于肺癌的整体防治亦很重要。本文将对 ROS1/c-MET 阳性 NSCLC 相关治疗进展进行综述。

一、ROS1 阳性 NSCLC 治疗现状及进展

大量体内外研究均表明 ROS1 融合基因阳性 NSCLC 对 ALK 抑制剂同样具有一定敏感性,现临床上已出现多种靶向 ROS1 的小分子酪氨酸激酶抑制剂,分述如下:

(一)克唑替尼(crizotinib)

Ⅰ期 PROFILE 1001 研究和 EUROS1 研究均证实了克唑替尼治疗 ROS1 阳性 NSCLC 的显著疗效和安全性,在可评估患者中,客观缓解率(ORR)分别为 72%、80%,中位无进展生存时间(mPFS)分别达 19.2 个月、9.1 个月。基于此研究结果,2016 年 3 月,美国 FDA 批准克唑替尼用于晚期 ROS1 阳性 NSCLC 患者的一线治疗。Ⅱ期 OO12-01 研究结果也证实了克唑替尼在东亚 ROS1 阳性晚期 NSCLC 患者中的临床意义(ORR 达 71.7%,mPFS 达 15.9 个月),且其耐受性较好,安全性与既往报道一致。2019 年欧洲肺癌大会(ELCC)更新了 PROFILE 1001 研究结果,该研究纳入了 2010 年 10 月至 2018 年 6 月的 53 例 ROS1 基因融合的局部晚期或转移性 NSCLC 患者(大部分患者已接受过≥1 线治疗),均接受克唑替尼治疗并中位随访 62.6 个月,研究结果显示:患者的中位总生存期(mOS)达 51.4 个月,1 年和 4 年的生存率分别为 79%、51%。另一项我国的多中心回顾性研究结果显示:克

唑替尼一线治疗可为中国 ROS1 阳性晚期 NSCLC 患者带来生存获益,mPFS 达 23 个月,mOS 达 60 个月,这也为克唑替尼在 ROS1 阳性晚期 NSCLC 患者中的一线应用提供数据支撑。

尽管克唑替尼可有效治疗 ROS1 阳性 NSCLC 患者,但大多数患者终会耐药,常表现为新发脑转移或现有颅内病灶进展,这可能与克唑替尼有限的血脑屏障穿透能力有关。目前研究报道的耐药机制主要包括 ROS1 酪氨酸激酶结构域突变、旁路通路激活及表型变化。研究表明 50%~60% 的经克唑替尼治疗的 ROS1 阳性 NSCLC 耐药后会发生 ROS1 酪氨酸激酶结构域的外显子突变,最常见的耐药突变为 G2032R 突变,其他突变如 D2033N、S1986Y/F、L2026M、L1951R 等。肿瘤细胞也可通过旁路激活而获得性耐药,比如,KRAS G12C 突变可能是 ROS1 阳性 NSCLC 的克唑替尼耐药机制,但该耐药机制尚未明确,仍需进一步探索。此外,表型变化(如上皮间充质转化)也可使克唑替尼发生耐药。

(二)塞瑞替尼(ceritinib)

塞瑞替尼是一种强效的第二代 ALK 抑制剂,Lim 等纳入了 32 例 ROS1 阳性晚期 NSCLC 患者,探索了塞瑞替尼的疗效和安全性,结果表明:塞瑞替尼对既往未接受塞瑞替尼治疗的患者有较好疗效,ORR 可达 67%,疾病控制率(DCR)高达 87%,其中在 28 例可评估疗效的患者中,有 24 例(75%)患者出现肿瘤缩小,且 8 例脑转移患者的颅内 ORR 为 25%,颅内 DCR 为 63%,但该研究中的大部分患者均出现了治疗相关的不良反应(TRAEs),腹泻(78%)、恶心(59%)和厌食症(56%)最为常见。ASCEND-8 研究显示,450mg/d 随餐口服的使用方法可以减少不良反应,而并不降低疗效。故未来仍需继续探索塞瑞替尼的用量及其安全性问题。另塞瑞替尼可透过血脑屏障,故对 ROS1 阳性伴脑转移的 NSCLC 患者可能具有较好的治疗效果,但塞瑞替尼对克唑替尼耐药的 ROS1 阳性患者疗效有限,体外实验表明塞瑞替尼可抑制 ROS1 L2026M 突变,但不可抑制 G2032R、D2033N、L1951R 及 S1986Y/F 突变。

(三)劳拉替尼(lorlatinib)

劳拉替尼是一种靶向 ALK/ROS1 的第三代 TKI,

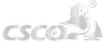

其具有较强的血脑屏障穿透能力，对 ROS1 的 L2026M、D2033N、S1986F/Y 等耐药突变均具有一定活性，研究也表明劳拉替尼可有效克服由旁路信号激活引起的克唑替尼耐药。Shaw 等的研究纳入了 69 例 ROS1 阳性晚期 NSCLC 患者，并将其分为三组，A 组为 21 例（30%）未接受过 TKI 治疗的患者，B 组为 40 例（58%）既往接受过克唑替尼治疗的患者，C 组为 8 例（12%）既往接受过一种非克唑替尼的 ROS1-TKI 或两种及以上的 ROS1-TKI 治疗的患者，中位随访 21.1 个月，结果显示：A 组和 B 组患者的 ORR 分别达 62%、35%，且 11 例 A 组患者中有 7 例（64%），24 例 B 组患者中有 12 例（50%）获得颅内缓解，安全性能也较好，TRAEs 主要为高甘油三酯血症（19%，13/69）、高胆固醇血症（14%，10/69）。

2020 年 ASCO 会议也报道了一项真实世界研究，该研究探讨了劳拉替尼在既往多线治疗后 ALK/ROS1 阳性 NSCLC 的疗效，共入组 143 例 ALK 阳性患者（71.5%），57 例 ROS1 阳性患者（28.5%），其中 ALK 组和 ROS1 组中脑转移患者分别占 78%、63%。研究结果显示：ROS1 组中劳拉替尼的 ORR 为 47.1%，脑转移患者 ORR 为 37.7%，DCR 为 88.2%，mPFS 为 7.6 个月，mOS 为 20.9 个月。不良反应与先前报道一致。该研究结果表明劳拉替尼可作为既往多线治疗后 ALK/ROS1 阳性 NSCLC 患者的重要治疗选择。

由于劳拉替尼一线或后线治疗晚期 ROS1 阳性 NSCLC 患者均表现出有效的抗肿瘤活性，对各线的脑转移患者也有较好的控制能力，且克唑替尼耐药的 ROS1 阳性 NSCLC 患者的治疗方案较少，故劳拉替尼的发展前景较光明。2020 年 NCCN 指南推荐劳拉替尼用于 ROS1 基因融合阳性患者、一线治疗后进展的晚期或转移性 NSCLC 患者的序贯治疗。

（四）布加替尼（Brigatinib，AP26113）

布加替尼是一种有效的第二代 ALK 抑制剂，靶点包括 ALK、ROS1 及 EGFR。在一项 Ⅰ/Ⅱ 期临床研究中，3 例 NSCLC 患者为 ROS1 阳性，均予布加替尼治疗，其中 2 例（66%）患者对治疗有客观反应。体外实验也表明布加替尼与塞瑞替尼类似，可抑制 L2026M 突变，但不能抑制 G2032R、D2033N 或 L1951R 突变。故布加替尼对克唑替尼耐药的 ROS1 阳性 NSCLC 的活性可能有限。

（五）洛普替尼（repotrectinib，TPX-0005）

洛普替尼是一种针对 ROS1、TRK 和 ALK 的 TKI，其穿透血脑屏障能力更好，对 G2032R、D2033N 等耐药突变的 ROS1 细胞系也具有抗肿瘤活性，是极有可能克服 TKI 耐药突变的 ROS1 抑制剂。据报道，当使用洛普替尼治疗 29 例 ROS1 阳性 NSCLC 患者时，既往接受或未接受 ROS1 抑制剂治疗的患者的 ORR 差异较大，分别为 11% 和 71%。TRIDENT-1 研究入组了 33 例 ROS1 阳性 NSCLC 患者（22 例既往接受过 ROS1 靶向药物治疗，11 例既往未接受过任何 ROS1 靶向药物治疗），患者每日服用 40~200mg 的洛普替尼，结果表明：在 11 例既往未接受过任何 ROS1 靶向药物治疗的患者中，洛普替尼治疗后的 ORR 高达 82%，颅内有效率达 100%，且在用药剂量 ≥160mg/d 的患者中，ORR 可达 83%；对于既往接受过 ROS1 靶向药物治疗的患者，ORR 也可达 39%，颅

内有效率达 75%，另观察到 5 例既往接受过克唑替尼治疗的 ROS1 G2302R 突变患者出现肿瘤消退情况，该研究中常见的 TRAEs 为疲劳、恶心、腹泻等，多为 1-2 级。该研究的 Ⅱ 期扩展队列的最新结果显示：在 ROS1-TKI 初治队列中（EXP-1，共纳入 71 例患者），4 例患者达到完全缓解，52 例患者达到部分缓解，确认完全缓解率（cORR）可达 79%，随访 18 个月时的 DoR 和 PFS 率分别达 76%、72%；在接受过 1 次 ROS1-TKI 和先前的铂类化疗的经治队列中（EXP-2，共纳入 26 例患者），cORR 可达 42%，DoR 为 3.6~18.3 个月；在接受过 2 次 ROS1-TKI 治疗且未接受化疗或免疫治疗的经治队列中（EXP-3，共纳入 18 例患者），cORR 为 28%，DoR 为 1.9~20.3 个月；在接受过 1 次 ROS1-TKI 且未接受化疗或免疫治疗的经治队列中（EXP-4，共纳入 56 例患者），cORR 可达 36%，DoR 为 1.9~17.8 个月；安全性和耐受性特征也与先前研究一致，该研究进一步提示洛普替尼是 ROS1 阳性晚期 NSCLC 患者的潜在最优选药物之一。目前 FDA 已批准洛普替尼可作为 TKI 初治的转移性 ROS1 阳性 NSCLC 患者的突破性治疗药物。

（六）恩曲替尼（entrectinib，RXDX-101）

恩曲替尼是一种具有中枢神经系统活性的、可口服的、新型的 TKI，靶点为 ROS1、ALK 及 NTRK1/2/3。2018 年 Drilon 等在三项关于恩曲替尼（ALKA-372-001、STARTRK-1 和 STARTRK-2）的 Ⅰ 期或 Ⅱ 期临床试验中综合性的探讨了恩曲替尼在局部晚期或转移性 ROS1 阳性 NSCLC 患者中的应用（患者每天口服至少 600mg 恩曲替尼，中位随访 15.5 个月），研究结果显示：在可评估疗效的 53 例患者中，41 例患者（77%，95% CI 64%~88%）出现客观缓解，中位缓解持续时间（mDoR）为 24.6 个月（95% CI 11.4%~34.8%）。在安全性方面，134 例患者中有 79 例（59%）发生 1/2 级 TRAEs，46 例（34%）发生 3/4 级 TRAEs，其中最常见的 TRAEs 为体重增加和中性粒细胞减少。由于恩曲替尼具有持久的抗肿瘤活性，且安全性可控，适合长期给药，故 FDA 于 2019 年 8 月批准恩曲替尼用于治疗转移性 ROS1 基因融合阳性 NSCLC 和 NTRK 基因融合阳性实体肿瘤患者。另值得注意的是，随着上述三项研究的入组患者不断增加、随访时间的逐渐延长，恩曲替尼的疗效和安全性也进一步得到了证实，即在 161 例患者中（中位随访 15.8 个月，中位治疗 10.7 个月），108 例患者获得了客观缓解（ORR 达 67.1%，95% CI 59.3~74.3%），且其对基线合并中枢神经系统转移的患者亦具有较好的疗效，颅内 ORR 可达 79.2%。而 TRAEs 则同既往研究一致。此外，2020 年的欧洲肿瘤内科学会（ESMO）也报道了恩曲替尼在 ROS1 融合阳性 NSCLC 的亚洲人群中亦具有高应答率。尽管已有研究显示恩曲替尼的疗效与其他获批的 ROS1 抑制剂一致，但由于研究人群存在一定异质性，故仍需进一步探索交叉试验的可比性。

2022 年 ASCO 大会公布了 BFAST 研究中恩曲替尼在基于血液二代测序确认的 ROS1 阳性晚期 NSCLC 患者中的数据，结果表明：接受恩曲替尼治疗的 ROS1 阳性 NSCLC 患者表现出了持久的缓解，即在 54 例可评估患者中，ORR 可达 81.5%（44/54），这与使用基于组织检测的恩曲替尼研究结果一致，且无发现新的不良反应，这亦表明基于血液的 NGS 可

为靶向治疗提供一定临床价值。

(七) 卡博替尼 (cabozantinib, XL184)

卡博替尼是一种可靶向 *ROS1*、*MET*、*ALX*、*VEGFR 2*、*KIT* 和 *RET* 等基因的 TKI，已被批准用于既往接受过抗血管生成药物治疗的甲状腺髓样癌和晚期肾细胞癌。多项研究表明卡博替尼对 ROS1 中的耐药突变 (如 G2032R 和 D2033N 突变) 具有活性，故卡博替尼可能是服用克唑替尼后产生 L2026M 和 G2032R 耐药突变患者的一种治疗选择，但由于其缺乏选择性，可出现显著毒性，如掌和足底红细胞感觉异常综合征、胃肠道毒性及心血管毒性。

(八) 他雷替尼 (taletrectinib)

他雷替尼是一种对 ROS1 和 NTRK1/2/3 具有高亲和力的 TKI。在一项关于他雷替尼的 I 期研究中 (NCT02675491)，研究者纳入了 15 例晚期 ROS1 阳性 NSCLC 患者，其中 12 例患者具有可测量病灶，研究结果显示：患者总体 ORR 为 58.3%，TKI 初治患者的 ORR 为 66.7%，TKI 经治患者的 ORR 则为 33.3%。II 期 TRUST 临床研究旨在评估他雷替尼在中国 ROS1 阳性 NSCLC 患者中的疗效及安全性。截至 2021 年 6 月 16 日，该研究共纳入 37 例 ROS1 阳性 NSCLC 患者，其中 21 例患者既往未接受克唑替尼治疗，16 例患者既往接受过克唑替尼治疗，结果发现：在未经克唑替尼治疗组中，他雷替尼治疗后的 ORR、DCR 均达 90.5% (19/21)；而在经克唑替尼治疗组中，他雷替尼治疗后的 ORR、DCR 分别达 43.8% (7/16)、75% (12/16)，他雷替尼在对克唑替尼耐药的 G2032R 突变患者中亦显示了较好的疗效，且在脑转移患者中也具有颅内抗肿瘤活性。此外，他雷替尼耐受性较好，胃肠道反应是该研究中最常见的 TRAEs。除以上 ROS1 抑制剂外，foretinib (XL880)、ensartinib (X-396) 也是具有抑制 ROS1 活性的多靶点小分子抑制剂。

二、c-MET 阳性 NSCLC 治疗现状及进展

目前已有多种 c-MET 抑制剂应用于临床前研究和临床试验中，主要包括三类：小分子 c-MET-TKI (多激酶或选择性的 c-MET 抑制剂) 和针对 c-MET 或其配体 HGF 的单克隆抗体，多激酶抑制剂包括克唑替尼、卡博替尼、foretinib、glesatinib 等；选择性的 c-MET 抑制剂包括卡马替尼、特泊替尼、tivantinib、沃利替尼等；MET 抗体包括 onartuzumab、emibetuzumab、telisotuzumab；HGF 抗体包括 rilotumumab、ficlatuzumab 等，以上药物的主要机制均为抑制 HGF/c-MET 信号通路的传导，但多数药物的疗效尚未明确，仍在探索中。下文将围绕 c-MET 阳性 NSCLC 的临床治疗进行阐述。

(一) MET 14 号外显子跳跃突变 NSCLC 治疗

1. 克唑替尼 尽管携带该突变的 NSCLC 患者预后较差，但研究发现其对 c-MET 抑制剂敏感。I 期 PROFILE-1001 最新研究结果显示，接受克唑替尼治疗的 MET 14 号外显子跳跃突变 NSCLC 的 ORR 为 32%，mPFS 为 7.3 个月。基于此研究结果，2018 年 5 月，FDA 批准克唑替尼用于治疗含铂方案化疗进展后的 MET 14 号外显子跳跃突变的 NSCLC 患者。

2. 卡马替尼 (Capmatinib, INC280) 是一种高选择性的 MET 抑制剂，具有体内外活性，与其他 MET 抑制剂相比，其

对 MET 14 号外显子跳跃突变的抑制力最高。GEOMETRY mono-1 研究是一项前瞻性、多队列、非随机、开放标签的 II 期临床研究，在队列 4 (经治型，69 例) 和队列 5b (初治型，28 例) 中，研究者探讨了卡马替尼对 MET 14 号外显子跳跃突变晚期 NSCLC 患者的疗效与安全性，研究显示：卡马替尼的疗效十分显著，在 69 例经治患者中，卡马替尼治疗的 ORR 为 40.6%，mDoR 为 9.72 个月，DCR 为 78.3%，mPFS 为 5.42 个月；而在 28 例初治患者中，ORR 为 67.9%，mDoR 为 11.14 个月，DCR 为 96.4%，mPFS 为 9.69 个月，且在基线存在脑转移的 13 例可评估患者中，7 例患者颅内缓解 (2020 年 AACR 大会报道了脑转移患者数据)。另在 2020 年 ESMO 大会上，研究者也报道卡马替尼在免疫治疗经治的 MET 14 号外显子跳跃突变的 NSCLC 中具有更好的疗效 (免疫治疗经治：ORR 为 62.5%；未经免疫治疗：ORR 为 33.8%)，但遗憾的是，安全性较差。此外，无论在 MET 14 号外显子跳跃突变的 NSCLC 亚洲人群或非亚洲人群中，卡马替尼作为一线治疗或后线治疗均具有明显的抗肿瘤效果 (一线治疗：亚洲人群与非亚洲人群的 ORR 分别为 66.7%、68%；2/3 线治疗：亚洲人群与非亚洲人群的 ORR 分别为 41.2%、40.4%)。2021 年 ASCO 会议也报道了该研究中队列 6 的研究结果，在队列 6 中，共纳入 31 例 MET 14 号外显子跳跃突变和 3 例 MET 高度扩增 (基因拷贝数，GCN ≥ 10) 的晚期 NSCLC 患者 (既往均接受过至少 1 个全身性治疗方案)，患者口服卡马替尼 400mg 每日 4 次治疗，结果显示：在 MET 14 号外显子跳跃突变的 NSCLC 患者中，卡马替尼二线治疗的 ORR 为 51.6%，DCR 为 90.3%，mDoR 达 8.4 个月，mPFS 为 6.9 个月。最常见的 TRAEs 为外周水肿、恶心、呕吐。

以上研究表明卡马替尼无论作为一线治疗还是后线治疗，对 MET 14 号外显子跳跃突变的晚期 NSCLC 均具有较好疗效，且安全性可控，在脑组织中也具有抗肿瘤活性，故 FDA 于 2020 年 5 月 6 日批准卡马替尼用于治疗 MET 14 号外显子跳跃突变的转移性 NSCLC 成年患者，目前其已在美国、日本上市。

3. 特泊替尼 (tepotinib) II 期 VISION 研究 (NTC02864992) 初步结果显示：经替波替尼一线治疗 MET 14 号外显子跳跃突变的晚期或转移性 NSCLC 患者的 ORR 高于二三线治疗，但无论治疗线数如何，替波替尼均具有显著疗效，安全性也可控，且该研究分别使用液体活检和组织活检技术来检测 MET 14 号外显子跳跃突变，结果表明液体活检和组织活检具有相似的疗效预测作用。基于此研究，日本于 2020 年 3 月批准替波替尼用于治疗不可切除性、晚期或复发性 MET 14 号外显子跳跃突变的 NSCLC 患者。该研究的临床相关亚组的最新结果显示：在 152 例 MET 14 号外显子跳跃突变的 NSCLC 患者中 (包括 69 例初治患者和 83 例经治患者)，IRC (独立委员会) 评估的总人群 ORR 可达 44.7%，DCR 为 70.4%，mPFS 达 8.9 个月；亚组分析也发现替波替尼在初治和经治组中疗效一致，其中初治患者组 ORR 为 44.9%，DCR 为 68.1%，mPFS 为 8.5 个月，经治患者组 ORR 为 44.6%，DCR 为 72.3%，mPFS 为 10.9 个月；且替波替尼在不同年龄和脑转移亚组中均显示有意义的活性，且安全性可控。

4. 沃利替尼 (Savolitinib) 是一种有效的选择性 MET

抑制剂,目前沃利替尼治疗中国 MET 14 号外显子跳跃突变肺癌患者的Ⅱ期临床研究在进行,该研究入组了 70 例 MET 14 号外显子跳跃突变的 NSCLC 患者(肺腺癌患者占 57.1%、肉瘤状肺癌患者占 35.7%,脑转移患者占 21%),入组患者接受 600mg(体重≥50kg)或 400mg(体重<50kg)沃利替尼口服治疗,主要研究终点为 ORR,研究显示:在 61 例可评估疗效患者中,ORR 达 49.2%,DCR 高达 93.4%,中位应答时间为 1.4 个月,mPFS 为 6.9 个月,mOS 为 12.5 个月。亚组分析发现沃利替尼在肉瘤状肺癌这类恶性程度高的 NSCLC 亚型中,独立委员会(IRC)评估的 ORR 达 50%,DCR 达 90%。在初治和经治亚组中也呈现出相当的肿瘤应答;在 41 例其他 NSCLC 患者中,IRC 评估的 ORR 也可达 48.8%,DCR 达 95.1%,mDoR 为 8.3 个月。此外,沃利替尼的整体安全性也较好,主要表现为 1~2 级不良事件,未观察到间质性肺炎的发生。另研究者通过收集患者治疗前后的血液标本分析了 MET 14 号外显子跳跃突变的 ctDNA 清除与疗效间的关系,结果显示与基线 MET 14 号外显子跳跃突变可测的患者相比,不可测的患者具有更长的 PFS 和 OS,而在 24 例 ctDNA 清除状态可测的患者中,14 例发生了 ctDNA 的清除(中位 ctDNA 清除时间为 1.4 个月),且 ctDNA 清除的患者具有更好的生存获益,故研究者认为基线 ctDNA MET 14 号外显子跳跃突变不可测及经沃利替尼治疗后 ctDNA 发生清除的患者可能具有更好的临床获益。此外,研究者通过分析基线及进展后 ctDNA 可及的 21 例患者的基因异常情况探寻了沃利替尼的耐药机制,在 3 例患者中(14.3%)发现了已知的 MET 继发突变:D1228H/N、Y1230C/H/S。另外还发现了包括 KRAS、NRAS、BRAF、PIK3CA、FGF19、TP53 等潜在的旁路激活耐药机制(42.9%),但该研究样本量有限,对于沃利替尼的耐药机制以及 MET 14 号外显子跳跃突变的 ctDNA 清除与疗效间的关系仍需扩大样本量进行确认。该研究证实不论病理类型、既往治疗线数、是否存在脑转移,沃利替尼均展现良好的肿瘤缓解和疾病控制,且安全性可控。基于此研究,国家药品监督管理局(NMPA)批准沃利替尼用于治疗 MET 14 号外显子跳跃突变的局部晚期或转移性 NSCLC 患者,值得注意的是,这是目前国内唯一获批上市的国产 MET 抑制剂。

另一项关于沃利替尼治疗 MET 14 号外显子跳跃突变的局部晚期或转移性 NSCLC 患者的Ⅲb 期确证性临床研究也在进行,该研究共纳入 163 例患者,包括两个队列(既往含铂化疗方案治疗后疾病进展或毒性不耐受;既往未接受过任何针对晚期疾病进行的系统抗肿瘤药物治疗)。主要研究终点为 ORR,次要研究终点为 PFS、DCR、OS、安全性等。但研究结果尚未公布,仍需后续关注。

5. 其他　amivantamab 是一种靶向 EGFR 和 MET 的双特异性抗体,CHRYSALIS 研究显示 amivantamab 在初治和经治的 MET 14 号外显子跳跃突变 NSCLC 患者均显示抗肿瘤活性,且 amivantamab 的安全性与先前报道的 EGFR 突变 NSCLC 患者一致,但该药仅被美国 FDA 批准用于治疗 EGFR 外显子 20 插入突变的 NSCLC 患者。卡博替尼、glesatinib 对 MET 14 号外显子跳跃突变的 NSCLC 患者也具有一定的抗肿瘤活性,但 MET 抗体是否可治疗 MET 14 号外显子跳跃突变 NSCLC 患者还有待考究。REGN5093 是一种双特异性抗体,可与 MET 基因的两个不同表位结合,阻断 MET 与 HGF 结合,进而诱导 MET 的内化和降解。一项关于 REGN5093 的Ⅰ/Ⅱ期研究正在招募中(NCT04077099),该研究旨在探讨 REGN5093 对既往接受过已批准的有效疗法治疗的 MET 改变(MET 14 号外显子基因突变和/或 MET 基因扩增和/或 MET 蛋白表达升高)晚期 NSCLC 患者的疗效和安全性,研究结果请后续期待。

此外,新型的 MET/CSF1R/SRC 抑制剂 TPX-0022 在 MET 改变的晚期 NSCLC 患者中的Ⅰ期研究也正在进行中,研究结果尚未公布。尽管已有多种 MET 抑制剂对 MET 14 号外显子跳跃突变 NSCLC 患者显现出初步的抗肿瘤活性,但患者终会产生耐药,据 2020 年 ASCO 会议报道,在 MET 14 号外显子跳跃突变 NSCLC 患者中,潜在的获得性耐药机制包括继发性 MET 突变(33%)和 EGFR、ERBB2、KRAS 和 PI3K 通路的获得性突变,且获得性突变与 MET 14 号外显子跳跃突变的类型无关。因此,若想给 MET 阳性患者带来更佳的生存获益,进一步探索 MET 抑制剂耐药机制至关重要。

(二)原发性 c-MET 扩增 NSCLC 治疗

1. 克唑替尼　Ⅰ期 PROFILE-1001 研究探索了克唑替尼(250 mg b.i.d,口服)治疗 c-MET 扩增晚期 NSCLC 的疗效和安全性,结果表明:c-MET 扩增水平与克唑替尼疗效相关,克唑替尼对中、高度 c-MET 扩增的 NSCLC 患者有较好的临床疗效,且大部分 TRAEs 为 1 级,主要包括腹泻、恶心、呕吐等。

2. 卡马替尼　在Ⅱ期 GEOMETRY mono-1 研究中,队列 1a 纳入 69 例 MET 基因高拷贝数(GCN≥10)的经治 NSCLC 患者,队列 5a 则纳入 15 例 MET 基因高拷贝数(GCN≥10)的初治 NSCLC 患者。2020 年 ASCO 会议报道了这两个队列的最新研究结果,结果显示:在队列 1a 中,经卡马替尼二线或三线治疗的患者的 ORR 为 29%,DCR 为 71%,mDoR 为 8.31 个月,mPFS 为 4.07 个月;在队列 5a 中,初治患者的 ORR 为 40%,DCR 为 66.7%,mDoR 为 7.54 个月,mPFS 为 4.17 个月。该研究表明卡马替尼对 MET 基因高度扩增(基因拷贝数≥10)的 NSCLC 患者初步显示抗肿瘤活性,且在初治患者中具有相对更高的缓解率,但与 MET 基因高拷贝数(GCN≥10)的 NSCLC 患者相比,卡马替尼对 MET 14 号外显子跳跃突变 NSCLC 患者的疗效更佳。此外,另一项小样本研究也显示卡马替尼联合纳武利尤单抗可有效改善 MET 基因高表达的晚期 EGFR 野生型 NSCLC 患者的生存(2020 年世界肺癌大会报道)。

3. Sym015　是靶向 MET 的两种人源化抗体的混合物,可降解 MET 基因,2020 年 ASCO 会议报道了 Sym015 治疗 MET 14 号外显子缺失和/或 MET 基因扩增的疗效和安全性,在第一周期第 1 天,Sym015 的使用剂量为 18mg/kg,随后 12mg/kg,每 2 周一次。研究显示:在 20 例可评价疗效患者中,其中含 12 例 MET 14 号外显子缺失 NSCLC 患者,8 例 MET 基因高拷贝(GCN>5)NSCLC 患者,患者 ORR 为 25%(3 例缺失,2 例扩增),DCR 为 80%;在 10 例初治患者中(缺失 3 例,扩增 7 例),ORR 达 50%,DCR 为 100%,mPFS 为 6.5 个月,在 10 例既往接受过 MET 靶向治疗的患者中(缺失 9 例,扩增 1 例),DCR 为 60%,mPFS 为 5.4 个月,客观缓解未出现,均为 SD,该研究中 TRAEs 发生率为 42.2%,疲劳和外周水肿最为常见。由于该研究样本量较少，未来应扩大样本量进一步探索 Sym015 的疗效和安全性及其是否可联合 MET 抑制剂延缓或预防耐药。

（三）EGFR-TKI 耐药后 c-MET 扩增或过表达的 NSCLC 治疗

由于 EGFR-TKI 耐药给 EGFR 突变 NSCLC 患者的后续治疗带来极大困难，而 c-MET 扩增或过表达常为 EGFR-TKI 耐药的重要原因之一，且 c-MET 诱导 NSCLC 患者的 EGFR-TKI 耐药常由于另一种致癌基因的激活导致 EGFR 信号通路冗余，故 NCCN 指南推荐采用 MET-TKI 联合 EGFR-TKI 治疗 EGFR-TKI 耐药后 c-MET 扩增或过表达的 NSCLC 患者。

1. 卡马替尼联合吉非替尼 一项 Ib/Ⅱ期研究评估了卡马替尼联合吉非替尼治疗对 EGFR-TKI 耐药的 EGFR 突变、c-MET 扩增或过表达的 NSCLC 患者的安全性和有效性，结果显示两者联合用药具有较好的疗效及耐受性，且 c-MET 高扩增患者临床获益更大。

2. 沃利替尼联合吉非替尼 一项 Ib 期研究评估了沃利替尼联合吉非替尼治疗中国既往 EGFR-TKI 治疗后疾病进展、局部晚期或转移性 EGFR 突变 NSCLC 的安全性和耐受性，结果显示 EGFR-TKI 联合 MET-TKI 用于 T790M 阴性 /MET 扩增阳性的耐药患者 ORR 达 52%，具有明确的获益趋势。

3. 沃利替尼联合奥希替尼 Ib 期 TATTON 研究入组了既往治疗进展的 EGFR 突变、c-MET 阳性（扩增 / 过表达）的局部晚期或转移性 NSCLC 患者，并将患者分组，B1 组患者既往经第三代 EGFR-TKI 治疗，B2 组患者既往未经第三代 EGFR-TKI 治疗且 T790M 阳性，B3 组患者既往未经第三代 EGFR-TKI 治疗且 T790M 阴性，D 组患者既往未经第三代 EGFR-TKI 治疗且 T790M 阴性，然后 B 组患者予奥希替尼 80mg+ 沃利替尼（600mg 或 300mg）治疗，D 组患者予奥希替尼 80mg+ 沃利替尼（300mg）治疗，2020 年 WCLC 会议公布了该研究结果：B1、B2、B3、D 组的 ORR 分别为 33%、65%、67%、62%，DCR 为 75%、88%、100%、93%，mPFS 则分别为 5.5 个月、9.1 个月、11.1 个月、9.0 个月。在安全性方面，沃利替尼联合奥希替尼具有较好的耐受性，但与 B 组患者相比，D 组患者有更低的 3 级以上的不良反应及严重不良反应。该研究亦显示不同剂量的沃利替尼（300mg 或 600mg）联合奥希替尼均可克服 EGFR-TKI 的获得性 c-MET 耐药机制，且疗效相似。由于目前尚不清楚何种 MET 检测方法更适合预测 MET 抑制剂的疗效，故研究者在 TATTON 研究中使用 FISH、IHC 和 NGS 检测 MET 扩增和过表达（分别检测 117 例、34 例、49 例），并根据不同检测方法对患者进行分组及疗效评价（数据截至 2021 年 3 月 4 日），研究结果表明：FISH 检测阳性组和 IHC 检测阳性组患者的 ORR 并无差异，且 ORR 和 DCR 在 NGS 检测阳性组与 FISH 检测阳性组也无差异，但由于 IHC 检测样本数量较少，该研究结果需谨慎解读。

此外，目前开展的 SAVANNAH 研究和 ORCHARD 研究也在继续探索沃利替尼联合奥希替尼的疗效、安全性及 MET 的最佳检测方法。ORCHARD 研究的中期结果显示：沃利替尼联合奥希替尼的疗效与 TATTON 研究相一致，包括表现出更高的 ORR（33%~41%）及 DCR（75%~82%），安全性及耐受性也表现良好，为沃利替尼联合奥希替尼治疗 MET 驱动耐药

的 NSCLC 提供了更多证据和用药信心。

4. 替波替尼联合吉非替尼 在 INSIGHT 研究中，研究者纳入了 EGFR-TKI 耐药后的 EGFR 突变、c-MET 扩增或过表达的 NSCLC 患者，并将其随机分为替波替尼联合吉非替尼治疗组及化疗组，最新结果显示：在总人群中，特泊替尼联合吉非替尼治疗组与化疗组的 ORR 分别为 45.2% 和 33.3%，且该联合用药的耐受性也较好。

5. ningetinib 联合吉非替尼 ningetinib 是一种靶向 MET、AXL、VEGFR-2 的新型国产 TKI，2020 年 ASCO 会议报道了一项关于 ningetinib 的 Ib 期临床研究（摘要号：9583），该研究入组了 86 例 EGFR-TKI 耐药后的 EGFR 突变、T790M 阴性的中国 NSCLC 患者（36% 患者存在基线脑转移），入组患者接受 ningetinib（30mg 或 40mg 或 60mg，口服）联合吉非替尼（250mg，口服）每日治疗，研究结果显示：在 84 例疗效可评估患者中，ORR 为 19.1%，DCR 为 91.7%。在既往接受过第 3 代 EGFR-TKI 及脑转移亚组中，PES 无差异，但 MET 基因拷贝数的水平与疗效呈正相关，GCN ≥ 6（n=11）、GCN ≥ 5（n=16）、GCN ≥ 3（n=37）的患者 ORR 分别为 36.4%、25.0%、21.6%。该研究中最常见的 TRAEs 为心肌酶升高、转氨酶升高、皮疹、蛋白尿等。此外，该研究也确定 ningetinib 的 Ⅱ期临床研究推荐剂量为 40mg，每天一次。

6. 其他 除了 EGFR-TKI 联合 MET-TKI 治疗外，一种新型的 EGFR/c-MET 双特异性抗体 JNJ-372 在 EGFR 和 c-MET 阳性的肿瘤模型中也被证明有效。目前 JNJ-372 正在 NSCLC 患者中进行 Ⅰ 期研究。此外，另一项近期报道的 Ⅱ期研究比较了厄洛替尼联合 emibetuzumab 治疗或厄洛替尼单独治疗 EGFR 阳性、c-MET 表达阳性的转移性 NSCLC 患者中的疗效，结果显示联合用药组总生存期更长，但差异无统计学意义。

（四）未经选择的 NSCLC 治疗

1. tivantinib 联合厄洛替尼 tivantinib 是一种高选择性的口服 MET 抑制剂，是第一个非 ATP 竞争性的 TKI。MARQUEE 和 ATTENTION 是两项针对晚期 EGFR 野生型非鳞 NSCLC 患者的 Ⅲ 期研究，虽然两个研究中的 tivantinib 联合厄洛替尼组比厄洛替尼单药组 PFS 更长，但差异无统计学意义，且研究结果均未达到预期终点，但进一步分析其亚组发现 c-MET 高表达者的 OS 更佳，故未来可进一步探索 tivantinib 联合厄洛替尼对 c-MET 阳性 NSCLC 患者的疗效。

2. onartuzumab 联合厄洛替尼 一项随机 Ⅱ期临床试验比较了 onartuzumab 联合厄洛替尼与厄洛替尼联合安慰剂对非选择性 NSCLC 患者的疗效，结果显示两组患者的总体 PFS 和 OS 无明显差异。研究者进一步利用 IHC 评估了患者的 c-MET 表达情况，发现 66 例接受 onartuzumab 联合厄洛替尼治疗的 c-MET 阳性患者的 PFS 和 OS 均有改善，但更大规模的临床试验并没有证实 onartuzumab 联合厄洛替尼对 c-MET 阳性 NSCLC 患者有较好的疗效，故仍需进一步探索。

综上，尽管 MET 抑制剂在 c-MET 过表达 / 扩增 /14 外显子突变的 NSCLC 患者中已显示初步的成功，如克唑替尼、替波替尼、沃利替尼和卡马替尼等。但患者终会产生耐药，且耐药后的后续治疗的选择极为有限，故寻找及解决潜在的耐药机制迫在眉睫。此外，关于 MET 抑制剂应用的最合适时机、

如何选择优势人群及最佳联合治疗策略等议题仍需进一步深入探索。

三、展望

ROS1、*MET* 基因变异是 NSCLC 中继 *EGFR*、*ALK*、*KRAS* 基因突变之后的两个重要驱动基因变异，在肿瘤细胞基因突变、信号转导及肿瘤发生发展过程中扮演着重要角色。随着肿瘤精准时代的来临，针对 *ROS1*、*MET* 基因的临床研究越来越多，人们对于肺癌的发生发展机制的了解也更深入，且新型靶向药物层出不穷，为广大肺癌患者带来了福音，但药物耐药性及安全性问题、突变基因检测方法的选择及如何筛选出可能从 ROS1/c-MET 抑制剂中获益的人群，是当前面临的主要挑战，未来需要进一步探讨和解决。

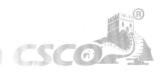

中国肺癌精准治疗的现状及展望

广东省人民医院

曾康辉　吴一龙

一、晚期 *EGFR* 突变肺癌的研究进展

（一）经典突变

经典的 *EGFR* 突变包括第 19 外显子的 Leu-Arg-Glu-Ala（LREA）残基周围的框内缺失（19Del）和 *EGFR* 第 21 外显子的 L858R 替换。*EGFR* 突变具有显著的地理多样性，在亚洲人群中高达 40%~60%，而在西方非小细胞肺癌（non-small-cell lung cancer，NSCLC）人群中仅占 10%~15%。经典的 *EGFR* 突变赋予了第一代表皮生长因子受体酪氨酸激酶抑制剂（epidermal growth factor receptor tyrosine kinase inhibitor，EGFR-TKI）如厄洛替尼和吉非替尼以及第二代和第三代 TKI 阿法替尼和奥西替尼敏感性。EGFR-TKI 现在已成为晚期 *EGFR* 突变 NSCLC 的一线治疗方案。目前在中国 EGFR 抑制剂上市药物已达到 8 个。一代 TKI 厄洛替尼 / 吉非替尼、二代 TKI 阿法替尼显著改善了客观缓解率（objective response rate，ORR）为 65%~90% 和无进展生存期（progression-free survival，PFS）9~14.7 个月；而Ⅲ期临床试验 ARCHER 1050 和 FLAURA，分别验证了二代 TKI 达克替尼对比吉非替尼、三代 TKI 奥希替尼对比厄洛替尼 / 吉非替尼带来的总生存期（overall survival，OS）获益。

2022 年 3 月 31 日，欧洲肺癌大会（The European Lung Cancer Congress，ELCC）公布了中国原创第三代 EGFR-TKI 伏美替尼一线治疗 *EGFR* 突变晚期 NSCLC 全中国人群的Ⅲ期注册临床研究（FURLONG 研究）结果。结果显示，伏美替尼治疗组的由独立影像学评审委员会（Independent Review Committee，IRC）评估的 PFS 为 20.8（17.8~23.5）个月，相比吉非替尼组 11.1（9.7~12.5）个月取得了具有统计学意义和临床意义的改善（*P* < 0.000 1），降低疾病进展或死亡风险 56%。2022 年美国临床肿瘤学大会（American Society of Clinical Oncology，ASCO）公布了 FURLONG 研究中基线伴有中枢神经系统（central nervous system，CNS）转移人群的数据分析结果。FURLONG 的 CNS 疗效数据分析结果显示，伏美替尼一线治疗基线伴有 CNS 转移的 *EGFR* 敏感突变晚期 NSCLC 患者的疗效显著优于吉非替尼，缓解更深，显著降低 CNS 疾病进展或死亡风险。FURLONG 研究为第三代 EGFR-TKI 一线治疗 *EGFR* 敏感突变晚期 NSCLC 中国人群带来了高级别的循证医学证据。

2021 年 12 月 16 日，国家药品监督管理局正式批准阿美替尼用于具有 *EGFR* 19Del 或外显子 21（L858R）置换突变的局部晚期或转移性 NSCLC 成人患者的一线治疗。该申请基于关键的Ⅲ期 AENEAS（NCT03849768）试验结果。在这项试验当中，阿美替尼完成了与第一代 EGFR 抑制剂吉非替尼的"头对头"对照。结果显示：阿美替尼组的中位 PFS 为 19.3 个月，显著长于吉非替尼组的 9.9 个月。亚组分析发现阿美替尼也显著降低脑转移进展风险 62%。其研究结果创造了目前 EGFR 抑制剂里最长的中位无进展生存期纪录。AENEAS 研究是世界范围内首个仅在中国人群中开展的三代 EGFR-TKI 一线治疗试验，这也使得该研究更切合中国国情，对中国肺癌患者的治疗更具指导意义。2022 年 6 月，英国药品和保健品监管局（MHRA）宣布已接受我国自主研发的第三代 EGFR 抑制剂阿美替尼的上市许可申请，用于一线治疗 *EGFR* 突变的局部晚期或转移性 NSCLC 成年患者，以及治疗 *EGFR* T790M 突变阳性的局部晚期或转移性 NSCLC 成年患者。

第一、二代 EGFR-TKI 耐药的主要机制是出现 T790M 突变，而第三代 EGFR-TKI 耐药机制则相对复杂，耐药位点包括 *MET* 扩增、*EGFR* 获得性突变、*PIK3CA*、*HER2* 扩增 / 突变、*BRAF V600E*、*KRAS* 及细胞周期基因改变等，对于 *EGFR* 获得性耐药，*C797S* 突变是其主要耐药位点，也是目前报道最多、机制较为明确的耐药位点，研发靶向作用于 *C797S* 靶点的小分子药物将有助于解决该类患者治疗需求，现阶段针对 *EGFR C797S* 突变的第四代 TKI 药物尚处于研发阶段。BLU-945 是目前正在研发的一种强效、选择性第四代 EGFR-TKI，2020 年 ESMO 大会和 2021AACR 大会上公布的研究数据显示，BLU-945 可有效且高度选择性抑制 *EGFR* 阳性（19Del 或 L858R 突变）/*T790M/C797S* 三突变和 *EGFR* 阳性 /*T790M* 突变。在 2022 年 AACR 大会上，BLU-945 最早开展的 SYMPHONY 研究结果，显示在奥希替尼耐药的人群中振奋人心的疗效。为监测治疗效果，所有患者在基线及每个治疗周期进行 ctDNA 检测，BLU-945 治疗后 14dctDNA 检测结果显示，83%（10/12）的患者外周血样中 T790M 突变丰度下降,81%(9/11)的患者 C797S 突变丰度下降。所有接受 400mg,每日 1 次的患者,T790M 和 C797S ctDNA 均有下降,包括 3 例达到清除的标准(低于检测限度值)。我国研发的第四代口服 *EGFR* 靶向药也都在Ⅰ/Ⅱ期临床试验中。

(二)非典型 *EGFR* 突变

EGFR 20ins 突变是罕见的 *EGFR* 突变,占所有 NSCLC 病例的 1%~2%,占 *EGFR* 突变 NSCLC 的 10%。在 NSCLC 中,最常见的插入位于 Asp770(28.7%)之后,其次是 Val769(20.5%)、Pro772(17.2%)和 His773(14.0%),位于编码氨基酸 766-775 的区域。与常见的 *EGFR* 突变不同,*EGFR 20ins*(除 *A763_Y764ins FQEA* 外)对 EGFR-TKI 没有表现出相同的敏感性。但在近两年,*EGFR 20ins* 涌现出来了许多有效药物。amivantamab(JNJ-61186372)是一种同时针对 *EGFR/MET* 的双特异性单克隆抗体。由于其优越的疗效,amivantamab 于 2021 年 5 月 21 日被美国 FDA 批准用于治疗 *EGFR 20ins* 患者的第一个药物。在中国,这款双特异性抗体已经被国家药品监督管理局(NMPA)纳入突破性治疗品种,目前正在中国内地展开多项临床试验,包括与第三代 EGFR-TKI lazertinib 联用,用于一线治疗携带 *EGFR* 突变的局部晚期或转移性 NSCLC。在 2022 年的 ASCO 大会上,CHRYSALIS-2 研究评估了在奥希替尼和铂类化疗后进展的 *EGFR* 突变 NSCLC 患者接受 amivantamab 和 lazertinib 联合治疗的效果,公布了最新的数据。截至 2021 年 11 月 6 日,162 例患者被纳入队列 A,结果显示,在目标人群的 50 例疗效可评估患者中,盲态独立中心评估(Blinded Independent Central Review,BICR)的 ORR 为 36%,其中 1 例完全缓解(complete response,CR)和 17 例部分缓解(partial response,PR),临床受益率为 58%。

mobocertinib(TAK-788)是另一种靶向 *EGFR/HER2* 的小分子抑制剂。2021 年 9 月 15 日,FDA 已批准 mobocertinib(TAK-788)用于治疗含铂化疗期间或之后进展的 *EGFR 20ins* 突变阳性的局部晚期或转移性 NSCLC 成人患者。此次获批是基于 mobocertinib 的Ⅰ/Ⅱ期试验中既往接受过铂类化疗失败的患者数据,研究证实患者获得具有临床意义的缓解。2021 年 ASCO 年会上公布了Ⅰ/Ⅱ期试验的结果,经独立中心评估(Independent Reading Committee,IRC)确认的 ORR 为 28%,研究者确认的 ORR 为 35%,疾病控制率(disease control rate,DCR)达 78%。经 IRC 确认的中位缓解持续时间(median duration of response,mDoR)为 17.5 个月,经 IRC 确认的中位无进展生存期(median progress free survival,mPFS)为 7.3 个月,中位 OS 为 24 个月。

除了以上两种药物,我国原创新药 sunvozertinib(DZD9008,舒沃替尼)也正在进行临床试验。sunvozertinib 是一种口服、强效、不可逆和选择性 EGFR-TKI,对 *EGFR 20ins* 突变和其他突变具有活性,也是目前唯一一款获得中美双突破性疗法认定的针对特定肺癌突变类型的国创新药。截至 2021 年 7 月 30 日,代号为 WU-KONG1 和 WU-KONG2 研究中共入组了 52 例铂类药物治疗后进展的晚期 *EGFR 20ins* 肺癌患者,确认的 ORR 分别为 50%(1/2)、55.6%(5/9)、44.8%(13/29)和 22.2%(2/9)。100mg、200mg、300mg 和 400mg 队列的 6 个月 PFS 分别为 50%、53.3%、44.6% 和 44.4%。无论是既往接受/未接受抗 PD-1/L1 治疗的患者中,都观察到了响应。

综上,近年来,EGFR-TKI 不断更新迭代,患者生存大幅改善。同时,围绕 EGFR-TKI 的耐药机制及耐药后的管理也成为研究热点。基于对耐药机制的深入探索,目前已涌现新一代 EGFR-TKI、MET-TKI 联合 EGFR-TKI 等诸多新药和新型治疗策略,但多数仍处于早期探索阶段。同时,*EGFR* 不典型突变,如 *EGFR 20ins* 突变的肿瘤对 EGFR-TKI 缺乏敏感性,导致该 *EGFR* 突变肿瘤亚群被认为是不可靶向或固有耐药。此外,*EGFR 20ins* 突变的多样性以及由此导致的常规临床基因分型测试的难度使得其频率被低估。以往 *EGFR 20ins* NSCLC 的诊断意味着放弃靶向治疗。然而,最近在靶向 *EGFR 20ins* 突变药物研发方面取得的进展以及临床上对该类突变更有效的检测,使得在未来像其他突变(EGFR19del 和 L858R)一样的精准治疗可能成为现实。我国自主研发的第四代 EGFR-TKI 和 *EGFR 20ins* 药物都进入了临床试验,将给中国的肺癌治疗更多选择,给患者带来更多的获益。

二、其他罕见驱动基因肺癌研究进展

(一) *KRAS*

KRAS 是最常见的致癌基因,存在于 90% 的胰腺癌中,30%~40% 的结肠癌中,15%~20% 的肺癌中(大多为非小细胞肺癌)。*KRAS G12C* 是一种特定的 *KRAS* 亚突变,其第 12 个密码子的甘氨酸被半胱氨酸取代,约占所有 *KRAS* 突变的 44%。中国人群 *KRAS G12C* 的突变频率在非小细胞肺癌占 2%~4%,结直肠癌约 2.5%,目前国内尚无药物获批。2021 年 5 月,FDA 批准了 sotorasib 上市,用于至少经过一次系统治疗且病情进展的 *KRAS G12C* 阳性 NSCLC,这是针对 *KRAS* 突变的首款靶向药物。sotorasib 的上市打破了 *KRAS* 突变"不可成药"的魔咒,为 *KRAS* 突变的癌症患者迎来生存新希望。adagrasib(阿达格拉西布,MRTX849)是一款针对 *KRAS G12C* 突变的特异性优化口服抑制剂。2022 年 ASCO 会议,Mirati 公布了 KRYSTAL-1 研究注册队列的完整结果以及一项 CNS 转移的 *KRAS G12C* 突变 NSCLC 患者最新数据。在 112 例可评估缓解的患者中,初步结果显示,盲态独立中央审查(BICR)的 ORR 为 42.9%(48 例),在 89 例患者中观察到肿瘤缩小,DCR 为 79.5%,DoR 为 8.5 个月。截至 2022 年 1 月 15 日,中位 OS 为 12.6 个月。Adagrasib 成为继 AMG510 后的第二款 KRAS G12C 抑制剂。

我国也有 2~3 个 KRAS 抑制剂在 2022 年 ASCO 会议上报道,但都处于Ⅰ期阶段。其中,IBI351(GFH925)报道了初步的疗效证据,GFH925 是一种特异性共价不可逆的 KRAS G12C 抑制剂。截至 2022 年 4 月 15 日,该研究共入组 31 例既往经过标准治疗失败或不耐受的晚期恶性肿瘤受试者,其中 25 例非小细胞肺癌、5 例肠癌、1 例胰腺癌。研究结果显示:共 21 例受试者(16 例非小细胞肺癌 5 例结直肠癌)完成了至少一次肿瘤评估,其中 9 例受试者达到部分缓解,ORR 为 42.9%,DCR 为 81%。初步数据显示 IBI351(GFH925)单药在 *KRAS G12C* 突变的晚期实体瘤中展示出了良好的安全性和令人鼓舞的疗效,期待该研究有更多的结果更新。

KRAS G12C 仅是一种特定的 *KRAS* 亚突变。与其他靶

向药物相比，KRAS G12C 抑制剂 ORR 尚未达到 50% 以上。因此，要取得 FDA 全面批准，KRAS G12C 抑制剂仍需要一线治疗和标准治疗即免疫联合化疗进行头对头比较。

（二）ALK

ALK 基因融合在总人群中的发生率为 3%~7%。在非小细胞肺癌中，*ALK* 基因除了可以与 *EML4* 基因发生融合之外，还可以与其他包括 *TFG*、*KIF5B*、*KLC1*、*DCTNI*、*SQSTM1*、*BIRC6*、*HIP1*、*TPR* 及 *PTPN3* 等在内的基因形成融合基因。ALK 抑制剂从第一代克唑替尼 2011 年上市，经过 10 年的发展，目前已经是第三代劳拉替尼上市。一代：克唑替尼；二代：阿来替尼、色瑞替尼、恩沙替尼（国产）、布加替尼；三代：劳拉替尼。作为我国第一个原研 ALK-TKI，恩沙替尼于 2020 年 11 月获批二线治疗适应证在我国上市，又于 2022 年 3 月获批一线治疗适应证。根据已公布的恩沙替尼一线治疗和二线治疗临床研究的成果，IRC 评估数据提示，恩沙替尼一线治疗有效提升 ALK 阳性 NSCLC 患者的 mPFS 为 31.3 个月；二线治疗有效改善克唑替尼耐药患者的 mPFS 为 11.2 个月。劳拉替尼（lorlatinib）是 ROS1 和 ALK 受体酪氨酸激酶的一种口服大环三磷酸腺苷竞争性小分子抑制剂。劳拉替尼一线治疗 NSCLC 的适应证获批基于 CROWN 研究数据。CROWN 研究进行了数据更新，全组中位随访时间为 36.7 个月，已经超过 3 年。ORR 分别为 77.2% 和 58.5%，克唑替尼组的 mPFS 为 9.3 个月，而劳拉替尼组仍未达到，两组 36 个月的 PFS 率分别为 63.5% 和 18.9%（*HR*=0.27）。基线有脑转移的患者，两组 mPFS 分别为 7.2 个月和未达到（*HR*=0.21）；无脑转移的患者，两组 mPFS 分别为 11.0 个月和未达到（*HR*=0.29）。2022 年 4 月 28 日，ALK 抑制剂劳拉替尼在中国获批上市，用于治疗 ALK 阳性晚期 NSCLC。这也是国内首款获批的第三代 ALK 抑制剂。

（三）MET

MET 通路的异常激活可引起肿瘤的发生发展，MET 通路异常的主要形式包括 MET 14 外显子跳跃突变（*MET ex14* 突变）、*MET* 扩增、MET 蛋白过表达和 *MET* 融合等。*MET ex14* 突变占非小细胞肺癌的 2%~4%。继美国 FDA 批准 MET 抑制剂 capmatinib（卡马替尼）上市，国产 MET 抑制剂 savolitinib（赛沃替尼）用于治疗 *MET ex14* 突变 NSCLC 的适应证也获 NMPA 批准。2021 年 2 月 3 日，美国 FDA 加速批准 tepotinib（特泊替尼）用于治疗携带 *MET ex14* 突变的转移性 NSCLC 患者。而在 2021 年，多款研发的 MET 抑制剂新药紧随其后闪亮登场，为患者们送来了触手可及的新希望。

amivantamab 是一种靶向 *EGFR/MET* 的全人源双特异性抗体，被批准用于治疗含铂化疗失败且携带 *EGFR 20ins* 突变的 NSCLC。鉴于其双特异性，研究人员进一步在 CHRYSALIS 研究 MET-2 队列中，对 amivantamab 用于 *MET ex14* 突变 NSCLC 患者的疗效进行了探索。截至 2022 年 4 月 11 日，共纳入 55 例 *MET ex14* 突变患者。所有患者 ORR 为 33%；9 例患者既往未接受过系统性抗肿瘤治疗，ORR 为 57%，mPFS 尚未达到；18 例既往未接受过 MET 抑制剂治疗，ORR 为 47%，mPFS 为 8.3 个月；28 例既往接受过 MET 抑制剂治疗，ORR 为 33%，mPFS 为 4.2 个月。amivantamab 在原发性 *MET ex14* 突变晚期 / 转移性 NSCLC 中显示抗肿瘤活

性，包括既往使用 MET 抑制剂治疗的患者。该研究仍在扩大入组队列中，期待后续更新的研究结果。

elzovantinib 是一款口服多靶点激酶抑制剂，具有新型三维大环结构，可抑制 MET、CSF1R（集落刺激因子 1 受体）及 SRC 激酶。2022 年 1 月，FDA 批准 elzovantinib 和阿美替尼联合用于治疗 *EGFR* 突变 *MET* 扩增晚期非小细胞肺癌的新药临床研究（IND）。预计 2022 年年中将启动 elzovantinib 和阿美替尼联合用药的 1b/ Ⅱ 期 SHIELD-2 研究，*MET* 扩增的 NSCLC 将迎来新药。

（四）RET 融合

RET 融合在 NSCLC 中发生频率为 1%~2%，通常与其他致癌驱动基因突变相互排斥，至少有 12 种类型的 *RET* 融合伴侣基因被报道，包括 *KIF5B*、*CCDC6*、*NCOA4*、*MYO5C*、*EPH* 等，其中最常见的融合伴侣为 *KIF5B*（72%）。2020 年，*RET* 基因变异的治疗取得了巨大的飞跃，两款有效率超高的抑制剂获批上市。selpercatinib（LOXO-292）美国 FDA 已于 2020 年 5 月批准其用于含铂化疗进展后的 *RET* 重排转移性 NSCLC。Pralsetinib（BLU-667）的 ORR 达 62%，中位 PFS 达 16.5 个月，颅内反应率接近 60%。2021 年 3 月 24 日，pralsetinib 获得 NMPA 批准，用于既往含铂化疗进展后 *RET* 融合的晚期 NSCLC 的二线治疗，成为中国首个获批的 RET 抑制剂。2021 年美国 NCCN 非小细胞肺癌临床实践指南中，也将 *RET* 融合列为可能导致免疫检查点抑制剂治疗缺乏获益的原癌基因之一，与 *EGFR*、*ALK* 等驱动基因并列。在 2022 年的 ASCO 大会上，下一代 RET 抑制剂 LOXO-260 在 RET 抑制剂难治性 *RET* 突变的癌症患者中的首次人体 Ⅰ 期研究已经开展，可以针对一代 RET 抑制剂耐药，期待下一代 RET 抑制剂可以尽快公布阳性结果。

（五）ROS1 重排

ROS1 重排在 NSCLC 中的阳性率达 1%~3.4%，常见于年轻、不吸烟的肺腺癌患者。至今，肺癌中共发现 14 种 *ROS1* 融合形式，其中最常见的 *ROS1* 融合类型是 *CD74-ROS1*。目前正式被 FDA 批准用于 *ROS1* 融合非小细胞肺癌患者的药物仅有克唑替尼和恩曲替尼。2016 年 3 月，美国 FDA 批准克唑替尼用于治疗 *ROS1* 阳性的转移性 NSCLC，是首个获美国 FDA 批准的靶向 *ROS1* 的抑制剂。恩曲替尼的批准是基于 STARTRK-1、STARTRK-2 和 ALKA-372-001 三项临床研究的数据。恩曲替尼在国内也正在开展一项 Ⅲ 期临床研究，恩曲替尼将与比克唑替尼进行头对头比较。

瑞波替尼（repotrectinib，TPX-0005）是第二代 ALK/ROS1/NTRK 抑制剂。近期，瑞波替尼公布了 TRIDENT-1 研究中所有 4 个 *ROS1* 阳性非小细胞肺癌队列的最新顶线结果。初治的 ROS1 阳性患者队列中，71 例未接受 ROS1 TKI 治疗的非小细胞肺癌患者，ORR 为 79%，其中 4 例患者（6%）达到 CR；52 例患者（73%）达到 PR。26 例接受过一次 ROS1 抑制剂治疗和一种铂类化疗的非小细胞肺癌患者，ORR 为 42%；接受 2 种 ROS1 抑制剂未接受化疗治疗队列中，ORR 为 28%；接受 1 种 ROS1 抑制剂未接受化疗治疗队列中，56 例患者 ORR 为 36%；*ROS1* 耐药突变队列中，在接受过 ROS1 抑制剂治疗的患者中，发现了 17 例患者存在 *ROS1 G2032R* 溶剂前沿突变，接受瑞波替尼治疗的 ORR 为 59%。这意味着，无论是初

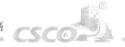

治还是经治的晚期患者,瑞波替尼都显示了积极的临床有效率,有望进一步延长 *ROS1* 阳性 NSCLC 患者的生存期。

EGFR、*ALK*、*ROS1* 等经典靶点的治疗取得成功后,越来越多的研究关注肺癌少见突变靶点,我国也积极参与全球的多中心研究,紧跟世界的发展。针对罕见突变的研究不断取得突破,罕见靶点的新药接连获批上市,肺癌罕见靶点的治疗逐渐迎来曙光。

三、围术期靶向治疗研究进展

随着一系列随机对照研究结果的公布,早中期肺癌围术期靶向治疗已经比较成熟。ADJUVENT 研究、EVEN 研究、EVIDENCE 研究、ADAURA、SELECT 研究均获得阳性结果。ADJUVENT 研究和 IMPACT 研究,随访了 5 年以上,得到阴性的 OS 结果,ADJUVANT 的 DFS 优势不能转化为 OS,不得不令人想到一个可能性即第一代 TKI 辅助治疗可能只是延迟复发,而不是治愈疾病。基于 EVIDENCE 的 DFS 研究结果,术后埃克替尼辅助治疗 Ⅱ~ⅢA 期 *EGFR* 突变型肺癌已获国内 NMPA CDE 批准。对于第三代 EGFR-TKI,基于 ADAURA 研究结果,国内 NMPA CDE 和美国 FDA 均批准奥希替尼辅助治疗 ⅠB~ⅢA 期 *EGFR* 突变型肺癌。但基于第三代 EGFR-TKI 的五年 OS 数据还不成熟,是否能获得阳性 OS 结果还得等待。

目前正在开展的辅助治疗其他驱动基因突变型肺癌的临床研究还包括比较阿来替尼术后辅助治疗的 ALINA 研究(NCT03456076)和比较恩沙替尼术后辅助治疗的全国多中心研究(NCT05241028)等。一项正在进行的 Ⅲ 期的临床试验(NCT04819100)正在探究在 *RET* 融合阳性 NSCLC 患者在局部区域治疗(手术或放疗)后辅助 selpercatinib 治疗的有效性和安全性。另一项新辅助和辅助卡马替尼的 Ⅱ 期试验已经在 *MET* 14 外显子突变和 / 或高 *MET* 扩增的 NSCLC 中进行。考虑到其他罕见突变比 *EGFR* 突变或 ALK 融合发生率显著降低,采用伞状试验设计来测试不同的 TKI 的临床试验将是一个最佳选择。肺癌突变联盟(the Lung Cancer Mutation Consortium,LCMC)已经进行了一个 PROMISE 的伞状试验。首先在可切除的 Ⅰ~Ⅲ 期肺癌患者中检测到靶点基因,然后在手术前进行匹配的靶向治疗。正在进行的 NAUTIKA1 (NCT04302025)研究探索了 alectinib,entrectinib,vemurafenib 和 cobimetinib 或者 pralsetinib 对可切除的 Ⅱ~ Ⅲ 期伴有 *ALK*、*ROS1*、*NTRK*、*BRAF V600* 或 *RET* 突变的 NSCLC 的新辅助和辅助治疗效果,其中辅助治疗将包括 4 个周期的化疗,然后是长达 2 年的辅助 TKI。

从一代药物吉非替尼到三代药物奥西替尼的辅助靶向治疗,再到第一个新辅助靶向治疗都是由我国研究者领导完成,我国研究者在围术期靶向治疗中贡献了重要力量。现在,围术期靶向治疗重点已经放在如何可以最佳地结合手术、放疗和化疗。我们需要设计围术期临床试验,制订个性化治疗及基础转化研究,旨在找出根本机制和潜在的生物标志物。无论靶向治疗在多大程度上迅速改变了围术期治疗的格局,未来的目标是制订个性化的围术期治疗方案,提高生存率和生活质量,并将临床研究成果转化为早期药物批准。

四、MRD 研究进展

MRD 指微小残留病灶(minimal residual disease,MRD)或可测量残留病灶(molecular residual disease,MRD)。这是一个源自血液肿瘤的概念,诸如多发性骨髓瘤、急性淋巴细胞白血病等血液肿瘤患者在治疗后可通过流式细胞术、定量 PCR、二代测序(NGS)等高灵敏度的检测手段对骨髓或外周血样本中可能存在的微量克隆肿瘤细胞进行检测,以评估患者治疗后体内的肿瘤残留状态。经过在血液肿瘤中的不断发展,MRD 检测已经成为血液肿瘤疗效评价的标准之一,与疾病复发、预后分层显著相关。在此条件下,开始尝试将其从血液肿瘤中推广到实体瘤当中。在 2021 年,"第十八届中国肺癌高峰论坛"的专家共识明确了肺癌 MRD 的定义及检测标准。根据《非小细胞肺癌分子残留病灶专家共识》中的描述,肺癌分子残留病变指经过治疗后传统影像学(包含 PET/CT)或实验室方法不能发现,但通过液体活检发现的肺癌来源分子异常,代表着肺癌持续存在和临床进展可能。其中肺癌的分子异常是指在外周血可稳定检测出丰度 ≥ 0.02% 的 ctDNA,包括肺癌驱动基因或其他的 Ⅰ / Ⅱ 类基因变异。MRD 检测的基本技术,包括 tumor-informed assays(个体化定制)和 tumor agnostic assays(NGS panel 和多组学技术),目前均处在探索阶段,需要前瞻性研究确定其敏感性、特异性和预测价值。

广东省人民医院吴一龙教授团队开展的大型肺癌 MRD 前瞻性研究成果已经发表,这是目前国内肺癌 MRD 领域的最有力证据与产出。研究发现:①术后单个节点(landmark)检测阴性患者的预后显著优于阳性患者($HR=0.08$,95% *CI* 0.02~0.33),动态监测可以进一步提升预测准确性,阴性预测值(NPV)和阳性预测值(PPV)分别达到 96.8% 和 89.1%。也就是说,96.8% 的 MRD 检测持续阴性的人群在随访期内一直未复发,并且与临床分期无关,从而定义了潜在治愈人群,对未来早期肺癌治疗具有重要应用价值。②术后 pre-adjuvant 节点 MRD 检测阳性的患者,辅助治疗能够显著改善其无病生存(disease-free survival,DFS),但是对于 MRD 阴性的人群,辅助治疗无获益。这提示 MRD 阴性人群的肿瘤负荷极低(接近治愈),辅助治疗有可能是非必需的。③术前 Nonshedding 肿瘤的确存在,但并不影响术后 MRD 监测。④Ⅱ~ Ⅲ 期肺癌 MRD 转阳或者复发的高峰期是术后 12~18 个月。这些创新性的研究结果,进一步拓宽了人们对 MRD 的认识,为临床应用积累了更多证据。

自从肺癌 MRD 检测的技术要求明确之后,引起了研究者的热烈讨论。目前,MRD 检测已经在乳腺癌、肺癌、前列腺癌等各种实体肿瘤中得以应用,我国各个临床试验正在陆续展开当中。期待 MRD 监测可以指导复发风险分层和辅助治疗策略,尽量延长患者完全缓解持续的时间,使患者能最大化获益。

五、抗体药物偶联物(ADC)研究进展

抗体药物偶联物(antibody-drug conjugate,ADC)由 linker、payload、单克隆抗体(mAb)组成。不同于靶向治疗,结合了

高特异性靶向能力和强效杀伤作用的优势,实现了对癌细胞的精准高效杀灭,已成为抗癌药物研发的热点之一。*HER2* 异常在肺癌中表现为三种不同类型:*HER-2* 突变(20 外显子)、*HER-2* 扩增和 HER-2 蛋白高表达。一个靶向 *HER-2* 的新型 ADC 药物 T-Dxd(DS-8201a)针对 *HER-2* 表达或突变晚期 NSCLC,DESTINY-Lung01 研究的中期结果显示:*HER-2* 突变患者的 ORR 为 61.9%,mPFS 时间达到 14 个月;而对 HER-2 过表达的患者,ORR 仅为 24.5%,mPFS 为 5.4 个月。

HER-3 是受体酪氨酸激酶 EGFR 家族的一个成员,在不同类型的癌症中广泛表达。帕特妥单抗(HER-3-dxd)是一种靶向 HER-3 的 ADC 药物,这是一种 HER-3 抗体,通过四肽连接子与拓扑异构酶 I 抑制剂偶联。2021 年 ASCO 报告了 I 期研究(NCT03260491)的结果:57 例接受 HER3-DXd 的患者在接受 TKI 和 PBC 化疗后,ORR 为 39%,而 mPFS 为 8.2 个月。另一项 II 期研究(NCT04619004)仍在进行中。另外两种 ADC 药物,MRG003(NCT04838548)和基那替尼(NCT04619004)也进入临床试验。此外,ADC 与奥希替尼联合治疗局部晚期或转移性 *EGFR* 突变型 NSCLC 患者的 I 期研究(NCT04676477),期待后续更多的临床试验数据。

新型 ADC 药物的研发为肺癌患者的治疗提供了一种新的可能性,丰富了临床治疗的选择,尤其在 *HER-2* 和 *c-MET* 靶点上有望实现突破。未来的 ADC 药物的临床研究更多聚焦于联合治疗,期待未来做出相应的成果。

六、小结与展望

近十年来,随着基础学科的进展,针对肺癌的治疗方法也在不断进步。晚期的 *EGFR* 靶向治疗朝着新联合方案不断探索。不断探索耐药机制,双靶点特异性抗体、ADC 药物或为克服耐药的新探索方向。近两年,无论是 *EGFR* 经典突变一线治疗、EGFR-TKI 耐药应对策略,还是 *EGFR 20ins*、*MET*、*ALK*、*KRAS* 等少见或罕见突变领域均有多项重磅研究结果公布,临床治疗手段日益丰富。特别是双靶点特异性抗体、ADC 药物表现不俗,应用前景广阔。

然而,目前临床上仍有诸多问题尚未解决。*EGFR* 经典突变一线治疗迎来更多选择,但仍需优化治疗顺序以及联合治疗方案;EGFR-TKI 耐药机制复杂,虽然当前耐药后治疗已经取得一定进展,但仍需更多探索;围术期靶向治疗的结果证明了尽早使用 EGFR-TKI 可以提高患者的获益,未来研究将会探索其他不同 TKI 的围术期治疗。而 MRD 检测技术不断发展,可以帮助识别术后复发高危人群,优选人群治疗。精准检测、细分人群,将是基因检测未来的发展方向之一,这将助力在治愈肺癌的道路上迈出更大的一步。

中国肺癌的精准治疗已经取得了巨大成功而且还在不断进步,我们相信随着技术的发展,未来会出现更多精准且有效的治疗手段,那将是一个百花齐放的春天,肺癌成为慢性病甚至大部分被治愈,已经不只是梦想了。

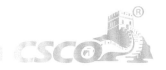

肺癌伴脑转移的治疗进展

上海市肺科医院

徐清华 许亚萍

肺癌患者中有 20%~65% 在病程中会发生脑转移（BM），是 BM 性肿瘤中最常见的类型。在非转移性非小细胞肺癌（non-small cell lung cancer，NSCLC）患者中，肺腺癌、鳞癌和大细胞癌发生 BM 的风险分别为 11%、6% 和 12%。小细胞肺癌（small cell lung cancer，SCLC）患者首次就诊时 BM 的发生率为 10%，诊疗过程中为 40%~50%，生存 2 年以上的患者 BM 达 60%~80%，是影响 SCLC 患者生存和生活质量的重要因素之一。

BM 性肿瘤包括脑实质转移和脑膜转移。脑实质转移瘤最常见的发生部位为大脑半球，其次为小脑和脑干。脑膜转移较脑实质转移少见，但预后更差。肺癌 BM 患者的治疗应该在全身治疗的基础上进行针对 BM 的治疗，包括以化疗、靶向治疗、免疫治疗、抗血管生成药物等为基础的全身治疗手段和以外科手术、全脑放疗（WBRT）、立体定向放疗（SRT）为主的局部治疗手段的多学科综合治疗，其目的是治疗转移病灶、改善患者症状和生活质量，最大限度地延长患者的生存时间。

一、全身治疗

（一）NSCLC BM 患者的化疗

化疗药物由于分子量较大，携带电荷并且容易与白蛋白结合，因此很难穿透血脑屏障（blood-brain barrier，BBB）对颅内转移病灶发挥抗肿瘤作用，但第三代细胞毒类药物联合铂类也给 NSCLC BM 患者带来生存获益。培美曲塞联合铂类对 NSCLC BM 患者的颅内病灶也有控制作用，GFPC07-01 研究纳入初治 NSCLC BM 患者，应用标准剂量的顺铂联合培美曲塞方案化疗 6 个周期，化疗结束或者 BM 进展时进行 WBRT，BM 病灶的有效率（ORR）为 41.9%，颅外病灶的 ORR 为 34.9%，中位 OS 为 7.4 个月。

替莫唑胺是一种新型咪唑四嗪类烷化剂，可在人体内转化成有活性的烷化剂前体，能透过血脑屏障，对于控制 NSCLC BM 有较好的疗效。对于既往接受过 WBRT 或全身化疗的 NSCLC BM 患者，可应用替莫唑胺以提高（疾病控制率）DCR、延长总生存（OS）。但目前相关报道多为 II 期临床研究，尚需大规模的 III 期临床研究进一步证实。

（二）SCLCBM 患者的化疗

含铂的依托泊苷或伊立替康两药方案是 SCLC 患者的标准一线全身化疗方案，缓解率为 60%~80%，对颅内转移病灶也有一定的疗效。考虑对于广泛期 SCLC 伴有无症状 BM 患者的一线治疗可优先采用全身化疗，在全身化疗结束后或 BM 进展时再考虑 WBRT。

（三）分子靶向治疗

靶向治疗是 NSCLC BM 患者的重要治疗手段。

1. **表皮生长因子受体酪氨酸激酶抑制剂（EGFR-TKI）** EGFR-TKI 治疗具有 *EGFR* 基因敏感突变的晚期 NSCLC 患者，均可获得较好的客观缓解率。而对于 NSCLC BM 患者，不同 EGFR-TKI 的颅内缓解情况存在不同程度的差异。第一代 EGFR-TKI 包括吉非替尼、厄洛替尼和埃克替尼数据较多，第二代 EGFR-TKI 包括阿法替尼和达克替尼数据较少。第三代 EGFR-TKI 包括奥希替尼、阿美替尼和伏美替尼 BM 控制率要优于第一代 EGFR-TKI。APOLLO 临床研究验证：奥希替尼具有良好的血脑屏障穿透性，控制 BM 疗效显著。AURA3 研究中的中枢神经系统（CNS）分析结果显示，奥希替尼组疾病进展和死亡风险显著降低 68%（*HR*=0.32；95% *CI* 0.15~0.69；*P*=0.004）。FLAURA 研究是第一个在一线治疗中对比三代 TKI 与标准治疗的研究。研究结果显示，奥希替尼组的中位无进展生存期（mPFS）显著优于标准治疗组，mPFS 分别为未达到（NR）和 13.9 个月（*HR*=0.48；95% *CI* 0.26~0.86；*P*=0.014），第三代 TKI 奥希替尼可以降低 52% 颅内进展风险。对于脑膜转移的 NSCLC 患者，第三代奥希替尼也显示了良好的疗效。BLOOM 研究结果显示，对于既往应用第一代或第二代 EGFR-TKI 治疗后进展且伴脑膜转移的晚期 NSCLC 患者，后续应用奥希替尼治疗的颅内 ORR 为 62%，颅内缓解时间为 15.2 个月。

2. **间变性淋巴瘤激酶酪氨酸激酶抑制剂（ALK-TKI）** 目前已经获批上市的 ALK-TKI 包括第一代克唑替尼，第二代阿来替尼、塞瑞替尼、布加替尼和恩莎替尼以及第三代洛拉替尼。与化疗相比，克唑替尼对 *ALK* 融合基因阳性的 NSCLC BM 患者颅内转移瘤控制率更高，而第二代 ALK-TKI 比克唑替尼对颅内转移病灶的控制率更高，第三代 ALK-TKI 在与克唑替尼治疗颅内转移病灶的比较中更有碾压性的优势。

在 CROWN 研究中,无论患者基线伴或未伴 BM,与克唑替尼相比,洛拉替尼均显著改善了患者的客观缓解(OR)、IC(颅内)-OR、缓解持续时间(DoR)、IC-DoR。而对于基线存在 ≥ 1 个可测量 BM 灶的患者,两者经 BICR 评估的 IC 客观缓解率(ORR)分别为 83.3% 和 23.3%;完全缓解(CR)率分别为 72.2% 和 7.7%。与克唑替尼相比,洛拉替尼在 BM 的患者中的优势或更为显著,患者疾病进展风险显著下降了 79%;在无 BM 的患者中,这一比例为 71%。超 99% 基线未伴脑转患者实现无 IC 进展,洛拉替尼展现对于 ALK 阳性 NSCLC 患者的脑部具有保护作用,能够预防 BM 的发生。

3. 脉冲式治疗用药 旨在通过增加血药浓度来达到颅内药物浓度提高的目的,进而发挥颅内病灶控制的效果,主要用于一代的 EGFR-TKI 靶向药物,由于第三代 EGFR-TKI 靶向药物能很好透过血脑屏障,目前使用较少这种治疗策略。

(四)抗血管生成药物

1. 贝伐珠单抗 是抗血管内皮生长因子(VEGF)的重组人源化单克隆抗体。可以特异性的与 VEGF 结合,阻断 VEGF 和其受体的结合,从而减少新生血管生成,诱导现有血管的退化,抑制肿瘤生长。这种拮抗 VEGF 的效应可以抑制不成熟的血管生成,诱导血管正常化,从而增加肿瘤内部的灌注,增加药物输送率。贝伐珠单抗能够有效地缓解瘤周水肿引起的症状和神经功能障碍,降低糖皮质激素的使用量,降低影像学显示的水肿程度。经贝伐珠单抗治疗的患者颅内病灶的 ORR 和 DCR 均优于颅外病灶,且不增加 BM 患者的出血风险。除此之外,贝伐珠单抗对于放射治疗导致的脑坏死和脑水肿也有一定效果。Tang 等回顾性分析了 776 例晚期伴有 BM 的 NSCLC 患者经过单纯化疗、化疗联合贝伐珠单抗、EGFR-TKI 和支持治疗 4 种不同疗法的疗效。结果显示:经化疗 + 贝伐珠单抗治疗的患者中位 PFS 高于另外三组(8.5 个月 vs. 5.0 个月 vs. 8.0 个月 vs. 1.5 个月,$P<0.05$);中位 OS 高于单纯化疗和支持治疗(10.5 个月 vs. 7.3 个月 vs. 3.0 个月,$P<0.01$)。另外,该研究依据 *EGFR* 突变情况进行了亚组分析,其中 *EGFR* 野生型组(360 例患者)中经化疗 + 贝伐珠单抗的患者中位 PFS($P<0.01$)和中位 OS($P<0.01$)都高于化疗和支持治疗。研究表明化疗 + 贝伐珠单抗治疗晚期 NSCLC BM 有效。

2. 安罗替尼 是一种小分子多靶点酪氨酸激酶抑制剂,能有效抑制 VEGFR、PDGFR、FGFR、c-Kit 等激酶,具有抗肿瘤血管生成和抑制肿瘤生长的作用。生理情况下,血脑屏障允许分子量<500Da 的小分子物质通过。安罗替尼作为小分子 TKI,分子量仅 480.36Da,可通过血脑屏障进入脑内,安罗替尼有效实现肺癌患者颅内转移病灶的退缩,安罗替尼显著减轻放疗肺癌 BM 患者的瘤周脑水肿,减少放疗诱导的脑损伤和脑坏死,实现放疗增效。ALTER0303 研究证实:安罗替尼三线治疗使 BM& 全组晚期 NSCLC 患者的生存获益均显著,颅内进展风险显著下降 81%,且安全性良好,不良事件发生率与安慰剂相当。

(五)免疫治疗

免疫检查点抑制剂程序性死亡受体 1(PD-1)和程序性死亡受体配体 1(PD-L1)对于肺癌 BM 具有一定治疗效果。Keynote-024 研究显示,有 BM 的患者疾病进展风险下降 45%,无 BM 患者 PFS 风险下降 50%,提示 BM 患者也可从免疫治疗单药治疗中获益。而在一项帕博利珠单抗用于黑色素瘤及 NSCLC BM 患者的 Ⅱ 期临床研究中,NSCLC BM 患者的应答率达 33%。更新的数据显示,NSCLC 队列中纳入了 42 例基线 BM 患者,37 例患者 PD-L1 ≥ 1%,其中 11 例(29.7%)脑内病灶出现应答,其中 7 例达到部分缓解,4 例达到完全缓解。这一队列患者的 2 年 OS 率为 34%,超过既往 NSCLC BM 患者的 2 年 OS 率(14.3%)。另外,一项纳入欧洲 6 个中心 1 052 例患者的回顾性研究显示,有 BM 和无 BM 的患者总体客观反应率(ORR)分别为 20.6% 和 22.7%,颅内 ORR 为 27.3%,颅内疾病控制率(DCR)为 60.3%。这提示免疫治疗对于 NSCLC BM 患者的颅内 ORR 和颅外大致相当,说明免疫单药治疗不仅可使此类患者获益,而且脑内病灶与原发病灶均可获益。

在化疗与免疫联合治疗中,Keynote-189 的研究显示,有 BM 患者比无 BM 患者的死亡风险分别下降 64% 和 58%,而疾病进展风险分别下降 58% 和 47%。更新的结果显示,基线有肝或 BM 患者的临床结果与整组类似,在肝(115 例)或脑(108 例)转移患者亚组中,免疫联合化疗组与安慰剂组均观察到 OS 获益,其中有 BM 的患者死亡风险下降 59%,而无 BM 患者死亡风险下降 41%。提示相对于无 BM 患者,有 BM 的患者更能从联合治疗中获益。IMpower150 研究结果也证实,阿替利珠单抗联合贝伐珠单抗、紫杉醇、卡铂四药方案(ABCP)较无阿替利珠的对照组(BCP)有延迟发生 BM 的趋势,但阿替利珠单抗联合紫杉醇卡铂组(ACP)新发 BM 的发生率较高。该研究提示抗血管药物联合免疫治疗在 BM 患者中可能有一定的应用前景。

在小细胞肺癌中,化疗联合 PD-L1 单抗也成为标准的一线治疗模式,IMpower133 研究证实,对于初治广泛期小细胞肺癌患者,在标准依托泊苷联合卡铂(EC)的基础上,进一步联合阿替利珠单抗可以给患者带来 PFS 及 OS 的获益。阿替利珠单抗组与安慰剂组对比,显著延长患者中位 OS(12.3 个月 vs. 10.3 个月,$HR=0.70$,95% CI 0.54~0.91,$P=0.007$)。OS 亚组分析结果显示,大部分患者,不论肿瘤 bTMB 高低、是否肝转移、性别如何都可从阿替利珠单抗 +EC 化疗治疗获益,但 BM 患者似乎并不能阿替利珠单抗的治疗中获益。在 CASPIAN 研究中,对比了度伐利尤单抗 +EP 化疗和单纯 EP 化疗一线治疗 ES-SCLC 的疗效与安全性。经过 2 年以上的中位随访后,度伐利尤单抗给 ES-SCLC 患者带来了持续且具有临床意义的 OS 改善。结果分析显示,与单纯化疗组相比,度伐利尤单抗联合化疗组提高了患者的中位 OS 为(12.9 个月 vs. 10.5 个月,$HR=0.71$,95% CI 0.60~0.86;$P=0.000\ 3$),并降低死亡风险 25%($HR=0.75$;95% CI 0.62~0.91;$P=0.003\ 2$)。OS 亚组分析结果显示,年龄<65 岁、吸烟患者、没有肝 /BM、Ⅳ 期患者、非亚裔、无论性别如何都可从度伐利尤单抗联合化疗治疗获益,但 BM 患者似乎也并不能度伐利尤单抗的治疗中获益。

(六)鞘内注射

鞘内注射是将药物直接注入蛛网膜下腔,提高脑脊液内药物浓度,从而杀伤肿瘤细胞。给药途径包括经腰椎穿刺蛛网膜下腔注射化疗药物和经 Ommaya 储液囊行脑室内化疗。与经腰椎穿刺鞘内注射给药相比,经 Ommaya 储液囊给药安全性更好,可避免鞘内注射误将药物注射到硬膜外间隙的风险;对于伴有血小板减少症的患者,可避免硬膜外和硬膜下血肿的发生。鞘内注射常用的化疗药物包括甲氨蝶呤、阿糖胞苷和噻替哌等,但整体疗效还需要进一步确定。

二、局部治疗

(一)放射治疗

1. WBRT WBRT 是 BM 瘤的主要局部治疗手段之一,可以缓解肺癌 BM 患者的神经系统症状、改善肿瘤局部控制情况。WBRT 对颅内亚临床病灶有一定的控制作用,但因其受正常脑组织的剂量限制,难以根治颅内病变。对于有有效药物控制的 NSCLC BM 患者,应尽可能推迟 WBRT,留待作为挽救治疗手段。

WBRT 的适应证:①非小细胞肺癌(NSCLC)BM 患者立体定向放射外科治疗(SRS)失败后的挽救治疗;②>3 个病灶的 NSCLCBM 患者的初始治疗,联合 SRS 局部加量;③NSCLCBM 患者颅内转移灶切除术后的辅助治疗;④对广泛脑膜转移的肺癌患者综合应用 WBRT 与鞘内化疗,对有脊膜转移的肺癌患者可行全脑全脊髓放疗;⑤广泛期 SCLC 伴有 BM 的患者,无论是否有症状,也无论转移病灶多少,均可行 WBRT,SCLC 患者发生 BM 时 WBRT 通常是首选治疗手段,主要原因是多发 BM 的发生概率高;⑥SCLC 患者既往接受过预防性脑照射(PCI)治疗,之后出现多发 BM 时,可慎重再次选择 WBRT。

随着肺癌 BM 患者生存时间的逐渐延长,WBRT 可能导致的神经认知功能损伤,主要表现为短期和长期记忆力下降,降低患者的生活质量,这可能与照射诱导海马结构损伤有关。Ⅲ期临床研究 NRG CC001 结果显示,接受 WBRT 联合美金刚组对比接受海马区保护的 WBRT 联合美金刚组,颅内中位无进展生存时间和总生存时间差异无统计学意义,但保护海马区组的认知功能障碍发生率比未保护海马区组减少了 26%,且差异有统计学意义。

2. SRT BMSRT 包括 SRS、分次立体定向放射治疗(FSRT)和大分割立体定向放射治疗(HSRT)。SRS 定义为单次剂量或者 2~5 分次的 SRT,具有定位精确、剂量集中、损伤相对较小等优点。

SRT 和 FSRT 治疗的主要适应证:①单发直径 4~5cm 以下的转移瘤(SCLC 除外)的初程治疗;②≤4 个转移灶的初程治疗;③WBRT 失败后的挽救治疗;④颅内转移灶切除术后的辅助治疗;⑤既往接受 SRS 治疗的患者疗效持续时间超过 6 个月,且影像学认为肿瘤复发而不是坏死,可再次考虑 SRS;⑥局限的脑膜转移灶 WBRT 基础上的局部加量治疗。

对于 1~4 个病灶的 BM 瘤,单纯 SRT 比单纯 WBRT 具有生存优势,且能更好地保留认知功能。对于多发转移,接受单纯 SRT 治疗的患者颅内远处失败率高于 WBRT。对于颅内转移的高危因素包括>4 个转移灶、颅外疾病未控、转移灶体积>6cm³ 以及原发灶诊断和 BM 诊断时间<60 个月等,推荐对于高危者行 SRT 联合 WBRT,反之则行单纯 SRT。对

于大体积病灶(通常为>3cm),单次 SRS 难以达到良好的局部控制效果,且治疗毒性明显提高,因此建议采用 FSRT。

由于颅内肿瘤具有难以完整切除的特性,单纯手术治疗后患者极易复发,故术后行术区局部调强适形放疗(对术区较大者)或 FSRT 治疗很有必要,尤其是对于一般状况良好和颅外疾病控制的预后较好的患者。对于孤立 BM 患者,包括大体积病灶,术后 SRS 或 FSRT 可以达到 WBRT 联合手术的局部控制效果,同时使 58.4%~81% 的患者免于接受 WBRT。

3. 同步加量放疗 对不适合 SRS 但预期生存时间仍较长的患者,可采用 WBRT 联合转移灶同步加量的调强放疗技术(IMRT)。采用 IMRT 或螺旋断层放射治疗技术实现 WBRT 联合肿瘤病灶同步加量,其疗效优于单纯 WBRT,和 SRS 的差异无统计学意义。

(二)外科手术治疗

与内科治疗和放疗相比,外科手术具有如下优点:①全部切除转移瘤可以迅速缓解颅内高压症状,消除转移灶对周围脑组织的刺激;②获得肿瘤组织,从而明确病理诊断;③外科手术能通过切除全部肿瘤达到局部治愈。

外科手术适应证:①活检术。明确组织病理和分子病理诊断,以指导下一步治疗。a. 肺原发灶隐匿或虽原发灶明确但取材困难;b. 肺原发灶病理明确,但脑部病变不典型或难以诊断;c. 明确是肿瘤坏死或复发,评估前期放疗或内科治疗效果。②手术切除。BM 瘤患者是否适合外科手术切除需考虑肿瘤个数、肿瘤大小、肿瘤部位、组织学类型、患者全身状况等需要综合权衡。

值得注意的是,BM 的患者均为晚期,颅内肿瘤具有难以完整切除的特性,单纯手术治疗后患者极易复发,手术选择应该谨慎。

三、治疗时机的选择

对于肺癌 BM 局部治疗的介入时机,仍存在很多争议。在靶向治疗过程中,Magnuson 等报道了不同治疗时机 SRS、WBRT 和 EGFR-TKI 对 EGFR 突变 NSCLC 患者 BM 的治疗影响。研究分析了来自 6 个机构的 351 例 EGFR 突变 NSCLC 发生 BM 的患者。患者分为在接受 SRS 后 EGFR-TKI、WBRT 后 EGFR-TKI 或 EGFR-TKI 后 SRS 或 WBRT 治疗。结果显示 SRS(n=100)、WBRT(n=120)和 EGFR-TKI(n=131)队列的中位 OS 分别为 46、30 和 25 个月(P<0.001)。在多变量分析结果显示,SRS 与 EGFR-TKI、WBRT 与 EGFR-TKI、年龄、体能状态、EGFR 外显子 19 突变以及无颅外转移与 OS 改善相关。尽管 SRS 和 EGFR-TKI 队列具有相似的预后特征,但 WBRT 队列的预后更可能较差(P=0.001)。这项多机构的分析表明,在发生 BM 的 EGFR 突变 NSCLC 患者中,前期使用 EGFR-TKI 和推迟放疗与较差的 OS 相关。SRS 后予以 EGFR-TKI 导致最长的 OS,并使患者避免 WBRT 的潜在神经认知后遗症。

在免疫治疗中,放疗与免疫治疗联合的时机也至关重要。Ahmed 等回顾性分析了 NSCLC BM 患者免疫治疗前、中、后接受放疗对 BM 疗效的影响,结果表明在抗 PD-1/PD-L1 治疗期间或之前接受放疗的患者,脑内病灶 6 个月疾病控制率

为 57%，而在免疫治疗之后接受 SRS 治疗的患者，6 个月的脑内病灶 DCR 为 0。也有研究发现，局部放疗联合免疫治疗可使 NSCLC BM 患者 5 年 PFS 率达 8%，提示放疗可增强免疫治疗效果。2021 年，Wang 等在 ASCO 报道了纳武利尤单抗联合 SRS 治疗 NSCLC 的 II 期临床研究，共有 22 例患者入组，中位 BM 灶数目为 2 个，中位颅外 PFS 为 2.9 个月，中位颅内 PFS 为 5.0 个月，中位 OS 为 14 个月，1 年累计复发率为 17.4%。纳武利尤单抗联合 SRS 治疗 NSCLC BM 安全有效，颅外的疾病进展导致了较短的颅内 PFS。但这些研究样本量均较小，从而影响了研究结论的可信度。

四、小结与展望

肺癌 BM 是影响患者生活质量及生存期的重要因素。肺癌 BM 的治疗需要根据患者的一般情况、肿瘤状态（是否存在寡转移）、基因状况、肿瘤的数目、大小等因素使用合适的治疗手段尽可能达到颅内转移病灶的根治状态。患者的症状仅是优先还是推后使用治疗措施的一个因素，对于有有效药物控制 BM 患者，尽可能推迟 WBRT，WBRT 可作为挽救治疗手段。

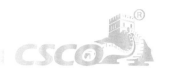

不可切除局部晚期非小细胞肺癌治疗进展

山东第一医科大学附属肿瘤医院

张玉娇　袁双虎

目前,临床试验已证实免疫检查点抑制剂的治疗效果,已被批准用于转移性或部分Ⅲ期局部晚期 NSCLC 的一线或二线使用。然而选择何种治疗模式,哪种方案更具临床优势一直是专家争议的热点。本文将总结各种治疗方案研究的结果,包括正在进行临床试验的免疫治疗方案,对局部晚期非小细胞肺癌的免疫治疗进展进行综述。

一、肿瘤免疫治疗历史

人类对肿瘤免疫的研究已超百年。1893 年,免疫治疗之父 William Coley 尝试使用灭活菌毒素治疗骨肿瘤,这是第一个肿瘤免疫治疗的案例,揭开了肿瘤免疫治疗的序幕。1967 年 Jacques Miller 鉴定和确认了 T 细胞在免疫中的重要功能。1973 年 Steinman 等发现了 DC 细胞,1975 年 Klein 等发现了 NK 细胞。随后 T 细胞,DC 细胞,NK 细胞被接连发现。20 世纪 50 年代澳大利亚免疫学家 Frank Macfarlane Burnet 提出免疫监视理论,为肿瘤免疫治疗奠定了理论基础。有了免疫细胞基础和肿瘤免疫理论基础,20 世纪末和 21 世纪重组细胞因子、单克隆抗体技术、免疫细胞治疗、肿瘤疫苗、溶瘤病毒接连突破,肿瘤免疫进入全面发展阶段。PD-1 的研究带来免疫疗法的兴起,创造出数起晚期癌症"临床治愈"的奇迹,成为抗癌斗争中的强心剂。2022 年版中国临床肿瘤学会(CSCO)非小细胞肺癌治疗指南推荐 durvalumab 作为Ⅲ期不可行手术的 NSCLC 同步放化疗后的巩固治疗,不能耐受同步放化疗者可序贯放化疗。

二、治疗方案进展

(一)同步放化疗序贯免疫巩固治疗模式

1. PACIFIC 研究 / 真实世界研究　PACIFIC 研究是一项随机Ⅲ期双盲、安慰剂对照、多中心试验,该研究比较了 PD-L1 单抗 durvalumab 作为巩固治疗与安慰剂治疗的Ⅲ期 NSCLC 患者在两个或多个周期的含铂放化疗后的疾病进展。研究共纳入了 713 例经过至少 2 周期的同步放化疗(concurrent chemoradiothrapy,CCRT)后无进展的不可切除的Ⅲ期 NSCLC 患者,以 2∶1 的方式随机分配,实验组给予 10mg/kg durvalumab,每 2 周一次,持续 12 个月,对照组以相同方式给予安慰剂,主要研究终点是无进展生存期(progression-free survival,PFS)和总生存期(overall survival,OS)。次要终点包括 12 个月和 18 个月的无进展生存率、客观缓解率(objective response rate,ORR)、反应持续时间、死亡或远处转移的时间以及安全性。在接受随机化的 713 例患者中,709 例接受了巩固治疗(473 例接受 durvalumab,236 例接受了安慰剂)。结果显示:使用 durvalumab 的中位 PFS 比使用安慰剂要长(17.2 个月 vs. 5.6 个月,*HR*=0.55,95% *CI* 0.44~0.67),1 年、2 年、3 年和 5 年的 PFS 率分别为 55.3%、44.8%、39.8% 和 33.1%;使用 Durvalumab 中位 OS 长于安慰剂(47.5 个月 vs. 29.1 个月,*HR*=0.72,95% *CI* 0.59~0.89),1 年、2 年、3 年和 5 年的 OS 率分别为 83.1%、66.3%、56.7% 和 42.9%。3 级和 3 级以上不良事件的发生率 durvalumab 组为 29.9%,安慰剂组为 26.1%。3 级或 4 级最常见的不良事件是肺炎(4.4% vs. 3.8%)。durvalumab 组中共有 15.4% 的患者,安慰剂组中 9.8% 的患者因不良事件而停用了研究药物。由此可见,PACIFIC 研究是在过去的几十年里,不可手术的Ⅲ期 NSCLC 全身治疗中,第一个 PFS 和 OS 都获得阳性结果的Ⅲ期临床研究,即在放化疗后,durvalumab 具有稳定且持续的 OS 和持久的 PFS 益处,并且次要研究终点使用 durvalumab 与安慰剂的安全性相似,因此 PACIFIC 研究无论是疗效还是安全性,甚至生活质量上都表现出了同步放化疗序贯免疫治疗的优势。

PACIFIC 研究改善了患者的预后,但其在临床实际应用中的数据尚未进行系统的收集和分析,在真实世界是否能复制 PACIFIC 模式的成功? PACIFIC-R 真实世界研究用 meta 分析全面调查了该方案的真实毒性和疗效,并评估了真实世界与 PACIFIC 试验之间的差异。对短期疗效和不良事件发生率进行了 meta 分析并对亚组分析结果进行了总结。真实世界研究中,患者中位年龄更高(66 岁),从根治性放化疗结束到 durvalumab 治疗开始的中位时间间隔也更长(>42d),真实世界研究中的 durvalumab 中位输注周期更短(<20 个周期),真实世界 mPFS 为 21.7 个月,高于 PACIFIC 研究的 16.9 个月。亚组分析显示,根治性放化疗结束到 durvalumab 治疗开始的时间间隔是否>42d 对患者 12 个月 OS 没有显著影响（85% vs. 96%，*P*=0.068），12 个月 PFS 同样如此（62% vs. 62%，*P*=0.989）。真实世界研究因不良事件（16.7%）和疾病进展（26.9%）导致的 durvalumab 治疗中止率与 PACIFIC 研究（15.4% vs. 31.3%）一致。研究中肺炎 / 间质性肺病事件是可控制的，且大部分是中度的，与 PACIFIC 研究的严重程度一致。因此，这一研究进一步印证了 PACIFIC 方案的有效性和安全性，为临床医师在医疗实践中应用 durvalumab 提供了新的证据，也为今后对该方案的进一步优化提供了基础。

此外，2021 年世界肺癌大会公布了一项新加坡国立大学癌症研究中心的研究数据。此项真实世界研究共纳入 95 例患者，分成 2 个队列，队列 1 患者只接受 CCRT，队列 2 在 CCRT 后接受 durvalumab 巩固治疗，主要终点为 PFS 和 OS，次要终点为局部复发率、远处复发率和安全性。因为真实世界中会有很多 *EGFR* 突变或未知的患者采用 PACIFIC 模式，所以此项真实世界研究纳入的 EGFR 突变患者比例远大于 PACIFIC 研究。研究分析显示：队列 2 中位 PFS 明显长于队列 1（22.7 个月 vs. 8.9 个月）。队列 2 未达到中位 OS，队列 1 的中位 OS 为 21.6 个月。在队列 1 和队列 2 中，局部区域复发率和远距离复发率分别为 19.6% vs. 5.1%（*P*=0.004）和 37.5% vs. 20.5%（*P*=0.004）可以发现，巩固治疗对局部、远处复发都有优势。在队列 2 中，任意级别的免疫相关不良事件（irAE）发生率为 59%，其中皮疹和肺炎最为常见。任意级别肺炎发生率为巩固组 28.2% vs. 单纯放化疗组 5.4%，对比 PACIFIC 研究任意级别的肺炎发生率为巩固组 33.9% vs. 单纯放化疗组 24.8%，肺炎发生比例低。3 级以上肺炎发生率为巩固组 7.7% vs. 单纯放化疗组 5.4%，对比 PACIFIC 研究 3 级以上肺炎发生率为巩固组 3.4% vs. 单纯放化疗组 3.0%，真实世界研究发生 3~4 级肺炎比率较高。此外研究中还发现基线中性粒细胞与淋巴细胞比值（NLR）与获益相关。

2. LUN14-179 研究 LUN14-179 研究为证实同步放化疗后 pembrolizumab 巩固治疗不可切除Ⅲ期 NSCLC 患者的疗效和安全性，纳入了 93 例（其中 92 人可进行疗效评价）Ⅲ期不可切 NSCLC 已接受 1~3 个周期同步放化疗且 4~8 周后疾病未进展患者。主要终点是转移性疾病或死亡（TMDD）的时间。次要终点包括 PFS、OS、毒性、同步放化疗后使用 pembrolizumab 治疗的可及性。研究的中位随访时间为 32.2 个月，TMDD 为 30.7 个月，明显长于 12 个月的历史对照。中位 PFS 为 18.7 个月，中位 OS 为 35.8 个月，1 年、2 年和 3 年 OS 率分别为 81.2%、62.0% 和 48.5%。≥2 级非感染性肺炎发生率为 17.2%，其中 ≥3 级为 6.5%（3 级 4.3%，4 级 1.1%，5 级 1.1%）。对比 PACIFIC 和 LUN 14-179 两项研究，可以发现 LUN14-179 研究的 PFS 和 OS 不差于 PACIFIC 研究，急性不良反应发生情况相似，但 LUN14-179 的远期疗效还需要更长时间的随访来确定。

（二）同步或序贯放化疗后序贯免疫巩固治疗模式

1. GEMSTONE-301 研究 针对临床上部分患者无法耐受同步放化疗，不得不选择序贯放化疗，然后免疫巩固治疗，这样的治疗方案能否也取得生存获益。GEMSTONE-301 研究为一项随机、双盲、安慰剂对照的Ⅲ期试验，共入组 368 例患者，2∶1 随机入组 sugemalimab 治疗组和安慰剂组，中位随访 14 个月时进行中期分析，主要研究终点是 PFS 和 OS。截

止数据时，中位 OS 数据虽然尚未成熟，但 sugemalimab 组已经显示明显的优势（未达到 vs. 24.1 个月，*HR*=0.44，95% *CI* 0.27~0.73；*P*=0.000 9）；sugemalimab 显著降低疾病进展或死亡风险，中位 PFS（9 个月 vs. 5.8 个月，*HR*=0.64，95% *CI* 0.48~0.85，*P*=0.002 6）；sugemalimab 组和安慰剂组的 12 个月 PFS 率为 45% 和 26%，18 个月 PFS 率为 39% 和 23%。根据该研究的结果分析显示，对于无论是同步放化疗还是序贯放化疗后的Ⅲ期 NSCLC 患者，sugemalimab 可能是一种有效的巩固治疗，但需要长时间的随访来验证。

2. PACIFIC-6 研究 在 2022 年欧洲肺癌大会（ELCC）上公布了Ⅱ期 PACIFIC-6 试验结果，该试验将 durvalumab 巩固治疗方案调整为每 4 周为一个治疗周期。主要终点为 6 个月内发生的 3/4 级可能与治疗相关的不良反应（possible related adverse events，PRAEs）。截至 2020 年 8 月 24 日，共有 50 名 ECOG PS0/1（46%/54%）患者接受 durvalumab 治疗，中位使用时间 24 周。中位年龄 67 岁，64% 为男性，64% 为腺癌，ⅢA/B/C 期分别占 38%/52%/10%，PD-L1 TC ≥/<1% 分别占 48%/52%。许多患者有既往 / 现存疾病，包括血管（62%）、代谢（54%）以及呼吸（50%）异常。患者接受了中位 4 个周期的化疗，68% 的患者接受 RT 总量 54~60Gy，32% 接受 60~66Gy。84% 患者化疗及放疗未重叠。sCRT 的最佳应答包括 PR（74%）和 SD（18%）。总体来说，AE 发生率为 88%，3~4 级 AE 发生率为 12%；PRAEs 发生率为 70%，3~4 级 PRAE 发生率为 4%（包括 3~4 级 PRAE 肺炎 2%）。严重不良事件（serious adverse event，SAE）发生率为 22%（10% PRSAEs），2 例患者发生致命 AE（1 例患者致命 PRAE）。特别关注的不良事件（adverse events of special interest，AESI）发生率为 72%，包括肺炎（32%）以及皮炎 / 皮疹（28%）。25 例患者中 9 例因为 AE 停药，大多数是因为肺炎（*n*=8）。总体来说，PACIFIC-6 研究中的所有毒性（包括重度肺炎在内）的发生率与 PACIFIC 相似，为Ⅲ期不可手术的非小细胞肺癌提供了更多的治疗选择。

（三）同步放化疗联合同步免疫加免疫巩固治疗模式

1. KEYNOTE-799 PACIFIC 研究中有 20%~30% 的患者在最初接受放化疗后发生疾病进展，为改善 NSCLC 患者的生存结局，2021 年 ASCO 年会公布的 KEYNOTE-799 研究为局部晚期 NSCLC 的治疗提供了一种新的免疫治疗模式。该研究是一项非随机、多中心、开放标签、Ⅱ期临床研究，旨在探索 pembrolizumab 联合 CCRT 一线治疗不可切除的Ⅲ期 NSCLC 患者的疗效和安全性。该研究队列 A（鳞癌或非鳞癌）患者接受卡铂（AUC6）+ 紫杉醇（200mg/m²）+pembrolizumab（200mg）治疗，3 周后接受卡铂（AUC2）+ 紫杉醇（45mg/m²）+2 周期 pembrolizumab（q.3w.）+ 胸部放疗（TRT）。队列 B（仅非鳞 NSCLC）患者接受顺铂（75mg/m²）+pemetrexed（500mg/m²）+pembrolizumab（200mg，每 3 周一次，3 周期）+TRT（第 2/3 周期时）治疗。随后两队均接受 pembrolizumab（14 个周期）治疗。共同主要终点是盲法独立中央审查（BICR）根据 RECISTv1.1 评估的客观缓解率（objective response rate，ORR）和 3~5 级肺炎的发生率。次要目标是 PFS、OS 和安全性。结果显示，队列 A 和队列 B 的 ORR 为 70.5% 和 70.6%，均具有显著的抗肿瘤活性，高于 PACIFIC 研究（28.3%）两组

中位缓解持续时间（duration of response, DoR）均未达到，1年 DoR 率分别为79.7%和75.6%。队列 A 和队列 B 分别有93.8%和97.1%的患者出现任何级别的治疗相关 AE。≥3级 AE 发生率为64.3%和50.0%，最常见的≥3级 AE 均为肺炎，发生率为16.1%和9.8%。由此可见，毒性基本可控。KEYNOTE-799成功证明了 pembrolizumab 联合 CCRT 在Ⅲ期 LA-NSCLC 中的强大的抗肿瘤能力和可控的安全性。

2. **NICOLAS 研究**　该研究对同步放化疗加入 nivolumab，并继以 nivolumab 巩固治疗的效果和安全性进行了探索，实验中不可切除的ⅢA/B NSCLC 患者接受标准化疗1周期（每3周一次）后，在第2、3周期加入 nivolumab 联合标准同步放化疗，放疗结束后给予2周期 nivolumab（q.3w.）巩固治疗，随后进行12个月的 nivolumab（每4周一次）巩固治疗，直至出现进展或不可耐受的毒性反应。实验结果显示：患者中位 PFS 为12.7个月，1年 PFS 率53.7%。初步验证了该方案的可行性。试验中，≥3级肺炎发生率为11.7%，所有非感染性肺炎均与 nivolumab 相关，所有患者均在1年随访期内发生。21.5%的不良事件与放疗相关，31.9%的不良事件与 nivolumab 相关。由于结果未达到统计假说，因此该研究结果与显著差异，疗效提升不显著。

3. **KEYLYNK-012 研究**　基于 KEYNOTE-799研究取得了可喜结果，一项多中心、Ⅲ期、随机、对照、双盲 KEYLYNK-012研究目前正在大约190个地区进行。该试验旨在研究 pembrolizumab 联合 CCRT，继而 pembrolizumab 联合或不联合 olaparib 维持对比 PACIFIC 研究用于不可切除、局部晚期Ⅲ期 NSCLC 的疗效和安全性。该试验入组尚未结束，其数据结果值得翘首以待。

（四）免疫诱导加同步放化疗加免疫巩固治疗模式

为了进一步评估免疫治疗能否前移，一项Ⅱ期单臂研究 AFT-16探索了根治性放化疗前后给予 atezolizumab 治疗不可切除Ⅲ期 NSCLC 的疗效。研究将符合条件的64例患者先接受2周期的 atezolizumab（1 200mg，静脉注射，每3周一次）治疗，然后进行再分期，疾病进展者如有资格立即接受同步放化疗；疾病未进展者继续用 atezolizumab 两周期，仍未进展者接受同步放化疗，然后标准化疗巩固治疗，最后用 atezolizumab 单抗（1 200mg 静脉注射，每3周一次，1年）巩固治疗。结果显示：中位随访25.1个月，中位 PFS 达23.7个月，中位 OS 未达到，18个月 PFS 率为57%，18个月 OS 率为84%。在完成同步放化疗的不可切除Ⅲ期 NSCLC 患者中，atezolizumab 新辅助及辅助治疗效果良好，18个月的 PFS 率可达72%，显著优于 PACIFIC 研究的结果。且 atezolizumab 新辅助及辅助治疗不可切除Ⅲ期 NSCLC 患者安全性良好，仅在个别患者中发生3级结肠炎、3级肺炎（感染导致）、3级肺炎（非感染导致）和4级吉兰-巴雷综合征。此外 atezolizumab 新辅助及辅助治疗疾病控制率高，PD-L1阴性患者的疾病控制率（disease control rate, DCR）82.4%，PD-L1阳性患者的 DCR 为90.9%。总体而言，对于Ⅲ期不可切除的非小细胞肺癌，在同步放化疗前和后，使用 atezolizumab 都显示良好的耐受性和显著的生存获益。

（五）新型药物联合

1. **COAST 研究**　PACIFIC 使用 durvalumab 巩固治疗，显著改善了不可切除的Ⅲ期 NSCLC 患者的总体生存率，基于该模式 COAST 进行了一项联合其他创新药物的Ⅱ期研究。oleclumab 能抑制 CD73、减少细胞外腺苷合成并促进抗肿瘤免疫。一项Ⅰ期研究提示：pleclumab 联合 durvalumab 在晚期 *EGFR* 突变阳性 NSCLC 中观察到不错的疗效和安全性；monalizumab 可阻断 NKG2A 以减少对 NK 细胞和 CD8[+] T 细胞的抑制，一项 R/M HNSCC 的Ⅰ/Ⅱ期临床试验中，monalizumab 联合 cetuximab 初步观察到了不错的疗效和安全性。因此，COAST 将无法切除的Ⅲ期 NSCLC、ECOG 评分0~1分且 CCRT 后无进展的患者，1:1:1随机分配至 durvalumab 或联合 oleclumab 或 monalizumab 治疗最多1年。主要终点是研究者评估的 ORR（RECIST v1.1）。研究结果显示：单独使用 durvalumab 的 ORR 只有17.9%，而加入 oleclumab 或 monalizumab 后，ORR 分别提升到30.0%和35.5%，并且与单独使用 durvalumab（6.3个月）相比，mPFS 显著改善（NR vs. 15.1个月）。安全性上，oleclumab 和 monalizumab 的加入并没有带来额外的不良反应，三组患者中3级及以上较为严重的不良反应发生率分别为39.4%、40.7%和27.9%。常见的严重不良反应包括咳嗽、呼吸困难、肺炎、虚弱和瘙痒。总的来说，COAST 是第一个在 PACIFIC 模式的基础上，使用新型 IO 组合，患者获益得到改善的Ⅱ期研究，两种联合治疗均增加了 ORR 并显著改善了 PFS，且各组的安全性一致。

2. **SKYSCRAPER-03 研究**　一项Ⅱ期 CITYSCAPE 试验显示，在 PD-L1阳性 NSCLC 中，TIGIT 抑制剂 tiragolumab 加 atezolizumab 的反应率显著。在此基础上，SKYSCRAPER-03研究，将使用 tiragolumab 加 atezolizuma 对不可切除Ⅲ期非小细胞肺癌进行巩固治疗的效果与使用 durvalumab 相对比，目前本实验研究结果尚未发布，期待其能取得可喜的结果。

3. **KEYLYNK-012 研究**　见前述。

（六）放疗联合靶向治疗

1. **REFRACT 研究**　对于可手术切除的 NSCLC 患者新辅助治疗使用 EGFR-TKI 有收益，那么对于 *EGFR* 突变、不可切除、局限晚期 NSCLC 患者，EGFR-TKI 的早期使用是否能有收益呢？对此王绿化教授团队利用中国12家大型癌症学术机构的数据进行了集中回顾性分析进行了一项关于 *EGFR* 突变阳性ⅢA/ⅢB 期患者使用同步/序贯放化疗、EGFR-TKI 单药治疗或 TKI+放疗/放化疗三种治疗方式进行疗效研究。试验结果显示：PFS 相比 CRT 组（HR=0.42，P<0.001）和 EGFR-TKI 组（HR=0.65，P=0.008），TKI 联合 RT 使 PFS 有所改善。RT+TKI 组的 OS 相比 CRT 组显著改善（HR=0.60，P=0.045），与 TKI 相比 OS 稍好（HR=0.67，P=0.12）。这对于 *EGFR* 阳性不可切除的局部晚期非小细胞肺癌患者的治疗而言具有提示意义。

2. **LAURA 研究**　这是一项Ⅲ期、随机、双盲、安慰剂对照的多中心开展的国际临床研究。探讨第三代酪氨酸激酶抑制剂（TKI）tagrisso 加同步放化疗对患者的有效性和安全性。试验的主要终点是 PFS，次要终点是不同突变类型的 PFS、PFS2、CNS、DoR、OS。目前拟入组200例，试验数据尚未公布。

3. **ADVANCE 研究**　PACIFIC 试验中 EGFR 阳性突

变的患者数量很少,(6%,43/713),评估 durvalumab 和安慰剂之间 PFS 和 OS 的亚群分析尚无定论。为进一步研究针对该人群的更有效的治疗策略,ADVANCE 研究进行了一项全球多中心、随机对照、开放性的Ⅲ期临床研究,旨在评估 almonertinib 联合放疗对比同步放化疗治疗不可切除的Ⅲ期 *EGFR* 敏感突变 NSCLC 的疗效和安全性。研究拟纳入 254 例患者,1∶1 随机分配至 almonertinib 联合放疗组或同步放化疗组。almonertinib 联合放疗组接受 almonertinib(110mg/d)诱导治疗 9 周后开始联合放疗(54~66Gy),放疗结束后继续 almonertinib 维持治疗;同步放化疗组给予 pemetrexed(500mg/m², d1)加顺铂(75mg/m², d1)加放疗(54~66Gy)治疗 3 个周期(每个周期 21d),经研究者判断可继续予以 pemetrexed 维持治疗 4 个周期。同步放化疗组患者在治疗期间出现疾病进展时,如满足所需条件,可接受开放的 almonertinib 交叉治疗。主要研究终点为 PFS,次要终点包括 OS,第二目标疾病进展时间(PFS2)、ORR、DoR、DCR、反应深度(DepOR)、治疗失败时间(TTF)、远处转移率(DMR)、转移时间和安全性。目前该研究仍在进行中,第一例患者已于 2021 年 3 月完成入组。

三、放疗技术改进可提高局部晚期 NSCLC 疗效

2020 年 ASCO 报道了 CRTOG1601 研究,该研究探索了 PET/CT 引导的个体化自适应放疗剂量分割模式(放疗前半程:GTV 2.2~2.4Gy/f;PTV 2.0Gy/f;放疗后半程:GTV 2.2~3.8Gy/f,PTV 2.0Gy/f)对比标准剂量分割模式(60Gy/2Gy/30f)的疗效和安全性。共入组 226 例拟行根治性放化疗的局部晚期 NSCLC 患者,中位 PFS 分别为 15.1 个月和 11.6 个月(*P*=0.001);中位 OS 分别为 44.6 个月和 28 个月

(*P*=0.001),由此可见,个体化自适应放疗较标准剂量分割显著改善患者的 PFS 时间和 OS 时间。另外实验组与对照组的 ORR 与 AEs 相似,未增加不良反应,个体化自适应放疗有望成为个体化增量放疗的有效方法。

此外,一项同步放化疗前原发肿瘤 SBRT 治疗晚期 NSCLC 的Ⅱ期研究,纳入局部晚期的 NSCLC 且原发灶 ≤10cm 的患者,在第 1 周进行原发灶 SBRT 放疗,分次间隔 20h,中央型肺癌 6Gy/2f;周围型肺癌 8Gy/2f,第 2~7 周进行传统放疗(2Gy/30f)同步 EP 或 PC 方案化疗,第 12~15 周进行巩固化疗或免疫治疗,一个月后随访。研究的主要终点为 1 年的原发肿瘤控制率(PTC)(假设 1 年 PTC ≥90%)。研究结果显示:一年 PTC 为 100%,两年为 92.3%;3 个月 ORR 为 72.7%,6 个月 ORR 为 80.0%;区域控制率为 81.6%,远处控制率为 70.3%,无病生存率为 46.1%,中位 OS 为 37.8 个月。由此可见 SBRT 序贯传统 CCRT 可以改善局部控制,免疫时代可能进一步改善生存情况。

四、小结与展望

PACIFIC 研究开启了免疫联合放化疗的时代,正在深刻改变Ⅲ期不可手术的 NSCLC 的治疗模式;同步或序贯放化疗后序贯免疫巩固治疗能使患者生存获益;免疫联合同步放化疗加免疫巩固治疗,抗肿瘤活性良好,但是部分研究安全可耐受,部分不可耐受;免疫诱导加同步放化疗加免疫巩固治疗初步报道安全有效;Ⅲ期 *EGFR* 突变患者放疗联合靶向治疗有望改善生存,LAURA 研究、ADVANCE 研究结果令人期待;通过放疗技术优化,如 PET/CT 引导的个体化放疗、SBRT、质子放疗等有望提高疗效,联合免疫治疗的结果值得期待。更多进行中的前瞻性临床试验,将为Ⅲ期不可切除 NSCLC 患者提供更多选择。

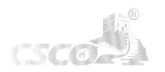

非小细胞肺癌免疫联合化疗精准之路

中山大学肿瘤防治中心

方文峰　张力

非小细胞肺癌（non-small cell lung cancer，NSCLC）是肺癌最常见的组织学亚型，且大多数 NSCLC 患者诊断即为晚期。因此，系统性治疗是晚期肺癌患者的主要选择。免疫检查点抑制剂（immune checkpoint inhibitor，ICIs）的出现，使得越来越多的肺癌患者实现了长生存，开启了晚期肺癌治疗的新篇章。多项大型 III 期临床研究表明：ICIs 联合化疗的治疗模式可改善表皮生长因子受体（epidermal growth factor receptor，EGFR）/间变性淋巴瘤激酶（anaplastic lymphoma kinase，ALK）野生型的晚期 NSCLC 患者的预后，受到国内外指南的一致推荐，已成为驱动基因阴性晚期 NSCLC 的标准治疗模式。

一、非小细胞肺癌免疫联合化疗治疗现状

一线使用帕博利珠单抗联合化疗为驱动基因阴性晚期 NSCLC 患者带来了长期生存获益，KEYNOTE-189 和 KEYNOTE-407 研究的长生存数据奠定了帕博利珠单抗联合化疗模式在驱动基因阴性晚期 NSCLC 的一线标准治疗地位。且在晚期 NSCLC 患者中，无论其表达 PD-L1 水平高低，免疫联合化疗相较于单纯化疗组，均显著提高患者预后。随后，多项针对驱动基因阴性晚期 NSCLC 的免疫联合化疗 III 期临床研究如火如荼地展开，并取得了一致的结果（表1）。相较于单纯化疗模式，免疫联合化疗为患者带来了临床获益。因此证实，免疫联合化疗可作为一线治疗驱动基因阴性晚期 NSCLC 的标准模式。

表 1　晚期 NSCLC 一线免疫联合化疗已批准用药方式

药品名称	适应证	FDA 获批日期	NMPA 获批日期	临床试验名称	临床研究数据（ICIs+ 化疗 vs. 化疗 mOS/ 个月）
可瑞达（pembrolizumab，PD-1 抑制剂）	联合培美曲塞和铂类，一线治疗 EGFR/ALK 无突变转移性非鳞 NSCLC	2018/08/20	2019/03/28	KEYNOTE-189	22.0 vs. 10.6（HR=0.60）
	联合（白蛋白）紫杉醇和卡铂，一线治疗转移性鳞状 NSCLC	2018/10/30	2019/11/29	KEYNOTE-407	全球数据：17.2 vs. 11.6（HR=0.71）；中国数据：30.1 vs. 12.7（HR=0.44）
泰圣奇（atezolizumab，PD-L1 抑制剂）	联合白蛋白紫杉醇和卡铂，一线治疗 EGFR/ALK 无突变转移性非鳞 NSCLC	2019/12/04	—	IMpower130	18.6 vs. 13.9（HR=0.79）
	联合培美曲塞和铂类，一线治疗 EGFR/ALK 无突变转移性非鳞 NSCLC	—	2021/06/22	IMpower132	17.5 vs. 13.6（HR=0.86）
艾瑞卡（camerlizumab，PD-1 抑制剂）	联合培美曲塞和卡铂，一线治疗 EGFR/ALK 无突变、不可手术切除的局部晚期或转移性非鳞 NSCLC	—	2020/06/19	Camel	NR vs. 20.9（HR=0.73）
	联合紫杉醇和卡铂用于局部晚期或转移性鳞 NSCLC 患者的一线治疗	—	2021/12/10	Camel-sq	27.4 vs. 15.5（HR=0.57）

续表

药品名称	适应证	FDA 获批日期	NMPA 获批日期	临床试验名称	临床研究数据（ICIs+ 化疗 vs. 化疗 mOS/ 个月）
百泽安 （tislelizumab，PD-1 抑制剂）	联合培美曲塞和铂类，一线治疗 *EGFR/ALK* 无突变局部晚期或转移性非鳞 NSCLC	—	2021/06/22	RATIONALE-304	NR，NR
	联合（白蛋白）紫杉醇和卡铂，一线治疗转移性鳞 NSCLC	—	2021/01/14	RATIONALE-307	NR，NR （*HR*=0.567）
达伯舒 （sintilimab，PD-1 抑制剂）	联合培美曲塞和卡铂，一线治疗 *EGFR/ALK* 无突变转移性非鳞 NSCLC	—	2021/02/04	ORIENT-11	24.2 vs. 16.8 （*HR*=0.65）
	联合吉西他滨和铂类，一线治疗转移性鳞 NSCLC	—	2021/06/05	ORIENT-12	NR，NR （*HR*=0.567）
择捷美 （sugemalimab，PD-L1 抑制剂）	联合培美曲塞和卡铂一线治疗 *EGFR/ALK* 无突变的转移性非鳞 NSCLC，以及联合紫杉醇和卡铂一线治疗转移性鳞状 NSCLC		2021/12/21	GEMSTONE-302	22.8 vs. 17.7 （*HR*=0.67）

二、免疫联合化疗精准探索之路

免疫联合化疗作为目前驱动基因阴性晚期 NSCLC 的标准治疗模式为更多患者带来了希望，然而并未达到精准治疗的效果，仍有部分患者无法从免疫联合化疗标准治疗模式中获益。因此，筛选预测性生物标志物，建立精准的预测体系，对患者进行分层再治疗，实现肺癌患者的最大获益，是临床研究的最终目标。

（一）免疫联合化疗获益人群的临床基线特征

1. 不同年龄、性别、组织学类型指征免疫联合化疗的疗效可能不同 本课题组前期开展了一项免疫联合化疗对比单纯化疗在晚期 NSCLC 患者群体疗效的 meta 分析，旨在评估免疫联合化疗方案中各类临床指标与 PFS、OS、ORR 和安全性之间的相关性。该研究共纳入 6 项 PD-1/PD-L1 抑制剂联合化疗的大型 III 期临床研究，总计 3 144 例患者。通过对不同临床特征进行亚组分析得出：非鳞癌、年轻以及女性患者获益趋势可能更为显著。尽管该研究数据均来自不同研究的结果，其亚组分析不能完全准确反映临床现象，但初步提示患者不同基线特征可能指征免疫联合化疗的不同疗效。

2. 有无脑转移不能作为免疫联合化疗是否获益的预测指标 脑转移在肺癌中较为常见（30%~50%），预后极差，其治疗主要以系统性化疗加局部放疗为主。然而化疗药物很难突破血脑屏障，同时肿瘤细胞可通过外排泵将化疗药物泵出。因此，仅传统化疗模式发挥作用极其有限。越来越多的研究结果证明免疫联合化疗能够为晚期 NSCLC 患者带来长期生存获益，但其原发癌灶和脑转移灶存在肿瘤异质性，是否能在 NSCLC 脑转移中应用免疫疗法还存在一定争议。虽然少部分临床试验将脑转移患者作为亚组分析对象，但只纳入了治疗过的无神经症状的脑转移患者。因此，迫切需要更多的临床数据进一步验证免疫联合化疗在脑转移患者中的疗效。KEYNOTE-189 脑转移亚组分析结果显示：对

于基线合并脑转移 NSCLC 患者，接受帕博利珠单抗联合化疗较单纯化疗降低疾病进展及死亡风险（mOS：19.2 个月 vs. 7.5 个月，*HR*=0.41；mPFS：6.9 个月 vs. 4.7 个月，*HR*=0.42），且安全性良好。同样对于基线未合并脑转移的患者，帕博利珠单抗联合化疗组均较单纯化疗组延长了近一倍（mOS：22.4 个月 vs. 12.1 个月，*HR*=0.59；mPFS：9.2 个月 vs. 4.9 个月，*HR*=0.48）。由此可见，无论是否发生脑转移，免疫联合化疗都可显著提高 NSCLC 患者的预后。且 2019 年公布的 KEYNOTE-021/189/407 三项研究的汇总分析中得出：伴或不伴脑转移的 NSCLC 患者，与单用化疗相比，帕博利珠单抗联合化疗均可改善患者生存，且安全性可控。再一次证明，无论患者基线是否存在脑转移，免疫联合化疗均可显著延长患者的 OS 和 PFS。综上所述：脑转移无法成为免疫联合化疗模式的疗效预测指标。

3. 有无肝转移不能作为免疫联合化疗是否获益的预测指标 肝转移在晚期 NSCLC 中发生率也较高，同时预后较差。肺癌肝转移占 15%~20%，而单纯肝转移仅占 5%，复合转移（合并骨转移、脑转移等）为主要模式。研究显示肝转移是影响肺癌患者 PFS 和 OS 的独立预后因素，伴肝转移的肺癌患者预后较其他部位转移更差。目前针对肺癌肝转移患者，原则上按照转移性肺癌的系统治疗推荐进行，且既往研究显示肺癌肝转移患者全身化疗敏感性较差。KEYNOTE-189 研究亚组分析显示，帕博利珠单抗联合化疗一线治疗肺癌肝转移患者较化疗获益明显（mOS：12.6 个月 vs. 6.6 个月，*HR*=0.62；mPFS：6.1 个月 vs. 3.4 个月，*HR*=0.52）。而在基线未合并肝转移患者中，帕博利珠单抗联合化疗组均较单纯化疗组延长了近一倍（mOS：23.7 个月 vs. 13.2 个月，*HR*=0.58；mPFS：9.2 个月 vs. 5.4 个月，*HR*=0.48）。结果提示：无论患者基线是否合并肝转移，帕博利珠单抗联合化疗均可显著延长患者的 OS 和 PFS。IMpower130 及 IMpower132 研究中，肝转移亚组的患者使用阿替利珠单抗联合化疗并未取得显著的生存获益。另外，IMpower-150 亚组分析显示，免疫联合抗血

管与化疗治疗伴或不伴肝转移患者中显示相似生存结局。因此,NSCLC 患者发生肝转移作为免疫联合化疗疗效的预测指标仍有待确证。

(二) PD-L1 不能作为预测免疫联合化疗是否获益的生物标志物

尽管近年来新兴的生物标志物层出不穷,但在免疫治疗有效人群筛选和疗效预测方面,PD-L1 仍是目前应用最为广泛的生物标志物。由于 PD-1/PD-L1 抑制剂可干扰 T 细胞上的 PD-1 与肿瘤细胞表达的 PD-L1 的结合,从而提高 T 细胞的抗肿瘤作用。因此,从机制上得出 PD-L1 的表达对于 ICIs 的疗效起着重要的作用。KEYNOTE-024 和 KEYNOTE-042 研究中,帕博利珠单抗单药治疗能显著提高 PD-L1 肿瘤比例评分(tumor proportion score,TPS)≥ 50% 患者的总生存获益。但在免疫联合化疗的模式中,KEYNOTE-189 及 KEYNOTE-407 结果显示:无论 PD-L1 表达水平如何,帕博利珠单抗联合化疗模式较单纯化疗组均显著提高患者临床获益。且后续 ICIs 联合化疗的治疗模式如 2022 年 ASCO 大会上报道的 CHOICE-01 研究最新数据,均得出一致的趋势:无论 PD-L1 表达高低,并不影响晚期 NSCLC 患者使用免疫联合化疗的疗效。目前,PD-L1 作为单一的免疫治疗效果预测生物标志物,是表现最优的,但它不是完美的。尽管 PD-L1 可作为免疫单药模式的疗效预测指标,然而在免疫联合化疗时代,其预测价值仍不明朗。

(三) TMB 作为预测免疫联合化疗疗效的生物标志物有待确证

肿瘤突变负荷(tumor mutation burden,TMB)是指特定基因组区域内体细胞非同义突变的个数,通常用每兆碱基多少个突变表示(mut/Mb)。2020 年美国 FDA 基于在泛癌种开展的 KEYNOTE-158 研究的结果:主要研究终点 ORR 在 TMB-high(≥ 10mut/MB)人群达到 29%,批准 TMB 作为伴随诊断标志物。同时 TMB 作为免疫单药治疗效果预测标志物,已经在 NSCLC 患者中进行了大量的研究探索。然而,TMB 能否作为免疫联合化疗模式的预测标志物呢? KEYNOTE-021 和 KEYNOTE-189 分析了 TMB 可评估患者,结果显示:无论患者 TMB 水平高低,帕博利珠单抗联合化疗对比化疗组的 OS 均显著延长,且 PFS 和 ORR 也观察到相似的结果。且 KEYNOTE-021/189/407 三项研究进行汇总的探索性分析结果同样表明,TMB 与帕博利珠单抗联合化疗的疗效无显著相关。然而 CameL-sq 研究在 2022 年最新发表生物标志物的进一步分析结果显示:在卡瑞利珠单抗联合化疗组中,CR+PR 患者的治疗期 bTMB 显著低于 SD+PD 患者。同时,治疗期 bTMB 低(<75%)的患者,其 ORR 显著高于治疗期 TMB 高(≥ 75%)的患者,其 PFS 和 OS 也显著延长。然而在单纯化疗组,治疗期 bTMB 与 ORR 和 PFS 均无相关性。表明治疗期的 bTMB 可以作为预测卡瑞利珠单抗联合化疗疗效的指标。不同来源、不同阶段的 TMB 在不同研究中对疗效的预测效果各有不同,因此根据目前所报道的结果提示 TMB 在免疫联合化疗的预测疗效的应用价值仍有争议。

(四) MHC Ⅱ 信号可能成为预测免疫联合化疗疗效的新兴标志物

主要组织相容性复合体(major histocompatibility complex,

MHC)是一组编码动物主要组织相容性抗原的基因群的统称,在免疫调节过程中起着抗原识别作用,包括 MHC Ⅰ、MHC Ⅱ 与 MHC Ⅲ。由于其在免疫反应中起着重要的作用,因此提示 MHC 类分子可能作为免疫治疗预测指标。ORIENT-11 研究的探索分析发现:MHC Ⅱ 通路基因表达水平与免疫联合化疗组疗效显著相关,而与单纯化疗的疗效无关。在接受信迪利单抗联合化疗的患者中,MHC Ⅱ 抗原呈递通路基因高表达患者相较于低表达患者,其 PFS 显著延长,提示:MHC Ⅱ 通路相关基因的表达能够预测信迪利单抗联合化疗方案的疗效。而 MHC 分子预测免疫疗效的证据仍较少,还需进一步在更多的大型Ⅲ期临床研究中验证。

(五) 其他新兴标志物在免疫联合化疗中的探索

多项研究表明:磷脂酰肌醇 -3 激酶(phosphatidylinositol 3-kinase,PI3K)- 蛋白激酶 B(protein kinase B,Akt)信号通路在肿瘤的发生、发展过程中起着重要作用。PI3K-Akt 信号通路相关基因表达异常可导致细胞增殖及凋亡的异常,从而引发癌症。CHOICE-01 研究对特瑞普利单抗联合化疗组的患者进行了全外显子组测序(whole exome sequencing,WES),发现一些致癌 / 抑癌基因突变与患者生存获益显著相关,如 SMARCA4 或 KEAP1 缺陷的患者,使用特瑞普利单抗联合化疗 PFS 获益更显著,而 RB1 突变患者则相对较差。同时发现黏着斑(focal adhesion,FA)-PI3K-Akt、SWI/SNF 或 IL-7 信号通路突变的患者,特瑞普利单抗联合化疗可以使患者获得更好的生存获益,其中 FA-PI3K-Akt 信号通路基因突变的患者可以从特瑞普利单抗联合化疗模式中获得更显著的生存获益。IL-7 信号通路基因突变、SWI/SNF 通路基因(PBRM1/SMARCA2/SMARCA4)突变的患者也能从特瑞普利单抗联合化疗中获得更好的 PFS。

循环肿瘤 DNA(circulating tumor DNA,ctDNA)是一种游离在血液等体液中的肿瘤细胞 DNA,存在于多种肿瘤中。ctDNA 携带多种突变信息,且随血液循环可实时反映肿瘤的进展情况。Camel-sq 研究进一步探讨了治疗期 ctDNA 水平的动态变化对晚期鳞状 NSCLC 免疫治疗联合化疗的预测价值。结果显示:相较于治疗期 ctDNA 未清除组患者,ctDNA 清除 / 阴性患者的 PFS 和 OS 显著延长,提示:治疗期 ctDNA 动态水平是卡瑞利珠单抗联合化疗模式有效的预测性生物标志物。

三、免疫联合化疗精准探索之路道阻且长,未来可期

(一) 免疫联合化疗或可改善 EGFR-TKI 耐药非小细胞肺癌患者预后

我国肺腺癌患者 EGFR 突变率高达 50% 以上,EGFR 突变 NSCLC 患者 TKI 耐药后的后续治疗主要为含铂双药化疗,但疗效仍有限。如何进一步延长耐药患者的生存,是临床医生和研究者亟待解决的问题。有研究表明:EGFR 突变患者 TMB 及 PD-L1 表达较低,肿瘤微环境呈现抑制表型,肿瘤病灶缺乏 CD8+ TILs,这些都可能与 EGFR 突变 NSCLC 患者使用 ICIs 疗效不佳相关。且在单药免疫治疗时代,EGFR/ALK 突变人群无法从 ICIs 中获益,因此在后续免疫联合化疗

的大型Ⅲ期临床试验中，也将 *EGFR/ALK* 突变患者排除。然而免疫联合化疗模式是否真的不适用于 *EGFR* 突变患者还有待商榷，仍需后续研究来进一步探索。IMpower150研究作为第一个将 *EGFR* 突变患者纳入免疫联合治疗中的Ⅲ期临床研究，阿替利珠单抗+贝伐珠单抗+化疗组对比贝伐珠单抗+化疗组延长了晚期非鳞 NSCLC 患者的 PFS 和 OS，包括 *EGFR* 突变的人群。这种免疫联合抗血管及化疗的四药模式提示可能对 EGFR-TKI 耐药人群也同样有效，因此后续ORIENT-31 的研究方案应运而生，并在2021年ESMO Asia上公布了第一次期中分析结果：信迪利单抗+化疗+IBI305（贝伐珠单抗的生物类似药）治疗 EGFR-TKI 治疗后进展的 *EGFR* 突变局部晚期或转移性非鳞 NSCLC，相较于单纯化疗组，改善患者 ORR 与 PFS（ORR：43.9% vs. 25.2%；mPFS：6.9个月 vs. 4.3个月，*HR*=0.464）。而信迪利单抗+化疗 vs. 化疗组数据还未成熟，也期待进一步的数据公布为我们解答免疫联合化疗在 EGFR-TKI 耐药人群中的疗效。2021年 WCLC报道了一项Ⅱ期研究旨在评估接受过 EGFR-TKI 治疗的患者，接受帕博利珠单抗联合化疗后初步显示一定的疗效：ORR=42%，mPFS=8.3个月，mOS=22.2个月。但仍需Ⅲ期临床研究 KEYNOTE-789，即 *EGFR* 突变型转移性 NSCLC 患者 TKI 耐药后，使用帕博利珠单抗联合化疗进行治疗报道数据来加以验证。同样的还有 Checkmate-722、AK112-301等研究也在探索 EGFR 阳性 NSCLC 在 TKI 耐药后，是否同样也能够从免疫联合化疗模式中获益。

（二）免疫联合化疗对其他驱动基因突变阳性非小细胞肺癌患者疗效

在中国晚期 NSCLC 人群中，*EGFR* 突变患者占比较大，但仍存在一部分患者携带其他突变类型，如 *ALK*、*HER2*、*BRAF*、*MET* 等。这部分突变患者往往面临预后差、靶向治疗选择少、后续治疗模式有限等困难。IMMUNOTARGET 是一项迄今为止规模最大的全球多中心真实世界研究，该研究纳入551例患者，包含有 *KRAS*、*EGFR*、*BRAF*、*MET*、*HER2*、*ALK*、*RET* 以及 *ROS1* 突变队列，结果显示只有小部分驱动基因阳性的患者，可以从 PD-1/PD-L1 抑制剂单药治疗中获益。而目前的临床研究并未排除 *EGFR/ALK* 突变以外的驱动基因突变人群，因此部分研究可通过亚组分析初步判断患者是否可从免疫联合化疗方式中获益。2021年 WCLC 报道一项Ⅱ期研究纳入了7例 ALK-TKI 治疗过的患者，帕博利珠单抗联合化疗的 mPFS 及 mOS 仅为2.9个月，提示 *ALK* 重排患者从免疫联合化疗模式的获益仍有限。

KRAS 突变也常见于 NSCLC 中，尤其高发于西方人群。KEYNOTE-189 研究探索性分析结果表明，无论 *KRAS* 突变状态，帕博利珠单抗联合化疗一线治疗晚期非鳞 NSCLC 均优于单纯化疗组。2022年 ASCO 大会也报道了一项由美国 FDA 进行的汇总分析，共纳入12项临床研究，以评估免疫联合化疗、免疫单药以及单纯化疗在不同 *KRAS* 状态患者中的疗效。结果显示：一线免疫联合化疗治疗 *KRAS* 突变的 NSCLC 患者其生存获益与 *KRAS* 野生型相似。且与免疫单药或单纯化疗相比，*KRAS* 突变的 NSCLC 患者从免疫联合化疗方案中获益更明显。本课题组正在进行的一项研究也得到了一致的趋势：*KRAS* 突变患者免疫联合化疗相较于单纯化疗组显著获益，然而 *HER2/ALK* 突变患者却得到了截然相反的结果，化疗组要显著优于免疫联合化疗组。近期报道的一项小样本的回顾性研究，招募了接受过 ICIs 或 ICIs 联合化疗的驱动基因突变（*EGFRex20*、*METex14*、*HER2*、*BRAF V600E*、*RET* 等）的Ⅳ期 NSCLC 患者，结果显示：ICIs 联合化疗组相较于 ICIs 单药组 mPFS 有更好的趋势（6.77个月 vs. 5.10个月，*P*=0.054）。提示：驱动基因阳性晚期 NSCLC 患者可能从免疫联合化疗中获益。

生物标志物是精准免疫治疗的理论基础。近年来，人们对免疫治疗生物标志物的研究日新月异，由浅至深。PD-L1、TMB、MSI 等标志物日趋成熟，同时新标志物不断涌现。然而，当前的研究证据多来自小样本回顾性研究或临床前的机制研究，迫切需要大量多中心、高质量、同质化的研究，尤其是转化医学研究，将免疫治疗精准性引领至更高水平。尽管目前距离实现肺癌精准治疗仍有一段艰难的路要探索，但我们对生物标志物的探索将步履不停，勇往直前。未来需要通过多维度的复合免疫预测生物标志物，综合分析肿瘤微环境及个体差异，精准筛选出免疫联合化疗模式的获益人群，为更多晚期 NSCLC 患者带来希望。

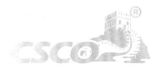

新型免疫治疗的现状、机遇与挑战

同济大学附属上海市肺科医院

陈培欣　周彩存

一、新型免疫治疗的现状

近年来,随着对免疫逃逸和免疫应答机制的深入研究,各种新型免疫治疗疗法被开发,肺癌迎来了免疫治疗时代。免疫治疗是肺癌治疗领域的一项重大创新,越来越多免疫治疗药物打破肺癌治疗的困境,改写了中国肺癌临床诊疗指南,为更多肺癌患者带来新的生存曙光。目前用于肺癌领域的新型免疫治疗包括免疫检查点抑制剂、免疫激动剂、双特异性抗体、个性化肿瘤疫苗、过继性细胞治疗、溶瘤病毒等。基于多种靶点和机制的新型免疫治疗的开发和相关临床试验为肺癌治疗提供更多的选择,为肺癌个性化精准治疗带来新的启示,并引领肺癌治疗与研究的新风向。

二、新型免疫治疗的机遇

目前,多种新型免疫治疗药物已经进入到临床试验且获得喜人结果,进一步促进了肺癌免疫治疗领域新赛道的开辟,为肺癌治疗提供了新的机遇。肿瘤免疫治疗主要包括激活肿瘤患者自身免疫系统的主动免疫,以及肿瘤患者被动接受能发挥抗肿瘤作用的抗体、细胞因子或修饰后免疫细胞的被动免疫。虽然越来越多的研究证实了免疫治疗在肺癌临床治疗中的重要作用,但只有少数肺癌患者对免疫治疗敏感且取得长期生存获益。因此,新型免疫治疗应基于免疫治疗药物相关的病理生理学机制,通过整合与分析肺癌临床研究数据,着力于免疫治疗获益人群的精准筛选以及个性化免疫治疗方案的精准推荐,在控制不良反应发生率的同时最大化免疫治疗的抗肿瘤疗效,让更多肺癌患者能获益于新型免疫治疗。

(一)免疫检查点抑制剂

随着程序性细胞死亡受体 1(PD-1)、程序性细胞死亡受体配体 1(PD-L1)、细胞毒 T 淋巴细胞相关抗原 4(CTLA-4)等免疫检查点的发现,越来越多研究证实这些免疫检查点通过调节免疫系统影响肿瘤发生与转移进程。基于此,靶向这些免疫检查点的抑制剂也被广泛开发。临床研究数据提示免疫检查抑制剂在肺癌患者中展现良好的抗肿瘤作用,其中一些免疫检查点抑制剂已被国家药品监督管理局(NMPA)获批

用于中国肺癌患者的治疗,改写中国肺癌临床诊疗指南。

1. **免疫检查点抑制剂单药治疗**　关于免疫检查点抑制剂单药治疗的研究最早聚焦于肺癌患者的后线治疗。在 KEYNOTE-010 和 OAK 等Ⅲ期临床试验中,对比多西他赛化疗,免疫检查点抑制剂单药治疗显著提高既往接受过治疗的 NSCLC 患者的总生存期(OS),且不良反应小。2022 年美国癌症研究协会(AACR)年会上我们团队汇报了Ⅲ期 RATIONALE-303 研究的结果,中国自主研发的替雷利珠单抗治疗经治 NSCLC 的疗效优于多西他赛(意向治疗人群中位 OS:17.2 个月 vs. 11.9 个月,$P < 0.001$)。免疫检查点抑制剂单药治疗在肺癌患者中取得的显著效果,进一步推动了其应用于肺癌一线治疗。

对于一线治疗,免疫检查点抑制剂单药治疗在肺癌患者中的有效性与安全性在多个临床研究中得到肯定,如 KEYNOTE-024、IMpower110、KEYNOTE-042 以及 EMPOWER-Lung1 等研究。KEYNOTE-024 研究中,PD-L1 高表达(PD-L1 在肿瘤细胞上表达 ≥50%)且无 EGFR/ALK 突变的晚期 NSCLC 患者,帕博利珠单抗一线治疗组的无疾病进展生存期(PFS)、OS 和安全性显著优于化疗组。IMpower110 研究的最新随访数据也表明在 PD-L1 高表达且 EGFR/ALK 野生型的晚期 NSCLC 患者中,免疫检查点抑制剂单药一线治疗组(阿替利珠单抗)的中位 PFS(8.2 个月 vs. 5.0 个月)和中位 OS(20.2 个月 vs. 13.1 个月)比化疗组更长。EMPOWER-Lung1 临床试验最近更新的 OS 数据揭示了在所有意向治疗的晚期 NSCLC 患者中,西米普利单抗(PD-1 抑制剂)一线治疗组的中位 OS 也显著高于化疗组(22.1 个月 vs. 14.3 个月),这为肺癌患者提供更多的免疫治疗药物选择。KEYNOTE-042 研究于 2022 年 AACR 上公布中国队列的数据,对于 PD-L1 TPS ≥1% 且无 EGFR/ALK 突变的晚期 NSCLC 患者,一线帕博利珠单抗治疗组中位 OS 优于化疗组(20.2 个月 vs. 13.5 个月)。

2. **免疫检查点抑制剂联合放化疗**　联合治疗是未来肺癌治疗的主流方向,越来越多临床研究着力于探索免疫检查点抑制剂联合放化疗在肺癌中疗效与安全性。放射治疗一方面可直接破坏肿瘤细胞从而增强肿瘤免疫原性,改善抗原识别与抗原递呈,另一方面可刺激免疫系统,包括激活树突状细

胞（DC）和增强 T 细胞的肿瘤杀伤能力。化疗药物可通过影响肿瘤免疫微环境、细胞因子释放以及增强抗原递呈等机制增强免疫检查点抑制剂疗效。有临床前研究发现，化疗降低调节性 T 细胞（Tregs）、髓源性抑制细胞（MDSCs）和肿瘤相关巨噬细胞等一些免疫抑制性细胞的数量和活性，且促进 T 淋巴细胞和自然杀伤（NK）细胞的增殖和成熟。免疫检查点抑制剂与放疗和化疗之间存在协同作用，研究表明，放疗与化疗均可诱导肿瘤细胞上 PD-L1 的表达，从而增强免疫检查点抑制剂疗效。因此，免疫检查点抑制剂联合放化疗有望进一步提高肺癌患者的临床获益。

对于不可切除的局部晚期肺癌，免疫检查点抑制剂联合放化疗已在一些Ⅲ期临床研究中显著改善患者生存预后。多中心 PACIFIC 研究的 5 年随访数据表明，同步放化疗后度伐利尤单抗免疫治疗显著提高肺癌患者中位 OS 和 PFS，且联合治疗组的 5 年生存率为 42.9%。在中国开展的 GEMSTONE-301 临床研究的生存分析发现，同步或序贯放化疗后，舒格利单抗（PD-L1 抑制剂）显著改善局部晚期 NSCLC 患者预后（BICR 评估的中位 PFS：免疫治疗组 9.0 个月 vs. 安慰剂组 5.8 个月）。KEYNOTE-799（Ⅱ期）和 DETERRED-part 2（Ⅱ期）研究的近期随访数据结果初步显示了一线同步使用免疫检查点抑制剂与放疗的疗效与安全性，我们期待这些临床试验的成熟数据，并且期待更多关于一线同步使用免疫检查点抑制剂与放化疗的大型Ⅲ期临床研究数据。

对于晚期肺癌患者，多种免疫检查点抑制剂单药联合化疗方案已经被 NMPA 批准和中国临床肿瘤学会指南推荐用于肺癌患者，成为晚期 NSCLC 患者的标准一线治疗方案。免疫检查点抑制剂单药联合化疗方案在 KEYNOTE-021G（Ⅱ期）临床试验中初显疗效，随后多个Ⅲ期研究证实联用方案在肺癌患者中的显著效果，包括 KEYNOTE-189 试验（帕博利珠单抗联合化疗）、KEYNOTE-407 试验（帕博利珠单抗联合化疗）、IMpower130 试验（阿替利珠单抗联合化疗）、IMpower133 试验（阿替利珠单抗联合化疗）、CASPIAN 试验（度伐利尤单抗联合化疗）等。关于国产免疫检查点抑制剂治疗肺癌的临床试验百花齐放。由中国学者发起的 CameL（卡瑞利珠单抗联合化疗）、CameL-sq（卡瑞利珠单抗联合化疗）、ORIENT-11（信迪利单抗联用化疗）、ORIENT-12（信迪利单抗联用化疗）、RATIONALE-304（替雷利珠单抗联合化疗）、RATIONALE-307（信迪利单抗联用化疗）、GEMSTONE-302（舒格利单抗联合化疗）和 CHOICE-01（特瑞普利单抗联合化疗）等Ⅲ期临床研究显示了对比单纯化疗，一线免疫联用化疗显著改善晚期 NSCLC 患者的预后。目前，一些国产免疫肿瘤创新药，包括卡瑞利珠单抗、信迪利单抗、替雷利珠单抗和舒格利单抗，均获批 NMPA 适应证，助力中国肺癌治疗新发展。

3. 免疫检查点抑制剂双药联合治疗 免疫检查点抑制剂双药联合治疗改变肺癌治疗模式，是一种重要的"去化疗"策略。肺癌领域的免疫双药联合方案最早关注于 PD-1 抑制剂与 CTLA-4 抑制剂联合方案。伊匹木单抗（ipilimumab）与曲美木单抗（tremelimumab）是最常见靶向 CTLA-4 的新型免疫治疗药物。CheckMate-227 研究更新的 3 年 OS 数据表明，联合治疗组（纳武利尤单抗联合伊匹木单抗）的中位 OS 显著

长于化疗组（17.1 个月 vs. 14.9 个月），且 3 级以上的不良反应与化疗组相当。Ⅲ期 CheckMate-9LA 临床研究观察到，对比化疗组，双免疫联合化疗组（纳武利尤单抗联合伊匹木单抗联合化疗）的中位 OS 更长（15.8 个月 vs. 11.0 个月）。Ⅲ期 POSEIDON 研究中，接受一线双免疫联合化疗组（度伐利尤单抗联合曲美木单抗联合化疗）的转移性 NSCLC 患者的 OS 与 PFS 高于免疫单药联合化疗组（度伐利尤单抗联合化疗）与单纯化疗组，进一步提示双免疫治疗方案在肺癌治疗中应用前景。

随着靶向其他免疫检查点的免疫治疗药物的开发，包括具有免疫球蛋白和 ITIM 结构域的 T 细胞免疫受体（TIGIT）抑制剂、淋巴细胞活化基因 3（LAG3）抑制剂、T 细胞免疫球蛋白黏蛋白分子 3（TIM3）抑制剂等，免疫双药联用新方案被提出。CITYSCAPE 临床研究（Ⅱ期）表明一线 tiragolumab（TIGIT 抑制剂）联合阿替利珠单抗相比安慰剂联合阿替利珠单抗显著提高患者客观缓解率（ORR：37% vs. 21%）与生存（中位 PFS：5.6 个月 vs. 3.9 个月），且治疗相关不良反应未见增加。亚组分析提示在 PD-L1 高表达肺癌患者中，双免疫治疗组的 ORR 与 PFS 进一步改善为 69% 与 16.6 个月。Ⅱ期 TACTI-002 研究（NCT03625323）表明，在 NSCLC 患者中，一线帕博利珠单抗联合 Eftilagimod Alpha（LAG-3 融合蛋白）治疗的 ORR 为 47%，目前肺癌患者的预后数据尚未成熟，我们期待后续研究成果的公布。肺癌领域其他正在探索的免疫双药联用方案包括 PD-1 抑制剂联合 LAG525（抗 LAG-3 抗体）方案（NCT03365791）、度伐利尤单抗联合 IPH2201（抗 NKG2A 抗体）方案（NCT03822351），以及伊匹木单抗联合 MGA271（抗 B7-H3 单抗）方案（NCT02381314）等。目前研究表明肺癌患者对免疫检查点抑制剂双药联合治疗方案的耐受性良好，但在双免疫联合方案应用中需时刻关注免疫治疗的不良反应，早发现，早干预，降低免疫相关死亡事件发生率。

4. 免疫检查点抑制剂联合抗血管生成药物 由于抗血管生成药物可通过提高肿瘤微环境内 T 细胞的浸润且抑制 Tregs 和 MDSCs 活性从而重塑肿瘤微环境，免疫检查点抑制剂联合抗血管生成药物被认为是一种有效的治疗策略。Ⅲ期 IMpower150 临床研究验证了一线免疫检查点抑制剂联合抗血管生成药物方案在肺癌中的良好疗效。相比对照组（贝伐珠单抗联合紫杉醇和卡铂）的 15.0 个月中位 OS 数据，IMpower150 试验中联合治疗组（阿替利珠单抗联合贝伐珠单抗联合紫杉醇和卡铂）的中位 OS 达 19.8 个月。在中国晚期 NSCLC 人群中，Ⅰ期临床研究（NCT03628521）公布数据提示一线信迪利单抗联合安罗替尼 ORR 为 72.7%，疾病控制率（DCR）为 100%，中位 PFS 为 15 个月。JVDF 研究（Ⅰa/b 期）结果显示对于晚期 NSCLC，一线帕博利珠单抗联合雷莫芦单抗治疗的 ORR 为 42.3%，DCR 为 84.6%，中位 PFS 为 9.3 个月。目前一线帕博利珠单抗联合雷莫芦单抗治疗组的中位 OS 数据尚未公布。由我们团队牵头开展的Ⅰb/Ⅱ期临床研究发现，对于经治晚期 NSCLC 患者，卡瑞利珠单抗联合阿帕替尼的 ORR 为 30.9%，中位 PFS 为 5.7 个月，中位 OS 为 15.5 个月。Ⅱ期 PASSION 研究与 2022 年欧洲肺癌大会报道的一项Ⅱ期临床研究分别证实卡瑞利珠单抗联合阿帕替尼在小细胞肺癌与肺肉瘤样癌中的良好疗效。无论是一线治疗，还是

后线治疗,免疫检查点抑制剂联合抗血管生成药物方案在中国人群中的临床研究才刚起步,未来需要更多的大型、多中心Ⅲ期临床研究数据。

(二) 免疫激活剂

免疫激活剂是肺癌新型免疫治疗药物的研究热点之一。免疫激活剂通过靶向共刺激受体,重新激活免疫系统,提高抗肿瘤活性,从而重塑肿瘤免疫微环境,达到杀伤肿瘤细胞的目的。目前常见的共刺激受体主要是 B7-CD28 家族和肿瘤坏死因子受体超家族成员,包括诱导共刺激分子(ICOS)、CD28、CD27-CD70、GITR、OX40、4-1BB(CD137)等。ICOS 是 T 细胞共刺激分子,在 T 细胞、B 细胞、巨噬细胞和树突状细胞协同作用中发挥重要调节作用。临床前研究发现在肺癌动物模型中,联用 ICOS 激动剂和抗 PD-1/CTLA-4 治疗可增强抗肿瘤作用。目前,一项在研 I/Ⅱ期临床试验(NCT03693612)正在探索 GSK3359609(激动性 ICOS 受体单克隆抗体)联用曲美木单抗在包括 NSCLC 在内的晚期实体瘤中的疗效。CD137 与其配体的相互作用促进包括 T 细胞、单核细胞与 DC 细胞在内的免疫细胞的增殖与活化,并促进细胞因子的分泌,从而增强免疫细胞的肿瘤杀伤能力。LVGN6051 是国产 CD137 激动性抗体,一项 I 期临床研究正在探索 LVGN6051 联用帕博利珠单抗在 NSCLC 中临床有效性与安全性。干扰素基因刺激蛋白(STING)是能激活适应性免疫应答的一个重要靶点。STING 与其 cGAMP 配体的结合可促进 T 细胞增殖与活化,从而发挥抗肿瘤活性。HG381 是国产新型 STING 激动剂,临床前体内研究表明其能抑制肺癌肿瘤的生长并诱导小鼠模型产生抗肿瘤免疫记忆。HG381 单药或联用免疫检查点抑制剂方案展现出广阔应用前景,为肺癌提供治疗新思路。目前已有多种免疫激活剂处于临床试验阶段。在免疫激活剂的临床应用中,应重视临床前疗效实验结果,拓宽药物治疗窗,降低药物毒性,并且避免细胞因子释放综合征等严重不良反应的发生。

(三) 双特异性抗体

双特异性抗体可同时结合两种不同的靶点(肿瘤细胞靶点与免疫细胞靶点),从而刺激或抑制两种不同的信号通路,发挥协同抗肿瘤作用。与识别单一表位的单克隆抗体相比,双特异性抗体优势明显:一是能提高免疫细胞对肿瘤细胞识别能力,减少免疫逃逸机制发生,从而增强药物杀伤肿瘤细胞效应,并减少药物对正常细胞损伤;二是可同时识别细胞表面两种不同抗原或靶点,提高了细胞之间结合特异性与亲和性,从而招募更多效应细胞杀伤肿瘤细胞;三是可降低双药联用的不良反应,减少了药物开发、临床研究与法规审查的时间与经济成本。双特异性抗体可根据结构左右对称性、IgG 分子的完整性或抗原结合区域的数量构型分成不同类别。在肺癌领域,双特异性抗体处于高速发展阶段。目前,多种双特异性抗体进入肺癌新型免疫治疗临床研究,如 SHR-1701(靶向 PD-L1 与转化生长因子 -β)、M7824(靶向 PD-L1 与转化生长因子 β)、KN046(靶向 PD-1 与 CTLA-4)、MEDI5752(靶向 PD-1 与 CTLA-4)、AK104(靶向 PD-1 与 CTLA-4)、AK112(靶向 PD-1 和 VEGF)、IBI-318(靶向 PD-1 与 PD-L1)、A-337(靶向 CD3 和 EpCAM)等。

SHR-1701 是中国原创重组抗 PD-L1 与转化生长因子 -β 双功能融合蛋白,2021 欧洲肿瘤内科学会(ESMO)年会上公布了 SHR-1701 一线治疗 PD-L1 阳性的晚期 NSCLC 的 ORR(36.5%)与 DCR(67.3%)数据。SHR-1701 治疗肺癌的中位 PFS 与 OS 数据值得期待。尽管 M7824 二线治疗晚期 NSCLC 在 I 期临床研究(NCT02517398)中展现良好临床疗效,但验证 M7824 一线疗效的Ⅲ期临床研究(NCT03631706)因中期分析的阴性结果而暂停。

PD-1/CTLA-4 新型双特异性抗体治疗肺癌的临床研究数据已公布。KN046 是国产新型 PD-1/CTLA-4 双特异性抗体。由我们团队开展的多中心Ⅱ期 KN046-201 研究的初步随访数据表明,KN046 二线治疗晚期 NSCLC 的中位 PFS 为 3.68 个月,6 个月生存率为 85.6%,12 个月生存率为 69.7%,且耐受性良好。另一Ⅱ期 KN046-202 研究表明 KN046 联合化疗一线治疗晚期 NSCLC 的 ORR 为 50.0%,DCR 为 91.7%,中位 PFS 为 8.7 个月。KN046-201 研究与 KN046-202 研究的中位 OS 数据均尚未达到。基于 KN046 在 NSCLC 中的阳性结果,Ⅲ期 ENREACH-LUNG-01 临床试验将进一步探索 KN046 联合化疗一线治疗 NSCLC 的优越性。AK104 是中国研发的靶向 PD-1 与 CTLA-4 新型双特异性抗体,根据 2021 年 ESMO 大会上公布的 I b/Ⅱ期临床数据,AK104 联用安罗替尼治疗各类型晚期 NSCLC 的 ORR 为 62.5%,DCR 为 100%,且 3 级治疗相关不良事件发生率为 6%。目前一项 AK104 联用多西他赛后线治疗晚期 NSCLC 的Ⅱ期临床研究已获批开展。2022 年 AACR 大会公布一项 I 期临床研究(NCT03530397)数据,表明同时靶向 PD-1 与 CTLA-4 的 MEDI5752 在包括晚期 NSCLC 的实体瘤中显示良好的抗肿瘤活性。MEDI5752 治疗实体瘤患者(16.3% 为 NSCLC)的 ORR 为 19.8%,DCR 为 53.5%,中位缓解持续时间为 17.5 个月。MEDI5752 在 NSCLC 患者中的疗效还在继续探索中,我们期待来自临床研究的阳性结果,同时也期待更多关于 MEDI5752 治疗中国肺癌患者的数据。

AK112 是中国资助研发的靶向 PD-1 和 VEGF 新型双特异性抗体,早期临床研究数据表明 AK112 在各类型肺癌中展现可喜临床疗效与可控毒性。目前国家药品监督管理局药品审评中心(CDE)已批准一项 I/Ⅱ期的双特异性抗体双药联用的临床研究开展,即探索 AK104/AK112 联用或不联用化疗治疗 NSCLC 的疗效与安全性。针对 PD-1 和 PD-L1 的双特异性抗体 IBI-318 在治疗实体瘤患者中具有良好的疗效,目前开展的 I b/Ⅲ临床研究正在招募中国肺癌患者以评估 IBI-318 联用化疗的疗效与安全性。

(四) 个性化肿瘤疫苗

个性化肿瘤疫苗属于新型免疫治疗,为精准免疫治疗的发展带来希望。筛选并鉴定出肿瘤特异性抗原是个性化肿瘤疫苗开发的关键步骤。肿瘤疫苗可靶向肿瘤细胞特异性抗原,从而激活机体自身免疫系统,诱导主动免疫,进而识别并攻击带有新抗原的肿瘤细胞。个性化肿瘤疫苗具有针对性强、副作用少与长久起效的优势。个性化肿瘤疫苗包括肿瘤抗原相关疫苗、新抗原相关疫苗与细胞疫苗等。目前,多种癌症疫苗进入肺癌临床试验,包括 CIMAvax-EGF 疫苗、Tedopi 疫苗、NEO-PV-01 疫苗、DCVAC/LuCa 疫苗和 GRT-C901/GRT-R902 疫苗等。

CIMAvax-EGF 疫苗通过靶向表达 EGFR 的肿瘤细胞激发特异性免疫应答。临床研究数据表明 CIMAvax-EGF 疫苗治疗可诱导晚期 NSCLC 患者产生良好抗 EGF 抗体应答反应，且改善患者生存预后。Ⅰ期临床研究提示 CIMAvax-EGF 联合纳武利尤单抗治疗 EGFR 突变 NSCLC 的中位 OS 为 13.7 个月，CIMAvax-EGF 疫苗联合 PD-1 抑制剂的Ⅱ期临床研究在进行（NCT02955290）。2021 年时间肺癌大会（WCLC）上公布了另一西班牙开发的 EGF 疫苗在 NSCLC 中疗效与安全性。Ⅰb 期 EPICAL 研究结果显示 EGF 疫苗联用阿法替尼的 ORR 为 78.3%，DCR 为 95.7%，中位 PFS 为 17.4 个月，Tedopi 疫苗属于新抗原相关疫苗，能靶向五种肺癌相关抗原，从而强烈刺激 T 淋巴细胞杀伤肿瘤细胞。Ⅱ期试验中，Tedopi 疫苗后线治疗晚期 HLA-A2 阳性 NSCLC 的中位 OS 为 17.3 个月。2021 年 ESMO 年会报道了Ⅲ期 Atalante 1 临床试验数据，Tedopi 疫苗后线治疗 HLA-A2 阳性 NSCLC 的 1 年生存率为 46%，超过化疗组的 36%。期待未来更多 Tedopi 疫苗Ⅲ期试验数据的公布。NEO-PV-01 是基于新抗原的个性化肿瘤疫苗。NEO-PV-01 疫苗刺激肿瘤患者体内新抗原特异性辅助性和细胞毒性 T 淋巴细胞应答，从而介导肿瘤细胞的杀伤。在晚期 NSCLC 患者中，一项Ⅰb 期临床研究（NCT02897765）发现 NEO-PV-01 疫苗联合纳武利尤单抗治疗的 ORR 为 39%，中位 PFS 为 8.5 个月，一年生存率高达 96%，且安全性高。

DCVAC/LuCa 属于 DC 细胞疫苗。DCVAC/LuCa 疫苗通过离体加载肺癌细胞特异性抗原到 DC 细胞上，从而增强 DC 细胞识别肺癌细胞的能力，进一步激活免疫细胞，诱导免疫细胞杀伤功能。2019 年 ASCO 大会上报道了一线 DCVAC/LuCa 疫苗联用化疗治疗肺癌患者的 ORR 为 45%，中位 PFS 为 6.74 个月，中位 OS 为 15.5 个月。一线 DCVAC/LuCa 疫苗联用化疗方案疗效显著优于化疗组（中位 PFS 为 5.63 个月且中位 OS 为 11.8 个月；P<0.05）。由中国学者开展的Ⅱ期临床研究结果进一步说明 DCVAC/LuCa 疫苗联用化疗在晚期 NSCLC 中疗效与安全性。在中国晚期 NSCLC 人群中，一线 DCVAC/LuCa 疫苗联用化疗组的 ORR 为 31.82%，中位 PFS 为 8.0 个月，且 2 年生存率为 52.57%。

（五）过继性免疫治疗

过继性免疫治疗是指富集肿瘤患者体内免疫活性细胞，在体外进行扩增与活性筛选后回输患者体内，从而达到直接攻击肿瘤细胞或激活体内免疫系统杀伤肿瘤细胞的目的。过继性免疫治疗主要包括嵌合抗原受体-T 细胞疗法（CAR-T）、T 细胞受体-T 细胞疗法（TCR-T）、NK 免疫细胞疗法、DC 免疫细胞疗法、肿瘤浸润免疫细胞疗法、淋巴因子激活的杀伤细胞疗法（LAK）、细胞因子诱导的杀伤细胞疗法（CIK）等几大类。过继性免疫治疗具有特异性强与不良反应少的优势。虽然过继性免疫治疗在血液肿瘤领域中取得令人瞩目的进展，但其在实体瘤中的疗效却不尽如人意。过继性免疫治疗在实体瘤应用中的碰壁与实体瘤肿瘤免疫抑制微环境、异质性强、易发生抗原表达丢失、回输细胞不能有效浸润到肿瘤中及易发生免疫逃逸等特征密切相关。

多个关于 CAR-T 细胞疗法治疗肺癌的临床研究在进行，这些 CAR-T 细胞疗法的靶抗原包括 EGFR（NCT01869166、

NCT02862028、NCT03638206、NCT04153799 和 NCT05060796）、CD276（NCT04864821）、CEA（NCT02349724 和 NCT04348643）、DLL3（NCT03392064）、GPC3（NCT02876978 和 NCT03198546）、HER2（NCT01935843、NCT02713984 和 NCT03740256）、MSLN（NCT02414269、NCT01583686、NCT04489862 和 NCT03054298）、MUC1（NCT02587689 和 NCT03525782）等。在Ⅰ期临床研究（NCT01869166）中，靶向 *EGFR* 的 CAR-T 细胞疗法显示治疗 *EGFR* 突变晚期 NSCLC 的可行性与安全性。其他 CAR-T 细胞疗法临床研究的疗效数据值得期待。

TCR-T 细胞疗法对 TCR 进行基因修饰，提高 TCR 对肿瘤相关抗原的亲和力和攻击力，从而达到杀伤肿瘤细胞目的。靶向 NY-ESO-1 的 TCR-T 细胞疗法在肺癌中初显疗效。在Ⅰ期临床研究（NCT02457650）中，共入组 4 例 NSCLC 患者，其中 1 例患者对靶向 NY-ESO-1 的 TCR-T 细胞疗法敏感，最佳疗效为部分反应，中位 PFS 是 4 个月。

由中国学者发起的Ⅰ/Ⅱ期临床研究（NCT02843204）数据表明，经治晚期 NSCLC 患者中，同种异体 NK 细胞疗法联合帕博利珠单抗对比免疫单药显著改善 ORR（36.5% vs. 18.5%，P<0.05）、PFS（6.5 个月 vs. 4.3 个月，P<0.05）和 OS（15.5 个月 vs. 13.3 个月，P<0.05）。一项Ⅰ/Ⅱ期临床研究表明 SNK01（NK 免疫细胞疗法）联合帕博利珠单抗后线治疗晚期 NSCLC 患者的 ORR 为 44%，中位 PFS 为 8 个月，且治疗相关不良反应发生率降低。

（六）溶瘤病毒

溶瘤病毒是能选择性感染直接杀伤癌细胞或诱导免疫细胞攻击癌细胞，而不破坏正常细胞的病毒。此外，溶瘤病毒可通过裂解肿瘤细胞促进肿瘤细胞抗原释放，从而招募免疫细胞浸润并改善肿瘤免疫微环境，最终提高免疫治疗效果，形成抗肿瘤免疫应答和记忆。目前溶瘤病毒主要分成两大类：天然病毒和转基因病毒。肺癌领域，已有多种溶瘤病毒进入临床试验，包括 Oncorine（H101）、Reolysin、CAVATAK 和 RIGVIR（ECHO-7）等。Oncorine 是一种重组人 5 型腺病毒，在我国获批用于晚期鼻咽癌的治疗。2022 年报道了一例对二线免疫治疗耐药的中国小细胞肺癌患者，之后接受 Oncorine 联合度伐利尤单抗三线治疗后达到病情稳定，PFS 达 9 个月。Reolysin 属于天然溶瘤病毒，目前已获美国食品药品监督管理局（FDA）孤儿药认证。一项Ⅱ期研究（NCT00861627）表明 Reolysin 联用化疗治疗 KRAS 突变或 EGFR 突变/扩增的 NSCLC 的 ORR 为 31%，中位 PFS 为 4 个月，中位 OS 为 13.1 个月。Reolysin 后线治疗晚期 NSCLC 的Ⅱ期临床数据中（NCT01708993），Reolysin 与化疗疗效相当。探索 Reolysin 联用化疗治疗肺鳞癌与 KRASNSCLC 的Ⅱ期研究（NCT00998192）已经完成患者招募，期待该研究数据的公布。CAVATAK 是基于柯萨奇病毒的天然溶瘤病毒。Ⅰb 期 KEYNOTE-200 研究（NCT02043665）表明 Cavatak 联合帕博利珠单抗治疗 NSCLC 的 ORR 为 23%，中位 OS 为 9.5 个月。此外，在非 *ALK/EGFR* 突变 NSCLC 患者中，Cavatak 联合帕博利珠单抗治疗的 ORR 提高至 33%。目前溶瘤病毒治疗肺癌的Ⅲ期临床研究数据尚不足，我们期待更多临床研究关注溶瘤病毒在不同肺癌类型中作用，以及不断优化溶瘤

病毒联合治疗方案,助力提高肺癌患者的临床预后。

三、新型免疫治疗的挑战

尽管免疫治疗在肺癌领域大放异彩,显著提高肺癌患者生存获益,但目前新型免疫治疗在临床应用中仍面临诸多问题与挑战,包括疗效预测新指标的开发、假性进展与超进展有效鉴别、逆转免疫治疗耐药、免疫治疗相关不良反应的有效管理等。

生物标志物的鉴定与应用在免疫治疗的效果监测中发挥重要作用。在肺癌领域,目前研究最为广泛的免疫疗效预测指标包括 PD-L1 表达与肿瘤突变负荷(TMB)。在不同临床研究中,PD-L1 表达与 TMB 的预测效能并不一致。究其原因,PD-L1 表达与 TMB 存在时空异质性、检测方法尚未统一、组织检测样本难获取以及临界值不固定等局限性。因此,亟待开发新的免疫疗效标志物以预测肺癌免疫治疗效果,同时探索最佳生物标志物联用组合,并且在更大型临床研究中证实这些生物标志物的临床意义。一方面,肿瘤免疫治疗涉及众多复杂的免疫调控机制与信号通路,单一的疗效预测指标难以全面反映免疫治疗中每一个环节。因此,有望通过联用 PD-1/PD-L1、TMB、TILs 与细胞因子等多个生物标志物,找到最佳预测组合,从而全面反映机体特征,达到有效预测免疫治疗效果的目的。另一方面,高通量测序、人工智能、机器学习等技术的发展与临床应用,有助于更深入了解肿瘤与免疫系统之间的相互作用,从而有利于发现更多新的免疫疗效预测指标,并全面提取患者多维度的肿瘤特征以构建免疫治疗效果预测模型。

假性进展与超进展是免疫治疗的非典型模式,鉴别假性进展与超进展有助于优化免疫治疗策略。由肿瘤学家提出的鉴别假性进展与超进展方法包括:影像学评估、病理活检、ctDNA 水平、血清 IL-8 水平以及临床表现等。然而,目前尚无统一的鉴别假性进展与超进展的标准。此外,目前已提出的鉴别方法的特异度与灵敏度欠佳。因此,未来需要开发更有效的假性进展与超进展鉴别标准,并在大型前瞻性研究中进行验证,从而指导临床免疫治疗,提高接受免疫治疗的肺癌患者的生存获益。

免疫耐药分成原发性耐药和获得性耐药。在非选择性肺癌人群中,免疫治疗单药 ORR 为 20%~30%,而免疫治疗联合化疗 ORR 为 50%~70%。因此,存在一部分肺癌患者对免疫治疗原发性耐药。免疫原发性耐药与肿瘤免疫抑制性微环境、肿瘤细胞信号通路改变、肿瘤相关抗原低表达和肿瘤 DNA 表观遗传学改变密切相关。继发性耐药是肺癌免疫治疗中不可避免的问题,主要机制是免疫细胞识别抗原能力降低、免疫逃逸相关的各种突变和抑制性免疫检查点表达增高。免疫耐药严重影响肿瘤患者的临床预后,因此,深入研究免疫耐药机制,开发新型免疫治疗药物,提出逆转免疫耐药的新策略至关重要。此外,还需在临床应用与研究中应重视原发性免疫耐药,有效筛选免疫获益人群,促进精准肿瘤治疗的发展。

免疫治疗相关不良反应发生率为 50%~70%。常见免疫治疗相关不良反应包括皮肤毒性、胃肠道毒性、肝脏相关毒性、免疫相关肺炎、心脏相关毒性、神经系统相关毒性等。虽然大部分不良反应主要是 1~2 级且可控,但在临床中仍需有效管理免疫治疗相关不良反应,提高肺癌患者生活质量。在新型免疫治疗药物产业化过程中,需不断优化药物工艺和药物递送系统,从而提高药物质量与最大化药物疗效,如将纳米技术结合到新型免疫治疗药物生产中以提高肿瘤组织中药物浓度、优化给药方式以降低皮肤毒性并提高药物依从性、引入控释系统等。新型免疫治疗药物制备与质检的统一标准与规范的提出,将会有利于新型免疫治疗药物的大规模产业化生产,并缩短生产周期,降低免疫治疗的医疗费用。

肺癌新型免疫治疗,机遇与挑战并存!随着研究的日益深入,免疫系统在肺癌发生、发展和转移中的重要作用已逐渐凸显。免疫细胞与肿瘤细胞的相互作用是广泛、复杂且动态变化的。新型免疫治疗主要通过重塑肿瘤免疫微环境,为肺癌患者带来长期生存希望。目前关于新型免疫治疗在肺癌人群中的研究数据仍有限,未来亟待大量前瞻性、大样本临床研究进一步明确免疫治疗的安全性和有效性,回答真实世界临床实践的各类问题。此外,未来新型免疫治疗的研究发展方向应着力于提高有效率、优化联合治疗方案、逆转免疫耐药与降低药物不良反应,实现个体化精准治疗。新型免疫治疗终将迎来更好的前景与未来。

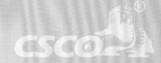

乳腺肿瘤

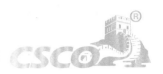

CDK4/6 抑制剂在早期乳腺癌中的治疗现状及研究进展

中国科学技术大学附属第一医院
曹越越　潘跃银

由细胞周期失调和细胞周期蛋白依赖性激酶（cyclin dependent kinases，CDK）激活导致的持续细胞增殖是肿瘤发生发展的重要标志。CDK4/6 抑制剂在激素受体阳性、人表皮生长因子受体 2 阴性的晚期乳腺癌治疗中已被证实有确切的作用，无论治疗线、预处理、绝经状态、转移部位如何，无论使用何种 CDK4/6 抑制剂及内分泌治疗药物，在标准内分泌治疗方案的基础上加用 CDK4/6 抑制剂都有利于延缓肿瘤进展，总生存期也可获益。CDK4/6 抑制剂在早期乳腺癌辅助和新辅助治疗中也进行了很多探索，但研究之间存在较多差异，作用尚不清晰。本文就 CDK4/6 抑制剂的主要作用机制及在早期乳腺癌领域中的治疗现状和研究进展进行综述。

一、CDK4/6 抑制剂的作用机制

正常细胞周期包括 DNA 合成前期（G1 期）、DNA 合成期（S 期）、DNA 合成后期（G2 期）和有丝分裂 M 期，在阻止细胞进行异常复制方面主要有 3 个检查点，分别是 G1/S 检查点、G2/M 检查点和有丝分裂中 - 后期检查点。CDK 是细胞周期的关键调控因子。CDK4/6 的活性受细胞周期蛋白 D（Cyclin D）的调控。30% 的乳腺癌具有 Cyclin D 基因扩增。在雌激素受体（estrogen receptor，ER）阳性乳腺癌中，雌激素信号传导导致了 ER-Cyclin D-CDK4/6 途径的活性增加，CDK4/6 在 Cyclin D 结合后被激活，形成的复合物能够磷酸化视网膜母细胞瘤蛋白（retinoblastoma protein，Rb）。Rb 一旦发生磷酸化可释放其在未被磷酸化的状态下紧密结合的转录因子 E2F，E2F 被释放后进一步推动细胞从 G1 期向 S 期转变，进而引起细胞增殖。抑制 CDK4/6 使之无法形成 Cyclin D-CDK4/6 复合物，就能够阻滞细胞周期自 G1 期向 S 期的进程，导致细胞衰老和凋亡，从而达到抑制肿瘤增殖的目的。对 CDK4/6 的短期抑制可以使细胞停留在 G1 期，但是一旦抑制解除就会立即恢复；持续抑制可以使细胞周期停留时间延长。在临床前研究中也证实了 CDK4/6 抑制剂联合内分泌治疗（endocrine therapy，ET）具有显著的协同作用。此外，正常组织由于拥有更多处于 G0 期（休眠期）的细胞而受到保护。

二、CDK4/6 抑制剂的发展历史

CDK 的研究可追溯到 20 世纪 80 年代，英国科学家亨特在海胆中发现了第一个在细胞周期中发生周期性变化的蛋白 Cyclin。这类蛋白能与 CDK 分子结合并调节其活性，从而调控细胞周期。2001 年，3 位科学家因对 CDK 和 Cyclin 的研究获得当年的诺贝尔生理学或医学奖，而后 CDK4/6 抑制剂的临床试验相继进入到研究阶段。2015 年首个 CDK4/6 抑制剂 palbociclib 在美国上市，批准用于 HR 阳性、人表皮生长因子受体 2（human epidermal growth factor receptor 2，HER2）阴性晚期乳腺癌的一线、二线治疗；ribociclib、abemaciclib 在其后相继获批上市，批准用于 HR+/HER2– 晚期乳腺癌的一线和后线治疗；2021 年 Trilaciclib 也获 FDA 批准上市。CDK4/6 抑制剂深刻改变了 HR+ 晚期乳腺癌的治疗策略。

而在过去的数年中，HR+ 乳腺癌患者早期阶段的强化治疗手段比较局限，主要包括卵巢功能抑制（ovarian function suppress，OFS）以及内分泌延长治疗。近年 CDK4/6 抑制剂进军早期辅助治疗的研究层出不穷，2021 年 FDA 首次批准 CDK4/6 抑制剂用于治疗早期乳腺癌患者群体，abemaciclib 联合 ET（他莫昔芬或芳香化酶抑制剂），用于辅助治疗 HR+/HER2– 淋巴结阳性、高复发风险的早期乳腺癌患者。这一适应证的批准给 CDK4/6 抑制剂在早期乳腺癌中的应用带来了新的希望，后续仍需要更多的临床研究去探索。

三、不同 CDK4/6 抑制剂的区别及其治疗现状

CDK 抑制剂是一组针对癌细胞中异常 CDK 活性的药物。蛋白质的 ATP 结合区是所有 CDK4/6 抑制剂药物的靶点。最早的 CDK 抑制剂是泛 CDK 抑制剂，其发展受到药代动力学、给药方案和药物毒性等困难的阻碍。美国 FDA 近年批准用于乳腺癌的药物是 CDK4/6 的高度选择性抑制剂，包括 palbociclib、ribociclib 和 abemaciclib，但这三种药物在药理学和靶点上存在着一定的差异。

palbociclib 的结构为 6- 乙酰基 -8- 环戊基 -5- 甲基 -2-［5-

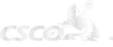

（哌嗪 -1- 基）吡啶 -2- 基］氨基 -8H- 吡啶并［2,3-D］嘧啶 -7-酮,ribociclib 为 7- 环戊基 -N,N- 二甲基 -2-{［5-(哌嗪 -1-基)吡啶 -2- 基］氨基}-7H- 吡咯并［2,3-D］嘧啶 -6- 酰胺,结构上有一定的相似性,为高度亲脂性药物。结构中的结合位点和取代基阻止了药物与 CDK4/6 以外的 CDK 结合。与之不同的是 abemaciclib 还可抑制除 CDK4/6 以外的 CDK9/5 以及肿瘤细胞中的 CDK16/18 等非典型 CDK。与 palbociclib 和 ribociclib 相比,abemaciclib 对 CDK4 的作用强 5 倍。Palbociclib 对 CDK4 和 CDK6 的作用是相似的,而 ribociclib 对 CDK4 的作用更强。

Palbociclib 能够与 CDK4/6 的 ATP 结合位点相结合发挥抑制作用,抑制 Rb 磷酸化,进而抑制转录因子 E2F 的释放,来阻止细胞由 G1 期进入 S 期,从而抑制 DNA 的合成及细胞增殖,而不表现出泛 CDK 抑制剂的严重细胞毒性。在体外实验中,palbociclib 对 ER+ 乳腺癌细胞系的抑制作用最为明显,在 ER– 或基底样亚型乳腺癌细胞系中作用最弱,ER+ 乳腺癌细胞系中观察到其与他莫昔芬有协同作用。Ribociclib 与 palbociclib 类似,在体外实验中导致 G1 期阻滞。Abemaciclib 在临床前数据展示出在多种肿瘤中作为单药或与化疗相结合的抗肿瘤作用,此外 abemaciclib 还能通过血脑屏障抑制颅内肿瘤的生长。RB 基因的获得性突变可能导致肿瘤对 palbociclib 和 ribociclib 耐药,而 abemaciclib 对耐 palbociclib 和 ribociclib 的肿瘤细胞有效,可能由于其存在不依赖于 RB1 的机制。

在临床研究的探索中,基于 PALOMA-1,2015 年 FDA 加速批准了 palbociclib 联合来曲唑用于绝经后 ER+/HER2– 晚期乳腺癌的一线治疗。2016 年基于 Ⅲ 期 PALOMA-3 研究结果美国 FDA 批准了 palbociclib 联合氟维司群用于既往内分泌治疗失败的 HR+/HER2– 绝经后晚期乳腺癌。基于 Ⅲ 期 MONALEESA-2 研究结果,ribociclib 于 2017 年获准用于绝经后妇女 HR+/HER2– 晚期乳腺癌的一线治疗。MONALEESA-3 研究是将 CDK4/6 抑制剂 ribociclib 与氟维司群联合,用于新发或既往内分泌治疗 >12 个月后复发而未治疗的 HR+/HER2– 的晚期乳腺癌患者。为绝经 HR+/HER2– 晚期乳腺癌患者提供了更多的治疗选择。Abemaciclib 是第三个 CDK4/6 抑制剂,基于 MONARCH-3 研究的结果,2018 年美国 FDA 批准 abemaciclib 联合芳香化酶抑制剂(aromatase inhibitor,AI)用于绝经后 HR+/HER2– 晚期或转移性乳腺癌的一线治疗。三种 CDK4/6 抑制剂对整体患者疗效是相似的,palbociclib 和 ribociclib 主要不良反应是中心粒细胞下降,而 abemaciclib 主要是腹泻。

四、CDK4/6 抑制剂在早期乳腺癌辅助治疗中的研究进展

(一) CDK4/6 抑制剂用于 HR+/HER2– 乳腺癌辅助治疗的研究进展

表 1 展示了目前 CDK4/6 抑制剂在乳腺癌辅助治疗中开展的研究。现已发表的 Penelope-B 研究、PALLAS 研究和 MonarchE 研究均探索了 CDK4/6 抑制剂联合 ET 在早期乳腺癌中的作用,NATALEE 研究也已于 2021 年 3 月结束

招募。Penelope-B 是唯一的安慰剂对照研究,所有其他试验都是开放标签的。PALLAS、MonarchE 和 NATALEE 研究均招募了超过 5 000 例患者,而 Penelope-B 研究规模较小,只有 1 250 例患者。但 Penelope-B 纳入了一类特殊的高危人群,该人群是基于临床病理学分期 - 雌激素 / 分级分期系统(CPS-EG)进行评分的。CPS-EG 评分系统可以识别新辅助化疗(NACT)后具有高复发风险的患者。CPS-EG 评分为 3 或者为 2 且新辅助治疗后淋巴结阳性(约占总人群的 25%)的患者 3 年 DFS 率为 77%,PENELOPE-B 研究旨在评估 palbociclib 能否预防新辅助治疗后复发。NATALEE 研究中使用了 400mg ribociclib,低于晚期乳腺癌推荐剂量 600mg。最终,NATALEE 研究的治疗时间为 3 年,PALLAS 和 MonarchE 研究为 2 年,Penelope-B 研究为 1 年。除了在 NATALEE 研究中,因为 ribociclib 与他莫昔芬联合使用导致 QT 延长的可能性与 AI 联合使用相比增加,其余所有研究都使用了标准内分泌治疗,包括他莫昔芬和他莫昔芬 +OFS。所有研究的主要终点都是相同的,即无侵袭性疾病生存期(IDFS)。

MonarchE 研究根据临床病理因素和 Ki-67 纳入两组队列,队列一即至少 4 枚阳性腋窝淋巴结或 1~3 枚阳性腋窝淋巴结且至少符合以下情况之一:组织学分级 3 级;肿瘤大小 ≥5cm。另一队列包括 1~3 枚阳性腋窝淋巴结和中心实验室检测 Ki-67 ≥20%,组织学分级非 3 级且肿瘤大小未 ≥5cm。其他标准包括女性患者和男性患者均可入组,包括绝经前或绝经后女性,既往有 / 无新辅助 / 辅助化疗,无远处转移,从手术到随机分组最多 16 个月,并且非 ET 后进行的 ET 时间最多 12 周。患者被 1:1 分配至两组,一组连续服用 2 年 abemaciclib 联合标准辅助内分泌治疗(根据临床指征,进行 5~10 年的治疗)或单独标准辅助内分泌治疗。中位随访 15.5 个月后,结果表明 abemaciclib+ET 和单用 ET 相比,能显著改善 2 年 IDFS(92.2% vs. 88.7%),有 3.5% 的绝对获益,显著降低 25.3% 的 IDFS 风险。随访 19.1 个月时,ITT 人群中,abemaciclib+ET 组与单用 ET 组相比,2 年 IDFS 率提高 3.0%(92.3% vs. 89.3%),IDFS 风险降低 28.7%,差异有统计学意义和临床意义。在高 Ki-67(≥20%)的肿瘤患者中,2 年的 IDFS 率在 abemaciclib+ET 组为 91.6%,在单用 ET 组为 87.1%,有 4.5% 的差异,同样有统计学意义和临床意义的改善,提示高 Ki-67 可能是选择 CDK4/6 抑制剂辅助治疗目标人群的一个疗效预测性指标。2 年的无远处复发生存期(distant recurrence free survival,DRFS)率在 abemaciclib+ET 组为 93.8%,在单用 ET 组为 90.8%,发生 DRFS 事件的风险降低 31.3%。在主要结果分析中未观察到有统计学意义的交互作用,支持所有亚组的获益是一致的。安全性与阿贝西利已知的安全谱一致,最常见的不良反应(adverse effect,AEs)为腹泻、中性粒细胞减少和疲劳。超过一半的因 AEs 导致的早期治疗终止发生在治疗的前 5 个月内。abemaciclib 联合 ET 是首个证实对 HR +/HER2–,淋巴结阳性,高风险的早期乳腺癌患者有效和可以耐受的 CDK4/6 抑制剂。

PALLAS 研究的目的是确定在辅助内分泌治基础上增加 palbociclib 对比单独内分泌治疗是否可以改善早期乳腺癌的临床结局。研究纳入 Ⅱ~Ⅲ 期 HR+/HER2– 乳腺癌患者,完成

既往的手术 +/- 化疗、放疗，确诊于 12 个月内，开始辅助内分泌治疗在 6 个月内，有 FFPE 肿瘤组织样本送检，共 5 760 例患者随机分为两组，分别接受 palbociclib（125mg，每日 1 次，治疗 3 周停 1 周）+ET 和单独 ET 治疗 2 年。试验在第二次中期分析，中位随访时间 23.7 个月时，3 年的 IDFS（88.2% vs. 88.5%）和 DRFS（89.3% vs. 90.7%）均差异无统计学意义，palbociclib 联合 ET 并未给早期乳腺癌患者带来治疗获益。随后，A 组患者停止了 palbociclib 的治疗，试验提前中止，所有患者进入长期随访。在亚组分析中，无论是临床高风险还是低风险亚组，palbociclib+ET 组均未提示有明确的 IDFS 获益。在本试验中，约 42% 的患者由于不良反应（主要为中性粒细胞减少）或其他原因在早期停药。因 AEs 导致的停药患者中，62% 的患者停药时服用剂量水平为 75mg，提示有些患者服药剂量还未减至最大可减剂量时便停止了治疗。更高的早期停药率主要与年龄较大、亚洲人种、组织学分期较低和肿瘤分级较低有关。剂量减少率主要与亚洲人种、既往接受过化疗和较低的 ECOG 评分有关。较高的剂量暴露显示出轻微的 IDFS 改善的趋势，但是受限于事件数量较少无法行统计学分析。

与 PALLAS 试验相似，Penelope-B 研究没有达到 IDFS 的主要终点。此研究旨在评估 palbociclib 联合 ET 在 HR+/HER2- 新辅助化疗后高复发风险原发乳腺癌的疗效及安全性。研究纳入标准是在接受含紫杉类的新辅助化疗后未获得病理完全缓解，且有复发高风险（CPS-EG 评分如前文描述）的患者，1：1 随机接受 1 年的 palbociclib 或安慰剂联合内分泌治疗。中位随访 2 年时，各治疗组之间有 4% 的绝对差异，随着随访时间的延长，这一差异消失了。似乎没有一个亚组从中获益。中位随访 43 个月后，palbociclib+ET 对比单独 ET 治疗的 3 年预期 IDFS 率分别为 81.2% vs. 77.7%（*HR*=0.93，*P*=0.525），差异无统计学意义，亚组分析也未能观察到明显获益，次要研究终点总生存期在两组间也差异无统计学意义。此结果尚不支持新辅助治疗后高复发风险的 HR+/HER2- 乳腺癌患者在内分泌治疗中加用 1 年 palbociclib 治疗。

CDK4/6 抑制剂在辅助治疗中的尝试在结果上差异如此明显，而在晚期乳腺癌中三种 CDK4/6 抑制剂的疗效却基本相同。虽不同试验对高危人群的筛选方法不同，但所有入组的患者都是基于淋巴结受累、分级高和肿瘤大的高风险患者。试验中对照组 Penelope-B 的 2 年 IDFS 为 84.0%，PALLAS 为 88.5%，MonarchE 为 88.7%，反映入组人群的不同风险概况。在 2 年的时候，MonarchE 和 Penelope-B 的绝对差异是相似的。MonarchE 研究最近发布的 3 年随访数据显示 abemaciclib 的治疗受益程度超过 2 年治疗期。与 MonarchE 试验相比，Penelope-B 试验纳入的人群风险更高，其中一半患者的淋巴结转移超过 4 个，60% 的 CPS-EG 评分为 3，因此曲线的形状有所不同。PALLAS 研究纳入的是更广泛的早期乳腺癌患者，并不要求这些患者具备高危复发因素，值得注意的是，PALLAS 研究中有 27.1% 的患者因不良事件提前终止治疗。中性粒细胞减少在 palbociclib 组比 abemaciclib 组更常见，特别是在先前接受化疗的患者队列中。在贫血和血小板减少症中也可以观察到类似的趋势，这提出了化疗和放疗后添加 CDK4/6 抑制剂可能导致更高的毒性率的假设。在非血液学毒性中，疲劳在所有试验中发生率都很高，尤其是 Penelope-B。虽然目前 3 种 CDK4/6 抑制剂尚无头对头研究，但临床前研究表明 abemaciclib 对 CDK4 的抑制作用比对 CDK6 要更强，而 palbociclib 对两者作用相当。药理作用上的不同是否会带来疗效和安全性的差异仍需进一步探究。

CDK4/6 抑制剂辅助强化给 HR+/HER2- 早期乳腺癌内分泌治疗带来了新的可能，未来还需等待更多研究证据确认 CDK4/6 抑制剂在乳腺癌辅助治疗中是否可以降低远期复发率或提高 OS，以及明确在辅助治疗中的最佳治疗时长及时机等问题。

（二）CDK4/6 抑制剂用于 HR+/HER2+ 乳腺癌辅助治疗的研究进展

CDK4/ 抑制剂与抗 HER2 药物间存在可能的协同作用机制。CyclinD1-CDK4/6 与 AKT/mTOR 通路之间通过 TSC2 相互联系，TSC2 对 mTORC1 施加的抑制反馈回路通常被 CyclinD1-CDK4/6 抑制，最终导致细胞周期从 G1 期进展到 S 期。因此，CDK4/6 抑制剂可以间接降低 mTORC1 活性，从而构成克服对抗 HER2 药物的耐药性。

前期在晚期乳腺癌开展的内分泌治疗强化的 monarcHER 研究纳入了既往至少接受 2 种抗 HER2 治疗、未接受过 CDK4/6 抑制剂和氟维司群治疗的 HR+/HER2+ 晚期乳腺癌患者，旨在探索 abemaciclib 联合曲妥珠单抗 ± 氟维司群对比曲妥珠单抗联合标准化疗的疗效。研究结果表明 HR+/HER2+ 晚期乳腺癌患者在抗 HER2 治疗失败后采用 abemaciclib+ 曲妥珠单抗 + 氟维司群的治疗方案显著优于常规化疗 + 抗 HER2 治疗模式，开启了内分泌联合 CDK4/6 抑制剂靶向治疗在 HR+/HER2+ 乳腺癌治疗中的新篇章。

eMonarcHER 是一项 abemaciclib 联合标准内分泌治疗在高风险 HR+/HER2+ 早期乳腺癌的辅助治疗的 Ⅲ 期临床试验，研究尚在招募中。高风险入组标准为未接受新辅助治疗者：至少 4 个腋窝淋巴结阳性，或 1~3 个腋窝淋巴结阳性且肿瘤 ≥5cm 或组织学 2~3 级疾病；接受过新辅助治疗者有腋窝淋巴结阳性。分组行靶向治疗后随机分组行 2 年的 abemaciclib+ET 或安慰剂 +ET（研究者决定）。主要研究终点为 IDFS。

五、CDK4/6 抑制剂在早期乳腺癌辅助治疗中的研究进展

（一）CDK4/6 抑制剂用于 HR+/HER2- 乳腺癌新辅助治疗的研究进展

来自新辅助研究的数据可能有助于解释辅助治疗中不同的研究结果。表 2 展示了目前 CDK4/6 抑制剂在乳腺癌新辅助治疗中开展的研究。NeoPalAna 研究是一项针对 ER+ 临床分期 Ⅱ/Ⅲ 期的乳腺癌患者的研究。旨在评估 palbociclib 联合阿那曲唑对比单药阿那曲唑治疗的差别。研究主要终点为配对肿瘤活检样本的 Ki-67 水平。新辅助阿那曲唑治疗 4 周后，加入 palbociclib 治疗 4 个周期，发现 CCCA（complete cell-cycle arrest）率显著升高。无论是管腔亚型还是 PIK3CA 的具体状况如何，均可观察到 palbociclib 显著的抗增殖作用。探索性分析显示，高水平的 CNE1 和 CDKN2D 信使 RNA 可

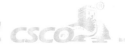

能预测对 palbociclib 的耐药性。

NeoMONARCH 研究用 abemaciclib 和阿那曲唑解决了类似的问题。该研究纳入了 225 例患者，他们至少有一个 1cm 大的肿瘤、足够的器官功能和 ECOG 评分为 1 分。患者被随机分为 3 个试验组：①每日两次 abemaciclib 单药治疗两周；②每日两次 abemaciclib 以及每日一次阿那曲唑治疗两周；③每日一次阿那曲唑单一疗法治疗两周。所有患者在随机化之前接受初始活检以评估基线 Ki-67 的表达量。在经历最初的两周治疗期后，患者进行第二次肿瘤活检，并再次评估 Ki-67 水平。与单独使用 ET 相比，单独或联合使用 abemaciclib 在治疗两周后 Ki-67 下降幅度更高。而与在晚期乳腺癌中观察到的相反，联合治疗即使有效，也并没有显示协同效应。

PALLET 研究是一项比较来曲唑单药或联合 palbociclib 的临床和抗增殖作用的新辅助治疗研究，入组标准为超声下大于 2cm 的 ER+/HER2− 的绝经后早期乳腺癌患者。患者分别在入组前、治疗 2 周和 14 周时取病理活检，分别给予来曲唑 2.5mg/d，palbociclib 125mg/d（持续 3 周停 1 周）。入组患者随机分为四组，分别予以单药来曲唑以及不同方式的来曲唑 +palbociclib 联合用药。主要观察终点是 A 组同其他三组的增殖指数 Ki-67 的变化和 14 周后影像评估的临床疗效。结果表明 ER+/HER2− 早期乳腺癌患者，Palbociclib+ 来曲唑治疗方案对比单用来曲唑未能增加临床缓解率（49.5%~54.4%，P=0.20），可能的原因是凋亡较少（通过 c-PARP 检测来衡量），但 A 组和另外三组的 Ki-67 变化（−2.2% vs. −4.1%）有明显统计学差异（$P<0.001$）。

这些研究表明，大多数患者在单独使用 CDK4/6 抑制剂或与 ET 联合治疗短时间后实现了完全的细胞周期阻滞，持续的治疗可能在维持细胞周期阻滞中起到重要的作用。含 CDK4/6 抑制剂新辅助治疗方案有可能在未来成为化疗的替代方案。在接受 ET 新辅助治疗的患者中，与肿瘤缩小程度相比，Ki-67 的抑制作为生物标志物更为可靠，同时也与新辅助治疗后的无复发生存率相关。

（二）CDK4/6 抑制剂用于 HR+/HER2+ 乳腺癌新辅助治疗的研究进展

NA-PHER2 研究是一项开放标签的单臂 Ⅱ 期探索性临床研究，palbociclib 联合曲妥珠单抗 + 帕妥珠单抗和氟维司群新辅助治疗 ER+/HER2+ 乳腺癌，入组既往未经治疗、组织学证实、单侧、浸润性、HER2+、ER−，且适于新辅助治疗的乳腺癌患者进入队列。共同主要终点为治疗 2 周和手术时（治疗

后 16 周）Ki-67 表达与基线相比的改变，以及手术与基线相比细胞凋亡的改变。最终 30 例患者中有 29 例在手术前即获得临床客观缓解。手术时，8 例乳腺和腋窝淋巴结获得病理完全缓解。最常见的不良反应事件为中性粒细胞减少。

TOUCH 研究对比的是 palbociclib+ 来曲唑对比紫杉醇在联合曲妥珠单抗和帕妥珠单抗新辅助治疗 HR+/HER2+ 早期乳腺癌疗效的 Ⅱ 期临床试验，入组年龄 ≥ 65 岁的绝经后女性，肿瘤 >1cm，ECOG 0~1 分，正常内脏功能。主要研究终点为病理完全缓解，手术后 30d 内评估，若未进行手术则治疗后 30d 内评估。

六、小结与展望

在早期乳腺癌中，新疗法的毒性严重影响患者的依从性和生活质量。因此，确定一个确切受益的人群对于联合治疗是很重要的。CDK4/6 抑制剂具有克服 ET 耐药的潜力。PALOMA-3 研究提示只有 ET 敏感的肿瘤患者可从 palbociclib 中得到生存获益，而在 MONARCH-2 试验中，abemaciclib 治疗原发性 ET 耐药患者也有一定的疗效。MONALEESA-3 和 -7 研究的联合分析表明，在 ET 敏感患者的一线治疗、早期复发的患者以及 ET 敏感或耐受较低的二线治疗中，ribociclib 可以持续延长总生存期。在 MonarchE 的研究中，一些对化疗更敏感而对 ET 不敏感的患者，也从 abemaciclib 强化治疗中获益。

新辅助中的 NeoPalAna 研究提示，在基线时，luminal B 亚型的肿瘤较 luminal A 型具有更高的 Ki-67。但在联合治疗 15d 后，所有的 luminal A 型肿瘤患者的 Ki-67 均未进一步升高，而 luminal B 型肿瘤患者中则不是这样。palbociclib 在仅对 ET 耐药的 luminal A 和 luminal B 肿瘤患者中都有所获益，但存在一些对 palbociclib 耐药的 luminal B 肿瘤患者。而在晚期乳腺癌中，MONALEESA 研究中入组的 luminal A 和 luminal B 肿瘤患者 PFS 均得到延长，但 luminal B 肿瘤患者获益最大。这些结果提示高危 HR+ 早期乳腺癌患者最可能从 CDK4/6 抑制剂中获益，但哪些患者可能从联合治疗中获益最大尚不清楚，高危人群也应得到更清晰的界定。

CDK4/6 抑制剂是改善内分泌治疗的新途径，虽然其在晚期乳腺癌中的作用已得到充分验证，但它们在早期乳腺癌中发挥的作用仍不清楚，需要进一步延长治疗时间，并进行长期随访，以明确哪些高危患者最可能从中受益（表 1、表 2）。

表 1　CDK4/6 抑制剂用于 HR+/HER2− 乳腺癌辅助治疗的临床研究

	PENELOPE-B（palbociclib），NCT01864746	MonarchE（abemaciclib），NCT03155997	PALLAS（palbociclib），NCT02513394	NATALEE（ribociclib），NCT03701334
研究类型	Ⅲ期，多中心，随机，Quadruple	Ⅲ期，多中心，随机，开放标签	Ⅲ期，多中心，随机，开放标签	Ⅲ期，多中心，随机，开放标签
研究状态	正在进行，已停止招募　研究开始时间：2013 年 11 月　预计结束时间：2023 年 11 月	正在进行，已停止招募　研究开始时间：2017 年 7 月 12 日　预计结束时间：2029 年 6 月 24 日	正在进行，已停止招募　研究开始时间：2015 年 8 月　预计结束时间：2025 年 9 月	正在招募中　研究开始时间：2018 年 12 月 7 日　预计结束时间：2026 年 5 月 29 日

	PENELOPE-B(palbociclib),NCT01864746	MonarchE(abemaciclib),NCT03155997	PALLAS(palbociclib),NCT02513394	NATALEE(ribociclib),NCT03701334
样本量(例)	1 250	4 580	5 796	预计 5 000
研究人群	HR+,HER2– 早期乳腺癌高复发风险人群 CPS-EG≥3 或 CPS-EG≥2 且 ypN+; 完成新辅助化疗后行根治性手术,术后 non-PCR(乳腺或淋巴结有残留侵袭性病灶)	HR+,HER2– 早期乳腺癌高复发风险人群 ≥4 枚阳性腋窝淋巴结 1~3 枚阳性腋窝淋巴结且至少符合以下情况之一:组织学分级 3 级,肿瘤大小 ≥5cm,Ki-67≥20%	HR+,HER2– Ⅱ～Ⅲ 期乳腺癌 完成既往的手术、+/-化疗、放疗; 乳腺癌确诊于 12 个月内,开始辅助内分泌治疗在 6 个月内	HR+,HER2– 早期乳腺癌: Ⅲ 期或 Ⅱ 期且 N_1 或 N_0 三级或二级且 Ki-67≥20%,或 Oncotype DX 复发评分(RS)≥26,Prosigna/PAM50 分类为高风险,或 MammaPrint 分类为高风险,或 EndoPredict Epclin 分类为高风险 已完成手术,放疗,化疗(如有适应证)
CDK4/6 抑制剂用药方案	palbociclib 125mg/d,给药 3 周,停 1 周,持续 13 周期(约 1 年)	abemaciclib 150mg 每日两次,持续 2 年	palbociclib 125mg/d,给药 3 周,停 1 周,持续 2 年	ribociclib 400mg/d,给药 3 周,停 1 周,持续 3 年
主要研究终点	iDFS	iDFS	iDFS	iDFS
次要研究终点	排除第二原发性浸润性乳腺癌的 iDFS,无远处疾病生存期(DDFS),OS,安全性,依从性,QoL	高 Ki-67(≥20%)人群的 iDFS,无远处复发发生存期(DRFS),OS,安全性,患者报告结局,药代动力学	安全性,QOL,依从性,转化科学	RFS,DDFS,OS,患者报告结局,安全性

表 2　CDK4/6 抑制剂用于 HR+/HER2– 乳腺癌新辅助治疗的临床研究

研究名称	CDK4/6抑制剂	阶段	例数	人群	干预	主要终点指标	主要结果
NeoPalAna	palbociclib	单臂Ⅱ期	50	Ⅱ-Ⅲ期 ER+/HER2– 绝经前和后	阿那曲唑 4 周后,+palbo 4 周期,阿那曲唑一直用至术前,术后再用 10-12d(C5)的 palbo	CCCA	阿那曲唑加 palbociclib 后,CCCA 率显著升高(C1D15 87% vs. C1D1 26%,$P<0.001$)。无论 luminal 亚型(A vs. B)和 PIK3CA 状态。pCR 率 0 palbociclib 洗脱后手术中的 Ki67 恢复被第 5 周期 palbociclib 抑制。耐药与非 luminal 亚型和 $E2F$ 靶基因的持续表达有关
MONALEESA-1	ribociclib	Ⅱ期,3 臂	14	ER+/HER2– 绝经后	1:1:1 接受 2.5mg/d 来曲唑(Arm 1),400 或 600mg/d 的 ribociclib(Arm 2 或 3)	Ki67 阳性细胞百分比 ARM2&3 vs. ARM1	降低 Ki-67 阳性细胞百分比:Arm 1,69%(38%~100%;$n=2$),Arm 2,96%(78%~100%;$n=6$),Arm 3,92%(75%~100%;$n=3$)
N007	palbociclib	单臂Ⅱ期	20	ER+/HER2– 绝经后 T≥2cm	术前:来曲唑 2.5mg/d+palbociclib 125mg/d(给药 3 周,停 1 周)16 周(4 周期)	cRR,PEPI	17 例患者达到临床缓解(≥50%),Ki-67($P=0.044$)和 EP 评分($P<0.0001$)显著下降;与 PEPI 相比,Epclin 可能是更好的新辅助预后参数。pCR 率 5%

研究名称	CDK4/6抑制剂	阶段	例数	人群	干预	主要终点指标	主要结果
PALLET	palbociclib	Ⅱ期，多中心	307	ER+/HER2−绝经后 T≥2cm	3:2:2:2 来曲唑(2.5mg/d) 14 周(A)；来曲唑2周，然后 palbociclib 联合来曲唑至 14 周(B)；palbociclib 用2周，然后 palbociclib 联合来曲唑至 14 周(C)；palbociclib 联合来曲唑共14周(D)	来曲唑组对比 palbociclib 联合来曲唑组(A vs. B+C+D) 基线和14周时的 Ki67 和临床缓解率	palbociclib+来曲唑对比来曲唑组临床缓解差异无统计学意义(P=0.20) 在 190 例(61.9%)可评估患者中，palbociclib+来曲唑组较单药来曲唑组 Ki67 中位对数倍数变化更大(24.1 vs. 22.2；P=0.001)
NeoPAL	palbociclib	2臂，非比较Ⅱ期研究	106	ER+HER2−，luminal B，或 luminal A+node+，Ⅱ~ⅢA 期不适用保乳手术；绝经后	来曲唑(2.5mg/d)+palbociclib(125mg/d，3 w/4)给药19周(LETPAL组)，化疗：FEC100(5-Fu 500mg/m^2，epirubicin 100mg/m^2，cyclophosphamide 500mg/m^2)×3 21 天一疗程，之后 docetaxel 100mg/m^2×3 21 天一疗程	——	RCB 0-Ⅰ 在 LETPAL 组为 4 例[7.7%(95% CI 0.4%~14.9%)]未达到 20% 的预设终点，化疗组 8 例[15.7%(95% CI 5.7~25.7)] pCR 率 3.8% vs. 5.9%，临床缓解率(75%)和保乳手术率(69%)两组相似(69%) 术前内分泌治疗预后指数(PEPI)0 分在两组的占比分别为 17.6% 和 8%
CORALLEEN	ribociclib	Ⅱ期开放多中心	106	PAM50 检测的 luminal B 型 HR+/HER2−，Ⅰ~ⅢA 期，T≥2cm，绝经后	来曲唑联合 ribo 对比 AC-T 方案	PAM50 低复发风险(Risk of Relapse，ROR)的比例，即 ROR 的低评分比例	CDK4/6 抑制剂组相对化疗组 ROR 比例分别为 46.9% 和 46.1%，疗效相似 RCB 0~1 分别为 6.1% 和 11.8% 预后良好的指标 PEPI 0 率分别为 22.4% 和 17.3%
neoMONARCH	abemaciclib	Ⅱ期，开放随机	224	ER+ HER2−；Ⅰ~ⅢB 期；绝经后[Ⅰ(>1cm)，Ⅱ，ⅢA/B 期]	1:1:1 2 周 abemaciclib(150mg，每 12 小时一次)联合阿那曲唑(1mg/d)，abemaciclib 单药，阿那曲唑单药。然后，三组患者都接受 abemaciclib 联合阿那曲唑治疗 14 周	Ki67 从基线至2周时的变化.(C1D1-C1D15)	A+Abe 组的 Ki-67 降低较 A 组更多(92.86% vs. 62.78%；P<0.001) A+Abe 组 pCR 3.7%

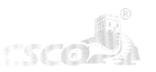

HER2 阳性乳腺癌新辅助治疗进展

广东省人民医院

朱腾　王坤

一、HER2 阳性乳腺癌新辅助治疗指征放宽

既往的新辅助治疗首选局部晚期的乳腺癌患者,从而达到降期手术的目的。近年来,越来越多的指南认为分子分型才是新辅助治疗的首选标准,根据分子分型才能将新辅助治疗的获益最大化。目前,国际国内普遍认可 HER2 阳性乳腺癌患者需要接受新辅助治疗,对于该类型患者的解剖学分期可以适当放宽。2022 版美国国立综合癌症网络(NCCN)指南和 2021 版美国临床肿瘤学会(ASCO)已经将肿块大于1cm 的 HER2 阳性患者纳入新辅助治疗的范围。这也同时带来新的问题:对于这部分肿瘤负荷较小的患者,如果未能经过新辅助治疗获得病理完全缓解,那么是否仍然视为高危患者并接受后续强化辅助治疗? 我们也期待新的研究数据能够解答这样的疑惑,进一步优化临床实践。

二、HER2 阳性乳腺癌新辅助治疗方案逐渐去蒽环化

关于能否在 HER2 阳性乳腺癌新辅助化疗方案中实现去蒽环化的问题在过去一直存在争议。随着 HER2 阳性乳腺癌新辅助治疗的"双靶治疗"时代的到来,目前多数国际临床研究均支持在 HER2 阳性乳腺癌新辅助治疗阶段去蒽环治疗,多西紫杉醇(T)+ 卡铂(Cb)+ 曲妥珠单抗(H)+ 帕妥珠单抗(P)(TCbHP)已成为该类患者新辅助治疗的优选方案。TRAIN-2 研究对比 9 疗程 TCbHP 方案以及 3×FEC+HP → 6×THP 方案的疗效以及安全性,结果显示两个方案在病理完全缓解率以及 3 年无事件生存均非常接近,但是含蒽环药物的 3×FEC+HP → 6×THP 方案严重发热性中性粒细胞降低发生率(3×FEC+HP → 6×THP 和 TCbHP 分别为 60% 和 54%)以及左心室收缩功能降低的发生率(3×FEC+HP → 6×THP 和 TCbHP 分别为 36%% 和 22%)显著高于 TCbHP 方案。TRYPHAENA 研究中设立 3个治疗组:3 周期 FEC 联合双靶序贯 3 周期多西他赛联合双靶(3×FEC+HP → 3×THP)、3 周期 FEC 序贯 3 周期多西他赛联合曲靶双靶(3×FEC → 3×THP)、6 周期 TCbHP(去蒽环

组),结果也显示去蒽环的 TCbHP 和含蒽环的新辅助治疗方案病理完全缓解率差异无统计学意义,而在安全性方面,去蒽环的 TCbHP 显然更有优势。随着更多新的分子靶向药物问世,未来对于 HER2 阳性乳腺癌患者而言,新辅助治疗方案将更加个体化,部分化疗甚至将被副作用更小、疗效更好的靶向治疗代替。

三、TKi 类药物(吡咯替尼)在 HER2 阳性乳腺癌的新辅助治疗中地位逐渐凸显

目前的诊疗指南针对 HER2 阳性乳腺癌患者的新辅助治疗优选方案多是曲妥珠单抗和帕妥珠单抗联合化疗,而两种抗 HER2 靶向药物均为大分子单克隆抗体,只是作用于HER2 蛋白胞外的不同结构。而 TKi 类药物(吡咯替尼)则作用于 HER2 蛋白的胞内区域,两者结合可能进一步提高HER2 阳性患者的新辅助治疗疗效。复旦大学附属肿瘤医院的吴炅教授牵头的 PHEDRA 研究是一项旨在比较吡咯替尼或安慰剂联合曲妥珠单抗以及化疗新辅助治疗 HER2 阳性乳腺癌的随机、双盲、多中心 III 期临床研究。该研究显示在单靶联合化疗的基础上加入吡咯替尼可以显著提高 HER2 阳性患者的病理完全缓解率,这也为 HER2 阳性乳腺癌新辅助治疗方案提供了新的思路。美中不足的是,该方案的对照方案并不是指南推荐的标准双靶联合化疗方案,而该方案联用的化疗方案也和目前的标准联合化疗方案相左,该方案疗效是否优于现有的标准方案依然有待进一步研究论证。而河南省肿瘤医院的刘真真教授发起的 Panphila 研究则是一项针对HER2 阳性乳腺癌患者新辅助治疗的多中心单臂研究,研究中采用吡咯替尼和曲妥珠单抗方案联合当前经典的多西紫杉醇 / 卡铂的化疗方案,结果获得了不弱于当前主流 TCbHP 方案的病理完全缓解率(55.1%)。因此,关于含吡咯替尼的新辅助治疗方案值得进一步探索。

四、缓解预测亚型(RPS)预测 HER2 阳性乳腺癌的病理完全缓解

HER2 阳性乳腺癌是一种高度异质性疾病,目前仍然有部分患者并不能获得预期的新辅助治疗疗效。2022 年

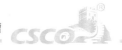

ASCO 会议报道了一项 I-SPY 2 研究中,基于基因表达分子亚型进行划分缓解预测亚型(RPS),结合了免疫、DNA 修复和 luminal 生物标志物与临床 HR/HER2 状态,将 HER2 阳性肿瘤分类为不同亚型,如果根据肿瘤分型分配治疗,可使患者的病理完全缓解率最大化。结果显示:HER2+/HER2 和 Basal 组的 pCR 率高于 HER2+/Luminal 组(56% vs. 15%,$P<0.000\ 1$)。除 MK2206 外,所有药物在 HER2+/Her2 或 Basal 组中的疗效均高于 HER2+/Luminal 组。HER2+/Luminal 对 AKT 抑制剂 MK2206 似乎比抗 HER2 药物更敏感。因此,未来通过检测 AKT 通路抑制将可能寻找到改善 HER2/Luminal 结局的新方法。

五、代谢反应和肿瘤浸润淋巴细胞(TIL)联合评估 HER2 阳性乳腺癌新辅助治疗效果

PET/CT 可以反映疾病的生理、病理、生化、代谢改变,灵敏而准确地反映肿瘤的异常灌注和代谢、蛋白质合成、DNA 复制和细胞增殖状况,以此为基础可以用来诊断疾病同时也能反映肿瘤的生物学代谢行为。既往有报道 PET/CT 可以预测乳腺癌新辅助治疗疗效,另外肿瘤浸润淋巴细胞也曾被报道和早期 HER2 阳性乳腺癌患者的预后相关。2022 年 ASCO 报道了一项基于 PET/CT 联合 TIL 预测 HER2 阳性乳腺癌新辅助治疗疗效的研究。该研究的数据来自一项 HER2 阳性患者中比较标准新辅助治疗方案(多西他赛、曲妥珠单抗、帕妥珠单抗,即 THP)与恩美-曲妥珠单抗(T-DM1)疗效和安全性的前瞻性随机 II 期试验(PREDIX HER2)。初步的研究结果显示:仅第二疗程治疗后的最大标准摄取值 SUVmax 是患者的病理完全缓解率以及无事件生存的独立预测因子。而第二疗程后 SUVmax<2.49 且 TIL>10% 的患者 pCR 为 75%,而 SUVmax>2.49 且 TIL<10% 的患者 pCR 为 13%。这一初步结果也提示相比于单纯依靠 PET/CT,PET/CT 与 TIL 的联合评估模型可以更准确预测患者的新辅助治疗的效果。

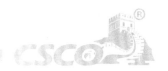

新辅助模式引领三阴性乳腺癌个体化治疗

北京大学人民医院

彭媛　王殊

大多数三阴性乳腺癌表现出高度侵袭性,易早期出现复发转移,严重威胁患者生命健康。乳腺癌传统治疗模式为手术-术后辅助治疗,随着药物的研发以及理念的更新,新辅助治疗被赋予了越来越重要的意义,不断丰富着三阴性乳腺癌的治疗模式。

新辅助治疗最传统的意义在于对外科处理的影响。通过药物治疗使局部晚期不可完整切除的乳腺癌变为可切除的;通过缩小肿瘤减少切除范围,提高保乳率。现在随着新辅助治疗后前哨淋巴结活检研究结果的公布,也使更多原本腋窝淋巴结阳性的患者有了保留腋窝的机会。除外科治疗外,患者的长期生存同样依赖于系统治疗的效果,因此新辅助治疗相比辅助治疗还具有更多的优势,可以实时评估肿瘤反应,早期识别无效患者,及时更换治疗方案。

最早比较新辅助治疗与辅助治疗的 NSABP-B18 研究就提出了新辅助治疗后达到病理完全缓解(pCR)的患者,其无复发生存及总生存均优于病理残留的患者,这个结果在 2014 年超过 12 000 例患者的 CTNeoBC 荟萃分析中得到了验证,同样认为达到病理完全缓解的患者其生存得到了提升,尤其是在三阴性及 HER2 阳性型的肿瘤中。这也促使FDA 批准了病理完全缓解作为加速药物审批的替代终点。2020 年一项专门针对三阴性乳腺癌新辅助的荟萃分析中也可以看到,新辅助治疗后达到病理完全缓解的患者其生存优于辅助治疗,而有病理残留的患者生存劣于辅助治疗。由此我们可以认为,三阴性乳腺癌新辅助治疗后的病理完全缓解可作为长期生存的替代指标,不仅能够给临床提示预后信息,为患者后续强化治疗提供依据,还可以作为科研、药物研发的平台。

一、新辅助阶段治疗方案的选择

鉴于达到病理完全缓解的患者长期生存能够得到改善,更多的新辅助临床研究的重点在于优化新辅助治疗方案以提高病理完全缓解率。

(一)蒽环与紫杉类的组合

长期以来,蒽环类与紫杉类(多西紫杉醇/紫杉醇)药物的组合在三阴性乳腺癌辅助治疗中被视为经典方案,大量临床研究及大宗的荟萃分析认为此方案可以有效地减少约 30% 的死亡风险。尽管在新辅助治疗阶段缺乏直接的Ⅲ期临床研究数据,但蒽环加紫杉类药物仍被广泛接受作为三阴性乳腺癌的新辅助治疗的基础方案,其病理完全缓解率在30%~40%。

(二)铂类药物的加入成为新的选择

铂是很古老的一类化疗药物,近二十年来随着基因组学的发展,人们认识到三阴性乳腺癌的发生发展与 DNA 损伤修复缺陷相关,而铂类药物能在其中发挥重要的作用。因此开始有众多研究在新辅助方案中加入铂类药物。研究中分为两大类:其一是在蒽环加紫杉的基础上叠加铂类药物,另一类则是使用铂类药物替代蒽环类药物。

1. 蒽环 + 紫杉 + 铂类联合方案　其中最经典的就是GeparSixto,CALGB 40603 以及 BrighTNess 三项研究,在加入铂类药物之后肿瘤的病理完全缓解率得到了显著提升,均在 50% 以上,但三项研究的对照组方案以及长期生存数据报道也有所不同。

GeparSixto 研究是在单周紫杉 + 多柔比星脂质体 + 贝伐珠单抗的基础上加入单周的卡铂治疗。最终共入组 158 例三阴性乳腺癌患者,加入卡铂后的病理完全缓解率由 36.9% 提升至 53.2%(P=0.005),并且接受卡铂治疗的患者 3 年的无病生存(DFS)较对照组明显提高(85.8% vs. 76.1%,P=0.035)。但加入卡铂的同时也会显著增加化疗不良反应,更常见的血液学和非血液学毒性反应包括 3 级或 4 级中性粒细胞减少症(65% vs. 27%)、3 级或 4 级贫血(15% vs. <1%)、3 级或 4 级血小板减少症(14% vs. <1%)和 3 级或 4 级腹泻(17% vs. 11%),毒性反应的增加在临床应用中也是不能忽略的。

CALGB 40603 研究在单周紫杉序贯密集蒽环 + 环磷酰胺的基础上加用三周卡铂和/或双周贝伐珠单抗。共入组 443 例患者,结果提示单独加用卡铂增加了乳房的病理完全缓解率(60% vs. 46%,P=0.001 8)和乳房加腋窝的病理完全缓解率(54% vs. 41%;P=0.002 9)。但该项研究并没有看到加入卡铂后的长期生存获益。同样,卡铂的加入会增加化疗的不良反应,但总体比例低于 GeparSixto 研究。两项研究在长期生存中表现的差异可能与对照组的方案不同以及入组人群基线资料的差异相关。

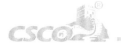

GeparSixto 和 CALGB 40603 两项 II 期临床研究奠定了加入铂类药物提高病理完全缓解率的基础。BrightNess 研究是 III 期随机对照研究，在单周紫杉序贯蒽环 + 环磷酰胺的新辅助治疗方案基础上加入 3 周卡铂或卡铂 +PARP 抑制剂（Veliparib）。结果发现，紫杉 + 卡铂（± PARP 抑制剂组）的病理完全缓解率能高达 53%~58%，而未加卡铂的对照组病理完全缓解率仅为 31%（P＜0.000 1）。此项研究进一步奠定了卡铂在三阴性乳腺癌新辅助化疗中的地位。在 2018 年发表的一项荟萃分析中同样看到，入组的 7 项以蒽环 + 紫杉为基础的化疗方案中加入铂类药物，病理完全缓解率从 39.9% 上升至 53.9%，但探索长期生存的研究仍仅有 GeparSixto 与 CALGB 40603 两项，在合并分析中并没有看到长期生存获益。目前为止，蒽环及紫杉类药物基础上加入卡铂治疗的长期生存获益仍未得到解答。

2. 去蒽环方案　Add-on 原则无疑是增加了三阴性乳腺癌新辅助的病理完全缓解率，但也增加了治疗的不良反应。这就提出了另一个挑战性问题，是否可以通过降阶梯治疗获得不差的病理完全缓解率，同时减少毒性且不影响患者的预后。因此在铂类被证明对三阴性乳腺癌有效的背景下，去蒽环方案成为一个探索的方向。早期两项小样本的研究（Poster Session 2 SABCS 2019；Ann Surg Oncol 2015）中初步报道了无蒽环类药物的方案（多西 / 紫杉联合卡铂）的病理完全缓解率为 46%~50%，这不低于既往蒽环和紫杉联合方案的病理完全缓解率。

近年来最重要的研究结果来自 NeoSTOP 和 NeoCART。日本学者进行的 NeoSTOP 研究比较了多西紫杉 + 卡铂双药联合与紫杉 + 卡铂序贯蒽环 + 环磷酰胺四药联合方案的疗效和安全性。结果发现，多西紫杉联合卡铂方案和四药联合方案的病理完全缓解率分别为 52% 和 54%（P=0.84），两组 RCB 0+1 的比例均为 67%。中位随访 38 个月时两组的无事件生存（EFS）和总生存（OS）相似。安全性方面，去蒽环治疗组的 3/4 级不良事件更少，21% 对比 73%，其中中性粒细胞减少症（8% vs. 60%，P＜0.001）和发热性中性粒细胞减少症（0% vs. 19%，P＜0.001）的减低更为显著。由广东省人民医院发起的 NeoCART 研究则是评估了多西紫杉 + 卡铂与传统蒽环 + 环磷酰胺序贯多西紫杉方案的疗效，结果发现去蒽环方案和传统方案的病理完全缓解率分别为 61.4% 和 38.6%，且两组不良反应差异无统计学意义。两项研究均证实了多西紫杉联合卡铂的去蒽环方案在三阴性乳腺癌新辅助治疗中具有良好的应用前景。2022 年邵志敏教授团队发表的一项荟萃分析也证实了，多西紫杉联合卡铂的方案病理完全缓解率高于紫杉联合蒽环方案（TCb；OR=2.16，95% CI 1.20~3.91），并且 3/4 级不良反应更低（TCb；OR=0.66，95% CI 0.23~31.72）。

与 Add-on 方案相同的是，目前去蒽环新辅助化疗方案同样缺少大样本对长期生存影响的数据。近期由上海复旦肿瘤医院团队开展的一项 III 期（PATTERN）研究，探索了紫杉联合卡铂对比蒽环序贯紫杉用于三阴性乳腺癌辅助治疗的疗效。结果显示，中位随访 62 个月时，与蒽环序贯紫杉组相比，卡铂组 5 年 DFS 率绝对获益为 6.4%（86.5% vs. 80.3%，HR=0.65，P=0.03），5 年 OS 率差异无统计学意义（HR=0.71，P=0.22）。卡铂组的 5 年无复发生存（RFS）率明显高于蒽环序贯紫杉组

（91.2% vs. 84.4%，HR=0.54，P=0.01），两组的 5 年无远处复发生存（DDFS）率分别为 92.6% 和 87.9%（HR=0.59，P=0.05）。研究认为紫杉联合卡铂可作为可手术三阴性乳腺癌患者的替代辅助化疗方案。此项研究为卡铂用于新辅助治疗方案的长期生存结果提供了一定参考价值。

（三）白蛋白紫杉醇是否是更好的配伍

GeparSepto 研究是一项多中心 III 期临床研究，结果认为白蛋白紫杉醇相比传统溶剂型紫杉醇，使整体病理完全缓解率由 29% 提升至 38%（P=0.001），并且 iDFS 也得到了显著改善（84% vs. 76.3%，OR=0.66，95% CI 0.51~0.86，P=0.002）。而其中三阴性乳腺癌的病理完全缓解率提升最为明显，绝对值为 22.5%，并且在三阴性和 HR+/HER2- 亚组中 DFS 的获益也更为明显。但 ENTA 研究中，无论是整体人群还是三阴性亚组，均没有看到白蛋白紫杉醇带来更好的临床完全缓解率。

2021 年开展的一项针对白蛋白紫杉醇用于新辅助治疗的荟萃分析，共纳入 2 949 例早期乳腺癌患者。研究结果提示，与溶剂型紫杉醇相比，白蛋白紫杉醇能够改善病理完全缓解率（$ypT_0 \, ypN_0$：OR=1.52，95% CI 1.27~1.83，P＜0.001；$ypT_{0/is} \, ypN_0$：OR=1.40，95% CI 1.17~1.68，P＜0.001）。其获益在激素受体阳性、HER2 阴性（OR=1.53，95% CI 1.07~2.19，P=0.020），及三阴性乳腺癌（OR=2.95，95% CI 1.54~5.67，P＜0.001）中均有体现。并且接受白蛋白紫杉醇的患者 EFS 也有获益（HR=0.69，95% CI 0.57~0.85，P＜0.001）。

目前针对白蛋白紫杉醇在三阴性早期乳腺癌新辅助阶段应用的证据尚不充分，鉴于现有结果，白蛋白紫杉醇可作为选项之一应用于有选择的人群，但不能替代不同紫杉醇或多西紫杉醇。

（四）贝伐珠单抗前路不明

贝伐珠单抗是一种针对血管内皮生长因子（VEGF）的单克隆抗体，可抑制血管生成。CALGB 40603 研究发现单周紫杉 ± 卡铂序贯密集蒽环 + 环磷酰胺的基础上加用双周贝伐珠单抗，增加了乳房的病理完全缓解率（59% vs. 48%，P=0.008 9），但在乳房加腋窝的病理完全缓解率（52% vs. 44%；P =0.057 0）差异无统计学意义。加入贝伐珠单抗增加了治疗的不良反应，但并没有观察到长期生存获益。而在 GeparQuinto 研究中显示在蒽环 + 环磷酰胺序贯多西紫杉的基础上增加贝伐珠单抗，无论是乳房的病理完全缓解率（46.4% vs. 36.2%，P=0.000），还是乳房加腋窝的病理完全缓解率（43.3% vs. 32.9%，P=0.007）均得到了显著提升。在近两年的一项纳入六项临床研究的荟萃分析中同样看到增加贝伐单抗后看到了病理完全缓解率的提高（35% vs. 26%）。但和 CALGB 40603 一样，加入贝伐珠单抗并没有表现出对疾病复发或死亡风险的改善。在一项入组超过 2 500 例患者的 III 期临床研究（BEATRICE）中发现，在三阴性乳腺癌辅助阶段加入贝伐珠单抗也没有观察到生存获益。因此，鉴于缺乏长期生存的获益，并且显著增加高血压、血栓形成和手术并发症等不良事件的风险，三阴性乳腺癌化疗中加入贝伐珠单抗并没有被广泛接受。

（五）免疫治疗打开全新的大门

在过去的十年中，人们对于免疫治疗的关注与日俱增，在乳腺癌中也有多种免疫治疗方案在进行研究。PD-L1 抑制剂

阿替利珠单抗和 PD-1 抑制剂帕博利珠单抗，均被批准与化疗联合使用治疗晚期转移性三阴性乳腺癌。新辅助治疗作为主要的平台近些年也有众多研究结果的公布，不同的化疗方案联合不同的免疫制剂，其研究结果也有很大差异。主要阳性结果来自 I-SPY2、Impassion031、KEYNOTE-522，另外还有 GeparNuevo 以及 NeoTrip 研究。

SPY2 是一个多中心随机的 II 期研究，也是一个重要的药物研发、科研平台。II~III 期三阴性乳腺癌在接受标准紫杉序贯蒽环+环磷酰胺的方案基础上加入帕博利珠单抗治疗，主要终点是病理完全缓解率。这项研究最终分析包括 250 例患者，其中 69 例在化疗基础上增加免疫治疗，181 例只接受标准化疗。帕博利珠单抗使病理完全缓解率增加了两倍（60% vs. 22%）。I-SPY2 的平台为后期 III 期临床研究打下了良好的基础。

KEYNOTE-522 是近两年对临床实践影响最大的研究之一。入组患者随机分配到卡铂+紫杉序贯蒽环+环磷酰胺 ± 帕博利珠单抗两组，免疫治疗 / 安慰剂贯穿新辅助治疗 - 术后辅助治疗 1 年全程。病理完全缓解率与 EFS 作为共同研究终点，并且都取得了阳性结果。接受帕博利珠单抗新辅助化疗的患者病理完全缓解率显著高于接受安慰剂+化疗的患者（64.8% vs. 51.2%）。在 2021 年欧洲医学肿瘤学会上公布的生存结果显示，中位随访 38.5 个月，试验组的 3 年 EFS 为 84.5%，对照组为 76.8%（$HR=0.63$, 95% CI 0.48~0.82；$P=0.000\ 31$），尤其是对于非 pCR 的患者获益更加明显。尽管 OS 数据还不成熟，但也看到了长期生存获益的趋势。并且，无论 PD-L1 表达是否阳性，患者均有获益。基于这些结果，FDA 批准帕博利珠单抗作为新辅助治疗的一部分用于高风险、非转移性三阴性乳腺癌。

IMpassion031 同样是一个 III 期临床研究，其设计与 KEYNOTE-522 相似，不同的是化疗方案为白蛋白紫杉醇序贯蒽环+环磷酰胺，免疫治疗药物为阿替利珠单抗。本研究随机 333 例患者以 1∶1 的比例进行随机分组，试验组的临床完全缓解率为 57.6%（95/165），对照组为 41.1%（69/168），绝对差异为 16.5%（95% CI 6~27；one-sided $P=0.004\ 4$）。PD-L1 阳性和 PD-L1 阴性患者亚组中，试验组的绝对优势为 19.5%（68.8% vs. 49.3%）和 13.3%（47.7% vs. 34.4%）。作为次要研究终点，EFS、DFS、OS 的数据还没有成熟，但在研究组均能看到一定优势。

另外，II 期随机的 GeparNuevo 研究在白蛋白紫杉醇序贯蒽环+环磷酰胺的基础上加入度伐利尤单抗，主要研究终点病理完全缓解率并没有拿到阳性结果（53.4% vs. 44.2%，$OR=1.45$；95% CI 0.80~2.63），但次要研究终点 OS 差异有统计学意义，加入免疫治疗组和单独化疗组的 3 年 OS 分别为 95.2% 和 83.5%，（$HR=0.24$；95% CI 0.08~0.72）。研究认为，度伐利尤单抗在新辅助阶段虽然病理完全缓解率上的差异无统计学意义，但是改善了长期预后。今年 NeoTRIP 正式发表了研究结果，在白蛋白紫杉醇+卡铂的基础上加入阿替利珠单抗，对照组病理完全缓解率为 44.4%，试验组为 48.6%，两者差异无统计学意义，其长期生存还在随访中，此次并没有报道。我们也期待是否能像 GeparNuevo 一样看到新辅助阶段的免疫治疗对患者长期生存的改善。在免疫治疗领域，相对

以往单纯对化疗方案的改善，我们面临着更多未知，也对病理完全缓解是否能够作为长期生存的替代终点提出了巨大的挑战。

（六）PARP 抑制剂的加入提供降阶梯治疗的希望

相比其他分型，三阴性乳腺癌有更多 *BRCA1/2* 突变的发生，对 PARP 抑制剂极其敏感。目前 PARP 抑制剂已获美国 FDA 批准用于 *BRCA* 突变的转移性乳腺癌。在新辅助阶段也有 PARP 抑制剂联合化疗和 PARP 抑制剂单药两种研究方向。

I-SPY 2 TRIAL 研究对比了卡铂+维拉帕利（veliparib）和蒽环+紫杉标准化疗的新辅助疗效。在三阴性亚组中，卡铂+维拉帕利使临床完全缓解率由 26% 提升至 51%。但在 BrighTNess 研究中，只看到了加入卡铂的获益，并没有看到维拉帕利在紫杉和卡铂的基础上进一步提升病理完全缓解率（53% vs. 58%，$P=0.357$）或者改善无事件生存（$HR=1.12$，95% CI 0.72~1.72，$P=0.62$）。GeparOLA 研究是一项 II 期研究，比较奥拉帕利+紫杉序贯蒽环+环磷酰胺对比卡铂+紫杉序贯蒽环+紫杉新辅助方案的病理完全缓解率，入组患者均有 *BRCA* 突变或同源重组修复缺陷。结果两组的病理完全缓解率并没有统计学差异（55.1% vs. 48.6%）。II / III 期的 PARTNER 研究也正在评估在卡铂+紫杉序贯蒽环药物的基础上添加奥拉帕利的疗效，其中奥拉帕利的给药方式和剂量与 GeparOLA 有所不同，其结果尚未公布。在没有更确实的研究结果公布之前，在化疗的基础上增加 PARP 抑制剂还缺乏证据。

在很小样本的一项 II 期研究中，20 例 HER2 阴性的 *BRCA* 突变患者单药应用他拉唑帕利 6 个月，病理完全缓解率可高达到 53%。随后的另一项 II 期研究中 112 例患者的病理完全缓解率为 49.2%，认为在新辅助背景下，作为单药口服治疗，他拉唑帕利在胚系 *BRCA* 突变的患者中有望作为良好的降阶梯治疗方案。而对于未经筛选的三阴性乳腺癌患者，两项很小样本的 PETERMAC 和 ROI 研究进行了探索，对于这部分患者的单药 PARP 抑制剂降阶梯治疗更需要进一步评估和大样本研究。

（七）HER2 低表达药物是否能成为新的希望

传统的三阴性乳腺癌的定义为雌激素、孕激素受体阴性，HER2 阴性，而 HER2 阴性定义为免疫组化 0~1+，或者免疫组化 2+ 且 FISH 无扩增。而近些年随着 HER2 低表达概念的明确，并伴随新型 ADC 药物的面市，尤其是今年 DESTINY-Breast 04 结果的公布，颠覆了传统概念下三阴性乳腺癌的治疗。在今后的研究中，针对 HER2 低表达的 ADC 药物研究会逐渐前移，也许在将来会成为三阴性乳腺癌中"HER2 低表达亚型"的早期治疗选择。

二、新辅助治疗筛选后的强化治疗

三阴性乳腺癌对新辅助化疗的反应为长期生存提供了非常有价值的信息，因此也给了临床医生机会对筛选出的"不敏感"人群——治疗后未达到病理完全缓解的患者，制订后续的强化治疗方案。

（一）经典卡培他滨强化

CREATE-X 研究开启了新辅助治疗后肿瘤残留患者强

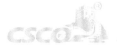

化疗新时代。在这项研究中，910 例 HER2 阴性、新辅助化疗后有残留病灶的患者随机分为加用 / 没有卡培他滨辅助强化治疗组，无病生存率在卡培他滨组有相助提升(74.1% vs. 67.7%，*HR*=0.70，95% *CI* 0.53~0.92 ；*P*=0.01)，5 年总生存差异也有统计学意义(89.2% vs. 83.6%，*HR*=0.59，95% *CI* 0.39~0.90 ；*P* =0.01)。在三阴性亚组中，卡培他滨组的无病生存率为 69.8%，对照组为 56.1%，总生存率为 78.8% 和 70.3%，也均有统计学意义的改善。由此，新辅助化疗后肿瘤残留的患者 6~8 周期卡培他滨辅助强化治疗成为改变临床实践的重要研究。

（二）铂类药物强化是否更有效

鉴于铂类药物的加入无论在新辅助治疗还是晚期治疗中均具良好的有效性，EA1131 研究探索了三阴性乳腺癌新辅助治疗后肿瘤残留患者铂类药物强化治疗与卡培他滨强化治疗的优劣。EA1131 是一项Ⅲ期随机对照研究，预计入组新辅助治疗后肿瘤残留的患者 775 例，对照组接受 6 周期卡培他滨强化治疗，试验组接受 4 周期铂类药物治疗。并对所有患者进行 PAM50 检测，区分基底样亚型和非基底样亚型。试验假设接受铂类药物强化治疗组的无浸润性疾病生存率(iDFS)不劣于卡培他滨组，并会有所改善。但很可惜，此项研究并没有得到预设的结果。在入组 410 例患者随访 20 个月时，在基底样亚型中，3 年 iDFS 在试验组和对照组分别为 42% 和 49%；非基底样亚型中，3 年 iDFS 分别为 46% 对比 69%。并且铂类药物治疗组的不良反应更常见。在中期分析时认为该研究不太可能得到预计非劣或优效结果，因此提前终止了该项研究。铂类药物在辅助强化中并没有撼动卡培他滨的地位。

（三）PARP 抑制剂靶向精准强化

2021 年 OlympiA 研究使奥拉帕利成为 *BRCA* 突变的早期乳腺癌精准辅助治疗药物。OlympiA 研究入组包括新辅助后肿瘤残留 / 标准辅助化疗后强化治疗的患者共 1 836 例，平均随访 2.5 年，奥拉帕利组和安慰剂组的 3 年 iDFS 率分别为 85.9% 和 77.1%；奥拉帕利组和安慰剂组的 3 年 DFS 分别为 87.5% 和 80.4%；与安慰剂相比，奥拉帕利的死亡率较低(59% vs. 86%)，但差异无统计学意义。其中，三阴性乳腺癌占 81.5%，既往接受新辅助化疗的患者占比 49.9%，在各个亚组中均能看到 3 年 iDFS 的获益。基于此项研究认为，三阴性乳腺癌新辅助治疗后肿瘤残留者，若同时伴有 *BRCA* 突变，奥拉帕利强化是明确获益的。这也带来了新的问题，同时符合 CREATE-X 和 OlympiA 的入组患者，卡培他滨和奥拉帕利谁更优选？目前为止并没有直接的证据告诉我们答案，但从晚期 *BRCA* 突变乳腺癌患者的 OlympiAD 研究中可以窥见相比医生选择的化疗方案，奥拉帕利的疗效明显有所提升。在没有更多的证据之前，两者强化治疗均可选择，但奥拉帕利强化在 *BCRA* 突变患者中可能更为优选。

三阴性乳腺癌因为其恶性程度高、缺乏有效治疗靶点一直都是乳腺肿瘤领域的研究热点，而新辅助治疗可在短期内获得药物敏感性数据并有效预测长期生存，已成为重要的研究平台。例如 I-SPY2 和 WSG-ADAPT 研究已给临床研究和转化医学研究提供了大量思路。伴随免疫时代的迈进、精准靶向药物的研发，我们期待有更多的研究成果在新辅助治疗这个平台给患者带来切实的获益。

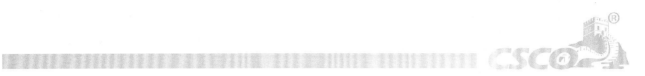

抗体 - 药物偶联物的研究进展

中国科学院大学附属肿瘤医院

王晓稼

抗体 - 药物偶联物（ADC）是一类新型、高效的抗肿瘤药物。与传统的小分子药物相比，ADC 药物为肿瘤提供了高选择的靶向性以及较低的不良反应，这使其在多瘤种的治疗中占有越来越重要的地位，尤其是在人表皮生长因子受体 2（HER2）阳性乳腺癌领域。本文就 ADC 药物的起源、高效抗肿瘤治疗的作用机制及在不同瘤种中的治疗现状及最新研究进展进行综述。

一、ADC 药物的结构及作用机制

既往细胞毒性化疗药是癌症治疗的主流，但此类药物对于实体瘤只部分有效，且受系统毒性限制，很少能为癌症患者带来长期缓解。如何将细胞毒性化合物直接运送至癌细胞，同时减少正常组织的暴露，是临床一直探寻和思索的问题。随着单克隆抗体（mAb）的出现，以肿瘤细胞过度表达的抗原 HER2、表皮生长因子受体（EGFR）等为靶点的单抗在临床上取得了巨大成功，但由于其分子量较大，对于实体瘤的治疗效果有待提升。而利用抗体特异性的结合性质，将细胞毒性的效应分子通过偶联技术与抗体相结合的方式，即 ADC 药物的出现，为癌症的治疗提供了新的可能与前景。

（一）ADC 药物的起源

靶向递送化疗至实体瘤的新型药物概念并不新鲜，可追溯到 20 世纪初，当时德国诺贝尔奖得主 Paul Ehrlich 就首次构思了 "魔法子弹" 的概念——将毒性药物递送至某些细胞。20 世纪 50 年代，Mathe 将抗鼠免疫球蛋白与甲氨蝶呤偶联用于治疗白血病，这是细胞毒性药物首次与抗体类药物相结合。到 20 世纪 70 年代初，杂交瘤技术生产单克隆抗体的发展正式拉开了 ADC 药物研发的序幕。20 世纪 80 年代，ADC 药物开始进行人体临床试验，但未见临床有效的迹象。利妥昔单抗和曲妥珠单抗的上市为 ADC 药物的面市进一步奠定了基础。2000 年，首款靶向 CD33 的 ADC 药物吉妥珠单抗获美国食品药品监督管理局（FDA）批准上市用于治疗急性髓系白血病，但因毒性问题生产商于 2010 年自愿将其撤市，并在调整后于 2017 年重新上市。2011 年，靶向 CD30 的 ADC 药物维布妥昔单抗批准用于治疗霍奇金淋巴瘤和系统性间变性大细胞淋巴瘤。随后不久，靶向 HER2 的 ADC 药物

T-DM1 于 2013 年获批用于治疗曲妥珠单抗耐药的转移性乳腺癌。在吉妥珠单抗首次上市到再次上市的 17 年间，共有 3 款 ADC 药物获批上市，随后在生物技术的不断突破下，ADC 药物发展逐步成熟，上市品种快速增加。

（二）ADC 药物的设计与结构

ADC 药物通过抗体与靶细胞表面抗原结合之后，ADC 偶联药物在胞吞作用下内化，对靶细胞进行杀伤。这一过程中的每个要素都会影响 ADC 的最终疗效和安全性，因此 ADC 是迄今为止开发的最复杂的药物之一。总体而言，ADC 开发需要考虑四个核心组分：靶点、mAb、连接子和细胞毒性药物。此外，偶联方法也是关键选择之一。

1. **目标抗原** 肿瘤细胞上表达的靶抗原是 ADC 药物识别肿瘤细胞的指导方向，它也决定了细胞毒性有效载荷递送到癌细胞中的机制（如内吞作用）。因此，选择合适的靶抗原是 ADC 药物的首要考虑因素。首先，为了降低脱靶毒性，靶向抗原应仅或主要表达在肿瘤细胞中，而在正常组织中很少或不表达；其次，靶抗原应是非分泌的，从而导致肿瘤靶向性下降和安全性问题；最后，理想的目标抗原与相应的抗体结合后应该被内化。目前，获批用于实体瘤的 ADC 药物的靶抗原通常为 HER2、Trop2、Nectin4 和 EGFR。随着肿瘤学和免疫学的发展，ADC 靶抗原的选择已扩展到肿瘤微环境中的靶点。

2. **靶向癌细胞的抗体** 肿瘤靶向 mAb 对于靶抗原和 ADC 之间的特异性结合至关重要。在 ADC 药物开发的早期阶段，主要采用小鼠来源的抗体，但存在着严重的免疫原性相关不良反应。目前批准用于临床或正在开发的大多数 ADC 使用全人源化 mAb，其可确保足够的抗原亲和力和特异性、较长的血清半衰期和最小的免疫原性，被认为是首选。在 14 种获批的 ADC 药物中，仅维布妥昔单抗使用嵌合抗体。

目前，ADC 药物中使用的抗体多为免疫球蛋白 G（IgG）抗体，它包括四种亚型：IgG1、IgG2、IgG3 和 IgG4。IgG1 是 ADC 的常用亚型，因为 IGg1 在血清中含量最多，且可通过与 Fc 受体的高结合亲和力诱导强效功能，如抗体依赖性细胞介导的细胞毒性（ADCC）、抗体依赖性吞噬作用（ADCP）和补体依赖性细胞毒性（CDC）。尽管 IgG3 的 ADCC 和 CDC 也较强，但由于 IgG3 半衰期较短，所以不是 ADC 药物的理想选

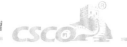

择。IgG2 和 IgG4 在胞内形成的铰联不容易被还原，因此难以生产基于半胱氨酸的 ADC 药物。

3. ADC 强力的细胞毒药物 细胞毒性有效负荷是 ADC 内化进入癌细胞后发挥细胞毒性的弹头。由于静脉给药后仅约 2% 的 ADC 可到达靶向肿瘤部位，因此化合物作为 ADC 的有效载荷需要高效疗法药物。目前，用于 ADC 的细胞毒性有效载荷主要包括强效微管蛋白抑制剂、DNA 损伤剂和免疫调节剂。

微管蛋白抑制剂包括微管蛋白聚合促进剂，典型代表为登素衍生物 DM1 和 DM4；另一类为微管蛋白聚合抑制剂，如微管溶解素干扰微管依赖的有丝分裂，已成为抗癌药物的研发热点之一；与 DNA 损伤剂偶联的 ADC 有时更有效，其作用机制主要包括：DNA 双链断裂，如刺孢霉素；DNA 烷基化，如多羧霉素；DNA 嵌入，如拓扑异构酶 I 抑制剂；DNA 交联，如吡咯苯二氮䓬类（PBD）。在刺孢霉素的衍生物中，刺孢霉素 γ1 是最值得注意的一种，用于吉妥珠单抗和伊珠单抗奥唑米星。SN-38（7- 乙基 -10- 羟喜树碱）和 DXd（依沙替康衍生物）是 DNA 拓扑异构酶 I 抑制剂喜树碱的两种主要衍生物，其作为有效载荷用于 ADC 药物。Loncastuximab tesirine 是目前临床使用的唯一采用 PBD 作为有效载荷的 ADC。

此外，药物 / 抗体比率（DAR）是抗体所连接药物数量的平均值，是 ADC 的重要属性。目前获批的 ADC 中，DAR 范围为 2~8。一般具有较高 DAR 的 ADC 在体外更有效，但一些可能通过肝脏从血浆中更快清除，且已被证明可降低肿瘤 ADC 暴露量。对于药物偶联不影响血浆清除率的 ADC，DAR 越高，在体内发挥抗肿瘤活性的作用越强。

4. 连接子 ADC 中的连接子桥接抗体与细胞毒性药物，是与 ADC 的稳定性和有效载荷释放曲线有关的关键因素之一，因此对 ADC 的最终治疗指数具有重要意义。连接子在 ADC 药物未到达肿瘤细胞之前需足够稳定，否则会产生非预期的毒性。目前在临床应用中的 ADC 药物所含的连接子主要分为两大类：可裂解的和不可裂解的。

可裂解的连接子主要包括化学不稳定连接子，如酸不稳定性连接子（腙类，可在溶酶体等酸性环境有效裂解）和二硫化物的连接子（可在还原性的胞内环境被谷胱甘肽选择性裂解），以及酶催化裂解连接子（肽类连接子，可被蛋白酶裂解）。不可裂解的连接子主要为硫醚连接子（R-S-R）。相对于不可降解的连接子，可裂解的连接子在 ADC 药物被裂解后释放出来的细胞毒药物可以穿透细胞膜并杀死周围的肿瘤细胞，因此具有旁观者效应。

（三）ADC 药物发展的里程碑

ADC 药物经历三代变革，三大元件不断优化，技术日臻成熟。第一代 ADC 是以吉妥珠单抗为代表，通过赖氨酸随机连接、偶联效率低、DAR 分布极为不均、弹头毒力有限、脱靶效应强且不良反应大。如今第三代 ADC 药物在抗体、连接子、小分子毒素方面都进行优化，尤其是得益于定点偶联技术的发展，稳定性和均一性得到改善，显著提升疗效的同时降低了毒性反应。第三代 ADC 代表药物 T-DXd 被认为是 ADC 药物研究史中具有里程碑意义的药物，在医药界大展风采。

T-DXd 荷载了 DXd，细胞毒性强、杀伤力大，同时可避免交叉耐药；选择半胱氨酸作为连接点，单个抗体载药量

（DAR）≈ 8，在稳定前提下，DAR 越高抗癌活性越高；T-DXd 为可裂解连接子，强大的旁路杀伤效应在杀伤靶细胞的同时，对邻近细胞也有较强杀伤作用。对比全球首个获批实体瘤的第二代 ADC 药物 T-DM1（其连接子不可裂解），T-DXd 进入细胞后，溶酶体蛋白酶识别连接子位点并切割释放载药，效率更高。此外，T-DXd 在与 T-DM1 的头对头 Ⅲ 期研究中取得优效性结果，充分证实了技术革新带来的临床效益。所以，T-DXd 药物结构设计上的差异和优势，最终转化为患者临床疗效的极大改善。

二、ADC 药物的抗肿瘤疗效

随着 ADC 药物在多癌种适应证不断拓宽，目前包括乳腺癌、胃癌、NSCLC、结直肠癌等的治疗均可受益于 ADC 药物的潜力，显著的抗肿瘤治疗效果已展示出巨大的临床治疗价值。

截至 2021 年 12 月 29 日，全球共 14 款 ADC 药物上市（7 种为靶向实体瘤 ADC），其中，美国食品药品监督管理局（FDA）已批准 12 种 ADC 药物、中国食品药品监督管理局（NMPA）已批准 4 种 ADC 药物用于临床治疗癌症和改善患者的生活质量。据统计，目前全球共有 408 款在研 ADC 药物，处于临床 I 期和临床前阶段的药物分别占比约 1/3。在研 ADC 药物更多往实体瘤延伸（占比高达 64%），主要集中在乳腺癌、肺癌、胃癌等患病人群较多的癌种。国内药企 ADC 药物研发仍处于起步阶段，截至 2021 年 12 月 29 日，国内共有 74 个 ADC 药物处于不同研发阶段。其中临床 I 期占比最高（为 35%），处于临床后期（Ⅲ 期及以上）的产品共有 17 款。

目前，HER2 已成为全球 ADC 药物开发的头号靶点。根据医药魔方数据库，截至 2022 年 6 月，全球有 60 款已上市或在研的靶向 HER2 的 ADC 药物，其中 3 款创新药和 1 款生物类似物 ADC 已经获批上市，29 款 ADC 处于临床研究中，27 款 ADC 处于临床前或申报临床阶段。

（一）全球研发最多的靶向 HER2 乳腺癌的 ADC 药物

在乳腺癌患者中，HER2+ 患者的比例达到 20%~25%，近 7 成 HER2+ 转移性乳腺癌患者具有内在耐药性，并且几乎所有患者在初始反应后都对治疗产生继发耐药。ADC 药物的出现极大地满足了 HER2 乳腺癌患者未被满足的临床需求，为 HER2 乳腺癌患者带来了新的希望与期待。

1. 全球首个获批上市用于实体瘤治疗的 ADC——T-DM1 T-DM1 是全球首个获批上市用于实体瘤治疗的 ADC，也是国内首个上市的 ADC 药物。鉴于 EMILIA 研究的结果，美国国立综合癌症网络（NCCN）指南将 T-DM1 列为不可切除或转移性 HER2+ 乳腺癌二线治疗首选方案。

对于三线及以上的 HER2+ 晚期乳腺癌患者，T-DM1 也显示优异的临床数据。TH3RESA 研究证实，T-DM1 组对比医生选择的化疗方案组显示出优异的临床疗效和更高的安全性。

此外，KATHERINE 研究为 HER2+ 早期乳腺癌的治疗也提供了有利证据，该研究带来 HER2 阳性早期乳腺癌治疗模式的演变，新辅助治疗后是否有残存病灶成为新的治疗决策点。

2. ADC 类药物的黑马——T-DXd DESTINY-Breast01 研究旨在评估 T-DXd 在经 T-DM1 治疗后病理学确认的 HER2+ 转移性乳腺癌成人患者中的疗效和安全性。鉴于其取得的卓越的临床数据,前移探索势在必行,DESTINY-Breast03 研究应运而生,其在头对头比较 T-DXd 与二线标准方案 T-DM1 的结果中展现出令人称赞的疗效与安全性。在 DESTINY-Breast03 研究结果公布后,T-DXd 迅速被多个国际指南共识推荐作为新的二线治疗标准,同时还获得了国内 2022 年中国临床肿瘤学会(CSCO)乳腺癌指南 II 级推荐。

基于 HER2 低表达患者在 DESTINY-Breast01-A-J101 研究中的获益,DESTINY-Breast04 研究中 T-DXd 在 HER2 低表达乳腺癌中获得 PFS 和 OS 双阳结果:经盲态独立中心审评(BICR)评估的激素受体阳性(HR+)患者的 PFS,T-DXd 组是医生选择的化疗组的近 2 倍之多(10.1 个月 vs. 5.4 个月,*HR*=0.51,95% *CI* 0.40~0.64,*P*<0.000 1);总体人群的 PFS 分别为 9.9 个月 vs. 5.1 个月(*HR*=0.50,95% *CI* 0.40~0.63,*P*<0.000 1),仍接近 2 倍的生存优势。HR+ 患者的 OS 和总体人群的 OS,T-DXd 组较医生选择的化疗组延长 6~7 个月(23.9 个月 vs. 17.5 个月;23.4 个月 vs. 16.8 个月)。探索性终点结果显示,对于 HR- 患者,T-DXd 组的 PFS 较医生选择的化疗组 PFS 延长近 3 倍(8.5 个月 vs. 2.9 个月);OS 延长近 10 个月(18.2 个月 vs. 8.3 个月)。这一结果改写既往 HER2 低表达乳腺癌患者的治疗格局。

随着 T-DXd 在乳腺领域不断拓宽布局,用药方案从最初的单药治疗到如今开启联合方案的尝试。治疗线数逐渐前移,从晚期后线开拓到辅助治疗。目前,DESTINY-Breast 系列 07、08 研究在 2022 年 ASCO 大会上已公布其初步数据,期待其在与标准疗法的比较中表现出更出色的治疗效果。

其他几种靶向 HER2 的 ADC 正在临床开发中,包括 SYD985,III 期 TULIP 研究探索了 SYD985 对比医生选择的治疗方案用于既往接受过治疗的 HER2 阳性转移性乳腺癌。ARX-788、A166、MRG002、ALT-P7、GQ1001 和 SBT6050 等均进行了 HER2 阳性或低表达晚期乳腺癌研究的开展,这些研究结果可能对于乳腺癌治疗带来的格局变化。

(二)靶向 HER2 阳性胃癌

胃癌是最常见的恶性肿瘤之一,多年来始终在胃癌治疗中占据着牢不可破的核心地位。目前,实现精准化疗对于胃癌是一个国际性的难题,因此胃癌患者的生存和预后都亟待提高,当前的治疗现状亟须改变。

随着 ADC 药物的进展,T-DXd 成为 HER2+ 胃癌首个获批的 ADC 药物。基于 DESTINY-Gastric01 的研究结果,T-DXd 获 FDA 批准上市用于治疗 HER2 突变的胃或胃食管交界腺癌。研究结果显示 T-DXd 组 ORR 为 51.3%,远高于化疗组 14.3%;两组中位 OS 为 12.5 个月 vs. 8.9 个月,这充分说明 T-DXd 抗肿瘤活性优于化疗方案。

在国内,ADC 赛道领头羊 RC48 用于 HER2 过表达局部晚期或转移性胃癌适应证在我国获批上市,II 期临床研究结果表明,ORR 为 24.4%。中位 PFS 为 4.1 个月(95% *CI* 3.5~4.8 个月),中位 OS 为 7.6 个月(95% *CI* 6.6~9.0 个月)。III 期确证性临床试验正在进行当中。

此外,ARX-788、A166、BAT8001、MRG002 和 DP303c 等关于抗 HER2+ 晚期胃癌 ADC 的研究正在如火如荼进行当中,期待相关研究结果的公布,为胃癌患者带来新的福音。

(三)靶向 HER2 过表达尿路上皮癌

尿路上皮癌是泌尿生殖系统的常见肿瘤,分为膀胱癌(占 90%~95%)和尿路上皮癌(占 5%~10%)。铂类和 PD-1/L1 已经成为尿路上皮癌重要的药物治疗手段,然而,对于不耐受或者疾病进展的患者而言,尿路上皮癌可选治疗药物较少。

RC48 用于 HER2+ 局部晚期或转移性尿路上皮癌二线治疗的 II 期研究已于 CCR 杂志发表,确认的 ORR 高达 51.2%,中位 PFS 为 6.9 个月,中位 OS 为 13.7 个月,2021 年 ASCO 大会结果的公布,充分证实 RC48 对于二线及以上治疗 HER2+ 晚期尿路上皮癌患者有突出的疗效和生存获益。此外,RC48 联合特瑞普利单抗治疗尿路上皮癌患者一线治疗初步结果也在 2021 年 ASCO 大会上首次公布,MRG002 用于治疗经至少一线全身化疗的 HER2+ 无法手术切除的局部晚期或转移性尿路上皮癌的 II 期临床结果也令人鼓舞,期待相关研究的进一步验证性结果,以指导临床实践。

抗 HER2-ADC 药物的研发已进入暴发期,除以上瘤种外,ADC 药物在 HER2 扩增/突变的其他瘤种中也显现尤为显著的临床疗效和安全性。如肺癌领域,T-DXd 在 HER2 过表达或突变的不可切除和/或转移性非小细胞肺癌(NSCLC)、既往接受 ≥ 两线标准治疗后出现进展的 HER2+、不可切除和/或转移性结直肠癌中已突显治疗成效。此外,靶向 HER2 的 ADC 药物在其他肿瘤领域也呈现百花齐放态势,期待这些产品能够早日惠及患者。

三、ADC 药物的靶点分布

ADC 药物的出现无疑填补了抗体药物和传统化疗药物之间的空白,进而提高了药物的特异性并改善了治疗窗口。目前已上市的 ADC 药物中,HER2、Nectin-4、Trop-2 这 3 个靶点的适应证为实体瘤。据统计,目前全球处于活跃状态的 ADC 药物共计 288 个,其临床布局的靶点也十分多样化,除 HER2、TROP-2、EGFR、Claudin 18.2 较为集中外,绝大多数靶点布局产品数不超过 3 个,靶点潜力有待挖掘。

国内 ADC 药物研究靶点扎堆 HER2 和 TROP2,已知靶点的 69 个 ADC 药物(74 个药物中,5 个靶点尚未披露),较为热门的实体瘤靶点包括 HER2、TROP2、CLDN-18.2、MET、NECTIN-4、MSLN 和 EGFR,现已成为必争之靶点高地。

(一)其他靶向 HER2 的 ADC,已显初步抗肿瘤活性

HER2 作为不同 ADC 药物的靶点早已熟知,以 T-DXd 为代表的 ADC 令其名声大噪。除上文提及的药物以外,其他值得关注的靶向 HER2 的 ADC 还包括 ZW49 和 BDC-1001,ZW49 是一种双特异性 ADC,具有同时靶向 HER2 的曲妥珠单抗和帕妥珠单抗结合位点;BDC-1001 的有效荷载为一种 Toll 样受体激动剂,可刺激抗肿瘤免疫反应,而不是直接杀死肿瘤细胞。最近正在进行 I / II 期研究已显出 ZW49 和 BDC-1001 的初步抗肿瘤活性。

(二)靶向 TROP2 的 ADC:已为患者提供又一新的选择

三阴性乳腺癌是乳腺癌中恶性程度最高的亚型,其对内分泌治疗及抗 HER2 靶向治疗的方案疗效甚微,化疗为其标

准疗法。ASCENT 研究结果显示,SG 单药治疗整体缓解率为 33.3%,远高于传统化疗组的疗效;中位缓解持续时间为 7.7 个月,中位 PFS 为 5.6 个月,中位 OS 为 12.1 个月,目前已获得美国 FDA 上市批准。而 2022ASCO 大会上,DESTINY-Breast04 研究结果的公布,为三阴性乳腺癌患者提供了又一新的临床选择。后续期待针对 T-Dxd 和 SG 两大 ADC 药物进行头对头比较的临床试验,以期实现 TNBC 的精准分型,确立新的治疗标准,为患者带来更优的临床选择与最大化获益。此外,SG 针对 ER+/HER2– 乳腺癌的三线治疗临床研究已于 2022 年 ASCO 大会上公布其临床数据,同期相关临床研究还有 SG 联合方案、SG 新辅助治疗及强化辅助治疗的结果的公布,为拓宽乳腺癌患者的治疗提供了新的选择。

(三) 靶向 EGFR 过表达癌种

ASP-1929(Akalux)是由西妥昔单抗与 IRDye700DX 构成的 ADC,可靶向 EGFR。2020 年 9 月,Akalux 首次在日本获批用于治疗手术无法切除的局部复发性头颈部恶性肿瘤患者,这也是全球初个获批的光免疫疗法药物。

EGFR 靶向 ADC 候选药物 MRG003 的多项 II 期临床试验正在中国进行,有望克服 EGFR-酪氨酸激酶抑制剂(TKI)引起的多种获得性耐药突变,满足这类患者的临床需求。

(四) Claudin 18.2,极具前景的肿瘤靶向治疗靶点

CLDN18.2 蛋白是一种胃特异性亚型,自从 Sahin 发现 CLDN18.2 是一种高度选择性的分子,并且只在癌细胞中广泛表达,它就成为一种理想的靶点。FAST 研究评估了 zolbetuximab 对晚期 / 复发性胃癌 /GEJ 患者的疗效。结果显示,与化疗(EOX 方案)相比,在一线 EOX 治疗中加用 zolbetuximab 可提供更长的 PFS 和 OS。

RC118 是由重组的人源化抗 Claudin18.2 单克隆抗体和 MMAE 组成的 ADC,I 期临床研究适应证为 Claudin18.2 表达阳性的局部晚期不可切除或转移性恶性实体瘤。

(五) c-MET,靶向晚期恶性实体瘤

细胞间质表皮转化因子(c-Met)过度激活,有可能会启动正常细胞向肿瘤细胞转化,并导致肿瘤细胞侵袭、转移、扩散等。AbbVie 靶向 c-Met 抗体偶联药物 telisotuzumab vedotin(ABBV-399)是全球首个进入 III 期临床的 c-Met ADC,用于评估晚期非小细胞肺癌接受 ABBV-399 单药治疗的疗效,目前已公布其 I 期研究结果,III 期研究正在进行当中。

(六) 靶向 HER3 的 ADC:治疗 TKI 耐药性 NSCLC 患者时初步结果积极

HER3-DXd(代号:U3-1402)是靶向 HER3 受体的 ADC。HER3 是人类表皮生长因子受体家族中的一员,在 57%~67% 的 EGFR 突变患者中都发现到了不同水平的 HER3 表达,基于 U31402-A-U102 研究结果,FDA 已授予 U3-1042 用于治疗第三代 EGFR-TKI 和铂类药物现疾病进展的转移性或局部晚期 EGFR 突变突破性称号。

治疗 HER3 表达的转移性乳腺癌患者的一项 1/2 期研究、与奥希替尼联合治疗局部晚期或转移性 EGFR 突变

型 NSCLC 患者的 1 期研究及用于既往接受过治疗的转移性或不可切除的 NSCLC 患者 1 期研究均在进行中,期待后续更多的临床试验数据,支持 U3-1402 在多癌种中应用。

(七) 靶向 nectin-4 靶点的 ADC,为尿路上皮癌患者带来曙光

enfortumab vedotin(EV)为 ADC 药物中的一种,是研究者开发的首个靶向 nectin-4 蛋白的药物。其已获美国 FDA 批准用于既往接受过 PD-1/PD-L1 免疫检查点抑制剂(ICI)和含铂化疗的复发或难治性晚期 / 转移性尿路上皮癌患者。

此外,SG 基于 TROPHY U-01 研究获得加速批准,用于先前接受过含铂化疗和 PD-1/L1 抑制剂的局部晚期或转移性尿路上皮癌成人患者,完全批准有待确证临床的最终结果(TROPiCS-04)。

(八) 靶向 TF 过表达的宫颈癌

目前,复发和 / 或转移性宫颈癌对标准疗法通常表现出较有限的客观缓解率,tivdak 是一种首创的靶向组织因子(TF)的 ADC,目前已获批用于治疗在化疗期间或化疗后病情进展的成人复发性或转移性宫颈癌患者。其关键 II 期 innovaTV 204 研究显示,Tivdak 单药疗法具有显著疗效,可提供具有临床意义和持久的客观缓解:ORR 为 24%、中位缓解持续时间为 8.3 个月,且安全性可控。

(九) MSLN,国内 ADC 药物中进展最快的一款

近年发现 MSLN 作为一种肿瘤分化抗原,在恶性间皮瘤、肺癌以及卵巢癌等恶性肿瘤中呈过度表达。anetumab ravtansine(Bay94-9343)是由全人抗 MSLN 的单克隆抗体,anetumab(MF-T)通过氨基偶联与 DM4 相连而成的 ADC。

RC88 是一种新型靶向 MSLN 的 ADC,是我国靶向于 MSLN 的 ADC 药物中进展最快的一款,有望成为国内同类首创产品,两者均处于 I 期临床试验当中。此外,ABBV-428 是一种双特异性抗体,专为 MSLN 依赖性 CD40 激活而设计,目前针对实体肿瘤的 I 期临床试验正在进行中。

四、小结

在 ADC 首次获批用于治疗实体瘤后不到 10 年,肿瘤领域正在经历这一治疗策略前所未有的变革。工程改进赋予了新型偶联物更高的效力和特异性特征,进而扩大可靶向实体瘤的范围。因此,新型 ADC 在具有特异性抗原表达的多种恶性肿瘤中具有活性,映射了组织学的靶向治疗的经验。

目前,T-DXd 以其独特的药物作用机制再次彰显了 T-Dxd 的临床价值,在不同瘤种中的广泛布局,其他不同 ADC 在不同瘤种中的布局少而精,亦在临床中发挥重要作用,为肿瘤患者带来更多的治疗选择。随着不同靶点 ADC 药物在不同瘤种中的临床研究相继公布,以及潜在靶点 ADC 药物的开发,未来 ADC 药物必将为肿瘤患者的治疗带来新的希望。

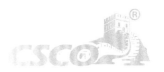

中国乳腺癌临床研究年度进展回顾

国家癌症中心　国家肿瘤临床医学研究中心　中国医学科学院北京协和医学院肿瘤医院

管秀雯　徐兵河

据世界卫生组织国际癌症研究机构发布的全球最新癌症负担数据显示,2020年全球新增癌症人数共计1 929万人。其中,乳腺癌新增人数高达226万例,约占新发恶性肿瘤病例的11.7%,超过肺癌的220万例。乳腺癌首次取代肺癌,成为全球发病率第一的恶性肿瘤。同时乳腺癌也是威胁我国女性健康最常见的恶性肿瘤。目前我国乳腺癌的发病率呈现逐年增长的趋势,加之我国人口基数庞大,乳腺癌带来的疾病负担不容小觑。近年来,随着基础研究的不断深入,创新药物不断涌现,临床研究模式不断探索,乳腺癌领域的基础研究与临床研究均取得了很大进展。中国研究者从参与国际多中心研究,到主导设计开展创新药物及创新治疗模式的多中心临床研究,推动我国乳腺癌科研水平迅速进步。本文将对近1年来中国乳腺癌临床研究的热点问题及进展进行综述。

一、激素受体阳性乳腺癌

约70%的乳腺癌患者为激素受体(HR)阳性/人表皮生长因子受体2(HER-2)阴性乳腺癌,内分泌治疗是HR阳性乳腺癌的重要治疗手段之一,但仍有部分患者因为内分泌治疗耐药出现肿瘤复发、进展。CDK4/6抑制剂、mTOR抑制剂、PI3K抑制剂等靶向药物的问世,逐渐改变了HR+/HER2–晚期乳腺癌的治疗格局,近年来新型靶向药物的研发也为患者提供了更多的治疗选择。

(一)恩替诺特(entinostat)

恩替诺特(entinostat)是一种新型、强效、具有口服生物利用性的Ⅰ型选择性组蛋白去乙酰化酶抑制剂(HDACI)。在既往的Ⅱ期研究中,恩替诺特联合依西美坦内分泌治疗给HR阳性晚期乳腺癌患者带来生存获益。2021年圣安东尼奥乳腺癌会议(SABCS)上以口头报告的形式公布了恩替诺特联合依西美坦治疗既往内分泌治疗后复发或进展的HR+/HER2–晚期乳腺癌的Ⅲ期临床研究结果。这项多中心随机、双盲、安慰剂对照的Ⅲ期临床研究中,2019年4月16日至2020年5月13日共入组354例在辅助治疗阶段或转移阶段至少接受过一种内分泌治疗后肿瘤复发或进展的HR+/HER2–晚期乳腺癌患者,入组患者按照2∶1的比例随机接受恩替诺特(5mg/周)联合依西美坦(25mg/d)内分泌治疗或

安慰剂联合依西美坦治疗。其中,恩替诺特+依西美坦组235例,安慰剂+依西美坦组119例,独立评审委员会(IRC)评估的两组中位无进展生存期(PFS)分别为6.32个月(95% CI 5.30~9.11)和3.72个月(95% CI 1.91~5.49),HR=0.74(95% CI 0.57~0.96,P<0.001)。两组中位总生存期(OS)尚未成熟。IRC评估的恩替诺特+依西美坦组客观缓解率(ORR)为15.7%,而安慰剂+依西美坦组ORR为10.1%(P=0.192);研究者评估的两组ORR分别为17.4% vs. 10.9%(P=0.119)。在不良反应方面,恩替诺特+依西美坦组与安慰剂+依西美坦组相比,最常见的3级/4级不良事件主要为血液学毒性,包括中性粒细胞减少[103例(43.8%) vs. 119例(0.8%)]、血小板减少[20例(8.5%) vs. 1例(0.8%)]和白细胞减少[15例(6.4%) vs. 0例]。与依西美坦单药治疗相比,恩替诺特联合依西美坦显著改善了内分泌治疗后进展的晚期HR+/HER2–乳腺癌患者的中位PFS,且治疗整体安全性可控,可为内分泌治疗耐药的HR阳性患者提供一种新的治疗选择。

(二)达尔西利(dalpiciclib)

达尔西利(dalpiciclib)是我国自主研发的细胞周期蛋白依赖性激酶4/6抑制剂。前期研究证实其单药及联合氟维司群在经治的HR+/HER2–晚期乳腺癌中具有较好的耐受性和初步抗肿瘤活性。2021年美国临床肿瘤学会(ASCO)年会公布了达尔西利的Ⅲ期临床研究(DAWNA-1)数据,随后其研究结果于2021年11月刊登在国际权威学术期刊《自然》(Nature)子刊《自然·医学》上。DAWNA-1是一项的多中心、双盲的Ⅲ期随机对照临床试验,旨在评估达尔西利联合氟维司群治疗既往内分泌治疗后复发或进展的HR+/HER2–晚期乳腺癌的疗效和安全性。在DAWNA-1研究中,361例患者按2∶1的比例随机接受达尔西利(150mg/d,第1~21天,每4周为一个周期)联合氟维司群治疗或安慰剂联合氟维司群内分泌治疗,其中达尔西利+氟维司群组241例,安慰剂+氟维司群组120例。达尔西利联合氟维司群组患者的中位PFS较安慰剂+氟维司群组获得了显著改善(15.7个月 vs. 7.2个月,HR=0.42,95% CI 0.31~0.58;P=0.000 000 02)。研究者评估的达尔西利+氟维司群组和安慰剂+氟维司群组的ORR分别为27.0%和20.0%,临床获益率(CBR)分别为61.0%和45.8%,与IRC评估的肿瘤反应指标结果一致。中位OS数据

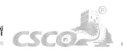

尚未成熟。在安全性方面，达尔西利+氟维司群组最常见的3~4级不良反应表现为中性粒细胞减少[202例(84.2%) vs. 0例(安慰剂+氟维司群组)]、白细胞减少[149例(62.1%) vs. 0]和血小板减少[14例(5.8%) vs. 1例(0.8%)]。研究中没有中性粒细胞下降性发热及因中性粒细胞减少而中止治疗的病例报道。DAWNA-1研究的中期分析显示，达尔西利联合氟维司群对比安慰剂联合氟维司群PFS可显著获益，且安全性可耐受，其可以作为既往接受过内分泌治疗后复发或进展的HR+/HER2-晚期乳腺癌患者的一种新的治疗选择。

二、HER2阳性乳腺癌

HER2阳性乳腺癌占全部乳腺癌的15%~20%，HER2阳性乳腺癌侵袭性强，易出现复发转移，预后较差。近年来，抗体类药物、抗体偶联药物、小分子酪氨酸激酶抑制剂等抗HER2药物的研发，极大地提高HER2阳性乳腺癌的疗效，显著改善了患者预后。

吡咯替尼是我国自主研发的不可逆泛ErbB受体酪氨酸激酶抑制剂。PHOEBE研究是一项聚焦吡咯替尼联合卡培他滨对比拉帕替尼联合卡培他滨用于HER2阳性晚期乳腺癌治疗的多中心、随机对照、Ⅲ期临床研究，其中期分析结果显示吡咯替尼联合卡培他滨用于曲妥珠单抗及紫杉类药物经治的转移性HER2阳性乳腺癌患者，可较对照组拉帕替尼联合卡培他滨显著改善患者PFS，研究结果于2021年初问鼎国际顶级学术期刊《柳叶刀·肿瘤学》(The Lancet Oncology)杂志。PHOEBE研究的患者生存随访结果更新在2021年SABCS会议上以口头报告的形式发布。截至2021年3月31日，吡咯替尼+卡培他滨组中位随访时间为33.2个月(95% CI 31.4~34.2个月)，拉帕替尼+卡培他滨组为31.8个月(95% CI 31.2~34.1个月)。吡咯替尼+卡培他滨组的中位OS尚未达到(95% CI 34.0~NR)，拉帕替尼+卡培他滨组中位OS为26.9个月(22.4-NR，HR=0.69，95% CI 0.48~0.98，P=0.019)，Kaplan-Meier曲线生存分析可以观察到，相较于拉帕替尼+卡培他滨组，吡咯替尼+卡培他滨的OS有明显的获益趋势。吡咯替尼+卡培他滨组和拉帕替尼+卡培他滨组的2年OS率分别为66.6%(95% CI 57.7~74.0)和58.8%(95% CI 49.7~66.7)。PHOEBE研究的OS数据更新为吡咯替尼联合卡培他滨用于曲妥珠单抗经治的HER2阳性乳腺癌晚期二线治疗提供了更为扎实的数据基础。

针对脑转移的HER2阳性乳腺癌患者，PERMEATE研究探索了吡咯替尼联合卡培他滨治疗HER2阳性乳腺癌脑转移的有效性及安全性。2021年ASCO年会公布了这项多中心、单臂、双队列、Ⅱ期临床研究的结果，并于2022年1月发表于《柳叶刀·肿瘤学》。研究共入组78例有颅内可测量病灶的HER2阳性乳腺癌脑转移患者，其中69例既往接受过曲妥珠单抗的治疗。根据患者中枢神经系统病灶既往局部治疗情况，分为队列A(未经局部放疗的脑转移患者，n=59)和队列B(局部放疗后再次进展的脑转移患者，n=19)。入组患者均接受吡咯替尼联合卡培他滨治疗。研究结果显示，队列A的中枢神经系统ORR高达74.6%(95% CI 61.6%~85.0%)，其中有7例(11.9%)患者达到完全缓解(CR)。队列B的中枢神经系统ORR为42.1%(95% CI 20.3%~66.5%)。中位随访15.7个月时，队列A和队列B的中位PFS分别为11.3个月和5.6个月。安全性方面，最常见的3级或以上的治疗相关不良事件是腹泻[A组14例(24%)，B组4例(21%)]。治疗相关的严重不良事件的发生率为A组3%(2例)，B组16%(3例)，无治疗相关死亡发生，总体安全性可控。对于HER2阳性乳腺癌脑转移患者，能通过血脑屏障的小分子TKI类药物吡咯替尼联合化疗是可选治疗方案之一。

除了在晚期乳腺癌患者中的系列研究进展，针对HER2阳性早期或局部晚期乳腺癌患者，PHEDRA研究探索了吡咯替尼联合曲妥珠单抗和多西他赛方案作为新辅助治疗策略的疗效及安全性，在2021年SABCS会议上公布了这项多中心、随机、双盲Ⅲ期临床研究的结果。PHEDRA研究中共纳入355例HER2阳性乳腺癌患者，随机(1∶1)分配至吡咯替尼+曲妥珠单抗+多西他赛组或安慰剂+曲妥珠单抗+多西他赛组。研究结果显示，在全分析集中，经IRC评估的吡咯替尼+曲妥珠单抗+多西他赛组的总病理完全缓解率(tpCR)达到41.0%(95% CI 34.0%~48.4%)，显著高于对照组的22.0%(95% CI 16.6%~28.7%)，绝对差异：19.0%(95% CI 9.5%~28.4%)；单侧P<0.000 1。研究者评估的两组tpCR率分别为44.4%和24.3%。接受吡咯替尼+曲妥珠单抗+多西他赛治疗患者的ORR达91.6%(95% CI 86.6%~94.8%)，对照组为81.9%(95% CI 75.6%~86.9%)。在安全性方面，吡咯替尼+曲妥珠单抗+多西他赛组127例(71.3%)患者和对照组66例(37.3%)患者出现3或4级不良事件。其中，腹泻是最常见的不良反应，主要发生在第1周期，治疗期间逐渐减轻。新辅助治疗期间未发生患者死亡事件。PHEDRA研究提示，在曲妥珠单抗和多西他赛的基础上联合吡咯替尼可以显著提高HER2阳性早期或局部晚期乳腺癌患者新辅助治疗的tpCR率，且安全性可控。吡咯替尼联合曲妥珠单抗和多西他赛为HER2阳性乳腺癌新辅助治疗提供了一种新的治疗选择。

三、三阴性乳腺癌

三阴性乳腺癌是一组高度异质性的疾病，治疗手段有限，整体预后较差。近年来，免疫治疗飞速发展，在多个瘤种的临床研究中取得良好的效果，应用于多个瘤种的临床治疗中。而目前在乳腺癌中免疫治疗获益有限，免疫联合方案及优势人群的筛选上均有待进一步探索。

2020年7月发表于《细胞研究》(Cell Res)上的FUTURE"伞形"(FUSCC-TNBC-Umbrella)研究，针对难治性三阴性乳腺癌重新获取组织标本进行510个基因检测和免疫组化分型，根据潜在治疗靶点分为7个治疗臂(A~G臂)，对各个臂的患者进行不同方案的精准靶向联合治疗，研究发现第三个治疗臂——C臂免疫调节(IM)型患者接受卡瑞利珠单抗+白蛋白紫杉醇治疗的ORR高达52.6%。2021年ASCO年会以口头报告形式公布的FUTURE-C-plus研究是在一项在前述FUTURE研究的基础上设计的前瞻性、单臂、Ⅱ期临床研究，旨在评估法米替尼+卡瑞利珠单抗+白蛋白紫杉醇在CD8阳性晚期三阴性乳腺癌患者中的疗效和安全性。该研究的更新结果在 2021 年 SABCS 大会上公布,并于 2022 年 3 月发表于 *Clinical Cancer Research*。研究结果显示,入组的 48 例免疫调节性晚期三阴性乳腺癌患者(CD8 免疫组化染色 ≥ 10%)给予一线法米替尼 + 卡瑞利珠单抗 + 白蛋白紫杉醇治疗。中位随访 17.0(8.7~24.3)个月时,研究队列 ORR 为 81.3%(95% *CI* 70.2%~92.3%),疾病控制率达 95.8%,中位 PFS 为 13.6 个月(95% *CI* 8.4~18.8 个月),中位 DOR 为 14.9 个月(95% *CI* 不可估计)。中位 OS 未达到。其中 24 例患者出现 3/4 级不良反应(50.0%),最常见的是中性粒细胞减少(33.3%)、贫血(10.4%)、中性粒细胞下降性发热(10.4%)、血小板减少(8.3%)、疲劳(6.3%)、厌食(6.3%),没有治疗相关性死亡发生。FUTURE-C-plus 研究提示法米替尼 + 卡瑞利珠单抗 + 白蛋白紫杉醇方案在免疫调节性晚期三阴性乳腺癌患者一线治疗中疗效显著,总体耐受性良好,目前已有 Ⅲ 期随机对照临床研究(NCT04395989)正在进行中,将为三药联合方案提供更多证据。

四、小结

近 10 年来,我国乳腺癌患者的 5 年生存率大幅提高,乳腺癌的诊疗已经进入基于分子分型的精准治疗时代。针对不同分子分型乳腺癌患者,创新药物不断研发,创新方案深入探索,临床研究层出不穷,我国学者在临床研究中的角色也逐步由参与转向主导,为我国患者提供了更多的个体化治疗选择。未来在针对不同耐药机制如何精准选择应对策略、经典药物的重新排兵布阵以及创新靶点的深入研发等方面,期待我国学者主导的临床及转化研究取得更大突破,带给患者更多临床获益。

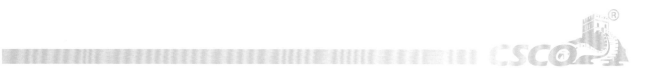

HER2 阳性晚期乳腺癌治疗新格局

南京医科大学第一附属医院
殷咏梅 孙春晓

抗 HER2 靶向治疗的广泛应用显著改善了 HER2 阳性晚期乳腺癌的预后,近年来众多新型抗 HER2 靶向药物的研发问世,创造了诸多令人惊艳的颠覆性生存数据,HER2 阳性晚期乳腺癌的治疗格局也已进入新纪元。本文回顾了近年来 HER2 阳性晚期乳腺癌靶向药物治疗的研究进展,阐述目前 HER2 阳性晚期乳腺癌治疗策略与格局,以期为临床实践提供参考依据。

一、HER2 阳性晚期乳腺癌治疗历史回顾

1998 年,曲妥珠单抗在 HER2 阳性晚期乳腺癌的获批,揭开了乳腺癌抗 HER2 治疗的序幕。自此,以曲妥珠单抗为基础的治疗成为 HER2 阳性晚期乳腺癌治疗的基石。H0648g、M77001 等研究均证实曲妥珠单抗联合化疗可显著延长 HER2 阳性晚期乳腺癌患者的无进展生存(PFS)和总生存(OS)。2015 年 CLEOPATRA 研究横空出世,曲妥珠单抗联合帕妥珠单抗双靶向联合多西他赛治疗 HER2 阳性晚期乳腺癌的中位 PFS 达到 18.5 个月,历经中位 8 年随访,2020 年发布的生存数据显示"妥妥"双靶联合多西他赛治疗的中位 OS 达到了创纪录的 57.1 个月,8 年 OS 率达到 37%,从而奠定了"妥妥"双靶在 HER2 阳性晚期乳腺癌一线治疗中的标准地位。

随着曲妥珠单抗的广泛应用,相继而来的曲妥珠单抗耐药成为临床上面临的重大挑战,随后其他作用机制的抗 HER2 靶向药物应运而生。拉帕替尼是最先获批用于 HER2 阳性晚期乳腺癌的小分子酪氨酸激酶抑制剂(TKI),在 EGFI00151 研究中,拉帕替尼联合卡培他滨在既往曲妥珠单抗治疗进展的 HER2 阳性晚期乳腺癌中的疗效优于卡培他滨。基于药物的可及性,拉帕替尼在相当长的一段时间内占据了国内抗 HER2 二线治疗的优选地位。

"魔法子弹"——抗体药物偶联物(ADC)的出现,开辟了 HER2 阳性晚期乳腺癌治疗领域的又一先河。ADC 药物由针对目标抗原的单克隆抗体、连接子和有效负载细胞毒性药物组成,乳腺癌领域最先获批的 ADC 药物为 T-DM1。EMILIA 研究入组既往经曲妥珠单抗治疗失败的 HER2 阳性 MBC 患者,随机分组比较 T-DM1 单药与拉帕替尼联合卡培他滨的疗效,结果提示 T-DM1 单药组相较拉帕替尼联合卡培他滨组的中位 PFS 和 OS 均显著延长,由此成为国际上 HER2 阳性晚期乳腺癌二线治疗的标准方案之一。

二、抗 HER2 靶向药物治疗新进展

随着乳腺癌个体化治疗的进一步优化,HER2 阳性乳腺癌也已进入"分层治疗"的格局,CSCO 乳腺癌指南中将 HER2 阳性的晚期乳腺癌患者按照其对曲妥珠单抗的敏感程度进一步进行分层,包括既往曲妥珠单抗治疗敏感、曲妥珠单抗治疗失败、TKI 治疗失败三类,以此进行更为精准的治疗推荐。近年来涌现的众多新型抗 HER2 靶向药物,如 T-DXd、吡咯替尼、奈拉替尼、马吉妥昔单抗等,以及更多药物优选组合的探索,为 HER2 阳性晚期乳腺癌患者带来了新的治疗选择。

(一)抗 HER2 大分子单抗

对于既往曲妥珠单抗治疗敏感的患者,基于 CLEOPATRA 研究和 PUFFIN 研究的数据,"妥妥"双靶联合紫杉类药物仍然是目前抗 HER2 一线治疗的首选。近年来,国产抗 HER2 大分子单抗逐渐崭露头角。HOPES 研究证实伊尼妥单抗同步或序贯联合长春瑞滨治疗 HER2 阳性转移性乳腺癌(MBC)的中位 PFS 显著优于长春瑞滨,基于此,伊尼妥单抗在我国获批上市。此外,曲妥珠单抗生物类似药 HLX02 与原研曲妥珠单抗开展的国际多中心头对头 Ⅲ 期临床研究证实,HLX02 治疗 HER2 阳性晚期乳腺癌一线的疗效与原研曲妥珠单抗相当。在目前的 CSCO 指南中,抗 HER2 单抗(H)包括我国已上市的曲妥珠单抗、生物类似药、伊尼妥单抗,三者均可作为抗 HER2 单抗的选择。

马吉妥昔单抗是一种抗体 Fc 端改良的抗 HER2 单克隆抗体,SOPHIA 研究是一项头对头、随机、开放标签的 Ⅲ 期临床研究,纳入既往至少接受过 2 线抗 HER2 治疗的 HER2 阳性晚期乳腺癌患者,评估马吉妥昔单抗联合化疗对比曲妥珠单抗联合化疗的疗效和安全性。研究结果显示,中心评估的两组中位 PFS 分别为 5.8 个月和 4.9 个月($HR=0.76,P=0.03$),OS 有获益趋势(21.6 个月 vs. 19.8 个月,$HR=0.89,P=0.33$)。基于 SOPHIA 研究,FDA 已批准马吉妥昔单抗联合化疗用于既往经 ≥ 2 种抗 HER2 治疗进展的 HER2 阳性晚期乳腺癌患

者。2022 年 CSCO 指南中,亦新增马吉妥昔单抗联合化疗作为既往曲妥珠单抗治疗失败的 HER2 阳性 MBC 的Ⅲ级治疗推荐。

约 10% 的晚期乳腺癌患者为 HR+/HER2+,该亚型的一线治疗多采用抗 HER2 靶向治疗联合化疗,内分泌治疗往往在维持阶段采用。SYSUCC-002 研究是一项开放性、非劣效的Ⅲ期随机对照试验,旨在对比曲妥珠单抗联合内分泌治疗或联合化疗用于 HR+/HER2+ 转移性 MBC 一线治疗的疗效与安全性,研究共纳入 392 例患者。在 ITT 人群中,曲妥珠单抗联合化疗组和联合内分泌组中位 PFS 分别为 14.8 个月和 19.2 个月($HR=0.88,P=0.250$),亚组分析提示无病间歇期(DFI)24 个月以上的患者更能从曲妥珠单抗联合内分泌治疗中获益。与联合化疗组相比,联合内分泌治疗 ≥3 级不良事件发生率更低。因此对于 HR+/HER2+ 晚期乳腺癌患者,一线采用曲妥珠单抗联合内分泌治疗,疗效非劣效于曲妥珠单抗联合化疗,并且耐受性更好。

(二)酪氨酸激酶抑制剂

酪氨酸激酶抑制剂(TKI)为小分子化合物,与胞内 ATP 竞争阻断 HER2 信号,阻止磷酸化及下游分子通路的改变,从而发挥抗肿瘤作用。因其与单克隆抗体作用机制的差异,在克服曲妥珠单抗耐药上存在一定的优势。近年来小分子 TKI 在 HER2 阳性晚期乳腺癌领域亦有诸多进展,给 HER2 阳性 MBC 尤其是既往曲妥珠单抗经治患者、脑转移患者带来了更多治疗选择。

1. 吡咯替尼 吡咯替尼作为国产小分子抗 HER2 治疗 TKI 的代表,近年来在 HER2 阳性晚期乳腺癌中取得了卓越的疗效。Ⅱ期研究证实吡咯替尼联合卡培他滨相较拉帕替尼联合卡培他滨可显著提升既往曲妥珠单抗治疗失败的 HER2 阳性 MBC 的 PFS(18.1 个月 vs. 7.0 个月,$HR=0.36$,$P<0.0001$),客观缓解率(ORR)显著提高(78.5% vs. 57.1%,$P=0.01$)。研究入组 50 例脑转移患者,结果显示吡咯替尼联合卡培他滨在脑转移患者中的 ORR 为 76.9%,疾病控制率(DCR)达到 96.2%。紧随其后的 PHENIX 研究入组既往使用过曲妥珠单抗和紫杉类药物的患者,研究结果显示,吡咯替尼联合卡培他滨组患者中位 PFS 为 11.1 个月,显著优于安慰剂联合卡培他滨组(中位 PFS 为 4.1 个月,$P<0.001$)。2020 年 ASCO 大会上公布的Ⅲ期 PHOEBE 研究结果提示,吡咯替尼联合卡培他滨治疗组和拉帕替尼联合卡培他滨组 PFS 分别为 12.5 个月和 6.8 个月($HR=0.39,P<0.0001$)。该系列研究表明吡咯替尼显著改善了 HER2 阳性晚期乳腺癌的预后,也是抗 HER2 治疗历史上改变临床实践的又一里程碑,奠定了吡咯替尼在 HER2 阳性晚期乳腺癌治疗中的二线地位。在 CSCO 指南中,吡咯替尼联合卡培他滨列为曲妥珠单抗治疗失败的 HER2 阳性晚期乳腺癌患者的 I 级推荐。

PERMEATE 研究是一项多中心、单臂、双队列、Ⅱ期临床研究,共入组 78 例有颅内可测量病灶的 HER2 阳性脑转移乳腺癌患者,其中 69 例既往接受过曲妥珠单抗治疗。研究结果显示吡咯替尼联合卡培他滨治疗未经局部放疗的脑转移患者(59 例)颅内病灶 ORR 高达 74.6%,其中有 7 例(11.9%)患者达到完全缓解(CR),DCR 达到 93.2%,中位 PFS 达到 11.3 个月,夯实了吡咯替尼对于 HER2 阳性乳腺癌脑转移的卓越

疗效。

吡咯替尼在抗 HER2 二线治疗的优异成绩燃起了其在前线治疗的探索之火,多项小样本研究提示吡咯替尼联合化疗在 HER 阳性 MBC 一线治疗中的初步疗效令人惊喜,探索吡咯替尼对比安慰剂联合曲妥珠单抗和多西他赛用于 HER2 阳性晚期乳腺癌一线治疗的Ⅲ期临床试验(CTR20190622)正在进行之中,吡咯替尼有望在抗 HER2 一线治疗中再下一城。

2. 奈拉替尼 奈拉替尼是针对 HER1、HER2 和 HER4 靶点的不可逆小分子 TKI,NEfERT-T 研究对比了来那替尼联合紫杉醇和曲妥珠单抗联合紫杉醇一线治疗 HER2 阳性 MBC 的疗效,结果提示来那替尼组相较曲妥珠单抗治疗组 PFS 和 OS 均无改善,来那替尼挑战曲妥珠单抗一线治疗的地位以失败告终。NALA 研究是一项全球多中心、随机开放的Ⅲ期临床研究,纳入了共 621 例既往接受过 ≥2 种靶向治疗的 HER2 阳性 MBC 患者,评估奈拉替尼联合卡培他滨对比拉帕替尼联合卡培他滨的疗效性及安全性,结果显示奈拉替尼组相较拉帕替尼组显著改善患者 PFS(8.8 个月 vs. 6.6 个月,$HR=0.598,P=0.003$),其中中国亚组的进展或死亡风险相对降低 62%,OS 获益差异有统计学意义(23.8 个月 vs. 15.4 个月,$HR=0.598,P=0.017$),提示奈拉替尼联合卡培他滨可作为曲妥珠单抗治疗失败患者的可选策略。

3. 图卡替尼 图卡替尼是一种针对 HER2 靶点的高度选择性 TKI,对其他 HER 家族受体的抑制作用极小,因而 EGFR 抑制相关的毒性作用不明显。HER2CLIMB 研究是首个将抗 HER2 小分子 TKI 联合大分子单抗和化疗进行尝试的前瞻性Ⅲ期临床试验,研究纳入 612 例既往接受过曲妥珠单抗、帕妥珠单抗、T-DM1 治疗的 HER2 阳性 MBC 患者,对比图卡替尼或安慰剂联合曲妥珠单抗和卡培他滨的疗效和安全性。研究中 48% 的患者在基线时有脑转移,中位治疗线数为 4 线。结果显示,在脑转移患者中,图卡替尼组相较安慰剂组颅内进展或死亡风险下降 68%,中位 CNS-PFS 分别为 9.9 个月和 4.2 个月($HR=0.32,P<0.0001$)。中位随访 29.6 个月后,与安慰剂组相比,图卡替尼组中位 OS 显著延长(24.7 个月 vs. 19.2 个月,$HR=0.73,P=0.004$),中位 PFS 提高 2.7 个月(7.6 个月 vs. 4.9 个月,$HR=0.57,P<0.00001$)。安全性方面,图卡替尼组和安慰剂组患者的生活质量(EQ-5D-5L 评分)差异无统计学意义,且整个治疗过程健康相关生活质量(HRQoL)保持稳定。HER2CLIMB 研究的成功提示抗 HER2 大分子单抗联合小分子 TKI 可作为 HER2 阳性 MBC 患者治疗的新模式。

(三)ADC 药物

在抗 HER2 治疗药物日新月异的发展历程中,ADC 药物是浓墨重彩的一笔,近年来众多新型抗 HER2 治疗 ADC 药物不断研发问世,可谓是"群星闪耀、异彩纷呈"。ADC 类药物的强势崛起,使 HER2 阳性晚期乳腺癌的治疗跨入了新的时代。

1. T-DM1 T-DM1 于 2013 年获批用于 HER2 阳性晚期乳腺癌的二线治疗,随后 T-DM1 应用于既往接受 ≥2 种抗 HER2 治疗方案的 HER2 阳性 MBC 患者的Ⅲ期 TH3RESA 临床研究结果显示,T-DM1 相较医生选择方案 PFS 和 OS 均显著延长(两组中位 PFS:6.2 个月 vs. 3.4 个月,$HR=0.428$,

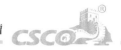

$P < 0.000\ 1$；中位 OS：22.7 个月 vs. 15.8 个月，HR=0.68，P=0.000 7）。基于 TH3RESA 研究结果，T-DM1 可作为抗 HER2 二线治疗后的选择，2022 年 CSCO 指南中，将 T-DM1 列为既往 TKI 治疗失败 HER2 阳性 MBC 的 II 级治疗推荐。

2. T-DXd　trastuzumab deruxtecan（T-DXd，DS-8201）是第三代抗 HER2 治疗 ADC，与传统 ADC 药物相比，T-DXd 具有更高的药物抗体比（DAR）和更高效的细胞毒载荷拓扑异构酶 I 抑制剂，尤为重要的是，T-DXd 具有高细胞膜通透性，可发挥"旁观者效应"，对于 HER2 低表达的肿瘤细胞亦显示强大的杀伤作用。2019 年 DESTINY-Breast 01 研究以突破性的疗效数据横空出世，既往中位治疗 6 线的 HER2 阳性晚期乳腺癌患者接受 T-DXd 治疗的中位 PFS 达到 19.4 个月。基于此，T-DXd 经 FDA 获批应用于接受过 2 种或以上抗 HER2 治疗的 HER2 阳性晚期乳腺癌，并纳入 NCCN 指南推荐，为难治性 HER2 阳性乳腺癌治疗长期以来的困境带来了革命性的突破。

鉴于 T-DXd 在抗 HER2 治疗后线取得的卓越临床数据，DESTINY-Breast03（DB-03）研究应运而生，DB-03 研究是 T-DXd 的首个随机对照、III 期研究，同时也是首个 ADC 药物之间头对头比较的临床研究，研究入组既往接受曲妥珠单抗和紫杉类治疗的 HER2 阳性不可切除和 / 或 MBC 患者，对比 T-DXd 和 T-DM1 的疗效及安全性。2021 年 ESMO 大会公布的研究结果显示，与 T-DM1 相比，T-DXd 具有显著统计学意义和临床意义的 PFS 改善（研究者评估的 PFS 为 25.1 个月 vs. 7.2 个月，HR=0.26，$P < 0.001$）、ORR 获益（79.7% vs. 34.2%）。2021 年 SABCS 大会更新的关键亚组数据提示，不论激素受体状态如何、既往帕妥珠单抗经治与否、是否内脏转移、既往治疗线数及是否合并脑转移，T-DXd 相比 T-DM1 均展现出显著的疗效获益，PFS 和 ORR 与总人群一致。T-DXd 组确认的颅内客观缓解率高达 63.9%，CR 率为 27.8%，显示强大的颅内控制效果。2022 年 ASCO 大会公布的安全性数据显示，T-DXd 组和 T-DM1 组治疗期间不良事件（TEAEs）发生率相似。T-DXd 组药物相关间质性肺疾病 / 肺炎发生率为 10.9%，T-DM1 组为 1.9%，大多为 1~2 级，两组均无 4~5 级不良事件发生。基于 DB-03 研究结果，ESMO-MBC、ABC6、NCCN 指南均推荐 T-DXd 作为 HER2 阳性晚期乳腺癌二线治疗的标准方案，2022 年 CSCO 指南中新增 T-DXd 作为曲妥珠单抗治疗失败 HER2 阳性 MBC 的 IA 类治疗推荐，进一步改写了 HER2 阳性晚期乳腺癌的治疗格局。

（四）其他 ADC 药物

1. SYD985　SYD985 是曲妥珠单抗偶联多卡霉素的新型 ADC 药物，TULIP 研究（NCT03262935）纳入既往治疗 ≥ 2 线或经 T-DM1 治疗进展的 HER2 阳性晚期乳腺癌患者，评估 SYD985 对比医生选择治疗方案（TPC）的疗效和安全性。结果提示对于多线治疗的 HER2 阳性 MBC 患者，SYD985 较 TPC 治疗的中位 PFS 显著提升（7.0 个月 vs. 4.9 个月，HR=0.64，P=0.002）。

2. ARX788　ARX788 由抗 HER2 单克隆抗体和毒素小分子 AS269 组成，ACE-BREAT-01 研究是一项开放标签、单中心、剂量递增的 I 期临床研究，采用 3+3 研究设计，对 69 例既往接受过多线治疗的 HER2 阳性 MBC 患者给予 ARX788 治疗，研究显示 ARX788（1.5mg/kg，每 3 周一次）治疗 ORR 达到 65.5%（95% CI 45.7%~82.1%），疾病控制率（DCR）为 100%（95% CI 81.2%~100%），中位无进展生存期（PFS）为 17.02 个月（95% CI 10.09 个月～未达到），且耐受性良好。ARX788 在经多抗 HER2 抗体、ADC、小分子 TKI、双功能抗体等多重抗 HER2 治疗进展的 HER2 阳性 MBC 患者中取得了令人鼓舞的疗效。

3. RC48　维迪西妥单抗（RC48）由 HER2 单克隆抗体和偶联的细胞毒药物为 MMAE（海兔毒素）组成，2021 年 ASCO 大会公布的维迪西妥单抗用于 HER2 阳性及 HER2 低表达晚期或转移性乳腺癌患者的 I 期和 Ib 期研究显示，维迪西妥单抗 2mg/kg 剂量组在 HER2 阳性亚组中 ORR 达到 42.9%，中位 PFS 为 6.0 个月。基于中国人群的对比维迪西妥单抗和拉帕替尼联合卡培他滨治疗既往接受过曲妥珠单抗和紫杉类治疗的 HER2 阳性局部晚期或转移性乳腺癌的 C006 研究正在进行，第一阶段中期部分数据显示对于 HER2 阳性伴有肝转移的乳腺癌患者，维迪西妥单抗治疗组的 ORR 高达 63.2%，中位 PFS 达 12.5 个月，同时未检测到新发的安全事件，提示维迪西妥单抗治疗 HER2 阳性 MBC 疗效及安全性均较理想。

三、小结与展望

抗 HER2 治疗药物的发展日新月异，尤其是新一代 ADC 药物的出现，使 HER2 阳性晚期乳腺癌的治疗领域迎来了继单克隆抗体、小分子 TKI 之后的新时代。得益于 ADC 工艺技术迭代赋予更加强效的作用机制，不断打破晚期乳腺癌治疗获益的天花板。ADC 联合化疗、大分子单抗、小分子 TKI、抗 HER2 靶向药物联合免疫检查点抑制剂等不同组合队列的研究正在探索中，更多研究数据的公布将共同谱写 HER2 阳性晚期乳腺癌治疗的新格局。当然，在大分子单抗、小分子 TKI 以及 ADC 药物铸就的抗 HER2 治疗的新时代，我们将面临新的命题与挑战，抗 HER2 治疗如何排兵布阵、如何有序制订全程治疗方案，探索更多靶向药物的优选组合，寻找抗 HER2 靶向药物的疗效预测标志物，挖掘并克服新型抗 HER2 靶向药物的耐药是未来探索的方向。

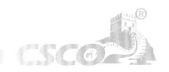

晚期乳腺癌治疗进展

南京医科大学第一附属医院

殷咏梅　杨帆

ST. Gallen 共识明确提出了乳腺癌的分子分型,化疗、内分泌治疗、靶向治疗等方案需依据分子分型进行量身定制。精准治疗理念已深入人心,驱动分子事件的识别和治疗靶点的验证推动临床新药发展的日新月异,乳腺癌管理的格局已发生了巨大变化。

一、HR 阳性乳腺癌

内分泌治疗是激素受体阳性(HR+)晚期乳腺癌(mBC)患者的核心治疗手段。乳腺癌内分泌治疗自 1896 年的卵巢切除术,已走过百年之路,进入精准靶向治疗时代。CDK4/6 抑制剂的问世改变了 HR+/HER2- 晚期乳腺癌治疗格局,联合内分泌一线治疗显著延长 PFS,疾病进展风险降低近 50%。HR+ 晚期乳腺癌治疗已进入靶向 + 内分泌治疗时代。

(一) CDK4/6 抑制剂联合 AI

Palbociclib 是最早公布临床研究的 CDK4/6 抑制剂。Ⅲ期 PALOMA-2 研究中,对于绝经后内分泌治疗敏感患者,Palbociclib+ 来曲唑组的中位无进展生存期(PFS)显著优于安慰剂 + 来曲唑组(24.8 个月 vs. 14.5 个月),开启晚期乳腺癌治疗的新格局。随后,MONALEESA-2 与 MONARCH-3 研究,Ribociclib 和 Abemaciclib 联合 AI 对比单药 AI 的临床研究,同样取得了与 PALOMA-2 研究类似的结果。MONALEESA-2 研究更新的 OS 数据表明,Ribociclib 组的中位总生存期(OS)较安慰剂组延长了 12 个月以上(63.9 个月 vs. 51.4 个月),剂量调整也不影响患者的 OS 获益。MONALEESA-7 研究首次证实了 CDK4/6 抑制剂一线治疗绝经前或围绝经期 HR+/HER2- 晚期乳腺癌患者的疗效。结果显示,Ribociclib 联合他莫昔芬 /AI+ 戈舍瑞林的中位 PFS 达到 23.8 个月,远高于安慰剂组的 13.0 个月。进一步巩固了 CDK4/6 抑制剂的晚期一线治疗地位。

(二) CDK4/6 抑制剂联合氟维司群

PALOMA-3 结果显示:氟维司群 +Palbociclib 组较对照组中位 PFS 显著改善(11.2 个月 vs. 4.6 个月,*HR*=0.497)。MONARCH-2 和 MONALEESA-3 证 实,Abemaciclib/Ribociclib+ 氟维司群较氟维司群单药显著延长患者的 PFS 及 OS。

Ribociclib+ 氟维司群一线治疗的中位总生存达到 67.6 个月,安慰剂组为 51.8 个月,有望达到 OS 数据的新高。Dalpiciclib 是我国自主研发的新型 CDK4/6 抑制剂,Ⅲ期 DAWNA-1 研究共纳入 361 例中国患者,达尔西利 + 氟维司群相较安慰剂 + 氟维司群显著改善患者 PFS(15.7 个月 vs. 7.2 个月,*HR*=0.42),与同类研究相比,DAWNA-1 研究体现中国人群数据,接受过晚期化疗以及内脏转移的患者占比更加接近中国目前的临床诊疗情况。CDK4/6 抑制剂便以不可阻挡之势席卷 HR 阳性晚期乳腺癌的各线治疗,彻底变革了晚期乳腺癌的内分泌治疗模式,2022 年 CSCO 指南推荐 CDK4/6 抑制剂联合 AI/ 氟维司群作为 HR+/HER2- 晚期乳腺癌一线治疗优选方案

(三) CDK4/6 抑制剂最佳拍档

MONARCH-2 & 3 汇总分析证实了 Abemaciclib+ 氟维司群 /NSAI 一线治疗 HR+/HER2- 晚期乳腺癌的 ORR 可达 57.5%,CBR 达 78.6%,总体数据十分亮眼。那么 CDK4/6 抑制剂联合氟维司群和联合 AI 一线治疗中孰优孰劣,CDK4/6 抑制剂最佳拍档是谁? PARSIFAL 研究是第一项全球多中心头对头比较氟维司群联合 CDK4/6 抑制剂和来曲唑联合 CDK4/6 抑制剂的研究,遗憾的是,CDK4/6 抑制剂 + 氟维司群对比 CDK4/6 抑制剂 + 来曲唑未能达到优效的研究终点。在更多证据来临之前,我们面对患者更需要综合前期治疗反应、经济情况、不良反应及依从性等因素,给予患者最合适的个体化治疗选择。

(四) CDK4/6 抑制剂跨线治疗

MAINTAIN 研究探索了氟维司群 / 依西美坦 ±Ribociclib 用于 CDK4/6 抑制剂治疗进展后 HR+/HER2- 转移性乳腺癌的获益。Ribociclib+ 氟维司群 / 依西美坦显著改善 PFS(5.33 个月 vs. 2.76 个月,*HR*=0.56,*P*=0.004)。另一项回顾性多中心研究评估了 Abemaciclib 用于 CDK4/6 抑制剂进展后 HR+/HER2- 转移性乳腺癌患者的疗效,中位 PFS 和 OS 分别为 5.3 个月和 17.2 个月,与 MONARCH-1 研究中 Abemaciclib 单药用于 CDK4/6 抑制剂初治的既往多次治疗 HR+/HER2- 乳腺癌患者中的疗效相似。CDK4/6 抑制剂跨线治疗的多项研究正在开展中(postMONARCH,TRINITI-1,PACE),有待进一步研究结果验证。

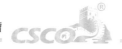

（五）PI3K/AKT/mTOR 通路抑制剂

mTOR 抑制剂依维莫司是最早开展研究的乳腺癌靶向治疗药物。早在 BOLERO-2 研究中已证实，对既往内分泌治疗耐药的患者，依维莫司联合依西美坦可以延长 PFS 达 2 倍以上（7.8 个月 vs. 3.2 个月）。

Alpelisib 是另一种 PI3Kα 抑制剂，Ⅲ期 SOLAR-1 研究显示了在氟维司群基础上加用 Alpelisib 用于既往 AI 治疗中或治疗后进展（允许 CDK4/6 抑制剂治疗）的 HR+/HER2–、*PIK3CA* 突变晚期乳腺癌的有效性（PFS：11.0 个月 vs. 5.7 个月；HR 0.65，*P*<0.001）。2022 年 ASCO 大会公布了生物标志物的结果，*PIK3CA* 突变患者均可从 Alpelisib+ 氟维司群治疗中获益。与 *FGFR1/2* 非突变患者相比，Alpelisib+ 氟维司群对 *FGFR1/2* 突变患者带来的 PFS 获益更大。Alpelisib+ 氟维司群带来的 PFS 获益与 *TP53*、*ESR1*、*CCND1*、*MAP3K1* 和 *ARID1A* 突变情况无关。本项结果也提示，在靶向治疗时代，通过基因检测明确耐药原因和类型，从而指导临床用药实现个体化的精准治疗是未来发展的趋势。BYLieve 研究是首项且唯一一项探索 Alpelisib 联合内分泌治疗既往 CDK4/6 抑制剂经治的 *PIK3CA* 突变的 HR+HER2– 晚期乳腺癌的前瞻性研究，证明了 Alpelisib 联合内分泌治疗的有效性和安全性，进一步确认了 SOLAR-1 研究的数据。支持后 CDK4/6 抑制剂时代使用 Alpelisib+ 内分泌治疗 HR+/HER2– 晚期乳腺癌。NCCN 指南推荐其与氟维司群联合用于 *PIK3CA* 基因突变的 HR+/HER2– 晚期乳腺癌患者的治疗。

Capivasertib 作为首个用于 HR+/HER2– 晚期乳腺癌的 AKT 抑制剂，在 FAKTION 研究中获得阳性结果，Capivasertib+ 氟维司群组对比安慰剂 + 氟维司群，显著改善了 PFS（10.3 个月 vs. 4.8 个月，*HR*=0.56）和 OS（29.3 个月 vs. 23.4 个月，*HR*=0.66），亚组分析表明，Capivasertib 在 PFS 和 OS 方面的获益，可能主要在 PIK3CA/AKT1/PTEN 通路改变的肿瘤患者。证实了抑制 PI3K/AKT 通路联合内分泌治疗的有效性，也为内分泌治疗失败的 HR+ 晚期乳腺癌提供了更多的循证医学依据。

（六）HDAC 抑制剂

西达本胺是中国自主研发的口服亚型选择性 HDAC 抑制剂，是首个在中国获批的 HDAC 抑制剂。ACE 研究观察了西达本胺联合依西美坦治疗 HR+ 晚期乳腺癌的疗效及安全性。结果显示西达本胺 + 依西美坦显著改善 PFS（9.2 个月 vs. 3.8 个月），ORR 分别为 18.4% 和 9.1%。同类药物恩替诺特却是命途多舛，国外Ⅲ期的 E2112 研究入组了非甾体 AI 治疗后进展的 HR 阳性、HER2 阴性的乳腺癌患者，接受依西美坦 + 恩替诺特（EE）或依西美坦 + 安慰剂（EP）治疗，未能获得阳性结果。2021 年 SABCS 公布了中国开展的Ⅲ期临床研究结果，恩替诺特取得了与西达本胺相当的疗效，恩替诺特联合依西美坦对比安慰剂联合依西美坦显著提升患者 PFS（6.32 个月 vs. 3.72 个月）。未来需要更多临床数据，探索恩替诺特的获益人群。

（七）其他新型内分泌治疗药物

口服选择性雌激素受体降解剂（口服 SERD）药物初露锋芒，在 HR+/HER2– 晚期乳腺癌患者中具有良好应用前景。Elacestrant 是一种口服 SERD，EMERALD 研究对其用于

CDK4/6 抑制剂治疗进展后的 ER+/HER2– 晚期乳腺癌的疗效和安全性进行评估。Elacestrant 可使患者的疾病进展或死亡风险降低 30%，且 *ESR1* 突变患者获益更大。Imlunestrant 也是一种口服 SERD，EMBER 研究中 Imlunestrant 单药治疗初见成效，在可评估的乳腺癌患者中，ORR 为 8.0%，CBR 为 40.4%，显示出令人鼓舞的抗肿瘤活性。Lasofoxifene 是新型 SERM 类药物，ELAINE 研究发现 Lasofoxifene+Abemaciclib 用于既往治疗进展的 *ESR1* 突变 ER+/HER2– 晚期乳腺癌具有良好疗效和安全性，完整研究结果尚未公布。

（八）抗体药物偶联

戈沙妥珠单抗（sacituzumab govitecan，SG）是一种靶向 TROP2 抗体药物偶联（ADC），TROPiCS-02 研究探索了戈沙妥珠单抗（SG）对比医生选择的化疗方案（TPC）后线治疗 HR+/HER2– 晚期乳腺癌的疗效和安全性。相比 TPC 组，SG 组患者显著改善了中位 PFS（5.5 个月 vs. 4.0 个月；*HR*=0.66）；SG 组和 TPC 组患者的 6 个月和 12 个月 PFS 率分别为 46% vs. 30% 和 21% vs. 7%。并且 SG 组的 ORR（21% vs. 14%）和 CBR（34% vs. 22%）均高于 TPC 组，中位缓解持续时间（mDoR）分别为 7.4 个月和 5.6 个月。这项研究是 TROP2 ADC 药物在 HR+/HER2– 乳腺癌领域的新突破，也为 CDK4/6 抑制剂治疗进展后患者提供了新选择。2022 年 NCCN 指南推荐 SG 用于 HR+/HER2– 以及三阴性乳腺癌患者的后线治疗。

（九）免疫治疗

今年 ASCO 大会一项研究中 20 例晚期乳腺癌患者接受帕博利珠单抗 +AI 治疗，耐受性良好，6 个月时 CBR 为 20%，其中 PR 为 10%，SD 为 15%；中位随访 40.1 个月，中位 PFS 为 1.8 个月，中位 OS 为 17.2 个月。对 14 例肿瘤标本进行 PD-L1 检测，其中 3 例 PD-L1 阳性，11 例 PD-L1 阴性，未发现 PD-L1 与疗效之间存在相关性。Keynote-B49 是帕博利珠单抗 + 化疗用于 HR+/HER2– 转移性乳腺癌患者的Ⅲ期研究，研究分为帕博利珠单抗 + 化疗组和安慰剂 + 化疗组，期待研究结果的公布，以期明确免疫联合化疗在 HR+/HER2– 患者中的疗效及优势人群。

二、三阴性乳腺癌

三阴性乳腺癌（TNBC）缺乏明确的治疗靶点，化疗是主要的系统治疗手段，是临床治疗难点。晚期 TNBC 一线化疗生存获益有限，中位 PFS 仅 4~8 个月，中位 OS 仅 12~18 个月。围绕 TNBC 的本质，已有众多研究进行探索。"复旦分型"通过不同组学层面数据的聚类，将所有 TNBC 分为 4 个亚型，分别是腔面雄激素受体型、免疫调节型、基底样及免疫抑制型以及间质型。TNBC 的治疗靶点虽然仍未明确，在精准治疗时代，免疫治疗、靶向治疗、ADC 药物在积极探索中，并展现出良好的应用前景。

（一）化疗

艾立布林是继紫杉、蒽环以后近 20 年来单药头对头Ⅲ期化疗研究中唯一一看到 OS 获益的化疗药。Ⅲ期 EMBRACE 研究（305 研究）证实艾立布林相比医生选择的治疗方案（TPC）可显著延长蒽环类和紫杉类耐药的转移性乳腺癌患者 OS

(13.1 个月 vs. 10.6 个月),STUDY-301 研究显示,相较于卡培他滨,艾立布林可显著延长 TNBC 亚组的中位 OS 达 5 个月(14.4 vs. 9.4 个月,*HR*=0.702,*P*=0.006)。STUDY-304 研究是由中国学者领导的一项对比艾立布林与长春瑞滨的Ⅲ期试验,入组既往接受 2~5 次化疗的转移性乳腺癌患者,相较于长春瑞滨,艾立布林可显著延长患者 PFS。2022 年 CSCO 指南中,艾立布林是紫杉类治疗失败人群的一级治疗推荐。

优替德隆是国内首个且唯一获批的埃博霉素类抗肿瘤药物。Ⅲ期临床研究 BG01-1312 入组了既往使用过蒽环类和紫杉类药物的晚期乳腺癌患者,优替德隆联合卡培他滨与卡培他滨单药相比,无进展生存期由 4.11 个月显著延长至 8.57 个月,疾病进展风险降低 54%。总生存期由 15.7 个月显著延长至 20.9 个月,死亡风险降低 31%,新型化疗药物的开发打破了晚期乳腺癌化疗用药的格局。随着临床用药经验上的积累,未来会给更多患者带来生存获益。

(二) 免疫治疗

IMpassion130 研究是免疫治疗在晚期 TNBC 一线治疗中首个获得阳性结果的Ⅲ期临床研究。在 PD-L1 阳性人群中,阿替利珠单抗组患者的中位 OS 长达 25.4 个月,较安慰剂组患者中位 OS 延长 7.5 个月。IMpassion131 研究评估了阿替利珠单抗联合紫杉醇一线治疗晚期 TNBC 的疗效,但 IMpassion131 研究没有达到首要研究终点,与安慰剂联合紫杉醇相比,阿替利珠单抗联合紫杉醇并未显著延长 PD-L1 阳性晚期 TNBC 患者的 PFS 和 OS。IMpassion131 的失败,对阿替利珠单抗在晚期 TNBC 中的应用有一定的警醒作用,相同的免疫检查点抑制剂在相似的研究设计中却获得不同的结果,导致这一现象的潜在原因尚不清楚,是源于两种不同的化疗药物的内在差异,或预处理使用的糖皮质激素,抑或其他原因,值得进一步探索。

Keynote-355 研究探索了帕博利珠单抗联合化疗对比安慰剂联合化疗一线治疗晚期 TNBC 的疗效。结果显示,对于 PD-L1 阳性(CPS ≥ 10)的晚期 TNBC,帕博利珠单抗联合化疗可显著提高 PFS 达 4.1 个月(9.7 个月 vs. 5.6 个月),降低了 35.0% 的复发风险,OS 也有显著改善(23 个月 vs. 16.1 个月,*HR*=0.66)。2021 年 11 月美国 FDA 批准帕博利珠单抗治疗局部复发不可切或转移性三阴性乳腺癌适应证。NCCN 和 CSCO 相继将其纳入指南。

(三) 靶向治疗

1. PARP 抑制剂 奥拉帕利的 OlympiAD 研究和 Talazoparib 的 EMBRACA 研究均显示 PARP 抑制剂能为携带 *BRCA* 突变的晚期乳腺癌患者带来 PFS 获益。2022 年 CSCO 指南 TNBC 的治疗中,新增奥拉帕利作为紫杉类治疗失败人群的可选方案(Ⅲ级推荐)。PARP 抑制剂与其他药物的最佳配伍也在探索中。Ⅲ期 BROCADE3 研究表明维利帕尼联合卡铂 / 紫杉醇相比安慰剂联合卡铂 / 紫杉醇,可改善 *BRCA1/2* 突变乳腺癌患者的 PFS(14.5 个月 vs. 12.6 个月,*HR*=0.72)。plasmaMATCH 研究队列 E 入组了筛选期的 ctDNA 检测无明确的靶点突变的三阴性乳腺癌,患者接受了奥拉帕利(PARP 抑制剂)联合 Ceralasertib(ATR 抑制剂)治疗,cRR 仅为 17.1%,未达预设疗效标准,但是在无胚系或体细胞 *BRCA1/2* 突变的患者中也观察到疗效,有待于进一步研究。

2. PI3K/AKT 通路抑制剂 LOTUS 研究的分析结果显示,AKT 抑制剂 Ipatasertib 联合紫杉醇一线治疗 TNBC 可改善晚期 TNBC 患者 PFS 和 OS。不过令人遗憾的是,在Ⅲ期的 IPATunity130 研究中,Ipatasertib 联合紫杉醇对比安慰剂联合紫杉醇治疗 PIK3CA/AKT1/PTEN 变异的晚期 TNBC 不能改善 PFS,错失主要研究终点。另一款 AKT 抑制剂 Capivasertib 在Ⅱ期 PAKT 研究中联合紫杉醇一线治疗 TNBC,达到了主要终点,对比安慰剂联合紫杉醇组,显著延长了 OS(19.1 个月 vs. 12.6 个月,*HR*=0.61)。该通路抑制剂目前的研究结果并不理想,可能与 TNBC 本身异质性高,同时 PI3K/AKT 下游信号通路复杂有关。

(四) ADC

2022 年 ASCO 公布的Ⅲ期 ASCENT 研究最终结果确认了戈沙妥珠单抗(SG)在 mTNBC 的临床获益,在既往接受过至少二线化疗的晚期 TNBC 患者中,SG 组(235 例)对比 TPC 组(233 例)显著延长了中位 PFS(5.6 个月 vs. 1.7 个月,*HR*=0.39,*P*<0.000 1)和中位 OS(12.1 个月 vs. 6.7 个月,*HR*=0.48,*P*<0.000 1)。研究组 24 个月时的 OS 率为 22.4%,TPC 组为 5.2%,同时安全性可控且改善患者生活质量。ASCENT 研究的成功,使 SG 成为全球首个获批的针对 TNBC 靶向 TROP2 的 ADC 药物。中国的桥接研究 EVER-132-001 中,ORR 为 38.8%,未来可期。今年的 CSCO 指南也将 SG 纳入三阴性乳腺癌(TNBC)晚期解救治疗(Ⅱ级推荐)。

三、HER2 阳性乳腺癌

HER2 阳性乳腺癌的治疗以靶向治疗联合其他药物为主。抗体偶联药物(ADC)的强势崛起,让 HER2 阳性乳腺癌治疗领域迎来了继单克隆抗体、小分子 TKI 之后的新时代,各种药物的排列组合为 HER2 阳性晚期乳腺癌提供全新治疗思路。改变了 HER2 阳性晚期乳腺癌治疗格局。

(一) 抗 HER2 大分子单抗

CLEOPATRA 研究奠定曲妥珠单抗加帕妥珠单抗治疗在 HER 阳性晚期乳腺癌一线治疗地位,对于曲妥珠单抗(新)辅助结束后>12 个月复发的 HER 阳性晚期乳腺癌患者,国内外权威指南均推荐曲妥珠单抗＋帕妥珠单抗联合化疗方案作为一线标准治疗方案。我国的原研药物伊尼妥单抗和曲妥珠单抗生物类似药 HLX02 已证实用于 HER2 阳性转移性乳腺癌患者的疗效和安全性,作为抗 HER2 单抗的可选药物。

马吉妥昔单抗是一种抗体 Fc 端改良的抗 HER2 单克隆抗体,SOPHIA 研究对比了马吉妥昔单抗或曲妥珠单抗联合化疗在接受过 ≥ 2 种抗 HER2 治疗后疾病进展的晚期乳腺癌患者的疗效,马吉妥昔单抗可降低 24% 疾病进展风险,延长了 PFS(0.9 个月)。基于此项研究,CSCO 指南推荐马吉妥昔单抗联合化疗用于既往曲妥珠单抗治疗失败患者。

(二) 小分子靶向药物

1. 吡咯替尼 吡咯替尼是中国自主研发的抗 HER2 靶向药物,是一种口服、不可逆的泛 HER 家族酪氨酸激酶抑制剂(TKI)。PHENIX 和 PHOEBE 这两项Ⅲ期临床研究已证

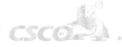

明，吡咯替尼联合卡培他滨显著降低曲妥珠单抗经治患者的疾病进展风险，PHENIX 研究的吡咯替尼组中位 PFS 为 11.1 个月，显著优于安慰剂联合卡培他滨组（中位 PFS 为 4.1 个月，P<0.001），PHOEBE 研究结果中吡咯替尼联合卡培他滨治疗组（n=134）和拉帕替尼联合卡培他滨组（n=132）PFS 分别为 12.5 个月和 6.8 个月（HR=0.39，P<0.000 1）。OS 结果更新进一步验证吡咯替尼在曲妥珠单抗经治患者中的价值。PHENIX 和 PHOEBE 交相辉映，吡咯替尼联合卡培他滨已成为中国 HER2 阳性晚期乳腺癌的标准二线治疗策略。

2. 图卡替尼　图卡替尼为高选择性靶向 HER2 的 TKI，HER2 CLIMB 研究是将抗 HER2 的小分子 TKI 联合大分子单抗和化疗进行尝试的大型前瞻性 Ⅲ 期临床试验，纳入 612 例既往接受过曲妥珠单抗、帕妥珠单抗、T-DM1 治疗的 HER2 阳性 MBC 患者，对比图卡替尼或安慰剂联合曲妥珠单抗和卡培他滨的疗效和安全性。证实图卡替尼+曲妥珠单抗+卡培他滨可显著降低 HER2 阳性转移性乳腺癌患者的疾病进展或死亡风险。HER2 CLIMB 的一大亮点在于研究入组了近 50% 的脑转移患者，包括未经治疗的、治疗后稳定和经治后进展的多种脑转移状态，接近真实世界状态。图卡替尼联合曲妥珠单抗和卡培他滨方案已成为 HER2 阳性 MBC 患者的治疗新选择，尤其为脑转移患者带来了新的希望。

（三）ADC

1. T-DXd　T-DXd 是近年来抗 HER2 靶向领域的最重磅药物，其与 T-DM1 同属抗体药物偶合物（ADC），由曲妥珠单抗通过肽基连接体偶联一种新型拓扑异构酶 I 抑制剂 DXd 构建而成。DESTINY-Breast01 研究中，T-DXd 在既往重度抗 HER2 治疗（中位治疗线数 6）的患者中力挽狂澜，使用 T-DXd 的患者中位随访时间达 20.5 个月，最新中位无进展生存期（PFS）为 19.4 个月；疾病控制率（DCR）为 97.3%，接近 100%。DESTINY-Breast 03 研究则重新定义了 HER2 阳性 MBC 二线标准治疗。研究评估既往接受曲妥珠单抗和紫杉醇治疗的 HER2 阳性转移性乳腺癌患者中，T-DXd 和 T-DM1 的疗效和安全性。结果显示，接受 T-Dxd 治疗的患者其疾病进展或死亡风险显著低于接受 T-DM1 治疗的患者，中位 PFS 分别为 25.1 个月 vs. 7.2 个月，亚组分析显示，在所有亚组中，T-Dxd 均优于 T-DM1，中位总生存两组都未达到，12 个月的总生存率分别为 94.1% vs. 85.9%（HR=0.55，P=0.007）。ORR 分别为 79.7% vs. 34.2%（95% CI 28.5%~40.3%）。正在进行的 DESTINY-Breast 09 中 T-DXd 挑战曲妥珠单抗+帕妥珠单抗双靶一线治疗地位，T-Dxd 正向 HER2+ 乳腺癌晚期一线、（新）辅助治疗发起挑战，并积极拓展 HER2 低表达、脑转移人群。T-DXd 的超强疗效未来有望颠覆 HER2 阳性晚期乳腺癌的整个治疗格局。

2. A166　A166 是国产靶向 HER2 ADC 药物，是微管蛋白抑制剂与曲妥珠单抗偶联药物，Ⅰ 期研究（CTR20181301）中初步证明了 A166 对 HER2 表达晚期实体瘤的疗效，两个剂量组的最佳客观缓解率（ORR）分别为 59.1% 和 71.4%，正在开展 Ⅱ 期临床。

3. T-DM1　EMILIA 研究确认了 T-DM1 用于既往经治 HER2 阳性晚期乳腺癌人群的有效性，亚洲人群临床缓解率与全球人群获益一致。然而在 T-Dxd 与小分子 TKI 的围攻下，T-DM1 地位尴尬，有待突围。

4. 维迪西妥单抗（RC48）　RC48 是中国自主研发原研抗 HER2 ADC 药物。2021 年 ASCO 大会公布的维迪西妥单抗用于 HER2 阳性及 HER2 低表达晚期或转移性乳腺癌患者的 Ⅰ 期和 Ⅰ b 期研究显示，维迪西妥单抗在 HER2 阳性亚组中客观缓解率（ORR）达到 42.9%，中位 PFS 为 6.0 个月。基于中国人群的对比维迪西妥单抗和拉帕替尼联合卡培他滨治疗既往接受过曲妥珠单抗和紫杉类治疗的 HER2 阳性局部晚期或转移性乳腺癌的 C006 研究正在进行，提示维迪西妥单抗可能成为 HER2 阳性晚期乳腺癌患者的治疗选择。

四、HER2 低表达

随着乳腺肿瘤异质性研究的不断深入，HER2 低表达这一变革性概念的提出重新定义了 HER2 阴性乳腺癌的判读标准，HER2 低表达定义为 HER2 免疫组化（immunohistochemistry，IHC）1+ 或 2+ 且原位杂交（in situ hybridization，ISH）阴性，其在生物学行为、临床病理特征、疗效预后方面均明显有别于 HER2 阴性（HER2 免疫组化表达为零）的患者。HER2 低表达患者在临床中并不少见，中国 12 467 例不同 HER2 表达状态乳腺癌的真实世界研究数据显示，HER2 低表达患者比例为 54%，其中高达 73% 的患者为 HR 阳性。另一项纳入 523 例中国人群乳腺癌患者的回顾性分析显示，HER2 低表达患者中 HR 阳性患者占比高达 87.4%，Ki67 表达水平显著低于 HER2 零表达亚组，并且 HER2 低表达肿瘤表现为更高的 PIK3CA 突变率以及更低的 TP53 突变率。

NSABP B47 研究结果表明，曲妥珠单抗联合化疗辅助治疗 HER2 低表达乳腺癌并不能改善患者的 iDFS、DFS 或 OS2。T-DM1、帕妥珠单抗也在 HER2 低表达患者进行了积极的尝试，但未表现出活性。HER2 低表达乳腺癌的治疗是亟待满足的医学需求。

我国自主研发的 ADC 药物 MRG002 正在进行低表达人群的探索，共入组 39 例患者，其中 HER2 1+38 例（97%），HR 阳性 33 例（85%），既往均接受过化疗，11 例受试者较基线时肿瘤缩小，其中 5 例首次疗效评估已达 PR，靶病灶较基线时平均缩小 34%（3.97%~70.33%），已显示较为理想的初步疗效。戈沙妥珠单抗（SG）也在这一领域进行了摸索。ASCENT 研究在 HER2 低表达人群进行探索，结果显示：HER2 低表达人群中，SG 组对比化疗组中位 PFS 为 6.2 个月 vs. 2.9 个月（HR=0.44，P=0.002），中位 OS 为 14.0 个月 vs. 8.7 个月（HR=0.43）。SG 在 HER2 低表达的 mTNBC 人群的 PFS 和 OS 均有显著获益。

DESTINY-Breast04 研究是一项 T-DXd vs. 医生选择的治疗方案（TPC）用于 HER2 低表达的不可切除和 / 或转移性乳腺癌患者的 Ⅲ 期研究，研究入组患者为既往接受过 1 线或 2 线化疗的 HR+ 或 HR−、HER2 低表达的不可切除和 / 或转移性乳腺癌（mBC）患者，随机（2∶1）分配至 T-DXd 组或医生选择的化疗组（TPC：卡培他滨、艾立布林、吉西他滨、紫杉醇或白蛋白 - 紫杉醇）。在所有患者（包括 HR− 和 HR+）中，T-DXd 治疗组中位 PFS 相较于 TPC 治疗组延长 4.8 个月（9.9 个月 vs. 5.1 个月），疾病进展或死亡风险显著降低 50%（HR

0.50，$P<0.001$）。OS 相较于 TPC 组延长 6.6 个月（23.4 个月 vs. 16.8 个月），死亡风险显著降低 36%（HR 0.64，$P=0.001\ 0$）。该研究取得 PFS 和 OS 双阳性结果，标志着 T-DXd 治疗获益人群将从 HER2 阳性拓展至 HER2 低表达患者，乃至为整个晚期乳腺癌的临床实践带来颠覆性变革。

五、新型靶向药物

HER3-DXd（U3-1402）是一款 HER3 ADC 药物，将靶向 HER3 胞外结构域的单克隆抗体 patritumab 和 Dxd 组合，U31402-A-J101 研究的有效性数据显示，HER3-Dxd 治疗 HR+/HER2– 乳腺癌的 ORR 为 30.1%、HER3 高表达 TNBC 为 22.6% 以及 HER2 阳性乳腺癌患者为 42.9%，在不同类型乳腺癌中具有临床意义且持久的抗肿瘤疗效，安全性可控，或可成为晚期乳腺癌治疗新选择。

六、小结与展望

2022 年晚期乳腺癌相关研究的公布及更新将为临床实践提供重要指导。HER3、TROP2 等更多治疗靶点的确认和新药临床研究的突飞猛进，晚期乳腺癌治疗呈现出多点开花、稳中有进的局面。HER2 低表达这一亚群与传统 HER2 阴性乳腺癌患者具有完全不同的生物学特征，有望成为乳腺癌的新亚型，相关研究高歌勇进。靶向治疗的疗效标志物、各类药物如何排兵布阵等问题尚需更多的临床研究来解答。乳腺癌的研究依然探索不止，征程不断。

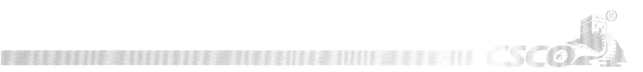

乳腺癌预后预测标志物研究进展

山东大学第二医院

叶春淼　王斐　余之刚

随着多学科综合诊疗模式特别是系统治疗的进步和乳腺钼靶筛查带来的早诊率提高,乳腺癌 5 年相对生存率已由 20 世纪 70 年代中期 75% 提高至 2011—2017 年确诊患者的 90%。但由于乳腺癌的高度异质性,仍有超过 30% 的乳腺癌患者面临复发、转移,早期对这部分患者进行有效识别、筛选并给予针对性的强化治疗,对改善其预后具有重要价值。如目前针对高危复发人群的内分泌治疗强化、抗 HER2 靶向治疗强化以及新辅助治疗后残存肿瘤的化疗强化等已进入临床实践。

肿瘤生物标志物是进行乳腺癌预后分层、人群筛选的重要工具。肿瘤生物标记通常指肿瘤细胞表面某种蛋白质表达情况(如乳腺癌的激素受体表达)、基因组改变(如乳腺癌 *BRCA1/2* 突变)或血液、局部微环境甚至影像学中某种组织、细胞或分子的特定表型。根据应用对象,生物标志物分为评估患病风险、筛查潜在患病对象的标志物、区分良恶性的诊断性标志物、用于确诊患者的预后和预测标志物。对于已确诊肿瘤患者,生物标志物根据其应用又可分为预测某种治疗反应的标志物和用于判断预后的标志物。

乳腺癌最经典的生物标志物包括雌激素受体(ER)、孕激素受体(PR)、人表皮生长因子受体 2(HER2)和细胞增殖指数(ki-67),它们在乳腺癌的诊断、治疗敏感性预测和预后分析中发挥了重要作用,并在临床实践中已作为常规检测。特别是 HER2 既是预后标志物又是预测标志物,很大程度上改变了乳腺癌的分子分型及临床诊疗模式。随着科研人员对乳腺癌研究的不断深入,在肿瘤发生发展中的分子生物学机制、局部微环境的炎症缺氧状态和肿瘤免疫应答领域不断突破,发现了许多新的生物标志物,它们各自代表了影响乳腺癌进展的关键通路,不仅可以提供更加精准的预后预测,还能作为干预靶点为患者提供更多治疗选择。一些临床研究正在逐步对新的肿瘤标志物的预测和预后价值进行验证。

本文将对乳腺癌经典生物标志物和新型生物标志物(包括免疫相关标志物、循环标志物、组学标志物及非编码 RNA 等)进行回顾。

一、经典乳腺癌生物标志物

(一) ER

ER 是核甾体受体家族成员,包括 ER-α 和 ER-β,乳腺癌中所述 ER 通常指 ER-α。ER 参与细胞的生长、增殖和分化,是乳腺癌中最成功的肿瘤标志物之一。作为一种转录调控因子,激活的 ER 与 DNA 增强子雌激素应答元件结合并诱导转录,也可结合到其他转录因子靶基因启动区调节基因转录活性。临床研究发现 ER 阳性是乳腺癌良好预后的分子特征,ER 阳性表达比例与强度也是内分泌治疗敏感性的评价指标。美国病理学家学院(CAP)/美国临床肿瘤学会(ASCO)在 2010 年对 ER 阳性的定义为 ≥1% 阳性染色,2020 年指南在此基础上增加了 1%~10% 为“低阳性”的定义,这部分病例仅占乳腺癌的 2%~3%,基因表达数据分析提示这部分患者是一个异质性群体,他们的基因表达谱和临床进程更接近 ER 阴性乳腺癌。

编码 ER 蛋白的 *ESR1* 突变也被认为是一种预后较差的生物标志物,大多数突变出现在 ER 配体结合结构域,特别是在 D538G、Y537S、E380Q、Y537C 和 Y537N 残基上,突变可导致配体激活、对芳香化酶抑制剂(AI)治疗的耐药性以及对他莫昔芬和氟维司群治疗的相对耐药性,其中与 Y537S 位点突变关系最强。已有若干临床试验使用液体活检检测 *ctDNA* 突变等对 *ESR1* 突变的潜在临床意义进行了评估。但由于 *ESR1* 突变通常在转移性疾病中接受 AI 治疗后出现,因此几项研究试图评估 *ESR1* 突变作为预测生物标志物的潜在价值,但由于异质性、研究样本量小、研究设计等因素导致结果有所不同。

(二) PR

PR 属于配体激活的核受体超家族,也是乳腺癌中最成功的肿瘤标志物之一,可以有效预测内分泌治疗反应。研究表明,在 ER 和 PR 阳性的转移性乳腺癌患者中,内分泌治疗反应比 ER 阳性但 PR 阴性组更好,但也有研究显示 PR 表达如同 ER 一样具有一定预后价值。

欧洲肿瘤标志物工作组建议所有新诊断的早期浸润性乳

腺癌都检测 ER 和 PR。对于临床中常遇到的 ER 与 PR 状态不一致的情况，建议如果原发肿瘤穿刺活检标本中的 ER 或 PR 为阴性，工作组建议在相关手术标本中重新检测。粗针活检和手术标本之间的激素受体状态可能存在差异，穿刺活检标本阴性而手术标本阳性的可能由于部分肿瘤异质性引起的采样误差；空芯针活检阳性而手术标本阴性可能与福尔马林固定延迟有关。

（三）HER-2

HER-2 是位于 17q21.1 染色体上的生长因子 1 家族成员，是乳腺癌最重要的生物标志物之一，既是预后标志物也是预测标志物。该受体家族主要通过外部生长因子作用于膜蛋白引起细胞内信号转导来影响基因转录和细胞间的通信。HER2 蛋白在乳腺癌中的作用于 1987 年首次被发现，并在后续一系列研究中得到证实，目前已广泛接受 HER2 扩增是乳腺癌的独立预后因素。

针对 HER-2 受体的靶向治疗是目前最成功的肿瘤靶向治疗之一。HER2 基因扩增是 HER2 受体抗体——曲妥珠单抗敏感性的标志物。约 15% 的乳腺癌患者存在 HER2 过表达和扩增，这部分患者对抗 HER2 治疗获益明显。近年来，随着对 HER2 异质性的认识逐渐加深，HER2 低表达（即免疫组化 1+ 或 2+，但 ISH 阴性）逐渐成为新的亚组人群，特别是新型 ADC 药物的出现为这部分人群带来了新的治疗手段。但目前仍没有足够证据支持该类人群可为新的独立分子分型人群。抗 HER2 药物种类日益迭代，抗 HER2 药物的普及性得到了巨大提升，因此，对所有确诊的乳腺癌患者都应进行 HER2 状态评估，对于 HER-2 过表达的乳腺癌患者，抗 HER-2 治疗是必要的。

（四）Ki-67

Ki-67 是一种非组蛋白核蛋白，存在于 G0 期以外的所有细胞周期阶段。其表达随着细胞周期的变化而变化，并在有丝分裂时达到峰值。Ki-67 是评价肿瘤细胞生长的重要生物标志物，通过免疫组化评估乳腺癌 Ki-67 表达比例，已被证实是乳腺癌的独立预测因子和预后因素。Ki-67 也是 21 基因模型纳入的基因之一，可以用于预测雌激素受体阳性、淋巴结阴性乳腺癌患者的复发风险和化疗获益，也是乳腺癌分子分型的重要参考指标。Ki-67 表达与乳腺癌更大的肿瘤大小、更高的组织学分级、淋巴浸润、更短的 OS 和 DFS 相关。此外，约 40% 的 DCIS 肿瘤高表达 Ki-67，其也被某些研究作为 DCIS 复发的预后因素。

二、血清肿瘤标志物

血清肿瘤标志物在许多恶性肿瘤的筛查、早期复发和治疗中发挥着重要作用，并在评估肿瘤治疗疗效评价中起到重要作用。目前，CEA、CA125 和 CA-153 三种血清肿瘤标志物是临床应用最广泛的乳腺癌血清标志物。CEA 是第一个被研究为与细胞黏附相关的糖蛋白分子的肿瘤抗原，在乳腺、胃肠和胰腺等内胚层组织发生炎症或癌症时，血清 CEA 水平升高。CA-153 是一种来自 MUC1 家族的糖蛋白，其糖基化变化使其成为一种有用的肿瘤标志物。与 CA-153 一样，CA125 也是 MUC1 基因的产物，而 MUC1 基因是卵巢和乳腺癌细胞

多细胞生存通路的主要调控因子。CA-153 和 CEA 水平与肿瘤负荷相关，高水平可能提示全身转移，肿瘤标志物水平的升高在转移性乳腺癌患者中比原发乳腺癌患者更常见。但 CA-153 和 CEA 水平对乳腺癌预后的重要性仍存在争议。有报道提出 CEA 和 CA-153 水平与肿瘤大小、腋窝淋巴结状态和激素受体状态等预后因素相关，但也有一些不支持这些生物标志物的预后价值，因此目前 CEA 和 CA-153 并未被推荐用于乳腺癌的筛查、诊断、分期和监测。

三、免疫相关肿瘤标志物

既往乳腺癌被认为是免疫原性较低的冷肿瘤，不是免疫治疗的适宜人群。近年来，免疫治疗也已成为乳腺癌治疗研究的焦点，免疫相关的肿瘤标志物也成为研究的热点。最常用的免疫治疗药物是免疫检查点抑制剂（ICIs），如程序性细胞死亡蛋白 1（PD-1）/PD 配体 1（PD-L1）抑制剂和抗细胞毒性 T 淋巴细胞抗原 4（CTLA-4）。与其他乳腺癌亚型相比，三阴性乳腺癌（TNBC）突变率高，具有更高的拷贝数变化、遗传不稳定性和结构重排频率，且这种高突变率与高淋巴细胞浸润和 PD-L1 表达增加有关。TNBC 患者，尤其是免疫浸润型患者，可能会从 ICI 中受益。因此，越来越多的临床试验对 ICI 治疗 TNBC 的疗效及肿瘤标志物的疗效预测作用研究进行了研究。

目前研究最多的与 TNBC 中 ICI 疗效相关的生物标志物是肿瘤浸润 T 淋巴细胞（TIL）、肿瘤突变负荷（TMB）和 PD-L1 表达状态。

（一）TIL

浸润免疫细胞的数量及其在免疫微环境中的组成可以决定乳腺癌治疗的结果。TIL 是存在于肿瘤间质细胞中的淋巴细胞群，它们以不同程度的单核细胞和淋巴细胞浸润为主。2014 年国际 TIL 工作组提出了评估基质 TIL 的标准化方法。高 TIL 比例与乳腺癌患者的更好预后相关，特别是在三阴性与 HER2 阳性乳腺癌患者中更为显著，但在激素受体阳性乳腺癌中 TIL 增加与乳腺癌患者的总生存期较短相关。不同乳腺癌亚型的 TIL 比例也不同。HER2+ 和 TNBC 患者中，TIL 比例高于激素受体阳性患者。有研究表明，TIL 也可预测对新辅助化疗的反应，高 TIL 与高 pCR 率相关。在 TNBC 和 HER2 阳性肿瘤中，TIL 增加与预后改善之间的关联已在多项研究中得到证实。

多项研究（包括 KEYNOTE-086 与 KEYNOTE-173 等）发现 TNBC 中 TIL 数量可预测 ICI 的疗效。GeparNuevo 试验的生物标志物分析结果发现新辅助治疗前到治疗后，肿瘤内 TIL 水平的增加可预测 pCR，特别是在 ICI 组中，此外还有研究发现新辅助治疗后早期 TNBC 患者的 TIL 增加与 DFS 和 OS 的改善有关。对 TIL 亚群的研究进一步发现，具有不同免疫细胞组成的 TIL 亚群代表不同的免疫反应和预后。CD8 阳性 TIL 比例高的转移性 TNBC 患者使用 ICI 可获得更好的疗效，而 FOXP3 阳性 T 细胞、未成熟 DC 和嗜酸性粒细胞富集则与较差的预后相关未来，TIL 及其亚型在 TNBC 中的预测和预后价值值得进一步探索。

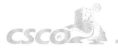

（二）TMB

TMB 是指每百万个碱基中检测到的碱基替换、体细胞基因编码错误和基因缺失或插入错误的总数。乳腺癌的各种亚型中，TNBC 的 TMB 最高，其次是 HER2 阳性乳腺癌。研究发现高 TMB 的转移性 TNBC 患者 ICIs 治疗效果更好，新辅助 ICI 治疗研究也发现 TMB 高的患者组 pCR 率更高。

也有研究质疑 TMB 在乳腺癌中的预测价值。有研究发现 TMB 与转移性乳腺癌 ICI 疗效无关，甚至有研究发现高 TMB 乳腺癌患者 ICI 疗效更差，但这些试验多未报告乳腺癌亚型，因此这些结论是否适用于 TNB 有待进一步研究。此外，不同试验中高 TMB 的阈值界定也不相同，可能导致结果不一致。美国 FDA 将高 TMB 定义为 TMB ≥ 10 个突变 /Mb。未来，TMB 阈值界定也是未来应用的挑战之一。

（三）PD-L1

PD-L1 是 PD-1 的配体，PD-1 联合 PD-L1 可传递抑制信号，减少淋巴结 CD8+T 细胞的增殖，导致肿瘤细胞免疫逃逸。约 20% 的 TNBB 表达 PD-L1。多项研究探讨了 PD-L1 对 TNBC 免疫治疗的预测价值，但结果并不一致。

IMpassion 130 和 KEYNOTE-355 研究表明，PD-L1 阳性表达可以识别 ICI 获益的转移性 TNBC 患者，NCCN 指南也推荐派姆单抗联合化疗作为局部晚期或具有 PD-L1 表达的 TNBC 患者的一线治疗方案。但针对早期 TNBC 患者进行的 KEYNOTE-522 和 IMpassion 031 研究不支持将 PD-L1 作为 ICI 疗效的预测因子。早期和晚期 TNBC 患者之间的不同结果表明，PD-L1 预测价值因个体免疫功能和疾病环境而异，其背后的潜在机制仍不清楚。此外，目前研究中也使用了不同的 PD-L1 检测方法。目前 PD-L1 的评分标准有四种：联合阳性评分（CPS）、肿瘤比例评分、免疫细胞评分和肿瘤细胞评分。目前尚没有研究对这四种评价方法并进行全面的比较，哪种方法能更好地反映 PD-L1 的表达水平和预测价值，有待进一步研究。此外，也有研究提示乳腺癌原发灶和转移灶 PD-L1 表达存在时间和空间差异。与原发部位相比，转移部位的 PD-L1 表达显著降低。因此，PD-L1 在 TNBC 中的潜在预测和预后价值仍然存在争议，需要准确可靠的评估系统来检测 PD-L1 表达及其动态变化并指导精准医疗。目前许多研究正在对 PD-L1 作为潜在的预后和预测生物标志物的实践进行评估和优化。

（四）细胞因子

肿瘤微环境中由肿瘤及间质细胞分泌的细胞因子，如白介素、肿瘤坏死因子、干扰素、集落刺激因子和转化生长因子等及其下游产物可能影响免疫治疗效果。例如在 NSCLC 和黑色素瘤中，具有高 IL-8 水平的黑色素瘤或 NSCLC 患者从 ICI 中获益有限。有研究发现 IL-8 可能对 TNBC 具有预后价值，且 IL-8 高表达与不良预后相关。IFI-γ 下游通路蛋白 IFI-γ 诱导的溶酶体巯基还原酶（IFI30）被证明能促进黑色素瘤、结肠癌等肿瘤的抗原递呈，且其与多种肿瘤预后相关。基于国人的一项流行病学研究证实，肿瘤组织 IFI30 高表达提示乳腺癌患者有更好的预后，但其在免疫微环境中的作用及能否作为 ICI 标志物仍有待研究。

四、循环肿瘤细胞（CTC）和循环肿瘤 DNA（ctDNA）

随着测序技术的快速发展，基于 CTC 和 ctDNA 的新型实体肿瘤血液分析技术应运而生，也称液体活检。CTC 较少见，但可能参与了肿瘤的进展，许多研究支持 CTC 是乳腺癌预后的生物标志物，CTC 数量增加与患者预后差有关，治疗期间的持续存在也预示治疗效果不佳。近期对 CTC 分子表型的研究为其替代转移性疾病的基因检测提供了一定依据。由于 CTC 采样相对容易且可以连续采样，因此比实体肿瘤采样具有独特的优势。CTC 检测可以预测转移性乳腺癌患者的生存期，无肿瘤细胞患者生存期远高于肿瘤细胞稳定的患者。转移灶与原发灶间 CTC 存在异质性，HER2 状态与原发肿瘤仅 23%~50% 一致，这提示部分原发肿瘤 HER2 阴性而 CTC 细胞 HER2 阳性患者可能也适合抗 HER2 治疗。因此，治疗或疾病进展期间监测 CTC 及其表型具有潜在的临床应用价值，但由于需要进一步的技术和临床验证，这些标志物的可靠测试和可重复性可能非常具有挑战性，以 CTC 为基础的生物标志物来指导治疗尚未纳入临床实践，评估 CTC 生物标志物（如 ER 和 HER2）的方法尚没有标准化。循环细胞游离 DNA（cfDNA）或 ctDNA 检测技术提供了一种用于预测预后的微创检测手段，可以用于疾病转移的早期评估监测。ctDNA 不仅存在于晚期乳腺癌患者，在很多早期乳腺癌患者也可以检测到。ctDNA 与淋巴结和激素受体状态相关，可用于检测体细胞变异。肿瘤特异性细胞突变也被用于监测 ctDNA 乳腺癌进展，但乳腺癌中只有少数突变被定义。

五、组学生物标志物

（一）多基因检测

早期乳腺癌中，分子分型和基因表达谱提高了临床病理因素和常用生物标志物之外预测远处复发风险的能力。基因表达谱如 OncotypeDX 和 Mammaprint 是 ER 阳性、HER2 阴性和淋巴结阴性乳腺癌制订化疗决策的有效参考指标。OncotypeDX 使用 RT-PCR 在 mRNA 水平评估 21 个基因的表达，根据评估基因的相对表达计算复发分数，已被广泛验证其对淋巴结阴性及淋巴结阳性患者化疗获益的预测价值，也获得美国国家综合癌症网络指南推荐。但目前，仍缺乏对其长期随访的验证，以及缺乏对 ER 阴性患者的验证。MammaPrint 是另一种经过验证的检测，它使用微阵列来评估 70 个主要参与肿瘤调节途径的基因的相对表达，根据基因的相对表达情况，将患者分为癌症复发低风险和高风险两类。MammaPrin 也已被验证并广泛用于预测癌症复发的可能性，并作为治疗的重要标志物。此外，28 基因检测、50 基因检测等也有一定的循证医学证据支持其对乳腺癌预后的预测机制。以上这些多基因检测分析均纳入了复杂的数据，对于特定患者人群具有较好的预测能力，随着临床应用实践与普及，将逐渐发展和完善。

（二）甲基化位点

DNA 甲基化是癌症基因组中最早、最稳定、最频繁的改变之一。DNA甲基化改变呈现肿瘤组织特异性,肿瘤中DNA甲基化改变的频率很高,高于基因突变频率,因此,DNA甲基化是很好的候选生物标志物以预测乳腺癌预后。

有研究发现乳腺癌患者甲基化状态对早期乳腺癌的灵敏度和特异度超过80%,与乳房X线摄影筛查相当,并且在Ⅱ期和Ⅲ期乳腺癌中高于Ⅰ期乳腺癌。目前已有技术可以实现对cfDNA甲基化的检测,对Ⅲ期和Ⅳ期乳腺癌的灵敏度和特异度>95%,但对Ⅰ期和Ⅱ期乳腺癌的灵敏度和特异度较低。

也有研究证实了cfDNA甲基化检测可监测乳腺癌新辅助治疗反应,也有研究用于预测晚期乳腺癌患者的预后及监测全身治疗的反应。另有研究发现 *PTEN*、*PTGER4*、*CDK10*、*HOXC10*、*ID4*、*NAT1*、*PITX2* 和 *PGR* 等高甲基化是内分泌治疗耐药性和较差临床结局的预测因子,*ESRI* 和 *CYP1B1* 的高甲基化则与乳腺癌良好预后相关。某些基因甲基化(FERD3L 和 TRIP10 panel)可作为新辅助化疗 pCR 的预测性生物标志物。TNBC 中,差异甲基化区域(DMRs)可用于 TNBC 预后的分类,显示出 DNA 甲基化生物标志物在 TNBC 患者预后预测中的潜力。但整体而言,关于甲基化生物标志物预测 TNBC 化疗反应的研究相对有限。目前,以上多数研究样本量均较小,仍有待更大样本的研究进行验证。

(三)乳腺癌常见基因突变

也有一些新的基因突变预测指标被推荐用于特定的转移性乳腺癌。例如 NCCN 推荐将 *BRCA1/2* 胚系突变作为 PARP 抑制剂治疗转移性患者潜在获益的预测指标,PARP 抑制剂也被证明可以改善具有 *BRCA1/2* 胚系突变的早期高风险 HER2 阴性患者的无病生存。对于转移性 ER 阳性乳腺癌易感基因,可以考虑对肿瘤或 ctDNA 进行 *PIK3CA* 突变检测,它可以预测联合使用阿培利司与氟维司群抑制 PI3K 和 ER 通路的获益。

六、非编码 RNA

自中心法则以来的几十年里,癌症生物学研究一直专注于编码蛋白质的基因的参与,但编码蛋白质的基因的总百分比仅占基因组的 2%,其余之前被认为是"垃圾"非编码 RNA 逐渐被发现在细胞生物学中具有关键作用(例如沉默基因),近年来,非编码 RNA 已被证明对癌症的生长起着至关重要的作用,呈指数增长的证据支持它们对预测患者预后的影响,包括 microRNA(miRNA)、环状 RNA(cricRNA)、长 ncRNA(lncRNA)和 tRNA 衍生片段等。

最近的研究表明,lncRNA 可能与癌症的增殖、存活、EMT 和转移有关。大量研究表明,肿瘤、血清、外泌体中的多种 lncRNA 与 miRNA 表达可以通过多种方式调节癌症发生发展过程,它们与乳腺癌治疗敏感性、肿瘤大小、淋巴结转移、患者预后等相关,在预测治疗效果与患者预后方面发挥了一定价值。一些预后预测模型将 lncRNA-miRNA-mRNA 网络纳入,也展现出对乳腺癌预后良好的预测能力。在新辅助研究中,许多 microRNA 与乳腺癌新辅助化疗反应存在关联,并能预测新辅助反应性。检测技术的发展正在逐步推进了相应检测在临床中的应用。针对这些 ncRNA 的免疫和靶向治疗也正在一些临床试验进行探索。

综上,目前乳腺癌预后与预测相关的生物标志物探索如火如荼,随着技术的不断更新迭代,新型生物标志物也不断涌现。但由于乳腺癌的复杂性与异质性,目前仍少有标志物能真正改变临床实践,ER、PR、HER2 等传统生物标志物仍为应用最广泛的标志物。

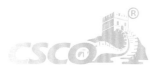

激素受体阳性晚期乳腺癌治疗进展

哈尔滨医科大学附属肿瘤医院

赵文辉　张清媛

乳腺癌患者中约 75% 为激素受体阳性（HR+）型，内分泌治疗是其重要的全身治疗手段。尤其对于 HR+HER2– 晚期乳腺癌，CDK4/6 抑制剂、PI3K 抑制剂、HDAC 抑制剂、ADC 等靶向药物的加入，明显改善了患者的生存，所以 HR+ 晚期乳腺癌的治疗已经进入了内分泌联合靶向的时代，本文将就近一年来晚期 HR+ 晚期乳腺癌的治疗进展做一简要总结。

一、CDK4/6 抑制剂

自 2015 年美国 FDA 批准 CDK4/6 抑制剂 palbociclib 用于复发转移性乳腺癌的治疗开始，目前已有四种 CDK4/6 抑制剂相继获批上市，改变了激素受体阳性晚期乳腺癌治疗的格局。目前内分泌治疗联合 CDK4/6 抑制剂，已成为 HR+/HER2– 晚期乳腺癌患者的标准治疗方案。关于 CDK4/6 抑制剂在晚期乳腺癌中的研究，一年来有如下更新数据：

（一）CDK4/6 跨线治疗

随着 CDK4/6 抑制剂在国内药物可及性的不断提升，很大比例的激素受体阳性 HER2 阴性晚期乳腺癌患者会在一线或二线接受 CDK4/6 抑制剂联合内分泌治疗，因此其失败后是否可更换另一种 CDK4/6 抑制剂成为临床中面临的一个很常见问题。MAINTAIN 研究是一项随机、双盲、安慰剂对照 II 期试验，旨在评估 CDK4/6 抑制剂治疗进展后换用内分泌治疗搭档联合瑞博西利的疗效，研究共入组 119 例 HR+HER2– 在 CDK4/6 抑制剂和内分泌治疗期间肿瘤进展的晚期乳腺癌患者，被 1:1 随机分配到氟维司群或依西美坦联合或不联合 ribociclib 两组。以往接受过氟维司群治疗的患者转换接受依西美坦作为内分泌治疗，以往接受过芳香化酶抑制剂治疗的患者则接受氟维司群治疗，如果患者以往没有接受过两者治疗，则由研究者决定患者接受氟维司群或依西美坦治疗。

2022 年 ASCO 大会报道了该研究最新数据，在 120 例可评估患者中，1 例患者由于没有在服用 ribociclib 或安慰剂的同时进行内分泌治疗而被剔除。除 1 例患者外，其他患者均为女性，中位年龄为 57.0 岁，88 例患者为白种人。99 例患者（83%）接受氟维司群治疗，20 例患者（17%）接受依西美坦治疗。103 例患者先前接受了哌柏西利，14 例 ribociclib，2 例

阿贝西利（2%）。与安慰剂组相比，ribociclib 联合氟维司群/依西美坦的 mPFS 显著延长（2.76 个月 vs. 5.29 个月）。在 6 个月时，ribociclib 组有 41.2% 患者无进展，而安慰剂组仅为 23.9%。12 个月时，ribociclib 组有 24.6% 患者无进展，安慰剂组仅为 7.4%。研究结果提示，在既往 CDK4/6 抑制剂治疗进展的患者中，更换内分泌药物继续联合 ribociclib 治疗仍能取得临床获益。该研究为小样本 II 期研究，其结论需进一步 III 期临床研究证实。

CDK4/6 抑制剂跨线治疗的疗效生物标志物，以及与其他内分泌联合治疗方案包括磷酸肌醇 3 激酶（PI3K）抑制剂、依维莫司、组蛋白去乙酰化酶（HDAC）抑制剂等孰优孰劣，需要未来的临床研究数据给我们答案。

（二）CDK4/6 抑制剂一线治疗总生存数据更新

MONALEESA-3 研究是首个评估 CDK4/6 抑制剂 ribociclib 联合氟维司群用于治疗绝经后 HR+/HER2– 晚期乳腺癌患者疗效的随机对照 III 期临床研究。2022 年 ESMO BC 会议更新了 MONALEESA-3 研究一线治疗亚组数据，中位随访时间延长为 70.8 个月，结果显示：ribociclib 联合氟维司群相较对照组一线治疗总生存（OS）获益明显（mOS：67.6 个月 vs. 51.8 个月），5 年总生存率分别为 56.5% 和 42.1%。本次 MONALEESA-3 研究报道了迄今为止在晚期 HR+ 乳腺癌 III 期临床研究中一线治疗人群最长的 mOS（67.6 个月）。该研究结果为应用 CDK4/6 抑制剂联合氟维司群一线治疗 HR+/HER2– 晚期乳腺癌提供了更多循证医学证据。

MONALEESA-2 是在绝经后 HR+/HER2– 晚期乳腺癌患者中评估 ribociclib 联合来曲唑一线治疗疗效和安全性的 III 期临床研究。前期数据显示 ribociclib 联合来曲唑相比单药来曲唑可有效提高患者 PFS。2022 年 3 月，公布了 MONALEESA-2 研究总生存的数据。中位随访 6.6 年，ribociclib 组患者 mOS 为 63.9 个月（安慰剂组为 51.4 个月），ribociclib 组 60 个月总生存率为 52.3%（安慰剂组为 43.9%），72 个月总生存率为 44.2%（安慰剂组为 32.0%），ribociclib 联合来曲唑一线治疗 HR+/HER2– 晚期乳腺癌患者，不仅带来 PFS 的获益，也带来 OS 的获益。

PALOMA-3 研究是在内分泌治疗耐药 HR+/HER2– 晚期乳腺癌患者中评估 palbociclib 联合氟维司群治疗疗效和安

全性的Ⅲ期临床研究。2022年5月，该研究更新了总生存数据，palbociclib+氟维司群组和安慰剂+氟维司群组的 mOS 分别为34.8个月和28.0个月，6年OS率分别为19.1%和12.9%。在各亚组中，不论循环肿瘤细胞分数以及 ctDNA 检测的 *ESR1*、*PIK3CA* 或 *TP53* 突变状态如何，palbociclib+氟维司群组的 PFS 和 OS 均优于安慰剂+氟维司群组。因此，palbociclib+氟维司群可作为 HR+/HER2− 晚期乳腺癌患者内分泌耐药后的二线治疗选择。

PALOMA-2 是在绝经后 HR+/HER2− 晚期乳腺癌患者中评估 palbociclib 联合来曲唑一线治疗疗效和安全性的Ⅲ期临床研究。2022年 ASCO 会议公布了 PALOMA-2 的总生存数据，palbociclib 组和安慰剂组 mOS 分别为53.9个月和51.2个月，palbociclib 组对比安慰剂组虽然显示出一定程度的总生存延长，但未达到统计学差异。PALOMA-2 作为 PALOMA-1 的验证Ⅲ期研究，将两个研究联合分析结果显示，在无疾病间期>12个月的患者中，palbociclib 组和安慰剂组的 mOS 分别为66.3个月和47.4个月，总生存获益明显。

临床研究中，不同的 CDK4/6 抑制剂在 HR+/HER2− 晚期乳腺癌患者一线的总生存获益不尽相同。PALOMA-2 亚组分析显示，无疾病间期>12个月、辅助阶段曾接受 CDK4/6 抑制剂治疗和仅骨转移的患者接受 palbociclib 治疗获益明显。而 MONARCH 3 研究显示，无疾病间期<36个月、肝转移的患者接受 abemaciclib 获益更显著。PALOMA-2、MONARCH 3 等研究的亚组分析结果为临床中根据疾病转移部位选择 CDK4/6 抑制剂提供了一定的参考。

（三）三种 CDK4/6 抑制剂 ESMO 评分更新

ribociclib、palbociclib 和 abemaciclib 三种 CDK4/6 抑制剂在药物结构、药理机制和临床前研究数据等方面存在一定的差异。目前，三种 CDK4/6 抑制剂尚未发表过头对头比较的研究数据，其具体优劣在临床应用中仍有一定争议。

2021年11月，第六届晚期乳腺癌国际共识会议更新了三种 CDK4/6 抑制剂的临床获益量表评分。临床获益量表是共识指南中 ESMO 根据 PFS、OS、患者生活质量、花费等因素所制订，获益较低为1~2分，中等获益为3分，实质性获益为4~5分。"Ribociclib+ET" 用于绝经前患者一线治疗的评分依旧保持为5分，"ribociclib+氟维司群" 一线和二线治疗、"palbociclib/Abemaciclib+氟维司群" 二线治疗依旧保持4分，"palbociclib/Abemaciclib+芳香化酶抑制剂" 用于一线治疗的评分依旧保持为3分。而 "ribociclib+芳香化酶抑制剂（AI）" 用于绝经后患者一线治疗的评分由3分提升为4分。基于以上3种不同 CDK4/6 抑制剂结构和临床研究数据的差异，指南推荐在临床实践中对 CDK4/6 抑制剂进行区别对待及合理使用。

（四）CDK4/6 抑制剂联合内分泌治疗与化疗的比较

发表于2019年的 Young-PEARL 研究与发表于2021年的 PEARL 研究分别就绝经前/后的 HR+/HER2− 晚期乳腺癌患者接受 CDK4/6 抑制剂联合内分泌治疗与化疗的治疗选择问题进行了探索。Young-PEARL 研究的入组人群为绝经

前 HR+/HER2− 晚期乳腺癌患者（允许既往接受过一线化疗及一线他莫昔芬治疗）。患者随机分为 palbociclib+依西美坦+亮丙瑞林组（Palbociclib 组）和卡培他滨组。中位随访17个月，palbociclib 组的疗效显著优于卡培他滨，中位 PFS 分别为20.1个月和14.4个月。PEARL 研究是在绝经后 AI 治疗失败的 HR+/HER2− 晚期乳腺癌患者中进行 CDK4/6 抑制剂联合内分泌治疗与化疗比较的Ⅲ期临床研究。中位随访13.5个月时，palbociclib+氟维司群组和卡培他滨组的 mPFS 分别为7.5个月和10个月。中位随访18.9个月时，mPFS 分别为8.0个月和10.6个月。此研究中 palbociclib+内分泌治疗对比卡培他滨并没有显示出疗效上的优势。

尽管上述两项设计相似的临床研究结果差异较大，但基于既往已发表的临床研究中 CDK4/6 抑制剂在疗效和安全性方面突出的优势，大多数专家仍然认为相较化疗，CDK4/6 抑制剂联合内分泌治疗是 HR+/HER2− 晚期乳腺癌患者获益更大的治疗方案。

（五）CDK4/6 抑制剂治疗三阳乳腺癌

DAWNA-1 研究证实了我国首个原研 CDK4/6 抑制剂 dalpiciclib 联合氟维司群治疗 HR+/HER2− 晚期乳腺癌相比氟维司群单药可显著改善 PFS。基于该研究数据，dalpiciclib 获得中国国家药品监督管理局批准上市，联合氟维司群用于经内分泌治疗进展的 HR+/HER2− 晚期乳腺癌的治疗。近期，dalpiciclib 的相关临床研究探究了该药物的其他适应证。LORDSHIPS Ⅰ期临床研究探索了 dalpiciclib 联合吡咯替尼、来曲唑治疗 HR+/HER2+ 晚期乳腺癌患者的疗效与安全性。共有15例患者被纳入三个剂量组合队列（来曲唑/吡咯替尼/dalpiciclib，level/I：2.5/400/125mg，*n*=5；level/L1：2.5/400/100mg，*n*=6；level/L2：2.5/320/125mg，*n*=4）。3例患者经历了剂量限制性毒性（level/I，*n*=2；level/L1，*n*=1）。最常见的3~4级不良事件是中性粒细胞减少症（46.7%）、白细胞减少症（40.0%）、口腔黏膜炎（26.7%）和腹泻（20.0%）。研究治疗作为一线和二线抗 HER2 靶向治疗的确认客观缓解率（ORR）分别为85.7%（6/7）和50.0%（4/8），总体 ORR 为66.7%，mPFS 为11.3个月。1L 的 PFS 尚未达到，而 2L 的 PFS 为10.9个月。研究证实了 dalpiciclib 联合吡咯替尼、来曲唑的完全口服组合是 HR+/HER2+ 晚期乳腺癌患者的一种有潜力的治疗选择，剂量扩展Ⅱ期研究正在进行中。

二、PI3K-AKT-mTOR 通路抑制剂

在复杂的内分泌耐药机制中，PI3K-AKT-mTOR 信号通路的异常活化占据重要地位，约50%的 HR+/HER2− 晚期乳腺癌中存在该通路激活。临床前研究发现，PI3K-AKT-mTOR 通路活化可引起 ER 非配体依赖性的异常激活，因此，抑制 PI3K-AKT-mTOR 通路活化能够起到逆转或延缓内分泌耐药的作用。

（一）PI3K 抑制剂

alpelisib 是首个获批应用于 HR+/HER2− 晚期乳腺癌的口服 α-选择性 PI3K 抑制剂和降解剂。BYLieve 研究是在 CDK4/6 抑制剂治疗后、PIK3CA 突变的 HR+/HER2− 晚期乳腺癌患者中分析 alpelisib 联合内分泌治疗（队列 A 氟维司群

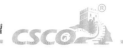

或队列 B 来曲唑)的疗效和安全性的Ⅱ期临床研究,各队列中根据既往 CDK4/6 抑制剂治疗时间(≤ 6 个月或> 6 个月)进行分层分析。2021 年 SABCS 大会上公布了该研究的最新数据,在队列 A 中 CDK4/6 抑制剂治疗时间 ≤ 6 个月组和> 6 个月组之间 mPFS 的风险比(HR)为 0.50,mPFS 分别为 10.0 个月和 6.0 个月,表明 CDK4/6 抑制剂治疗时间 ≤ 6 个月组患者疾病进展风险较低。在队列 B 中 ≤ 6 个月和> 6 个月组之间 mPFS 的 HR 为 0.76,mPFS 分别为 5.9 个月和 5.6 个月,亚组之间进展风险无差异。研究结果证实了 alpelisib 靶向 PI3K 可为 CDK4/6 抑制剂耐药患者(包括早期进展者)提供临床获益,并支持 alpelisib 联合内分泌治疗作为 CDK4/6 抑制剂耐药后的下一线治疗选择。

(二)AKT 抑制剂

capivasertib 是一种高选择性的口服小分子 AKT 抑制剂,FAKTION 研究是一项旨在探索 capivasertib 联合氟维司群用于 HR+/HER2– 的绝经后、转移性或局部晚期、AI 治疗耐药乳腺癌患者的疗效和安全性的Ⅱ期临床试验。研究方案中预先设计了依据 PIK3CA-AKT-PTEN 状态进行亚组分析以探索 capivasertib 联合氟维司群方案的适宜人群。2022 年 ASCO 会议报道了 FAKTION 研究总生存结果、无进展生存更新结果以及深度生物标志物分析数据。此次深度生物标志物分析方法,采用 Foundation One CDx 和 Guardant OMNI 平台对可利用的肿瘤组织和血浆标本进行靶向 NGS 测序,分为通路改变组和通路未改变组。结果显示:截至 2022 年 1 月,在 ITT 人群中报道了 108 例总生存事件,试验组和安慰剂组的 mOS 分别为 29.3 个月和 23.4 个月,capivasertib 联合氟维司群给患者带来总生存的获益。亚组分析显示,通路改变的患者中,试验组和安慰剂组的 mOS 分别为 38.9 个月对比 20.0 个月,差异有统计学意义;在通路未改变的患者中,试验组和安慰剂组的中位总生存分别为 26.0 个月和 25.2 个月,差异无统计学意义。更新的 PFS 数据显示,在 ITT 人群中试验组持续保持显著获益,mPFS 为 10.3 个月,安慰剂组 mPFS 为 4.8 个月。亚组分析显示,通路改变的患者中,试验组和安慰剂组的 mPFS 分别为 12.8 个月和 4.6 个月;在通路未改变的患者中,试验组和安慰剂组的 mPFS 分别为 7.7 个月和 4.9 个月。关于药物 AEs,试验组 41% 患者因 AEs 减量,12% 患者因 AEs 停药,最常见导致减量的不良反应是皮疹、腹泻、恶心或呕吐。对 33 例减量患者的分析显示,这些患者的中位无进展生存也能达到 13.5 个月,表明因不良反应减量并未影响疗效。FAKTION 研究是第一个 AKT 抑制剂用于 HR+/HER2– 晚期乳腺癌取得 ITT 人群主要终点无进展生存阳性结果、达到次要终点总生存显著获益的临床研究。尽管初步分析结果显示 capivasertib 疗效不受 PIK3CA-AKT-PTEN 通路改变的影响,但最终基于靶向 NGS 技术所得到的深度生物标志物分析显示 PIK3CA-AKT-PTEN 通路改变显著影响疗效,这也提示精准检测手段对于筛选靶向药物优势人群的重要价值。

(三)mTOR 抑制剂

经典的 mTOR 抑制剂是依维莫司,BOLERO2 研究证实依维莫司联合依西美坦能够给非甾体 AI 治疗失败的患者带来 PFS 获益。MIRACLE 研究探索了选择性雌激素受体调节剂耐药的绝经前 HR+/HER-2 晚期乳腺癌患者中 mTOR 抑制

剂依维莫司联合来曲唑与来曲唑治疗的疗效差异,研究结果于 2021 年发表于 JAMA Oncol 杂志。该研究共入组 199 例患者,以 1:1 随机分配接受依维莫司 + 来曲唑(n=101)或单独来曲唑(n=98)。与单独接受来曲唑的患者相比,接受依维莫司联合来曲唑的患者中位 PFS 显著延长(19.4 个月 vs. 12.9 个月)。结果显示,与来曲唑相比,依维莫司联合来曲唑治疗能够给 HR+/HER-2 晚期乳腺癌患者带来 PFS 的获益。

TRINITI-1 是一项单臂 Ⅰ/Ⅱ期的临床研究,共纳入 104 例 HR+/HER2– 晚期乳腺癌患者(其中 96 例患者既往曾接受过 CDK4/6 抑制剂治疗),接受依西美坦、ribociclib 和依维莫司联合治疗并评估其安全性和有效性。24 周时共有 95 例疗效可评估的患者,其临床获益率为 41.1%。常见的不良事件包括中性粒细胞减少症(69.2%)和口腔炎(40.4%)。TRINITI-1 研究的安全性和有效性数据结果表明在既往 CDK4/6 抑制剂治疗进展的晚期乳腺癌患者中同时靶向 CDK4/6 以及 PI3K/AKT/mTOR 信号通路是值得进一步探索尝试的治疗方式。

三、HDAC 抑制剂

组蛋白乙酰化是表观遗传调控方式之一,参与乳腺癌内分泌耐药的发生。组蛋白去乙酰化酶(HDAC)抑制剂能够调控细胞凋亡及分化相关蛋白的表达和稳定性,进而发挥抗肿瘤作用。我国自主研发的 HDAC 抑制剂西达本胺联合内分泌治疗 HR+ 乳腺癌在前期临床研究中取得了较好疗效,目前中国国家药品监督管理局已批准西达本胺联合芳香化酶抑制剂用于治疗 HR+/HER2– 晚期乳腺癌。

恩替诺特是另外一种 HDAC 抑制剂,EOC103A3101 研究旨在对比 HDAC 抑制剂恩替诺特联合依西美坦治疗 HR+/HER2– 晚期乳腺癌患者的疗效与安全性。研究纳入 354 例至少一种内分泌治疗后复发或进展的乳腺癌患者,将患者 2:1 随机分配到恩替诺特组与安慰剂组。值得一提的是,恩替诺特联合依西美坦在美国Ⅲ期临床研究 E2112 中未能取得阳性结果,然而在 2021 年 SABCS 大会中公布的中国Ⅲ期临床研究 EOC103A3101 数据证实了恩替诺特 + 依西美坦对中国 HR+/HER2– 晚期乳腺癌患者的有效性和安全性。在中国患者人群中,恩替诺特组中位 PFS 为 6.32 个月,安慰剂组为 3.72 个月,恩替诺特联合依西美坦能够给患者带来 PFS 的获益。恩替诺特与安慰剂组相比,最常见的 3 级或 4 级不良事件为骨髓抑制。在既往内分泌治疗进展的中国 HR+/HER2– 晚期乳腺癌患者中,与依西美坦单药治疗相比,恩替诺特和依西美坦联合治疗显著改善了 PFS,且不良反应可耐受,能否作为内分泌治疗耐药患者的后线选择还需要进一步的研究证实。

四、ADC 药物

化疗作为内分泌耐药后的选择,不良反应相对较重,生存获益有限。而抗体偶联药物(ADC)通过靶向输送强效细胞毒药物,实现对肿瘤的精准打击。2022 年的 ASCO 大会上,ADC 类药物在 HR+/HER2 低表达或 HER2– 乳腺癌中研究也

取得了重大突破。

（一）DS-8201

HER2 低表达乳腺癌约占全部乳腺癌的 55%，由于缺乏针对性的治疗手段，HER2 低表达人群未受到重视。近年来一些小样本Ⅰ期或Ⅱ期临床研究结果表明，DS-8201 等 ADC 药物对 HER2 低表达乳腺癌患者具有良好的抗肿瘤活性。2022 年 6 月 ASCO 会议上公布了 DESTINY-Breast04 研究结果，该研究是一项全球随机开放性Ⅲ期临床试验，评估了 DS-8201 对比医生选择的化疗方案（卡培他滨、艾立布林、吉西他滨、紫杉醇或白蛋白结合型紫杉醇）治疗既往接受过一线或二线化疗的 HR+（n=480）或 HR−（n=60）HER2 低表达晚期乳腺癌患者。研究结果显示，经 BICR 评估，HR+ 患者中，DS-8201 组的 mPFS 为 10.1 个月，显著长于化疗组的 5.4 个月，DS-8201 组患者的疾病进展或死亡风险降低了 49%；对于 ITT 人群 DS-8201 组的 mPFS 为 9.9 个月，显著优于化疗组的 5.1 个月，疾病进展或死亡风险降低 50%。PFS 的获益也转化成了总生存的获益，与化疗组的 17.5 个月相比，接受 DS-8201 治疗的 HR+ 患者的 mOS 为 23.9 个月，死亡风险降低 36%。在 ITT 人群中，DS-8201 组的 mOS 同样更长，两组分别是 23.4 个月和 16.8 个月。短期疗效来看，在 HR+ 队列中，DS-8201 组的客观缓解率为 52.6%，是化疗组 16.3% 的 3 倍之多。在安全性方面，DS-8201 的安全性特征与之前的临床试验一致，没有发现新的安全性问题。DESTINY-Breast04 研究为 HR+/HER2 低表达晚期乳腺癌患者提供了新的治疗选择，也进一步揭示了 HER2 低表达作为一种新的乳腺癌分型的必要性，相应的分类治疗策略也将产生变革。

（二）以 Trop-2 为靶点的 ADC 药物

Trop-2 是一种跨膜蛋白，约在 80% 的乳腺癌患者中表达，并在 HR+ 及 TNBC 中表达更高，基于 ASCENT 研究结果，以 Trop-2 为靶点的 ADC 药物戈沙妥珠单抗获批用于三阴性乳腺癌的二线治疗。戈沙妥珠单抗也在 HR+/HER2− 晚期乳腺癌患者中进行了探索。2022 年 ASCO 大会公布了 TROPiCS-02 临床试验的相关数据，该研究共纳入 543 例既往接受过至少一线内分泌、一种紫杉类药物治疗、一种 CDK4/6 抑制剂治疗以及 2~4 线化疗的 HR+/HER2− 晚期乳腺癌患者，按 1∶1 随机比例分别给予 Trop-2 ADC 药物戈沙妥珠单抗及医师选择的化疗方案。结果显示 BICR 评估的 PFS 为 5.5 个月比 4.0 个月，疾病进展或死亡风险降低了 34%，具有统计学显著性和临床意义。ITT 人群的 mOS 为 13.9 个月比 12.3 个月；客观缓解率为 21% 比 14%；临床获益率为 34% 比 22%；中位缓解持续时间：7.4 个月比 5.6 个月，戈沙妥珠单抗组均高于医师选择化疗方案组。TROPiCS-02 研究证实了 Trop-2 ADC 药物戈沙妥珠单抗在靶向联合内分泌耐药的晚期 HR+/HER2− 乳腺癌患者中的临床获益，为 CDK4/6 抑制剂耐药后的治疗提供了新的选择。

五、内分泌药物

尽管 CDK4/6 抑制剂、HDAC 抑制剂等靶向药物已经引领 HR+ 晚期乳腺癌治疗走向新的时代，但内分泌药物治疗仍然是 HR+ 乳腺癌治疗的基石。内分泌药物研究进展主要在

于选择性雌激素受体下调剂（SERD）剂型的改变以期获得更好的疗效，另外方便患者应用：

elacestrant 是一种口服的非甾体的 SERD，也是第一个证明在晚期乳腺癌患者中具有较好疗效的口服 SERD。2022 年 JCO 上发表了 elacestrant 的Ⅲ期 EMERALD 试验结果。此研究纳入了既往 CDK4/6 抑制剂联合内分泌治疗进展且晚期阶段接受 1~2 线内分泌治疗和 1 线化疗的绝经后 HR+/HER2− 乳腺癌患者，按 1∶1 随机分为 elacestrant 组或标准治疗组（研究者任意选择氟维司群或 AI）。中位随访时间为 15.1 个月，主要终点是总人群和 ESR1 突变患者的 PFS；关键次要终点是总人群和 ESR1 突变患者的 OS。结果显示在总体人群中，相较标准治疗组，elacestrant 组疾病进展或死亡风险降低 30%；elacestrant 的 12 个月无进展生存率为 22.3%，标准治疗组为 9.4%；相比氟维司群，elacestrant 将疾病进展或死亡风险降低 32%。在 ESR1 突变人群中，相较标准治疗组，elacestrant 组疾病进展或死亡风险降低 45%；elacestrant 的 12 个月无进展生存率为 26.8%，标准治疗组则为 8.2%；相比氟维司群，elacestrant 将疾病进展或死亡风险降低 50%。两组都表现了良好的安全性。EMERALD 研究数据证明与标准治疗组相比，口服的 elacestrant 能为晚期 HR+/HER2− 乳腺癌尤其是 ESR1 突变患者 2、3 线治疗提供一种耐受性良好且有效性更高的治疗选择。

giredestrant 是另外一种口服的非甾体的 SERD，相比于肌肉注射的氟维司群，giredestrant 具有更高的药物暴露计量和更强的 ER 结合力。GO39932 研究评估了 giredestrant 单药或联合 palbociclib 治疗 HR+/HER2− 晚期乳腺癌患者的安全性、药代和抗肿瘤活性的Ⅰa/Ⅰb 期临床研究。2020 年 ASCO 会议报道了 Giredestrant Ⅰ期研究结果：在Ⅰa 期研究中，4 种不同剂量组 10mg、30mg、90/100mg 和 250mg，患者均显示出良好的耐受性，未出现 DLT 及特别关注的不良事件，且 4 种不同剂量均观察到 giredestrant 的临床活性。在Ⅰb 研究中，40 例入组队列 A 接受 giredestrant（100mg）治疗，48 人入组队列 B，接受 giredestrant+palbociclib 治疗。结果显示：A、B 两队列的临床获益率分别为 55% 和 81%。该研究数据还显示，既往接受过氟维司群治疗的患者以及入组时可检测到的 ESR1 突变的患者接受 Giredestrant 均可观察到临床获益。目前，评估 giredestrant 联合哌柏西利对比来曲唑联合哌柏西利对雌激素受体 - 阳性、HER2− 阴性局部晚期或转移性乳腺癌患者疗效和安全性的随机、双盲、安慰剂对照、多中心Ⅲ期研究正在进行中，结果拭目以待。

目前在研的口服 SERD 类药物，包括 giredestrant（GDC-9545）、amcenestrant 和 camizestrant（AZD9833），期待给患者提供一种高效而方便的内分泌治疗药物。

六、展望

近年来，HR+ 晚期乳腺癌在临床研究和转化研究领域取得了突破性进展。CDK4/6 抑制剂的多项临床研究进一步更新了 PFS 以及 OS 数据，巩固了其在 HR+ 晚期乳腺癌一线治疗中的卓越地位，也显示出了跨线治疗的潜力。PI3K-AKT-mTOR 信号通路抑制剂、HDAC 抑制剂等靶向药物联合

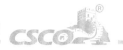

内分泌治疗的研究数据也显示出了较大的临床获益,有望作为 CDK4/6 抑制剂耐药后的临床选择。靶向治疗药物改变了 HR 阳性晚期乳腺癌的治疗格局,但内分泌治疗仍然是基石药物,靶向药物仍然要与内分泌药物联合应用。elacestrant、giredestrant 等 SERD 类新药单独应用或联合 CDK4/6 抑制剂治疗 HR+ 晚期乳腺癌均显示出令人鼓舞的抗肿瘤活性。尽管各类新药发展迅速,HR+ 晚期乳腺癌的治疗仍面临诸多难题及挑战。CDK4/6 抑制剂的耐药问题以及缺乏合适的生物标志物限制了其临床应用,选择合适的治疗人群、合适的联合治疗药物以延缓耐药是亟待解决的重要问题。针对不同靶点的 ADC 类药物将会为内分泌耐药患者带来更多的临床获益。晚期乳腺癌患者,往往会伴随多条生长信号的活化,随着乳腺癌基础研究的不断进展,更多的治疗靶点的出现,未来可能会是多信号通路抑制剂联合应用的时代。

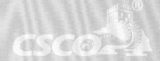

肝胆胰肿瘤

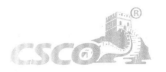

肝动脉灌注化疗在中晚期
肝癌治疗中的作用

中山大学肿瘤防治中心

陈敏山　张耀军　潘扬勋

寻求新的有效治疗手段,以及采取合理的多学科综合治疗策略,对中晚期肝癌进行有效的治疗是改善肝癌总体生存的关键。近年来,国内学者对肝动脉灌注化疗(hepatic artery infusion chemotherapy,HAIC)进行了创新性的改革,将以奥沙利铂为基础的 FOLFOX 方案应用于肝癌的灌注化疗中,显著地提高了肿瘤反应率和患者生存率,而且操作简单,易于普及,受到越来越多的关注,应用也越来越广泛。本文以中山大学肿瘤防治中心经验为基础,结合文献报道,对肝动脉灌注化疗在中晚期肝癌治疗中的应用作一综述,供国内外同行参考。

一、HAIC 的历史与发展

HAIC 的理论依据是基于肝脏及肝癌血供的特点:肝脏是具有双重血供的特殊器官,正常肝脏肝动脉血供约占 1/4、门静脉血供约占 3/4,而肝癌组织的血供几乎全部(约 90%)由肝动脉提供,而门静脉供血极少(约 10%)。从理论上,HAIC 是通过肝动脉对肿瘤持续灌注高浓度细胞毒性药物,发挥最大限度的杀伤作用,而不会对正常肝脏组织造成严重的不良影响。另外,由于这种治疗药物首先通过肝脏(参与最终新陈代谢的器官),因此预计全身副作用会更少。相对于全身化疗来讲,HAIC 具有肿瘤药物浓度更高,全身毒性反应及副作用更低的优势。

HAIC 的发展已经有 30 多年的历史,根据化疗方案的不同,HAIC 的衍变大致可分为 3 个阶段:①以表柔比星为基础的化疗方案。从 1986 年开始,以表柔比星为基础的 HAIC 相关研究在日本、韩国、希腊等已有报道,效果不佳,基本已被弃用。②以顺铂为基础的化疗方案。从 2000 年左右开始,日本、韩国尝试以顺铂为基础的化疗方案,顺铂联合氟尿嘧啶(PF 方案)是日本最为常用的 HAIC 方案。既往研究其客观反应率达到 27.6%~40.5%;相比于索拉非尼,能明显提高伴门静脉癌栓的肝癌病人的生存期(14.9 个月 vs. 7.2 个月)、疾病进展时间(4.4 个月 vs. 2.7 个月)和肿瘤客观反应率(27.6% vs. 3.4%)。③以奥沙利铂为基础的化疗方案。2013 年由我国主导完成的 EACH 研究首先证明了全身使用 FOLFOX 方案对肝癌的有效性和安全性。中山大学肿瘤防治中心赵明

等率先报道将 FOLFOX 方案用于 HAIC 治疗,总有效率高达 79.6%,明显优于索拉非尼的疗效;在他们的另一回顾性研究中,180 例晚期 HCC 患者接受 FOLFOX 方案 HAIC 治疗,232 例接受索拉非尼治疗,两组患者 MST 分别为 14.5 个月和 7.0 个月(P<0.001)。

目前研究结果显示,由中国学者提倡的 FOLFOX-HAIC 治疗局部晚期 HCC 较既往 HAIC 治疗方案具有优势,为患者带来生存获益,提高生活质量,且耐受性良好,不良反应较轻。相较于之前两个阶段,新的 HAIC 治疗除化疗药物方案不同外,每次行 HAIC 时都是重新置管于肿瘤的供血血管中,能够大幅提高肿瘤中化疗药物的灌注率。国内其他中心后续的研究报到也反复证明了这一治疗方法的疗效和安全性,因此国内 HAIC 治疗现多采用 FOLFOX 方案。

二、单纯 HAIC 在中晚期肝癌治疗中的应用

FOLFOX-HAIC 初期多应用于经治(包括介入和/或靶向治疗)的中晚期肝癌患者,在安全性和疗效获得肯定后,开始逐渐被作为中晚期肝癌患者的一线治疗手段进行研究,获得了良好的疗效。

(一)单纯 HAIC 对比 TACE 治疗中晚期肝癌

肝动脉栓塞化疗(transarterial chemoemboliation,TACE)仍然是国内外肝癌介入治疗的主流方法,但是对于肿瘤直径大于 10cm 的肝癌病人,TACE 的疗效并不令人满意,疾病控制率低于 50%。TACE 治疗大肝癌患者疗效不佳的原因之一可能是因为巨大肝癌的供血血管及其交通支较多,而病人耐受栓塞的剂量有限,不可能对肿瘤实施完全彻底的栓塞。另外,在大肝癌栓塞之后,病人发生栓塞相关的不良事件的风险较高,如栓塞综合征及异位栓塞等。

相比 TACE,HAIC 可持续给药数日,能够明显增加化疗给药总剂量,延长高浓度化疗药物的作用时间,并且不用任何栓塞剂,杜绝了栓塞综合征及异位栓塞等不良事件的发生,具有更好的安全性及有效性。中山大学肿瘤防治中心石明等的一项前瞻性非随机研究证明肝动脉灌注 FOLFOX 方案比 TACE 有更佳的客观反应率(52.6% vs. 9.8%,P<0.001)

和无进展生存期(5.9个月 vs. 3.6个月,$P=0.015$),以及更低的不良反应(3~4级不良反应:34% vs. 66%,$P=0.007$;严重不良反应:16% vs. 37%,$P=0.044$)。他们进一步开展了多中心前瞻性临床随机对照研究,对比了HAIC和TACE治疗肿瘤最大直径≥7cm,无大血管侵犯或肝外扩散的肝癌患者(NCT02973685)。最新研究结果发表在 *JCO* 上:与TACE相比,HAIC组的中位OS更长(23.1个月 vs. 16.07个月,$P<0.001$),ORR更高(RECIST:45.9% vs. 17.9%,$P<0.001$;mRECIST:48.4% vs. 32.7%,$P=0.004$),中位PFS更长(9.63个月 vs. 5.40个月,$P<0.001$);手术转化率更高(23.8% vs. 11.5%,$P=0.004$);严重不良事件发生率更低(19% vs. 30%,$P=0.03$)。充分证明了HAIC在肝癌转化治疗中的优越性。目前还有一项更为大型的全国多中心临床研究(ChiCTR2000038494)正在进行中。

除治疗效果外,HAIC较传统的TACE还具有以下优势:①不良反应发生率低。由于HAIC不用任何栓塞剂,杜绝了栓塞综合征及异位栓塞等不良事件的发生,具有更好的安全性,减少了栓塞所致的不良反应,如发热、腹痛、肿瘤溶解综合征。②对后续手术操作影响小。HAIC通常不会造成肿瘤与邻近器官(如膈肌、胆囊、胃肠)的粘连,以及HAIC后肝脏炎症反应不如TACE,减少后续手术的操作困难及出血风险。③易操作,易普及,易规范。HAIC大多只需置管于肝右动脉或肝左动脉,超选要求较低,在各种级别医院都可按照一定的标准执行;规范化的FOLFOX化疗方案和每三周一次的治疗周期,容易贯彻和实施。

(二)单纯HAIC对比靶向药物治疗中晚期肝癌

靶向药物或者靶免联合治疗方案,是目前国内外指南推荐的合并门脉癌栓肝癌患者的标准治疗方案。但是中国肝癌患者通常肿瘤负荷更大,进展更快,总体治疗效果较西方更差。中山大学肿瘤防治中心赵明等率先报道将FOLFOX方案用于HAIC治疗,总有效率高达79.6%,明显优于索拉非尼的疗效;在他们的另一项回顾性研究中,180例晚期HCC患者接受FOLFOX方案HAIC治疗,232例接受索拉非尼治疗,两组患者MST分别为14.5个月和7.0个月($P<0.001$)。他们进一步开展了前瞻性临床随机对照研究,并在 *JCO* 上发表了最新结果;262例患者以1:1的比例随机分配分别接受HAIC或索拉非尼治疗;中位肿瘤大小为11.2cm(IQR:8.5~13.7cm),65.6%的患者存在大血管浸润,49.2%的患者出现肿瘤体积累及肝脏部分>50%和(或)Vp-4门静脉肿瘤血栓形成。结果HAIC组的中位OS为13.9个月,索拉非尼组的中位OS为8.2个月($HR=0.408$,95% CI 0.301~0.552,$P<0.001$);16例(12.3%)接受HAIC治疗的患者出现肿瘤降级,其中15例接受了根治性手术或消融术,最终中位OS达到了20.8个月,1年OS率为93.8%。在高危亚群中,HAIC组的OS显著长于索拉非尼组(10.8个月 vs. 5.7个月;$HR=0.343$,95% CI 0.219~0.538,$P<0.001$)。该研究证实,在晚期HCC患者中,无论是否有较高的肝内肿瘤负荷,接受HAIC治疗均能获得比索拉非尼治疗更好的生存结局,进一步证实了HAIC在中晚期肝癌治疗中的地位。

三、HAIC为中心的联合治疗

依靠单一的治疗手段往往难于获得满意的疗效,多学科联合治疗是中晚期肝癌治疗的主要模式。以HAIC为基础的联合治疗包括HAIC+系统性药物(靶向、免疫)、HAIC+TACE、HAIC+放疗等。

1. **HAIC联合靶向药物治疗** 既往以顺铂为基础的HAIC联合靶向药物(索拉非尼)未能表现出明显优势可能与其化疗方案有关,而近期基于FOLFOX方案的HAIC联合靶向药物均显示出了明显的优势。中山大学肿瘤防治中心石明等的一项前瞻性随机Ⅲ期研究结果表明,FOLFOX方案的HAIC联合索拉非尼在OS(13.37个月 vs. 7.13个月,$P<0.001$)、PFS(7.03个月 vs. 2.60个月,$P<0.001$)、ORR(40.8% vs. 2.5%,$P<0.001$)均明显优于索拉非尼,且联合治疗组中有16例患者后续接受了根治性手术切除,其中3例患者肿瘤完全坏死,而索拉非尼组仅1人接受了根治性手术切除,经HAIC联合索拉非尼转化治疗后,手术转化成功率明显升高(12.8% vs. 0.8%,$P<0.001$)。Mai等在2020ASCO大会上汇报了一项回顾性的研究,其分析了24名接受FOLFOX方案的HAIC联合仑伐替尼治疗的晚期肝癌患者,结果显示,ORR(mRECIST)及DCR分别为66.7%及79.2%,治疗效果令人满意。

2. **HAIC联合放疗** 一项日本的回顾性研究结果表明,放疗联合HAIC用于不可切除的伴PVTT的肝癌,经转化治疗后其中13.5%(7/52)的病人接受后续手术切除,后续手术的病人3年生存率明显高于后续未手术的病人(71% vs. 18%,$P=0.009$)。来自韩国的一项相似的回顾性研究也发现,98名伴PVTT的肝癌患者经放疗联合HAIC转化治疗后26名患者后续进行了手术切除(手术转化率26.5%),且转化治疗后接受手术的患者疾病特异性生存期较直接手术的患者明显延长(62个月 vs. 15个月,$P=0.006$)。

3. **HAIC联合免疫治疗** 中山大学肿瘤防治中心徐立教授在2020年ASCO会议上报道了他们正在进行的一项前瞻性、非随机对照Ⅱ期研究(NCT03869034),对于局部晚期、潜在可切除的肝癌患者(局限于半肝并侵犯门静脉分支),将其非随机分至PD-1联合HAIC(FOLFOX方案)组及单纯HAIC组,联合组24例,其中21例可评价患者中2例病理证实CR(9.5%),7例PR(33.3%);单纯HAIC组9例,其中5例可评价患者中2例PR(40%);26例可评价患者中有17例患者接受了手术切除(手术率65.4%),该研究结果表明PD-1联合HAIC治疗是安全有效的,对于局部晚期、潜在可切除的肝癌患者可实现较高的手术转化率。

4. **HAIC与TACE的联合** 传统的观点认为栓塞在介入治疗中起着主要作用,因此有研究者提出在HAIC的基础上,联合传统的cTACE治疗(cTACE-HAIC疗法)。中山大学肿瘤防治中心元云飞、李斌奎教授团队的一项回顾性研究,比较cTACE-HAIC与cTACE治疗潜在可切除肝癌患者83例,cTACE-HAIC组手术转化率(48.8% vs. 9.5%,$P<0.001$)、mRECIST-ORR(65.9% vs. 16.7%,$P<0.001$)、PFS($HR=0.38$,95% CI 0.20~0.70,$P=0.003$)均优于cTACE治疗组,由于

cTACE-HAIC 组较多患者出现手术转化指征后未再继续介入治疗,所以基于 RECIST 标准的 RECIST-ORR 尚未显示出统计学差异(14.6% vs. 2.4%,P=0.107)。因此他们的研究认为,cTACE-HAIC 是肝癌转化治疗的更优选择。

5. **HAIC 与多种方法的联合** 石明教授团队开展了一项前瞻性 Ⅱ 期研究探究特瑞普利单抗+FOLFOX-HAIC+仑伐替尼治疗晚期 HCC 的疗效和安全性。中位随访时间为 11.2 个月,中位 PFS 期为 10.5 个月,中位 OS 尚未达到。mRECIST 标准评估的 ORR 高达 66.7%,其中 5 例(13.9%)患者达到完全缓解(CR)。中位缓解持续时间(mDOR)为 12.1 个月。8 例患者可降期转化为可切除的肝癌,其中 1 例接受肝移植,4 例接受根治性手术切除,其中 1 例达到了病理完全缓解(pCR)。未出现治疗相关的死亡。由顾仰葵教授牵头的 HAIC 联合卡瑞利珠单抗+阿帕替尼一线治疗 BCLC-C 期 HCC 患者的疗效和安全性的前瞻性 Ⅱ 期研究共入组 26 例患者,mRECIST 标准评估的 ORR 为 76.92%,DCR 为 92.31%。6 个月 PFS 率为 73.7%,1 年生存率则高达 90.7%,结果表现出令人惊喜的临床疗效。

尚有很多以 HAIC 为基础的联合治疗研究正在进行中,从已有的报道结果看,第一,联合治疗大多是安全,可耐受的,严重不良反应发生率低;第二,联合治疗大多可以进一步提高局部控制率和手术转化率,但远期疗效还有待观察。

四、HAIC 在肝癌转化治疗中的作用

转化治疗是近几年肝癌诊疗领域新兴的热门话题,然而对于肝癌的转化标准,或者说何种情况下应该或者适合进行转化治疗,尚无统一的标准。基于 HAIC 在肝癌转化治疗中的重要作用,中山大学肿瘤防治中心在前期临床研究的基础上,提出了以 HAIC 为基础的肝癌转化治疗"中肿标准"(SYSU Criterion):①单发肿瘤,或多发肿瘤但位于肝脏一叶;②无门静脉主干或下腔静脉癌栓,无肝外转移;③ ECOG PS 0~1 分,Child-Pugh A 级。必须指出的是:①转化治疗是指原肿瘤是不可切除或仅能行极为姑息的切除;②提高手术切除率是肝癌转化治疗的目的之一,但是最终的目的是延长患者的生存期。

为了最大限度地提高初次不可手术肝癌患者的治疗后转化率,使用 HAIC 联合其他系统治疗手段有望最大限度地为这类患者争取手术转化切除的机会,为患者长期生存提供了可能。使用 HAIC 为基础的联合治疗,一方面,可以有效控制肝内病灶进展,提高治疗的转化率;另一方面,使用系统治疗药物可以在一定程度上预防肝外进展,为患者保留转化治疗后根治手术机会。天津医科大学肿瘤医院的宋天强教授回顾性分析了 HAIC 联合仑伐替尼及 PD-1 三联治疗不可切除或晚期肝癌患者的手术转化情况。他们的研究显示:接受三联疗法患者的 RECIST 标准下 ORR 和 DCR 分别为 67.7% 和 86.5%;mRECIST 标准下 ORR 和 DCR 分别为 75.7% 和 86.5%,其手术转化率也达到了 40.5%,中位手术转化时间为 4 个月。接受转化治疗的患者手术后 6 个月无疾病生存率为 93.0%;仅有 29.7% 的患者发生了较为严重的不良事件,其安全性也是可控的。同时,也有国内其他研究者得到了相似的

结果。但是需要注意的是,联合治疗在加强疗效的同时,也对患者肝肾功能有更高的要求,应该充分评估患者的一般情况后再决定是否以及如何对这类患者进行 HAIC 为基础的联合治疗,最终达到长期生存获益。

肝癌 HAIC 治疗常规是每 3 周重复一次,每两次 HAIC 后复查进行疗效评估。肝癌 HAIC 治疗的疗效评估一般是按照 RESIST/mRESIST 标准进行,如果考虑患者有手术切除的可能,建议行肝脏动态 MRI 检查(最好是普美显增强扫描)和胸部 CT 扫描。疗效评估达到以下标准时,可考虑行手术切除:①疗效评估为 CR/PR/SD;②残留肝脏体积达到手术要求;③可达到根治/相对根治性切除;④无其他手术禁忌证。需要强调的是,HAIC 转化后手术可行性的评估应该是基于肝癌多学科治疗(MDT)团队的讨论,强调要以疗效为目的,提高手术率是转化治疗目的之一,延长患者的生存期才是治疗的最终目的。

五、HAIC 在肝癌围手术期中的应用与研究

随着 FOLFOX-HAIC 在中晚期肝癌治疗中获得成功,也有学者开始探索 FOLFOX-HAIC 在早中期肝癌术前新辅助和术后辅助中的应用。

1. **术前新辅助治疗** 对于超米兰标准的肝癌,单纯手术治疗的预后仍不理想。既往术前新辅助治疗常用的 TACE 可能引起栓塞后综合征,治疗后炎症反应较重,可能增加后续手术难度和出血风险,基于 FOLFOX 方案的 HAIC 治疗摒弃了栓塞剂,产生的炎症反应较轻,是更为理想的术前新辅助治疗手段。中山大学肿瘤防治中心郭荣平教授一项 Ⅲ 期多中心临床研究结果显示,术前新辅助 HAIC 治疗超米兰标准的 BCLC A/B 期肝癌,pCR 率达到 10.1%,ORR 为 63.6%,DCR 高达 96.0%;相比不接受新辅助治疗的患者,3 年 OS 从 46.3% 提高到 63.5%。对于存在高危复发因素的病例,术前新辅助 HAIC 治疗或许有助于降低术后复发及死亡风险。

2. **术后辅助治疗** 对于合并复发高危因素(如肿瘤>5cm、子灶、MVI 等)的肝癌患者,单纯手术切除复发率高,但是目前仍缺乏获得统一认可的具有高级别循证医学证据的术后辅助治疗方案。TACE 是目前国内应该较为广泛的辅助治疗方案。最新研究结果显示,在合并 MVI 的肝癌患者中,R0 切除术后行两程辅助性 FOLFOX-HAIC 治疗,也可以明显降低复发率,延长生存期,且无明显的不良反应,患者耐受性和依从性良好。因此对于手术后发现有 MVI 的肝癌患者,术后辅助性 HAIC 治疗可能有助于降低术后复发风险及延长生存期。术后辅助性 HAIC 治疗建议在手术后 1~2 个月内进行。

六、HAIC 与 TACE 的比较与临床选择

HAIC 的适应证与传统的 TACE 治疗有较大的重叠,但是两者之间可以互相配合,互相补充。相对于传统的 TACE,HAIC 具有以下优势:①适应证更广。由于 HAIC 不用任何栓塞剂,杜绝了栓塞综合征及异位栓塞等不良事件的发生,具

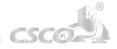

有更好的安全性,对于合并门静脉主干癌栓,门动静脉瘘的患者,HAIC 也同样可以安全实施且对疗效影响较小。②手术转化率更高。虽然尚存争议,但是近年来的研究结果均显示HAIC 的手术转化率明显优于 TACE,特别是对于肿瘤负荷大和 / 或合并门静脉癌栓的患者,以 HAIC 为基础的转化治疗成功率更高。③围手术期应用更为有效、安全。HAIC 通常不会造成肿瘤与邻近器官(如膈肌、胆囊、胃肠)的粘连,减少后续手术的操作困难及出血风险;近期的研究也表明 HAIC在肝癌术后辅助治疗和新辅助治疗中,可以有效减低术后复发率,提高 RFS 和 OS;而且 HAIC 不需要栓塞,更有利于肝功能的保护。

然而,在以下情况时,可优先考虑 TACE 治疗或者TACE 联合 HAIC 治疗:①肿瘤负荷小,比如肿瘤最大径 +数量之和小于 7,TACE 往往能够获得很好的疗效;②肿瘤数目多且位于肝脏不同叶;③肿瘤血供来源于多条动脉,可考虑对非主要供血动脉行 TACE,置管于主要供血动脉行HAIC;④多次 HAIC 后大部分肿瘤坏死,残留部分活性肿瘤;⑤肿瘤血供异常丰富,可先行部分栓塞(不完全去血管化),再联合 HAIC。

七、HAIC 具体操作方法及不良反应处理

HAIC 的操作方法:与常规的 TACE 相似,先行右侧股动脉(或其他动脉如桡动脉,锁骨下动脉等)穿刺,将导管插入并分别在腹腔干和肠系膜上动脉进行动脉造影;根据肿瘤的动脉供血情况,超选择性地将导管置入肿瘤供血动脉。如果肿瘤同时接受腹腔干和肠系膜上动脉的供血,或有其他来源的供血动脉,则将微导管置入肿瘤最大的供血动脉。微导管放置完成后,注入肝素水(10ml,10 000U,1:10 000 稀释)防止微导管凝血。导管外露部分用无菌医用纱布覆盖,用 3M 透明敷贴固定在右腹股沟和右下腹的皮肤上。然后,病人被转移到病房,在床上卧床休息约 48 小时,期间右侧大腿不能弯曲。按照化疗方案注入化疗药物,药物全部滴注完后,拔除鞘组、导管、微导管等,大力按压穿刺点约 30 分钟,无出血后患者可下床活动。HAIC 常规每 3 周重复一次,每次均重新行动脉造影、插管及固定等操作,如果肿瘤血供情况有变化,应每次重新置管于肿瘤的供血血管中。

HAIC 的不良反应与常规 TACE 治疗基本相似,较为特殊的有:①化疗药物持续动脉灌注引起的动脉痉挛等所导致的上腹部疼痛。一般较为轻微,较为严重者可暂停化疗药物灌注或采用 654-2、曲马多等对症处理,多可缓解,部分患者无法耐受只能停止治疗。②导管脱落移位、导管相关的感染。操作时需保证无菌操作,导管外露部分用 3M 透明敷贴仔细固定于右腹股沟和下腹皮肤,DSA 确定导管位置无误之后再返回病房;卧床灌注化疗期间右侧大腿不能弯曲;确有导管脱落移位者,需在 DSA 下重新置管。③导管堵管。导管放置完成后,应注入肝素水(10ml,10 000U,1:10 000 稀释)防止导管凝血堵管。怀疑有导管堵管时,可采用肝素水冲管,确有堵管且不能复通者,应重新置管。④插管所致的血管闭塞、狭窄、夹层、皮下血肿或淤血等。应注意操作动作宜轻柔、规范。⑤化疗相关的不良反应。HAIC 引起的化疗相关不良反应较全身化疗轻,一般对症处理后很快即可好转,如升白细胞 / 血小板、退热、止呕、护肝、抗过敏、补充白蛋白。

每次 HAIC 治疗第 1~2 天要注意水化,保证尿量>2 000ml/d,促进化疗药的排泄,减少化疗药物对正常组织的毒性而引起的不良反应。对于 HAIC 相关不良反应的处理有以下建议:1级不良事件,按原来速度的 50% 进行灌注;2 级不良事件,中止灌注并进行对症处理,待不良事件降至 1 级或完全缓解,按原来速度的 50% 进行灌注;3 级或 4 级不良事件,终止灌注并进行对症处理。

八、展望

目前 HAIC 在技术层面已经非常成熟,中国学者创新性地将 FOLFOX 方案应用于肝癌 HAIC 治疗中,使得 HAIC 的疗效得到了显著的提高。FOLFOX-HAIC 已崭露头角,以其为核心的联合方案也初显成效,研究者们还在继续探索,将HAIC 与靶向、免疫治疗药物相互组合,意图寻找出更优的治疗方案,并对药物种类、剂量、灌注时间等进行深入研究,力求在保证疗效的同时尽量提高治疗的便利性,减少不良反应。虽然已有前期研究结果显示以 FOLFOX-HAIC 为核心的联合治疗能够延长肝癌患者生存时间、改善患者预后,但仍有待大型的随机对照研究提供更多高级别的证据支持。随着大量 HAIC 相关的临床研究相继开展和发表,可以预见的是,以FOLFOX-HAIC 为核心的中国特色联合治疗方案将为全球肝癌患者提供新的、有效的治疗选择。

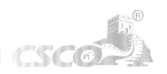

肝细胞癌合并门静脉癌栓东西方治疗差异

中国科学技术大学附属第一医院

荚卫东　徐子令

肝细胞癌（hepatocellular carcinoma，HCC）易侵犯门静脉形成门静脉癌栓（portal vein tumor thrombus，PVTT）。文献报道44%~62.2%的HCC患者合并PVTT。HCC患者一旦合并PVTT，病情迅速进展，预后极差。PVTT的分型与患者预后息息相关，针对PVTT分型标准主要是中国程氏分型和日本肝癌研究小组的VP分型，西方尚未形成完整的分型体系。目前，东西方对HCC合并PVTT的治疗策略有很大不同。西方指南认为，PVTT是疾病晚期的标志，治愈希望渺茫，推荐系统抗肿瘤治疗作为一线治疗方法。而包括中国在内的东方临床实践指南推荐对部分严格选择的HCC合并PVTT患者进行更积极的抗癌治疗，包括手术切除、放疗、经动脉化疗栓塞等其他治疗。本文结合国内外HCC诊疗指南及临床实践，对HCC合并PVTT东西方治疗差异做一简介，以为HCC合并PVTT治疗探索提供参考。

一、外科治疗

在处理HCC合并PVTT时，东西方最大的争议在于是否对选定患者进行肝切除。欧洲肝脏研究学会（EASL）、巴塞罗那临床肝癌（BCLC）指南认为PVTT是HCC晚期标志，并且是手术切除的禁忌证，标准治疗方法是系统抗肿瘤治疗。美国国家综合癌症网络（NCCN）指南指出，对于HCC合并PVTT患者，肝切除可以考虑，但存在争议。美国一项研究回顾性分析165例接受肝切除的HCC合并大血管侵犯（macroscopic vascular invasion，MVI）患者的临床资料，所有患者肝功能Child-Pugh A级并且其中140例合并PVTT。结果显示，肝切除术后患者中位总生存时间为13.1个月。虽然结果并不满意，但是与SHARP研究报道的HCC合并PVTT、肝功能Child-Pugh A级患者接受索拉非尼治疗后中位总生存时间为8.1个月相比，这一结局有一定意义。

中国肝细胞癌合并门静脉癌栓诊疗指南（2021年版）明确指出：对于肝功能Child-Pugh A级、原发病灶可切除、PVTT Ⅰ/Ⅱ型、美国东部肿瘤协作组活动状态评分0~1分的患者，首选手术切除。日本肝脏学会（JSH）发布指南称，即使癌栓侵犯到了门静脉一级分支，也有手术的可能性。韩国指南同样指出，只要肝功能尚可，且门静脉主干未被累及，可以行肝部分切除术。Shi等回顾性分析406例行部分肝切除的HCC合并PVTT患者的资料，结果显示，癌栓位于肝段和肝叶门静脉分支或门静脉左右分支的患者，手术预后明显优于癌栓延伸至门静脉主干或肠系膜上静脉的患者。日本一项全国性研究纳入了6 474例VP1-4、肝功能Child-Pugh A/B（部分）级和无远处转移的HCC患者，其中2 093例接受肝切除术，4 381例接受非手术治疗（肝动脉化疗栓塞术、肝动脉灌注化疗等）。分析结果显示，在肝功能Child-Pugh A级患者中，肝切除组的中位生存时间比非手术长1.77年（2.87年对1.10年，$P<0.001$），倾向性评分后手术组比非手术组仍长0.88年（2.45年对1.57年，$P<0.001$）。亚组分析显示，仅在PVTT侵犯主干或对侧分支的患者中，生存获益没有统计学意义。中国的一项大型研究指出，对于肝功能Child-Pugh A/B（部分）级的程氏Ⅰ/Ⅱ型PVTT患者，手术治疗是最好的方案，Ⅰ型PVTT患者中位总生存时间为15.9个月，Ⅱ型PVTT患者为12.5个月。总之，大量的研究都表明只要PVTT局限于门静脉一级分支，与非手术治疗相比，肝切除与更长的生存期有关。最近也有研究报道了新辅助治疗和术后辅助治疗可以改善HCC合并PVTT患者的预后。比如中国一项术前三维适形放疗的随机对照试验得出结论，放疗组患者的1、2年的无复发生存率和生存率均优于单一手术组，术前放疗降低了HCC引起的相关病死率及复发率，而且患者并未因疾病进展而失去手术机会。术后辅助性TACE也被证明可以延长HCC合并PVTT患者的生存期。

HCC合并PVTT是否行肝移植同样存在争议。关于HCC肝移植适应证，东西方国家提出了各自不同的标准，如米兰标准、上海复旦标准等。尽管这些标准对肿瘤数目和大小的要求各不相同，但都要求无大血管侵犯、淋巴结转移和肝外转移。也就是说，东西方学者一致认为HCC合并PVTT是肝移植禁忌证。然而中国一项研究指出：在合并有VP1型PVTT的HCC患者中，肝移植组的无复发生存时间长于肝切除术组，尤其是在血清甲胎蛋白>200ng/ml的VP1型患者中，肝移植相比于肝切除能够为患者带来更长的中位无复发生存时间（18.0个月 vs. 2.1个月，$P=0.022$）和相对更长的中位总生存时间（23.6个月 vs. 9.8个月，$P=0.065$）。总之，外科治

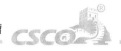

疗在西方国家研究得不多,但迄今为止在东方获得的结果是激励人心的。

二、介入治疗

HCC 介入治疗主要包括肝动脉栓塞(transcatheter arterial embolization,TAE)、肝动脉化疗栓塞(transarterial chemoembolization,TACE)和肝动脉灌注化疗(hepatic arterial infusion chemotherapy,HAIC)。

由于 TACE 栓塞肿瘤供血动脉,术后存在肝脏梗死甚至肝功能衰竭的风险,因此 HCC 合并 PVTT 一直被认为是 TACE 的相对禁忌证。目前,西方 EASL 指南认为 TACE 是 BCLC-B 期患者的一线治疗手段,并强烈推荐 TACE 不应该被用于有大血管侵犯的 HCC 患者。BCLC 指南也不推荐 TACE 用于有门静脉侵犯的患者。而 NCCN 指南却提出:对于门静脉仅局限累及的患者,接受 TACE 治疗是安全可行的。在中国,只要患者肝功能尚可,且门静脉主干未完全阻塞或完全阻塞但存在门静脉侧支循环,指南推荐 TACE 治疗是主要的治疗策略。日本、韩国的指南和共识同样推荐 TACE 用于部分选定的 HCC 合并 PVTT 患者。BRIDGE 研究纳入全球 14 个国家的 18 031 例患者,其中 67% 来自亚洲,该研究也指出:TACE 是 HCC 晚期患者最常用的治疗方法。随着介入手术器材的进步以及手术医师操作水平的不断提升,以微导管超选择性插管到肿瘤供血动脉分支进行栓塞为代表的精细 TACE 治疗可以提高疗效并减少正常肝脏组织损伤。一项荟萃分析发现,接受 TACE 治疗与接受保守治疗的 PVTT 患者相比,6 个月和 1 年的总生存率有显著提高,研究还发现 TACE 对于不同亚型的 PVTT 患者疗效均显著,出现肝功能衰竭等严重并发症情况较少。中国指南同时提出要重视局部联合局部、局部联合系统抗肿瘤治疗,即建议 TACE 与分子靶向药物、免疫检查点抑制剂和放疗等联合使用。我国一项回顾性研究纳入了 91 例 HCC 合并 PVTT 患者,其中 46 例接受 TACE 联合索拉非尼治疗,45 例仅接受 TACE 治疗。分析结果显示:TACE 联合索拉非尼组与 TACE 组相比,患者获得了显著的生存获益。Vp3 型患者中位总生存时间为 13 个月对 6 个月(P=0.002)。Vp1 和 Vp2 型患者中位总生存时间为 15 个月对 10 个月(P=0.003)。一项韩国随机对照研究将 HCC 合并 PVTT 患者随机分为 TACE+ 放疗组和索拉非尼组,TACE 用于处理肝内病灶而放疗处理门静脉癌栓及邻近 2cm 肝内病灶。结果发现,TACE+ 放疗组较索拉非尼组的中位生存时间(55.0 周 vs. 43.0 周,P=0.04)显著延长。

HAIC 常用的化疗药物包括铂类和氟尿嘧啶等,与全身化疗相比,HAIC 可以保证化疗药物直接作用于肿瘤组织,提高局部药物浓度,减少全身不良反应。亚洲地区推荐 HAIC 用于治疗 HCC 合并 PVTT 患者。韩国一项研究报道了 HCC 合并 PVTT 患者分别接受 HAIC 和索拉非尼后的疗效,HAIC 组的总生存时间明显长于索拉非尼组(7.1 个月 vs. 5.5 个月)。另一项在 HCC 合并 PVTT 患者中进行的索拉非尼单药与索拉非尼加 HAIC(FOLFOX 方案)随机 Ⅲ 期临床试验数据显示,索拉非尼组总生存期为 7.13 个月,索拉非尼联合 HAIC(FOLFOX 方案)组为 13.37 个月(P= 0.001),联合治疗组的缓解率也显著高于索拉非尼组(51% vs. 3%,P< 0.001)。可以看出,索拉非尼联合 HAIC 治疗显著延长患者生存期。同时也有文献指出,PVTT 患者接受 HAIC 效果可能优于 TACE 且不良反应更小。如 Hu 等报道了 HCC 合并 PVTT 患者分别接受 HAIC 和 TACE/TAE 的预后情况,HAIC 组的中位生存时间为 20.8 个月,而 TACE/TAE 组为 4.0 个月(P<0.001)。HAIC 组的肿瘤缓解率高于 TACE/TAE 组(59.1% vs. 22.7%,P=0.014),中位无进展生存时间更长(9.6 个月 vs. 1.5 个月,P<0.001),而且 HAIC 组与治疗相关的不良事件(如肝功能障碍)的发生率也低于 TACE/TAE 组。迄今为止,大多数针对 HCC 合并 PVTT 患者的 HAIC 数据也都来自东方国家。

三、放射治疗

HCC 放射治疗包括外放射治疗(EBRT)和内放射治疗。肝脏能耐受的辐射剂量较低,在东方,尤其是中、韩两国 HCC 患者大多数都有乙肝病毒相关性肝硬化背景,这导致肝脏辐射耐受剂量进一步降低,放疗后可能出现放射性肝病(RILD)等并发症。因此过去很少对 HCC 合并 PVTT 患者使用放射治疗。然而随着放疗技术不断进步,三维适形放疗、调强放疗(IMRT)等方法的出现,既可以提高靶病灶辐射剂量,又可以最大限度地保护正常肝脏组织,将发生 RILD 的风险降至最低。

西方 EASL 指南指出,目前尚缺乏强有力的证据支持 EBRT 可用于 HCC 患者。同样 BCLC 指南也不推荐 EBRT 用于 HCC 合并 PVTT 患者。尽管来自西方的指南不推荐放射治疗用于 HCC 合并 PVTT 患者,然而西方的临床实践也已将 EBRT 越来越多地用于此类患者。与之相反,许多东方国家的指南提出可以对大部分 HCC 合并 PVTT 患者使用放射治疗,或与其他治疗方法联合使用。中国的一项倾向性评分匹配研究得出结论,对于不可切除的 HCC 合并 PVTT 患者,尤其是 PVTT 累及门静脉左、右支或主干的患者,TACE 联合调强放疗可提供明显优于 TACE 的生存结局。我国学者将接受部分肝切除的 HCC 和合并 PVTT 患者随机分为对照组和辅助 IMRT 组,并研究了两组的生存结果。辅助放疗组的中位无病生存期和总生存期分别为(9.1 ± 1.6)个月、(18.9 ± 1.8)个月,对照组为(4.1 ± 0.5)个月、(10.8 ± 1.3)个月。辅助 IMRT 组的 1 年、2 年和 3 年总生存率(分别为 76.9%、19.2% 和 11.5%)明显优于对照组(分别为 26.9%、11.5% 和 0;P=0.005)。可以看出,术后辅助 IMRT 显著改善了 HCC 合并 PVTT 患者行部分肝切除术后的总体生存结果。

内放射疗法的优点是射线射程短,周围正常肝组织受影响小,降低了辐射引起 RILD 的风险。国外有应用钇 -90 微球治疗的报道,即经肝动脉放疗性栓塞(TARE),既可以栓塞肿瘤供血动脉,又可发出射线杀伤肿瘤细胞,而国内使用最多的为碘 -125 粒子。中国肝细胞癌合并门静脉癌栓诊疗指南(2021 年版)指出,对部分经过选择的 PVTT Ⅰ / Ⅱ / Ⅲ 型患者可行 TARE 或门静脉碘 -125 粒子植入术。EASL 指南指出,钇 -90 微球内放射治疗用于 BCLC-C 期患者是安全的,但是与索拉非尼相比,它对总体生存并无明显益处。欧洲的

SARAH 试验和亚洲的 SIRveNIB 试验比较了钇 -90 微球内放射和索拉非尼的疗效和安全性。结果表明,前者在中晚期 HCC 的总体疗效似乎并不比索拉非尼系统治疗更好,但与治疗相关的不良反应发生率显著降低,并改善了患者生活质量。中国一项前瞻性、随机、双臂临床试验研究了 TACE 联合血管内植入碘 -125 粒子治疗 HCC 合并 PVTT 患者的可行性、安全性和有效性。入组的 85 名患者被随机分配至 TACE 联合碘 -125 粒子植入组(43 例)和常规 TACE 组(42 例)。结果显示,TACE 联合碘 -125 粒子植入组的平均和中位生存时间分别为 221.7 ± 16.3 天和 210.0 ± 17.5 天。常规 TACE 组分别为 155.1 ± 7.9 天和 154.0 ± 11.2 天(P=0.000)。该研究证实了 PVTT 患者门静脉植入碘 -125 粒子联用 TACE 疗效优于单独 TACE 治疗。尽管在东西方国家中,放射治疗被越来越多地应用于 HCC 合并 PVTT 患者,但仍缺乏高级别证据支持。因此仍需进一步开展设计良好的随机对照临床研究,积累更高级别的循证医学证据。

四、系统抗肿瘤治疗

索拉非尼是最早用于晚期 HCC 的分子靶向药物。由我国学者牵头并主导完成的 EACH 研究,首次证实 FOLFOX4 (奥沙利铂 + 亚叶酸钙 + 氟尿嘧啶)化疗方案的肝动脉灌注化疗治疗晚期 HCC 的有效性和安全性,与传统化疗药物阿奇霉素相比,FOLFOX4 化疗方案使晚期 HCC 患者中位生存期从 4.9 个月延长至 6.4 个月、肿瘤客观缓解率显著提高 8.2%、死亡风险下降 20%。近年来,药物研发进展迅速,血管生成抑制剂和免疫检查点抑制剂陆续问世,部分药物通过设计良好的随机对照研究后已被东西方指南推荐为晚期 HCC 的一线治疗。西方代表性的研究包括 IMbrave150 研究和 HIMALAYA 研究,东方代表性的研究包括 REFLECT 研究、ZGDH3 研究和 ORIENT-32 研究。

IMbrave150 是一项全球性Ⅲ期、多中心、开放性研究,旨在评估阿替利珠单克隆抗体联合贝伐珠单克隆抗体(T+A) 方案对比索拉非尼在既往未接受过系统性治疗的不可切除 HCC 患者中的作用,结果显示 T+A 组的中位生存时间和无进展生存期较索拉非尼组均有明显延长,死亡风险降低 34%,疾病进展风险降低 35%,同时 T+A 组患者 12 个月生存率达到了 67.2%。HIMALAYA 研究是度伐利尤单抗联合替西木单抗对比索拉非尼一线治疗晚期 HCC 患者的全球Ⅲ期临床试验,也是晚期 HCC 患者一线双免疫治疗中唯一获得 OS 阳

性结果的Ⅲ期临床研究。其中 STRIDE 方案给患者带来了持久的免疫应答和长久的生存获益,具有免疫治疗独有的长拖尾效应。根据数据显示,STRIDE 方案将死亡风险降低了 22%(HR=0.78),中位总生存时间和 3 年生存率分别为 16.4 个月和 30.7%。而索拉非尼组中位总生存时间和 3 年生存率分别为 13.8 个月和 20.2%。REFLECT 研究是一项仑伐替尼与索拉非尼头对头比较的随机对照、全球多中心、非劣效的Ⅲ期临床试验。数据显示,对于不可切除的肝功能 Child-Pugh A 级的晚期 HCC 患者,仑伐替尼中位生存时间非劣于索拉非尼,中位总生存时间分别为 13.6 个月和 12.3 个月。ZGDH3 研究是在我国开展的开放、随机、平行对照、多中心Ⅱ/Ⅲ期临床试验。研究结果显示,在全集分析中,多纳非尼组的中位总生存时间达到了 12.1 个月,而索拉非尼组为 10.3 个月,差异有显著统计学意义(P=0.036 3),在意向治疗人群中得出的结果也类似。总之,与索拉非尼相比,多纳非尼能够明显延长晚期肝癌的中位生存时间,且多纳非尼安全性良好且患者更能耐受。ORIENT-32 研究也是在我国开展的开放、随机对照的Ⅱ/Ⅲ期临床研究,研究结果提示,信迪利单克隆抗体联合贝伐珠单克隆抗体类似物疗效显著优于索拉非尼组。

东西方对于 HCC 合并 PVTT 患者虽然都一致推荐使用系统抗肿瘤治疗,但推荐的一线药物却有所区别。最近更新的 NCCN 和 BCLC 肝细胞癌指南推荐的一线系统抗肿瘤治疗方案,包括阿替利珠单抗联合贝伐珠单抗、度伐利尤单抗联合替西木单抗、索拉非尼、仑伐替尼等。2022 版国家卫健委原发性肝癌诊疗指南推荐的一线系统抗肿瘤治疗包括阿替利珠单抗联合贝伐珠单抗、信迪利单抗联合贝伐珠单抗类似物、多纳非尼、仑伐替尼、索拉非尼、FOLFOX4。鉴于 HCC 异质性强,东西方患者在病因、分子生物学等方面存在较大差别,欧美研制的新药也不一定适用于东方患者,因此东方国家还需要加大新药研发力度。

五、展望和总结

综上所述,东西方在 HCC 合并 PVTT 治疗的推荐策略上存在很大差异。造成这些差异的原因包括:病因不同(HBV 感染或 HCV 感染)、地域人种间的差异、药物审批、经济差异等。毫无疑问,这些差异将继续存在。因此需要加强的沟通和合作,同时可以进一步规范我国 HCC 合并 PVTT 的治疗策略,提出面向全球且具有中国特色的 HCC 合并 PVTT 的诊疗指南。

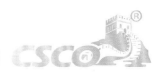

血管靶向药物联合免疫检查点抑制剂治疗晚期肝癌的研究进展

中国人民解放军东部战区总医院秦淮医疗区

龚新雷　秦叔逵

原发性肝癌（primary liver cancer，PLC），以下简称肝癌，主要病理类型是肝细胞癌（hepatocellular carcinoma，HCC），占85%~90%；还有少数为肝内胆管癌（ICC）和HCC-ICC混合型，因此，本文所讲的"肝癌"特指是HCC。

自2017年以来，新一代的血管靶向药物（如仑伐替尼、瑞戈非尼、卡博替尼和雷莫芦单抗）相继问世，治疗肝癌的研究陆续获得成功；被誉为"抗癌之光"的免疫治疗，特别是以免疫检查点抑制剂（ICIs）为代表的新型免疫治疗在肝癌中也取得了突破性的进展，晚期肝癌的系统治疗已经发生了显著的变化。临床前研究发现，针对肿瘤新生血管的靶向治疗和ICIs具有协同效应，血管靶向药物能够使得肿瘤血管结构正常化，改善肿瘤微环境，促进其从免疫抑制向免疫许可转化，进一步加强ICIs的作用，明显地提高抗肿瘤效果。在临床实践中，血管靶向药物联合ICIs治疗晚期肝癌不仅使得患者治疗后的客观缓解率（ORR）有明显提高，生存期也得以大大延长，业已成为晚期患者的重要治疗手段之一。本文拟对近年来的相关文献进行综述和讨论，希望为临床医师了解有关进展和动态提供参考。

一、针对VEGF的单抗联合ICIs

贝伐珠单抗是针对VEGF的重组人单克隆IgG1抗体，能够选择性地抑制VEGF，从而阻止VEGF与VEGFR-1、VEGFR-2受体结合而激活下游信号，抑制新生血管形成。阿替利珠则是一种靶向PD-L1的人源化IgG1单克隆抗体，通过特异性结合PD-L1，阻断PD-L1和受体PD-1和B7-1（CD80）的相互作用，从而激活免疫系统杀伤肿瘤细胞。两药联合治疗晚期HCC在Ib期的研究中取得了鼓舞人心的结果：中位无进展生存期（mPFS）达到7.3个月，经确认的ORR是36%，同时联合治疗的毒性也是可耐受的。

鉴于基础实验和早期研究结果的支持，Finn等牵头开展了一项开放标签、随机、平行对照的国际多中心Ⅲ期临床研究，即著名的IMbrave150研究。共纳入了501例既往未接受过系统性治疗、不可切除的HCC患者，按照2∶1的比例随机接受阿替利珠单抗联合贝伐珠单抗（T+A，联合组）或者索拉

非尼单药治疗。在全球总人群中，第一次中期分析时研究的两个共同主要终点中位总生存期（mOS）和mPFS均达到预设的统计学界值：联合治疗组和索拉非尼组的mOS分别是未达到 vs. 13.2个月（P=0.000 6）；mPFS分别是6.9个月 vs. 4.3个月（P=0.000 6）；此外，联合治疗还能明显延缓患者报告的生活质量发生恶化的时间（TTD，11.2个月 vs. 3.6个月）。2021年1月，美国临床肿瘤学会胃肠道肿瘤研讨会（ASCO-GI）上公布了IMbrave150研究OS的最新结果：对于全球总人群来说，"T+A"一线治疗的mOS为19.2个月，明显优于索拉非尼组的13.4个月（HR=0.66），另外，mPFS和ORR在两个组分别为6.9个月、30% vs. 4.3个月、11%，"T+A"组同样更优。为了能够在中国同步上市，IMbrave150研究在设计之初就专门预设了中国亚组。2021年初中国患者亚组数据的结果也全文在线发表：中国人群共有194例患者（137例来自IMbrave150全球研究，57例来自中国扩展研究队列），其中联合组133例，索拉非尼组61例；中期分析时，联合治疗组的mOS尚未达到，索拉非尼组mOS为11.4个月（HR=0.44）；mPFS是5.7个月 vs. 3.2个月，ORR更是明显提高（32% vs. 4%）。在2021年的ASCO-GI大会上，同时公布了中国人群生存结果："T+A"的mOS达到24.0个月之高，同样明显优于索拉非尼组的11.4个月（HR=0.53）。可以看到，对于预后相对更差的中国晚期HCC患者，联合治疗带来了更为优越的OS的改善。

IMbrave150研究是晚期肝癌系统治疗领域一项里程碑式的研究，它不仅在头对头的Ⅲ期研究中证明了血管靶向药物联合ICIs的"T+A"方案能够明显地提高疗效，并且是索拉非尼上市10多年后第一个在相比索拉非尼能取得优效性结果的研究，而其一线治疗19.2个月的mOS，也是目前已经公布的Ⅲ期研究中最长的数据，特别是在中国人群更是长达24个月。至此，晚期肝癌的系统治疗开始进入了以免疫为主的联合治疗的时代。

达攸同是一种国产的贝伐珠单抗生物类似物，于2020年6月在中国获批上市。达攸同与国产PD-1单抗（信迪利单抗，商品名达百舒）联合即组成了所谓的"双达方案"。ORIENT-32研究是一项开放标签、随机对照的Ⅲ期临床研究，共纳入571例未经系统治疗的不可切除的中国HCC患

者,按照2:1的比例随机接受"双达方案"或者索拉非尼单药治疗。入组人群中94.5%是HBV相关HCC,65%以上的患者曾经接受过TACE治疗。结果:联合治疗组的OS显著优于索拉非尼组,mOS在联合治疗组未达到,索拉非尼组为10.4个月($HR=0.57$,95% CI 0.43~0.75,$P<0.000\,1$);联合治疗组的mPFS也显著优于索拉非尼,分别为4.5个月和2.8个月($HR=0.56$,95% CI 0.46~0.70,$P<0.000\,1$);按照RECIST v1.1标准评估,两组ORR分别是21%和4%。在安全性方面,联合治疗组的耐受性良好,3~4级治疗相关不良事件(TRAE)发生率与索拉非尼组相当,分别是33.7%和35.7%。

ORIENT-32研究是全球首个取得阳性结果的PD-1单抗联合血管靶向药物一线治疗晚期肝癌的Ⅲ期临床研究,更为重要的是该研究在中国开展,入组的都是中国患者,并且提供了大样本的HBV相关肝癌数据,更加贴近中国患者临床特征,符合中国临床实践。其结果与IMbrave150研究相类似,再次验证了ICIs联合贝伐珠单抗一线治疗晚期肝癌疗效显著,毒性反应及副作用可以耐受。2021年6月25日,该联合方案已经获得国家药品监督管理局批准用于不可切除或转移性HCC的一线治疗。

二、酪氨酸激酶抑制剂联合ICIs

目前,国内、外已经有多个新一代的具有血管靶向作用的酪氨酸激酶抑制剂(TKI),包括仑伐替尼、多纳非尼、瑞戈非尼、卡博替尼和阿帕替尼等获批,分别用于晚期肝癌的一线、二线治疗,为患者提供了更多的选择。但是这些药物单药应用仍然存在一些明显的缺点,比如ORR较低(多数不超过10%)、生存获益有限等,远远不能满足临床需求;因此,联合其他治疗药物或手段,特别是联合免疫治疗的有关研究,成为众多学者探索的重要方向。

(一)仑伐替尼

仑伐替尼(lenvatinib)是多靶点的TKI,其作用靶点包括VEGFR-1~3、FGFR-1~4、PDGFR-α、RET和KIT等,除了抗肿瘤增殖、抗血管形成之外,还有免疫调节作用。基于REFLECT研究的结果,仑伐替尼已经在包括中国在内的多个国家和地区获批用于不可切除HCC的一线治疗。

仑伐替尼联合PD-1单抗治疗晚期肝癌已经在多项早期研究中展现出了非常可喜的前景。在联合帕博利珠单抗的Ⅰb期研究(KEYNOTE-524研究)中,对于可评估的100例患者,按照mRECIST标准评价,ORR达到了46.0%,mPFS为9.3个月,中位缓解持续时间(mDOR)可达8.6个月;而按照RECIST 1.1标准评价,ORR、mPFS和mDOR分别为36%、8.6个月和12.6个月,所有患者mOS达到了22.0个月。仑伐替尼联合纳武利尤单抗一线治疗不可切除的HCC患者也有一项Ⅰb期研究(117研究),在30例患者中,研究者依据mRECIST标准评估,ORR为76.7%,DCR是96.7%,临床获益率(CBR),即CR+PR+疾病稳定(SD)持续时间超过23周,达到83.3%;而IRC依据RECIST1.1标准评估的ORR为54.2%,DCR是91.7%,CBR为62.5%。最常见的不良反应是手足感觉异常(60.0%)和发声困难(53.3%),但总体上是可控的。在今年的ASCO年会上,德国学者报道了IMMUNIB试

验的研究结果。这是一项单臂的Ⅱ期研究,入组了50例一线治疗的晚期HCC患者,主要终点是研究者依据RECIST1.1标准评估仑伐替尼联合纳武利尤单抗的有效性以及安全性。结果:ORR为28%,其中CR是6.0%,PR是22.0%,46.0%的患者SD;mPFS为9.0个月,中位疾病进展时间(mTTP)为11.5个月,mOS更是高达27.1个月。虽然ORR未能达到其预先设定至少40%水平,但是mOS达到27.1个月的结果还是展现了联合治疗良好的生存获益。

杨旭等报道了一项大样本、真实世界的研究,观察了仑伐替尼联合各种PD-1单抗(包括帕博利珠单抗、纳武利尤单抗、卡瑞利珠单抗、信迪利单抗、替雷利珠单抗和特瑞普利单抗)治疗不可切除的HCC患者的疗效和安全性。在国内两家大型医学中心,共纳入了378例患者,其中BCLC分期为C期的占87.3%,中位年龄55岁,86.5%为男性,ECOG评分0~2分。结果:所有患者的mOS为17.8个月,mPFS为6.9个月,ORR和DCR分别为19.6%(74/378)和73.5%(278/378);最常见的不良事件(AE)是乏力、腹泻、高血压和食欲下降;常见的≥3级AE是高血压(13.2%)、乏力(7.1%)、血小板减少(6.3%)、胆红素升高(6.1%)、腹泻(6.1%)和消化道出血(4.8%)。研究结果表明,仑伐替尼联合PD-1单抗一线治疗不可切除的HCC的患者,能够提高ORR,延长生存期,而毒性总体可以接受,但在治疗时需要密切监测。

另外,CS1003是苏州基石药业开发的另一种国产PD-1单抗,联合仑伐替尼的早期临床研究结果也展现了非常良好的前景:20例患者的ORR达到45%,mPFS为10.4个月。

目前,仑伐替尼联合帕博利珠单抗对比仑伐替尼+安慰剂作为晚期HCC患者一线治疗的安全性和疗效的Ⅲ期临床研究(LEAP-002,NCT03713593)已经完成患者入组,正在随访观察,等待结果。另外,国内还有仑伐替尼联合特瑞普利单抗对比仑伐替尼一线治疗晚期HCC的Ⅲ期临床研究(JS001-027-HCC),以及仑伐替尼联合CS1003对比仑伐替尼一线治疗晚期HCC的Ⅲ期临床研究(CS1003-305,NCT04194775),也都正在进行之中。

(二)瑞戈非尼

瑞戈非尼(regorafenib)是一种氟代索拉非尼,作为索拉非尼的新一代衍生药物,它具有更广谱和更佳的抗肿瘤活性;除了抗血管生成和抗增殖作用外,还能通过抑制CSFR-1起到增强免疫的作用。RESORCE研究的结果表明,瑞戈非尼作为晚期HCC患者的二线治疗,能带来明显的生存获益,2017年4月及同年12月,分别被美国FDA及NMPA批准用于索拉非尼治疗失败的晚期HCC二线治疗。

在2021年的ASCO年会上,瑞戈非尼联合帕博利珠单抗一线治疗晚期HCC的Ⅰb期研究报告了结果。这项研究分为瑞戈非尼120mg/d和80mg/d两个队列,帕博利珠单抗则是采用固定剂量(200mg,每三周一次)。研究共纳入57例患者,其中35例瑞戈非尼用量是120mg/d,22例为80mg/d。患者中位年龄66岁,ECOG评分0或1分,50%是HBV相关的肝癌。结果显示,瑞戈非尼的最大耐受剂量为120mg/d。在安全性方面,总体上未观察到新的安全信号,与瑞戈非尼120mg/d组相比,80mg/d组具有更好的安全性,以及更低的药物相关

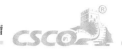

剂量减少率和停药率。在瑞戈非尼 120mg/d 组 32 例可评估的患者中，10 例（31%）获得 PR，18 例（56%）病情稳定（SD），ORR 为 31%，DCR 为 88%；在瑞戈非尼 80mg/d 组的 22 例可评估的患者中，7 例（32%）PR，13 例（59%）SD，ORR 为 32%，DCR 达 91%。截至数据发表时，瑞戈非尼 120mg/d 组的中位随访时间分别为 13.9 个月，患者的 mOS 为 26.5 个月，mPFS 为 7.5 个月，mTTP 为 8.1 个月；而在瑞戈非尼 80mg/d 组，中位随访时间为 10.0 个月，mPFS 和 mTTP 均为 6.9 个月，而 mOS 尚未达到。可以看出，联合方案在晚期 HCC 一线治疗上具有良好的抗肿瘤活性，且未观察到新的安全信号。同时，瑞戈非尼 80mg 组展现出了与 120mg 组相似的疗效以及更好的耐受性，值得后续进一步的研究。

在一项开放标签、多中心、单臂 Ⅱ 期研究（RENOBATE 研究）中，瑞戈非尼联合纳武利尤单抗一线治疗 42 例晚期 HCC 患者，根据 RECIST 1.1 标准评估 ORR 是 31.0%（按 mRECIST 标准是 35.7%），mPFS 为 5.5 个月，mOS 未达到，6 个月的 PFS 和 OS 分别为 49.9% 和 90.4%，在安全性方面，最常见的不良反应为手足皮肤反应（33.3%）、皮疹（28.5%）和脱发（23.8%），也显示了比较好的苗头。

在 2022 年的 ASCO 年会上，国内学者还报道了多项在真实世界中瑞戈非尼联合 ICIs 治疗晚期 HCC 的临床研究，虽然这些都是回顾性分析，样本量也不大，但初步结果的一致表明，瑞戈非尼联合 PD-1 单抗二线治疗，相比于单药 TKI，可以为中国人晚期 HCC 患者带来更多的临床获益，毒性也是可管理的；即使患者一线治疗是 TKI 联合 ICIs 治疗失败的患者，二线换用瑞戈非尼联合 ICIs 仍可继续获益。

（三）阿帕替尼

阿帕替尼是一种小分子的抗肿瘤血管生成抑制剂，通过高度选择性抑制 VEGFR-2 酪氨酸激酶活性，阻断 VEGF 与其受体结合后介导的信号通路，从而发挥抑制肿瘤新生血管生成的作用。基于 AHELP 研究的结果，阿帕替尼已于 2020 年 12 月 31 日正式获得 NMPA 批准，单药用于既往接受过至少一线系统治疗后失败或不可耐受的晚期 HCC 患者。

阿帕替尼联合卡瑞利珠单抗（所谓的"双艾方案"）在进行 Ⅰ 期临床研究时就显示出其治疗晚期 HCC 的巨大潜力：16 例可评估 HCC 患者中，8 例获得 PR，ORR 和 DCR 分别为 50.0% 和 93.8%，mPFS 为 5.8 个月，mOS 未达到。在另一项二线及以上治疗的 Ⅰb/Ⅱ 期研究（NCT03092895）中，HCC 队列患者的 mOS 也达到了 13.1 个月，1 年生存率 65.9%。"双艾方案"的不良反应在可接受的范围，并且在卡瑞利珠单抗单药治疗的研究中发生率较高的反应毛细血管增生症（RCCEP），联合了抗血管形成的阿帕替尼后其发生率明显下降。在样本量更大的多中心、Ⅱ 期 RESCUE 研究中，纳入了 170 例晚期 HCC 患者，其中一线治疗队列的 70 例患者，获得了 34.3% 的 ORR，mPFS 为 5.7 个月，mOS 达到 20.1 个月，2 年 OS 率为 43.3%；而对于 120 例二线治疗的患者，也取得了 22.5% 的 ORR，mPFS 为 5.5 个月，mOS 则达到 21.8 个月，2 年 OS 率为 44.6%。在不良反应方面，共有 147 例患者（77.4%）发生了 ≥3 级的 TRAE，其中最常见的是高血压（34.2%），55 例（28.9%）发生严重的 TRAE，有 2 例（1.1%）治疗相关的死亡。

目前，卡瑞利珠单抗 + 阿帕替尼对比索拉非尼一线治疗晚期 HCC 的随机、对照、国际多中心的 Ⅲ 期临床研究（NCT03764293）已经顺利完成。2022 年 5 月 12 日，恒瑞医药宣布，由独立数据监察委员会判定该研究的主要终点达到方案预设的优效性标准，获得成功。恒瑞医药已经向 NMPA 递交了"双艾方案"一线治疗 HCC 的上市申请，获得受理，正在审批中。

（四）卡博替尼

卡博替尼（cabozantinib）是 Exelixis 公司研发的一种多靶点的 TKI，其靶点包括 c-MET、VEGFR1/2/3、ROS1、RET、AXL、NTRK 及 KIT 等。随机、双盲、全球多中心的 Ⅲ 期 CELESTIAL 研究结果证明了卡博替尼相比于安慰剂明显延长了二线治疗 HCC 患者的 mOS（10.2 个月 vs. 8.0 个月，$P=0.004\,9$）和 mPFS（5.2 个月 vs. 1.9 个月，$P<0.000\,1$），2019 年 1 月 14 日，美国 FDA 正式批准卡博替尼单药用于晚期 HCC 患者的二线治疗。

COSMIC-312 研究是一项随机、对照、开放标签的、全球多中心 Ⅲ 期关键性的临床试验，总共入组了 840 例晚期 HCC 患者，按照 2∶1∶1 的比例随机分成三组：卡博替尼（40mg）联合阿替利珠单抗（C+T）、索拉非尼或卡博替尼单药（60mg）治疗；主要终点是 C+T 对索拉非尼 PITT 人群（最初随机分组的 372 例患者）的 PFS 及 ITT（所有意向治疗人群）的 OS，关键次要终点是卡博替尼对索拉非尼 ITT 人群的 PFS。根据最新公布的结果，PITT 人群的 PFS 分别为 6.8 个月对 4.2 个月（$HR=0.63$，$P=0.001\,2$，达到了预设的优效标准 $P<0.01$）；但是在另一主要终点中，C+T 对索拉非尼的 ITT 人群的 OS 分别为 15.4 个月对 15.5 个月（$P=0.438$），未显示出统计学的获益。亚组分析发现，对于病因为 HBV 的患者人群，C+T 组疗效数据要明显更好一些：在 PITT 人群中，联合治疗组与索拉非尼组的 mPFS 分别为 6.7 个月对 2.7 个月（$HR=0.46$，95% CI 0.29~0.73）；在 ITT 人群中，mOS 分别为 18.2 个月对 14.9 个月（$HR=0.53$，95% CI 0.33~0.87）。另外，C+T 组、索拉非尼组和卡博替尼组的 ORR 分别为 11%、3.7% 和 6.4%，DCR 分别为 78%、65% 和 84%。鉴于关键主要终点之一的 OS 并无改善的遗憾结果，Exelixis 公司不准备再向美国 FDA 提交一线治疗肝癌适应证的申请。

（五）其他的 TKI 联合 ICIs

安罗替尼是由正大天晴公司自主研发的一种小分子、多靶点的 TKI，已经在国内获批非小细胞肺癌、软组织肉瘤、小细胞肺癌、甲状腺髓样癌和分化型甲状腺癌 5 个适应证。派安普利单抗（商品名安尼可）则是正大天晴生产的一种国产 IgG1 型 PD-1 单抗，两者联合即组成所谓的"双安方案"。白莉等曾经报告"双安方案"的一项 Ⅰb/Ⅱ 期的探索性研究（AK105-203），入组了 31 例一线治疗的晚期 HCC 患者，其中 61% 的患者存在 HBV 感染；结果获得了 31.0% 的 ORR 和 82.8% 的 DCR，mPFS 和 mTTP 均为 8.8 个月，mOS 未达到，1 年 OS 率为 69.0%，与上文所述的多个靶免联合方案的疗效非常一致。安全性也令人满意，3 级及以上 TRAE 发生率仅 19.4%，主要是皮疹和高血压。有关 Ⅲ 期研究已经开展，正在入组病例，值得期待。

ALTER-H003 试验是安罗替尼联合特瑞普利单抗一线

治疗不可切除 HCC 患者的单臂、多中心的 II 期研究,研究共纳入 18 例患者,主要终点为研究者评估的 ORR。在报告时有 14 例患者可用于评价疗效,经确认的 ORR 和 DCR 分别为 21.4% 和 92.9%(mRECIST 标准);14 例(77.8%)患者出现 TRAE,其 3 级 TRAE 有 7 例(38.9%);10 例(55.6%)出现了免疫相关的 TRAE,3 级的非常少见,没有发生 4 级的 TRAE。研究提示安罗替尼联合特瑞普利单抗一线治疗不可切除 HCC 显示出较好的耐受性和初步疗效。TQB2450 是正大天晴药业集团的开发的一种 PD-L1 单抗,安罗替尼联合 TQB2450 二线治疗晚期 HCC 患者的 Ib 研究结果提示联合治疗的耐受性良好,初步的抗肿瘤活性令人鼓舞,值得在更进一步的研究中去验证疗效。另外,安罗替尼联合信迪利单抗在一线治疗晚期 HCC 在一项小样本的开放性研究中,也展现出有潜力的活性和可控的毒性。

三、血管靶向药物联合双特异性抗体

双特异性抗体(bispecific antibody)简称双抗,是指一个抗体分子可以与两个不同抗原或同一抗原的两个不同抗原表位相结合。近年来,靶向免疫检查点(如 PD-1/PD-L1,CTLA-4)的双特异性抗体的研发已经成为热点领域,并正在快速发展中。

卡度尼利单抗(代号 AK104)是康方生物研发的一种人源化 IgG1 双特异性抗体,可同时与 PD-1 和 CTLA-4 结合。早期数据表明,与联合使用抗 PD-1 和抗 CTLA-4 单抗两药相比,AK104 单药在选定的肿瘤类型中具有令人鼓舞的抗肿瘤活性,并且安全性得到明显改善。

在一项单臂、多中心 II 期临床研究中,30 例未经系统治疗、不可切除的 HCC 患者(86.7% 男性,中位年龄 52.5 岁,93.3% 合并 HBV 感染)接受了 AK104(6mg/kg q.2w.)联合仑伐替尼治疗。18 例可评估的患者中,ORR 达到 44.4%(8/18),DCR 为 77.8%(8 例 PR 和 6 例 SD,其中 2 例患者较基线水平缩小了 28.4% 和 29.2%),mPFS 未达到。研究中有 83.3% 的患者发生 TRAE,其 3 级 TRAE 发生率为 26.7%,未发生 4 级的 TRAE 或因 TRAE 导致的死亡。最常见的 TRAE 为 AST 升高(36.7%)、ALT 升高(36.7%)、血小板减少(33.3%)、中性粒细胞减少(30.0%)和胆红素升高(26.7%),绝大多数均为 1 级或 2 级。AK104 联合仑伐替尼作为不可切除 HCC 患者的一线治疗,显示出良好的抗肿瘤活性和可接受的安全性。入组目前仍正在进行中,以通过更大的样本量、更长的随访时间来进一步确认其疗效。

KN046 是一款由康宁杰瑞公司自主研发的重组人源化 PD-L1/CTLA-4 双特异性抗体,目前已在澳大利亚和中国开展了包括 HCC 在内的 10 余种肿瘤的近 20 项不同阶段的临床试验。刑宝才教授在 2021 年的 ESMO 大会上报告了 KN046 联合仑伐替尼用于不可切除或转移性 HCC 患者的 II 期研究的初步结果,并在今年 6 月的 ASCO 年会上又进一步更新了数据:共纳入了 55 例患者,患者接受治疗的中位持续时间为 25 周,其中 52 例患者可评估疗效;根据 RECIST 1.1 标准评估,ORR 为 51.9%,DCR 为 86.5%,mPFS 是 9.3 个月,mOS 和 mDOR 均未达到。毒性方面,TRAE 的总发生率为 98.2%,其中 3 级的 TRAE 发生率为 27.3%,最常见的 ≥3 级的 TRAE 是血小板减少(7.3%)和 GOT 升高(3.6%)。研究结果表明作为晚期患者的一线治疗,KN046 联合仑伐替尼在 ORR 和 PFS 方面表现出了较好的前景,为该联合方案作为此类患者的潜在治疗新选择提供了证据支持。

另外,由我们牵头开展的 KN046 联合多纳非尼治疗晚期 HCC 的多中心、开放、剂量递增和扩展的 I/II 期临床研究也正在进行之中。

四、小结与展望

自 2007 年索拉非尼上市之后,晚期 HCC 的系统药物治疗开始正式拉开帷幕,而 2017 年以后,以肿瘤新生血管为重要靶点的分子靶向新药陆续问世和以 ICIs 为代表的免疫治疗药物异军突起,有关研究发展迅速,能够指导与改写临床实践和指南的研究结果不断发表。HCC 系统治疗领域在这短短几年内所取得的成就已经超过了过去几十年所有成就的总和。不仅一线、二线能够选择的药物或方案越来越多,其疗效也越来越好,可以说是进步巨大、成果斐然。

在免疫治疗的新时代下,以免疫为主导的联合治疗已经成为 HCC 领域的研究和重点发展方向,并且在未来必将贯穿于 HCC 整个治疗的全过程。而靶免联合治疗,即抗血管靶向治疗联合 ICIs,已经在多项大型、III 期、关键性临床研究中被证实疗效相比于单用血管靶向药物或 ICIs 得到进一步提高,不良反应可以良好耐受,"T+A"方案、"双达方案"和"双艾方案"已经或即将获批肝癌治疗的适应证,"双安方案"以及仑伐替尼联合不同 PD-1 单抗的方案也有多种组合正在进行确证性的 III 期研究。另外,瑞戈非尼、安罗替尼等 TKI 药物联合不同的 ICIs 在早期研究中展现了良好的前景,血管靶向的 TKI 联合双抗药物在减轻毒性、提高疗效方面也展现出可喜的潜力。靶免联合治疗业已成为晚期 HCC 系统治疗的主流方案和重要选择。

尽管如此,对于靶免联合治疗的临床应用,我们面临的问题依然很多,未来需要着重解决的问题有:

1. 目前国内可及的进口或国产的 PD-1/PD-L1 单抗已经有 10 余种,能够靶向肿瘤新生血管形成的 TKI 和单抗也有多个药物,它们之间的两两组合而产生的联合方案可以说是让人眼花缭乱,但并不是所有组合都一定能够优于既往的标准治疗,比如前文所述的卡博替尼联合阿替利珠单抗在 III 期研究中就未能达到至关重要的 OS 终点;联合治疗不是简单的"1+1",而是需要有依据、有目的、有计划和合理地进行选择。

2. 现在已经或者即将获批的靶免联合治疗,都是和既往的标准治疗即索拉非尼比较得出优效性的结论,彼此之间并没有直接对比的数据,孰优孰劣无从定论,而且这些研究的入组标准和人群也不完全相同,临床应用时一定要根据患者自身的病情特点、体力和肝功能状况以及经济能力,个体化选择。

3. 我国 HCC 不论是在发病机制、临床表现,还是在治疗策略的选择以及预后方面,都与欧美等西方国家存在着明显的不同,从 IMBrave150 研究结果也看到了中国的肝癌患者在

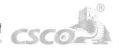

接受靶免联合治疗后获得了更好的疗效。认真思考、深入探索了解这些疗效差异背后的分子生物学机制，对于大幅度提高国人肝癌的总体疗效和安全性，从而形成有中国特色的治疗策略和方法也极其重要。

4. 当下整个肝癌的治疗呈现出"三多"的特点，即药物／方案多、治疗手段多、参与的学科多。靶免联合只是系统治疗其中的一种重要方式，对于肝癌这样一种难治的恶性肿瘤，仅靠这一种方式就期望能达到非常满意的疗效仍力有未逮，如何与其他药物、其他治疗手段有机联合，积极开展多学科协同合作，将是下一步的重点研究方向。

"不经风雨，怎见彩虹"，回顾整个肝癌系统治疗的发展历程，从最初几乎无药可治的困难局面，到索拉非尼的开启靶向治疗时代，从索拉非尼之后 10 年间长时间的徘徊停滞，再到近 5 年来的厚积薄发和不断井喷，HCC 不仅摘掉了"癌中之王"的帽子，业已进入到了一个蓬勃发展的新时代。血管靶向药物联合免疫治疗药物已经使得晚期 HCC 的系统治疗迈上了一个新的台阶，我们有理由相信，随着基础研究、转化研究和精准医学研究的深入开展，多个领域和学科的学者通力合作，共同努力，靶免联合治疗目前面临的多个难题有望得到优化或解决，必将在 HCC 的整个治疗中发挥越来越重要的作用，从而进一步提高肝癌的治疗效果，并且大幅改善预后。

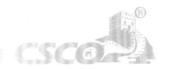

肝细胞癌术后辅助治疗的研究进展

¹中国人民解放军海军军医大学附属东方肝胆外科医院 ²苏州大学附属第一医院

张诗宇[1,2]　王明达[1]　李超[1]　朱虹[2]　杨田[1]　沈锋[1]

手术切除仍然是可切除肝细胞癌(hepatocellular carcinoma,HCC)的根治性治疗方式,甚至部分患者可以达到完全治愈的效果。但术后较高比例的复发和转移严重阻碍患者的长期生存获益,导致患者术后总体预后仍然较差。据报道,HCC切除术后5年复发率在50%~70%,因此,HCC术后复发与转移的预防和有效治疗对改善患者长期预后至关重要。

近十年来,HCC术后的综合治疗方案取得了令人鼓舞的进展。已有研究表明,多种术后辅助治疗手段可有效地降低HCC术后复发率,主要包括抗病毒治疗、血管介入治疗、放射治疗、分子靶向治疗、免疫治疗以及传统中医药治疗等。本文将对现有HCC术后辅助治疗研究的临床数据进行综合分析,并对其前景进行展望。

一、抗病毒治疗

乙型肝炎病毒(hepatitis B virus,HBV)和丙型肝炎病毒(hepatitis C virus,HCV)感染是导致肝癌的最重要的危险因素,我国是肝炎大国,绝大多数HCC的发生与HBV感染有着极为密切的关系。既往研究表明,高病毒载量与肝切除术后HCC的复发和转移密切相关。因此,术后抗病毒治疗在预防乙肝相关性HCC术后复发中扮演非常重要的角色。在机制上,术后抗病毒治疗可以通过抑制肝炎病毒活跃、减轻残留肝组织的慢性炎症来改善肝功能,从而达到降低术后复发、延长生存期的目的。事实上,多项研究已证明术后抗病毒治疗在减少HCC复发和改善预后方面的疗效。Huang等的一项随机对照研究显示,HCC术后抗病毒治疗低病毒载量(<2 000IU/ml)组的1年、3年和5年无复发生存率为85.9%、55.2%和52%,而未接受抗病毒治疗组为80.6%、40.9%和32.3%,两组的1年、3年和5年总生存率分别为94%、75.7%和64.1%对90.0%、62.4%和43.7%。抗病毒组的无复发生存期和总生存期明显优于对照组(P=0.016,P=0.004),提示术后抗病毒治疗在低病毒载量组中同样获益。基于此,目前的NCCN指南建议所有HBV或HCV感染患者,无论病毒载量高低,在HCC切除后均应考虑接受抗病毒治疗。

二、血管介入治疗

HCC的血管介入治疗包括肝动脉化疗栓塞术(TACE)以及肝动脉灌注化疗(hepatic arterial infusion chemotherapy,HAIC)等。

TACE是不可切除HCC的主要治疗方法之一,在HCC局部治疗中占有十分重要的地位。近年来,TACE作为一种辅助治疗策略的趋势也在逐渐上升。尽管辅助性TACE治疗可能提高部分患者的生存率,但确定具体的获益人群仍具有挑战性。Wang等报道了一项Ⅲ期随机对照试验,研究对象包括280例HBV相关性HCC术后复发高危患者(肿瘤直径>5cm,微血管侵犯或多结节肿瘤),这些患者在根治性肝切除术后随机接受TACE或常规监测。研究发现TACE组患者的复发率明显降低,无复发生存时间和总生存时间较长。另一项Ⅲ期随机对照试验显示,根治性肝切除术后辅助性TACE可有效地预防肿瘤直径>5cm且合并微血管侵犯的单发HCC患者的术后复发,从而延长生存期。同时亚组分析发现,辅助性TACE在年龄<60岁且存在肝硬化、肿瘤直径>10cm以及切缘<2cm的男性患者中获益最大。两项荟萃分析表明,辅助性TACE可改善合并微血管侵犯的HCC患者的无进展生存期和总生存期。然而,在对HCC复发低风险患者的前瞻性随机对照研究中并未得到相同的结果。导致以上不同临床结论的原因可能与研究中纳入患者的选择标准有关,即辅助性TACE治疗可能仅对某些HCC术后复发高危患者有益。

HAIC在HCC治疗中的地位也在逐年上升,其主要利用动脉化疗的原理,通过微导管向肿瘤持续注射化疗药物,具有局部药物浓度高、全身毒性反应及副作用较少的优点。HAIC单用或联合系统治疗在HCC治疗中都显示出了独特优势,尤其在肿瘤直径>7cm、没有血管侵犯和远处转移的早中期患者、合并门脉癌栓的晚期患者以及多发性HCC行TACE治疗失败后的患者中更为明显。但HAIC作为辅助治疗的相关研究较少,尚无充足的循证医学佐证。在一项对存在微血管侵犯的HCC患者的研究中发现,肝切除术后接受和未接

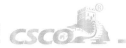

受 HAIC 治疗组的 5 年无瘤生存率分别为 33.1% 和 11.8%（*P*=0.029），但总存活率无显著性差异。此外，该研究还初步确认了术后辅助性 HAIC 治疗的受益人群，发现术后接受 HAIC 治疗组中存在门静脉主干或一级分支侵犯和下腔静脉侵犯的患者的 3 年无瘤生存率和总生存率分别为 33.7% 和 56.8%，均显著优于未接受 HAIC 治疗组的 8.3% 和 12%（*P*=0.023；*P*=0.049）。同时多因素分析进一步表明，HAIC 是有利于患者术后无瘤生存的独立预后因素（*HR*=0.536；*P*=0.029；95% *CI* 0.306~0.940）。

三、放射治疗

放射治疗是肿瘤治疗的重要策略之一，多种研究证实了放疗作为新辅助治疗在 HCC 综合治疗中的优势，但其作为术后辅助治疗在预防复发方面的研究较少。窄切缘（<1cm）HCC 切除术的复发率明显高于宽切缘（>1cm）HCC 切除术。目前，术后放疗已被证实与窄切缘 HCC 切除术患者术后复发率的降低有关。一项对合并微血管侵犯的 HCC 患者进行的前瞻性研究发现，放疗组的 1 年、2 年、3 年无复发生存率和总生存率均显著优于未放疗组（*P*=0.016，*P*=0.004）。另一项随机对照研究发现，术后辅助放疗可明显提高合并门脉癌栓Ⅲ型患者的中位无瘤生存期和总生存期，但在Ⅰ型和Ⅱ型患者中的临床获益有限。此外，其他研究结果表明，对于微血管侵犯的 HCC 患者来说，术后辅助放疗的效果可能优于 TACE，尤其是在延长总生存期和无复发生存期方面。

四、分子靶向治疗

目前市面上的分子靶向药种类繁多，索拉非尼已被批准用于晚期不可切除肝癌的综合治疗，仑伐替尼也成为继索拉非尼后的另一被批准的一线靶向药物。但上述靶向药物作为 HCC 切除术后辅助治疗中的作用和地位仍具有较大争议。ASCO 在 2015 年公布了一项Ⅲ期、随机双盲对照研究（STORM 研究）的临床数据，该研究旨在评估索拉非尼用于 HCC 切除术或射频消融术后辅助治疗的疗效和安全性，但遗憾是本研究并未达到预期终点。结果显示，术后给予索拉非尼辅助治疗并没有显著提高患者的无复发生存时间、中位复发时间和总生存期；相反，索拉非尼治疗与发生不良反应的比例增加相关。然而，在中国最近进行的几项回顾性研究中显示出索拉非尼作为术后辅助治疗药物的可能性。值得注意的是，所有这些研究都包括了术后复发风险较高的患者。Li 等发现，辅助索拉非尼可降低复发和延长 BCLC-C 期 HCC 根治性切除术后患者的无瘤生存期和总生存期。Liao 等发现，对于肿瘤累及门静脉或肝静脉主要分支、侵犯邻近器官或肿瘤破裂的患者，术后接受索拉非尼治疗可显著延长患者的无瘤生存期。Zhuang 等发现，索拉非尼显著增加了中、晚期 HCC 患者肝切除术后的总生存期。Huang 等进一步评估了术后辅助索拉非尼治疗对合并微血管侵犯的 HCC 患者临床预后的影响，并证实术后索拉非尼的使用亦可显著地改善此类患者的无进展生存期和总生存期。同样，一项荟萃分析发现，肝切除术后辅助性索拉非尼治疗可以提高患者无复发生存

时间并降低术后复发率和死亡率，但仅针对某些具有特定激活信号通路或相关危险因素的患者。预计未来会有更多的临床研究来明确具体受益人群。

根据临床前研究，发现卡培他滨可以抑制小鼠 HCC 术后的复发和肺转移。在一项随机对照研究中发现卡培他滨可抑制 HCC 患者的术后复发，但不能改善患者的总生存期。而目前其他靶向药物作为辅助治疗策略的相关临床研究较少。总的来说，分子靶向药物在辅助治疗领域的循证医学证据尚不充分，未来需要有更多的前瞻性研究来明确其在这一领域的临床价值。

五、免疫治疗

免疫治疗的出现及在部分患者中良好的治疗效果重新引起了人们对 HCC 切除术后辅助治疗的兴趣。与传统的治疗手段相比，免疫治疗具有不良反应较少、患者耐受性好等优点，目前常用的免疫治疗方案包括过继免疫疗法（淋巴因子杀伤细胞、细胞因子杀伤细胞、自然杀伤细胞）、免疫检查点抑制剂和肿瘤疫苗等。

目前，亚洲共有 7 项随机对照研究评估了淋巴因子杀伤细胞或细胞因子杀伤细胞在 HCC 患者术后进行辅助治疗的疗效。直到 2015 年，韩国的一项多中心、随机对照研究首次表明，在 HCC 患者术后使用细胞因子杀伤细胞进行辅助免疫治疗可提高患者的无复发和总生存时间。该团队还进行了后续的拓展研究，结果显示细胞因子杀伤细胞可改善患者无复发和总生存时间长达 5 年。对该 7 项随机对照研究的荟萃分析发现，过继免疫治疗可显著地改善患者治疗后的早期（<3 年）临床预后（复发率和生存率），但不能改善患者的晚期预后（>5 年）。以上结果意味着过继免疫治疗可消除较小的肝内转移灶，但无法预防在严重肝硬化背景下残肝内的多中心肿瘤复发。

细胞毒性 T 淋巴细胞相关蛋白 -4 和程序性死亡蛋白 -1 是肝癌最常用的免疫检查点，也是近年来的研究热点，并逐渐成为抗肿瘤治疗的潜在靶点。然而，大多数试验主要集中在评估 HCC 晚期患者的预后方面，无论是免疫检查点抑制剂单用还是联合治疗均暂有未发表的随机试验来评估其作为术后辅助治疗的效能和安全性。目前，中国有 4 项正在进行的大型前瞻性研究。CheckMate9DX 是一项旨在评估尼鲁单抗在复发高风险的 HCC 患者根治性切除或消融后辅助治疗的临床价值和疗效的研究。同时，一项Ⅲ期试验（KEYNOTE-937）正在评估派姆单抗在 HCC 患者根治性切除或消融后预防复发中的临床效能。另一项Ⅲ期研究（IMbrave050）正在评估阿特珠单抗联合贝伐珠单抗辅助治疗在 HCC 术后高复发风险人群中的疗效。此外，研究杜鲁单抗联合贝伐珠单抗或单用杜鲁单抗在 HCC 术后辅助治疗中临床意义的一项Ⅲ期随机对照试验（EMERALD-2）也在进行中，这些试验的结果非常值得期待，并有望改写目前 HCC 术后辅助治疗的指南。

肿瘤疫苗可以通过改变肿瘤抑制微环境并激活肿瘤特异性免疫反应而达到抑制肿瘤复发的目的。其作为 HCC 术后辅助治疗手段也显示出了可观的前景，在降低肿瘤的复发率和提高总生存期方面表现出确切的疗效。树突状细胞是一种

专业的抗原提呈细胞,在先天免疫和适应性免疫中都起着至关重要的作用。最近的几项前瞻性研究评估了树突状细胞疫苗辅助免疫治疗对 HCC 患者的有效性和安全性。其中一项Ⅱ期多中心临床研究发现,手术切除后接受树突状细胞疫苗进行免疫治疗的患者的无瘤生存期明显优于未接种组。癌胚抗原磷脂酰肌醇蛋白聚糖 3(glypican-3,GPC3)可在 HCC 中特异性过表达并与患者预后不良相关,因此有望成为 HCC 抗原特异性免疫治疗的潜在靶点。日本一项Ⅱ期临床研究发现术后接种 GPC3 衍生肽疫苗可明显降低术后患者的 1 年复发率。该团队最近的一项病例对照研究进一步证实,与仅接受肝切除术或射频消融术的患者相比,术后辅助接种 GPC3 肽疫苗的患者 1 年复发率降低了 15%,5 年和 8 年生存率分别提高了 10% 和 30%。由此可见,肿瘤疫苗的出现和研究为辅助治疗提供了新的思路和方向,期待未来有大型、多中心前瞻性随机对照研究来进一步明确疫苗的临床效能。

六、传统中医药治疗

中医药的积极参与是肝癌综合治疗的重要组成部分,在治疗和预防肿瘤的复发和转移、延长肿瘤患者术后生存时间中也起着重要的作用。槐耳颗粒可诱导细胞周期阻滞在 G0/G1 期、抑制细胞增殖、诱导细胞凋亡、抑制肿瘤血管生成等机制来发挥抗肿瘤作用。Chen 等进行的一项多中心随机对照试验评估了槐耳颗粒对 HCC 患者切除术后长期预后的影响,实验表明,槐耳组的无复发生存期明显延长,肝外复发也有所减少。除此之外,华蟾素及其联合其他中药等治疗方法也显示出其在 HCC 患者术后辅助治疗中的效果,但确切疗效仍有待更大规模、多中心的临床研究来验证。

总之,肝癌仍然是一个具有独特医学特性的恶性疾病,虽然根治性手术在 HCC 治疗中占据了重要的地位,但由于其术后的高复发和转移率导致患者预后仍然不佳,因此 HCC 术后辅助治疗对改善患者长期预后具有十分重要的意义。近年来可用于 HCC 术后辅助治疗的手段多种多样,但因为没有高等级的临床证据表明其有效性与安全性,目前仍然没有任何一种治疗方法得到国内外权威指南的一致推荐。未来的研究需要继续寻找更多的循证医学证据,努力让辅助治疗成为 HCC 规范化诊疗中不可或缺的部分,为患者提供标准的、个体化治疗方案,从而尽可能地延长患者的生存期,提高患者的生存质量。

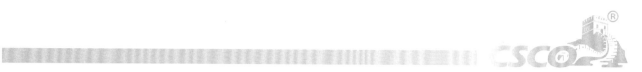

肝癌放射治疗多学科团队的建设

复旦大学附属中山医院

曾昭冲

随着肿瘤放射治疗技术的进步，放射治疗在肝癌的治疗领域越来越受到重视，在CSCO肝癌诊疗指南中，放射治疗作为I级专家推荐参与构成肝癌治疗的多学科团队，包含肝胆外科(普外科)、肿瘤内科、介入治疗科、影像科、放疗科、感染科(肝病科)。其实，这属于医院层面的肝癌诊治的多学科团队。假如确诊肝癌并经医院层面的多学科团队会诊后，患者需要接受放疗，则自然进入了放疗科层面的多学科团队。为此，在肝癌放疗的多学科团队建设中，应该有两支平行管理的团队，一支为诊治间的多学科团队，他回答肝癌患者应该如何诊治；另外一支是放疗内的多学科团队，他回答如何为患者放疗。本文分别介绍这两支团队的建设和分担的工作。

一、诊治间的多学科团队

(一)诊断

肝细胞肝癌的诊断有病理诊断和临床诊断，采用不同的诊断标准，其参与的科室也不同，其团队包括以下科室。

1. 病理诊断

(1)提供标本：外科提供手术标本，或通过介入(放射介入或超声介入)穿刺活检。

(2)病理诊断：视病理科的规模，可以做常规病理诊断和分子病理诊断。

2. 临床诊断

(1)影像医学科提供影像证据：超声科(彩超和造影)、放射科(CT、MRI)、介入科(DSA，肝动脉造影)、核医学科(PET/CT或PET/MRI，SPECT)。

(2)检验科提供化验数据：肝功能(包括出凝血时间)，肿瘤标记物(AFP、CEA、CA19-9、PIVKA)，肝炎指标。

3. 功能诊断 临床医生根据检验科的化验报告，对肝脏功能进行分级。在众多的肿瘤分期中，只有原发性肝癌根据肿瘤所在的器官功能作为分期指标。

(二)治疗

根据患者的分期，选择治疗。在CSCO指南中，针对如下情况的肿瘤，需要组织多学科会诊。

1. 小肝癌 参加科室有外科、介入科(主要是从事消融的科室)、放疗科、影像诊断科。

对于不宜手术切除或射频消融的患者，应该多学科团队讨论。首先应该手术科室到场，不同的医院，负责肝癌手术的科室不同，根据专业化程度排序，有肝癌外科或肝胆外科或普外科，甚至没有专科化的医院，则由大外科参与。决定能不能射频消融，则由超声介入或放射介入科医生定夺，有时候肿瘤内科或肝癌内科医生也可以做射频消融，原则是肿瘤位于大血管旁、胆囊旁、肝包膜下、膈肌穹窿下的不宜射频消融，肿瘤大小和肝脏功能也是考量的因素。如果选择放疗，则由放疗科负责。对于绝大部分小肝癌且不宜手术切除和射频消融的患者，要获得病理诊断也非易事，因为这类病人不容易接受肝脏肿瘤穿刺活检。此时，影像诊断很重要，必须由影像诊断科室参与，判断是否达到临床诊断标准。

2. 局限于肝内的大肝癌(>5cm) 参加科室有外科、介入科、放疗科、肿瘤内科。

这类病人有的可以接受肝内肿瘤切除，如果窄切缘者，应该术后辅助放疗；但是，如果肿瘤不能手术切除者，应该优先考虑经肝动脉栓塞化疗；对介入后碘油沉积不佳者，或有残存肿瘤者，应该进行巩固放疗，可以提高局部控制率，延长远期生存期，有一部分可以转化为可手术切除。有一部分IIb期以上的患者可能需要结合靶免治疗。

3. 门静脉癌栓(IIIa期) 治疗的不同阶段都需要多学科合作，参与科室有介入科、放疗科、外科、肿瘤内科。

门静脉癌栓I型或II型，可以选择外科手术，或术前及术后的放疗；对不宜手术切除者，经过肝动脉栓塞化疗结合放疗或靶向治疗，有一部分患者可转化为可手术切除。也有报道门静脉放置内支架结合放疗，可以明显延长患者的生存期。

4. 肝外转移(IIIb期) 参与的科室有肿瘤内科、介入科、放疗科、外科。对肝外转移，特别是远处脏器转移，应该以系统性药物治疗为主。原发性肝癌相关的药物治疗共识或指南指出，能局部治疗的肝外转移灶，应首选局部治疗，并结合系统性药物治疗，只有不宜局部治疗者，才考虑药物治疗。局部治疗的病灶可以是肝内的原发灶，也可以是肝外的寡转移病灶，局部治疗的手段可以用介入、手术、放疗或射频消融。对于出现明显的临床症状，可以用姑息放疗缓解症状。

5. IV期(Child-Pugh C) 支持治疗或肝移植，涉及的科室有肝脏移植科和内科；如果需要移植前的桥接治疗，需要放疗或介入科。

该病期的特点是无论肿瘤情况如何,只要肝脏功能为 Child-Pugh C,就属于Ⅳ期。如果肿瘤局限在肝内,符合肝移植标准,可以选用肝移植。对暂时没有供肝的等待期患者,如果病灶局限,可以用立体定向放疗、射频消融或介入,控制肿瘤的生长速度,为肝移植争取时间。如果病灶转移到肝外,出现症状,可以通过局部治疗缓解症状,提高生存质量。

6. 针对合并症或并发症的治疗 这是综合性医院的优势。

(1) 肝炎:病毒性肝炎抗病毒治疗,药物性肝炎(包括免疫性肝炎)、放射性肝炎治疗,主要依靠消化科或肝炎科(有的属于感染科)。

(2) 免疫治疗的毒性反应及副作用处理:心脏、肝、肺、肾、内分泌、风湿、皮肤等,由相关科室处理。

以上是具体分期患者所需的多学科团队参与,对初诊患者,其诊断不明确和分期未定者,需要以上所有科室共同参与。

二、放疗科内的多学科团队

(一) 团队人员构成

1. 医师 肝癌诊断及分期,确定放疗部位、剂量,确定所需采用的放疗技术、放疗是否结合其他的治疗方法、评价疗效、处理并发症。

2. 物理师 利用治疗计划系统,医师给的物理条件,做出合理的放疗计划。验证放疗计划是否正确和保证加速器的精准度(质量控制)。

3. CT-模拟技术员 根据所采用的放疗体位,制作体模、呼吸运动管理和CT增强扫描。

4. 剂量师 协助医生勾画肿瘤之外的危及器官,不同的医学图像融合,校正加速器的射线输出剂量。

5. 放疗技术员 按照医师和物理师给定的放疗计划,操作加速器和为病人实施治疗。

6. 网络工程师 负责放疗科内的各种放疗设备,如直线加速器、CT、治疗计划系统之间的信息传送。科室和医院之间的各种医疗设备,相互共享医学图像和各种数据,确保"拷贝不走样"。

(二) 工作流程

1. 靶区勾画前的工作流程。
2. 图像融合与靶区处理。
3. 网络信息系统管理平台。
4. 放疗计划验证与实施。
5. 选择放疗技术。

(三) 靶区勾画前的工作流程

1. 患者放疗前谈话和宣教:医生。
2. 患者放疗身份创建与信息采集:医生和技术员。
3. 选择体位和制作体模:医生和技术员。
4. 呼吸运动管理:技术员、医生、物理师配合。由于放疗期间肿瘤受到呼吸运动的影响,会发生位置、形状以及尺寸上的变化。放疗医生应视患者具体情况和放疗单位拥有的条件,为患者选择合适的呼吸运动管理手段。目前临床上常用

的呼吸运动管理技术主要包括四维CT结合腹部加压技术、屏气技术、呼吸门控技术以及追踪技术等。

5. 患者模拟定位图像采集 由操作CT的技术员在医生的指导下完成。放疗中肝内病灶运动和形变的主要因素为呼吸运动,为克服呼吸运动,最简单和最常用的方法是腹部加压结合4D-CT技术,用以确定肿瘤内靶区;CT模拟定位前,取仰卧位,真空垫或热塑膜体位固定,腹部加压(加压程度为将腹式呼吸转换为胸式呼吸,在模拟透视下横膈上下运动幅度控制在1cm左右,最佳为0.5cm以下);CT模拟定位时,先予以4D-CT平扫,获得肿瘤及肝脏在呼吸各时相的具体运动情况;再增强扫描。

(四) 图像融合与靶区处理

由剂量师按照医生的要求完成。

1. CT-MRI 融合 对肝内病灶或脑转移、骨转移灶,CT的图像不如MRI清晰,而放疗科仅有CT模拟,此时,可以通过院内网,将放射科的MRI图像和放疗科的模拟CT融合。肝癌融合所使用的MRI图像一般选择显像较为清晰的增强 T_1 或者 T_2 相。目标图像为CT,浮动图像为MRI,两者融合配准时可采用刚性配准和形变配准。在刚性配准中,可执行的变换参数共有六个(三个用于图像平移,另三个用于图像旋转),刚性配准后浮动图像的形状、大小保持不变;形变配准执行非线性几何变换,整个图像被切割为很多像素,每个像素都有很大的自由度,浮动图像整体结构可以弯曲变形,以尽可能达到与目标图像相似的目的。

2. CT 与 PET/CT 融合 对于肝外的图像,有时候PET/CT比CT能更清楚地显示病灶的范围和位置,以及代谢情况。目标CT和浮动解剖显像CT配准时,调整两组图像至合适的窗宽窗位;在横断面、冠状面、矢状面上对病灶区邻近的脊柱进行手动平移和旋转,达到椎体的粗配准对齐;参考腹膜后淋巴结转移的范围,配准感兴趣区,选择淋巴结、椎体及大血管等结构区域,以骨性为配准特征点,常使用刚性配准;利用分裂和棋盘格技术观察淋巴结邻近大血管及椎体前缘的配准程度,进行微调,以获得精细的融合效果。将CT间的配准信息直接加载到PET图像上,再次利用棋盘格技术,对配准的计划CT/PET图像进行评估,以获得符合临床淋巴结勾画需求的计划CT/PET参考融合图像。

3. 靶区勾画和各种靶区的定义

(1) 大体肿瘤靶区(gross tumor volume,GTV):指影像图像上可见的具有一定形状和大小的病变范围,包括原发病灶、转移性淋巴结和其他转移灶。GTV的确定主要依赖于影像学检查(如CT、MRI、PET/CT)。

(2) 临床靶区(clinical target volume,CTV):指包含GTV和肿瘤周围亚临床浸润的区域。主要是根据肿瘤部位、大小、恶性程度以及浸润范围等因素来确定CTV的区域。CTV=GTV+潜在受浸润的亚临床病灶区域。

(3) 内靶区(internal target volume,ITV):指的是CTV外边界运动的范围,ITV外放重点考虑的是器官运动因素。对于原发性肝癌而言,ITV外放主要考虑呼吸运动的影响。肝内肿瘤、门静脉癌栓/下腔静脉癌栓、肺转移和肾上腺转移在靶区勾画时要考虑ITV的外放。

(4) 计划靶区(planning target volume,PTV):指的是在

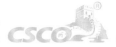

ITV 基础上,考虑摆位误差等因素而外放的范围。原发性肝癌 PTV 外放范围尚无统一定论,需要综合考虑患者体位固定装置和图像引导技术等多方面情况,进行经验性外放。

4. 危及器官的勾画和耐受剂量 危及器官(organ at risk,OAR)指的是位于照射区域的正常组织和器官,潜在受到放射危害。危及器官的耐受剂量会显著影响治疗计划和(或)处方剂量。根据 ICRU 第 62 号报告,将危及器官分为:串联型、并联型和串 - 并联型组织。原发性肝癌的危及器官根据肿瘤的原发部位和转移部位的不同,危机器官也不同。遵循正常组织剂量限制和相关指南推荐是放疗安全的有力保证。

5. 治疗计划的产生与评估 物理师根据医生的处方参数,设计治疗计划并验证,并根据肿瘤和正常组织的剂量分布,评估治疗计划是否达到医生的处方剂量要求。

6. 治疗计划验证 验证有剂量验证和放射野验证,在放疗设备上由物理师进行。

(五) 网络信息系统管理平台

网络信息系统管理平台由网络工程师负责。

1. 组建成为医院网络部分 成为医院整体信息流的一部分,消除了放疗"信息孤岛"现象。

2. 放疗网络——流程及角色 信息化驱动下的放疗工作流,集合 4 个部门、6 种角色、18 个步骤。

3. 管理——流程管控与质量控制 多元任务管理模块,联合处理科室临床事务。

4. 跨院区"云"平台 两院区各自有完整治疗网络系;两院区通过"云"共享病人治疗过程的所有数据;在"云"终端实现医生、物理师任何地方及任何时间调阅病历,查询治疗信息。

(六) 放疗计划实施

放疗计划实施由技术员、医生共同完成。

1. 局域网的信息化 无缝隙连接。

2. 肝癌放疗图像配准 在加速器上,实时调整患者的放疗位置,达到精准放疗。

3. 外放疗常用图像引导技术 常用的图像引导技术有千伏透视系统、电子射野影像系统(electronic portal imaging device,EPID)、千伏级锥形束 C T(kilovoltage cone beam computed tomography,KV-CBCT)及兆伏级 CT(megavoltage computed tomography,MVCT)。

4. 肝癌外放疗图像引导实施过程 体位固定、呼吸运动管理、放疗时的 CBCT 或 MVCT、配准。

5. 体位校正和实施。

三、小结

1. 肝癌放疗需要医院层面的科室间各学科的支持,也需要放疗科内的多学科协作,放疗科医师是肝癌多学科诊治的 I 级专家推荐的主要成员。

2. 放疗科内成员有医生、物理师、剂量师、加速器、CT、模拟机技术员、网络工程师。

3. 图像引导下的放疗能够提高肝癌放疗的效果,这种技术的含金量和团队协作精神与外科手术一样,应该得到重视和推广。医院应该重视放疗科的学科建设。

4. 图像引导下的放疗全覆盖不同病期的肝癌,从 I 期到Ⅳ期均需要放疗。

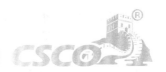

靶免时代的肝癌转化治疗

复旦大学附属中山医院

黄晓勇　周俭

肝细胞癌（hepatocellular carcinoma，HCC），是目前最常见的肝癌类型，大约占肝癌患者的 90%。乙型肝炎病毒、丙型肝炎病毒感染和与代谢综合征或高血糖有关的非酒精性脂肪性肝炎都是 HCC 发展的主要风险因素。超过 50% 的 HCC 病人进行了系统治疗，常见的一线靶向用药是索拉非尼、仑伐替尼或多纳非尼，而二线靶向药物则是瑞戈非尼、阿帕替尼、卡博替尼或雷莫芦单抗等。在过去的 5 年中，免疫检查点抑制剂的使用彻底改变了 HCC 的管理。与索拉非尼相比，阿替利珠单抗和贝伐珠单抗的组合已被证明可以提高总体生存率，从而获得了 FDA 的批准。最近，德瓦鲁单抗（durvalumab）加替西木单抗（tremelimumab）的总生存期优于索拉非尼，阿替利珠单抗加卡博替尼的无进展生存期更佳。此外，基于早期疗效数据，帕博利珠单抗（pembrolizumab）单药治疗和纳武利尤单抗（nivolumab）加伊匹木单抗（ipilimumab）联合治疗已获得美国 FDA 在二线治疗中的加速批准。尽管取得了这些重大进展，肝癌的预后仍比较差，肝癌的转化治疗率仍比较低。本文提供了靶向免疫时代的肝癌转化治疗的进展。不可切除或晚期肝细胞癌（HCC）患者的系统治疗的进展提升了治疗的高客观反应率。这为无法手术切除的 HCC 患者提供了一个机会，以实现足够的肿瘤降期以进行手术切除，这是一种"转化治疗"策略。

转化治疗是指将不可切除的 HCC 转化为可切除的 HCC，然后手术切除肿瘤。因此，如何定义"不可切除的 HCC"是一个关键问题。不可切除的 HCC 可分为两类：一种情况是手术意义上的不可切除，包括患者的一般情况、肝功能、剩余肝容量不足（手术不可切除）等方面无法承受手术创伤。第二类无法切除的肝癌在技术上是可以切除的，但是切除术后，与非手术治疗（肿瘤学 / 生物学不可切除）比较，也并没有达到更好的预后。手术无法切除的 HCC 的概念受到普遍接受，而对于肿瘤学 / 生物学上无法移除的癌症，该定义是动态的且更具争议性。总体而言，肝癌总生存期的获益比成功切除更重要。中国抗癌协会肝癌专家委员会的《肝细胞癌转化治疗中国专家共识（2021 年版）》阐明了肝癌转化方面的专家意见。转化疗法可以使不能切除的肝癌变成可切除肝癌，如能降低肿瘤负荷以增加 R0 切除率或减少术后风险等，并使肿瘤降期后切除，使病人获得更好的生命获益。而系统治疗高的客观缓解率总是伴随着高的手术转化率。转化手术是中晚期肝癌患者获得根治性切除和长期生存的途径之一。对于潜在可以切除的肝癌，建议采用多模式、高强度的抗肿瘤治疗策略促其转化，同时必须兼顾治疗的安全性和生活质量。现在总结归纳靶免时代的肝癌转化治疗。

一、靶向药物

索拉非尼于 2007 年推开了对晚期 HCC 分子靶向治疗的研究大门。在索拉非尼治疗 HCC 的 SHARP 研究中，安慰组受试者的总生存期（overall survival，OS）为 7.9 个月，索拉非尼组延长至 10.7 个月。这种治疗效果在亚太地区病人中已获得了证实（Oriental 研究）。索拉非尼是美国 FDA 认可的 HCC 第一个系统治疗药物。在晚期 HCC 患者中，SHARP 研究证明了索拉非尼优于安慰剂，这代表了 HCC 管理的一个突破。进一步的荟萃分析证实，索拉非尼对 HCV 相关 HCC 和仅肝脏疾病（即无转移）的患者比对非 HCV 原因的 HCC 患者或肝外疾病患者更有效。SHARP 研究索拉非尼的 ORR 为 2%，Oriental 研究 ORR 为 3.3%。总体来说，索拉非尼的 ORR 值较低，晚期肝细胞癌索拉非尼单药的转化成功也较少见。

仑伐替尼（为另一种多激酶抑制剂）在非劣效的研究（REFLECT 研究）中，表现出了抗肿瘤功能。仑伐替尼组的中位 OS 为 13.6 个月，索拉非尼组为 12.3 个月。仑伐替尼组的 3 级以上的主要 AEs（adverse events）包括高血压、体重减轻，掌跖红、肿、疼痛。美国 FDA 在 2018 年批准仑伐替尼作为治疗晚期 HCC 的一线药物。这项全球随机Ⅲ期研究证明了仑伐替尼的疗效。REFLECT 研究排除了肝外门静脉主干受侵或 >50% 肝脏受累的患者。本项目的最大终点为总生存期，具有非劣效性。此外，仑伐替尼还显著改善了 PFS（7.4 个月 vs. 3.7 个月；HR=0.66；P<0.001）和 ORR（24.1% vs. 9.2%；P<0.000 1，mRECIST 标准）。与索拉非尼不同，仑伐替尼是一种小分子型 TKI，对 VEGF 受体和 FGFR 家族具有更强的活性。仑伐替尼会出现更严重的高血压和蛋白尿，而索拉非尼会出现手足皮肤反应增加。这两种药物都与虚弱、厌食、腹泻和体重减轻有关。总体而言，两种治疗都与约 50% 的接

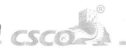

受治疗患者的3~4级药物AE相关,导致约15%的退出率。REFLECT研究中仑伐替尼的单药治疗ORR可达24%,仑伐替尼单药转化治疗临床上也较索拉非尼多见。

此外,多纳非尼被国家药品监督管理局批准作为治疗晚期HCC的一线药物。多纳非尼组的mOS在FAS人群中和ITT群体中均明显优于索拉非尼治疗组的OS($HR=0.831$和$HR=0.839$),统计达到优效性。

靶向疗法索拉非尼、仑伐替尼和多纳非尼,现被公认是对晚期肝细胞癌的一线靶向治疗方法。仑伐替尼的高反应率在REFLECT试验标准之外的HCC患者中得到证实,包括门静脉主干癌栓患者,肿瘤体积占比>50%,分类为Child-Pugh B。转化治疗的更高反应率可以为最初无法切除的肝细胞癌患者提供更多的肝切除机会。转化治疗靶向药停药的时间仍具有争论。各种药物的血浆浓度的半衰期各不一致,索拉非尼为25~48小时,仑伐替尼为28~35小时。不幸的是,肝功能恶化患者的半衰期尚未明确。一般建议在肝切除术前适当中断索拉非尼治疗1周。此外,大约1周也应该是足够的停止仑伐替尼治疗的时间。

目前,基于积极的临床试验数据,根据指南,瑞戈非尼、卡博替尼和雷莫芦单抗被美国FDA批准用于治疗索拉非尼进展后的晚期HCC。此外,基于有希望的Ⅰb/Ⅱ期研究,在索拉非尼一线治疗进展后,另外三种疗法,即纳武利尤单抗、帕博利珠单抗和纳武利尤单抗加伊匹木单抗已获得美国FDA批准。

瑞戈非尼是一种针对VEGFR1~3和其他激酶的多激酶抑制剂,是第一个在二线治疗中获得批准的药物。瑞戈非尼组的中位生存期为10.6个月,而安慰剂组为7.8个月($HR=0.63$,$P<0.0001$)。瑞戈非尼和安慰剂的中位PFS值依次是3.1个月和1.5个月($HR=0.46$,$P<0.0001$),ORR分别为11%和4%。最典型的AEs为高血压、手足综合征、疲劳和腹泻。

卡博替尼是一类多激酶抑制物,对VEGFR2、AXL和MET有着特殊的功能。CELESTIAL研究证明,与安慰剂比较,卡博替尼的中位OS延长(10.2小时 vs. 8个月;$HR=0.76$;$P=0.0049$)和中位PFS延长(5.2个月 vs. 1.9个月;$HR=0.44$,$P<0.001$)。而卡博替尼单药的ORR约为4%。最常见的三级以上的AEs为掌跖红肿、高血压症状、谷草转氨酶浓度增加、乏力和腹泻。

雷莫芦单抗是以生物标志物为指导的HCC疗法。研究雷莫芦单抗的REACH-2试验针对基线甲胎蛋白水平≥400 ng/dl的患者进行了分层。雷莫芦单抗的平均维持期限仍有待提高(治疗组为8.5个月,而安慰剂组为7.3个月;$HR=0.710$;$P=0.0199$)。与安慰剂比较,雷莫芦单抗组的PFS显著增加(2.8个月 vs. 1.6个月;$HR=0.452$;$P<0.0001$),但客观缓解的患者比例在组间没有显著差异。最典型的三级以上的AE为糖尿病、高血压、低钠血症,以及谷草转氨酶水平增加。

阿帕替尼是被国家药品监督管理局批准的HCC的二线治疗用药。AHELP研究提示,与安慰剂组相比,阿帕替尼组的中位OS显著改善(8.7个月 vs. 6.8个月;$HR=0.785$,$P=0.048$)。阿帕替尼组中位PFS为4.5个月,也明显高于对照组的1.9个月,疾病进展或死亡风险降低了52.9%。此外,阿帕替尼组的ORR达到11%,显著高于对照组的2%。三级以上的AEs是高血压、手足综合征和血小板计数减少。晚期肝细胞癌一线治疗后进展实行的二线治疗客观缓解率均不高,临床上二线治疗转化成功的病例比较少见。

二、免疫治疗

根据Ⅰb/Ⅱ期数据,纳武利尤单抗和帕博利珠单抗(anti-PD1抗体)被批准作为肝细胞癌二线单药,伊匹木单抗(CTLA4单克隆抗体)被批准与纳武利尤单抗联合使用用于治疗肝癌二线治疗。CheckMate040在262名病人中,评估了纳武利尤单抗作为单药治疗HCC,其中大部分为二线疗法,而RECIST显示ORR为14%,中位缓解时间约为17个月。中位OS约为15.6个月,治疗总体耐受性良好。同样,KEYNOTE-224试验显示帕博利珠单抗的ORR为17%(RECIST 1.1),中位PFS为4.9个月,中位OS为12.9个月,帕博利珠单抗相关的AE是可以忍受的。然而,但关于这两个PD1单抗的Ⅲ期试验均未证实OS有统计学意义的改善,尽管是在亚洲人群开展的,与KEYNOTE-224有类似设计的KEYNOTE-394提示帕博利珠单抗增加mOS(14.6个月对13.0个月;$HR=0.79$;$P=0.018$)。CheckMate459在肝细胞癌的一线治疗中比较了纳武利尤单抗和索拉非尼,报道中称纳武利尤单抗和索拉非尼的中位总存活期分别为16.4个月和14.7个月($P=0.07$)。同样,KEYNOTE-240试验比较了帕博利珠单抗和最佳支持疗法在二线治疗中的作用。报告帕博利珠单抗的中位生存期为13.9个月,而安慰剂组为10.6个月($P=0.02$)。然而,结果并未达到统计预定的P值。这两种药物都实现了15%~18%的持久ORR,并且经美国FDA批准用于二线治疗。CheckMate 040研究中的一个扩展组在一项涉及148名患者的Ⅲ期随机研究中评估了纳武利尤单抗加伊匹木单抗对既往索拉非尼治疗进展的患者的疗效。双免组合达到了31%的客观反应,中位反应时间约为17个月,中位的生存期则为23个月。尽管双免方案在51%的病例引起的免疫相关不良反应需要皮质激素给药治疗,但治疗效果的有效性导致美国FDA加速批准二线治疗。因此,Ⅲ期试验目前正在探索这种双免疗法与索拉非尼或仑伐替尼的疗效比较。另外一项试验在75名索拉非尼一线治疗失败后的晚期HCC患者中测试了德瓦鲁单抗与替西木单抗的组合。RECIST 1.1的放射影像学结果发现在约24%的人群中达到肿瘤缓解,中位PFS和OS分别是2.7个月和18.7年。该方案是可以耐受的,24%的患者需要全身性皮质类固醇。喜马拉雅研究验证了这种双免方案的疗效。此Ⅲ期试验结果提示,与索拉非尼相比,德瓦鲁单抗与替西木单抗双免疗法显著延长了中位OS(16.4个月 vs. 13.8个月),降低死亡风险达22%($HR=0.78$;$P=0.0035$),该双免方案的ORR为20.1%。

另外,卡瑞利珠单抗被国家药品监督管理局批准治疗晚期二线HCC,两周用药组和三周用药组的mOS值分别是14.2个月和13.2个月;mPFS分别为2.3个月和2.0个月;表现出了良好的抗肿瘤活性。所有患者的ORR为14.7%;中位OS为13.8个月,所有患者的6个月和12个月OS率分别为74.4%和55.9%。

三、联合治疗

目前,在一线系统治疗中,联合治疗对比单药治疗更具转化潜力。IMbrave 150 研究可谓 HCC 治疗的里程碑。该研究还指出,阿替利珠单抗 + 贝伐珠单抗一线临床治疗晚期 HCC 和索拉非尼比较,中位 PFS 延长了约 2.5 个月。值得一提的是,18 例接受过该联合疗法的病人获得了肿瘤完全缓解;联合方案也使患者死亡风险降低 42%,并提高患者生活质量。联合治疗组的中位 OS 约为 19.2 个月,对比索拉非尼组为 13.2 个月。联合疗法中最常见的三级以上的 AEs 是高血压,且出血事件很少。阿替利珠单抗 + 贝伐珠单抗的 ORR 是 30%,具有较好的转化潜力。贝伐珠单抗可以对伤口愈合和肝脏再生产生抑制作用。贝伐珠单抗的半衰期约为 3 周,因此需要停药 6~9 周。相比之下,阿替利珠单抗的半衰期为 27 天。阿替利珠单抗可以在没有贝伐珠单抗的情况下仍然有效,所以转化手术前,即使在停止贝伐珠单抗期间,可以使用阿替利珠单抗单药疗法。在 IMbrave150 取得成功之后,类似设计的 Ⅲ 期 ORIENT-32 试验比较了信迪利单抗加贝伐珠单抗生物仿制药 IBI305 与索拉非尼一线治疗肝细胞癌。ORIENT-32 的共同主要终点均得到了满足,该联合方案改善了 OS($HR=0.57, P<0.000\ 1$)和 PFS($HR=0.56 ; P<0.000\ 1$)。ORIENT-32 研究的 ORR 为 21%,也体现了其治疗晚期肝细胞癌的治疗潜力。

在 HCC 治疗中,免疫检查点抑制剂在与抗血管生成剂及其他靶向药联合使用时显示出协同作用。VEGF 通路可通过控制抗原呈递细胞和功能细胞(包括 Treg 细菌、髓源性抑制细胞和癌症相关性巨噬细菌)而调控免疫微环境,为靶向免疫联合应用提供了基本原理。

Keynote-524 研究仑伐替尼和帕博利珠单抗联合作为晚期肝细胞癌一线疗法,在 100 名不可切除的 HCC 病人中的 Ⅰb 期实验结果表明,mRECIST 的持久客观缓解率反应为 46%,中位 PFS 为 9.5 个月,中位 OS 为 22 个月。这种联合治疗的疗效促使一项正在进行的 Ⅲ 期试验研究了这种联合疗法与仑伐替尼作为单一疗法的对比(LEAP-002 研究)。基于卡博替尼独特的免疫调节和抗血管生成特性,另一项 Ⅲ 期试验正在进行中,以确定卡博替尼与阿替利珠单抗联合治疗与索拉非尼或卡博替尼单药相比的疗效(COSMIC-312 研究)。对正在进行的 Ⅲ 期 COSMIC-312 试验的中期分析显示,与索拉非尼相比,阿替利珠单抗加卡博替尼的 PFS 有所改善

($HR=0.63, P=0.001\ 2$),但 OS 的趋势不显著。由于本研究的设计以 PFS 和 OS 作为共同主要终点,应等待最终的 OS 分析。

现阶段靶免治疗联合局部治疗也取得了非常高的 ORR,在肝癌转化治疗中取得广泛的应用。抗 VEGF-ICI 联合消融疗法或经动脉化疗栓塞(TACE)有助于引发抗原特异性 $CD4^+$ 和 $CD8^+$ T 细胞,并通过激活 NK 细胞介导的、不依赖于 MHC 的抗肿瘤反应,增强由坏死性肿瘤细胞死亡引起的免疫反应。一项特瑞普利单抗联合肝动脉灌注化疗(HAIC)+ 仑伐替尼方案(LTHAIC)的 Ⅱ 期研究按 RECIST1.1 标准评估的 ORR63.9%,mRECIST 标准评估的 ORR 达 66.7%,其中有 8 例病人达到降期转化。许多其他多激酶抑制剂加免疫检查点抑制剂组合的临床研究试验正在进行中。临床上可见靶向免疫联合患者转化成功病例,评估联合方案疗效的一个重要问题是了解客观缓解率的改善是否是由于协同作用,而不是由于两种活性药物的独立叠加效应。在没有头对头试验或确定的生物标志物来指导治疗选择的情况下,治疗决策必须依赖于益处的大小、毒性特征和药物可用性。

针对患者余肝体积不足的情况,也可采用 PVE 或 ALLPS 转化。PVE 余肝增生的持续时间一般较长(通常为 4~6 周),但仅有约 20% 的患者由于肿瘤进展以及余肝增生时间的不足而错过了手术时间。ALPPS 适合于预期剩余肝容量或正常肝容量不足 30%~40% 的患者。术中评价十分关键,必须综合考虑肝硬化水平、患者年龄、近期接受二次治疗的情况等。ALPPS 技术能够在短期内改善肝癌的切除率,但快速诱导余肝增生的效果高于 PVE。由于二期治疗时间极短,因而可最大限度地降低肿瘤进展风险,肿瘤切除率为 95%~100%。

四、结论及展望

随着肝癌转化治疗理念的发展,对于中晚期肝癌患者,可通过多模式、高强度的抗肿瘤治疗策略提高切除率。系统抗肿瘤治疗是转化治疗的主要手段之一,与局部治疗联合应用有望进一步提高手术转化率。影像学上被判断为 CR 的患者并不总是表现出疾病的完全缓解。通过系统治疗后转化手术是建议的,但可通过进一步循证证据。目前,在可以根治性切除的情况下及时进行中转手术,但最佳手术时机仍存在争议。因此,需要针对每个晚期 HCC 的肿瘤学特征量身定制具有更高反应率的治疗策略,以增加转化手术的可能性并改善长期结果。

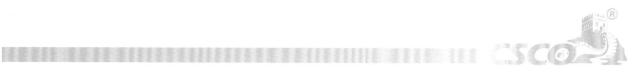

IDH-1 抑制剂治疗晚期胆管癌最新研究进展

¹ 甘肃省人民医院　² 中国人民解放军陆军军医大学第一附属医院(西南医院)

刘小军¹　谢赣丰²

胆管癌是一种起源于肝内和肝外(包括肝门周围和胆道远端)的胆道上皮肿瘤。胆管肿瘤既罕见,又具侵袭性,目前的系统治疗标准吉西他滨联合顺铂只能产生有限的生存结果。然而,FGFR抑制剂、IDH-1抑制剂等靶向药物在临床试验中表现出了令人鼓舞的抗肿瘤活性,给胆管癌的治疗带来了新的希望。以下介绍IDH-1抑制剂治疗晚期胆管肿瘤最新进展。

一、野生型IDH的生理功能

异柠檬酸脱氢酶(IDH)是参与细胞能量代谢的三羧酸循环中的限速酶,催化异柠檬酸氧化脱羧生成α-酮戊二酸(α-KG)。IDH家族共有三种异柠檬酸脱氢酶同工酶IDH1~3,分别是细胞质中的NADP-IDH1,线粒体中的NADP-IDH2和线粒体中的NAD-IDH3。葡萄糖通过三羧酸循环,转化为异柠檬酸,并通过柠檬酸盐/异柠檬酸盐载体离开线粒体。野生型的IDH通过NADP+依赖性氧化脱羧过程催化胞浆中的异柠檬酸形成α-酮戊二酸、CO_2和NADPH。因此,IDH在三羧酸循环中心代谢物的生物合成和细胞NADPH的产生中起着重要作用。

二、突变型IDH的功能

与野生型不同,突变型IDH获得了新的催化功能。它可以催化α-KG生成R-2-羟戊二酸(2-HG)。2-HG以R或S两种对映体构型存在。在正常条件下,R-2-HG和S-2-HG在哺乳动物中被两种不同的2-HG脱氢酶氧化成α-KG,并维持正常水平。IDH突变导致2-HG产生和α-KG氧化清除之间的平衡被破坏。2-HG的积累可竞争性抑制α-KG依赖性的双加氧酶,引起细胞分化障碍而促进肿瘤的发生及发展,因此被用作许多肿瘤的生物标志物。

肿瘤细胞中IDH主要突变位点为IDH1 Arg132(R132)、IDH2 Arg172(R172)或IDH2 Arg140(R140)。有趣的是,IDH1和IDH2突变是相互排斥的,很少同时发生,目前尚未发现IDH3突变。IDH抑制剂可通过抑制IDH突变位点使体内致癌代谢物R-2-HG减少,达到抑制肿瘤的效果。

IDH突变是一些组织癌变的原因之一。在多种肿瘤中均发现了IDH1和IDH2突变。当IDH-1基因发生突变时,导致IDH-1正常氧化脱羧功能丧失,同时获得一个新的催化功能,即催化α-KG生成2-羟基戊二酸(2-HG)的转化。2-HG在突变的细胞中累积,导致DNA或组蛋白过度甲基化,诱发癌症发生。IDH在细胞代谢过程中起着关键作用,将突变IDH1和IDH2作为标靶是一种有希望的癌症治疗途径。IDH-1突变常见于包括胆管癌在内的多种血液癌症和实体瘤。

三、IDH抑制剂

IDH抑制剂通过作用于肿瘤细胞中的IDH突变位点,使体内致癌代谢物2HG减少,从而诱导组蛋白去甲基化,达到抑制肿瘤发展的效果。IDH抑制剂根据作用靶点分为IDH1抑制剂、IDH2抑制剂和IDH1/IDH2抑制剂三种。目前上市的IDH抑制剂仅有两款,其中一款为艾伏尼布,用于治疗复发性或难治性急性骨髓性白血病患者及由FDA批准伴随诊断测试检测侦测出的易感IDH1突变患者。另外一款IDH2突变抑制剂恩西地平也是由Agios公司开发的,于2017年8月上市,用于治疗携带IDH2突变的复发性或难治性急性骨髓性白血病。此外还有七款有希望的IDH抑制剂正在临床研究中,其中五款为靶向DH1的特异性抑制剂,包括BAY-1436032、IDH-305和DS-1001等,另外还有IDH1和IDH2突变的双重抑制剂(vorasidenib,AG-881)。

四、ClarIDHy研究

2021年9月一项Ⅲ期临床试验(ClarIDHy)的数据,报告了艾伏尼布对IDH-1突变晚期胆管癌患者的最终生存疗效结果。ClarIDHy研究是一项多中心、随机、双盲、安慰剂对照的临床Ⅲ期试验,针对IDH-1突变的晚期胆管癌患者,其疾病在既往治疗后进展。入组患者以2:1的比例随机接受艾伏尼布(500mg,每日一次)或安慰剂治疗。关键入组标准为:不可切除或转移性IDH1突变型胆管癌,ECOG PS 0~1分,有可测量病灶(RECIST v1.1标准)。安慰剂组患者在影像学证实

229

进展后可以交叉接受 IVO 治疗。主要研究终点为独立评估委员会评估的 PFS。次要终点包括 OS、ORR、PFS（研究者评估）、安全性和生活质量。

截至 2020 年 5 月 31 日，共 780 例患者接受 IDH-1 突变检测，187 例患者随机分配接受艾伏尼布（$n=126$）或安慰剂治疗（$n=61$）。70% 的患者 IDH-1 变异为 R132C 类型。13 例患者仍在接受 IVO 治疗。患者的中位年龄为 62 岁；男 / 女为 68/119 例；91% 的患者为肝内胆管癌；93% 的患者发生了疾病转移；47% 的患者既往接受过 ≥ 2 线治疗。安慰剂组患者，70% 交叉接受 IVO 治疗。

结果表明，研究达到主要终点，独立评估委员会评估的结果显示，IVO 对比安慰剂可以显著延长患者的无进展生存（PFS）（$HR=0.37$，$P<0.000\ 1$）。IVO 组和安慰剂组分别有 79% 和 82% 的 OS 事件，艾伏尼布组对安慰剂组的 OS 为 10.3 个月对 7.5 个月；调整交叉后，安慰剂组的中位 OS 为 5.1 个月。中位 OS 分别为 10.3 个月和 7.5 个月（$HR=0.79$；95% $CI\ 0.56\sim1.12$；单侧 $P=0.093$）。安慰剂组 RPSFT 模型（rank-preserving structural failure time model）校正的中位 OS 为 5.1 个月（$HR=0.49$；95% $CI\ 0.34\sim0.70$；$P<0.000\ 1$）。IVO 组的客观缓解率（ORR）和疾病稳定率分别为 2.4%［3 例部分缓解（PR）］和 50.8%（$n=63$）；安慰剂组分别为 0% 和 27.9%（$n=17$）。

艾伏尼布组常见的所有级别的治疗紧急不良事件发生率（TEAEs，≥ 15%）为：恶心 41%、腹泻 35%、疲劳 31%、咳嗽 25%、腹痛 24%、食欲减低 24%、腹水 23%、呕吐 23%、贫血 18% 和便秘 15%。≥ 3 级 TEAEs 发生率，艾伏尼布组和安慰剂组分别为 50% 对 37%；≥ 3 级 TRAEs 发生率，艾伏尼布组和安慰剂组分别为 7% 对 0%。艾伏尼布组和安慰剂组，分别有 7% 和 9% 的患者因为 AE 导致治疗停止。未观察到治疗相关死亡。艾伏尼布组耐受性良好，没有与治疗相关的死亡，生活质量没有明显下降。

总之，ClarIDHy 研究旨在评估不可切除或转移性 IDH1 突变型胆管癌患者治疗中，IVO 对比安慰剂的疗效和安全性。研究达到主要终点。艾伏尼布组对比安慰剂组显示出较好的耐受性，并在安慰剂组有较高交叉率的情况下，观察到 OS 改善的趋势。结合艾伏尼布组有统计学意义的 PFS 改善，更好的生活质量和较好的安全性，提示艾伏尼布用于晚期 IDH1 突变型胆管癌可以带来临床获益。

五、小结

艾伏尼布是首个获批用于治疗 IDH-1 突变晚期胆管癌的靶向疗法。基于以上这些突破性的临床试验结果，艾伏尼布用于晚期 IDH-1 突变型胆管癌可以带来临床获益。另有其他 IDH-1 小分子抑制剂正在接受 1/2 期临床研究。以 "Cholangiocarcinoma" 和 "IDH" 在 clinical trial gov 网站进行检索，共检索到 14 项临床试验，其中 5 项已完成，5 项正在进行，4 项尚未进行招募。IDH-1 小分子抑制剂必将改变晚期胆管癌治疗格局，值得进一步关注。

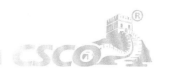

晚期胆道癌患者转化治疗后的降期与手术切除

中国医学科学院北京协和医院

杨晓波　左邦佑　王云超　宁聪　杨旭　边进　龙俊宇　张军伟　王艳宇

荀梓宇　李怡然　孙会姗　谢富存　宋洋　徐意瑶　桑新亭　赵海涛

一、引言

胆道癌(biliary tract cancer,BTC)包括肝内胆管癌(including intrahepatic cholangiocarcinoma,ICC)、肝外胆管癌(extrahepatic cholangiocarcinoma,ECC)和胆囊癌(gallbladder carcinoma,GBC),是相对罕见但侵袭性较强的恶性肿瘤。在美国每年诊断出 7 000~10 000 例新发病例,胆道癌占所有胃肠道恶性肿瘤的 3%。有研究报道,年轻人和非裔美国人中胆道癌的发病率正在增加,胆道癌患者预后差,预期寿命较短。

程序性死亡配体-1(programmed death ligand 1,PD-L1)在一些 BTC 中表达,这可能表明靶向 PD-1/PD-L1 途径或许会使 BTC 患者获益。已有研究表明 PD-1 在胆道癌能够发挥一定的作用,如帕博利珠单抗治疗晚期 BTC 患者的 KEYNOTE-028 和 KEYNOTE-158 试验,以及纳武单抗单独或联合化疗的 I 期临床研究,均已显示出适度的疗效以及良好的耐受性。局部治疗在晚期肿瘤中的作用已有报道,特别是与其他治疗方案联合使用,经肝动脉化疗栓塞(transarterial chemoembolization,TACE)的平均客观缓解率(objective response rate,ORR)为 28.4%,中位无进展生存期(progression-free survival,PFS)为 8.2 个月,总生存期为 13 个月。与 TACE 相似,肝动脉灌注化疗(hepatic arterial infusion chemotherapy,HAIC)可以提高客观缓解率、无进展生存期和总生存期(overall survival,OS)。对于局部晚期肿瘤,放疗也是常用的治疗方法,大多数关于放疗的研究都是回顾性研究,一些 I 期和 II 期临床研究表明,45%~100% 的患者实现了局部控制,1 年总生存率为 58%~81%。

随着治疗的进步,逐步出现了转化手术的概念,这意味着初始由于技术和/或肿瘤学原因被认为无法切除的肿瘤,可以在转化治疗后降期进行手术切除。对于初始无法切除的癌症,这已成为一种新的治疗方法,在本研究中,我们专注于真实世界的实践,以确定支持晚期 BTC 患者进行转化手术的因素。

二、材料与方法

1. 研究人群　系统性纳入 2019 年 1 月至 2021 年 8 月期间,于北京协和医院接受转化治疗的晚期 BTC 患者。根据相关指南,通过 CT、MRI 或细针穿刺病理学诊断 BTC。详细记录人口统计学、实验室结果、影像学结果、手术情况、病理学、转化治疗方案、安全性评估和分级等资料。

2. 治疗和剂量　系统收集了有关治疗开始和完成日期、初始剂量、剂量修改、放射学评估、实验室数据、手术数据和治疗期间不良事件(adverse event,AE)的信息。仑伐替尼每日口服一次,剂量为 12mg(体重 ≥60kg)或 8mg(体重 <60kg)。PD-1 剂量包括每三周 200mg 的固定剂量(拓益 240mg)或每三周 3mg/kg 的固定剂量。

3. 结果评估　根据 RECIST 1.1 标准测量临床客观反应,并由本中心的专业放射科医师进行评估,他们对治疗结果和临床病理学特征不知情。安全性评估和分级使用常见不良事件评价标准(CTCAE 4.0)评估。

4. 统计分析　Fisher 精确概率检验、χ^2 检验和 Wilcoxon 检验用以比较不同变量间差异,双侧 $P<0.05$ 定义为差异显著。统计分析由 SPSS 软件(version 25)进行。

三、结果

1. 研究人群的基线特征　共计纳入 84 名晚期胆道癌患者接受常规治疗,经过规律治疗与定期评估,13 名晚期胆道癌患者实现肿瘤降期,且符合 R0 手术切除标准,其中 11 名患者接受转化手术。

本研究回顾性总结了所有 84 名患者的人口统计学与基线特征,在初始治疗时,手术组患者中位年龄为 61.5 岁(IQR 61.0~63.5),有 5 名(5/11,54.5%)男性患者,6 名(6/11,54.5%)患者诊断为胆囊癌,5 名(5/11,45.5%)患者诊断为肝内胆管癌。所有 11 名患者肝功能评分均为 Child-Pugh A 级,11 名患者中有 6 名(6/11,54.5%)ECOG 评分为 0,中位 CEA 水平为 8.5ng/ml（IQR，1.3~5.5），中位 CA19-9 水平为 339U/ml（IQR，22~107）。主要病灶肿瘤的直径为 9.1cm（IQR，4.6~12.7），最常见的转移部位是淋巴结（8/11，72.7%）和腹腔（3/11，27.3%）。肿瘤标本按组织学分化进行分级显示，6 名（6/11，54.5%）患者肿瘤为低分化，3 名（3/11，27.3%）患者肿瘤为中分化。所有 11 名患者 PD-L1 表达均为阳性。

非手术组患者中位年龄为 58.7 岁（IQR，53.0~66.0），有 49 名（49/73，67.1%）男性患者。9 名（9/73，12.3%）患者诊断为胆囊癌，54 名（54/73，74.0%）患者诊断为肝内胆管癌，10 名（10/73，13.7%）患者诊断为肝外胆管癌。53 名（53/73，72.6%）患者肝功能评分为 Child-Pugh A 级，20 名（53/73，27.4%）患者肝功能评分为 Child-Pugh B 级，73 名患者中有 17 名（17/73，23.3%）ECOG 评分为 0，中位 CEA 水平为 15.8ng/ml（IQR，2.4~6.9），中位 CA19-9 水平为 445.4U/ml（IQR，21.6~379.5）。主要病灶肿瘤的直径为 5.5cm（IQR，3.5~7.5），最常见的转移部位同样为淋巴结（44/73，60.3%）和腹腔（24/73，32.9%）。16 名（16/73，21.9%）患者 PD-L1 表达呈阳性（表1）。

表 1　研究入组患者的基线特征统计

因素	手术组（$n=11$）	非手术组（$n=73$）	P
年龄（中位数，范围）/ 岁	61.5（61.0~63.5）	58.7（53.0~66.0）	0.628
性别，n（%）			0.189
女性	6（54.5）	24（32.9）	
男性	5（45.5）	49（67.1）	
ECOG 评分，n（%）			0.069
0	6（54.5）	17（23.3）	
1	5（45.5）	41（56.2）	
2	0	15（20.5）	
Child-Pugh 分级，n（%）			0.059
A	11（100）	53（72.6）	
B	0	20（27.4）	
TNM 分期，n（%）			0.146
Ⅲ	6（54.5）	56（76.7）	
Ⅳ	5（45.5）	17（23.3）	
肿瘤类型，n（%）			0.002
胆囊癌	6（54.5）	9（12.3）	
肝内胆管癌	5（45.5）	54（74.0）	
肝外胆管癌	0	10（13.7）	
主要病灶大小 /cm（中位数，范围）	9.1（4.6~12.7）	5.5（3.5~7.5）	0.085
组织学分型，n（%）			
高分化	0	5（6.8）	0.650
中分化	3（27.3）	24（32.9）	
低分化	6（54.5）	26（35.6）	
*NA	2（18.2）	18（24.7）	
转移部位，n（%）			0.816
淋巴结	8（72.7）	44（60.3）	
肺	1（9.1）	5（6.8）	
腹腔	3（27.3）	24（32.9）	
CEA/（ng·ml^{-1}）（中位数，范围）	8.5（1.3~5.5）	15.8（2.4~6.9）	0.43
CA19-9/（U·ml^{-1}）（中位数，范围）	339（22~107）	445.4（21.6~379.5）	0.306
†PD-L1 表达，n（%）			0
阳性	11（100）	16（21.9）	
阴性	0	26（35.6）	
*NA	0	31（42.5）	

ECOG. 东部肿瘤协作组体质评分；CEA. 癌胚抗原；CA19-9. 糖类抗原 19-9；†.PD-L1 表达根据联合阳性指数评估（combined positive score，CPS）；*.。

2. 治疗方案与治疗效果　手术组患者大多(6/11,54.5%)接受了仑伐替尼联合PD-1治疗,有6名(6/11,54.5%)患者接受了TACE、HAIC和放疗中的至少一种局部治疗,1名患者接受了阿帕替尼联合卡瑞利珠单抗治疗,1名患者接受了贝伐珠单抗联合阿替利珠单抗治疗,1名患者接受了KN035(正在进行的BTC患者临床试验,NCT 03478488)联合TACE治疗。从全身治疗开始到转化手术的中位时间跨度为8.3个月(IQR 6.2~9.8)(图1,表2)。

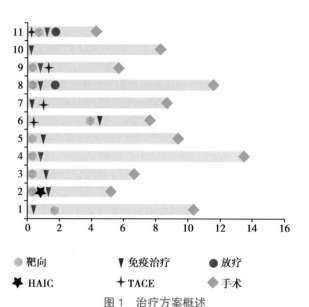

图1　治疗方案概述

横轴代表治疗时间,纵轴代表不同患者,不同的符号代表不同的治疗手段。

- 靶向
- ▼ 免疫治疗
- ● 放疗
- ★ HAIC
- ✛ TACE
- ◆ 手术

整个队列的中位随访时间为18.4个月(IQR,13.2~22.1),患者均接受了完整规律的放射学评估,所有11名(11/11,100%)患者的肿瘤大小较基线均有所减小(图2)。所有患者均显示部分缓解(partial response,PR),总体客观缓解率(objective response rate,ORR)和疾病控制率(disease control rate,DCR)均为100%(表3)。

表3　治疗效果总结

RECIST 1.1	总数(*n*=11)
完全缓解	0
部分缓解	11
疾病稳定	0
疾病进展	0
客观缓解	11
疾病控制	11

RECIST 1.1,实体瘤疗效评价标准1.1版本。

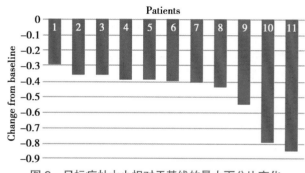

图2　目标病灶大小相对于基线的最大百分比变化

表2　治疗方案详细介绍

ID	治疗时间/d	术前TKI停药时间/d	术前PD-1停药时间/d	TKI种类	PD-1种类	局部治疗
1	311	14	20	Len	Sin	NA
2	160	11	21	Len	Tor	HAIC
3	200	12	22	Len	Sin	NA
4	407	9	23	Len	Tor	NA
5	282	12	26	Len	Tor	NA
6	229	14	29	Apa	Cam	TACE
7	265	16	31	NA	KN035*	Radiotherapy
8	347	21	29	Len	Tor	TACE
9	173	10	19	Sora	Sin	NA
10	248	12	23	NA	Ate	NA
11	129	16	21	Len	Pem	TACE & radiotherapy

Len. 仑伐替尼;Apa. 阿帕替尼;Sin. 信迪利单抗;Cam. 卡瑞利珠单抗;Tor. 特瑞普利单抗;Pem. 帕博利珠单抗;*. 晚期胆道癌临床试验药物(NCT 03478488)。

1)安全评估:所有11名患者在常规治疗期间均出现不良事件(11/11,100%),但未发生4~5级不良事件。最常见的任何级别不良事件是皮疹(7/11,63.6%)、高血压(6/11,54.5%)、疲劳(5/11,45.5%)和转氨酶(ALT或AST)升高(4/11,36.4%),在严重不良事件(severe adverse event,SAE)方面,5名(5/11,45.5%)患者有3级AE(表4)。

表4　安全性总结

不良反应类别	任何级别[*n*(%)]	3级[*n*(%)]
皮疹	7(63.6%)	3(27.3%)
高血压	6(54.5%)	4(36.4%)
疲劳	5(45.5%)	1(9.1%)
转氨酶升高	4(36.4%)	0
始于减退	4(36.4%)	1(9.1%)
口鼻出血	4(36.4%)	1(9.1%)
甲减	2(18.2%)	0
手足综合征	2(18.2%)	0
白细胞减少	2(18.2%)	1(9.1%)
腹泻	1(9.1%)	0

2）随访：本研究截止日期为 2021 年 12 月 5 日，所有 11 名患者均接受了转化治疗和长期随访监测。初始治疗后的中位随访时间为 18.4 个月（IQR，13.2~22.1），转化手术后中位随访时间为 10.1 个月（IQR，4.4~13.9）。1 名患者术后 5 个月因疾病进展去世，1 名患者术后 5 个月出现肺门淋巴结肿大，被判定为复发转移，在接受放疗后得到控制，其他 9 名患者均获得无瘤生存。

四、讨论

截至分析时间，根据文献学查询，这是分析晚期胆道癌接受转化治疗结果的最大样本研究。我们的研究结果表明，转化治疗可以成功地将初始不可手术切除肿瘤转化为可手术切除。TKIs、ICIs 联合局部治疗是一种可行的转化治疗方式，可以让晚期胆道癌患者实现成功切除，具有提高长期生存率的潜力。

越来越多的证据表明，通过靶向血管内皮生长因子（vascular endothelial growth factor，VEGF）来抑制血管生成可以增强 PD-1/PD-L1 免疫疗法的抗肿瘤作用。研究表明，作为不可切除 BTC 患者的二线治疗，仑伐替尼可达到 12% 的客观缓解率和 46% 的疾病控制率。派姆单抗治疗晚期 BTC 患者的客观缓解率为 13%~17%。因此，晚期 BTC 患者的单药治疗疗效并不理想，远不能满足转化手术的要求。

将传统的局部治疗（如 TACE、消融、放疗等）与靶向联合 PD-1 抑制剂相结合是大势所趋。它们各自的治疗优势往往可以相得益彰，叠加局部治疗可以诱导抗原和促炎细胞因子的释放，而 VEGF 抑制剂和酪氨酸激酶抑制剂可以增强免疫力并触发肿瘤检查点抑制。有研究表明，靶向与免疫治疗在根治性手术后和 TACE 治疗后的辅助试验中占主导地位。经过大量临床经验和回顾，我中心还发现，在 TKI 和 ICI 治疗的基础上，在治疗早期加入局部治疗倾向于延长总生存期。据报道，放疗对肝癌有远隔效应，而免疫治疗可以增强这种作用，但需要进一步的研究来确定它是否对胆道癌有影响。

PD-L1 阳性被定义为在至少 1% 的肿瘤细胞、至少 1% 的肿瘤相关免疫细胞或至少 1% 的肿瘤细胞或肿瘤相关免疫细胞中表达，PD-L1 阴性肿瘤患者对免疫治疗存在一些反应，但 PD-L1 阳性肿瘤患者对免疫治疗反应往往更好。KEYNOTE 158 研究表明，PD-L1 阴性肿瘤患者的客观反应更差。在我们的研究中，所有患者 PD-L1 表达均为阳性，这可能与更好的治疗反应相关，并且我们为了因长期药物治疗产生药物耐药性，导致总生存期缩短，在患者符合手术切除标准时，我们积极进行转化手术，可有效地提高无瘤生存率。在本研究中，我们观察到 1 例病理完全缓解，这在 BTC 中很罕见，这一发现也支持了晚期 BTC 转化治疗的可行性和有效性。

联合免疫治疗期间发生的大多数 AE 是安全的、耐受性良好且可控，最常见的 3 级 SAE 是高血压（4/11，36.4%），经过仔细监测和治疗，血压均能恢复正常。转化治疗期间未发生 4 级或 5 级不良事件，治疗方式安全。

我们中心对转化治疗进行了许多研究，既往在 HCC 方面获得了相当多的经验。本研究是对 BTC 的初步研究，存在一定的局限性。首先，本研究的样本量相对较小，这可能导致 PD-L1 阳性表达比例较高，因此，我们队列中疗效可能高于总体人群。其次，术后随访时间相对较短，远期疗效尚不明了，对能否成功转化手术患者的判断尚不明确，这方面仍需要更深入的研究。最后，本研究中使用的 TKIs、ICIs 和局部治疗并未限定种类。

五、结论

本文研究者报道了 11 例晚期胆道癌的患者在转化治疗后成功转为手术切除并获得长期生存的研究结果。结果表明，转化治疗对晚期胆道癌患者是可行的，经过详细评估，后续转化手术切除是有效且安全的。本研究中所有接受手术的病例均为 PD-L1 阳性，PD-L1 与治疗反应之间的关系需要在前瞻性随机对照试验中进一步证实。

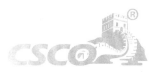

晚期胆道肿瘤的内科治疗进展

四川大学华西医院

刘廷　朱青

胆道肿瘤(biliary tract carcinoma,BTC)是一组起源于胆囊和胆管上皮的异质性恶性肿瘤,包括肝内胆管癌(intrahepatic cholangiocarcinoma,ICC)、肝外胆管癌(extrahepatic cholangiocarcinoma,ECC)、胆囊癌(gallbladder cancers,GBC)和部分壶腹部癌(ampulla of Vater cancer,AVC)。近年来,随着胆囊切除术的广泛开展,ECC的发病率和死亡率有所下降,而诊断技术的提高导致ICC的发病率和死亡率上升至ECC的两倍。BTC相关死亡占全球960万癌症相关死亡人数的1.8%,其5年生存率低于10%,在亚洲国家更为常见。根治性手术切除是早期BTC的治愈手段,但约80%的首诊患者失去手术机会,仅姑息或系统治疗可作为潜在治疗选择。一项Ⅲ期随机对照ABC-02研究即吉西他滨联合顺铂(GC)方案对比吉西他滨单药方案的研究,确定了GC方案作为晚期BTC标准一线治疗方案。近年来,大量临床实验探索了多个非劣效方案作为替代治疗选择,同时分子靶向及免疫治疗也为晚期BTC患者带来了新的曙光。

一、晚期胆道肿瘤的姑息化疗

(一)一线化疗

1. 一线标准化疗方案　姑息化疗是晚期BTC的主要治疗手段,一项Ⅲ期随机对照ABC-02研究显示:对比吉西他滨单药方案,GC方案的中位总生存期(mOS;11.7个月 vs. 8.1个月,$P<0.001$)和中位无进展生存期(mPFS 8.0个月 vs. 5.0个月,$P<0.001$)具有明显优势,且GC方案的生存获益和经济效益并没有带来更多的毒性反应及副作用,因此推荐GC方案作为晚期BTC一线化疗的"金标准"。然而,GC方案的生存获益有限且对体力状况要求较高,因此,近年来许多临床研究正在积极探索新的化疗方案。

2. 一线替代化疗方案　口服氟尿嘧啶类药物S-1或卡培他滨在晚期BTC的一线治疗中得到广泛研究,S-1或卡培他滨单药治疗晚期BTC的客观缓解率(ORR)为21.7%,与吉西他滨(GS)或铂类联合时ORR能提高至28%~36.4%。日本一项Ⅲ期多中心随机对照临床研究JCOG1113/FUGA-BT显示:GS方案对比GC方案治疗晚期BTC的mOS(13.4个月 vs. 15.1个月,$HR=0.95$)没有显著差异,但GS方案不良反应

发生率较低,且不需要水化,可推荐作为晚期BTC的一线治疗选择。此外,一项Ⅱ期KHBO 1002研究显示:S-1联合GC(GCS)的三药方案在晚期BTC一线治疗中具有较好的疗效(mOS为16.2个月)及安全性。随之进行的Ⅲ期随机试验将进一步头对头对比GCS方案与GC方案的疗效及安全性。

奥沙利铂是第3代铂类衍生物,与顺铂相比,其细胞毒性作用更强,消化道和血液学毒性较轻。有研究表明,吉西他滨联合奥沙利铂(GEMOX)方案具有与GC方案相当的疗效和更低的毒性,但目前并无GEMOX方案与GC方案的对照研究。在另一项随机对照Ⅲ期研究中,以GEMOX方案对比卡培他滨联合奥沙利铂(XELOX)方案治疗转移性BTC,ORR和mOS没有差异。GEMOX方案是否可作为替代治疗选择仍需要进一步证实。

紫杉醇可抑制吉西他滨代谢相关胞苷脱氨酶,与吉西他滨有协同抗肿瘤活性。早期临床研究表明,白蛋白紫杉醇联合吉西他滨(GA)和白蛋白紫杉醇联合S-1(AS)可作为晚期BTC的一线治疗,特别是对于GBC患者。鉴于双药联合治疗生存获益有限,2019年 *JAMA ONCOL* 发表一项单臂Ⅱ期临床研究,探索白蛋白紫杉醇联合GC方案(GAC)治疗晚期BTC的疗效及安全性。GAC三药方案的mPFS和mOS分别为11.8个月和19.2个月,明显优于标准一线GC治疗方案。此外,我们研究团队也分析了GAC三药方案用于中国人群的疗效及安全性,结果显示mPFS和mOS分别是7.0个月和14.6个月,DCR为85.3%,不良反应可耐受。我们研究结果的mPFS较低的原因可能是新冠肺炎疫情延误部分患者治疗所致。总之,GAC方案的疗效明显优于GC方案,且不良反应可控,可能是晚期BTC患者的一种新的选择,但需进一步Ⅲ期随机对照临床研究来证实GAC方案的疗效及安全性。

CPI-613是一种脂酸盐类似物的中间体,可在肿瘤细胞的线粒体内增强化疗的细胞毒性。一项Ⅰb研究中,20例BTC患者接受GC联合CPI-613治疗,ORR达到了40%,中位OS为16.3月,不良反应可耐受,但需要进一步Ⅱ期和Ⅲ期临床研究来证实CPI-613治疗BTC的有效性。

基于奥沙利铂联合伊立替康、亚叶酸钙及氟尿嘧啶(mFOLFIRINOX)方案在晚期胰腺癌中的生存优势,一项随

机对照研究对比了 mFOLFIRINOX 方案与 GC 方案治疗晚期 BTC 的疗效及安全性,结果两组的 mOS(11.7 个月 vs. 14.3 个月)没有明显差异,mFOLFRINOX 方案并没有得到如同胰腺癌的生存获益。此外,一项 Ⅱ 期临床研究也发现伊利替康联合奥沙利铂和替吉奥方案的生存效益良好,但严重不良反应发生率有所增加。

目前 GC 方案仍然是美国 NCCN 和中国 CSCO 指南推荐的晚期 BTC 一线治疗的标准化疗方案,更多的替代治疗方案可根据具体情况使用。此外,Ⅱ 期研究强调了 GAC 方案和 GCS 三药方案更好的生存获益,为晚期 BTC 患者带来新的希望,但不良反应相对增加,需要进一步 Ⅲ 期随机对照临床研究来验证。

(二)胆管癌的晚期二线化疗

目前晚期 BTC 的一线治疗方案疗效有限,一线治疗失败后进展迅速,需要有效的二线治疗方案延长生存期、减轻痛苦。回顾性研究显示:与最佳支持治疗相比,5-FU 为基础的二线化疗方案可明显延长晚期 BTC 患者的 mOS($P<0.01$),支持二线治疗在进展期 BTC 患者中进行。Ⅲ 期随机对照 ABC-06 研究显示,经一线治疗进展的 BTC 患者接受积极症状控制(ASC)和奥沙利铂联合 5- 氟尿嘧啶(mFOLFOX)治疗,mOS 为 6.2 个月,不良反应有所提高(59% vs. 39%),没有出现治疗相关死亡。2019 年相关胆道系统肿瘤诊疗专家共识推荐 mFOLFOX 为晚期 BTC 二线治疗方案。同时,一系列晚期二线治疗的临床研究为 BTC 患者提供了更多的选择:50 例晚期 BTC 患者接受 XELOX 方案二线治疗后,1 例达到 CR,DCR 超过 50%;卡培他滨联合顺铂方案使 40 例晚期 BTC 患者获得了与标准方案相当的 mOS(7.0 个月);而 mFOLFIRINOX 方案为进展期 BTC 患者带来了更好的生存获益,10% 的患者达到 PR,DCR 为 67%,mOS 和 mPFS 分别为 10.7 个月和 6.2 个月,且安全性可接受。因此,进一步探索疗效好、副反应小的晚期 BTC 二线治疗方案迫在眉睫。

二、晚期胆道肿瘤的靶向治疗

随着全外显子及转录组学测序技术的发展,*BTC* 的遗传异质性逐渐明确:ARID1A、BRCA1/2 和 DNA 修复突变是 *BTC* 共有的基因改变;而 *FGFR2* 融合、*BAP1* 突变、*IDH1/2* 点突变、*BRAF* 和 *NTRK* 突变主要出现在 ICC 中;ECC 患者更容易发生 *KRAS*、*APC*、*SMAD4*、*WNT*、*TGF-β*、*TP53* 突变和 *ERBB2* 扩增和突变。考虑到 BTC 的遗传异质性,同时瞄准多条信号通路或利用其他疾病治疗经验的"伞试验"和"篮子实验",合理制定分子靶向治疗及联合治疗方案有望提升 BTC 的生存率。

(一)成纤维细胞生长因子受体(FGFR)通路

FGFR2 融合 / 突变 / 扩增在 ICC 患者中表达率为 13%~50%,是 BTC 非常重要的治疗靶点。在 FIGHT-202 研究中,pemigatinib 用于 FGFR2 融合 / 重排晚期 BTC 患者的二线治疗,ORR 和 DCR 分别为 35.5% 和 82%,mPFS 和 mOS 达到 6.9 个月和 21.1 个月,2020 年美国 FDA 正式批准 pemigatinib 用于 FGFR2 融合 / 重排的晚期 BTC 的治疗。BGJ3989(infigratinib)是一种口服泛 FGFR 激酶抑制剂,一项多中心 Ⅱ

期研究表明,BTC 患者标准治疗失败后接受 BGJ398 治疗的 mPFS 为 7.3 个月,不良反应可控。更多临床研究正在探索 FGFR 抑制剂用于晚期 BTC 的治疗并初步获得较好的疗效。有临床研究认为 FGFR2 突变是 GC 方案化疗的不良预后因素,一项与 GC 方案对比治疗 FGFR2 突变晚期 BTC 患者的随机对照研究正在进行中,将进一步验证 FGFR 激酶抑制剂相比化疗的优势。虽然 FGFR2 抑制剂的疗效令人鼓舞,但获得性耐药限制了抗 FGFR 药物的反应持续时间,futibatinib 有效地克服了多个继发性 FGFR2 耐药突变,并显示出临床获益(mPFS 为 8.9 个月,mOS 为 20 个月)。目前,针对 futibatinib 正在进行一项多中心随机 Ⅲ 期临床研究(NCT04093362),评估其作为 FGFR2 重排晚期 ICC 一线治疗的疗效和安全性。此外,我们对中国 410 例 BTC(ICC 占 1/3)患者的真实世界研究显示,FGFR2 融合 / 重排发生率小于 5%,是人种的差异还是基因公司检测的准确性,需要扩大样本量进一步研究。因此,对于 FGFR2 融合 / 突变 / 扩增的晚期胆管癌患者,选择先行化疗还是靶向治疗,需要进一步积极探索。

(二)异柠檬酸脱氢酶(IDH)通路

IDH 主要在 ICC 中表达,突变率为 10%~23%。IDH1/2 抑制剂包括 AG-120、AG-221、AG-881 和 AGI-6780,在既往 Ⅰ / Ⅱ 期研究中显示出良好的疗效及安全性:Ⅰ 期临床研究表明,IDH1 突变的难治性 BTC 接受 ivosidenib(AG-120)治疗后,mOS 达到 13.8 个月,无剂量相关毒性报道。随机 Ⅲ 期 ClarIGHy 研究进一步证实了 ivosidenib 在进展期 BTC 的疗效和安全性:与安慰剂相比,接受 ivosidenib 治疗患者的 mPFS 和 mOS 分别为 2.7 个月和 10.3 个月,最常见的 3 级或以上不良事件为腹腔积液。鉴于可控的安全性,ivosidenib 可能成为与其他药物联合的最佳候选药物,ivosidenib 联合 GC 方案(NCT04056910)或纳武利尤单抗(NCT04088188)的研究正在进行中。因此,ivosidenib 可能成为 IDH1 突变 BTC 的后线治疗选择。

(三)DNA 损伤修复(DDR)基因突变

DNA 损伤通常由同源重组途径修复,该途径的缺陷将导致 DNA 损伤积累。胚胎 *BRCA1/2* 突变是这些途径中最常见的突变。一项多中心回顾性研究显示,*BRCA* 突变 BTC 患者使用 PARP 抑制剂比铂类化疗的生存获益更好。鉴于 PARP 抑制剂在 *BRCA* 突变的卵巢癌、乳腺癌以及前列腺癌中的疗效,这些药物正被用于评估 *BRCA* 突变的晚期胆道癌患者(NCT04042831、NCT03639935)的疗效。此外,对 124 例 BTC 进行二代测序发现,体系 DDR 患者接受铂类治疗可获得较长的 mPFS(6.9 个月)和 mOS(21.0 个月)。因此,DDR 突变可作为进展期 BTC 使用含铂方案化疗的预测标记物。

(四)HER2/neu 基因通路

HER-2 过表达 / 扩增在 GBC 的表达率高达 19%,而在 ICC 和 ECC 的表达率分别为 4.8% 和 17.4%。临床前篮子实验表明,HER 突变肿瘤对泛 HER 激酶抑制剂 neratinib 具有不同程度的疗效,其中对 BTC 的疗效仅次于乳腺癌,表明 HER-2 突变是 BTC 的有效治疗靶点。一项 Ⅱ 期 MyPathway 研究中,HER-2 过表达的 BTC 患者经曲妥珠单抗联合帕妥珠单抗治疗后 ORR 达 29%。DS-8201 是一种新型 HER-2 抗体偶联药物,在 HER-2 阳性的乳腺癌患者中取得了可喜的

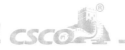

疗效。在 HERB 研究中,DS-8201 用于 HER-2 阳性 BTC 患者二线治疗的 ORR 为 36.4%,mPFS 和 mOS 分别为 4.4 个月和 7.1 个月,HER-2 低表达患者的疗效更低、不良反应更高,提示我们需要精准地选择患者接受抗 HER-2 抑制剂治疗。zanidatamab 是一种 HER-2 双特异性抗体,在近期的 I 期临床研究中表现出对 HER-2 过表达 BTC 的良好疗效,ORR 为 40%,DCR 为 60%,为 HER2 阳性 BTC 患者带来了新的希望。评估 HER-2 抑制剂靶向晚期 BTC 的作用仍需要更大样本临床研究及更多机制探索。

(五)血管内皮生长因子(VEGF)通路

VEGF 及其受体(VEGFR)在 BTC 中的表达率为 40%~75%。早期研究结果表明,西地尼布、索拉非尼和贝伐珠单抗等抗血管生成药物对晚期 BTC 的治疗没有生存改善。基于篮子试验的经验,将对肝癌以及其他胃肠道肿瘤有效的 VEGF 抑制剂用于治疗晚期 BTC 取得了一定的成效。一项 II 期研究报道,瑞格非尼治疗晚期 BTC 患者的 mPFS 和 mOS 分别为 3.9 个月和 8.0 个月。另一项随机对照 II 期 REACHIN 研究表明,与安慰剂相比,瑞格非尼对 BTC 的 DCR 明显升高(70% vs. 33%,$P=0.002$)。细胞因子分析显示,VEGF-A 可作为 BTC 中瑞格非尼疗效预测的生物标志物,瑞格非尼二线治疗 BTC 的疗效值得进一步研究。雷莫芦单抗联合 GC 方案对比安慰剂联合 GC 方案治疗晚期 BTC 的随机对照研究中,两组患者的 mPFS 分别为 6.47 个月和 6.64 个月,mOS 分别为 10.45 个月和 13.04 个月,安全性良好。

(六)细胞外信号调节激酶(MEK)/BRAF 抑制剂

MEK 信号通路异常活化存在于 20%~40% 的 BTC 患者。在一项 I/II 期临床研究中,MEK 抑制剂 binimetinib 联合卡培他滨二线治疗 MEK 通路突变的 BTC 患者,ORR 为 40%,mPFS 和 mOS 分别为 5.4 个月和 10.8 个月,主要不良反应为贫血和疲乏。此外,5%~7% 的 BTC 患者存在 BRAF 基因突变。II 期 ROAR 篮子试验中,35 例 *BRAF-V600E* 突变的 BTC 患者接受 BRAF 抑制剂达拉非尼联合 MEK 抑制剂曲美替尼治疗,结果 41% 患者疗效达 PR,DCR 为 88%,mPFS 和 mOS 分别为 7.2 个月和 11.3 个月,不良反应可控。因此,*BRAF V600* 可作为 BTC 的常规检测项目。进一步的临床研究(NCT01713972、NCT01902173)有助于确认 MEK/BRAF 双抑制作为 BRAF 突变 BTC 的标准治疗。

(七)神经营养性受体酪氨酸激酶(NTRK)通路

NTRK 融合基因在 BTC 的表达率约为 0.75%,entrectinib 和 larotrectinib 治疗携带 NTRK 的实体肿瘤(包括 BTC),治疗反应率(RR)分别为 57% 和 75%,安全性可控。2018 年美国 FDA 批准 entrectinib 和 larotrectinib 用于携带 NTRK 的实体肿瘤患者,支持 NTRK 融合检测和治疗在 BTC 的应用价值。

(八)PI3K/AKT/mTOR 通路

AKT/mTOR 通路与 PI3K 基因突变相关。在 BTC 的小鼠模型中,mTOR 抑制剂 MLN0128 比 GEMOX 方案具有更好抗肿瘤活性。同样,一例 PIK3CA 突变的晚期 ICC 患者对 mTOR 抑制剂依维莫司反应良好,治疗 6.5 个月后达到 PR。此外,PI3K/AKT 激活被证明可增加 BTC 患者对化疗的耐药性。因此,抑制 PI3K/AKT/mTOR 途径可能提高化疗疗效。然而,另一项 II 期临床研究显示,PI3K 抑制剂 copanlisib 与 GC 方案联合治疗晚期 BTC 的 mPFS 和 mOS 分别为 6.2 个月和 13.7 个月,copanlisib 的加入并没有增加 GC 方案的 PFS。

(九)PTEN 基因

硼替佐米是一种蛋白酶抑制,对 PTEN 缺陷的 ICC 具有一定的抗肿瘤活性。一项 II 期临床研究筛选了 15 例 PTEN 缺陷患者入组,结果 mPFS 为 2.3 个月,mOS 9.6 个月。晚期一线治疗失败的 PTEN 缺陷 BTC 患者可尝试接受硼替佐米治疗。

综上所述,靶向治疗是晚期 BTC 的有效治疗手段,具有广阔的应用前景。然而部分有效靶标的治疗优势主要基于小规模临床实验,未来仍需要更多大样本的随机对照临床研究探索靶向治疗对晚期 BTC 的作用。

三、晚期胆道肿瘤的免疫治疗

宿主免疫系统的慢性炎症是 BTC 的重要流行病学基础,而慢性炎症与肿瘤免疫微环境的形成密切相关,为免疫检查点抑制剂(ICIs)治疗 BTC 提供了依据。近年来,免疫治疗成为 BTC 患者治疗的研究热点并凸显了生存获益,同时 MSI-H、dMMR 和 TMB-H 被认为是胆管癌免疫治疗的良好预后标志物。

(一)免疫单药治疗

一项 Ib 期 KEYNOTE-028 研究中,23 例 PD-L1 阳性的晚期 BTC 患者接受帕博利珠单抗治疗,结果 ORR 为 17%,mPFS 和 mOS 分别为 1.8 个月和 6.2 个月,支持 PD-L1 和 TMB 可预测 BTC 免疫治疗的临床疗效。在 II 期 KEYNOTE-158 研究中,纳入 104 例难治性 BTC 患者中 59% 患者为 PD-L1 阳性,接受帕博利珠单抗治疗的 ORR 为 5.8%,mPFS 和 mOS 分别为 2.0 个月和 7.4 个月。两项研究的生存获益相似,表明不管 PD-L1 表达率高低,帕博利珠单抗都能提供持久的抗肿瘤活性。此外,单药帕博利珠单抗后线治疗晚期 BTC 具有一定疗效,ORR 为 9.8%~12.5%,mOS 为 4.3 个月。另一项 II 期临床研究中,45 例进展期 BTC 患者接受纳武利尤单抗治疗,有 10 例达到了 PR,DCR 为 60%,mPFS 和 mOS 分别为 4.0 个月和 14.2 个月。表明纳武利尤单抗可能是比帕博利珠单抗更有效的 BTC 治疗选择。上述研究提示抗 PD-1 单药对部分 BTC 患者具有较好的治疗价值,为 ICIs 治疗晚期 BTC 提供了有力证据。

(二)免疫联合治疗

化疗及分子靶向治疗可能增强 ICIs 的疗效,改善晚期 BTC 患者的预后。因此,免疫联合治疗可能是有效提高晚期 BTC 患者治疗反应和改善预后的策略。

1. 免疫联合化疗 研究表明,化疗可以上调 BTC 的 PD-L1 表达并改变免疫细胞浸润,免疫治疗联合化疗能产生协同效应。一项开放标签、多中心 I 期研究对比纳武利尤单抗单药和纳武利尤单抗联合 GC 方案治疗 BTC 的疗效,免疫加化疗联合治疗组的 mPFS 和 mOS 分别为 4.2 个月和 15.4 个月,明显高于免疫治疗组。此外,一项 II 期临床试验纳入 32 名晚期 BTC 患者接受纳武利尤单抗联合 GC 方案治疗,ORR 为 55.6%,mPFS 和 mOS 分别为 6.1 个月和 8.5 个月。令人惊喜的是,该方案还使一名对 GC 方案耐药的患者获得 CR。鉴于纳武利尤单抗联合 GC 方案的疗效,该方案可作为晚期 BTC 的一线治疗选择。此外,2022 年 ASCO-GI 上公布一项Ⅲ期 TOPAZ-1 研究结果:与 GC 方案相比,德瓦鲁单抗联合 GC 方案一线治疗晚期 BTC 患者的起效快(1.6 个月 vs. 2.7 个月),疾病进展或死亡风险降低了近 30%,mOS 有所延长(12.8 个月 vs. 11.5 个月)。TOPAZ-1 是首个免疫治疗联合化疗用于一线治疗晚期 BTC 获得阳性结果的全球Ⅲ期临床研究,基于该研究结果,德瓦鲁单抗联合 GC 方案可能成为晚期 BTC 患者的标准治疗方案。

多项Ⅱ期临床研究正在探索更多的免疫联合化疗方案治疗晚期 BTC。对 47 例晚期 BTC 患者给予 camrelizumab 联合 FOLFOX4 或 GEMOX 方案一线治疗,结果 ORR 为 7.0%,DCR 为 67.4%。同样 SHR1210 联合 GEMOX 方案或 FOLFOX4 方案一线治疗 32 例晚期 BTC 患者,ORR 为 9.4%,DCR 高达 90.6%。因此,SHR1210 联合化疗方案有望成为晚期 BTC 治疗新的选择。在一项 toripalimab 联合 GS 方案治疗晚期 BTC 患者的Ⅱ期研究中,50 例可评估病例的 ORR 达到 30.6%,mPFS 达 7.0 个月,mOS 为 15.0 个月,最常见的 3~4 级不良反应为白细胞减少和中性粒细胞减少。该研究显示了 toripalimab 在晚期 BTC 和患者中的有效前景,期待未来Ⅲ期临床试验进一步证实。

2. **免疫联合分子靶向治疗** 仑伐替尼是一种酪氨酸激酶抑制剂,不仅能有效抗肿瘤血管生成,也能改善肿瘤微环境中 T 淋巴细胞浸润,提示仑伐替尼联合 ICIs 可能对 BTC 治疗有效。有研究表明,仑伐替尼联合帕博利珠单抗在晚期 BTC 的二线治疗中的 ORR 达 25%,DCR 为 78.1%,进一步分析发现 PD-L1 表达阳性的患者有更高的 ORR(36.4% vs. 19%)。另一项Ⅱ期研究也报告了相似的结果,31 例晚期 BTC 患者接受仑伐替尼联合帕博利珠单抗治疗,结果 ORR 和 DCR 分别为 10% 和 68%,表明帕博利珠单抗联合仑伐替尼可作为晚期 BTC 患非常有前景的二线治疗选择。

Gilbert 等对 1288 例 BTC 标本进行二代测序及免疫组化染色分析,结果显示在 ICC 和 ECC 患者中 *BRCA* 基因突变可上调 PD-1-PD-L1 受体 - 配体的结合,并明显增加 MSI-H 和 TMB 的水平。这些数据为 BRCA 突变的 MSS 胆道癌患者联合免疫和靶向 PARP 抑制剂治疗提供了理论依据。PARP 抑制剂奥拉帕尼和帕博利珠单抗联合或卢卡帕尼联合纳武利尤单抗应用将协同诱导 DNA 损伤和增强免疫应答,对 BTC 产生持久的抗肿瘤反应。

3. **双免治疗** 纳武利尤单抗联合伊匹木单抗是美国 FDA 首个批准的在原发性肝癌中的双免疗法。CA209-538 研究探索了双免方案在晚期 BTC 的疗效,结果 ORR 为 24%,mOS 和 mPFS 分别为 6.1 个月和 3.1 个月。进一步的随机Ⅱ期 BilT-01 研究将 64 例患者随机分配到 GC 化疗联合纳武利

尤单抗组和纳武利尤单抗联合伊匹木单抗双免治疗组,结果双免方案的生存获益不及免疫联合化疗组(mOS 8.3 个月 vs. 10.6 个月),而纳武利尤单抗联合 GC 方案的疗效与 GC 方案相当。另一项Ⅰ期临床试验探索德瓦鲁单抗联合替西木单抗方案对比德瓦鲁单抗单药二线治疗晚期 BTC 患者,结果单药组和联合治疗组的 ORR 分别为 16.7% 和 32.2%,mOS 分别为 8.1 个月和 10.1 个月。进一步的随机Ⅱ期研究对比了德瓦鲁单抗联合 GC 化疗组、德瓦鲁单抗联合替西木单抗组和单纯 GC 化疗组治疗晚期 BTC 的疗效和安全性,结果三组的 ORR 相当,单纯 GC 化疗组的 PFS 最长,而德瓦鲁单抗 + 替西木单抗联合 GC 组的 OS 最优。因此,化疗联合免疫治疗的模式非常值得进一步深入探索。目前多项 PD-1 单抗联合 CTLA-4 单抗的临床试验正在进行中(NCT02834013、NCT04969887、NCT03101566)。

（三）免疫联合化疗及靶向综合治疗

尽管免疫联合化疗或者靶向治疗的疗效明显优于单一方案治疗,但是疗效仍然有限,将三种方案进行优化、组合也许是一种选择。来自复旦大学中山医院的一项Ⅱ期临床试验显示,toripalimab 联合仑伐替尼和 GEMOX 方案治疗晚期 ICC,有 1 例 CR,2 例患者成功转化并接受了手术治疗,ORR 为 80%,DCR 为 93.3%,mPFS 和 mOS 分别为 10.2 个月和 22.5 个月。ORR 与 PD-L1 表达率及 DDR 突变显著相关,仅 43% 的患者存在 3 级以上不良反应。该研究表明,四药方案可能是晚期 BTC 患者药物治疗最有效选择,但需要进一步的Ⅲ期研究来证实,而国内另一项随机对照研究将比较信迪利单抗联合安罗替尼和 GC 方案对比 GC 方案的疗效和安全性。

总之,筛选免疫优势人群,让更多患者精准受益于免疫治疗是当前迫切需要解决的问题;免疫治疗、靶向治疗和化疗的组合,为晚期 BTC 患者治疗指引了新的方向,但也存在不良反应发生率较高,深入探索、合理优化联合治疗仍是未来的方向。

四、结语

随着 BTC 的发病率逐年上升,晚期 BTC 患者的内科治疗至关重要。GC 方案是晚期 BTC 的标准一线化疗方案,但替吉奥、卡培他滨、奥沙利铂和白蛋白紫杉醇等药物在疗效及安全性上凸显优势,可作为晚期替代一线或二线化疗方案。随着 BTC 遗传异质性的逐渐明确,IDH1/2、FGFR2、DRR、HER-2、BRAF 等可为特定突变人群提供新的治疗选择。作为"炎癌共存"的恶性肿瘤,单药免疫治疗疗效有限,德瓦鲁单抗联合 GC 方案可能成为晚期 BTC 患者的标准一线治疗方案,免疫联合化疗或靶向治疗成为未来的方向。如何更好地筛选优势免疫或靶标人群是当前面临的重大挑战,分子标志物指导下的精准治疗是未来值得进一步探索的课题。

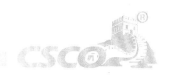

胰腺癌寡转移的治疗现状与展望

北京大学第一医院

田孝东　刘光年　杨尹默

胰腺癌早期诊断困难、手术切除率低、对放化疗不敏感、缺乏有效靶向免疫治疗措施,总体预后极差,总体 5 年生存率仅为 10% 左右。手术切除是唯一有望治愈胰腺癌的手段,但仅有 20% 左右的确诊患者具有手术切除机会,根治性切除联合积极的辅助化疗,术后中位生存时间有望达到 25.5~54.4 个月,5 年生存率为 20%~28%。然而,超过 50% 的胰腺癌患者首次就诊时即已发生远处转移,这类患者的中位生存期(OS)仅为 6~9 个月。近年来,胰腺癌的治疗理念与策略均有较大进展,特别是在多学科综合治疗协作组(MDT)模式指导下,针对晚期胰腺癌的系统治疗效果取得了一定进步,在一些临床研究中无法手术的晚期胰腺癌患者中位 OS 也达到 11.1 个月,并不断有胰腺癌合并寡转移的成功转化治疗的案例报告,对传统的治疗理念造成了一定的冲击。本文述评胰腺癌寡转移的治疗现状,探讨转化治疗策略及手术切除的指征,并对未来发展前景进行展望。

一、胰腺癌寡转移的定义及对预后的影响

传统观点认为恶性肿瘤均属全身性疾病,除了影像学可见的病灶,往往还存在着大量的临床前微转移灶,因此一旦发生远处转移,即使只有一个可见转移灶,癌细胞也极易扩散至全身形成广泛转移,因此局部治疗往往获益不大。1995 年 Hellman 首次提出“寡转移”(oligometastasis)的概念,特指远处转移病灶数量较少(通常 1~5 个)且局限在某个器官(如肝脏、肺等)内,认为此类转移处于尚未发生远处转移和多发转移之间的状态,如果选择合适的局部治疗方法,仍有望达到“治愈”效果。随着系统治疗的进步,一些传统认为失去根治机会的晚期转移性肿瘤患者经过有效的术前转化治疗,重新获得手术根治机会,部分患者甚至得以长期生存,因此对寡转移的概念也不断更新,除考虑肿瘤转移数量、大小之外,还应根据原发肿瘤类型、发生转移的器官、肿瘤的生物学行为等因素综合制定治疗策略。总之,寡转移概念的核心要素是接受局部治疗后能否为患者带来生存获益。

胰腺癌一旦发生远处转移,总体中位 OS 仅为 5~9 个月,一般认为即使原发灶与转移灶均能手术切除,对患者生存也无改善,多数患者会在术后恢复期出现新的转移灶,甚至出现爆发式进展。目前国内外指南中均将远处转移视为手术禁忌,不推荐对转移性胰腺癌患者进行手术治疗。然而近年来有回顾性研究发现部分经高度选择的胰腺癌合并同时性肝脏寡转移患者可能从手术中获益,其中先行系统化疗再行手术患者的预后显著优于直接手术者。2019 年,Damanakis 等回顾性分析了 128 例合并远处转移的胰腺癌患者的临床资料,其中 63% 的患者转移灶局限于单个器官(肝或肺),其中位 OS 显著长于多脏器转移者(12.2 个月 vs. 4.5 个月),并发现同时满足转移灶局限于单器官且数目 ≤4 个、基线 CA19-9<1 000U/ml 和一线化疗后肿瘤呈稳定或缓解状态的患者预后最好,满足上述条件的患者仅占总数的 7.8%(8 例局限于肝脏,2 例局限于肺),其中位生存时间为 19.4 个月,显著长于其他患者的 7.2 个月,因此提出“胰腺癌寡转移”的概念,认为此类患者有望从手术治疗中获益。

二、胰腺癌合并同时性肝脏寡转移的外科治疗现状

近年来,随着 MDT 诊疗模式的普及和系统治疗手段的进步,不断有小样本回顾性研究结果证实部分胰腺癌肝转移患者能够从手术治疗中获益,尽管证据等级不高,但也提示晚期胰腺癌患者并非完全失去局部治疗的机会,关键是如何筛选出能从手术中获益的患者。

2018 年 Andreou 等回顾性分析了 76 例手术切除的同时性肝脏寡转移的胰腺癌患者资料,结果显示低分化癌、未达到 R0 切除、术前未行系统化疗、未行术后辅助化疗均是影响患者预后的独立危险因素,作者认为胰腺手术联合肝切除安全可行,在包括围手术期化疗和肝切除术在内的多模式治疗策略指导下,可能会为部分患者带来生存获益。Crippa 等对多药联合化疗时代(2011 年)之后发表的 6 项研究中 204 例手术治疗的同时性肝脏寡转移癌患者生存情况进行 meta 分析,其中 63% 患者先行胰腺和肝切除术,35% 患者先接受系统化疗并在严格选择后接受手术,其中 38 例(18.5%)患者化疗后肝转移灶消失而未行肝切除术,结果显示围手术期死亡率<2%,先行胰腺和肝切除术组患者 OS 为 7.6~14.5 个月,远低于先行术前治疗组的 34~56 个月,说明胰腺癌合并同时性

肝脏寡转移的手术治疗安全、可行,先行系统化疗后选择合适患者进行手术治疗更有利于获得长期生存。

由于胰腺癌肝转移患者总体预后仍不理想,术前系统治疗除直接治疗作用外,还有助于评估肿瘤生物学行为,筛选潜在获益的患者。《中国胰腺癌诊治指南(2021)》建议对胰腺癌合并单一肝脏寡转移患者首选全身系统治疗,对治疗效果良好、无新发转移病灶且体能状态良好、有望根治性切除的患者,可尝试手术治疗,争取原发灶及转移灶根治性切除。然而目前临床实践中对胰腺癌合并肝脏寡转移手术治疗指征的把握仍缺乏量化标准,如转移灶的具体大小、数目、术前放化疗方案的选择、化疗周期、治疗有效性的评价标准(基于影像学还是肿瘤标记物)等均无明确标准,治疗决策仍多基于术者的主观评价及患者意愿。国内虞先濬等正在开展的一项关于胰腺癌肝脏寡转移同期手术治疗的前瞻性多中心研究,提出胰腺癌寡转移的标准为除外其他远处转移后,肝转移灶数目≤3个,其他入组标准包括:经 FOLFIRINOX 等方案化疗后肿瘤缩小或稳定;原发灶及肝转移灶可切除;治疗期间无新发病灶出现;治疗后 CA19-9 下降≥50% 或绝对值<500U/ml。

总之,胰腺癌合并肝脏转移的治疗仍应以系统治疗为主,外科手术切除仅作为部分生物学行为良好的寡转移患者的有益尝试,应基于肿瘤学评价的风险与获益审慎筛选潜在获益人群,强调在根治的基础上选择扩大切除,而非姑息性的扩大。

三、术中偶然发现的胰腺癌合并肝脏寡转移的治疗策略

随着影像学技术的发展,胰腺癌是否存在远处转移多可通过术前影像学检查明确,传统的先行剖腹探查再决定是否行根治性手术的情况已大为减少。如果术前影像学诊断不明确,亦可先行腹腔镜探查,以发现术前未能检测到的隐匿性病灶。然而,仍有少数胰腺癌合并远处转移特别是粟粒样转移的患者难以在术前检查中明确,因此手术过程中应仔细探查腹腔及肝脏,以避免遗漏转移性病灶,避免不必要的姑息性切除。对于术中偶然发现的肝脏寡转移患者的治疗策略,目前仍存在争议。

在一项来自欧洲的多中心回顾性研究中,Tachezy 等对比分析了 69 例行同期根治性手术治疗和同时期匹配的 69 例未行根治性切除的胰腺癌合并同时性肝脏寡转移患者,这些肝脏转移病灶多为术中偶然发现,预后分析发现手术切除组患者的中位生存时间显著延长(14 个月 vs. 8 个月,$P<0.001$),其中原发肿瘤位于胰头者手术与非手术治疗的中位 OS 分别为 13.6 个月和 7 个月($P<0.001$),而胰体尾癌患者手术与非手术治疗相比则无显著生存获益(14 个月 vs. 15 个月,$P=0.312$),提示合并同时性肝脏寡转移的胰头癌患者可能较胰体尾癌患者更能从手术治疗中获益。在这项研究中,同期手术切除组仅有 14% 的患者行术前化疗,预后虽好于未切除患者,但仍差于术前即明确远处转移且有计划地进行系统治疗后再行手术的患者。目前临床实践中对于术中偶然发现的肝转移灶,术中评价为寡转移且原发灶及转移灶均有 R0 切除可能时,

多数术者仍可能会尝试同期手术治疗,特别是肿瘤位于胰腺体尾部的患者。然而通过上述回顾性研究可以看出,如果术前未进行积极有效的系统治疗,即使原发灶与转移灶均行根治性切除,其预后改善也极为有限,尤其是对胰体尾癌患者而言,手术获益并不明显。此类患者是否应放弃手术,先进行系统治疗后再选择地进行根治手术,值得进行临床研究探索。

四、胰腺癌根治术后肝转移的外科治疗

胰腺癌根治术后异时性肝脏寡转移的手术切除率低,患者预后极差,其治疗策略目前尚无一致共识。Mitsuka 等回顾性分析了 79 例接受根治性切除术的胰腺癌患者的随访资料,在 71 例出现肿瘤复发转移的患者中,17 例仅有肝脏转移,其中 9 例患者转移灶数目≤3 枚且系统治疗 3 个月后无新发转移灶出现,因此行肝切除术治疗,这组患者的中位 OS(55 个月)显著优于未行手术治疗者(17.5 个月,$P=0.016$),出现肝脏转移后的中位 OS 也明显优于非肝切除组(31 个月 vs. 7 个月,$P=0.000\ 8$),作者发现肝切除组患者发生肝转移前的无病生存期(DFS)为 21 个月,显著长于非切除组的 3 个月,认为转移灶出现越晚,患者预后越好。该研究中胰腺癌术后肝转移手术治疗的指征为:①只有肝转移;②最多三个转移病灶;③观察 3 个月无新发转移灶。对于胰腺癌术后肝转移切除后的再发肝转移,手术指征同上,但要求前一次手术后的无复发时间≥12 个月。

Hackert 等总结了 23 例胰腺癌根治术后肝转移癌手术治疗的经验,肝脏手术距离胰腺癌根治术的中位间隔时间为 18.4 个月,肝切除术后中位 OS 为 14.8 个月,显著优于仅行对症支持治疗组患者。Schwarz 等报道多中心 25 例胰腺癌术后肝脏寡转移行手术治疗患者的临床资料,两次手术的中位间隔时间为 17.8 个月,肝脏手术后 1 年和 3 年生存率分别为 64% 和 12%,总中位生存时间为 36.8 个月,显著优于非手术组的 9.2 个月。上述研究也认为胰腺癌根治术后至出现肝转移的时间是影响预后的重要因素,再次反映出肿瘤的生物学行为是决定预后的最关键因素,肝转移出现得越晚,从手术治疗中获益的可能性越大。

总之,目前有限的研究结果证实,胰腺癌根治术后出现的肝脏寡转移患者仍可通过系统治疗选择部分患者尝试手术切除。

五、胰腺癌合并肺寡转移的外科治疗现状

肺是胰腺癌第二常见远处转移器官,常表现为多发转移,极少有机会行根治性切除。部分回顾性临床研究结果显示,胰腺癌合并同时或异时性肺寡转移患者预后明显好于多发转移或多器官转移者,且此类患者有望从根治手术中获益。Liu 等分析了 SEER 数据库中 2010—2014 年间 11 541 例胰腺癌合并同时性远处转移的患者资料,其中单一器官转移者 7 156 例(62%),肝转移 6 252 例(54.2%),肺转移 740 例(6.4%),生存分析发现单器官转移患者的中位 OS 显著优于多器官转移者,其中肺转移患者的中位生存时间显著优于肝转

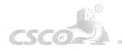

移患者［(6.0±0.32)个月 vs.(4.0±0.86)个月］,原发灶与肺转移灶同期根治性切除患者的生存时间显著优于未行手术者［(14.0±1.93)个月 vs.(6.0±0.32)个月,P<0.000 1］。同时,作者通过文献回顾性分析了 11 项研究中 79 例手术切除的异时性单器官肺转移患者资料,发现此类患者更能从根治性手术中获益,其原发肿瘤切除术后 OS 可达(120.0±6.32)个月,肺转移灶切除术后 OS 为(83.0±24.84)个月,影响预后的危险因素包括原发肿瘤的 TNM 分期、出现肺转移的时间间隔和肺转移灶数目。作者认为对胰腺癌合并同时或异时性肺寡转移患者均可能从手术治疗中得到生存获益。

Lovecek 等通过回顾性临床研究分析胰腺癌根治术后发生异时性肺转移患者的特征,在对 159 例根治术后胰腺癌患者的随访中,20 例(16.9%)观察到异时性肺转移,其中仅 3 例(2.5%)能够进行根治性切除,单一器官肺转移(包括寡转移和多发转移)患者胰腺癌根治术后的中位 DFS 和 OS 分别为 35.4 个月和 81.4 个月,伴有其他器官转移的患者根治术后中位 DFS 和 OS 分别为 17.3 个月和 23.4 个月,而非肺转移患者的中位 DFS 和 OS 则仅为 9.4 个月和 15.8 个月,作者认为胰腺癌根治术后肺转移患者预后相对好于其他器官转移者,并根据肺转移病灶特征将患者分为三个预后不同的亚组:孤立性肺寡转移、孤立性多发性肺转移和伴有其他转移的肺转移,对于所有孤立性肺寡转移患者,均应在权衡手术风险的前提下考虑手术治疗。Ilmer 等回顾了 11 例手术治疗的胰腺癌术后异时性肺转移患者的临床资料,分析影响其预后的危险因素,11 例患者术后发生肺转移的中位时间为 17(3~64)个月,再次根治术后中位 DFS 和 OS 分别为 18 个月和 26 个月,其中初次手术后 17 个月以后发生肺转移的患者预后更好(中位 OS 32.2 个月 vs. 14.75 个月,P=0.025)。2020 年,Guerra 等对 15 个临床研究中共 11 916 例胰腺癌合并同时或异时性远处转移患者的资料进行荟萃分析,证实单器官转移患者预后好于多发转移患者,其中肺转移患者在无病生存率、复发后生存率和总生存率等方面均比肝转移、局部复发或腹膜转移患者具有更大的生存优势。

总之,随着外科技术的进步,胰腺癌合并肝、肺寡转移的外科治疗在技术方面安全、可行,但对患者预后的改善作用仍有待高质量临床研究证实,如何选择手术获益人群也是亟需解决的问题。基于目前有限的回顾性临床研究,胰腺癌合并寡转移患者的预后优于多发转移尤其是多器官转移的患者。同时性寡转移患者经术前积极系统治疗筛选后,对生物学行为较好、治疗有效的患者,选择同期或分期手术切除,可能潜在获益。胰腺癌根治术后出现的异时性转移患者中,寡转移所占比例极低,但其预后优于多发转移者,且转移灶出现得越晚,从手术治疗中获益的可能性越大,因此不应放弃手术根治的希望,可在积极系统治疗的基础上合理选择手术治疗。提倡开展高质量临床研究,提出筛选手术获益人群的量化标准,客观评价同时及异时性寡转移病灶切除的临床意义。既要避免盲目手术增加患者负担,同时也应避免错失手术机会,充分发挥手术的根治作用,以改善患者预后作为最终治疗目的。

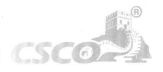

胰腺癌靶向治疗研究进展

上海交通大学医学院附属仁济医院

薛生白　毛铁波　崔玖洁　王理伟

胰腺导管腺癌（pancreatic ductal adenocarcinoma，PDAC）是一种致死性的恶性肿瘤，具有起病隐匿、进展快、预后差的特点。2022 年数据显示，胰腺癌死亡率仍位居肿瘤相关死亡原因的第四位。其死亡发病比（mortality to incidence，M/I）约为 0.94，反映了其极高的恶性程度和不良预后，也对胰腺癌的基础转化研究和临床研究提出了更为严峻的挑战。目前胰腺癌总体 5 年生存率仅约 7%，手术是唯一可能治愈胰腺癌的方法，但超过 80% 的患者在就诊时已进展为局部晚期或转移性胰腺癌，从而错失手术切除治愈的机会，即使接受了手术治疗的早期或局部进展期胰腺癌患者，其 5 年生存率也依然仅有 15%~20%。因此胰腺癌的治疗，主要依赖于药物治疗。目前胰腺癌的术后辅助治疗和晚期药物治疗选择依然十分匮乏，且耐药性随着治疗的深入不断增加。以吉西他滨为基础的治疗方案和以 FOLFIRINOX 方案及其调整方案为治疗基础的药物选择显示了新药研究的迫切与重要性。虽然目前在胰腺癌中，靶向治疗的探索仍困难重重，但这些不断积累的证据为未来定义探索胰腺癌潜在治疗靶标奠定了相当好的基础，临床采取基于精准分型的治疗决策正在不断积累和尝试，胰腺癌精准治疗的时代已经到来。

一、基于胰腺癌分子分型的靶向治疗进展

1. 基于基因组测序分析的分子分型　近年来，胰腺癌基于全基因组测序的分子分型已经近乎完善。胰腺癌最主要的四个驱动基因突变：*KRAS*、*TP53*、*SMAD4* 和 *CDKN2A* 在众多胰腺癌患者中存在突变。抑癌基因 *CDKN2A*、*TP53* 和 *SMAD4* 大多是通过基因突变而失活，*CDKN2A* 也可以通过纯合缺失或 DNA 甲基化沉默。而 *KRAS* 主要通过错义突变（主要包括 G12、G13 和 Q61）持续激活下游的 RAS 信号通路。长期以来，KRAS 一直被认为是不可成药靶点，但针对 KRAS G12C 突变的小分子抑制剂 AMG510 在临床研究中表现出上佳的疗效，打破了原先的思维范式。KRAS G12C 突变占 1%~2%。2022 年美国临床肿瘤学会胃肠道肿瘤研讨会（ASCO-GI）报道了 Adgrasib（MRTX849）治疗 KRAS G12C 突变的晚期实体瘤疗效的 Ⅰ/Ⅱ 期临床试验（KRYSTAL-1）结果，在 10 例携带 KRAS G12C 突变的胰腺导管腺癌患者中，缓解率（ORR）达到 50%，包括 1 例未确认的部分缓解（PR），疾病控制率（DCR）为 100%。中位缓解持续时间（mDOR）为 6.97 个月，中位随访时间为 8.1 个月，中位无进展生存期（mPFS）为 6.6 个月。

此外，Strickler 等开展了一项 CodeBreaK100 Ⅰ/Ⅱ 期单臂研究（NCT03600883），以评估 Sotorasib 对晚期胰腺癌患者的疗效与安全性。研究共纳入了 38 例携带 KRAS G12C 突变的胰腺癌患者。结果显示，患者 ORR 为 21.1%。DCR 为 84.2%，DOR 为 5.7 个月。在中位随访 16.8 个月中，患者的 mPFS 为 4.0 个月，中位 OS 为 6.9 个月。共有 13.2% 的患者出现导致 Sotorasib 减少或停用的不良事件，7.9% 的患者出现严重不良事件。总的来说，以上研究为 *KRAS* G12C 突变的胰腺癌患者提供了潜在的治疗方案。

KRAS G12C 抑制剂的获批，为 *KRAS* 突变型胰腺癌患者带来了巨大的生存获益。而 *KRAS* 野生型的胰腺癌患者仍占 10%~15%，其治疗仍需突破与重视。2022 年美国临床肿瘤学会年会（ASCO）报道了 NOTABLE Ⅲ 期临床试验的结果。经过对 480 例胰腺癌患者的筛选，82 例 *KRAS* 野生型的局部晚期或转移性患者最终入组（野生率约 17%），并随机分配为实验组（尼妥珠单抗 + 吉西他滨）和安慰剂组（安慰剂 + 吉西他滨）。尼妥珠单抗是一种抗 EGFR 药物，可特异性阻断 EGFR 信号通路，起到抗血管生成、抗肿瘤细胞增殖和促凋亡作用。实验组的 mOS 为 10.9 个月，而安慰剂组为 8.5 个月。实验组患者总生存期明显延长。此外，尼妥珠单抗联合吉西他滨显著降低了无手术史患者的死亡率。与安慰剂组相比，实验组患者的无进展生存期（mFPS 4.2 个月 vs. 3.6 个月）与疾病控制率（DCR 68.3% vs. 63.4%）均得到改善，而两组不良反应率相近。总之，尼妥珠单抗联合吉西他滨具有较好的安全性，可以为 KRAS 野生型的胰腺癌患者带来 OS 与 PFS 的增长。

与 KRAS 相比，*TP53* 是重要的抑癌基因，在胰腺癌中的突变亦达到 60%~80%。PC14586 作为一种小分子重激活剂，可以特异性地与 p53 Y220C 突变体结合，恢复 p53 的抑制肿瘤功能。Dumbrava 等的一项 Ⅰ/Ⅱ 期临床研究首次探讨了其在实体瘤患者中运用的效果。在 8 例胰腺癌患者中，6 例可

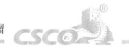

评估,其中 1 例部分缓解,3 例疾病稳定,2 例疾病进展,提示 p53 Y220C 可成为胰腺癌潜在的治疗靶点。

相对于这四个驱动基因,不同规模大小的测序还揭晓了一批具有潜在意义的基因组变异靶标(大部分突变基因频率<10%)。不同的研究往往通过将这些突变特征汇入不同的分子机制与生物学通路中,进而与肿瘤的临床生物学特性与行为相匹配。这些分子分型有助于我们理解不同胰腺癌的生物学特性,但因其较低的突变频率,这些治疗靶点的临床研究入组的患者数量有限。即便这样,STARTRK-2 研究中 3 例携带 NTRK 融合的胰腺癌患者在接受 entrectinib 治疗后均获得了疾病控制,其中 2 例达到了部分缓解;NAVIGATE 研究中的 Larotrectinib 同样在 1 例患者中取得了部分缓解;zenocutuzumab 用于 NRG1 基因融合实体瘤患者(共 47 例,其中包括 12 例胰腺癌患者),结果显示 6 例 SD 和 5 例 PR,研究的 ORR 和 DCR 分别达到了 42% 和 92%,中位反应持续时间超过 5 个月。针对这些靶点依然为我们提供了令人欢欣鼓舞的治疗效果,让我们有理由相信覆盖更大患者范围的治疗靶点或联合用药策略能够在未来改变胰腺癌精准治疗的格局。

2. 基于染色体不稳定性分析的分子分型 除了描绘基因突变图谱外,研究者依据 PDAC 的染色体稳定性,通过染色体重排发生的不同程度的基因断裂,基因扩增(拷贝数改变)或融合,将其亚分类为稳定型、局部重排型、分散型和不稳定型 4 个亚型。其中不稳定型与 DNA 损伤反应(DDR)途径的缺陷相关,此类型显示出大量的 BRCA 突变。BRCA1/2 是研究得最为广泛的同源重组修复基因,其突变常导致同源重组缺陷,致使 DNA 双链断裂修复障碍。多聚 ADP 核糖聚合酶[poly(ADP-ribose)polymerase,PARP]抑制剂可导致 DNA 单链断裂修复障碍。因此,二者联合可以导致合成致死,通过靶向 DDR 途径达到肿瘤湮灭的目的。此前 2021 年 POLO 研究报道的 PARP 抑制剂奥拉帕利,在 BRCA1/2 胚系突变的转移性胰腺癌患者中并未发现有统计学意义的 OS 增长。本团队回顾性分析了中国胰腺癌患者的 DDR 基因突变特征,共纳入了 1 080 例患者,结果显示有 28.1%(303 例)的患者携带 169 个 DDR 体细胞基因突变,ATM(n=43,4.0%)、SMARCA4(n=36,3.3%)和 BRCA2(n=29,2.7%)是最常见的体细胞突变基因,SMARCA4、BRCA2、MSH3 和 MSH4 的突变频率较西方人群高,而 FANCA、WRN、BRCA2 和 BARD1 的频率较西方人群低,这些中国特征为和含铂方案在胰腺癌中精准化实践提供了重要依据。

此外,此前用于卵巢癌等的其余 PARP 抑制剂(如 Rucaparib、Veliparib)在胰腺癌中的相关临床试验也正在进行中。一项 I/II 期 PETRA 试验(NCT04644068)表明,新一代 PARP1 抑制剂 AZD5305 与一代 PARP 抑制剂相比有着更好的耐受性,在 40 例可评估患者中,10 例部分缓解,11 例病情稳定,19 例病情进展,这或许可以为 BRCA 突变患者提供更多的选择。

总的来说,基于胰腺癌分子分型的靶向治疗研究的进展,充分彰显了分子分型推动药物研究、指导临床治疗的意义和必要性。基于不同药物的组合,继续探索新的治疗靶点,或许能在未来为胰腺癌患者带来更大的生存获益。

二、基于胰腺癌肿瘤微环境的靶向研究进展

胰腺癌肿瘤微环境中广泛间质细胞浸润,致密的细胞外基质以及新生血管生成等特点促进了肿瘤的发生和发展,同时间接导致了免疫抑制。因此,靶向肿瘤微环境相关成分,针对包括肿瘤相关成纤维细胞(CAF)、细胞外基质(ECM)和血管的相关研究近年来逐渐增多。

1. 间质细胞 大量间质细胞浸润导致了胰腺癌肿瘤微环境缺氧的特点,并可能成为治疗抵抗和肿瘤进展的诱因。CAF 是基质中主要浸润的细胞。胰腺癌微环境中的 CAF 具有高度异质性,此前通过三维体外共培养体系鉴定 CAF 并分型为 myCAF(肌成纤维细胞表型 CAF)和 iCAF(免疫表型 CAF),并通过单细胞测序验证,两者在胰腺癌中的起源机制不尽相同,并分别通过不同的通路和机制(IL-1 和 TGF-β)影响胰腺癌的生长、侵袭与耐药。另一项 Tuveson 等的单细胞测序研究提出了另一个抗原呈递型 CAF(apCAF),其过表达组织相容性复合体 MHC II 类家族的成员。研究者所在团队通过对致密和松散的胰腺癌组织进行单细胞测序,在松散型 PDAC 中发现了一种具有高度激活代谢表型(meCAF)的新型 CAF 亚型。meCAFs 具有高度活跃的糖酵解表型,微环境中其相应的癌细胞以氧化磷酸化而非糖酵解作为主要代谢模式,这一型 meCAFs 所在的肿瘤组织中的免疫细胞比例和活性远高于其他组织,且患者的转移风险更高,预后不佳。这为临床选择潜在免疫治疗获益的人群和指导患者预后提供了新的视野和观点。

此外,McAndrews 等通过单细胞测序、多重免疫染色亦发现了胰腺癌中两种不同的 CAF 亚型:促进肿瘤的 FAP+(纤维母细胞活化蛋白)CAFs 和抑制肿瘤的 αSMA+(α-平滑肌肌动蛋白)CAFs,可以差异调节肿瘤相关通路和调节性 T 细胞的积累。研究发现,从 αSMA+ CAFs 中敲除 IL-6 后,显著地增加了吉西他滨的疗效,并在联合抗 PD-1 免疫疗法后显著延长了胰腺癌小鼠的生存期。因此,确定胰腺癌微环境中 CAF 的不同亚型与功能有利于未来靶向治疗的进展。

另一研究发现,在 CAF 中特异性清除缺氧诱导因子 2(HIF2)后,减少了免疫抑制巨噬细胞的聚集,促进了免疫检查点抑制剂治疗的效果。因此,HIF2 或许可以成为胰腺癌新的治疗靶点。其抑制剂 PT2399 也正处于临床试验中。

2. 细胞外基质 致密的弹性蛋白与胶原交联的细胞外基质介导了胰腺癌的化疗耐药与免疫逃逸。这种交联依赖于赖氨酸氧化酶(LOX)家族催化。其中赖氨酸氧化酶样蛋白 2(LOXL2)可以促进肿瘤的进展与转移,已在多种实体瘤中被研究。Alonso-Nocelo 等在胰腺癌小鼠模型中被发现,靶向 LOXL2 显著降低了肿瘤转移,并增加了总生存率。这为治疗转移性胰腺癌提供了潜在的新靶点。

透明质酸是胰腺癌细胞外基质中的重要组成部分,靶向透明质酸也被广泛探索。由聚乙二醇包裹的透明质酸酶[聚乙二醇化重组人透明质酸酶 20(PEGPH20)]在 III 期随机对照多中心研究(HALO-109-301 研究)中未能达到改善总生存期

的主要研究终点。溶瘤腺病毒 VCN-01 可以在 RB1 通路异常的癌细胞中复制，表达透明质酸酶，从而促进药物的传递。一项 I 期多中心临床研究评估了晚期癌症患者对 VCN-01 的最大耐受剂量与剂量限制毒性，发现其具有较好的安全性。该研究同时评估了胰腺癌中 VCN-01 与白蛋白 - 紫杉醇和吉西他滨的联合应用。总有效率为 50%，且所有患者静脉注射后透明质酸酶血清水平增加。此外，一些免疫细胞因子（如干扰素 -γ、IL-6、IL-10）也在 VCN-01 注射后增加。该临床研究为在胰腺癌中靶向透明质酸酶提供了新的见解。

3. 血管生成 尽管胰腺癌具有乏血供的特征，但不同患者的微血管密度差异巨大，且往往与患者的生存呈负相关。因此针对胰腺癌血管正常化的治疗尝试从未停止过。从贝伐珠单抗、阿帕西普、阿昔替尼到来那度胺等药物的血管正常化尝试的临床研究在胰腺癌中都碰壁而回，目前除了 VEGF 受体靶点，其他待开发的靶点也在临床前研究中显示出抗肿瘤的效果。通过靶向 SEMA3A 提高 VEFGR 受体阻断的抗血管生成作用；核仁素的小分子抑制剂，可以提高血管细胞外周细胞生成，增加肿瘤血液灌注，进而改变肿瘤缺氧环境并有效重构肿瘤微环境使其血管正常化。此外，Verginadis 等发现了一种综合应激反应的效应因子 ATF4。研究发现，ATF4 敲除的小鼠，胰腺癌血管生成与肿瘤生长显著得到抑制。血管周围 CAF 表现出显著的功能缺陷，支持血管生成的能力下降，证明 ATF4 或许可以成为胰腺癌潜在的抗血管生成靶点。

4. 免疫 胰腺癌对免疫检查点阻断（ICB）的耐药性相较于其他瘤种尤为突出。胰腺癌表现出典型的"冷"肿瘤微环境特点，其特征髓系细胞浸润多缺乏 CD8$^+$ T 细胞。同时微环境中诸多复杂因素抑制了 T 细胞的效应和加速耗竭，导致肿瘤对免疫治疗快速继发耐药。目前为了提高免疫治疗效果，研究者采取了诸多包括①增强 T 细胞应答和功能，②靶向微环境中免疫抑制因素以及③提高抗原特异性和抗原递呈效率等在内的尝试。

白细胞介素 -1 受体相关激酶 4（IRAK4）是 NF-κB 通路的驱动因子，后者促进了胰腺癌细胞的存活。Somani 等通过单细胞测序发现 IRAK4 的表达引起了 T 细胞的耗竭，通过抑制 IRAK4 可显著增加 CD4$^+$ CD8$^+$ T 细胞的活性与丰度，提示了 IRAK4 抑制剂与 ICB 联合应用的潜在效果。

先前的研究发现 CXCL12 有着潜在抗肿瘤免疫的功能。Wang 等发现 CXCL12 可与角蛋白 19（KRT19）形成异二聚体，包裹肿瘤细胞，在胰腺癌中抵抗 T 细胞的浸润，降低抗PD-1 治疗的反应。CXCL12-KRT19 二聚体的形成依赖于谷氨酰胺转氨酶 -2（TGM2），而在 TGM2 或 KRT19 缺失的胰腺癌细胞中重新发现了 CD8$^+$ T 细胞的浸润以及抗 PD-1 治疗的效应。因此，靶向这种异二聚体或许可以改善胰腺癌肿瘤微环境的免疫细胞浸润情况。

三、总结

随着分子生物学技术的发展，人们对胰腺癌发生、发展的微观调控了解得愈发深入。进一步通过真实世界研究完善胰腺癌患者的基因组学，并深入探讨肿瘤微环境中各类成分以及生物学功能至关重要。未来研究仍需不断寻找新兴靶点，开发特异性靶向治疗，与化疗药物或免疫药物联合应用，减少化疗耐药，增加免疫浸润，提高免疫治疗疗效，实现胰腺癌患者精准治疗，最终为患者带来巨大的生存收益。

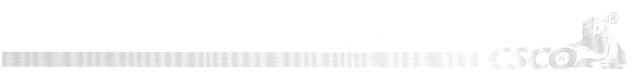

胰腺癌全程化营养管理

北京医院

许静涌

胰腺导管腺癌（pancreatic ductal adenocarcinoma，PDAC）是恶性程度最高的消化道肿瘤。由于胰腺深在的解剖学位置，胰腺癌特殊的病理生理学改变和高度恶性的生物学行为，使得手术切除率低，对辅助治疗反应差，致使死亡率高。有统计显示，其年致死人数几乎与新发病例数量相同。营养问题是贯穿胰腺癌诊治始终的重要问题。约80%的胰腺癌患者在确诊是即有明显的体重下降，其中超1/3的患者下降超过10%。近70%的患者在初诊时合并食欲下降。而在辅助治疗期间，营养不良的发生率超过70%。因此，在胰腺癌诊治的全程均需重视营养支持的规范化应用，以期改善患者预后。

一、胰腺癌围手术期营养管理

胰腺癌手术按照切除范围主要包括了胰十二指肠切除术、胰体尾切除术、全胰腺切除术。其中胰十二指肠切除术占最大比例。由于胰腺十二指肠区域疾病的特殊病理生理学改变，很多患者在手术前就会有疼痛、黄疸、消化道梗阻等临床表现，产生厌食、乏力、进行性体重下降等营养相关的继发症状，同时手术创伤，消化道重建，术后腺体缺失，术后严重并发症均会不同程度地影响机体代谢与营养状态。可见胰腺外科患者的营养问题贯穿于整个围手术期。

2020年，我国的一项针对全国64家医院96名胰腺外科医生进行的调查发现，我国胰腺手术围手术期营养支持不规范、不合理现象普遍存在。2020年，中华医学会外科学分会胰腺外科学组与中华医学会肠外肠内营养学分会共同推出《胰腺外科围术期全程化营养管理中国专家共识（2020版）》，为营养支持的规范开展提供依据。

（一）围手术期营养筛查与评定

围手术期营养管理包括了营养筛查（nutritional screening）、营养评定（nutrition assessment）、营养干预及监测（nutrition intervention and monitoring），而且重视住院期间营养诊疗的个体化原则，强调营养支持团队（nutrition support team，NST）的参与和对患者的动态评估。

营养筛查是应用营养筛查工具判断患者营养相关风险的过程。目前住院患者首选营养风险筛查2002（nutritional risk screening 2002，NRS2002）作为筛查工具。其包括营养

状态受损评分、疾病严重程度评分和年龄评分三部分。当总评分≥3分时，即具有"营养风险（nutritional risk）"，需要制订营养诊疗计划。当总评分≥5分时，可定义为"高营养风险（high nutritional risk）"。国内2019年的一项多中心横断面调查显示，我国老年胰腺癌住院患者的营养风险现患率高达66.7%，高营养风险的现患率为31.9%。营养风险筛查应当在患者入院后24小时之内进行，由受过培训的医生、护士、护理人员完成。如果筛查结果为阴性，如1周内无手术计划，则在1周后重复筛查。2020年ESPEN围手术期营养支持推荐意见建议营养筛查的时间至少在术前10天，以利于及时发现营养问题。

对每一名筛查有风险的患者均需进行营养评定，包括两部分：基本评定和营养不良评定。基本评定包括：营养相关病史、膳食调查、体格检查、实验室检查，这些是住院患者常规采集的内容，是制订营养诊疗计划、开具营养处方及实施监测的必要内容。营养不良评定涉及营养不良的诊断及分级，推荐应用2019年发布的"全球（营养）领导人倡议的营养不良（Global leadership initiative on malnutrition，GLIM）"诊断标准共识。2020年一项基于中国人数据的队列研究指出，营养支持可以降低GLIM诊断的营养不良组患者的感染并发症发生率，对于肿瘤患者、大手术患者，这个差异尤其显著。

（二）围手术期营养支持

对于有营养风险的患者，即开始制订营养支持的计划，具体包括营养咨询、膳食指导、口服营养补充（oral nutrition supplement，ONS）、肠内营养（enteral nutrition，EN）和肠外营养（parenteral nutrition，PN）等多种形式。营养支持方式上ONS、EN和PN被称为医学营养疗法（medical nutrition therapy，MNT），EN和PN被称为人工营养（artificial nutrition）。

1. **术前营养支持**　胰腺外科患者术前有较高的营养风险和营养不良的发生率，因此部分患者可能会受益于术前营养支持。2018年国际胰腺外科研究组（International Study Group on Pancreatic Surgery，ISGPS）沿用2017年ESPEN外科营养支持指南的推荐，将支持指征设定为：①6个月内体重下降大于15%；②BMI$<18.5kg/m^2$；③SGA评定为C级；④NRS 2002>5分；⑤白蛋白<30g/L，同时肝肾功能正常。2019年加速康复外科学会（ERAS Society）《胰腺外科围手术

期指南》将体重下降大于 15% 与 BMI 小于 18.5kg/m² 作为术前营养支持的指征。基于国内外研究基础及中国人数据，2020 年我国的共识将术前营养支持的指征设定为：① 6 个月体重下降超过 10%；② BMI 小于 18.5kg/m²；③ NRS 2002 评分 ≥ 5 分；④ SGA 评定为 C 级。

口服营养补充（ONS）是术前首选的营养支持方式，大多数有营养风险的胰腺手术患者通过强化膳食及 ONS 进行营养支持即可满足需求。对存在高营养风险或营养不良的患者，如胃肠道途径不能满足目标量，可进行肠内营养（管饲）、补充性肠外营养（supplemental PN，SPN）或全肠外营养，以助改善术前营养状态及术后机体对应激的适应能力。2017 年 ESPEN 外科临床营养指南推荐术前营养支持的时间为 10~14 天。中国人的研究多推荐为 7 天以上。2022 年西班牙学者的共识为 5~7 天。

2. 术中营养管理 主要是指是否术中放置营养支持的管路，包括空肠造瘘（jejunostomy）、鼻空肠管（nasojejunostomy tube，NJT）和鼻胃管（nasogastrotomy，NGT）。8.3% 的国内胰腺外科医生会常规做空肠造瘘，与欧洲发表的数据近似（12%），30.3% 的医生会常规选择鼻空肠管，而由于 ERAS 理念的应用以及内镜技术的发展，大多数胰腺外科医生不选择在术中常规放置肠内营养管路，而选择术后有需要时放置。2018 年 ISGPS 建议对有如下三条指征之一的患者术中建立营养管路：①术前有营养不良；②预计有较高的术后并发症发生风险；③患者接受二次手术。

3. 术后营养支持 术后营养支持的选择在胰腺外科领域争论颇多，不同的中心、不同的胰腺外科医生术后营养支持途径的选择不尽相同。我国肠外营养支持在术后第一天最多选择的途径（78.1%），其中 77.3% 是全肠外营养，其余 22.7% 是补充性肠外营养，仅有 10.4% 的医生会选择经口进食，经管饲行肠内营养的比例也很低。目前已经有大量的研究证实，术后早期的经消化道途径的营养支持相对肠外营养支持可以降低术后并发症发生率、改善住院时间及费用等结局指标。因此，建议术后将经胃肠道途径的营养支持作为首选的营养支持方式。当经胃肠道途径供给量不足时，早期（72 小时内）给予 SPN，相对于 1 周后给予，能显著降低术后感染并发症的发生率，这被 2022 年发表在 *JAMA Surgery* 上的我国的多中心研究证实。从术后营养素达标角度看，手术创伤会导致术后早期胰岛素抵抗，使得营养物质利用障碍，同时机体分解代谢增加，会产生约 1 400kcal/d 的内生热，因此，术后 3 天内并不强调营养达标。而术后 4~7 天，可逐步恢复至接近生理需求量，目标能量为 25kcal/(kg·d)，蛋白质为 1.5g/(kg·d)。

4. 严重术后并发症状态下的营养管理

（1）术后胰瘘（postoperative pancreatic fistula，POPF）：是胰腺手术后常见的并发症，根据 2015 版 ISGPS 诊断标准，国内大中心具有临床意义的胰瘘（B 级和 C 级）的总发生率在 20% 左右，其中 1/4 为 C 级。胰瘘的营养支持近年来有明显变化。2015 年 ISGPS 胰瘘分级指南中建议对于 B 和 C 级瘘行人工营养支持，避免经口进食，而对于生化漏，可以经口进食。2018 年该组织发布的胰腺外科营养支持建议中改变了此种说法，提出对 B 和 C 级胰瘘患者，选取个体化的营养支持策略（case-by-case basis），不仅要考虑到分级，而且要考虑

到严重程度，即对于病情稳定的生化漏和轻症的胰瘘患者，并没有充足证据支持需要避免经口进食。2015 年日本的 RCT 研究对比了经口进食与 TPN，结果显示经口进食并未延长胰瘘带管时间和住院时间。2019 年中国台湾地区的 RCT 研究对比了经口进食与胃空肠管 EN，结果显示经口进食并未延长胰瘘愈合时间和增加胰瘘进展风险，且在缩短住院时间和降低住院费用上有显著优势。而对于重症的胰瘘患者，由于对经口进食的耐受差、供给量不足，则需要开展人工营养。

（2）胃排空障碍：胰腺术后胃排空障碍（delayed gastric emptying，DGE）是胰十二指肠切除术后最常见并发症，其与不良临床结局相关，同时会延长术后住院时间，增加住院费用。DGE 是胰腺术后重新进行肠外肠内营养支持的最主要适应证。根据 ISGPS 分级定义，A 级 DGE 在术后 2 周内即可恢复经口进食，而 B 级及 C 级 DGE，病程在 2 周以上，往往需要启动人工营养支持。在临床工作中，需要根据患者的一般状况、营养需求及合并其他并发症情况，综合选择开展营养支持的途径及时机。对于未放置肠内营养途径的患者，发生 DGE 时再次放置胃 / 空肠造瘘（PEG/J）或鼻空肠管（NJT），对于医生而言是较难选择，主要在于操作为有创性，其次为医生对于 DGE 持续时间的不确定性。一项回顾性研究显示，发生 DGE 后，75% 的患者接受的是全肠外营养，该研究也同时分析了不同途径和时机与结局的关系，指出在术后 10 天内应用肠外肠内营养支持，相对于术后 10 天后启动营养支持，可明显改善临床结局指标。

二、出院后及辅助治疗期的营养管理

2014 年国内的一项涉及 6 638 例患者的前瞻性多中心横断面调查显示，出院时的营养风险与营养不良发生率均会较入院时升高。胰腺外科术后患者，由于原发疾病的免疫代谢特点（慢性胰腺炎、胰腺肿瘤等）、术前营养风险及营养不良、手术对于消化系统结构功能改变、手术并发症的影响以及术后肿瘤相关的辅助治疗，术后营养达标率低，体重下降的发生率高，再发营养风险及营养不良的概率高，即使在严密的监测与支持下，术后营养状态的恢复也需要 3 个月甚至更长时间，因此需要持续的术后营养管理。辅助治疗期间的营养管理与出院后管理相同，包括以营养剂为主的营养支持，也包括相应的血糖管理和外分泌功能不全的诊治。

1. 出院后及辅助治疗期的营养管理通则 出院后及辅助治疗期的营养状态直接影响到患者对于辅助治疗的耐受程度。出院后营养管理与围手术期管理类似，包括营养筛查与评定，根据评定结果，制订营养支持计划，包括营养师进行的膳食宣教指导、ONS、家庭肠内营养（home EN，HEN）及家庭肠外营养（home PN，HPN）。2019 年及 2020 年，国内 2 篇 RCT 研究均指出，对于 NRS2002 筛查有风险的消化道肿瘤手术患者，出院后的膳食指导结合 ONS 相对于单纯膳食指导组，能更好地增加体重和 BMI，减少肌肉消耗及肌少症的发生，提高辅助治疗耐受性，在一定程度上改善生活质量。

2. 外分泌功能不全 胰腺外分泌功能不全（pancreatic exocrine insufficiency，PEI）是胰腺癌患者常见的合并疾病，也是胰腺术后的常见并发症，胰十二指肠切除术后 PEI 发生率

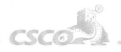

为 60%~100%，胰体尾切除术后的发生率为 0~40%。胰腺癌患者 PEI 主要归因于两方面，其一是胰腺癌导致机体代谢变化以及肿瘤压迫导致分泌受阻，进而引起胰腺外分泌功能的异常；其二是手术本身引起的解剖结构和生理功能的改变，如功能性胰腺实质缺失、胰腺受刺激减少以及食物排空与胰液分泌失调等。PEI 最常见的临床表现是脂肪泻和体重下降，进而引起营养不良，严重影响生活质量。

临床表现是诊断 PEI 的重要内容，包括由消化吸收不良引起的，如脂肪泻；和由营养丢失引起的，如脂溶性维生素缺乏症、无意识体重下降等。但由于胰腺较好的代偿能力，当存留的功能性胰腺组织少于 10% 时才出现明显的临床表现，因此，需重视通过客观检查诊断无症状的 PEI，主要包括 72 小时粪便脂肪量测定、粪便弹性蛋白酶（faecal elastase-1，FE-1）试验以及 ^{13}C 混合甘油三酯呼气试验（13-MTG）等，但在国内开展较少。

胰酶替代治疗（pancreatic enzyme replacement therapy，PERT）与胰腺癌患者生存期显著相关。应强调足量的胰酶替代治疗及个体化的营养支持。全胰腺切除和胰十二指肠切除术后应终身应用 PERT。胰体尾切除患者，当出现 PEI 相关症状时，则需开始应用 PERT。胰腺癌患者辅助治疗期间也建议常规应用。在施行 PERT 时，建议应用肠溶制剂，以减少胃酸对于胰酶的破坏，特别是全胰切除和胰十二指肠切除术后，因切除部分胃和全部十二指肠，肠道 pH 会降低，因此应用胰酶时可联合应用质子泵抑制剂。由于脂肪的重要生理作用，不推荐常规应用低脂肪饮食。如果应用足量 PERT 仍存在脂肪消化不良，可以在保证糖类及蛋白质供给足够的前提下减少脂肪摄入。

3. 内分泌功能不全　内分泌功能不全主要指糖尿病，也称为 3c 型糖尿病（type 3c diabetes mellitus，T3cDM）、胰源性糖尿病（pancreatogenic DM）、脆性糖尿病（brittle DM）或难治性糖尿病（refractory DM）。由于手术切除的原因，胰岛细胞的数量会有下降，胰岛 β 细胞损失 50% 以上时，会增加术后糖尿病的风险。胰十二指肠切除术后新发糖尿病的发生率为 15%~41%，胰体尾切除术后新发糖尿病的发生率为 8%~54%。术前慢性胰腺炎及术前糖耐量异常是术后新发糖尿病的危险因素。术前即存在的糖尿病、慢性胰腺炎及胰体尾切除术是术后病情恶化的危险因素。

全胰腺切除患者术后出现的脆性糖尿病严重影响术后营养状态，与不良预后相关。有国内回顾性研究指出，在严格的血糖控制及营养补充的配合下，术后血糖水平的稳定及营养状态的恢复需要至少 3 个月。远期的血糖控制可以参照 Ⅰ 型糖尿病的治疗，使用持续皮下注射的胰岛素泵及持续血糖监测会使患者获益。充分的患者教育、术后及时内分泌科会诊均是必要的内容。术后血糖的控制目标在 7.2mmol/L 及糖化血红蛋白 7.0% 以下。

三、晚期胰腺癌的营养管理

胰腺癌与恶病质关系密切，70%~80% 的胰腺癌患者会发展为恶病质，1/3 的胰腺癌患者会死于恶病质，因此积极地营养支持有助于改善胰腺癌恶病质患者的生存期及生存质量。2011 年肿瘤恶病质诊断及分类的国际共识给出了肿瘤恶病质的定义，即以进行性骨骼肌减少或合并脂肪组织减少，进而导致功能损失，并无法通过传统营养支持逆转为特征的多因素综合征。从病理生理学角度考虑，其与机体持续的炎症反应产生大量炎性因子导致厌食、多因素所致能量及蛋白质代谢紊乱密切相关。因此单纯的改善营养供给并不能完全逆转恶病质的进展，多模式治疗更具有价值。

首先，营养支持是根本。胰腺癌恶病质患者的基础代谢率升高、疾病手术等原因导致能量摄入不足，增加能量的供给非常重要。由于肿瘤组织主要利用葡萄糖供能，因此尽可能选择双能源供能，提高脂肪供能的比例，因此，目前有学者建议对于晚期肿瘤患者可以应用生酮饮食，以减少肿瘤能量摄取，抑制肿瘤生长。在出现消化道症状而影响经口进食时，通过管饲进行肠内营养，必要时联合肠外营养或行全肠外营养，均可以保证机体的营养需求。其次，减轻炎症反应是辅助。过度的炎症反应是恶病质形成和恶化的基础，因此通过多种方法减轻炎症反应是重要的辅助治疗。厌食是炎症反应的一种表现，也是恶病质常见的临床表现，可给予沙利度胺或孕酮改善患者食欲。ω-3 脂肪酸作为一种免疫营养剂，可显著改善机体炎症反应状态，可考虑应用。另外，氨基酸、支链氨基酸及左旋肉碱也可使部分患者获益，但仍需进一步研究证实。

四、结语

胰腺癌患者营养不良发生率高，营养支持贯穿于整个诊疗过程，规范化的围手术期营养支持、出院后及辅助治疗期间营养支持，有利于提高患者对于治疗的耐受性，改善预后。对于胰腺癌恶病质患者，积极的多模式的营养支持虽然不能逆转恶病质的进展，但仍能改善患者的生活质量。

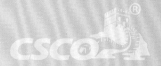

胃肠肿瘤

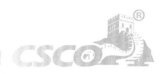

论 PD-L1 免疫组化检测在胃癌免疫治疗中的价值：争议和挑战

中山大学肿瘤防治中心

朱重梅　段金玲　凌逸虹　张惠忠　云径平　蔡木炎

由于胃癌高度异质性和复杂的组织组成,晚期胃癌(GC)从标准治疗中获益非常有限,目前免疫治疗是恶性肿瘤最有前景的治疗手段。免疫检查点抑制剂(ICI)可通过恢复患者的免疫系统,增强对癌症的适应性免疫,从而对异质患者发挥一致的抗肿瘤效果。近年来,GC分子亚型已成为预测患者免疫治疗反应的重要预测指标,预示胃癌免疫治疗获益的生物标志物包括 PD-L1 表达、肿瘤突变负荷、微卫星不稳定、EBV病毒感染状态、肿瘤浸润淋巴细胞等,其中 PD-L1 是应用最广泛的生物标志物。

一、PD-L1 在肿瘤免疫逃逸及微环境中的作用

肿瘤的发生、发展不仅仅是肿瘤细胞的产生和扩增过程,更包含肿瘤中浸润及周围的宿主细胞、分泌因子及细胞外基质等多方面构成的微环境改变。其中免疫细胞发挥着极其重要的作用。免疫系统除了可防御外来病原体的入侵外,还可识别并清除自身细胞突变而来的肿瘤。正常情况下,当肿瘤细胞快速生长时,肿瘤周围组织细胞释放炎症因子募集抗原提呈细胞(antigen-presenting cell,APC),如树突状细胞(dendritic cell,DC)等,并识别肿瘤抗原。APC 携带肿瘤抗原回到淋巴结并将其提呈给幼稚 T 细胞,接收抗原刺激后的幼稚 T 细胞可分化成为具有靶向肿瘤细胞的成熟 T 细胞。接着,成熟 T 细胞经血液到达肿瘤组织发挥杀伤作用。而肿瘤却不断进化,通过表达免疫检查点蛋白抑制 APC 识别肿瘤抗原、抑制 APC 归巢至淋巴结或抑制 APC 的抗原提呈,使 T 细胞无法靶向肿瘤细胞,最终获得免疫逃逸。

针对肿瘤免疫逃逸,研究者们通过使用免疫检查点抑制剂重新激活肿瘤免疫,利用可特异性结合肿瘤细胞或免疫细胞表面免疫检查点的单克隆抗体,松开免疫刹车,再次激活免疫系统识别和杀灭肿瘤细胞。当前,最常见的免疫检查点抑制剂主要为两大类,CTLA-4(cytotoxic T-lymphocyte-associated protein 4,CD152)抑制剂和 PD-1/PD-L1(programmed death 1/programmed death ligand 1)抑制剂。CTLA-4 位于幼稚 T 淋巴细胞表面,可抑制携带有肿瘤抗原的 DC 细胞对幼稚 T 细胞的激活,从而减少具有

杀灭肿瘤的成熟 T 细胞数量。而 PD-1 和 PD-L1 则分别位于活化的 T 淋巴细胞和肿瘤细胞表面,二者结合后可导致成熟 T 细胞将肿瘤细胞识别为"己方"而不产生杀伤作用。PD-1/PD-L1 是目前研究最多且治疗效果最佳的靶点。PD-1(CD279)属于 CD28/B7 免疫球蛋白超家族,后续研究发现 PD-1 与 其 配 体 PD-L1(B7-H1,CD279) 和 PD-L2(B7-DC,CD273)结合可调节免疫耐受,同时也影响抗肿瘤免疫。目前针对 PD-1 或其配体的免疫治疗已被批准应用于多种恶性肿瘤的治疗并取得了令人瞩目的成果。当前,全球范围内共获批上市 19 款 PD-1/PD-L1 药物,其中已在中国获批上市的有 13 种,其中,抗 PD-1 单抗药物有 9 种,分别为纳武利尤单抗(nivolumab,O 药)、帕博利珠单抗(pembrolizumab,K 药)、特瑞普利单抗(toripalimab)、信迪利单抗(cindilimab)、卡瑞利珠单抗(camrelizumab)、替雷利珠单抗(tislelizumab)、赛帕利单抗(zimberelimab)、派安普利单抗(penpulimab)和斯鲁利单抗(serplulimab);抗 PD-L1 单抗药物有 4 种,分别为阿替利珠单抗(atezolizumab)、度伐鲁单抗(durvalumab)、舒格利单抗(sugemalimab)和恩沃利单抗(envafolimab)。

二、抗 PD-1/PD-L1 在胃癌免疫治疗中的进展

免疫治疗在多种实体性肿瘤中取得了一定的临床获益,但在胃癌,免疫治疗研究尚处于探索阶段。因胃癌具有复杂的遗传度、较大异质性等特点,很大程度上限制了晚期胃癌的临床疗效。多项临床试验提示 PD-L1 高表达、MSI-H(microsatellite instability-high) 或 dMMR(deficient mismatch repair)以及高肿瘤突变负荷的实体肿瘤或对免疫治疗更敏感。如何进一步筛选胃癌免疫治疗获益的人群并提高胃癌免疫治疗疗效是亟待解决的关键问题。

2018 年 NCCN 胃癌指南推荐帕博利珠单抗用于 MSI-H或 dMMR 晚期胃癌的二线及以上治疗或 PD-L1 阳性晚期胃癌的三线及以上治疗。有研究显示,与紫杉醇化疗相比,帕博利珠单抗比紫杉醇具有更好的安全性。然而,对于 PD-L1综合阳性评分(combined positive score,CPS)为 1 或更高分的晚期胃癌或胃食管结合部腺癌患者,帕博利珠单抗并没

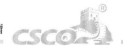

有显著提高总生存期(overall survival, OS)。直到近期,一项评估纳武利尤单抗联合化疗与单独化疗治疗晚期胃癌、胃食管交界处和食管腺癌的多中心、随机、开放Ⅲ期临床试验(CheckMate 649 研究),首次观察到纳武利尤单抗联合化疗能够显著改善晚期胃癌患者的 OS 及无进展生存(progression free survival, PFS),且具有良好的安全性。基于该研究 12 个月的随访数据,其阳性结果确立了纳武利尤单抗加化疗作为晚期胃癌、胃食管结合部或食管腺癌的标准一线治疗。亚组分析显示,无论患者 PD-L1 的表达水平如何,对比单纯化疗,纳武利尤单抗联合化疗均能带来显著的 OS 获益,两组患者的中位 OS 分别为 13.1 个月(IQR 6.7~19.1)和 11.1 个月(IQR 5.8~16.1)。在 CPS ≥ 5 的患者中,纳武利尤单抗联合化疗显著改善患者的 OS(HR=0.71;P<0.000 1)和 PFS(HR=0.68;P<0.000 1)。

目前,免疫检查点抑制剂单药治疗已被确定为不可手术的晚期胃癌或胃食管结合部腺癌的治疗选择,而基于免疫检查点抑制剂的联合治疗也已经成为肿瘤免疫治疗未来的发展方向。联合用药的目的在于,希望通过与其他不同形式的抗肿瘤药物联合,在控制不良反应率、保证安全性的前提下,以期进一步提升治疗效果。玛格妥昔单抗(margetuximab)是一种新型的抗 HER2 单克隆抗体,比曲妥珠单抗更有效地增强先天免疫。在既往治疗失败的 HER2 阳性胃食管腺癌患者中,玛格妥昔单抗联合帕博利珠单抗(CP-MGAH22-05 研究)研究结果显示,玛格妥昔单抗和帕博利珠单抗在抗肿瘤活性方面具有协同作用。而在 CheckMate 649 研究中,使用纳武利尤单抗加易普利姆玛(ipilimumab)联合靶向 PD-L1 和 CTLA-4 对比单纯化疗,在 PD-L1 CPS ≥ 5 的患者中并未观察到显著的 OS 获益。且与单纯化疗相比,纳武利尤单抗联合易普利姆玛观察到的缓解率较低。通过这些研究数据可以看到,尽管双重靶点抑制已被证明对多个实体瘤有效,但在胃癌中仍需要进一步研究来评估肿瘤生物学、异质性、肿瘤微环境和其他患者因素如何影响联合治疗效果。

三、胃癌 PD-L1 免疫组化检测预测免疫治疗的价值

PD-L1 是临床最广泛应用预测免疫治疗的生物标记物,多项临床研究结果显示,PD-L1 在晚期胃癌或胃食管结合部腺癌中预测免疫治疗具有一定的指导价值。

1. **免疫检查点抑制剂单药治疗** KEYNOTE-059 Ⅱ期试验结果显示,晚期胃癌患者帕博利珠单抗三线或后线治疗的总体 ORR 为 11.6%,其中 PD-L1 阳性(CPS ≥ 1)患者的 ORR 为 15.5%,相比之下,PD-L1 阴性(CPS<1)患者的 ORR 仅为 6.4%。虽然随后的 Keynote-061 Ⅲ期试验未能证明在 CPS 值 ≥ 1 的晚期胃癌患者中使用帕博利珠单抗作为二线治疗相比紫杉醇化疗 OS 和 PFS 得到了显著改善,但事后分析提示当 CPS ≥ 10,帕博利珠单抗治疗比紫杉醇治疗的患者 OS 更长,ORR 更高。KEYNOTE-062 Ⅲ期试验结果显示,帕博利珠单抗在 CPS ≥ 1 患者中 OS 不劣于化疗,且对 PD-L1 高表达(CPS ≥ 10)的患者带来了具有临床意义的 OS 改善。尽管 ICI 被证明在胃癌姑息治疗中具有明确的疗效,但 ICI 单药治

疗的反应率相对较低,一项荟萃分析显示,在所有人群中的总 ORR 为 10%,PD-L1 阴性、PD-L1 CPS ≥ 1、PD-L1 CPS ≥ 5 和 PD-L1 CPS ≥ 10 人群的 ORR 分别为 3%、13%、20% 和 23%,ORR 随 PD-L1 CPS 的增加而增加;在生存率方面,单药 ICI 治疗延长了 PD-L1 CPS ≥ 1 患者的 OS(HR=0.84;95% CI 0.74~0.96)。而在所有人群和 PD-L1 CPS<1 人群中的结果为阴性,ICI 单药治疗能改善 PD-L1 CPS ≥ 1 或更高人群的 OS,但不推荐用于 PD-L1 阴性患者。基于上述试验结果,FDA 已批准 PD-L1(22C3)CPS ≥ 1% 为局部晚期复发或转移性胃癌和胃食管结合部癌患者帕博利珠单抗三线用药的伴随诊断。

2. **免疫检查点抑制剂联合化疗** 在 KEYNOTE-062 Ⅲ期试验中,HER2 阴性、PD-L1 阳性(CPS ≥ 1 和 CPS ≥ 10)的晚期胃癌患者,帕博利珠单抗联合化疗与单纯化疗相比,OS 仅有改善趋势,但 ORR 更高(49% vs. 37%,CPS ≥ 1)。CheckMate-649 试验结果显示,在 CPS ≥ 5 的患者中,纳武利尤单抗联合化疗显著改善患者的 OS 和 PFS,ORR 高于化疗患者(60% vs. 45%)。中国开展的 ORIENT-16 研究显示,化疗联合信迪利单抗(PD-1 抑制剂)在 CPS ≥ 5 人群(中位 18.4 个月 vs. 12.9 个月;HR=0.660;P ≥ 0.002 3)OS 优于化疗,且具有更长的 PFS 和更高的 ORR。根据 CheckMate-649 研究结果,FDA 批准在标准化疗(氟尿嘧啶和奥沙利铂)中添加纳武利尤单抗作为 AGC 患者的一线治疗(不考虑 PD-L1 CPS),但 NCCN 指南建议仅将其作为 PD-L1 CPS ≥ 5 患者的首选方案。在亚洲国家(日本、韩国和中国),纳武利尤单抗联合化疗已被批准用于 AGC 患者(无论 PD-L1 CPS 如何),而欧洲药品管理局(EMA)批准仅限用于 PD-L1 CPS ≥ 5 的患者。

3. **PD-L1 在 EB 病毒感染型胃癌中的预测意义** 一项回顾性分析结果显示:39 例接受过免疫治疗的 EB 病毒感染型胃癌患者(均经免疫组织化学检测并评估了 PD-L1 表达)中,9 名 PD-L1 阴性(PD-L1<1%)患者均没有达到 PR(ORR:0%),而 30 例 PD-L1 表达阳性(PD-L1 ≥ 1%)患者 ORR 为 63.3%,两者具有显著性差异(P=0.001)。PD-L1 ≥ 10% 和 PD-L1 ≥ 50% 的患者中,ORR 分别为 83.3% 和 100.0%。此外,ORRs 随着 PD-L1 表达水平的升高而增加。39 名患者中有 12 名患者的生存信息显示,与 PD-L1 表达阴性的患者(n=4,中位数和 95% CI 2.0,平均值 2.4 个月)相比,PD-L1 表达阳性的患者(n=8,未达到中位数和 95% CI,平均值 18.5 个月)具有显著优越的 PFS(P=0.005)。

四、PD-L1 检测预测胃癌抗免疫治疗的争议

1. **PD-L1 免疫组化表达的阳性界值尚存争议** 基于不同的临床试验研究数据,针对不同药物、不同肿瘤类型,其对应的 PD-L1 免疫组化筛选适用免疫治疗的阳性界值不一。在 Keynote-059 Ⅱ期研究中,以 CPS ≥ 1 为阳性界值,PD-L1 阳性患者中 ORR 优于 PD-L1 阴性患者,因此 FDA 加速批准帕博利珠单抗在 CPS ≥ 1 的晚期胃癌或胃食管结合部腺癌患者中作为三线药物。但随后的 Keynote-061 Ⅲ期试验未能证明与化疗相比,在 CPS ≥ 1 的患者使用帕博利珠单抗作为二线治疗 OS 得到了改善,仅 CPS 值 ≥ 10 的患者能显著

获益。但基于上述数据,美国 FDA 也仅批准将帕博利珠单抗作为治疗 CPS≥1 胃癌患者的三线治疗。CheckMate-649 研究结果显示:无论是在所有随机化患者,还是 PD-L1 CPS≥5 的患者中,纳武利尤单抗联合化疗相比单独化疗均显著延长了患者的总生存期(OS);在中国人群中,与单独化疗相比,纳武利尤单抗联合化疗一线治疗不可切除的晚期或转移性胃癌、胃食管结合部癌,无论是 PD-L1 表达阳性且 CPS≥5、CPS≥1 的患者,还是所有随机人群,均观察到 OS 及 PFS 获益。FDA 基于 CheckMate-649 研究,批准了纳武利尤单抗联合化疗用于治疗晚期或转移性胃癌、胃食管结合部癌和食管腺癌的一线方案,无论其 PD-L1 表达状态如何。这是首款获 FDA 批准的一线治疗胃癌的免疫治疗方案。研究结果表明,部分 PD-L1 阴性(CPS<1)患者也能从免疫治疗中获益,且免疫治疗疗效与 PD-L1 表达并非呈线性关系,因此,如何界定胃癌患者能从免疫治疗获益的 PD-L1 阳性界值尚有待更多前瞻性研究。

2. PD-L1 单一因素预测免疫治疗疗效的局限性　帕博利珠单抗加曲妥珠单抗和化疗的 Ⅲ 期 KEYNOTE-811 试验表明(该试验未设计 PD-L1 表达入选条件),与安慰剂组相比,帕博利珠单抗组的 ORR 有统计学显著改善(77.4% vs. 51.9%,$P≥0.000\ 06$),更频繁地观察到完全缓解(11.3% vs. 3.1%)以及显示出更好的反应(与基线相比的中位变化,65% vs. 49%;与基线相比降低 ≥80%,32.3% vs. 14.8%)。根据 KEYNOTE-811 的中期结果,美国 FDA 加速批准帕博利珠单抗联合曲妥珠单抗和化疗用于 HER2 阳性 AGC 患者的一线治疗。CheckMate-649 报道了纳武利尤单抗加易普利姆玛对比化疗组的初步结果,在 PD-L1 CPS≥5 的患者中未能改善 OS(中位 11.2 个月 vs. 11.6 个月;$HR≥0.89$;$P≥0.230\ 2$),在 CPS≥5(中位 2.8 个月 vs. 6.3 个月)或所有随机人群(中位 2.8 个月 vs. 6.1 个月)中,也均未观察到 PFS 获益,并且 ORR 较低(CPS≥5,27% vs. 47%;所有随机人群,23% 对 47%),尽管 CPS≥5(13.2 个月 vs. 6.9 个月)和所有随机人群(13.8 个月 vs. 6.8 个月)的反应持续时间均更长。同时在所有随机分配的 MSI-H 患者中,与化疗相比,纳武利尤单抗加易普利姆玛的 OS 更长(未达到 vs. 10.0 个月,$HR≥0.28$)和 ORR 更高(70% vs. 57%)。研究结果显示,目前在 HER2 阳性、MSI-H 以及高 TMB 胃癌患者中,PD-L1 预测免疫治疗的作用有限,鉴于胃癌不同分子亚型有不同的免疫特征以及免疫反应调控机制的复杂性,仅凭单一生物标志物预测免疫治疗疗效并不够完美。因此,未来可能需要更多地探索多个生物标志物的联合应用,筛选出更多能从免疫治疗中获益的胃癌患者。

五、PD-L1 免疫组化检测的实践与挑战

PD-L1 检测对于肿瘤免疫治疗决策具有重要指导价值,在预测 PD-1/PD-L1 免疫检查点抑制剂用于晚期胃癌一线、二线以及以上治疗疗效均占有重要地位。免疫组织化学是检测 PD-L1 表达的最主要且公认的方法。目前我国多个中大型医院病理科已开展 PD-L1 免疫组化检测,并被临床医生广泛应用于筛选或辅助判断免疫治疗中可能获益的患者。通过 PD-L1 标准检测体系评估肿瘤组织 PD-L1 表达,可用于指导

PD-1 和 / 或 PD-L1 单抗药物的治疗决策;同时,PD-L1 的高表达与免疫治疗疗效呈正相关,对临床亦有重要的参考价值。然而,PD-L1 检测非常复杂,存在较多的挑战和检测难题。

1. 作为免疫检查点抑制剂(ICIs)治疗的预测性生物标志物,PD-L1 表达的免疫组织化学检测需依从药物 - 临床试验过程中疗效所建立起来的 3D(disease-drug-diagnosis,疾病 - 药物 - 诊断分析)的指导原则。临床试验是针对特定的疾病类型、选用特定的免疫治疗药物以及特定的 PD-L1 免疫组织化学检测方法进行设计、开展和有效验证,从而得出 PD-L1 免疫组化判读阈值。尽管 PD-L1 表达是一个重要的免疫治疗标记物,但仍然有部分表达阳性患者治疗无反应,部分表达阴性患者仍可从免疫治疗中获益。这提示需要不断探索 PD-L1 表达状态在免疫治疗中的作用。

2. 不同抗体要求使用不同的检测平台。目前,PD-L1 免疫组化检测试剂盒 / 抗体主要有 5 种:22C3、28-8、SP263、SP142 和 73-10。主流检测平台为两家公司的 4 种抗体检测平台,分别为 DAKO 22C3 和 28-8 检测的 AutoStainer Link 48 平台和 Ventana SP142 和 SP263 检测的 Ventana Benchmark Ultra 平台。美国 FDA 只批准了 Dako 22C3 pharmDx 的 PD-L1 检测作为 K 药的伴随诊断,Dako 28-8 和 VentanaSP142 则分别为 O 药和 T 药(阿替利珠单抗)的补充诊断。Ventana SP263 被欧盟认证作为三种免疫抑制剂的补充诊断。如上所述,尽管蓝印计划研究结果显示 28-8、22C3、SP263 这三种抗体在肺癌肿瘤细胞 PD-L1 检测 TPS 中具有较高的一致性,但这仅是限于特定肿瘤类型的比较,目前不同 PD-L1 抗体在胃癌是否可以通用尚未见报道。

3. **不同的抗体检测结果判读标准不同**　PD-L1 检测作为伴随诊断(companion diagnostics)和补充诊断(complementary diagnostics),被推荐用于部分癌种的免疫治疗筛选标准。PD-L1 免疫组化检测通过检测肿瘤细胞(TC)或免疫细胞(IC)表面的 PD-L1 表达量,进而推测 PD-L1 抑制剂的疗效。目前主要 PD-L1 检测抗体使用的判读方法有 TPS、CPS 以及分别计算 TC 和 IC,不同判读方法的主要差异在于是否计算肿瘤区域阳性表达的免疫细胞数量。

(1)联合阳性评分(CPS)定义:指阳性活肿瘤细胞(任何强度的部分或完全膜染色)及阳性淋巴细胞、巨噬细胞(任何强度的细胞膜或细胞质染色)占所有肿瘤细胞的百分比,结果采用 0~100 数值来表示(当计算结果超过 100 时,最终结果按照 100 来计算)。

计算公式:CPS=［PD-L1 膜染色阳性肿瘤细胞 +PD-L1 膜染色阳性肿瘤相关免疫细胞(淋巴细胞、巨噬细胞)］/ 肿瘤细胞总数 ×100。然而,PD-L1 检测的准确性却依赖病理医生的临床经验和判读。

(2)肿瘤细胞阳性比例评分定义:在任意强度下,部分或完全膜染色的活肿瘤细胞占标本中所有活肿瘤细胞的百分比,采用百分数来表示。

计算公式:TPS=PD-L1 膜染色阳性肿瘤细胞数 / 肿瘤细胞总数 ×100%

* 需要指出的是:虽然 TPS 和 TC 含义相同,但不同药物之间所推荐的检测平台不同,不同的平台检测的敏感度不同,有时候结果不能通用。

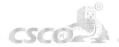

(3)肿瘤免疫细胞（immune cells，IC）阳性评分定义：肿瘤区域内有任何强度 PD-L1 染色的免疫细胞所占肿瘤面积的百分比，肿瘤面积包含肿瘤细胞、肿瘤内间质及肿瘤周围连续性相关间质，不包含坏死区域；血管内免疫细胞可阳性染色，但不计入 IC 评分范围。

计算公式：IPS= 任何强度 PD-L1 膜染色和胞浆阳性肿瘤相关免疫细胞数 / 肿瘤相关免疫细胞总数 ×100%。

4. 肿瘤异质性的影响　不同的标本类型（手术标本或活检标本）、不同的标本来源（原发部位以及转移部位）、不同肿瘤取样位置、治疗前后取样等都会导致检测结果存在一定的差异。研究显示，活检标本的大小、取材数量及肿瘤细胞数量影响 PD-L1 表达在胃癌活检标本与手术标本间的一致性。三阴乳腺癌及结肠癌等多项研究结果显示，PD-L1 在原发灶及转移灶间存在差异。此外，研究提示，治疗可引起 PD-L1 表达的改变，这可能与其改变了肿瘤细胞及肿瘤微环境相关。因此，使用不同免疫治疗药物需要使用不同的抗体进行检测，同时对 PD-L1 的检测平台、质控体系和人员的判读经验要求较高。

六、质量监控与未来展望

PD-L1 检测的质量控制至关重要，贯穿于病理科免疫组化检测的整个流程，需要制定标准的检测规范，不断优化和完善实验室免疫组化的操作流程，保证免疫组化染色质量达到最佳效果，最终做出准确的诊断。

1. 免疫组化的质量控制　包括室内质控和室间质控。

（1）室内质控：是指实验室内部的质量控制。

1）组织前处理：及时（宜发半小时内）放入 3.7% 中性甲醛溶液进行固定，固定液的量应至少为组织的 10 倍，固定时间为 8~48h，组织处理过程的浸蜡温度应控制在 60℃或以下，切片厚度应为 4~5μm，58±2℃烘干 1 小时。

2）试剂质控：要选择合法的试剂。

3）试剂的验收：注意核对抗体信息，包括名称、克隆号、生产批号、规格、有效期等。

4）手术标本选择代表性蜡块进行 PD-L1 检测，应避免选择含有坏死组织、固定不佳及挤压变形等蜡块。研究显示，同一肿瘤 PD-L1 表达率在多个蜡块之间一致性高。

5）阳性对照及阴性对照的设置：组织对照应选用与待测样本具有相同肿瘤适应证的活检 / 手术样本，并采用与待测样本相同的处理方式。PD-L1 检测常用的阳性对照为人的扁桃体和胎盘。根据阳性对照的染色结果判断操作是否准确、设备是否运行正常、试剂是否有效可靠、载玻片质量是否合格等，并通过 PDCA（plan-do-check-action-cycle）不断改进流程及提高质量。机器染色时可能会出现阳性对照为阳性，而样本出现假阴性的情况，注意这可能是玻片质量导致抗体分布不均匀原因所致。

（2）室间质控：是指实验室外部的质量控制。目前国内外有很多室间质评机构，包括国内的 PQCC、CCP、各地病理质控中心以及国外如 Nordi QC（北欧）、CAP（美国）、UKNEQAS（英国）。每个实验室可根据实际情况定期参加不同的室间质控。

2. 病理医生诊断水平的质控　除了制备良好的病理切片，医生的判读水平对临床用药指导至关重要，因而需针对不同检测平台、不同克隆号抗体的判读标准进行统一规范化的培训。只有标准化技术人员检测流程，规范化病理医生判读标准，患者方能获得精准的治疗。

未来胃癌的精准治疗需要在精准分子靶向标记的驱动下来实现，才能解决现今胃癌的治疗瓶颈和难题。PD-L1 检测也将成为 HER2 之后胃癌分子病理检测的常规工作。但从临床现状、检测抗体、组织病理样本和检测过程来看，PD-L1 作为胃癌免疫治疗的生物标志物还存在一定的问题。首先，需要建立规范化检测及判读标准；其次，鉴于组织 PD-L1 检测存在无法逾越的障碍，如穿刺样本由于空间异质性和组织少导致假阴性、活检标本和手术标本相关性较差，无法实现 PD-L1 实时监测。基于液体活检的循环肿瘤细胞（CTC）检测技术或可绕过时间异质性和空间异质性做到更精准的 PD-L1 表达分析和实时检测。CTC PD-L1 伴随诊断检测具有广阔的应用前景，是未来精准医学的发展方向。除此之外，鉴于免疫反应的调控机制十分复杂，分子技术的进步也在不断拓展着病理学的"视野"，病理医生应加强与临床医生的合作，探索综合多因素分析以及生物标志物的联合应用，更好地为精准诊疗服务。

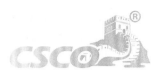

非编码 RNA 在胃癌发生、发展中的研究进展

温州医科大学附属第一医院

陈锦飞

晚期胃癌（gastric cancer，GC）患者其中位生存率仍不到 1 年。深入探讨其发生、发展机制，寻找早期诊断的分子标志显得尤为重要。非编码 RNA 是不编码蛋白质的 RNA，从长度上来划分可以分为 3 类：小于 50nt（microRNA、siRNA、piRNA 等）；50~500nt（rRNA、tRNA、snRNA、snoRNA、SLRNA、SRPRNA 等）；大于 500nt（长的 mRNA-like 的非编码 RNA，长的不带 poly A 尾的非编码 RNA 等）。已发现 ncRNA 涉及几乎所有的细胞功能，如增殖、凋亡、EMT、自噬和细胞周期控制。多个 ncRNA 在癌变过程中充当癌基因或肿瘤抑制基因，也可作为癌症患者在某些治疗后的诊断和预后标志物。目前，有关非编码 RNA 在 GC 发生、发展中的作用机制日益增多，成为 GC 发病机制的主要研究热点，并有望成为胃癌早期筛查和诊断的分子标志。

一、MiRNA 在 GC 中的调节

MiRNA 是小的 ncRNA 分子的一个子集，通常长度为 21~23 个核苷酸，被认为可以调节多个基因的表达。成熟的 miRNA 从 70~100 个核苷酸的发夹前 miRNA 前体切割下来。前体被细胞质 RNase Ⅲ Dicer 切割成 miRNA 双链体。短寿命双链的一条链被降解，而另一条链作为成熟的 miRNA。成熟的 miRNA 与细胞复合物相关，该细胞复合物类似于参与 RNA 干扰的 RNA 诱导的沉默复合物，是与 GC 发生相关的 ncRNA。近年来，研究 miRNA 对基因表达调控的研究取得了巨大的进展。MiRNA 通过改变癌基因和肿瘤抑制基因的表达，影响细胞增殖、凋亡、运动和侵袭，从而促进 GC 的发生。此外，许多 miRNA 已被证明与肿瘤类型、肿瘤分期和患者存活率相关，因此可以开发为新的诊断或预后标志物。

1. GC 患者上调的 miRNA　上调的 miRNA 包括 miR-125b、miR-196a/-196b、miR-199a-5p、miR-940 等。Feng 等通过微矩阵分析具有不同侵袭潜力的外泌体的 miRNA 表达谱，并通过体内及体外试验评估了外泌体 miR-196a-1 在 GC 转移中的作用，发现 miR-196a-1 通过外泌体从高侵袭性 GC 递送至低侵袭性 GC 细胞，并在体外和体内促进向肝脏的转移。Chen 等发现 GC 组织和细胞中 miR-196b 的表达升高，

ECRG4 的蛋白表达降低。MiR-196b 抑制抑制 GC 细胞增殖、迁移和侵袭。ECRG4 是 miR-196b 的靶标，其蛋白表达受 miR-196b 负调控。此外，ECRG4 过表达与 miR-196b 抑制对 GC 细胞恶性行为的作用相似，ECRG4 敲除逆转了 miR-196b 抑制对 GC 细胞增殖、迁移和侵袭的影响。此外，miR-196b 抑制抑制体内肿瘤体积和重量。Wu 等人发现血 miR-21 在 GCI 至 Ⅳ 期的阳性预测率均在 90% 左右，可以作为良好的 GC 生物标志物，可用于早期（Ⅰ 期）和晚期 GC（Ⅳ 期）的筛查和诊断。Zheng 等发现 MiR-221-3p 和 miR-222-3p 是 circ_0003159 的靶点，miR-221-3p 和 miR-222-3p 还可以增强 GC 细胞活力、迁移、侵袭和糖酵解，促进细胞增殖。

2. GC 患者下调的 miRNA　下调的 miRNA 包括 miR-100、miR-133b、miR-145、miR-148a、miR-302、miR-506、miR-1182、miR-1207-5p/miR-1266、miR-29a/c、miR-29b/c 等。Xu 等在小鼠异种移植模型中，miR-146b 的过表达抑制了肿瘤的生长并降低了 PTP1B 的表达水平，即 miR-146b 直接抑制 PTP1B 的表达，抑制 GC 的生长和发展。Ni 等发现 MiR-375 可通过靶向 SLC7A11 触发铁死亡，这对于 miR-375 介导的 GC 细胞干性抑制至关重要。这些结果表明，miR-375/SLC7A11 调节轴可以作为潜在的靶点来引发铁死亡，从而减弱 GC 细胞的活性。Yang 等发现 let-7b 通过靶向下调 c-Myc 来增加对化疗耐药的 SGC7901/DDP 和 SGC7901/VCRGC 细胞的药物敏感性，并且 let-7b 模拟物通过促进受控的癌症干细胞分化来逆转 MDR 通过 GC 细胞中存在的双阴性自动调节环（Lin28/let-7 和 Myc/let-7）和双阳性自动调节环（Lin28/Lin28B/Myc）。

二、环状 RNA（circRNA）在 GC 中的调节

circRNA 是广泛存在于多物种细胞中结构稳定、高度保守、表达量丰富、可充当微小 RNA 海绵、具有剪切和转录调控、亲代基因修饰功能的内源性单链闭合 RNA。circRNA 主要通过套索驱动的环化、内含子配对驱动的循环、内含子环化方式合成。

1. GC 患者上调的 circRNA　上调的 circRNA 主要包括 circPVT1、circDONSON、circLMTK2、circDLST、circSERPINE2、

circHIPK3、circSMAD4、circLMO7、circSHKBP1 等。最新的一项研究发现，circRNAPVT1 通过 miR-423-5p/Smad3 通路，通过上皮间质转化（EMT）介导 GC 中的细胞迁移和侵袭。circPVT1 在 GC 细胞中表现出更高的表达，如果将其敲除，将导致细胞生长、侵袭和迁移减少。circPVT1 被 miR-423-5p 作为 SMAD3 的 ceRNA 靶向。miR-423-5p 上调抑制 GC 细胞中的 cicRNAPVT1 和 SMAD3。SMAD3 表达的降低通过在细胞中释放 miR-423-5p、抑制细胞生长、侵袭和迁移以及抑制 EMT 过程来抑制 CircPVT1。另一项研究通过构建小鼠异种移植模型表明，circ-DONSON 在 GC 组织和细胞中高度表达。损失功能测定结果证实沉默的 circ-DONSON 可以抑制 GC 细胞的增殖、转移和血管生成，同时增强 GC 细胞的凋亡和放射敏感性。就机制而言，circ-DONSON 可以海绵化 miR-149-5p，从而靶向 GC 中的 LDHA。MiR-149-5p 抑制剂或 LDHA 过表达可以逆转 circ-DONSON 敲除对 GC 进展的抑制作用。同时他们还发现 circ-DONSON 沉默可以抑制体内 GC 的肿瘤生长。这些结果表明，circ-DONSON 可以通过海绵化 miR-149-5p 增加 LDHA 表达来促进 GC 进展，表明 circ-DONSON 可能是一种用于 GC 治疗的新型生物标志物。Yang 等发现 miR-637 的低表达或 AKT1 的过表达可以减弱 si-circHIPK3 的抗增殖作用。这些结果表明 circHIPK3/miR-637/AKT1 调控通路可能与 GC 的癌基因和生长有关。

2. GC 患者下调的 circRNA　下调的 circRNA 包括 circHuR、circMCTP2、circREPS2、circCCDC9、circMRPS35、circRHOBTB3 等。Guo 等发现 circREPS2 在 GC 组织和细胞系中下调。circREPS2 的低表达与 GC 患者较高的肿瘤淋巴结转移（TNM）分期、较差的肿瘤分化和较大的肿瘤大小相关。在功能上，circREPS2 在体外显著抑制 GC 细胞增殖、迁移、侵袭和上皮间质转化（EMT）和体内肿瘤发生。此外，他们还发现 circREPS2 充当 miR-558 海绵并上调 RUNX3 表达，以使 GC 细胞中的 β- 连环蛋白信号失活。Luo 等在 GC 组织和细胞系中均观察到 circCCDC9 的表达明显下调。circCCDC9 的表达与 GC 患者的肿瘤大小、淋巴结侵袭、晚期临床分期和总生存期呈负相关。在功能上，circCCDC9 的过表达显著抑制了体外 GC 细胞系的增殖、迁移和侵袭以及体内肿瘤的生长和转移，而 miR-6792-3p 模拟物抵消了这些作用。机制分析表明，circCCDC9 作为 miR-6792-3p 的内源竞争 RNA，可减轻 miR-6792-3p 对其靶标 CAV1 的抑制作用，进而抑制 GC 的肿瘤发生。Jie 等发现 circMRPS35 激活 FOXO1/3a 的转录并触发其下游靶基因表达的后续反应，包括 p21、p27、Twist1 和上皮钙黏素，从而抑制细胞增殖和侵袭。此外，circMRPS35 的表达与 GC 组织中 FOXO1/3a 的表达呈正相关。

三、长链非编码 RNA 在 GC 中的调节

长链非编码 RNA（lncRNA）是长度大于 200nt，缺乏蛋白编码潜能的 RNA，最初被认为是一种无功能的转录副产物。随着二代测序等高通量技术的发展，非编码基因组得到了广泛的研究。越来越多的研究表明，长链非编码 RNA 参与了复杂的生理和病理过程。基于亚细胞定位，长链非编码 RNA 可以分为核长链非编码 RNA 和细胞质长链非编码 RNA，并且大多在细胞核富集。长链非编码 RNA 的亚细胞定位与其调控方式有关，如果在核内，核长链非编码 RNA 调节染色质结构和功能，参与邻近和远处的基因表达调控，参与选择性剪接。而细胞质长链非编码 RNA 更倾向于影响 mRNA 的稳定性和翻译，充当竞争性内源 RNA，作为 miRNA 的前体，通过参与蛋白质修饰等方式发挥作用。

1. GC 患者上调的长链非编码 RNA　上调的长链非编码 RNA 主要包括 Linc00152、Linc00052、H19、HOTAIR、MALAT1、GAPLINC、ANRIL、CCAT1、BANCR 等。Guo 等发现 Linc00673 在 GC 细胞株 MGC-803、BGC-823 和 AGS 中的表达明显高于正常胃黏膜细胞株 GES-1。建立了稳定过表达 LINC00673 的 MGC-803 细胞系，LincC00673 的表达水平比对照空载体组高 200 倍。Linc00673 过表达促进 MGC-803 细胞增殖和克隆形成，抑制细胞凋亡，影响细胞周期 G_1 到 S 期进程。Linc00673 过表达会影响 MGC-803 细胞周期调控基因 CCNG2、P19 和 CDK1 的表达。Westernblot 显示 Linc00673 过表达不仅促进了 PI3K/Akt 信号通路关键分子 pAkt 及其下游靶点 NF-κB 和 Bcl-2 蛋白的表达，而且上调了肿瘤相关因子 β-catenin 和 EZH2 蛋白。Wang 等发现 PVT1 可以与 miR-30a 结合并通过充当竞争性内源性 RNA 来增加 Snail 的表达，而在 GC 细胞中重新表达 miR-30a 可以挽救 EMT 标志物，降低 Snail 水平并抑制 GC 细胞迁移。Hu 等发现 miR-181a-5p 的表达水平在所有耐药细胞系中均下调。ANRIL 敲除抑制细胞增殖，促进细胞凋亡和细胞周期停滞；然而，在敲除 miR-181a-5p 后，细胞周期停滞的抑制作用得到了缓解。值得注意的是，发现 miR-181a-5p、ANRIL 和 CCNG1 具有靶向关系。即敲除 ANRIL 的表达可抑制细胞增殖，并促进细胞凋亡和细胞周期停滞。此外，其下游靶点 miR-181a-5p 可抑制耐药细胞的增殖并增强其对 DDP 的敏感性。

2. GC 患者下调的长链非编码 RNA　下调的长链非编码 RNA 主要包括 SNHG5、FENDRR、FER1L4、GAS5、nc886 等。Li 等发现 GC 血清中 lncRNA SNHG5 的表达下调，低于良性胃病组和健康组。癌组织中 lncRNA SNHG5 的相对表达较癌旁组织下调。lncRNA SNHG5 与饮酒史和 TNM 分期相关。术后 15 天和 1 个月血清 lncRNA SNHG5 差异显著。死亡组血清 lncRNA SNHG5 的相对表达量明显低于存活组。Ma 等发现 FENDRR 在 GC 组织和细胞系中表达下调。FENDRR 或 SIRT3 的过表达抑制了肿瘤的增殖和侵袭，并促进了细胞凋亡。Notch-1 的过表达逆转了 SIRT3 对 AGS 细胞的抑制作用。MiR-421 模拟物逆转了 FENDRR 对 AGS 和 SGC-7901 细胞生长的抑制作用。注射过 FENDRR 过表达 AGS 细胞的裸鼠肿瘤体积和重量更小，肿瘤细胞增殖能力更弱。Wei 等发现从 GC 患者分离的原代 NK 细胞中 GAS5 表达下调，而 miR-18a 表达上调。此外，由 IL-2 刺激的 NK 细胞的活化增强了 IFN-γ、TNF-α 的分泌和 GAS5 的表达。GAS5 的缺乏显著抑制了 IFN-γ 和 TNF-α 的分泌以及 NK 细胞的杀伤作用。随后，荧光素酶报告基因和 RIP 分析证实了 GAS5 和 miR-18a 之间的相互作用。此外，miR-18a 抑制剂减弱了 GAS5 沉默诱导的对活化 NK 细胞

的细胞毒性的抑制。

四、展望

ncRNA 与 GC 的发展密切相关,其涉及的机制复杂多

样。随着研究的深入,越来越多的 ncRNA 在 GC 发展、诊断及治疗中的分子生物学机制将被发现,并且某些 ncRNA 可能成为 GC 早期发现和预测 GC 进展的相关标志物,为 GC 的诊断、治疗提供帮助。

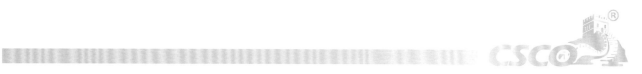

肿瘤间质成分在胃癌中的研究现状与进展

上海交通大学附属第一人民医院

黄陈　杨彦　邱家辉

肿瘤微环境即肿瘤细胞产生和生活的内环境,是由肿瘤细胞本身、各种间质细胞类型,如肿瘤相关成纤维细胞(cancer associated fibroblasts,CAFs)、肿瘤浸润淋巴细胞(tumor infiltrating lymphocytes,TILs)和肿瘤相关巨噬细胞(tumor associated macrophages,TAMs)、微血管以及构成肿瘤新生血管的内皮细胞、酶分子、趋化因子、细胞因子、脂类介质及胶原等,共同组成的低氧、酸性、间质内高压的复杂综合环境系统。肿瘤的发生和发展不仅取决于遗传特征,涉及肿瘤细胞与细胞外基质、肿瘤血管免疫细胞等一系列成分的共同演变,是一种恶性和非恶性细胞间动态相互作用的生态疾病。多阶段致癌过程中癌前生态位的构建是肿瘤起始细胞生存和进化所必需的早期步骤,而癌症生态位扩张和成熟伴随肿瘤实质的发生和发展。肿瘤细胞与间质成分之间的相互作用是其生长的决定因素。

肿瘤微环境中免疫细胞浸润并分泌炎性介质,又形成以免疫细胞为主的免疫微环境和以 CAFs 为主的非免疫微环境,且在一定程度上解释了肿瘤的异质性。实际上,肿瘤微环境在上皮细胞-间充质转化(epithelial mesenchymal transition,EMT)过程中扮演了重要的角色。在恶性肿瘤的发生、发展过程中,肿瘤细胞与其微环境相互作用,微环境中缺氧及所包含的免疫炎症细胞等分泌细胞因子、蛋白水解酶等,可通过 EMT 相关转录因子和通讯最终诱导 EMT 发生。基于肿瘤细胞对环境的适应性依赖,聚焦肿瘤细胞与肿瘤微环境间相互作用,将肿瘤作为一个整体看待,而不是简单地研究肿瘤实质细胞,是未来肿瘤研究领域的热门。针对肿瘤微环境的研究,研究者已提出多种方法区分肿瘤的不同亚型,包括形态学、细胞来源、分子途径、突变状态和基因表达分级。因此,探索肿瘤间质在胃癌进展过程的具体分子机制,有望为揭示胃癌发生、发展的机制提供新的思路,并为胃癌诊治提供新的分子靶标。本研究综述肿瘤微环境中肿瘤间质主要成分在胃癌领域的研究现状,归纳肿瘤微环境细胞成分与胃癌病理学特征之间的关联,并展望该领域的发展。

一、肿瘤间质成分在胃癌肿瘤微环境中的作用与联系

(一)免疫微环境细胞成分

在肿瘤微环境中,肿瘤实质细胞被血管、淋巴管、免疫细胞等各种间质成分包绕。间质成分复杂多样,其免疫微环境主要包括肿瘤浸润淋巴细胞、自然杀伤细胞(natural killer cell,NK)、TAMs 和发挥抗原呈递作用的树突细胞等。肿瘤细胞不断逃避抗肿瘤免疫,而作为肿瘤细胞免疫监视和免疫逃逸的关键部位,肿瘤免疫微环境与胃癌发生、发展及预后等密切相关。

1. 肿瘤浸润淋巴细胞　TILs 是指肿瘤组织中浸润的淋巴细胞,是肿瘤微环境的重要组成部分,反映宿主抗肿瘤免疫反应。有研究结果显示,TILs 对胃癌患者的总生存时间有显著的正向预测作用,证明高水平 TILs 与积极的预后密切相关。高密度的 CD3[+] 和 CD8[+]T 细胞浸润患者具有更好的预后。CD8[+]T 细胞在 EB 病毒阳性胃癌患者中浸润率明显增加,携带 EB 病毒的胃腺癌伴有大量淋巴细胞浸润,CD3[+]、CD8[+] 均呈阳性。胃癌免疫微环境的特征显示:CD8[+]T 细胞上免疫受体 NKG2D 表达降低可能是胃癌免疫逃逸的重要机制之一;CD8[+]T 细胞浸润的胃癌伴随 PD-L1 高表达。根据肿瘤 PD-L1 状态和 TILs 的存在与否,有研究者提出 4 种可能作用机制:Ⅰ型(PD-L1 阳性,TILs 阳性)可以存在适应性免疫抵抗机制;Ⅱ型(PD-L1 阴性,TILs 阴性),对免疫治疗无效,可能缺乏 T 细胞浸润而使免疫治疗失败;Ⅲ型(PD-L1 阳性,TILs 阴性),肿瘤中没有 TILs,阻断 PD-1 或 PD-L1 将难以发生;Ⅳ型(PD-L1 阴性,TILs 阳性)。Xing 等在胃癌中验证发现Ⅰ型即具有较高 T 细胞浸润且伴随 PD-L1、PD-L2 和 PD1 表达升高的胃癌患者预后良好;而未表达 PD-L1 且伴随低 CD3[+]T 浸润的胃癌患者预后最差。另外,中性粒细胞可将信号传递给浸润的单核细胞,从而优化 CD8[+] T 细胞的活化,以发挥抗病毒活性。

2. 自然杀伤细胞　固有淋巴细胞是一组异质性细胞,其来源于骨髓中常见的淋巴祖细胞。NK 隶属于固有淋巴细胞中一类。NK 不同于常见的 T、B 细胞,是一类无须预先致敏

就能非特异性杀伤肿瘤细胞的淋巴细胞,以 CD3 和 CD56 的共表达识别。而 NKT 细胞作为先天性免疫和获得性免疫之间的独特亚群,被认为在激活时分泌大量促炎或抗炎细胞因子,以调节免疫反应的放大或减弱。NK 通过释放多种趋化因子配体,促进树突细胞进入实体瘤,提高患者总体生存率。一项Ⅰ期临床试验结果显示:NK 与 IgG1 抗体联合治疗晚期进展期胃癌取得良好的抗肿瘤效果。而固有 NKT 细胞的功能受损可能有助于胃癌的免疫逃逸,外周血中的 NK 水平与胃癌患者预后显著相关。

3. 巨噬细胞 TAMs 在肿瘤组织中的动员受到多种微环境因素调节,如细胞因子、趋化因子、细胞外基质成分和缺氧条件。作为一种多功能的抗原呈递细胞,其通过与肿瘤实质细胞相互作用,进而分化,参与多种肿瘤免疫抑制、肿瘤侵袭和转移等过程,并且影响机体炎症反应。有研究者认为:TAMs 是与病理特征相关的巨噬细胞,不仅是一个独特的 M2 髓样细胞群,也伴随着 M1 型极化,TAMs 可能与肿瘤同时存在正负相关。M1 型是包括导致抗肿瘤反应和细胞毒性的极化状态,受 GM-CSF 诱导,其功能涵盖炎症反应、病原体清除和抗肿瘤免疫。M2 型可进一步细分为 M2a、M2b、M2c 和 M2d 亚群,具有抗炎和活化作用,涵盖促肿瘤和抑制适应性免疫的功能。研究者认为:TAMs 与 M2 型的关系比与 M1 型的关系更为密切,表现出与 M2 巨噬细胞相似的功能,可表征为 M2d 亚型。

已有的研究结果显示:TAMs 在肿瘤中的浸润与患者较差预后相关,无肝转移的胃癌患者浸润边缘巨噬细胞的数量明显多于有肝转移患者。尽管巨噬细胞数量与肿瘤浸润深度或淋巴结转移之间没有显著相关性,但巨噬细胞数量与肠型胃癌患者的生存率存在相关性。CD68+ 和 CD206+TAMs 与 PD-L1 高表达显著相关。综合 CD8+TILs 和 CD68+TAMs 状态被确定为独立预后因素,可以整合至目前 TNM 分期系统中,以完善风险分层,更好地预测胃癌患者从辅助化疗方案中的受益程度。而 M2 型 TAMs 作为潜在标志物,与接受紫杉醇治疗的转移性胃癌患者生存率提高相关。以巨噬细胞为中心的抗胃癌治疗方法也在研究中,包括抑制巨噬细胞向肿瘤募集或在肿瘤中存活;将 TAMs 功能性再教育至抗肿瘤的"M1 样"模式;以及肿瘤靶向单克隆抗体,诱导巨噬细胞介导的细胞外杀伤,或直接吞噬和破坏肿瘤细胞。

4. 树突细胞 树突细胞是专业的抗原呈递细胞,处于免疫系统的中心,在先天性免疫反应和获得性免疫反应之间起着至关重要的作用。树突细胞作为微生物的关键细胞传感器之一,通过丰富的分子传感器与环境相连,将由此产生的信息传递给淋巴细胞,协调免疫反应。因此,树突细胞是抗肿瘤免疫治疗的重要靶点。在稳态条件下,外周组织中的树突细胞处于未成熟状态。未成熟的树突细胞通过 T 细胞缺失或通过诱导调节性或抑制性 T 细胞的扩增引起免疫耐受。而在肿瘤微环境信号刺激下,树突细胞迅速做出反应,并分化为成熟树突细胞,有效启动对肿瘤的免疫反应。

已有的研究结果显示:幽门螺杆菌通过涉及 T4SS、TNFα 和 p38 信号的自分泌环通路诱导 SOCS3,而高水平的 SOCS3 抑制树突细胞上 PD-L1 的表达,进而促进 T 细胞增殖。Linc00963 通过与 miR-612 竞争性结合,调节 CDC5L

的表达,介导树突细胞相关抗肿瘤免疫应答,从而促进胃癌进展。

(二) 非免疫微环境细胞成分

1. CAFs 大多数成纤维细胞胚胎起源于原肠胚形成后从中胚层发育而来的原始间充质,少部分成纤维细胞也来源于神经嵴(外胚层的一部分)。临床实际中,成纤维细胞通常由其形态、组织位置以及谱系标记而被定义。该谱系表达各种典型的成纤维细胞标志物,如成纤维细胞激活蛋白、血小板衍生生长因子受体、Thy-1 和 α- 平滑肌肌动蛋白,但目前尚无单一标志物可以通用地识别肿瘤间质中的所有 CAFs。在机体的正常发育和生理过程中,成纤维细胞不仅产生大量细胞外基质,在免疫系统中发挥结构作用,并维持组织结构框架。而 CAFs 最初可能起源于某种组织功能障碍的成纤维细胞,部分成纤维细胞的增殖引起肿瘤间质生成。有研究者认为:成纤维细胞的初级增殖效应可能是对肿瘤的抑制作用。

脂肪细胞一定程度上可转化为 CAFs。随着肿瘤间质中 CAFs 增殖,组织硬度增加,触发肿瘤细胞的增殖信号,增加的机械力可进一步使血管塌陷,导致缺氧,从而促进更具侵袭性的肿瘤表型,并减少靶向药物的释放。在肿瘤生长、发展过程中,CAFs 同时释放促血管生成等多种因子,促进肿瘤细胞生长和肿瘤血管新生,为肿瘤的生成提供助力。CAFs 通过分泌各种活性物质,如外泌体支持胃癌进展和耐药。而抑制 CAFs 分泌的 WNT5A 可抑制胃癌细胞的生长和迁移。

2. 内皮细胞 内皮细胞在免疫反应、炎症和血管生成的调节中发挥重要作用。血管生成的启动主要由 VEGF 驱动,VEGF 通过与血管内皮生长因子受体 -2(vascular endothelial growth factor receptor 2,VEGFR-2)结合,诱导内皮细胞分化为茎尖细胞,前端成为顶端细胞,引导血管在前端萌芽,形成大量的丝状足细胞。邻近的内皮细胞转变生成茎尖细胞,相对的两个顶端细胞吻合再形成血液灌流的管腔。而肿瘤微环境中固有免疫细胞及其释放的血管活性因子可以刺激肿瘤血管生成和增强肿瘤细胞迁移、侵袭和转移。VEGFR-2 在内皮细胞上大量表达,其过度激活可介导组织损伤性血管改变,以及诱导血管扩张支持肿瘤生长。目前抑制血管生成因子通路、直接靶向血管内皮细胞已成为肿瘤抗血管免疫治疗的新手段。如瑞格菲尼作为小分子酪氨酸激酶抑制剂,主要靶点是 VEGFR-2,其联合纳武单克隆抗体针对化疗反应无效的胃癌患者,其客观缓解率达 44%。

(三) 胃癌间质细胞成分之间的相互联系

胃癌微环境中成纤维细胞和免疫细胞促进或抑制肿瘤生长的相关机制,可用于治疗肿瘤。CAFs 是最多的基质成分,其分泌生长因子、促进血管生成、促进肿瘤转移和调节免疫浸润。肿瘤微环境中识别 CAFs 的不同标志物导致存在促肿瘤和抗肿瘤相矛盾的实验结果,这提示可能存在不同功能特性的 CAFs 亚群。CAFs 作为高密度的细胞外基质,阻断药物吸收,特别是阻碍了免疫细胞向肿瘤内浸润,导致患者出现不同程度的对胃癌免疫治疗的抵抗反应。

树突细胞在启动和维持肿瘤 T 细胞免疫中发挥核心作用。抗肿瘤免疫反应的启动依赖抗原呈递细胞,树突细胞是主要参与细胞。树突细胞接触肿瘤细胞后,释放包括小分子信号并引入淋巴结,将捕获的肿瘤相关抗原加载至 HLA-I 呈

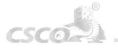

递给 CD8$^+$T 细胞。Davidson 等报道 T 细胞从淋巴结招募后在肿瘤处激活，来自淋巴结的幼稚淋巴细胞在肿瘤内经过大量激活和扩增，对肿瘤相关抗原具有特异性的 CD4$^+$T 辅助 1 型 (Th1) 细胞和 CD8$^+$T 细胞直接裂解肿瘤细胞。在胃癌组织中，集落刺激因子 2 (CSF-2) 促进巨噬细胞分泌 CXCL8，而 CXCL8 进一步调节 PD-L1 的表达来抑制 CD8$^+$T 细胞的功能参与免疫微环境。同时，激活的嗜酸性粒细胞可诱导 CD8$^+$T 细胞迁移到 TME 中，调节嗜酸性粒细胞活性的分子途径可能为靶向治疗提供新的方向。

肿瘤相关髓样细胞促进癌前生态位的形成。NK 产生炎性细胞因子 IFNg、TNFa 和各种趋化因子，以募集其他免疫反应。抑制招募免疫细胞的趋化因子，也可通过调节免疫细胞在淋巴组织和肿瘤微环境中的定位和相互作用，重新编程免疫细胞的表型和功能。趋化因子还可帮助免疫细胞维持其在肿瘤微环境中的功能，是重要的治疗潜在靶点。

中性粒细胞与胃癌不良的临床预后有关。中性粒细胞可以通过促进肿瘤血管生成或抑制抗肿瘤免疫促进肿瘤生长。中性粒细胞的其他作用包括唤醒休眠肿瘤细胞、保护循环肿瘤细胞以促进肿瘤转移，同时中性粒细胞也可阻止肿瘤进展，中性粒细胞对胃癌细胞表现出直接的细胞毒性，或激活具有抗肿瘤功能的其他细胞。目前，研究者区分肿瘤中"好"和"坏"中性粒细胞的能力仍然有限。何种因素决定特定亚型中性粒细胞，以及特定亚型中性粒细胞如何被其他关联细胞或分子调控是目前研究的重点。

(四) 胃癌间质中的胶原

1. **胶原蛋白结构** 胶原蛋白是细胞外基质的主要成分之一，也是人类组织中含量最丰富的蛋白质，至今存在于脊椎动物的胶原蛋白有 28 种亚型。胶原蛋白是由三条 α 链构成的三螺旋结构模型的蛋白质，GLY-X-Y 是构成胶原蛋白三螺旋结构的基础。胶原蛋白前体加工修饰后因结构和功能的差异，被划分为纤维状胶原、网状胶原、念珠状胶原、中断三螺旋的成纤维相关胶原蛋白、锚定胶原等胶原亚组。其中纤维状胶原和网状胶原最为常见。血管等基底膜组织主要由网状胶原蛋白构成，纤维状胶原是细胞外基质的主要成分。

2. **胶原蛋白与胃癌的相互作用** 研究发现，在富含胶原的基质中进行原代肿瘤细胞培养，肿瘤细胞沿着胶原纤维方向呈放射状向外侵袭扩散，随后进一步研究得出肿瘤相关胶原蛋白信号 (TACS) 与肿瘤的侵袭转移有关，肿瘤细胞沿着特定排列的胶原纤维向周围组织侵袭，说明胶原纤维的径向排列增强了肿瘤的侵袭能力。另有研究表明，肿瘤微环境中胶原信号的强弱与早期胃癌淋巴结转移的发生有关，其构建的相关预测模型表明，胶原信号能很好地预测早期胃癌淋巴结转移的发生风险，该模型训练集的 ROC 曲线面积达 0.955，其灵敏度为 86.8%，特异度为 93.3%，准确度为 92.2%，阳性预测值为 71.7%，阴性预测值为 97.3%；验证集的 ROC 曲线面积 0.938，其敏感度为 90.0%，特异度为 90.3%，准确度为 90.2%，阳性预测值为 71.1%，阴性预测值为 97.1%。也有报道利用胶原蛋白的相关特性成功预测胃癌术后腹腔腹膜转移的发生风险。另外，肿瘤的高代谢特征表明营养是其增殖的保障，胶原蛋白能够在肿瘤营养不足时，通过自身降解生成氨基酸及相关代谢产物进入三羧酸循环，生成 ATP，保证肿瘤的营养

供应。

3. **胶原的染色和识别** 胶原蛋白的识别主要通过光学成像法和化学染色法。光学成像法有二次谐波成像 (SHG)、拉曼光谱成像等方法；化学染色法有 Masson 染色法、天狼星红染色法和组织化学染色法等方法。SHG 利用组织和光相互作用时产生的二次谐波进行显微光学成像，因胶原蛋白作为一种非对称的物质对光学成像反应良好，且光学成像法对组织无损伤，同时具有无须染色、成像方便、图像清晰等优点。化学试剂染色法利用染色剂分子大小与组织渗透能力的不同，将胶原蛋白与其他组织明显区分开来，得到清晰的胶原染色图像。

4. **胶原表达与胃癌抗肿瘤药物反应** 研究表明，胃癌组织中胶原的表达能影响抗肿瘤药物的活性。胶原家族成员 COL1A1 基因的高表达可以抑制 PI-103、苯达莫司汀、达沙替尼、YM-155 等药物的抗肿瘤活性。另外，胶原家族成员 COL1A2、COL12A1 等基因高表达可以调节相关抗肿瘤药物活性，降低抗肿瘤治疗的疗效。虽然肿瘤细胞的突变可以产生对化疗药物的抵抗性，但不可否认 TME 同样可以通过调节抗肿瘤药物的分布和释放可以阻断癌症治疗信号和保护癌症细胞，在肿瘤耐药性的形成中发挥了重要作用。有研究表明，肿瘤药物抵抗与胶原交联促进组织硬度增加有关，尤其是 I 型胶原的沉积可增强胃癌对化疗药物的抵抗力。

TME 中胶原的沉积和重塑导致肿瘤间质环境的压力升高，从而降低抗肿瘤药物的释放速率，导致肿瘤抗药性的形成，通过对胃癌的研究发现间质压力与药物释放速率成反比，同时才发现胶原纤维的增加可以导致胃癌患者对阿霉素的抗药性。通过 MAPK/ERK 和 PI3K/AKT 途径促进胶原的沉积可导致胃癌耐药性形成。

二、病理学特征下探索间质成分对胃癌的预后价值

已有的研究结果显示：肿瘤间质及其成分对胃癌预后有较大影响。比如，胃癌间质部分病理学特征与患者预后相关，如肿瘤间质比。但上述研究仍存在一定局限性：①对特定病理学特征的识别缺乏一致性，不同研究对胃癌的病理学特征判断存在较大差异；②缺乏人工智能技术对病理学特征分析，尚未形成对免疫、非免疫微环境特征细胞的识别及深入探索，即无法从间质成分细胞类型了解胃癌预后，缺乏针对肿瘤微环境中细胞密度、分布等病理学特征的一体化研究；③未阐明间质成分在胃癌病理学特征中的演变。借助人工智能技术，对有效病理学特征的勾画及相关特征细胞的识别，明确胃癌微环境中各类型细胞的组成及分布，进而推断各类型细胞之间的相互联系。这种非侵入性方法判断胃癌患者生物学特征和对辅助治疗，尤其是免疫治疗的反应及预后，是未来研究的重点。

有研究利用深度学习对胃癌病理切片中多种免疫细胞特征进行了聚合分析，构建了新的诊断信号，可对胃癌辅助化疗效果有效判断，并从 II 期和 III 期患者中识别出可能受益于辅助化疗的胃癌亚组。另有研究基于胃癌核异型性，借助 AI 提取了苏木精-伊红染色 (HE 染色) 数字病理学图像

上胃癌细胞核形状、质地、取向等肿瘤特征,应用不同机器学习方案和特征选择方法,构建组织病理学图像分类模型,并命名为基于形态测定的图像分类器(A morphometric-based image classifier,NGAHIC),其结果显示:HER2、Ki67 表达和NGAHIC 测定结果为阳性间存在相关性,并可有效地预测胃癌患者的复发和生存。Shi 等提出基于深度学习的病理学图像预后指标肿瘤风险评分(tumour risk score,TRS),TRS 预测能力优于临床分期系统,TRS 分组后预后差异显著。TRS 与肿瘤免疫浸润和遗传改变(如 FAT3 和 RYR2 突变)密切相关。高 TRS 相关的组织学特征伴随更多窦状毛细血管,显著的核仁和核膜,高核浆比和缺乏肿瘤浸润性免疫细胞。上述研究结果提示:结合 AI 技术,对细胞核异型性的分级评定可以通过计算机快速、有效识别,相较人工而言,在病理学家评估病理切片时,因其存在主观特征,这可能导致存在不同评价结果,而 AI 技术可客观测量和提取,不受第三方干扰因素影响。AI 结合病理学特征,不仅可以挖掘肿瘤深层次发生、发展的线索,更可快速地投入临床实践,提高胃癌等疾病的诊断效率和对辅助治疗的预测。

对胃癌的研究发现胶原的结构特征,如密度、长度、宽度及未成熟胶原的出现是胃癌不良预后的相关指标,尤其是胶原蛋白宽度是预测胃癌 5 年总生存率的有力参数。此外,对胃癌预后不良患者的基因表达研究中发现,7 个胶原家族成员基因表达上调,其中 COL1A1 上调的胃癌患者预后最差。肿瘤相关巨噬细胞(TAMs)是肿瘤组成的重要成分,巨噬细胞可分为促炎症型(M1)和抗炎症型(M2)巨噬细胞,M2 巨噬细胞具有增强胃癌增殖和侵袭的能力,在肿瘤发展过程中,胶原蛋白相关基因的表达可以促使 M1 向 M2 巨噬细胞的转化,而 M2 巨噬细胞的增多又可以导致肿瘤胶原纤维的沉积和交联,从而造成胃癌的不良预后。

已有的研究结果显示:微环境中免疫细胞与间质细胞相互作用,对肿瘤免疫治疗效果及预后有更优的预测效能。有研究者将肿瘤微环境分为 4 个亚型:①免疫富集,纤维化;②免疫富集,非纤维化;③纤维化;④免疫耗竭。其研究结果显示:免疫富集,非纤维化亚型行免疫治疗有更好的预后。多项研究结果显示:间质成分在诱导肿瘤实质恶性转化及进展方面发挥重要作用,如胃癌患者中肿瘤间质比例较高,患者预后更差。间质成分可直接通过分泌多种细胞因子、趋化因子、生长因子和酶等,从而影响肿瘤实质的发生、发展。而肿瘤细胞的存在启动间质成分的关键变化,可以将这种环境转变为支持肿瘤进展的环境。间质成分变化包括成纤维细胞招募、免疫细胞迁移、基质重塑以及最终血管网络发展。间质成分也可以直接或间接影响肿瘤细胞表型,驱动肿瘤的侵袭和转移,减弱对治疗的反应,这也进一步解释了肿瘤演变过程。从更为宏观的病理学结构而言,肿瘤间质比(tumor stroma ratio,TSR)是有效的胃癌预后预测指标,TSR、TILs 作为肿瘤微环境的特征参数,可对 pTNM 分期形成有效的补充。病理学特征中的胶原成分与早期胃癌淋巴结转移密切相关。TAMs 计数可反映胃癌的预后。

目前多数胃癌标准治疗方法(如放、化疗)均集中在对胃癌实质细胞的探索,未充分考虑针对胃癌微环境中间质成分进行生存预后分析。因此,明确胃癌微环境中间质成分及病理学特征分布,探索病理学特征及预后与间质成分的关系,有望对胃癌的治疗提供相关依据。

三、小结

近年来,研究者日益重视胃癌实质与间质的相互作用,胃癌间质影响胃癌的发生、发展。处于免疫微环境中的免疫细胞为胃癌开启了机体免疫应答,非免疫微环境中 CAFs、内皮细胞等成分,也参与胃癌的发生、发展;而间质成分中的胶原在胃癌发生、发展中亦起到重要作用。胃癌的肿瘤间质与胃癌实质相互作用,共同介导了胃癌的免疫逃逸或者耐受,影响患者预后和免疫治疗的临床效果。胃癌具有较大异质性,也对间质成分预测胃癌预后造成困扰。笔者认为:探索胃癌间质成分中免疫细胞、非免疫细胞、胶原的分类、特征、作用对临床胃癌预后判断具有较高的研究价值,而人工智能技术的大规模应用为该领域提供了更多可能。利用人工智能技术,了解病理学特征下胃癌间质成分的组成、分布、相互作用、免疫微环境与非免疫微环境对胃癌预后的关键效应、胃癌间质亚型分类,有利于为胃癌患者制定更为精准的诊治及预后评估方案,具有较高的临床价值,值得进一步探索。

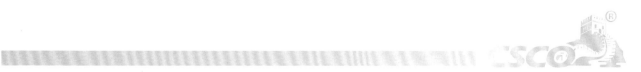

减孔及单孔腹腔镜胃癌手术的现状及展望

复旦大学附属肿瘤医院
黄华

随着外科技术的不断进步,物理学、光学设备以及在此基础上外科手术设备的不断发展,胃癌外科经历了从开放到微创的转变。在确保手术安全的前提下,外科医师们也在追求更大程度的微创效果。随着微创理念的更新,审美要求的提高,减孔及单孔腹腔镜胃癌手术应运而生。减孔及单孔腹腔镜胃癌手术起源于日本,目前在日本、韩国开展较为普遍,我国实施监控及单孔腹腔镜胃癌手术的中心数量及病例数量均较少。特别是关于胃癌的单孔腹腔镜手术,尚存不少争议,笔者就减孔及单孔腹腔镜胃癌手术的现状和未来的发展作一探讨。

一、胃癌的腹腔镜手术发展史

1994 年日本学者 Kitano 等报道首例腹腔镜辅助远端胃切除术治疗早期胃癌。自此以来,历经 20 多年的发展,腹腔镜胃癌手术技术日趋成熟,并发症发生率不断降低。2007 年日本临床肿瘤学组(Japan Clinical Oncology Group,JCOG)开始了 JCOG0703 研究。2017 年公布的长期随访结果表明,5 年总生存率(OS)及 5 年无病生存率(DFS)均为 98.2%,与开放手术相当。Ⅰ 期胃癌病例行 LADG 的近期与远期预后获得令人满意的结果。作为 JCOG0703 研究的延续,JCOG0912 研究纳入 921 例 Ⅰ A~ Ⅰ B 期患者。结果显示,LADG 组术中出血量明显少于 ODG 组,差异有统计学意义。3 年和 5 年 DFS,LADG 组的肿瘤学预后并不劣于 ODG 组。KLASS01 试验是韩国开展的 LADG 治疗早期胃癌的大型多中心前瞻性 Ⅲ 期临床试验。研究结果表明,LADG 组术后 30d 总并发症发生率明显低于 ODG 组(13.0% 对 19.9%)。5 年 OS 两组间差异无统计学意义。日本 JCOG0703 和 JCOG0912 试验韩国及 KLASS-01 试验均证实腹腔镜远端胃切除 LADG 治疗早期胃癌的长期效果及手术安全性,因此当前腹腔镜在早期胃癌的应用已获得公认,并被各类指南推荐。近年来,随着国民经济的发展和内镜技术的提升,我国早期胃癌的检出率逐年增高,腹腔镜胃癌根治手术也逐步得到了普及。

早期胃癌腹腔镜近端胃切除术,日本胃癌指南推荐 cT_1N_0 的早期贲门胃底部癌,如可保留远端 1/2 残胃,行近端胃切除是外科治疗的一个选择。早期胃癌腹腔镜全胃切除术,目前各指南的推荐均持比较谨慎的态度。日本一项回顾性研究发现,LATG 组吻合口漏和吻合口狭窄的发生率较开放全胃切除术 OTG 组高。韩国的单臂前瞻性多中心研究 KLASS-03 试验认为早期胃上部癌行腹腔镜与开腹全胃切除,术后并发症发生率和死亡率相当。中国腹腔镜胃肠外科研究组的多中心随机对照临床研究 CLASS-02 试验,认为早期胃癌腹腔镜全胃切除安全性不劣于开腹全胃切除手术。

进展期胃癌采用腹腔镜手术能否取得与开腹手术相当的效果,这一问题一直是国际学术界讨论热点。中国腹腔镜胃肠外科研究组的 CLASS-01 研究,系统论证了腹腔镜远端胃癌根治术的安全性、有效性以及微创的优势,为腹腔镜在局部进展期胃癌中的应用提供了高级别证据。与此同时,2019 年,韩国 KLASS-02 试验的近期疗效结果显示,LADG 组的手术时间明显长于 ODG 组,LADG 组的出血量和总体并发症发生率明显低于 ODG 组。多因素分析显示,女性、<60 岁和非腹腔镜手术是手术并发症发生的独立危险因素。远期结果显示,腹腔镜远端胃切除在治疗局部进展期胃癌后的 3 年无病生存期,与传统开放手术相当。这几项研究为 LADG 在进展期胃癌中的应用奠定了理论依据。

随着各项临床研究的开展,越来越多的高级别证据均证实了腹腔镜在治疗局部进展期胃癌中不劣于开腹手术,在术后早期恢复方面更具优势。

二、减孔腹腔镜胃癌手术的历史及现状

普通腹腔镜胃癌根治,手术操作通常需要 5 个戳卡孔,腹腔镜辅助下行胃癌根治术还需要一个长 4~8cm 甚至更长的腹部辅助切口,在美观性、创伤方面仍存在一些不足。在腹腔镜手术得到普及后,各国外科医生对进一步减少创伤的追求从未止步,近年来,在快速康复外科理念的普及下,胃癌外科医生也在追求更加微创化的治疗模式,探索各种减孔腹腔镜手术(reduced port laparoscopic surgery,RPS)。2017 年,Lin 等报道了 5 例行减孔腹腔镜胃癌 D2 淋巴结根治术,证实减孔腹腔镜胃癌 D2 淋巴结根治术在临床中是安全可行的。Kunisaki 等报道了 274 例减孔腹腔镜胃癌根治术的手术

资料,其疗效和预后与传统腹腔镜胃癌根治术相比基本无异。减孔腹腔镜手术通过比标准腹腔镜手术更少的穿刺孔进行手术,可以允许通过较细的穿刺孔置入针状手术器械进行手术。常见的有三孔、两孔与纯单孔腹腔镜手术(single incision laparoscopic surgery,SILS)。单孔腹腔镜手术(SILS)是从脐部的一个小切口置入port进行的手术,被认为是减孔手术的终极版本。RPS用于恶性疾病(如胃癌)的手术历史并不很长,最近几年才刚刚开始。第一位将RPS在胃癌中应用的是日本外科医生Omori。此后,陆续有文献报道了描述了减孔腹腔镜胃癌手术(reduced port laparoscopic gastrectomy,RPLG)的可行性和技术细节。

多项研究表明,淋巴结廓清效果方面RPLG与传统腹腔镜胃癌根治并无差异,因此认为RPLG肿瘤学安全性方面并不劣于传统腹腔镜胃癌根治,但目前尚缺乏长期研究支持这一推断,需要大样本量的临床研究加以验证。基于以上原因,以及在技术上更具挑战性,RPS是否可以作为胃癌手术的标准术式仍有待进一步研究,目前为止,RPLG在胃癌中的应用仍存在争议。目前减孔腹腔镜胃癌根治最常见的是单孔+一孔,也称之为两孔法,以及纯单孔腹腔镜胃癌根治。有学者会在减孔胃癌手术中使用针状手术器械,直径一般为3mm或更细。这些针状器械由助手操作,可以帮助维持牵拉张力,帮助显露,有助于保证淋巴结清扫术的质量和便于重建。也更符合习熟悉传统腹腔镜胃癌根治手术外科医生的工作习惯。还可以保持助手参与手术的积极性,有助于年轻医生的培训。这些针状器械因其极细,也不会破坏美容效果。

有学者认为,RPLG的适应证包括早期胃癌,内脏及腹壁脂肪少的患者。脐到剑突的距离小于15cm、BMI≤20kg/m²为最佳适应证。不过根据笔者单中心16例纯单孔腹腔镜胃癌根治的手术体会,脐到剑突的距离小于15cm并非必需、BMI≤25kg/m²的早期胃癌,均能尝试减孔腹腔镜胃癌根治甚至是单孔腹腔镜胃癌根治。另外,对于对美容效果有特殊需求的年轻女性,RPLG也是重要的适应证。

总之,相较于传统腹腔镜胃癌根治术,减孔腹腔镜下胃癌根治术通过减少腹部戳卡孔行胃癌手术,可使患者创伤更小、术后疼痛更轻、恢复更快,腹部切口更小、更美观。在临床安全性及有效性方面,国内外相关研究也正在持续推进,就现有的资料来看,减孔腹腔镜胃癌根治术的安全性及有效性和传统腹腔镜胃癌根治术相比无明显差异。

三、单孔腹腔镜胃癌手术现状及展望

1. **单孔腹腔镜胃癌手术的定义** 目前单孔腹腔镜胃癌手术大致分两种:一种是纯单孔,有以下两种英文表达方式:single-incision laparoscopic gastrectomy,SILG和single-port laparoscopic gastrectomy,SPLG。还有一种为单孔+一孔(single incision plus one port laparoscopic surgery,SILS+1),也称为两孔法胃癌根治。因为在单孔腹腔镜下,存在器械间的相互干扰的问题,同轴效应非常明显,在单孔下完成胃周淋巴结清扫、消化道重建颇具挑战。因此,部分外科医生尝试采用单孔+一孔的方法来完成腹腔镜胃癌根治手术,是在单孔的基础上,将主操作孔独立出来,可极大地减少术者自身以及

术者与扶镜手之间的相互干扰。术者通过扶镜手镜孔处的多通道port置入手术器械作为辅助操作孔,患者的左上腹穿刺孔作为主操作孔,实现胃周淋巴结清扫及消化道重建。这种操作较单孔腹腔镜有效地避免了器械间的"打架"问题,克服了同轴效应,使操作的难度大为降低。纯单孔腹腔镜胃癌手术同样属于减孔腹腔镜胃癌手术的范畴,只是它操作孔的数量减到极致,只剩一个孔,通常经脐孔制作小切口,一般不超过4cm,置入单孔port,所有器械进出腹腔和手术操作,包括淋巴结的清扫、消化道的重建、标本的移除均通过这一个装置完成。

2. **单孔腹腔镜胃癌根治的历史及现状** 最早的单孔腹腔镜手术是1969年Wheeless率先报道的经脐腹腔镜输卵管结扎术;后陆续应用于胆囊切除术、阑尾切除术,因为此类手术大多为良性疾病,无须淋巴结清扫,且只有器官的切除,无须重建消化道,操作相对简单。SILS首次进入胃肠手术领域比较晚,2011年Takeshi Omori首次报道单孔腹腔镜远端胃癌根治,不过严格地讲,他报道的手术并非纯单孔腹腔镜手术,其助手利用2支针样超细腹腔镜器械协助其手术,后来逐渐将针样超细腹腔镜器械的数量减少至1支。2013年韩国学者Park报道了真正意义上的纯单孔腹腔镜胃癌手术。其所在的韩国首尔国立大学盆唐医院Hyung-Ho Kim团队是开展单孔腹腔镜胃癌手术较早,数量较多的团队之一。时至今日,SILS几乎覆盖了各类胃肠手术,但是大规模成批量开展这一手术的中心数量仍然不多。越来越多的循证医学证据证明了单孔腹腔镜手术的安全性、可行性、有效性。一般认为,与传统腹腔镜手术相比,单孔腹腔镜手术具有体表手术切口少、术后并发症发生率低、术后疼痛轻和住院时间短的明显优势;对于经脐单孔腹腔镜手术,因脐部皱褶可以掩盖切口,其美容效果令人满意。单孔腹腔镜技术也存在其不足之处:由于多个器械要从一个孔进入腹腔,其port直径(30mm)要远大于传统戳卡的直径(5~10mm);而器械之间的筷子效应碰撞干扰不利于操作三角的形成,操作难度较传统五孔腹腔镜及两孔腹腔镜都有显著上升。

3. **单孔腹腔镜胃癌手术的安全性及技术要领** 有研究结果显示,单孔腹腔镜远端胃癌根治术(SILDG)与完全腹腔镜远端胃癌根治术(TLDG)及减孔腹腔镜远端胃癌根治术(RPTLDG)比较,在手术时间、出血量、术后淋巴结获取数目、并发症发生率等方面差异无统计学意义,SIDG术后住院时间更短,止痛药的使用量更少。这提示:单孔腹腔镜胃癌根治和传统的多孔腹腔镜胃癌根治一样安全、可靠,肿瘤学疗效相当。单孔手术的近期结果甚至优于多孔腹腔镜胃癌手术,笔者所在中心的单孔腹腔镜胃癌根治的数据也支持这一结论。器械与光源平行,容易形成同轴效应,器械也存在筷子效应,并且单孔腹腔镜手术由术者一人操作,缺少助手协助。因而,相对于减孔腹腔镜手术,完全单孔腹腔镜胃癌手术难度更大,对术者个人技术要求更高,常规开展单孔腹腔镜手术的中心还是比较少。在我国,早先并无市售的单孔腹腔镜port,江志伟等报道利用自制装置探索单孔腹腔镜胃肠道手术,成功实施5例手术。笔者所在的复旦大学附属肿瘤医院是较早常规开展单孔腹腔镜胃癌手术的中心之一。目前无论我国还是日本、韩国,常规纯单孔腹腔镜全胃切除及近段胃切除的数量及

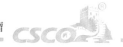

开展这一手术的中心都非常少。因为根治性全胃切除术及近段胃切除术淋巴结清扫还是消化道重建，较远端胃癌根治术更为复杂。因此，在病例选择上均以远端胃癌根治为主。笔者查阅2011年开始至2020年共16篇文献报道完全单孔腹腔镜胃癌手术，其中报道纯单孔腹腔镜全胃切除的3篇共7例，近端胃切除的1篇共1例，其余为远端胃癌根治345例。到目前为止，单孔腹腔镜胃癌手术仍以早期胃癌占比高，远端胃癌占比高，D1淋巴结清扫或D1+淋巴结清扫比例高的"三高"态势。相信随着单孔手术器械的不断研发，手术操作的方便性不断提高，纯单孔腹腔镜全胃切除、近段胃切除一定会有所发展。

笔者认为目前单孔腹腔镜的适应证为：①早期胃癌；②患者无腹部手术史；③无腹腔粘连；④ BMI<25kg/m²；⑤对美容有特殊要求。单孔腹腔镜胃癌手术有其自身的操作特点。以纯单孔腹腔镜远端胃癌根治为例，手术时患者通常取平卧分腿剪刀位，患者体位根据术中需要及时调整。术者站立于患者两腿之间，扶镜手站于或坐于患者右外侧，镜头一般建议使用一体镜，以避免分体式镜头的光纤干扰术者的操作。单孔腹腔镜胃癌手术，需要气密性和柔韧性良好的port及可靠的能量器械。绕脐行长约3cm小切口，逐层切开，置入port，确保与皮肤切口贴合良好，不漏气，建立气腹并维持CO_2压力12mmHg（1mmHg=0.133kPa）左右。充分悬吊肝圆韧带及肝脏左外叶，使手术视野显露达到最佳效果。这一点对于肝脏左外叶肥大的患者尤为重要。淋巴结清扫遵循术者实施常规五法胃癌根治时的清扫习惯和顺序进行。因为缺少助手协助造成的显露困难，可充分发挥小纱布的作用，通过小纱布填塞形成尽管很小但很有效的手术操作空间。消化道重建一般建议术者站立于患者的右侧，便于吻合的完成和胃空肠共同开口的缝合。

对于术后引流管放置与否，目前存在争议。放置引流管需要额外增加一个腹壁的引流管戳孔，有学者认为，既然需要放置引流管增加一孔，还不如利用此孔参与手术，降低操作难度。部分韩国学者认为，如手术顺利，术中无出血，预计术后出血及吻合口瘘的发生风险极小，不建议放置腹腔引流管。笔者碰到类似病例一般也不放置腹腔引流管，2016年至今未发生明显并发症及严重后果。但是笔者主张必要时还是应放置腹腔引流管，以保证安全。

4. 单孔腹腔镜胃癌手术的展望及思考 尽管传统五孔腹腔镜手术相比传统开腹手术已经具有非常明显的微创优势。然而穿刺孔对穿刺部位皮肤、肌肉、血管以及神经的损伤也不容忽视，术后穿刺孔出血引发的腹腔积血、腹膜外血肿等并发症也时有发生，由此引起的非计划再次手术的亦不鲜见。

多孔腹腔镜手术可能会形成多个瘢痕，在某种程度上会影响美观。而单孔腹腔镜手术通过脐部隐蔽切口，且此处切口经过腹白线，几乎不会形成肌肉损伤、术后出血，穿刺孔相关并发症的发生风险极小。因此单孔腹腔镜胃癌手术具有创伤更小、疼痛更轻、恢复更快、美观性更好的优势。但是任何一项技术必然有利也有弊。单孔腹腔镜胃癌手术因为光源和器械在一条直线上，同轴效应使视野角度感减少，筷子效应致使器械碰撞，通常术者只能单人操作，缺少助手牵拉，分离组织时无法形成足够的张力和满意的分离空间，上述问题无疑均会增加手术的难度。已有研究结果显示：单孔腹腔镜胃癌手术的学习曲线长，即使具有数百例多孔腹腔镜胃癌手术经验的外科医师，也需要30例以上的手术经验才能完成单孔腹腔镜胃癌手术的学习曲线，患者BMI<25kg/m²是实施单孔腹腔镜胃癌手术的有利因素，BMI>25kg/m²的患者手术难度更大，也制约了单孔腹腔镜胃癌手术的广泛开展。

四、小结

微创是胃癌外科的发展方向之一，胃癌手术经历了开腹手术、腹腔镜手术、腹腔镜辅助胃癌手术、完全腹腔镜胃癌手术以及减孔/单孔腹腔镜胃癌根治手术、减孔腹腔镜胃癌手术，尤其是单孔腹腔镜胃癌手术，具有创伤更小、疼痛更轻、恢复更快、美观性更好的优点。从开腹手术到腹腔镜微创手术是历史的跨越，之后的减孔探索是对微创效果的不断追求，对于对美容效果有特殊要求的人群这也是刚性需求。随着技术的不断进步和器械、设备的不断发展，这一术式一定也会有所发展。减孔不减质，减孔不减效，这是包括单孔手术在内的减孔技术在外科特别是肿瘤外科中应用的基本要求。从目前的研究来看，结合笔者的单孔胃癌手术的体会，这一点是有保障的。不过对于单孔腹腔镜胃癌手术的优缺点，我们必须对其客观评价，理性对待，必须秉持开放、包容的心态去看待这一新的手术方式。试想20余年前当腹腔镜胃癌手术第一次出现在人们面前时，大多数人存在质疑、否定、抵触的心态，如今这一术式已经被广泛认可、接受。这似乎是和如今我们一部分人看待减孔及单孔腹腔镜胃癌手术的心态一致，10年、20年，甚至更短的时间后，这一术式也许一样会被认可、接受。总之，历史的车轮滚滚向前，一项新的技术总是不断地发展、进步，才具有生生不息的生命力，微创技术也不例外。对于减孔及单孔腹腔镜胃癌手术的应用，必须因人制宜，因时制宜，因地制宜，结合患者的情况和手术团队的实际情况，严格掌握适应证，正确决策，恰当运用，做到有所为，有所不为。

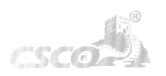

全腔镜下 Siewert Ⅱ/Ⅲ型胃食管结合部腺癌消化道重建技术进展

¹广东省人民医院　²南方医科大学第二临床医学院

林金铭 ¹,² 郑佳彬 ¹ 王俊江 ¹,² 李勇 ¹

一、前言

胃食管结合部腺癌(adenocarcinoma of the esophagogastric junction, AEG)定义为跨越食管胃结合处的腺癌,发病率日益上升,且远处转移率高,预后较差。根据肿瘤中心与齿状线相对位置及距离分为三型:Ⅰ型是指肿瘤中心位于齿状线上1~5cm 范围内;Ⅱ型指肿瘤中心位于齿状线上 1cm 到齿状线下 2cm 范围内;Ⅲ型指肿瘤中心位于齿状线下 2~5cm。其中 Siewert Ⅱ/Ⅲ型胃食管结合部腺癌手术方式主要为经腹或胸腹联合,随着微创理念及腔镜技术的发展,腔镜下的 Siewert Ⅱ/Ⅲ型胃食管结合部腺癌根治术日趋成熟,已成为手术治疗的首选并广泛开展。本文作者将从全腹腔镜、抗反流及胸腹腔镜联合三方面热点技术探讨 Siewert Ⅱ/Ⅲ型胃食管结合部腺癌消化道重建方式的现状及进展。

二、全腹腔镜下胃食管结合部腺癌消化道重建技术

全腹腔镜下胃食管结合部腺癌手术已广泛开展,食管空肠(胃)重建作为消化道重建的关键环节和难点、热点问题,众多学者致力于探索更为安全有效的吻合方法。全腹腔镜下胃食管结合部腺癌食管空肠(胃)重建的吻合方法主要分为圆形吻合器法、直线吻合器法与手工缝合法,三种吻合方法各有优劣。直线吻合器法在简化吻合步骤、节约手术时间、降低术后并发症等方面显示了一定的优势,临床开展至今,运用最广泛的当属功能性端端吻合(functional end-to-end, FETE)和顺蠕动侧侧吻合(overlap)以及这两种方法所衍生的诸多改良术式。

(一) FETE 或 π 型吻合

1999 年, Uyama 等首次报道了利用腹腔镜直线吻合器完成了全胃切除术后的食管空肠侧侧吻合,这种解剖上的侧侧吻合被认为是功能上的端端吻合,因此称为功能性端端吻合(functional end-to-end, FETE),由于食管蠕动方向与空肠相逆,又称逆蠕动吻合法。术者在充分游离食管下段后离断食管,在距离 Treitz 韧带 15cm 处使用直线切割闭合器离断空肠,将

远端空肠上提至食管左侧,空肠断端朝向足侧,分别在食管和空肠断端戳孔,插入直线切割闭合器两臂击发完成吻合,最后关闭共同开口。功能性端端吻合是我国开展最早的全腹腔镜食管空肠吻合方式,也是在我国开展的第一种直线形食管空肠吻合方法。

π 型吻合法是在功能性端端吻合的基础上进行改进的,在 2016 年由韩国 Kwon 等首次提出,与此类似的还有国内学者提出的自牵引后离断食管空肠吻合法(self-pulling and latter transected esophagojejunostomy, SPLT)。主要将离断食管、离断空肠、关闭共同开口三步合一,用结扎带牵引食管下段,在食管右侧和空肠对系膜侧分别戳孔行侧侧吻合,再使用直线切割闭合器同时离断食管、空肠并关闭共同开口。因此 π 吻合具有以下优势:①不先离断食管,防止食管断端回缩,从而降低吻合难度,提高吻合质量;②在离断食管、空肠的同时完成共同开口的关闭;③减少离断空肠系膜步骤,从而减少术中出血和系膜血管损伤,节约手术时间。然而该术式是采用先吻合再切除的步骤,关于如何判定食管切缘有无肿瘤浸润及肠系膜张力过大的处理方式仍缺乏共识。对此建议通过术前或者术中胃镜定位、标记钛夹等方法明确肿瘤边缘,对吻合口最上缘薄弱点加固缝合,以达到质量控制的目的。

(二) overlap 法及其改良术式

2010 年,日本的 Inaba 提出了腹腔镜下 overlap 法。应用该方法完成吻合后食管蠕动方向与空肠相同,因此又称为顺蠕动吻合法。术者首先游离食管并离断,在距离 Treitz 韧带 15cm 处离断空肠,上提远端空肠至食管左侧,断端朝向头侧,检查系膜张力,分别在距离远端空肠断端 6~7cm 对系膜侧处和食管断端左侧戳孔,插入直线切割闭合器两臂击发完成吻合,最后关闭共同开口。相较 FETE,其主要优点在于空肠与食管吻合时,无须折叠空肠,对空肠与食管行顺蠕动侧侧吻合,减少吻合口张力,保证了在有限空间内可以在较高位置切断食管。

众多学者也提出了改良方法:2017 年黄昌明等提出延迟离断空肠的 overlap 吻合方式(later-cut overlap 法),即在不离断空肠的情况下,首先进行食管空肠 overlap 吻合,而后再使用直线切割闭合器在距离食管空肠吻合口 3~5cm 处离断近端空肠。该改良吻合术式减少了远端肠袢的游离程度,操作

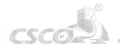

相对简便,其缺点与π式吻合相似。同年,韩国学者Son等提出改良术式(modified overlap method using knotless barbed sutures,MOBS),建议在食管残端闭合线中间部间距1cm缝合两针以牵拉食管残端,在食管中间部戳孔,上提远端空肠与食管后壁完成侧侧吻合,其优势在于两根缝线有利于牵拉食管和置入闭合器臂,也便于关闭共同开口。2018年本中心郑佳彬等建议将食管顺时针旋转90°后离断,获得一食管腹侧至背侧的纵行切缘,完成吻合后,将食管顺时针旋转90°,使用直线切割闭合器关闭共同开口,同时切除食管下段钉缘,将4个薄弱点减少为2个,以减少吻合口瘘的发生,此时吻合口由线形转变为三角形,也能够降低狭窄的风险。另有日本学者采用倒T型吻合,该法与overlap法类似,主要改变在于空肠与食管垂直食管空肠吻合,目的在于改善最后手工缝合共同开口时的视野。除此,自牵引后离断的吻合方法(SPLT)也同样应用在了overlap吻合方法的改进当中。近期,李国新团队报道了overlap引导管(overlap guided tube,OGT)的设计,将吻合器与鼻胃管连接形成连接装置,从而增加在overlap食管空肠吻合术中将吻合器插入食管的稳定性,降低食管损伤的风险,降低闭合共同孔的难度,但如何解决手术过程中OGT可能落入腹部及吻合器可能切开鼻胃管的问题值得更进一步探讨。

有关overlap与FETE吻合方式近、远期并发症和生活质量相关的对比研究正在进行当中,韦明光等对比overlap吻合和π形吻合,发现后者进一步缩短了平均吻合时间(28.9min vs. 41.5min,$P<0.05$),而两者营养状况及生活质量方面差异无统计学意义;国内另一项回顾性研究提示FETE组术后不久的生活质量(QoL)结果较overlap组差,但两组术后并发症发生率相似。韩国的一项纳入490例的回顾性研究则认为overlap方法的术后疼痛和吻合并发症更少。

三、抗反流技术在全腔镜下胃食管结合部腺癌消化道重建中的应用

对于Siewert Ⅱ型胃食管结合部腺癌,位于小弯侧且处于早期且可以保证足够下切缘、残胃>1/2的情况下,外科医生可选择行近端胃切除。早期近端胃切除术后反流性食管炎的发生率相当高,为21.8%~71.6%。因此各类抗反流技术在近端胃切除术中显得尤为重要,目前应用较多的主要有双肌瓣吻合术(Double-flap肌瓣成形术,Kamikawa吻合术)、Side-overlap(SOFY)吻合术、管状胃吻合术和间置空肠双通道吻合术。

(一)双肌瓣吻合术

双肌瓣吻合术于2001年由日本学者Kamikawa等提出,术者将残胃前壁浆肌层"H"形切开,制作两片大小为2.5cm×3.5cm的浆肌瓣,随后打开肌瓣下方的黏膜下层和黏膜层,将约5cm的食管下段间断缝合于残胃前壁。食管后壁全层与胃黏膜层和黏膜下层缝合,食管前壁全层与胃全层缝合,最后利用浆肌瓣包埋吻合口后行"Y"形间断缝合。双肌瓣吻合术利用胃前壁浆肌层包埋下段食管,浆肌瓣起到了类似"括约肌"的作用,当胃内压力升高时肌瓣紧张,从而关闭食管。同时,胃内压力可以通过胃前壁传导至与之贴合紧密

的食管后壁,从而关闭食管,以达到防反流目的。

2016年,Muraoka等首次报道了腹腔镜下Kamikawa吻合术,研究显示,在1年的随访期间,所有患者均未出现吻合口瘘、吻合口出血及反流性食管炎等并发症,但有9%的患者出现了吻合口狭窄。腹腔镜下Kamikawa吻合术操作难度大,对于手术团队技术要求高且手术时间长。目前国内外常规开展该术式的单位较少,该术式的安全性和远期疗效也有待后续临床研究证实。

(二)Side overlap(SOFY)吻合术

Side overlap(SOFY)吻合术于2017年由日本学者Yamashita等率先报道。术者将残胃顶端固定于膈肌脚,以直线切割闭合器切断食管后,将食管逆时针旋转90°与残胃体行侧侧吻合,使得食管残胃吻合口之间形成一定角度,让背侧食管在功能上模仿贲门肌瓣,又由于吻合口上方被固定在膈肌脚,尚有一定残胃形成胃底结构。SOFY吻合将食管左侧壁与胃前壁进行吻合设计,保护了食管下段的高压防反流区及食管后壁,胃内压通过胃前壁传导至与之贴合紧密的食管后壁使食管关闭,以达到抗反流的目的。

Yamashita等报道的14例SOFY吻合的患者术后均未出现吻合口瘘和吻合口狭窄,1例患者术后出现了轻度的反流症状,但通过药物治疗后症状消失。研究者分析反流症状的发生是由于食管与残胃重叠不充分导致的。16例非SOFY组中吻合口瘘2例,吻合口狭窄3例,反流性食管炎5例。李沣员等的研究结果也显示了SOFY吻合术具有良好的近期防反流效果。

SOFY吻合术式操作相对简单,吻合口少,易于临床推广,但由于SOFY吻合术对腹段食管长度的要求较高,需要较长的腹段食管与胃前壁重叠,因此不适用于腹段食管较短及肿瘤侵犯食管下段的患者。

(三)管状胃吻合术

管状胃吻合术是目前近端胃切除术后应用较多的防反流消化道重建方式之一,术者在完成近端胃切除后,将残胃在幽门上方约4cm处沿小弯进行裁剪,把残胃制成宽度3~4cm、长度与残胃大弯相等的管状胃,再与食管吻合。由于延长了消化液反流入食管的距离,同时通过裁剪残胃减少胃泌素、胃酸的分泌,该术式能起到一定程度的抗反流效果。Chen等研究显示,食管管状胃吻合组胃酸反流和胃灼热症状的发生率较食管残胃吻合组低(14.3% vs. 34.1%,$P=0.046$),前者反流性食管炎的发生率也低于后者(5.7% vs. 22.0%,$P=0.045$);两组患者的手术时间、术后并发症(吻合口出血、顽固性呃逆、胃排空延迟、吞咽困难、腹泻)发生率差异无统计学意义。该术式也具有一定的缺点,若术中对胃周血管处理不慎,容易导致管动脉血供障碍和静脉回流受阻;此外,管状胃的胃腔变小、路径变直,也易导致吻合口张力升高,可能增加术后吻合口瘘及吻合口狭窄的发生率。

(四)间置空肠双通道吻合术

间置空肠双通道吻合术是近端胃切除术后较为理想的防反流消化道重建方式。于1988年由Aikou等首先报道,术者在Treiz韧带下方20cm处切断空肠,空肠远端与食管行直线切割吻合器侧侧吻合,再以食管空肠吻合口下10~15cm空肠与残胃行侧侧吻合,在此吻合口下方40cm行空肠-空肠侧侧

吻合。间置空肠双通道吻合术通过将一段空肠置于食管与残胃之间，延长了消化液反流距离；相较于胃液而言，肠液对于食管的腐蚀作用小，并稀释反流的胃液。

Ahn 等研究显示，腹腔镜近端胃切除双通道吻合有 4.3%（2/43）的患者术后出现了 Visick Ⅱ级反流症状。Ko 等的回顾性队列研究显示，近端胃切除双通道吻合和全胃切除食管空肠 Roux-en-Y 吻合患者的术后早期、晚期并发症和反流性食管炎发生率的差异无统计学意义，但是双通道吻合组患者术后进食时间早、住院时间短，两组间差异有统计学意义。有研究指出，腹腔镜近端胃切除双通道吻合患者术后在维持体质量方面要优于腹腔镜全胃切除组，此外，前者术后血红蛋白含量、血清维生素 B_{12} 含量等营养指标也要优于后者。

四、胸腹腔镜联合下胃食管结合部腺癌消化道重建技术

目前普遍认为，对于食管浸润范围在 3cm 以内的 Siewert Ⅱ、Ⅲ 型 AEG，可仅经腹经裂孔途径（abdominal-transhiatal approach，TH）行肿瘤根治术，但当肿瘤近端距离齿状线大于 3cm 时，需考虑经胸腹联合途径手术，随着微创技术的发展，胸腹腔镜联合 AEG 根治术也在趋向成熟。

早期胸腹腔镜联合下 AEG 根治术多通过胸部小切口辅助以置入吻合器杆，应用圆形吻合器进行消化道重建。杜泽森等报道通过胸壁小切口，体外制作管型胃，胸腔内应用圆形吻合器直视下行消化道重建。部分报道经口抵钉座置入装置（OrVil™，Covidien）法的改良方式。而目前，尤俊等报道完全胸腹腔镜联合 AEG 根治术的消化道重建则主要应用直线切割闭合器的侧侧吻合，避免了圆形吻合器食管荷包缝合和砧座置入两个难点步骤，同时视野清楚，术后发生狭窄概率更低。小切口仅用于管型胃的制作或标本的取出，创伤更小，操作更加简易。

对比经腹腔镜 TH 入路的消化道重建，经胸腹腔镜联合入路行胸腔内吻合，无须打开膈肌，吻合口张力小，消化道重建的全程可以在胸腔镜直视下完成，可以更好地保证吻合口和手术的安全性，但缺点是手术创伤较大。

目前，随着腔镜技术的发展飞速，但全腔镜下 Siewert Ⅱ / Ⅲ 型食管结合部腺癌消化道重建技术仍然处于探索研究阶段，无论是全胃切除，还是近端胃切除，均尚无公认的最佳术式。如何保证食管空肠（胃）吻合口的安全，如何抗反流提高患者生存质量等是 Siewert Ⅱ / Ⅲ 型胃食管结合部腺癌消化道重建须重点研究的内容。目前相关研究多为回顾性，缺乏更高证据等级研究，期待今后前瞻性、多中心随机对照研究的开展为我们解答疑惑。无论何种重建方式，均须符合消化道重建的一般原则：①提高吻合安全性，确保吻合血运佳，减少吻合口张力，减少吻合口数量；②尽量恢复消化道的生理连续性；③减少反流性食管炎、反流性胃炎等并发症的发生；④重建消化道的存贮功能，延长食物排空时间，增加营养物质吸收。在临床实践中，我们应当在遵守此原则的基础上，关注患者个体差异，以患者为中心，选择合适的消化道重建方式。

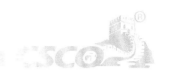

免疫治疗时代给Ⅳ期胃癌转化治疗带来的新机遇

天津医科大学肿瘤医院
梁寒

由于我国临床确诊病例中早期胃癌仅占 20%，因此总的治疗效果仍有待提高。REGATTA 研究证实，姑息手术不能提高Ⅳ期胃癌患者的远期生存率。有胃肠外科医师尝试对部分Ⅳ期胃癌患者采取全身治疗后，采取 R0 手术，以期使患者获得长期生存机会。

一、全身化疗

日本学者尝试采取 DCS（多西他赛＋顺铂＋S-1）用于不可切除胃癌的转化治疗，结果 57 例中有 34 例获得了手术切除（59.6%），接受手术患者 3 年 OS 与 MST 均优于单纯化疗组。日本学者 Yoshida 于 2016 年发表了Ⅳ期胃癌的分型，认为Ⅰ型术前化疗可以归为新辅助化疗范畴，Ⅱ、Ⅲ型适用于转化治疗。2017 年发表的 AIO-FLOT3 Ⅱ期研究采用 FLOT 方案（奥沙利铂＋多西他赛＋氟尿嘧啶，辅以四氢叶酸）治疗胃癌患者，其中 B 组基本符合Ⅳ期胃癌中的 Yoshida 2、3 型和部分 4 型。该组病例客观缓解率（objective response rate，ORR）为 60%（36/60），R0 切除率为 80.6%（29/36），行手术治疗患者的 MST 明显延长。此研究本质是通过转化治疗达到患者的生存获益，也奠定了紫杉类药物在晚期胃癌转化治疗中的一线地位。

2021 年发表的中、日、韩多中心回顾性研究纳入 1 902 例Ⅳ期胃癌转化治疗数据，符合纳入标准的 1 206 例病例中，总的中位生存时间为 36.7 个月，R0、R1 和 R2 手术患者的中位生存时间分别为 56.6 个月、25.8 个月和 21.7 个月。而 Yoshida 分型对患者的预后没有显著影响。结果显示，R0 手术是影响转化手术患者远期生存的主要因素，对于转化成功且临床达到 R0 手术要求的病例，采取手术治疗可以使患者获得长期生存的机会。

针对伴有腹膜转移的Ⅳ期胃癌，日本学者采取双路径化疗，取得了显著的临床效果。2018 年发表的 PHOENIX-GC 试验的亚组分析结果提示，对于中等量以上腹水患者，可以采用紫杉醇腹腔给药的治疗模式。PHOENIX-GC 研究作为胃癌腹膜转移治疗上的一项里程碑式的探索，尽管并非Ⅳ期胃癌患者转化治疗的直接相关研究，但通过腹腔／静脉双路径给药模式为腹膜转移Ⅳ期胃癌患者的治疗开创了新的思路，

提供了进一步实现手术转化的可能性。

二、腹腔热灌注化疗（HIPEC）

笔者团队既往的研究证实，对于Ⅲb 期及不同 Borrmann 分型胃癌病例，D2 术后＋HIPEC，较单纯手术可以明显提高患者的 5 年 OS（40.9% vs. 27.3%，$P < 0.05$）。由崔书中教授作为 PI 的 HIPEC-01（NCT02356276）已经完成患者招募，围手术期初步结果已于 2020 年被 JCO 收录。旨在观察 HIPEC 预防局部进展期胃癌 D2 术后腹膜转移的作用，该研究近年将报告 3 年 DFS 及 OS 数据。笔者作为 PI，正在组织 HIPEC-02 研究（NCT05228743），该研究以日本 PHOENIX-GC 研究方案为对照，针对伴有腹膜转移Ⅳ期胃癌，治疗组在紫杉醇双路径化疗（IP+IV）基础上增加 HIPEC。探索 HIPEC 在伴有腹膜转移Ⅳ期胃癌转化治疗中的作用。

三、化疗联合靶向治疗

ToGA 研究证实在 HER2 阳性局部晚期／转移复发胃癌／食管胃结合部癌中加入曲妥珠单抗靶向治疗可以提高患者的生存率。一项小样本研究将曲妥珠单抗联合 DCS 方案用于 16 例 HER-2 阳性不可切除转移性胃癌患者的转化治疗，ORR 达 93.8%（15/16），R0 切除率为 56.3%（9/16）。国内程向东教授牵头了一项 Ahead-G325 研究，尝试将阿帕替尼联合 S-1/紫杉醇用于晚期不可切除胃癌的转化治疗，ORR 达 73.3%（22/30），DCR 达 93.3%（28/30），R0 切除率为 94.4%（17/18），且无严重手术相关并发症。

国内朱正纲教授团队采用阿帕替尼联合化疗用于局部进展期胃癌的新辅助治疗，单臂Ⅱ期研究取得初步结果：R0 切除率达到 96.6%，术后病理完全缓解率（ypCR）13.8%，经过新辅助治疗，肿瘤降期率达到 55.2%。治疗期间 3 级及以上毒性反应及副作用发生率为 34.5%，手术相关并发症为 42.9%。黄昌明团队采取相同方案进行新辅助治疗，也取得了相似的初步结果。笔者所在团队使用阿帕替尼联合化疗的转化治疗方案，入组了我院 68 例晚期胃癌患者，分为两组：34 例腹

膜／卵巢转移（腹膜／卵巢转移组）患者，予以"紫杉醇（静脉联合腹腔给药）＋替吉奥＋阿帕替尼"方案；34例非腹膜／卵巢转移（非腹膜／卵巢转移组）患者，予以"奥沙利铂＋替吉奥＋阿帕替尼"方案转化治疗。结果显示：68例患者中ORR为61.8%（42/68），转化治疗后46例患者经评估后行手术治疗，手术转化率为67.6%（46/68），R0切除率为93.5%（43/46）；R0手术转化率63.2%。术后病理检查，TRG 0级2例（4.3%），TRG 1及10例，MPR率为26%。手术组1年OS优于非手术组（97.8% vs. 54.5%，$P < 0.001$）。本研究进一步证实了阿帕替尼联合化疗用于晚期不可切除胃癌转化治疗的有效性和安全性。

四、免疫治疗时代，4药模式新探索

2022年ASCO-GI上报告了CheckMate649研究随访满24个月的数据扩展分析：随访24个月结果显示，纳武利尤单抗联合化疗对比化疗，OS和PFS均有临床意义的改善，后续治疗中，纳武利尤单抗联合化疗的PFS2优于化疗，降低25%的死亡风险或疾病进展。而中国亚组的分析中，CPS ≥ 5和 ≥ 1患者的OS分别为15.5个月和14.3个月，死亡风险分别下降46%和39%，PFS分别为8.5个月和8.3个月，疾病进展风险分别下降48%和43%。中国亚组的随访结果同样证实化疗联合纳武利尤单抗显著优于单纯化疗。从而奠定了免疫联合化疗在晚期胃癌一线治疗的地位。2021年ESMO年会上公布的ORINET-16研究结果，信迪利单抗＋XELOX术前化疗6个周期，对比安慰剂＋XELOX6个周期。结果发现，PD-L1 CPS ≥ 5病例中，两组患者的中位OS分别为18.4个月和12.9个月，$P=0.0023$；全人群中，两组患者中位OS分别为16.2和12.3个月，$P=0.0090$。结果证实信迪利单抗联合化疗在CPS ≥ 5及全人群均显示出显著的OS获益，且安全性可控。2022年ASCO年会报道了来自荷兰的PANDA研究：阿特珠单抗联合DOC（多西他赛／奥沙利铂／卡陪他滨）用于非转移性胃／食管胃结合部腺癌新辅助治疗的初步结果。共入组20例，其中2例为dMMR。14例获得MPR（70%），其中包括9例pCR（45%）。肠型胃癌中MPR率达到80%（12/15）；PCR率60%（9/15）。患者对治疗耐受良好，没有增加围手术期风险。本中心采取SOX＋信迪利单抗用于局部进展期胃癌的新辅助治疗的Ⅱ期单臂研究初步结果摘要被2022年ASCO GI录用。21例完成术前治疗并接受手术病例中，ypCR（TRG 0级）7例（33.3%），MPR为38.1%。患者毒性反应及副作用可控，没有增加手术相关并发症，术后平均住院时间10天。

2021年ASCO年会期间报道了Keynote-811研究的期中分析：与CapOx两药化疗联合曲妥珠单抗的对照组比较，CapOx＋帕博丽珠单抗＋曲妥珠单抗4药模式完美重复了前期的单臂研究结果：ORR率74.4%，较对照组提高了22.5%；临床完全缓解率达到11%，较对照组提高了8%。该研究结

果于2021年12月发表在 Nature。2022年ASCO-GI年会期间，罗素霞教授团队报告了SHR1210和曲妥珠单抗联合CapOx新辅助治疗Her2阳性胃或胃食管结合部腺癌的小样本单臂研究结果：22例中4例未完成新辅助治疗，2例拒绝手术，16例接受D2手术。ORR为81%；R0切除率100%；5例患者获得ypCR（31.3%）；累计9例患者获得了MPR（56.3%）。该研究也是将Keynote-811的4药模式用于局部进展期胃癌新辅助治疗成功的尝试。

笔者中心在前期化疗联合阿帕替尼靶药物用于Ⅳ期胃癌转化治疗基础上，参照Keynote-811前期的单臂研究设计。针对Her2阴性Ⅳ期胃癌，设计了Co-Star研究：紫杉醇＋S-1＋阿帕替尼＋信迪利单抗。正式研究以前先做了安全性试验，连续6例采取阿帕替尼250mg,q.d.,p.o.,联合信迪利单抗 200mg,i.v.,d1,S-1 60mg,p.o.,b.i.d.,d1~14；PTX（albumin bound）无腹膜转移：260mg/m² i.v.,3h,d1；伴有腹膜转移：60mg/m²,i.p.,d1；每3周为一个疗程。患者耐受性良好，没有发生血液学及免疫／靶向治疗相关毒性反应及副作用。该研究的初步结果被2021年ASCO年会收录，中期分析结果以壁报形式被2021年ESMO IMMUNO-ONCOLOGY收录。截至2021年8月正在接受治疗病例56例，按照不可切除因素包括：腹腔干融合淋巴结及腹主动脉旁淋巴结转移30例（53.5%）；腹膜转移21例（37.5%）；肝转移（17.9%）。其中2个或以上脏器转移病例21例（37.5%）。中位治疗时间5个月（0.7~16.3个月）；接受转化手术患者中位治疗周期数为6个周期。治疗过程中最常见的AEs为1~2级不良反应，1例SAE为溃疡型Ⅳ期胃癌患者，接受4药治疗2个周期后发生不可控制的消化道出血，急症手术治疗。接受手术的29例，没有发生吻合口漏、腹腔感染等严重的手术相关并发症，无须计划二次手术。术后中位住院时间9天（6~16天）。可评估疗效的47例中，ORR为61.7%；DCR达到97.9%。28例接受了R0手术，R0手术转化成功率为59.6%。术后病理报告，TRG 0级5例（17.2%），MPR（RG 0级＋TRG 1级）共计7例（24.1%）。

该初步研究结果显示，针对HER2阴性Ⅳ期胃癌病例，采取传统细胞毒两药化疗基础上，联合抗PD-1单抗及广谱抗血管生成靶向药阿帕替尼安全可靠，患者耐受性好。与本院前期的3药模式转化治疗结果对比，ORR率接近（61.8% vs. 61.7%）；R0手术转化成功率接近（63.2% vs. 59.6%），但是就病理完全缓解率而言，4药模式显著优于3药模式（17.2% vs. 4.3%）。与Keynote-811比较，CO-STAR 4药模式较Keynote-811治疗组的完全缓解率具有可比性，前者cCR率为11%，而CapOx＋赫赛汀组cCR率为3%。由于CO-STAR为单臂研究，仅为初步探索，本中心正在设计Ⅱ期多中心随机对照研究，以期证明在免疫治疗时代，传统的细胞毒化疗联合抗PD-1单抗＋/－广谱抗血管靶向药物阿帕替尼可以显著地提高Ⅳ期胃癌的转化治疗效率，使更多患者获得转化成功／长期生存机会。

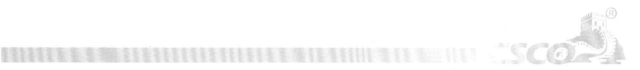

弥漫型胃癌潜在治疗靶点研究进展

复旦大学附属中山医院

彭轲　刘天舒

一、背景

Lauren 分型是胃癌的常用病理分型方法,弥漫型胃癌是其中的一种亚型,该亚型胃癌分化差,肿瘤浸润性强,容易发生腹膜转移,术后易复发转移,患者预后往往较差。因此研发针对弥漫型胃癌的治疗手段具有重要意义。目前已有大量研究探索弥漫型胃癌的分子生物学特征,以发现弥漫型胃癌的治疗靶点。本文对弥漫型胃癌的临床病理,分子特征以及潜在治疗靶点研究进展进行综述。

二、弥漫型胃癌临床病理和分子生物学特征

Lauren 分型是临床上常用的病理分型方法,该方法根据肿瘤的组织学特征对胃癌进行分型,肠型和弥漫型是两种主要亚型。这两种类型的胃癌具有不同的临床病理学和分子生物学特征。

(一)弥漫型胃癌临床病理特征

在病理学特征上,肠型胃癌的肿瘤组织具有典型的腺管结构。而弥漫型胃癌缺乏腺管结构,分化程度较低,可见特征性的富含黏液的印戒细胞;细胞间缺少黏附,呈弥漫性浸润生长,容易发生神经脉管侵犯及淋巴结转移;可伴有纤维组织增生。

而在临床特征方面,弥漫型胃癌患者初诊时相对年轻,且女性患者比例高于肠型胃癌。弥漫型胃癌原发灶部位常位于远端胃,有较深的肿瘤浸润,分期一般较晚。而在肿瘤转移方面,两种亚型胃癌的转移模式也有较大的差别。弥漫型胃癌易侵犯胃周组织,常伴淋巴结转移,且腹膜转移比例较高。而肠型胃癌多见血型转移,如肝转移。

弥漫型胃癌侵袭性高、易转移性的特性,导致弥漫型胃癌患者预后较差。大量研究表明弥漫型胃癌患者生存期明显较肠型胃癌短。病理分型为弥漫型是胃癌预后差的独立风险因素。在本中心随访的 Ⅱ~Ⅲ 期胃癌患者队列中,弥漫型胃癌患者的生存也明显较肠型患者差(HR=1.82,95% CI 1.32~2.36)。

(二)弥漫型胃癌分子分型

胃癌是高度异质性的肿瘤,可根据基因及表达特征可将胃癌分为数个亚型。在 2014 年胃癌癌症基因图谱(The Cancer Genome Atlas,TCGA)分析中,胃癌分为四个亚型:EBV 阳性型、微卫星不稳定型(microsatellite instable,MSI)、基因组稳定型(genomically stable,GS)和染色体不稳定型(chromosomal instability,CIN)。其中基因组稳定型主要为弥漫型胃癌。弥漫型胃癌虽然基因突变或扩增相对较少,但依旧存在相对高频的突变,包括 CDH1 和 RHOA 突变,以及 CLDN18-ARHGAP6 或 CLDN18-ARHGAP26 融合基因。而 RHOA 突变与 CLDN18-ARHGAP 融合基因互斥,不会同时出现。

此外,Asian Cancer Research Group(ACRG)也根据患者 MSI 状态、TP53 活性、上皮 - 间质转化情况(epithelial-mesenchymal transition,EMT),并结合患者临床预后,将胃癌患者分为四型,分别为 MSI-H、MSS/TP53+、MSS/TP53− 和 MSS/EMT。其中 MSS/EMT 亚型中多为弥漫型胃癌,该型多见于年轻患者,初诊时分期较晚,容易发生腹膜转移,且复发概率较高。值得注意的是,虽然 MSS/EMT 亚型中主要为弥漫型胃癌,但仅 27% 弥漫型胃癌为该型,剩余弥漫型胃癌患者分布在其他三型中。

(三)弥漫型胃癌异常通路改变

弥漫型胃癌呈现出弥漫性生长模式,细胞之间缺少黏附。根据胃癌 TCGA 分型,弥漫型胃癌中可见高频 CDH1 和 RHOA 突变,以及 CLDN18-ARHGAP6/26 融合基因。这些基因改变均与细胞黏附及细胞骨架相关。黏着带是上皮细胞之间的连接结构,介导细胞之间的黏附。CDH1 编码的钙黏着蛋白上皮钙黏素是黏着带的主要成分之一。弥漫型胃癌常因 CDH1 突变及 CDH1 启动子区域高度甲基化导致上皮钙黏素下调。上皮钙黏素功能缺失与弥漫型胃癌的低黏附生长模式密切相关,促进了弥漫型胃癌的肿瘤浸润和转移。CDH1 胚系突变也可导致遗传性弥漫型胃癌的发生,也提示了 CDH1 直接参与肿瘤恶性转化过程。

RHOA 是弥漫型胃癌另一个高频突变基因,突变频率约在 20%。现有研究认为胃癌中 RHOA 主要为激活性突变,RHOA 激活后具有调控细胞骨架、调节细胞周期、协助抵抗失

巢凋亡等多种功能。在弥漫型胃癌中，Y42C 是 *RHOA* 的高频突变位点，针对弥漫型胃癌 Y42C 突变 RHOA 的功能研究发现，RHOA Y42C 也是激活突变，可作用于下游的 ROCK，进而导致细胞骨架重排。

CLDN18-ARHGAP6/26 融合基因中的 CLDN18 则是紧密连接中的重要成分之一。紧密连接是细胞相互连接的重要结构，在维持上皮屏障、细胞极性、细胞间跨膜转运和信号转导等方面发挥着关键作用。研究表明，CLDN18-ARHGAP26 融合蛋白中的 CLDN18 功能缺失，而 ARHGAP26 活性增强，该融合蛋白可导致胃上皮屏障功能受损。值得注意的是，ARHGAP6/26 是 RHO 家族 GTP 酶，其功能之一是激活 RHOA。可见这些弥漫型胃癌中的高频突变基因通过改变细胞黏附以及调控细胞骨架，进而促进肿瘤的发生、发展过程。

进一步对突变基因进行功能研究发现，在 *Cdh1* 缺失及 *RHOA* Y42C 突变共同作用下，细胞中 FAK 通路激活，FAK 进一步激活下游的 AKT-β-catenin 和 Hippo 通路，诱导了正常胃上皮向弥漫型胃癌的恶性转化。该研究表明 FAK 通路在弥漫型胃癌发生发展中发挥关键作用。FAK 通路在肿瘤中功能复杂，调控了增殖、凋亡、转移等一系列重要的生物学功能。在动物模型中，FAK 敲除可以阻断肠、乳腺及前列腺上皮的恶性转化。FAK 通路在胃癌中也发挥关键作用。FAK 通路激活除了促进胃上皮向弥漫型胃癌转化，肿瘤相关成纤维细胞可通过 ITGB1-FAK 通路促进胃癌的增殖和侵袭能力。此外，MELK 及 TGFBI 等分子也能通过 FAK 通路促进胃癌增殖。

三、弥漫型胃癌潜在治疗靶点

虽然弥漫型胃癌和肠型胃癌在临床病理特征及分子生物学特征上具有明显差异，但目前两种类型胃癌的药物治疗策略基本一致，包括各种细胞毒药物的化疗、以 HER2 和 VEGFR2 为靶点的靶向治疗，以及免疫检查点抑制剂的免疫治疗等。然而，由于弥漫型胃癌患者预后往往较差，根据弥漫型胃癌本身的生物学特性，开发相关治疗靶点具有重要意义。

（一）CLDN18.2

在胃癌中，*CLDN18* 除了与 *ARHGAP6/26* 形成融合基因而促进弥漫型胃癌的恶性转化，其也是胃癌治疗的理想靶点。CLDN18 包括两个亚型，CLDN18.1 和 CLDN18.2。在正常组织中，CLDN18.1 主要存在于肺上皮，而 CLDN18.2 特异表达于胃黏膜分化上皮。在正常胃上皮中，CLDN18.2 参与维持细胞间的相互连接，发挥屏障作用，CLDN18.2 的缺失会导致萎缩性胃炎的发生。胃癌组织也常见 CLDN18.2 高表达，且 CLDN18.2 高表达的弥漫型胃癌患者较肠型胃癌患者占比高，分别为 75% 和 46%。在正常组织中，CLDN18.2 抗原表位被上皮细胞间的紧密连接保护，难以被抗体作用。但是肿瘤细胞中的 CLDN18.2 抗原表位往往因为细胞极性的改变，以及弥漫型胃癌的肿瘤细胞间失黏附而暴露，从而更容易被抗体识别。

由于 CLDN18.2 往往在胃癌中高表达，且在正常组织中，其特异存在于胃黏膜上皮细胞之间的紧密连接中，难以被抗

体或免疫细胞识别。因此 CLDN18.2 可作为多种治疗方法的靶点，包括 CLDN18.2 单克隆抗体，CAR-T，抗体偶联药物（antibody-drug conjugates，ADCs）等。CLDN18.2 作为治疗靶点的临床研究如表 1 所示。

表 1　靶向 CLDN18.2 临床研究

类别	药物	NCT 编号	试验阶段
CLDN18.2 单抗	AB011	NCT04400383	I
	LM-102	NCT05008445	I / II
	TST001	NCT04495296	I
	MIL93	NCT04671875	I
	NBL-015	NCT05153096	I
CLDN18.2 及 PD-L1 双特异性抗体	Q-1802	NCT04856150	I
CAR-T	CAR-CLDN18.2 T cells	NCT03874897	I
	CT041	NCT04404595	I
	LY011	NCT04966143	I
	LCAR-C18S cells	NCT04467853	I
CLDN18.2 抗体偶联药物	CMG901	NCT04805307	I
	CPO102	NCT05043987	I
	SYSA1801	NCT05009966	I
	LM-302	NCT05161390	I / II

zolbetuximab 是针对 CLDN18.2 的特异性抗体。主要通过抗体依赖的细胞介导的细胞毒性作用（antibody-dependent cell-mediated cytotoxicity，ADCC）及补体依赖的细胞毒性（complement dependent cytotoxicity，CDC）发挥作用。此外 zolbetuximab 也可增强肿瘤微环境中的 T 细胞免疫浸润，发挥免疫调节作用。目前已有 zolbetuximab 在胃食管腺癌中的 2 期 FAST 临床研究。该研究纳入了 CLDN18.2 阳性的转移性胃食管腺癌患者，比较了一线 EOX 化疗方案（表柔比星，奥沙利铂联合卡培他滨）单用或联合 zolbetuximab 的疗效。在该研究中，EOX 联合 zolbetuximab 方案组的患者生存明显优于对照组。EOX 化疗联合 zolbetuximab 方案的主要不良反应为恶心和呕吐，可能与 zolbetuximab 作用于正常胃上皮的 CLDN18.2 有关。而进一步分析发现，弥漫型胃癌患者联合 zolbetuximab 治疗组无进展生存期（progression-free survival，PFS）及总生存（overall survival，OS）获益均优于肠型胃癌患者。对于 PFS，弥漫型胃癌患者 EOX 联合 zolbetuximab 方案相较于单用 EOX 化疗方案的风险比 *HR* 为 0.29（95% *CI* 0.14~0.59）；而肠型中 *HR* 为 0.61（95% *CI* 0.31~1.21）。对于 OS，弥漫型胃癌患者 EOX 联合 zolbetuximab 方案相较于单用 EOX 化疗方案 *HR* 为 0.44（95% *CI* 0.26~0.74），肠型中 *HR* 为 0.73（95% *CI* 0.41~1.30）。因此 zolbetuximab 联合化疗方案有望成为 CLDN18.2 阳性患者的有效治疗手段。后续已有 zolbetuximab 联合化疗在晚期胃癌患者中的 III 期临床研究 SPOTLIGHT（NCT03504397）和 GLOW（NCT03653507）。

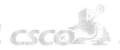

（二）FGFR2-Ⅲb

FGFR 家族包括 4 个成员：FGFR1、FGFR2、FGFR3 和 FGFR4。FGFR 扩增或过表达均可导致 FGFR 通路的过度激活，进而促进肿瘤的发生、发展。在胃癌中，FGFR 家族中的 FGFR2 扩增比例最高，占胃癌患者的 3%~15%，这部分患者预后往往较差。FGFR2 由于可变剪接而形成数个亚型，胃癌中主要是 FGFR2-Ⅲb 亚型过表达。FGFR2 过表达胃癌患者预后也较差，且这部分 FGFR 过表达的患者多为弥漫型胃癌。此外也有研究表明，弥漫型胃癌中，肿瘤细胞及肿瘤相关成纤维细胞往往分泌过量 FGFR 配体，通过自分泌及旁分泌的方式造成 FGFR2 通路的高度激活。临床前研究表明，在 FGFR2 扩增的弥漫型胃癌模型中，FGFR 抑制剂也表现出很好的肿瘤抑制效果。这些研究都表明 FGFR2 是胃癌治疗的重要潜在靶点，尤其是 FGFR2 通路高度激活的弥漫型胃癌亚型。

FGFR 是酪氨酸激酶受体，针对 FGFR 的小分子酪氨酸激酶抑制剂也有相关临床研究，但根据既往数据，FGFR 的酪氨酸激酶在胃癌中的效果有限。而 bemarituzumab 是针对 FGFR2-Ⅲb 的选择性单克隆抗体，可以通过 ADCC 发挥抗肿瘤效应。Ⅱ期 FIGHT 临床研究纳入了 FGFR 扩增或者 FGFR2-Ⅲb 过表达的晚期胃癌患者，在这部分患者中比较了一线 mFOLFOX6 化疗方案联合 bemarituzumab 或安慰剂。研究表明联合 bemarituzumab 组的患者中位 PFS 延长（bemarituzumab 组 9.5 个月 vs. 安慰剂组 7.4 个月）。虽然目前尚未知弥漫型胃癌是否比肠型胃癌在 bemarituzumab 治疗中有更多获益，但鉴于弥漫型胃癌中存在较高频率的 FGFR2 扩增及以及 FGFR2-Ⅲb 过表达，bemarituzumab 在弥漫型胃癌中的疗效值得期待。

（三）FAK 通路

CDH1 和 *RHOA* 突变是弥漫型胃癌的高频突变基因。研究发现 *CDH1* 缺失及 *RHOA* 突变共同作用可激活 FAK 通路，促进正常胃上皮向弥漫型胃癌的恶性转化，此外该研究也发现 FAK 通路也可作为弥漫型胃癌的潜在治疗靶点。FAK 通路在肿瘤中发挥重要作用，目前已有多项 FAK 抑制剂单药方案的临床研究，包括 GSK2256098 和 Defactinib 在实体瘤中的 Ⅰ期临床研究，以及 Defactinib 在非小细胞肺癌（nonsmall cell lung cancer，NSCLC）中的 Ⅱ期临床研究。这些临床研究结果表明，FAK 抑制剂虽然表现出较好的患者耐受性，但其疗效有限。在多线治疗后的晚期 NSCLC 患者 Ⅱ期临床研究中，患者的 12 周无进展生存率仅为 28%（*n*=15），且仅有一位患者的最佳疗效为部分缓解。这一结果也是可以预见的，由于肿瘤细胞及其微环境的高度复杂性，针对单一通路采用抑制剂进行干预，通常面临药物耐药的问题。已有研究表明，FAK 抑制剂长期处理的胰腺癌动物模型中，肿瘤细胞的

STAT3 激活，进而导致耐药的发生。而弥漫型胃癌动物实验表明，FAK 抑制剂 Defactinib 或 PF-573228 可抑制移植瘤的生长，但仅 10d 的 FAK 抑制剂处理后，肿瘤体积即出现明显的增大趋势，耐药迅速发生。这也提示需要在弥漫型胃癌中进行 FAK 抑制剂的联合用药研究。

虽然 FAK 抑制剂单药治疗的疗效有限，但大量研究表明 FAK 抑制剂和多种药物均有良好的协同效应，包括化疗、免疫治疗及靶向治疗等。在高级别浆液性卵巢癌（high-grade serous ovarian carcinoma，HGSOC）中，FAK 通路激活可介导 HGSOC 对紫杉醇及顺铂耐药，现已有 FAK 抑制剂 Defactinib 与紫杉醇、卡铂联合用药的 ROCKIF 临床试验正在进行中。也有研究发现 FAK 抑制剂可降低胰腺癌肿瘤纤维化程度以及减少肿瘤微环境中的免疫抑制细胞，进而延长胰腺癌动物模型生存时间。FAK 抑制剂 +PD1 单抗两药方案在胰腺癌中的 Ⅱ期临床研究也在进行中（NCT03727880）。此外，FAK 抑制剂在靶向治疗中也是良好的联合用药靶点。在 FAK 抑制剂 Defactinib 和 RAF/MEK 双靶点抑制剂 VS-6766 联合用药治疗实体瘤的 Ⅰ期临床试验中，研究发现 FAK 抑制剂与 RAF/MEK 抑制剂联合用药在 KRAS 突变的 NSCLC 和低级别浆液性卵巢癌中有较好疗效，因此后续该联合用药方案在这两个瘤种的 Ⅱ期临床研究也在进行中。

由于 FAK 抑制剂与化疗、免疫治疗及靶向治疗均存在联合用药的可能，因此尽管临床前研究表明 FAK 抑制剂单药治疗弥漫型胃癌的疗效有限，但探索 FAK 抑制剂的联合用药模式，将有望把 FAK 抑制剂运用到弥漫型胃癌的治疗中。

（四）ROS1

CDH1 是弥漫型胃癌的高频突变基因。但 *CDH1* 是抑癌基因，在肿瘤中常突变失活，难以作为治疗靶点。在 *CDH1* 突变的乳腺癌细胞中进行的研究发现，ROS1 抑制剂和 *CDH1* 突变存在合成致死效应。这一研究提示了 ROS1 抑制剂可能用于 *CDH1* 突变肿瘤患者的治疗。目前针对 *CDH1* 突变的实体瘤已有 ROS1 抑制剂克唑替尼的 Ⅱ期临床研究正在进行中（NCT03620643），其中包括 *CDH1* 突变的弥漫型胃癌，其治疗效果有待后续研究数据。

四、总结

弥漫型胃癌患者往往预后较差，而针对弥漫型胃癌的基础研究为其治疗提供了理论基础。目前 CLDN18.2 单抗和 FGFR2-Ⅲb 单抗的 Ⅱ期临床研究展现了较为乐观的研究数据。而临床前研究也发现 FAK 通路抑制剂和 ROS1 抑制剂也可能成为弥漫型胃癌的有效治疗药物，这些药物在弥漫型胃癌中的疗效有待于临床研究进行验证。期待未来能有更多针对弥漫型胃癌的药物运用于临床，改善患者的预后。

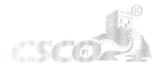

免疫新药治疗晚期胃癌引起的超进展分析

¹甘肃省人民医院放疗中心 ²西安交通大学第一附属医院

刘小军¹ 吴胤瑛²

免疫检查点抑制剂为癌症患者带来显著的生存希望,但是部分患者在治疗早期却出现了肿瘤加速生长现象,称为超进展(hyper progressive disease,HPD)。HPD 是一种全新的肿瘤进展模式,与免疫检查点抑制剂(ICI)关系密切,预后极差,并常伴有生活质量的明显下降。HPD 的评估大部分以肿瘤生长速率(tumor growth rate,TGR)或肿瘤生长动力(tumor growth kinetics,TGK)为依据,前者需要通过自然对数进行校正获得,后者无须校正。HPD 分子机制尚未明确,与肿瘤细胞驱动基因激活、肿瘤微环境及淋巴细胞亚型的改变等相关。HPD 的预测因素尚未明确,部分临床病理特征、分子标志物和 HPD 体现出一定的相关性。本文旨在分析胃癌领域免疫新药引起的超进展。

一、HPD 较 PD 预后更差吗

众多研究证实了 HPD 与不良预后的关系。一项纳武利尤单抗治疗晚期胃癌的研究将 HPD 定义为治疗前后 TGR 增加 2 倍以上,PD 的判断则基于 RECIST 1.1 标准。结果证实,接受纳武利尤单抗治疗的晚期胃癌患者中,高达 21% 的患者出现了 HPD;与普通 PD 相比,HPD 患者预后更差(OS 2.3 个月 vs. 没有达到,$P < 0.001$,PFS 0.7 个月 vs. 2.4 个月,$P < 0.001$)。

日本大阪医科大学 M.Aoki 等也报道了晚期胃癌 HPD 发生情况。这是一项回顾性研究,针对具有可测量病灶的晚期胃癌患者,比较了治疗前后 TGR 的改变。HPD 被定义为治疗前后 TGR 增高 2 倍以上。2009 年 6 月至 2018 年 9 月,34 例和 66 例晚期胃癌患者分别接受纳武利尤单抗和伊立替康三线或后线治疗,22 例接受纳武利尤单抗治疗的患者既往接受了伊立替康单药化疗。在纳武利尤单抗组,HPD 和普通 PD 患者的 PFS 和 OS 差别明显,HR 分别为 1.1(95% CI 0.5~2.7;P=0.756)和 2.1(95% CI 0.7~5.8;P=0.168)。但是在伊立替康组,没有发现 HPD 和 PD 患者在 PFS 和 OS 方面如此明显的差异。这项研究提示,纳武利尤单抗所致的 HPD 较 PD 预后更差。

二、纳武利尤单抗还是伊立替康

伊立替康和纳武利尤单抗单药都是晚期胃癌后线治疗的标准选择。日本昭和大学 Y.Kubota 等报道了晚期胃癌超进展发生情况。在这项研究中,分别有 18 例和 26 例晚期胃癌患者接受伊立替康和纳武利尤单抗治疗。对于具有可测量病灶的患者,HPD 的评估采用了 TGK 的方法,治疗前后 TGK ≥ 2 被定义为 HPD。在没有可测量病灶的患者中,HPD 定义为腹水厚度或者腹膜转移灶厚度增加 1 倍以上,或者因为腹膜转移出现了肠梗阻。结果发现,伊立替康组出现了 3 例(16.7%)HPD,纳武利尤单抗组则出现 6 例(23.1%)HPD。虽然两者超进展的发生未见明显统计学差异,但纳武利尤单抗组的 HPD 发生率绝对值明显高于伊立替康组。考虑到较小样本量对统计结果的影响,纳武利尤单抗与 HPD 的关系似乎更为密切。

如此所述,在 M.Aoki 等的研究中,纳武利尤单抗和伊立替康两组的疾病控制率(38.2% 对 34.8%)和 PFS(HR=1.1;95% CI 0.7~1.6;P=0.802)未见明显差异。而纳武利尤单抗组 HPD 发生率高于伊立替康组(29.4% 对 13.5%;P=0.065 6)。这项研究提示,纳武利尤单抗引起的 HPD 较伊立替康更为普遍。

三、Super HPD 真的存在吗

Y.Kubota 等的研究认为,部分患者的 HPD 比一般 HPD 的中肿瘤进展更为迅猛,因此称为"超级 HPD(super HPD)"。在这项研究中,超级 HPD 定义为治疗前后相比,治疗后 TGK 增加 5 倍以上,或肿瘤数目增加 2 倍以上;对于没有可测量病灶的患者,超级 HPD 定义为快速生长的腹膜播散病灶且在 2 周内发展为肠梗阻者。

结果表明,纳武利尤单抗组出现了 2 例超级 HPD 病例。其中,1 例超级 HPD(7.7%)的病因被认为是免疫原性,这是因为这例患者的调节 T 细胞水平增高,并出现了中性粒细胞 / 淋巴细胞比例下降。这项研究首次提出了超级 HPD 的概念。超级 HPD 概念的临床意义如何,有待未来进一步甄别和研究。

四、PD-1 + 负性免疫细胞是罪魁祸首吗

胃癌患者发生 HPD 的病因尚不明确。胃肠道长期接受门静脉带来的大量抗原物质,容易出现异常免疫反应。在

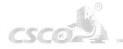

长期的进化过程中,胃肠道的免疫细胞出现了一些重要的适应性改变,逐渐形成了一种微妙的免疫耐受状态和免疫逃逸状态,有利于 HPD 的发生。效应性 T 调节细胞(effective regulating T cells,eTreg)是一种负性免疫调控细胞,发挥促肿瘤作用,主要表型改变为 FoxP3 高表达,CD45RA 阴性,并表达 CD4 或 CD8 分子。eTreg 也可表达 PD-1 分子,并有可能被 PD-1 单抗类药物所激活,从而放大负性抗肿瘤免疫反应。胃癌组织浸润的效应性或记忆性 CD4/8⁺T 细胞均有可能为表达 PD-1 的 Tregs。与组织浸润的 eTreg 相比,循环性 eTreg 的 PD-1 表达水平更高。研究发现,接受 ICI 治疗并发生 HPD 的患者,肿瘤组织出现了更多的高增殖性(Ki-67+)Tregs,提示 Treg 增多有可能是胃癌患者发生 HPD 的原因所在。无论是循环性和组织浸润的 PD-1+ eTreg,在功能上都处于高度活化状态。与 PD-1-eTreg 相比,PD-1+ eTreg 往往表达更多的 CTLA-4 分子。体外研究表明,PD-1 mAb 明显增强 Treg 的免疫抑制效应。体内研究进一步证实,无论是基因敲除 PD-1 分子,或使用单抗类药物阻断 PD-1 分子,均可增加 Treg 的增殖,并诱导更强的抗肿瘤免疫反应,有助于诱导 HPD 的发生。在临床应用方面,PD-1+ eTreg 有可能成为 HPD 的预测因素;清除肿瘤组织 PD-1+ eTreg 有助于 HPD 的治疗和预防。

肿瘤组织浸润的巨噬细胞(TAM)发挥负性免疫调控效应,也被认为与 HPD 发生相关。在胃癌,一个个案报道支持这种假设。这例患者接受纳武利尤单抗治疗后,出现了腹主动脉旁淋巴结的明显增大,达到了 HPD 的诊断标准。研究者回顾性分析了肿瘤原发病灶和肝转移病灶中的蛋白表达(治疗前),并对新发转移的主动脉旁淋巴结再次做了病理活检(治疗后),对治疗前后的肿瘤组织的病理特征进行了比较。结果发现,治疗前的原发灶中,存在一定数量的 PD-L1(−)巨噬细胞,而在治疗后的淋巴结转移病灶中则发现了大量 PD-L1+ 巨噬细胞,提示 PD-L1(+)巨噬细胞有可能被纳武利尤单抗激活,从而介导 HPD 的发生。

五、与 HER-2 表达是否相关

Neu 基因的活化是胃癌重要的分子事件,HER-2 表达是判断胃癌预后和指导治疗的重要靶点。一些研究支持驱动基因激活在 HPD 发生中的作用。如在 NSCLC、EGFR 和 MDM2 的激活被认为与 HPD 发生相关。HER-2 表达与胃癌 HPD 发生的关系耐人寻味。三位日本学者探索了 HPD 发生与 HER-2 表达的关系,得出了不尽一致的结论。在 A.Sasaki 等的研究中,HER-2 阳性者和总体人群发生 HPD 的比例分别为 14.3%(2/14)和 30.0(13/62),提示 HER-2 阳性者发生 HPD 的水平低于整体水平。但在 M.Aoki 等的研究中,纳武利尤单抗组 HER-2 阳性者和总体 HPD 发生比例分别为 50%(3/6)和 29.4%(9/33);伊立替康组中,HER-2 阳性者和总体人群 HPD 发生比例分别为 20%(3/15)和 13.6%(9/66)。因此,HER-2 阳性者发生 HPD 的比例均高于总体人群比例,提示 HER-2 阳性晚期胃癌更容易发生 HPD。在 Y.KUBOTA 等的研究中,HER-2 阳性晚期胃癌也体现了更容易发生 HPD 的趋势,5 例 HER-2 阳性患者中,3 例(60%)发生了 HPD,高于

HPD 的整体发生比例(6/26,23%)。然而,这些研究的样本量非常有限,限制了研究结果的深入解读。胃癌 HPD 和 HER-2 表达或继发激活的关系值得进一步研究。

六、另外的预测因子

如前所述,肿瘤组织浸润的 PD-1+ eTreg 有可能成为 HPD 的预测因素。一些临床病理特征被发现有助于预测胃癌相关 HPD 的发生。一个包含 62 例患者的回顾性研究分析表明,发生肝转移、ECOG PS 2 分和较大的肿瘤负荷等三个因素与 HPD 发生相关。另外,其中一例患者在治疗前 4 周出现了中性粒细胞绝对值(ANC)和 C 反应蛋白(CRP)水平的升高。这项研究也显示,胃癌 HPD 发生与 PD-L1、MMR 和 EBV 状态没有关系,与其他重要分子事件如 MYC 扩增、KRAS 突变等的关系也未得到提示。晚期胃癌 HPD 发生的预测因素值得深入研究。

七、大型 RCT 研究是否分析 HPD

近年揭晓的晚期胃癌大型免疫新药 RCT 研究没有特别对 HPD 进行分析。Keynote-061 研究比较了帕博利珠单抗对紫杉醇二线治疗晚期的疗效和安全性。通过观察 OS 的生存曲线可以发现,两条曲线出现了生长曲线的早期交叉现象,提示帕博利珠单抗组较安慰剂组出现了更多的早期死亡患者。在一线治疗晚期胃癌的 Keynote-062 研究中,代表帕博利珠单抗和化疗的两条曲线也出现了交叉现象。一些学者认为,更多的早期死亡疑似与 ICI 组出现早期进展,甚至 HPD 发生相关;也有学者认为,生长曲线的交叉现象与 ICI 发挥作用更为迟缓(TTF 更长)有关,不唯是早期死亡所致。

ATTRACTION-2 旨在分析纳武利尤单抗对比安慰剂三线治疗晚期胃癌的疗效和安全性。有学者对 ATTRACTION-2 研究中肿瘤疗效评价发生进展(PD)的患者进行了再分析,对比了两组患者最大肿瘤单径(SLD)>20%、>50% 和 100% 的比例。结果发现,纳武利尤单抗组发生 SLD>20% 和>50% 的比例低于安慰剂组(33.7% vs. 46.1%,2% vs. 11.3%),纳武利尤单抗组发生 SLD>100% 的比例和对照组相似(1.6% vs. 1.7%)。考虑到 SLD>20% 的患者有可能是发生超进展的患者,因此,这项研究没有证实纳武利尤单抗和 HPD 发生之间的必然联系。

八、小结

恶性肿瘤的 HPD 现象是可以发生在免疫治疗、其他治疗甚至自然病程期间的一种肿瘤快速生长现象。越来越多的研究表明,免疫治疗与 HPD 的关系更为密切。HPD 较 RECIST 评估的 PD 患者预后更差,并伴随严重下降的生活质量,值得深入研究。结合在其他类型肿瘤的研究结果,HPD 的预测因子可谓众说纷纭,莫衷一是。HPD 的发生机制取得了重要进展,但仍然不够清晰。肿瘤驱动基因的激活、肿瘤微环境的异常改变被认为是发生 HPD 的两大主因。笔者认为,后者即肿瘤微环境特别是免疫微环境的改变更加令人信服。PD-L1 分

子不仅表达在发挥抗肿瘤免疫效应的淋巴细胞上（如CTL、NK和γδT细胞），也可表达于发挥促肿瘤效应的淋巴细胞上（Treg、TAM和MDSC等）。因此，ICI既可放大抗肿瘤效应，也可放大促肿瘤效应。ICI的最终效应符合平行四边形规则，即取决于肿瘤间质存在的复杂免疫网络。

HPD的治疗非常棘手。这是因为大部分接受ICI治疗的患者多是经历了多线治疗的患者，后续选择余地受到限制，生活质量严重下降，不适合高强度的治疗。第一，由于HPD的发生基础是肿瘤细胞的快速增殖，所以理论上作用于细胞分裂和DNA复制的化疗药物应该有效。第二，积极的对症支持治疗也是非常必要的治疗策略。HPD不该被认为是ICI的副反应，所以糖皮质激素和免疫抑制剂不应该常规选择。但是糖皮质激素和免疫抑制剂又可抑制淋巴细胞包括介导负性免疫淋巴细胞的活性，因此又不失为一种选择。对ICI类药物进行结构改造，使其仅靶向于正向免疫细胞（CTL细胞），具有诱人的研究前景。未来非常期待针对HPD的基础和临床研究能够取得重要进展，能够更好地探索、了解并最终攻克HPD。

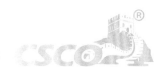

FGF/FGFR 信号通路与胃癌相关研究进展

华中科技大学同济医学院附属同济医院

柳永清　张修远　胡蓬勃　邱红

提高晚期胃癌治疗效果是我国当前胃癌研究的重点。ToGA 研究掀开了晚期胃癌靶向治疗的新时代,近年来,成纤维细胞生长因子受体(fibroblast growth factor receptor,FGFR)在治疗晚期胃癌治疗研究中崭露头角,成为有前景晚期胃癌抗肿瘤靶标之一。本文将 FGF/FGFR 信号通路与胃癌相关研究进展展开阐述,并对未来发展方向进行展望。

一、FGF/FGFR 信号通路

成纤维细胞生长因子(FGF)家族包括 22 个成员(FGF1-23)。根据系统发育和基因位点将 FGF 家族分为 7 个亚科,根据作用机制可分为三组,典型 FGF 亚家族包括 FGF1/2/5、FGF3/4/6、FGF7/10/22、FGF8/17/18 和 FGF9/16/20 亚家族、内分泌 FGF19/21/23 亚家族和细胞内 FGF11/12/13/14 亚家族。成纤维细胞生长因子受体(FGFRs)家族是受体酪氨酸激酶(RTK)超家族一员,由 4 个独立基因编码,包括 FGFR1、FGFR2、FGFR3 和 FGFR4,具有较高序列同源性。FGFR 表达在细胞膜上,由三种细胞外免疫球蛋白组成(Ig)样结构域(Ⅰ、Ⅱ、Ⅲ)、一个跨膜结构域和两个细胞内酪氨酸激酶结构域(TK1 和 TK2)。FGFR1~3 可生成两个额外的 Ig 样主要剪接变体域Ⅲ(Ⅲb 和Ⅲc),与配体结合特异性相关,FGFR4 只有一种异构体。FGF 是 FGFR 的天然配体,FGF 与 FGFR 胞外结合区域主要由Ⅱ和Ⅲ区域形成,胞内 TK 域负责提供 ATP 结合域和磷酸化酪氨酸残基,特定磷酸化位点可以结合和磷酸化底物,从而激活多种信号转导通路蛋白质。已识别 FGFR 7 个可磷酸化酪氨酸残基,其中 Y653 和 Y654 是激酶激活所必需的,Y766 可作为下游信号激酶结合位点。

FGF 与 FGFR 结合后,驱动 FGFRs 的二聚化通过激活细胞内信号通路,从而产生对应的生物学效应,主要起作用的 4 种细胞内信号通路:Ras-Raf-MAPK、PI3K-AKT、PLCγ 和 STATs。目前研究认为,FGF/FGFR 信号通路在早期胚胎发育、器官形成、血管生成、组织修复以及代谢调控过程中均发挥重要作用。近几十年来,FGF/FGFR 信号通路的异常活化与肿瘤发生、发展的相关性研究也越来越被证实,目前已经在多种实体瘤中发现 FGF/FGFR 的异常表达,如基因扩增、突变以及融合基因的产生,FGF/FGFR 信号通路的异常活化与肿瘤的发生、发展、侵袭、转移密切相关,FGF/FGFR 还可通过旁分泌等途径参与免疫微环境的负性调节。目前已经在多种实体瘤中发现 FGF/FGFR 的异常表达,如基因扩增、突变以及融合基因的产生。

二、FGFR 异常与胃癌的相关性

据报道,胃癌 FGFR 信号通路异常主要为 FGFR1 突变、FGFR2 扩增及 FGFR3 基因融合,且可能在同一患者肿瘤组织中同时检测到这些异常。纳入 5 557 例中国实体瘤患者 FGFR1~4 基因异常汇总数据分析显示,有 9.2% 的癌症患者检测出 FGFR1~4 基因变异,几乎所有类型实体瘤均能检出 FGFR 改变,最常见肿瘤是内膜癌(22.2%),其次肉瘤(17.3%)、乳腺癌(13.2%)、胃癌(12.2%),中国胃癌常见变异为 FGFR2,其次 FGFR1。一项荟萃分析结果显示胃癌中 FGFR2 蛋白过表达可高达 40%,主要是 FGFR2b 亚型的过表达,这为靶向 FGFR2b 的抗体治疗提供了理论依据。

尽管 FGFR2 扩增与 FGFR2 过表达显著相关,不同文献由于肿瘤分期及检测方法差异报道的 FGFR2 过表达或扩增比例为 3%~61%,但研究证实转移灶中 FGFR2 过表达比例显著高于原发灶,其中 FGFR2 过表达胃癌中弥漫型比例高达 76.7%,肠型胃癌仅为 19.2%。有研究比较弥漫型胃癌与肠型胃癌上皮间质转化和趋化性相关细胞因子表达差异,证实 FGF7 在弥漫型胃癌的表达显著增加。胃癌 ACRG 分型研究显示,FGFR2 扩增在 MSS/TP53 突变亚型及 MSS/EMT 基因亚型中较为常见,胃癌 TCGA 基因分型中,CIN 及 GS 亚型中 FGFR2 扩增较为常见,而这些亚型中弥漫型胃癌占比较高。另一项小样本研究证实,20%(5/25)胃癌含有 FGFR3-TACC3(F3T3)基因融合。FGF/FGFR 信号通路激活还可以促进实体瘤发生免疫逃逸,具体免疫逃避机制仍然多与经典免疫逃避信号通路相关。多项研究显示 FGFR2 扩增与胃癌患者预后不良相关。在一项回顾性研究中,1 045 例转移性胃癌患者 FGFR2 扩增发生率 4%,纳入 42 名 FGFR2 扩增晚期胃癌患者中,15 例 FGFR2 CAN>30,27 例 CAN≤30,与 FGFR2 低扩增组相比,高扩增组中位 PFS 显著缩短(3.2

个月 vs. 4.8 个月，$P=0.042$），中位 OS 显著缩短（10.1 个月 vs. 26.3 个月，$P=0.040$）。8 项纳入 2377 例患者的研究荟萃分析显示，FGFR2 扩增与胃癌淋巴转移和低分化腺癌显著相关，携带 FGFR2 扩增的胃癌患者的生存率显著降低，还有研究表明，胃癌 FGFR2 扩增还与原发灶淋巴结血管侵犯、远处转移、TNM 分期晚、预后差等相关。已有研究证实，FGF2/FGFR2 与 VEGF/VEGFR 信号通路对胃癌的血管生成起协同促进作用。FGFR2 扩增患者更容易出现并发症及疾病复发，如腹膜转移、卵巢转移。

三、FGFR 靶向治疗药物在胃癌领域的研究探索

根据作用机制不同，FGFR 抑制剂可分为四类：小分子酪氨酸激酶抑制剂、ADC 类药物、单克隆抗体。小鼠异种移植模型和 PDX 模型等转化性研究已初步证实靶向 FGF/FGFR 对 FGFR2 扩增胃癌的抗肿瘤效应，目前各种药物的胃癌领域相关临床研究已在开展。

（一）小分子 TKIs

1. **多靶点 TKIs** 很多 TKIs 为多靶点抑制药物，不仅针对 FGFR 的四种异构体，还同时对 VEGFR/KIT/RET 等均有抑制作用。安罗替尼、度维替尼、仑伐替尼、尼达尼布、帕唑帕尼和泊那替尼等均属于具有 FGFR 抑制作用的多靶点 TKIs。安罗替尼、仑伐替尼等药物联合 PD1 抗体在胃癌领域均有小样本研究报道，但这些研究均对未对患者的 FGFR 状态予以分析。其他几个多靶点 TKIs 在细胞水平的相关研究良好抑制胃癌细胞生长作用。目前安罗替尼在中国 II / III 期 ALTER0503 试验旨在研究三线治疗晚期胃癌疗效及安全性研究。度维替尼的 II 期 GASDOVI-1 试验（NCT01719549）旨在评估 FGFR2 扩增 mGC 患者后线治疗的安全性和有效性，试验在几年前完成；然而目前尚无数据报告。

2. **泛 -FGFR 抑制剂** Erdafitinib 或 Rogaratinib 在胃癌领域的临床前研究数据尚无报道。AZD4547、CPL304110、Debio1347、Infigratinib 及 Pemigatinib 主要抑制靶点为 FGFR1~3。LY-2874455 在一项 I 期研究纳入 29 例胃癌患者的 B 队列中，FISH 检测证实 25 例患者有 2 例有 FGFR 扩增，疗效评价为 SD，23 例 FISH 阴性患者中观察了 1 例 PR，6 例 SD。

一项随机 II 期试验（SHINE 研究）对比了 AZD4547 与紫杉醇治疗一线化疗失败后 FGFR2 扩增晚期胃癌患者疗效。入组 71 例患者（AZD4547 组 41 例，接受治疗 40 例，紫杉醇组 30 例，接受治疗 27 例）。AZD4547 组中位无进展生存期为 1.8 个月，紫杉醇患者中位无进展生存期为 3.5 个月；两组 PFS 并无明显统计学差异；AZD4547 耐受性良好。AZD4547 疗效与 FGFR2 扩增倍数成正相关，这提示 AZD4547 对 FGFR2 高度扩增患者的治疗效果可能更好。

Futibatinib（TAS120）是高选择性、不可逆 FGFR1-4 TKIs，在纳入 197 例患者的一项多队列 I 期研究中，胃癌队里的客观有效率为 22.2%。Y.Kuboki 开展的一项针对携带 FGF/FGFR 基因突变且没有替代治疗方案的日本晚期实体瘤患者进行 Futibatinib 治疗，44 例患者（GC20 例，胆管癌 5 例，食管癌 4 例），观察到了 3 例 GC 患者为 PR，且均具有 FGFR2 扩增，拷贝数值（CNV）>10；在 FGFR2 扩增、CNV>10 且接受 20mg QD（n=9）的 GC 患者亚组中，ORR 为 33%，疾病控制率为 44%。目前正在进行 Futibatinib 全球范围对针对 FGFR2 扩增的晚期胃癌 II 期临床试验（NCT04189445）。

目前 2017 年开始开展的 Pemigatinib 的 II 期临床研究 FiGhTeR 目前正在进行中，该项研究纳入的是曲妥珠前线治疗耐药的患者，研究设计的基础是在前期研究中发现 FGFR3 的异常可能是导致曲妥珠单抗耐药的原因。

3. **选择性 FGFR 抑制剂** Alofanib RPT-835 特异性的 FGFR2 抑制剂目前针对胃癌的一项开放标签、非随机 Ib 期试验（NCT04071184）正在进行中。PD173074 是 FGFR4 选择性抑制剂，体外和体内研究使用选择性 FGFR4 抑制剂 PD173074 联合化疗对 FGFR 非扩增 GC 细胞系具有协同作用。

（二）ADC 类药物

BAY1179470 或 BAY1187982 具有靶向 FGFR2 联合抗微管药物 Auristatin 或钍 -227 同位素（FGFR2-TTC），但前期研究数据不佳，提前终止后线试验。

（三）单克隆抗体

Bemarituzumab 是首个特异性靶向 FGFR2b 受体的人源化 IgG1 单克隆抗体，可阻断 FGF 配体结合及激活 FGFR2b 受体，从而抑制下游信号通路，并能介导抗体依赖细胞介导的细胞毒作用。FPA144-001（NCT02318329）是一项 I 期、开放标签、多中心试验，旨在评估 Bemarituzumab 在 FGFR2b 过表达 GC 和胃食管结合部癌（GEJC）患者中的安全性、药代动力学和初步疗效。结果显示，在剂量递增试验中，未发现剂量限制性毒性存在，Bemarituzumab 耐受性良好且作为晚期 GC 患者的晚期治疗显示出单药活性。常见的治疗相关不良事件（TRAE）为乏力（17.7%）、恶心（11.4%）和干眼症（10.1%），3 级 TRAE 包括恶心（2 例）、贫血、中性粒细胞减少、AST 升高、碱性磷酸酶升高、呕吐和输液反应（各 1 例）。在 28 例 FGFR2b 高度过表达的晚期 GC/GEA 患者中，有 5 例单药治疗确认部分缓解（17.9%；95% CI 6.1%~36.9%）。基于安全性、耐受性、药代动力学参数和临床活性考虑，使用 Bemarituzumab 的推荐剂量确定为每 2 周 15mg/kg，为后续研究奠定基础。后续开展的 FIGHT 研究（NCT03343301）是一项全球性、随机、双盲、安慰剂（PBO）对照 II 期临床试验，旨在对比 Bemarituzumab +mFOLFOX6 联用与 PBO+mFPLFOX6 联用治疗 FGFR2b 阳性的局部晚期或转移性胃癌患者的疗效及安全性，所有纳入需经免疫组化证实 FGFR2b 过表达或经 ctDNA 检测确定为 FGFR2 扩增且非 HER2+，所有患者按 1:1 随机，主要研究终点为 PFS，次要终点为 OS、ORR 及不良事件发生率。该研究最初设计为包含 548 例样本的 III 期临床试验，双侧 α 水平设为 0.05；方案在入组 155 例患者后修改为概念验证的 II 期研究，预先设定的统计学假设为：①分阶层序贯检验：先检验 PFS，PFS 结果阳性后再检验 OS 和 ORR；②出现 ≥84 例事件时，双侧 α 在 0.2 的水平上能证明 $HR \leq 0.76$ 的 PFS 获益。从 2018 年 9 月 28 日至 2020 年 5 月 12 日，共 910 例患者接受筛查，其中 FGFR2b 阳性者 275 例（30%），最终 155 例患者入选，其中 Bemarituzumab

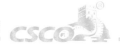

组 77 例、PBO 组 78 例，两组基线特征相似。目前公布的数据截至 2020 年 9 月 23 日，中位随访时间为 10.9 个月，随机组患者中 Bemarituzumab 组和 PBO 组中位 PFS 分别为 9.5 个月和 7.4 个月（$HR=0.68$；$P=0.0727$），9 个月 PFS 率分别为 52.5% 和 33.8%；中位 OS 分别为未达到（NR）和 12.9 个月（$HR=0.58$；$P=0.0268$），12 个月 OS 率分别为 65.3% 和 56.9%；分析基线具有可测量病灶的 126 例患者，两组 ORR 分别为 53% 和 40%；IHC 2+/3+ ≥ 5% 时，Bemarituzumab 组和 PBO 的中位 PFS 分别为 10.2 个月和 7.3 个月（$HR=0.54$），9 个月 PFS 率分别为 56.3% 和 28.6%；IHC 2+/3+ ≥ 10% 的中位 PFS 分别为 14.1 个月和 7.3 个月（$HR=0.44$），9 个月 PFS 率分别为 57.0% 和 26.4%；IHC 2+/3+ ≥ 5% 的中位 OS 分别为 NR 和 12.5 个月（$HR=0.52$），12 个月 OS 率分别为 67.9% 和 55.5%；IHC 2+/3+ ≥ 10% 的中位 OS 分别为 NR 和 11.1 个月（$HR=0.41$），12 个月 OS 率分别为 70.2% 和 49.5%。研究证实，mFOLFOX6 联合 Bemarituzumab 治疗 FGFR2b+ 胃癌患者可改善患者生存期及预后，FGFR2b 表达程度越高，疗效越好。在安全性方面，两组不良事件总发生率相近，Bemarituzumab 组中 ≥ 3 级 AE 发生率高于 PBO 组（82.9% vs. 74.0%），但严重 AE 发生率 Bemarituzumab 组更低（31.6% vs. 36.4%）。除了常见化疗不良反应，Bemarituzumab 组较 PBO 组患者发生口腔炎（31.6% vs. 13.0%）和干眼症（26.3% vs. 6.5%）的比例更高。所有级别角膜不良事件发生率和 3 级以上角膜不良事件发生率均为 Bemarituzumab 组显著高于对照组。

目前正在进行 FORTITUDE-101 和 FORTITUDE-102 研究。FORTITUDE-101 研究（NCT05052801）是一项双盲、安慰剂对照 3 期研究，入组 FGFR2b 过表达的初治不可切除局部晚期或转移性 G/GEJ 腺癌患者，预计需要纳入 516 例 FGFR2b 过表达患者，主要终点是 OS，次要终点包括 PFS、ORR 和治疗中出现的不良事件。FORTITUDE-102 研究（NCT05111626）是一项正在进行的 Ⅰ b / Ⅲ 期研究，旨在比较 Bemarituzumab+mFOLFOX6+ 纳武利尤单抗联合治疗与 mFOLFOX6+ 纳武利尤单抗单药治疗 FGFR2 过表达的晚期 G/GEJ 腺癌患者的安全性及疗效等，第 1 部分样本量需 20 例，第 2 部分预估为 682 例。其中第 1 部分是开放标签安全性导入期研究，主要终点是剂量限制毒性（DLTs）、TEAEs 和生命体征的临床显著变化等。第 2 部分是双盲、安慰剂对照研究，主要评估疗效和安全性。主要终点是 OS，次要终点包括 PFS、ORR 和 TEAEs。这两项 Ⅲ 期研究如果能够获得阳性结果，对胃癌精准治疗具有里程碑性质的意义，笔者个人认为其意义有可能大于 ToGA 研究，因为 FGFR2b 过表达人群占比明显高于 HER2。

四、FGFR 靶向疗法亟待解决的问题

获得性耐药、优势人群选择、不良反应处理是当前针对 FGF/FGFR 靶点的精准治疗在临床应用中面临的主要问题。大量研究表明，获得性耐药的产生与三个因素密切相关：FGFR 基因继发性改变、旁路信号通路激活以及肿瘤异质性。

（一）FGFR 抑制剂的耐药机制及应对策略

"看门人"突变是导致 FGFR 抑制剂产生耐药性的最常见机制。"看门人"残基位于激酶 ATP 结合口袋的铰链区，其上的氨基酸取代物可改变药物 -FGFR 相互作用的模式，导致肿瘤细胞产生对 FGFR 抑制剂类药物的抗性。开发"看门人"残基的 FGFR 抑制剂如 LY2874455 对预防耐药有重要意义。此外，研究表明半胱氨酸介导的共价抑制剂也可以抑制"看门人"基因突变，开发此类抑制剂亦有助于预防耐药性的产生。

旁路通路激活也是 FGFR 抑制剂产生耐药的重要原因。研究发现，FGFR2 经常与编码其他 RTKs（如 EGFR、HER2、HER3 和 MET）或下游效应器（如 KRAS 和 PIK3CA）的基因在胃癌患者的不同染色体位点共同扩增。在对 95 名 FGFR2 阳性胃癌患者的肿瘤样本进行分析时，EGFR、HER3 或 MET 阳性分别为 28 名（29.5%）、43 名（45.3%）和 16 名（16.8%）。此外，FGFR2 和 MET 共扩增胃癌的两种 PDX 模型在体内对 FGFR 靶向治疗具有内在抗性。含 FGFR2、MET 共扩增胃癌的 PDX 模型在单一疗法时会对 FGFR 抑制剂如 AZD4547 产生抗性，但对由 FGFR 抑制剂加克唑替尼（可抑制 MET）组成的联合疗法敏感，由此证明 MET 过表达可导致 FGFR 靶向治疗产生耐药。相比之下，由于 S49076 可同时抑制 FGFR1~3 和 MET190，S49076 或其衍生物的单一疗法或许可以替代 FGFR +MET 抑制剂的组合。

肿瘤内异质性是胃癌精准医疗的一大障碍。FGFR2 扩增虽为 GC 患者常见变异，但其在肿瘤内并不均匀分布，有研究显示，在 24% 的 GC 患者中观察到 FGFR2 扩增存在肿瘤内异质性。既往研究结果表明，转移性胃食管腺癌靶向疗法失败的原因可能是肿瘤异质性问题，Pectasides 等研究进行多区域测序发现原发肿瘤内及原发灶与转移病灶之间存在显著异质性，基因扩增谱常常不一致。在不一致的原发性和转移性病灶中，转移性组织和 ctDNA 检测到的可靶向基因变异有 87.5% 的一致性，这表明 ctDNA 分析可能更有效地指导胃癌患者针对 FGFR 靶向治疗药物选择。

（二）优势人群选择

已经发现有部分 FGFR 异常患者对 FGFR 靶向药物治疗的反应率低下，而部分未检测到 FGFR 异常改变的癌症患者却能对特定 FGFR 抑制剂产生反应。这些现象提示我们不能将单纯 FGFR2 扩增 / 过表达视为患者选择的单一标准。在一项体外分析中，约 47% 的 Infigratinib 敏感癌细胞系缺乏可检测的 FGFR 改变，因此有必要探索缺乏可检测 FGFR 改变的应答者中对 FGFR 靶点抑制药物产生反应的具体分子机制，从而更精准地明确在使用 FGFR 靶向治疗药物时如何挑选可能产生高应答的疗效预测生物标志物。FGFR 能在无基因扩增时上调，原因可能是非编码改变、表观遗传失调或转录失调。然而，目前仅仅基于 NGS 的分析检测较难对 FGFR 敏感或耐药的具体机制进行分析，结合多组学数据分析探索对进一步明确缺乏 FGFR 扩增、融合或其他突变的 FGFR 依赖性癌症的生物学机制分析，可扩大 FGFR 靶向治疗的应用并实现 FGFR 抑制剂类药物的最大效益。

从 FIGHT 研究的初步结果来看，胃癌组织的免疫组化检

测对 FGFR2b 表达状况的判断是 Bemarituzumab 抗体联合化疗疗效预测的较好指标,在后续的Ⅲ期研究中,目前可能需要同步进行推进的工作是如何对 FGFR2b 的伴随诊断工作的标准化问题。

(三) 全身不良反应

相比于其他 TKIs 药物,FGFR 抑制剂类药物临床试验研究过程可观察到多种具有一定特征性的不良反应,包括高磷血症、皮肤和眼睛干燥、角膜病变和无症状性视网膜色素上皮脱离等,使临床中抑制剂的使用剂量受到限制。提高抗体特异性或研发针对单一 FGFR 的下一代选择性抑制剂可以极大限度地减少不良反应,同时可收获更大的治疗窗口。

五、小结与展望

作为第一个抗 FGFRb 抗体,Bemarituzumab 有望成为 FGFR2b 阳性晚期胃癌的一线治疗新选择,填补 HER2-、FGFR2b+ 阳性晚期胃癌患者治疗的空白,为这类患者带来靶向治疗的希望。同时,FGFR 抑制剂类药物的研究及临床应用也面临着许多挑战,如获得性耐药的出现、患者选择、全身不良反应等问题,这也是未来临床研究亟待解决的问题。目前 Bemrituzumaba 联合化疗药物、PD-1 单抗的Ⅲ期研究以及其他小分子抑制剂正在探索中,相信未来 FGFR 靶向疗法会为胃癌患者产生更大的效益。

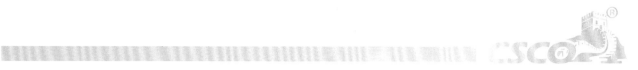

MSI-H 胃癌的异质性及其对免疫治疗的影响

中国医科大学附属第一医院

李丹妮　曲秀娟

目前,已有多项临床研究显示出免疫检查点抑制剂(immune checkpoint inhibitors,ICIs)单药对晚期 dMMR/MSI-H 胃/胃食管结合部腺癌患者的疗效显著,其客观缓解率(objective response rate,ORR)可达 50% 左右。而韩国一项前瞻性 II 期研究中,帕博利珠单抗用于挽救性治疗转移性胃癌患者,MSI-H 亚型胃癌 ORR 高达 85.7%。基于上述多项研究结果,2022 年 CSCO 胃癌诊疗指南推荐恩沃利单抗(I级推荐 2A 类)及帕博利珠单抗单药(II 级推荐 2B 类)作为既往未接受 PD-1/PD-L1 单抗的 dMMR/MSI-H 晚期转移性胃癌的二线治疗选择。虽然,ICIs 在 MSI-H 胃癌后线治疗的 ORR 数据惊艳,而近一半 MSI-H 胃癌对 ICIs 治疗无响应的现状,引起了研究者对 MSI-H 胃癌异质性的深度思考与探索。本文将综述 MSI-H 胃癌的临床研究进展,并进一步探讨 MSI-H 异质性及其对免疫治疗疗效的影响,旨在为优化 MSI-H 胃癌的临床个体化诊疗策略提供参考价值。

一、MSI-H 胃癌

MSI 型胃癌是由 DNA 错配修复功能受损而产生的分子表型,多项回顾性研究已显示,微卫星高度不稳定(microsatellite instability-high,MSI-H)、微卫星低度不稳定(microsatellite instability-low,MSI-L)及 MSS 亚型胃癌在临床病理特征、免疫微环境、预后及治疗等方面差异明显。回顾近10 年发表的相关研究,MSI-H 胃癌的发病率为 5.6%~29.0%。此外,亚洲 MSI-H 胃癌比例明显低于西方国家。Choi 等报道的韩国 CLASSIC 研究的事后分析结果中,MSI-H 胃癌约占总体的 6.8%。在中国胃癌患者中,MSI 多发于女性、59~69岁患者和临床分期较晚的患者。MSI 与 CD8 表达相关,但与 PD-L1 表达无关。在 ACRG 分型中,MSI 型胃癌的典型特征为 MLH-1 启动子区域高甲基化,*KRAS*、*mTOR*、*PIK3CA* 及 *ARID1A* 等基因突变频率高,免疫检查点分子如 PD-L1 高表达及肿瘤组织内浸润大量细胞毒性 T 淋巴细胞。使用 ICIs 阻断 PD-1/PD-L1 通路,可以恢复 MSI-H 肿瘤突变新抗原(MANA)/MHC 复合物与 T 细胞结合后的免疫应答,帮助 T 细胞重新激活,进而产生抗肿瘤效应。因此,从分子机制角度分析,MSI-H 胃癌患者可能是免疫治疗获益的优势人群。

二、MSI-H 胃癌免疫治疗现状与进展

近年来,免疫治疗在 MSI-H 实体瘤中取得了振奋人心的治疗进展。2017 年,Le 等纳入 12 种共 86 例既往化疗失败的 dMMR 实体瘤患者,给予帕博利珠单抗单药治疗。结果显示,患者的 ORR 达 53%(46/86;95% *CI* 42%~64%),完全缓解率达 21%(18/86)。基于上述试验结果,美国食品药品监督管理局(FDA)批准了帕博利珠单抗用于既往治疗失败的MSI-H/dMMR 不可切除或转移性实体瘤患者。

随后,MSI-H 胃癌免疫治疗的研究不断开展与向前线推进,但主要集中于晚期胃癌。KEYNOTE-059 试验纳入了二线化疗失败后的转移性胃/胃食管结合部癌(G/GEJ),最终结果显示,接受帕博利珠单抗治疗的 MSI-H 组 ORR 达57.1%(4/7;95% *CI* 18.4%~90.1%),而非 MSI-H 组 ORR 仅为 9%(15/167;95% *CI* 5.1%~14.4%)。此外,KEYNOTE-158试验纳入既往接受标准治疗失败的 27 种 MSI-H/dMMR 晚期非结直肠癌,24 例二线治疗以上 MSI-H 胃癌患者,在接受帕博利珠单抗治疗后的 ORR 亦可达 45.8%(11/24;95% *CI* 25.6%~67.2%),中位 PFS 为 11.0 个月(2.1,NR),OS 尚未达到(7.2,NR)。而二线 KEYNOTE-061 研究和一线 KEYNOTE-062 研究均探讨了晚期胃/胃食管结合部癌患者免疫对比化疗的临床疗效。虽然 KEYNOTE-061 未能在 CPS ≥1 的 ITT 人群获得 OS 和 PFS 显著获益,但是亚组分析中,MSI-H 的 G/GEJ 癌的 OS、ORR 和 DOR 均有获益。其中,帕博利珠单抗组的 ORR 为 46.7%(7/15),而化疗组的 ORR 仅有 16.7%(2/12)。KEYNOTE-062 研究的 MSI-H人群中,免疫对比化疗的 ORR 分别为 57.1%(8/14)和 36.8%(7/19)。在 KEYNOTE-059、KEYNOTE-061、KEYNOTE-062的事后分析中,1 614 例患者中有 84 例被诊断为 MSI-H 胃或胃食管交界癌,结果显示,与单独化疗相比,帕博利珠单抗单药或联合化疗可延长总生存和无进展生存期。而与总体人群相比,无论帕博利珠单抗单用或联合化疗,MSI-H 肿瘤患者均获益更大:KEYNOTE-059 中 ORR 为 57.1%,KEYNOTE-061总体反应率为 46.7%,KEYNOTE-062 总体反应率为 57.1%(或联合化疗为 65%)。近期,一项共纳入 18 例 dMMR/MSI-H

经治的进展期实体瘤患者的临床试验表明，使用恩沃利单抗每周皮下注射150mg的胃癌患者ORR达55.6%，疾病控制率达83.3%，且展现出良好的药物安全性。

目前，尚无临床试验证实新辅助免疫治疗在MSI-H胃癌中的确切治疗效果。Topalian等曾指出，新辅助免疫治疗可使肿瘤特异性细胞毒性T细胞恢复活力、增强肿瘤抗原的全身性T细胞应答，从而加强机体的抗肿瘤能力、降低术后复发率，使胃癌患者获得更优生存获益，该基础研究一定程度上为新辅助免疫治疗的应用提供了夯实的理论依据。此外，北肿的一篇病例系列报告显示，在6例接受免疫新辅助的MSI-H胃癌患者中，4例患者疗效评估为PR，其中3例达术后pCR。结果初步显示了免疫治疗在胃癌围手术期中的良好前景，期待大样本前瞻性研究的进一步验证。

三、MSI-H 胃癌异质性

尽管ICIs在MSI-H胃癌患者的各线治疗中均表现出前所未有的获益，但仍有近50%的患者表现为原发耐药或仅为短期疾病控制。目前，对于此类人群异质性的探讨主要集中在检测准确性、特殊的临床特征、肿瘤突变负荷以及免疫微环境特征等几个方面，阐明异质性的来源，进一步细分优势人群是突破MSI-H胃癌患者免疫治疗瓶颈的关键。

（一）MSI 检测准确性

2021年一篇发表在*JAMA Oncology*上的回顾性分析阐述了导致MSI-H肿瘤免疫治疗原发耐药的原因并非肿瘤异质性，而是因为MMR/MSI状态的错误判读。这些患者并不是真正的"dMMR/MSI-H"，而是"pMMR/MSS"。目前，越来越多的指南共识已推荐实体瘤常规检测MMR状态。NCCN/CSCO指南推荐MSI检测的瘤种有：结直肠癌、胃癌、子宫内膜癌、小肠腺癌、胰腺癌、前列腺癌、食管癌或胃食管交界肿瘤、宫颈癌、卵巢癌、肝胆肿瘤、乳腺癌等。而对于检测手段的准确度，根据一项荟萃分析的结论，仅用IHC评估MMR检出率为88%~89%，仅用PCR毛细管电泳法检出率为95%~99.7%，而两种方法联合检测可以最大限度地避免漏检，准确率可达100%。因此，2020年发表的《结直肠癌免疫治疗专家共识》中建议，免疫组化应被普遍用于检测MMR状态，而PCR也应在有条件的机构中被常规用作检测MSI的方法。此外，《NCCN胃癌指南（2022年V1版）》明确推荐2B3D NCI Panel和5个单核苷酸的Panel作为MSI的常规检测位点。综上，MSI状态的精准判读直接影响MSI-H患者的检出率，诊断错误会大大增加MSI-H的漏诊率，进而延误潜在获益人群的免疫治疗时机。"应检尽检、联合检测"应是目前MSI状态检测的核心。

（二）特殊临床特征

特殊的临床特征可能是直接鉴别MSI-H胃癌异质性的一个重要标志物。在一项全球多中心研究中，研究者收集了12个机构接受PD-（L）1抑制剂±CTLA-4抑制剂治疗的dMMR/MSI-H mCRC患者的临床病理数据，并用来自5个机构的接受PD-1抑制剂±化疗的dMMR/MSI-H mGC患者队列数据进行验证。mGC队列包括59例患者。在中位随访17.4个月后，与无腹膜转移患者相比，有腹膜转移并伴腹水患

者的PFS和OS均较差（PFS aHR=3.83，95% *CI* 1.68~8.72；OS aHR=3.44，95% *CI* 1.39~8.53），而仅有腹膜转移患者的PFS和OS较好（aHR=1.87，95% *CI* 0.64~5.46；aHR=2.15，95% *CI* 0.64~7.27）。因此，本研究得出结论，腹膜转移伴腹水的dMMR/MSI-H胃癌免疫治疗效果最差，提示腹膜转移合并腹水可能是标注MSI-H胃癌异质性的关键临床特征。无独有偶，在几项探索非小细胞肺癌（NSCLC）PD-1免疫单药治疗的生物标记物研究中，相似的结论亦得出：胸膜、腹膜转移是预测非小细胞肺癌抗PD-1疗效的独立预测因子，合并胸腔积液、腹水的NSCLC使用PD-1单药疗效差，即便是PD-L1高表达人群。值得注意的是，虽然合并腹水患者接受单药抗PD-1治疗的预后差，几乎所有人均死于2年时间点，但是接受抗PD-1联合抗CTLA-4治疗的患者却在2年内无PFS和OS事件报告，是否对于此类亚组人群免疫联合（抗CTLA-4、TIM3、VISTA）的治疗策略可以增效，目前小样本回顾性研究的数据尚不能解答。

既往研究已阐明，浆膜腔恶性腹水因富集大量免疫抑制细胞如巨噬细胞、骨髓来源的抑制细胞和调节性T细胞等，而具有较强免疫抑制作用。已知微环境血管内皮细胞生长因子（VEGF）升高与腹水产生密切相关，抗血管治疗具有使血管生成正常化和改善免疫微环境的作用。因此，抗血管药物联合PD-1是否亦有望重塑腹膜转移伴腹水MSI-H胃癌亚型的免疫微环境，为此类人群带来治疗获益，值得进一步探索。

（三）肿瘤突变负荷（tumor mutation burden，TMB）

肿瘤突变负荷（TMB）是指每百万碱基检测出的体细胞变异总数（mutations per Mb unit，muts/Mb）。对于TMB-H的肿瘤患者，其肿瘤细胞会表达大量异常新生蛋白，这些蛋白被呈递到肿瘤细胞表面后，可被免疫细胞识别，并激活免疫细胞对肿瘤的杀伤作用。因而，TMB被视为一种新兴的生物标志物，在多种肿瘤类型中对ICIs的疗效预测作用独立于MSI状态或PD-L1表达。MSI-H肿瘤因高度突变所致的新生抗原增多，因此常伴随高TMB，理论上对ICIs响应率高。但研究结果表明，MSI-H mCRC患者的TMB虽普遍升高，但仍然变化范围较大。那么，是否TMB可能是MSI-H肿瘤异质性的来源之一，可进一步将人群细分而富集真正的ICIs敏感人群呢？

一项从5个研究机构收集的22例接受PD-1/L1抑制剂治疗的MSI-H mCRC患者的试验中，所有患者的基因状态均采用NGS检测。单因素和多因素分析发现，TMB与客观缓解率（ORR）和PFS密切相关。将22例MSI-H患者分为高TMB和低TMB两组，所有高TMB患者反应率为100%，低TMB组中33%患者疾病控制，66.6%出现疾病进展，确定TMB的最佳阈值估计在37~41个mut/Mb。在初步确认TMB可作为可预测的生物标志物后，该研究进一步分析了一个包含18 140例CRC患者的独立队列来验证定义的TMB阈值的相关性，发现4.5%患者（821例）为MSI-H，MSI-H患者的中位TMB为46.1mut/Mb，而微卫星稳定（MSS）患者为3.5mut/Mb。最佳的TMB阈值为37.4个突变/Mb，对应MSI-H的mCRC患者数据库（821/18 140；4.5%）TMB的第35百分位数。说明低于第35个TMB百分位数的MSI-H的

mCRC 患者从免疫检查点抑制剂单药中获益的可能性较低。而对于免疫联合治疗，Checkmate-142 研究似乎提示 TMB 阈值的截止点可以适度降低。此外，对于 KEYNOTE-177 患者的探索性分析同样发现，低 TMB 是 MSI-H mCRC 患者对于抗 PD-1 耐药的标志。

2021 年，来自韩国首尔大学医学院的研究人员在 *Cancer Discovery* 发表了 PD-1 单抗在 MSI-H 胃癌患者治疗的 Ⅱ 期临床试验结果，通过比较 19 名 MSI-H 晚期胃癌患者 PD-1 单抗治疗前后的连续外周血指标及多组学指标，分析揭示了 PD-1 单抗治疗敏感与耐受反应的基因组及免疫细胞等特征。其中，得出与 MSI-H mCRC 研究相似的结论：MSI-H 晚期胃癌患者，治疗前的 TMB>26Mut/Mb 是 PD-1 单抗敏感应答的关键指标，高于 cutoff 值患者的 PFS 明显延长（PFS 未达到对 4.3 个月，*HR*=0.06；95% *CI* 0.007~0.45；*P*=0.007 7）。

综上所述，TMB 对于 MSI-H 肿瘤的异质性具有较强的区分价值，我们认为，TMB 可能是将 MSI-H 肿瘤进一步细分为免疫治疗获益/耐药亚群的关键且独立的生物标志物。通过 TMB 阈值的精准定义，其有望成为进一步划分 MSI-H 肿瘤中免疫单药/联合治疗获益人群的新标准。

（四）肿瘤免疫微环境

1. 合并突变对免疫微环境的影响 *RAS* 突变：常发生于消化道肿瘤，结肠癌中发生率约为 42.4%，在胃癌中的发生率约为 6%。KEYNOTE-177 研究的亚组分析结果表明，合并 *KRAS/NRAS* 突变 MSI-H CRC 患者一线使用 PD-1 单抗不影响 OS 获益，而 PFS 获益显著差于化疗组。因试验队列中 30% 的患者 *RAS* 状态未知，且具有 *KRAS/NRAS* 突变患者的数量较少（*n*=72,24%），因此仍需进一步确定性的研究结果。后线治疗 MSI-H CRC 的 Ⅱ 期 KEYNOTE-164 研究则表明，不论 *RAS* 突变状态，帕博利珠单抗的 ORR 相似（*RAS* 突变型 vs. *RAS* 野生型，37% 对 42%）。2022 年 ASCO 大会披露的 KEYNOTE-177 的亚组数据则显示，合并 *KRAS/NRAS* 突变的 MSI-H CRC 亚组患者 OS 显著差于野生型组（*HR*=1.19；0.68~2.07；*HR*=0.44,0.29~0.67），根据 IHC 和 GESA 分析得出，*KRAS/NRAS* 突变患者的免疫微环境中 CD8⁺ T 细胞少于野生型组，而 CD4⁺ Foxp3⁺ T 细胞显著增加。而另一项发表在 *Clinical Cancer Research* 上的研究则同样发现，通过 RNA-seq 对 PD-1 治疗无应答的胃肠道肿瘤标本进行分析，肿瘤中 KRAS 通路表达显著上调。至此，我们推测 *RAS* 突变对 MSI-H 肿瘤免疫微环境的影响可能是造成该部分人群异质性的来源之一，且使部分患者免疫治疗原发耐药。

2. 肿瘤亚分型对免疫微环境的影响 近年来，一项使用了基于非负矩阵分解（non-NMF）共识聚类方法的研究，分析了 47 例来自 TCGA 和 68 例来自 GSE62254 胃腺癌（STAD）样本的 MSI-H 胃癌。该分析得出，MSI-H 的 STAD 样本基本上分为两个子组（MSI-H1 和 MSI-H2）。相比于 MSI-H2 亚组，MSI-H1 亚组 CCL2/CCL5、PD-L2、IDO1、CTLA-4、TIGHT、CD163/CD206 等多种免疫抑制因子表达水平均显著增加，这可能导致了负性趋化因子和免疫检查点共同作用于免疫微环境，进而抵消了 MSI-H1 肿瘤产生的大量新抗原，使微环境呈现抑制状态，推测上述原因与该亚组的预后不良、免疫单药疗

效差密切有关。

3. 免疫细胞亚型对免疫微环境的影响 既往多项研究提示，免疫微环境中的不同免疫细胞对于 MSI-H 肿瘤响应免疫治疗起到核心作用。KEYNOTE-177 研究者为了深入了解 TME 对抗 PD-1 治疗的作用，使用 T 细胞、巨噬细胞、中性粒细胞、树突细胞、B 细胞以及组织结构的标记，用 IMC 方法分析了多种肿瘤区域的发现队列，将所有 17 个 T 细胞表型标记物进行单细胞聚类，观察到持续获益（durable benefit，DB）和非持续获益（non-durable benefit，nDB）组 CRCs 间的 T 细胞浸润没有统计学差异。并且，细胞毒性表型的 CD8⁺ GzB⁺ 和增殖表型的 CD8⁺ Ki-67⁺ T 细胞亚组在高突变 DB 与 nDB 组 CRCs 中均显著富集。而进一步实验则证实，具有 T 细胞活化表型的抗原提呈巨噬细胞亚群可能在抗 PD1 免疫治疗的 CRCs 应答中发挥关键作用，而在 DB-CRCs 中，独立于 T 细胞浸润水平的 CD74⁺ 巨噬细胞的比例始终高于 nDB-CRCs。因此研究者认为，CD74⁺ CD68⁺ 巨噬细胞通过 PD-L1 与 CD8⁻GzB⁺PD1⁺ 和 CD8⁺ Ki-67⁺ PD1⁺ T 细胞相互作用是获得免疫治疗持久获益的关键，该类免疫细胞的大量浸润可能富集 MSI-H 免疫获益人群。

另外，韩国的研究团队对接受 PD-1 单抗治疗的 MSI-H 晚期胃癌进行单细胞测序分析后发现，免疫治疗应答者治疗前 TME 浸润更多 NK 细胞和干性耗竭型 CD8⁺ T 细胞。而治疗后的单细胞测序结果提示，应答者效应 CD8⁺ T 细胞、γδT、耗竭型 CD8⁺ T 比例上升；但无应答者的耗竭型 CD8⁺ T 则转化为终末分化型耗竭型 CD8⁺ T 细胞。免疫微环境中复杂、动态变化的免疫细胞在抗原提呈、重塑肿瘤微环境的过程中扮演了举足轻重的角色，因此精准的免疫细胞分类可能成为辨别 MSI-H 胃癌免疫获益的重要手段。

同样的 MSI-H 胃癌，不同的免疫微环境内在状态，使 MSI-H 胃癌面对免疫治疗时"表里不一"。究其本质，是 TME 这片土壤"南橘北枳"，进而导致免疫治疗单药无法发挥作用。如果 PBMC 或单细胞测序技术可以应用于治疗前的基线预测，或可为个体化和精准的治疗方案将为 MSI-H 患者带来长久获益。

四、提高 MSI-H 胃癌免疫治疗敏感性的策略

随着研究者们孜孜不倦的探索与突破，MSI-H 胃癌的异质性日益明晰，而如何"优中选优"地制定个性化的治疗策略，进而提高这部分人群的免疫治疗敏感性，成为目前临床转化研究的重中之重。

首先，随着各大指南与共识对于 MSI 检测推荐意见的升级，所有结直肠癌患者及晚期实体瘤患者（如胃癌、小肠癌、子宫内膜癌）如考虑免疫治疗，应行 MSI 状态检测。具备可靠检测资质实验室出具的规范化 IHC 与 PCR 结果的互相认证及 NGS 结果的验证补充，都是进一步提升 MSI-H 检测阳性率的关键，为筛选免疫优势人群提供首要保证。此外，MSI/dMMR 肿瘤因对免疫治疗的响应较快，假进展（pseudoprogression，PSPD）的发生与临床医生误判，同样是贻误 MSI-H 患者治疗机会，降低免疫敏感性的原因之一。因

此，利用 iRECIST 标准评价免疫疗效，鉴别早期 PD 及 PSPD，同样是延长免疫获益患者总生存的必要武器。随着近年来新兴检测技术的普及应用，NGS 及 RNA-seq 检测对于肿瘤 TMB、RAS/RAF 突变状态的检出与分子优势通路（如 TCR 受体多样性、抗原提呈分子等）的富集分析，PBMC 和单细胞测序对于免疫细胞（如 CD8$^+$T 细胞、巨噬细胞、NK 细胞）的鉴定可在一定程度上为临床医生提供"优中选优"的依据，判断 MSI-H 亚分型患者可从免疫单药 / 联合中获益。另外，我们已在多项临床研究中观察到，免免联合对比免疫单药，可将 MSI-H mCRC 患者 ORR 由 34% 提升至 55%。而对于既往未接受治疗的 MSI-H mCRC 患者，双免治疗 ORR 甚至可由单免的 43.8% 提升至 69%，且安全性事件可耐受。进一步地，2021 年 ESMO 公布的 CheckMate-649 更新结果中，对比标准化疗方案，化免联合或 O+Y 联合均可显著延长 MSI-H 胃癌亚组患者 PFS 及 OS，但这一结果未在全人群中复现，进一步说明了降低此类患者异质性的新治疗方案亟须被深入研究与确认，再次提示了该类人群是免疫获益的"幸运儿"，而 MSI-H 胃癌亦极大可能从 MSI-H mCRC "免疫单药到联合、后线到一线"的优化策略中获益。

五、小结与展望

胃癌是一种异质性很强的肿瘤。MSI-H 胃癌作为一类特殊人群，虽然近 50% 患者可从免疫单药中获益，但进一步阐明其异质性来源，将有望为此类患者提供新的治疗获益与生存希望。MSI 联合检测、TMB 状态判定、NGS 检测肿瘤突变分子状态、PBMC 或单细胞测序鉴别免疫细胞等是目前可行性较强的，明确 MSI-H 胃癌异质性的主要手段。那么，随着临床前研究对于 MSI-H 胃癌异质性探索的不断向前，如何有的放矢地针对异质性来源进行治疗策略优化，是每一位临床肿瘤学家值得思索与讨论的课题。从现有证据来看，免免联合、化免联合不失为提升免疫敏感性的可靠选择，而未来是否会有抗血管联合免疫、TCR 受体激动剂联合免疫、肿瘤疫苗等新型治疗方案的尝试与挑战，让我们拭目以待。所谓"知己知彼，百战不殆"，对于 MSI-H 肿瘤异质性的探索，我们可能仍处于懵懂阶段，更多前瞻性大样本临床研究的开展，结合现有理论的新方案探索，可能才是揭开 MSI-H 胃癌异质性"面纱"的"神来之手"。

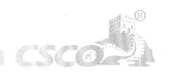

聚焦肿瘤微环境，引领胃癌精准免疫治疗

南方医科大学南方医院

黄琼 江雨 刘潇涵 石敏

胃癌（gastric cancer，GC）的免疫治疗一直在探索中前行。CheckMate 649 和 ORIENT-16 等研究的相继成功，确认了免疫治疗在晚期胃癌的一线治疗地位，也标志着胃癌治疗全面进入免疫时代。

然而，胃癌免疫治疗仍然存在很多问题。第一是疗效未如理想：目前胃癌患者接受单药免疫检查点抑制剂治疗的有效率仅为 10%~25%，免疫检查点抑制剂联合化疗有效率为 40%~60%，识别免疫治疗的固有抵抗因素是重要环节。第二是决策困难：治疗过程中如何选择合适的治疗方案，并对潜在的获益人群和治疗时机予以选择，是胃癌精准免疫治疗的核心话题。第三是免疫治疗后仍困难重重：治疗后因人而异的耐药性和相继而来的毒性反应及副作用该如何克服或逆转？第四是在免疫治疗时代，如何克服胃癌的异质性和动态演变这两个难题？

一、肿瘤微环境是免疫治疗的"主战场"

肿瘤微环境（tumor microenvironment，TME）是免疫治疗的"主战场"，也是免疫治疗研究的核心对象。TME 主要由免疫细胞、成纤维细胞、细胞外基质以及淋巴血管网络组成，是多种生物和理化信号交互调控的复杂生态系统。传统化疗的抗肿瘤理念强调直接杀伤肿瘤细胞，其浓度依赖有效性背后伴随着严重的毒性反应及副作用；而免疫治疗通过靶向免疫检查点分子如 CTLA-4、PD-1/PD-L1，重新激活免疫系统而发挥抗肿瘤效应，具有效应持久及相对低毒的特性。

胃癌 TME 的异质性是限制免疫治疗长久获益的重要因素。作为一个复杂的微生态系统，TME 会在强大的选择压力下动态演进，其中涉及营养物质、代谢和外部治疗因素参与，促使 TME 多样性形成。多项研究提示，在 PD-1 抑制剂治疗前后，TME 中的免疫细胞浸润谱、T 细胞克隆多样性、免疫激活或抑制分子表达均会发生显著改变，这些变化与治疗方案、治疗响应以及治疗耐药现象紧密关联。异质性的 TME 对肿瘤的作用具有多种机制和多重效应，提示靶向 TME 的抗肿瘤治疗方法存在许多潜在的干预角度。可以预见，TME 这一错综复杂的系统将为胃癌精准免疫治疗提供全新的研究思路和策略。

二、建立以肿瘤微环境评估为导向的胃癌精准免疫治疗决策体系

（一）基于肿瘤微环境精准筛选胃癌免疫治疗优势人群

目前，MSI/MMR 状态、PD-L1 表达、肿瘤突变负荷（TMB）以及 EBV 状态是胃癌免疫治疗常见的生物标志物。其中，对于微卫星高不稳定性（MSI-H）患者使用免疫检查点抑制剂已是临床共识；此外，高 TMB、EBV 阳性也与更好的免疫治疗响应相关。在组织学方面，通过 FFPA 切片组织化学染色以检测 PD-L1 表达状态，是最常用且较为简单易行的评估方法，目前多采用联合阳性评分（combined positive score，CPS，PD-L1 阳性肿瘤和免疫细胞的占比）进行评价。然而，近几年来的研究与探索对其临床地位提出了新的挑战。PD-L1 表达越高，患者越可能从免疫治疗中获益，但亦有部分 PD-L1 高表达患者未能从免疫治疗获益。CheckMate 649 研究中，抗 PD-1 纳武利尤单抗联合化疗在 CPS 1~4 人群中并无 OS 和 PFS 获益，引发了对 PD-L1 指标应用的再思考。已有基础研究提示，PD-L1 的亚细胞定位及内吞-循环等过程使 PD-L1 表达的不确定性增加；Katherine I.Zhou 等发现，同一患者基线 PD-L1 表达状态在原发灶和转移性肿瘤中存在显著的空间异质性，同时 PD-L1 在治疗期间也表现出时间异质性，治疗前后一致性仅为 63%，为免疫治疗决策带来困难。因此，在现有免疫生物标志物格局下，开发稳健的评估体系成为胃癌精准免疫治疗的前沿方向和热点话题。

随着对胃癌 TME 探究的深入，TME 评估引导的胃癌精准免疫治疗日益呈现其独特的优势和特点。以 TME 为基础的评价手段，不仅将传统的肿瘤细胞和免疫细胞纳入考量范围，基质成分、理化性质以及代谢因素等也可纳入评估之列。2021 年，Alexander Bagaev 等研究者发表于 *Cancer Cell* 的研究整合泛癌转录组和基因组图谱，并建立 TME 基因表达特征，提示决策者可根据抗肿瘤免疫微环境、促肿瘤免疫微环境、肿瘤突变及 TMB、基质网络四个分类综合评价 TME，预测潜在治疗靶标及敏感性，从而获得患者个性化治疗的辅助信息。通过分析 TME 特征，将患者分层聚类，在不同时机个性化地实施不同治疗方案，以实现精准、有效治疗。同

时，TME 预测有助于阐明肿瘤如何对免疫疗法做出反应，更为逆转免疫治疗耐药、指导新型药物组合策略引出了新的方向。

2019 年，南方医院廖旺军团队开发了一种基于胃癌 TME 的评分模型，即 TMEscore。该模型通过解析患者治疗前的基因组和临床信息，对胃癌患者的 TME 浸润模式进行综合评价，由此构建 TMEscore 评分公式。随后，在 TCGA 数据集、多中心回顾性队列中进一步检验 TMEscore，并确定其为独立且稳健的胃癌预后生物标志物，预测免疫检查点抑制剂治疗疗效的效能明显优于 MSI、TMB、CPS、EBV 等传统生物标志物。基于其潜在的临床转化价值，TMEscore 模型也被集成为开源 R 包，以期为临床工作者提供更好的评估和应用模式。以上 TMEscore 的开发实例，展示出 TME 评估体系的可行性与有效性，以 TME 为中心多因素、多维度的构建和探索，将会有很好的临床应用前景。

近年来，胃癌 TME 的评估模型不断涌现（表 1）。在走向临床应用的探索中，仍要不断探究其内在机制与可行性。作为一个成功的 TME 评价系统，需要综合考虑以下多因素以构建具体的临床应用场景。①明确 TME 评估和治疗的时机：肿瘤细胞基因组不稳定性和 TME 动态演进的特点，使得肿瘤进展的过程中可能产生新的抗原表达。同时，免疫细胞的表型功能及空间分布特征也在改变，微环境中一些有代表性的细胞因子如干扰素 -γ、肿瘤坏死因子 -α、白细胞介素 -2 也

随治疗进程出现各异波动。因此，对疾病进展过程中的 TME 实施动态的监测，需要在适合的时机将不同的 TME 评估体系作为应用标准。②优化 TME 评估的检测方法：目前大多数 TME 评价模型是利用组织转录组测序数据，筛选关键基因组合，这对临床样本的质量要求较高。然而在临床实践中，受限于组织取材难度及检测时机的把握，难以通过单一组织取样来精准截取 TME 特征。近年来，基于循环肿瘤 DNA（ctDNA）的检测推动了胃癌基因组异质性领域更深的认识。同样地，以分子影像学的手段评估某些分子和特异细胞可以契合异质性要求，其安全无创的特点也助力了对胃癌异质性的理解。此外，循环免疫细胞群、血浆蛋白质组学等尝试可能有助于丰富 TME 的评价手段，以期构建实时、微创和便捷的 TME 评估体系。③筛选 TME 评估及免疫治疗的适用人群：异质性是胃癌临床诊疗的突出问题，已有研究表明，具有慢肿瘤生长速率、PS 评分较好和免疫相关不良事件（irAEs）三个特征的胃癌患者对免疫治疗有更好的响应。在微环境角度，基于肿瘤空间中 $CD3^+$/$CD8^+$/$CD45RO^+$ 细胞密度建立的免疫评分（Immunoscore）已写入 ESMO 指南，用于 I ~ III 期结肠癌术后风险评估。以此为借鉴，胃癌领域未来的趋势是进一步剖析免疫治疗获益人群的 TME 特征，扩展 TME 的评价维度。只有将"时机""方法"和"人群"这三个方面做到合理准确地匹配，TME 评价和预测模型才能真正成为指导胃癌精准免疫治疗的"利器"。

表 1　基于胃癌 TME 的免疫治疗预测模型

预测模型	时间	应用	模型原理	预测指标
m6Ascore（甲基化相关评分）	2020	预测 GC 患者的预后及免疫治疗疗效	TME m6 甲基化修饰评分、预后分型	Survival possibility：低分组（25%）对高分组（75%） RR：高分组（29%）对低分组（71%） 免疫治疗疗效：低分组（71%/29%）对高分组（25%/75%）
PS 评分（细胞焦亡相关评分）	2021	预测 GC 患者的预后及免疫治疗疗效	焦亡相关调节基因聚类分析	HR：0.79 RR：高分组（25%）对低分组（75%） Survival possibility：低分组（30%）对高分组（48%） 免疫治疗疗效：低分组（26%）对高分组（80%）
GPSGC score（微环境基因集评分）	2020	评估 GC 患者的预后，分类评估潜在的治疗靶点	机器学习胃癌基因表达数据集	HR：2.382 RR：高分组（60%）对低分组（40%） Survival possibility：低分组（25%）对高分组（78%）
TMEscore	2019	预测 GC 患者的预后及免疫治疗疗效	胃癌的基因组 TME 表型	HR：0.32 免疫治疗疗效：低分组（38.2%）对高分组（65.8%）

（二）精准靶向肿瘤微环境是免疫治疗联合策略的重要一环

抗肿瘤免疫反应包括环环紧扣的 7 个步骤：①肿瘤抗原释放；②抗原呈递；③T 细胞活化；④T 细胞血管内运输；⑤T 细胞肿瘤局部浸润；⑥T 细胞识别肿瘤细胞；⑦T 细胞杀伤肿瘤细胞，统称为"抗肿瘤免疫周期"。免疫治疗的出发点是促进 T 细胞启动和激活，重启抗肿瘤免疫反应。然而，免疫检查点抑制剂单药治疗效果不佳，这提示仅有 T 细胞活化，抗肿瘤潜能并无"用武之地"，不足以诱发充分的肿瘤杀伤。只有一一打通免疫周期的各个环节，才能达到有效且可持续的抗肿瘤免疫循环。

化疗、放疗和靶向治疗可促进肿瘤抗原释放，启动抗肿

瘤免疫周期。化疗依然是晚期胃癌药物治疗的基石。虽然晚期胃癌化疗可选择的药物种类较多，然而多年来始终面临有效性和毒性反应及副作用的两难窘境。体力状态较差的患者无法耐受多药联合化疗，降低了治疗强度。免疫治疗的出现打破了化疗临床现状的瓶颈。多个实体瘤的临床研究已经证明，相较于不尽如人意的单药免疫治疗结果，免疫检查点抑制剂与化疗联合施用时，具有明显的生存优势。从 CheckMate 649 等研究可见，化疗与免疫组合模式，为晚期胃癌患者带来更好的获益。

即便如此，对于晚期胃癌患者来说，整体预后依然较差。一方面，需要高效低毒的转化治疗策略提升手术切除率；另一方面，胃癌患者普遍功能状态评分较差而无法耐受强烈治疗。

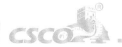

在此背景下，免疫联合策略尤其是"去化疗"联合策略的探索，在胃癌中具有重要临床意义。虽然 CheckMate 649 研究在纳武利尤单抗联合伊匹木单抗的"双免"策略亚组研究中未见明显 PFS 获益，但在未来"去化疗"模式仍值得在部分目标人群中进一步探讨。

除了肿瘤抗原释放、T 细胞启动激活外，免疫周期的中间环节——T 细胞运输和肿瘤局部浸润，是其功能发挥的前提，此环节主要受到免疫抑制细胞和细胞因子、血管生成等微环境因素的调节。靶向 TME 联合免疫治疗的策略有望达到"锦上添花"的效果。2019 年美国临床肿瘤学年会（ASCO）上 Ⅰb 期 REGONIVO 研究的结果显示，采用抗血管生成药物瑞戈非尼联合纳武利尤单抗治疗 MSS 型晚期胃癌患者，ORR 达 44%，中位 PFS 达 5.8 个月，揭开了免疫联合抗血管生成治疗模式的探索热潮。多项基础研究表明，靶向血管内皮生长因子（VEGF）或其受体（VEGFR）的抗血管生成药物可有效地促进细胞毒性 T 淋巴细胞进入肿瘤组织和重塑免疫炎性 TME。基础研究的加持下，抗血管生成联合免疫组合在确认了最佳选择与配伍后，可能走向强强联合的临床应用。

除此之外，肿瘤代谢微环境也是免疫周期的重要"调节器"。吲哚胺 2,3- 二加氧酶 1（IDO1）是催化色氨酸产生免疫抑制代谢物犬尿氨酸的关键酶。IDO1 抑制剂联合抗 PD-1 治疗在多种实体瘤的早期研究中显示出令人鼓舞的结果。但一项针对转移性黑色素瘤的 Ⅲ 期试验（ECHO-301/Keynote-252）显示 IDO1 抑制剂与单独使用 PD-1 抗体相比并没有获得生存益处，导致项目提前终止。后续研究发现，纳武利尤单抗治疗后患者血清犬尿氨酸 / 色氨酸比值增加，形成免疫逃逸微环境，并与晚期黑色素瘤和肾细胞癌患者免疫治疗抵抗相关。这提示基于 TME 的标志物选择及分层因素需要更多考量，强调了解潜在生物学标志物的重要性，以及精准选择联合治疗靶点以提升治疗疗效的必要和前景。

即使前景令人鼓舞，联合治疗策略亦有难以避免的桎梏。首先在用药时机选择上，大多数临床研究选择在单药治疗失败后测试组合策略，这使得联合策略应用人群和联合策略的客观有效性评估受到限制。此外，相对于单药治疗，联合治疗可能使初治患者暴露于更多不必要的毒性。因此，需要深入研究以确定何时应提供何种药物组合，以及哪些患者将从何种方案中获益，以达到精准、高效和低毒的"多赢"局面。

（三）剖析肿瘤微环境有助于阐明免疫治疗耐药机制

免疫治疗耐药一直是困扰临床医生的焦点问题。在免疫治疗时代，TME 是耐药研究的主角。TME 中的各类细胞、血管基质成分、理化性质等与治疗耐药现象相关。例如，骨髓来源的抑制细胞、M2 型巨噬细胞可分泌免疫抑制性细胞因子，减弱细胞毒性杀伤；TME 中的致密胶原阻碍 T 淋巴细胞在肿瘤核心的浸润；此外，物理压力对肿瘤血管施加的机械压缩导致缺氧和酸性 TME，也可构成免疫抑制微环境并引起免疫治疗耐药。

对于免疫治疗原发性耐药，其内在因素主要包括肿瘤抗原或 HLA 表达缺失、抗原呈递缺陷等。外在因素则多与 TME 相关，最为经典的观点是基于免疫的"冷""热"肿瘤理论。根据 TME 中细胞毒性免疫细胞的空间分布，可将肿瘤分为免疫炎性、免疫排斥和免疫荒漠三种基本免疫表型。基于 TME 的免疫细胞浸润评估，有助于预测对免疫治疗初始响应。"热肿瘤"对应免疫炎性表型，对免疫治疗的反应更强，例如黑色素瘤、非小细胞肺癌、肾细胞癌。"冷肿瘤"则表现为免疫排斥表型，如前列腺癌、三阴性乳腺癌和胰腺癌，通常极少从免疫治疗中获益。直至目前，胃癌主导的免疫微环境亚型尚未有明确定义。Yasuyoshi Sato 等将 29 例原发性胃癌组织的外显子组及转录组测序聚类得到四种免疫亚型，被归类为"热肿瘤"和"冷肿瘤"的比例相当，各约为 40%，进一步在 TCGA 数据库的大样本胃癌队列中验证，得到相似的比例。这表明胃癌免疫 TME 表型的异质性同样十分突出，对胃癌患者使用免疫治疗的策略不能趋于"同质化"。对于免疫"冷"肿瘤患者，有必要提早使用联合治疗策略来规避原发性免疫治疗耐药问题。

但与此同时，TME 并不是一成不变的，肿瘤可能会在治疗压力下发生适应性耐药。因此，如何克服不同治疗阶段出现的耐药现象也成为待解决的难题之一。免疫细胞是 TME 演变的主要角色，因此，了解 TME 中免疫细胞浸润模式及其变化规律，是挖掘免疫治疗耐药机制和开发新策略的关键。近年来，探索 TME 演变和特征的多学科方法也为此供新的研究手段。

单细胞 RNA 测序（scRNA-seq）是解决肿瘤免疫及耐药问题的有力工具，在解析免疫细胞异质性、T 细胞表型和克隆亚型、免疫细胞相互作用网络等方面具有独到的优势。通过分析基底细胞癌（BCC）或鳞状细胞癌（SCC）患者接受检查点抑制剂治疗前后的 T 细胞 RNA-seq 图谱，Yost 等发现抗 PD-1 治疗后，出现了 T 细胞亚群的克隆置换。无独有偶，2021 年 David A.Barbie 团队对经抗 PD-1 处理后小鼠黑色素瘤细胞进行单细胞测序，鉴定出一群免疫治疗耐受细胞亚群，并阐明其逃避免疫治疗的机制。在胃癌领域，Ryul Kim 等研究者使用 12 名胃癌患者治疗前后配对肿瘤样本的 scRNA-seq，发现一线化疗诱导了 NK 细胞浸润、巨噬细胞 M1 型极化，非应答者 LAG3 信号上调，为后线治疗方案提供了免疫学依据。此外，基于流式细胞荧光分选技术（FACS）、质谱流式技术（CyTOF）等高分辨组学手段也可解析 TME 的多样性特征，探讨基于 TME 的耐药机制。

为了描绘免疫浸润模式的空间信息，空间转录组学（spatial transcriptomics）方法应运而生，并架起了 scRNA-seq 和 TME 空间异质性之间的桥梁。2021 年，复旦大学高强团队在结直肠癌及癌旁的多部位样本中描绘结直肠癌及肝转移瘤的免疫微环境时空图谱，揭示了免疫抑制性 SPP1$^+$ 与 MRC1$^+$/CCL18$^+$ 巨噬细胞亚型在肝转移灶及治疗非应答患者中的特异性分布。将更多高通量组学如多重免疫荧光、蛋白质组学、代谢组学、表观遗传学等相结合，有助于解释肿瘤免疫治疗的耐药性，为阐明肿瘤异质性和动态治疗反应贡献新思路。

此外，采取不同的思路和方式逆转免疫治疗后耐药也是热度居高不下的探索。NitaAhuja 等发现表观遗传改变与免疫治疗共同调节胰腺癌 TME 的动态变化，以此探索克服治疗耐药性的新策略和机制。Nolan-Stevaux 等则通过联合治疗的方式，包括免疫检查点抑制剂和 4-1BB 激动剂，在较差的 T 细胞浸润 TME 下，改善了难治性肿瘤免疫治疗耐药问题。然而，对于胃癌逆转免疫治疗耐药的突破仍在探索路程中。Anand D.Jeyasekharan 团队曾在胃癌中使用表观遗传替代启动子来调节 TME 从而克服耐药。逆转免疫治疗后耐药的解决方法见仁见智,精准的评估方式和更为普适的策略还有待于进一步的探索。

三、总结与展望

胃癌正在全面进入免疫治疗时代。筛选有效人群、开发免疫治疗联合策略、逆转免疫治疗耐药是精准免疫之路面临的核心问题。而胃癌 TME 高异质性及其动态演进的特征,使得上述问题的探索更显迫切且重要。未来,以临床场景为基础的评价模型和方法,通过依托高通量技术和跨学科思维开发免疫治疗增敏策略,从而建立以肿瘤微环境评估为导向的胃癌精准免疫治疗决策体系,是优化胃癌免疫治疗的必由之路和全新挑战。

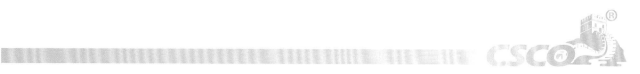

胃癌影像组学研究进展

北京大学肿瘤医院

李佳铮　唐磊

随着胃癌综合治疗的发展以及多学科诊疗模式的推广，胃癌个体化诊疗对于影像学精准评价的需求越来越高，主要涉及胃癌检出和诊断、侵袭性评价、分型分期、疗效预测和预后评估。受制于成像设备分辨率以及影像医生主观评判的局限性，以及近年来临床治疗快速发展带来的精准诊疗需求，传统影像学与临床个体化诊疗需求之间的差距增大。胃癌影像学若要突破现有机器分辨率及主观诊断缺陷的瓶颈，亟须客观有力的辅助手段。影像组学作为一种依托于新兴计算机技术的特征提取和模型构建手段，有望协助临床进行胃癌影像学精准评估。本文将介绍影像组学的基本概念，回顾影像组学在胃癌诊疗的最新进展，并探讨影像组学尚存在的主要问题和未来的发展方向。

一、影像组学概述

影像组学是将医学影像图像转化为可挖掘的高维数据，并将这些数据运用于临床决策的一种手段。医学影像图像包含大量人眼主观观测难以获得的肿瘤生物学行为信息，在影像医生的常规阅片过程中被忽略、遗漏，造成大量信息浪费。利用计算机人工智能，在现有分辨率图像数据的基础上，通过纹理分析及大数据手段，挖掘海量图像信息，并通过机器学习或深度学习等手段筛选、整合有意义的特征构建影像组学模型，解决临床诊疗关切的个体化问题，是影像组学的主要目标。经典的机器学习算法包括随机森林、逻辑回归模型和支持向量机；深度学习作为人工智能目前最先进的子领域之一，则可以自主理解和运用原始的大型数据集（如图像像素特征），通过迭代调整筛选特征，达到区分原始数据的目的。卷积神经网络（CNN）是目前常用的深度学习算法。通过上述方法建立的影像组学模型能够实现不同临床场景的诊疗决策支持，满足临床诊疗对影像学精准评估的需求。

二、胃癌影像组学研究现状

对胃癌生物学特征的评估常常需要获取活检标本，但受限于取材技术的局限性，往往只能反映局部区域的生物特征；影像组学则可以在完整影像学资料的基础上评估肿瘤的整体

特征。近年来，影像组学在胃癌诊疗的应用得到越来越多的关注，涵盖领域包括了诊断及鉴别诊断、肿瘤组织学及分子生物标记物预测、分型分期以及治疗疗效预测和预后分析等。

（一）诊断及鉴别诊断

2013 年，影像组学首次被用于胃癌影像学图像分析。Ba-Ssalamah 等共纳入了 48 例胃癌、胃 GIST 及胃淋巴瘤患者，提取胃肿瘤最大层面的二维纹理特征，建立分类模型辅助鉴别诊断。尽管研究结果不甚满意（错误分类比率 23.4%），影像组学还是初步显示出其深入、定量分析肿瘤微观特征差异的能力。随后，Ma 等利用 70 例形态特征近似的 Borrmann Ⅳ型胃癌与胃淋巴瘤患者，使用静脉期 CT 图像组学特征建立分类模型，鉴别诊断 AUC 值达到 0.827，而使用主观征象（胃壁是否存在蠕动以及是否为渐进性强化）鉴别的 AUC 值为 0.748。近期，有学者将目光投向医生主观更难以区分的胃神经内分泌癌以及胃腺癌的鉴别诊断，结果发现，与胃腺癌相比，胃神经内分泌肿瘤的静脉期图像纹理更不均匀，使用影像组学特征鉴别二者的 AUC 为 0.798，优于筛选出的主观征象（原发灶边缘是否清晰以及是否存在肿大淋巴结），其鉴别二者的 AUC 值 0.668。

（二）组织学及分子生物标志物预测

Lauren 分型是常用的胃腺癌组织病理学分型方法。影像组学研究探索了术前预测胃癌 Lauren 分型的可行性。Liu 等研究显示，Lauren 弥漫型胃癌动脉期图像灰度标准差和熵明显低于其他 Lauren 分型，静脉期图像灰度的均值及最大值明显高于其他 Lauren 分型。Wang 等研究则显示 Lauren 弥漫型胃癌静脉期肿瘤最大灰度强度高于其他 Lauren 分型，以此建立的组学模型能够有效鉴别 Lauren 肠型及弥漫型。

微卫星高度不稳定（MSI-H）的胃癌患者免疫治疗获益比例高，治疗前明确 MSI 状态有助于选择合适的治疗方案。liang 等发现胃癌静脉期图像纹理的可变性及最大灰度强度对判断是否 MSI-H 具有较高权重，MSI-H 患者的图像纹理可变性更大，最大灰度强度更高，作者结合患者年龄以及组学特征建立模型可较准确预测 MSI 状态（AUC=0.76），但肿瘤位置这一显著的 MSI-H 胃癌特征在特征筛选步骤中被淘汰。EBV 阳性胃癌是 2014 年癌症基因组图谱提出的 4 种胃癌分子亚型之一。Zhao 等使用两家中心及 TCGA-TCIA 公共数

据集共 133 例患者建立组学模型,其中 EBV 阳性 23 人,阴性 110 人,研究结果显示,纹理的复杂性以及随机性越低,越倾向于 EBV 阳性,该研究建立的组学模型在验证组中鉴别 EBV 状态的 AUC 为 0.904。曲妥珠单抗是一种人源化单克隆抗体,其靶向 HER2 在肿瘤细胞上的过度表达以达到抗肿瘤治疗目的,用于 HER2 阳性胃癌患者的靶向治疗。Li 等研究影像组学特征联合术前 CEA 水平预测胃癌 HER2 状态(AUC=0.771),表明其在指导筛选对靶向治疗敏感的患者方面的价值。

胃癌实体瘤内部除了肿瘤细胞,还包括各种类型的免疫细胞和基质细胞,它们与癌细胞相互作用,共同在其生物学行为中发挥作用。Jiang 等联合四家中心构建影像组学免疫积分模型(RIS),以术后病理标本肿瘤内部和边缘区域的免疫细胞水平作为金标准,通过分析胃癌患者 CT 图像病变中心区域及边缘区域组学特征来评估肿瘤免疫微环境,结果显示 RIS 模型能够区分不同的免疫细胞浸润水平,外部验证集 AUC 达 0.766。后续研究进一步使用多中心数据探索术前 CT 纹理深度学习模型预测胃癌病理基质分型,该深度学习模型的诊断准确率达 0.88~0.89,并具有较高的可重复性和稳定性,是 DFS 和 OS 的独立预测因子。

(三)cTNM 分期

胃癌基线 cT 分期决定了治疗方案的选择。《CSCO 中国胃癌诊疗指南》建议 cT_{3-4a} 的患者行新辅助化疗,cT_{1-2} 的患者可直接手术治疗,但研究发现 22.8% 的 pT_{1-2} 的患者在术前被过分期为 cT_{3-4}。Wang 研究发现胃癌组学特征能够较准确鉴别 T_2 与 T_{3-4} 期胃癌,在训练集准确性达 84.1%,但在验证集判断的准确性与传统 cT 分期方法相当(75.3% 对 77.0%)。在另一项 T_3 及 T_{4a} 的鉴别诊断研究,Sun 等联合影像组学征象以及深度学习特征,分别建立动脉期、静脉期以及延迟期模型,联合上述 3 个模型以及传统 CT 征象(结节状外突、脂肪间隙模糊以及浆膜亮线征)建立诺莫图,在外部验证集中 AUC 达 0.87,前瞻性验证集中 AUC 达 0.90。新辅助治疗后的再分期也是影像分期的一个瓶颈,其与术后病理 ypT 分期比较准确性仅为 37%~57%。Wang 等研究显示,双能 CT 影像组学模型能够辅助判断新辅助治疗后浆膜侵犯情况,出现浆膜侵犯的胃癌熵值较高,基于混合能量图像建立的模型 AUC 为 0.83,基于碘图建立的模型 AUC 则达到 0.88,联合混合能量图像和碘图模型能够使判断效能进一步提高,AUC 达到 0.91,而传统分期征象鉴别浆膜侵犯的 AUC 值为 0.68。

疗前 N 分期决定新辅助化疗的选择以及淋巴结清扫范围,临床常规 CT 诊断淋巴结转移准确率仅为 50%~70%。目前已有多项研究将影像组学应用于胃癌淋巴结转移预测研究,提高了 CT 对胃癌淋巴结转移的评估能力。Dong 等联合国内外多中心数据,在平扫和增强 CT 胃癌最大层面提取病灶的预定义影像组学特征和深度学习特征,构建预测胃癌 N 分期的人工智能模型,在训练集的 C-index 达到 0.821,在外部验证集达到 0.797,在国际验证集达到 0.822,均显著优于医生主观诊断淋巴结转移的水平。Jin 等认为胃周存在各组淋巴结串联的淋巴网络,各组淋巴结转移风险是存在关联的,并有可能通过原发灶的生物学行为来预测,据此他们使用深度学习方法分别预测了 11 组淋巴结(No.1~9,11p,12a)是否存在转移,其中位 AUC 为 0.876;此外,该研究进一步深度学

习模型可视化,发现肿瘤中心及边缘区域的纹理不均匀性与淋巴结转移相关。

腹膜转移是胃癌最常见的远处转移形式,目前也有多项影像组学研究发表。多数模型基于增强 CT 静脉期图像,也有少数应用双能 CT 碘基图进行预测,部分模型还联合了 cT、cN 分期、Lauren 分型、分化程度等临床和病理信息,构建的胃癌腹膜转移诊断模型 AUC 值为 0.741~0.981。Dong 等一项多中心研究以胃癌腹膜转移 "土壤 - 种子学说" 为理论基础,联合胃癌原发灶和邻近腹膜的纹理特征构建影像组学模型评估胃癌隐匿性腹膜转移,结果原发灶及邻近腹膜纹理不均匀度与腹膜转移存在相关性,并且在国际上首次构建了 CT 诊断胃癌 OPM 的影像组学双标模型,显著降低了胃癌 OPM 的 CT 漏诊率。

(四)疗效预测和预后评估

肿瘤治疗前的疗效预测及预后评估能帮助临床医生选择治疗方案。Wang 等研究显示基线患者年龄、性别、肿瘤分期等均难以准确预测胃癌新辅助化疗疗效,而基于纹理特征的影像组学模型可在疗前区分出 TRG1 和 TRG2/3 的患者,进而协助临床提前发现对新辅助化疗不敏感患者,并及时调整治疗方案。Jiang 等研究纳入 1 591 名直接手术的胃癌患者,使用术后生存数据为金标准建立影像组学模型,模型分数能够区分不同预后情况的患者,并且该分数能够预测 Ⅱ / Ⅲ 期患者能否从术后辅助化疗中获益,高分值的患者行术后辅助化疗的 DFS 较未行辅助化疗者长,而低分数患者则较难从术后辅助化疗中获益($P > 0.05$)。术前可以对这部分患者计划其他系统性治疗方案,以改善预后,达到个体化诊疗的目的。

部分胃癌患者在初诊时即为Ⅳ期,失去手术机会,但接受系统性治疗仍可延长预后。目前常用的治疗方案包括化疗、免疫治疗以及靶向治疗,这三种方案发挥药效的生物学机制各不相同,治疗前筛选适合的患者或治疗早期准确评效均有助于改善患者预后。Liang 等基于基线及第一次随访 CT 纹理差异建立模型用于化疗疗效早期预测,研究发现与一阶特征相比,二阶或形态特征能更好地在治疗早期预测化疗疗效。此外,不同化疗方案引起的纹理变化不同,二阶特征联合临床信息能够较好预测 SOX 方案疗效,而形态特征能够较好地预测 PS 方案疗效。免疫治疗由于特殊的生物学机制,如免疫细胞浸润导致的假进展,径线有时不能准确反映疗效,Liang 等发现胃癌纹理特征能够用于预测特瑞普利单抗联合化疗疗效,病灶区域拉普拉斯算子三维成像一阶统计量的峰度越低,小波 - 高高低频子带的一阶统计量均值越高,患者疗效越差。Yoon 等研究尝试使用纹理特征预测曲妥珠单抗联合化疗治疗 HER-2 阳性胃癌疗效,发现靶向治疗疗效好的患者基线时胃癌纹理更不均匀,相关特异性指标包括反差(contrast)和协方差(variance)更大,以及自相关(correlation)更小,作者认为这是由于 Her-2 阳性胃癌细胞增殖旺盛、新生血管多、坏死明显而导致影像图像上纹理不均匀,而这部分患者靶向治疗疗效较好。

三、现存挑战及展望

影像组学理论上能够弥补传统影像学的不足,有潜力突

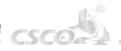

破传统主观观测和评估难以解决的瓶颈,近年来广受研究者关注,但也存在一些不足,导致在临床的落地应用面临挑战。首先,目前已发表文献多数为单中心小样本研究,难以获得高循证级别证据进而改变临床指南。Gilles 等认为在影像组学领域,所建立模型的效能取决于是否有充足的样本量;而一项影像组学质量评估的研究总结了 77 篇相关文献,发现影像组学研究平均样本量为 232 名患者,最小样本量仅为 38 名患者,且 81.1% 的影像组学研究缺乏外部验证。AN 等研究表明,即使采用交叉验证,样本量小的研究结果仍然不可靠。其次,传统影像学已经建立起较为明确的征象 - 病理组织学解释体系,如增强 CT 可反映肿瘤血供、坏死等情况,边缘形态特征可反映肿瘤浸润程度,DWI 通过水分子扩散受限程度间接反映肿瘤细胞密度等,上述指标均有病理组织学解释并形成理论体系,因而在临床得到广泛接受和应用。而影像组学特征主要通过数学方法变换获得,如何过渡到病理组织学解释,尚缺失中间环节;并且存在某些特征均描述图像纹理某一性质(如不均匀程度),但因其内部逻辑不同(如连通域大小变化的方差及领域强度值差异的熵的总和等),对结局预测权重

不尽相同的情况,相当部分研究也未深入挖掘可解释性原理,仅以黑箱原理一言以蔽之,导致目前影像组学特征难以被临床接纳。再次,部分中心纳入研究的胃癌患者在 CT 扫描前未进行规范前处置,可能影响 ROI 勾画时胃癌边界判断,进而影响纹理分析的准确性。最后,多中心扫描方案的一致性、图像分割及标注方法、模型构建方法的多样性、组学模型的泛化能力等诸多因素,也成为影像组学在胃癌临床应用面临的挑战。

随着影像组学在胃癌临床和转化研究中的地位提升,预期影像组学将与基因组学、蛋白质组学及其他各类组学逐渐整合,为胃癌个体化医疗的实现提供丰富信息。在可预见的未来,影像组学及人工智能不会取代影像医生,相反,它具备改善影像工作流程、提高影像医生工作效率的潜力。胃癌临床及影像医生应以开放的心态面对这一技术,积极通过 MDT 等形式探讨影像组学应用场景,并通过院际 MDT 交流等模式,促进不同中心胃癌影像的同质性,推动大数据共享及多中心研究的开展,早日获得高循证级别的结果,造福广大胃癌患者(表 1)。

表 1 胃癌影像组学代表性研究

序号	作者	杂志	日期	研究类型	样本量 / 例		图像类型	目的	分割方式	组学特征	算法
					训练组	验证组					
1	Jiang	*Ann Oncol*	2020	多中心	262	1 516	腹部静脉期增强 CT	预测胃癌免疫微环境状态	原发灶;原发灶周围区域	一阶、二阶及高阶特征、形态特征	LASSO
2	Jiang	*Lancet Digit Health*	2021	多中心	321	1 888	腹部静脉期增强 CT	预测胃癌基质分型	原发灶	深度学习特征	深度残差神经网络
3	Dong	*Ann Oncol*	2020	多中心	225	454	腹盆动、静脉期增强 CT	预测是否存在淋巴结转移	原发灶	深度学习特征、预定义特征	支持向量机
4	Dong	*Ann Oncol*	2019	多中心	100	454	腹盆静脉期增强 CT	预测是否存在腹膜转移	原发灶;邻近原发灶中心的腹膜区域(>2cm²)	直方图、形态、灰度共生矩阵、灰度行程矩阵	LASSO
5	Jiang	*JAMA Netw Open*	2021	多中心	1 225	753	腹部静脉期增强 CT	预测是否存在腹膜转移	原发灶	深度学习特征	DenseNet
6	Jiang	*Ebiomedicine*	2018	多中心	228	1 363	腹部静脉期增强 CT	预测胃癌术后患者 OS 及 DFS	原发灶	灰度直方图、共生矩阵、行程矩阵、绝对梯度、自回归模型、小波特征	LASSO
7	Wang	*JAMA Netw Open*	2021	多中心	250	73	腹部静脉期增强 CT	预测新辅助化疗预后	原发灶	一阶、形态、纹理及小波特征	LASSO

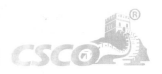

胃癌围手术期免疫治疗进展

吉林大学第一医院肿瘤中心

王轶卓　王畅

一、引言

中国胃肠肿瘤外科联盟共收集全国 2014—2017 年间全国 95 家中心的胃癌外科诊疗病例 134 111 例,其中局部进展期胃癌占 70.5%。不同分期胃癌患者 5 年生存率分别为:ⅠA 期 93.8%、ⅠB 期 80.8%、ⅡA 期 70.8%、ⅡB 期 59.6%、ⅢA 期 44.4%、ⅢB 期 32.9%、ⅢC 期 18.9% 及Ⅳ期 10.2%,差异有统计学意义($P<0.05$)。因此,如何提高局部进展期胃癌患者的疗效是进一步改善我国胃癌整体 5 年生存率的关键。进一步探索胃癌围手术期更优的治疗模式成为目前研究的热点;近年来,免疫治疗在胃癌中的研究进展迅速,已被推荐用于晚期胃癌各线治疗,在初步的临床研究中,看到了传统放化疗联合免疫检查点抑制剂在胃癌围手术期治疗中的喜人效果和应用前景。本文就胃癌围手术期的治疗现状、免疫联合治疗机制及临床研究进展进行综述。

二、胃癌围手术期治疗现状

随着现代医学的不断发展,手术已成为局部进展期胃癌治疗的首选,尤其是胃癌 D2 根治术已作为局部进展期胃癌的标准术式,但单纯的手术治疗给患者的长期获益仍然不够,只有 50% 患者首次手术时达 R0 切除,80% 阴性切缘的患者仍会复发,且大多数患者最终死于疾病本身。当外科治疗水平达到一定的高度,扩大切除范围再也不能进一步延长患者生存期时,围手术期的综合治疗则显得尤为重要。

可切除胃癌围手术期治疗探索经历了一系列过程,但在过去,东西方治疗模式存在一定差异。在北美,进行了放疗在围手术期治疗的尝试,早期美国 INT0116 研究证明了在 <D2 清扫术的条件下术后放疗的显著获益,术后同步放化疗较单纯手术延长生存时间。在欧洲,英国 MAGIC 研究奠定了围手术期化疗在进展期胃癌治疗中的地位。由此,术前 3 周期 ECF 方案 + 手术 + 术后 3 周期 ECF 辅助化疗,成为欧洲进展期可切除胃癌的标准治疗。在亚洲,ACTS-GC 与 CLASSIC 研究提示 D2 术后辅助化疗可获生存获益。如今,东西方治疗模式逐渐趋于一致,肯定了 D2 根治术的地位,推崇新辅助

治疗模式,但新辅助治疗方案上还有一定的差异,即亚洲以Ⅲ期患者为主且双药方案居多,西方则对Ⅱ期以上患者即应用新辅助化疗且三药方案居多。

2019 年在欧洲肿瘤内科学会 ESMO 上,由中国学者季加孚、沈琳教授牵头开展的 RESOLVE 研究汇报了结果,这项研究旨在比较 D2 根治术后使用 XELOX 或 SOX(奥沙利铂 + 替吉奥)方案与围手术期使用 SOX 方案的疗效和安全性;结果显示,对 $cT_{4a}N_xM_0$ 或 cT_{4b} 任意 N,M_0 的局部进展期胃癌患者,术前给予 3 周期 SOX 新辅助化疗,以及术后 5 周期 SOX 方案联合 3 周期替吉奥单药,较术后 XELOX(奥沙利铂 + 卡培他滨)辅助化疗组,可显著延长 3 年无进展生存时间(disease-free survival,DFS),并提高 R0 切除率,这项研究推动了我国新辅助化疗 +D2 根治手术 + 术后辅助化疗这种围手术期治疗模式地位的提升,同时提升了非食管胃结合部肿瘤新辅助化疗 SOX 方案的推荐级别。另外一项在 2020 年胃肠道肿瘤研讨会 ASCO GI 大会由中国人民解放军总医院陈凛教授团队的 RESONANCE 研究显示,SOX 新辅助 2~4 周期 +D2 根治术 + 术后辅助化疗直至 8 周期,与 D2 根治术 + 术后辅助治疗 8 周期相比,可以增加ⅡA~ⅢC 期胃癌患者的 R0 切除率,延长患者的中位生存时间 DFS 和 OS。基于上述临床研究,在 2021 年 CSCO 指南中提升了围手术期治疗模式的地位,将Ⅲ期胃癌治疗中新辅助化疗 +D2 根治术 + 辅助化疗从Ⅱ级推荐提升至Ⅰ级推荐;删除了Ⅲ级推荐中的胃切除术 D2+ 辅助放化疗的推荐,提升了非食管胃结合部癌新辅助化疗 SOX 推荐级别。

三、胃癌围手术期免疫治疗可行机制

根据国内外各大指南最新推荐,免疫治疗已成为晚期胃癌的标准治疗,NCCN 指南 2020V4 版本推荐 PD-1 单抗用于晚期胃癌一线 CPS ≥ 5 人群,二线 MSI-H 人群,三线 CPS ≥ 1 人群;ESMO 指南、CSCO 指南、JGCA 指南都推荐晚期胃癌三线应用免疫治疗。有循证医学证据级别较高的临床数据显示,胃癌免疫治疗有效,如 Checkmate-649,Attraction-4,ORIENT-16,Keynote-059,Attraction-02,Keynote-061 和 Keynote-062 亚组数据等。胃癌免疫治疗从后线到前线,推荐

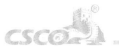

等级前移，治疗布局突破。胃癌免疫治疗仍在不断探索中，从开始单药到现在联合，从后线到前线再到早期。因此免疫治疗在胃癌围手术期可能有着更多的应用前景。

早期患者肿瘤微环境可能为免疫治疗提供更有利的环境。在肿瘤发生的早期阶段，T 细胞可通过分泌 Th-1 细胞因子（IFN-γ、IL-2 和 IL-12）、募集 NK 细胞以及抗原特异性细胞毒性 T 淋巴细胞（CTLs）清除免疫原性癌细胞。随着肿瘤的进展，这种作用愈来愈弱，而肿瘤耐受愈来愈强。随着肿瘤进展，肿瘤细胞发生免疫逃逸。这些免疫逃逸的肿瘤细胞通过多种机制诱导 CD4$^+$ 调节性 T 细胞（Tregs）的募集，从而对抗抗肿瘤免疫细胞。Tregs 高浸润的肿瘤预后较差。肿瘤微环境随疾病发展而发生免疫抑制性变化，疾病早期的肿瘤微环境更有利于 T 细胞浸润并杀伤肿瘤细胞，越早应用免疫治疗，可能获益越大。

免疫治疗用于新辅助具备一定的理论基础。新辅助抗 PD-1 治疗可能将原位肿瘤转变为"自体疫苗"，从而诱导抗瘤免疫反应，这种免疫应答会在体内追踪最终导致癌症复发的微转移灶。另外，术前完整的淋巴系统或许可为免疫激活提供基础。肿瘤细胞表达 PD-L1，部分肿瘤细胞表达 PD-L2，保护自身免于被 CTL 杀伤；抗 PD-1/PD-L1 单抗阻断 PD-1 与 PD-L1/PD-L2 的结合，恢复 CTL 的杀伤功能，抑制 T 细胞衰竭。PD-1 与 PD-L1/L2 的结合，抑制活化 T 细胞的增殖；PD-1 与 PD-L1 的结合，抑制 IL-2 的分泌，抑制 T 细胞的活化；抗 PD-1/PD-L1 单抗，解除活化和增殖抑制，使肿瘤特异性 T 细胞处于活化状态，促进增殖。

免疫联合化疗的理论基础：重塑肿瘤免疫原性。手术前患者的免疫系统更加完整，只是处于明显的免疫抑制状态；免疫治疗可利用手术前肿瘤体积大，新抗原多的特点，充分增强体内抗肿瘤免疫 T 细胞的活性；免疫治疗与化疗联合有协同效应，由于化疗通过增加肿瘤细胞免疫原性、加强抗原的加工提呈、消除免疫抑制相关的髓系来源的抑制性细胞（myeloid-derived suppressor cells，MDSCs）和 Treg 细胞等方式，激发特异性抗肿瘤免疫反应；免疫细胞和细胞因子通过增强肿瘤细胞对化疗的敏感性以提高化疗效果。

四、胃癌围手术期免疫治疗临床研究进展

（一）围手术期免疫治疗单药临床研究数据

1. PD1 单抗作为新辅助治疗　一项 I 期单臂研究 JapicCTI-183895 评估了纳武利尤单抗用于可切除 GC 患者新辅助治疗的疗效，研究共纳入患者 31 例，结果显示，96.7% 的患者在手术窗口期内进行了根治性手术，16.1% 的患者获得主要病理缓解（major pathologic response，MPR），1 例（3.2%）患者达到 pCR 和 MPR。生物标志物分析显示，4/5 例达到 MPR 的患者表现为 MSI-H 状态（包括 1 例 pCR 患者）研究提示纳武利尤单抗单药或可用于可切除 GC 患者的新辅助治疗。

2. PD1 单抗作为辅助治疗　CheckMate 577 是一个全球性的、随机的、双盲的、安慰剂控制的第三阶段试验，以评估检查点抑制剂作为辅助治疗食管或胃食管结合部肿瘤的疗效。在接受术前放化疗新辅助后，进行手术 R0 完整切除的 III 期

食管癌或胃食管结合部癌的成年人被随机分配为 2:1 至 O 药组或安慰剂组。DFS（无疾病复发生存时间）为主要研究终点，OS 及 3 年的 OS 率为次要研究终点。研究显示，纳武利尤单抗显著改善了主要终点 DFS，纳武利尤单抗组和安慰剂组的患者中位 DFS 分别为 22.4 个月和 10.4 个月（HR=0.67；95% CI 0.55~0.81；P=0.000 3），12 个月 DFS 分别为 62% 和 45.5%。这项研究表明在接受新辅助放化疗的食管癌或胃食管结合部癌的患者中，接受 O 药辅助疗法的患者无病存活时间明显长于接受安慰剂治疗的患者。

（二）围手术期免疫治疗联合应用临床研究数据

1. 围手术期 PD1 单抗联合双药化疗　刘莺教授等探索了卡瑞利珠单抗联合 FOLFOX 新辅助治疗局部进展期可切除胃癌及食管胃结合部癌中的作用，这项 II 期临床研究结果显示，42 例患者全部获得 R0 切除，pCR 率为 10%，24% 达到 TRG1 级，这项研究告诉我们卡瑞利珠单抗联合 FOLFOX 方案作为可切除、局部进展期胃／胃食管结合部癌患者的新辅助治疗方案具有较好的有效性与安全性，主要不良反应为血液学毒性。

浙江大学医学院附属第一医院蒋海萍教授主导了一项 II 期研究，探索了信迪利单抗联合 CapeOX 方案新辅助治疗局部进展期胃癌有效性及安全性。纳入胃／胃食管交界部（G/GEJ）腺癌患者 36 例，予信迪利单抗联合 CapeOX 化疗方案新辅助，术后辅助化疗方案。主要终点为病理完全缓解率。研究结果显示，信迪利单抗联合 CapeOX 方案新辅助治疗局部进展期可切除 G/GEJC 的疗效令人鼓舞，pCR 率 23.1%，MPR 率 53.8%。PET-CT 评估部分代谢缓解率达 61.1%，总体安全性可控。该研究提示，信迪利单抗联合 CapeOX 方案有望为局部进展期胃癌患者提供一种新的新辅助治疗选择。

天津医科大学肿瘤医院丁学伟教授近年来开展胃癌围手术期的免疫治疗 II 期研究，主要目的是评估 PD-1 联合奥沙利铂／替吉奥（SOX 方案）用于可切除局部进展期胃腺癌的围手术期治疗后的 2 年 DFS，次要目的是评估 pCR 率、MPR 率、R0 切除率、安全性、3 年 OS。入组病例为未经治疗的、临床分期 c II～IVA（AJCC 8th）、局部晚期胃／胃食管结合部癌患者。3 周期信迪利单抗 +SOX 新辅助治疗后，行胃癌根治术（D2），手术后信迪利单抗 + 替吉奥 q.3w. 最多至 12 个月。已经入组患者 21 例，均完成术前治疗和根治术。男性 10 例（47.6%），女性 11 例（52.4%），中位年龄 56（31～72）岁；R0 切除率 100%。术后病理显示完全病理缓解（pCR）7 例（33.3%），获得令人鼓舞的 pCR 率，没有 III～IV 级不良事件，安全性良好。

一项 PD-1 抑制剂替雷利珠单抗联合 SOX 的 II 期研究中，所有患者均治疗 3 个周期后，进行了 D2 根治性手术，并在术后评估肿瘤病理退缩。主要终点是肿瘤主要病理反应（MPR）。21 例患者中有 13 例（61.9%）在治疗后达到 MPR，5 例（23.8%）患者的肿瘤完全缓解。

一项前瞻性开放标签 Ib 期试验中报告了接受 LP002（一种抗 PD-L1 抗体）联合化疗围术期治疗的胃癌／胃食管结合部癌症患者的安全性和病理反应，联合的化疗方案为顺铂 + 氟尿嘧啶，所有患者均完成了计划的术前治疗，27 例（90.0%）患者进行了手术。R0 切除 24 例。1 名患者达到

pCR，5名患者（18.5%）达到TRG 2~3。

帕博利珠单抗联合mFOLFOX围手术期治疗可切除食管、胃食管连接部和胃腺癌的Ⅱ期研究，37例患者均完成了术前治疗。27例为根治性手术，均R0切除：5例（19%）患者ypCR，6/27例（22%）肿瘤消退评分为0，除2例患者外，93%（25/27）患者显示病理学缓解。所有37例治疗患者中的21例报告了G3/4毒性，未发生非预期毒性。

2. **围手术期PD1单抗联合三药化疗**　AIO和SAKK德国胃组的DANTE研究显示，接受围手术期阿替利珠单抗联合FLOT对比FLOT治疗可切除食管胃腺癌，2020ASCO会议公布手术完成情况、安全性结果。研究显示，围手术期FLOT联合阿替利珠单抗安全、可行。2021年ESMO会议报道了不同MSI状态和病理消退情况，证明了在dMMR患者中接受PD-L1单抗效果更佳，MPR高达80%，pCR/TRG1a为60%（6名）。2022年ASCO会议上再次更新了数据，结果显示阿替利珠单抗联合FLOT在病理分期及病理缓解更明显，PD-L1表达越高，获益越多。

特瑞普利单抗联合FLOT围术期治疗可切除的局部进展期胃/胃食管结合部腺癌的Ⅱ期临床研究。7例（25%）患者达到pCR/TRG1a，2例MSI-H的患者均达到pCR，12例（42.9%）患者达到MPR（TRG1a/b）。结果显示：围手术期应用特瑞普利单抗联合FLOT治疗胃/胃食管结合部腺癌患者的疗效显著且耐受性较好。特瑞普利单抗联合FLOT方案为可切除的局部进展期胃/胃食管结合部腺癌患者提供了一种新辅助治疗方案选择。

PANDA研究探索新辅助阿替利珠单抗联合多西紫杉醇/奥沙利铂/卡培他滨治疗非转移性胃和胃食管交界处腺癌，入组20例患者，PCR率45%，MPR率70%。

3. **围手术期PD1单抗联合化疗和抗血管治疗**　一项卡瑞利珠单抗＋阿帕替尼＋替吉奥±奥沙利铂新辅助或转化治疗局部进展期 cT_{4a}/bN_+ 胃癌的前瞻性Ⅱ期单臂研究，24例患者接受评效，3例转化失败，2例拒绝手术，1例因免疫学肺炎推迟手术，最终18例患者手术，均达R0切除，R0切除率达85.7%（18/21），3例pCR（16.7%），2例MPR（11%），中位随访时间12.5个月（3.4~19.5个月），13例（76.5%）R0切除患者均未复发。接受手术患者未发生出血增加、局部粘连、纤维化等增加手术难度现象。该研究结论，卡瑞利珠单抗＋阿帕替尼＋替吉奥±奥沙利铂用于 $T_{4a/b}N_+$ 胃癌新辅助或转化治疗是安全可行的，并且显示了一定的疗效。该联合治疗重塑免疫微环境且减少了免疫抑制反应。

4. **围手术期PD1单抗或PD-L1联合放化疗**　单臂Ⅱ期研究Neo-PLANET纳入局部晚期近端胃癌患者36例，探索了卡瑞利珠单抗联合放化疗用于新辅助治疗的疗效和安全性。结果显示，33.3%的患者达到pCR，77.8%的患者达到淋巴结阴性，44.4%的患者达到MPR；任意级别治疗相关不良事件（TRAE）发生率为100%，3~4级TRAE发生率为80.56%。最常见的任何级别的治疗紧急不良事件（TEAE）包括淋巴细胞计数减少（97.2%）、贫血（88.9%）、白细胞减少（72.2%）和反应性毛细血管增生（69.4%）。该结果支持研究进入下一阶段。卡瑞利珠单抗联合放化疗新辅助治疗局部进展期近端胃癌，显示出良好的结果，尚需Ⅲ期临床研究进一步

确证。

SHARED研究评估了信迪利单抗联合新辅助同步放化疗治疗局部晚期胃癌/胃食管结合部腺癌的疗效。研究共计纳入28例患者，在完成手术切除的19例患者中8例达到pCR（42.1%），14例达到MPR（73.7%），R0切除率达到94.7%，整体治疗显著且安全性可耐受。

围手术期阿维鲁单抗联合CRT治疗Ⅱ/Ⅲ期可切除食管和胃食管结合部（E/GEJ）癌的Ⅰ/Ⅱ期试验，化疗方案为紫杉醇＋卡铂，22例患者入组，其中胃食管结合部癌共14例，食管鳞癌8例，总体PR率26%，1年DFS率67%。

5. **HER2过表达胃癌围手术期免疫治疗研究**　KEYNOTE811研究结果显示，针对HER2阳性、转移性G/GEJ癌，在原有的曲妥珠单抗联合化疗的基础上再联合PD-1单抗，进一步提高治疗有效率，已经改变临床实践。一项单臂Ⅱ期研究中，入组可切除HER-2阳性、临床 T_3/N_+ 或更高分期的胃或GEJ腺癌患者，给予4个周期的曲妥珠单抗和CAPOX与3个周期的SHR1210（200mg，i.v.，d1，q.3w.）联合使用，随后接受手术和术后4个周期的CAPOX。主要终点是pCR。22名入组患者中，4名患者未完成新辅助治疗，2名患者拒绝手术，16名患者经历了D2切除，9人（56.3%）达到MPR，其中5人（31.3%）达到pCR（ $ypT_0N_0M_0$ ）。R0切除率为100%，ORR为77.3%。与keynote811研究相似，免疫治疗联合传统的抗HER2治疗进一步提高了疗效，可能成为HER2阳性胃癌患者的标准治疗。

6. **MSH-H/dMMR胃癌**　一项收集了13项Ⅰ/Ⅱ期临床试验的荟萃分析，包括332例可切除胃癌，为接受新辅助ICI（免疫检查点抑制剂）治疗的患者（ T_{2-4} 或 N_+ ）。其pCR、MPR和R0切除率为16%、36%和97%。作为对照，来自25项新辅助化疗研究的结果汇总中，pCR率为8%、MPR22%和R0切除率84%。化疗组3级以上毒性比率高于ICI，治疗组和化疗组分别为24%与28%。进一步增加放射治疗，最高的pCR为35%和MPR为74%。仅有4项试验报告了dMMR/MSI-H患者的结果，其pCR为39%和MPR82%，而pMMR/MSS患者分别为5%和20%，其中2项试验仅使用ICI。相较于化疗，新辅助ICI加化疗/放疗，具有更好的病理反应和R0切除率。

五、胃癌围手术期免疫治疗展望与思考

（一）目前的胃癌围术期免疫治疗研究仍存在问题

1. 已经公开初步结果的几项研究均为临床Ⅰ、Ⅱ期的探索性研究，样本量较少；且目前研究均为单臂研究；仅报道pCR/MPR及安全性方面的数据。进一步尚需设计严谨的双盲、随机、对照临床Ⅲ期大样本研究，并披露更直接的生存方面的数据等。

2. 围手术期临床试验终点选择OS是评估肿瘤治疗效果的金标准。尽管OS的测量可靠简单，但无偏倚，但该终点指标需要长期随访，且需要较大样本量的患者，且随着时间的增加，非癌症死亡的风险上升。因此，需要找到替代指标以尽早评估到围手术期治疗的临床疗效，并降低药物研发成本。

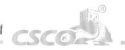

3. 影像学评估与病理学缓解评估结果存在差异。NADIM 研究显示,影像学评估获益可能被低估,影像评估预测作用有限,免疫细胞浸润导致影像学评估疗效更加具有局限性。

4. 围术期免疫治疗的适合人群以及生物标记物,时机和时限,应用方式,单药还是联合,围术期免疫治疗新药的开发与探索等都是有待进一步探索和解决的问题。

(二)针对上述问题,目前也开展了多项胃癌围手术期的相关临床研究

包括新辅助治疗中使用免疫治疗联合化疗对比化疗在局部进展期胃癌疗效和安全性的 Keynote585 研究,探索 D2 根治手术之后应用化疗联合免疫治疗作为辅助治疗的 Attraction-05 研究,还有一项北京大学肿瘤医院发起的 PD-1 单抗 HLX10 联合化疗对比安慰剂联合化疗新辅助 / 辅助治疗胃癌的随机、双盲、多中心的 Ⅲ 期临床研究,以及探索围手术期化疗、化疗 + 抗血管药物、化疗 + 抗血管药物 +PD1 单抗疗效和安全性的 Ahead-G208 研究等都在进行中。期待最终的研究结果发布以指导我们的临床实践。

近年来胃癌围手术期治疗循证医学证据逐渐在丰富,在我国诊治指南中推荐地位与力度进一步提升,但当前化疗新辅助 / 辅助生存获益仍有限,探索新的方案十分必要。围手术期免疫治疗理论可行,前期小样本研究证实了免疫治疗用于胃癌围手术期治疗的可行性,但仍需进一步研究证实。胃癌围手术期免疫治疗疗效及安全性、适应人群、应用时机、应用时限、联合方式、疗效评价、新药研发等都需要进一步积极探索。

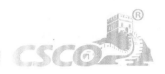

HER2阳性胃癌患者治疗进展

华中科技大学同济医学院附属同济医院

苏贝贝　袁响林

晚期胃癌整体预后欠佳,其中人表皮生长因子受体2(HER2)阳性的患者占15%~20%。HER2阳性胃癌已被公认是一类特殊类型的胃癌。

研究者已开发出多种靶向HER2的药物,如抗HER2单克隆抗体及其衍生物(曲妥珠单抗、帕妥珠单抗和玛格妥昔单抗)、小分子酪氨酸激酶抑制剂(拉帕替尼、来拉替尼和吡咯替尼),抗体-药物偶联物(T-DXd/DS-8201、T-DM1和RC48)以及双特异性抗体(ZW25和KN026)等。尽管靶向HER2的药物开发呈井喷式增长,然而大多数在HER2阳性乳腺癌治疗领域取得重大进展的药物或组合,均折载于HER2阳性晚期胃癌,曲妥珠单抗(trastuzumab)是目前唯一被批准用于HER2阳性晚期胃癌一线治疗的靶向药。目前尚无一线治疗耐药或进展后的标准治疗方案。因此,开发新的抗HER2靶向药物或者更有效的联合治疗方案,以及探索后线抗HER2治疗的可选策略,对HER2阳性晚期胃癌患者显得极为迫切。

本文将结合HER2阳性晚期胃癌治疗领域的一些新探索、新发现,从HER2阳性晚期胃癌的一线治疗、后线治疗以及早期的围手术期治疗三个层面,对这一领域的新进展作一综述。

一、一线治疗策略

(一)帕博利珠单抗联合曲妥珠单抗及化疗

随着CheckMate-649研究以及ORIENT-16研究的结果肯定了免疫联合化疗在胃癌一线治疗中的作用,免疫治疗在胃癌领域取得了令人振奋的突破性进展。在HER2阳性胃癌领域,由于曲妥珠单抗可影响抗肿瘤免疫反应,与ICI联合使用可能会产生协同的抗肿瘤效果,因此免疫治疗联合抗HER2靶向治疗及化疗被认为是极具潜力的治疗策略之一。

KEYNOTE-811研究是一项Ⅲ期双盲、全球性、随机对照研究,共纳入264例不可切除或转移性的HER2阳性胃/食管结合部癌患者,入组患者1:1随机接受帕博利珠单抗(200mg,i.v.,q.3w.)+曲妥珠单抗(首次8mg/kg,随后6mg/kg,i.v.,q.3w.)+化疗(n=133)或安慰剂(i.v.,q.3w.)+曲妥珠单抗+化疗(n=131)一线治疗,双重主要终点为OS和PFS。本研究

结果报道显示:帕博利珠单抗联合曲妥珠单抗及化疗的ORR为74.4%,与安慰剂联合曲妥珠单抗及化疗相比,ORR提高了22.7%,具有显著的统计学和临床意义。基于以上研究结果,美国FDA于2021年5月批准PD-1单抗帕博利珠单抗联合经典的HER2单抗曲妥珠单抗和化疗一线治疗局部晚期不可切除或转移性HER2阳性胃或胃食管结合部腺癌患者。该方案是FDA批准的首个抗癌新疗法,并将有望改写HER2阳性胃癌一线治疗的临床指南。

(二)纳武利尤单抗联合曲妥珠单抗及化疗

日本的一项非随机、开放标签的Ⅰb期研究NI-HIGH研究,评估了纳武利尤单抗联合曲妥珠单抗及S-1/Cap+Ox方案治疗HER2阳性晚期胃癌的安全性和耐受性。该研究中纳武利尤单抗联合曲妥珠单抗及SOX/CapeOX一线治疗HER2阳性晚期胃癌显示出良好的疗效和安全性;总体ORR为76.2%,中位PFS为10.8个月,中位OS尚未达到,患者1年生存率达76.2%。

(三)阿维鲁单抗联合曲妥珠单抗及化疗

一项阿维鲁单抗(avelumab)联合曲妥珠单抗及FOLFOX方案化疗用于既往未经治疗的HER2扩增的转移性胃食管腺癌的单臂、多中心、Simon二阶段设计(α=0.05,80%power)的Ⅱ期研究中,缓解率由47%改善至65%。

以上研究均表明,在HER2阳性晚期胃癌中一线使用ICI联合抗HER2靶向治疗及化疗,可显著增加ORR。

二、后线治疗策略

近年来,除了免疫治疗,新药探索在HER2阳性胃癌领域同样开展得如火如荼。在曲妥珠单抗以后的新药探索上,在HER2阳性乳腺癌领域取得成功的方案如卡培他滨联合拉帕替尼、TDM1以及"妥-妥"双靶一线治疗在HER2阳性胃癌中的探索均以失败告终。然而,若干新药如ADC药物(包括维迪西妥单抗以及DS-8201/T-DXd等)、双特异性抗体、玛格妥昔单抗等,目前来看其在晚期胃癌的后线治疗中均可为HER2阳性胃癌患者带来生存获益。

(一)T-DXd

抗体-药物偶联(antibody-drug conjugate,ADC)类药物

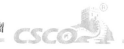

由针对特定靶点的单克隆抗体和细胞毒药物偶联而成。曲妥珠单抗的抗体-药物偶联物与细胞表面表达的HER2受体结合后可通过内吞作用进入细胞，在曲妥珠单抗发挥靶向抗肿瘤作用的同时，发挥药物的细胞毒作用，进而多维度杀伤肿瘤细胞。

T-DXd（DS-8201）是靶向HER2的ADC类药物，由抗体端的曲妥珠单抗与载荷的拓扑异构酶Ⅰ抑制剂Deruxtecan偶联而成，连接子为肿瘤选择性的切割linker，其旁杀效应使得载荷可以扩散至周边癌细胞起杀伤作用；且较T-DM1有更高的药物抗体比（DAR），提示其效能更高。一项T-DXd治疗既往≥2线的HER2阳性晚期胃/胃食管结合部腺癌全球性、开放标签、单臂、Ⅱ期DESTINY-Gastric02研究显示，T-DXd治疗HER2阳性晚期胃/胃食管结合部腺癌ORR为38%，中位PFS达到5.5个月。本研究结合既往DESTINY-Gastric01研究表明，对于既往≥2线治疗（包括曲妥珠单抗、氟尿嘧啶类和铂类）进展的HER2阳性晚期胃/胃食管结合部腺癌患者，T-DXd是一种有效的新治疗策略。

T-DXd（DS-8201）目前已获批用于抗HER2治疗后不可切除或转移性HER2阳性乳腺癌和曲妥珠单抗治疗复发的局部晚期或转移性HER2阳性胃癌，并被FDA授予HER2突变晚期非小细胞肺癌突破性疗法认定。

（二）维迪西妥单抗

维迪西妥单抗（RC48-ADC）是一种由人源化抗HER2免疫球蛋白（IgG1）、连接子缬氨酸-瓜氨酸和微管抑制剂MMAE组成的ADC药物。该药主要通过两个途径发挥抗肿瘤作用，即通过抑制HER2激活的下游信号通路（如PI3K/AKT）而干扰细胞的转录、生长和增殖等作用，以及小分子MMAE的干扰微管形成作用，使得微管解聚进而诱导细胞周期G2/M期阻滞。此外，体外研究已证明维迪西妥单抗可通过抗体依赖性细胞介导的细胞毒性（ADCC）作用杀伤HER2过表达的肿瘤细胞。

RC48-C008研究是一项维迪西妥单抗用于既往≥2种系统化疗的HER2 IHC 2+/3+局部晚期或转移性胃癌患者的临床研究，主要研究终点为ORR，次要研究终点为DOR、DCR、TTP、PFS和OS。结果显示，维迪西妥单抗治疗后的ORR接近25%，DCR为42%，中位PFS达4.1个月，中位OS为7.6个月。基于此，国家药品监督管理局于2021年6月批准维迪西妥单抗用于至少接受过2种系统化疗的HER2过表达局部晚期或转移性胃/胃食管结合部腺癌患者的治疗。

RC48除了对传统意义上的HER2阳性（IHC 2+/FISH+或IHC 3+）患者有效（DCR在90%左右，ORR超过50%），即使是HER2低表达的肿瘤（IHC 2+/FISH-或IHC 1+），维迪西妥单抗仍然有效。其主要的不良反应包括骨髓抑制、肝功能损伤、外周神经毒性等，多数为轻到中度可控。

（三）ARX788

ARX788是一种强效且高度稳定的ADC，与T-DM1作用机制类似，ARX788是由抗HER2单克隆抗体曲妥珠单抗和细胞毒性小分子药物AS269组成的抗体偶联物，AS269为高效微管抑制剂，可抑制细胞生长。一项ARX788最新的临床研究数据显示，截至2021年6月30日，该研究共入组30例HER2阳性晚期胃癌/胃食管连接部腺癌患者，其中90%的患者既往接受过曲妥珠单抗治疗。在可评估的27例患者中，12例（12/27，44.4%）受试者最佳疗效为部分缓解（PR），4例（4/27，14.8%）为疾病稳定（SD），总的ORR为44.4%，DCR为59.3%。其中ARX788使用1.7mg/kg q.3w.剂量组的ORR为42.9%，DCR达到了85.7%。ARX788安全性和耐受性良好。2021年3月18日，该药获得FDA授予孤儿药资格，用于治疗HER2阳性胃癌和胃食道结合部癌。

（四）玛格妥昔单抗联合帕博利珠单抗

玛格妥昔单抗（margetuximab）又名MGAH22，是一种新型的、Fc优化的抗HER2单抗，具有与曲妥珠单抗类似的HER2结合和抗增殖效应，但相比曲妥珠单抗能更有效地增强先天免疫。目前已在HER2阳性乳腺癌中表现出抗肿瘤活性。

CP-MGAH22-05是一项开放标签的单臂Ⅰb/Ⅱ期剂量递增和队列扩展研究。在先前至少接受过曲妥珠单抗联合化疗后疾病进展的局部晚期不可切除或转移性HER2阳性胃癌患者中开展。入组患者为胃/胃食管交界腺癌患者，其中肿瘤在确诊时为IHC3阳性或IHC2阳性/FISH阳性，且不考虑PD-L1表达状态。研究在剂量递增阶段确定了玛格妥昔单抗的Ⅱ期推荐剂量为15mg/kg联合帕博利珠单抗200mg治疗，每3周一次。主要研究终点为安全性和耐受性以及根据RECIST Version1.1标准评估ORR。研究共纳入了95例HER2阳性胃食管癌患者，中位随访时间为19.9个月，联合治疗显示出可接受的安全性和耐受性；在剂量递增阶段没有发现剂量限制毒性。最常见的治疗相关3~4级不良事件为贫血和输液相关反应，无治疗相关死亡报告。研究显示，患者的总体ORR为17%，DCR为53%，中位PFS为2.7个月（95% CI 1.6~4.3个月），中位OS为12.5个月（95% CI 9.1~14.1个月）。

玛格妥昔单抗联合帕博利珠单抗有望为HER2阳性和PD-L1阳性的胃食管癌患者提供一个去化疗的治疗方案。基于此结果，Ⅱ/Ⅲ期的研究MAHOGANY正在开展，以评估玛格妥昔单抗联合ICI以及联合或不联合化疗用于前线胃食管腺癌患者的疗效。

（五）ZW25

泽尼达妥单抗（zanidatamab）又名ZW25，是一种靶向HER2的双特异性抗体，可通过同时结合HER2的两个非重叠抗原表位（双互补结合），增加药物与肿瘤细胞的结合，进而增强细胞表面HER2受体的内吞和下调，双重阻断HER2信号，且具有比较强的效应细胞介导的细胞毒作用，能阻断配体依赖及配体非依赖的肿瘤细胞生长。相较于曲妥珠单抗等经典的单靶向抗体而言，能更充分地结合HER2受体，并能有效地阻止肿瘤细胞生长。据报道，HER2双特异性抗体ZW25单药治疗HER2阳性胃食管腺癌的ORR为33%，DCR为61%，mDOR为6.0个月。近期的一项ZW25联合化疗一线治疗HER2阳性胃食管腺癌的Ⅱ期临床研究数据表明，在28名可评估的患者中，接受联合治疗方案的患者已确认的总体ORR为75%，DCR为89%，中位PFS为12个月，中位缓解持续时间为16.4个月。除1名患者外，所有患者的肿瘤大小均有所减少，在数据截止时，仍有61%的患者在接受治疗。即使在经过包括抗HER2治疗在内的多线治疗的胃食管腺癌患者中,ZW25 单药或与化疗联合均显示出良好的耐受性及抗肿瘤活性。这些数据支持 ZW25 联合化疗在 HER2 阳性胃癌治疗中大有可为。

(六) KN026

除 ZW25 外,KN026 是另一种新型 HER2 靶向的双特异性抗体,也可结合 HER2 受体的两个不同表位抗原。近期 KN026 单药在 HER2 阳性晚期胃 / 胃食管结合部癌患者后线治疗的 Ⅱ 期临床研究公布了初步结果。这是一项多中心、开放标签、双队列的 Ⅱ 期临床研究,入组至少经过一线系统治疗后进展的晚期胃 / 胃食管结合部癌患者,队列 1 为 HER2 高表达(IHC3+ 或 IHC 2+/ISH+),队列 2 为 HER2 低表达(IHC 2+/ISH-、IHC 1+ 或 IHC 0/ISH-)。主要终点为研究者根据 RECIST 1.1 标准评估的 ORR 和 DOR,次要终点包括 PFS、OS 和安全性数据。

截至 2021 年 10 月 29 日,研究共入组了 45 例患者,其中 39 例(队列 1:25 例,队列 2:14 例)患者可进行有效性评估。在队列 1 中,ORR 为 56%(95% CI 35%~76%);中位 DOR 为 9.7 个月(95% CI 4.2 个月 ~NE),中位 PFS 为 8.3 个月(95% CI 4.2~11.4 个月),中位 OS 为 16.3 个月(95% CI 11.0 个月 ~NE);队列 1 中有 14 例患者此前接受过曲妥珠单抗治疗,其 ORR 为 50%(95% CI 23%~77%),中位 DOR 为 7.0 个月(95% CI 2.8 个月 ~NE),中位 PFS 为 5.5 个月(95% CI 1.5~11.0 个月),中位 OS 为 14.9 个月(95% CI 11.0 个月 ~NE)。在队列 2 中,ORR 为 14%(95% CI 2%~43%),中位 DOR 为 6.2 个月(95% CI 3.2 个月 ~NE),中位 OS 为 9.6 个月(95% CI 3.5~14.9 个月)。在安全性方面,4 例患者报告了 5 次 3 级 TRAE,包括输液相关反应、肾鞘膜积液、输尿管狭窄、血压升高和肝功能异常(各 1 例),未发生 4 级或 5 级 TRAE。

结果显示,KN026 单药在既往接受过一线或多线治疗的 HER2 阳性胃 / 胃食管结合部癌患者中疗效优异,同时在 HER2 低表达的患者中,其疗效也与当前二线化疗具有可比性,且安全性良好。其疗效优于单用曲妥珠单抗或者帕妥珠单抗,达到二者联用的效果,且亲和力更高,对 HER2 低表达肿瘤和曲妥珠单抗耐药患者也有一定作用。

此外,KN026 联合 KN046(一种抗 PD-L1/CTLA-4 双抗),治疗 HER2 阳性实体瘤的初步研究结果显示其 ORR 为 64.3%,DCR 为 92.9%。以上两项研究结果均证实了 KN026 单药及 KN026 联合免疫治疗在经治的 HER2 阳性胃 / 胃食管结合部癌患者中表现良好的应用前景和安全性。

(七)雷莫西尤单抗联合曲妥珠单抗及紫杉醇

雷莫西尤单抗是一种与血管内皮生长因子受体 2(VEGFR-2)特异性结合的全人源 IgG1 单克隆抗体,可高效阻断 VEGFA 与 VEGFR-2 的结合,也能够抑制 VEGFC 及 VEGFD 与 VEGFR-2 的结合,从而抑制血管生成和肿瘤增殖及转移。雷莫西尤单抗是首个获批并且被 CSCO 指南 Ⅰ 级推荐(联合紫杉醇)的晚期转移性胃癌二线治疗的抗血管生成药物。

一项关于曲妥珠单抗联合雷莫西尤单抗及紫杉醇二线治疗 HER2 阳性晚期胃或胃食管结合部腺癌的多中心 Ⅰb/ Ⅱ 期研究 HER-RAM 研究的结果发现,曲妥珠单抗联合雷莫西尤单抗及紫杉醇的中位 PFS 为 7.2 个月,ORR 为 33%,DCR 为 95.6%。曲妥珠单抗联合雷莫西尤单抗和紫杉醇在 HER2 阳性晚期胃或胃食管结合部腺癌患者经曲妥珠单抗治疗失败后继续使用,表现出有前景的活性和可管理的安全性。

综上,通过优化 HER2 靶向药物的结构以及联合免疫治疗方案等诸多方法,改善 HER2 阳性晚期胃癌患者的后线治疗的生存获益,取得了一定成果,但仍需要更多大型的 Ⅲ 期临床研究进一步验证。

三、围手术期治疗策略

近年来,研究者虽在胃癌新辅助精准药物治疗中做了很多尝试,但最终只在 HER2 阳性胃癌中取得了一些进展。然而尽管局部进展期胃癌围手术期治疗得了一些进展,由于证据尚未成熟,暂未正式写入临床指南。

目前各探索方案中,均以围手术期化疗联合抗 HER2 治疗为主。XELOX 联合曲妥珠单抗的 NEOHX 研究达到主要终点,18 个月的 DFS 率为 71%,pCR 率为 9.6%,2 年 OS 率为 76%;FLOT 联合曲妥珠单抗的 HER-FLOT 研究达到主要终点,pCR2 率为 1.4%,中位 DFS 为 42.5 个月,2 年 OS 率为 89.3%;因 JACOB 研究结果为阴性,PETRARCA 研究(FLOT+ 曲妥珠单抗 + 帕妥珠单抗)提前终止,实验组 pCR 率显著提升(35% vs. 12%,P=0.02);卡瑞利珠单抗联合曲妥珠单抗及 CAPOX 的新辅助治疗研究初步研究结果显示,16 例患者接受 D2 切除,其中 9 例(56.3%)患者达到 MPR,包括 5 例(31.3%)患者 pCR,R0 切除率为 100%。

总而言之,化疗联合单抗或双抗进行围手术期抗 HER2 治疗初现成效,但尚未成为标准治疗策略。

四、其他抗 HER2 免疫治疗

(一)HER2 CAR-T 治疗

CAR-T 细胞疗法全名"嵌合抗原受体 T 细胞疗法",是近年来发展迅速的新型精准靶向治疗肿瘤的细胞技术,是利用患者自身的免疫细胞来清除癌细胞的一种治疗方法。从患者血液中收集并分离 T 细胞,对其进行基因修饰,增强其对癌细胞的靶向性和杀伤能力,然后在体外大量培养扩增此 T 细胞,回输入患者体内,进而对抗体内癌细胞。

CAR-T 细胞疗法可以应用于血液肿瘤以及实体瘤的治疗,如淋巴瘤、白血病、胶质瘤、神经母细胞瘤、多发性骨髓瘤。目前治疗血液肿瘤效果佳,对实体瘤的疗效欠佳,众多针对实体瘤 CAR-T 临床试验正在开展之中。

日本于 2022 年 5 月宣布启动一项以医生为主导的靶向 HER2 的 CAR-T 细胞(BP2301)疗法的临床研究,Ⅰ 期试验的主要研究对象 HER2 阳性复发 / 晚期骨与软组织肉瘤和妇科恶性肿瘤患者。该试验拟招募年龄在 5~65 岁的对标准治疗无效或不耐受的 HER2 阳性复发 / 晚期骨与软组织肉瘤患者(包括骨肉瘤、尤因肉瘤、横纹肌肉瘤、滑膜肉瘤、横纹肌肉瘤等),以及妇科恶性肿瘤患者(包括子宫内膜癌、子宫肉瘤、卵巢癌、宫颈癌、外阴癌、阴道癌等),主要研究终点为各剂量的剂量限制性毒性(DLT)的比例,次要终点为不良事件的发生率、CAR-T 细胞疗法的抗肿瘤疗效。该试验将以单中心、开

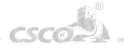

放标签、剂量递增的方式进行。HER2 CAR-T 有望为实体瘤带来新疗法。

（二）HER2 肽段免疫疫苗

HER2 肽段免疫疫苗是一种用中性病毒载体构建的疫苗，用于携带针对 HER2 蛋白的基因信息。一旦部署，疫苗瞄准了癌细胞中的 HER2 蛋白，便能激发免疫系统对癌症进行攻击。在临床前的研究中，小鼠在感染 VRP-HER2 之前或之后均接种了 VRP-HER2。第 1 组中高表达恶性表型的晚期 HER2 每 2 周接受 VRP-HER2 治疗，在第 2 组中，受试者则同时进行 HER2 靶向治疗。在第一阶段的临床试验中，有 22 名复发癌症的妇女参与，试验结束后，疫苗抑制了肿瘤生长，提高了部分患者的生存率。前四名患者只接种了疫苗；随后的所有参与者都接受了疫苗和 HER2 靶向治疗，结果显示了对疫苗更强的反应。目前临床试验已进行到第二阶段。期待未来其在 HER2 阳性胃癌中的探索和应用。

（三）新型抗体 HER2-CD3、HER2-CD137、HER2-TLR7

随着免疫治疗成为癌症治疗的重要支柱之一，ADCC 在单克隆抗体的天然和适应性肿瘤免疫反应中的重要作用越来越被研究者关注。ADCC 作为各种单克隆抗体治疗效果的主要作用机制之一，已经在临床患者中得到了验证，如曲妥珠单抗。随着颗粒酶和穿孔素等细胞毒性颗粒的释放，NK 细胞在 ADCC 过程中释放出 IFN-γ 和 TNF-α 等促炎细胞因子，这种机制称为抗体依赖性细胞因子释放（ADCR）。

HER2Bi-aATCs 是一种 CD3xHer2 的双抗，其在一期临床试验中进行了评估，在 23 例晚期 BC 患者中评估了 HER2Bi-aATCs 联合 IL-2 和 GM-CSF 的药效和安全性。结果显示，联合用药耐受性良好（无剂量限制性不良事件），临床受益率为 59.1%，中位 OS 为 36.2 个月。

Ertumaxomab 是一种三功能的双抗，分别结合 HER2 和 CD3，FC 部分结合 FcγRI、FcγR ⅡA 和 FcγR Ⅲ。因此，Ertumaxomab 的活性诱导了淋巴 T 细胞、肿瘤细胞和基质细胞之间的三元复合物。这种双抗与 HER2 细胞外表面的另一个表位结合（不同于曲妥珠单抗和帕妥珠单抗）。Ertumaxomab 在一项针对 HER2 阳性肿瘤患者的一期临床试验中显示，具有 30% 的抗肿瘤反应率和良好的安全性。

PRS-343 是另一种靶向 HER2 和 CD137（4-1BB）的双特异性抗 HER2 单克隆抗体。已经证明，PRS-343 通过将 CD137 阳性 T 细胞桥接到 HER2 阳性癌细胞而促进 CD137 的聚集，从而导致增加对肿瘤抗原特异性 T 细胞的刺激。该药物作为一种单一药物治疗 HER2+ 实体瘤的研究正在进行中（NCT03330561），与阿替立珠单抗联合使用治疗 HER2+ 实体瘤的研究（NCT03650348）目前正处于 1 期试验中。

五、小结与展望

精准医学时代，胃癌面临高度异质性、药物精准选择的困境和新型抗肿瘤药物的挖掘。目前以肿瘤组织 HER2 表达状态为依据的胃癌分子分型是选择抗 HER2 靶向药物治疗的依据，所有经病理诊断证实为胃或食管胃结合部腺癌的病例均有必要进行 HER2 检测。

无论一线还是二线治疗，曲妥珠单抗联合不同的化疗方案均显示了突出的疗效，在局部进展期胃癌新辅助和晚期胃癌的转化性治疗中，有望发挥更为重要的作用。曲妥珠单抗与其他靶点药物联用的协同增效作用是进一步增强 HER2 治疗疗效的新思路。多次活检和动态基因检测提供了克服 HER2 瘤内异质性及不同抗 HER2 治疗获得性耐药机制的解决方法。新药和新研究必将使 HER2 这一精准医疗代表性分子标志物的潜在临床效用发挥到极致，未来 HER2 阳性晚期胃癌治疗选择将更加多样化，不同患者的治疗将更加精准化、个体化。ICI、ADC 和双特异性抗体等新药，以及关于 HER2 阳性的胃癌的免疫联合、双靶联合、肿瘤抗原疫苗等都是新的抗 HER2 治疗思路。未来需要更多的设计优良的大型临床研究来进一步确认。胃癌的抗 HER2 治疗之路，新机遇与挑战并重。

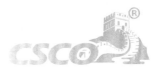

细胞外囊泡在胃癌转移与预后中的作用及其机制

中南大学湘雅医院

唐迪雅　申竑　曾珊

一、背景介绍

转移前生态位是原发肿瘤为后续转移器官创造的有利微环境,遵循著名的"土壤"和"种子"转移理论。根据生物发生的不同,细胞外囊泡(extracellular vesicles,EVs)可分为微囊泡和外泌体。它们包含的内容物包括可以促进癌细胞恶性进展的核酸、脂质和蛋白质。胃癌(gastric cancer,GC)来源的EVs在肿瘤形成、增殖、侵袭、转移、耐药性和其他过程中发挥着关键作用。本文讨论了GC来源的EVs在GC转移和预后中的作用及其机制。

二、细胞外囊泡的发生

在相对稳定的外部环境中,所有生物都可释放EVs。EVs是具有异质性的群体,根据其生物学来源,可分为两种类型:微囊泡和外泌体。外泌体的生物发生、内容物的组装和分泌涉及一系列细胞事件。外泌体是由早期内体向内发芽形成的纳米级囊泡,导致腔内囊泡的产生和富集。它选择性地包含蛋白质、核酸和脂质,用于形成晚期内体——多囊泡体。多囊泡体可以与质膜融合,释放腔内囊泡即外泌体。转运所需的内体分选复合物(endosomal sorting complex required for transport,ESCRT)是膜成形和分裂的主要驱动力,也是多囊泡体和外泌体形成的主要机制。ESCRT包含四种不同的蛋白质复合物:ESCRT-0、ESCRT-Ⅰ、ESCRT-Ⅱ、ESCRT-Ⅲ和辅助蛋白。对外泌体生物发展中ESCRT最全面的研究表明,23种ESCRT蛋白中有4种会影响外泌体的分泌,分别是:HRS、TSG101、STAM1和VPS4B蛋白。有趣的是,即使同时沉默这四个ESCRT复合物的重要亚基,外泌体仍然可以在多囊泡体中发生,说明外泌体发生存在以不依赖ESCRT的方式,如四跨膜蛋白家族成员CD63、CD81、CD83和脂质代谢酶中性鞘磷脂酶等方式。与外泌体的生物发生相比而言,微囊泡的发生更为简单、直接,由质膜向外出芽和收缩形成。

三、胃癌来源的细胞外囊泡

Kagota等将预处理技术与超速离心相结合,从GC患者的胃液中分离纯化EVs。细胞外囊泡释放的物质包括DNA、RNA、蛋白质、脂质和代谢物。既往大量研究证明EVs的蛋白质内容物可加速GC转移的过程(表1)。例如,通过检测61名GC患者的胃网膜静脉分离的外泌体中TGF-β1的表达,以及GC淋巴结中调节性T细胞(regulatory T cells,Treg)的表达,发现TGF-β1的表达与病理分期、淋巴结转移、Treg细胞比例密切相关。此外,来自GC患者的外泌体作用于TGF-β1,可诱导Treg细胞形成。还观察到外泌体的异位表达,由此从GC细胞分离的外泌体表达的表皮生长因子受体(epidermal growth factor receptor,EGFR)不仅进入肝脏,而且整合到肝基质细胞的质膜中。此外,EGFR的易位通过阻碍miR-26a/b促进肿瘤的侵袭和转移,从而上调肝细胞生长因子(hepatocyte growth factor,HGF)的表达。

表1　细胞外囊泡中的蛋白质参与胃癌发生、发展和转移

细胞外囊泡 包含蛋白	受体细胞/通路	作用
CD97	未知	淋巴转移
CD97	MAPK signaling pathway	增殖和侵袭
FZD10	未知	致癌和肿瘤增殖
FZD10	Wnt signaling pathway	肿瘤进展
MET	肿瘤相关成纤维细胞	肿瘤进展
TGF-β1	Treg细胞	淋巴转移
EGFR	肝细胞生长因子	肝转移

除蛋白质外,核酸在胃癌的转移中也起至关重要的作用。例如,当从GC细胞和胃黏膜上皮细胞中分离外泌体时,GC来源的外泌体中miR-155-5p的表达水平显著增加;同时,GC细胞中TP53INP1蛋白的表达下调,证实TP53INP1直接受miR-155-5p调控的影响;更重要的是,当GC细胞系AGS与

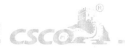

富含 miR-155-5p 的分离外泌体一起培养时，AGS 细胞的增殖和迁移能力增强，证实了外泌体 miR-155-5p 通过直接作用于 TP53INP1 促进了 GC 中的侵袭和转移。体外实验表明，GC 来源的外泌体可以被腹膜间皮细胞吸收，进一步上调 miR-21-5p 的表达，直接靶向 SMAD7 促进腹膜转移。研究人员还建立了小鼠肿瘤腹膜扩散模型，验证外泌体 miR-21-5p 通过靶向 SMAD7 诱导腹膜间皮细胞（peritoneal mesothelial cells，PMCs）间皮 - 间质转化（mesothelial-mesenchymal transition，MMT）并促进癌症向腹膜转移。脐静脉内皮细胞和 GC 来源的外泌体共培养后，miR-23a 的表达上调并直接靶向 PTEN 促进肿瘤血管生成。此外，VEGF 上调，TSP-1 下调。总的来说，EVs 的核酸内容物不仅有局部影响，而且以系统的方式调节受体细胞的基因表达；此外，在恶性肿瘤的初期，它促进了转移前微环境的形成和随后的迁移（表 2）。

表 2　细胞外囊泡中的非编码 RNA 参与胃癌发生、发展和转移

非编码 RNAs	受体细胞 / 靶点	作用
miR-155-5p	TP53INP1	增殖和侵袭
miR-21-5p	PMCs	腹膜转移
miR-23a	人脐静脉内皮细胞 /PTEN	血管生成
lncRNA PCGEM1	未知	侵袭和转移
miR-106a	Smad7	腹膜转移
miR-15b-3p	DYNLT1/Caspase-3/Caspase-9 Signaling Pathway	促进肿瘤发生和恶性转化
miR-155	血管内皮细胞 /c-MYB/VEGF Axis	血管生成
miR-155	血管内皮细胞 /Forkhead Box O3	血管生成
miR-196a-1	SFRP1	侵袭和转移
miR-1290	NKD1	增殖和侵袭
miR-135b	血管内皮细胞 /FOXO1	血管生成
miR-501	BLID	化学耐药和肿瘤发生
miRNA expression analysis；29 miRNA	未知	腹膜转移
miR-423-5p	SUFU	肿瘤生长和转移
miR-130a	血管内皮细胞 /C-MYB	血管生成
miR-27a	成纤维细胞 /CSRP2	增殖、迁移和转移
lncRNA ZFAS1	未知	肿瘤进展
miR-217	CDH1	促进肿瘤发生
Let-7 microRNA	RAS、HMGA2	促进肿瘤发生和转移
miR-21、miR-1225-5p	未知	侵袭
circNRIP1	AKT1/mTOR pathway	肿瘤进展
circ-RanGAP1	miR-877-3p	侵袭和转移

四、胃癌来源的细胞外囊泡在胃癌转移中的作用及其机制

本文总结了 GC 来源的 EVs 在 GC 转移中的作用及其机制，这促进了循环肿瘤细胞在到达继发部位后的定植和存活（表 3）。

表 3　胃癌来源的细胞外囊泡在胃癌转移中的作用和机制

细胞外囊泡的功能	受体	作用	潜在靶点 / 通路
免疫抑制	Jurkat T 细胞	凋亡	The ubiquitin ligase cbl family，PI3K/Akt signaling，caspase3、8、9
	中性粒细胞	自噬	HMGB1/TLR4/NF-κB signaling
	Th17 细胞 / 巨噬细胞 / 间充质干细胞	分化 / 功能表达	NF-κB pathway
促血管生成	人脐静脉内皮细胞	上调 miR-130a	c-MYB
	人脐静脉内皮细胞	增殖、迁移和侵袭	血管生长刺激因子
基质重塑	成纤维细胞	肿瘤相关成纤维细胞	miR-27a
	巨噬细胞	PD1+ 肿瘤相关巨噬细胞	CD8 T 细胞
	周细胞	肿瘤相关纤维细胞	BMP，PI3K/AKT，MEK/ERK pathway
	间充质干细胞腹膜间皮细胞	肿瘤相关纤维细胞肿瘤相关成纤维细胞	TGF-β/Smad pathway miR-21-5p/TGF-β/Smad pathway
屏障破坏	间皮细胞	凋亡和表型改变	未知
	间皮细胞	表型改变	Smad7
	间皮细胞	表型改变	EMT
	间皮细胞	黏附分子增加	FN1，LAMC1
	间皮细胞	浸润	Wnt3a/β-catenin signaling
亲器官性转移	间皮细胞	腹膜转移	Smad7
	间皮细胞	腹膜转移	PLZF
	间皮细胞	腹膜转移	TGF-β/smad2 signaling
	低侵袭性胃癌细胞	肝转移	SFRP1
	肝基质细胞	肝转移	HGF/miR-26a/b，c-MET

（一）免疫调节

转移前生态位为循环肿瘤细胞转移到特定器官和位置创造了有利的微环境。肿瘤转移的过程与机体自身免疫系统密切相关。来自 GC 的 EVs 作用于特定的信号通路，诱导免疫细胞凋亡、自噬和功能表达，从而促进肿瘤进展。在适应性免疫反应中，Qu 等证明 GC 来源的外泌体经泛素连接酶 cbl 家族增加 PI3K 蛋白酶体降解，使 PI3K/Akt 信号失活，并激活 caspase3、8、9 介导 Jurkat T 细胞的凋亡。然而，在先天免疫反应中，GC 来源的外泌体通过作用于 HMGB1/TLR4/NF-κB 信号诱导中性粒细胞自噬并促进肿瘤活化。GC 来源的外泌体可通过 NF-κB 信号通路诱导巨噬细胞分泌炎症因子，从而促进肿瘤的增殖、迁移和侵袭。此外，在低血糖状态下，GC 来源的外泌体携带的 miR-451 表达上调，通过激活 NF-κB 通路促进 Th17 细胞分化。以往的研究表明，间充质干细胞也与免疫调节有关。研究人员将间充质干细胞与 GC 来源的外泌体共培养，发现间充质干细胞可以通过 NF-κB 信号通路激活免疫细胞，维持炎症环境的功能，从而促进肿瘤生长。所有上述研究表明，GC 来源的外泌体通过作用于免疫细胞发挥负调节作用，从而有助于形成转移前生态位。

（二）血管生成

血管生成是指从原始毛细血管或毛细血管后静脉形成新血管的过程。这些新的毛细血管为肿瘤提供营养、氧气和生长因子，以促进肿瘤的生长和转移。GC 来源的 EVs 通过促进肿瘤血管生成形成有利于肿瘤生长的转移前微环境。以往的研究表明，C-MYB 作为一种转录因子，与血管生成密切相关。研究人员已经证实，过表达 c-MYB 的人脐静脉内皮细胞减少了迁移、增殖和成环。体内外实验表明，GC 来源的外泌体也表达 miR-130a，它通过靶向血管内皮细胞上的 C-MYB 促进血管生成。在研究人员将血管内皮细胞与辐照后 GC 细胞产生的外泌体一起孵育后，血管内皮细胞的增殖、迁移和侵袭增加，但这一现象可以被 VEGFR-2 抑制剂阿帕替尼所抵消。这些研究表明，GC 来源的 EVs 以不同的方式促进血管内皮细胞增殖和迁移以实现血管生成。

（三）基质重塑

基质细胞和细胞外基质成分是肿瘤微环境的关键成分，为肿瘤的生长、进展和转移提供支持和营养。基质细胞主要包括成纤维细胞、炎症细胞、免疫细胞和周细胞。肿瘤分泌的 EVs 通过对成纤维细胞、周细胞、免疫细胞进行重编程，进而介导促进继发性肿瘤部位生长的细胞外基质的形成，从而促进肿瘤生长、侵袭和转移，在基质细胞重塑中发挥至关重要的作用。

1. 癌症相关成纤维细胞（cancer associated fibroblasts，CAFs）转化 在所有基质细胞中，CAFs 在肿瘤侵袭、进展和转移中发挥至关重要的作用。通过分泌一系列趋化因子、细胞因子和蛋白酶参与基质重塑，调节免疫细胞在肿瘤微环境中的募集和功能，因此为癌细胞创造了一个利基，以促进其恶性倾向。EVs 通过充当肿瘤细胞和基质细胞之间的媒介以介导基质细胞向 CAFs 的转化。研究表明高表达 miR-27a 的外泌体与临床不良预后有关。GC 来源的外泌体通过表达 miR-27a 介导成纤维细胞转化为 CAFs，并已被证明在体内和体外均能促进癌细胞的增殖和转移。研究表明 GC 来源的外泌

体可以诱导巨噬细胞分化为 PD1+ 肿瘤相关巨噬细胞，从而为肿瘤进展创造环境。此外，GC 来源的外泌体可通过转运骨形态发生蛋白（bone morphogenetic protein，BMP）和激活 PI3K/AKT 和 MEK/ERK 通路诱导周细胞转化为 CAFs，从而促进周细胞的增殖和迁移。间充质干细胞具有自我更新和多向分化的巨大潜力。研究表明，来自 GC 的外泌体通过转移 TGF-β 和激活 TGF-β/Smad 通路介导人脐带间充质干细胞向 CAFs 转化。特别值得注意的是，PMCs 也是 CAFs 的重要来源之一。一方面，在没有 EVs 参与时，腹膜转移研究表明，正常间皮细胞可以通过 MMT 转化为 CAFs；另一方面，当 EVs 参与时，PMCs 可以先转化为间充质干细胞，然后再转化为 CAFs。GC 来源的 EVs 介导 PMCs 向间充质细胞的转化，例如，PMCs 内化 GC 来源的外泌体 miR-21-5p，并通过靶向 SMAD7 激活 TGF-β/Smad 通路诱导 PMC MMT。间充质细胞向 CAFs 转变的机制如前所述。此外，另一项研究表明，源自恶性腹水的 EVs 可能通过 TGF-β1 诱导的 MMT 促进 PMCs 向 CAFs 的转化，并且在 EVs 处理组中，PMCs 在形态学和蛋白质印迹分析下的表型变化均表明类似 CAFs 转变。以上证据均表明在发生远处转移之前，GC 来源的 EVs 介导了正常基质向癌症基质的转变。

2. CAFs 和肿瘤相关巨噬细胞（tumor-associated macrophages，TAMs）功能 GC 来源的外泌体通过直接抑制免疫反应和诱导 CAFs 和 TAMs 表型的形成来促进肿瘤生长、侵袭和转移。GC 来源的 EVs 促进各种细胞（成纤维细胞、周细胞、PMCs 和间充质干细胞）转化为具有恶性表型的 CAFs。有证据表明，CAFs 促进了 GC 细胞的迁移和侵袭，并增强了对肿瘤细胞定植、存活和生长至关重要的血管生成和转移。先前的研究表明，CAFs 通过 TGF-β1 信号通路上调菱形 5 同源物 2（rhomboid 5 homolog 2，RHBDF2）的表达来增加 GC 细胞的迁移和侵袭。研究表明 CAFs 通过 HGF 的表达通过 PI3K/AKT 和 ERK1/2 信号通路介导 GC 血管生成。此外，CAFs 还通过作用于多种信号通路介导 GC 的侵袭和转移。例如，研究表明抑制 GAS6/AXL 轴阻断 CAFs 和 GC 细胞之间的相互作用，从而抑制肿瘤进展。CAFs 可以通过激活产生促红细胞生成素的肝细胞 A2（erythropoietin-producing hepatocyte A2，EphA2）以不依赖配体的方式促进 GC。CAFs 还激活 CXCL12/CXCR4 以促进整合素 b1 在 GC 中的聚集和侵袭性。Kurashige 等的研究表明，癌症相关表观遗传调控和成纤维细胞对 miR-200b 的抑制有助于肿瘤浸润和 GC 的腹膜扩散。活化的 GC 相关成纤维细胞通过旁分泌促进 GC 的恶性表型和 5-FU 耐药。CAFs 可以通过淋巴结信号促进 GC 细胞的恶性程度。此外，先前的研究表明 CAFs 来源的 lumican 通过整合素 b1-FAK 信号通路促进 GC 的进展。

在转移前微环境中，GC 来源的 EVs 介导巨噬细胞向免疫抑制性 M2 巨噬细胞分化。TAMs 通过分泌外泌体来促进肿瘤发生。研究表明，TAMs 来源的外泌体通过功能性载脂蛋白 E 的转移促进 GC 细胞的迁移。此外，TAMs 在胃癌的侵袭、发展、血管生成和转移中发挥重要作用。有证据证明，极化的 CD163+ TAMs 与 GC 中血管生成增加有关。TAMs 通过 TGF-β2/NF-κB/Kindlin-2 轴调节 GC 细胞的侵袭和转

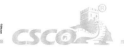

移。TAMs 可能通过抑制 miR-30e 导致 Bmi1 表达增加,从而导致胃肠道肿瘤进展。TAMs 诱导叉头盒 Q1(forkhead box Q1,FOXQ1)表达并促进 GC 细胞上皮 - 间质转化和转移。研究证实 TAMs 分泌的 CCL5 可能通过 Stat3 信号通路促进 GC 细胞的增殖、侵袭和转移。TAMs 通过环氧合酶 2/MMP9 依赖性方式诱导 GC 侵袭和不良预后。最后,GC 患者腹膜中的巨噬细胞通过产生表皮细胞生长因子和血管内皮生长因子在腹膜转移中发挥支持作用。所有这些证据都强调了 EVs 介导了正常基质向癌症基质的转化,而阻断这种转化对于肿瘤的远处转移至关重要。

(四)胃癌来源的细胞外囊泡介导器官转移

1. 屏障破坏和腹膜转移(peritoneal metastasis,PM) 大多数晚期 GC 转移至腹膜,因此了解 PM 的机制至关重要。Stephen Paget 的"种子和土壤"假说为理解 PM 的机制提供了深刻的见解。所有腹部转移的第一道防线是间皮细胞。最近的研究表明,GC 来源的 EVs 可以通过促进间皮细胞损伤、细胞凋亡和表型变化来突破 PM 的第一道屏障。研究证实,GC 来源的外泌体不仅诱导间皮细胞凋亡,而且介导间皮细胞向间质的转化,导致间皮屏障破坏和腹膜纤维化,最终促进 PM。同样,外泌体 miR-21-5p 通过靶向 Smad7 诱导腹膜间皮细胞的间皮向间质转化,并促进癌症的腹膜扩散。

研究还表明,来自 GC 患者恶性腹水的外泌体支持小鼠腹膜肿瘤模型中 GC 细胞中的上皮间质转化信号传导,从而导致腹膜肿瘤细胞扩散。此外,GC 恶性胸腔积液来源的外泌体与 GC 细胞共培养可促进肿瘤迁移,增加间皮细胞黏附相关分子,如纤连蛋白 1 和层粘连蛋白 γ1 的表达,这可能是腹膜转移的机制。GC 来源的 EVs 通过激活 Wnt3a/β-catenin 信号诱导 PMCs 浸润,浸润 PMCs,进而促进癌细胞的浆膜下侵袭,癌细胞和 PMCs 之间的相互吸引加速肿瘤侵袭,最终导致腹膜转移。此外,来自 GC 的外泌体可以通过参与信号通路的调节来介导腹膜播散。有证据表明 miR-106a 从 GC 来源的外泌体通过直接调节 Smad7 在 GC 腹膜转移中发挥重要作用。GC 细胞与腹膜间皮 HMrSV5 细胞的共培养表明 miR-544 可以由 GC 来源的 EVs 转移到腹膜细胞,从而抑制早幼粒细胞白血病锌指蛋白表达并最终导致 GC 的腹膜转移。源自 GC 细胞的含有烟酰胺 N- 甲基转移酶的外泌体可以通过 TGF-β/smad2 信号传导促进腹膜转移。

2. 肝转移(liver metastasis,LM) 除了 PM,GC 来源的 EV 也参与了 GC 的 LM。高度侵袭性 GC 细胞分泌含有 miR-196a-1

的外泌体,靶向作用于 SFRP 和胃癌体内和体外肝转移相关。此外,该研究还表明 GC 来源的外泌体中的 EGFR 可以被输送到肝并整合到肝基质细胞的质膜中,易位 EGFR 通过抑制 miR-26a/b 的表达来有效激活 HGF。上调的旁分泌的 HGF 与迁移的癌细胞上的 c-MET 受体结合,有利于形成促进肝脏特异性转移的微环境。总之,越来越多的证据表明 GC 来源的 EVs 在亲器官性转移中的作用。

五、细胞外囊泡生物标志物

稳定、简单、相对无创、易于监测和随访、肿瘤特异性是 EVs 作为生物标志物的特殊优势。先前的研究表明,外泌体 miR-23b 可用作潜在的预测生物标志物,适用于检测所有 GC 患者的复发和预后,无论其分期如何。此外,研究发现,远端的外泌体 HOXA 转录物可能是 GC 诊断和预后的潜在生物标志物。最近的研究表明,腹膜外泌体中 miR-29b 的低表达与术后腹膜复发有关。同样,另一项研究表明,源自 GC 组织的间充质干细胞通过将外泌体 miRNA 转移到 GC 细胞来促进 GC 的进展,从而为 GC 提供潜在的生物标志物。最后,外泌体还通过表达蛋白质来促进 GC 的进展。例如,之前的一项研究表明,外泌体高 PD-L1 组的总生存率明显低于外泌体低 PD-L1 组,GC 患者的外泌体 PD-L1 表达水平与 CD4、CD8 T 细胞数量呈负相关,提示外泌体 PD-L1 与 GC 患者的免疫抑制状态相关。此外,先前的研究表明,CD63 是 GC 患者可能预后指标之一,因为 CD63 阳性外泌体可能与基质细胞和癌细胞之间的相互作用相关。

六、总结

GC 来源的 EVs 通过免疫调节、血管生成、基质细胞重塑、屏障破坏和亲器官性转移来促进转移前微环境的形成。最初,转移前微环境这一新兴概念的提出引起了癌症研究学者的众多关注和讨论,随着研究的深入,我们了解到细胞外囊泡在转移前微环境中发挥着重要作用。目前,体外 EVs 的分离纯化并不复杂。因此,它应该被用作早期癌症检测、治疗评估和随访中可用并且具有成本效益的潜在生物标志物。包括液体活检在内的新技术正在推动该领域了解肿瘤转移的机制。最新研究进展使细胞外囊泡可作为早期诊断和监测各种癌症类型的有前途的新领域。

胃癌肠道微生物相关研究进展

华中科技大学同济医学院附属协和医院

于丹丹　杨晋如　张涛

胃癌（gastric cancer，GC）发病机制尚不明确。近年来，肠道微生物在 GC 的发生、发展及诊疗中的作用受到广泛关注和研究。

最具代表性的幽门螺杆菌（Helicobacter pylori，Hp）及其衍生产物如外膜蛋白、磷脂酶 C、Bak 蛋白等与胃癌的发生、发展及疗效预后紧密联系，是 GC 发生的独立危险因素，这一理论已得到广泛了解及认可。此外，部分研究表明肠道微生物的变化也可以参与 GC 的发生、发展过程。肠道微生物可能成为消化道恶性肿瘤治疗的潜在靶点。本文将对 GC 与肠道微生物的关系及研究进展作一梳理。

一、肠道微生物作为胃癌的新型标志物

肠道微生物的改变在 GC 的发生、发展中有重要的作用，GC 患者肠道微生物群的多样性较正常人群发生变化。笔者研究团队发现相较于健康人，GC 患者粪便微生物中链球菌（Streptococcus）显著增加，且可预测胃癌及胃癌肝转移。另一项研究也发现，乳杆菌（Lactobacillus）和巨球菌（Megasphaera）与 GC 发展相关。2022 年房静远教授课题组在 Gastroenterology 发表了一项纳入国内 10 家中心，1 043 名 GC 患者的观察性研究（NCT04638959），对患者组织和粪便成对样本进行 16S rRNA 基因分析，发现在上皮内瘤变、早期和晚期 GC 患者肿瘤组织和粪便中，血管链球菌（Streptococcus anginosus，Sa）和星座链球菌（Streptococcus constellatus，Sc）显著富集，并通过验证队列得到验证。由于不同研究收集时患者基线的差异性，导致研究间的结论不同，但并不能否认肠道微生物在区分 GC 患者和健康人上具有高度敏感性和特异性，是 GC 诊断的潜在无创性工具，可作为诊断性标志物，为预防 GC 提供科学依据。未来可考虑建立微生物预测数据库，通过选择不同基线信息及微生物类别，进而推断疾病发生的可能性。同样随着疾病进展，GC 各个阶段中肠道微生物组成在各研究报道中也有所不同。Shili Liu 团队对 GC 患者的粪便进行了微生物群分析，发现 IV 期患者肠道中脱硫弧菌（Desulfovibrio）的表达明显多于 I 期、II 期和 III 期 GC 患者。用二氧化硫（H_2S）处理胃癌细胞，并评估脱硫弧菌在 GC 中的作用，结果表明 H_2S 可诱导促炎关键分子 NO、

IL-1β、IL-18 的产生，且通过血流传递参与 GC 的发生、发展。此外，肠道微生物还可通过影响氨基酸代谢、调节有丝分裂和细胞周期时间、调控 NF-κB 信号通路等机制促进 GC 的发展。

二、肠道微生物在胃癌治疗中的作用及意义

手术、化疗、放疗是 GC 的主要传统治疗方法。近年来，免疫和靶向治疗的普及与广泛运用，晚期 GC 患者的生存期有所获益，中位 OS 延长至 14~18 个月。研究发现，肠道微生物群在 GC 治疗疗效和预后中起到关键的作用，可能是 GC 治疗潜在的靶点及辅助治疗方式。Ellen 等通过聚合酶链反应（PCR）证实核梭状芽孢杆菌（Fusobacterium nucleatum）与 GC 不良预后之间的关系，为 GC 中肠道微生物的临床相关性提供了新的证据。

手术在 GC 中有着不可或缺的地位和作用，是早期 GC 根治的唯一方法，但由于手术会导致胃肠道发生显著的生理和解剖变化，围术期存在肠道菌群紊乱，手术部位感染等并发症及远期复发风险。日本 Erawijantari 团队 2020 年在 Gut 上发表的一项回顾性研究表明，既往胃切除术患者（n=50）粪便中微生物群落物种多样性和丰富度较高（P<0.05），需氧菌、兼性厌氧菌和口腔微生物丰富度较高，且相较于非手术对照组（n=56），两组参与营养运输和有机化合物生物合成的信号通路存在差异，术后肠道菌群在改善机体代谢的同时，降低了 2 型糖尿病的发生率。

化疗是 GC 患者首选的治疗方式，在临床上广泛使用。患有消化道肿瘤的患者常接受化疗会一定程度地改变肠道微生物群，降低肠道微生物的丰度和多样性。Gang Zhou 等研究发现 GC 患者在使用 FOLFOX4（氟尿嘧啶＋卡培他滨＋亚叶酸钙）方案化疗后肠道中双歧杆菌（Bifidobacteria）、乳酸杆菌（Lactobacilli）的数量明显增加，而大肠杆菌（Escherichia coli）、葡萄球菌（Staphylococci）、肠球菌（Enterococci）的数量显著减少。一项研究表明，核梭状芽孢杆菌（Fusobacterium nucleatum）通过 Toll 样受体、microRNA 和自噬网络，调控肿瘤对药物敏感性的降低，进而介导化疗耐药。同时相较

于化疗无应答者,Ningning Li 等发现应答者中胃瘤球菌(*Ruminococcus faecis*)大量增加(*P*=0.04),且其丰度变化可能是疾病进展的预测因子,灵敏度为 75.0%,特异度为 93.9%。

肠道微生物通过持续激活宿主的免疫系统,包括触发 T 细胞对细菌抗原的反应、细菌与肿瘤特异性抗原的交叉反应、模式识别受体的参与、代谢物对宿主的全身作用等介导 GC 的发生。免疫治疗改变了 GC 的治疗策略,提高了总体生存率,但有效率仍然很低,寻找疗效预测生物标志物尤为必要。肠道菌群在免疫治疗疗效预测上扮演重要角色。此外,放射及靶向治疗均是 GC 治疗的重要手段,一些研究证实了消化道肿瘤中以上治疗方式对肠道微生物的影响及治疗后菌群的变化,然而微生物群在 GC 中的作用暂不明确,尚待大量临床研究进一步证实。肠道微生物在 GC 相关治疗中是一把"双刃剑",既可能加剧药物的毒性反应及副作用,又能增加机体对治疗的抵抗力,且在识别特定治疗方案引发并发症的诱发因素上也有重要作用。

三、胃癌肠道微生物相关临床研究的开展情况

近年来,随着肠道微生物在 GC 的发生、发展中的作用逐渐得到证实,一系列肠道微生物相关的临床研究陆续在 GC 患者中开展(表 1)。口服益生菌、抗生素、调整饮食习惯、选择性肠道去垢(selective decontamination of the digestire tract,SDD)、粪便微生物移植(fecal microbiota transplantation,FMT)或成为 GC 预防及临床治疗新的选择。

表 1 胃癌肠道微生物相关临床研究

研究作者	研究方法	主要结论	备注
标志物相关研究			
Jingyuan Fang	对患者组织和粪便成对样本进行 16S rRNA 基因测序	GC 患者肿瘤组织和粪便中,血管链球菌和星座链球菌可作为无创性预测标志物	
Erawijantari PP	胃切除术患者术后肠道微生物菌群的改变	胃切除术后肠道微生物多样性和丰富度较高,提示可能与术后共病相关	
Sunakawa Y	纳武利尤单抗治疗前后肠道微生物的改变	肠道微生物的节杆菌属和脂肪酸代谢通路预测纳武利尤单抗治疗的晚期 GC 的皮肤毒性,拟寻找 GC 免疫疗效预测标志物	肠道微生物菌群多样性部分结果暂未披露
治疗相关研究			
Nicolien C de Clercq	在姑息化疗前进行自体和同种异体 FMT	同种异体 FMT 可改善 GC 患者的反应和生存率	同种异体移植物来自健康个体

续表

研究作者	研究方法	主要结论	备注
Cihua Zheng	使胃切除术患者服用益生菌组合	通过补充益生菌调节肠道菌群,可增强 GC 治疗疗效,减轻毒性反应及副作用	益生菌组合包括双歧杆菌、嗜酸乳杆菌、粪肠球菌和蜡样芽孢杆菌

胃癌肠道微生物关键研究:

1. 我国上海仁济医院房静远教授课题组开展了一项纳入国内 10 家中心,1 043 名 GC 患者的观察性研究(临床研究注册号:NCT04638959),旨在研究新型粪便特征在 GC 早期诊断中的临床应用。收集 GC 患者成对的组织和粪便样本进行 16S rRNA 基因测序和分析。结果发现在上皮内瘤变、早期和晚期 GC 患者肿瘤组织和粪便中,血管链球菌(*Streptococcus anginosus*,Sa)(*P*<0.05)和星座链球菌(*Streptococcus constellatus*,Sc)(*P*<0.000 1)均显著富集,它们的诊断有效性在验证队列得到验证。粪便链球菌可作为 GC 早期无创性、准确、灵敏的预警标志物。

2. 日本 Erawijantari 团队通过对 50 例胃切除术患者和 56 例对照参与者的粪便样本进行宏基因组测序和质谱代谢组学分析。结果表明,既往胃切除术患者肠道微生物群落物种多样性和丰富度较高(*P*<0.05),需氧菌、兼性厌氧菌和口腔微生物丰富度较高,且两组参与营养运输和有机化合物生物合成的信号通路存在差异,揭示了胃切除术后肠道微生物群的变化,提示其与术后共病相关,同时可以采用多组学方法补充胃切除术患者术后的随访。

3. 日本 DELIVER(JACCRO GC-08)试验是一项观察/转化性研究(UMIN000030850),旨在利用纳武利尤单抗(nivolumab)治疗前后时间节点的粪便及血液样本,寻找 GC 中新的免疫治疗相关疗效预测标志物。在 2022 年 ASCO GI 上,Sunakawa 等发表了研究的中期结果,肠道微生物的节杆菌属和脂肪酸代谢通路可预测纳武利尤单抗治疗晚期 GC 的皮肤毒性,期待将来与免疫治疗疗效相关的结果披露。

4. 加拿大 Nicolien C de Clercq 等开展了一项双盲、随机、安慰剂对照的单中心临床试验,在姑息性化疗(奥沙利铂+卡培他滨)前,将 24 例 HER-2 阴性的转移性胃食管交界部恶性肿瘤患者随机分为同种异体 FMT(*n*=12)或自体 FMT(*n*=12),评估其对疾病控制率(DCR)、总生存率(OS)、无进展生存率(PFS)和不良反应的影响。结果表明,同种异体组的患者在 FMT 后肠道微生物群的组成发生了显著变化(*P*=0.010),提示供体微生物群已植入。与自体 FMT 组相比,同种异体组患者在 12 周时的 DCR 更高(*P*=0.035),中位 OS 更长(365d vs. 227d),PFS 更长(204d vs. 93d)。这些结果为更大规模的 FMT 试验提供了理论依据。

5. 我国 Zheng 等在研究中通过高通量测序监测服用含有双歧杆菌(*Bifidobacterium infantis*)、嗜酸乳杆菌(*Lactobacillus acidophilus*)、粪肠球菌(*Enterococcus faecalis*)和蜡样芽孢杆菌(*Bacillus cereus*)的益生菌组合的 GC 胃切除术患者的血液

指标和粪便中肠道微生物。结果表明,服用益生菌组合能显著降低炎症指标(白细胞),提高免疫指标(淋巴细胞)和营养指标(白蛋白和总蛋白)(*P*<0.05)。此外,降低了厚壁菌/拟杆菌(*Firmicutes/Bacteroidetes*)的比例,在属水平上,增加了类杆菌(*Bacteroides*)、粪杆菌(*Faecalibacterium*)和阿克曼菌(*Akkermansia*)的数量,降低了链球菌(*Streptococcus*)的丰度。服用益生菌组合可显著增强患者的免疫反应,并通过改变肠道微生物群降低炎症严重程度。

此外,通过检索临床试验数据库(ClinicalTrials.gov),目前仍有数十项 GC 相关肠道微生物的临床研究正在招募或暂未招募,包括免疫营养支持、新辅助及辅助化疗、化疗或 FMT 联合免疫治疗对 GC 肠道菌群的影响,GC 肠道微生物多组学、代谢组学等多方面。对此我们期待未来研究结果的披露,这对我们了解 GC 与肠道微生物的关系非常重要。然而在消化道肿瘤中,结直肠癌(CRC)相关肠道微生物的临床研究较多,而 GC 相关研究相对较少,且研究之间存在缺乏标准化采样方案、混杂因素较多或样本量较小等问题,尚待更多大规模临床研究的开展。

四、小结与展望

肠道菌群是机体不可或缺的组成部分,对人体的生理健康有着重要作用。其在 GC 的发生、发展及诊疗中起到关键作用,辅助用于早期预警和早期诊断 GC 成为可能,但其具体的作用机制尚不完全明确。目前在 GC 中肠道微生物的研究多为细胞、动物层面的基础研究或临床小样本横断面、回顾性研究,未来应结合大规模、多中心的前瞻性临床研究,并充分利用蛋白质组学、代谢组学、单细胞测序等进行生物信息学分析,进一步分析肠菌及其代谢物与其他微生物间炎症 - 免疫 - 代谢的相互影响,寻找最佳 GC 预警或早诊及预测转归标志物。通过药物微生物学深入了解特异性肠菌如何代谢药物、减少药物毒性反应及副作用、改善疗效,从肠道菌群的角度去干预 GC 的病理生理过程,为调节肠道微生物,提高肿瘤治疗疗效开辟可能,以期为胃癌的预防和治疗提供新思路及新靶点。目前大量临床试验正在进行中,其结果将可预见性的影响临床实践。

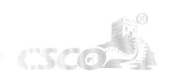

人工智能在胃癌诊治管理中的应用现状与方向

¹ 大连理工大学经济管理学院　² 辽宁省肿瘤医院

郭崇慧¹　赵岩²

一、总论

（一）AI 在肿瘤学中的发展及现状

2020 年，国家发改委明确将人工智能（artificial intelligence，AI）作为"新基建"建设重要一环，AI 等新一代信息技术也将是实现智慧医疗的主要动力之一。2021 年国家"十四五"规划指出要推动 AI、互联网、大数据等同各产业深度融合，并且各省市也在大力推动 AI 与产业融合，打造应用场景、示范项目。而 AI 与医疗行业的融合发展和应用，对医疗创新和人民健康有着非常重要的作用。2021 年国家卫健委发布了《国家癌症医学中心设置标准》，其中明确癌症中心需要具备高水平的研究创新能力，"引导肿瘤相关专业领域前沿发展，承担国家重大研究任务"，而 AI 技术在肿瘤领域的应用，可以大大推动临床科研的创新，成为肿瘤专业学科跨越式发展的重要技术保障和核心驱动力之一。

AI 的概念在 1956 年美国达特茅斯大学举办的首次 AI 研讨会上第一次被提出。最早在医疗领域进行的 AI 探索是 1972 年利兹大学研发的 AAPHelp 系统，它主要用于辅助诊断腹部剧痛等需求。这样的尝试一直持续到 20 世纪 80 年代，当时出现了一些商业化应用系统，主要用于依据临床表现提供诊断方案。一些知名的 AI 医疗应用也在肿瘤或慢病领域的治疗以及健康管理等方面都有不俗表现。

与医学其他领域一样，肿瘤诊疗的首要目标是提高患者生存质量及延长寿命，从实际角度看，这需要选择能够及早发现疾病异常现象、控制癌症进展并且具有最小毒性的诊疗管理策略。随着日常诊疗过程中产生的肿瘤相关数据越来越多，愈来愈符合大数据的 4V 特征，即 volume（大量）、velocity（高速）、variety（多样）、value（价值），大数据与 AI 不可避免地成为肿瘤研究的热点。AI 可以支持临床医生在患者的诊疗路径上形成一个大数据与 AI 的视角，并最终指导临床决策。这些决策依赖于整合不同的、复杂的数据流，包括临床表现、患者病史、病理结果、基因组学、医学成像等，并将这些数据与不断增长的科学文献的结论相匹配。此外，这些数据流在患者的病程中处于不断变化的状态。随着 AI 特别是深度学习（deep learning，DL）的出现，目前已有方法学基础来整合和综合这些数据，以预测患者的治疗路径走向，并最终改进管理决策。

我国 AI 领域虽起步较晚，但凭借人口基数大，产业组合丰富，人才储备充分等优势发展迅猛，逐渐成为全球领先的 AI 研发中心，迎来政策利好与技术热潮。肿瘤学领域格外适合 AI 带来的革新技术，能在肿瘤个性化诊疗上产生优势，也能进一步理解治疗响应率个体化差异。

（二）AI 基础知识及医学中的应用起点

AI 在医学中的应用始于 20 世纪 70 年代的专家系统，2011 年起开始大规模应用于医疗领域，主要集中于以下几个方面：

1. 综合分析预测　多学科之间影像资料的相互参考，分析来源于多个科室的大数据更加有助于 AI 进行癌症诊断和预后预测。基于 AI 的影像组学应用覆盖病灶检测、病理诊断、放疗规划和术后预测等临床阶段。癌症的组织学和影像学诊断提示原发性肿瘤的入侵规模、程度、淋巴结转移情况，进而预判肿瘤的恶性程度，是确定治疗方案的基本依据，也有研究结合基因组标记、基因表达等组学数据用于预测癌症患者的预后情况。这些综合性分析的生存结果的预测对癌症患者非常重要，可以帮助患者规划治疗及提高生活质量。

DL 近年来成为 AI 研究和应用的热点，DL 使用了反向传播（back propagation）等传统机器学习模型训练技术，但是在神经网络的深度方面大大超越了以往，所以能够在语音识别、图像处理的效果方面取得突破。神经网络的加深受益于算力的提升，特别是 GPU 的大规模并行计算能力的提升。伴随着数据、算法、算力的相互赋能，AI 算法的能力正在不断提升。

2. 智能健康管理　健康管理的概念是 20 世纪 60—70 年代正式提出来的，20 世纪 90 年代末进入我国萌芽发展。它是一种前瞻性的健康服务模式，可在健康监测、慢病管理、情绪调节、合理膳食等方面提供医疗护理和咨询指导。运用 AI 技术可以从门诊和住院电子病历中采集个体化的数据，还可通过可穿戴设备和智能家居，对用户健康数据信息和行为习惯进行监测和采集，并同步传输到医疗健康数据平台进行筛选、提炼和分析，进而预测个体的疾病易感性、药物敏感性等，自动匹配健康管理知识库，进行有针对性的干预。

（三）AI 在当前肿瘤学领域的应用概述

当前 AI 的各项技术在肿瘤学领域中有着广泛的探索及应用。

1. 机器学习 即计算机借助算法模拟或实现人类学习行为，通过获取新知识或技能，重新组织已有知识结构，使之不断改善自身性能的一种技术。该技术不断学习标准化的多来源数据，如医学文献、医疗电子信息系统、医学检验数据，持续减少错误的发生并提高解决问题的效率，以帮助解决更多的临床问题。在肿瘤病理学影像诊断中应用广泛，如基于超声图像对乳腺癌亚型进行分类等。

2. 自然语言处理（natural language processing，NLP） 即基于机器学习技术来实现人与计算机之间自然语言有效通信的技术，与人机交互领域相关。在医疗数据汇集层，自然语言处理被应用于原始数据的提取与治理，包含患者主索引、制定术语标准、数据质控、元数据管理与数据安全技术等，有效支撑数据治理的全生命周期。

3. 自动规划 即一种问题求解技术，将问题分解成若干子问题并进一步解决，最终实现预期目标。自动规划主要用于复杂性的穷举和剪枝，多用于寻找最优解。2016 年，AlphaGo 在围棋上战胜人类，主要就是应用了基于 DL 的自动规划技术。在医学方面，自动规划技术在肿瘤个性化治疗和护理方案制定中有一定的应用，如利用该技术将磁共振弥散张量成像（diffusion tensor imaging，DTI）的功能像与磁共振成像（magnetic resonance imaging，MRI）的结构像相结合，进行脑干肿瘤术前路径自动规划设计，有效引导医生在术中规避重要的组织区域，降低手术风险。

4. 语音处理 即研究语音发声过程、语音信号统计特性、语音自动识别、机器合成以及语音感知等各种处理技术的总称。可通过该技术对颞叶胶质瘤术后患者的发声以及语音内容进行识别和处理，以评估患者手术恢复情况，还可对喉癌患者语音粗糙度进行识别，以评估放疗后患者声音恢复情况。

5. 智能医学影像 其主要包括两大部分：一是通过图像识别技术对医学影像进行识别和分析，标注病灶关键信息，以帮助医生快速发现病灶，提高影像诊断效率；二是通过 DL 海量的影像数据和临床诊断信息，不断对 AI 系统进行优化训练，促使其提高诊断能力，降低复杂疾病的误诊率。目前，AI 在医学影像中应用最成熟的领域是肿瘤影像，在肺结节和肺癌筛查、乳腺癌筛查和前列腺癌影像诊断中应用较广，且表现较为突出。

6. 专家系统 主要通过一种知识表达模式将肿瘤专家的知识和经验存入计算机，再对输入的事实（如患者诊疗信息）进行推理，模拟医学专家诊断疾病，做出类似人类的判断和决策。IBM Corporation 公司与纽约市的 Memorial Sloan Kettering 癌症中心合作研发了一个 AI 平台 Watson for Oncology（WFO）是目前较为成功的专家系统。其他专家系统还包括癌症患者病史总结、为患者提供治疗方案建议或是健康管理咨询。

7. 多模态融合（multimodal fusion） 也称多源信息融合（multi-source information fusion）、多传感器融合（multi-sensor fusion）。多模态融合是指综合来自两个或多个模态的信息以进行预测的过程。在预测的过程中，单个模态通常不能包含产生精确预测结果所需的全部有效信息，多模态融合可以实现信息补充，拓宽输入数据所包含信息的覆盖范围，提升预测结果的精度，提高预测模型的鲁棒性。AI 所利用的医疗数据格式、数据特征都具有很大的差异性，只有进行多模态数据融合，打通复杂科研数据场景的上下游，结合 AI、影像、物联网、临床数据，才能真正推动多模态临床研究的发展。

二、分论：AI 在胃癌中的应用

胃癌是全世界最常见的恶性肿瘤之一，胃癌发病率高，预后较差，5 年生存率低于 40%。2022 年 2 月我国国家癌症中心发布的全国癌症统计数据显示，胃癌在所有癌症中发病率和死亡率均在第三位，2016 年我国新发胃癌病例约 39.65 万例，新发胃癌死亡病例约 28.85 万例。由于胃癌早期的非典型症状及胃癌晚期的侵袭特点，减少复发和延长生存期越来越依赖于先进的筛查、诊断、治疗、预后预测等新技术。近几年，随着机器学习、计算机视觉、自然语言处理等 AI 技术的蓬勃发展，AI 以其强大的计算能力和学习能力，在胃癌诊治管理领域涌现了多种应用。

（一）AI 在胃癌风险预判与早期筛查的应用

将 AI 直接整合到胃癌的早期风险预测及早期筛查过程中，近年来受到关注。关于如何改进现有医疗技术（即基于医师的视觉模式）的第一批探索已经开始。胃癌的诊断过程是一种综合方法，内镜及病理诊断仍是胃癌诊断的重要标准。当然，对疑似胃癌患者的病情检查一般也会采取可视化和活检的形式，如吞钡剂、上消化道内镜检查，或者结合肿瘤标志物进行筛查，如 CEA 即癌胚抗原、CA19-9、CA72-4。同时，这为 AI 各项技术打开了大门，如建立早期筛查模型就是最实际的应用之一，并借助内镜和其他成像方式等将其整合到癌症早期筛查检测中。此外，成像的其他方面也受到 AI 分支的影响，例如 MRI 和计算机断层扫描（computed tomography，CT）与 AI 的结合，AI 提高了它们在早期筛查过程中的价值。

胃癌的早期筛查诊断能够帮助患者尽快采取有效治疗，减轻疾病的影响。但由于是局部手术，活检标本的信息有限，病理学医生有时会笼统地诊断为胃不典型增生（GIN），缺乏更精细化的判断。AI 的手段能够帮助医生更好地判断是良性还是恶性病变。Watanabe 等比较了医师进行的内镜检查与基于 AI 的内窥镜检查和分子标志物在诊断 GIN 病变中的作用。研究表明，基于内镜图像和 miR148s DNA 甲基化诊断的 AI 是判断胃部肿瘤属于良性还是恶性病变的一种很有潜力的方式。

当谈到 AI 在内镜中的应用时，我们目前正在开启一个"黄金时代"。这是因为已经启动的研究呈爆炸式增长，目前正在为未来奠定基础。美国胃肠内窥镜学会成员提交的 AI 相关研究论文在 1 年（2017 年至 2018 年）内从 3 篇增加到 30 篇，日本也有类似的趋势。但这些研究仍然主要局限于阅读测试，通过各种图像类型分析 AI 检测算法的灵敏度，即普通、放大、增强或利用计算机视觉的视频。

改进内镜作为工具的重要一步是通过改进视频质量和视频保真度。使用 8K 技术将分辨率提高，使技术人员能够更清楚地识别结构和异常。虽然增加的变焦能力和增加的

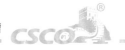

视野等工具对外科医生很有帮助，但由 AI 驱动的分割技术提供了比图像质量增强更大的帮助。分段使用卷积神经网络（Convolutional Neural Network，CNN）更清晰地识别和分区图像，这在比较使用相同数据集的不同算法的准确性时非常有用。此外，Hirasawa 等构建了一个 AI 系统，通过内镜图像自动检测胃癌。该算法围绕单发多盒探测器架构形成，使用了 12 年（2004 年 4 月至 2016 年 12 月）从 4 个机构拍摄的13 584 张内镜图像的数据集，并由认证专家进行检查。为了检测算法的准确性，研究人员在 2017 年从 77 个胃部病变中收集了另外 2 296 张图像，以进行评估和比较。结果显示，AI系统具有 92.2% 的敏感性。

将 AI 应用于各种内镜模式是研究人员改进标准内窥镜的另一种方法，他们一直在将 AI 作为某些内镜检查的辅助手段。早期癌症筛查，特别是胃癌的筛查，可使患者高度获益。其中，幽门螺杆菌仍然是最常见的病因，AI 将协助幽门螺杆菌早期筛查，由专家参与筛选以确保 AI 模型质量，提高模型训练的准确性。

AI 和其他形式的 DL 应用于胃癌场景面临的最大挑战是，它们需要大量数据来学习和改进，因为它本质上是从给定的数据量中滋养自己。由于缺乏可用的数据集，这反过来限制了该场景技术的进步。像数据挖掘这样的工具可以帮助填补空白，从可用的数据集中得出有意义的结论，但也存在一些挑战，因为更多的数据集会产生更具体和有意义的数据。

（二）AI 在胃癌辅助诊断的应用

由于胃癌的潜伏性和非特异性症状，大多数胃癌在晚期才被诊断，往往导致预后不良。据悉，早期胃癌的准确检测可以使患者 5 年生存率提升至 90% 左右。然而，早期胃癌的诊断主要依赖于有经验的影像学专家，诊断准确性在很大程度上取决于专家的临床经验，并且容易受到多重因素的影响，误诊、漏诊难以避免。AI 方法的应用，通过计算机模拟人类认知功能，更擅长处理和分析大量数据，因此可以帮助临床医生进行临床诊断和决策。AI 已在许多医学影像领域得到应用，例如内窥镜检查、CT 成像以及病理学检查，均可协助胃癌的诊断。

（三）AI 辅助内镜诊断

内镜检查因其能使医生直接观察癌变部位，从而在胃癌的诊断中发挥了重要的作用。早期利用内镜图像准确诊断胃癌，是改善患者不良预后的有效手段。然而，最近的研究表明，常规内镜检查的准确诊断范围仅为 69%~79%。由于工作量大，在医学影像分析方面，即使经验丰富的内镜医师也难免会遇到误诊和漏诊。近期内镜检查方面聚焦采用 AI 技术提高胃癌的诊出率。

用 AI 手段辅助分析内镜图像，CNN 是一个重要的工具，它通过一个可以在图像上滑动的卷积核来提取图像特征，在图像的分类方面有出色表现，所以也广泛地应用于医学图像的识别和分类中。以窄带成像放大内镜（M-NBI）为例，窄带成像放大内镜（M-NBI）是内镜的一种，可以通过观察胃黏膜病变的微血管结构和微表面结构来检查早期胃癌。然而，非专家通过 M-NBI 区分早期胃癌和非癌性病变的诊断效果仍远不能令人满意。Li 等开发了一种基于 CNN 的早期胃癌诊断系统，用于分析 M-NBI 观察到的胃黏膜病变。研究者共收

集 386 张非癌性病变图像和 1 702 张早期胃癌图像构建训练集，训练并建立了 CNN 模型（Inception-v3）。然后选择了 341幅内镜图像（171 幅非癌性病变和 170 幅早期胃癌）构建测试集，来评估 CNN 和内镜医师的诊断能力，主要的评估结果包括诊断准确性、敏感性、特异性。CNN 系统诊断早期胃癌的敏感性、特异性和准确性分别为 91.18%、90.64% 和 90.91%。CNN 和专家在诊断的特异性和准确性方面没有发现显著差异。然而，CNN 的诊断敏感性明显高于专家。此外，CNN 的诊断敏感性、特异性和准确性明显高于非专家。可见，CNN系统在早期胃癌的诊断中表现出很高的准确性、敏感性和特异性，具有应用于临床增强胃癌诊出率的潜力。

获得高检测准确性的关键在于提取关键特征，从而区分病变图像和标准图像。Liu 等设计了一种机器学习算法，称为联合对角化内镜图像降维的主成分分析，提出了一种新的 AI辅助方法来检测胃癌的早期图像结合联合对角化主成分分析和常规无须学习的算法，显示出了比传统算法更好的性能。Ali 等提出了一种新的纹理提取方法，从整体图像中检测异常帧色素内镜序列，称为基于 Gabor 的灰度共生矩阵。之后作者将支持向量机（support vector machine，SVM）分类器和基于 Gabor 的灰度共生矩阵纹理特征筛选早期胃癌癌症。检测准确度、特异度、灵敏度和曲线下面积（AUC）值分别为 87%、82%、91% 和 0.91，均高于 SVM 分类器结合其他纹理提取得到的结果方法。

在一些研究中，也都通过获取来自不同地区胃癌或上消化道癌患者的内镜图像数据，应用 AI 算法建立了高精度自动检测模型或对胃癌进行风险分层诊断，诊断准确性均呈现令人满意的结果，AI 诊断系统的灵敏度可媲美人类专家，一定程度上可以提高内镜医师的诊断能力，尤其对年轻尚缺乏经验的医师。

（四）AI 辅助 CT 影像诊断

CT 因其无创、便利，而广泛应用于胃癌的临床诊断。但是，诊断准确性主要取决于放射科医生的临床经验。当诊断大量的放射图像时，放射科医师的诊断准确性将不可避免地降低，并且错误会更容易发生。几种基于 ML 和 DL 的方法可以有效地提取 CT 图像上的有价值信息。

Huang 等将 DL 方法应用于诊断分析，创建了一个深度CNN 模型来识别术前腹膜转移晚期胃癌。新的基于 DL 的模型有望改善目前 CT 对于淋巴结转移显示欠佳的现状及较低的检测灵敏度的窘境，Gao 等开发并验证了基于 faster R-CNN 方法的CT 图像模型，faster R-CNN 在诊断胃周淋巴结转移方面获得了很高的准确性，平均精确度为 0.780 1、AUC 值为 0.954 1。

此外，双能量能谱 CT（DEsCT）作为一种新的成像技术，可以在高能量和低能量数值之间轻松切换，从而实现精确的基于单色光谱的虚拟图像的创建。最近改进的 DEsCT 使其可用于常规临床实践。然而，对于放射科医生充分利用DEsCT 获得的更多定量数据系统仍有很大困难。最近的一项研究介绍了 DEsCT 成像的 AI 辅助应用程序，用于胃癌的分期及分类，作者使用了一个新的多实例学习方法确定胃癌浸润深度，并实现优化后的总精度为 0.769 2。

（五）AI 辅助病理学诊断

常规的胃癌诊断需要确定恶性细胞的形态学特征，通过

使用组织病理学活检,人工完成病理切片和检查费时费力,因此,胃癌病理学相关的图像分析和组织学分类关联的需求正逐渐增加。

Li 等提出了一种新的基于 DL 的可自动识别胃癌的网络,称为 GastricNet,其在胃癌病理切片的诊断准确性可达100%,显著高于其他现有的网络。此外,全视野数字切片(whole slide images,WSI)作为载玻片的虚拟对应物,被认为是与光学显微镜相媲美的可用于诊断胃癌的技术。WSI 技术的进步使得病理诊断的 AI 应用成为可能。Sharma 等描述了基于 CNN 方法的模型可以有效完成癌症病理分类的准确度0.699 0,而判定组织坏死的准确度为 0.814 4。Iizuka 等训练DL 模型分贝区分胃腺癌、腺瘤和非肿瘤病理类型。在三个独立的 WSI 活检组织病理学的测试集中,DL 模型在胃腺癌分类的 AUC 最高可达 0.97。

这些令人满意的 AI 辅助的结果提示了 AI 在帮助病理医师、协助胃癌病理诊断存在潜在的巨大价值,尤其是在有效提高影像分割和减少诊断时间方面的表现。值得一提的是,临床试验尚严重缺乏,主要是因为 AI 技术新近突起,而且,关于 AI 的计算机辅助诊断的伦理问题尚未得到解答。

(六) AI 在胃癌治疗中的应用

1. AI 在专家系统中的应用 随着 NLP、ML 等 AI 技术的发展,AI 技术在胃癌治疗中的应用越来越广泛。基于 NLP技术,输入大量循证医学知识和临床诊疗路径进行训练而形成的临床辅助决策系统(CDSS),可以结合患者就诊数据进行综合分析,给出适合患者的个性化推荐治疗方案。这种 AI 辅助的临床决策支持系统在胃癌治疗领域的最佳实践,便是前文已经提到的 IBM 沃森肿瘤解决方案 WFO。一支由癌症专家和研究人员组成的团队在 IBM 沃森上输入了纪念斯隆-凯特琳癌症中心的数千份肿瘤患者临床病历、近 500 种医学专著和医学期刊、1 500 万页医学论文,进行大量训练,最终把IBM 沃森训练成了一位"肿瘤医学专家"。IBM 沃森在 2016年完成了对胃癌辅助决策系统的训练,在胃癌患者的临床治疗中,医生只需要输入患者的一般情况、前期治疗情况、肿瘤情况、基础疾病等临床信息,WFO 便会向医生推荐最适合当前患者的多个治疗方案,按优先级排序,并附上相应的循证证据和参考来源。此外,还可将患者的肿瘤活检组织的基因检测报告输入 WFO,系统可筛查出与肿瘤进展相关的基因突变,并给出针对上述突变的推荐治疗方案。但 WFO 在胃癌实际诊疗中的应用效果并不尽如人意,中韩多项研究显示,对于胃癌患者 WFO 和多学科团队(MDT)推荐的治疗方案总体一致性仅为 41.5%~54.5%。胃癌患者 WFO 与 MDT 一致性较差,可能是因为 WFO 是基于美国 NCCN 临床实践指南和纪念斯隆-凯特琳癌症中心的病历所生成的治疗方案,对于体质和药物关键酶不同的其他族裔种群不一定完全适用。

2. AI 在胃癌手术中的应用 AI 在手术中的应用更多是以计算机辅助人类提升手术效果的形式出现。基于 AI 的手术辅助系统,可以帮助医生在进行手术时更清楚地识别相关器官的轮廓,从而降低手术难度,提升手术效果。Sato 等尝试开发一种基于 AI 的辅助系统,用于在胃癌手术中安全有效地进行胰周淋巴结切除术。研究者们探索了是否可以通过 ML模型学习胰周解剖线。在测试的结果中,模型确定的轮廓和

图像注释的轮廓的联合交集的得分为 0.708,高于阈值(0.5)。然而,在某些情况下,胰腺轮廓在脂肪组织中的部分或细血管覆盖胰腺的部分会被模型错误识别。也就是说,使用训练有素的机器学习模型可以相对较好地追踪胰腺的轮廓,辅助在胃癌手术中进行胰周淋巴结切除术。但是,要想在实际临床中进行应用,还需要对该系统进行进一步的研究和训练。

此外,AI 技术在胃癌患者手术治疗方面,以达·芬奇等手术机器人的应用最为广泛,但目前仍主要应用于早期胃癌根治术。目前有利用淋巴示踪技术完成进展期远端胃癌根治术的报道,但国内外开展的仍较少,对于是否能将机器人手术适应证扩大至胃癌进展期,仍需多中心、大样本的随机对照研究进一步明确。近几年,随着增强现实(augmented reality,AR)技术的蓬勃发展,AR 技术在腹部肿瘤手术领域的探索和应用逐渐增多。AR 技术可以将术前 3D 模型叠加在术中实时腹腔镜图像上,为外科医生提供有关患者解剖结构(包括肿瘤)的详细信息。AR 技术的出现可以大大降低淋巴结清扫与消化道重建的手术难度,提高胃癌手术的精准度和安全性,尤其对于复杂的胃癌病例。

3. AI 在胃癌精准治疗中的应用 胃癌的精准治疗近年来备受关注,研究者希望根据患者的不同特征或不同的生物标志物,对患者进行个性化的治疗。Lee 等通过利用临床和病理数据以及治疗方案,在胃癌患者中开发了一种基于 DL的新型生存模型。循环神经网络模型是一类以序列数据为输入,在序列演进方向上进行预测的模型,当该模型用于医学中的生存分析时,就称为生存循环网络(survival recurrent network,SRN)。该模型在训练步骤中使用时序数据,在模型训练完成后,它使用第一次就诊的初始数据,依次预测每个就诊时间点的结果,直至达到研究中所需探索的 5 年。此外,研究者还将亚洲癌症研究小组的药物分子分类添加到预测模型中。SRN 使用循环神经网络和时序结果数据模拟门诊临床医生的顺序学习过程。模型测试结果是,曲线下面积 AUC 在第五年为 0.92 ± 0.049。模型研究表明,具有间充质亚型的胃癌由于其高复发率,应该接受可适应风险的术后治疗策略。此外,模型还发现,在卡培他滨联合顺铂单独化疗后,具有微卫星不稳定性的胃癌和乳头状胃癌表现出明显更有利的生存结果。研究结果表明,可以考虑对胃癌患者进行基于 SRN 模型的治疗效果预测,以研究根治性胃切除术后更加个性化的治疗。

(七) AI 在胃癌预后预测中的应用

准确预测胃癌患者的预后对于医生和患者本人均有重要意义,可以帮助临床医生针对患者的个性化临床做出决策,从而改善对患者的管理。人口统计学特征、病理学指标、生理状态甚至社会环境等因素对胃癌患者的预后均有影响,然而传统的统计方法,如 TNM 分期系统和列线图,很难分析这些特征之间是否存在复杂的内在联系。AI 模型凭借其强大的计算能力和集成能力,已被广泛应用于胃癌患者的预后预测。

近几年,AI 在胃癌预后预测方面的应用涉及生存时间、复发和转移风险的预测。应用到的 AI 算法主要是一些有监督的二分类机器学习模型,应用在医学研究方面,可以针对不同的临床结局做分类。Jiang 等将 SVM 应用于生存分析,并开发了一种预测分类器。结果显示,总生存率和无病生存率

的预测准确率高于美国癌症联合委员会定义的 TNM 分期系统。此外，上述胃癌 SVM 分类器也可用于预测辅助化疗的获益，有助于胃癌的个体化治疗。Lu 等结合 939 例患者的人口统计学、病理学指标和生理学特征，创建了一个新的多模态超图学习框架，以提高生存预测的准确性。结果表明，该方法在总体生存预测方面优于随机森林和支持向量机。另一项研究比较了人工神经网络和贝叶斯神经网络（BNN）在胃癌患者生存预测中的价值，结果表明 BNN 优于人工神经网络方法。

1. AI 在胃癌患者复发风险及生存预测中的应用 复发是胃癌患者死亡的主要原因之一，因此，对复发风险的准确评估在临床工作中非常重要。

Liu 等训练了 SVM 分类器来预测胃癌患者的复发风险，利用基因表达谱数据集 GSE26253，他们发现一组特征基因（包括 *PLCG1*、*PRKACA* 和 *TGFBR1*）可能与胃癌复发相关。

腹膜复发是胃癌根治性手术后复发的主要模式，预示着预后不佳。准确的个体化预测腹膜复发对于确定可能从强化治疗中受益的患者至关重要。Jiang 等基于 2 320 例胃癌患者术前 CT 检测结果开发了一种多任务 DL 模型，用于患者腹膜复发和无病生存的预测。研究者评估了模型的预后准确性及其与化疗反应的关联。此外，还评估了该模型是否可以提高临床医生预测腹膜复发的能力。DL 模型在各个队列对腹膜复发的预测性能依次为：训练队列（曲线下面积 AUC 0.857；95% *CI* 0.826~0.889）、内部验证队列（AUC 0.856；95% *CI* 0.829~0.882）和外部验证队列（AUC 0.843；95% *CI* 0.819~0.866）。在 AI 模型的指导下，肿瘤专家预测腹膜复发的敏感性和评估者之间一致性得到了提高。DL 模型在各个队列对患者无病生存率的预测性能依次为：训练队列（C-index 0.654；95% *CI* 0.616~0.691）、内部验证队列（C-index 0.668；95% *CI* 0.643~0.693）的和外部验证队列（C-index 0.610；95% *CI* 0.583~0.636）。对于预计腹膜复发风险高且生存期短的患者，化疗与 Ⅱ 期胃癌患者（风险比 *HR*=0.543；*P*=0.003）和 Ⅲ 期胃癌患者（*HR*=0.531；*P*<0.000 1）的无病生存期改善相关。相比之下，对于腹膜复发风险低且生存率高的患者，化疗对无病生存率没有影响。对于其他患者，化疗的益处取决于肿瘤分期：只有 Ⅲ 期胃癌患者从化疗中获益（*HR*=0.637；*P*=0.001）。该回顾性研究表明，基于术前 CT 图像的 DL 模型可以准确地预测胃癌患者的腹膜复发和生存情况，未来还需要前瞻性研究来检验该模型在结合临床病理学标准指导个性化治疗方面的临床效用。

2. AI 在胃癌患者转移风险预测中的应用 淋巴结转移是胃癌重要的预后指标，研究表明，人工神经网络可以提高胃癌淋巴结转移的预测准确性。Hensler 等提出了一种新的人工神经网络方法，用于在胃癌术前预测淋巴结转移，与东京国立癌症中心开发的丸山诊断系统相比，该模型具有更高的准确性和更好的可靠性。Jagric 等提出了一种学习向量量化网络来预测胃癌患者术后肝转移，并获得了较高的阴性预测值。

胃癌腹膜转移（PM）的早期诊断对于最佳治疗选择和避免不必要的外科手术具有临床意义。细胞病理学在 PM 的早期筛查中起重要作用。Su 等开发了一个 DL 系统来实现智能细胞病理学解释，尤其是在腹水细胞病理学方面。腹水细胞病理学图像数据集由 139 名患者的原始苏木精 - 伊红（HE）和巴氏染色（PAP）图像组成。DL 系统是使用迁移学习（TL）开发的，以实现细胞的检测和分类。细胞检测数据集由 176 个裁剪图像和 6 573 个带注释的细胞边界框组成。细胞分类数据集由 487 张裁剪图像组成，总共分别有 18 558 个和 6 089 个带注释的恶性和良性细胞。迁移学习是在更广泛的图像大数据中进行预训练，然后把预训练效果好的模型应用于特定领域（比如医学领域）的方法。基于 Faster R-CNN 的 DetectionNet 使用预训练的 resnet18 来实现细胞图像的目标检测，其中细胞的联合交集（IoU）得分为 87.22%，大于 0.5 的阈值，平均精度（mAP）为 0.831 6。基于 resnet50 的 ClassificationNet 在细胞分类中的效能最好，AUC=0.885 1，Precision=96.80%，FNR=4.73%。集成了单独训练的 DetectionNet 和 Classificationnet 的 DL 系统在细胞病理学图像解释方面表现出出色的性能，具有集成到临床医生工作流程中的潜力。

（八）AI 在肿瘤新药研发中的应用

近年来，越来越多的 AI 企业投资 AI+ 新药研发赛道，AI 能够实现在生物医药产业自上游到下游的投入使用，且虚拟筛选、靶点发现等部分应用场景已经能够为企业带来实际收益。新型冠状病毒肺炎（COVID-19）疫情发生后，越来越多的生物医药企业和研究机构通过将其业务与 AI 结合来完成创新突破，在新药开发、生产运营，甚至商业战略中都有所应用。AI 技术在生物医药领域中的应用涉及药物研发、医学影像、辅助治疗、基因治疗等方面，药物研发在全球医疗 AI 市场中的份额最大，占比达到 35%。靶点发现与筛选成为 AI+ 新药研发中最为热门的应用领域，AI 通过 DL 技术快速发现药物与疾病，以及疾病与基因间的连接关系，进而缩短靶点发现周期。在化合物合成方面，AI 可通过模拟小分子化合物的药物特性，在较短时间内挑选出最佳模拟化合物进行合成试验，大幅提高化学合成路线设计速度，以降低操作成本。

尽管在多数情况下化学数据可大规模获得并成功用于配体设计和合成，但这些数据并不能满足 AI 药物发现的需求，且大量可用于模型建立的测定数据（如小分子的各种体外物理化学性质）也并不能很好地发挥作用。因此，未来需要更多的高质量化合物数据进行 AI 研究，包括化合物的体外活性 / 毒性指数，以及正确剂量 / 药代动力学数据等。在后期阶段，还需要化合物在动物模型中的药效和毒性数据。此外，我们还需要更有效地进行临床试验，以获得高质量化合物临床数据。

近年来，AI 蛋白结构预测在新药研发中也得以应用，通过 AI 预测蛋白三维结构的技术取得突破，预测的准确率大大提高。通过预测出的蛋白结构（比如细胞表面受体的结构），可以模拟大分子药物和细胞蛋白的相互作用，加速大分子药物的开发。AlphaFold 在 2020 年 12 月引起了轰动，它以很大的优势赢得了一场名为"蛋白质结构预测关键评估"（Critical Assessment of Protein Structure Prediction，CASP）的比赛。该竞赛每两年举行一次，旨在衡量生物学最大挑战之一的进展：仅从蛋白质的氨基酸序列中确定蛋白质的 3D 形状。科学家根据 X 射线晶体学或低温电子显微镜（cryo-EM）等实验方法，通过向蛋白质发射 X 射线或电子束以建立它们的三维结构,AI 模型利用已有的蛋白质结构学习其中的规律,从而能够预测新的结构未知的蛋白的三维形状。AlphaFold 的 2020版是该模型的第二版。Alphafold 的第一版还赢得了 2018 年的 CASP,但其早期的努力大多不足以代替实验确定的结构,而 AlphaFold 第二版的预测平均而言与实验结构已经非常接近。

(九) AI 在肿瘤教学中的应用

AI 技术在肿瘤教学领域也涌现出不少应用案例,如 AI虚拟教学、AI 辅助评估手术技能。AI 虚拟教学既可真实还原临床环境和病例细节,如针对临床问诊、查体等基本的医学操作技能培养,又可避免利用真实患者进行带教培训而引发的风险。AI 可模拟普通门诊、标准化病房、急诊、ICU 及手术室等绝大部分临床真实场景,医学生可通过反复进行高度仿真的实践训练,增强处理各类临床事务和突发情况的能力。利用虚拟现实(VR)技术进行外科模拟训练可以大大缩短年轻医生的成长曲线,如 Huber 等结合了 VR 腹腔镜模拟器(LapSim)和 VR-HMD,通过将模拟器视频输出与手术室标准腹腔镜场景的视频相结合,创建了一个高度身临其境的 VR模拟场景。此外,AI 技术还可以应用于自动评估不同专业水平的外科医生的表现,如 Fard 等运用机器学习方法提出了一种基于运动轨迹数据的预测算法框架,应用于手术模拟教学中,实时客观地评估手术练习者的动作灵活度,并给予实时反馈。

(十) AI 在胃癌医疗质量管理的应用

微创腹腔镜手术在临床实践中,将逐渐结合 AI 技术和一些计算机辅助技术。可以感知的是,在不久的将来,几乎所有的临床挑战都可能完全转变为基于 AI 的问题。这可能表明,尽管不平衡的全球医疗资源影响了 AI 的广泛应用,但拥有充足 AI 和临床资源的先进地区可能已经大大加速了 AI 的发展。具有 AI 背景的临床医生可能是所有 AI 进展的关键参与者。他们可以通过基于 AI 的反刍和消化来在很大限度上消除医疗事故在其职业生涯中的负面影响,并提供标准化的临床管理。AI 技术将进一步辅助临床医疗质量管理,包括更早期的检测、更良好的预后、更低的医疗事故发生比率以及更加规范、完善、体系化的临床管理。

随着医疗质量管理模式从传统人力监管模式向自动化质控模式转变,从结果分析向环节实时监控转变,运用 AI 技术辅助进行医疗质量管理已是大势所趋。特定病种质量控制,如胃癌单病种质控,是针对医疗过程质量进行管理,是考核临床医师和科室工作质量优劣的有效方法。此外,个性化的内涵质控标准制定十分重要,有助于进一步实现精准治疗目标,提高医疗质量,提升患者就医获得感。

1. NLP 在胃癌研究中的应用 为了推进将生物标志物与临床结局相关联的癌症研究,需要方法来提取电子健康记录中的大规模临床结局指标。Kehl 等训练了深度 NLP 模型,用以提取 7 种实体瘤(包括胃癌)患者的临床结局指标。数据来自 13 130 名患者的 305 151 份影像报告和 13 511 名患者的 233 517 份肿瘤科医生记录。NLP 模型从这些文档中提取临床结局指标,包括癌症的存在、进展 / 恶化、反应 / 改善和转移,具有出色的辨别力(AUROC > 0.90)。模型推广到其他癌症,能够提取出与生存相关的结果。在接受免疫检查点抑制

剂治疗的患者中,研究者确认高的肿瘤突变负荷与较长的无进展生存期(由 NLP 模型提取结局信息)相关。该项工作展示了 DL、NLP 模型可以加速具有临床结局信息的分子癌症数据集的注释,以促进对肿瘤的研究。

2. AI 隐私计算在医学科研中的应用 当前,将 AI 模型应用于医学研究中渐成趋势,但是,基于单中心的临床数据构建的 AI 模型普适性不强,不具有代表性,因此模型在临床上的推广受到了限制。因此,模型的构建需要纳入多个中心的临床数据。然而,对多中心研究来说,数据收集面临着现实操作、道德和法律方面的种种障碍。这些障碍可以通过群体学习(swarm learning,SL)来克服,其中合作伙伴共同训练 AI模型,同时避免数据传输和垄断数据治理。AI 可以直接从常规组织病理学切片图像中预测分子方面的改变。Saldanha 等在大型多中心研究中分析了 SL 在来自 500 多名患者的千兆像素组织病理学数据集中的应用效果。研究表明,使用 SL 训练的 AI 模型可以基于苏木精 - 伊红(HE)染色的结直肠癌病理切片数据预测 *BRAF* 突变状态和微卫星的不稳定性。研究者在来自北爱尔兰、德国和美国的三个患者队列上训练了 AI模型,并在来自英国的两个独立数据集中验证了预测性能。研究者的数据显示,经过 SL 训练的 AI 模型优于大多数本地训练的模型,并且性能与在合并数据集上训练的模型相当。未来,SL 可用于为任何组织病理学图像分析任务训练分布式AI 模型,从而无须数据传输。

(十一) AI 在胃癌多组学研究中的应用

组学(omics)是各类组学的统称。随着测序技术的发展及组学新技术的不断涌现,不同种类的组学数据呈现指数级增长,多组学分析的优势逐渐显现,AI 应用也愈加广泛。对多组学大数据的整合分析,已成为科学家探索生命机制和疾病演变的新方向。例如,以序列为中心的蛋白质组、基因组和转录组数据的整合分析,可以为基因表达调控、信号网络、疾病亚型和临床预测提供新的见解。Cohen 等结合游离 DNA突变和循环蛋白质生物标志物开发了一种新的基于血液的预测方法 CancerSEEK,不仅可以实现癌症早诊,还可以定位这些癌症的起源器官。研究将 CancerSEEK 应用于 1 005 名患有卵巢癌、肝癌、胃癌、胰腺癌、食道癌、结直肠癌、肺癌或乳腺癌的患者上,能够定位癌症的起源器官并鉴定出 5 种肿瘤类型(卵巢癌、肝癌、胃癌、胰腺癌和食道癌)的早期存在,其灵敏度为 69%~98%,特异性为 99%。

组学大数据和 AI 各自在医学领域都发挥着巨大的潜能与优势,两者结合应用,即高维数据集的可用性加上高性能计算机以及创新的机器学习架构,不仅可以提高数据利用率,更能优化单组学或非 AI 研究的结果。Zhao 等构建了一个可扩展且可解释的 DL 框架 DeepOmix 用于集成多组学数据和生存预测,该团队使用突变、拷贝数变化、基因表达和DNA 甲基化四种组学数据,将 DeepOmix 应用在八个不同的癌症(包括胃癌)数据集的预后分析,经与其他五种最新方法(BLockForest、DeepHit、DeepSurv、glmBoost、IPF_LASSO)比较,在其中的六个数据集中,DeepOmix 的预后预测结果表现均为最佳。文章中还提到 DeepOmix 除了可以使用四种类型的组学数据之外,还可以集成更复杂的蛋白质数据。

多组学分析产生的数据较之单一组学分析更多、更复杂,

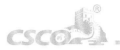

针对具体的生物医学科学问题，多组学也可以凭借多维度、多角度的优势，更为全面地解释该问题。所以多组学相较单组学更需要 AI 的辅助。而将 AI 技术应用于多组学大数据上，将会是实现精准医疗和个性化医疗的重要步骤。现有研究表明，多组学数据与 AI 结合应用，结果更优于单组学分析。

大数据产业的发展和 AI 的兴起，促进了数据量的增长。国家政策的扶持，为组学大数据和 AI 的发展带来了前所未有的机遇，同时也面临诸多挑战。大规模各种组学数据的产生，为疾病的发病机制的研究提供了丰富的数据资源，但是组学数据的分析由于缺乏统一的标准，根据不同流程，产生不同的结果，导致数据整合过程艰难复杂；不同种类组学数据质量参差不齐，由于某些组学技术还处于初步发展阶段，检测方法尚不成熟，导致数据质量差；组学数据种类多，亟须开发相互整合的分析技术；组学数据由于在机构、医院之间分散保存，缺乏有效的集成技术，阻碍了利用大批量的数据进行 AI 的训练测试。

三、讨论 - 展望

（一）需求与现实的鸿沟分析

AI 医疗当下所面临的最大困难来自整合不同来源的数据。

首先，我国缺乏数据安全相关的法规来监管医疗大数据的应用。这需要尽快配套落实相关的数据安全标准和指南以及有关医疗大数据的行业相关条例，以规范医疗数据的法律监管现状。政府部门需要考虑相关立法，企业本身也应当强化数据保护意识，建立企业内部规范和技术标准。如今医疗行业数据正以惊人的速度激增，其法律监管需要引起行业的高度重视。中国科学院院士、阜外医院副院长顾东风表示，国家在搭建统一大健康大数据医疗平台过程中，已在初步拟定通用统一大平台标准。同时，应用在推广大数据时应该隐去个人特征，例如姓名、住址等信息。

其次，由于不同来源的数据其质量、格式与诊断意见各不相同，很难实现数据的有机链接与解读。尽管中国医疗数据量巨大，可开拓的空间非常广阔，但是高质量的数据却并不多。即使医院有数万病例，但如果根据不同的病症、检查方式及研究目的进行区分后，数据量就会变得很少。而且在诊断某一病症时，并不能够仅依靠某一项的单一数据，而是需要结合患者的其他信息，例如实验室检测和病理标本。这些基因和病理数据在获取时难度很大且花费巨大，在与算法结合时将增加额外的难度。尤其当面对患病人群数量小的罕见病群体时，可以提供给 AI 建立模型的有效数据非常少。为了解决这个问题，已经有公司另辟蹊径，例如美国犹他州盐湖城的 Recursion 利用罕见病患者特殊的细胞结构，以细胞结构特征与疾病的关联作为机器学习的补充素材，从而希望帮助提升 AI 在罕见病领域的诊断效果。不仅罕见病确诊是一个难题，罕见病药物的研究与开发也因其市场需求小、成本高，以及罕见病生物学机制复杂且陌生等原因而未能得到药物研发公司的重视。有分析师提出，也许可以利用 AI 药物研发中底层核心的知识图谱技术，充分连通现有的期刊文献、临床数据、实验室的理化数据等，整合训练出有效的模型，提供决策支持。

除了数据量不均衡以及数据标准化不足之外，不规范的标注也是提升 AI 模型质量的一大障碍。医疗图像识别是 AI 在医疗行业的一大重点应用，分别有分类、检测和分割三种方法。它们都需要准确且全面的标注，否则会造成数据污染，影响模型效果。森亿智能创始人兼董事长张少典提出，AI 从业者 80% 的时间都用于数据预处理。

从技术层面来看，目前 AI 的发展仍处于早期阶段，即计算智能与感知智能。尽管感知层面的技术有一定的进步，但认知层面和决策层面的技术发展仍处于非常早期的阶段。而且几乎所有 AI 的最新进展都是通过监督式学习来完成的，即输入数据→快速生成简单的回应。DL 就是监督式学习中重要的方法，但其与有高度认知能力的 AI 还有很大差距。这种监督学习框架的致命弱点在于需要海量的经过标注的数据。就现状来说，非监督式学习理论仍不成熟，这导致其应用仍然存在很大的局限性。可以想象，在一个普通的就医场景下，如果将医生与患者交互中的信息量换成 AI 算法识别的某几个指标，则会无形中丢失许多信息，并且对最终的诊断产生一定的影响。因为患者与医生之间的交流存在复杂的反馈，尽管已经通过文献或教材建立了相关病种的知识库，也仍缺少一个专业医生的常识库。而且当下的算法只能够通过学习诊断出已知的病症，却对疑难杂症一无所知。除了常识不足，相较于一个专业医生，AI 技术并不能提供医患之间的情感交流，这种"糖丸效应"在实际就医中起到了非常积极的作用。同时，一个经验丰富的医生在进行诊断时，不仅会参考患者客观的病理情况，也会在交流过程中评估对方的心理及精神状态，帮助诊断其病情。但当今的 AI 技术尚未能够在感性智能上有所突破。此外，医疗属于弱信号处理范畴。不同于自然场景下的图片，在阅读胸部 X 线片时，我们关注的感兴趣区域（region of interest，ROI）一般是区域很小的钙化点，属于很弱的肺纹理信号，反而是非 ROI 区域（例如肌肉与骨骼）的信号较强。为了解决这个问题，可以考虑尽早在模型中加入类别的监督信息，不断将分类信息尽早引入网络，也有一些其他的相关技术正在高速发展，比如数字减影（DSA）技术，血管造影的影像通过数字化处理，将不需要的组织影像删除掉，只保留血管影像，特点是图像清晰，分辨率高，对观察血管病变，血管狭窄的定位测量，诊断及介入治疗提供了真实的立体图像，为各种介入治疗提供了必备条件。医疗设备逐渐从医院转移到家庭，并且越来越小型、便携，这就要求算法模型运算更快，能耗更低，越来越小。针对如何与硬件相结合的问题，硬件的局限性（例如发热灼伤人体、电池寿命）将成为需要努力解决的难题。医疗 AI 的另一个基础，即计算能力，也存在一定的局限性。在计算能力上，一方面，使用多台服务器的大规模计算集群技术，并行计算能力很强的 GPU 计算技术正在高速发展；另一方面，随着量子计算以及速度更快的芯片的出现，计算能力或许可以得到进一步的发展。即便算法测试的效果不错，但是在医疗行业进行验证时仍会出现问题。例如当验证治疗方案时，由于个体差异大，干扰因素多，验证时可能出现不同的结果，需要开展优秀的前瞻性研究来理清因果关系。

（二）AI 对接的真正临床需求及挑战

在过去 10 年中，AI 在临床上的贡献和新技术不断增加。AI 在癌症研究和临床应用中的作用越来越受到重视。胃癌

311

等癌症是理想的试验场,可以观察早期将 AI 应用于医学是否能产生有价值的结果。长期来看,引入 AI 医疗技术对于推进分级诊疗,优化医疗资源,以及提升基层医疗机构的医疗服务质量有着非常重要的作用。AI 的引入有助于将优质医疗资源带到基层,为基层医生提供及时、准确的决策支持。

AI 在胃癌的诊治管理中,已发现有五个主要子领域:① ML;② 人工神经网络;③ NLP;④ DL;⑤ 计算机视觉,都已经有了初步的探索或实际应用。尤为突出的是,利用算法对负责文本或图像的识别及信息提取。越来越多的相关研究也已经表明,AI 在胃癌的诊疗中具有巨大的应用潜力。可应用于早期检测、辅助诊断、治疗指导、预后预测、辅助教学、新药研发等领域。此外,在精准医学时代,将组学数据与临床信息相结合是未来临床实践的必要条件。AI 技术可能会显著减少医生的工作量。当然,我们需要更多更有说服力的研究去证明 AI 算法在实际临床中的应用效果。

有关胃癌,在早期检测、治疗指导以及预后预测的研究领域中,自动胶囊系统为 EGC 的筛查提供了新的机会,尤其是在反复出血,反复进行内镜检查的情况下;CNN 也已经应用于 EGC 诊断以及 EGC 浸润深度预测的视频图像分析,并发挥出了巨大潜力;通过人工神经网路模型或贝叶斯神经网络模型,在预测胃癌生存以及疾病复发等研究上也有了探索性突破。AI 辅助系统具有较高的检测率和处理速度。但这些研究都具有一定的局限性,仍然需要整合更多的文本、图像或视频资料,以达到更高性能的模型预期效果。未来需要更多来自多中心、大样本、真实世界的研究,以达到较高的应用外推性。

在精准治疗肿瘤的时代,对病理学和肿瘤学的整合有着越来越高的需求。WSIs 的出现使得 AI 技术在病理分析中的应用成为可能。在胃癌中,基于 DL 的神经网络已被用于肿瘤分类,区分侵袭深度,预测微卫星不稳定性,以及用来优化做过标注的训练数据。在数字病理学中,AI 辅助分析已被应用于更广泛的领域,如癌症检测、分割、突变分类、预测临床结果和药物研发。然而,要完善模型,还需要做很多工作。

在外科治疗领域,AI 以计算机辅助人类的形式出现。希望未来,在术前、术中以及术后,AI 技术及应用都能有更多的突破。手术训练和技能评估是手术中非常重要的方面。多个 AI 模型的探索应用研究已经出现,例如应用术前临床数据,建立手术及术后结果的风险预测模型;使用 ANN 预测术后并发症;利用术后及住院数据,促进癌症管理等。

(三) 未来 AI 与医者的关系

AI 医用,是否会代替医生?目前还不会。未来,AI 医生也许与人类医生一起上岗工作。在这种新的服务模式中,仍由医生来做最终决策。但是首先必须确保 AI 产品技术过硬,给出合理的诊断建议。人工智能技术虽然为医疗科技提供了许多帮助,但仍与人类大脑存在一定的差距,尤其在深度学习理解能力上,人工智能远不及人类大脑。所以人工智能应用在医疗上本质上不可能取代医生,只能应用于医疗辅助领域。在此基础上,还要不断开展研究,优化 AI 产品,增加培训,转变观念,适应新的服务模式。医生的认可和引导,将提高患者对 AI 系统的信任度。

未来 AI 能够在日常的工作中使医者摆脱成为数据文员的境况。AI 将尽可能地通过算法使以前需要大量人力的某些任务实现自动化,从而增加医者与患者之间的沟通时间,AI 会有助于促进医患关系。AI 技术的发展在医疗领域为医疗科技进步提供巨大的帮助。

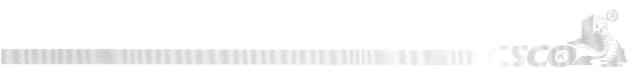

结直肠癌肝转移转化治疗后
"消失的肝脏病灶"的研究

重庆医科大学附属第一医院

宋智洋　彭东　程勇

一、背景

在结直肠癌（colorectal cancer，CRC）患者群体中，结直肠癌肝转移（colorectal Liver metastases，CRLM）往往是导致患者死亡的主要原因，其中大约50%的CRC患者在疾病发展过程中会发生肝转移（live metastases，LM），导致2/3的CRC患者出现死亡。在CRLM患者中，有15%~25%的患者在确诊前或确诊时发现LM。手术被认为是可切除的CRLM治疗的金标准，但只有10%~25%的患者在初次诊断后适合进行手术切除，剩余的则被视为潜在可切除或初始不可切除的CRLM。

二、转化治疗

转化治疗的目的是提高LM病灶切除的机会，使初始不可切除的CRLM转化为可切除，提高患者远期预后。研究表明，经转化治疗后有15%~30%的CRLM患者可以重新获得手术切除的机会，其5年生存率可超过30%。转化治疗包括全身化学治疗、射频消融、靶向治疗等方式，而临床上应用化疗最多，常用的方案有FOLFOX（奥沙利铂＋氟尿嘧啶）、FOLFIRI（伊立替康＋氟尿嘧啶）和FOLFOXIRI（奥沙利铂＋伊立替康＋氟尿嘧啶）三种。有研究分析显示，FOLFOXIRI三药联合方案明显优于前两种方案，FOLFOXIR三药方案联合贝伐珠单抗的疗效更加显著，中位无进展生存期（progression free survival，PFS）达18.6个月，R0切除率为49%，且化疗联合靶向治疗有更高的客观有效率（objective response rate，ORR）。Masi和Loupakis等研究结果显示，对于初始不可切除的CRLM患者，FOLFIRI方案治疗的ORR为34%，FOLFOXIRI三药联合方案的ORR为60%，而FOLFOXIRI联合贝伐珠单抗的ORR为77%。Gianluca等在889例使用FOLFOXIRI方案联合贝伐珠单抗的患者中进行统计分析显示，ORR为69%，手术转化率为39.1%，R0切除率为28.1%。CremoliniC等研究证实，对于不可切除的CRLM患者，应用一线FOLFOX＋贝伐珠单抗方案出现疾病进展后序贯二线FOLFIRI＋贝伐珠单抗方案，与一线FOLFOXIRI联合贝伐珠单抗方案及进展后继续FOLFOXIRI联合贝伐珠单抗方案比较，后者的PFS为18.9个月、OS为27.6个月，优于前者的16.2个月和22.6个月。因此在患者状况允许的条件下，一线转化方案可选择较强的转化方案（FOLFOXIRI三药＋靶向药物）。

三、消失的肝脏病灶

在CRLM转化治疗过程中，放射学反应通常是预后良好的指标，但CRLM在治疗后出现影像学上完全萎缩或消失—即所谓的"消失的肝转移病灶（disappearing liver metastases，DLMs）"。早期研究结果显示，术前接受化疗的患者中有大约30%发生DLM，这部分病灶认为是临床完全缓解，但临床完全缓解的LM真正表现为病理完全缓解的比例只有10%~20%，大部分病灶会在后续随访过程中再出现。在早期，学者们认为在化疗时应尽量避免病灶在影像学上消失，但近年来这种认识有所改变。一方面，影像学技术的进步使小的肝转移灶（直径<5mm）的检出率明显增加，大大降低了原先因影像学发现不了而被误认为是影像学上消失病灶的假阴性率；另一方面，随着FOLFOXIRI三药化疗和靶向治疗的出现，临床完全缓解真正成为病理完全缓解病灶的比例明显提高。最近的研究显示，这个比例达到了40%~60%。一些多发CRLM患者，可能不化疗至部分LM病灶消失就不能获得根治机会，对于这部分患者，应该通过积极的转化治疗为患者争取到R0切除的机会，以延长患者的生存时间。DLM在随访中再次出现时，还可以通过其他局部治疗手段进行处理。到目前为止，对于DLM患者的最佳管理还没有达成共识，包括是否应该尝试对原病变部位进行肝切除术，而不是观察和（或）利用进一步的全身治疗的看法仍没有统一。

四、DLM的预测

已经有诸多研究针对DLM的影响因素做出了探讨，其中CRLM病灶大小、数量及足够长的化疗周期对于消失病灶的出现有重要影响。研究表明，对于化疗过程中出现DLM的中位病灶大小为1.07cm（范围0.3~3.5cm），远小于化疗后未消失的病灶大小。而对于出现消失病灶的化疗周期，中位周期是 7.8 次（范围 6~12 次）。研究表明，全身化疗随时间的进展会导致 CRLM 出现的反应率显著增加，但 Van Vledder 等的研究表明，随着每次化疗周期的延长，DLM 出现的概率会逐步提高，每延长一个周期，则 DLM 出现率上升 18%。而 LM 病灶数量越多，则 DLM 出现的概率也越大。

五、影像方式

DLM 的判断取决于用于描述 LM 病灶为"消失"的影像学检查方式的灵敏度和特异度。到目前为止，已经有多种方法来识别 CRLM，包括 CT、MRI、FDG-PET 和 FDG-PET/CT。CT 检测 CRLM 的灵敏度和特异度分别为 70%~90% 和 85%~90%，而术前化疗可以通过降低 CT 和 FDG-PET 的灵敏度来降低其诊断病灶的准确性。特别是化疗可引起肝脏实质改变，如脂肪变性、脂肪性肝炎和窦道梗阻。反过来，这些实质的改变会降低脂肪肝和肝转移的对比度，从而阻碍 CRLM 的 CT 检测。

FDG-PET 被认为是术前鉴别 CRLM 的一种有用的辅助成像方式。然而，FDG-PET 与 CT 增强相比并无明显优势。混合 FDG-PET/CT 扫描开始被医务人员接受并提供其价值。Tan 等报道，在 FDG-PET/CT 上有完全放射代谢反应的患者（通过正常 FDG 摄取评估）中，85% 的患者在完全反应部位取样时仍有残留的存活肿瘤。因此，他们建议 FDG-PET/CT 扫描只能用于 CRLM 患者的初步检查。

相反，与 CT 或 PET/CT 扫描相比，MRI 已被报道为检测 DLM 的最佳成像方式，因为脂肪抑制技术够补偿任何化疗诱导的脂肪变性。一项多机构研究显示，MRI 对"真"DLM 的阳性预测值高于 CT 增强扫描（78.0%，95% CI 63.7%~87.7% vs. 35.2%，95% CI 25.1%~46.8%，$P < 0.001$）。Auer 等报道术前影像学检查无法检测到 DLM 与术前存在脂肪变性和未使用 MRI 有关。尽管 CT 和 MRI 检测大于 1cm 的病变的敏感性可能都大于 90%，但 Sturesson 等报道，术前 MRI 检测小于 1cm 的病变的敏感性更高（分别为 53% 和 36%）。Van Kessel 等进行了一项系统回顾和 meta 分析，以确定全身治疗后的 CRLM 患者术前评估的最佳影像学模式，在本研究中，MRI、CT、FDG-PET 和 FDG-PET/CT 的敏感性分别为 85.7%、69.9%、54.5% 和 51.7%。这项研究表明，MRI 是 CRLM 患者进行全身治疗的最佳成像方式。另一项 meta 分析报告显示，使用钆塞酸二钠进行的 MRI 具有最高的灵敏度和最高的特异性。

六、DLM 的术中评估

目前没有任何一种影像学检查可以提供 100% 的检出率，因此在手术探查时将会有一部分 DLM 被发现。25%~45% 的患者在手术期间可以在 DLM 部位发现残留的癌组织。研究表明，术中超声（IOUS）检查肝脏可增加术中 DLM 的检出率。Hoch 等在使用术前 CT 和增强 MRI 检查后也评估了 IOUS 对 CRLM 患者的影响。此外，术中使用增强对比剂的超声（CE-IOUS）可以发现通过触诊和单纯 IOUS 未能发现的 DLM。Arita 等也报道了 CE-IOUS 检测 DLM 的敏感性高于 CT 和单纯 IOUS。Oba 和他的同事建议，使用钆塞酸增强的 MRI 和 CE-IOUS 能够最佳地识别含有残存癌细胞的 DLMs，并具有最高的准确性。

七、"真正消失"的 DLM 的预测

完全放射反应并不一定意味着完全的病理反应。在已有的研究中，在放射学上的 DLM 中，完全的病理缓解或原位无复发的概率为 16.7%~80.5%。部分研究表明，在 DLM 中发现残留病变可能是由以下几个因素造成的，包括没有使用 MRI，以及患者对各种化疗方案表现出不同的应答。有研究显示，小的肝转移灶（直径 <1cm）、多发（>5 个）且癌胚抗原（CEA）水平低（<20μmo/L）的患者，化疗后影像学上出现的病灶消失更可能是病理完全缓解。Auer 等报道，LM "真正的"完全缓解与病灶在 MRI 上消失和 CEA 水平正常化有关。一项研究指出，LM 在诊断时尺寸较小 [（15.9 ± 14.3）mm vs.（24.4 ± 22.3）mm，$P < 0.001$] 更有可能有完全的病理反应。在另一项研究中，Adam 等报道，完全病理反应在年轻患者（≤60 岁），病变较小（≤3cm），初始 CEA 水平较低（≤30ng/ml）中更常见。

八、DLM 的治疗

如果在治疗前，由于疾病的初始分布，所有的部位都不能通过技术手段切除，那么外科医生在患者转化治疗后是否应该只切除肉眼残留的疾病而忽略 DLM？是否应该在确定 DLM 是否会复发后才进行切除？这些问题的核心是放射完全反应和病理反应之间的区别。目前还没有关于 DLM 是否应该切除或留在原位的建议。支持切除的人表示 DLM 完全病理反应的发生率相对较低（约 20%），而病变的复发率较高（约 70%）。后者可能归因于无法检测到的残留疾病，以及在 DLM 部位及周围有利于肿瘤复发的微环境。一般来说，根据对 CRLM 治疗的共识，手术的目标应该是切除所有原病变部位。然而，由于 LM 分布广和肝切除术后肝脏残余不充分的风险，完全根除该疾病有时很难实现。

当一个 LM 病灶被认为有可能出现影像学消失时，在开始化疗前标记肝脏转移部位可能有助于术中准确定位可能的 DLMs。Passot 等发表了关于 32 例患者的研究，这些患者接受了 41 例 CRLM 的标记，其中 19 例 LM 在影像学上消失。通过术前的标记，所有 LM 均被定位，且最终被切除或消融，平均随访 14 个月后未发现疾病复发。放置标记的适应证包括 LM 大小 <20mm，LM 的肝实质浸润深度 >10mm，计划切除范围外的 LM 病灶。

有趣的是，Spolverato 等进行了一项成本-效果分析，比较了 DLM 的两种治疗策略：肝切除术与继续化疗并随访。值得注意的是，对于年龄超过 60 岁的患者，强烈推荐额外全身化疗，并进行积极随访，不进行肝脏切除术。在他们的研究中，"真正的"完全病理消失的相关因素包括 CEA 水平正常化、BMI ≤ 30kg/m² 和 MRI 的常规使用。

多项研究描述了对 DLMs 未治疗区域的患者的随访，这

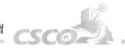

些部位的局部复发并非不可避免。虽然 Van Vledder 等指出所有 DLMs 部位均被治疗后的患者的无复发生存期（RFS）明显延长，但未明确提出这部分患者是否有生存获益。有人甚至认为未经治疗的 DLMs 的复发率和模式与已有文献中描述的 CRLM 切除术后的复发率和模式是相似的。然而，如果患者对剩余的 LM 病灶进行外科手术，并且 DLMs 区域是可探查的，考虑到这些部位的显微镜下残留病灶率高，仍建议切除或消融该区域。

另外，在描述 DLMs 的研究中，直到 LM 消失的全身治疗周期数在 5 到 25 个周期之间不等，这些变化使得临床医生很难得出一个理想的手术方法和切除时机。每 3 个全身治疗周期后重新分期，或许能及时显示 LM 对化疗的早期反应并判断其可切除性，以此能尽早进行手术，从而降低出现 DLMs 的风险。此外，这种方法减少了术前全身治疗的需要，并使术后发病率相应降低。

九、手术和随访的结局对比：OS 和 RFS

只有少数研究报道了 DLM 患者治疗方法在 OS 和 RFS 方面的直接比较。Goere 等在评估经化疗后出现 DLM 的患者的预后时，报告了 5 年的 OS 和 RFS 分别为 80% 和 23%。Owen 等的一项研究指出，接受 DLM 切除术的患者中位 RFS 为 16.1 个月，而未接受切除术的患者中位 RFS 为 12 个月，但差异无统计学意义（$P=0.49$）。尽管 Van Vledder 及其同事报告了手术组患者术后 1 年、3 年和 5 年的 OS 与随访组无差异，但手术组内 3 年的肝内复发有显著的差异。同样，Tanaka 等报道 45 例切除 DLMs 后有 11 例（24.4%）复发，27 例被保留的 DLMs 中有 11 例（40.7%）复发，中位随访 44 个月。目前的证据表明，所有 LM 病灶切除的患者比病灶留在原处的患者肝内复发的风险更低。但值得注意的是，较高的肝内复发率并不一定意味着有较差的长期生存率。亦有研究表明术前全身化疗后将 DLM 留在原位与肝内复发风险增加相关，然而对整体存活率的影响并不明显。同时目前我们尚不清楚是否更久的肝内病灶控制可以转化为总体生存获益。

十、结论

由于结直肠癌肝转移治疗的复杂性和有限的证据，建议治疗后出现 DLM 的患者应该通过多学科团队进行治疗。患者特征（如年龄，性别），肿瘤特征（如肿瘤符合，部位和 RAS/BRAF 突变状态），以及毒性特征和患者意愿都应该用于指导治疗决策。对于适合手术治疗的患者，外科医生和肿瘤医生应该权衡治疗强度的风险和优势，以及是否可以对疾病的原始部位进行 R0 切除。如果疾病的所有原发部位都不能从技术上切除，则应考虑全身治疗。如果 DLMs 出现（通常发生在 6~8 个月内），这些患者应密切监测，且更频繁地进行复查，并考虑是否手术。

转化治疗后影像学上 CRLM 完全缓解并不一定意味着"真正的"病理完全缓解。虽然外科医生建议必要时切除所有肿瘤，但 DLM 的处理仍存在争议。切除 DLM 可以降低复发的发生率。保留 DLM 虽有较高的肝内复发率，但并不代表有更差的长期 OS。需要对诱发 DLM 的因素以及 DLM 患者的预后进行进一步研究，以制定更可靠的、以证据为基础的 DLM 患者治疗指南。

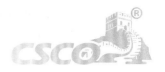

结直肠癌三药研究和临床应用进展

中山大学附属第六医院

程怡 邓艳红

一、背景

尽管靶向药物的发展取得了长足进步,化疗仍然是结直肠癌治疗的基石,如何更好地使用传统细胞毒药物,对提高结直肠癌患者的整体生存至关重要。目前,在结直肠癌的全程治疗中,化疗药物主要包括氟尿嘧啶、卡培他滨、伊立替康、奥沙利铂4种药物,方案多以两药化疗为主。而FOLFOXIRI是使用伊立替康、奥沙利铂、氟尿嘧啶三药联合的高强度化疗方案,显示了更高的疗效,也经历了长期探索的过程。2002年意大利Falcone团队发表了第一篇FOLFOXIRI方案治疗转移性结直肠癌的Ⅰ/Ⅱ期研究,初次展示了三药在晚期结直肠癌中的疗效和安全性。Gruppo Oncologico Nord Ovest (GONO)研究小组开展的一系列研究中,一项FOLFOXIRI对比标准FOLFIRI方案治疗晚期一线结直肠癌的Ⅲ期研究显示,主要终点客观缓解率(objective response rate,ORR)三药组明显优于两药组(60% vs. 34%,$P<0.000\ 1$)。目前在晚期结直肠癌一线治疗中,多项研究已证实FOLFOXIRI三药方案联合靶向可以显著延长患者的无进展生存期(progression free survival,PFS)和总生存期(overall survival,OS)。其中TRIBE-2研究是一项一线FOLFOXIRI+贝伐珠单抗诱导治疗序贯维持治疗进展后再诱导对比一二线序贯双药+贝伐珠单抗的Ⅲ期临床研究,其主要研究终点中位随机至二线进展的生存期(second progression free survival,PFS2)三药组对比两药组明显提高,分别为19.1个月和17.5个月($P<0.001$)。本文系统性回顾了在结直肠癌全程治疗中三药方案的临床研究以及近期进展,展望了三药方案在未来治疗的研究方向。

二、在晚期姑息治疗中的应用

(一)三药联合靶向在一线治疗中的应用

在我国结直肠癌患者中,晚期占30%~40%,相当一部分可手术患者术后仍会出现复发或转移,而晚期结直肠癌患者5年生存率仅为12%。2014年Falcone团队发表的TRIBE研究首次证实一线FOLFOXIRI+贝伐珠单抗相比FOLFIRI+贝伐珠单抗能显著延长晚期结直肠癌患者的PFS和ORR

(12.1个月 vs. 9.7个月;65% vs. 53%),奠定了在晚期结直肠癌姑息治疗中FOLFOXIRI+贝伐珠单抗强烈治疗方案的基础。Falcone团队进一步开展了TRIBE-2研究,它是一项一线FOLFOXIRI+贝伐珠单抗诱导治疗序贯维持治疗进展后再诱导对比一二线序贯双药+贝伐珠单抗的Ⅲ期临床研究,主要研究终点中位随机入组到二线进展的生存期(second progression free survival,PFS2)分别为19.1个月和17.5个月($P<0.001$)。三药组对比两药组,一线治疗的ORR分别是62%和50%($P=0.002$);R0手术切除分别为17%和12%($P=0.047$),一线PFS分别为12.0个月和9.8个月($P<0.001$)。目前三药化疗联合贝伐珠单抗方案已经被美国国立综合癌症网络(National Comprehensive Cancer Network,NCCN)、中国肿瘤临床学会(Chinese Society of Clinical Oncology,CSCO)等多个指南推荐为晚期结直肠癌患者的标准一线治疗。目前,TRIBE-C(NCT04230187)研究正在进行,旨在评估针对晚期结直肠癌中国版的cmFOLFOXIRI联合贝伐珠单抗对比传统mFOLFOX6联合贝伐珠单抗是否进一步提高疗效并且安全可行,进而推动cmFOLFOXIRI方案在我国结直肠癌治疗领域的临床广泛应用。在左半、RAS、BRAF野生的转移性结直肠癌一线治疗中,一项随机Ⅱ期试验DEEPER研究(JACCRO CC-13)提示在RAS野生型转移性结直肠癌中,FOLFOXIRI联合西妥昔单抗对比联合贝伐珠单抗在早期肿瘤缩小和肿瘤缓解深度方面显示出其优越性。

晚期结直肠癌患者*BRAF*突变检测至关重要。许多研究报道致癌性*BRAF*基因突变位点中V600E最为常见。5%~12%的mCRC患者基因检测提示*BRAF V600E*突变,但是*BRAF V600E*突变常提示预后不良或疾病进展迅速。在TRIBE研究的一项亚组分析中,*BRAF*突变的转移性结直肠癌患者一组采用FOLFOXIRI+贝伐珠单抗方案($n=16$),一组采用FOLFIRI+贝伐珠单抗($n=12$),两组的mPFS和mOS分别为7.5个月 vs. 5.5个月和19.0个月 vs. 10.7个月。因此,对于*BRAF V600E*突变的结直肠癌患者,三药化疗(FOLFOXIRI)联合贝伐珠单抗比其他化疗方案更有效。FIRE-4.5(AIO KRK-0116)比较了FOLFOXIRI联合贝伐珠单抗或西妥昔单抗治疗*BRAF V600E*突变型转移性结

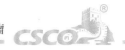

直肠癌（mCRC）患者的疗效。结果显示，FOLFOXRI 联合西妥昔单抗对比 FOLFOXRI 联合贝伐珠单抗一线治疗 *BRAF V600E* 突变 mCRC 未能获得更好的 ORR，未提高 PFS。因此，对于 *BRAF V600E* 突变的结直肠癌患者，更倾向于采用 FOLFOXIRI 联合贝伐珠单抗。鉴于此，对于 *BRAF V600E* 突变的晚期结直肠癌患者一线治疗推荐 FOLFOXIRI 联合贝伐珠单抗。

（二）三药联合免疫治疗在一线治疗中的应用

在既往研究中，免疫检查点抑制剂对错配修复表达正常（pMMR）或微卫星稳定（MSS）的转移性结直肠癌患者未显示出临床获益。部分研究提示 FOLFOXIRI 方案（氟尿嘧啶 + 亚叶酸钙 + 奥沙利铂 + 伊立替康）和贝伐珠单抗似乎能够增加 pMMR 或 MSS 肿瘤的免疫原性。

AtezoTRIBE 研究是一项多中心、开放标签、随机、对照、Ⅱ期临床试验，纳入初始不可切除的 mCRC 患者，无论 MMR 状态如何，按 1∶2 随机分配，给予最多 8 个周期的 FOLFOXIRI/ 贝伐珠单抗（对照组）或 FOLFOXIRI/ 贝伐珠单抗 / 阿替利珠单抗（试验组）治疗，然后 5-FU/bev 或 5FU/bev/atezo 维持治疗至疾病进展。结果表明，一线 FOLFOXIRI+ 贝伐珠单抗治疗的基础上加用阿替利珠单抗（atezolizumab）可改善既往未经治疗的转移性结直肠癌患者的无进展生存期，试验组的中位 PFS 为 13.1 个月，对照组为 11.5 个月（*HR*=0.69；80% *CI* 0.56~0.85；*P*=0.012；校正 *HR*=0.70；80% *CI* 0.57~0.87；log-rank test *P*=0.018）。另一项前瞻性、开放性、多中心Ⅱ期试验 NIVACOR 研究旨在评估在 RAS/BRAF 突变的 mCRC 中，一线采用纳武利尤单抗联合 FOLFOXIRI/ 贝伐珠单抗治疗的有效性，终点是总有效率（ORR）。该研究正在进行中（NCT04072198），期待进一步的结果。

（三）挽救性三药在后线治疗中的应用

近年来，随着诊疗技术的不断发展，越来越多的结直肠癌晚期患者在前线治疗进展后仍有治疗的基础条件以及治疗意愿，因此部分专家也提出了挽救性三药治疗的概念，在 TRIBE2 研究中，两组二线及后续治疗的比例分别为 86% 和 81%，其中三药组二线的 FOLFOXIRI 重引入率达 68%。第一次疾病进展后，二线 PFS 三药组对比两药组是 6.5 个月对 5.8 个月（*P*=0.048），两组间 3 级或 4 级不良事件发生率无显著差异。研究表明，一线三药联合方案获益的患者进展后再挑战使用原方案仍然可能有效。因此，对于一般情况良好的转移性结直肠癌患者，可以采用一线 FOLFOXIRI+ 贝伐珠单抗姑息治疗序贯维持治疗进展后再引入 FOLFOXIRI+ 贝伐珠单抗的策略。

Fernandes 等回顾性分析了晚期结直肠癌患者末线接受三药方案的疗效和安全性，大多数患者之前至少接受过三种方案，结果显示 RR 为 38%，24% 的患者病情稳定。Chen 等回顾性分析了 45 例难治性 mCRC 患者接受减量的 FOLFOXIRI 作为挽救性化疗。结果显示仍有 7 例（15.6%）出现部分缓解，15 例（33.3%）病情稳定。中位无进展生存期和总生存期分别为 3.9 个月和 7.6 个月。

三药方案在晚期结直肠癌末线治疗是积极且可行的选择，可用于一般情况较好的患者，并且通过减少剂量和密切监测毒性，可以有效地控制严重不良事件的风险。

三、在转化治疗中的应用

在结直肠癌患者中，肝转移极为常见，约 50% 患者在病程中将出现肝转移，是患者死亡的主要原因之一。目前 NCCN 指南将结直肠癌肝转移划分为初始可切除和初始不可切除，此类患者需经多学科团队（multi-disciplinary team，MDT）讨论进行评估分类。肝转移潜在可切除是指由于肝转移病灶与肝脏重要结构关系密切无法获得满意的手术切缘，或转移灶切除后不能保留足够的肝脏，认为化疗可能帮助肿瘤缩小从而转化为可局部治疗的一类情况。METHEP 研究纳入 125 例初始不可切除或潜在可切除的结直肠癌肝转移患者，结果显示与标准的两药化疗相比，FOLFIRINOX 显示出更高的有效率，转化率高达 67%。一项多国家的Ⅱ期随机研究（OLIVIA 研究）表明，FOLFOXIRI 联合贝伐珠单抗可增加肿瘤 R0 切除率。这项研究纳入先前未经治疗、初始不可切除的结直肠癌肝转移患者，结果显示试验组（FOLFOXIRI 联合贝伐珠单抗）的 ORR 显著高于对照组（mFOLFOX6 联合贝伐珠单抗）（81% vs. 62%），R0 切除率分别为 49% 和 23%，总体手术切除率分别为 61% 和 49%，中位 PFS 分别为 18.6 个月和 11.5 个月，实验组毒性虽高于对照组，但整体可控。

对于 RAS/BRAF 野生型患者转化治疗如何选择靶向药物一直存在争议。意大利一项Ⅱ期研究（POCHER 研究）显示西妥昔单抗联合三药治疗初始不可切除的结直肠癌肝转移癌患者的 R0 切除率可达 60%。FOCULM 是一项多中心、前瞻性的双臂非随机对照的Ⅱ期临床试验，在我国 6 家中心共入组 101 例 ECOG 评分为 0~1 分的 RAS/BRAF 野生型的初始技术不可切除的结直肠癌肝转移患者，头对头比较了 mFOLFOXIRI 方案联合西妥昔单抗和 mFOLFOXIRI 单纯化疗的有效率。研究结果显示，联合靶向组达到无瘤状态（no evidence of disease，NED）的比率明显高于单纯化疗组（70.1% vs. 41.2%，*P*=0.005），同时联合靶向组可显著提高 ORR（95.5% vs. 76.5%，*P*=0.010）。在 PFS 和 OS 方面，联合靶向组也显示出改善的趋势，且两组之间 3 级和 4 级不良事件发生率相当。德国的一项前瞻性、随机、多中心的Ⅱ期研究（VOLFI 研究）显示了对于 ECOG 评分 0~1 分的 RAS 野生型的转移性结直肠癌，mFOLFOXIRI 联合帕尼单抗对比 mFOLFOXIRI 具有更高的 ORR（85.7% vs. 54.5%，*P*=0.001 3），且二次切除率更高。进一步分析发现肿瘤反应率与肿瘤左右半位置相关，试验组（三药联合帕尼单抗）中左右半的 ORR 分别为 90.6% 和 60.0%（*P*=0.028 8），而在对照组中左右半间 ORR 没有统计学差异。此外，在总体左半肿瘤中，试验组对比对照组的 ORR 分别为 90.6% 和 60.0%（*P*=0.003 9），而右半中两组间 ORR 没有明显差异。综上所述，对于 RAS 野生型的左半转移性结直肠癌患者，mFOLFOXIRI 联合抗 EGFR 治疗可以获得更高的 ORR 和 R0 切除率，适合 PS 评分好且亟需肿瘤退缩争取转化机会的患者。

2016 年 ESMO 指南将"转移部位 ≤2 个"和"总体转移数目 ≤5 个"定义为寡转移。对于寡转移患者，治疗目标是争取达到 NED 状态，治疗方式则是要求在系统治疗的基础上考虑局部毁损性治疗。在结直肠癌仅有肺转移，或肝肺转移的患者中，肺部病灶可行立体定向体部放疗（stereotactic body radiation therapy，SBRT）、消融等毁损治疗。此外，2015 年发表在 Annals of Surgical Oncology 的 1 项研究结果显示，在结直肠癌同时性肝肺转移的患者中，仅切除肝转移灶能够给患者带来生存获益。因此，对于同时性肝肺转移的结直肠癌患者，即使肺转移灶无法切除，仍应该积极转化切除肝转移灶。

四、在新辅助治疗中的应用

对于局部晚期有强烈保肛意愿但保肛困难的中低位直肠癌患者，目前 NCCN、CSCO 指南均推荐新辅助同步放化疗（neoadjuvant chemoradiotherapy，nCRT）+ 手术 + 术后辅助的标准治疗模式。新辅助治疗有助于局部肿瘤退缩保证肿瘤 R0 切除，减少微小转移灶，降低肿瘤复发风险，提高保肛率，改善患者生活质量。但新辅助放化疗仍有两大问题亟须解决，一是新辅助放化疗并不能降低远处转移发生率和提高总生存期，二是术前放疗会带来许多并发症，包括手术组织分离难度增加、术后吻合口瘘风险增加、性功能损伤甚至丧失等，影响患者术后恢复情况和生活质量。

相对于同步放化疗，高强度的新辅助化疗 FOLFOXIRI 三药方案不仅有望在实现肿瘤降期的同时降低术后复发风险，而且可以更好地保证术中及术后的安全性和生活质量。邓艳红教授团队率先开展了三药在局部晚期直肠癌患者新辅助治疗中的研究，FORTUNE 研究是一项单臂的 II 期临床试验，旨在评估术前 mFOLFOXIRI+ 选择性放疗在局部晚期直肠癌的疗效。该研究共纳入 106 例局部晚期直肠癌患者，术前应用 mFOLFOXIRI 4~6 周期，根据退缩情况选择性放疗，病理完全缓解率（pathologic complete response，pCR）达 20.4%，肿瘤降期率（$ypT_{0-2}N_0M_0$）达 42.7%，总体化疗耐受性良好。其中 92 例三药化疗（包括 2 位化疗 + 短程放疗）患者中 pCR 率为 17.4%（16/92），三药化疗后共有 12 位患者进行了长程放化疗，pCR 率为 42%（5/12）。这一研究成果被 NCCN 指南引用和采纳。

2020 年美国临床肿瘤协会（American Society of Clinical Oncology，ASCO）会议报道了一项三药 +/– 放疗在局部晚期直肠癌治疗中的多中心 III 期研究（PRODIGE 23 研究），显示出 mFOLFIRINOX 诱导化疗序贯 CRT 能显著提高直肠癌患者的 3 年无病生存率（disease free survival，DFS），pCR、无转移生存率（metastasis free survival，MFS）。该研究共入组 461 例直肠癌患者（$cT_{3-4}N_xM_0$），试验组给予 6 周期 mFOLFIRINOX 化疗后再进行长程同步放化疗，TME 术后进行 6 周期 mFOLFOX6 化疗，对照组仅术前给予 CRT，TME 术后进行 12 周期 mFOLFOX6 化疗。初步结果显示，3 年 DFS、3 年 MFS 和 pCR 率试验组均优于对照组，分别为 75.7% vs. 68.5%（$P=0.034$），78.8% vs. 71.7%（$P=0.017$），27.8% vs. 12.1%（$P<0.001$），但两组的耐受性皆良好。此外，2019 年，一项多中心 III 期非劣效性随机试验（NORAD01-GRECCAR16）成功注册，旨在对比术前新辅助化疗 mFOLFOXIRI 和 mFOLFOXIRI 方案联合局部放疗在可切除局部晚期直肠癌中的疗效，如果这项研究证明两组间没有劣效性，那么未来直肠癌新辅助治疗的策略可能发生很大的变化。因此，mFOLFOXIRI 三药新辅助化疗 + 选择性同步放疗对于局部晚期的直肠癌患者不失为一个有效且安全的治疗策略。

目前，NCCN 指南推荐 cT_4N_+ 的局部晚期直肠癌可考虑单纯 FOLFOXIRI 三药新辅助化疗 12~16 周，暂无 FOLFOXIRI 三药方案在结肠癌新辅助治疗中的数据报道。

五、总结

FOLFOXIRI 三药方案从晚期结直肠癌治疗逐渐走向局部晚期直肠癌新辅助治疗，三药方案的应用在结直肠癌领域不断推进。此外，因卡培他滨（CAP）口服方便且与 5-FU 疗效相当，XELOXIRI 是潜在的替代方案，但其临床应用价值及安全性仍需进一步探讨。从目前国内外的临床数据和实际临床应用情况来看，三药方案可以使结直肠癌患者获益，正确、合理地应用三药将给结直肠癌患者带来更多的获益。当然，还需要更多的研究将三药的应用更加精准，既提高疗效，又避免过度治疗。

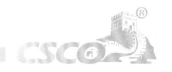

早发性结直肠癌的筛查防治策略

上海长海医院

高显华 刘连杰 张卫

一、概述

早发性结直肠癌(early onset colorectal cancer,EOCRC)通常是指诊断年龄<50岁的CRC,占所有CRC病例的10%~11%,是50岁以下成年人的第三大癌症死亡原因。CRC的发病率和死亡率在最近几十年中发生了巨大的变化。自1990年以来,晚发性结直肠癌(late onset colorectal cancer,LOCRC)大量减少,但EOCRC的发病率几乎增加了一倍。约72%的EOCRC病例发生在40~50岁。结肠镜检查仍然是筛查和预防CRC的金标准。这是因为结肠镜检查可以检测出癌前病变(结直肠息肉),并且可以在结肠镜下切除息肉,防止将来发生CRC。结肠镜筛查与息肉切除术可有效地预防CRC,降低CRC的发病率和死亡率。据一项研究估计,如果对所有50岁以上的成年人进行常规CRC筛查,有一半以上(53%)的死亡是可以预防的。为了应对EOCRC发病率上升的趋势,美国癌症协会于2018年5月发布了指南,建议从45岁(原来是50岁)开始进行平均风险人群的CRC筛查。但是CRC筛查在年轻人中是否有效,目前还不确定。

二、筛查

(一)确诊为遗传性结直肠癌综合征的个体筛查

EOCRC是遗传性结直肠癌综合征的一个标志。常见的遗传性结直肠癌综合征包括林奇综合征(LS)、家族性腺瘤性息肉病(FAP)、波伊茨-耶格(Peutz-Jeghers)综合征(PJ综合征,PJS)、幼年性息肉病综合征(JPS)和锯齿状息肉病综合征(SPS)。只有找到了相关基因的致病性的胚系突变,才能确诊为遗传性结直肠癌综合征。只有15%~25%的EOCRC可能是由于遗传性结直肠癌综合征引起的。LS是最常见的遗传性结直肠癌综合征,找出这些家庭,可以很好地预防EOCRC。LS是一种常染色体显性遗传综合征,由一个DNA错配修复基因(*MLH1*、*MSH2*、*MSH6*、*PMS2*、*EPCAM*)的突变引起。LS占所有CRC的2%~4%,LS患者发生CRC的终生风险为45%~80%。尽管结肠镜筛查已被证明能显著降低该人群的CRC风险,并得到各大指南的认可。但是,患者对LS的认识严重不足,已知

突变携带者的筛查依从率差异很大(53%~100%)。尽管LS患者的低筛查依从性可能是多因素的,但来自家庭健康促进项目的数据显示,符合阿姆斯特丹Ⅱ标准的两名患者都是LS患者,他们的医生对结肠镜筛查指南的了解不足。这项研究还表明,医生的建议与患者对筛查建议的看法高度一致,即使建议是错误的,这表明医生的影响是巨大的,更好的医生教育是至关重要的。努力识别这些高风险的家族成员,并提高突变携带者的筛查依从性,可能显著降低家族成员的癌症风险,也有助于降低EOCRC的发病率。以下是几大类常见的遗传性结直肠癌综合征患者的结肠镜筛查建议:

1. LS患者及基因胚系突变携带者 建议从20~25岁开始,每1~2年复查结肠镜;若家族中CRC初发年龄小于25岁,则筛查初始年龄较其提前2~5年。

2. FAP患者及基因胚系突变携带者 APC基因突变的患者建议从10~15岁开始,每1~2年行结肠镜检查,并及时处理发现的息肉。

3. PJS患者及基因胚系突变携带者 从8岁开始筛查;如果发现了息肉,则每3年复查一次;如果没有发现息肉,则到18岁再次复查,然后每3年复查一次,如果出现症状,则复查时间提前。

4. JPS患者及基因胚系突变携带者 应该在12~15岁(如有症状或可更早)开始进行结肠镜检查,如果未检测到息肉,则每2~3年重复一次。如果发现存在息肉,应将其切除后进行病理学检查,此后每年复查结肠镜。如果后续检查没有发现息肉,则可以降低复查的频率。当息肉负荷过高时,可以考虑行结肠肠段切除术。

5. SPS患者及家属 结肠镜检查是SPS主要的监测手段,建议在检查时切除所有≥3~5mm的息肉(通常需要多次结肠肠镜下治疗)。一旦息肉获得良好的内镜控制,建议每1~3年一次监测结肠镜,间隔时间由息肉负荷决定。建议SPS患者一级亲属的筛查年龄为35岁或比家族中最早确诊SPS的年龄提前10年开始接受结肠镜检查,结肠镜检查应每隔5年进行一次,如果发现息肉,应更频繁地监测。

(二)有CRC家族史但未确诊为遗传性结直肠癌综合征的个体的筛查

至少有30%的EOCRC患者有一级亲属(FDR)患CRC

或进展期腺瘤的家族史。根据数据显示，一级亲属患有进展期腺瘤或 CRC，其一生患 CRC 的风险是普通人群的 4 倍。美国 CRC 多学会工作组（USMSTF）推荐，这些人应在 40 岁时开始进行 CRC 筛查。不幸的是，40~49 岁年龄组对这一建议的遵从率很低。Tsai 等分析了 2005—2010 年的美国全国健康访谈数据，发现在 2005—2010 年，CRC 的筛查率增加了 2~3 倍，CRC 患者的 FDR 结肠镜筛查率略高于无家族史的患者（70% vs. 68%）。然而，FDR 有 CRC 家族史的 40~49 岁个体的结肠镜检查率仍然很低（2005 年为 15%；2010 年为 41%）。对于 FDR 有进展期腺瘤的个体，其筛查率无疑更低。提高这一人群的识别率和筛查率，是解决 EOCRC 发病率不断上升的一个重要步骤。在这些年轻的 FDR 进行适龄筛查，最主要的障碍是患者和医师对基于家族史的风险意识不理想。大多数医师只知道要从 50 岁时开始，对平均风险人群进行 CRC 的筛查；很少有医师关注哪些人需要从 50 岁之前就要开始进行 CRC 的筛查。如果患者和医师在 50 岁之前不讨论 CRC 的筛查，那么就错过了在这些高危人群中更早开始筛查的机会。对公众和医师进行协调一致的教育，定期对 CRC 进行风险评估，并在 40 岁之前制订适合年龄的 CRC 筛查计划，可能是最有用、最直接的步骤。

识别 EOCRC 高危个体的主要策略是基于家族史的。例如，2008 年美国癌症协会（ACS）、USMSTF 和美国放射学会（ACR）联合推荐，对于那些有 1 个或以上 FDR 或二级亲属（SDR）的个体，应当在 40 岁，或者 FDR 中 CRC 的最早诊断年龄之前 10 年开始进行筛查。

根据癌症家族史在较早年龄开始进行 EOCRC 的筛查，是筛查和预防 EOCRC 的主要推荐策略之一。有学者对 1998—2007 年美国某结肠癌家庭注册中心的 2 473 例有家族史和 772 例没有家族史的 40~49 岁的个体进行了一项基于人群的病例对照研究。病例组中只有大约 25%（614/2 473）的个体，和对照组大约 10%（74/772）的个体，符合基于家族史的早期筛查标准。对于识别 40~49 岁的 EOCRC，该标准的灵敏度为 25%，特异度为 90%。在 614 位符合早期筛查标准的个体中，98.4% 的建议筛查年龄要早于 CRC 的实际诊断年龄。因此作者得出结论：在 40~49 岁的 EOCRC 病例中，仅有 1/4 的人符合基于家族史的早期筛查标准。并且几乎所有符合这些标准的病例都可以早期发现，甚至预防 EOCRC。对于不符合早期筛查标准的个体，还需要采取其他策略来早期发现和预防 EOCRC。

（三）未确诊为遗传性结直肠癌综合征、无家族史的一般个体的筛查

但是，只有一小部分（约 30%）的 EOCRC 患者被确诊遗传性结直肠癌综合征或者有 CRC 家族史，绝大多数（约 70%）的 EOCRC 没有 CRC 家族史，是散发性 EOCRC。有人对 253 例 EOCRC 患者的家族史进行了统计分析发现：20~29 岁的 EOCRC 中有 CRC 家族史者只有 39%，40~49 岁的 EOCRC 中有 CRC 家族史者只有 23%；而有一级亲属 CRC 家族史者只占 13% 和 6%。在 20~29 岁的人群中确认有遗传性结直肠癌综合征的比例为 13%，在 30~39 岁的人群中为 5.2%，在 40~49 岁的人群中为 2.9%。但是只有一名患者在 CRC 诊断之前被诊断出患有遗传性结直肠癌综合征。大多数 EOCRC 患者（70%）都没有 CRC 家族史（表 1）。为了将这

部分 EOCRC 患者筛查出来，就要将平均风险人群的 CRC 筛查年龄从 50 岁下降至 45 岁，甚至 40 岁。

表 1 不同年龄组的 EOCRC 患者的危险因素

危险因素	<20 岁 （n=1）	20~29 岁 （n=23）	30~39 岁 （n=58）	40~49 岁 （n=171）	合计 （<50 岁） （n=253）
任何 CRC 家族史	0	9 （39.1%）	14 （24.1%）	40 （23.4%）	63 （24.9%）
≥1 个 FDR 的 CRC 家族史	0	3 （13.0%）	4 （6.9%）	10 （5.9%）	17 （6.7%）
确诊的遗传性结直肠癌综合征	0	3 （13.0%）	3 （5.2%）	5 （2.9%）	11 （4.4%）
确诊、疑似和可能的遗传性结直肠癌综合征	0	4 （17.4%）	5 （8.6%）	9 （5.3%）	18 （7.1%）
无上述危险因素	1 （100%）	12 （52.2%）	39 （67.2%）	125 （73.1%）	177 （70.0%）

1. **将平均风险人群 CRC 普遍筛查的起始年龄从 50 岁提前至 45 岁**　自 1980 年来，已建议使用基于粪便的检查、软式乙状结肠镜检查或电子结肠镜检查来筛查 CRC。整个人群的筛查导致 CRC 的发病率和死亡率均大幅下降，而 CRC 筛查被誉为最有效的预防保健服务之一。自 1985 年以来，美国 CRC 的发病率和死亡率下降了 30% 以上。关于 CRC 的筛查何时开始，该如何筛查，最合适的筛查频率是多少，这些问题在不同专业组织中均已经达成共识。即对于一般风险成年人，CRC 筛查应从 50 岁开始。许多以"死亡率"作为研究终点的随机对照试验和观察性研究提供了有力的证据，证明了粪便潜血试验（gFOBT）、乙状结肠镜检查和结肠镜检查的有效性。粪便免疫化学检测（FIT）、结肠 CT 三维成像和 FIT-DNA 的推出，又为筛查提供了其他几种选择，所有这些都被认为是同样有效的。总而言之，我们在理解 CRC 的生物学特征和筛查方法方面取得了巨大进展，为在 50 岁开始进行平均风险人群的 CRC 筛查提供了持续的支持。

2018 年 5 月，美国癌症协会（ACS）发布了更新的指南，建议从 45 岁开始对平均风险人群进行 CRC 筛查。ACS 希望通过这些指南来应对 EOCRC 发病率的上升。但是，在 50 岁以下的人群中，筛查有效性的经验证据很少。几乎所有筛查效力的随机试验都限于年龄 ≥50 岁，很少或没有研究报告常规筛查对 40 岁人群的危害。鉴于缺乏证据，ACS 指南依赖于模拟模型和假设，从老年人群中推断出年轻人群中的筛选功效和不良事件的证据。有人联合了 14 所大学医院进行了一项多中心的回顾性研究，比较了 50 岁以下青年人群和 50~54 岁人群中筛查或诊断性结肠镜检查中肿瘤和进展期肿瘤的检出率。该研究共纳入 9 765 名受试者，年轻组中进展期腺瘤的检出率显著低于 50~54 岁组（5.9% vs. 9.3%，$P<0.001$）。与 50~54 岁组相比，45~49 岁、40~44 岁和 20~39

岁筛查队列中进展期肿瘤形成的风险分别降低了23%、53%和54%。所以,年龄<50岁的年轻人在结肠镜检查中发现进展期腺瘤的风险远低于50~54岁筛查人群。因此,虽然在45岁时开始CRC筛查的新建议可能是合理的,但是在这个较年轻的年龄组中,筛查收益与危害之间的平衡存在一些不确定性。

有学者对美国新罕布什尔州结肠镜检查注册处的40 812例结肠镜检查进行分析,发现进展期腺瘤的患病率如下:<40岁(1.1%)、40~44岁(3.0%)、45~49岁(3.7%)、50~54岁(3.6%)、55~59岁(5.1%)和60岁以上(6.7%)。与<40岁组相比,40~44岁组的进展期腺瘤患病率显著增加。研究结果表明,从40岁开始,进展期腺瘤的风险增加,45~49岁的人和50~54岁的人患病率相似。因此,该学者提出从40岁开始进行CRC的普筛。但是,CRC普筛的起始年龄是一个复杂的问题,需要结合多方面的因素进行综合考虑。

2. 降低平均风险人群CRC起始筛查年龄的利弊　筛查普通人群中的任何疾病都需要仔细考虑疾病负担以及筛查的利弊。新的筛查标准引发了关于何时开始在平均风险的成年人中进行CRC筛查的激烈辩论,许多指南呼吁在45~49岁的人群中筛查利弊的更多证据。该领域的领袖提出了对额外筛查美国2 200万成年人的影响的担忧,例如分歧加大、内窥镜检查能力不足和医疗保健系统的成本。大多数接受CRC筛查的平均风险成年人,即使是发现有异常的成年人,也永远不会患CRC。终生患CRC的风险约为4.5%,对谁进行筛查以及筛查频率的确定应考虑对永不罹患CRC的其余95%人口的后果。

EOCRC的发病率虽然呈现相对大幅度的增加,但是对应于EOCRC绝对病例数,每10万人中仅增加了几例EOCRC。与老年人口相比,年轻人口的CRC发病率仍然很低。例如,对于45~49岁的年轻人,CRC的发病率从1992—1996年到2011—2015年增加了36%,但同一时期的CRC病例数的绝对差异为8.2例/10万。考虑EOCRC的绝对发病例数很重要,因为当疾病的发病率很低时,即使最好的筛查检测,也不会是有效的公共卫生计划。在疾病发病率较低的人群中进行筛查检测会降低阳性预测值,并会增加假阳性率。因此,在筛查疾病发病率较低的人群时,筛查利弊之间的平衡将发生变化。筛查会增加检查和治疗相关并发症的发生率,筛查的另一个危害是筛查成本。尽管没有对"45岁开始CRC筛查"的方案进行正式的成本效益分析,但为了说明起见,我们可以假设采用结肠镜检查和粪便检测相结合的筛查每人花费250美元,并将CRC死亡率降低50%。预防45~75岁之间的13 600例CRC死亡的直接费用为避免每例死亡200万美元,而筛查50~75岁的避免每例死亡约180万美元。可能还会给患者(例如误工时间、生产力下降)和医疗保健系统(例如将诊断性结肠镜检查转变为筛查性结肠镜检查)带来间接费用。间接成本对于40余岁的成年人尤其重要,可以说,这个年龄段是其一生中最富有生产力的年龄段。

(四) 根据有无高危因素对年轻人进行个性化的CRC筛查

如上所述,如果对所有平均风险的年轻人进行CRC的筛查,将极大地增加筛查的风险和危害,而且由于EOCRC的发病率很低,能筛查到的EOCRC病例数很少,筛查获益很小。

与其讨论启动CRC筛查的年龄,不如努力寻找EOCRC的高危因素,然后进行有针对性地筛查,现在被称为精准癌症筛查。精准筛查结合了遗传因素、环境因素、生活方式和先前的筛查结果,以确定任何个人进行筛查的预期收益。如果能找到EOCRC的高危因素,只对那些高危的年轻人进行EOCRC筛查,将提高筛查的获益-危害比。

(五) 加强医师和年轻人的教育,提高EOCRC筛查计划的遵从率和早期诊断率

由于大多数EOCRC是散发性的,没有明确的危险因素,因此也没有早期进行CRC筛查的指征。所以,我们迫切需要对医师和年轻人进行教育,以提高年轻人对EOCRC的认识。提高符合筛查指征的年轻人对EOCRC筛查的依从性,强调对EOCRC相关症状的早期评估,是减轻EOCRC负担的重要步骤。我们可以采取一些简单的教育措施来提高EOCRC的早期诊断率。例如,无论发病年龄如何,便血患者都应进行内镜评估,贫血患者也应进行内镜评估。腹痛或排便习惯的改变,也是EOCRC的常见早期症状,也要进行内镜评估是否为EOCRC。如果这些症状是新出现的、严重的、频繁的、持续的、进行性的,或者同时发生时,在鉴别诊断中更要考虑可能是EOCRC。这些教育措施对公众和医师都是有用的。

三、预防

EOCRC的病因和发病机制目前还不清楚,可能是环境因素和遗传因素等多种因素共同作用引起的。目前估计20%~30%的EOCRC携带癌症易感性基因的致病性胚系突变,为遗传性CRC。绝大多数(70%~80%)的EOCRC是散发性CRC,可能是由于生活习惯或环境因素引起的,包括饮食的全球西化(通常涉及大量摄入红肉和加工肉、高果糖玉米糖浆和不健康的烹饪方法)、肥胖、吸烟、饮酒、压力、抗生素、合成食用色素、味精、二氧化钛、缺乏运动和久坐行为。为了预防遗传性EOCRC,需要对那些疑似遗传性CRC的患者及家属进行相关基因的胚系突变检测,如果找到了明确的致病性的胚系基因突变,就可以按照各种遗传性结直肠癌综合征的预防方法进行预防。主要是按照各个综合征的推荐意见,从某个较早的时间点开始进行结肠镜检查,然后定期复查结肠镜,从而达到预防或者早期诊断EOCRC的目的。为了预防散发性EOCRC,就要尽量避免上述各种可能的危险因素,改变不良的生活习惯和饮食习惯,比如不吸烟、少饮酒、少吃红肉和加工肉、少吃油炸腌制食品、少吃含有人工色素的食物和味精、避免滥用抗生素和适当增加体育运动等。

四、小结

通过EOCRC的筛查,可以降低EOCRC的发病率和死亡率。EOCRC的筛查主要从以下几个方面进行:①确诊为遗传性结直肠癌综合征的个体按照相应指南的推荐意见进行结肠镜筛查。②有CRC家族史、但是未确诊为遗传性结直肠癌综合征的个体,按照家族史进行筛查。对于那些有1个或以上FDR或SDR患CRC的个体,应当在40岁,或者亲属患CRC的最早年龄之前10年开始进行筛查。

③未确诊为遗传性结直肠癌综合征、无家族史的平均风险个体的筛查：将平均风险人群 CRC 普遍筛查的起始年龄从 50 岁提前至 45 岁。在确定年轻人行 CRC 普筛的起始年龄时，还要充分考虑 EOCRC 的绝对发病率、自然病程和筛查的利弊。④根据有无高危因素对年轻人进行个性化的 CRC 筛查：可能的危险因素包括吸烟、肥胖、缺乏体育运动、2 型糖尿病、代谢综合征和炎症性肠病（IBD）等。⑤加强对医师和年轻人的教育，提高 EOCRC 筛查计划的遵从率和早期诊断率。为了预防遗传性 EOCRC，需要对那些疑似遗传性 CRC 的患者及家属进行相关基因的胚系突变检测，然后按照各种遗传性结直肠癌综合征的推荐意见，从某个较早的时间点开始进行结肠镜检查，并定期复查结肠镜。为了预防散发性 EOCRC，就要尽量避免各种可能的危险因素，改变不良的生活习惯和饮食习惯。另外，我们还需要更多的经验数据和模型来进一步完善我们目前的筛查方案。期望未来能开发出更好的风险预测工具，以便有助于尽早发现 EOCRC 的高危患者，并制定更好的筛查／预防策略。在不久的将来，粪便 DNA、基因组分析和数学模型的使用可能会为 EOCRC 的筛查和预防提供更多的帮助。

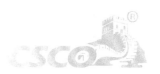

难治性肠癌相关临床研究进展

南京医科大学第一附属医院

王伟成　顾艳宏

一、晚期转移性肠癌的治疗现状

随着分子生物学的发展,肠癌迎来了精准治疗时代。特别是免疫治疗的迅猛发展,为肠癌的治疗开辟了新的篇章。2021年6月帕博利珠单抗在我国获批肠癌适应证,推荐用于KRAS、NRAS和BRAF基因均为野生型、不可切除的高度微卫星不稳定型(microsatellite instability-high,MSI-H)或DNA错配修复系统缺陷(mismatch repair deficient,dMMR)转移性结直肠癌(metastatic colorectal cancer,mCRC)的一线治疗。在CSCO指南中,对于一线或二线未使用免疫检查点抑制剂的MSI-H/dMMR mCRC的患者,可在二线或三线接受免疫检查点抑制剂(帕博利珠单抗、纳武利尤单抗或恩沃利单抗)治疗。对于微卫星稳定(microsatellite stability,MSS)、微卫星低度不稳定(microsatellite instability-low,MSI-L)或错配修复正常(proficient mismatch repair,pMMR)以及RAS和BRAF野生型的mCRC姑息一、二线治疗推荐根据原发灶的部位不同使用含氟尿嘧啶、奥沙利铂或伊立替康为基础的化疗联合或不联合贝伐珠单抗或西妥昔单抗;对于MSS或MSI-L/pMMR且RAS或BRAF突变型患者,推荐使用含氟尿嘧啶、奥沙利铂或伊立替康为基础的化疗联合或不联合贝伐珠单抗。在三线治疗,推荐瑞戈非尼、呋喹替尼或曲氟尿苷替匹嘧啶(TAS-102,FTD/TPI)。

随着医疗技术水平的提高,更多患者有机会接受三线甚至后线治疗。然而,现有的治疗方案大多难以避免耐药的发生。经多线标准治疗无效或失败的晚期结直肠癌被定义为难治性肠癌。在缺乏标准后线治疗的局面下,难治性肠癌的治疗何去何从?针对这一问题,笔者就难治性肠癌相关临床研究的主要进展作如下梳理。

二、MSI-H/dMMR型结直肠癌免疫治疗进展后探索

KEYNOTE-164研究证实了帕博利珠单抗在既往接受一线或二线标准治疗失败的MSI-H/dMMR型mCRC中的疗效,引领MSI-H/dMMR肠癌进入免疫治疗时代。2021年ESMO公布了KEYNOTE-164长期随访数据,9例患者在帕博利珠单抗治疗进展后,再次引入帕博利珠单抗治疗,其中2例获得部分缓解(partial response,PR),6例维持稳定(stable disease,SD),有效持续时间超过12个月,这些数据表明,部分MSI-H/dMMR肠癌一旦对免疫治疗有效,进展后仍可尝试免疫治疗再挑战。我们检索美国临床试验数据库,已发现3项注册研究(NCT05310643、NCT05426005、NCT03607890)拟探索双免疫联合方案在PD-1/PD-L1抑制剂治疗失败的MSI-H/dMMR肠癌中的疗效,最终结果值得期待。

三、pMMR/MSS型难治性结直肠癌免疫治疗

pMMR/MSS mCRC约占肠癌患者总数90%,其存在完整的DNA错配修复系统,DNA结构较MSI-H/dMMR型稳定,肿瘤相关抗原缺乏,阻碍免疫系统对肿瘤细胞的识别,影响免疫治疗效果。目前,尚未有免疫检查点抑制剂获批pMMR/MSS mCRC,因此,迫切需要探索能够增强pMMR/MSS mCRC肿瘤免疫原性的方法,以提高免疫治疗疗效。近年的研究主要从以下几个方面进行了探索:

(一)免疫联合抗血管TKI

目前,pMMR/MSS mCRC免疫治疗研究的热点当属免疫联合抗血管酪氨酸激酶抑制剂(tyrosine kinase inhibitors,TKIs)。在2019年ASCO会议上,备受瞩目的日本REGNIVO研究公布数据显示在pMMR/MSS难治性肠癌中,纳武利尤单抗联合瑞戈非尼可以获得高达33.3%的客观缓解率(objective response rate,ORR),中位无进展生存期(median progression-free survival,mPFS)为7.9个月,1年OS率为68.0%。基于此,后续的北美版REGNIVO在北美人群中开展了同样的研究,试验纳入70例患者,结果仅取得7%的ORR,1.8个月的mPFS,11.9个月的中位总生存期(median overall survival,mOS),未能复制日本人群的疗效。提示不同人群对该方案反应的可能差异。虽然REGONIVO研究未能带来明确的答案,但给pMMR/MSS mCRC的研究和临床实践带来了深远的影响。REGOMUNE研究探索了阿维鲁单抗(avelumab)联合瑞戈非尼在既往标准治疗失败后pMMR/MSS肠癌中疗效。

在 43 例可评估的患者中,12 例(28%)出现了肿瘤的退缩,但 ORR 为 0,mPFS 为 3.6 个月,mOS 为 10.8 个月。如同北美 REGONIVO 研究,未带来令人期待的结果。号称"可乐组合"的仑伐替尼联合帕博利珠单抗模式在多瘤种展现出不错的疗效。2021 年 ASCO 大会公布了仑伐替尼联合帕博利珠单抗在经治实体瘤患者中的多队列 II 期临床研究数据,其中 32 例肠癌患者数据显示 ORR 为 22%,疾病控制率(disease control rate,DCR)为 47%,mPFS 为 2.3 个月,mOS 为 7.5 个月。

国内也开展了相关研究,徐瑞华教授牵头的 REGOTORI 是我国首个 PD-1 抑制剂联合抗血管 TKI 在 pMMR/MSS 难治性 mCRC 中的探索试验。33 例经疗效评估患者中,ORR 为 15.2%,DCR 为 36.4%,mPFS 为 2.1 个月,mOS 为 15.5 个月。李进教授团队的呋喹替尼联合信迪利单抗在 pMMR/MSS 难治性 mCRC 的初步结果显示,入组的 44 例患者中,ORR 为 22.7%,mPFS 达到 5.6 个月。今年 ASCO 会议上,公布了我国卡瑞利珠单抗联合法米替尼(famitinib)治疗难治性 mCRC 的数据,在入组的 44 名 pMMR/MSS mCRC 患者中,14 名患者为结肠癌,30 名患者为直肠癌。结果显示,在总人群中,ORR 为 13.6%,DCR 为 45.5%。值得关注的是,结肠癌患者中均未获得缓解,6 名直肠癌患者获得 PR。这一结果似乎也折射出结肠癌和直肠癌在免疫微环境之间的差异。

鉴于现有 pMMR/MSS mCRC 中免疫治疗数据均来自 I/II 期临床试验,缺乏更高级别证据,故现有的指南尚未推荐免疫联合抗血管 TKI 这一方案。值得期待的是,III 期前瞻性头对头对比研究 LEAP-017(NCT04776148)已经开展,计划纳入 434 例非 MSI-H/dMMR 且不可切或转移性 CRC。患者经 1:1 随机分组接受帕博利珠单抗联合仑伐替尼治疗,或接受标准的三线治疗(瑞戈非尼或 TAS-102),进行头对头的对比。期待这一研究最终能够带给我们明确的结论,推动免疫联合抗血管 TKI 方案最终的指南写入,为 pMMR/MSS 肠癌患者带来新的治疗选择。

(二)免疫联合血管内皮生长因子(vascular endothelial growth factor,VEGF)单抗

对于肠癌中经典的抗血管药物 VEGF 单抗(贝伐珠单抗),人们一直期待其与免疫联合产生 1+1>2 的效果。但相比抗血管 TKI 类药物,免疫联合贝伐珠单抗在 mCRC 中研究有限。2019 年 ESMO 报道的 533PD-BACCI 研究评估了卡培他滨和贝伐珠单抗联合阿特珠单抗或安慰剂在两线标准治疗失败的 mCRC 中的疗效,结果显示阿特珠单抗组与安慰剂组的 pMMR/MSS 患者占比分别为 85.7% 和 86.7%,两组 ORR 分别为 8.54% 和 4.35%,mPFS 分别为 4.4 个月和 3.6 个月,12 个月 OS 率分别为 52% 和 43%。结果提示,加用免疫治疗获益并不明显。2020 年 ASCO 上报道了帕博利珠单抗 + 比美替尼 + 贝伐珠单抗治疗既往多线治疗失败的 pMMR/MSS mCRC 患者的 II 期研究,39 例可评估患者结果显示,ORR 为 13%,DCR 为 74%。从 DCR 数据来看,该方案具有不错的抗肿瘤活性,也提示,通过多靶点的联合或许是难治性肠癌可选的治疗策略,也为以后的临床研究指明了方向。

(三)免疫联合表皮生长因子受体(epidermal growth factor recepto,EGFR)单抗

作为 IgG1 型抗体,研究表明 EGFR 单抗除了可以阻断

表皮生长因子刺激细胞生长,还具有引发抗体依赖的细胞介导的细胞毒作用,导致肿瘤细胞免疫原性死亡,促进抗肿瘤免疫反应。基于此,临床开展了免疫联合西妥昔单抗的一系列研究。CAVE 为一项单臂 II 期研究,旨在评估后线应用西妥昔单抗再挑战联合阿维单抗在先前经过至少两线标准治疗失败的 RAS 野生型 mCRC 患者中的疗效与安全性。入组的 77 例患者先前均接受过抗 EGFR 治疗。结果显示,入组患者的 DCR 为 65%,mPFS 为 3.6 个月,mOS 为 11.6 个月,揭示了西妥昔单抗联合阿维单抗在 RAS 野生型难治性 mCRC 再挑战治疗中良好的应用前景。2021 年 ASCO-GI 上 AVETUXIRI 研究评估了阿维单抗联合西妥昔单抗和伊立替康治疗 pMMR/MSS 难治性 mCRC 的疗效。结果分析显示,RAS 野生型组 ORR 为 30%,DCR 为 60%,mPFS 为 4.2 个月,mOS 为 12.7 个月;RAS 突变组未观察到 PR,但 DCR 为 61.5%,mPFS 为 3.8 个月,mOS 为 14.0 个月。结果表明了免疫联合西妥昔单抗在 RAS 野生型 pMMR/MSS 难治性 mCRC 治疗中的前景,有意思的是,RAS 突变组的 mOS 并不逊色 RAS 野生型组,也提示该方案值得进一步探究。

(四)免疫联合丝裂原活化蛋白激酶(MAPK)通路抑制剂

$BRAF^{V600E}$ 突变型肠癌进展快,预后差。针对 RAS 野生/ $BRAF^{V600E}$ 突变患者的二线治疗,CSCO 指南推荐伊立替康 + 西妥昔单抗 + BRAF 抑制剂、西妥昔单抗 + BRAF 抑制剂双靶方案或者西妥昔单抗 + BRAF 抑制剂 + MEK 抑制剂的三靶方案。2019 年的 III 期 IMblaze370 研究探索了阿替利珠单抗联合或不联合考比替尼对比瑞戈非尼在难治性肠癌中的疗效。结果显示,阿替利珠单抗联合考比替尼组 ORR 为 8%、DCR 为 31%、mOS 为 8.87 个月,阿替利珠单药组 mOS 为 7.1 个月,瑞戈非尼组为 mOS 为 8.51 个月,试验未达到研究终点,结果阴性,提示阿替利珠单抗联合 MEK 抑制剂未能增加疗效。2020 年 ESMO 上报道了一项针对 $BRAF^{V600E}$ 突变 mCRC 采用达拉菲尼 + 曲美替尼 +PD-1 单抗(PDR001)治疗的研究。结果显示,21 例患者 ORR 为 35%,DCR 为 75%;其中 12 例既往未接受过 BRAF 抑制剂治疗患者的 ORR 达 41.6%。2022 年 ASCO 报道了 BRAF 抑制剂 encorafenib+ 西妥昔单抗 + 纳武利尤单抗在 pMMR/MSS 且 $BRAF^{V600E}$ 突变的 mCRC 中的 I/II 期研究,结果显示 23 名疗效可评估的患者中 ORR 为 48%,DCR 高达 96%,mPFS 为 7.4 个月,mOS 为 15.1 个月,结果均令人鼓舞。当然 I/II 期研究的成功并不意味着未来 III 期临床研究的成功,但该研究的确提示免疫与 MAPK 通路多个抑制剂联合治疗的模式大有可为,也为未来 III 期临床研究的开展带来信心。

(五)双免疫治疗

不同免疫检查点抑制剂的联合治疗能否提高在肠癌中疗效?鉴于这样的设想,多项临床试验开展了探索。来自加拿大玛格丽特公主癌症中心的 II 期临床研究(CCTG)CO.26 探索了 PD-L1 抑制剂(度伐利尤单抗)联合 CTLA-4 抑制剂(曲美木单抗)对比最佳支持治疗在难治性 mCRC 中疗效。结果显示,联合治疗组的 mOS 为 6.6 个月,最佳支持治疗组 mOS 为 4.1 个月。亚组分析发现,在 pMMR/MSS 患者中,相比最佳支持治疗,度伐利尤单抗联合曲美木单抗治疗患

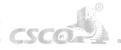

者 OS 延长。肿瘤突变负荷（TMB）>28 的患者获益更明显，提示 TMB 或许可作为 pMMR/MSS 肠癌患者后线免疫治疗疗效预测的生物标志物。2021 年 ASCO 上公布了抗 LAG3 单抗（favezelimab）联合帕博利珠单抗在难治性 pMMR/MSS mCRC 中的研究数据，双免疫治疗组 ORR 为 6.3%，mPFS 为 2.1 个月，mOS 为 8.3 个月。其中联合阳性分数（combined positive score，CPS）≥1 的亚组中 ORR 达到 11.1%，mPFS 为 2.2 个月，mOS 为 12.7 个月。在 CPS ≥1 的亚组中体现出较好的抗肿瘤活性。其实，从这些免疫联合模式的探索中我们可以看出些许曙光，提示多个免疫检查点抑制剂的联合可能带来疗效的提高。而 TMB、CPS 或许可成为 pMMR/MSS mCRC 免疫治疗疗效预测的指标。目前一项Ⅲ期随机开放研究（NCT05328908）旨在探索 relatlimab（LAG3 单抗）和纳武利尤单抗的组合在难治性 mCRC 中的疗效，对照组为瑞戈非尼或 TAS-102。类似，另一项Ⅲ期研究（NCT05064059）亦在探索抗 LAG3 单抗（favezelimab）联合帕博利珠单抗的疗效。期待这两项研究的结果。

（六）免疫联合菌群移植

肠道菌群参与抗肿瘤的自然免疫反应，众多研究也证实肠道菌群结构的丰度、数量与免疫检查点抑制剂的疗效密切相关。菌群移植通过将健康人肠道中的功能菌群移植到患者胃肠道内，重建新的肠道菌群，改善肠内微生物稳态，实现肠道及肠道外疾病的治疗。近年来，免疫治疗联合菌群移植已成为研究的热点，但目前公布的临床数据却很少。2022 年 ASCO 会议上报道的一项Ⅰ期临床研究探索了 PD-1 单抗联合粪菌移植在晚期恶性黑色素瘤中的初步疗效。结果显示，在可评估的 20 例患者中，ORR 为 13%，DCR 达 75%。近期武汉大学人民医院公布了肠菌移植联合呋喹替尼及免疫治疗三线治疗 pMMR/MSS 型晚期结直肠癌研究的初步结果。截至公布时已经入组二线及以上治疗失败的 mCRC 患者 10 例，均采用肠菌移植联合呋喹替尼及免疫治疗的"三联疗法"，结果显示 ORR 达 60%。同样，江苏省人民医院开展的一项信迪利单抗联合呋喹替尼和菌群移植在晚期非 MSI-H/dMMR 型结直肠癌的Ⅱ期研究也发现，信迪利单抗联合呋喹替尼和菌群移植的"三联疗法"亦取得不错的疾病控制率。这些结果均揭示肠道菌群对免疫治疗的促进作用，也鼓舞了后续在更大人群样本中的探索研究。

四、靶向表皮生长因子受体 -2（human epidermal growth factor receptor-2，HER2）

约 5% 的肠癌患者存在 HER2 扩增，多项研究已证实抗 HER2 治疗 HER2 阳性 mCRC 的疗效。指南推荐曲妥珠单抗 + 帕妥珠单抗或曲妥珠单抗 + 拉帕替尼在 HER2 扩增的 mCRC 的三线治疗。目前针对 HER2 阳性 mCRC 的研究主要聚焦在不同机制的 HER2 抑制药物的联合。Ⅱ期 MOUNTAINEER 研究探索了妥卡替尼联合曲妥珠单抗在既往治疗失败的 HER2 阳性 mCRC 中的疗效，结果显示两药联用可以明显提高疗效，ORR 达到 52%，RAS 野生型患者 mPFS 达 6.2 个月。同样，2022 年 ASCO GI 报道了吡咯替尼联合曲妥珠单抗研究（HER2-FUSCC-G）的初步结果，试验入组了 11

例经过标准化治疗失败且 HER2 阳性 mCRC 患者。结果显示整个人群的 ORR 为 45.5%，RAS 野生型组的 ORR 为 55.6%。mPFS 为 7.80 个月，mOS 为 14.97 个月。以上研究再次夯实了基于 HER2 的双靶治疗方案在 HER2 扩增型肠癌中疗效。

近来，抗体 - 药物偶联物（antibody-drug conjugate，ADC）已成为抗癌药物研发的一大热点，在多个肿瘤中展现了出色的疗效。Ⅱ期 DESTINY-CRC01 研究探索了 trastuzumab deruxtecan（DS-8201）在晚期多线治疗（包括抗 HER2 治疗）失败且存在 HER2 表达的转移性结肠癌中疗效。研究者根据患者 HER2 表达水平将其分别纳入队列 A（HER2 阳性，IHC3+ 或 IHC2+ 和 FISH 阳性）、队列 B（IHC2+ 和 FISH 阴性）、队列 C（IHC1+）。结果显示，队列 A 中 ORR 达 45.3%，DCR 达 83%，mPFS 为 6.9 个月，mOS 为 15.5 个月。队列 B 的 mPFS 为 2.1 个月，mOS 分别为 7.3 个月。队列 C 的 mPFS 为 1.4 个月，mOS 为 7.7 个月。65.1% 的患者发生 ≥3 级的治疗相关不良反应。以上结果证明了 DS-8201 在 HER2 扩增型 mCRC 中的强大抗肿瘤活性，效果令人震撼，但治疗相关的不良反应也需引起重视。基于此研究，一项扩大受试人群的研究（NCT04744831）已在进行，研究进一步探索 DS-8201 在不同剂量下对 IHC3+ 或 IHC2+ 和 FISH 阳性肠癌患者疗效。当前，ADC 药物已成为兵家必争之地，相信未来定会看到更有效、安全的 ADC 药物问世，为晚期肠癌患者带来更多的生存希望。

五、靶向 KRAS^{G12C}

$KRAS^{G12C}$ 突变的 CRC 约占所有肠癌的 3%。由于 KRAS 蛋白与 GTP 亲和力极强，且表面缺乏与小分子结合的口袋，多年来 KRAS 被认为是不可成药靶点。直到近年，sorasasib（AMG510）和 adagrasib（MRTX849）两款 $KRAS^{G12C}$ 抑制剂的成功研发打破了不可成药的困局。今年 2 月，CodeBreaK100 Ⅱ期临床研究公布了 sorasasib 在 $KRAS^{G12C}$ 突变的难治性肠癌中的疗效。试验入组了 62 例患者，结果显示，ORR 仅为 9.7%，DCR 为 82.3%。2021 年 ESMO 上报道了 KRYSTAL-1 研究 CRC 队列的初步研究结果。在 adagrasib 单药治疗组 45 例可评估患者中，ORR 为 22%，DCR 为 87%，mPFS 为 5.6 个月；在 adagrasib+ 西妥昔单抗的联合治疗组中 28 例临床疗效可评估的患者中，ORR 为 43%，DCR 达 100%。从数据来看，单药 adagrasib 已经展现出较高的抗肿瘤活性，而联合西妥昔单抗又可进一步提高疗效。尽管 $KRAS^{G12C}$ 在肠癌中占比很小，但考虑肠癌为全球高发肿瘤，从绝对数来看，存在 $KRAS^{G12C}$ 突变的 CRC 患者仍会是一个数量庞大的群体。目前 adagrasib 联合西妥昔单抗二线治疗 $KRAS^{G12C}$ 突变 mCRC 的Ⅲ期临床研究（NCT04793958）正在进行。而 sorasasib 联合帕尼单抗对比标准治疗（TAS-102 或瑞戈非尼）治疗 $KRAS^{G12C}$ 突变 mCRC 的Ⅲ期研究（NCT05198934）也已开展。期待这两项Ⅲ期研究带来最终结论。

六、靶向神经营养酪氨酸受体激酶（neurotrophin receptor kinase，NTRK）

NTRK 基因融合突变在结直肠癌中罕见，发生率约为

0.35%。其发生融合突变后可导致 TRK 激酶下游信号过度激活，促进肿瘤的发生和增殖。指南推荐对标准治疗失败的 mCRC 进行 *NTRK* 基因融合的检测，若检测存在 *NTRK* 融合突变，推荐 NTRK 抑制剂治疗。拉罗替尼（larotrectinib）和恩曲替尼（entrectinib）为第一代 NTRK 抑制剂。2018 年的一项研究探索了拉罗替尼在 *NTRK* 基因融合阳性实体瘤患者中的疗效。结果显示，拉罗替尼治疗组 ORR 高达 75%，其中获得 CR 和 PR 的患者分别占受试者的 13% 和 62%。正是基于这一研究，2018 年拉罗替尼获得 FDA 批准上市，其也于今年在我国获批上市。恩曲替尼是一款包括 TRK、ROS1 和 ALK 在内的多靶点抑制剂，其在 *NTRK* 基因融合阳性实体瘤患者中 ORR 也高达 62.1%。尽管一代 NTRK 抑制剂疗效显著，但继发耐药难以避免，鉴于此，二代抑制剂也得以研发，其中代表的药物有 selitrectinib 和 repotrectinib。2019 年 AACR 会议公布了 selitrectinib 的 I 期研究数据，研究纳入 31 例既往曾经接受过至少一种一代 NTRK 抑制剂的 *NTRK* 融合阳性患者。在 29 例可评估患者中，ORR 达到了 34%。repotrectinib 的 II 期研究 TRIDENT-1 的数据同样出色，2021 年 AACR 会议公布了 TRIDENT-1 研究的数据，研究入组了 40 例 *NTRK* 融合阳性的晚期实体瘤患者，其中 23 例先前经拉罗替尼或恩曲替尼治疗进展，该组人群的 ORR 达 48%，亚组分析发现，具有 *NTRK* 溶剂前沿突变人群中 ORR 高达 62%。另外 17 例为初治人群，ORR 为 41%。总之，针对 *NTRK* 这一钻石突变，无论一代还是二代 NTRK 抑制剂，均展现出了出色的疗效。目前更多的二代 NTRK 抑制剂已在研发之中，将会给耐药患者带来更多选择。

七、CAR-T 治疗

嵌合抗原受体（chimeric antigen receptor，CAR）修饰的 T 细胞疗法（CAR-T）在血液肿瘤领域疗效显著，但在实体瘤中的研究却举步维艰。2017 年第三军医大学报道了其 CEA CAR-T 技术在 CEA 表达阳性的难治性晚期转移性结直肠癌中的 I 期临床试验的数据，在 10 例受试者中，7 例患者评估病情稳定，DCR 达 70%，未见严重治疗相关不良反应，证实了 CEA 这一靶点在 CAR-T 治疗中应用的前景。今年 ASCO 会议上，斯丹赛生物更新了 I 期临床研究 GCC19CART 在实体瘤治疗中疗效和安全性数据，其中 7 例难治性 mCRC 患者数据显示，ORR 达 71.4%（5/7），在这 5 例取得反应的人群中有 1 例为完全缓解，疗效惊艳。基于此，GCC19CART 获得 FDA 的临床试验批件。目前寻找出有效特异性靶点已成为结直肠癌 CAR-T 领域研究的重点，肿瘤相关糖蛋白 -72（TAG-72）、HER-2、上皮细

胞黏附分子（EpCAM）都是富有前景的 CAR-T 靶点，未来，随着实体瘤中 CAT-T 研究的推进，会给我们带来更多的数据，CAT-T 疗法也将会在肠癌的治疗中占有一席之地。

八、溶瘤病毒

溶瘤病毒（oncolytic virus，OVs）是一类天然或重组病毒，其可以选择性地感染肿瘤细胞并在细胞内大量繁殖，最终裂解细胞，释放肿瘤内抗原。目前全球已经相继批准了 4 个 OVs 药物，主要应用于黑色素瘤、头颈部肿瘤、脑胶质瘤。近年来，溶瘤病毒成为难治性肠癌中研究的热点。早在 2009 年的一项 II 期研究探索了溶瘤单纯疱疹病毒（NV1020）在难治性肝转移肠癌中的疗效，研究入组了 22 例既往化疗失败患者，在 NV1020 治疗后，所有 22 例患者采用 CT 评估疗效，45%（10/22）的患者为 SD，其中 20 例进一步采用 PET 评估，40%（8/20）的患者为 SD。两次疗效评估具有较高的一致性。研究展现出 NV1020 在难治性肝转移肠癌中的应用前景。另一项针对肠癌肝转移的 I 期临床研究探索了重组人 5 型腺病毒注射液 H101 的疗效。所有患者均接受 H101 联合标准治疗（贝伐珠单抗 +mFOLFOX6/FOLFIRI），2021 年 ASCO 上公布了初步数据，8 例患者中，1 例患者获 PR，6 例患者评估为 SD。2020 年 ASCO-GI 上报道的 Pexa-Vec（JX-594）溶瘤病毒联合度伐利尤单抗治疗难治性 pMMR/MSS mCRC 的 I/II 期研究结果显示，在可评估的 14 例患者中，1 例获得 PR，mPFS 为 2.2 个月，mOS 为 7.5 个月。常见的不良反应主要为发热和血液学毒性，安全性可控。该研究采取了大家期待的溶瘤病毒和免疫检查点抑制剂的联合模式，但却未能获得期待的结果。期待未来更多临床研究探索溶瘤病毒联合免疫治疗的可行性。

九、总结

临床实践中发现，不少 mCRC 患者在二、三线治疗进展后仍具有一定的体力储备，对后线的治疗仍有迫切需求。纵观现有指南，三线之后尚未有标准治疗方案。近年来，随着结直肠癌基础和临床研究的深入，越来越多的新靶点、新药物被发现，不同治疗模式组合的优化，给难治性 CRC 患者带来了新的希望。未来，无论在临床试验还是临床实践，基于不同分子分型指导下的策略选择以及不同作用机制药物的联合模式将成为研究和治疗难治性肠癌的新方向。相信，在未来更多高质量的临床研究的推动下，更多有效药物和疗法将获批应用，为肠癌患者带来更好、更长的生存获益。

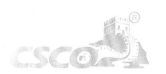

直肠癌新辅助放化疗后 cCR 的
外科治疗决策思考

¹ 复旦大学附属肿瘤医院　² 复旦大学上海医学院

李心翔¹　骆大葵²

新辅助放化疗联合全直肠系膜切除术(total mesorectal excision,TME)是目前治疗中低位局部进展期直肠癌的标准方案。新辅助放化疗后,肿瘤退缩存在显著的异质性,一部分患者术后病理评估为病理学完全缓解(complete pathological response,pCR),这部分患者的预后非常好,出现复发转移的比例显著低于非 pCR 患者。pCR 患者手术标本中无镜下可见肿瘤细胞,手术治疗对于这部分患者似乎价值有限,如果能在术前精准识别能够达到 pCR 的亚群,将有望对这部分患者行"等待观察"策略(watch and wait strategy),在不影响肿瘤学疗效的前提下避免手术带来的创伤和并发症,对于涉及低位直肠癌需要切除肛门的患者显得更为重要。

目前行"等待观察"策略主要通过筛选临床完全缓解(complete clinical response,cCR)的患者,即通过多种临床手段评估无肿瘤残余证据,通过 cCR 去预测 pCR,尤其近年来全程新辅助治疗的应用,使得 cCR 的比例大幅度提高,为"等待观察"策略的应用提供了更广阔的平台。然而,对于 pCR 的评价是建立在 TME 手术之上的,现阶段 cCR 离 pCR 还存在一定的"距离",也尚未发现能够精准预测 pCR 的生物学标记物。尽管 cCR 和 pCR 的符合率不高,基于目前的研究结果,cCR 后行"等待观察"策略总体是安全可行的,在随访过程中发现的肿瘤局部再生长绝大多数可行挽救性手术,整体的 5 年生存率并不劣于手术治疗。然而,在实际临床工作中,对于直肠癌新辅助放化疗后达到 cCR 的患者,不同外科医生在选择治疗方案时存在一定的差异,同时也会面临一些困惑,"等待观察"策略,根治性手术和经肛局部切除似乎都有一定的局限性,本文就直肠癌新辅助放化疗后 cCR 治疗选择的热点问题展开讨论。

一、cCR 的评价以及与 pCR 的相关性

cCR 是指对新辅助治疗后肿瘤再评估过程中发现病灶完全退缩,临床通过直肠指检,内镜下多点活检以及影像学评估未能发现肿瘤残留证据。cCR 的评判目前尚无统一标准,但是主要基于以下几个方面:①直肠指检未及溃疡或肿块性病灶;②内镜下除扁平瘢痕、毛细血管扩张和黏膜苍白外无其他可见病灶,多点病理活检无肿瘤证据;③影像学评估未见原发

部位和淋巴引流区病灶残留。对于 cCR 的评估时机,通常建议是在放化疗结束后 8 周以上。

新辅助放化疗后,有 10%~40% 的患者会达到 cCR,不同研究报道的 cCR 出现的比例有显著的差别,主要与基线临床分期、新辅助治疗方案的选择、cCR 评判时机密切相关。研究表明,对于基线分期较早的患者,达到 pCR 的概率就会显著增加。一项研究显示,对于低分险(cT$_{1-2}$N$_0$),中风险(cT$_3$ 或 cT$_2$N$_+$)和高风险肿瘤(cT$_4$ 或 MRF+),达到 cCR 的比例分别为 39.0%、16.8% 和 5.4%,且在肿瘤最长径大于 7cm 的患者中,cCR 比例仅为 2.7%。笔者所在复旦大学附属肿瘤医院放疗科所牵头的全国多中心 CinClare 研究,发现放化疗期间卡培他滨联合伊立替康双药组比卡培他滨单药组的 pCR 率显著提高。此外,有研究表明,放化疗后延迟手术可使肿瘤更大程度退缩,从而提高 pCR 率。pCR 提高的同时意味着 cCR 的比例也会相应提高,更有助于采取"等待观察"策略。

在实际临床工作中,cCR 和 pCR 的符合率并不高。有研究报道有高达 75%(70/93)的患者术前评估为 pCR,但术后病理却发现有点状肿瘤残余。另一项研究发现有高达 61%(19/31)的 pCR 患者术前评估肠黏膜有异常。cCR 与 pCR 较大的差异,一方面为"等待观察"策略带来更多顾虑,另一方面完善 cCR 的评判标准,探索更精准的预测 pCR 的生物学标记物以及联合多种标记物优化预测模型就显得尤为重要。

二、"等待观察"策略的肿瘤学安全性

早在 1998 年,来自巴西圣保罗医院 Habr-Gama 教授团队率先报道了对直肠癌新辅助放化疗后 cCR 的患者行"等待观察"策略,该研究纳入了 36 例 cCR 患者,其中 30 例行非手术治疗,6 例行手术治疗术后病理证实为 pCR,中位随访 36 个月,仅有 2 名患者死于非肿瘤因素,初步证实了"等待观察"策略的安全性。此后 Habr-Gama 教授团队不断扩大样本量,陆续报道了 cCR 患者行"等待观察"策略是安全、可行的,远期生存与 pCR 患者无统计学差异,且肿瘤局部再生长易行挽救性手术,伴有远处转移的比例极低。

由于是单中心,且当时有一些中心未能得到相似的结论,而支持其结论的研究样本量较小,随访时间较短,使得

当时 Habr-Gama 教授团队的研究结果受到了一定的质疑，"等待观察"策略"沉寂"了相当长的一段时间。后来一些零星的研究得到了与 Habr-Gama 团队相似的结论，"等待观察"策略并不影响远期生存。直到 2018 年发表在 *Lancet* 上的全球等待 - 观察协作数据库（International Watch and Wait Database，IWWD）的最新研究结果公布，在一定程度上证实了"等待观察"策略的肿瘤学安全性。该研究纳入了来自全球 15 个国家的 47 个临床中心 880 例达到 cCR 并行非手术治疗的患者，中位随访 3.3 年，2 年累计的局部再生长率为 25.2%，其中 88% 的局部再生长发生在前两年，95% 的局部再生长出现在肠壁，强调肠镜随访的重要性。且大部分的局部再生长可行挽救性手术，仅有 8% 的人出现了远处转移，五年总生存率为 85%，五年肿瘤特异性生存率为 94%。同年发表在 *Annals of Surgery* 上的一项荟萃分析纳入了 17 项研究 692 例行非手术治疗的 cCR 患者，局部再生长的发生率为 22.1%，其中 96% 的局部再生长在随访的前 3 年被发现，88% 的局部再生长患者接受了挽救性手术，其中 93% 的肿瘤获得了 R0 切除，8.2% 的人群出现了远处转移，3 年的总生存率为 93.5%。

2020 年 IWWD 更新了其研究结果，共纳入了 793 例达到 cCR 并行非手术治疗的患者，采用条件性生存模型估算持续 1 年、3 年和 5 年的临床完全缓解的患者在后续 2 年中仍然免于局部再生长和远处转移的概率，1 年、3 年、5 年的条件性无疾病再生长率分别为 88.1%、97.3% 和 98.6%，1 年、3 年、5 年的条件性无远处转移率分别为 93.8%、97.8% 和 96.6%，这些结果提示当患者持续临床完全缓解达到 3 年后，密切随访的强度可以适当降低。

有研究表明，基线临床 T 分期与局部再生长密切相关，cT_2、cT_3 和 cT_4 的局部再生长比例分别为 20%、30% 和 40% 左右，此外，放疗总剂量与局部再生长有一定的相关性，而基线临床 N 分期与局部再生长无显著相关。

笔者所在医院近年来也对 cCR 后行"等待观察"策略进行了一定的探索，2015—2021 年总共纳入了 114 例非手术治疗患者，中位随访时间为 25.9 个月，局部再生长率为 14.9%（17/114），远处转移率为 10.5%（12/114），五年的无疾病生存率和总生存率分别为 68.1% 和 92.4%（数据尚未发表）。

肿瘤局部再生长后行挽救性手术，即使成功地行 R0 切除，这种"延迟"的手术是否"为时已晚"也是学术界关注的焦点。一项回顾性研究纳入了 67 例 cCR 患者行"等待观察"策略，中位随访 62.7 个月，20 例患者出现了局部再生长，再生长的中位时间为放化疗后 14.2 个月，所有的局部再生长均施行了挽救性手术，五年生存率为 71.1%，显著低于持续完全缓解组的 91.1%，提示局部再生长人群尽管可以通过手术达到很好的盆腔局部控制，但是总生存还是劣于持续 cCR 的患者。

小于 50 岁的年轻直肠癌通常被认为有着更高的肿瘤学风险，通常很少推荐"等待观察"策略。一项研究回顾性分析了 IWWD 数据库年轻患者，并未发现这部分人群存在额外的风险，对于年轻直肠癌患者同样可以行等待观察"策略。

目前，"等待观察"策略还未形成一定的标准，对于不同的中心或不同的医生，所采取的"等待观察"策略可能存在很大的异质性。有研究表明，尽管新辅助治疗方案的选择和器官保留率在不同医生之间存在一定的差异性，但是这种差异并不会影响患者的预后。

2022 年最新版的 NCCN 指南专家组认为，"等待观察"策略可在经验丰富的多学科团队的中心开展，需与患者就风险进行充分的沟通。

三、多新辅助治疗模式下 cCR 治疗决策的选择

既往的"等待观察"策略几乎都是基于标准的长程放化疗，近年来有多项研究探索不同新辅助治疗模式下的非手术治疗。

2020 年发表在 *Lancet Oncology* 的一项Ⅲ期随机对照研究发现术前短程放疗联合化疗后达到 pCR 的患者比例显著高于标准新辅助放化疗（28% vs. 14%），那么新辅助短程放疗联合化疗是否可以更好地选择 cCR 患者行"等待观察"策略？一项前瞻性临床研究纳入了 19 例直肠癌患者行新辅助短程放疗联合化疗，15 例患者达到了 cCR，中位随访时间 27.7 个月，cCR 患者的 2 年无疾病生存率、无远处转移率和总生存率分别为 93%、100% 和 100%，尽管该研究样本量较小，结果还是能够提示新辅助短程放疗联合化疗后 cCR 患者行"等待观察"策略有一定的前景。来自瑞典的一项回顾性研究比较了长程放化疗、短程放疗联合化疗和单纯短程放疗后达到 cCR 后（16 例，28 例，44 例）行"等待观察策略"的安全性，其中单纯新辅助短程放疗基线分期较早，3 组的局部再生长率分别为 31%，21% 和 14%，除 1 例以外其余局部再生长患者均行挽救性手术。

全程新辅助治疗，即将术后化疗前移至术前新辅助放化疗前或新辅助放化疗后，被证实能够提高 cCR 患者的比例，为"等待观察"策略提供了新的思路。一项前瞻性Ⅱ期随机研究比较了诱导化疗联合新辅助放化疗和新辅助放化疗联合巩固化疗后基于肿瘤退缩行"等待观察"策略或 TME 手术的远期疗效，全程新辅助治疗再分期后两组分别纳入 146 例和 158 例患者，中位随访时间 3 年，两组之间总的 3 年无疾病复发分别为 76% 和 75%，接受全程新辅助治疗的患者达到 cCR 的比例很高，两组分别为 71.9%（105/146）和 75.9%（120/158），持续随访两组分别有 63 例和 87 例，局部再生长行挽救性手术与初始再分期后行根治性手术两组之间有着相似的无疾病生存率。全程新辅助治疗可使一半左右的直肠癌患者保留器官同时不影响生存，显示出良好的应用前景。

免疫治疗在 dMMR（mismatch repair deficient）或 MSI-H（microsatellite instability-high）转移性结直肠癌中良好的疗效极大地推动了新辅助免疫治疗在局部进展期直肠癌中的探索。近期发表在《新英格兰杂志》上的一项Ⅱ期前瞻性临床研究评价了多塔利单抗在局部进展期 dMMR 直肠癌中的新辅助治疗价值，16 例患者中有 12 例完成了 6 个月的多塔利单抗治疗且至少随访了 6 个月，另外 4 例患者尚未完成既定的治疗，这 12 例患者均达到了 cCR，且并未再接受后续的放化疗或手术治疗，随访期间均未见肿瘤进展或复发，且无 3~4 级不良事件报道，显示出新辅助免疫治疗在这部分

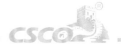

人群的惊人效果,为新辅助免疫治疗后cCR患者行"等待观察"策略提供了直接的证据,该研究长期的随访数据备受期待。中山大学附属第六医院邓艳红教授团队的PICC研究评价了基于特瑞普利单抗的单纯新辅助免疫治疗在dMMR组局部进展期直肠癌的疗效,特瑞普利单抗单药组pCR率为65%(11/17),而特瑞普利单抗联合塞来昔布组pCR率为88%(15/17)。这些研究结果提示单纯新辅助免疫治疗可使dMMR组患者的肿瘤获得满意的退缩,有助于筛选合适患者行"等待观察"策略,且新辅助免疫治疗对患者盆腔功能的影响显著低于传统放化疗,对于pMMR(mismatch repair proficient)或微卫星稳定(microsatellite stability,MSS)结直肠癌患者,单纯使用免疫治疗效果欠佳。研究报道放疗与免疫治疗存在一定的协同作用,放疗使肿瘤细胞释放出更多的新生抗原,从而激活免疫细胞,与免疫治疗联合有望进一步提高免疫治疗效果。日本的VOLTAGE研究结果表明,局部进展期直肠癌在行标准长程同步放化疗后予以5个周期纳武利尤单抗的新辅助免疫治疗,pMMR组和dMMR组的pCR率分别高达30%和60%,而免疫细胞的比值可以更好地预测pCR。目前的研究更加关注于pMMR组结直肠癌的新辅助免疫治疗,不同组合的免疫联合放疗新辅助治疗模式以及免疫联合靶向药物新辅助治疗正在积极地探索之中,有望进一步增加整体人群新辅助治疗后cCR的整体比例,有助于实施"等待观察"策略。

总体而言,由于局部进展期直肠癌新辅助免疫治疗起步较晚,目前对新辅助免疫治疗后cCR患者行"等待观察"策略仅有少数的报道,而且病例数有限,缺乏长期的随访数据,其远期肿瘤学安全性还有待进一步评估。此外,有研究报道免疫治疗存在一定的终身毒性,甚至致死性毒性,应严格把握适应证。

四、经肛局部切除,能否成为"等待观察"与根治性手术的"中间地带"

在"all"和"nothing"之间,能否选择一个比较折中的治疗策略,来平衡"等待观察"所带来的肿瘤学风险和根治性手术所带来的手术相关并发症。经肛局部切除一方面可以避免手术带来的创伤,另一方面可以根据病理判断有无肿瘤残余精准判断是否需要追加根治性外科手术。尤其对于近临床完全缓解(near-cCR)的患者,"等待观察"策略显然是不合适的,经肛局部切除似乎能达到治疗和诊断的双重效果。

一项荟萃分析结果显示,经过54个月的中位随访时间,局部切除后病理评估为ypT_0的患者合并的局部复发率仅为4%,中位无疾病生存率为95%。最新的一项多中心、前瞻性、观察性研究(ReSARCh研究),初步结果显示,在cCR和近cCR人群中选择局部切除是安全的,35例cCR患者选择局部切除,32例病理证实为ypT_{0-1}肿瘤。当然,经肛局部切除也

存在一些问题。

一方面,经肛局部切除会引起伤口裂开导致剧烈的疼痛,一部分患者可能需要行造口,与"等待观察"策略相比,经肛局部切除更容易引起肛门功能受损,从而影响患者的生活质量;另一方面,新辅助放化疗会引起肿瘤碎片样退缩和岛状残留,残余肿瘤表面可覆以正常的黏膜,即使评估为ypT_0的患者,原发部位仍有零星肿瘤细胞残留的风险,经肛局部切除并不能保证原发病灶的完整移除。而且经肛局部切除并不能评估淋巴结状态,美国SEER数据库结果显示,即使在ypT_0的人群中,仍存在高达13.2%的淋巴结转移比例,笔者所在中心的数据显示,ypT_0的患者中有淋巴结转移的比例为12.6%,进一步的亚组分析显示,在术前临床分期评估为N_0和N_+的患者中分别存在4.3%和14.8%的淋巴结转移比例。因此,我们中心的经验是,对于基线分期无淋巴结转移经新辅助放化疗后达到cCR的患者,可选择性行经肛局部切除,且局部切除后病理证实为ypT_{0-1},且无肿瘤组织学分化差、脉管浸润、切缘阳性和黏膜下浸润超过1 000μm等高危复发因素,否则需要补充根治性手术。需要强调的是,经肛局部切除引起直肠的不完整性会影响后续挽救性TME手术的质量,增加R1切除风险,并增加行腹会阴手术的可能性。因此,新辅助放化疗后cCR行经肛局部切除策略需要慎重考虑,严格地筛选合适的患者,同时应与患者进行充分沟通,结合患者的意愿。

五、"等待观察"策略对生活质量和医疗花费的影响

除了关注"等待观察"策略的肿瘤学安全性,一些研究还聚焦于器官的功能和长期的生活质量,很显然,器官保留明显帮助患者有效地避免了造口和手术并发症,对于肠功能的影响缺乏最直接的证据。最新的一项研究通过综合评分系统显示,与直肠前切相比,接受"等待观察"策略的患者有更好的肠功能。荷兰的一项研究对18名行"等待观察"策略的患者进行采访,治疗后引起的身体不适主要有胃肠道反应、神经病变和疲惫感。此外,患者对可能的复发会感到焦虑,并对挽救性手术或造口产生恐惧。即便如此,器官保留在提高生活质量方面的优势仍是非常显著的。

从社会经济学角度考虑,与传统的手术治疗相比,"等待观察"策略带来的频繁的再评估和随访,是否是一种更加昂贵的治疗手段?国外有研究表明,与根治性手术相比,"等待观察"策略能够降低总体花费,从而增加费效比,国内目前尚未见相关报道。

综上所述,直肠癌新辅助放化疗后cCR的外科治疗决策应基于多方面考虑,应在多学科背景下慎重选择合理的治疗方案,践行目标导向、分层治疗和全程管理的原则。需兼顾肿瘤学安全性和功能保护,同时还需跟患者进行充分的沟通,结合患者的身心状态,使患者从生理和心理上能够获益最大化。

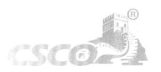

肠癌肝转移切除术后的预后探索

中山大学肿瘤防治中心

李宇红　胡明涛

肝转移肿瘤手术切除是提高结直肠癌肝转移（colorectal cancer liver metastasis，CRLM）患者生存的主要手段。随着靶向药物、免疫治疗、三药化疗等治疗方案的广泛应用，更多的患者有机会接受手术治疗。但是，CRLM 患者为一异质性群体，术后复发、转移的风险存在较大差异。如何更好地认识患者的肿瘤生物学行为，评估肠癌肝转移术后预后，受到广泛关注。本文就此问题展开简要的内容综述。

一、临床特征

患者的年龄、肝转移瘤大小及数目、肠癌原发灶位置、肿瘤标志物水平等临床特征，对于评估患者预后具有重要意义。根据临床特征建立的预后模型，可以初步、简单、快速地评估患者的预后，从而指导个体化的诊疗决策。

（一）复发风险评分

1999 年 Fong 等学者回顾了斯隆－凯特琳纪念癌症中心的 1 001 名接受肝转移切除的 CRLM 患者，提出了复发风险评分（clinical risk score，CRS），纳入了以下五个指标：①原发肿瘤淋巴结阳性；②同时性转移或异时性转移距离原发灶手术时间<12 个月；③肝转移肿瘤数目>1 枚；④术前癌胚抗原（CEA）水平> 200μg/L；⑤转移肿瘤最大直径>5cm。每项阳性累计 1 分，0~2 分为低风险组，3~5 分为高风险组。其中，0 分患者的 5 年生存率达 60%，而 5 分患者的 5 年生存率仅为 14%。该模型纳入的指标均为临床特征，在患者初诊时就能完善并获得，目前已在临床上得到广泛应用。该模型虽然极为经典，但是随着外科治疗理念、内科靶向药物应用等方面的进展，当今的肠癌肝转移手术人群已与二十多年前存在明显不同。

（二）肿瘤负荷评分

2018 年 Sasaki 等学者参照肝细胞癌的 "Metro-ticket paradigm"，通过笛卡儿坐标系中任意点到原点的距离（x 轴为最大肝转移肿瘤大小，y 轴为肝转移瘤数量）计算得出肿瘤负荷评分（tumor burden score，TBS），即 $TBS^2 =$ 最大肝转移瘤直径 $^2 +$ 肝转移瘤数目 ^{2}。TBS<3 分、TBS≥3 且 <9 分、TBS≥9 分患者的 5 年 OS 率分别为 68.9%、49.4%、25.5%（$P< 0.05$）。该模型虽然仅纳入了肝转移瘤的最大径和数量两个指标，但

是仍然能够很好地区分患者预后。但需要注意的是，在该模型中，10 个 1cm 的肝转移瘤和 1 个 10cm 的肝转移瘤，二者 TBS 是相同的（$TBS_1^2 = 1^2 + 10^2$，$TBS_2^2 = 10^2 + 1^2$）。

（三）基因和临床联合评估评分

肿瘤基因特征在晚期结直肠癌预后中具有重要意义，RAS、RAF 等基因的突变，对患者预后有重要影响，也是靶向药物 EGFR 单抗应用与否的重要依据。Brudvik 等学者在 CRS 评分基础上又联合了 RAS 基因突变，构建了复发风险评分修正模型（modified risk clinical score，m-CS）；Lang 等学者发现 RAS/RAF 与 SMAD 基因合并突变的患者预后更差，建立了复发风险评分扩展模型（extended clinical risk score，e-CS）。有研究纳入了北京肿瘤医院 532 例和中山大学肿瘤医院 237 例接受肠癌肝切除术患者的患者，分析发现 CRLM 患者术后的独立危险因素为肿瘤>5cm、肿瘤>1、RAS 突变、原发淋巴结转移、原发肿瘤位于右侧，所有五个因素都被考虑在 nomogram 中。nomogram 生存预测 c 指数为 0.696，经外部验证，nomogram 预测 PFS 的 c 指数为 0.682，说明该模型具有较好的识别能力。对于高危评分患者，新辅助化疗改善了肝切除术后的中位无复发生存期（recurrence free survival，RFS）和中位总生存期（overall survival，OS）。2018 年 Margonis 等学者根据约翰霍普金斯医院（n=502）和斯隆－凯特琳纪念癌症中心（n=747）的回顾性数据，建立并验证了基因和形态评估评分（genetic and morphological evaluation，GAME）。GAME 评分是对 6 种较差 OS 的术前预测因素分别予以不同分值：KRAS 突变（1 分），CEA 水平 ≥20ng/ml（1 分），原发肿瘤淋巴结转移（1 分），肿瘤负荷评分在 3~8（1 分）或 9 分及以上（2 分），和肝外转移（2 分）。高危组（GAME 评分 ≥4 分）的 5 年生存率为 11%，而低风险组的 5 年生存率为 73.4%（GAME 评分 ≤1 分）。GAME 评分纳入了 KRAS 突变以及肝外转移情况，并通过 TBS 评分来赋值肝转移瘤大小与数目的权重，能够比 CRS 评分更好地预测患者肝切除术后预后，Harrell's C-index 分别为 0.645（0.598~0.692）和 0.578（0.530~0.625），P=0.008。这些新型模型进一步提高了肠癌肝转移切除术后预后的评估效能。

（四）非肿瘤相关风险评分

以上风险评分模型主要是基于肿瘤相关因素，Sasaki 等

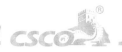

学者还建立了基于非肿瘤相关因素的肠癌肝转移术后预后模型。他们发现碱性磷酸酶（$HR=1.43$，95% CI 1.11~1.84）、白蛋白（$HR=0.71$，95% CI 0.57~0.89）和平均红细胞体积（$HR=19.0$，每对数单位，95% CI 4.79~75.0）均与肠癌肝转移切除术后死亡风险独立相关（$P<0.05$）。故而将碱性磷酸酶、白蛋白、平均红细胞体积结合起来建立了非肿瘤相关风险评分（nontumor related risk score，NTRS）（2.942 × 平均红细胞体积 +0.399× 碱性磷酸酶 –0.339× 白蛋白 –12）× 10。NTRS 评分能够实现对肠癌肝转移术后预后分层（C-index = 0.58），并且与 CRS 评分、m-CS 评分或者 GAME 评分相结合，具有更好的预测效能（联合模型的 C-index 分别为 0.60、0.61、0.64）。可见，肠癌肝转移患者术后预后既与肝转移大小、数目等肿瘤相关因素密切相关，也与患者的营养状态等非肿瘤相关因素存在关联。不过，这些模型的预测效能都有待提高。

在过去的二三十年中，各种临床预后模型层出不穷。除了上述几个评分，还有 Nordlinger 评分、Basingstoke 预测指数、各种列线图模型等。然而，这些临床预后模型往往是基于既往回顾性、单中心临床数据，纳入的患者时间跨度较大，我们可能需要依据近几年的多中心数据，建立更加适合当前治疗模式的临床预后模型。

二、病理学评估

病理指标是肿瘤诊断的关键，同时也是评估患者预后、评价化疗疗效的重要依据。

（一）肿瘤退缩分级

术前化疗对于改善 CRLM 患者预后具有重要作用。肿瘤退缩分级（tumor regression grade，TRG）根据残留肿瘤细胞与纤维化的比例进行分级。尽管不同的 TRG 分级标准尚未达成国际统一共识，但是多项研究提示 TRG 与患者预后密切相关。按照 Rubbia-Brandt 标准，TRG 分为 5 级：TRG 1，大量纤维化，无癌细胞残余；TRG 2，散在残余癌细胞，伴有丰富纤维化；TRG 3，较多残余癌细胞，但仍是纤维化占主要部分；TRG 4，残余癌细胞超过纤维化；TRG 5，肿瘤无退缩迹象。Viganò 等学者分析了术前接受化疗的肠癌肝转移患者的 TRG 情况，发现 TRG 1~2、TRG 3、TRG 4~5 患者的 5 年生存率分别为 60.4%、40.2%、29.8%（$P=0.000\ 1$）。我们中心回顾性分析 159 名 CRLM 患者的 380 个肝转移病灶，将肝切除术后 TRG 1~3 定义为病理学缓解组，TRG 4~5 定义为无病理学缓解组，两组患者的中位 OS 分别为 40.7 个月和 28.1 个月（$P=0.04$），中位 RFS 分别为 9.9 个月和 6.5 个月（$P=0.009$）。

（二）免疫评分

免疫细胞的数量、类型、空间位置等是重要的预后影响因素。免疫评分（immunoscore）根据 CD3⁺、CD8⁺ 免疫细胞在肿瘤中心、侵袭边缘的分布密度进行评价，每种细胞对应每个位置密度较高时可得 1 分，最高总计 4 分。2018 年，Mlecnik 等学者在 *J Natl Cancer Inst* 上发表了一篇免疫评分预测 CRLM 患者术后生存的文章，发现免疫评分与术前化疗方案无关，评分高的患者预后更好。同期，我们中心的

一项回顾性研究评估了 249 名 CRLM 患者肝切除病灶的免疫评分，结果显示高免疫评分患者（>2 分）较低免疫评分患者（≤2 分）预后更好，中位 OS 分别为未达到以及 28.7 个月（$P<0.001$）。

（三）病理生长方式

肝转移瘤术后苏木精 - 伊红染色切片在光镜下可以看到肿瘤细胞与肝细胞交界处存在明显的形态学差异，称为病理生长方式（histopathological growth patterns，HGP）。常见的有三种类型。纤维型 HGP（desmoplastic HGP，dHGP）：肿瘤细胞与肝实质之间存在纤维环予以分隔，二者并不直接接触；推挤型 HGP（pushing HGP，pHGP）：肿瘤细胞与肝脏细胞之间虽然没有纤维组织，但是边界清晰，肿瘤生长并推挤肝组织；替代型 HGP（replacement HGP，rHGP）：肿瘤细胞侵入肝板，替代原有的肝细胞，二者之间分界不清。这种现象见于结直肠癌、乳腺癌、皮肤黑素瘤等多种瘤种，其中 dHGP 和 rHGP 在肠癌肝转移中最为常见，大概各占 50%。在预后方面，dHGP 患者术后复发风险更好、总生存期更长、肝外复发比例相对较低。利用术后病理诊断的常规苏木精 - 伊红染色切片即可评估 HGP，无须加做额外的检测，经济方便，可行性好且具有较强的预后价值，未来可能成为肝切除术后的病理常规评估指标。

（四）病理指标联合模型

我们中心的一项研究评估了 166 名 CRLM 切除患者的肝转移瘤 HGP 和免疫评分。结果表明，dHGP 肝转移病灶的 CD8⁺ 细胞的密度高于非 dHGP 病灶，并且 HGP、免疫评分与 CRS 是相互独立的预后生存指标，将三者结合建立预后模型，non-dHGP，免疫评分 0~2 分，CRS 评分 3~5 分每项计 1 分，dHGP，免疫评分 3~4 分，CRS 评分 0~2 分每项计 0 分。0 分、1 分、2~3 分被分别定义为低风险组、中风险组、高风险组。该模型可以较好地实现肠癌肝转移切除术后生存分层，低、中、高风险组 5 年生存率分别为 89.7%、54.4%、33.3%（$P<0.001$），2 年无复发生存率分别为 76.2%、43.7%、33.1%（$P<0.001$）。

复旦大学附属华山医院的一项研究评估了 2014—2019 年接受术前化疗的 200 个 CRLM 患者的 TRG 和免疫评分。结果发现，TRG 1~3 组的高免疫评分患者比例比 TRG 4~5 组高（60.0% vs. 15.8%，$P<0.001$）。进一步将 CRS 评分、TRG 和免疫评分相结合，构建风险评分预后模型。其中，CRS 评分 0~2 分，TRG 评分 1~3 分，免疫评分 3~4 分，均计为 0 分；CRS 评分 3~5 分，TRG 评分 4~5 分，免疫评分 0~2 分，每项计 1 分。总分为 0 分、1 分、2~3 分的患者分别被认为是低风险组、中风险组、高风险组。低、中、高风险组 5 年生存率分别 82.0%、41.0%、16.9%（$P<0.001$），2 年无复发生存率分别为 59.9%、36.2%、6.4%（$P<0.001$）。

然而，在研究过程中，我们也发现这些病理预后指标存在一定的局限性，相关研究大多基于单个或几个指标，单个指标间有一定的相关性，但又相对独立，缺乏大样本的外部验证。在过去的几年间，病理图像的深度学习在肿瘤检测、分型分级、预后预测等方面显示出巨大潜力，基于病理图像的深度学习可望高效整合这些病理因素，以实现肠癌肝转移切除术后预后的精确客观预测。

三、影像学评估

在 CRS 评分等诸多临床特征模型中,肝转移瘤大小、转移瘤数目是重要的评价指标,二者也是最直接的影像学指标,是评估患者是否初始可行手术治疗的重要决策依据。CRLM 患者对术前化疗反应性也影响切除术后的预后,影像学评估主要有完全缓解(complete remission,CR)、部分缓解(partial remission,PR)、疾病稳定(stable disease,SD)和疾病进展(progression disease,PD)。Adam 等学者报道的回顾性研究显示,术前化疗 PD 患者术后 5 年生存率仅为 8%,而 PR 和 SD 患者的 5 年生存率分别为 37% 和 30%,故对于术前化疗后进展的患者,应当谨慎采取手术切除。对于先行术前化疗的患者,多项研究采用最大退缩深度(depth of remission,DpR)即肿瘤达到最大程度缩小时与基线大小相比的百分比)、肿瘤早期退缩(early tumor regression,ETS),即与基线相比,8 周时肿瘤长径总和至少缩小 20% 等作为影像学早期评价参数,较好地识别出了预后较差的肠癌肝转移患者。

近 10 年来,随着影像组学和人工智能的发展,通过获取图像、图像分割、特征提取与筛选等步骤,可以进一步挖掘和利用影像学数据,从而评估肠癌患者是否会出现肝转移、影像预测基因突变、影像预测病理参数、化疗或消融疗效评估、患者预后评估与分层等。众多学者分别基于 CT、MRI、PET-CT 开展影像组学和人工智能分析,提取影像学特征,形成定量的影像生物标志物。数字化的影像学数据库是一座座蕴含丰富的矿场,不过,样本量、外部验证、随访时间、数据共享等问题是制约影像组学发展的重要障碍,目前尚无公认的影像组学相关模型。如何合规、合理地实现大数据共享与开发,以及技术落地,仍是影像学组学研究亟待解决的两大难题。

四、肿瘤基因状态

(一)驱动基因突变

RAS、*BRAF* 等驱动基因突变对于肿瘤的生物学行为有着至关重要的影响,是评估患者预后的重要依据,也决定了特定靶向药物的应用与否。因此,基因检测在肠癌肝转移中具有重要意义。Karagkounis 等学者回顾了约翰霍普金斯医院 200 多名 CRLM 肝切除术的患者(除外使用抗 EGFR 单抗患者),*RAS* 突变型和野生型患者的中位生存时间分别为 45.2 个月和 71.9 个月。*BRAF* 突变的转移性结直肠癌生物学行为较差,该类患者接受手术切除后中位 RFS 及 OS 均明显短于 *BRAF* 野生型患者。此外,*RAS/BRAF V600E/TP53* 等多个基因共突变的情况应该受到重视,多篇文献提示部分驱动基因的共突变是预后不良的重要标志。来自美国 MSKCC 团队通过对比 CRLM 术后不同生存期(≤2 年对 ≥10 年)患者基因突变特征差异,发现短生存期 CRLM 患者出现 *RAS/RAF* 合并 *TP53* 突变比率明显升高(67% vs. 0,$P<0.001$),并进一步通过内部独立队列以及外部队列验证,证实 *RAS/RAF* 合并 *TP53* 突变是晚期肠癌的不良预后因素。另外一项来自美国 MD 安德森肿瘤中心纳入超过 500 例 CRLM 队列研究发现,*RAS*、*TP53*、*SMAD4* 突变均为影响 CRLM 预后的危险因素,而相比只存在一种或者两种突变,同时存在 *RAS/TP53/SMAD4* 三种基因突变患者的预后最差。除了以上常见驱动基因突变,*HOXB9*、*SOX9*、*DDR* 通路等也都被发现与 CRLM 预后或转化治疗有关。

(二)肠癌肝转移分子分型

为了从基因水平更全面、更精准地找出手术获益人群,Pitroda 等学者对 134 名接受根治性手术的 CRLM 寡转移患者的肝脏肿瘤标本进行了转录组测序,采用相似性网络融合的方法将其分成三个分子亚型:SNF 1 型(33%)、SNF 2 型(28%)及 SNF 3 型(39%)。结果发现,SNF 2 型免疫浸润丰富,存在 MSI 非依赖性突变,能增加细胞毒免疫反应,预后最好;而 SNF 3 型基质丰富,主要表现为上皮-间质转化和血管生成通路的激活,可能对抗 VEGF 药物更为敏感;SNF 1 型则表现为 DNA 损伤修复和细胞周期调控相关信号的表达异常,可能对 PARP 抑制剂等药物敏感。

(三)液体活检

液体活检是一种利用肿瘤患者体液中循环生物标志物来提供有关肿瘤遗传状况信息的技术,包括循环肿瘤细胞(circulating tumor cell,CTC)、循环肿瘤 DNA(circulating tumor DNA,ctDNA)和外泌体,作为肿瘤患者的基因组和蛋白质组信息来源。近年来液体活检在 CRLM 患者中的临床应用越来越多,对于预测预后、指导治疗可能发挥重要作用。

CTC 是完整的肿瘤细胞,从原发肿瘤部位和转移部位脱落到循环系统。Bidard 等报道的 Prodige 14-ACCORD 21(METHEP-2)研究共纳入 256 名接受了术前化疗的潜在可切除的 CRLM 患者,对其中 153 例患者进行了 CTC 及基于 KRAS 状态的 ctDNA 检测研究,分别在基线、转化治疗后 4 周以及术前进行外周血 CTCs 和 ctDNA 检测。研究结果显示,基线和转化治疗后 4 周,高 CTC 计数(≥3CTC/7.5ml)是 OS 的不良预后指标;而 KRAS ctDNA 阳性亦是 OS 的不良预后指标。

ctDNA 是由死亡肿瘤细胞释放到血液中的 DNA 片段,理论上与肿瘤细胞具有相同的遗传和表观遗传学变化,是一种基于血液的多功能生物标记物,近来亦有研究提出持续术后监测 CRLM 患者 ctDNA 能够有效地预测患者预后。我们中心的一项研究前瞻性地收集了 50 名 CRLM 患者在治疗期间不同时间点(基线、术前、术后、术后辅助化疗结束后、复发)的 271 个血浆样本,采用 451 个肿瘤相关基因的二代测序(next-generation sequencing,NGS)的方法检测外周血 ctDNA,将任何一个变异等位基因(variant allele,VAF)的频率 ≥0.5% 的样本定义为阳性,结果发现基线 ctDNA 阳性患者有较高的肿瘤负荷,转化治疗期间 ctDNA 降低提示更好的肿瘤应答。肝转移术后和术后化疗后 ctDNA 阳性的患者与在这些时间点 ctDNA 阴性患者相比,RFS 明显缩短。丹麦奥胡斯大学医院的 Øgaard 等学者前瞻性对 96 名初始可切除 CRLM 患者的 499 个连续血浆样本进行分析,使用液滴数字 PCR(droplet digital PCR,ddPCR)检测 ctDNA 甲基化(TriMeth,由 C9orf50、CLIP4、KCNQ 三个结直肠癌特异性甲基化组成),如果其中 2 个阳性(>1),即为该患者 ctDNA 阳性。结果发现,术后或治疗结束后甲基化 ctDNA 阳性患者的 RFS 明显

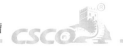

低于 ctDNA 阴性患者。与 CEA 相比,ctDNA 状态是更强的复发预测因子。连续的术后监测外周血 ctDNA 分析比影像学复发提前期最长为 10.6 个月(中位数为 3.1 个月)。Jeanne Tie 等收集了 54 名初始可切除 CRLM 患者的血浆样本,包括术前和术后样本、以及随访期间的系列样本。在基线时,46/54(85%)名患者,肝转移切除术后 12/49(24%)名患者术后检测到 ctDNA,与术后 ctDNA 阴性的患者相比,术后 ctDNA 阳性患者的 RFS 和 OS 显著降低。对于在辅助化疗期间进行连续 ctDNA 检测的 11 名术后 ctDNA 阳性患者,辅助化疗后持续检测到 ctDNA 的 8 名患者均复发。3 名达到 ctDNA 清除的患者,其中 2 名患者未复发(PLoS Med,2021,18(5):e1003620.)。综述这些研究结果,可以看出,肠癌肝转移术后和术后化疗后 ctDNA 检测阳性患者术后复发转移风险极高,可能需要积极的术后治疗。但就目前的研究而言,ctDNA 检测用何种基因、多大的 PANEL、多少的测序深度等仍存在较大争议,在未来需要设计良好的临床试验进一步验证明确。

外泌体是一种包含有核酸、蛋白质等的分泌性膜泡。肿瘤来源的外泌体可以稳定地存在于血液中,并通过传递这些功能成分促进肿瘤的发生、发展。外泌体 PD-L1(exoPD-L1)可以诱导免疫抑制。我们中心探索了 exoPD-L1 在肠癌肝转移中的表达情况,发现术前 exoPD-L1 表达与肿瘤中心浸润的 CD3$^+$T 淋巴细胞呈负相关;肝切除术后 exoPD-L1 的表达明显降低,在肿瘤进展时又明显升高;此外肝切除术后 exoPD-L1 升高或小幅下降的患者,早期复发率较高。以上结果表明,对于 CRLM 患者,exoPD-L1 具有良好的预后预测价值。通过动态跟踪 exoPD-L1 的表达水平,可以监测疾病状态并发现早期复发。此外,外泌体 miRNA 在 CRLM 相关的生物学行为中同样起关键作用。然而,目前缺乏用于预测肝切除术后生存是否获益的外泌体 miRNA 评分模型。因此,我们通过 miRNA 测序鉴定出 16 个差异表达的外泌体 miRNA,利用 LASSO 回归,选出 4 个 miRNA,建立了针对 CRLM 术后患者的 miRNA 预后预测模型。该模型在训练组、内部验证组和外部验证组中对于 CRLM 患者 5 年生存的预测效能 AUC 分别为 0.70(95% CI 0.59~0.81),0.70(95% CI 0.61~0.81)和 0.72(95% CI 057~0.86)。通过生信分析,我们发现用于建模的四种 miRNA 在结直肠癌转移、囊泡相关加工与处理、T 细胞活化中均起到了至关重要的作用。Lin 等学者发现 CRLM 患者血清中的外泌体蛋白质(extracellular vesicle protein,EVP)浓度明显高于肝良性疾病患者,并且术前和术后的 EVP 浓度与 CRLM 患者 OS 均存在显著负相关。进一步行蛋白组学发现有 74 个 EVP 在 CRLM 患者手术前后的表达发生改变,最终建立一个含有 4 个 EVP(CD14、LBP、CFP、SerpinA4)pannel 的预后模型,在外部验证队列的 34 名高危患者中,术后 1、2、3 年分别累计有 14 人、24 人、28 人死亡;22 名低危患者中,术后 1、2、3 年分别累计有 0、1、4 人死亡。

总之,CRLM 患者切除术后的预后受多种因素影响,探索 CRLM 肿瘤生物学行为方面的研究仍需深入,寻找更加准确、简单、实用的疗效及预后预测指标,从而帮助临床医生更好地判断预后、决策治疗迫在眉睫。在目前情况下,肠癌肝转移的治疗决策,尤其是肝手术切除,应当在与患者充分知情同意的前提下,参考现有报道的各种预后因素,与患者及家属共同做出治疗决策。

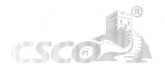

直肠癌新辅助免疫治疗进展

南京大学医学院附属鼓楼医院

章群　钱晓萍

一、直肠癌传统新辅助治疗策略的优势与挑战

与结肠癌相比，直肠癌术后最突出的问题，除发生远处转移外，就是局部复发。新辅助治疗是直肠癌抗肿瘤治疗的重要组成部分，主要集中在手术可切除的局部进展期直肠癌（locally advanced rectal cancer，LARC）。新辅助治疗有助于缩小原发肿瘤，以此来达到术前降期、降低手术难度的目的，最终改善患者的预后、减少术后复发转移的风险，且总体治疗耐受性良好。

我国直肠癌的发病特点以中低位多见，保留肛门是一项巨大的挑战，而新辅助治疗的一个重要优势就是保留肛门。尽管如此，传统的以氟尿嘧啶为基石的化疗联合放疗的新辅助治疗模式术后病理学完全缓解（pathologic complete response，pCR）率仅为 10%~15%，部分直肠癌患者在新辅助治疗阶段还面临治疗疗效欠佳导致手术提前介入，或因原发灶转移而丧失手术机会的风险。近年来，有关强化治疗的数据显示，全程新辅助治疗（total neoadjuvant therapy，TNT）有降低远处转移的风险（RAPIDO、PRODIGE23、GREECAR4 临床研究）、更高的保肛率（OPRA 临床研究）以及更好的患者依从性（RAPIDO 临床研究）。基于上述临床研究结果，中国临床肿瘤学会（Chinese Society of Clinical Oncology，CSCO）结直肠癌指南自 2020 年起也开始推荐 TNT 模式，但 TNT 模式的具体方案的组合仍有一定的争议。CAO/ARO/AIO-12 临床研究提示不同组合方式的 TNT 模式的疗效还存在差异：先放化疗后化疗的 TNT 模式 pCR 率（25%）较先化疗后放化疗的 TNT 模式 pCR 率（17%）更高。2022 年 Kim 等发表的一项回顾性研究结果提示，新辅助化放疗构成的 TNT 模式并未改善患者的预后，仅在完全缓解（complete response，CR）率上有一定优势。

笔者认为 TNT 模式较传统的新辅助治疗模式更具有优势，体现在其安全性可控的基础上提高了 pCR 率、保留肛门的概率以及降低复发转移的风险。但是，联合放化疗为基石的 TNT 模式在微卫星高度不稳定（microsatellite instability high，MSI-H）/错配修复蛋白缺陷（deficient mismatch repair，

dMMR）亚型的 LARC 中有效率较低，可能是由于该分子亚型的直肠癌对化疗相对不敏感。近年来，随着免疫治疗的突破性进展，程序性细胞死亡 1（programmed death-1，PD-1）受体抑制剂及细胞毒性 T 细胞相关蛋白 4（cytotoxic t lymphocyte-associated antigen-4，CTLA-4）抑制剂在 MSI-H/dMMR 亚型的结直肠癌中显示出了显著的抗肿瘤效应，推动了免疫检查点抑制剂在直肠癌新辅助免疫治疗中探索的进行，并展现出较好的临床应答。因此，在 LARC 新辅助治疗的具体方案的选择仍需要进一步细化，尤其在 MSI-H/dMMR 亚型的直肠癌 TNT 治疗模式中加入免疫治疗，甚至免疫治疗完全替代化疗是值得进一步探讨的，但也亟需来自临床实践中的探索性数据进一步评价新辅助免疫治疗的疗效及安全性。

二、免疫治疗在直肠癌新辅助治疗中的探索

（一）免疫治疗在结直肠癌治疗中的现有地位

近 10 年来，基于基础研究及临床研究的抗肿瘤免疫治疗在多种实体肿瘤中展现出持久的抗肿瘤疗效及较好的安全性。KEYNOTE-177 临床试验奠定了 PD1 单抗——帕博利珠单抗在 MSI-H/dMMR 亚型结直肠癌中的重要地位，并使其成为首个依靠分子标志物进行区分而不局限于肿瘤类型的抗肿瘤药物，具有划时代的临床意义。2021 年美国临床肿瘤学会年会（American Society of Clinical Oncology，ASCO）大会上，KEYNOTE-177 研究的总生存（overall survival，OS）结果显示在 MSI-H/dMMR 亚型不可切除或转移性结直肠癌中，帕博利珠单抗一线治疗 OS 为 36 个月的患者达到 61%，客观应答率（objective response rate，ORR）为 45.1%。2022 年 CSCO 指南更新推荐在 MSI-H/dMMR 亚型结直肠癌姑息一线治疗中使用帕博利珠单抗（ⅠA 级推荐）。

大肠癌新辅助免疫治疗最具代表性的 NICHE 研究则重点在结肠癌中探讨了纳武利尤单抗联合伊匹木单抗新辅助免疫治疗的价值，该研究同时纳入了 dMMR 和 pMMR 亚型结肠癌患者。研究结果表明，dMMR 结肠癌患者 pCR 率达 60%（12/20）；pMMR 治疗组 27% 的患者产生了良好的应

答。NICHE 研究表明,新辅助免疫治疗不仅使 dMMR 亚型的结肠癌获得了较高的 pCR 率,也能使 pMMR 亚型的结肠癌患者获益。亚组分析表明,在 pMMR 应答与没有应答的患者中,唯一有统计学差异的指标为 CD8$^+$PD1$^+$ 的 T 细胞浸润数目,有应答的 pMMR 亚型肿瘤中 CD8$^+$PD1$^+$ 的 T 细胞浸润数目更高;而肿瘤突变负荷(tumor mutation burden,TMB)、T 细胞克隆、IFN-γ 评分等与 pMMR 亚型肿瘤新辅助免疫治疗是否获益均无关联。因此,NICHE 研究给我们的另一个重要启示是:筛选具有疗效预测价值的生物标志物来细化区分 pMMR 亚型肿瘤患者,有助于筛选出 pMMR 亚型患者中对免疫治疗敏感的人群,提高该类患者免疫治疗的疗效。另一项 NICOLE 研究是采用纳武利尤单抗单药治疗未经选择 MMR 状态的早期结肠癌的新辅助治疗研究,研究结果表明,超过 70% 的患者观察到了明显降期。因此,2022 v1 版 NCCN 结肠癌指南中增加了纳武利尤单抗 ± 伊匹木单抗或帕博利珠单抗作为 MSI-H/dMMR cT$_{4b}$ 结肠癌患者的新辅助免疫治疗方案。

(二)为什么选择在直肠癌中采用免疫治疗作为新辅助治疗的方案

在直肠癌新辅助治疗中采用免疫治疗在理论上是可行的,且与传统的新辅助化疗是不同的。新辅助免疫治疗会增强全身 T 细胞对肿瘤抗原的应答,这种系统性反应将降低术后复发转移的风险。在新辅助治疗阶段使用 PD1 单抗将利用原发肿瘤中更高水平的内源性肿瘤抗原,启动更强大的 T 细胞应答。从本质上讲,相对于切除后的辅助治疗,新辅助治疗时患者体内存在更高的肿瘤抗原负荷,会启动更多的肿瘤特异性 T 细胞在系统循环中激活。基于新辅助免疫治疗的理论可行性,研究者们在多种实体瘤中启动了新辅助免疫治疗相关的临床试验,并在乳腺癌、肺癌等多种肿瘤中取得了令人瞩目的成绩。因此,也激励我们在包括结直肠癌在内的更多实体肿瘤中进行尝试。与传统新辅助放化疗相比,直肠癌新辅助免疫治疗引起括约肌功能障碍、性功能障碍和膀胱功能障碍的风险更小。因此,新辅助免疫治疗在提高疗效的同时也提高了患者的生活质量;而直肠癌新辅助免疫治疗方案应该如何组合、其安全性如何等这些重要的问题仍面临临床考验。

(三)免疫治疗在直肠癌新辅助治疗中的初步探索

近年来,新辅助免疫治疗在 LARC 中取得显著临床效应的个案报道推动了相关临床研究的开展。A.Shamseddine 等在 LARC 中开展了一项评估 mFOLFOX6 联合阿维单抗短程放疗的安全性和病理缓解率的 Ⅱ 期临床试验:该项临床研究的第一次中期分析结果显示,25%(3/12)的患者达到了 pCR,而 3 例(25%)患者肿瘤退缩分级(tumor regression grade,TRG)为 1,接近 pCR,12 例患者中有 6 例(50%)病理学显著缓解。华中科技大学同济医学院附属协和医院团队在 LARC 中开展了一项术前短程放疗随后化疗和卡瑞利珠单抗免疫治疗的 Ⅱ 期临床试验,27 例患者 pCR 率为 48.1%(13/27),其中 pMMR 型 pCR 率为 46.2%(12/26),dMMR 型 pCR 率为 100%(1/1)。此外,VOLTAGE 临床试验的初步结果显示,41 名 LARC 患者接受长疗程放疗并同时进行卡培他滨化疗,随后接受 5 个周期的纳武利尤单抗,pMMR 患者(11/37)的 pCR

率为 30%,dMMR 患者(3/5)的 pCR 率为 60%。中山大学附属第六医院邓艳红教授团队的 PICC 研究证实,PD-1 单抗单药新辅助治疗在 MSI-H/dMMR 亚型的 LARC 中取得了 65% 的 pCR 率,而 PD1 单抗联合塞来昔布组 pCR 率高达 88%。纪念斯隆 - 凯特琳癌症中心 Andrea Cercek 等在 dMMR 亚型的 Ⅱ 期或 Ⅲ 期直肠腺癌中的一项 PD-1 单克隆抗体单药 dostarlimab 的前瞻性 Ⅱ 期研究结果,提示 12 名患者都达到临床完全缓解,未接受放化疗或手术,并且在随访期间(6~25 个月)没有出现疾病进展。

2022 年 ASCO 会议上关于直肠癌的重磅研究的亮眼数据也增强了我们对直肠癌新辅助免疫治疗的信心。① PANDORA Ⅱ 期临床研究:在 52 例接受全部治疗的患者中,临床有效率为 81.8%,18 例患者实现 pCR(32.7%)。②首都医科大学附属北京友谊医院张忠涛教授团队报告了"替雷利珠单抗联合放化疗新辅助治疗局部进展期中低位直肠癌的多中心、Ⅱ 期临床研究":12 例 MSS 型患者完成了新辅助治疗并接受了手术,保留括约肌切除率和 R0 切除率均为 100%,其中 pCR 率达到 58.3%,ORR 达到 100%。③ PKUCH 04 试验:"全程新辅助放化疗联合新辅助 PD-1 抑制剂治疗 pMMR/MSS 局部晚期的中低位直肠癌"研究中 21 例患者进行手术,其中 pCR 为 33.3%(7/21)。

以上临床研究表明,新辅助免疫治疗显著提高了 MSI-H/dMMR 亚型的直肠癌患者的 pCR 率,甚至仅以单药新辅助免疫治疗就能达到长期随访无疾病进展、进入观察和等待阶段。因此,笔者认为 MSI-H/dMMR 亚型的 LARC 采用免疫治疗替代既往的化疗模式是极具应用前景的,而对新辅助免疫治疗后经肠镜及影像学评估获得完全临床缓解的患者可以采取观察等待的方式,暂不介入放疗和手术,极大地提高患者的生活质量;而在 MSS/pMMR 亚型的 LARC 中,新辅助免疫治疗与放化疗结合将会更好地提高患者的总体应答率,提高 pCR 率,实现术前降期。

(四)直肠癌新辅助免疫治疗的安全性评价

直肠癌新辅助治疗中加入免疫治疗的毒性反应及副作用总体可控,未发生 4 级不良反应事件。我们总结既往在直肠癌中加入新辅助免疫治疗的初步探索,常见的毒性反应及副作用(adverse events,AEs)包括皮疹、乏力、食欲下降、恶心、腹泻、肝功能异常、呕吐、骨髓抑制、口腔黏膜炎等。免疫治疗相关的毒性反应及副作用主要有甲状腺功能异常、免疫性心肌炎、免疫相关肺炎;反应性皮肤毛细血管内皮增生见于采用卡瑞利珠单抗作为免疫治疗方案的患者。以上临床试验均未发生 4 级及以上不良反应事件、患者的总体耐受良好,增进了我们对直肠癌新辅助免疫治疗的信心。

三、免疫治疗的新进展为直肠癌新辅助免疫治疗策略的选择提供更多可能性

目前对直肠癌新辅助免疫治疗的临床研究中主要选择的免疫治疗药物为以 PD1、PDL1 单抗为代表的免疫检查点抑制剂。以 PD1、PDL1 单抗为代表的免疫检查点抑制剂率先打破了免疫治疗的僵局,进入到临床应用,并在部分特殊分子亚型的肿瘤患者中取得了显著的临床疗效,也鼓励了临床肿

瘤学家及免疫学家对新的免疫治疗药物的研发以及免疫治疗策略的探索。

(一) 其他免疫检查点分子

调控 T 细胞活化相关的免疫检查点分子除了经典的 PD1、PDL1 以及 CTLA4 以外，仍有较多的其他潜在的免疫检查点分子如 LAG3、TIM3、TIGIT 等也具有负向调控 T 细胞的功能。针对这些检查点分子的抗体可以通过破坏肿瘤细胞与 T 细胞或髓系细胞与 T 细胞之间的负调控、促进 T 细胞的活化。目前相关的临床试验正在评估针对这些检查点分子的抗体的抗肿瘤作用。本中心在既往的基础研究中也重点评估了信号淋巴细胞活化分子受体家族成员 8（signaling lymphocytic activation molecule receptor family member 8，SLAMF8）作为新型免疫检查点分子的潜在可能性。因此，更多的免疫检查点分子及其作用机制的挖掘，并筛选出合适的针对该类免疫检查点分子的抗体是未来包括结直肠癌在内的实体瘤免疫治疗的重点研究方向之一，也可能为局部进展期直肠癌的新辅助治疗药物的选择"添砖加瓦"。

(二) 肿瘤疫苗

肿瘤特异性抗原或新抗原产生于肿瘤细胞的自发突变，是肿瘤疫苗免疫治疗的靶点。在一项Ⅰ/Ⅱ期研究中招募了包含 10 例 pMMR 型结直肠癌的患者，接受了患者特异性和新抗原疫苗治疗，并同时与尼鲁单抗和伊匹木单抗使用，其中 5 例患者 PFS 超过 6 个月。J.M.Hubbard 等的研究在 11 例结直肠癌患者中证实抗结直肠癌疫苗 PolyPEPI1018 有效控制患者的病情，并且安全性高、副作用少。2022 年发表于 *Nature* 的研究证实 MICB-vax 疫苗作为通用型疫苗可以调动 T 细胞和 NK 细胞，从而对肿瘤细胞起到杀伤作用，且避开肿瘤细胞的免疫逃逸机制。本中心团队在既往的研究中曾重点评估了肿瘤相关新抗原疫苗在晚期实体瘤中的价值，并在临床中进行了探索，我们在 1 例 pMMR 型结肠癌的三线后治疗中采用了新抗原疫苗联合 PD1 单抗治疗，该方案持续时间长达 1 年，患者总体病灶在大致稳定的基础上缓慢进展，给患者的总生存带来了获益。因此，肿瘤疫苗为恶性肿瘤的精准治疗带来了新的希望。

(三) 过继性细胞治疗

过继性细胞治疗（adoptive cell transfer therapy，ACT）是个体化的免疫治疗方式，通过将患者自身的免疫细胞在体外扩增、修饰，然后重新输入患者体内。目前过继性细胞治疗包括 T 细胞受体嵌合 T 细胞疗法、嵌合抗原受体 T 细胞疗法、自然杀伤细胞疗法、肿瘤浸润性 T 细胞疗法、淋巴因子激活的杀伤细胞疗法、树突细胞疗法、细胞因子诱导的杀伤细胞疗法、DC-CIK 疗法。因此，近年来，ACT 治疗在进展期直肠癌的免疫治疗中越来越受瞩目。目前，ACT 相关的临床试验在结直肠癌中也积极开展中，以期为结直肠癌免疫治疗提供新的策略。

四、展望

目前，免疫治疗在实体瘤抗肿瘤治疗中的地位越来越重要，临床肿瘤学家对免疫治疗在实体瘤治疗的各个阶段的作用都展开了积极的探索。研究表明，不管是在肿瘤的术后辅助阶段、新辅助治疗阶段还是姑息治疗阶段，免疫治疗都有不可替代的价值。在直肠癌中，这种价值集中体现在 MSI-H/dMMR 亚型的直肠癌。此外，在直肠癌的新辅助治疗阶段，我们观察到免疫治疗联合其他抗肿瘤治疗策略在 MSS/dMMR 亚型的直肠癌中也发挥了重要的作用，并且也提高了该类患者的 pCR 率。当然，目前采用的主要的免疫治疗策略仍以 PD1 单抗及 PDL1 单抗为主，但随着免疫治疗研究的进一步发展，笔者相信在未来将会有更多不同的免疫治疗策略加入到直肠癌新辅助免疫治疗中，进一步提高局部进展期直肠癌的抗肿瘤治疗疗效。而化疗、放疗、靶向治疗以及免疫治疗的不同组合模式有可能将传统的放化联合的新辅助治疗的疗效提高一个台阶：化疗可以直接杀伤肿瘤细胞，局部放疗可以杀伤肿瘤细胞，促使肿瘤免疫"冷肿瘤"向"热肿瘤"转化，并且促进肿瘤抗原的释放，抗血管生成的靶向药物可以使血管形态正常化，有利于 T 细胞浸润，免疫检查点抑制剂可以去除 T 细胞"刹车"。

在组合方式的选择上，鉴于不同的 MMR 状态对于免疫治疗的敏感性不同，笔者认为在直肠癌新辅助治疗策略选择时需要进行分别对待：

1. 对于 MSI-H/dMMR 亚型的直肠癌，笔者认为双免疫检查点抑制剂的组合在新辅助免疫治疗中更具有疗效优势且总体副反应可控；而对于体力状况欠佳的患者，可以选择单药的免疫检查点抑制剂治疗，同时在整个治疗期间进行密切观察，对于影像学及肠镜检查达到完全缓解的患者可以选择观察等待；而对于未能获得完全缓解的患者需要放疗或者手术介入。

2. 对于 MSS/pMMR 亚型的直肠癌，新辅助免疫治疗仍有"一席之地"。一方面需要对该类型患者进行进一步细化区分如 NICHE 研究中所提到的 $CD8^+PD1^+$ 的 T 细胞浸润数目就有进一步区分的价值。但是，有免疫治疗疗效预测价值的生物标志物还需要经过更大的样本量来检验及验证。笔者认为以下生物标志物是非常有潜力的，值得在 MSS/pMMR 亚型结直肠癌免疫治疗中进一步检验。① TMB：KEYNOTE-158 已经在多种实体瘤中证实了 TMB 对 PD1 单抗疗效的预测价值。尽管在 NICHE 研究亚组分析中 TMB 对 pMMR 亚型结肠癌的免疫治疗的应答没有预测价值，但笔者认为 TMB 对直肠癌新辅助免疫治疗的预测价值仍需要进一步扩大样本量研究并可以尝试与其他生物标志物进行联合。② *POLE* 和 *POLD1* 基因突变：既往研究表明，在 MSS 肿瘤患者中，有 *POLE/POLD1* 突变的 OS 显著延长且对免疫治疗应答更高，因此笔者认为在 MSS/pMMR 亚型直肠癌新辅助免疫治疗中，有必要将 *POLE/POLD1* 基因状态进行细分。③免疫微环境：CD8 阳性的 T 细胞及免疫因子，如 IFN-γ、IDO、CXCL9。④其他生物标志物：肿瘤循环 DNA、血液学指标等。然而，单一的免疫治疗疗效相关生物标志物有各自的优势及短板，因此，联合应用将是通过生物标志物来筛选优势人群提高免疫治疗疗效的重要手段。另一方面，对于 MSS/pMMR 亚型的直肠癌，需要更多联合策略来改善肿瘤免疫微环境。①双免疫治疗：CheckMate-142 研究提示纳武利尤单抗（PD1 单抗）联合伊匹木单抗（CTLA4 单抗）的联合疗法显著提高了化疗后进展的结直肠癌患者治疗的有效率。NICHE 研究在结肠癌中评估了纳武利尤单抗联合伊匹

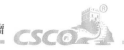

木单抗新辅助免疫治疗的疗效并在 pMMR 亚型结肠癌中获得了较好的临床应答,增进了我们对直肠癌双免疫检查点抑制剂新辅助治疗的信心。此外,免疫检查点分子抑制剂联合肿瘤疫苗的双免治疗模式是值得深入研究的方向。②靶向联合免疫治疗:尽管既往的研究提示在新辅助治疗阶段采用靶向(西妥昔单抗或贝伐珠单抗)联合化疗的方式并不能改善患者的预后,并导致更高的毒性反应及副作用发生率,但在新辅助治疗阶段采用抗血管生成靶向药物联合免疫治疗的模式仍有值得期待的理由。抗血管生成靶向药物联合免疫治疗已经在转移性结直肠癌中展示出了较好的临床效应。在 REGONIVO 研究中,瑞戈非尼联合免疫检查点抑制剂纳武利尤单抗在 MSS 亚型的结直肠癌中 ORR 超过 30%。因此,在新辅助治疗阶段,尤其是 MSS/pMMR 亚型的直肠癌的新辅助治疗中,这种抗血管生成靶向药物联合免疫检查点抑制剂治疗的价值值得期待。③免疫联合放化疗:在低位局部进展期 MSS/pMMR 亚型的直肠癌中,放疗的介入尤为重要,其可以直接杀伤肿瘤组织、有助于肿瘤抗原的释放、增强免疫治疗的疗效,更好地使肿瘤退缩,实现术前降期。在放疗方案选择上,结合既往的研究结果,长程放疗较短程放疗具有更高的 pCR 率并降低局部复发的风险。因此,可能长程放疗联合化疗及免疫治疗会有更好的临床获益。

当然,提高疗效的同时也需要关注患者的生活质量,尤其在联合治疗时,可能存在过度治疗并伴发更加严重的毒性反应及副作用。因此,如何权衡治疗疗效和生存质量,仍需要临床医生在实践中不断摸索并根据患者的个体差异制定个体化的精准治疗方案。

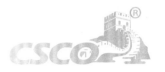

肠癌腹膜转移诊治进展

四川大学华西医院

周裕文　韦桂霞　陈晓蓉　邱萌

肿瘤转移是导致肠癌患者死亡的主要原因,腹膜是结直肠癌仅次于肝脏及肺部以外的第三常见转移病灶。约 25% 的肠癌患者会出现腹膜转移,其中 2%~5% 的患者仅表现为腹膜转移,然而早期腹膜转移体积小且常规影像检测难以发现,其真实发病率被严重低估,尸检中的发生率据报道可高达 40%~80%,因此早期诊断仍是临床难题。与肝、肺转移相比,结直肠癌腹膜转移患者往往预后更差。既往腹膜转移治疗往往以姑息性系统治疗为主,患者中位生存期为 12~18.8 个月。近年来,随着全身化疗及靶向治疗的疗效不断提高,晚期肠癌综合治疗模式的不断探索,部分结直肠癌腹膜转移患者可以从肿瘤细胞减灭术(cytoreductive surgery,CRS)联合或不联合腹腔热灌注化疗(hyperthermic intraperitoneal chemotherapy,HIPEC)中获益,获得生存期延长,生存期高达 62 个月,少数患者甚至达到临床治愈,固然并不是所有腹膜转移肠癌患者都从腹腔局部治疗中获益,如何进行患者筛选、制定合理、个体化的综合治疗策略,探索新的局部治疗手段和技术,仍是肠癌腹膜转移的几大研究热点。

FAPI(成纤维细胞激活蛋白抑制剂)-PET/CT 是一种新型分子影像检测技术,腹膜转移病灶通常会高表达 FAP,多个研究表明,FAPI-PET/CT 对消化道肿瘤腹膜转移的敏感性明显优于常用的 ^{18}F-FDG-PET/CT,有报道可高达 97%,肿瘤部位摄取值高于 ^{18}F-FDG-PET/CT,对于腹膜转移的分期(P1/P2/P3)和评分(腹膜指数 PCI)较 CT 有明显优势,但对于术区、腹腔粘连、感染等易假阳性及无 FAP 表达肿瘤假阴性。腹腔镜探查可以获取病理组织标本,同时也是判断腹膜肿瘤分期或评分最准确的方法,然而该方法为侵入性检查,对于异时性腹膜转移容易存在部分区域病灶评估不充分、手术损伤和导致腹腔粘连等的风险,因此并不作为结直肠癌腹膜转移的常规手段,可用于高度怀疑腹膜转移且拟行肿瘤减灭术的患者。此外,分子检测对腹膜转移及负荷的协助诊断价值也逐渐受到关注,呼声很高的液体活检 - 循环肿瘤 DNA(ctDNA)检测在肠癌肝转移患者中具有较高的表达水平,在腹膜转移患者中非常低,而在腹膜转移患者腹水肿瘤 DNA 比血浆 ctDNA 具有更高的表达水平,可能成为提高恶性腹水诊断的辅助监测手段之一。

一、腹膜转移的精准诊断、分期和评分

肠癌腹膜转移的敏感检出和分期诊断对于综合治疗非常重要,不同检测手段的优缺点各异,目前 CT 仍是最常用的影像学方法,MRI 及新型 PET-CT 的价值也越来越被认可。CT 诊断腹膜转移的敏感度通常受到病灶大小和腹膜转移部位的影响,对直径 0.5cm 以下病灶的诊断灵敏度仅为 11%,而对于 5cm 以上病灶的诊断灵敏度高达 94%;对于上腹部及盆腔的腹膜转移,CT 诊断灵敏度较高,分别为 78% 和 74%,MRI 尤其是弥散加权磁共振成像(DW-MRI)被认为比 CT 具有更高的分辨率和诊断准确性,但扫描时间长,易受到呼吸、肠蠕动等运动伪影的影响,对诊断医师要求高等,限制了其临床的运用,与 CT 一样,MRI 对于腹膜微小转移病灶的灵敏度也较低。有专家利用深度学习构建人工智能系统,自动识别原发肿瘤及提取腹膜转移的影像学特征,证实了该模型用于肠癌腹膜转移的准确性高达 94%,但影像组学尚处于研究阶段,缺乏大样本的验证及实用性。功能性分子影像是未来的方向,^{18}F-FDG-PET/CT 对极小病灶、低分化、印戒细胞癌等存在较高假阴性,^{68}Ga-

二、肠癌腹膜转移的综合治疗

多学科综合治疗是结直肠癌腹膜转移的标准治疗模式,全身系统治疗联合局部治疗,如肿瘤细胞减灭术(CRS)、热灌注化疗(HIPEC)是目前主要的综合治疗方式,在不同人群的疗效存在差异。

(一)局部治疗手段

1. 肿瘤减灭术(CRS) 通过手术来最大限度地清除腹腔内可见肿瘤病灶,是有限腹膜转移尤其是孤立转移灶患者获得长期生存最重要的局部治疗手段。CRS 的减瘤效果通常采用细胞减灭完全性分级(completeness of cytoreduction,CC)进行评估,即 CC0(R0)、CC1(<0.25cm 肿瘤残留)、CC2(0.25~2.5cm 肿瘤残留)和 CC3(>2.5cm 肿瘤残留),CC0 和 CC1 都定义为完全性或满意的 CRS。腹膜指数 PCI 高、CRS 减瘤不满意、合并腹膜外转移与 CRS 术后预后不良密切相关。

2. 腹腔热灌注化疗(HIPEC) 其原理是基于"腹膜血浆屏障"导致全身给药时腹腔内药物浓度远低于外周血药物浓度,通过腹腔灌注给药可以使高浓度药物直接作用于腹膜转移肿

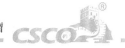

瘤细胞，热疗可直接杀伤肿瘤且与化疗药物有协同效应。有效的腹腔灌注化疗药物应具备分子量大、腹膜通透性低（腹腔／血浆药物浓度 AUC 比越大越好）、水溶性、肿瘤组织穿透能力强、局部刺激性小及具有热增敏性等特点，临床研究中常用的腹腔热灌注化疗药物包括奥沙利铂、丝裂霉素、氟尿嘧啶、雷替曲塞等，哪种药物疗效最佳，尚缺乏对照研究，有 meta 分析显示腹腔热灌注丝裂霉素疗效与奥沙利铂相近，但不良反应更少。

COLOPEC、PRODIGE 7 和 PRODIGE 15 等研究均采用高剂量奥沙利铂 30 分钟热灌注治疗，均未显示临床有效，除获益患者的临床和分子特征不清楚的原因之外，奥沙利铂腹腔灌注的有效性也受到质疑，有研究显示，肠癌腹膜转移的分子分型通常为 CMS4 型，对奥沙利铂原发耐药，腹膜转移类器官模型研究表明，原发耐药原因可能与 CMS4 型肿瘤高表达谷氨酰半胱氨酸连接酶，从而增加奥沙利铂的代谢和清除所致（为达到腹化药物的满意送达，HIPEC 通常需要大容量液体，最佳灌注液容量体积尚不清楚，既往胃癌领域 HIEPC 研究表明 10 000ml 并不优于 4 000ml）。

3. **加压腹膜内气溶胶化疗**（pressurized intraperitoneal aerosol chemotherapy，PIPAC） 是一种新型腹腔化疗技术，通过腹腔镜和加压技术将化疗药物雾化注射到扩张的腹膜腔中并保持稳定的压力，目的是增加药物对组织的渗透，比液体化疗更均匀地分布于腹腔内，PIPAC 使用腹腔化疗药物剂量也远低于既往 HIPEC 剂量。G.Kim 等报道了一项 PIPAC- 奥沙利铂单药 1 期研究，剂量爬坡结果建议奥沙利铂单药最大剂量为 120mg/m²，有 8 例患者 PCI 下降［2021 年一项多中心、单臂、2 期试验（CRC-PIPAC）纳入了 20 名患者以评估 PIPAC-奥沙利铂单药（92mg/m²，每周 1 次）］治疗不可切除的结直肠腹膜转移患者的安全性及初步疗效，15% 的患者发生了与治疗相关的严重不良事件。所有患者都发生了治疗相关的轻微不良事件，最常见的是腹痛、恶心、呕吐和疲劳，腹水和病理缓解率均为 56%，影像学评估 ORR 为 0，中位无进展生存期和总生存期分别为 3.5 个月和 8.0 个月。Mohammad Alyami 等进行了一项回顾性研究，发现重复的 PIPAC 治疗可以使 14.4% 的初始不可切除的腹膜转移癌患者实现肿瘤降期，实现满意的 CRS 和生存期延长，提示 PIPAC 未来可能用于腹膜转移的转化治疗。目前荷兰正在进行一线姑息化疗序贯 PIPAC 治疗肠癌腹膜转移的多中心 2 期研究（CRC-PIPAC-Ⅱ）。

（二）高风险的局晚期肠癌的腹膜转移预防治疗

右半肠癌，肿瘤分期为 T₄、淋巴结转移（N₊），低分化、黏液腺癌，印戒细胞成分，*BRAF V600E* 突变是发生异时性腹膜转移的高危因素，单纯系统性辅助化疗联合腹腔热灌注化疗能否减少具有高风险因素的局部晚期肠癌术后腹膜转移率尚未明确。COLOPEC 研究纳入了术后病理分期 T₄ 的局部晚期肠癌，随机接受标准辅助化疗或术后 HIPEC 联合辅助化疗，腹腔选择高剂量奥沙利铂 460mg/m² 30 分钟热灌注化疗，结果提示术后预防性 HIPEC 治疗较标准辅助化疗并没有降低术后 18 个月内的腹膜转移发生率（19% vs. 23%），因此目前国内外指南尚未推荐腹膜转移高风险的局部晚期肠癌行预防性 HIPEC 治疗。除了 T₄ 分期外，其他高风险因素或具有多个高风险因素患者能否从预防性 HIPEC 治疗中获益，是值得进一步探索的方向。

（三）肠癌腹膜转移 CRS 或联合 HIPEC 治疗

肿瘤细胞减灭术 CRS 是目前公认晚期肠癌腹膜转移患者获得长期生存甚至治愈最重要的治疗手段，尤其是孤立性腹膜转移或可达到 CC0/CC1 减灭效果的患者，然而 CRS 联合 HIPEC 治疗的临床意义在不同肿瘤治疗时代不同。单一 5-FU 化疗时代，CRS 联合 HIPEC 治疗明显延长了肠癌腹膜转移的总生存期，荷兰一项 3 期 RCT 研究经过 8 年随访，发现 CRS 联合 HIPEC 组 PFS 为 12.6 个月，而对照组（单纯全身化疗）仅为 7.7 个月，CRS 联合 HIPEC 组的中位疾病相关生存率明显高于对照组（22.2 个月 vs. 对 12.6 个月）；CRS 后获得 R1 切除的患者 5 年 OS 达到 45%，而标准化疗对照组的 5 年 OS 不到 10%。到了联合化疗和靶向治疗时代，这一结论受到了挑战。法国 PRODIGE 7 研究旨在结直肠腹膜转移瘤患者（PCI<25）中评估在接受系统性化疗 6 个月的基础上 CRS 加 HIPEC 治疗与单独 CRS 的疗效差异，腹腔热灌注化疗采用奥沙利铂 360~460mg/m² 30 分钟，最终 CRS+ HIPEC 组的无复发生存和中位总生存期均不优于单纯 CRS 组（分别为 13.1 个月 vs. 11.1 个月和 41.7 个月 vs. 41.2 个月），但在术后 60 天时，CRS+HIPEC 组的 3 级及以上不良反应发生率显著高于单纯 CRS 组（26% vs. 15%），亚组分析显示 PCI 为 11~15 分患者可能是 CRS+HIPEC 治疗的获益人群。此外，对于局限性腹膜转移患者，CRS 联合 HIPEC 的疗效同样受到了质疑，PRODIGE15 研究旨在可切除同时性肠癌伴局限性腹膜转移患者中，接受 6 个月术后标准辅助化疗后，比较二次探查联合 HIPEC 治疗或标准观察监测对无病生存期的影响，腹膜内灌注奥沙利铂 460mg/m² 或 300mg/m²+ 伊立替康 200mg/m² 或用丝裂霉素 35mg/m²），结果显示，积极二次探查联合 HIPEC 增加了并发症，却不改善此类腹腔肿瘤负荷小的患者 3 年无病生存率（44% vs. 53%）。两项研究结果虽为阴性，但再次印证了 CRS 的疗效，在联合化疗时代，CRS 不论是否联合 HIPEC，其总生存期均较荷兰研究明显延长（41 个月 vs. 22 个月），表明更有效的全身治疗以及手术技术的提高本身已改善了肠癌腹膜转移 CRS 的疗效，同时也消减了 HIEPC 的临床价值，术前评估后可能实现满意 CRS 的患者应首选 CRS 单一治疗。临床上迫切需要提高术前评估 PCI 的精准评估以及筛选 CRS 联合 HIPEC 获益人群的综合工具，包括基因特征、药物敏感性等，对于 PCI>15 患者，通过术前系统性治疗或腹腔灌注化疗降低 PCI 指数及肿瘤负荷可能是提高这类患者预后的方法。临床实践中 CRS 联合 HIPEC 的治疗选择应在 MDT 的讨论下，综合考虑患者的体能状态及肿瘤负荷，按照损伤控制理论决定，最大限度地给患者带来获益。

（四）CRS 联合围手术期系统治疗和转化治疗

腹膜转移整体预后差，满意 CRS 术后患者复发转移率高达 70%，约 25% 仅腹膜复发，25% 仅血行转移，14% 为腹膜及血行均转移，围手术期全身化疗联合靶向治疗，可能降低肿瘤负荷，减少术后复发和转移率。CARIO6 研究是最早开展的一项 2/3 期 RCT 研究，纳入可手术切除且既往 6 个月内未接受过全身治疗的肠癌腹膜转移患者，随机分为单纯 CRS+HIPEC 组和加入围术期治疗组，围术期治疗组进行新辅助化疗 + 贝伐和辅助化疗（奥沙利铂为基础或伊立替康为基础），2 期主要研究终点为 CRS/HIPEC 手术率，新辅助化疗的 ORR 和病理缓解,安全性。3期主要研究终点为3年OS,2021年报道了2期研究结果,纳入了79名可手术切除的结直肠癌腹膜转移患者,分为术后两组的并发症发病率差异之间没有统计学差异,并且患者对新辅助治疗的影像学缓解率和病理反应率分别达到了28%和38%,最终能否转化为生存获益需等待3期研究结果。

对于部分初始无法手术切除的结直肠癌腹膜转移患者,可通过全身治疗转化治疗实现肿瘤降期,使不可切除肿瘤转化为可CC0/1切除的肿瘤。2014年一项前瞻性临床研究评估了不同化疗方案联合贝伐珠单抗治疗初始不可切除的结直肠腹膜转移癌的疗效,结果显示,FOLFOXIRI(氟尿嘧啶+亚叶酸钙+奥沙利铂+伊立替康)+贝伐珠单抗组与FOLFIRI(氟尿嘧啶+伊立替康)+贝伐珠单抗分别可实现15%、12%的患者转化为可切除肿瘤。

(五)腹膜转移术后复发模式及预后评分

肠癌腹膜转移的肿瘤生物学特征和预后存在明显的异质性,仅腹膜转移中18%有*BRAF V600E*突变,主要的分子分型为CMS4(间质型),临床上需要结合肿瘤临床病理特征和分子特征的综合预后评估工具,以指导患者的临床决策。PSDSS(peritoneal surface disease severity score)是基于临床症状、CT指导的PCI评分、淋巴结阳性及病理类型等因素建立的预后工具,被验证对初诊肠癌腹膜转移患者有很好的预后判断价值,但对于CRS或联合HIPEC治疗中,PCI在预测术后DFS和OS方面优于PSDSS总体上,PCI低者CRS+HIPEC疗效更好,但不同研究对PCI的预测界值报道不同,PCI<6~12目前最常用。

三、肠癌腹膜转移伴恶性腹水的治疗

恶性腹水是腹膜转移的严重并发症,也是导致患者预后不良、疾病快速进展及死亡的主要原因之一。恶性腹水形成的关键原因之一是血管内皮生长因子(vascular endothelial growth factor, VEGF)分泌增加,促进了新生血管的形成及增加了新生血管与腹膜的通透性,从而促进肿瘤细胞的腹膜转移,因此抗血管靶向治疗可特异性地抑制VEGF通路,降低血管渗透压。贝伐珠单抗是人源化单克隆IgG抗体,可定向与VEGF结合,抑制新生血管的形成。最近一项针对需要放腹水减症的终末期消化道肿瘤患者的2期研究表明,与腹腔注射安慰剂相比,腹腔灌注贝伐珠单抗(400mg/次)延长了入组后8周内恶性腹水患者的减症腹腔穿刺间隔时间(19天 vs. 17.5天,*P*=0.85)及总生存时间(64天 vs. 31.5天,*P*=0.31)。2021年一项1期研究显示,腹腔注射贝伐珠单抗治疗恶性腹水安全且耐受性良好,最常见的治疗相关不良事件是腹痛、腹胀和疲劳,每周2.5~7.5mg/kg的剂量均未达到剂量限制毒性。因此建议每周腹腔注射7.5mg/kg贝伐珠单抗治疗恶性腹水。对于初诊腹膜转移即伴有恶性腹水者,早期使用腹腔注射贝伐珠单抗能否改善这类预后极差患者的症状控制时间和总生存,是非常值得探索的方向。

四、腹膜转移的免疫微环境及局部免疫治疗

腹膜免疫微环境由多种成分组成,包括细胞外基质、内皮细胞、成纤维细胞、淋巴细胞、脂肪细胞、丰富的树突状细胞、M2型巨噬细胞、自然杀伤细胞以及CD8⁺ T细胞,这些免疫细胞通过激活JAK2/STAT3、PI3K/AKT等信号通路,分泌TNF-α、IL-10、TGF-β等细胞因子促进腹膜转移病灶的形成及发展,腹膜免疫抑制的微环境也促进了腹腔内免疫治疗的研究。腹腔免疫治疗希望通过激活腹腔内CD8⁺ T细胞,抑制免疫抑制因子及免疫抑制细胞发挥肿瘤杀伤作用。

目前唯一批准用于腹腔局部使用的免疫单抗——卡妥索单抗(catumaxomab)是一种具有特异结合三个靶点(EpCAM、CD3及Fcγ受体)的三功能单抗,通过两个抗原结合位点结合CD3⁺ T细胞和EpCAM,Fc结构域激活辅助细胞和NK细胞上的Fc-γ受体,刺激多种免疫细胞通过穿孔素介导的细胞裂解、抗体介导的吞噬作用及ADCC等多种机制引起肿瘤细胞死亡,2期研究显示,腹腔注射卡妥索单抗可减少终末腹水患者的减症穿刺间歇时间和腹水生长速度,2009年4月,欧盟批准使用腹腔注射卡妥索单抗用于治疗上皮细胞黏附分子(EpCAM)阳性癌患者的恶性腹水。此外,有多种免疫治疗在腹膜转移肿瘤中进行前期探索。MOC31免疫毒素由EpCAM单抗链接细胞毒素组成,ImmunoPeCa 1期研究探索了MOC31在EpCAM阳性且接受了CRS联合HIPEC之后的肠癌腹膜转移患者中作为单次术后辅助免疫治疗的安全性和初步疗效,21例患者中,8%的患者出现三度免疫不良反应,全组患者DFS达到21个月,3年OS 78%;DC疫苗联合CRS+HIPEC治疗的2期研究亦看到不良反应可接受,病理分级好的患者术后DFS超过20个月。细胞免疫如局部CAR-T治疗的研究也被寄予厚望,既往动物模型研究发现腹腔注射CAR-T细胞治疗可将腹腔转移卵巢肿瘤的负荷减少37倍,而静脉输注CAR-T细胞治疗仅能将肿瘤负荷降低3倍,目前暂无人体研究报道。此外,包括腹腔局部注射免疫刺激因子、放射免疫疗法、免疫检查点抑制剂等均在基础研究中显示出一定的疗效。

五、展望

基于患者肿瘤组织的类器官和PDX模型运用逐渐成熟,助力揭示腹膜转移生物学异质性的机制和进行药物敏感性筛选,将推动肠癌腹膜转移的个体精准治疗向实现迈进重要的一步。除PET-CT等分子影像发展外,未来腹腔内高肿瘤亲和性的分子显影剂的研发有望更准确地诊断微小腹膜转移灶及PCI值;需要临床上继续探索最有效的腹腔化疗药物及剂量、灌注时间等,此外,腹腔药物的改良比如纳米技术和推送系统的优化如PIPAC,可能提高腹腔肿瘤局部浓度,减少全身不良反应;寻找CRS或联合HIPEC治疗模式的优势人群筛选工具,包括基因、转录、代谢等多组学工具,辅助更精准的治疗决策;CRS联合围手术期全身治疗模式的有效性也需要进一步验证。肠癌腹膜转移作为一类非常复杂、异质性强的疾病,多学科诊疗始终是最佳诊疗模式,多学科共同评估病情和权衡利弊,合理安排全身与局部治疗,才可能最大限度地改善患者的生存和预后。

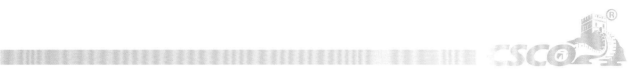

结直肠癌卵巢转移的诊治进展

山东第一医科大学第三附属医院

汤鉴　孙亚红

结直肠癌（CRC）的卵巢转移（OM-CRC）比较少见，对临床医生在诊断和管理方面提出了挑战。OM-CRC 的扩散途径尚不清楚，可能包括经体腔扩散、血行转移、淋巴扩散和直接扩散。一些学者观察到卵巢转移经常出现在淋巴结受累阴性的结直肠癌中；一些专家则指出绝经前患有 CRC 的女性比绝经后女性更容易发生卵巢转移，功能性卵巢具有丰富的卵巢血液供应，可能促进血行扩散。OM-CRC 患者以腹痛、腹胀、肠梗阻等非特异性的临床表现为主。CT 是临床常用的影像学方法，是诊断晚期疾病的极好工具，但其检测微小病变的能力有限。由于卵巢微转移病灶在 CT 等影像学检查中也不是很明显，临床上高达 45% 的 OM-CRC 被误认为是原发性卵巢肿瘤。原发性卵巢瘤与继发性卵巢瘤的治疗方法完全不同，对 OM-CRC 患者的误诊可能导致不必要的手术操作，例如子宫切除术和淋巴结清扫术，这些手术通常用于原发性卵巢肿瘤。影像学方法将原发性卵巢肿瘤与转移性卵巢肿瘤区分开来的能力有限，通常需要进行组织学检查。在这方面也出现了额外的研究，Buamah 等调查了术前血清 Ca12-5/CEA 比，选取截断值 25 作为辅助诊断工具。此外，ADNEX 模型或结肠镜检查也有助于预测 OM 发生的可能性。

近年来，虽然化学药物、靶向药物、免疫药物的临床应用显著改善了转移性结直肠癌患者的预后，但最佳的一线治疗策略是有争议的；特别是可手术结直肠癌肝转移患者的 5 年生存率为 53.6%，可手术结肠癌肺转移患者的中位总生存期（OS）可达 45 个月。而被诊断为 OM-CRC 的患者预后较差，先前的一系列研究表明，中位 OS 仅为 13~36 个月，5 年生存率为 12%~27%，明显差于非卵巢转移性结直肠癌（NOM-CRC）。尽管与其他结直肠癌转移的靶器官相比，卵巢是一个相对罕见的部位，但与 OM-CRC 相关的显著发病率以及更差的预后提醒我们应该对这种来自结直肠癌的转移性肿瘤给予足够的重视。传统上，姑息治疗和非手术治疗被认为是晚期 CRC 远处器官转移的主要疗法。Sekine 等发现只有 23.5% 的 CRC-OM 患者对姑息性化疗敏感。Goere 等的研究表明，超过 80% 的 CRC-OM 患者在接受术前化疗后无法避免疾病进展。单独的全身化疗对 CRC-OM 患者预后的改善非常有限，这可能是由于卵巢被描述为转移性沉积物的"避难所"，其化学敏感性低于卵巢外转移灶。OM 被认为是终末期疾

病，接受姑息性化疗的患者生存率极低，中位 OS 为 10 个月。迄今为止，尚未发表针对结直肠癌卵巢转移的长期生存率的大规模人群水平评估。因此，结直肠癌卵巢转移是一个具有临床挑战性的实体。OM-CRC 的传统治疗方案效率低下，促使我们寻求新的治疗方法，尤其是那些能够快速缓解临床症状，从而提高生活质量的治疗方法。

由于与化疗相关的治疗局限性，细胞减灭术（CRS）被称为一种治疗策略。有研究表明，完全 CRS 可以改善 OM-CRC 患者的 OS，并且残留病灶是预后不良的危险因素。与全身化疗相比，接受 CRS 后患者获得显著的生存获益（中位 OS 36~43 个月）。一些外科医生推荐 CRS，因为它可以提高 CRC 患者的生存率。然而，K.Mrad 和 A.Kuijpers 等的研究中，CRS 方案是无效的。并且，完全 CRS 的定义在已发表的研究中也有所不同。Ayhan 等建议 CRS 后残留病灶直径应小于 1cm。Kim 等报道大于 2cm 的残留病变是不良结果的危险因素。Ganesh 等则将完全 CRS 定义为没有肉眼可见的残留病灶，并发现这是 OM-CRC 的独立预后因素。CRS 后复发和远处转移仍然存在，目前很少有研究报告可能从卵巢切除术中受益的患者的风险分层和选择。

近年来，一些小规模的回顾性研究表明，OM-CRC 患者可以从卵巢转移灶的切除中受益，卵巢转移的完全切除与更好的预后呈正相关。然而，结直肠癌伴 OM 患者行手术应慎重选择。根据现有的文献，应鼓励所有通过影像学方法诊断为 OM-CRC 的绝经后患者均应行双侧附件切除术。双侧转移的发生率很高，但即使是通过影像学方法诊断的单侧肿块，因为对侧卵巢的隐匿性微转移常常被忽视，也建议双侧卵巢切除。先前文献中报道的一些患者在接受了单侧附件切除术后其对侧卵巢连续发生异时复发，也为进行双侧附件切除术提供佐证。Kammar 等研究发现，5 例同时出现卵巢转移并仅切除受累卵巢的患者中，4 例患者的剩余卵巢出现复发。为了防止患者因异时复发而接受额外的剖腹手术和肿瘤切除术，患者需要充分了解对侧卵巢发生隐匿性微转移的风险以及保留的卵巢发生异时性转移的可能性。在这种情况下，应在可能使用冰冻切片活检的情况下对保留的卵巢进行术中评估，以排除微转移的可能性。

对于患有结肠癌的年轻女性，可用的治疗方案通常会影

响生育能力。即使对卵巢进行小剂量的辐射,也可以有效地对绝经前妇女进行绝育,估计只有 14.3Gy 会导致卵巢完全衰竭,而卵巢的辐射耐受性仅限于 2Gy。对于该类面临晚期结直肠癌是否保留卵巢的患者,关键问题仍然是如何平衡生育问题与最大限度地减少转移和复发。值得注意的是,仅在绝经后妇女中证实了预防性双侧卵巢切除术而增加的总生存期,因此,在绝经前妇女中使用预防性双侧卵巢切除术需要仔细和个体化的考虑。与预防性卵巢切除术相比,原发肿瘤切除期间的多次卵巢活检和快速冷冻病理学可能对预防 OM 的发展具有潜在的应用价值。对于希望保留生育能力的绝经前患者,应与患者单独讨论单侧附件切除术的可能性,对选定的绝经前妇女进行预防性卵巢切除术。从理论上讲,预防性卵巢切除术不仅可以降低原发性卵巢癌的风险,而且还涉及去除任何显微镜下的 OM 并防止同步 OM 的形成。然而对比绝经后妇女,绝经前妇女的卵巢切除的影响更大,并且还没有多中心、前瞻性的研究发现预防性手术对生存的益处。虽然手术本身引起的直接并发症的风险在两组中都很小且具有可比性,但绝经前妇女必须面对过早绝经的影响。卵巢切除术会导致年轻患者进入更年期,这使得围绝经期综合征突然出现,且症状比自然绝经更严重,长期影响可导致性功能下降、骨质疏松症以及心血管事件和痴呆的风险增加。根据梅奥诊所关于卵巢切除术和衰老关系的队列研究,手术引起的提前绝经与骨质疏松症、较差的神经认知能力以及抑郁或焦虑症状均有关。许多负面影响建议可以通过使用外源性激素替代疗法(HRT)来克服。此外,Tomasch 和 van der Meer 等建议在绝经前妇女中可以考虑预防性输卵管卵巢切除术(PSO)。

当卵巢切除术不适用时,在与患者充分沟通后,择期安全地进行预防性 PSO 以预防 OM 可能是一个有价值的选择。

面对缺乏生存益处、激素并发症和绝育的可能性,一些人选择不进行预防性卵巢切除术。然而,他们的生育问题往往也会被控制其原发性恶性肿瘤的药物和放射疗法所影响。Bodofsky 等介绍了一种重新定位卵巢的外科手术——卵巢转位。这是一种限制卵巢辐射暴露和保持生育能力的手术方法,在保持卵巢天然血液供应同时,将其从辐射场中移除,并保留生殖潜力。此研究介绍了一名 29 岁女性的病例,她在对原发性左侧结肠腺癌进行放射治疗之前接受了右侧卵巢的卵巢转位术作为保留生育能力的措施。对于这样的患者,一侧卵巢受累,并且有未来怀孕的意愿,对剩余卵巢进行卵巢转位的决定很大程度上取决于个人选择,因为很少有数据可以指导一个明显的临床决定。然而,还有一个额外的担忧是,卵巢转移可能会有效地将疾病传播到腹部或腹膜的新部位。虽然很难就类似病例的治疗做出任何明确的结论,但要注意,越来越多的病例报告指出选择不接受预防性双侧卵巢切除术的患者将出现转移和不良预后。针对这样一位有生育需求的绝经前患者来说,不必要的卵巢切除术或未得到充分治疗的恶性肿瘤的后果都是难以令人接受的。

总的来说,目前缺乏 OM-CRC 的高质量临床研究和规范指南。现存的治疗方式也需要大样本、多中心前瞻性的研究来证明其价值。最佳治疗取决于疾病的进展、是否存在单独转移或多个病灶、患者的一般状态以及许多其他临床因素。最佳决策的做出必须由多学科团队完成,至少包括妇科医生、外科医生和肿瘤内科学等专家。

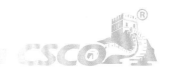

结直肠癌免疫耐药的研究进展

上海交通大学医学院附属仁济医院

何丽娜　周聪　涂水平

随着免疫治疗药物应用于各个癌种,结直肠癌的治疗也迎来了新的阶段。与化疗和靶向疗法相比,免疫疗法被认为是癌症治疗中最有前途的方法。研究报道,免疫检查点抑制剂(ICIs)在各瘤种中获得了良好的反应率、缓解率和更好的总生存率,其中80%以上是程序性细胞死亡蛋白-1(PD-1)及其配体(PD-L1)抑制剂。而PD-1/L1抑制剂也已成为抗CRC最主要的免疫疗法。此外,嵌合抗原受体修饰T(CAR-T)细胞、肿瘤浸润淋巴细胞(TIL)细胞疗法、癌症疫苗或溶瘤病毒等免疫治疗,也在近年来迅速出现并于CRC治疗上探索。免疫治疗作为一种新的、强有力的抗肿瘤治疗方法,将成为CRC患者的一种重要的替代治疗策略。

目前,错配修复功能(MMR)/微卫星不稳定(MSI)系统是制定CRC免疫治疗策略的最重要指标。在大肠癌患者中,错配修复功能缺陷(dMMR)/高度微卫星不稳定(MSI-H)亚型约占晚期CRC病例的5%,对ICIs治疗有明显响应,但治疗后期也会发生耐药。而绝大部分的错配修复功能完整(pMMR)/微卫星稳定或低微卫星不稳定(MSS/MSI-L)的CRC患者,初始便对药物不敏感,产生原发性或适应性耐药。因此,揭示结直肠中免疫检查点的耐药机制及如何克服耐药,以及进一步区分CRC患者的不同免疫治疗亚群,对制定免疫联合治疗策略和下一代免疫药物的研发至关重要。

一、结直肠癌免疫耐药模式

免疫耐药的三种模式为原发性耐药、适应性耐药和获得性耐药。随着在临床上接受免疫治疗的结直肠癌患者增多,这三种模式均有所发现,主要呈现四种临床耐药表现:①肿瘤一开始就对治疗不敏感,为原发性耐药;②肿瘤对免疫治疗敏感,但抗肿瘤免疫刚被激活,随即被免疫检查点或者其他机制关闭,临床无法表现出响应,则为肿瘤保护自己免受免疫系统攻击的表现,为适应性耐药;③肿瘤异质性,敏感的克隆被杀灭,耐药的克隆随之增殖,肿瘤复发;④肿瘤对免疫治疗敏感,临床表现出肿瘤缩小等良好效果,但之后肿瘤细胞进化出耐药机制,产生耐药。后两种便是获得性耐药模式的主要临床表现。因此,尽管ICIs治疗具有特征性的持久性,但许多具

有初始反应的CRC患者随后也会发展成获得性耐药,临床应用期间并不少见。

当前ICIs治疗晚期CRC应用广泛,但对ICIs治疗获得性耐药的理解却非常有限。2020年美国临床肿瘤学会(ASCO)会议上报道一项关于PD-1抑制剂治疗非小细胞肺癌后获得性耐药的临床表现:随着应答时间(如PFS)的延长,获得性耐药的风险更低;并且耐药表现通常为寡进展(≤2病灶进展),采用局部靶向治疗可以提高生存率。2021年Schoenfeld等研究也尝试根据不同肿瘤类型中有效反应持续时间来推断ICIs治疗的获得性耐药率,发现各癌种间获得性耐药率差别明显。其中,dMMR肿瘤(主要为结直肠癌)免疫治疗人群的估计获得性耐药率范围为11%~22%(表1),总体偏低,而其他癌种估计获得性耐药率平均至少35%以上。甚至,该研究还分析58例ICIs治疗后获得性耐药性的患者基因特征,推测耐药机制大致有抗原呈递缺陷,干扰素-γ(IFN-γ)信号异常传导,新抗原耗竭,额外的抑制检查点上调,以及肿瘤介导的免疫抑制或排斥等。

表1　dMMR肿瘤人群的免疫治疗总体反应率和估计获得性耐药率

研究名称	药物	治疗线	ORR	估计获得性耐药率**	用于估计获得性耐药的端点	时间/个月
Keynote 158	帕博利珠单抗	2+	34 (80/233)	22	DOR KM curve*	24
Le 等	帕博利珠单抗	2+	53 (46/86)	11	Rate	最后一次随访(中位数13)
Checkmate 142	纳武利尤单抗	2+	31 (23/74)	14	DOR KM curve*	12

注:ORR=客观反应率;DOR=反应持续时间;KM=Kaplan-Meier。

*. DOR KM curve 是指从 DOR KM 曲线推断的估计值。

**.估计获得性耐药率是指进展的响应者除以报告中详述的所有响应者(CR/PR)的比值。

目前,免疫治疗的获得性耐药尚未建立统一定义。癌症免疫治疗学会(SITC)成立了一个抗 PD-(L)1 工作组,并召开了一次抗 PD-(L)1 耐药研讨会,强调两个重要特征,即初始响应的深度和药物,以实现开发这样一个共识框架的目标。

二、结直肠癌免疫耐药机制

(一)肿瘤内在耐药机制

肿瘤通过信号通路调控、表观遗传学改变和免疫重编辑等机制,改变自身蛋白质表达,破坏免疫识别机制,逃离免疫治疗,产生对于免疫治疗药物的耐受。

原发性和适应性耐药的肿瘤细胞内在机制主要有:①肿瘤信号通过 MAPK 通路导致 VEGF 与 IL-8 的产生,抑制 T 细胞的招募与功能;②肿瘤抑制基因 PTEN 表达缺失导致 PI3K 通路增强,与 IFN-γ 和颗粒酶 B 的基因表达降低及肿瘤浸润 CD8$^+$ T 细胞减少密切相关;③肿瘤蛋白通过稳定 β-catenin 导致 WNT 信号通路持续激活,从而将 T 细胞排除在肿瘤之外;④肿瘤上高表达的抑制检查点如 PD-L1,抑制抗肿瘤 T 细胞的应答;⑤肿瘤细胞 DNA 的表观遗传学改变可能导致免疫相关基因的表达,影响抗原加工、呈递和免疫逃逸;⑥部分 CRC 患者个体 DNA 突变频率低,缺乏肿瘤抗原,肿瘤免疫原性低,对抗 PD-1 抗体应答差;⑦正常 IFN-γ 起始是抗肿瘤活性包括上调 MHC 分子而增加抗原递呈,招募其他免疫细胞,或直接抑制肿瘤细胞增殖,促进其凋亡。因此,肿瘤细胞上 IFN-γ 通路任何相关蛋白(如 IFN-γ 受体 IFNGR1 与 IFNGR2,IFN-γ 受体链 JAK1 与 JAK2 等)突变与缺失,都会导致对 ICIs 的耐药,表现原发性和适应性耐药。此外,持续的 IFN-γ 作用还会引起中路细胞的免疫重编程,导致肿瘤免疫逃逸;并且肿瘤诱导 IFN-γ 受体下游 *JAK1* 和 *JAK2* 突变,会阻止信号传递,介导对于 PD-L1 耐药,是获得性免疫耐药的关键因素。

此外,还有其他获得性耐药的肿瘤细胞内在机制:① T 细胞改变其自身的功能表型,丧失其杀伤活性,常见于过继性免疫细胞治疗;②经抗 PD-1 抗体治疗后复发患者,发生各种逃逸突变(如 *JAK1/JAK2* 突变、*B2M* 突变),导致抗原递呈下调而 CD8$^+$ T 细胞的识别功能缺失等;③甚至还会出现导致 MHC 分子递呈突变的新抗原或新抗原耗竭。

近期部分研究也发现一些结直肠癌特有免疫耐药机制,pMMR/MSS 与 dMMR/MSICRC 对免疫治疗的反应存在内在机制上的差别。环状 GMP-AMP 合酶(cGAS)-干扰素基因刺激物(STING)通路的激活被认为是导致大量 CD8$^+$TILs 的原因。最近 Kaneta 等研究首次发现,与 pMMR/MSS CRC 相比,cGAS-STING 在 dMMR CRC 的肿瘤细胞中高表达,并与 CD8$^+$ TILs 数量增加显著相关。此外,该研究也证明了人 CRC 细胞系中 *MMR* 基因的下调增强了 cGAS-STING 通路的激活,这也体现了 pMMR/MSS 结直肠癌的可能存在内在耐药机制。这一现象暂未在其他癌种中发现。此外,Liu 等研究还发现,在 MSS CRC 细胞系和组织中 IL-17A 可以通过 p65/NRF1/miR-15b-5p 轴增加 PD-L1 表达,促进 PD-1 抑制剂治疗耐药;并且阻断 IL-17A 提高了 MSS CRC 小鼠模型中抗 PD-1 治疗的疗效。因此,该作用机制可能使 MSS CRC 患者对 PD-1 抑制剂治疗无响应,发生免疫原发性耐药。

(二)肿瘤外在耐药机制

除了肿瘤本身,T 细胞免疫检查点的异常表达,肿瘤微环境(TME)中免疫抑制细胞,以及微环境细胞因子和肿瘤代谢物的释放,均可构成了肿瘤耐药的外在因素。

T 细胞上存在多种抑制性免疫检查点,包括 PD-1、CLTA-4、TIM-3、LAG-3、BTLA、TIGIT 和 VISTA 等。研究发现,在 PD-1 抑制剂治疗后会出现 TIM-3 表达特异性升高,而肿瘤细胞上 TIM-3 配体 Galectin-9 的表达量也显著升高。当 PD-1 抑制剂治疗出现耐药后,联用抗 TIM-3 抗体,可显著提高生存率。当二者联用耐药后肿瘤重新进展时,T 细胞上其他抑制性免疫检查点(如 CTLA-4、LAG-3)的表达都明显升高。这说明肿瘤浸润 T 细胞的抑制性免疫调节是动态变化的,存在着补偿效应。

除了异常的 T 细胞和 PD-L1 表达外,TME 中免疫抑制细胞可形成抑制性免疫环境,包括调节性 T 细胞(Treg)分泌抑制性细胞因子或直接细胞接触来抑制效应 T 细胞的应答;髓系抑制细胞(MDSCs)促进血管生长、肿瘤侵袭与转移;M2 型肿瘤相关巨噬细胞(TAM)分泌抑制性细胞因子 IL-10 与 TGF-β,从而抑制免疫应答,促进肿瘤生长与转移等。

肿瘤微环境细胞因子和肿瘤代谢物的释放,如 CSF-1、TGF-β、色氨酸以及腺苷酸等,可调节免疫抑制细胞和抑制 T 细胞功能,促进肿瘤的快速增殖和进展。其中,TGF-β 能够促进血管生成,刺激 Tregs 发挥免疫抑制作用。在多种肿瘤中,高水平的 TGF-β 都伴随着极差的预后。这也是 CMS4 亚型结直肠癌的主要免疫耐药机制。

总而言之,免疫耐药是一个综合的、动态的过程,是肿瘤细胞、免疫微环境、宿主因素等相互作用的结果。绝大部分肿瘤免疫内在及外在耐药机制在各癌种几乎共通,ICIs 治疗结直肠癌患者的疗效也不免受到以上机制的限制(表2)。对于免疫耐药机制的深入理解,则可探索逆转结直肠癌免疫耐药的关键特定靶点。

表 2　免疫治疗的内在和外在耐药机制

	原发性和适应性耐药	获得性耐药
内在耐药机制	① MAPK 通路激活导致 VEGF 与 IL-8 的产生	① T 细胞功能缺乏,见于过继性免疫细胞治疗
	② PTEN 表达缺失导致的 PI3K 信号通路增强	② 抗 PD-1 抗体治疗后肿瘤发生各种逃逸突变,如 *JAK1/JAK2* 突变、*B2M* 突变
	③ WNT/β-catenin 信号通路持续激活	③ 导致 MHC 分子递呈突变的新抗原
	④ 组成性的 PD-L1 表达上调,如 *MSS CRC 细胞可分泌 IL-17A,通过 p65/NRF1/miR-15b-5p 轴增加 PD-L1 表达	④ 新抗原耗竭
	⑤ 表观遗传学改变	
	⑥ DNA 突变频率低,缺乏肿瘤抗原	
	⑦ IFN-γ 信号通路缺失(如 *IFNGR1*、*IFNGR2*、*JAK1*、*JAK2* 等突变或缺失)	
	⑧ 特定基因表达形成固有的抗 PD-1 耐药特征(IPRES)	
	⑨ *MMR 基因过于稳定,而未能激活 cGAS-STING 通路	

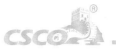

续表

	原发性和适应性耐药	获得性耐药
外在耐药机制	①肿瘤微环境中免疫抑制细胞，如 Treg 细胞、MDSCs 及 M2 型 TAM 等；②肿瘤微环境细胞因子和肿瘤代谢物的释放，如 CSF-1、TGF-β、色氨酸以及腺苷酸等。	①T 细胞上多种抑制性免疫检查点，包括 PD-1、CLTA-4、TIM-3、LAG-3 等，ICIs 治疗时，存在补偿效应②阻断 CD28-B7 共刺激通路，可引发 T 细胞衰竭和表型改变，降低对抗 PD-1/L1 抗体治疗的应答。

注：*.目前结直肠癌特有的免疫耐药机制现象，暂未在其他癌种发现。

三、克服肿瘤免疫耐药的治疗策略

随着 CRC 免疫疗法广泛应用以及免疫耐药的出现，目前主要有三个免疫治疗耐药的处理策略。首先为优选人群策略，由于 CRC 患者的免疫背景极其不同，需要对 CRC 的不同亚型进行分类（如肿瘤免疫分型、共识分子亚群（CMS）亚型、MMR/MSI 系统），通过特异性的生物和基因标记物，筛选免疫治疗优势人群和劣势人群，降低免疫治疗耐药的发生率，提高其有效率。其次为联合治疗策略，以免疫治疗为基础，联合其他治疗方式的治疗，达到克服各类免疫耐药的目的，包括免疫治疗联合免疫治疗、抗血管新生治疗、化疗、放疗、靶向治疗等；最后为个体化免疫治疗策略，研发针对肿瘤细胞新抗原产生及递呈、T 细胞活化、局部抑制性微环境解除的药物，如溶瘤病毒、肿瘤疫苗、过继性免疫细胞治疗等基于个体化免疫微环境特征的免疫治疗（表 3）。

表 3 结直肠癌免疫分型特征及克服免疫耐药的治疗策略

	热肿瘤		冷肿瘤	
肿瘤免疫分型	免疫浸润型	免疫排斥型	免疫荒漠型	
共识分子亚群（CMS）	CMS1（微卫星不稳定免疫型）	CMS4（间充质亚型）	CMS2（最常见）	CMS3（代谢型）
MMR 系统	dMMR		pMMR	
MSI 系统	MSI-H		MSI-L 或 MSS	
免疫特征	1. 肿瘤微环境高免疫原性 2. 淋巴细胞浸润广泛，肿瘤周围炎性细胞因子分布高 3. CMS1：高 MSI-H 突变，同时表现出 BRAF 突变和强免疫细胞浸润 4. CMS4：转化因子 TGF-β 的激活、血管生成增强、间质浸润和炎症浸润，存在免疫抑制微环境		1. 肿瘤微环境缺乏肿瘤免疫原性 2. 几乎没有淋巴细胞或炎性细胞浸润 3. CMS2：WNT 和 MYC 通路的激活和染色体不稳定 4. CMS3：KRAS 突变、混合 MSI 状态、代谢途径异常	

续表

	热肿瘤		冷肿瘤
免疫耐药模式	获得性	适应性	原发性/适应性
治疗策略	检查点抑制剂：PD-1/L1 抑制剂、CTLA4 抑制剂（多 ICIs 联合）增强免疫原性：放化疗、ICIs 联合、VEGF 抑制剂、靶向治疗、溶瘤病毒、DC 疫苗（与 ICIs 联合）针对 CMS4：选择性 TGF-β 抑制剂、VEGF 抑制剂（与 ICIs 联合）		增强免疫原性：放化疗、靶向治疗、VEGF 抑制剂、溶瘤病毒（与 ICIs 联合）增加免疫细胞含量：过继性免疫细胞疗法，如 CAR-T/TCR-T 细胞针对 KRAS 突变：MEK 抑制剂（与 ICIs 联合）

（一）划分免疫治疗人群

由于结直肠癌中广泛的染色体改变和错配修复功能缺陷，不同肠癌细胞之间存在遗传异质性。根据 CRC 患者的肿瘤免疫分型，CMS 亚型和 MMR/MSI 系统等不同分类，区分不同 CRC 免疫治疗人群以及推测可能出现的免疫耐药模式，以制定不同免疫治疗策略，特别是原发性耐药和适应性耐药的 CRC 患者。由此，常见 CRC 可分为热肿瘤和冷肿瘤两大类：热肿瘤包括 dMMR/MSI-H、CMS1 和 CMS4 亚型，主要发生获得性或适应性耐药；而冷肿瘤包含 pMMR/MSI-L 或 MSS、CMS2 和 CMS3 亚型，多发原发性或适应性耐药。

在 CRC 患者中，高肿瘤突变负荷（TMB）已成为免疫治疗反应性的标志，而缺乏免疫细胞浸润也被确定为肿瘤免疫抵抗的主要原因。目前，正在广泛探索用于初始 ICIs 反应的预测性生物标志物，如 PD-L1 表达、TMB、TIL 或相关基因表达特征，已被探索为潜在的预测因子，以用于判断患者处于的免疫耐药模式。为了应对原发性和适应性耐药的挑战，多研究正探索联合治疗策略，通常是经验性正交疗法（放化疗、靶向联合 ICIs 等），以扩大反应人群。

（二）结直肠癌联合治疗进展

近年来，不同的结直肠癌免疫联合治疗研究正在迅速开展。事实上，目前的各种免疫研究进展绝大多数都包含克服免疫耐药机制的治疗理念，尤其是基于 ICIs 基础的联合治疗策略治疗 pMMR/MSS 结直肠癌。当前，多项联合治疗研究及临床试验已取得了一定的进展。

1. 免疫联合免疫治疗 在肿瘤免疫治疗领域中，ICIs 占主导地位，其中主要为 PD-1/L1 和细胞毒性 T 淋巴细胞相关蛋白 4（CTLA-4）抑制剂。而基于两者作用机制不同，联合使用既能通过拮抗 CTLA-4 在免疫反应早期诱导大量 T 细胞的产生，又可阻断 PD-1 与 PD-L1/L2 的结合，恢复 T 细胞对肿瘤细胞的杀伤功能，还可减少 T 细胞的耗竭，起到协同作用以及克服早期耐药。近期一项 PD-L1 和 CTLA4 抑制剂的随机试验用于支持性 pMMR/MSS 结直肠癌治疗，其中 180 例为联合治疗组。与最佳支持治疗组相比，尽管两组的 ORR 和 PFS 相似，但联合组的 OS 有所改善，这为 pMMR/MSS 晚期 CRC 的免疫治疗带来了新的治疗策略。

此外，对于 pMMR/MSI-L CRC 亚型患者，ICIs 单药治疗也并非绝对有效。既往研究中，帕博利珠单抗治疗对 pMMR/MSI-L 肿瘤患者没有产生良好的免疫介导的抗肿瘤作用；在另一项研究中,20 名 pMMR/MSI-L 患者中一名对 PD-1 和 CTLA4 抗体的组合表现出免疫介导的抗肿瘤反应。目前,FDA 已批准帕博利珠单抗治疗和纳武利尤单抗的组合以及纳武利尤单抗和伊匹单抗的组合用于治疗晚期 CRC。

2. 免疫联合化疗 化疗药物的肿瘤细胞毒性作用可诱发免疫原性细胞死亡(ICD),使肿瘤细胞暴露于大量肿瘤相关抗原,释放损伤相关分子模式和促炎细胞因子,有效地促进免疫细胞浸润,激活抗原递呈细胞。这些反应可为免疫应答低下的 pMMR/MSS 大肠癌患者提供新的免疫治疗策略。METIMMOX 研究表明,重复序贯奥沙利铂为基础的化疗(FLOX)联合纳武利尤单抗一线治疗 MSS 转移性结直肠癌的完全缓解率为 18%,持续客观缓解率为 32%,表明 MSS 型 mCRC 患者可通过短程以奥沙利铂为基础的化疗获得 ICIs 治疗应答的机会。

3. 免疫联合放疗 研究表明,放疗可诱发肿瘤新抗原的产生,并活化抗原递呈的树突状细胞,有效地促进淋巴细胞的浸润;还可以调节免疫检查点配体的表达。局部放疗存在远隔效应,可以消灭或缩小远端转移部位的肿瘤。由此,放疗具有的免疫激活效应,与免疫联合治疗可起到协同增效作用。临床研究发现,新辅助放化疗能上调晚期直肠癌患者的 PD-L1 表达,且 PD-L1 表达与肿瘤细胞和基质的 $CD8^+$ T 细胞的密度显著相关。2016 年 ASCO 会议一项 II 期试验曾报道帕博利珠单抗联合放疗或消融治疗 MSS 型 mCRC 患者的 ORR 仅为 4.5%(1/22),但 2021 年 ASCO 会议报道的一项 II 期 AVANA 研究表明,术前放化疗联合阿维鲁单抗治疗局部晚期直肠癌的病理完全缓解率为 23%。因此,免疫联合放射治疗对克服 CRC 免疫治疗耐药具有一定效益。

4. 免疫联合抗血管生成治疗 临床前和临床研究表明,抗血管生成和免疫治疗具有相互增强的作用。抗血管生成药物通过增加抗肿瘤 / 促肿瘤免疫细胞的比例,以及减少免疫检查点的表达来阻断负面免疫信号,重塑肿瘤微环境;免疫治疗可以恢复免疫浸润的微环境,促进血管正常化。由此可见,抗血管生成联合免疫治疗,对于抵抗结直肠癌 CMS4 亚型患者的适应性耐药具有一定意义。2021 年 ASCO 会议报道的仑伐替尼联合帕博利珠单抗用于既往经治的实体瘤患者的 II 期多队列 LEAP-005 研究中,结直肠癌队列的 ORR 达 22%。APICAL-CR 试验正在研究信迪利单抗联合安罗替尼一线治疗晚期 CRC 的疗效,POCHI 试验正在研究帕博利珠单抗联合贝伐珠单抗和 XELOX 方案用于一线治疗 MSS 型 CRC 的疗效。此外,在 FRESCO 研究中证实呋喹替尼在晚期 CRC 中的疗效,并作为三线治疗标准方案。在此基础上,呋喹替尼联合免疫治疗的研究正在开展,并展现了出色的临床应用前景。

5. 免疫联合靶向治疗 靶向治疗涉及多种突变基因与信号通路,可以增加肿瘤抗原,在 T 细胞启动、运输、瘤内浸润等多个步骤与免疫治疗起到协同增效作用,进而克服原发性耐药的多种内在机制。MEK 蛋白参与 MAPK 信号通路,而临床前研究发现 MEK 抑制剂能够上调肿瘤细胞 PD-L1 的表达,增强瘤内 T 细胞浸润,并延缓 $CD8^+$ T 细胞的凋亡。此前,阿特珠单抗联合考比替尼(MEK 抑制剂)的 I b 期研究报告 84 例 mCRC 患者中的 7 例(8%)响应(6 例为 MSS,1 例为

MSI-H),但后来在难治性 MSS 型 CRC(NCT02788279)患者中进行的 III 期试验表明,与考比替尼联合阿特珠单抗方案的生存获益并不比单用阿特珠单抗或瑞格非尼更好。另外,BRAF 突变也会导致 MAPK 通路激活,促进免疫抑制相关细胞和因子增加,介导免疫抑制微环境。研究还发现,当 BRAF 抑制剂耐药时,肿瘤细胞表面的 PD-L1 表达上调。因此对于 BRAF 突变的晚期 CRC 患者,BRAF 抑制剂联合免疫治疗可能有协同作用,但目前仍缺乏直接的试验数据支持,正在进行的临床试验有 NCT04044430 和 NCT04017650。

瑞戈非尼作为一种小分子多激酶抑制剂,CORRECT 和 CONCUR 试验证实了其有助于延长难治性 mCRC 患者的 OS 和 PFS;并且 REGONIVO,EPOC1603 试验报告,瑞戈非尼联合纳武利尤单抗用于 CRC 患者的 ORR 为 36%(9/25),中位 PFS 为 7.9 个月。目前,国内一项 II 期试验正在探索卡瑞利珠单抗联合瑞戈非尼治疗晚期 CRC 的疗效(ChiCTR1900027398)。当前,还有大量的研究正在 MSS 型 mCRC 患者中尝试其他靶点及其靶向药物,这些研究的进展也可能使 MSI-H 的 mCRC 患者进一步获益,具有借鉴意义。

6. 免疫联合 TGF-β 抑制剂 研究已证明,肿瘤微环境(TME)中肿瘤相关成纤维细胞(CAF)的 TGF-β 通路可以将 $CD8^+$ T 细胞从肿瘤实质中排除,从而减弱对 PD-L 抑制剂的反应。TGF-β 和 PD-L1 的双重阻断则可减少基质细胞中的 TGF-β 信号传导,促进 T 细胞浸润到肿瘤中心而产生强烈的抗肿瘤免疫。目前正在评估在实体瘤临床试验中 TGF-β 和 PD-1/PD-L1 抑制剂的联合治疗。同时,一项 I 期试验的扩展队列中靶向 PD-L1 和 TGF-β 的双功能融合蛋白 M7824(NCT02517398)治疗 mCRC 患者,29 例可评估病例中仅 1 例为 MSS CMS4 亚型的患者获得客观反应。由于 CMS4 肿瘤的特征是 TGF-β 信号显著上调,可以推测 CMS4 患者可能受益于 PD-L1 和 TGF-β 的双重阻断。

7. 免疫联合溶瘤病毒治疗 溶瘤病毒(OV)是天然或经过修饰的病毒,在肿瘤细胞内复制并促进肿瘤细胞裂解或凋亡,释放大量肿瘤相关抗原,诱导肿瘤细胞死亡后的免疫原性以及改善抑制性微环境,使 $CD8^+$ T 细胞向 TME 的浸润增加。溶瘤病毒的这一重要特性可使"冷"肿瘤转变为"热"肿瘤,提示了其可克服 ICIs 的原发性或适应性耐药的治疗前景。

多项临床前研究证明,溶瘤病毒联合 ICIs 显著增强了溶瘤疗效和有效地刺激抗肿瘤免疫反应。有研究报道,化疗联合 OV 治疗能增强 CRC 对 ICIs 的敏感性,且 OV 联合 ICIs 能抑制结肠癌的腹膜转移。溶瘤病毒 JX594 已经在 I 期试验中报道了在 CRC 中的安全性,且有 10 例(67%)影像学评估为稳定。此外,临床前研究发现,JX594 能使 ICIs 耐药肿瘤致敏,促进小鼠瘤中的 $CD8^+$ T 细胞浸润;与抗 PD1 抗体治疗联合,可使肿瘤生长降低 70%。但 OV 联合免疫治疗在人体中的效果如何还需进一步的临床试验证明。

(三)个体化免疫治疗策略
随着免疫治疗研究的不断深入,个体化免疫治疗不失为具有良好发展前景的新策略。目前,结合肿瘤免疫微环境的构成特点,研发针对肿瘤细胞新抗原产生及递呈、T 细胞活化,如溶瘤病毒、肿瘤疫苗、过继性免疫细胞治疗(包括 TIL、CAR-T、TCR-T、CAR-NK 等),以及局部抑制性微环境

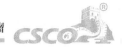

解除的药物(如 DDR1 胞外域(DDR)中和抗体,TGF-β 抑制剂)等基于个体化免疫微环境特征的免疫治疗,为逆转免疫耐药提供了新的思路,同时这也是未来肿瘤免疫治疗的发展方向。

四、总结

从免疫治疗对于结直肠癌的免疫治疗,目前仅有少部分患者可以直接获益,需要深入探讨免疫治疗的耐药机制,从而研究其更多的解决策略,包括划分免疫治疗人群,制定联合治疗方案,以及发展个体化免疫治疗策略。其中,联合治疗的发展可能需要更长的时间,并且绝大多数治疗组合需要持续的研究来确定最佳剂量和时机以及有效性和安全性。同时,个体化免疫治疗是肿瘤免疫治疗的必由之路,其突破还有赖于基础研究的不断开拓及成功转化。总之,了解 ICIs 的耐药机制,采取合适治疗策略规避耐药的发生以及消除耐药的不良影响,从而促进肿瘤免疫治疗的快速发展,可以给肿瘤患者带来更加持久的生存获益。

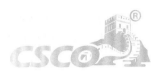

晚期结肠癌三线治疗选择

吉林大学第一医院

王轶卓　王畅

一、引言

随着分子靶向药物和免疫治疗药物的上市,晚期结直肠癌的治疗有了更多选择。几乎每一年的 CSCO 结直肠癌诊疗指南更新都会在晚期结直肠癌的三线治疗部分新增药物推荐,2017 年新增瑞戈非尼,2019 年新增呋喹替尼,2020 年新增曲氟尿苷替匹嘧啶(TAS-102),2021 年新增 TAS-102 联合贝伐单抗,2022 年新增 MSI-H/dMMR 人群单列、没有应用免疫治疗的患者进行了 PD-1/PD-L1 单抗的推荐等;另外,最新的 2022 版 CSCO 结直肠癌诊疗指南三线治疗根据 MMR、RAS/RAF、HER-2 状态等进行了不同的治疗推荐,在三线治疗方案的选择中体现了更为精准的治疗理念。但是三线治疗如何优化选择、药物使用顺序、时机和时限,联合模式、适宜人群等仍没有标准答案,仍需设计严谨的双盲、随机、对照临床Ⅲ期大样本研究加以证实,仍需大样本真实世界临床研究数据给予进一步提示。本文回顾了目前晚期结直肠癌三线治疗的临床研究数据,提出了可能的优化选择策略以及面临的问题和未来探索的方向。

二、晚期结直肠癌三线治疗药物及相关临床研究数据

1. 抗血管小分子酪氨酸激酶抑制剂 TKI 药物

(1)瑞戈非尼:是一种口服小分子 TKI,靶点包括 VEGFR-1、VEGFR-2、VEGFR-3、KIT、RET、RAF、FGFR 和基质(PDGFR-β 和 FGFR)酪氨酸激酶。瑞戈非尼于 2017 年 3 月被国家药品监督管理局(NMPA)批准作为氟尿嘧啶、奥沙利铂、伊立替康或抗 VEGF 或抗 EGFR 靶向药物等现有标准治疗失败后的三线用药,CORRECT 研究和 CONCUR 研究分别报道了全球和亚太地区晚期肠癌三线治疗中的疗效及安全性数据。以中国为主的亚洲临床研究 CONCUR 研究证明了瑞格非尼的生存期延长较西方人群更有优势。瑞戈非尼第一周期可采取剂量滴定的方法,即第 1 周 80mg/d,第 2 周 120mg/d,第 3 周 160mg/d。在 2022 版 CSCO 结直肠癌诊疗指南中,瑞戈非尼以ⅠA 类证据Ⅰ级推荐用于 MSS 或

MSI-L/pMMR 患者的姑息三线治疗。

(2)呋喹替尼:是一种新型的高选择性血管内皮生长因子受体(VEGFR)靶向 TKI 药物,FRESSCO 研究显示,呋喹替尼三线治疗晚期结直肠癌:显著延长 mOS 近 3 个月;显著延长 mPFS 近 2 个月,并且显著提高 ORR 和 DCR,呋喹替尼的安全性良好,不良反应可控。2018 年 9 月获得 NMPA 批准的另一个晚期结直肠癌的小分子抗血管靶向药物。在 2022 版 CSCO 结直肠癌诊疗指南中呋喹替尼以ⅠA 类证据Ⅰ级推荐用于 MSS 或 MSI-L/pMMR 患者的姑息三线治疗。

2. 新型化疗药物(曲氟尿苷替匹嘧啶 TAS-102)

国际 RECOURSE 和亚太 TERRA 两项研究证实了 TAS-102 在转移性结直肠癌患者中的有效性和安全性,研究结果高度一致。在 RECOURSE 研究中,TAS-102 治疗组的总生存(OS)和无进展生存(PFS)较安慰剂组均明显改善(OS 7.1 个月 vs. 5.3 个月;PFS 2.0 个月对 1.7 个月),死亡和疾病进展风险显著降低;在 TERRA 研究中,TAS-102 同样能显著延长患者 OS(7.8 个月 vs. 7.1 个月)和 PFS(2.0 个月 vs. 1.8 个月),虽然数值上较 RECOURSE 研究稍小,但同样表现出生存获益优势,获得阳性结果。以上研究结果奠定了 TAS-102 在晚期结直肠癌三线治疗中的地位,也为晚期结直肠癌患者提供了一种新的治疗手段与选择,在 2022 版 CSCO 结直肠癌诊疗指南中以ⅠA 类证据Ⅰ级推荐用于 MSS 或 MSI-L/pMMR 患者的姑息三线治疗。

同时,TAS102 联合贝伐珠单抗相关研究也进行了系列报道,最早是 2017 年日本的 C-TASK FORCE 研究,这是一项Ⅰ/Ⅱ期的临床研究,证实为不可切除转移性结直肠腺癌,对氟尿嘧啶、依立替康、奥沙利铂、抗 VEGF 治疗和抗 EGFR 治疗难治或不耐受,不包括曾使用瑞戈非尼者,ECOG 评分 0 或 1。共入组了 25 例患者,TAS102 联合贝伐珠单抗的给药方案选择 4 周方案(TAS-102 :35mg/m^2,b.i.d. p.o.,d1~5,d8~12 ;Bev:5mg/kg,i.v. ,d1、d15,q.4w.)的中位 OS 为 11.4 个月,中位 PFS 为 5.6 个月。随后 2019 年日本开展了 BITS 研究,入组的患者为标准化疗难治或不耐受的 mCRC 患者共 44 例,TAS102 联合贝伐珠单抗的给药方案选择 2 周方案(TAS-102 :35mg/m^2,b.i.d. p.o.,d1~5 ;Bev:5mg/kg,IV,d1,q.2w.),中位 OS 为 9.3 个月,中位 PFS 为 3.8 个月。随后在 2020 年

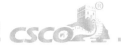

报道了随机对照临床研究 DANISH 研究，入组多线化疗及靶向药物治疗进展后的 mCRC 患者，随机接受曲氟尿苷替匹嘧啶 + 贝伐珠单抗或曲氟尿苷替匹嘧啶单药治疗，结果显示，两组中位 PFS 分别为 4.6 个月 vs. 2.6 个月，中位 OS 分别为 9.4 个月 vs. 6.7 个月。基于上述研究，TAS 联合贝伐株单抗被 CSCO 指南推荐作为晚期结直肠癌姑息三线治疗的Ⅲ级推荐。

3. 抗 EGFR 单抗 ± 单药化疗 既往证实抗 EGFR 单抗西妥昔单抗三线治疗转移性 CRC 有效的经典临床研究有澳洲的 NCICCO.17 和欧洲的 BOND 研究。NCICCO.17 研究是Ⅲ期临床研究，入组了 572 例 CRC 晚期患者，同时伴随 EGFR 过表达，并在一线治疗接受过氟尿嘧啶、伊立替康和奥沙利铂治疗失败，按照 1∶1 随机分成两组，其中试验组患者接受西妥昔单抗 + 最佳支持治疗，对照组患者仅接受最佳支持治疗，以总生存期（OS）和无进展生存期（PFS）为治疗终点评估药效。中位 OS 为西妥昔单抗组 6.1 个月 vs. 最佳支持治疗组 4.6 个月，西妥昔单抗组治疗效果显著优于对照组。该研究表明，西妥昔单抗是目前唯一被证明的对应用过奥沙利铂、伊立替康、氟尿嘧啶治疗失败仍有效的治疗 mCRC 单药，并能保证生活质量。BOND 研究是开放性、多中心、随机的Ⅱ期临床研究，入组接受伊立替康治疗并在治疗期间或治疗后 3 个月内病情恶化的患者共 329 例，按约 1∶1 随机分配成试验组和对照组，试验组接受西妥昔单抗联用伊立替康治疗，对照组仅用西妥昔单抗治疗，以 OS 和 PFS 为治疗终点。研究结果显示，联合组（8.6 个月）优于对照组（6.9 个月），但是，在治疗后期，联用组 OS 与对照组 OS 并无明显差异。而两组中位 PFS 的比较则有比较可观的差距，联用组 4.1 个月 vs. 对照组 1.5 个月。该研究结果提示，西妥昔单抗联用伊立替康可显著延缓疾病进程，提高患者的生活质量。因此，在 2022 版 CSCO 结直肠癌诊疗指南中，西妥昔单抗 ± 伊立替康方案以ⅠA 类证据Ⅰ级推荐用于既往未接受过西妥昔单抗治疗的 MSS 或 MSI-L/pMMR 且 *RAS/BRAF* 野生型转移性结直肠癌的姑息三线治疗。

4. 含西妥昔单抗方案的再挑战 再挑战（rechallenge）策略是指患者对某种药物 / 治疗方案发生抵抗之后，经过一段时间的其他药物治疗，后线在启动和引入相同的已发生过耐药的药物，或已发生抵抗的治疗方法仍然有效。抗 EGFR 单克隆抗体，如西妥昔单抗和帕尼单抗，显著改善了 BRAF 和 RAS 野生型晚期结直肠癌患者的预后，特别是在左半肠癌，并被批准作为一线的标准治疗方案。2018 年 11 月 CRICKET 研究结果在 *JAMA Oncology* 上发表，该研究探讨了西妥昔单抗在 *RAS/BRAF* 野生型 mCRC "再挑战" 策略的价值。在 *RAS/BRAF* 野生型 mCRC 患者中（n=28），一线西妥昔单抗联合 FOLFIRI/FOLFOXIRI 方案治疗疾病进展后，二线治疗给予贝伐珠单抗联合 FOLFOX/FOLFOXIRI/XELOX 方案，进展后三线治疗给予西妥昔单抗联合伊立替康方案的 "再挑战" 治疗。结果显示，6 例患者达部分缓解，9 例患者达疾病稳定。主要终点 ORR 达 21%，疾病控制率（DCR）达 54%，在 *RAS* 野生型 mCRC 患者中，PFS 和 OS 分别达到了 4 个月和 12.5 个月。在对抗 EGFR 单抗耐药的 *RAS* 野生型 mCRC 患者中，ctDNA 的 RAS 状态可能是预测抗 EGFR 单抗 "再挑战" 治疗疗效的指标。2019 年 ASCO 会议上报道的

EPIC 研究则进一步提供了西妥昔单抗 "再挑战" 策略的临床依据。EPIC 研究回顾性更新数据分析显示，既往接受西妥昔单抗联合伊立替康治疗的 RAS 野生型 mCRC 患者，后线治疗中再次使用西妥昔单抗较未应用西妥昔单抗治疗的患者明显改善了 mOS（28.0 个月 vs. 13.8 个月），而既往伊立替康单药治疗的患者，后线治疗中使用西妥昔单抗治疗也较未应用西妥昔单抗治疗的患者明显改善了 mOS（19.1 个月 vs. 9.5 个月）。结果显示，以西妥昔单抗为基础的治疗可作为 RAS 野生型 mCRC "再挑战" 的治疗选择。在 2022 版 CSCO 结直肠癌诊疗指南中，西妥昔单抗 ± 伊立替康再挑战方案Ⅲ推荐用于既往接受过西妥昔单抗治疗的 MSS 或 MSI-L/pMMR 且 RAS、BRAF 野生型转移性结直肠癌的姑息三线治疗。

5. 免疫检查点抑制剂治疗 MSI-H/dMMR 是免疫治疗的疗效预测标志物。在晚期结直肠癌患者中，MSI-H/dMMR 患者的比例约为 4%。错配修复蛋白缺失导致微卫星不稳定以及大量突变累积，从而释放出更多的肿瘤新抗原。KEYNOTE-016 研究显示 MSI-H/dMMR 结直肠癌患者的客观有效率 ORR 约为 40%。此后 KEYNOTE-164 研究和 Checkmate-142 研究也证实帕博利珠单抗及纳武利尤单抗对于 MSI-H/dMMR 结直肠癌患者也具有非常好的疗效。在转移性结直肠癌 MSI-H/dMMR 人群的二线、三线治疗中新增了 PD-L1 单抗的推荐，PD-L1 恩沃利是基于中国多中心、单臂 KN035-CN-006 Ⅱ期研究结果。在该研究中，恩沃利单抗展现了对于 MSI-H/dMMR 结直肠癌患者的良好疗效。研究结果显示，恩沃利单抗单药（150mg q.w.）用于 65 例 MSI-H/dMMR 结直肠癌患者二线以上治疗的客观缓解率（ORR）为 43.1%；12 个月无进展生存率为 43.7%，12 个月总生存率为 72.9%，RATIONALE 209 研究共纳入来自全国 26 家中心的 80 例符合条件的患者，接受替雷利珠单抗单药治疗，直至出现疾病进展或不可耐受的毒性反应。主要终点为客观缓解率（ORR）。共 74 例患者纳入分析，其中结直肠癌（CRC）、子宫内膜癌、胃 / 胃食管结合部癌、小肠腺癌占比较高，分别为 62.2%、17.6%、10.8% 和 4.1%。中位随访 11.78 个月，整体人群 ORR 为 45.9%，其中 CRC 患者 ORR 为 39.1%、其他瘤种患者 ORR 为 57.1%；疾病控制率（DCR）为 71.6%，其中完全缓解（CR）率、部分缓解（PR）率分别为 5.4% 和 40.5%；整体人群临床获益率（CBR）（疾病控制时间 ≥ 24 周）为 52.7%。中位无进展生存期（PFS）和总生存期（OS）未达到，12 个月无进展生存率和总生存率分别为 59.3% 和 75.3%，且结直肠癌患者与其他瘤种患者结果呈现出一致趋势。在 2021 年 CSCO 学术年会上，复宏汉霖以口头报告形式发布了斯鲁利单抗在经治疗、不可切除或转移性高度微卫星不稳定或错配修复缺陷型（MSI-H/dMMR）实体瘤中开展的Ⅱ期临床试验数据。截至 2021 年 1 月 9 日，试验共入组 108 例患者，结果显示，客观缓解率（ORR）为 38.2%（2 例完全缓解，24 例部分缓解）。因此，基于上述研究结果，替雷利珠单抗和斯鲁利单抗均获批了 MSI-H 经标准治疗后，不可切除多种实体瘤的应用，其中包括转移性结直肠癌患者。

6. 抗 HER2 治疗 HER-2 是一个公认的肿瘤发生的驱动因素，在乳腺癌和胃癌中研究较多。转移性结直肠癌中 HER2 过表达的患者占 2%~5%。*RAS/BRAF* 野生型及左

半肠癌患者 HER-2 过表达比例更高,尤其是直乙交界腺癌。临床前和临床数据一致表明 HER-2 与抗 EGFR 治疗的耐药性相关,进一步强调了其在 mCRC 中的生物学意义。一些非随机的 II 期临床研究证实了抗 HER-2 治疗的疗效。最早 Bertotti 等研究发现 HER-2 阳性结直肠癌 PDX 模型对西妥昔单抗和帕妥珠单抗单药耐药,但拉帕替尼联合西妥昔单抗或帕妥珠单抗能够长期抑制肿瘤生长。基于上述结果开展的 HERACLES-A 研究纳入了 27 例 HER-2 阳性晚期肠癌患者接受曲妥珠单抗联合拉帕替尼治疗,客观有效率达到 30%,74% 的患者疾病得到控制,中位 PFS 21 周。类似地,在应用曲妥珠单抗联合帕妥珠单抗的篮子研究 Mypathway 研究中,57 例 HER-2 扩增晚期结直肠癌中 32% 的患者疾病缓解,其中 RAS/RAF 野生型患者 ORR 有效率为 40%,中位 PFS 5.3 个月(95% CI 2.7~6.1 个月)。2019 年 ESMO 会议上公布的 MOUNTAINEER 研究是一个多中心、单臂 II 期临床研究,应用图卡替尼联合曲妥珠单抗治疗 RAS 野生型 HER-2 阳性晚期结直肠癌患者,截至数据公布时,22 例患者客观有效率为 55%,中位无进展生存期和总生存期分别达到了 6.2 个月和 17.3 个月。虽然上述研究样本量均有限,但依旧为结直肠癌双靶向抗 HER-2 治疗提供了重要支持证据。但中国尚缺少 HER-2 肠癌扩增的靶向治疗数据,借鉴上述研究,CSCO 结直肠癌诊疗指南对 HER-2 扩增的晚期肠癌三线应用抗 HER-2 治疗作为 III 级推荐。

7. 针对 BRAF V600E 突变的联合治疗 6%~8% 的转移性结直肠癌(metastatic colorectal cancer, mCRC)患者存在 V-raf 鼠肉瘤病毒癌基因同源体 B(V-raf murine sarcoma viral oncogene homolog, BRAF)V600E 基因突变,预后不良。对于标准治疗失败后的治疗,单药 BRAF 抑制剂治疗效果不好。通过对于 BRAF 基因 mCRC 耐药分子机制的研究,开展了一系列临床试验,包括双靶向药、三靶向药的联合治疗。一项 II 期研究(Southwest Oncology Group 1406)比较了伊立替康 / 西妥昔单抗联合或不联合 Vemurafenib 的作用,99 例 BRAF V600E 突变 RAS 野生型 mCRC 患者接受过至少一线治疗失败(不含 EGFR 单抗)后,随机接受伊立替康 / 西妥昔单抗联合或不联合 vemurafenib,结果显示主要终点 PFS 时间由 2.0 个月显著延长至 4.4 个月,次要终点客观有效率(objective response rate, ORR)也显著改善。根据该项研究,2019 年 CSCO 结直肠癌诊疗指南将伊立替康 + 西妥昔单抗 + 维罗非尼方案作为 BRAF V600E 突变肠癌的三线治疗(2B 类证据,III 级推荐)。Corcoran 等开展的一项试验中分别用达拉非尼 + 帕尼单抗、达拉非尼 + 曲美替尼 + 帕尼单抗、曲美替尼 + 帕尼单抗治疗三个队列。结果显示,三靶向药物联合的 ORR 优于双靶向药物联合,mPFS 时间为 4.1 个月,mOS 时间为 9.1 个月,腹泻和皮肤毒性(皮疹和痤疮样皮肤炎)不良反应有所增加。达拉非尼 + 曲美替尼 + 帕尼单抗被 2019 年 NCCN 结直肠癌指南作为一线后治疗推荐。2019 年 ESMO 年会公布了 BEACON CRC III 期研究的结果,这是有史以来规模最大的 III 期队列研究,将患者按 1:1:1 随机分为三组:三靶组患者接受 encorafenib+binimetinib+ 西妥昔单抗治疗(224 例)、双靶组患者接受 encorafenib+ 西妥昔单抗治疗(220 例)、对照组患者接受 FOLFIRI 方案 + 西妥昔单抗或者伊立替康 + 西妥

昔单抗治疗(221 例)。mOS 时间:三靶组为 9.0 个月,双靶组为 8.4 个月,对照组为 5.4 个月。三靶组和双靶组 ORR 分别为 26% 和 20%,mPFS 时间分别为 4.3 个月和 4.2 个月。与当前标准治疗相比,encorafenib+binimetinib+ 西妥昔单抗的三靶联合治疗和 encorafenib+ 西妥昔单抗的双靶治疗显著改善 BRAF V600E 突变 mCRC 患者的 OS 和 ORR,且大部分患者可耐受,双靶联合和三靶联合的疗效相似。2022 版 CSCO 指南将 BRAF 抑制剂 +EGFR 单抗 ± MEK 抑制剂作为 RAS 野生、BRAF V600E 突变转移性结直肠癌姑息二线及以上治疗(2B 类证据,III 级推荐)。

三、晚期结直肠癌三线治疗的探索方向

1. 药物使用顺序及适宜人群的探索 作为晚期结直肠癌三线治疗的瑞戈非尼、呋喹替尼、曲氟尿苷替匹嘧啶均为 MSS 或 MSI-L、pMMR 患者的 I 级推荐,有效性相似,具有高级别循证医学证据,但是哪个先用效果更好,目前尚没有确切答案。总体上看,抗 VEGFR-TKI 与 TAS102 治疗 mCRC 的中位 OS 是 7~8 个月,中位 PFS 在 2~3 个月。三个药物的 DCR 在 40%~60%。从 TERRA 研究、CONCUR 研究和 FRESCO 研究按照年龄的亚组分析中可以看到,≥65 岁患者从 TAS102 治疗获益更好。TAS102 极少发生 HFSR,适用于前线蓄积 HFS 或 HFSR 的患者。

一项美国 RWS 研究显示,TAS102 治疗依从性显著高于瑞戈非尼。另外一项美国 RWS 研究纳入 IQVIA 医保数据库 2014 年 10 月—2017 年 7 月接受 TAS102(n=469)或瑞戈非尼(n=311)治疗的 mCRC 患者,其中先用 TAS102 再用瑞戈非尼组(n=96)和先用瑞戈非尼再用 TAS102 组(n=83),结果显示,先用 TAS 后用瑞戈非尼患者的依从性和持久性更高。RECOURSE 研究中,17% 的 TAS102 组和 20% 的安慰剂组中患者应用过瑞戈非尼,OS 的风险比在既往应用过瑞戈非尼组和未应用过瑞戈非尼组是等同的,提示既往应用过瑞戈非尼组再使用 TAS102 也有疗效。另外,我们在选择三线治疗方案时,还考虑到患者的合并症、既往治疗毒性反应及副作用的发生情况等,如果既往治疗手足综合征、高血压、血栓事件、蛋白尿等明显时,三线治疗可能优选以血液学毒性为主的曲氟尿苷替匹嘧啶。

也有研究提示先用瑞戈非尼后用化疗获益更佳。对于难治性 mCRC 的三线治疗,国内外研究已证明瑞戈非尼治疗和低强度 FOLFOXIRI(riFOLFOXIRI)治疗均可延长患者的 OS。然而,关于两者在难治性 mCRC 三线治疗中优先使用顺序,学界一直在探讨中。一项单中心、回顾性队列研究纳入 191 例在 2012 年 8 月—2018 年 1 月接受后线治疗的难治性 mCRC 患者,根据治疗方案分为瑞戈非尼优先治疗组(n=136)与低强度 FOLFOXIRI(riFOLFOXIRI)优先治疗组(n=55),结果显示,对于难治性 mCRC 患者的后线治疗,瑞戈非尼序贯 riFOLFOXIRI 的治疗方案与先应用 riFOLFOXIRI 再使用瑞戈非尼相比可带来更多的 OS 获益。

肝转移是晚期结直肠癌患者常见的转移部位及死亡的主要原因,2019 年 CSCO 年会上,秦叔逵教授汇报了 FRESCO 研究中肝转移亚组的结果。疗效分析显示,对于肝转移患者,

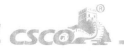

呋喹替尼相比安慰剂可显著改善 OS(8.61 个月 vs. 5.98 个月)、PFS(3.71 个月 vs. 1.84 个月),降低了 41% 的死亡风险;另外,对于没有肝转移的患者,呋喹替尼可降低 25% 的死亡风险。同时,在肝转移患者中,与安慰剂相比,肝毒性无明显差异。该项研究结果提示,以肝转移为主的患者三线治疗优先选用呋喹替尼是个优选方案。上述结论尚需进一步研究加以验证。

2. TKI+ 免疫治疗的探索 REGONIVO 研究结果的公布,掀起了结直肠癌后线治疗中抗血管生成治疗联合免疫检查点抑制剂应用的积极探索热潮。在 REGONIVO 研究中,对于晚期标准治疗失败的结直肠癌患者,应用瑞戈非尼联合纳武利尤单抗取得了 36% 的 ORR 和 7.9 个月的 PFS,似乎让人们看到了对于 MSS 转移性结直肠癌患者免疫治疗的突破,但是实践发现该研究结果难以在真实世界中得以重复。REGOTORI 研究第一次在 2020 年 ESMO 会议上报道了瑞戈非尼 + 特瑞普利单抗在结直肠癌三线治疗中的疗效和安全性结果,ORR 为 15.2%,PFS 2.6 个月,OS 15.5 个月。2021 年 ASCO 会议上公布了北美进行的瑞戈非尼联合纳武利尤单抗后线治疗转移性结直肠癌的研究结果,入组了 70 例患者,总体人群的 ORR 7%,肝转移亚组 ORR 为 0,PFS 仅 1.8 个月,OS 为 11.9 个月。2021 年 ASCO 会议上报道了呋喹替尼(5mg,用 2 周停 1 周)联合信迪利单抗的优秀数据结果,入组 44 例患者,ORR 27.3%,PFS 6.9 个月,OS 11.8 个月,DCR 95.5%,且该研究的入组人群基线特征与真实世界患者基线特征相似,对于临床治疗更具指导意义。鉴于上述以 MSS 转移性结直肠癌为主体治疗人群的 REGONIVO 式研究取得的结论尚不一致,多为初期临床研究结果,目前在各大指南中尚未被常规推荐,尚需进一步研究加以证实,尚需探索获益人群。

3. 特殊靶点药物的探索 结直肠癌治疗中的多个新靶点是目前研究的热点,包括 *TMB*、*POLE* 突变、*TRK* 融合、*RET* 融合、*MET* 扩增和 *KRAS G12C* 等。

KEYNOTE-158 研究是一项多队列单臂 2 期研究,前瞻性探索 TMB 的作用。研究包括接受过一线以上标准治疗的多种肿瘤患者。高 TMB 同样定义至少 10mut/Mb。纳入的患者中 102 例(13%)为高 TMB。其中入组了 50 例结直肠癌患者,高 TMB 患者 14 例,低 TMB 患者 5 例,ORR 分别为 14% 和 5%,具有显著性差异。TAPUA 研究证实帕博利珠单抗单药在既往治疗过的高 TMB(≥9mut/Mb)的结直肠癌患者中可以获得 11% 的 ORR 和 28% 的 DCR,中位 PFS 和 OS 分别是 9.3 个月和 51.9 个月。目前的临床数据显示,TMB 可能是晚期结直肠癌患者免疫检查点抑制剂的疗效预测标记物,但是检测质控问题、恰当的 cutoff 值的确定等仍需进一步明确。

POLE 突变在结直肠癌中的发生率为 1%。常伴有 TMBs 明显增高,甚至达 100 个 mut/Mb。一项研究报道了伴有 *POLE* 突变的 16 例患者使用纳武利尤单抗治疗,其中 7 例患者为结直肠癌患者,5 例获得了缓解。因此伴有 *POLE* 突变的患者可能是免疫治疗的优势人群。

NTRK1、2 和 3 的融合在结直肠癌中的发生率为 0.5%~2%。TRK 抑制剂,拉罗替尼和 entrectenib 在单臂研究中获得了很高的 ORR,分别是 75% 和 79%。因此在 2018 年和

2019 年获得 FDA 批准用于 NTRK 融合的结直肠癌患者的后线治疗。2021 年 AACR 会议报道针对 RET 融合的靶向治疗,RET 融合抑制剂 selpercatinib 在转移性结直肠癌患者中的 ORR 达 47%。EML4-ALK 融合的患者对 ALK 抑制剂有反应,但目前仅见于病例报道,尚不支持常规使用。MET 扩增在转移性结直肠癌的发生率约为 4%,一项 Ⅰ 期临床研究针对 MET 扩增的实体瘤患者,使用两个针对 MET 抑制剂 tepotinib 和 capmatinib 治疗有效,其中也包括结直肠癌。另外一项 Ⅰb 期临床研究探索 MET 抑制剂 capmatinib 和西妥昔单抗在转移性结直肠癌患者中的联合使用,有效率达 31%(4/13),患者出现肿瘤退缩的比例占 29%~44%。KRAS G12C 突变在结直肠癌中的发生率约为 3%,一项 KRAS G12C 抑制剂 sotorasib(AMG510)在 *KRAS G12C* 突变实体瘤中后线治疗的研究显示,其中结直肠癌患者有 7%(3/42)达疾病缓解,67% 疾病稳定。另外一个 KRAS G12C 抑制剂 MRTX849,在转移性结直肠癌中的 ORR 为 17%(3/18),DCR 为 94%(17/18)。临床前数据显示,EGFR 单抗和 KRAS G12C 抑制剂联用有效率更高,相关的临床研究正在开展。

四、晚期结直肠癌三线治疗方案的优化选择策略

在决定三线治疗方案之前,提倡 NGS 检测,根据检测结果分为两大部分人群,一是含有效治疗靶点的人群,对于 MSI-H/dMMR 患者,如既往没有应用过免疫检查点抑制剂,优先推荐应用 PD-1/PD-L1 单抗;对于 *RAS/BRAF* 野生型且 MSS 或 MSI-L/pMMR 患者,既往没有应用过抗 EGFR 单抗的患者,推荐应用西妥昔单抗联合伊立替康,对于曾应用过抗 EGFR 单抗治疗且有效的患者,组织或液态活检提示仍为 *RAS/BRAF* 野生型的患者,推荐含抗 EGFR 单抗方案再挑战治疗;对于 *RAS* 野生型且 MSS 或 MSI-L/pMMR 伴有 HER2 扩增的患者,推荐抗 HER-2 治疗;对于 *BRAF*^V600E 突变的患者,既往没有应用过针对 BRAF 为核心的多靶点联合治疗的患者,推荐抗 EGFR 单抗 +BRAF 抑制剂 ±MEK 抑制剂;对于伴有少见基因改变的患者,如 *NTRK* 融合基因、*MET* 扩增、*RET* 融合、*EML4-ALK* 融合、*KRAS G12C* 突变,推荐 TRK 抑制剂、MET 抑制剂、RET 抑制剂、ALK 抑制剂、KRAS G12C 抑制剂等或参加相关临床试验。另外没有明确治疗靶点或疗效预测指标的患者,要根据患者身体状态、临床病理特征、肿瘤符合、既往治疗效果、不良反应、合并症及治疗意愿等选择 TKI 类药物瑞戈非尼、呋喹替尼或曲氟尿苷替匹嘧啶。所有晚期结直肠癌患者均推荐参与相应的临床研究。

五、晚期结直肠癌三线治疗的展望和思考

目前晚期结直肠癌三线治疗的药物选择越来越多,而与一线和二线治疗有所不同的是,三线治疗应以持续疾病控制和维持患者的生活质量为主要目标,随着晚期肠癌研究的进展,三线治疗的选择更加体现了规范化、精准化、个体化,因此,如何更加合理地布局三四线治疗,使患者生存获益最大化

尤为重要。晚期结直肠癌三线治疗应从患者的全程获益出发,合理进行布局。

目前的晚期结直肠癌三线治疗研究仍存在如下问题。

1. 关于目前现有三线治疗药物使用顺序、时机和时限、联合模式、适宜人群,尚需进一步设计严谨的双盲、随机、对照临床Ⅲ期大样本研究加以证实。

2. 除 MSI-H/dMMR 人群外,仍需进一步探索免疫治疗可能获益的优势人群,尤其在占绝大多数的 MSS 结直肠癌患者中积极探索有效的免疫治疗的疗效预测标记物,或通过联合治疗把冷肿瘤转变成热肿瘤,以进一步提高免疫治疗疗效意义重大。

3. 肠癌晚期三线治疗新药的开发与探索等都是有待进一步探索和解决的问题。

近年来,晚期转移性结直肠癌三线治疗循证医学证据逐渐在丰富,但生存获益仍有限,如何把现有的治疗手段进行更为合理的布局,以及探索新的方案十分必要。治疗疗效及安全性、适应人群、应用时机、应用时限、联合方式、疗效评价、新药研发等都需要进一步积极探索以更好地指导临床实践。

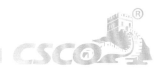

BRAF 突变晚期结直肠癌的治疗策略

西安交通大学第一附属医院

杨宇倩 董旭媛 吴胤瑛

一、BRAF 突变结直肠癌特征

(一) BRAF 突变肠癌临床特征

结直肠癌(colorectal cancer,CRC)的发生、发展与有丝分裂原活化蛋白激酶(mitogen-activated protein kinase,MAPK)通路的高突变有关,包括 KRAS 突变和 NRAS 突变,它们在大约 50% 的 CRC 中发生突变,而 BRAF 作为 MAPK 通路中的一部分,其突变发生在 10%~15% 的 CRC 中。BRAF 突变定义了一种具有独特患者群体的特定疾病亚型,并在转移状态中具有不良的预后特征。BRAF 突变型肿瘤通常出现在右半结肠,在女性和老年患者(>65 岁)中更常见,组织学呈黏液性和低分化性,常见腹膜转移和远处淋巴结转移。BRAF 突变常与 KRAS、NRAS 突变是互斥的,罕见同时发生突变。BRAF V600E 突变可以与 MSI/dMMR 同时发生(比例大约为 20%)。这类患者的生存期 OS 相较于 RAS/BRAF 野生型明显缩短,并且在疾病早期的无复发生存期也较短。其中 BRAF V600E 突变是最常见的突变类型,约占全部的 90%,并且与其独特的侵袭性表型相关。先前的研究表明,BRAF V600E 突变肿瘤患者的腹膜和转移性淋巴结受累率较高,从标准的化疗治疗中获益较少,总生存期(overall survival,OS)较短。

(二) 结直肠癌中 BRAF 突变的分类

由对结直肠癌分子亚型的认识,并根据其遗传特征对结直肠癌进行分类。尽管 BRAF V600 是结直肠癌中最常见的 BRAF 突变,但在结直肠癌和其他实体瘤中也有其他几种 BRAF 突变的研究与报道,非 BRAF V600 突变的发生率在 CRC 中约占 2%。CWan 等根据分子特征、致癌活性及其激活 ERK 通路的能力将 BRAF 突变体分类为几种亚型。在这项研究中,作者首先定义了单体激酶活性显著增加的 Ⅰ 类 BRAF 突变,即 BRAF V600 突变(BRAF V600E、BRAF V600K、BRAF V600D、BRAF V600M 和 BRAF V600R 突变),此类突变携带的激酶活性比野生型 BRAF 的基本激酶活性高 700 倍,并以单体的形式起作用。其次是 Ⅱ 类 BRAF 突变,这需要与其他 BRAF 癌蛋白二聚化,即产生同源二聚体,并在不需要上游 RAS 激活的情况下激活下游 ERK 通路,Ⅱ 类 BRAF 突变一般具有中等程度的激酶活性,包括但不限于 BRAF L597Q/R/S/V、

G464 V/E、G496A/V/R、K601E/N/T、P367 L/S 突变与 BRAF 激酶复制或融合。还有一种低激酶活性或激酶死亡的 BRAF 突变被归为 Ⅲ 类,这类突变的激酶活性低于野生型 BRAF 的激酶活性,并以 RAS 依赖的方式起作用。BRAF D594G、D594N、G466E 和 G466V 突变是已知的 BRAF Ⅲ 类突变成员,值得注意的是,此类突变常伴随 RAS 突变,包括 KRAS 或 NRAS 突变或 RAS 调节因子(如神经纤维蛋白 -1)的功能缺失,Ⅲ 类 BRAF 突变的生物学特征具有高度异质性,并且依赖于受体激酶调控的 RAS 癌基因。

除此之外,不同类型的 BRAF 突变具有不同的临床特征。Ibrahim 等发现,与 BRAF V600E 突变患者相比,non-V600 BRAF 突变的结直肠癌患者以年轻男性居多,且右半肠癌和病理高级别肿瘤明显减少,而 non-V600 BRAF 突变患者的微卫星不稳定性(microsatellite instability,MSI)频率明显低于 BRAF V600E 突变患者(6% vs. 30%;$P<0.001$)。相反,KRAS 突变在 non-V600 BRAF 突变患者中更为常见(26% vs. 2%;$P<0.001$)。

研究显示,具有 Ⅰ 类 BRAF 突变(即 V600 突变)的 pMMR/MSS 结直肠癌患者应考虑 EGFR 抑制剂与 BRAF 抑制剂联合治疗,而根据 CheckMate 142、KEYNOTE 164 和 KEYNOTE 177 研究的结果,携带 BRAF V600E 突变的 dMMR 结直肠癌患者可考虑接受免疫检查点抑制剂治疗。Ⅱ 或 Ⅲ 类 BRAF 突变由于形成二聚体而未能从 BRAF 抑制剂中受益,所以 non-V600 BRAF 突变应根据临床情况考虑单独使用 EGFR 抑制剂或与其他药物联合使用。

(三) 结直肠癌中 BRAF 突变的病理生理学机制

具有 BRAF V600E 突变的 CRC 通常与高突变负荷、微卫星不稳定性(MSI)和 CpG 岛甲基化表型(CIMP)相关,通过 DNA 甲基化对基因表达进行高水平的表观遗传调节。目前已发现 BRAF 突变肿瘤为 70% CIMP,且相比于微卫星稳定(MSS)肿瘤更常见于微卫星不稳定性(MSI-H)肿瘤(30%~50%)。大多数 BRAF 突变型 CRC 是 CMS1 型,与 DNA 修复缺陷、高甲基化和高突变负荷相关,这与癌症基因组图谱项目的发现是一致的。尽管 BRAF 突变往往在 CMS1 结直肠癌中更为常见,但也可以在 CMS3 和 CMS4 结直肠癌中出现。此外,研究还描述了 BRAF V600E 突变结直肠癌的

两种转录亚型(BM1 和 BM2),其中 BM1 的特点是 KRAS/AKT 通路激活,雷帕霉素激酶的机制靶点(mTOR)或真核翻译起始因子 4E 结合蛋白 1 失调,介导侵袭、转移和化疗耐药性的上皮 - 间质转化(EMT),并增加了免疫源性。相比之下,BM2 表现出对细胞周期检查点的放松管制,是以细胞周期和周期检查点相关过程的失调为特征的。其中 BM1 结直肠癌细胞系似乎对 BRAF 和 MEK 抑制更敏感,而 BM2 系对细胞周期蛋白依赖性激酶 1 抑制更敏感。这种 BRAF 突变 CRC 的亚型分类可能有助于解释治疗反应之间的差异,并且可能有助于预测个体患者的预后,BM1 亚型相较于 BM2 亚型的患者表现更差的预后。

BRAF 突变型 CRC 的不良预后可能部分归因于异常的程序性细胞死亡。已显示 BRAF V600E 突变可抑制尾型同源框 2(CDX2)的表达,CDX2 是一种参与调节肠上皮细胞分化、细胞黏附和极性的肿瘤抑制因子和转录因子。CRC 的转移和预后不良与 CDX2 的缺失有关。鉴于其总体良好的预后,MSI-H 肿瘤可能会减弱 BRAF 突变的不良预后影响,特别是在早期患者中。与 BRAF 突变的 MSS 肿瘤相比,BRAF 突变的 MSI-H 肿瘤具有较少侵袭性的临床表型和较长的 OS。

BRAF V600E 突变是结直肠癌中最常见的 BRAF 突变类型,已在多项临床试验中被作为治疗靶点进行研究。本文也将主要针对 BRAF V600E 突变晚期结直肠癌患者提供治疗策略,我们将从化学治疗、靶向治疗、免疫治疗以及联合治疗几个方面进行如下综述。

二、治疗策略

(一)BRAF 突变晚期结直肠癌的化学治疗

BRAF 突变的 CRC 患者有多种治疗选择。在过去的几十年里,全身化疗一直是治疗的基础。一线治疗目前最标准的经典治疗还是三药联合抗血管生成药物贝伐珠单抗(FOLFOXIRI+BEV),这是基于 TRIBE 研究亚组分析给出的推荐。TRIBE 研究评估了 FOLFOXIRI+ 贝伐珠单抗对比 FOLFIRI + 贝伐珠单抗作为 mCRC 患者的一线治疗方案,其中共有 28 例 BRAF V600E 突变患者入组(FOLFOXIRI 组 16 例,FOLFIRI 组 12 例)。RAS 和 BRAF WT 亚组的中位 OS 为 37.1 个月,而 BRAF 突变亚组为 13.4 个月($P< 0.000 1$),接受 FOLFOXIRI+ 贝伐珠单抗治疗的 BRAF V600E 突变患者的中位 OS 为 19.0 个月,而 FOLFIRI+ 贝伐珠单抗为 10.7 个月。显示出了三药治疗方案与贝伐珠单抗联合在 BRAF 突变患者中的生存优势。基于对治疗效果和 BRAF 突变状态的分析,具有 BRAF V600E 突变的患者从 FOLFOXIRI 与 FOLFIRI 未获得与野生型对应的同等收益。此外,最近对五项随机试验的荟萃分析比较 FOLFOXIRI+ 贝伐与双药联合贝伐在亚组分析中未能显示 FOLFOXIRI+ 贝伐的任何优势。

(二)BRAF 突变晚期结直肠癌的靶向治疗

在没有各类靶向抑制剂的情况下,具有 V600E 突变的 BRAF 蛋白会激活 MEK 以及 ERK 通路,导致细胞增殖、抑制细胞凋亡、细胞迁移和血管生成。ERK 通路是通过激活对 EGFR 的负反馈来抑制 EGFR 介导的 RAS 通路激活的,不同的靶向治疗抑制剂会带来不同的进展,研究者们为此做了大量的研究。

1. BRAF 抑制剂 使用 BRAF 抑制剂(康奈非尼 encorafenib、达拉非尼 dabrafenib、维罗非尼 vemurafenib)的单一疗法可以阻断突变 BRAF 的活性,随后来消除对 EGFR 的负反馈对 MAPK 通路的反常激活。但 BRAF 抑制剂作为单一药物在 BRAF 突变的 mCRC 中仅显示局限的疗效,ORR 为 5%。在临床上,与黑色素瘤细胞相比,BRAF 突变 CRC 细胞对 BRAF 抑制剂的敏感性相对降低,磷酸化后 ERK 通路会得到短暂的抑制,但随后 EGFR 介导的 RAS 和 C-RAF 会快速再激活。BRAF 抑制剂的活性可能会被 EGFR 的重新激活所规避,这也部分解释了 BRAF 抑制剂相对于表达低水平 EGFR 的黑色素瘤细胞的更加适用的原因。研究者发现,在 BRAF V600E 突变 CRC 异种移植模型中,BRAF 和 EGFR 抑制剂组合可协同抑制肿瘤生长,之后在 EGFR 靶向单克隆抗体联合 BRAF 抑制的临床研究表明,与单药 BRAF 抑制剂相比,其抗肿瘤活性有所提高。

2. EGFR 抑制剂 表皮生长因子受体(EGFR)在 30 年前就成为了 CRC 肿瘤发生的驱动因子,从而为 EGFR 靶向治疗的临床开发奠定了基础。两种不同的抗 EGFR 抗体——西妥昔单抗和帕尼单抗,相对于安慰剂在化疗难治性转移性 CRC 患者中均显示出统计学上显著的治疗效果,客观缓解率(ORR)提高了 10%,总生存期(OS)优势<3 个月。作为 mt-CRC 有价值的治疗靶点,增加 EGFR 抑制剂可防止这种 EGFR 的负反馈对 MAPK 通路自相矛盾的相互激活。然而,适用抗 EGFR 单克隆抗体(MoAb)的治疗仅对一部分患者有效。KRAS 或 NRAS 基因外显子 2、3 和 4 热点区域的激活突变,发生在大约 55% 的 mt-CRC 患者中,是抗 EGFR MoAb 耐药的主要内在机制,目前用于排除患者使用这些药物进行治疗。在 CAPRI-GOIM 试验中,评估了 KRAS、NRAS、BRAF 和 PI3KCA 突变的异质性与抗 EGFR 治疗临床活性的相关性。KRAS 的异质性评分(HS)介于 12 和 260 之间,因为在大多数 mt-CRC 患者中,大多数癌细胞具有突变的 KRAS。NRAS 突变病例也发现了类似的结果。相反,对于 BRAF 或 PIK3CA 突变病例,通常只有一小部分癌细胞发生突变。同类型还有多项研究显示 RAS 基因状态是预测抗 EGFR 治疗疗效的重要指标,故欧洲肿瘤内科学会临床实践指南提示,FOLFOX 或 FOLFIRI 双药联合西妥昔单抗或帕尼单抗是 RAS 和 BRAF WT-CRC 患者的一线治疗选择,几项大型回顾性研究的结果在 EGFR 信号级联的其他下游组件中的预测作用并不一致。功能实验清楚地证明了 BRAF V600E 在结肠癌细胞中对抗 EGFR 抗体具有耐药性,并且根据某些回顾性研究发现这种作用在临床上具有相关性。不过由于分析的样本量小,这些研究都没有提供对这种效应的强有力证实,后续出现了许多试图达到可接受的统计功效水平的荟萃分析,这些数据证实了 BRAF 突变作为抗 EGFR 抗体耐药性预测因子的作用。EMA 目前建议对扩展 RAS 状态(KRAS 和 NRAS)进行预处理评估,以排除转移性 CRC 患者在肿瘤中存在这些基因突变时接受西妥昔单抗或帕尼单抗治疗;FDA 对帕尼单抗的标签非常相似,而西妥昔单抗治疗 KRAS 野生型(而不是 NRAS)状态是强制性的,而 FDA 和 EMA 都没有

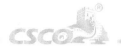
根据 *BRAF* 突变状态做出任何排除,但越来越多的证据表明 *BRAF V600E* 突变对帕尼单抗或西妥昔单抗(作为单一药物或与细胞毒性化疗联合使用)产生反应的可能性极小,除非作为 BRAF 抑制剂联合方案的一部分予以治疗。

3. VEGF 抑制剂 几项随机 Ⅱ 期研究的汇总结果表明,在 5-FU/LV 中加入贝伐珠单抗与 5-FU/LV 或 5-FU/LV 联合治疗方案的中位生存期分别为 17.9 个月和 14.6 个月。一项对既往未接受过贝伐珠单抗联合 IFL 治疗的患者进行的研究也支持将贝伐珠单抗纳入初始治疗,在该关键试验中,可以观察到使用贝伐珠单抗的生存时间会更长(20.3 个月 vs. 15.6 个月)。最近对 SEER 数据库的分析发现,贝伐珠单抗对 2002—2007 年诊断的 Ⅳ 期 CRC 患者的 OS 有适度的改善(*HR*=0.85)。当贝伐珠单抗与基于奥沙利铂的化疗联合时,生存优势并不明显,但在基于伊立替康的方案中是明显的,总体而言,多项荟萃都可以分析表明,贝伐珠单抗用于 mt-CRC 的一线治疗是有益的。TRIBE 研究的一项亚组分析将 28 例 *BRAF* 突变的 mt-CRC 患者分为 FOLFOXIRI+ 贝伐珠单抗和 FOLFIRI+ 贝伐珠单抗,两组的 mPFS 和 mOS 分别为 7.5 个月 vs. 5.5 个月和 19.0 个月 vs. 10.7 个月,从这组数据可以看出来,对于体力状态良好的患者,推荐 FOLFOXIRI 联合贝伐珠单抗的治疗方案,可以使患者获得比较好的结果。三药方案联合贝伐珠单抗已经作为各大指南对于体力状况良好的,*BRAF V600E* 突变 mCRC 的一线姑息治疗标准方案。

(三) *BRAF* 突变晚期结直肠癌的免疫治疗

尽管在错配修复缺陷或微卫星高度不稳定的 mCRC 中,有免疫检查点抑制剂有效的临床证据,但 90%~95% 的具有熟练错配修复或微卫星稳定肿瘤的 mt-CRC 患者不会从免疫治疗中受益。然而,实验性临床前数据表明,由于 CpG 岛高甲基化相关的 MLH-1 表观遗传失活,*BRAF V600E* 肿瘤也可能与 MSI-H 肿瘤共存,占 *BRAF V600E* mCRC 的 20%~58%。对 *BRAF* 突变 -CRC 肿瘤的分析中,大多数是 CMS1 型(免疫原性和超突变),这提示可能更能从免疫治疗中获益。Corcoran 等报告了达拉非尼 + 曲美替尼 + PD-1 抑制剂 spartalizumab 的 Ⅱ 期试验的早期结果(NCT03668431),指出所有患者的总体 RR 有望达到 33%;CE+ 纳武利尤单抗的 Ⅰ / Ⅱ 期临床试验目前正在之前接受过 *BRAF V600E* mCRC 治疗的患者中进行(NCT04017650);一项针对之前接受过 *BRAF V600E* 治疗的患者的多臂试验(NCT04294160)正在评估新药物与达拉非尼的各种联合。针对 *BRAF V600E* 突变的 CMS1 型 mCRC 在治疗策略方面与免疫治疗的联合策略疗效值得期待。

(四) *BRAF* 突变晚期结直肠癌的联合治疗

在对 *BRAF* 靶向治疗的耐药机制分析中观察到获得性癌基因突变(即 *KRAS*、*NRAS* 和 *MAPK*)和 *BRAF* 中的拷贝数扩增,针对该途径中效应物的其他靶向药物可能会导致更深层次的抗肿瘤反应,并为多靶点的双重抑制提供理论基础,以此来试图改善 *BRAF V600E* 突变 mt-CRC 患者的预后。为了验证此理论基础,已经对各类靶向药物组合进行了几项临床试验,目的是克服对 BRAF 抑制剂单一疗法的耐药性。

1. BRAF 抑制剂 +MEK 抑制剂 在临床前和初步临床研究中,发现在 BRAF 抑制剂中加入 MEK 抑制剂可以增加对 MAPK 通路的抑制,并产生潜在的更强的抗肿瘤活性。

BRAF 和 MEK 抑制剂的组合已在 BRAF 突变的 mt-CRC 患者中进行了评估,导致 12% 的适度总体缓解率(ORR)和 3.5 个月的中位 PFS(在一项 43 例接受达拉非尼和曲美替尼治疗的患者中)。

2. BRAF 抑制剂 +EGFR 抑制剂 +PI3K 抑制剂 除此之外,研究学家们还探索了与磷酸肌醇 3- 激酶(PI3K)抑制剂的组合。一项 Ⅰb 期剂量递增研究中,在 28 名难治性 BRAF 突变的 CRC 患者中评估了康奈非尼 + 西妥昔单抗与康奈非尼 + 西妥昔单抗和 PI3K 抑制剂阿培利司(alpelisib)的组合,结果提示康奈非尼 + 西妥昔单抗 + 阿培利司三联方案的 ORR 为 18%,中位 PFS 为 4.2 个月,疾病控制率(DCR)为 93%。在随后的一项 Ⅱ 期研究 52 例接受这些方案治疗的患者中,三联方案的 PFS 高于二联方案(5.4 个月 vs. 4.2 个月),然而,三联组患者的不良反应发生率高于二联组(Ⅲ/ Ⅳ 级不良事件发生率分别为 79% 和 69%),且 alpelisib 在存在导致 PTEN 功能缺失的分子改变的情况下是无效的,然而这些改变存在于近 40% 的 *BRAF V600E* 突变的 CRC 患者中。

3. BRAF 抑制剂 +EGFR 抑制剂 BRAF 抑制剂单药治疗有限的疗效与 CRC 细胞系中 MAPK 信号的不完全抑制有关。在 *BRAF V600E* 突变 CRC 细胞的体外研究中,BRAF 抑制导致反馈抑制的表皮生长因子受体(EGFR)介导的 MAPK 信号快速释放,导致 MAPK 激活反弹和细胞持续增殖。在 *BRAF V600E* 突变 CRC 异种移植模型中,BRAF 和 EGFR 抑制剂联合使用可产生协同抑制肿瘤生长的效果,后续的 EGFR 靶向单克隆抗体联合 BRAF 抑制的临床研究表明,与单剂 BRAF 抑制剂相比,其活性有所提高。

在 27 名 *BRAF V600E* 突变的 mt-CRC 患者中评估了威罗非尼和西妥昔单抗的组合,其中 1 例患者部分缓解,69% 患者病情稳定,中位 OS 和无进展生存期(PFS)分别为 7.1 个月和 3.7 个月。还在 15 例 *BRAF V600E* 突变的 mt-CRC 的预治疗患者中研究了威罗非尼和帕尼单抗的组合,该试验的结果包括 2 例部分缓解的患者和 6 例病情稳定的患者。此外,临床上还探索了涉及其他 BRAF 和 EGFR 抑制剂组合的治疗方法,反应率为 10%~39%。BRAF 抑制剂康奈非尼和 EGFR 单克隆抗体西妥昔单抗的双重组合在早期临床试验中显示出可观的活性。

与其他肿瘤类型(如黑色素瘤)的活性相反,*BRAF V600E* 突变的 mt-CRC 患者对单药 BRAF 抑制剂或与 MEK 抑制剂联合的反应是最小的。一个关键发现是在 BRAF 抑制后识别出适应性反馈,导致结肠癌中通过 EGFR 通路的信号传导增加,这引发了联合 BRAF 和 EGFR 抑制剂的研究,证明了活性的提高。来自患者异种移植的临床前研究和临床试验证明伊立替康能够增强 BRAF 和 EGFR 抑制的活性,类似于伊立替康在 KRAS 野生型肿瘤中表现出的 EGFR 抑制的临床获益,从而进行了 *BRAF V600* 特异性抑制剂维罗非尼与西妥昔单抗 + 伊立替康联合的 Ⅰb 期研究,该研究显示出 35% 的缓解率和令人鼓舞的无进展生存期。根据这些初步数据,开始了一项西妥昔单抗 + 伊立替康联合或不联合威罗非尼的随机研究(SWOG S1406),以无进展生存期为主要终点来评估这种联合的获益。共有 106 例患者被随机分配,其中 100 名符合条件,加入威罗非尼后 PFS 显著提高(*HR*=0.50)。实验组与对照组的中位 PFS 分别为 4.2 个月和 2.0 个月，80% 和 39% 的患者在第 9 周没有发生进展和死亡。实验组的缓解率和疾病控制率分别为 17% 和 65%，而对照组分别为 4% 和 21%。对照组的 21 名患者 (42%) 在疾病进展后转入实验方案。两组的 OS 没有显著差异 (*HR*=0.77)，该队列交叉后的中位 PFS 为 5.4 个月，缓解率和疾病控制率分别为 19% 和 76%。与对照组相比，实验组的 3/4 不良事件包括中性粒细胞减少 (30% vs. 7%)、贫血 (13% vs. 0%) 和恶心 (19% vs. 2%)，实验组 50 例患者中有 11 例 (22%) 因不良事件停止治疗，而对照组 50 例患者中有 4 例 (8%)。因此初步探索了两种靶向药物联合的有效性和安全性。

4. BRAF 抑制剂 +MEK 抑制剂 +EGFR 抑制剂 一系列临床前结果表明，多靶点不仅可以抑制 BRAF，还可以抑制表皮生长因子受体的细胞外配体和可能的其他下游靶标，包括 MEK/ERK。为了试图改善 *BRAF* 突变 mt-CRC 患者的预后，研究者们对三联疗法组合进行了评估。Corcoran 等探索了达拉非尼 + 帕尼单抗、达拉非尼 + 曲美替尼 + 帕尼单抗以及曲美替尼 + 帕尼单抗的组合，由于显著的皮肤毒性，PT 的研究组耐受性差，RR 为 0%；达拉非尼 + 帕尼单抗的 RR 为 10%，PFS 为 3.5 个月；达拉非尼 + 曲美替尼 + 帕尼单抗使 RR 提高到 21%，PFS 为 4.2 个月，但与双联疗法相比，部分不良事件（如Ⅲ/Ⅳ级腹泻）有所增加。

BEACON Ⅲ期临床试验的结果公布应该是开启了靶向联合治疗之路，其中 665 例 *BRAF V600E* 突变的 mt-CRC 患者在接受过一种或两种治疗方案后出现疾病进展，以 1∶1∶1 的比例随机分配接受"康奈非尼 + 西妥昔单抗 + 比美替尼"（三联组）对比"康奈非尼 + 西妥昔单抗"（二联组）对比"伊立替康 +FOLFIRI+ 西妥昔单抗"（对照组）。超过 90% 的患者在进入本研究之前接受过奥沙利铂治疗，约 52% 的患者接受过伊立替康治疗。该试验是迄今为止针对该人群的最大队列研究，也是证明在预处理 BRAF 突变 CRC 环境下生存和反应优势的第一期Ⅲ期试验。在 BEACON CRC 研究的最新分析中，与对照组相比，康奈非尼 + 西妥昔单抗方案显著改善了 OS，中位 OS 为 9.3 个月，并且相对于对照组，在先前接受 1 种或 2 种的治疗方案后疾病进展的 *BRAF V600E* 突变 mt-CRC 患者中，两种方案的疗效和生活质量评估均显著改善。随后的分析中，基于所有随机患者的盲法独立审查确认的 ORR 结果：三联组为 26.8%，二联组为 19.5%，对照组为 1.8%；中位 PFS：三联组、二联组和对照组分别为 4.5 个月、4.3 个月和 1.5 个月；与对照组相比，三联组和二联组的 HR 分别为 0.42 和 0.44。三联组和二联组组合的安全性和耐受性特征与组分药物的已知特征一致。而其中 65.8% 的三联方案患者、57.4% 的双联方案患者和 64.2% 的标准治疗组患者出现了 3 级或更高级别的不良事件，两组实验治疗组的不良

事件发生率相似，对照组 3 级或更高毒性的发生率略高于两组靶向治疗组，三联组、双联组和对照组暴露到研究治疗的中位时间分别为 21 周、19 周和 7 周。作为三联组用药的一部分，比美替尼确实增加了一些与 MEK 抑制剂相关的额外毒性，总的来说，贫血、痤疮样皮炎、腹泻、恶心、呕吐在三联组的发病率高于二联组（发生率相差 10.0%），而头痛、关节痛和黑素细胞痣在二联组的发病率高于三联组。三联组 9%、双联组 9% 和对照组 11% 的患者由于不良事件而停止所有治疗，而在接受三联方案、双联方案和对照方案治疗的患者中，分别有 5%、4% 和 4% 的患者因 AE 导致死亡。

美国食品药品监督管理局 (FDA) 和欧盟委员会分别于 2020 年 4 月和 6 月批准了用于治疗 *BRAF V600E* 突变的 mCRC 的双联方案。在日本，二联和三联方案都被批准用于治疗 *BRAF V600E* 突变的 mCRC。正探索性亚组分析的那样，一些患者群体可能从三联疗法中获益更多（例如受累于两个以上器官的患者和基线 C 反应蛋白水平高的患者），但它们仅被视为产生假设直到有进一步的前瞻性研究来验证这些观察结果。目前，不管患者的临床特征如何，康奈非尼联合西妥昔单抗均被推荐为 *BRAF V600E* 突变 mCRC 二线以后治疗选择。最近完成了一项单臂的 ANCHOR 研究，旨在评估三联方案（康奈非尼 + 西妥昔单抗 + 比美替尼）用于既往未经治疗的 BRAF 突变结肠直肠癌的疗效 (NCT03693170)。在 ANCHOR CRC 的前 40 例可评估患者中，研究者评估确认的 ORR 为 50%，中位 PFS 为 4.9 个月，在 85% 的患者中观察到肿瘤减小。不良事件与先前三联疗法研究中观察到的一致。这样的小样本单臂研究带来一些启示，对于 *BRAF V600E* 突变的这部分预后较差的 mCRC 联合靶向治疗的前移可能会带来总生存的获益。期待三期多中心 RCT 研究来回答这个问题。

综上所述，*BRAFV600E* 突变的晚期结直肠癌患者预后差，进展迅速，常规化疗疗效差，生存期短。针对这类患者的治疗策略一直是临床上亟待解决的难题。目前三药 (FOLFOXIRI 方案) 联合贝伐珠单抗作为体力状况良好的 *BRAF V600E* 突变 mCRC 的一线治疗推荐，对于靶向联合策略的前移值得期待；二线及以后治疗策略中，基于 SWOG1406 研究，维罗非尼、西妥昔单抗联合伊立替康的三药联合方案作为二线治疗选择；在 BEACON 研究中，康奈非尼 + 西妥昔单抗 + 比美替尼三药联合方案使得 *BRAF V600E* 突变 mCRC 患者生存期得到明显延长。被各大指南推荐为这部分患者的标准二线以后治疗选择。目前多项基础以及临床研究聚焦在不同突变亚型治疗模式探索；针对 BRAF 抑制剂耐药的相关靶点研究以及多靶点联合治疗策略探索；包括与免疫检查点抑制剂的联合，也取得了一些初步的探索结果。期待后续在更大样本研究中验证。

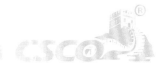

HER-2 阳性的晚期结直肠癌治疗进展

南昌大学第一附属医院

詹金波　项晓军

一、引言

随着对 *RAS* 突变、*BRAF V600E* 突变、以及错配修复蛋白/微卫星高度不稳定等亚型的结直肠癌的深入认识，新的靶向治疗和免疫治疗明显改善了患者的生存。研究显示，3%~5% 的结直肠癌患者存在 HER-2 体细胞突变或基因扩增。因此，HER-2 过表达可识别新的转移性结直肠癌亚群，成为该患者人群治疗的一个新靶点。

二、HER-2 和肿瘤的发生、发展

受体酪氨酸激酶(RTK)家族中的亚类之一是表皮生长因子受体家族，包括四个成员：EGFR/ERBB1、ERBB2/HER-2、ERBB3、ERBB4。表皮生长因子受体广泛分布于多种人类上皮组织、间质组织和神经组织中，在控制细胞生长和分化的细胞信号网络中起着重要作用。其中 EGFR 和 ERBB2 参与了多种癌症的发生和发展，并作为治疗靶点受到广泛关注。HER-2 受体由 *HER-2* 基因编码，这是一个位于染色体 17q21 上的原癌基因，编码一种具有酪氨酸激酶活性的跨膜糖蛋白受体。HER-2 是 HER 家族中唯一不结合配体的成员，但它与其他 HER 家族成员(HER1/EGFR、HER3、HER4)形成的同源或异源二聚体可诱导胞内酪氨酸激酶结构域的磷酸化，激活多种下游信号通路(如 RAS/RAF/MAPK、PIK3K/AKT/mTOR)。HER-2 过表达通常由基因扩增引起，诱导多种下游信号通路的激活，参与多种肿瘤的发生和发展。

研究发现，大约 30% 的乳腺癌患者会出现 *HER-2* 基因的扩增。*HER-2* 基因的扩增常会加速肿瘤细胞的增殖，促进肿瘤血管的生成，增强肿瘤细胞的侵袭性和转移能力。研究表明，HER-2 过表达和乳腺癌患者较差的预后密切相关。起初，Greene 等发现抗 HER-2 单抗能够逆转大鼠中 HER-2 诱导的成纤维细胞的转化表型。Hudziak 等报道了另一种针对人的 HER-2(4D5)的鼠源性 P185HER-2 单抗，对 HER-2 扩增的乳腺癌细胞具有很好的生长抑制作用。随后 Carter 等研发的人源化 4D5 单抗(即曲妥珠单抗)在临床试验中显示出较好的疗效。与单独化疗组相比，曲妥珠单抗联合化疗组在有效率、无疾病进展生存率、总生存率方面有显著提高。因此，曲妥珠单抗在 1998 年被批准用于 HER-2 阳性的乳腺癌患者。2010 年，曲妥珠单抗获批用于 HER-2 阳性的转移性胃或胃食管交界癌。抗 HER-2 治疗在乳腺癌和胃癌中获批后，许多研究开始探索抗 HER-2 治疗用于转移性结直肠癌的疗效。研究发现，大约 3% 的转移性结直肠癌患者中，HER-2 体细胞突变或基因扩增共同诱导了 HER-2 的过表达。其中胞外区的 S310F 及激酶区的 V777L/M、V842I 突变已被证实和结直肠癌中 HER-2 的过表达相关，导致肠上皮的致癌转化。

三、HER-2 阳性结直肠癌的临床特征和预后

(一)临床特征

众所周知，左侧和右侧结肠有着不同的分子特点和病理特征，这归因于两侧结肠有着不同的胚胎起源。因此，针对左侧或右侧结肠恶性肿瘤，在治疗上会有不同的选择。而 HER-2 阳性的转移性结直肠癌作为一种少见的类型，也有其独特的临床特征。既往多项研究发现，HER-2 的表达状态与结直肠癌患者的肿瘤原发部位相关。远端结直肠癌比近端结直肠癌更常出现 HER-2 过表达。存在 HER-2 过表达的转移性结直肠癌患者中，其中 65%~90% 发生在远端结直肠癌。此外，在 RAS 和 BRAF 野生型的转移性结直肠癌患者中，HER-2 过表达的发生率较突变型高。同时，研究还发现 HER-2 阳性的结直肠癌更容易合并肺或者脑的转移。在合并脑转移的结直肠癌患者中，HER-2 扩增的频率高达 20%。在乳腺癌和胃癌中的观察结果表明，由于血脑屏障的存在，HER-2 对中枢神经系统的趋向性可能是导致大多数抗 HER-2 药物有效性低的原因。但抗体偶联药物曲妥珠单抗 -deruxtecan(DS8201)似乎能够穿透血脑屏障，在治疗 HER-2 阳性的乳腺癌伴脑转移的患者时，疗效确切。正如一项有关拉帕替尼的临床前研究结果提示，一些小分子酪氨酸激酶抑制剂也能穿过血脑屏障，但位于血脑屏障上的外流性转运蛋白 P 糖蛋白会降低药物进入中枢神经系统的能力。然而，图卡替尼却被证实能在中枢神经系统达到药理浓度。而这或将成为攻克 HER-2 阳性结直肠癌的关键。

（二）预后

HER-2 过表达对结直肠癌患者的预后尚不明确，这与结直肠癌中出现 HER-2 过表达的发生率低相关。在一项含 370 例转移性结直肠癌患者的研究中，HER-2 低表达的结直肠癌患者的预后明显优于 HER-2 过表达的患者，两组患者的中位总生存率（OS）分别为 33.3 个月和 18.2 个月（$P=0.029$）。另一项回顾性研究结果发现，1 645 例结直肠癌患者发生 HER-2 过表达的比例为 1.6%；HER-2 过表达和较高的 UICC 分期（$P=0.017$）及淋巴结转移（$P=0.029$）相关，但单因素分析结果提示 HER-2 过表达对患者的总生存率无明显影响（$P=0.208$）。此外，一项回顾性研究纳入了 3 256 例结直肠癌患者进行分析，其中包括 Ⅱ~Ⅲ 期的术后患者（QUASAR 研究，1 914 例）和 Ⅳ 期的晚期患者（Focus 和 Piccolo 研究，1 342 例）。在 QUASAR 研究中，HER-2 过表达发生率为 1.3%（25/1 914）。在 Focus 和 Piccolo 研究中，HER-2 过表达发生率为 2.2%（29/1 342）。结果还发现，HER-2 过表达的患者中有较高的疾病复发率，但差异并不显著；且无明确证据支持 HER-2 过表达或扩增与患者的 OS 和 PFS（无疾病进展生存期）相关。（HER-2 过表达组对阴性组的 PFS：$HR=0.73$，$P=0.11$；OS：$HR=0.87$，$P=0.48$）。

四、检测方法

起初，在转移性结直肠癌中，关于 HER-2 阳性的判断并无明确标准。直到 2016 年，Valtorta 等学者在 HERACLES 研究的登记期间，明确了 HER-2 阳性在结直肠癌中的诊断方法（HERACLES 诊断标准）。应用免疫组化（IHC）和荧光原位杂交（FISH）作为评估 HER-2 过表达和基因扩增的标准方法。根据 Valtorta 及其同事的定义，HER-2 阳性分为以下 3 种情况：①超过 50% 的肿瘤细胞中 HER-2 免疫化学染色（IHC）3+（IHC3+：染色程度最强）；② 10%~50% 的肿瘤细胞中 IHC 3+ 及荧光原位杂交（FISH）阳性，其中 FISH 阳性的定义为：HER-2：CEP17（染色体计数探针）的比率 ≥ 2；③超过 50% 的肿瘤细胞 IHC 2+ 及 FISH 阳性。

二代测序（next-generation sequencing，NGS）或将成为检测 HER2 过表达或扩增的替代方法。二代测序技术对肿瘤样本中提取到的 DNA 进行分析，通过识别 HER-2 的拷贝数和序列改变来判断 HER-2 在肿瘤中的表达状态。NGS 和现有金标准检测结果（IHC 和 FISH）的高度一致性支持其在转移性结直肠癌中的应用。MyPathway 研究中，一项评估 NGS 检测有效性的事后分析结果显示，经 IHC 和 FISH 检测证实为 HER-2 过表达的患者，NGS 再检测的符合率达到 81%。此外，新兴的液体活检技术也在探索当中，可通过检测循环肿瘤 DNA（ctDNA）来确定结直肠癌中 HER-2 的状态。2018 年 ASCO 会议上的一项研究报道显示，通过对 HERACLES 研究中的患者进行 ctDNA HER-2 基因拷贝数的检测，97.6%（46/47）的患者能够被筛选出来。校正后的数据也显示 ctDNA 中 HER-2 的基因拷贝数与组织学中的拷贝数具有明显的相关性。因此，尽管组织学检测仍然是广泛接受的金标准，但 NGS 和 ctDNA 检测能实时反映肿瘤的变异状态，以上技术有望成为临床筛选 HER-2 阳性结直肠癌患者的新方法。

五、HER-2 阳性结直肠癌的治疗

抗 HER-2 靶向治疗在乳腺癌及胃癌中已广为接受，该策略也可能成为治疗结直肠癌的有效手段之一。早期的一项 Ⅱ 期研究探索了曲妥珠单抗 +FOLFOX 方案用于 HER-2 阳性转移性结直肠癌患者二线或三线治疗的疗效。结果显示，客观有效率（ORR）为 24%（5/21）。另一项 Ⅱ 期研究中，曲妥珠单抗 + 伊立替康被用于 HER-2 阳性结直肠癌患者的一线或二线治疗。在 7 例可评估的患者中，5 例患者部分缓解（ORR 为 71%），中位 OS 为 14 个月。然而，以上研究因入组患者缓慢而提前终止。

既往多项研究发现，HER-2 过表达与部分 RAS 野生型结直肠癌患者接受抗 EGFR 单抗治疗的原发或继发耐药相关。Bertotti 等学者也发现 HER-2 阳性的结直肠癌 PDX 模型对西妥昔单抗耐药。但是当联合使用拉帕替尼和帕妥珠单抗，甚至联合使用拉帕替尼和西妥昔单抗也能导致肿瘤缓解。同样，在西妥昔单抗耐药的转移性结直肠癌细胞系中，抗 HER2 药物和抗 EGFR 单抗组合（例如，曲妥珠单抗 + 拉帕替尼或曲妥珠单抗 + 西妥昔单抗）也被证明具有协同抗细胞增殖作用。基于以上临床前研究结果，越来越多的临床研究探索以上治疗策略在 HER-2 阳性转移性结直肠癌患者中的疗效。

（一）曲妥珠单抗联合 TKI

HERACLES 研究共筛选了 914 例 KRAS 野生型转移性结直肠癌患者，检测出 48 例（5%）HER-2 阳性的患者，最终有 27 例最终接受了曲妥珠单抗 + 拉帕替尼（一种双重 EGFR/HER-2 酪氨酸激酶抑制剂）治疗。结果提示 ORR 为 30%，疾病控制率为 74%，中位 PFS 达到了 21 周。27 例患者中有 6 例（22%）有 3 级不良反应，包括 4 例患者乏力，1 例患者出现皮疹，1 例患者胆红素浓度升高，无 4 级或 5 级不良事件发生。MOUNTAINEER 研究探索了曲妥珠单抗 + 图卡替尼（一个高度靶向 HER2 的 TKI）的疗效。2021 年公布的该研究中期数据显示，可评估的 23 例患者中，ORR 为 52.2%，中位 PFS 为 8.1 个月，中位 OS 为 18.7 个月，只有 2 例患者发生 3 级不良反应。另一项 Ⅱ 期研究探索了吡咯替尼（一个靶向 EGFR/HER-2 的 TKI）+ 曲妥珠单抗治疗 HER-2 阳性转移性结直肠癌（NCT04380012）患者的疗效。在入组的 11 例患者中，ORR 为 27%。此外，一项评估吡咯替尼 + 卡培他滨治疗 HER-2 阳性结直肠癌患者疗效的研究（NCT04227041）正在进行中。

（二）曲妥珠单抗 + 帕妥珠单抗双重抗 HER-2 治疗

2019 年 MyPathway 研究公布的结果显示，曲妥珠单抗 + 帕妥珠单抗的联合使用疗效显著。在入组的 57 例患者中，1 例完全缓解，17 例部分缓解，ORR 为 32%，中位 PFS 为 2.9 个月，中位 OS 为 11.5 个月。在 56 例可评估 KRAS 状态患者中，KRAS 野生型为 43 例，突变型有 13 例。13 例 KRAS 突变的患者中仅 1 例对治疗方案有效（ORR 为 8%），而 43 例 KRAS 野生型的患者中有 17 例患者治疗有效（ORR 为 40%）。结果表明，在 HER-2 阳性的转移性结直肠癌患者中，KRAS 野生型患者较突变型患者更能从曲妥珠单抗 + 帕妥珠单抗治疗中获益。另一项 TRIUMPH 研究同样是评估曲妥珠单抗 + 帕妥珠单抗方案的疗效。但在入选 HER-2 阳性患者

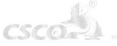

时,采用组织学和/或 ctDNA 进行确定,总共有 30 例 mCRC 患者的组织和/或 ctDNA 中确认了 HER-2 扩增。其中,27 例组织学阳性患者的 ORR 为 30%,25 例 ctDNA 阳性患者的 ORR 为 28%。该研究结果也提示 ctDNA 检测可替代组织学来明确 HER-2 的状态。此外,一项正在进行中的多中心随机 II 期研究(SWOG S1613)正在招募 RAS/RAF 野生型 HER-2 阳性的转移性结直肠癌患者,旨在对比曲妥珠单抗 + 帕妥珠单抗与西妥昔单抗 + 伊立替康的疗效。

(三) 靶向 HER-2 的抗体偶联药物(ADC)

一项临床前研究结果表明,在 HER-2 阳性转移性结直肠癌的 PDX 模型中,帕妥珠单抗联合 T-DM1(一种抗 HER-2 的 ADC 药物)能够抑制肿瘤生长,在停药后抑瘤效果仍能维持几周,实验结果证实帕妥珠单抗 +T-DM1 可能存在长期的抑瘤效果。基于以上研究结果,HERACLES-B 研究探索了帕妥珠单抗 +T-DMI 在 HER-2 阳性转移性结直肠癌患者中的疗效。结果显示,31 例患者中的 ORR 为 9.7%,中位 PFS 为 4.1 个月,中位 PFS 和 HERACLES 研究中的结果相当。此外,DESTINY-CRC01 研究探索了 DS-8201(曲妥珠单抗偶联一种新型的拓扑易构酶 I 抑制剂)在 HER-2 阳性转移性结直肠癌患者当中的疗效。研究纳入了 78 例患者,这些患者之前至少接受过两种治疗方案,包括奥沙利铂、伊立替抗、氟尿嘧啶或抗 EGFR 抗体及抗血管内皮生长因子抗体,并且为 RAS 和 BRAF 野生型。研究者将患者分为 3 个组别,分别为:IHC3+ 或 IHC2+ 和 ISH+(A 组)、IHC2+ 和 ISH−(B 组)、IHC1+(C 组)。其中,A 组共入组 53 名患者,40 例患者表现为 IHC3+,13 例患者为 IHC2+ 和 ISH+,既往中位治疗线数为 4(2~11),16 例患者接受过抗 HER-2 治疗,最终 ORR 为 45.3%,DCR 为 83%,中位 PFS 为 6.9 个月,中位 OS 为 15.5 个月。上述研究结果显示了 ADC 药物治疗 HER-2 阳性结直肠癌

的光明前景。目前,更多类似 ADC 药物的临床研究如 A166(NCT03602079)、ZW49(NCT03821233)正在陆续开展中。

(四) 抗 HER-2 治疗联合免疫

最近 10 年内,随着免疫治疗在结直肠癌治疗中的广泛应用,抗 HER-2 联合免疫治疗也成为目前探索的重要方向。在一项临床前研究中,SBT6050(SBT6050 是一种将 TLR8 激动剂与抗 HER-2 单抗偶联的 ADC 药物)有效地诱导了多种抗肿瘤免疫机制,在缺乏 T 细胞浸润的肿瘤中,TLR8 激动剂已成为克服免疫检查点抑制剂耐药的一种可能有效的方法。在此基础上,SBT6050 联合帕博利珠单抗治疗 HER-2 阳性实体瘤的一项 I 期研究正在进行中。一项替雷利珠单抗联合维迪西妥单抗及吡咯替尼的 II 期临床研究正在准备入组患者(NCT05350917)。此外,卡瑞利珠单抗联合曲妥珠单抗加化疗的 II 期临床研究正在进行中(NCT05193292)。HER-2 阳性的转移性结直肠癌患者能否从免疫治疗中获益有待更多的研究结果公布来得到解答。

六、展望

尽管在过去 20 年中结直肠癌的系统治疗进步显著,但迄今为止,RAS 和 BRAF 仍是晚期结直肠癌治疗最重要的参考靶点。HER-2 阳性的结直肠癌是一类相对少见且特殊的类型,越来越多的证据支持对转移性结直肠癌患者的 HER-2 状态进行尽早评估。多项临床研究表明,抗 HER-2 单抗联合小分子 TKI 药物,抗 HER-2 单抗的两两联合使用,以及 ADC 药物治疗 HER-2 阳性的转移性结直肠癌患者,疗效确切,但仍有待大型的 III 期临床研究结果提供更有力的循证依据。我们相信,随着抗 HER-2 治疗在乳腺癌及胃癌治疗中的进步,HER-2 阳性或低表达的结直肠癌患者也将迎来更有效的药物及治疗模式。

抗 HER-2 治疗的相关研究及疗效

研究名称	患者例数		治疗方案	ORR/%	median PFS/ 个月
HERACLES	27		Trastuzumab+Lapatinib	30	4.9
MOUNTAINEER	23		Trastuzumab+Tucatinib	52	8.1
NCT04380012	11		Trastuzumab+Pyrotinib	27	not reported
MyPathway	57		Trastuzumab+Pertuzumab	32	2.9
TRIUMPH	30	27(tissuze-positive group)	Trastuzumab+Pertuzumab	30	4
		25(ctDNA-positive group)		28	3.1
HERACLES-B	31		Pertuzumab+T-DMI	10	4.1
DESTINY-CRC01	52(group A)		DS-8201	45.3	6.9

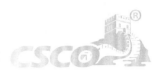

结直肠癌防控 - 现实与期望

山东第一医科大学第三附属医院

徐忠法　甄亚男

一、预防

Aleksandrova 等在一项大型欧洲队列研究中探讨了健康生活方式因素对结直肠癌（CRC）的综合影响。该研究定义超重及肥胖、体育活动、吸烟、饮酒、饮食质量为健康生活方式的因素，符合要求得 1 分，不符合得 0 分（如从不吸烟或已戒烟得 1 分，目前仍吸烟则得 0 分）。共入选了 34.7 万例 25~70 岁的男性和女性，校正数据后结果显示，与 0 或 1 种健康的生活方式因素进行比较，坚持 2 种健康生活方式可使患 CRC 的危险降低 13%（$HR=0.87$），坚持 3 种健康生活方式可使患 CRC 的危险降低 21%（$HR=0.79$），坚持 4 种健康生活方式可使患 CRC 的危险降低 34%（$HR=0.66$），坚持 5 种健康生活方式可使患 CRC 的危险降低 37%（$HR=0.63$）。新的 CRC 患者中有 16%（男性为 22%，女性为 11%）归因于不健康生活方式。由此作者得出结论，在以西方生活方式为特征的欧洲人群中，综合的生活方式因素与较低的 CRC 发病率有关。多种生活方式因素的策略可为预防 CRC 提供实用的手段。

2021 年，Aleksandrova 等又开发了基于生活方式的 CRC 风险预测模型。该模型基于欧洲癌症和营养前瞻性调查（EPIC）研究中的 25.5 万名参与者的数据，在由 5 个 EPIC 中心选出的 7.4 万名参与者组成的样本中得到了验证。最终选择的模型包括年龄、腰围、身高、吸烟、饮酒、体力活动、蔬菜、乳制品、加工肉类以及摄糖。该模型经过了很好的校准，显示出预测和观察风险之间的强烈一致性。

我国国家癌症中心的一项研究评估了中国高危致癌因素，主要归纳为 5 类 23 种。第 1 类为行为因素，具体包括 4 种，分别是吸烟、二手烟、饮酒、缺乏锻炼；第 2 类为饮食因素，具体包括 7 种，分别是水果摄入低、蔬菜摄入低、膳食纤维和钙摄入不足、红肉、深加工肉类和腌制食品食用过多；第 3 类为代谢因素，具体包括 2 种，分别是体重超重、糖尿病；第 4 类为环境因素，具体包括 2 种，分别是 PM2.5 污染、紫外线辐射；第 5 类为感染因素，具体包括 8 种，分别是幽门螺杆菌、乙型肝炎病毒（HBV）、丙型肝炎病毒（HCV）、人类免疫缺陷病毒（HIV）、人类疱疹病毒（EB 病毒）、人乳头瘤病毒（HPV）、华支睾吸虫、人类疱疹病毒 8 型（HHV-8）感染。在所有 31 个

省份中，男性中最高的因素是吸烟，而在女性中则是水果摄入量低（14 个省份）、乙型肝炎病毒感染（7 个省份）、吸烟（6 个省份）、体重过重（3 个省份）和人乳头瘤病毒感染（1 个省份）。

采取有效的初级癌症预防策略，减少可改变的不良生活方式和环境风险因素，为减少中国庞大且不断增加的癌症负担提供了最佳选择，其中，吸烟、不良饮食和感染是值得特别关注的因素，因为它们在整个癌症负担中占了很大比例。但不同个体患某种癌症的风险不一样，应根据个人情况制定降低风险的措施。

二、筛查与早诊早治

世界卫生组织（WHO）发布的癌症早期诊断指南指出，综合癌症控制的核心组成部分包括：预防、早期诊断和筛查、治疗、姑息治疗和关怀治疗，需要依靠国家肿瘤综合防治策略。

（一）筛查

筛查的目的是通过试验、检查、成像等来识别无症状群体中未被识别的癌症或癌前病变。筛查的结果大多数是阴性的。理论上，所有肿瘤在早期阶段都能治愈，所以早期筛查对提高生存率的贡献是非常肯定的。综合成本效益等多方面因素，实践中部分肿瘤获益明显。

我国存在 CRC 发病年轻化的趋势。如果筛查起始年龄前移，很显然不符合筛查的成本效益要求。根据实际国情，我国普遍将 CRC 筛查对象确定为 40~74 岁的人群，并将城市人群作为优先筛查对象，已患有 CRC 或结直肠腺瘤的个体则纳入肿瘤随访管理。

CRC 的筛查方法有很多，包括粪便隐血试验（FOBT）、粪便免疫化学试验（FIT）和多靶点粪便 DNA 检测等。这些检测方法无创、成本低、易于接受、便于在大量人群中开展。作为一种高度敏感的检查方式，结肠镜检查仍然是筛查方法的金标准，可以显著降低 CRC 的发病率和死亡率。中国于 2004 年启动了农村癌症筛查项目。2005 年，浙江海宁和嘉善率先启动了 CRC 筛查，项目逐步扩大到全国多站点。郑树教授基于浙江嘉善、海宁的早期筛查工作，提出了中国《大肠癌早诊早治项目技术方案》，并于 2018 年牵头发布了中国结直肠肿瘤早诊筛查策略专家共识，推荐"提高人群筛查率，提高

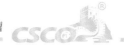

早期肿瘤检出率"为短期目标,"降低人群 CRC 死亡率和发病率"为最终目标。

(二) 早诊早治

晚期 CRC 患者难以治愈,但早期阶段可以获得良好的临床治疗效果。诊断分期是 CRC 最重要的独立预后因素。早期(Ⅰ期和Ⅱ期)CRC 患者的 5 年生存率接近 90%,而Ⅳ期 CRC 患者在巨大的治疗成本之下,5 年生存率分别仅为 12%。我国 CRC 早癌的诊治率不足 20%,5 年生存率提高主要归因于治疗技术的进步。

早诊早治是指通过一系列手段使恶性肿瘤在较早期阶段甚至在肿瘤前阶段得以诊断和必要的干预及治疗,以达到降低肿瘤总发病率,提高总治愈率的目的。WHO 对早期诊断的定义为:对有症状的患者进行癌症的早期识别。而早诊的重点则是那些症状及体征与癌症相符的人,目的是尽早发现与诊断癌症并及时进行治疗。癌症可能会在潜在可治愈阶段被发现并治愈,从而提高生存率。比较筛查与早诊早治,有几个概念需要明确:早诊不等同于筛查,在资源和基础设施需求、影响和成本方面与筛查有鲜明对比,有根本性差异;早诊的目的不仅仅是检出癌前病变、原位癌和早期癌,早治也不仅仅针对原位癌和癌前病变的治疗;早治的手段不等于微创手术。

在早诊早治工作中,在国家、医务工作者及广大群众等层面均存在不同程度的问题,早诊早治工作开展不平衡、不充分的矛盾突出。突出问题:①早诊、筛查项目阳性率有待提高,患者依从性不理想;②我国的癌症筛查未能建立国家层面统一的肿瘤患者注册、登记及数据库体系;③对可疑病变和早癌治疗的适应证把握标准不统一、不规范,过度治疗和治疗不足并存;④内镜、微创治疗适应证的选择缺乏统一的标准:内镜、微创治疗极大地提高了患者术后的生存质量,但必须把握适应证,避免滥用;⑤病理标本处理欠规范:一些中国肿瘤筛查、早诊早治和综合预防共识意见虽对标本的处理及病理术语进行了规范,但不同地域的诊疗水平存在巨大差距,对标本的处理和病理的回报内容普遍存在随意性和不完整性,直接影响了患者的诊疗效果。

三、防控策略思考

由于我国人口基数大,CRC 发病率逐年上升,未来随着社会经济的发展和人口老龄化,疾病的负担将持续加重。我国 CRC 发病率与死亡率的整体升高与社会发展密切相关。鉴于结肠镜筛查的巨大成本及诊断和治疗实施的局限性,在大多数中低收入国家开展大规模的筛查工作是不合理的,综合性的筛查计划为控制日益加重的负担提供了选择。发展中国家需要制定有效的预防策略、具有成本效益的筛查和早诊早治和个性化的治疗方案。

CRC 的防控需要国家、社会、医务工作者及广大群众的共同努力,促使我国 CRC 的发病率与死亡率稳步下降。在实施国家癌症防控计划、研发诊疗新技术、引导公众提高防癌意识、重点认识并推广筛查及早诊早治、公众提高认知与筛查的依从性等方面努力,共同建立并完善中国结直肠癌的防控体系。

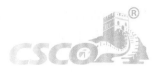

液态活检在结直肠癌诊疗中的
应用进展和未来方向

复旦大学附属中山医院

刘天宇　常文举　许剑民

一、前言

早期诊断和早期治疗是改善结直肠癌(CRC)患者生存的关键因素,早期CRC患者的生存率显著优于进展期和晚期患者。目前CRC的治疗手段包括内镜和手术切除、辅助化疗、放射治疗、靶向治疗和免疫治疗等。但由于CRC是一种高度异质性的恶性肿瘤,CRC的时间异质性和空间异质性导致其存在早期诊断率低和治疗耐药等临床诊治难题。因此,迫切需要能够用于早期诊断或尽早预测治疗反应的可靠生物标志物。

迄今为止,组织活检仍是诊断CRC的金标准。然而,组织活检存在以下问题:①社区居民的肠镜依从性差,无法满足早期诊断的需求;②部分CRC患者的肿瘤组织难以获取,无法对其进行精准分子分型和疗效预测;③单次组织活检受到取材部位的影响,无法反映肿瘤的空间异质性;④单次活检也无法反映疾病进程中、或治疗过程中基因表达谱的变化情况;⑤由于其为有创性,不能反复进行组织活检。这些组织活检的困境开辟了新的诊断路径——液态活检。液态活检是采集患者的液体样本,包括血液、唾液、胸膜液、腹水、粪便、尿液和脑脊液(cerebrospinal fluid,CSF)进行检测,分析样本中的循环肿瘤细胞(circulating tumor cell,CTC)、循环肿瘤DNA(circulating tumor DNA,ctDNA)、细胞游离DNA(cell-freeDNA)、外泌体(exosomes)、肿瘤相关血小板(TEP)、循环肿瘤相关微粒(taMPs)、循环肿瘤源性内皮细胞(CTEC)和蛋白质分子等肿瘤相关标志物检测的新技术。

随着标志物鉴定和分离技术、基因测序技术的飞速发展,液态活检在恶性肿瘤领域的地位日益显著,展示出良好的临床应用前景。与组织活检相比,液态活检具有以下优势:①检测依从性显著提高;②更好地克服肿瘤的空间异质性;③便于重复检测,克服肿瘤的时间异质性;④实现动态监测,全面了解患者疾病过程、治疗过程中的肿瘤分子表达谱的变化,实现治疗方案快速、有效的调整。其中,CTC、ctDNA检测在CRC患者早期诊断、复发监测、预后和疗效预测等方面均展现出一定的临床价值。此外,尚有蛋白质组学、外泌体和非编码RNA等检测也处于研究阶段,临床应用尚比较有限。

本文综述液态活检在CRC早期诊断、预后监测、疗效预测等方面的研究进展。系统性回顾液态活检技术的发展,以及较为成熟液态活检技术在临床中的应用,以及液态活检的局限性和未来方向。

二、液态检测技术的进展

(一)CTC

目前存在多种CTC的分离技术,但含量低(每毫升血液中含有1~100个CTC)、半衰期短(1~2.5h)、缺乏特征性标志物等特点使得CTC的分离仍存在一定困难。CTC检测步骤包括富集、检测和分析。

CTC的富集方法包括生物物理富集、阳性富集和阴性富集几种策略。这些富集方法是根据CTC的物理特征(大小、弹性、密度和表面电荷)、生物学特性和不同肿瘤标记物分离CTC。有研究采用上皮细胞黏附分子(EpCAM)抗体与磁流体和流式细胞术(FCM)相结合,基于免疫磁珠富集CTC。CellSearch仪器是当今广泛使用的金标准,已获得美国食品药品监督管理局(FDA)的授权,用于检测CRC中的CTC。但由于上皮间充质转化等过程可能导致EpCAM等上皮标志物下调,导致假阳性结果。鉴于CTC的临床价值,顿慧医疗旗下Genovo自主研发了基于阴性富集与免疫荧光染色技术的Chimera X循环肿瘤细胞检测系统。Chimera X可以针对不同CTC标志物进行CTC的富集和鉴定,有效地检测血液中不同类型的CTC,最大限度兼顾检测的灵敏度和特异性。更进一步,顿慧医疗开发了对CTC细胞形态学的图形分析算法(CTC-AI)与CTC单细胞测序(CTC-Seq)的检测技术,将更精准地应用于肿瘤更广泛的临床场景。此外,AdnaTest法、基于上皮型肿瘤细胞的大小进行分离(ISET)、酶联免疫吸附斑点分析(EPISPOT)、荧光辅助原位杂交(FISH)、光纤阵列扫描技术(FAST)、密度梯度、微滤和微流等是用于CTC富集、检测和分离的其他技术。此外,CTC芯片和CTC集群芯片是过去10年成功分离技术组合的例子。在癌症患者中,大规模使用微流控稀有细胞捕获技术在揭示血源性转移的重要生物学特征方面具有很大潜力,并为早期癌症检测和监测提供了一个强大的平台。纳米技术的发展和应用也提高了CTC检测

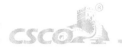

的敏感性和特异性，为肿瘤监测和治疗的临床实践带来了新的视角。异种移植到小鼠体内不仅可以用于增加细胞培养中CTC的数量，还可以用来促进进一步的研究。

（二）cfDNA 和 ctDNA

在癌症患者中，ctDNA 通常占总 cfDNA 的 0.01%~5%，半衰期约 2h，在循环中存在动态平衡。因此，ctDNA 可以作为肿瘤负荷的一个有用的动态标记，并反映疗效。目前 ctDNA 的检测技术分为以 PCR 技术为基础的靶向检测和二代测序（next-generation sequencing，NGS）技术。

以 PCR 技术为基础的检测方法包含数字 PCR（dPCR）、等位基因特异性扩增难治性突变系统 PCR（ARMS）、等位基因特异性 PCR（AS-PCR）、液滴数字 PCR（ddPCR）、珠乳化扩增和磁学（BEAMing），此类检测技术的优势是灵敏度高、经济高效、生物信息技术要求低，但仅能检测有限的、预先设定的癌症相关基因的突变。而二代测序技术则包含标记扩增子深度测序（TAm-Seq）、安全测序系统（Safe-SeqS）和深度测序个性化分析（CAPP-Seq）。此类技术的优势是能同时检测基因组和 ctDNA 中的罕见突变，可以检测大量突变信息，但灵敏度较低、输入样本量较高以及昂贵且耗时的程序的限制其应用。WGS 或 WES 等非靶向技术可在无原发肿瘤信息的情况下检测新的、具有临床意义的基因组畸变。

目前 NGS 在 ctDNA 检测中的应用日益突出。体细胞单核苷酸变异等位基因频率、拷贝数畸变或 DNA 甲基化、DNA 羟甲基化模式用于基于 NGS 的方法来估计血浆中的 ctDNA 水平。有研究表明，NGS 在疾病进展患者中发现了比 ddPCR 更多的突变信息。此外，高深度测序可在外周血稳定检测出丰度 ≥0.02% 的 ctDNA，实现对微小残留病灶（minimal residual disease，MRD）或可测量残留病灶（molecular residual disease，MRD）的检测。

（三）外泌体

外泌体的分离通常基于其大小、密度、表面标志物等特征。传统的分离方法包括差速离心（DC）、超速离心（UC）、密度梯度超速离心（DG UC）、超滤、尺寸排斥色谱（SEC）、静水过滤透析（HFD）、聚合物沉淀和免疫亲和捕获。UC 是目前外泌体分离的金标准，该技术依据外泌体的大小、黏稠度进行分离，方法简单，但回收率和纯度相对较低。超滤是一种基于大小的分离技术，该方法步骤简单、速度快、收率高、无需特殊设备，但容易造成外泌体的变形和断裂、回收率可能较低。SEC 是另一种优于超速离心的基于大小的方法，可提供更好的外排体回收率。研究显示，HFD 方法能成功地从尿液样本中分离出外泌体，且方法简单、快速。此外，也有根据外泌体的化学性质，采用聚合物沉淀分离法沉淀外泌体的技术，聚乙二醇（PEG）法目前使用最广泛，该方法简单、无需特殊设备，可以扩展到巨大的样本体积。免疫分离方法包括基于微孔板的免疫捕获技术和免疫亲和捕获 / 磁免疫捕获，多种外泌体膜表面蛋白是免疫分离法最理想的生物标志物。通过靶向特定的蛋白标志物，很容易获得高纯度并分离出特定的外质体亚型。微流体技术在外泌体的分离中也发挥越来越重要的作用，包括声流体分离、介电泳（DEP）分离和确定性侧向位移（DLD）分离。

外泌体的检测方法则包括扫描电子显微镜（SEM）、透射电子显微镜（TEM）、原子力显微镜（AFM）、酶联免疫吸附试验（ELISA）、动态光散射（DLS）、纳米粒子追踪分析（NTA）、Western blot（WB）、比色法、表面等离子体共振（SPR）、磁检测、电化学检测等。迄今为止，外泌体的分离仍缺乏标准化流程，其检测的重复性不佳，限制了外泌体的临床应用。

（四）TEP

目前，TEPs 研究的重点是 RNA 含量的变化和蛋白质组的修饰。此外，已经出现了检测 TEP 的技术，包括常规 RT-PCR、RNA 测序、FCM 分析、WB 和 ELISA 法。ddPCR 和单细胞 RNA 测序也可以评估血浆中的肿瘤 RNA，提高准确性和敏感性，以改进 TEPs 中突变 RNA 的检测。由于这些进展，TEP 检测有望用于未来的癌症研究。但目前对 CRC 中 TEPs 的研究相对较少，检测方法也有待进一步改进。

三、液态检测技术的应用进展

（一）早期诊断

早期 CRC 患者的 5 年生存率高于 90%，因此，早期诊断对 CRC 患者的预后至关重要。当前存在外周血检测、粪便检测等多项技术用于 CRC 的早期诊断。

1. CTC　一项前瞻性研究结果显示，基于 Cellmax 平台的 CTC 检测在 CRC 患者中的敏感性为 86.9%，特异性为 97.3%，AUC 为 0.88，展示了 CTC 在 CRC 诊断中的应用前景。然而，不同技术平台检测 CTC 的阳性率差别较大，使用 Ficoll 提取单核细胞后进行 CK20 RT-PCR 检测，CTC 检出率为 30%，也有研究表明 CTC 阳性患者占 CRC 患者的 45% 左右。而早期 CRC 患者外周血中 CTC 较少，甚至低于 9%，CTC 检测用于早期 CRC 的诊断存在挑战性。因此，CTC 在 CRC 早期诊断中的应用有限，有赖于标准化方法和新技术的进一步改进。

2. cfDNA 和 ctDNA　cfDNA 携带大量的遗传信息，研究表明，cfDNA 甲基化检测可用于 CRC 的早期诊断。目前研究最为广泛的是 cfDNA 中 septin 9 启动子的甲基化，FDA 已批准 septin 9 甲基化试剂盒为首个基于血液检测的 CRC 筛查试剂盒。中国的一项研究发现了一种基于 11 个甲基化生物标记物的新型 cfDNA 甲基化模型，可以提高对早期 CRC 患者的早期诊断。此外，基于 cfDNA 中拷贝数变异等多个维度检测技术（MERCURY）也可用于早期 CRC 和进展期腺瘤的诊断，灵敏度为 57.4%~89.2%，特异度为 94.8%。

ctDNA 则是 cfDNA 中来源于肿瘤的游离 DNA。在最近的一项前瞻性多中心队列研究中，对 I~Ⅲ期大肠癌患者的血浆 ctDNA 进行了分析，结果发现 122 例患者中有 108 例（88.5%）检测到 ctDNA。此外，GRAIL 检测是针对外周血 ctDNA 的多个甲基化位点，CCGA 研究显示其对 CRC 的诊断灵敏度为 82%，特异度为 99.5%，目前尚有多个大规模队列验证其诊断效能。2021 年 ASCO 会议报道的 LUNAR-2 检测则是基于外周血 ctDNA 的突变和甲基化联合检测，在总体特异度为 94% 时，对 I~Ⅱ期 CRC 检出灵敏度为 88%、Ⅲ期灵敏度 94%，该检测试剂盒正在前瞻性对列中进行验证，该产品预计 2023 年获得美国 FDA 批准。CancerSEEK 检测包含了外周血 ctDNA 中 16 个基因标志物和 8 个蛋白标志物，在包括 CRC 在内的多种恶性肿瘤中具有较好的诊断价值,灵敏度 69%~98%,特异度 99%。

此外,5-甲基胞嘧啶(5-methylcytosine,5mC)是真核生物中最常见的 DNA 表观修饰。5mC 经羟甲基化生成的 5 羟甲基胞嘧啶(hydroxymethylcytosine,5hmC),是 5mC 去甲基化过程中产生的重要的中间体。研究表明,5hmC 参与了染色体重新编程、基因表达调控、DNA 损伤修复等重要生物学过程,其修饰的改变可用于肿瘤的早期诊断。复旦大学附属中山医院开展的 5hmC 泛癌种早期诊断研究,以及后续的多中心 CRC 早期诊断研究,均证明了 5hmC 的丰度变化可有效地用于 CRC 的早期诊断和筛查。该模型获得国家发明专利,处于临床转化阶段。

3. 粪便检测 Cologuard 试剂盒是基于粪便 KRAS 基因突变、NDRG4 甲基化、粪便隐血等位点检测,产品于 2014 年获 FDA 批准。大规模 CRC 筛查研究结果表明,试剂盒的灵敏度为 92.3%,特异度为 86.6%,对进展期腺瘤的筛查灵敏度为 42.4%。此外,在我国开展的大规模 CRC 筛查研究(Clear-C 研究)结果显示,常卫清试剂盒的阴性预测值高达 99.6%,已获得国内首个癌症早期筛查注册证。目前,尚有粪便 *SDC2* 甲基化检测用于 CRC 早期诊断的试剂盒和临床验证正在开展。

(二)预后分层

不同 CRC 患者的生存存在较大的差异,目前尚无理想的 CRC 预后分层模型和工具,液态活检技术在 CRC 患者预后预测中存在以下应用。

1. CTC 一项荟萃分析表明,CTC 阳性的转移性结直肠癌(mCRC)患者的总生存(OS)和无进展生存(PFS)更差。另一项研究表明,结直肠癌肝转移患者的肝静脉中 CTC 计数较外周血中 CTC 更能反应 OS 和无疾病生存(DFS),也有研究发现结直肠癌肝转移患者初始反流静脉 / 门静脉血液中的 CTC 检测比外周循环中的 CTC 检测更敏感。此外,根据 EpCAM(E-CTCs)、间充质细胞标志物波形蛋白(M-CTCs)或 EpCAM 和波形蛋白(E/M-CTCs)的表达可将 CTCs 分为三个亚组,分析发现 M-CTC 和肿瘤转移显著相关,M-CTCs 与肿瘤大小、T 分期、TNM 分期、血管浸润和 CEA 也密切相关,且 M-CTCs>1 的患者 DFS 更差。

2. cfDNA 和 ctDNA 我国的一项研究通过外周血 cfDNA 甲基化标志物检测,建立了 CRC 的预后模型。国外的一项研究也发现,在基线检查时,*PIK3CA* 突变、ctDNA 等位基因变异频率较高与患者较短的 OS 相关,此外,仍有多项研究证实 cfDNA 和 ctDNA 和 CRC 患者的预后相关。

(三)复发监测

复发和转移是 CRC 患者不良预后的关键因素,而 MRD 可能是复发转移的重要原因。进展期 CRC 患者术后辅助化疗也是为了清除 MRD。目前尚无直接的 MRD 检测标志物,基于 ctDNA 的 MDR 评估,可能对 CRC 患者复发起到监测的作用。

多项研究表明,ctDNA 阳性和患者的复发转移密切相关。在治疗结束后的监测期间,ctDNA 阳性患者复发的可能性是 ctDNA 阴性患者的 40 倍以上,因此,ctDNA 可能有助于 CRC 的风险分类、辅助化疗的监测和早期复发检测。并且,

已知 mCRC 患者血浆中的 ctDNA 水平相对较高,研究发现根治性切除术后的 CRLM 患者的无复发生存(recurrence free survival,RFS)和 OS 在可检测到 ctDNA 的患者中明显低于未检测到 ctDNA 的患者。另一方面,腹膜液中的 ctDNA 检测可能较血浆中的 ctDNA 更早地反映 CRC 腹膜转移瘤。也有研究指出,mCRC 患者的血浆和尿液 cfDNA 水平均高于健康人,这可用于监测 CRC 患者的疾病进展情况。外周血 ctDNA 检测可用于 Ⅱ~Ⅲ 期 CRC 患者术后复发监测。我国的一项研究 Ⅱ~Ⅲ 期 CRC 患者,结果表明术后和辅助治疗后 ctDNA 检测仍阳性患者的 RFS 显著下降。在另一项入组 96 例 Ⅲ 期 CRC 患者的多中心研究中,88(17%) 例化疗后样本中有 15 例检测到 ctDNA,化疗后检测 ctDNA 阳性预期 3 年无复发间隔为 30%,而检测阴性为 77%($HR=6.8$;95% CI 11.0~157.0;$P<0.001$)。这表明,尽管完成了标准辅助治疗,但监测化疗后 ctDNA 可以揭示患者的最小残留疾病、治疗反应和复发信息。MEDOCC CrEATE 研究和循环日本临床试验也证实,ctDNA 可以作为肿瘤复发的预测因子,并监测辅助化疗的有效性。

目前,大量临床研究正在进行,以期对根治性手术后的 CRC 患者进行更精准的辅助化疗。

(四)疗效预测和治疗指导

几乎所有晚期 CRC 患者在手术后都需要进一步治疗,如全身化疗、分子靶向治疗或免疫治疗。由于治疗耐药现象的产生,检测用于预测和监测治疗疗效的生物标志物至关重要。基于液态活检标志物检测在 CRC 治疗中应用广泛。

1. CTC PD-L1 的表达是免疫治疗领域较为理想的生物标志物。研究显示,仅 CTC 技术可能不足以反映接受免疫治疗患者的 PFS 和 OS,而 CTC 上 PD-L1 表达与生存存在显著相关性。

2. cfDNA 和 ctDNA 外周血 ctDNA 中分子标志物检测可在一定程度上代替组织检测。我国的一项研究表明,对于高频突变基因 *TP53*、*APC*,治疗相关基因 *RAS*、*BRAF* 等,外周血 ctDNA 的液态活检和组织检测高度一致。因此,国外的一项研究也证实了 ctDNA 检测结果和组织检测高度一致,且具有检测便捷、出报告时间短等优势。并且,在 mCRC 患者中,ctDNA 阳性的检出率显著高于 CTC 阳性率。因此,ctDNA 检测可用于治疗前疗效的预测手段。

首先,活化的 *RAS* 突变是抗 EGFR 治疗耐药的主要原因,并和 CRC 患者的不良预后相关。研究发现,ctDNA 在抗 EGFR 治疗过程中动态变化,治疗有效时水平显著下降,治疗耐药后水平显著上升,该结果表明,ctDNA 可用于抗 EGFR 疗效的监测。该结果也被另一项研究证实,研究入组 mCRC 患者,结果发现,在抗 EGFR 治疗有效时,ctDNA 突变水平显著下降,突变频率和肿瘤负荷呈正相关,42.6% 的患者发生 *KRAS* 突变清除,而当治疗耐药后,ctDNA 则存在更多的 *RAS* 获得性突变,且总体突变频率在疾病进展后再次上升。此外,Chronos 研究中证实,ctDNA 中 *RAS* 基因检测可用于预测抗 EGFR 单抗再挑战的疗效。然而,ASPECCT 研究在接受帕尼单抗治疗的 mCRC 患者中检测到 *RAS*-ctDNA 突变,结果发现 *RAS*-ctDNA 突变与不良预后无关。

当前,抗 HER2 治疗和免疫治疗在 mCRC 的治疗中取

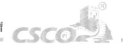

得一定进展,ctDNA 检测也可用于预测治疗疗效。2021 年 ASCO 会议中 Triumph 研究结果表明,ctDNA 检测为 HER-2 扩增的患者,ORR 率为 28% 与组织检测 HER-2 扩增阳性的患者的 30% 接近,中位 PFS 和中位 OS 分别为 3.1 个月和 8.8 个月。MSI 是首个批准用于免疫治疗的癌症适应证,研究表明,使用基于 cfDNA 的检测方法检测到的带有 MSI-H 的 CRC 与免疫治疗的良好反应相关。此外,cfDNA 中 TMB 也成为一种新的生物标志物,用于多种肿瘤的免疫治疗,研究证实高 TMB 的 CRC 患者通常对 PD-1/PD-L1 治疗有反应。一项研究采用半定量实时 PCR 评估血浆中 cfDNA 水平,结果发现低 cfDNA 患者的 PFS 明显优于高 cfDNA 患者($P=0.002\ 7$),这表明 cfDNA 可能是 mCRC 免疫治疗结果的有效预测标志物。

另一方面,ctDNA 检测可用于预测治疗反应和监测肿瘤负荷,一项研究表明,通过 ddPCR 检测,159/267 例(87%)mCRC 患者的甲基化标志物(如 EYA4、GRIA4、ITGA4 等)呈阳性,表明甲基化可作为不同治疗方案下肿瘤负担的监测标志物。

四、局限性和展望

液态活检领域发展迅速,在一定程度上弥补组织活检的缺陷,在 CRC 的早期诊断、疾病监测、治疗反应和治疗耐药性等方面都有一定的应用。美国国家医学实验室(NIH)也在进行 CRC 液态活检的临床试验,旨在预测哪些患者需要特殊监测和个体化治疗。

然而,液态活检存在检测和分析方面的局限性。首先,包括 CTC 和 ctDNA 在内,缺乏标准化的分离、检测流程和技术方法,不同的技术、检测平台之间难以统一,这些技术因素限制了液态活检技术的转化应用。此外,由于技术的非标准化和信息分析技术的限制,导致目前存在大量的生物数据难以深入挖掘。因此,未来需要大规模、多中心的临床研究,将生物技术和信息技术相融合,有望促进液态活检技术的临床转化。

近年来,较多研究集中于外泌体、TEP 等新技术的开发和应用,外泌体中非编码 RNA 和蛋白质的检测在 CRC 的发生、发展和转移等多个过程中发挥作用,但受限于检测技术的不成熟,未能应用于临床。研究发现,外泌体肿瘤血管生成、器官特异性转移和免疫逃避等过程中均发挥作用,是未来液态活检发展的新方向。随着生物大数据的深入挖掘,癌症的发生、发展机制也被更深入的理解和发现,基于液态活检技术,深入探索癌症的机制也是未来研究的新方向。综上所述,液态活检在弥补组织检测缺陷性的同时,也展现了在动态监测、个性化管理、精准治疗等方面的独特优势,在临床中的应用也更加广泛。

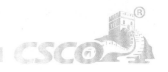

中低位直肠癌伴盆壁淋巴结肿大的
处置争议与思考

江苏省肿瘤医院

司呈帅　杨柳

在临床工作中,直肠癌患者尤其是中低位局部进展期直肠癌患者常伴有盆壁淋巴结肿大。而对于这些患者,目前仍有很多临床问题没有定论:如何界定影像学上的淋巴结肿大,淋巴结肿大与淋巴结转移的关系,淋巴结转移的高危因素有哪些,淋巴结肿大该选择手术、放化疗还是手术加放化疗,如何针对特定的患者选择合适的处置方式。本文将就以上问题做一述评。

一、直肠癌的淋巴引流情况

1895 年 Gerota 指出直肠淋巴引流存在向上、向下和侧方三个方向。其中沿直肠上动脉向上引流至肠系膜下动脉根部是主要通路。盆壁淋巴结转移多来自直肠癌的侧方引流。侧方引流主要有三个途径:前外侧沿膀胱上动脉、膀胱下动脉、闭孔动脉至髂外血管淋巴结;外侧沿直肠中动脉至髂内血管、髂总血管、腹主动脉周围淋巴结;向后沿骶正中动脉引流入骶淋巴结,再进入腹主动脉分叉处淋巴结。基于此,日本大肠癌研究会(JSCCR)将侧方淋巴结分为五个区域:髂总血管区(No273)、髂外血管区(No293)、髂内血管近端(No263p)、髂内血管远端(No263d)以及闭孔(No283)。而临床上侧方淋巴结转移大多数发生在盆壁区域,也就是髂总血管、髂内血管以及闭孔区域。

在日本 12 个中心进行的回顾性研究中,930 例 T_{3-4} 期腹膜反折下局部进展期直肠癌侧方淋巴结转移率高达 20%。随后进行的前瞻性随机对照试验 JCOG0212 中,纳入了 II 期及 III 期腹膜反折下直肠癌患者(T_4 患者未纳入),且影像学提示淋巴结短径均小于 10mm,在这些患者中盆壁淋巴结的阳性率为 7%。可见盆壁淋巴结的肿大在一定程度上预示着盆壁淋巴结的转移。

二、盆壁淋巴结肿大

(一)肿大与转移

如果能在手术治疗前或者放疗前确定淋巴是否转移,就可以更好地制订治疗决策。目前用于的影像学手段主要有 MRI、增强 CT、直肠腔内超声以及影像组学。但是目前尚没

有确定的转移性淋巴结的诊断标准。即使功能学成像 MRI-DWI 以及 PET/CT 也没有更好的提高转移性淋巴结的特异性以及敏感性。

目前确定淋巴结状态的主要诊断依据有两种:淋巴结短径、淋巴结形态及信号。随着淋巴结短径的增加,淋巴结转移的特异性逐渐增加,而敏感性降低。阳性的侧方淋巴结术前 MRI 短径在 3~17mm,平均值在 7mm。可见阳性和阴性淋巴结在 MRI 短径存在明显的数据重叠。所以淋巴结短径作为评估标准不可避免的存在明显的假阳性和假阴性的问题。以 5mm 作为阈值来诊断淋巴结转移时,特异度和灵敏度分别为 77% 和 71%。以 10mm 作为诊断阈值时,特异度接近 100%,灵敏度下降为 20% 左右。CT 以及直肠腔内超声结果也类似 MRI。

结合淋巴结形态和信号之后,诊断的特异度明显提升,个别研究灵敏度和特异度分别达到了 85% 和 95% 左右。但是存在明显的问题:主观性强,不同研究者之间并没有确定的诊断标准,甚至研究者自身在多次诊断中也会存在不一致的现象。

结合临床病理学特征之后,运用机器学习手段进行侧方淋巴结的状态的预测准确性明显提高。但是机器学习目前操作复杂,且临床转化困难。

综上所述,目前并没有确切的盆壁淋巴结转移的诊断标准,淋巴结肿大的阈值各个中心也千差万别。国内的专家共识推荐转移的阈值在 5~10mm。

(二)盆壁淋巴结转移的高危因素

在目前已知的临床病理因素中,盆壁淋巴结的转移多与 T 分期、N 分期、肿瘤距离肛缘的距离、肿瘤的分化程度等因素密切相关。结合多种危险因素和影像学的因素来构建统计学模型预测淋巴结的状态一定程度上提高诊断准确率,但是提高幅度有限,且操作复杂,临床转化较差。

三、盆壁淋巴结的处置方式

Heald 教授开创性地提出全直肠系膜切除术(total mesoretal excision,TME),可以很好地控制局部复发和保留自主神经功能。TME 和辅助放化疗的实施有效地控制了局部

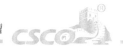

复发,西方学者认为侧方淋巴结的转移已属于远处转移的范畴,对其实施局部淋巴结切除并不能提高患者生存率,而且泌尿系统及其性功能均受到相应的损伤。而是采用新辅助放化疗+TME的治疗模式。美国国家综合癌症网络、欧洲肿瘤内科学会等指南不推荐常规行LLND,对于新辅助治疗后仍发现侧方淋巴结肿大且怀疑转移者行LLND。但是越来越多的证据表明,术前怀疑有侧方转移的患者,在TME和放化疗后仍有60%以上病例出现局部复发。

以日本为代表的东方学者坚持进行侧方淋巴结清扫(lateral lymph nodes dissection,LLND),早期的侧方淋巴结清扫并没有改善患者的生存、复发,反而带来了更多的排尿功能和性功能的损伤。随着对于手术技术的改进,目前自主神经相关并发症的发生受到了很好控制,在JCOG0212研究中,预防性LLND+ME(mesorectal excison,ME直肠系膜切除)组患者的排尿功能和性功能与ME组没有明显的统计学差异。在日本的多中心随机对照试验中,纳入了腹膜反折以下的Ⅱ、Ⅲ期直肠癌患者,CT或者磁共振成像提示淋巴结的短径均小于10mm,研究分为两个组:分别实施预防性LLND+ME和ME。二者的7年无复发生存率分别为71.1%(LLND+ME)和70.7%(ME),7年的总生存率分别为86.8%(LLND+ME)和84%(ME)。两组患者均没有明显的统计学差异,但是多因素分析中,Ⅲ期患者的无复发生存率有明显的组间差异。但是LLND+ME组患者的术后7年累积复发率明显低于ME组,分别为27/351和45/350。尤其盆壁复发LLND+ME组(4/351)明显低于ME组(24/350)。但是在日本的临床实践中,术前以及术后放疗的应用相对较少,对于放疗在盆壁淋巴结肿大的治疗价值没有很好的研究设计。

随着越来越多的临床研究发表,单纯的放化疗对于已经转移的盆壁淋巴结控制相对较差。此类患者单独的新辅助放化疗+全直肠系膜切除术并不能很好地控制局部复发,侧方淋巴结清扫也应当在TME或者ME后同期实施。而对于预防性侧方淋巴结清扫后仍有部分患者出现盆壁复发的情况,这些患者术后是否需要增加放疗,也是后续研究的热点。目前对于进展期直肠癌盆壁淋巴结的治疗方式为LLND、放化疗以及二者的组合,临床以及后续临床研究的热点是如何精准地识别出各种治疗的适用人群。

(一)新辅助放化疗

已有多项研究表明,淋巴结对新辅助放化疗的退缩程度是总生存以及无复发生存的独立预测因素。Kim等按照新辅助放化疗前后侧方淋巴结短径及其变化将患者分为三组:淋巴结短径一直<5mm;放化疗前≥5mm放化疗后<5mm;放化疗前后一直≥5mm。所有患者均行TME手术和术后辅助化疗,长期随访后组三患者总生存率、无复发生存率和局部无复发生存率均明显高于组一及组二,而组一和组二之间在无复发生存率和总生存率无明显的统计学差异,但是组二生存差于组一。该研究提示,对于新辅助化疗后淋巴结明显有退缩,且提示阴性的患者可以豁免LLND。但是对于淋巴结变

化不大的患者(均大于5mm)需行LLND。但是,对于新辅助放化疗前已经明确有盆壁淋巴结转移的患者,新辅助治疗后患者的阳性率依然很高,不推荐省略侧方淋巴结清扫。

(二)侧方淋巴结清扫

侧方淋巴结转移的位置主要是在髂内淋巴结和闭孔淋巴结,髂外髂总的转移相对罕见。而且对于存在髂外髂总转移的患者LLND治疗的生存获益较差。国内的专家共识也建议将手术范围集中在髂内淋巴结和闭孔淋巴结。在最新版的日本大肠癌治疗规约中,腹膜反折以下的cT₃及以深的直肠癌推荐行侧方淋巴结清扫。但是对于术前及术中侧方淋巴结诊断为阴性的患者,LLND改善生存的作用有限,但是可以降低局部复发,仅做2度推荐。

腹腔镜技术拥有放大的视野和更加精细的解剖,多项研究已经表明腹腔镜侧方淋巴结清扫与开放手术相比拥有类似的肿瘤学结果,在技术上安全可行。腹腔镜治疗组手术时间明显长于开放手术组,出血量以及住院时间明显短于开放手术组,侧方淋巴结的获取数目略多于开放手术组。在外科技术不断进步的今天,机器人手术可以拥有更加清晰放大的手术视野和精准的手术操作,机器人用于侧方淋巴结清扫安全可行。且在短期随访看来,机器人手术相比较开放手术,患者短期恢复更快,相比较腹腔镜手术,机器人手术组住院时间更短。

(三)新辅助放化疗+侧方淋巴结清扫

新辅助放化疗+TME与TME+LLND相比,拥有类似的5年局部复发率,均优于单纯性TME治疗的患者,这也是东西方两种治疗模式可以长期并存的理论依据。但是,单纯放疗不能很好地控制侧方淋巴结的转移,即使放化疗后仍然存在较高的侧方淋巴结阳性率,从而引起后续的局部复发问题。在特定的人群中应该实施术前放化疗+TME+LLND的强化治疗策略。刘骞教授团队对于放化疗后淋巴结短径退缩比例小于30%,淋巴结短径大于5mm常规推荐性LLND;对于怀疑淋巴结转移的患者,短径<5mm,淋巴结退缩30%~60%,存在CRM(+)、EMVI(+)、cN₂也建议行LLND。术前新辅助放化疗淋巴结出现退缩的患者中,病理阳性率并未明显下降,但是淋巴结完全退缩的患者中,淋巴结阳性率明显下降。对于治疗前MRI提示淋巴结短径>7mm的患者实行新辅助放化疗+TME+LLND,可以显著降低局部复发的风险(19.5% vs. 5.7%)。

目前,对于中低位进展期直肠癌患者,我们中心在术前新辅助放化疗和TME手术的基础上实施选择性LLND。在新辅助治疗期间及结束时充分评估盆壁淋巴结肿大的变化情况。当原发灶评估达到临床完全缓解(clinical complete remission,CCR),盆壁淋巴结仍可疑阳性时,行TME+LLND。对于新辅助放化疗前盆壁淋巴结阳性患者后续实行TME+LLND手术治疗。以MRI作为诊断盆壁淋巴结的主要手段,结合淋巴结短径、长短径比、形态和信号,必要时行PET/CT检查。当新辅助化疗前可以阳性,治疗后退缩比例小于60%的患者行TME+LLND治疗。

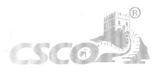

抗体偶联药物在结直肠癌治疗中的应用

哈尔滨医科大学附属第二医院
杨宇

一、前言

尽管早期筛查降低了结直肠癌的发病率和死亡率,但仍有约25%的结直肠癌患者确诊时已处于疾病晚期。虽然结直肠癌病灶完全切除和系统治疗后的寡转移患者5年生存率为40%,但转移性结直肠癌(metastatic colorectal cancer,mCRC)患者的5年生存率仅为约20%。一直以来,细胞毒性化学疗法是结直肠癌系统治疗的基础。为进一步改善患者的生存和预后,迫切需要开发新型的治疗策略。随着关于癌症分子和免疫学基础的深入探索,肿瘤药物开发已逐渐转向针对特定分子改变的靶向治疗或刺激机体针对恶性细胞产生免疫应答的免疫治疗。

抗体偶联药物(antibody-drug conjugates,ADC)因同时兼具抗体的高选择性与细胞毒性药物的强大杀伤作用,成为肿瘤治疗的研究热点。ADC由3个部分构成:单克隆抗体(monoclonal antibody,MoAb)、连接子(linker)和有效载荷(payload)。单克隆抗体靶向结合到肿瘤细胞的表面抗原,药物内吞进入胞内后,经过一系列过程释放小分子细胞毒性药物杀伤肿瘤细胞,从而减小化疗药物全身暴露而产生的毒性。连接子和有效载荷增强了向肿瘤细胞的药物递送,并提高了在癌症中的活性靶向抗原的异质表达。尽管有效载荷可以设计成任何类型的抗癌药物,但到目前为止,ADC的开发中主要还是选择细胞毒性药物,特别是强效细胞毒药物。目前批准的ADC可以被视为通过特洛伊木马机制杀死癌细胞的靶向化疗药物。

截至目前,全球共有13种ADC药物获批上市,国内现有的ADC药物包括罗氏公司的恩美曲妥珠单抗、武田/Seagen公司的维布妥昔单抗及荣昌生物(烟台)的维迪西妥单抗3款产品,另外一种trastuzumab deruxtecan(DS-8201)的上市申请已于2022年5月6日正式进入优先审批阶段。目前ADCs药物在乳腺癌、肺癌、尿路上皮癌等实体瘤中已得到广泛应用,同时其在结直肠癌治疗中也取得了一定的成果。本文就ADC的基本原理及其在治疗结直肠癌中的研究进展进行综述。

二、ADC的结构设计

(一)单克隆抗体

理想的ADC抗体应具有靶向特异性和强靶向结合亲和力,同时兼具低免疫原性、低交叉反应性、高效内化性和长血浆半衰期等特点。同时可以对疗效、药动学及药效学特征和治疗指数产生重大影响。在目前正在开发的大多数ADC中,为降低抗体的免疫原性而多采用人源化单克隆抗体,包括IgG1、IgG2和IgG4三种亚型,以IgG1型应用最为广泛,因为IgG1能同时引发抗体依赖性细胞毒作用(antibody dependent cell-mediated cytotoxicity,ADCC)和补体依赖性细胞毒作用(complement dependent cytotoxicity,CDC)。

(二)连接子

连接子将细胞毒性药物有效载荷与抗体连接起来。广义上可以分为两类:可裂解型连接子和非裂解型连接子。理想的连接子需满足保持ADC在血液循环中的稳定性,必须在ADC内化时易于切割,以便快速有效地释放细胞毒性药物载荷。可裂解连接体可根据肿瘤微环境的不同需求分为酸敏感型、蛋白酶敏感型或谷胱甘肽敏感型。其中,酸敏感型连接体的血浆稳定性较低,为48~72h。不可裂解的连接体与单克隆抗体的氨基酸残基形成不可被还原的结合键,因此此血液中稳定性更高,半衰期更长,靶向毒性更小。其可介导ADC在细胞中有效内化,被溶酶体降解后产生完整的细胞毒性有效载荷而发挥作用。

(三)有效载荷

细胞毒性药物在从ADCs释放到肿瘤细胞内后开始发挥抗肿瘤作用。尽管目前小分子细胞毒性药物种类很多,但由于常规细胞毒性物质,如阿霉素、甲氨蝶呤、丝裂霉素、氟尿嘧啶和长春花生物碱等药效较低,选择性低,从而会导致ADC药性减弱。理想的细胞毒性药物应可以与连接子紧密偶联,在与抗体结合后,于血液循环中保持稳定并且不破坏抗体的内化特性,同时还应有血浆稳定性、低免疫原性、分子量小和半衰期长等理化特征。

目前已上市的ADCs选用的细胞毒性药物根据作用机制主要分为三类:作用于DNA导致双链裂解和细胞死亡的

DNA 损伤剂、通过抑制微管蛋白聚合导致细胞凋亡的微管抑制剂以及正在研制的创新药物。已经发现的 DNA 损伤剂：①吡咯苯并氮䓬类和吲哚氯苯并氮䓬类；②杜卡霉素；③喜树碱；④卡奇霉素。创新药物：凋亡诱导剂（Bcl-xL 抑制剂）、泰兰司他汀及其类似物、鹅膏毒素及卡马霉素等。微管抑制剂：①金盏花素（auristatins），包括 MMAE、MMAF、MMAD，其著名的家族成员 MMAE 存在于 Adcetris 和 Polivy 两种上市药物中；②美登素衍生物（DM1、DM2、DM3、DM4）：DM1 是经批准的 ADC 恩美曲妥珠单抗和维布妥昔单抗的有效载荷，而 DM4 与进行 I 期 / II 期临床试验的 coltuximab-ravtansine 共轭，它们都显示出强大的细胞毒性；③微管黏素；④隐黏素。

三、ADC 的作用机制

ADC 药物可以同时发挥肿瘤特异性靶向作用及高效杀伤作用。抗体可以与肿瘤细胞膜上特异表达的靶抗原结合，然后被细胞内吞形成早期的内切体，随后成熟为晚期的内切体，最后与溶酶体融合。溶酶体内的化学酶作用于 ADC，从而释放有效载荷，这些载荷会靶向 DNA 或微管导致细胞凋亡。当释放的有效载荷具有渗透性或跨膜作用时，可以诱发旁观者效应，以增强 ADC 的效能，这些药物的旁观者效应还可能改变肿瘤微环境，进而进一步增强 ADC 的杀伤作用。ADC 的作用还参与 ADCC、抗体依赖性细胞介导的吞噬作用（antibody-dependent cellular phagocytosis, ADCP）和 CDC 的作用。一些 ADC 抗体的 Fab 片段可结合到病毒感染细胞或肿瘤细胞的抗原表位，而 Fc 片段结合到杀伤细胞（NK 细胞、巨噬细胞等）表面的 FcR 上，从而介导直接杀伤作用。此外，ADC 的抗体成分可以特异性结合肿瘤细胞的表面抗原，通过抑制抗原受体的下游信号通路的激活，来阻断导致细胞存活和增殖的信号转导途径（如 PI3K 或 MAPK 通路），以诱导细胞的凋亡。

影响 ADCs 发挥高效抗肿瘤作用的因素有很多，其中最重要的一项因素就是靶抗原的选择。首先，为了避免脱靶现象的发生，理想的靶抗原必须满足在肿瘤细胞表面高表达并且在目标肿瘤群中表达一致，同时在正常细胞表面表达低甚至不表达。其次，靶抗原应为暴露在肿瘤细胞表面的非分泌型抗原，可以减少循环中 ADC 的耗竭，更大效应地发挥靶向抗肿瘤作用。最后，靶抗原在与 ADC 结合后可以以一定的速率及有效的途径内吞到细胞内，通过转运及酶降解作用使细胞毒性药物得以释放。

抗体和细胞毒性有效载荷的结合可以改变抗体 - 药物结合物的药代动力学和治疗指数，药物 - 抗体比（drug-to-antibody ratio, DAR）为每个抗体上连接的细胞毒药物的个数，是 ADC 药效的重要影响因素。尽管高 DAR 可以产生更有效的 ADC，但 DAR 过高也会使抗原 - 抗体不稳定，并且加重 ADC 在循环中的安全风险。因此，当 DAR 在 2~4 时，ADC 的药效最高。

四、ADC 在结直肠癌治疗中的应用

根据 III 期临床试验和大型观察性研究，在目前标准的治疗下，mCRC 患者的中位 OS 约为 30 个月，近年来，针对包括 BRAF、NTRK、RAS、dMMR/MSI-H 和 TMB-H 等生物标志物的治疗延长了 CRC 的生存期，但疗效有限，比如瑞戈非尼和 TAS-102 等虽然作为三线及更后线治疗或维持治疗的推荐，但 ORR 不足 5%。随着 ADC 逐步应用于实体肿瘤的治疗，其在结直肠癌中的应用也取得了一定的进展。目前有报道的 ADC 作用结直肠癌的靶点有 HER-2、HER-3 以及癌胚抗原相关细胞黏附分子 -5（carcinoembryonicantigen-related cell adhesion molecule-5, CECACAM-5）。滋养细胞表面抗原 -2（Trop-2）导向的抗体 - 药物结合物的应用也纳入了临床研究。此外，仍有部分 ADC 药物在结直肠癌治疗中的临床研究正在开展中。

（一）抗 HER-2 ADC

1. T-DM1（trastuzumab emtansine）　由曲妥珠单抗通过硫醚不可切割的连接子与 DM1（一种细胞毒性微管抑制剂）偶联形成，药物抗体比（drug-to-antibody ratio, DAR）为 3.5 : 1，是首个获批用于治疗实体恶性肿瘤的 ADC 药物。

在 FDA 批准治疗乳腺癌后，T-DM1 已在多个其他 HER2 阳性实体瘤中进行了评估，迄今为止的结果大多令人失望。其中 II 期 HERACLES-B 试验（NCT03225937）显示 T-DM1 与帕妥珠单抗联合用于治疗 HER-2 阳性 mCRC 患者疗效不佳，ORR 仅为 9.7%，中位 PFS 仅为 4.1 个月。

2. T-DXd（DS-8201）（trastuzumab deruxtecan）　是由人源化抗 HER-2 单克隆抗体曲妥珠单抗、可裂解的含有四肽的连接子和细胞毒性拓扑异构酶 I 抑制剂组成的一种抗体 - 药物耦合物。其连接子可以在血浆中保持稳定，但一旦内化，就会被肿瘤微环境中上调的溶酶体蛋白选择性裂解，使该药物能有效地发挥作用，DAR 为 8 : 1。目前 T-DXd 已经获批用于治疗 HER-2 阳性的转移性乳腺癌和胃癌。2%~3% 的结直肠癌患者有 HER-2 扩增，T-DXd 作用于这部分肿瘤的临床试验也取得了一定的进展。与 T-DM1 相反，T-DXd 在除乳腺癌和胃癌之外的 HER-2 阳性肿瘤和一些 HER2 低表达的肿瘤中疗效显著。

I 期临床研究（DS8201-A-J101；NCT02564900）评估了 T-DXd 在晚期 HER-2 阳性或 HER-2 突变实体瘤（包括 mCRC）中的作用，结果显示多线治疗后的转移性结直肠癌 ORR 为 5%。HER-2 高表达（免疫组化 IHC3+）的患者，ORR 为 11.1%（1/9），DCR 为 100%。

开放标签的 II 期临床研究 DESTINY-CRC01（DS8201-A-J203；NCT033849400）采用 T-DXd 治疗 HER-2 阳性、难治性的转移性结直肠癌患者具有较好的有效性及安全性。该研究纳入全球 25 家医院收治的 HER-2 过表达且接受过二线及以上治疗（包括曲妥珠单抗之外抗 HER-2 治疗）后出现进展的转移性结直肠癌患者。根据 HER-2 表达水平，将患者分为队列 A、队列 B（IHC2+ 和 ISH 阴性）、队列 C（IHC1+）。患者每 3 周静脉注射一次 T-DXd 6.4mg/kg，直至疾病进展、出现不可耐受的不良事件、取消知情同意或死亡，主要研究终点是 ORR 和安全性。53 例 HER-2 阳性患者（A 组）中位随访时间 27.1 周（IQR 19.3~40.1 周），结果显示 24 例达到客观缓解，ORR 为 45.3%（95% CI 31.6%~59.6%）。既往接受过抗 HER-2 治疗的患者，ORR 为 43.8%，未接受过抗 HER2 治疗

者,ORR 为 45.9%。A 组中位 PFS 为 6.9 个月(4.1 个月至未达到),6 个月 PFS 率为 53.0%(95% CI 37.0%~66.7%),既往接受抗 HER-2 治疗的 16 例患者的中位 PFS 为 4.3 个月(95% CI 2.6~7.6 个月),而未接受抗 HER-2 治疗的 37 例患者的中位 PFS 为 6.9 个月(4.1 个月至未达到)。A 组 53 例患者中有 23 例(43%)病情进展或死亡。数据截止时,A 组 PFS 的中位随访时间为 5.4 个月,中位 OS 尚未达到,6 个月 OS 率为 76.6%。B 组和 C 组均未达到客观缓解。在安全性方面,治疗期间发生率 ≥10% 的 3 级或以上不良事件主要是中性粒细胞减少和贫血。5 例(6%)确诊为间质性肺病或肺炎(2 例 2 级,1 例 3 级,2 例 5 级,唯一与治疗相关的死亡)。并且这项研究中,无论既往是否接受过 HER-2 靶向治疗(包括曲妥珠单抗),患者的缓解率均一致,表明既往抗 HER-2 治疗并不影响 T-DXd 的抗肿瘤作用。

(二) 抗 HER3 ADC(HER3-DXd)

人类表皮生长因子受体(EGFR/ErbB)家族由 4 个已知成员(HER1 或 EGFR、HER-2、HER-3 和 HER-4)组成,它们在实体瘤发病机制中起重要作用。在这些 ErbB 家族成员中,HER3 因缺乏激酶活性,需要与 ErbB 家族的其他成员形成异源二聚体后才能激活下游信号通路。HER-3 在多种实体肿瘤中过表达,其中 20%~75% 的结直肠癌中 HER-3 过表达,这与疾病不良预后及抗 EGFR/HER-2 治疗耐药相关。HER3-DXd(patritumab deruxtecan,U3-1402)是一种新型的作用于 HER-3 的抗体偶联药物,由 HER-3 抗体 patritumab 和一种新型拓扑异构酶 I 抑制剂 DX-8951 衍生物(DXd)组成。

一项采用 U3-1402 治疗晚期、转移性结直肠癌患者的 II 期临床试验(NCT02980341)结果显示,所有结直肠癌细胞系都对 DXd 敏感。在肿瘤异种移植瘤模型中,当 HER-3 高表达,无论 KRAS 状态,所有细胞系都观察到 U3-1402 可以抑制肿瘤细胞生长,但在低 HER3 表达的细胞系中没有观察到。但与生理盐水处理组相比,U3-1402 明显抑制肿瘤细胞生长($P < 0.001$),并且与伊立替康组相比也显示出较大的抑制优势。因此 U3-1402 的抗肿瘤活性取决于 HER3 表达水平,但不取决于 KRAS 突变状态。这些结果进一步支持 U3-1402 在 HER3 表达的结直肠癌患者中的治疗作用。

(三) CEACAM5 导向 ADC

癌胚抗原相关细胞黏附分子(carcinoembryonicantigen-related cell adhesion molecules,CECACAMs)是一个包含 12 个免疫球蛋白的家族,生理上在许多上皮组织的细胞膜上表达。它们可以作为不同生物过程的调节因子,如涉及细胞黏附、分化、增殖和生存。其家族中癌胚抗原相关细胞黏附分子 5(CEACAM5)在 80% 的结直肠癌中表达,因此可以成为 ADC 治疗结直肠癌的有效靶点。labetuzumab govitecan(IMMU130)是由抗体 labetuzumab 与伊立替康活性代谢产物 SN-38 组成的 ADC。活性 SN-38 靶向作用于肿瘤细胞比全身性应用伊立替康的疗效更高,同时使血清中葡萄糖醛酸化 SN-38(SN-38G)减少,降低腹泻的发生。

开放标签、多中心 I / II 期临床试验(NCT01605318)评估了 IMMU130 治疗复发或难治性转移性结直肠癌的效果。该实验入组至少接受过一次含伊立替康治疗的患者,第 1、2 周给予 IMMU130 治疗,每周 1 次,每次给予 8~10mg/kg,或每周 2 次,每次给予 4~6mg/kg。研究终点是安全性、反应性、药代动力学和免疫原性。最终对符合入组要求的 86 例患者进行分析,根据 RESIST1.1 疗效评估标准,结果显示,38% 的患者在接受 IMMU130 治疗后,CEA 水平比基线值降低。1 名患者病灶持续部分缓解 2 年,42 名患者病情稳定。中位无进展生存期和总生存期分别为 3.6 个月和 6.9 个月。在安全性方面,主要毒性(≥3 级)有中性粒细胞减少(16%)、白细胞减少(11%)、贫血(9%)和腹泻(7%)。

(四) Trop-2 导向 ADC

滋养层细胞表面抗原 -2(Trop-2)是一种跨膜钙信号转导子,是癌症治疗的一个有效靶点,它在许多人类上皮恶性肿瘤中高表达,并且与疾病的进展和转移相关。sacituzumab-govitecan(SG)是一种新型 ADC,由抗 Trop-2 人源化单克隆抗体 hRS7 IgG1k 与负载 SN-38(拓扑异构酶 I 抑制剂伊立替康的活性代谢物)偶联而成。SG 具有较高的药物抗体比,一个抗体可以通过独特的可水解连接物 CL2A 与 7.6 个中等毒性的 SN-38 分子结合。该连接体可以使偶联药物在肿瘤内释放,并且释放出的 SN-38 浓度可达到治疗效果,同时还可以释放到细胞外的周围肿瘤微环境中,引发旁观者效应。

IMMU-132-01 的 1 期 /2 期篮子试验(NCT01631552)评估了 SG 对至少接受一种标准治疗无效的转移性 Trop-2 非选择性上皮癌患者的疗效。该实验共纳入 495 例患者,包括 TNBC(108 例)、小细胞肺癌(64 例)、NSCLC(54 例)、激素受体(HR)阳性 BC(54 例)、mUC(45 例)、CRC(31 例)和其他癌症类型。对入组患者在 21 天一周期的第 1 天和第 8 天进行静脉注射 SG(8、10、12 或 18mg/kg),直到疾病进展或出现不可接受的毒性反应。最终结果显示,SG 在多个癌症队列中都显示出了疗效,但在胃肠道(GI)肿瘤队列的应答率较低。在结直肠癌队列中,ORR 为 3.2%(95% CI 0.1%~16.7%),中位 PFS 3.9 个月(95% CI 1.9~5.6 个月),中位 OS 14.2 个月(95% CI 6.8~19.1 个月),在总体安全人群(overall safety population,OSP)中,41 例(8.3%)患者因不良事件(AE)而永久中断治疗。最常见的治疗相关不良反应为恶心(62.6%)、腹泻(56.2%)、疲劳(48.3%)、脱发(40.4%)和中性粒细胞减少(57.8%)。

datopotamab-deruxtecan(Datopotamab-DXd)是另一种 Trop-2 导向的 ADC,目前 1 期研究 TROPION-PanTumor01(NCT03401385)正在进行中,该研究招募了包括结直肠癌在内的多种实体瘤患者。截至目前,关于该药在结直肠癌队列中相关数据尚未发表。

(五) 其他正在开展的临床研究

除了以上叙述的关于 ADCs 在结直肠癌治疗中的相关试验外,目前多个 ADCs 治疗晚期实体瘤的篮子试验正在进行中。其中多个试验的研究终点也包括对生物标记物的探索,如 trastuzumab deruxtecan 治疗任何携带 HER-2 激活突变的晚期实体瘤患者的 II 期临床试验(NCT04639219);datopotamab deruxtecan 治疗已知表达 Trop-2 的晚期实体瘤患者(包括 13 种肿瘤类型)的 I 期试验(NCT03401385);sacituzumab govitecan 治疗具有高 Trop-2 表达的晚期实体瘤患者的 II 期试验(NCT03964727);trastuzumab deruxtecan + AZD6738(ATR 抑制剂)治疗晚期 HER-2 表达或 HER-2 扩增实体瘤患者的 I 期试验(NCT04704661)等,以上篮子试验均

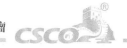

将结直肠癌纳入研究队列中。

五、总结与展望

同时具有小分子化疗的强大杀伤效应及抗体药物肿瘤靶向性的ADC药物成为近几年肿瘤治疗领域的研究热点,在消化系统肿瘤中也显示出了其独有的治疗价值。本文总结了ADC药物的结构、作用机制及其目前在结直肠癌的应用。ADC药物作用机制不依赖于明确的信号通路,肿瘤微环境中、肿瘤细胞表面广泛的标志物都可能会成为ADC潜在的作用靶点。既往针对结直肠癌已知生物标记物的治疗疗效有限,而ADC疗法的出现,挖掘出更多针对结直肠癌治疗的靶点,为结直肠癌的治疗增加了新的选择。并且除了单一应用ADC药物外,与其他抗癌药物的合理联合使用也可能会增强ADC的治疗疗效。潜在的协同作用可以通过多种方式实现——例如,通过利用ADC介导的免疫原性细胞死亡来提高免疫治疗药物的活性,或通过药物诱导ADC靶向抗原的上调等。涉及ADC的多种组合治疗策略也是未来的研究方向。同时ADC的应用也会面临一些实际性问题,如毒性反应及副作用、靶向性不强等导致临床应用不理想等。个体化治疗一直是临床治疗的核心指导思想,如何更好地个体化应用ADCs,也是未来需要解决的问题。随着技术的成熟、经验的丰富,我们相信未来会有更高效、安全的ADCs被应用于临床,以延长晚期结直肠癌患者的生存期。

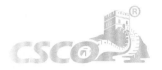

微卫星稳定型结直肠癌的免疫 plus 探索

浙江大学医学院附属第二医院

翁姗姗　陆依儿　杨梦园　袁瑛

微卫星稳定型（microsatellite stable，MSS）结直肠癌约占全部结直肠癌的 85% 和转移性结直肠癌（metastatic colorectal cancer，mCRC）的 95%。pMMR/MSS 型 CRC 属于对免疫治疗不敏感的"冷"肿瘤，具有以下的肿瘤特征：①逃避免疫介导杀伤作用；②上调 T 细胞抑制性配体表达，包括 B7（CD80、CD86）和 PD-L1，与共抑制性 CTLA-4 和 PD-1 结合受体，且下调免疫细胞募集和炎症水平。近年来，基于 KEYNOTE-177 等临床研究，程序性死亡受体 1（programmed death protein-1，PD-1）抑制剂单药已批准用于 dMMR/MSI-H 晚期结直肠癌患者的姑息一线治疗。KEYNOTE-016 研究比较了帕博利珠单抗在 dMMR/MSI-H mCRC 和 pMMR/MSS mCRC 人群中的疗效，结果显示，pMMR/MSS mCRC 患者基本无法从免疫抑制剂单药治疗中获益。因此，对于 pMMR/MSS mCRC 患者，研究者们仍在积极探索联合治疗方案，试图让"冷"肿瘤转变为"热"肿瘤，以求进一步提高疗效和延长生存期。近年来，免疫联合治疗在 pMMR/MSS 结直肠癌中的探索从止步不前到曙光乍现，本文将对此进行详细阐述，同时探讨治疗获益的潜在分子标志物。

一、局部晚期结直肠癌的新辅助免疫治疗

（一）单纯新辅助免疫治疗

新辅助免疫治疗的目的是希望在肿瘤切除之前先激活机体免疫系统对肿瘤的识别并产生免疫应答。但由于 pMMR/MSS 型结直肠癌的肿瘤突变负荷（tumor mutation burden，TMB）和肿瘤浸润淋巴细胞（tumor infiltration lymphocyte，TILs）水平均较低，针对 pMMR/MSS 结直肠癌患者的新辅助免疫治疗效果较差，免疫检查点抑制剂联合化疗的研究也尚少。2021 年发表在 Nature Medicine 上的 NICHE 研究，入组了 15 例 pMMR 型无远处转移的早期结直肠癌患者。受试者接受单次伊匹木单抗和两次纳武利尤单抗并随机接受塞来昔布治疗后于 6 周内进行手术。主要研究终点是疗效和安全性。研究结果显示，其中 4 例（27%）患者显示病理学缓解（pathological response，PR），3 例达到主要病理缓解（major pathological response，MPR），13% 的患者中观察到 3~4 级免疫相关不良事件（adverse events，AEs）。后续队列研究探索发

现，CD8⁺PD-1⁺ 型 T 细胞浸润水平可能是预测 pMMR/MSS 型结直肠癌患者能否从新辅助免疫治疗获益的因素。2022 年 ASCO 大会上发表了该研究的最终疗效数据。入组了 30 例非转移性、可切除的 pMMR 型结肠癌患者。结果显示，9 例（30%）PR，7 例（23%）MPR，9 例达到 PR 患者中 4 例接受了塞来昔布治疗，并且在 12% 的患者中观察到 3 级免疫相关 AE。该研究数据证实了之前发表的 NICHE 研究结果。鉴于 pMMR/MSS 型结直肠癌占所有非转移型结直肠癌的 85%，该研究结果为早期 pMMR/MSS 型肠癌患者带来了免疫新辅助治疗的曙光。

（二）免疫联合新辅助放化疗

对于局部晚期的中低位直肠癌，标准治疗模式是首先进行新辅助放化疗。放疗可对机体免疫系统产生一定的激活作用，相关机制包括通过诱导 DNA 损伤造成肿瘤细胞凋亡，进而促进肿瘤相关抗原呈递，促进 T 细胞的聚集活化以及上调免疫相关细胞因子的表达等。单纯放疗诱导的肿瘤杀伤局限在放疗靶病灶，而临床前研究显示放疗联合免疫治疗可产生远隔效应，造成放疗靶病灶和远处的非靶病灶同时缩小。因此放化疗与 PD-1/PD-L1 抑制剂联用也成为探索的方向之一。

2019 年 ASCO 会议上报道的日本 VOLTAGE-A 研究是首个在 MSS 型局部进展期直肠癌患者中探索放化疗联合免疫的临床研究。该研究应用传统的长程放疗联合卡培他滨，在放化疗结束后序贯纳武利尤单抗治疗 5 个周期。研究结果显示，37 例患者中有 11 例（30%）达到病理完全缓解（pathologic complete response，pCR），3 例（8%）达到临近 pCR，1 例达到临床完全缓解（clinical complete response，cCR）并进入观察等待；从历史数据来看，传统长程放疗联合卡培他滨的 pCR 率在 15%~20%，而该研究 pCR 率达到 30%，提示放化疗联合免疫可取得更好的近期疗效。

2021 年 ASCO-GI 会议报道的 NRG-GI002 研究。共入组 178 例 Ⅱ 期或 Ⅲ 期的局部进展期直肠癌患者。该研究采取了全程新辅助治疗（total neoadjuvant therapy，TNT）模式，在新辅助 FOLFOX 方案化疗 8 个周期后进行同步放化疗（50.4Gy 放疗 + 卡培他滨 +/- 帕博利珠单抗）。主要研究终点是 NAR 评分（根据术前 T 分期、术后 T 分期和 N 分期综合评估，反映肿瘤退缩程度）。结果显示，对照组和帕博利珠单抗

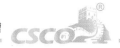

组的平均 NAR 分别为 14.08 和 11.53（*P*=0.26）;pCR 率分别为 29.4% 对 31.9%（*P*=0.75）,cCR 率分别为 13.6% 对 13.9%（*P*=0.95）,均未达到统计学差异。但值得注意的是,两组的 pCR 率和 cCR 率之和已高达 44% 左右,即接近一半的患者取得了肿瘤完全缓解,提示 TNT 这一治疗模式有利于实现最大程度的肿瘤退缩。

2021 年 ASCO-GI 会议上,华中科技大学同济医学院附属协和医院的张涛教授团队报告了一项单臂、Ⅱ期的自发临床研究。该研究入组了 26 例 pMMR 型局部晚期直肠癌患者,在接受短程放疗 5×5Gy/1 周,休息 1 周后继续进行 CapeOX 联合卡瑞利珠单抗共 2 个治疗周期,休息 1 周后进行根治性手术并由研究者决定术后辅助治疗,主要研究终点是 pCR。研究结果显示,12 例（45.2%）达到 pCR。与目前已发表的局部晚期直肠癌患者接受新辅助化放疗的研究数据相比,该治疗模式提高了 pCR,显示出初步优势。

综上所述,对于局部晚期的 pMMR/MSS 结直肠癌,单纯免疫新辅助治疗和免疫联合新辅助放化疗中均已看到部分患者获得了较好的病理应答,这些转变是否能转化为长期生存的获益,仍有待长期的随访数据。

二、晚期结直肠癌的姑息治疗

（一）免疫治疗联合单纯化疗

目前晚期结直肠癌的标准治疗药物有:奥沙利铂、伊立替康、氟尿嘧啶类、EGFR 抑制剂(例如西妥昔单抗及帕尼单抗)和 VEGF 抑制剂(例如贝伐珠单抗)等。其中,氟尿嘧啶和奥沙利铂不仅能够促进肿瘤细胞释放肿瘤抗原并被树突状细胞摄取,氟尿嘧啶还可以促进免疫原性细胞死亡,并杀死骨髓来源的免疫抑制细胞。奥沙利铂则可以上调树突状细胞 PD-L1 的表达。基于化疗药物与免疫调节的紧密联系,免疫治疗联合单纯化疗可能是一种潜在的增加免疫治疗疗效的治疗策略。

2020 年 ESMO 大会上公布的 KEYNOTE-651 研究,入组的队列 B、D 分别为帕博利珠单抗联合 mFOLFOX7 方案一线和联合 FOLFIRI 方案二线治疗 MSS 型晚期结直肠癌患者,结果显示 ORR 分别为 60.0% 和 12.5%。Ⅰb/Ⅱ期单臂研究——MEDETREME 研究,入组 57 例初治的 RAS 突变的 pMMR/MSS 晚期结直肠癌患者,一线治疗给予 mFOLFOX6 联合度伐利尤单抗和曲美木单抗,中位无进展生存期(median progression-free survival,mPFS)为 8.4 个月(5.9~11.1 个月),客观缓解率(objective response rate,ORR)达 62.5%。综上,单纯化疗基础上联合免疫治疗较单纯化疗可提高客观缓解率,是未来探索的方向,但需要更多临床研究数据验证。

（二）免疫治疗联合靶向药物

1. 免疫治疗联合抗血管生成靶向药物 血管内皮生长因子(vascular endothelial growth factor,VEGF)不仅能诱导肿瘤血管生成,满足肿瘤细胞增殖所需的营养和氧气,还能抑制体内免疫应答,包括抑制树突状细胞的成熟并诱导 PD-L1 的表达、促进 MDSC 的募集,并分泌 IL-10 和 TGF-β,进一步促进调节性 T 细胞(regulatory cells,Tregs)的增殖。

国内外多项前瞻性单臂研究均在探索免疫联合抗血管

生成酪氨酸激酶抑制剂(tyrosine kinase inhibitors,TKI)治疗 pMMR/MSS 晚期结直肠癌三线治疗的疗效,包括首个采用纳武利尤单抗联合瑞戈非尼治疗难治性 pMMR/MSS 型肠癌和胃癌的日本 REGONIVO 探索性Ⅰb期研究,北美 REGONIVO、REGOMUNE,以及仑伐替尼联合帕博利珠单抗的 LEAP-005 研究等。2021 年 ASCO 会议上,同济大学附属东方医院的李进教授团队发表了呋喹替尼联合信迪利单抗治疗晚期结直肠癌的Ⅰb期研究初步结果。该研究纳入 44 例既往至少接受过氟尿嘧啶、奥沙利铂或伊立替康二线治疗失败的晚期结直肠癌患者,以安全性、耐受性及Ⅱ期临床研究推荐剂量(RP2D)为主要研究终点。结果显示,在 RP2D 队列中,ORR 为 27.3%,疾病控制率(disease control rate,DCR)为 95.5%,mPFS 为 6.9 个月,疗效令人鼓舞。除外这两项研究,近 3 年约有十几项类似的单臂探索性研究陆续发表,均采用抗血管药物联合免疫治疗,但是所获得的结果非常不一致,有效率参差不齐。

Ⅲ期的 LEAP-017 研究已启动,该研究旨在评估帕博利珠单抗联合仑伐替尼对比标准三线治疗(即瑞戈非尼或 TAS-102)治疗难治性晚期结直肠癌患者的疗效。该研究计划纳入 434 例年龄≥18 岁、组织学 / 细胞学确认的非 dMMR/MSI-H、不可切或转移性的 mCRC 患者,主要研究终点为 OS,次要研究终点为 PFS、ORR 和持续缓解时间(duration of overall response,DOR)等,我们期待有前瞻性对照研究的高级别证据来支持这种联合策略。

2. 免疫治疗联合其他分子靶向药物 免疫治疗联合靶向药物除了熟知的抗血管生成药物外,抗表皮生长因子受体(epidermal growth factor receptor,EGFR)单抗联合免疫检查点抑制剂同样值得关注。以西妥昔单抗为代表的 IgG1 型抗体,除了本身具有直接杀伤肿瘤作用,还可以激活 NK 细胞介导的抗体依赖的细胞毒性作用(antibody-dependent cell-mediated cytotoxicity,ADCC)效应,募集 CD8⁺T 淋巴细胞。基于以上理论依据,抗 EGFR 单抗可能与免疫检查点抑制剂存在协同效应。一项意大利的Ⅱ期单臂 CAVE 研究,旨在评估在 RAS 野生型晚期结直肠癌后线治疗应用西妥昔单抗联合阿维鲁单抗的疗效与安全性。本研究共入组 77 例既往接受至少二线标准治疗失败的患者,其中 92% 为 MSS 型。结果显示,中位总生存期(median overall survival,mOS)为 11.6 个月(8.4~14.8 个月),中位 PFS(mPFS)为 3.6 个月(3.2~4.1 个月);ORR 为 6%,DCR 为 65%。因此,对于 RAS 野生型的晚期结直肠癌患者,多线标准治疗失败后,抗 EGFR 单抗联合免疫检查点抑制剂也可作为治疗选择之一。

由于小 GTP 酶 KRAS/NRAS 的组成性激活,60% 的 pMMR 结直肠癌存在有丝分裂原活化蛋白激酶(mitogen-activated protein kinase,MAPK)通路激活,并导致下游通路效应分子,如 MEK、ERK1/2 的活化。MAPK 通路过度激活可通过减少肿瘤细胞表面 MHC Ⅰ类分子的表达,发挥免疫抑制作用。临床前研究结果显示,当对小鼠皮下成瘤模型应用 MEK 抑制剂并分析后,发现 MEK 抑制剂可显著上调肿瘤组织的 PD-L1 的表达和浸润的 CD8⁺T 淋巴细胞数量。从这个机制上而言,应用 MEK 抑制剂和免疫治疗可能具有一定的协同作用。然而,目前针对 MEK 抑制剂联合免疫治疗

mCRC 的报道并不多。IMblaze370 研究是一项 Ⅲ 期临床试验，入组人群是难治性结直肠癌，即既往接受过多线治疗失败，且几乎均为 MSS 型。将受试者按 2∶1∶1 随机分配接受阿替珠单抗联合考比替尼或阿替珠单抗单药或瑞戈非尼单药治疗。结果显示，阿替珠单抗联合考比替尼组的 ORR 仅 3%，而阿替珠单抗组和瑞戈非尼组仅 2%；OS 方面，三组患者也无明显差异。很遗憾，这一联合治疗策略并未带来让人眼前一亮的生存数据。

（三）免疫治疗联合靶向药物和化疗

2021 年 ESMO 会议发表的 AtezoTRIBE Ⅱ 期研究，入组的均为 MSI 状态未经筛选、不可手术切除的初诊 mCRC 患者。受试者随机接受 FOLFOXIRI 加贝伐珠单抗联合或不联合阿替利珠单抗，主要研究终点为 PFS，分别为 13.1 个月对 11.5 个月（P=0.012）且不增加不良反应。亚组分析显示，pMMR 患者两组的 PFS 分别为 11.4 个月和 12.9 个月。结果表明，一线 FOLFOXIRI+ 贝伐珠单抗治疗的基础上加用阿替利珠单抗可改善既往未经治疗的 mCRC 患者 PFS 且安全性可控。Ⅱ 期的 CheckMate 9X8 研究评估了纳武利尤单抗 + mFOLFOX6/ 贝伐对比 mFOLFOX6/ 贝伐一线治疗 mCRC 患者的疗效，共 195 例受试者被随机分为 NIVO+ 标准治疗（standard of care，SOC）组（n=127 例）和 SOC 组（n=68 例）。主要研究终点为 PFS，两组 PFS 均为 11.9 个月。NIVO+SOC 相较于 SOC 在 12 个月后显示出更高的 PFS 率、更高的肿瘤缓解率和更持久的缓解时间。对共识分子亚型（consensus molecular subtypes，CMS）和肿瘤 CD8 水平分析显示，CMS1 型和 CMS3 型以及肿瘤 CD8 ≥ 2% 的患者具有更好的获益。因此，免疫治疗联合靶向药物和化疗可能需要识别亚组，筛选优势人群。

BBCAPX Ⅱ 期研究是由浙江大学医学院附属第二医院肿瘤内科袁瑛教授团队发起的旨在评估信迪利单抗联合 CapeOX 和贝伐珠单抗一线治疗 RAS 突变、MSS 型 mCRC 患者的安全性和初步疗效的探索性研究。共入组 25 例患者，结果显示，2 例（8.0%）CR，19 例（76.0%）PR，4 例（16.0%）SD，总体 ORR 达 84.0%，DCR 高达 100.0%。6 例患者在治疗后意外转化，行原发灶和转移灶切除，手术后获得 NED，表现出良好的临床获益，具有较高的 ORR 和意外转化率，并且毒性反应小，安全性可耐受。基于此 Ⅱ 期研究的结果，目前 BBCAPX Ⅲ 期研究已经在进行中，其结果令人期待。

一项德国的单臂 Ⅱ 期研究（AVETUX 研究）探索了 FOLFOX 与西妥昔单抗联合阿维鲁单抗在初治 RAS/BRAF 野生型 mCRC 中的疗效与安全性，主要研究终点是 1 年的 PFS 率。结果显示，1 年 PFS 率为 40.0%，mPFS 为 11.1 个月，早期肿瘤退缩率（early tumor shrinkage，ETS）为 79.5%，3~4 级不良反应发生率为 60.5%。2021 年 ASCO GI 中报道的 AVETUXIRI Ⅱ 期研究也探索了西妥昔单抗、伊立替康联合阿维鲁单抗用于标准治疗失败的难治性 MSS 型晚期结直肠癌患者的疗效，并根据 RAS 突变状态分为两个队列：队列 A（RAS 野生型）和队列 B（RAS 突变型）。第二阶段研究结果显示队列 A 中共 3 例患者 PR，队列 B 中没有观察到 PR，队列 A 和队列 B 的 DCR 分别为 60% 和 61.5%，PFS 分别为 4.2 个月和 3.8 个月，OS 分别为 12.7 个月和 14.0 个月，6 个月 PFS 率分别为 40.0% 和 38.5%。并通过 CD3+（T 细胞）和 CD8+（细胞毒性）两项指标进行了定量分析以评价免疫评分（immune score，IS）。基线 IS 评分高的患者，其肿瘤退缩情况更为显著（OR=18.67，P=0.019），中位 PFS 时间更长（6.9 个月 vs. 3.4 个月），中位 OS 也显著获益（13.7 个月 vs. 7.9 个月），且上述获益情况与 RAS 基因状态无关。该研究结果显示，在 RAS 野生和突变型 CRC 患者中均观察到较好的生存获益，且免疫评分与疗效相关。

（四）双免疫检查点抑制剂联合

研究较为深入的免疫检查点有 PD-1、PD-L1、CTLA-4、LAG-3 和 TIM-3 等。双免治疗方案，主要是 PD-1 抑制剂联合细胞毒性 T 淋巴细胞相关抗原 4（cytotoxic T lymphocyte associated antigen-4，CTLA-4）抑制剂已在多种实体瘤中显示出可观的长期生存获益和广阔的应用前景，如非小细胞肺癌、黑色素瘤、肾细胞癌、肝细胞癌。PD-1 与 CTLA-4 同属免疫检查点分子，但作用机制不同，在免疫反应的不同阶段对 T 细胞的活化发挥负向调控作用。CTLA-4 可在初始 T 细胞的最初活化阶段阻止 T 细胞的激活与效应功能，而 PD-1 则在免疫反应的较晚期作用于活化 T 细胞，抑制 T 细胞的活化程度与细胞毒性。研究提示，PD-1 抑制剂与 CTLA-4 抑制剂的联合并非简单地相加，其叠加效应远远大于两者单独应用时的效应总和。两者联合应用时，可显著减少耗竭表型的细胞毒性 CD8+ T 细胞比例，增加活性效应 T 细胞的存在比例（包括活性 CD8+ 和 CD4+ 效应细胞）。在非随机，多队列的 Checkmate 142 试验中的 MSS 队列，入组了 20 位难治性 mCRC 患者，评估了纳武利尤单抗（3mg/kg，q.2w.）联合伊匹单抗 3mg/kg 或 1mg/kg，q.6w. 的安全联合剂量和疗效，ORR 分别为 10% 和 0，但患者对伊匹木单抗 3mg/kg 的剂量并不耐受，最终研究以失败告终。虽然 dMMR/MSI-H CRC 患者在双免联合治疗中的明显获益，但 pMMR/MSS CRC 患者的预后基本无改善。而在另一项以淋巴细胞活化基因 3（antilymphocyte activation gene，LAG-3）抑制剂联合帕博利珠单抗为治疗方案的 Ⅰ 期研究中发现，该双免联合治疗方案在 MSS 型 mCRC 中表现出潜在的抗肿瘤活性以及可控的安全性。临床前研究提示，单独或与 PD-1 抗体联合抑制 LAG-3 分子均可使 T 细胞重新恢复细胞毒性，从而抑制肿瘤生长。

双免疫联合治疗基于其对免疫系统的双重调节 / 多通路阻滞作用，可能是 MSS 型晚期 CRC 患者的治疗选择之一，但现有的临床数据尚不成熟且无重大进展，不能支撑此结论，双免治疗应用于临床道阻且长。

三、非 MSI-H 型结直肠癌免疫治疗疗效预测标记物的探索

无论是 PD-L1 阴性患者或低 TMB 或 MSS 型患者，仍有部分可能从免疫治疗尤其是免疫联合治疗中获益。因此寻找理想的生物标志物或建立生物标志物综合评分网络迫在眉睫。而且免疫单药或者免疫联合化疗、靶向药物或放疗等的生物标志物是否存在差异也值得探讨。生物标志物的联合应用及动态监测可能是未来探索的重要方向。

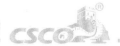

（一）基因突变

1. RAS 突变 RAS 基因的突变与肿瘤免疫密切相关，且结直肠癌中约有 42% 的患者为 KRAS 突变，另有 9% 的 NRAS 突变。研究发现，KRAS 突变的 CRC 患者相比 KRAS 野生患者，Tregs 浸润更多，活化的 $CD4^+$ 记忆 T 细胞更少，诱导形成免疫抑制的肿瘤微环境。BBCAPX Ⅱ期研究结果显示，RAS 突变、MSS 型 mCRC 患者接受信迪利单抗联合 CapeOX 和贝伐珠单抗一线治疗后 ORR 达 84%。且在单臂 MEDETREME Ⅰb/Ⅱ期研究中，入组的 RAS 突变的 MSS 型 mCRC 患者接受 FOLFOX 联合德瓦鲁单抗与曲美木单抗一线治疗，观察到 ORR 为 62.5%，CR 为 31%，DCR 为 87.5%。以上 RAS 突变 MSS 型 mCRC 患者的临床获益需要未来更多的临床研究加以佐证并判断 RAS 突变是否是 pMMR/MSS 型 CRC 患者接受免疫治疗的特征之一。

2. DNA 聚合酶 ε（polymerase epsilon，POLE）突变 POLE 是一种 DNA 聚合酶，参与 DNA 的复制与修复。在 pMMR 型结直肠癌患者中，1%~2% 患者发现 POLE 突变，50 岁以下患者中，突变的发生率上升到 5%~7%。有临床病例报道，一例 MSS 型且 POLE 突变的难治性 mCRC 患者在相继接受 FOLFOX/FOLFORI 治疗后疾病均进展，接受帕博利珠单抗治疗后，其肿瘤微环境表现出免疫原性增强的特性，$CD8^+$TILs 大量聚集，且绝大部分非肿瘤细胞表达 PD-L1，病情得到有效缓解。中肿徐瑞华教授团队在 JAMA Oncology 上发表了 POLE/DNA 聚合酶 delta1（polymerase delta1，POLD1）免疫相关研究，该研究观察到 74%（74/100）的 POLE/POLD1 突变患者的 MMR 状态为 MSS/ 低度微卫星不稳定（low levels of microsatellite instability，MSI-L），且接受免疫治疗队列中，POLE/POLD1 突变与野生型患者的 OS 分别为 34 个月和 18 个月，该研究提示 POLE/POLD1 突变可能是潜在的免疫治疗敏感的关键因素。

（二）TMB

TMB 是指肿瘤样本中基因外显子编码区每兆碱基中发生置换和插入 / 缺失突变的总数，通常用每兆碱基多少个突变表示。高 TMB 的肿瘤会导致肿瘤细胞表面新抗原数量的增加，使其具有免疫原性，从而引发免疫反应。CCTG CO.26 Ⅱ期研究中，入组的 MSS 晚期难治性结直肠癌患者被随机分为度伐利尤单抗联合曲美木单抗的双免疫治疗组和最佳支持治疗的对照组。主要研究终点是 mOS。研究结果分析显示，虽然双免疫治疗组的 mOS 相比对照组延长了 2.5 个月（6.6 个

月 vs. 4.1 个月），但 PFS 无明显改善（1.8 个月 vs. 1.9 个月）且仅有 1% 患者 PR。后续分析结果显示，以 TMB=28mts/Mb 为界，高 TMB 的患者中，双免疫治疗组（n=21）和最佳支持治疗组（n=14）的 mOS 分别为 5.5 个月和 3.9 个月，双免疫治疗组明显获益，而低 TMB 患者接受双免治疗无生存获益。该结果提示，高 TMB 可能会筛选出部分 pMMR/MSS 型 CRC 患者从免疫治疗中获益。尽管围绕 TMB 开展的临床试验很多，但是由于不同的检测平台及实验室对 TMB 的 cut-off 值定义不同，所以 TMB 估算和报告方式的差别非常大。因此如何对 TMB 检测方法和检测结果进行标准化，是日常临床诊治实践中利用 TMB 预测免疫治疗疗效亟需解决的主要挑战。

（三）TILs 和 PD-L1 表达

TILs 是一种存在于肿瘤组织内部具有高度异质性的淋巴细胞，在宿主抗原特异性肿瘤免疫应答中发挥关键作用。最新研究表明，在肿瘤发生和治疗过程中，TILs 的亚群组成和数量与患者预后密切相关。CheckMate 9X8 研究中，对肿瘤 CD8 水平进行分析，发现肿瘤基线 CD8 水平（≥2%）可以从 NIVO 联合组获得更好的疾病控制。PD-L1 表达在许多实体瘤中都与生存预后以及免疫治疗疗效相关，但由于 PD-L1 的检测分析方法尚未标准化且肿瘤部位、分期等多种因素可能会影响 PD-L1 的表达，未来需要更多的研究探索 PD-L1 预测 CRC 患者对 ICI 治疗的效果。

四、结语

免疫治疗在 dMMR/MSI-H 晚期结直肠癌患者中已获得明显的临床疗效，但 pMMR/MSS 型结直肠癌由于缺乏肿瘤抗原，WNT/β-catenin 的激活等有利条件以及 VEGF 诱导的免疫抑制，免疫治疗尚无突破性进展。近几年来，尽管大多免疫联合相关的临床试验（联合化疗、抗血管生成抑制剂、MEK 抑制剂、放疗等）疗效不佳，但仍有小部分探索得到了鼓舞人心的阳性结果，向改善肿瘤免疫的荒漠化迈出了一小步，更多的相关研究也正在"前赴后继"。免疫联合治疗的瓶颈，不仅因为临床数据的尚不成熟，需要扩大样本量，更亟待于基础研究的突破，同时推进新兴的生物标记物的探索，在临床实践中不断调整联合治疗的长期临床管理（包括剂量探索与不良反应管理等），联合各学科协助形成标准化流程，使得更精确的 MSS 型晚期结直肠癌人群从免疫治疗中获益，改善现有的免疫治疗格局。

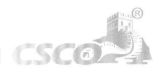

局部晚期直肠癌新辅助治疗进展

华中科技大学同济医学院附属协和医院

林振宇　翟梦兰　张涛

直肠癌约占结直肠癌的1/3,大多数患者就诊时为局部晚期。目前局部晚期直肠癌(locally advanced rectal cancer, LARC)的标准治疗方法是新辅助放化疗(neoadjuvant chemoradiotherapy,nCRT)+全直肠系膜切除术(total mesorectal excision,TME)+术后辅助化疗。尽管标准治疗模式显著改善了LARC的局部控制,5年局部复发率降至10%以下,但仍有约30%的患者出现远处转移,成为该类患者疾病进展和死亡的主要原因。此外,由于毒性反应及患者依从性等原因,只有约一半的患者能够按计划完成6个月的围手术期治疗。为优化新辅助治疗模式,近年来,全程新辅助治疗(total neoadjuvant therapy,TNT)的兴起成为LARC患者的另一治疗选择。如何为LARC患者制定精准化的个体化诊疗方案,仍然是近年来临床研究的重点议题。本文就目前LARC新辅助治疗现状及研究进展进行综述。

一、放射治疗模式进展:短程放疗对比长程同步放化疗

短程放疗(short-course radiotherapy,SCRT)与长程同步放化疗(long course chemoradiotherapy,LCRT)均为标准新辅助治疗模式,欧洲国家较多地采用短程放疗模式,而北美地区和中国更倾向于长程放疗模式。近年来短程放疗和长程放化疗的对比研究层出不穷,具体见表1。TROG 01.04研究证实SCRT组3~4级急性不良反应率显著低于LCRT组,5年远处转移率及总生存(overall survival,OS)率相当,然而病理降期率低于LCRT组(28% vs. 45%,$P=0.002$)。Polish Ⅱ研究是第一个比较术前SCRT序贯化疗对比LCRT的研究,两组在R0切除率,病理完全缓解(pathological complete response,pCR)率及总体8年OS率上均无显著统计学差异。由中国医学科学院肿瘤医院金晶教授主持的STELLAR非劣效研究显示,在接受手术的465例患者中,前者与后者分别有16.6%和11.8%的患者达到pCR($P=0.134$);部分患者术前治疗后持续临床完全缓解(clinical complete response,cCR)而豁免手术。全组中位随访35.0个月,3年无病生存(disease-free survival,DFS)率64.5% vs. 62.3%(HR为0.88,单侧非劣效性$P<0.001$),证实了非劣效性的假设。SCRT序贯化疗组的

OS率明显高于LCRT组(86.5% vs. 75.1%,$P=0.033$),而两组的无转移生存率和局部区域复发率无显著性差异。研究提示,对于存在高危因素的局部晚期直肠癌患者,SCRT联合序贯化疗并不劣于同步放化疗,可作为LCRT的替代方案。瑞典的RAPIDO研究结果显示,对于高危LARC,与目前的标准治疗模式相比,术前SCRT后+序贯TNT模式的术前化疗在明显提高pCR率的同时,降低了直肠癌术后远处转移发生率,对于保留器官功能也具有重要的指导意义。基于以上研究,可以看到,近年来短程放疗联合新辅助化疗的地位不断上升,尤其对于短程放疗联合TNT策略更是在PCR率、疾病治疗相关失败率等方面显示出优于既往传统长程同步放化疗的趋势。

二、新辅助治疗药物的选择

目前各大指南推荐单药卡培他滨或5-FU作为术前长程放疗的最佳同期化疗用药,在此基础上联合其他药物能否进一步提高疗效、改善预后,成为业界非常关心的问题。

(一)新辅助化疗药物

为了探索氟尿嘧啶同步放化疗的基础上联合奥沙利铂在新辅助治疗中的价值,国内外学者们开展了一系列的随机对照临床研究(表2)。从近期疗效看,只有德国CAO/ARO/AIO-04研究和中国的FOWARC研究pCR有所提高;从远期疗效看,联合奥沙利铂并未改善患者OS和无进展生存期(progression free survival,PFS);而从毒性反应来看,只有CAO/ARO/AIO-04研究未显著增加3~4级毒性反应。综合来看,奥沙利铂同步放化疗增毒不增效。另一化疗药物则是晚期肠癌中常用的伊立替康,RTOG 0247 Ⅱ期研究比较了伊立替康和奥沙利铂联合新辅助化放疗的疗效,近期结果显示伊立替康组的pCR率明显低于奥沙利铂组(20.8% vs. 10.4%),两组间的毒性反应类似;远期结果发现前者较后者4年DFS提高了6%(68% vs. 62%),4年OS提高了10%(85% vs. 75%)。可见,伊立替康在新辅助化放疗中值得进一步研究。CinClare研究探索了在 *UGT1A1* 基因引导下卡培他滨±伊立替康用于直肠癌新辅助化放疗疗效,结果显示,相比标准卡培他滨同步放化疗,伊立替康加入后将pCR从15%提高

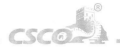

表 1　局部进展期直肠癌新辅助短程放疗对比长程同步放化疗研究

研究名称	入组患者	样本量	治疗方案	研究结果	安全性
POLISH I	$T_{3-4}N_0M_0$ 无肛门功能括约肌受损	312	25Gy/5f,1 周内 TME 对 50.4Gy/28f, 同步 5-Fu/CF,4~6 周后 TME	pCR:1% vs. 16% $P<0.001$ 4 年 DFS:58.4% vs. 55.6% $P=0.820$; 4 年 OS:67.2% vs. 66.2% $P=0.960$; 4 年 LR:9.0% vs. 14.2% $P=0.170$	≥3 级 AE:3.2% vs. 18.2% $P<0.001$
TROG.01.04	$T_3N_{0-2}M_0$(距肛缘≤12cm)	326	25Gy/5F,1 周内 TME,6 周期辅助治疗对 50.4Gy/28f,同步 5-Fu/CF,4~6 周后 TME,4 周期辅助化疗	pCR:1% vs. 15%; T 降期:28% vs. 45% $P=0.002$; 3 年 LR:7.5% vs. 4.4% $P=0.24$; 5 年 DR:27% vs. 30% $P=0.92$; 5 年 OS:74% vs. 70% $P=0.62$	急性 AE:1.9% vs. 28% $P<0.001$ 3~4 级晚期 AE: 5.8% vs. 8.2% $P=0.53$
STOCKHOLM III	可切除,距肛缘<15cm	840	25Gy/5f,放疗后 1 周 TME;25Gy/5f,放疗后延迟 4~8 周 TME;50.4Gy/28f,放疗后延迟 4~8 周 TME	中位复发时间:33.4 个月 vs. 19.3 个月 vs. 33.3 个月 5 年 OS:73% vs. 76% vs. 78% 5 年 RFS:65% vs. 64% vs. 65% pCR:0.3% vs. 10.4% vs. 2.2% 对比 SCRT 组和 SCRT 延迟组的患者的合并分析 pCR 率更高(11.8% vs. 1.7%,$P=0.001$)	SCRT 延迟组术后并发症的风险显著降低(41% vs. 53% $P=0.001$)
POLISH II	cT_4 或肿瘤固定 T_3	515	25Gy/5f 序贯 FOLFOX 4*3,5~6 周后 TME 对 50.4Gy/28f,同步奥沙利铂/5-Fu/CF/5FU,2012 年修改方案停用奥沙利铂,5~6 周后 TME	pCR:16% vs. 12% $P=0.17$ R0 切除率:77% vs. 71%,$P=0.07$ 3 年 DFS:53% vs. 52% $P=0.85$; 8 年 DFS:43% vs. 41% $P=0.65$; 3 年 OS:73% vs. 65% $P=0.046$; 8 年 OS:49% vs. 49% $P=0.38$; 3 年 LR:22% vs. 21% $P=0.82$; 3 年 DM:30% vs. 27% $P=0.26$	急性 AE:75% vs. 83% $P=0.006$; ≥3 级远期 AE 无差异
STELLAR	T_{3-4} 和 / 或 N_+ 距肛缘<10cm	599	25Gy/5f,放疗后 1 周后 CapeOx*4,4~6 周后 TME,术后 4~6 周 CapeOx*2;50.4Gy/28f,同步卡培他滨,6~8 周后 TME,术后 4~6 周 CapeOx*6	3 年 DFS 64.5% vs. 62.3%(HR=0.88,单侧非劣效性 $P<0.001$); 3 年 OS:86.5% vs. 75.1% $P=0.033$; 无转移生存率和局部区域复发率无显著性差异; pCR:16.6% vs. 11.8% $P=0.134$(SCRT 组 pCR+持续 cCR vs. LCRT 组 21.8% vs. 12.3% $P=0.002$)	≥3 级急性 AE:26.5% vs. 12.6% $P<0.001$
RAPIDO	高危(至少符合一项:cT_4、cN_2/EMVI+、MRF+ 或侧方淋巴结转移)直肠癌	912	25Gy/5f,放疗后 11~18d 行 CapeOx*6 或 FOLFOX4*9 → 2~4 周 TME;50Gy/25f,同步卡培他滨,6~10 周后 TME,术后 6~8 周选择性辅助化疗 CapeOx*8 或 FOLFOX4*12	3 年 DrTF:23.7% vs. 30.4% $P=0.019$ 3 年 LR:8.3% vs. 6.0% $P=0.12$ 3 年 DM:20.0% vs. 26.8% $P=0.005$; pCR:28.0% vs. 14.0%,$P<0.001$	3 级 AE:48% vs. 25%

注:Cape:卡倍他滨;5-Fu:氟尿嘧啶;CF:亚叶酸钙;CapeOx:奥沙利铂＋卡培他滨;FOLFOX:奥沙利铂＋氟尿嘧啶＋亚叶酸钙;DFS:无病生存;LR:局部复发;OS:总体生存;DM/DR:远处转移;cCR:临床完全缓解;pCR:病理完全缓解;RFS:无复发生存;DrTF:疾病相关治疗失败;AE:不良事件

表 2　新辅助治疗期间联合奥沙利铂的临床研究

研究	样本量	研究方案	pCR 率	局部复发率	DFS 率	OS 率	3~4 级毒性反应
STAR-01	747	5-FU+OX vs. 5-FU	16.0% vs. 16.0% (*P*=0.904)	未报道	未报道	未报道	24.0% vs. 8.0% (*P*<0.001)
ACCORD 12/0405	598	CapeOX vs. Cape	19.2% vs. 13.9% (*P*=0.09)	5 年:7.8% vs. 8.8% (*P*=0.7)	5 年:66.1% vs. 63.1%(*P*=0.3)	5 年:82.0% vs. 73%(*P*=0.056)	25.4% vs. 10.9% (*P*<0.001)
CAO/ARO/AIO-04	1 265	5-FU+OX vs. 5-FU	17.0% vs. 13.0% (*P*=0.038)	3 年:7.6% vs. 4.6%	3 年:75.9% vs. 71.2%	3 年:88.7% vs. 88.0%	23.0% vs. 20.0%
NSABP R-04	1 608	5-FU/Cape + OX 对 5-FU/ Cape	19.5% vs. 17.8% (*P*=0.42)	未报道	5 年:69.2% vs. 64.2%(*P*=0.38)	5 年:81.3% vs. 79.0%(*P*=0.38)	16.5% vs. 76.9% (*P*<0.001)3~4 级腹泻
PETACC-6	1 094	CapeOX vs. Cape	14.0% vs. 11.6% (*P*=0.225)	7 年:7.38% vs. 8.68%(*P*=0.238)	7 年:65.5% vs. 66.1%(*P*=0.861)	7 年:73.7% vs. 73.5%(*P*=0.205)	37.2% vs. 14.5%
FOWARC	495(联合放疗组 272)	mFOLFOX6 对 5-FU	27.5% vs. 14.0%	3 年:7.0% vs. 8.0%	3 年:77.2% vs. 72.9%	3 年:89.1% vs. 91.3%	21.3% vs. 10.7%

注:Cape:卡倍他滨;5-FU:氟尿嘧啶;OX:奥沙利铂;DFS:无病生存;OS:总体生存

到 30%(*P*=0.001),虽然 3~4 毒性反应的发生率也明显增加(38% vs. 6%,*P*<0.001),但可控。2020 年美国临床肿瘤学会(American Society of Clinical Oncology,ASCO)年会上公布的英国的 ARISTOTLE 研究与中国的 CinClare 研究类似,但后者伊立替康剂量更高,而且基于 UGT1A1 基因型的引导下给予不同的剂量,耐受性更高。ARISTOTLE 研究结果显示相较于卡培他滨单药组,加入伊立替康后并未增加 pCR 率(20% vs. 17%,*P*=0.45),治疗完成率低,且增加了治疗相关不良事件(76% vs. 50%,*P*<0.001)。以上三项研究提示新辅助放化疗期间伊立替康的加入,进一步提高了肿瘤的退缩,远期疗效仍需进一步观察。法国的 PRODIGE 23 研究纳入 461 例 cT₃ 期高复发风险及 cT₄ 期 LARC 患者,采用三药 FOLFOXIRI 新辅助化疗,研究结果显示,三药联合长程放化疗对比传统 CRT 显著提高了 pCR 率(27.8% vs. 12.1%,*P*<0.001),3 年 DFS 率增加了 7.2%(75.7% vs. 68.5%,*HR*=0.69,*P*=0.034),转移复发的风险降低了 36%(*HR*=0.64,*P*=0.017),严重不良反应发生率更低,耐受性更好。3 年 OS 相当,目前暂未公布 5 年随访结果。基于以上研究,增加强度的同步放化疗或者高强度的新辅助化疗明显提高了 PCR 率,但能否进一步提高生存,仍有待进一步探索。

（二）新辅助免疫治疗药物

近年来,免疫治疗在各大实体瘤中正在如火如荼地进行中。2015 年 Asaoka 等首次发现微卫星高度不稳定性错配/修复基因缺陷型(microsatellite instability-high,MSI-H/deficient mismatch repair,dMMR)转移性结直肠癌患者可从程序性死亡蛋白配体-1(programmed death ligand-1,PD-L1)单抗免疫治疗中显著获益,自此免疫治疗在结直肠癌治疗中拉开了序幕。之后的 CheckMate-142 和 KEYNOTE-177 等研究,证实了免疫治疗在 MSI-H 或 dMMR 转移性结直肠癌后线及一线治疗的应用价值。

鉴于免疫治疗在晚期结直肠癌中可喜的疗效,激起了业界学者探索免疫治疗在结直肠癌新辅助治疗中的极大兴趣。其中具有代表性的是来自荷兰的 NICHE 研究,纳入了 40 例 Ⅰ～Ⅲ 期结肠癌患者,其中 21 例为 dMMR 型,20 例为微卫星稳定/错配修复完整(microsatellite stability,MSS/proficient mismatch repair,pMMR)型(1 例患者同时为 pMMR 和 dMMR 型),20 例 dMMR 肿瘤患者均达到病理缓解,95%(19/20)的主要病理缓解(major pathologic response,MPR)率和 60%(12/20)的 pCR 率;pMMR 患者有 27%(4/15)的 pCR 率和 20%(3/15)的 MPR 率。中山大学附属第六医院邓艳红教授团队牵头进行的 PICC 研究结果显示,新辅助特瑞普利单抗联合塞来昔布治疗 MSI-H 或 dMMR LARC 患者的 pCR 率高达 88%,特瑞普利单抗单药治疗组的 pCR 率为 65%。尽管目前单纯新辅助免疫治疗数据均来自小样本的 Ⅱ 期研究,远期结果有待后续进一步随访,但其短期结果已经证实了直肠癌新辅助免疫治疗能显著提高 pCR 率。

众所周知,放疗联合免疫治疗具有协同抗肿瘤作用。VOLTAGE-A 研究作为首个探索 LCRT 序贯免疫治疗在 MSS 直肠癌新辅助治疗中价值的研究,显示出了良好的近期疗效,dMMR 组的 pCR 率达到 60%(3/5),pMMR 组 pCR 率 30%(11/37)。来自意大利的 AVANA 研究评价了 LCRT 联合 6 周期阿维鲁单抗治疗 LARC 的疗效,其 pCR 率达 23%,MPR 率为 61.5%,3~4 级毒性反应及副作用的发生率为 8%,免疫相关不良事件的发生率为 4%,101 例患者中 4 例患者出现严重不良事件。NRG-GI002 Ⅱ 期研究初步结果显示,与 FOLFOX 序贯 LCRT 相比,FOLFOX 后帕博利珠单抗联合 LCRT 未改善新辅助直肠癌评分(neoadjuvant rectal score,NAR),pCR 虽有所提高,但未达统计学意义。Averectal 研究为 SCRT 序贯 6 周期 mFOLFOX-6+ 阿维鲁单抗治疗模式,其 pCR 率达 37.5%(15/40),MPR 率为 67.5%(27/40),严重不良事件均与免疫治疗无关。笔者机构开展的 Ⅱ 期临床研究评估了 SCRT 序贯 2 周期 CapeOx+ 卡瑞利珠单抗序贯延迟手术治疗 LARC

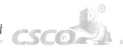

的疗效研究，短期结果显示无论 MMR 状态，总人群 pCR 率达到 48.1%，pMMR/MSS 患者 pCR 率达 46.2%，dMMR/MSI-H 患者 pCR 率 100%，且毒性反应可控，结果令人鼓舞，期待正在进行中的Ⅲ期研究（NCT04928807）结果进一步证实该模式的临床获益。

目前 LARC 新辅助免疫治疗的探索多为Ⅱ期研究，对于免疫治疗优势人群的 dMMR/MSI 型直肠癌免疫新辅助带来了极高的 PCR 率，临床应用指日可待。而对于大部分的免疫非优势 pMMR/MSS 型直肠癌，目前看到了免疫治疗联合放化疗模式的曙光，但仍需要更大样本量的数据去证实。新辅助免疫在取得更高 PCR 率的同时，能否进一步延长患者长期生存也有待探索。

三、单纯新辅助化疗

Gunderson 等发现在具有中度局部复发风险的 LARC 患者（$T_{1\sim2}N_1$ 或 T_3N_0）中，加入放疗并不能降低局部复发的可能性或提高生存率。鉴于放疗引起的毒性反应及副作用困扰着患者的生活质量，而单独使用新辅助化疗可使全身化疗更早进行，可诱导肿瘤降期，消除微转移，防止远处复发，提高总生存率，因此，近年来有学者提出了一种"去放疗"的新辅助治疗模式。中山大学附属第六医院的大型Ⅲ期前瞻性多中心 FOWORC 研究结果表明，尽管术前单纯化疗不能有效提高 pCR，但单纯 FOLFOX 化疗的局部复发率、远处转移率和生存期均与放疗组相当，首次在随机对照研究中证实了"去放疗"的合理性。美国一项Ⅱ/Ⅲ期 PROSPECT 试验（N1048，NCT01515787）将 $T_{2\sim3}N_1$、T_3N_0 的 LARC 患者随机分为新辅助 LCRT 组与 FOLFOX 组，旨在确定单纯 FOLFOX 新辅助化疗是否可在不影响患者远期预后的同时避免放疗毒性反应及副作用。另外，中山大学肿瘤防治中心的 2 项Ⅲ期去放疗临床试验（NCT02288195 和 NCT03671252）也正在进行中，目前主流的新辅助治疗模式仍然是基于放疗为基础的新辅助治疗，期待以上研究的最终结果能够为 LARC，尤其是低危型的单纯新辅助化疗提供更多循证医学证据。

四、新辅助治疗策略优化

（一）全程新辅助治疗

直肠癌的术后辅助化疗价值一直以来被诟病，一方面从初诊到术后辅助化疗时间过长，导致肿瘤远处转移风险；另一方面术后患者体能状态下降，术后辅助化疗完成率不到 50%，影响疗效。因此，越来越多学者提出通过将部分或全部的术后辅助治疗提到 TME 术前，即全程新辅助治疗（TNT）模式，以期提高患者治疗的依从性，防止肿瘤远处转移，改善患者生存。Timing 研究将纳入的 259 例 LARC 患者非随机分入四组，在 CRT 和 TME 之间接受 0、2、4 和 6 个周期 mFOLFOX6 方案，四组 pCR 率分别为 18%、25%、30% 和 38%（$P=0.0036$），尽管手术时间延长，但并没有因此增加疾病进展风险。长期随访结果发现，TNT 模式延长了 DFS，减少了局部复发率，提示 TNT 模式可能为 LARC 患者带来生存获益；但该研究中非随机分组可能是造成研究偏倚的因素之一，

需随机对照试验进一步来验证。Cercek 等将 628 例 LARC 患者分为 TNT 组和传统新辅助放化疗组，结果发现 TNT 组患者的 cCR 率显著高于传统治疗组（35.7% vs. 21.8%），且 TNT 组达到 cCR 的患者保肛率更高（21.8% vs. 5.9%），同时患者全身化疗的依从性也更高；进一步分析显示，研究入组的均是肿瘤距肛缘<15cm 的直肠癌患者，且 TNT 组 cT_4 与淋巴结阳性比例较高，但两组间的 DFS 与远处转移率比较差异无统计学意义，提示 TNT 模式可能会给高危患者带来生存获益。

2020 年 ASCO 年会上报道了 LARC 在 TNT 模式上取得的重大突破，其中最具代表性的是 RAPIDO 研究、PRODIGE 23 研究以及 OPRA 研究。RAPIDO 研究旨在探讨高危 LARC 患者（cT_4 期、肠壁外血管侵犯、直肠周围筋膜受累或侧方淋巴结阳性）短程放疗后早期引入全身化疗（6 周期 CapeOX 或 9 周期 FOLFOX4）的疗效，研究证实 TNT 组相比于标准治疗模式可显著提高高危患者的 pCR 率（27.7% vs. 13.8%，$P<0.001$），降低 3 年远处转移率（19.8% vs. 26.6%，$P=0.004$）和治疗失败（23.7% vs. 30.4%，$P=0.02$），对于保留器官功能也具有重要的指导意义。PRODIGE 23 研究成功地展示了在传统同步放疗之前的三药诱导化疗安全性良好，而且能显著地改善患者的 DFS 率和 pCR 率，对高危复发或者追求 cCR 以获得等待观察机会的患者具有重要意义。

OPRA 研究是第一个以器官功能保全为目标的 TNT 研究，入组的 324 例局部进展期直肠癌患者均按 TNT 模式治疗并随机分组，诱导化疗组先行 8 周期 FOLFOX 或 6 周期 CapeOX 化疗，再行 LCRT；巩固化疗组在长程放疗后再行 8 周期 FOLFOX 或 6 周期 CapeOX 化疗。TNT 治疗达到 cCR 者进入等待观察，否则行 TME 手术。初步结果显示，诱导化疗组和巩固化疗组 3 年 DFS 率和 3 年无转移生存率均无差异，巩固化疗组器官保留率更高（59% vs. 43%，$P=0.01$），但对于想争取观察等待的患者而言，放化疗后再行巩固化疗能让患者有更多的机会达到 cCR。

这三项研究夯实了 TNT 在 LARC 治疗中的地位，开启了 LARC 的新辅助治疗模式的新篇章。TNT 模式下高强度化疗可给患者带来一定的生存获益，但 TNT 是否可以真正改善远期预后目前仍存在争议，部分患者是否会因过度治疗降低疗效值得商榷。

（二）等待观察策略

对于新辅助治疗获得 cCR 的患者，"等待观察"（wait & watch，W & W）策略是一种新的治疗选择。2018 年 Vander Valk 等分析国际 W & W 数据库（International watch & wait database，IWWD）中 1 009 例直肠癌患者临床病理资料：880 例患者获得 cCR 后采取 W & W，中位随访 3.3 年，2 年局部复发率为 25.2%，5 年 OS 率为 84.6%，其中 88% 的患者局部复发发生在治疗后的 2 年内且 97% 为肠壁复发，全组 5 年 DFS 率和 OS 率分别为 94% 和 88%。该研究证实了 W & W 策略的可行性，为 W & W 策略的推广提供了重要的循证医学证据。OPRA 研究二次分析证实经新辅助治疗后达 cCR 和接近 cCR 的患者可获得更高比例的器官保留和 DFS，器官保存率为 79%，3 年无 TME 的 DFS 为 84%。以上研究表明新辅助治疗后获得 cCR 的局晚期直肠癌患者采取 W & W 策略可取得较好的疗效。

亦有学者对 W & W 策略的有效性提出质疑,Ellis 等将 Ⅱ / Ⅲ 期直肠癌患者分为单纯放化疗组及标准疗法组,随访发现前者 OS 降低(*HR*=1.90,95% *CI* 1.75~2.04),且 W & W 后的严密随访在现实生活中难以开展。2019 年,美国纪念斯隆 - 凯特琳癌症中心(Memorial Sloan Kettering Cancer Center,MSKCC)回顾性研究也得出了类似结果,研究报道了 113 例新辅助治疗 cCR 后接受 W & W 策略直肠癌患者的随访数据,并与达到 pCR 的 136 例直肠癌患者进行对比,结果显示,W & W 组在器官保留和盆腔肿瘤控制方面良好,保肛率为 82%,但 W & W 组 5 年的 OS、DFS 均低于 pCR 组(73% vs. 94%,75% vs. 92%)。也因此再度引发业内对 W & W 策略的质疑和担忧。此外,目前 W & W 策略仍存在一些问题:如:最佳获益人群的识别,cCR 客观评价标准体系的匮乏,以及确保密切随访的依从性,以便患者实现持久获益。

五、直肠癌新辅助治疗疗效预测进展

研究表明直肠癌存在较高的肿瘤内异质性,不同的患者对新辅助治疗的反应存在差异。因此,寻找可靠的预测标志物以识别对放化疗及免疫治疗抵抗或者敏感的人群至关重要。目前报道最多的包括肿瘤大小、临床分期、血清 CEA 水平、血清 IL-6、肿瘤分化程度、影像组学、肠道菌群、ctDNA 等可以预测直肠癌新辅助治疗的反应,但这些标志物大多缺乏灵敏性及特异性。

近年来,学者们致力于探索直肠癌新辅助治疗抵抗或敏感的机制研究。韩国一项研究利用耐放疗的结直肠癌肿瘤组织建立的患者来源的异种移植(PDX)小鼠模型,发现低密度脂蛋白受体相关蛋白 -1(LRP-1)是耐放疗结直肠癌的标志蛋白。Sonnenberg 等的研究发现在结直肠癌患者肿瘤微环境中发生了 3 型天然淋巴细胞(ILC3)的改变,其特征是频率降低、可塑性增加、与 T 细胞之间的相互作用失衡,并且在小鼠模型中证实了 ILC3 可以调节适应性免疫,重塑微生物群组成,并防止肿瘤进展以及结直肠癌免疫治疗抵抗。Greten 等发现炎症性肿瘤相关成纤维细胞(iCAFs)与直肠癌患者较差的放化疗反应相关。作者利用 APTKA 原位类器官小鼠直肠癌模型或患者来源的肿瘤类器官和原发性基质细胞,阐述了放疗后肿瘤细胞释放的大量 IL-1a 不仅可以将肿瘤相关成纤维细胞(CAF)极化成为 iCAFs,还可以引起氧化 DNA 损伤介导的细胞衰老,最终介导放化疗的耐受抵抗,造成疾病进展。然而这些标志物能否真正用于临床实践,需要未来进一步设计多中心前瞻性的临床试验来验证临床前研究中发现的生物标志物,而且有必要建立整合多因素的预测模型以提高预测精度。

六、总结

鉴于局部晚期直肠癌新辅助治疗模式多样化及患者个体差异化,如何在传统标准治疗模式的基础上合理运用"加减法",如何准确识别对放化疗及免疫治疗敏感的患者,仍然是业界研究的热点问题。随着多学科诊疗模式的开展,希望能够进一步优化精准医疗策略,以实现个体化的疗效最佳化。

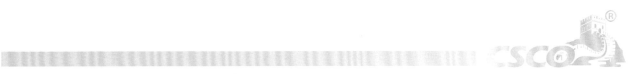

晚期结直肠癌维持治疗策略

苏州大学附属第一医院

朱春荣

一、晚期结直肠癌维持治疗的背景和概念

结直肠癌已经成为威胁人类生命健康安全的主要恶性肿瘤疾病之一，其发病率和死亡人数占人类疾病死亡的前三位。结直肠癌起初发病无明显的症状，约有 4/5 的患者确诊时大多处于癌症晚期，生存率比较低，5 年的生存率仅有 13% 左右。晚期结直肠癌（mCRC）的一线治疗原则是联合静脉化疗加靶向治疗，直至疾病进展或患者无法耐受。现有多种有效化疗药物可用于 mCRC 的一线选择，并且随着近来分子生物学的不断发展与进步，分子靶向药物治疗进一步延长了患者的生存期。但长期持续给药会增加药物毒性、产生耐药性、降低患者的依从性，以及完全停止用药后肿瘤可能快速进展等。这些因素导致仅有部分患者能够坚持持续药物治疗。

考虑到持续给药的不足之处，如何持续有效地抑制肿瘤进展，同时保证患者良好的耐受性和生活质量，成为临床亟待解决的关注点，因此，近些年逐渐推进了肿瘤维持治疗方式。维持治疗即患者在完成一线化疗药物的既定周期后为防止肿瘤进展，延长 PFS 时间，采用原有治疗方案的一种药物或是与原定化疗药物无耐药性的新药物使用低剂量进行维持治疗，其主要目的是采用低剂量的药物和毒性来抑制疾病的发展，延长生命周期。维持治疗在非小细胞肺癌、乳腺癌等肿瘤中已被证实具有非常好的临床疗效，FDA 批准在转移性非小细胞癌中应用培美曲塞进行维持治疗。目前在结直肠癌中，关于维持治疗的最佳药物方案目前并未有统一的标准。

二、晚期结直肠癌维持治疗的现况

尽管维持治疗方案尚未有统一标准，但总体而言，维持治疗的实施以期在具有更佳临床获益的同时仅有较小的毒性反应及副作用。现有的研究中常见涉及维持治疗的药物主要包括氟尿嘧啶类、贝伐珠单抗、西妥昔单抗、帕尼珠单抗、厄洛替尼等。

（一）化疗药物进行维持治疗

1. **氟尿嘧啶(5-FU)** 维持治疗。5-FU 是目前在临床上应用最广的抗嘧啶类药物，经过酶转化为 5- 氟脱氧尿嘧啶核苷酸而具有抗肿瘤活性，也可以抑制胸腺嘧啶核苷酸合成酶而抑制 DNA 的合成，同时对 RNA 的合成也有一定的抑制作用。2006 年 Tournigand 等研究发现，应用 FOLFOX7 6 周期后停用奥沙利铂(仅使用 sLV5FU2) 与应用 FOLFOX4 直至进展的两组患者比较，69.4% 患者获得了缓解和稳定，不需再引入奥沙利铂治疗，并且两组患者疗效结果、反应率、无进展生存期(PFS)和总生存期(OS)无明显差异，并且单独使用 LV5FU 组中大大降低了奥沙利铂的 3~4 级毒性的风险。尽管 FOLFOX7 与 FOLFOX4 方案中奥沙利铂及 5-FU 药物剂量不同，但该研究仍对使用 5-FU 维持治疗具有预期作用。在 FOLFOX 方案中，安全停用奥沙利铂，单独使用 5-FU/LV 的维持治疗可延迟或预防奥沙利铂的感觉神经病变，并达到与连续给予 FOLFOX 相似的疗效。

其后 Chibaudel 等在 2009 年进一步研究发现，患者接受 6 个周期的 FOLFOX7(mFOLFOX7)方案的诱导治疗后，完全停止化疗与使用 5-FU/LV 的维持治疗与策略相比，完全停止化疗对疾病控制持续时间(DDC)和中位无进展生存期(mPFS)均有负面影响。这表明了在 mFOLFOX7 之后使用简化的 5-FU/LV 维持治疗可作为 mCRC 患者抑制肿瘤生长，延长生存期的积极策略。

2. **卡培他滨维持治疗** 卡培他滨是抗代谢物 5-FU 的前体药物，其在小肠以完整分子直接吸收，在肝脏代谢转化为氟尿嘧啶。2019 年冀晓辉等对晚期结直肠癌治疗的患者分别进行卡培他滨维持治疗至疾病进展或不能耐受与停止化疗并随访观察的对照组相比，维持治疗组患者 PFS 高于对照组，并且维持治疗组患者诱导化疗时大多数不良反应进入维持治疗后都有明显减少。研究表明，晚期直肠癌诱导化疗后予卡培他滨维持治疗能够延长患者的 PFS，且具有较好的安全性。同样，2021 年闫聿逊等对接受 XELOX 一线化疗的老年晚期转移性结直肠癌患者进行分组研究，当靶病灶达到最大缩小率后，使用卡培他滨维持治疗组较对照组相比具有明显的疗效，能够有效延长生存时间，且患者耐受度较高。

另外，卡培他滨作为维持治疗药物的给药方式及剂量也在不断探索中，在证实节拍化疗方式可抑制血管内皮细胞的增殖和迁移后，施敏等于 2018 年开展一项 II 期临床试验(NCT03158610)，对 16~18 周标准双重化疗方案后反应良好的 mCRC 患者,其后期维持治疗分别采用卡培他滨节拍化疗和卡培他滨常规化疗,其目的在于证实卡培他滨节拍化疗维持方案可获得不逊于常规方案的疗效,同时减少药物毒性。

(二)靶向药物进行维持治疗

1. 贝伐珠单抗维持治疗 贝伐珠单抗是一种血管内皮生长因子(VEGF)的相关通路抑制剂,VEGF 在肿瘤组织高表达,可通过各种途径促进肿瘤细胞增殖和血管的新生,调控肿瘤微环境,促进肿瘤细胞浸润和转移。2012 年 Díaz-Rubio 等通过一项研究结果得出,mCRC 患者使用 XELOX 联合贝伐珠单抗直至进展或使用 6 周期该方案后采用单药贝伐珠单抗维持治疗,二者 mPFS 及 OS 并无显著差异,但贝伐珠单抗单药维持治疗组的不良反应减少。尽管该研究并未得出使用单药贝伐珠单抗维持治疗有明显的生存优势,但其不良反应的减少或许为 mCRC 患者后期采用贝伐珠单抗单药维持治疗提供支持。

2. 西妥昔单抗维持治疗 西妥昔单抗是表皮生长因子受体(EGFR)受体抑制剂,一种具有酪氨酸激酶活性的跨膜受体,可通过磷脂酰肌醇 -3- 激酶(PI3K)/ 蛋白激酶 B(AKT)/ 雷帕霉素靶蛋白(mTOR)/ 丝裂原活化蛋白激酶(MAPK)通路途径调控肿瘤细胞的增殖,还参与肿瘤血管的新生,以促进肿瘤细胞的浸润和转移。Aranda 等在 2018 年通过一项 II 期临床试验(NCT01161316)结果得出,mCRC 患者接受 8 周期西妥昔单抗联合 mFOLFOX6 方案一线治疗后,继之以西妥昔单抗联合 mFOLFOX6 或单药西妥昔单抗维持治疗,同样发现二者的 PFS 和 OS 无明显差别,而单药西妥昔单抗维持治疗组的严重不良反应发生率较低。与贝伐珠单抗相似,虽然该研究尚未得出单药西妥昔单抗维持可有明显临床生存获益,但由于该方案降低了药物毒性,使得其具有在临床推广的价值。

另外,袁梅琴等 2021 年的研究得出,对于接受了包括西妥昔单抗在内的一线治疗方案后的 mCRC 患者来说,后期接受西妥昔单抗或西妥昔单抗联合其他化疗药物进行维持治疗与不接受维持治疗的对照组相比,mPFS 和中位总生存期(mOS)显著延长。研究表明,西妥昔单抗作为维持方案药物可显著改善生存期,成为 mCRC 患者有效且安全的维持药物。

(三)联合用药进行维持治疗

1. 化疗联合贝伐珠单抗 Simkens 等在 2015 年通过一项 III 期临床试验(NCT00442637)结果得出,接受 6 周期 CAPOX-B 方案诱导治疗后的 mCRC 患者后期使用卡培他滨联合贝伐珠单抗维持治疗可显著延长 mPFS,并且患者治疗耐受性良好。另外,李剑萍等在 2021 年的研究同样指出,予以 mCRC 患者 6 周期 XELOX 方案后,分为卡培他滨联合贝伐珠单抗组和卡培他滨单药组进行维持治疗,卡培他滨联合贝伐珠单抗组具有更长的 PFS。由此可见,贝伐珠单抗联合卡培他滨的组合维持治疗或许可达到更佳的临床疗效。

同样,Hegewisch-Becker 等 2015 年的一项 III 期临床试验(NCT00973609)的研究将 FOLFOX+ 贝伐珠单抗或 XELOX+ 贝伐珠单抗诱导治疗 24 周后的 mCRC 患者分为氟尿嘧啶联合贝伐珠单抗维持治疗、贝伐珠单抗单药维持治疗以及不接

受任何治疗的三组,结果显示不论是联合用药方案还是贝伐珠单抗单药维持方案,首次进展中位时间均长于对照组,研究支持,尽管贝伐珠单抗单药维持相较于联合用药维持未达到非劣效性,但该研究进一步发现与不接受治疗组相比,联合用药维持与单药维持组中对 RAS/BRAF 野生型患者有更长的首次进展时间,而 RAS 或 BRAF 突变的患者,联合治疗组患者与其他两组患者相比,首次进展的时间更长,因此,选用氟尿嘧啶加贝伐珠单抗维持治疗可能仍是更佳选择。

2. 化疗联合西妥昔单抗 向芳等于 2017 年对不可手术的全 RAS 野生型 mCRC 患者,在使用西妥昔单抗 +FOLFIRI 方案联合化疗 12 周后,进行西妥昔单抗 + 卡培他滨维持治疗,该研究结果显示,在 24 例完成维持治疗的患者中,所有患者均达到了 13.5 个月的中位第一次无疾病进展生存时间(PFS1),17 例患者达到了 4.2 个月的中位第二次无疾病进展生存时间(PFS2)。该研究证明了西妥昔单抗联合卡培他滨维持治疗方案具有临床有效性及安全性。

另外,2020 年王璐等进一步根据一项 II 期临床试验(NCT02717923)结果得出,野生型患者接受 8~12 个周期的以氟尿嘧啶为基础的化疗联合西妥昔单抗治疗后给予小剂量卡培他滨联合西妥昔单抗维持治疗,该方案可获得较好的临床疗效以及可耐受的药物毒性反应。

3. 化疗联合帕尼单抗 帕尼单抗与西妥昔单抗同是 EGFR 抑制剂,帕尼单抗是一种 IgG2 单克隆抗体,与西妥昔单抗相比有更高的亲和力,不良反应更少,半衰期更长,并且帕尼单抗治疗难治性 KRAS 野生型 mCRC 疗效不劣于西妥昔单抗。Munemoto 等在 2019 年发布一项 II 期临床研究(NCT02337946)结果显示,该研究将 RAS 野生型 mCRC 患者接受 6 周期 mFOLFOX6 联合帕尼单抗的诱导治疗后,继续以 mFOLFOX6 联合帕尼单抗治疗或采用 5-FU/LV 联合帕尼单抗治疗,结果显示两组的 PFS、OS 均无明显差异,但 5-FU/LV 联合帕尼单抗维持治疗组的周围神经病变等不良反应率明显低于 mFOLFOX6 联合帕尼单抗治疗组。证明该维持治疗方案在不影响临床疗效的同时可明显减少药物毒性,提高患者耐受性。

2019 年 Pietrantonio 等根据一项 II 期临床试验(NCT02476045)结果分析得出,接受 8 周期 FOLFOX4 联合帕尼单抗治疗的 RAS 野生型患者,后期采用帕尼单抗联合 5-FU/LV 维持治疗较帕尼单抗单药维持具有更长的 PFS,尽管可能联合方案的不良事件发生率略有增高。类似的,2022 年 Modest 等研究(NCT01991873)指出,RAS 野生型患者在使用 6 周期 FOLFOX 联合帕尼单抗的诱导治疗后,5-FU/LV 联合帕尼单抗维持治疗组较单独使用 5-FU/LV 维持治疗具有更长的 PFS。这些研究都从一定程度上证明帕尼单抗联合 5-FU/LV 作为维持治疗方案药物在临床使用上具有可观的前景。

4. 贝伐珠单抗联合厄洛替尼 临床上最常见的 mCRC 维持治疗方案是化疗联合靶向药物,但近些年也有研究不断探索靶向药物之间联合应用是否能带来意想不到的效果。如 2015 年 Tournigand 等发表了一项关于贝伐珠单抗联合厄洛替尼维持治疗的 III 期临床试验(NCT00265824)结果,在初始接受包括贝伐珠单抗在内的诱导治疗方案后,选用厄洛替尼

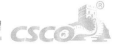
联合贝伐珠单抗维持治疗显现出了较贝伐珠单抗单药维持更强的活性迹象。尽管可能会造成不良反应时间发生率的提高,但这种新的非化疗维持方案也为临床上维持治疗方案选择提供了更多的可能性。

三、晚期结直肠癌维持治疗的总结与展望

对 mCRC 患者来说,目前化疗联合靶向治疗仍是非 MSI-H 或非 dMMR 状态的 mCRC 患者一线标准方案,但一线治疗的最佳持续时间并没有明确的界定,治疗时间与累积毒性相关,进一步损害患者生活质量并影响药物治疗的耐受性,为避免联合化疗剂量累积性毒性,选择低毒有效的药物进行维持治疗以延缓疾病进展的提出具有重要的临床意义,但最佳维持治疗方案至今仍存在争议。本文总结了目前临床上常见的维持治疗方案以及临床试验研究等,而对于未来,维持治疗方案药物选择将具有更多的可能性,包括新型药物 TAS-102、免疫治疗、中药配伍等,更多维持治疗方案的的有效性与安全性还须进一步的研究证实,研究者在进行结直肠癌治疗中应权衡成本效益与最大程度的缓解疾病,为维护治疗带来新的方法。

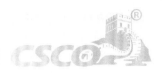

胃肠间质瘤新辅助治疗中临床决策的再思考

北京大学人民医院

叶颖江　祝丽宇

胃肠间质瘤（gastrointestinal stromal tumor, GIST）是胃肠道最常见的间叶源性肿瘤，外科手术切除术是 GIST 最主要和最有效的治疗手段。GIST 外科手术治疗以 R0 切除为手术目标，在手术过程中为保证无瘤原则，应避免肿瘤破裂。但对于特殊部位 GIST，或需行联合脏器切除的 GIST，或难以 R0 切除的 GIST，从保证完整切除以减少肿瘤破裂的风险、尽可能多地保留器官功能、保证手术的安全性的角度考虑，GIST 的新辅助治疗逐步被应用于临床。但 GIST 指南中新辅助治疗的概念几经变化，经历了从新辅助治疗到术前治疗再回到新辅助治疗的转变，最初 GIST 指南中 GIST 新辅助治疗涵盖了原发肿瘤、复发及转移肿瘤，2020 年从术前治疗修改回新辅助治疗，主要涵盖了原发局限性 GIST 的治疗。2003 年，Bümming 等首次报道了 GIST 新辅助治疗的病例，此后的回顾性及前瞻性研究（表 1）也逐步证明了 GIST 新辅助治疗的有效性和安全性，但因新辅助治疗定义的变迁，相关研究纳入了从原发到复发及转移可切除 GIST 的病例，同时纳入的

病例数量在一定程度上受限，能够提供的证据级别尚有欠缺。目前胃肠间质瘤新辅助治疗中主要的临床决策节点在于是否行新辅助治疗、新辅助治疗的方案、手术时机的把握这三个方面。本文将结合指南及循证医学证据，对胃肠间质瘤新辅助治疗中的临床决策加以探讨。

一、胃肠间质瘤新辅助治疗适应证

CSCO《胃肠间质瘤诊疗指南 2021》中指出，术前评估预期肿瘤难以达到 R0 切除、需联合脏器切除、可完整切除但手术风险较大者，应考虑新辅助治疗。NCCN 胃肠间质瘤 2022 V1 指南中对新辅助治疗的适应证描述为：手术风险较大但可完整切除的患者。在《胃肠间质瘤规范化外科治疗中国专家共识（2018 版）》中，仍采用术前治疗的概念，包含了局部晚期和孤立性的复发或转移性 GIST，共识指出术前治疗的适应证及原则：①局限性 GIST 肿瘤体积巨大、可能引起出

表 1　伊马替尼新辅助 / 术前治疗的回顾性及前瞻性研究

研究（发表时间）	研究设计	研究终点	样本量	伊马替尼	新辅助时间	R0 切除率	辅助治疗时间	生存数据
RTOG 0132（2009/2012）	Ⅱ期	无复发生存时间	31	600mg	8~10 周	68%	24 个月	2 年 RFS：83.9%；5 年 RFS：56.7%
BRF14 研究亚组（2011）	亚组分析 s	/	9	400mg	4.2 个月（中位）	56%	13~24 个月	3 年 PFS：67%；3 年 OS：89%
GAP 研究（2012）	Ⅱ期	反应率	12	400mg	6 个月	100%	12 个月	4 年 DFS：100%；4 年 OS：64%
APOLLON 研究（2012）	Ⅱ期	整体反应率	41	400mg	6 个月	88%	未提及	3 年 RFS：85.2%
Tielen 等（2013）	回顾性分析基于数据库	无进展生存时间	57	400mg	8 个月（中位）	84%	1 年,2 年或终身	5 年 PFS：77%；5 年 OS：88%
Rutkowski 等（2013）	回顾性分析基于数据库	/	161	400mg	40 周（中位）	83%	至少 1 年	5 年 DFS：65%；5 年 DSS：95%
UMIN00000311（2017）	Ⅱ期	无进展生存时间	53	400mg	6~9 个月	91%	36 个月	2 年 PFS：89%；2 年 OS：98%

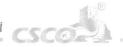

血、破裂、造成医源性播散；②临界可切除或虽可切除但手术风险较大、可能引起严重术后并发症；③特殊部位的肿瘤（如食管胃结合部、十二指肠、低位直肠），手术易损害重要器官功能；④预计须行联合器官切除者，术前宜先行 IM［伊马替尼（imatinib）］治疗，待肿瘤缩小后再行手术；⑤局部晚期和孤立性的复发或转移性 GIST，即术前影像学评估或术中发现 GIST 侵犯周围器官或局部淋巴结转移，但无远处转移者，如果术前评估不确定手术能否达到 R0 切除，或须行联合器官切除，或预计术后发生并发症的风险较高，应考虑术前行 IM 治疗，在肿瘤缩小且达到手术要求后，再进行手术治疗。《中国胃肠间质瘤诊断治疗共识（2017 年版）》中详细指出肿瘤体积巨大的定义为>10cm。

（一）胃及胃食管结合部 GIST 的新辅助治疗

全胃切除术后患者会出现营养及代谢的障碍，易出现维生素 B$_{12}$ 和铁缺乏，传统的近端胃切除术后患者会出现较为严重的反流性食管炎，均会严重影响患者的生命质量。VASSOS 等评估了伊马替尼新辅助治疗对局部晚期非转移性胃 GIST 器官功能的保护作用，研究入组 55 例患者，平均接受 10 个月的新辅助治疗，进行手术的 50 例患者的 R0 切除率为 94%，12 例（24%）患者通过肿瘤降期后实现腹腔镜切除，47 例（94%）患者手术范围较初始拟定手术范围缩小。此外，对伊马替尼血药浓度的评估显示，全胃切除术后患者的药物水平低于胃部分切除术的患者，在治疗后 3 个月血浆 760ng/L 以下的伊马替尼水平与预后较差有关，而在小肠 GIST 患者中，是否行手术治疗与伊马替尼血药浓度无关。因此，对于胃/胃食管结合部的 GIST 应根据具体解剖部位、肿瘤大小、肿瘤与胃壁解剖类型等选择术式，如果肿瘤巨大，有可能须行近端切除、全胃或联合器官切除时，应考虑行新辅助治疗，除有助于减少胃切除范围、保护器官功能外，还有利于辅助治疗。

（二）十二指肠 GIST 的新辅助治疗

因十二指肠解剖位置的特殊性，十二指肠 GIST 的治疗策略需慎重考虑，尤其是十二指肠降部和水平部的 GIST。相较于胃 GIST，十二指肠 GIST 的预后与小肠 GIST 更为相似，十二指肠 GIST 的手术切除方式主要取决于肿瘤的位置与肿瘤的大小，肿瘤的复发主要取决于其生物学行为，而非手术切除的方式。因此建议对十二指肠小 GIST 进行积极处理，以获得局部切除的机会；而对于十二指肠巨大 GIST，尤其是系膜缘的 GIST 来说，建议进行新辅助治疗以获得降期，缩小手术范围，改善生活质量。Lv 等总结了 10 例局部进展期十二指肠 GIST 经新辅助治疗后的器官保留效果，这 10 例患者均经过 MDT 评估，胰十二指肠切除术为最初拟定的手术方式，经中位时间为 5 个月的伊马替尼新辅助治疗后，所有患者的肿瘤均明显缩小（由 9.2cm 缩小至 5.9cm），其中有 80% 患者达到 PR，9 例患者成功实施了保留器官的手术（organ-preserving surgery，OPS）。经长期随访，所有接受 OPS 的患者均未出现生活质量下降，而接受胰十二指肠切除手术的患者体重下降 10kg。

（三）中低位直肠 GIST 的新辅助治疗

直肠 GIST 占全部 GIST 的 3%~5%，手术是治疗直肠 GIST 最主要的手段。直肠的解剖部位特殊，因骨盆及泌尿生殖系统的局部限制，其手术略显复杂，失去直肠功能患者的生活质量会显著下降。IJzerman 等针对直肠 GIST 的国际多中心回顾性研究表明，局部切除、低位前切除、腹会阴切除三种主要手术类型的肿瘤学预后无显著差异，约 65% 患者会接受新辅助治疗。Yang 等的研究表明，对于肿瘤直径>5cm 的直肠 GIST 患者，相较于直接接受手术，接受新辅助治疗的患者失血量更少（$P=0.022$），术后住院时间更短（$P=0.001$），增加了保肛率（93.1% vs. 72.2%，$P=0.031$），减少肠造口率（10.3% vs. 33.3%，$P=0.037$），Cox 回归分析结果表明，新辅助和术后辅助伊马替尼治疗均可以改善 DFS。我国多中心回顾性研究结果表明，相对于根治性切除组，局部切除可以提高保肛率（100.0% vs. 76.4%，$P<0.001$），缩短手术时间［77.1±68.4）min vs. (159.1±83.6)min，$P<0.001$］，减少术后并发症（8.3% vs. 22.2%，$P=0.021$），同时缩短术后住院时间［(4.9±4.1)d vs.(10.7±8.1)d，$P<0.001$）］。对于小于 2cm 的低位直肠 GSIT 患者，局部切除和根治性切除在无复发生存率上无显著性差异（$P=0.220$），而对于肿瘤大于 2cm 的患者，根治性切除可以改善低位直肠 GIST 患者的无复发生存率（$P=0.046$）。因此，对于直肠小 GIST，优选局部切除，而对于保留肛门功能困难、手术中易发生肿瘤破裂、位于前壁易损伤泌尿生殖系统的直肠 GIST，推荐行新辅助治疗获得充分降期后再行手术治疗。

二、胃肠间质瘤新辅助治疗的药物选择

GIST 基因突变类型较多，部分基因突变类型对伊马替尼原发耐药，因此 GIST 新辅助治疗开始前，在有条件的医疗单位，建议行病理活检以明确诊断、明确基因突变的类型。活检的方式可选择超声内镜下细针穿刺活检（endoscopic ultrasonography-fine needle aspiration，EUS-FNA），若无法行超声内镜下活检，也可行空芯针穿刺活检（core needle biopsy，CNB），但有可能存在肿瘤破裂风险。Eriksson 等对 SSV XVIII/AIO 研究中进行经皮穿刺活检的 47 例患者与未进行经皮穿刺活检的 346 例患者的前瞻性随访结果表明，经皮穿刺并不增加接受伊马替尼辅助活检后 GIST 复发的风险。Houdt 等大样本量的回顾性研究结果也表明，无论是在小肠 GIST 还是在直径大于 10cm 的 GIST 患者中，经皮穿刺活检均不会增加局部复发风险。

目前除伊马替尼外，其他药物用于 GIST 新辅助治疗的研究较少。目前指南中推荐伊马替尼新辅助治疗的剂量为 400mg/d，对于 KIT 外显子 9 突变的患者，推荐 600~800mg/d 治疗。

PDGFRA D842V 突变的 GIST 患者对伊马替尼不敏感，临床预后较差。NAVIGATOR 研究入组的 56 例 PDGFRA D842V 突变的 GIST 患者中，ORR 为 91%（51 例），38 例起始剂量为 300/400mg 的患者中，ORR 高达 95%（36 例）；其中 11 例 TKI 类初治患者的 ORR 为 91%，其中 5 例以 300/400mg 为起始剂量的患者，其 ORR 率达 100%。2021 版 NCCN 指南新增：可切除且有明显并发症 GIST 的新辅助治疗中，对伊马替尼不敏感的 PDGFRA 外显子 18 突变（包含 D842V 突变）患者，首选阿伐替尼进行新辅助治疗。

三、胃肠间质瘤新辅助治疗后手术时机的把握

目前 GIST 的相关指南及共识均推荐新辅助治疗 / 术前治疗的时间为 6~12 个月，延长新辅助 / 术前的治疗时间可能导致在治疗过程中发生继发性耐药。Bednarski 等的研究表明，新辅助治疗时间 >365 天的患者其局部复发率更高。Yang 等对国内多中心直肠 GIST 患者的研究也表明，新辅助治疗持续时间 >12 个月的患者复发率较高。此外，Ling 等的研究表明，在接受新辅助治疗的直肠 GIST 患者中，新辅助治疗时间 <3 个月患者的 PR 率为 33.3%，3~6 个月的 PR 率为 63.6%，6~9 个月的 PR 率为 91.7%，9~11.9 个月的 PR 率为 60.0%，≥12 个月的 PR 率为 57.2%。但目前新辅助治疗的最佳时长为多久，仍无定论。2019 年，Wang 等的研究中，将术前治疗的最佳时长定义为：伊马替尼术前治疗终点为随访中两次 CT 扫描肿瘤的变化小于前次体积的 10% 或直径缩小小于 5mm。研究结果表明：所有部位 GIST 术前治疗的中位最大退缩时间为 6.1 个月，不同原发部位，中位最大退缩时间不同，原发部位在胃为 4.3 个月，小肠为 8.6 个月，直肠为 6.9 个月。在 Doyon 等的研究中也发现类似的趋势。因此，GIST 新辅助治疗的时间以 12 个月以内为佳，期间应注重规律的影像学评估及 MDT 讨论，当外科医生评估可切除时 / 有可能进展时，应及时进行手术治疗。

GIST 新辅助治疗的影像学评估应每 2~3 个月进行一次，可根据 GIST 发生的部位及患者的经济条件选择 CT/MRI/PET-CT 进行评估，更推荐使用 Choi 标准进行评效。在 GIST 新辅助治疗过程中，能否及早发现对靶向治疗无反应者至关重要，但 Choi 标准仍不能解决 GIST 新辅助治疗过程中的早期评效问题。PET-CT 可以更早地评价肿瘤对药物治疗的反应，但因价格较高且普及性不强，可能更适用于 PDGFRA D842V 突变的患者新辅助治疗效果的评估。Tang 等发现，MRI 的 DWI 序列中 ADC 值变化可早期评估 GIST 靶向治疗的效果，当 GIST 病灶在经过 2 周靶向治疗后 ADC 值增加大于 15%，则建议继续靶向治疗，反之，如果 ADC 值下降或几乎没有变化，则建议缩短评估时间间隔，以尽早发现疾病进展情况。此外，CT 的早期形态学改变（early morphological change，EMC）也可用于评估 GIST 药物治疗的疗效。

总之，目前对有指征的 GIST 患者进行新辅助治疗已成临床的标准治疗模式。新辅助治疗过程中需要多学科密切监测、评估治疗效果，及时进行手术治疗决策，避免继发性耐药的产生。但目前由于大样本随机对照试验的缺乏，仍有许多问题无法明确，如新辅助治疗的时间、新辅助治疗后辅助治疗时间等问题，未来仍需更多研究进行相关的探索。

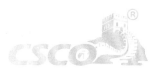

NTRK 融合基因在野生型胃肠间质瘤精准诊治的研究

四川大学华西医院

张海东　尹晓南　蔡兆伦　张波

胃肠间质瘤（gastrointestinal stromal tumor，GIST）是胃肠道最常见的且具有较大生物学行为差异的间叶源性肿瘤。GIST 被认为起源于胃肠道 Cajal 细胞及其前体细胞，主要由 KIT 或 PDGFRA 基因突变导致。这些基因的蛋白分子产物为酪氨酸激酶受体，基因的突变使得酪氨酸激酶受体持续性激活，从而驱动了肿瘤的发生。酪氨酸激酶抑制剂（tyrosine kinase inhibitors，TKIs）伊马替尼等的出现使得 GIST 的治疗模式发生了革命性的变化，TKIs 对 GIST 的精准靶向治疗是通过在分子水平抑制激酶酪氨酸残基的磷酸化，从而阻断下游信号通路来实现的，这是肿瘤治疗方式向精准医学转变的成功范例。TKIs 在 GIST 中的应用显著改善了患者的生存和生活质量，目前推荐用于复发转移性 GIST 的治疗以及存在显著复发风险的中高危 GIST 的术后辅助治疗。然而约 85% 的儿童 GIST 和 10%~15% 的成人 GIST 未检测到 KIT 和 PDGFRA 基因突变，因此被定义为野生型（wild-type）GIST，野生型 GIST 总体上对 TKIs 原发耐药。目前在野生型 GIST 中发现了少见的基因突变，包括 NF1、BRAF、SDH 和 NTRK 基因突变等。拉罗替尼（larotrectinib）和恩曲替尼（entrectinib）在 NTRK 基因融合突变的患者中具有显著、持久的抗肿瘤活性和良好的安全性，美国 FDA 在 2018 年和 2019 年分别批准了这两种药物用于成人和儿童 NTRK 融合突变肿瘤的治疗，因此进一步检测野生型 GIST 中的 NTRK 融合突变，筛查出能够从这类药物治疗中获益的野生型患者非常必要。

一、NTRK 基因及融合突变

NTRK 基因有三位家族成员：NTRK1、NTRK2、NTRK3，分别编码 TrkA、TrkB 和 TrkC（tropomyosin receptor kinase，TRK），编码基因分别位于染色体 1q22-q22、9q22.1、15q25 不同区段。TRK 蛋白属于酪氨酸激酶受体家族，结构上具有高度的相似性，包含配体结合位点的细胞外结构域、单次跨膜的疏水 α 螺旋区和具有酪氨酸激酶活性的细胞内结构域。TrkA、TrkB 和 TrkC 蛋白表达于正常的神经组织中，与相应配体结合后诱发受体的二聚化和磷酸化，进一步激活下游 RAS/MAPK/ERK、PLCγ 和 PI3K 的信号级联通路，最终调节细胞的增殖、分化、代谢和凋亡等生物学过程。TRK 蛋白受体在神经元的生长发育、分化和功能运作中发挥着重要作用。1986 年 Barbacid 及其同事在一例结肠癌中首次发现 NTRK 融合突变（TPM3-NTRK1），NTRK 基因的重排是其 3′ 端序列与融合伙伴基因的 5′ 端序列相接，融合位点可位于内含子或外显子内，但均保留了 NTRK 基因中的酪氨酸激酶编码序列。NTRK 融合基因可能导致嵌合体 TRK 蛋白的产生，组成性激活的嵌合体 TRK 蛋白持续激活下游信号通路，驱动肿瘤的发生。NTRK 基因异常除融合突变外，还包括基因扩增和点突变，融合突变是最明确的致癌驱动因素，目前尚不清楚 NTRK 基因扩增和点突变是否与肿瘤的发生和 TRK 抑制治疗相关。

截至目前，已经在多种类型肿瘤中发现 NTRK 融合突变，其在肺癌、黑色素瘤、乳腺癌、甲状腺癌、食管癌、结直肠癌、肝癌等常见肿瘤中均有报道，但是频率较低。NTRK 融合基因在部分少见 / 罕见的肿瘤类型中阳性率较高，例如婴儿纤维肉瘤（infantile fibrosarcoma，IFS）、先天性中胚层肾癌（congenital mesoblastic nephroma）和乳腺类似分泌性肿瘤（mammary analogue secretary carcinoma of salivary gland，MASC）等。

二、GIST 中 NTRK 融合基因表达

NTRK 融合基因主要在野生型 GIST 中被报道，它与其他常见的肿瘤驱动因子呈现互相排斥。研究发现 KIT、PDGFRA 或 RAS 突变阴性的 GIST 中，NTRK 融合突变的频率为 5%~25%。在缺乏 KIT、PDGFRA、SDH 或者 RAS 突变的四重野生型 GIST 中（quadruple wild-type GIST），存在包括 NTRK2 在内的多种基因过表达，但是未检测出 NTRK2 基因点突变、融合突变或者扩增。Brenca 等对 5 例四重野生型 GIST 进行 RNA 测序，发现了 1 例 ETV6-NTRK3 融合突变的直肠 GIST，融合位点位于 ETV6 的外显子 4 和 NTRK3 的外显子 14。术后病理显示：肿瘤大小 5cm，假包膜完整，边界清楚。显微镜下特点：肿瘤灶性坏死、上皮样细胞、中度核异型性以及高核分裂象（34 个 /5mm²），CD117 和 DOG1 呈现弥漫性强染色。考虑到野生型 GIST 对 TKIs 不敏感，术后未给予患者伊马替尼辅助治疗，随访 44 个月后，患者处于无病状态。

通过原位免疫荧光杂交（fluorescence in situ hybridization，FISH）技术，研究者对另外 26 例野生型直肠 GIST 进行了 *NTRK* 基因突变检测，结果均未发现 *NTRK* 融合突变。研究认为 *NTRK* 基因融合在 GIST 中可能并不常见，研究者同时指出 *NTRK* 融合突变的 GIST 具有独特的临床病理和分子特征，*NTRK* 融合突变可能通过激活胰岛素样生长因子 1 受体（IGF1R）信号通路，促进 GIST 的发生。Shi 等报道了一例 55 岁男性小肠 GIST 患者，*ETV6-NTRK3* 融合突变阳性，经过 5 种酪氨酸激酶抑制剂（imatinib、sunitinib、regorafenib、nilotinib 和 sorafenib）治疗后，疾病仍然进展。随后患者进入拉罗替尼（LOXO-101）的第一阶段临床试验，经过治疗后，疼痛迅速改善，治疗 8 周后，PET-CT 显示肿瘤组织葡萄糖摄取降低，肿瘤明显缩小，治疗 4 个月后，疾病呈现持续的部分缓解。一项 *NTRK* 融合突变肉瘤的临床研究中，包含了 10 例 *NTRK* 融合突变肉瘤，其中有 1 例是四重野生型 GIST。D'Alpino 等报道了 1 例因排便困难来就诊的直肠 GIST 患者，手术切除肿瘤后，病理结果显示：肿瘤大小 7.0cm × 5.0cm × 3.5cm，核分裂数 10/50HPF，无坏死，CD117 染色阴性，CD34、DOG1 和 S-100 阳性，*KIT*、*PDGFRA* 和 *BRAF* 基因未检测出突变，进一步的二代测序结果揭示了系 *LMNA-NTRK1* 融合突变。一项回顾性病例研究通过免疫组化和 FISH 分析了 31 例野生型 GIST，发现了 5 例 *NTRK* 融合突变（3 例 *NTRK1* 和 2 例 *NTRK3*），野生型 GIST 中 *NTRK* 融合突变率为 16%（5/31）。因大部分 RNA 样本无法满足质量控制标准，最终只有 1 例患者通过 RNA 二代测序证实是 *ETV6-NTRK3* 融合突变。另一项研究通过 FISH 在 20 例 *KIT*、*PDGFRA* 和 *BRAF* 突变阴性的 GIST 中检测出 1 例 *NTRK3* 融合突变。Atiq 等报道了一系列 *NTRK* 融合突变阳性的胃肠道间叶源性肿瘤，发现这些肿瘤在形态学上具有明显的异质性，临床病理特征及免疫组化与 *KIT* 或 *PDGFRA* 突变的 GIST 有较大差异。除了婴儿纤维肉瘤，*NTRK* 融合基因可能驱动胃肠道低级别和高级别梭形细胞肿瘤的发生，这些肿瘤具有非特异性免疫表型并且缺乏明确的分化倾向，对没有明确分化倾向的胃肠道间叶源性梭形细胞肿瘤的评估应该包括 *NTRK* 融合突变检测，尤其是在儿童患者中。综上所述，目前只有少量的研究报道并分析了 *NTRK* 融合突变在野生型 GIST 中的检测情况，主要局限于病例报道和小样本病例研究。

三、*NTRK* 融合突变的检测

NTRK 融合突变的检测方法包括免疫组化（immunohistochemistry，IHC）、FISH、逆转录 - 聚合酶链式反应（reverse transcriptase polymerase chain reaction，RT-PCR）及基于 DNA/RNA 的二代测序（DNA/RNA-based next generation sequencing）。

（一）IHC

IHC 是对表达的 TRK 蛋白进行检测，具有价格低廉、快速和容易获取的优点；缺点是只能提供转录及翻译水平的信息，不能直接明确 *NTRK* 融合突变。研究发现，Pan-Trk 在 *NTRK* 融合突变检测中具有 95% 灵敏度和 100% 特异度。染色模式（细胞核、核膜、细胞质和细胞膜）和强度与 *NTRK* 基因及伙伴基因有关，*ETV6-NTRK3* 融合突变常为细胞核染色，*LMNA-NTRK1* 融合突变呈现核周染色。另一项研究在 143 例 GIST 患者中检测出 24 例 Pan-Trk 染色阳性，对 3 例最强染色的样本进行二代测序，其中 2 例为 *NF1* 基因突变，1 例为 *KIT* 基因突变，未发现 *NTRK* 融合突变，研究发现，GIST 中 Pan-Trk 染色阳性可能不是 *NTRK* 融合突变的特异性表达。此外，Pan-Trk 对 *NTRK1* 和 *NTRK2* 融合突变的检出敏感性较高，对 *NTRK3* 融合突变的检出灵敏度偏低。TRK 蛋白在神经和肌肉组织中存在生理性表达，对起源于或者涉及这些组织的肿瘤，IHC 染色特异性偏低。

（二）FISH

FISH 已经成为基因融合突变检测的金标准（例如慢性髓细胞白血病中 ABL-BCR 重排基因的检测），双色（红色和绿色）FISH 探针最常被使用，通过荧光标记的 DNA 或者 RNA 探针与目标基因的 5′ 端和 3′ 端结合。当目标基因无融合突变时，双色探针重叠产生黄色荧光；存在融合突变时，双色探针分离，分别呈现红色和绿色荧光，从而实现对目标基因融合突变的检测。缺点：由于基因探针序列的特异性，对 NTRK1、2 和 3 的检测需要分开进行，此外，FISH 无法提供融合突变基因的转录和翻译信息。目前研究发现 GIST 中 *NTRK3* 融合突变较为常见，因 IHC 对 *NTRK3* 的低敏感性，FISH 更应该被考虑应用于 GIST 中 *NTRK3* 融合突变的检测。

（三）RT-PCR

从新鲜冰冻或者石蜡包埋的肿瘤组织中提取 RNA，逆转录为互补 DNA（cDNA），再通过聚合酶链反应引物对 cDNA 进行扩增，实现对目标基因融合突变的定性或者定量分析。缺点：与 FISH 相比，RT-PCR 一般需要在已知伙伴基因的情况下进行检测。此外，由于 RNA 不稳定的特性，RT-PCR 的检测还有赖于提取的 RNA 质量。优点：快速、经济、高灵敏度和特异度以及多通路检测，RT-PCR 常用于经典的 *ETV6-NTRK3* 融合突变的检测。

（四）基于 DNA/RNA 的二代测序

二代测序是最综合、全面的基因检测方法，检测的内容包括点突变、扩增、融合突变、微卫星不稳定和肿瘤的突变负荷等，此外，还可以对新的融合伙伴基因进行检测。基于 DNA 的二代测序检测 NTRK1、2 和 3 时，覆盖范围通常不包括整个基因，主要集中在转录的外显子上，缺乏对非转录的内含子的覆盖，然而易位经常发生在内含子上。NTRK 2 和 3 的内含子含有高度重复的序列，这使得用杂交 - 捕获分析来捕获或测序变得极其困难或者不可能。此外，NTRK3 的内含子较大，降低了 DNA 测序的敏感性。相较于 DNA 测序，RNA 二代测序为融合突变检测的金标准。它的优点是转录后的 RNA 中不含内含子，与 DNA 测序相比，消除了覆盖内含子的技术限制。此外，基于 RNA 的二代测序提供了 NTRK 融合基因转录的直接证据，通过对序列的分析可以确定该蛋白质是否会被翻译。缺点是 RNA 不稳定，容易碎裂和降解，尤其是在不新鲜的组织中。二代测序的缺点是技术门槛高、时间长、费用贵、需要足量的组织样本。

欧洲肿瘤学会（European Society for Medical Oncology，ESMO）建议，在明确的肿瘤类型中，已知 NTRK 基因与融合伙伴基因高度重复出现，可以采取特定探针的 FISH、巢式 RT-PCR 或者靶向 RNA 测序。在肿瘤类型不明确的情况下：

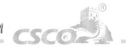

①如不具备靶向测序条件：先进行 IHC（如果不存在神经或者肌肉分化），任何阳性结果送外部测序（两步法）。②具备靶向测序条件：不同的机构可根据工作量和成本效益分析决定采取直接测序或者两步法，在直接测序可行且 RNA 质量最佳的情况下，RNA 测序代表了融合突变检测的金标准。最彻底的方式为：①在所有患者中预先使用靶向 DNA 测序分析。②对于突变阴性的患者，进行靶向 RNA 测序。③使用 IHC 来证实 NTRK 融合蛋白的表达。

四、TRK 抑制剂

(一) 拉罗替尼

拉罗替尼是首个选择性 TRK 抑制剂，2018 年 FDA 批准其用于 NTRK 融合突变肿瘤的治疗，拉罗替尼有效性及安全性的评估基于 3 项注册的成人和儿童临床试验（NCT02122913、NCT02637687 和 NCT02576431）。拉罗替尼在第一批连续招募的 55 名患有 NTRK 融合肿瘤的成人和儿童患者中（其中 3 例 GIST）证明了其疗效，客观反应率（objective response rate，ORR）达到 75%，并且具有良好的安全性（不良事件主要为 1 级，无 3 级和 4 级不良事件）。治疗 1 年时，71% 的患者持续缓解，55% 的患者无进展，展现出了显著和持久的抗肿瘤活性。另有 44 名成人和儿童肿瘤患者在之后入组临床试验，涵盖了包括 GIST 在内的多种肿瘤类型，在 35 名可评估的患者中，ORR 为 74%，不良事件主要为 1 级。以上两批患者中位随访时间分别为 12.9 个月和 5.5 个月，均未达到中位缓解持续时间和中位无进展生存时间；纳入的 4 例 GIST 均对拉罗替尼有反应，中位缓解持续时间为 26.3 个月，拉罗替尼表现出了一致和持久的抗肿瘤活性，涵盖了广泛的年龄和肿瘤类型，并且耐受性良好。

(二) 恩曲替尼

恩曲替尼是一种针对 NTRK、ALK 及 ROS1 融合突变的非选择性 TRK 抑制剂，2019 年美国 FDA 批准了恩曲替尼用于 NTRK 融合突变的治疗。3 项临床试验（NCT02097810、NCT02568267 和 EudraCT，2012-000148-88）对恩曲替尼的安全性及有效性进行了评估。一项研究纳入 54 例进展或者转移 NTRK 融合突变肿瘤，中位随访时间 12.9 个月，ORR 为 57%，中位缓解持续时间 10 个月。另一项恩曲替尼的研究纳入了 119 例患者，结果显示恩曲替尼在 NTRK、ROS1 或 ALK 融合突变并且初次接受 TKIs 治疗的患者中展现出强大、持久的抗肿瘤活性和良好的耐受性。一项评估恩曲替尼对 NTRK 融合突变有效性的研究纳入 71 例患者，其中有 38 例患者在恩曲替尼治疗前接受过其他系统治疗并出现进展，恩曲替尼治疗后 ORR 为 60.5%，中位无进展生存时间为 11.2 个月，相较于之前接受的其他系统治疗，恩曲替尼的 ORR 更高，无进展生存期更长。

(三) 其他 NTRK 药物临床试验(表1)

表 1　靶向 NTRK 的药物临床试验

药物名称	靶点	临床注册编号	研究进展情况	研究对象
SIM1803-1A	NTRK、ROS1 或 ALK	NCT04671849	Ⅰ期：招募中	NTRK,ROS1 或 ALK 突变,对当前治疗无效的局部晚期或者转移性实体瘤的成年患者
Selitrectinib	NTRK	NCT03206931	N/A	NTRK 融合突变的实体肿瘤患者(年龄 ≥ 1 个月)
Selitrectinib	NTRK	NCT03215511	Ⅰ/Ⅱ期：进行中	NTRK 融合突变的晚期实体瘤患者(年龄 ≥ 1 个月)
拉罗替尼	NTRK	NCT04945330	招募中	NTRK 融合突变的晚期或复发的实体肿瘤患者(儿童和成人)
拉罗替尼	NTRK	NCT03025360	已批准上市	NTRK 融合突变肿瘤患者(儿童和成人)
恩曲替尼	NTRK1/2/3,ROS1 或 ALK	NCT03066661	N/A	NTRK,ROS1 或 ALK 突变肿瘤,无法参加当前恩曲替尼试验的儿童和成人患者
Selitrectinib	NTRK	NCT04275960	Ⅰ期：已完成	健康成年男性(年龄>18 岁,<45 岁)
FCN-011	NTRK	NCT04687423	Ⅰ/Ⅱ期：招募中	晚期实体瘤患者(年龄 ≥ 16 岁)
拉罗替尼	NTRK	NCT05192642	进行中	NTRK 融合突变的晚期或转移性实体瘤患者(年龄 ≥ 18 岁)
Selitrectinib	NTRK	NCT04771390	已完成	健康成年人(年龄>18 岁,<55 岁)
XZP-5955	NRTK 或 ROS1	NCT04996121	Ⅰ/Ⅱ期：招募中	无标准治疗或当前治疗无效的局部进展或转移的实体瘤患者(年龄 ≥ 18 岁)

续表

药物名称	靶点	临床注册编号	研究进展情况	研究对象
拉罗替尼	*NTRK*	NCT04814667	招募中	接受拉罗替尼治疗,含 *NTRK* 融合突变的局部晚期或转移实体瘤成年患者(年龄≥25 岁)
拉罗替尼	*NTRK*	NCT04142437	招募中	*NTRK* 融合突变的实体瘤(儿童和成人)
ONO-7579	*NTRK*	NCT03182257	Ⅰ期:终止	无标准治疗或当前治疗无效的 *NTRK* 融合突变的晚期实体瘤患者(年龄≥18 岁)
Repotrectinib(TPX-0005)	*ALK,ROS1* 或 *NTRK*	NCT04094610	Ⅰ/Ⅱ期:招募中	局部晚期或转移性实体瘤患者(年龄≤25 岁)
Repotrectinib(TPX-0005)	*ALK,ROS1* 或 *NTRK*	NCT03093116	Ⅰ/Ⅱ期:招募中	局部晚期或转移性实体瘤患者(年龄≥12 岁)
拉罗替尼	*NTRK*	NCT04655404	早Ⅰ期:招募中	*NTRK* 融合突变的高级别胶质瘤患者(年龄≤21 岁)
拉罗替尼	*NTRK*	NCT04879121	Ⅱ期:招募中	*NTRK* 扩增阳性的局部晚期或转移性实体瘤(年龄≥16 岁)
AB-106	*NTRK*	NCT04617054	Ⅱ期:招募中	*NTRK* 融合突变局部晚期或转移性实体瘤(年龄≥18 岁)
Cabozantinib	*RET,ROS1,NTRK,MET,AXL*	NCT01639508	Ⅱ期:招募中	转移性或不可切的非小细胞肺癌患者(年龄≥18 岁)
PBI-200	*NTRK*	NCT04901806	Ⅰ/Ⅱ期:招募中	*NTRK* 融合突变的局部晚期或转移性实体瘤;接受过任何系统治疗的恶性胶质瘤患者(年龄≥18 岁)
拉罗替尼	*NTRK*	NCT05236257	进行中	*NTRK* 融合突变的局部晚期或转移性婴儿纤维肉瘤患者(年龄≤21 岁)
PLX7486	*NTRK*	NCT01804530	Ⅰ期:终止	标准治疗无效、难治性或者无有效治疗措施的实体瘤患者(年龄≥18 岁)
Merestinib	*MET,NTRK*	NCT02920996	Ⅱ期:进行中	*MET* 突变的晚期非小细胞肺癌; *NTRK* 融合突变的晚期实体瘤患者(年龄≥18 岁)
DS-6051b	*ROS1,NTRK*	NCT02675491	Ⅰ期:已完成	无标准治疗或标准治疗无效的晚期实体瘤患者(年龄≥20 岁)
DS-6051b	*ROS1,NTRK*	NCT02279433	Ⅰ期:已完成	无标准治疗或标准治疗无效的晚期实体瘤患者(年龄≥18 岁)
FCN-098	*NTRK*	NCT05212987	Ⅰ期:招募中	*NTRK* 融合突变晚期实体瘤患者(年龄≥18 岁)
拉罗替尼	*NTRK*	NCT03834961	Ⅱ期:招募中	*NTRK* 融合突变的晚期实体瘤或急性白血病患者(年龄≤30 岁)
恩曲替尼	*ALK,ROS1* 或 *NTRK*	NCT02650401	Ⅰ/Ⅱ期:招募中	没有满意治疗措施的局部晚期或转移性实体瘤或原发中枢神经系统肿瘤患者(年龄≤18 岁)
VMD-928	*NTRK1*	NCT03556228	Ⅰ期:招募中	*TrkA* 过表达的晚期实体瘤或淋巴瘤患者(年龄≥18 岁)

数据截止日期 2022 年 6 月 17 日

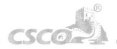

研究结果显示,*NTRK* 融合突变会导致一类特殊类型的野生型 GIST 发生,野生型 GIST 总体上对 TKIs 原发耐药,因此通过基因分析,明确突变位点,探索新的治疗靶点十分必要。*NTRK* 融合突变型 GIST 的研究目前局限于少量的病例报道和小样本病例研究,我们对 *NTRK* 融合突变在野生型 GIST 中的流行情况以及此类 GIST 的临床病理和分子生物学特征认识十分有限。TRK 抑制剂已经在含有多种 *NTRK* 融合突变肿瘤类型(包括 GIST)的"篮子试验"(basket trial)中展现出显著、持久的抗肿瘤活性和良好的安全性。未来需要进一步优化野生型 GIST 中 *NTRK* 融合突变的检测方法和流程,提高对此类 GIST 患者的认识,加强相关研究,采用 TRK 抑制剂进行精准化和个体化治疗,从而使这类患者获益。

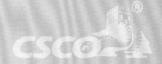

妇科肿瘤

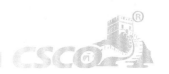

子宫内膜癌免疫治疗进展

广西医科大学附属肿瘤医院

李状　李力

子宫内膜癌的治疗以手术治疗为主,辅以放疗、化疗和激素等综合治疗。治疗方案应根据病理诊断和组织学类型,以及患者的年龄、全身状况、有无生育要求、有无手术禁忌证、有无内科合并症等综合评估以制订治疗方案。复发或转移性子宫内膜癌的系统治疗策略:以化疗方案为主,生物标志物指导的二线治疗。治疗手段无突破性进展,需要创新疗法来满足临床需求。创新药物、分子分型成为复发或转移性子宫内膜癌治疗的研究热点。

一、作用机制

近年来,免疫检查点抑制剂(immune checkpoint inhibitors, ICI)作为最常见的一种免疫治疗,为恶性肿瘤的治疗带来了治愈的希望。ICI 的原理是使用单克隆抗体阻断负向免疫调控的免疫检查点,释放已经存在的抗肿瘤免疫反应,诱导免疫细胞的肿瘤杀伤作用,该治疗依赖于肿瘤内有效的 T 细胞浸润和肿瘤微环境中有效 T 细胞的作用。肿瘤微环境是肿瘤发展、生长、侵袭和转移的关键调节因子,在肿瘤免疫和患者预后方面发挥着核心作用。然而,肿瘤进展仍可能发生在 T 细胞浸润的情况下,这是诱导免疫逃避的一个迹象。这种现象可能有几种机制,例如抑制肿瘤特异性 T 细胞、抗原,或呈递它们的 MHC 分子缺乏,或水平低、浸润 T 细胞上缺乏趋化剂,或其受体、肿瘤微环境中的肿瘤细胞、邻近细胞和抑制性免疫细胞分泌的抑制因子。基因突变经过转录、翻译,最终以肽段的形式被 MHC 呈递到细胞表面。虽然从突变到产生新抗原,每一步都有很大折损,但理论上 TMB 越高,最后能被 T 细胞识别的新抗原产生也越多。突变与原编码序列差异越明显,产生异常蛋白的外源性即"非己"特征越明显,免疫原性越强。插入/删除及移码突变导致氨基酸序列和空间结构改变会较大,与 MHC 分子结合的亲和力会更强,被 T 细胞识别为新抗原的可能性更大。肿瘤细胞的抗原性主要是由其遗传、转录和功能性景观的改变而产生的。这些肿瘤细胞的内在因素一方面决定了天然的抗肿瘤 T 细胞反应的诱导和维持,另一方面,导致了 ICI 治疗的抵抗。最受关注的 ICI 是针对程序性死亡蛋白 1(programmed death-1, PD-1)及程序性死亡蛋白配体 1(programmed death ligand-1, PD-L1)的免疫治疗,被认为是不分肿瘤类型的"通用疗法"。美国食品药品监督管理局(Food and Drug Administration, FDA)已经批准了 PD-1/PD-L1 抑制剂在多种肿瘤中的应用。目前,在妇科肿瘤领域,PD-1/PD-L1 抑制剂主要应用于晚期/复发患者,免疫检查点抑制剂已经被证明可有效治疗 MSI-H/dMMR 肿瘤。在初治患者中也正处于探索阶段,目前缺少证据。2022 年 V1 版 NCCN 指南对子宫内膜癌免疫治疗的推荐更新:生物标志物指导的二线系统治疗,将下列方案调整为首选方案,非 MSI-H/非 dMMR 患者使用仑伐替尼+帕博利珠单抗(1 级推荐),TMB-H 或 MSI-H/dMMR 患者使用帕博利珠单抗。其他推荐包括 dMMR 患者使用纳武利尤单抗,dMMR/MSI-H 肿瘤使用多塔利单抗(dostarlimab),dMMR/MSI-H 肿瘤使用阿维鲁单抗。

二、分子分型与内膜癌免疫抑制剂的关系及临床价值

2013 年癌症基因组图谱(TCGA)提出了子宫内膜癌的分子分型,包括:DNA 聚合酶 ε(DNA polymerase epsilon, POLE)超突变型,微卫星不稳定型(microsatellite instability-high, MSI-H),低拷贝数型,高拷贝数型。随后有学者在此 TCGA 分型基础上提出了改良的分子分型方法:ProMisE 分型和 TransPORTEC 分型。2020 版 NCCN 指南已推荐子宫内膜癌患者进行 TCGA 分子分型检测,以预测患者预后、指导临床实践。2020 年第 5 版 WHO 女性生殖器官肿瘤分类中也引入了子宫内膜癌分子分型,分型的方法参照了 TransPORTEC 分型方法,分为:POLE 超突变型、错配修复缺陷型(mismatch repair-deficient, dMMR)、无特定分子特征型(non-specific molecular profile, NSMP)及 p53 突变型或异常型(p53abn),分别对应 TCGA 分型中的 POLE 超突变型、MSI-H 型、低拷贝数型和高拷贝数型。2017 年免疫检查点抑制剂首次获批用于 MSI-H/dMMR 实体瘤的治疗。2017 年 Le DT 研究发现在 12 019 例实体瘤患者中,dMMR 发生率为 2%~10%,最主要的瘤种包含了子宫内膜癌、大肠癌、神经内分泌癌、前列腺癌、胰腺癌、小细胞肺癌、胆管癌、甲状腺癌、脑胶质瘤、原发灶不明肿瘤。MSI-H/dMMR 分子

表型在结直肠癌（colorectal cancer，CRC）中较为常见，约占CRC中的15%，其中约12%为散发性患者，3%为遗传性患者。dMMR/MSI具有MSI表型，更容易发生体细胞突变，由于识别和修复自发突变的缺陷，dMMR肿瘤的体细胞突变高达错配修复完整型（mismatch repair-proficient，pMMR）肿瘤的10~100倍，新抗原多10~15倍。此外，dMMR肿瘤周围有更多免疫细胞浸润，肿瘤细胞及基质更多表达PD-L1，导致新抗原的不断积累和持续更新，因而产生"非自身"的免疫原性抗原，可能对免疫检查点抑制剂治疗敏感。Goodman AM在148 803例肿瘤患者数据中分析发现82.1%MSI-H的患者，都落在了TMB-H的区域，而TMB-H的患者，只有18%属于MSI-H。MSS/TMB-H患者无进展生存期（PFS）为26.8个月，明显高于MSS/TMB-L患者（PFS为4.3个月）。MSS/TMB-H患者比MSI-H患者更多见，免疫治疗可使其获益。MSI-H肿瘤患者是免疫治疗的天然优势人群，它拥有高突变负荷、高新抗原负荷、高肿瘤浸润淋巴细胞（tumor infiltrating lymphocyte，TIL）浸润。后续进行的一系列临床研究也确实证实了这个假说。2021年国际妇科癌症学会/欧洲肿瘤年会（IGCS/ESMO）口头报告了Study 309/KEYNOTE-775研究，在晚期，转移性或者复发性内膜癌接受含铂化疗后的pMMR和全人群中，仑伐替尼+帕博利珠单抗组合对比TPC（多柔比星+紫杉醇）方案在OS、PFS和ORR统计学上有显著性差异和临床意义，dMMR人群中，PFS：64例仑伐替尼+帕博利珠单抗组合（10.7个月）对比63例TPC（3.7个月）；OS：dMMR人群仑伐替尼+帕博利珠单抗组合（NR）对比TPC（8.6个月）；ORR：仑伐替尼+帕博利珠单抗组合（40.0%）vs.TPC（12.3%）；DOR：仑伐替尼+帕博利珠单抗组合（73.8%）vs.TPC（47.7%）。值得注意的是，使用仑伐替尼+帕博利珠单抗治疗的患者中，约14%的患者出现了完全缓解。pMMR人群中，PFS：411例仑伐替尼+帕博利珠单抗组合（6.6个月）vs.416例TPC（3.8个月）；pMMR人群OS：仑伐替尼+帕博利珠单抗组合（17.4个月）vs.TPC（12个月）；ORR：仑伐替尼+帕博利珠单抗组合（30.3%）vs.TPC（15.1%）；DOR：仑伐替尼+帕博利珠单抗组合（73.8%）vs.TPC（47.7%）。2021年美国妇科肿瘤学会（SGO）及ESMO报告了GARNET研究是一项Ⅰ期、单臂研究，考察多塔利单抗单药在多种实体瘤中的抗肿瘤活性。TMB-H状态患者经多塔利单抗治疗后ORR有显著获益，且不论MMR或MSI状态。在晚期或复发性子宫内膜癌结果显示dMMR/MSI-H组（n=105）的总ORR为43.5%；pMMR/MSS组（n=156）的总ORR为14.1%，dMMR/MSI-H患者ORR优于pMMR/MSS患者。无论前线治疗线数，多塔利单抗在dMMR或MSI-H型子宫内膜癌患者中均有效，但是，仅接受一次前线治疗的患者，其ORR仍优于接受过≥2次前线治疗的患者。2021年ESMO报告了KEYNOTE-158研究：帕博利珠单抗治疗MSI-H/dMMR子宫内膜癌的更新结果是一项多队列Ⅱ期研究，在既往发布结果中，帕博利珠单抗在接受过前线治疗的晚期MSI-H/dMMR肿瘤（包括子宫内膜癌患者）中显示出持久且具有临床意义的疗效，帕博利珠单抗单药治疗ORR为48%，在KEYNOTE-158的队列D和队列K中，对大样本的MSI-H/dMMR晚期子宫内膜癌患者进行了更长时间的随访，疗效人群从第一次给药

到数据截止日期（2020年10月5日）的中位时间为42.6个月，帕博利珠单抗的治疗为患者带来的生存获益令人鼓舞，预计4年生存率达到60%，对于经治MSI-H/dMMR的晚期子宫内膜癌患者，帕博利珠单抗单药治疗是一个充满前景的治疗选择，≥3级治疗相关和免疫介导不良事件（AE）发生率较低。

三、免疫单药的应用（包括单抗、双抗和双免疫）

2017年研究的一项关于12种dMMR肿瘤类型的Ⅱ期临床试验研究了派姆单抗（Pembrolizumab）单药治疗的临床疗效。在纳入的86例患者中，观察到53%（46例患者）的ORR，包括21%（18例患者）的完全缓解。子宫内膜癌队列显示相似的ORR为53%。Pembrolizumab在晚期PD-L1阳性的晚期实体瘤中的Ⅰb研究（KEYNOTE-028），24例复发转移性子宫内膜癌患者的ORR为13%（3例部分缓解）和另外13%（3例）病情稳定。Atezolizumab（抗PD-L1）和Nivolumab（抗PD-1）作为单药治疗PD-L1阳性子宫内膜癌患者，其ORR分别为13%和23%，dMMR子宫内膜癌患者中，单药治疗的ORR分别为26.7%和43%，在pMMR子宫内膜癌中分别为6.25%和3%。目前也有研究在努力探索免疫治疗联合其他不同机制的免疫治疗药物的疗效，以克服单药治疗所出现的疗效不佳或耐药。正在进行的Durvalumab（抗PD-L1）和Tremelimumab（抗CTLA-4）对比Durvalumab单药治疗复发性子宫内膜癌的Ⅱ期临床试验中期研究结果发现，Durvalumab单药治疗ORR为14.8%，Durvalumab联合Tremelimumab治疗ORR为11.1%。其他双免疫试验：在dMMR复发性子宫内膜癌中对比尼鲁单抗（Nivolumab）单药联合/不联合伊匹单抗（Ipilimumab）的Ⅲ期试验（NRG-GY025/NCT05112601），以及另一项评估Nivolumab与Ipilimumab联合治疗晚期子宫内膜癌的研究（anti-CTLA-4；NCT03508570和NCT02982486），均在进行中。

四、免疫与其他治疗方法（化疗、放疗、血管抑制剂等）的联合应用

癌症免疫疗法是通过刺激免疫系统来摧毁肿瘤，不同癌症的免疫治疗中，患者的生存期有显著提高；联合常规治疗方法更会增加20%~30%的疗效。一项Lenvatinib+Pembrolizumab治疗晚期子宫内膜癌的2期临床试验中期分析中位随访时间为13.3个月，39.6%患者在24周获得客观缓解。临床研究表明，化疗可能会产生强大的免疫刺激，增强肿瘤细胞特异性抗原的呈递，并诱导肿瘤细胞上PD-L1的表达。帕博利珠单抗联合多柔比星治疗晚期子宫内膜癌的Ⅱ期研究——TOPIC试验/VHIO10001结果显示了帕博利珠单抗和多柔比星联合治疗对铂类化疗失败后的子宫内膜癌患者显示出良好的抗肿瘤活性和可控的安全性。在中位随访时间达到19.1个月时，中位PFS为6.2个月；联合治疗6个月PFS率为53%，中位OS为16.3个月；24个月的OS率为33.5%，ORR为31.3%（CR率为12.5%），中位DOR为8.2个

月。子宫内膜样癌患者的 6 个月 PFS 率高于非子宫内膜样组织学亚型患者（63% vs. 35%）。ENGOT-en11/GOG-3053/KEYNOTE-B21：Pembrolizumab 或安慰剂与辅助化疗联合 / 不联合放疗对新诊断的高危子宫内膜癌患者的 3 期研究。第一阶段（6 个周期）：安慰剂 /Pembrolizumab 200mg（q.3w.，输注）+ 卡铂 AUC 5 或 6mg/ml/min+ 紫杉醇 175mg/m^2（q.3w.，4 个或 6 个疗程）± 放疗（± 顺铂）；第二阶段（6 个周期）：安慰剂 /Pembrolizumab 400mg（q.6w.，输注）± 放疗 ± 顺铂。预计开始日期：2021 年 1 月 10 日；预计主要完成日期：2025 年 6 月 18 日。另外，正在进行的免疫相关临床试验：NRG-GY018/NCT02549209（卡铂 / 紫杉醇 ± Pembrolizumab），GOG-3064/KEYNOTE-C93（Pembrolizumab vs. 含铂双药），Dostarlimab 在一线治疗中联合卡铂和紫杉醇化疗（RUBY；NCT03981796），尼拉帕利联合信迪利单抗治疗复发性或晚期子宫内膜癌，这些研究目前正在招募患者，我们期待这些临床试验均有可观的结果和获益。

五、免疫治疗的不良反应及处理

免疫治疗效果喜人，同样有其不良反应，免疫相关不良反应 / 事件（irAE）指通过使免疫系统紊乱，免疫检查点抑制剂引起自身免疫反应，在临床上表现为免疫相关不良反应。免疫相关不良反应（irAE）的发生机制：通过使用靶向 CTLA-4 和 PD-1 及其配体 PD-L1 的免疫检查点抑制剂，患者体内产生了一系列因免疫细胞（尤其是 T 细胞）组织浸润而导致的独特的毒性反应。irAE 的发生与炎症反应有关，特别是 CD8$^+$T 细胞激活介导的炎症反应，其他类型的炎症细胞（如 Th17）也可能参与其中。临床研究报道，受损皮肤和内脏的免疫组化显示 CD4$^+$ 和 CD8$^+$T 细胞浸润，并且高度激活的效应细胞与 AE 发生有相关性。不同药物产生毒性的机制有所不同：阻断 CTLA-4 通路的 irAE 通常为多系统多器官自身免疫性疾病；阻断 PD-1 通路的 irAE 多为器官特异性自身免疫性疾病。免疫相关不良反应（irAE）与靶向治疗及化疗相关 AE 有不同机制，需要不同的管理方法。免疫相关不良事件可发生于全身各器官系统：内分泌系统（5%~10%）：甲状腺功能减退、甲状腺功能亢进、垂体炎、糖尿病、肾上腺功能不全；心脏（<1%）：心包炎，心肌炎，心力衰竭；肺部（2%~4%）：非感染性肺炎、弥漫性肺泡炎；肝（5%~10%）：肝炎、氨基转移酶浓度升高；神经肌肉（6.1%）/ 风湿免疫（2%~12%）：神经炎、脑膜炎、格林 - 巴利综合征、肌无力综合征、肌炎、关节炎、关节痛；眼（<1%）：巩膜炎、结膜炎、虹膜炎、葡萄膜炎；胃肠（27%~54%）：结肠炎、小肠炎、胰腺炎、肠穿孔、腹泻，PD-1 不常见约 1%~2%；肾（<1%）：间质性肾炎、肾小球肾炎、肾衰；皮肤（34%）：瘙痒或斑丘疹、白癜风、滤泡性或荨麻疹性皮炎、红斑 / 苔藓性皮疹、Sweet 综合征、全层坏死松解症、重症多形性红斑（Stevens-Johnson syndrome）。一项 Lenvatinib+Pembrolizumab 治疗晚期子宫内膜癌的 2 期临床试验中期分析发现患者接受每日口服 Lenvatinib 20mg+ 每 3 周静脉注射 Pembrolizumab 200mg 的治疗。最常见的任何级别治疗相关不良事件是高血压（58%）、疲劳（55%）、腹泻（51%）和甲状腺功能减退（47%），最常见的 3 级治疗相

关不良事件是高血压（34%）和腹泻（8%），未报告 4 级治疗相关不良事件，5 例（9%）患者因治疗相关不良事件而停止研究治疗。GARNET 研究考察 Dostarlimab 单药在多种实体瘤中的抗肿瘤活性的 I 期研究发现，晚期或复发性子宫内膜癌中最常见的免疫相关不良事件（发生率 ≥1.4%）：甲状腺功能减退 6.9%，腹泻 3.8%，（血清）淀粉酶升高 2.4%，谷草转氨酶升高 2.1%，谷丙转氨酶升高 1.7%，（血清）脂肪酶升高 1.7%，甲状腺功能亢进 1.7%，结肠炎 1.4%，高血糖症 1.4%。Dostarlimab 安全性可接受，不良事件均可管理。dMMR/MSI-H 与 pMMR/MSS 子宫内膜癌治疗相关不良反应亦有一定的区别。Study 309/KEYNOTE-775 研究中，仑伐替尼 + 帕博利珠单抗在 dMMR 人群中安全可控，与所有人群中观察到的安全性以及单一疗法的安全性基本一致，两组发生频率 ≥25% 的不良反应包括：甲状腺功能减退 56.3%，高血压 51.6%，腹泻 50.0%，恶心 48.4%，食欲下降 37.5%，呕吐 35.9%，贫血 32.8%，疲劳 68.8%，体重减轻 32.8%，言语障碍 29.7%，蛋白尿 28.1%，无力 26.6%，关节痛 25.0%，中性粒细胞减少 10.9%，任何级别治疗期间不良反应 / 事件（TEAEs）导致剂量减少 64.1%，任何级别 TEAEs 导致停药 43.8%。而在整体人群中发生率 ≥25% 的 TEAEs：高血压 64.0%，甲状腺功能减退 57.4%，腹泻 54.2%，恶心 49.5%，食欲下降 44.8%，呕吐 36.7%，体重减轻 34.0%，疲劳 33.0%，关节痛 30.5%，蛋白尿 28.8%，贫血 26.1%，便秘 25.9%，尿路感染 25.6%，头痛 24.9%，虚弱 23.6%，中性粒细胞减少 7.4%，脱发 5.4%，任何级别 TEAEs 导致剂量减少 69.2%，任何级别 TEAEs 导致停药 33%。

免疫相关不良事件的处理共通原则：停用免疫检查点抑制剂（ICPis）与激素治疗。是否停药分为 3 种情况：继续、暂停、永久停用。若毒性反应严重，建议转至相应专科医院就诊。轻度或无症状，仅诊断变化（1 级）：继续免疫治疗（或考虑暂时延迟），对症治疗。轻度至中度症状（2 级）：暂停免疫治疗，皮质类固醇［泼尼松 0.5mg/（kg·d）或同类药物同等剂量］，皮质类固醇持续 2~4 周，逐渐减量以减少复发，如果毒性反应消退到 ≤1 级，则重新开始免疫治疗。重度或危及生命的症状（3~4 级）：暂停 / 终止使用免疫治疗，住院并进行多学科评估，高剂量皮质类固醇［泼尼松龙 0.5~4mg/（kg·d）或同类药物同等剂量］；缓解后静脉滴注可改为口服，高剂量皮质类固醇在 ≥1 个月的时间内逐渐减量，直至毒性反应恢复到 ≤1 级。如果皮质类固醇治疗没有改善或加重，可能需要额外的免疫抑制剂治疗（硫唑嘌呤，霉酚酸酯，环孢素，英夫利西单抗，他克莫司）；如果需要长期使用免疫抑制剂，则应进行抗微生物 / 抗真菌预防用药以预防机会性感染。免疫相关不良事件的症状和体征繁多，起病时间和消退时间各不相同，与免疫治疗药物相关性的归因判断复杂，对临床医生提出了挑战，因此，免疫相关不良反应（irAE）的早期诊断和分级管理对免疫治疗至关重要，免疫相关不良反应（irAE）的管理需要多科室协作，总体诊疗原则为早期发现，及时干预，更佳转归。

六、免疫治疗存在的问题及展望

在一些免疫治疗中，患者出现假性进展、超进展、免疫耐

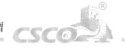

药,免疫检查点阻断疗法(ICB)能够通过干扰抑制 T 细胞信号来增强抗肿瘤免疫,ICB 的出现燃起了癌症治疗的希望,也代表了癌症治疗的一个里程碑。然而,对这些疗法有显著效果的也仅限于少数妇科恶性肿瘤患者,因此还需要研发更多治疗策略,以改善更大患者人群的预后。该领域的一个主要挑战是需要选择一个有效的免疫激活靶点,这需要考虑肿瘤细胞的多种特征,如它们的转录、翻译、表观遗传、蛋白质组和抗原环境。这些可能需要多方面共同整合和考虑它们在不同

应激微环境下的数据,同时考虑到肿瘤内的异质性。鉴于免疫治疗对 dMMR/MSI-H 患者的巨大益处,所有患者都应检测预测性生物标志物,包括 MMR 缺陷、MSI 或 PD-L1 表达来指导治疗选择。此外,基因组筛选方法的进展可能有助于揭示除增殖和刺激外的更复杂的免疫表型。我们需思考如何将基础研究的观点转化为临床体系,以开发新的治疗方法,制定更好的临床治疗决策,为更多的患者延长生命,提高生活质量。

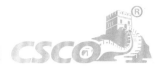

部分铂敏感复发性卵巢癌患者治疗的研究进展

湖南省肿瘤医院

朱淼琛　王瑛　王静

由于缺乏早期特异性症状和有效的筛查手段,75%的卵巢癌患者被确诊时已是晚期,5年生存率低于50%。大部分卵巢癌患者在接受初次细胞减瘤术和以铂为基础的化疗后病情可以得到缓解,但超过80%的患者会复发。无铂间隔(platinum-free interval,PFI)定义为从以铂为基础的治疗的最后一天到疾病进展的时间。根据PFI可将复发性卵巢癌分为铂耐药复发性卵巢癌和铂敏感复发性卵巢癌,PFI<6个月的为铂耐药复发性卵巢癌(包括铂难治性卵巢癌),PFI>6个月的为铂敏感复发性卵巢癌,其中PFI为6~12个月的为部分铂敏感复发性卵巢癌,部分铂敏感复发性卵巢癌患者占卵巢癌患者的20%~30%。部分铂敏感复发性卵巢癌患者可考虑选择手术、以铂为基础的化疗或非铂治疗和分子靶向治疗(表1),但最佳治疗方案仍不明确。

一、手术治疗

二次细胞减瘤术是在初始治疗(初次细胞减瘤术+以铂为基础的化疗)达到缓解至少6个月后疾病进展再次进行的以减瘤为目的的手术。2019年美国国家综合癌症网络(National Comprehensive Cancer Network,NCCN)卵巢癌临床指南推荐将二次细胞减瘤术列为铂敏感复发性卵巢癌患者的一种治疗选择。

AGO DESKTOP Ⅲ研究将AGO评分阳性的铂敏感复发性卵巢癌患者(部分铂敏感复发性卵巢癌患者占25%)在完全切除肿瘤(无肉眼残留病灶)后,随机分为联合组(化疗+二次细胞减瘤术)和单纯化疗组,其中期分析的结果显示单纯化疗组和联合组的中位无进展生存期(PFS)分别为14.0个月和19.6个月($HR=0.66$,95% CI 0.52~0.83,$P<0.001$)。AGO评分阳性指ECOG评分为0,腹水不多于500ml,第1次手术完全切除(无肉眼残留病灶)。该研究表明对于AGO评分阳性的铂敏感复发性卵巢癌患者(包括部分铂敏感复发性卵巢癌患者)可考虑行二次细胞减瘤术。GOG-0213试验评估了对铂敏感复发性卵巢癌患者进行二次细胞减瘤术后再进行化疗的临床获益,将铂敏感复发性卵巢癌患者随机分为手术组(二次细胞减瘤术+化疗,手术在试验开始后4周内完成)和单纯化疗组。手术组中位总生存期为50.6个月,单纯化疗

组为64.7个月($HR=1.29$,95% CI 0.97~1.72,$P=0.08$);手术组中位PFS为18.9个月,单纯化疗组为16.2个月($HR=0.82$,95% CI 0.66~1.0)。亚组分析显示:与不完全切除相比,完全大体切除(术后无肉眼残留肿瘤)中位总生存期(56.0个月 vs. 37.8个月,$HR=0.61$,95% CI 0.40~0.93)和中位PFS均更长(22.4个月 vs. 13.1个月,$HR=0.51$,95% CI 0.36~0.71);与单纯化疗组相比,完全大体切除在PFS方面显示出益处($HR=0.62$,95% CI 0.48~0.80),但在总体生存期方面未显示出益处($HR=1.03$,95% CI 0.74~1.46);对部分铂敏感复发性卵巢癌患者而言,与单纯化疗相比,化疗联合手术治疗的PFS也得到改善($HR=0.699$,$P=0.047$)。与单纯化疗相比,化疗联合实现完全切除的二次细胞减瘤术才能延长铂敏感复发性卵巢癌(包括部分铂敏感复发性卵巢癌)患者的PFS,但并不能改善他们的总体生存期。Minaguchi等的研究显示:无治疗间隔(treatment-free interval,TFI)>12个月,无远处转移,孤立性疾病,ECOG评分=0是与复发性卵巢癌患者二次细胞减瘤术良好预后相关的独立因素。该研究建议对具备上述3~4个因素的患者提供二次细胞减瘤术;对具备2个因素的患者,如果能实现完全切除,可以考虑二次细胞减瘤术。

二、化疗

对于铂敏感复发性卵巢癌患者,NCCN专家组推荐采用以铂为基础的联合治疗(Ⅰ类证据)。影响再次铂治疗效果的主要因素是PFI,PFI越长,患者对铂的再次应答率越高,PFI>12个月时,再次铂治疗的有效率超过60%,PFI介于6~12个月时,有效率为20%~30%。部分铂敏感复发性卵巢癌患者对铂的应答率较低,有学者认为可以通过使用非铂类药物来延长PFI,从而增加部分铂敏感复发性卵巢癌患者对铂类药物敏感性,继而改善他们的生存时间。

曲贝替定(trabectedin,ET-743)是一种具有抗肿瘤活性的四氢异喹啉生物碱,通过抑制激活基因的转录及其与DNA修复蛋白的相互作用发挥抗肿瘤细胞增殖的作用。OVA-301评估了曲贝替定联合聚乙二醇化脂质体阿霉素(PLD)治疗复发性卵巢癌患者的疗效,符合纳入标准的铂敏感复发性卵巢癌患者(部分铂敏感复发性卵巢癌患者占31.8%)并将其随机

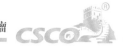

分为联合组和单独组，联合组使用曲贝替定 1.1mg/(m²·d) 和 PLD 30mg/(m²·d) 联合治疗，单独组使用 PLD 50mg/(m²·d) 治疗，28d 为 1 个周期。亚组(部分铂敏感复发性卵巢癌患者)分析显示：部分铂敏感复发性卵巢癌患者从曲贝替定联合 PLD 治疗中获益最大，联合组的中位 PFS 为 7.4 个月，单独组为 5.5 个月(*HR*=0.65, 95% *CI* 0.45~0.92, *P*=0.015 2)；联合组的中位总生存期为 23.0 个月，单独组为 17.1 个月(*HR*=0.59, 95% *CI* 0.45~0.82, *P*=0.001 5)；与单独使用 PLD 相比，联合使用 PLD 和曲贝替定的部分铂敏感复发性卵巢癌患者的死亡风险降低了 41%(*P*=0.001 5)。曲贝替定联合 PLD 相对于单用 PLD 可显著改善部分铂敏感复发性卵巢癌的 PFS 和总体人群存活率。

MITO-8 评估了部分铂敏感复发性卵巢癌患者先进行非铂类药物治疗再进行铂联合治疗的生存获益，患者被随机分为实验组和标准组。实验组复发时接受非铂治疗(PLD)，后因 PLD 短缺改为拓扑替康或吉西他滨等已被批准的任何其他非铂类药物，再接受卡铂联合紫杉醇或吉他西滨；标准组复发时接受卡铂联合紫杉醇或吉他西滨，再接受非铂类药物治疗。结果显示：接受 2 次治疗后，试验组的中位 PFS 为 12.8 个月，标准组为 16.4 个月(*HR*=1.41, 95% *CI* 1.04~1.92, *P*=0.025)；试验组的中位总生存期为 21.8 个月，标准组为 24.5 个月。先使用非铂方案(如 PLD、拓扑替康、吉西他滨)延长 PFI，再接受铂联合治疗，并不能改善部分铂敏感复发性卵巢癌患者的生存预后。但是，MITO-8 研究中的非铂类药物治疗为单用 PLD(>90% 患者使用)或其他非铂类药物，OVA-301 的研究结论并不是以标准铂联合疗法作为对照得出，所以为了明确先使用非铂药物(如曲贝替定联合 PLD)治疗以延长部分铂敏感复发性卵巢癌患者的 PFI，减少后续铂类药物治疗带来的不良反应，同时改善患者对铂类药物的敏感性这一治疗思路的可行性还需进一步的临床研究。INOVATYON(NCT01379989) Ⅲ 期研究是一项正在进行的探讨在部分铂敏感复发性卵巢癌患者中，曲贝替定联合 PLD 所带来的生存效益是否优于标准铂联合化疗的前瞻性实验，该实验预计在 2020 年 7 月完成。

三、分子靶向治疗

部分铂敏感复发性卵巢癌患者的 PFI 较短，铂联合化疗后的毒性效应易累积，且对铂类药物的耐药性易增加，因此不适合长期应用。分子靶向药物的出现为部分铂敏感复发性卵巢癌患者带来了新的治疗思路。分子靶向药物是针对恶性肿瘤发生、发展的关键靶点进行干预的药物，与传统的细胞毒性药物相比，具有更高的特异性和更低的毒性。

(一)抗血管生成抑制剂

肿瘤微环境特别是肿瘤血管生成与卵巢癌的发生、发展和转移有关，受多种促血管生成因子和抗血管生成因子的调节，其中血管内皮生长因子(VEGF)起主要作用。VEGF 家族包括 VEGF-A、VEGF-B、VEGF-C、VEGF-D 和胎盘生长因子，它们与血管内皮生长因子受体(VEGFR)VEGFR-1、VEGFR-2、VEGFR-3 和神经纤毛蛋白结合，在启动和促进肿瘤血管生成上发挥重要作用。VEGF 表达增加与恶性腹水的

发生和肿瘤进展有关，因此抑制血管生成可导致肿瘤消退并减少腹水的形成。临床上抗血管生成抑制剂多与细胞毒性药物联合应用，并可作为单一药物维持治疗。

1. 贝伐珠单抗　在 VEGF 中以对 VEGF-A 的研究最多，表达于血管内皮细胞上的 VEGFR-2 是 VEGF-A 介导血管生成效应和血管通透性的主要受体。VEGF-A 在卵巢癌中高表达。贝伐珠单抗是一种与 VEGF-A 结合的单克隆抗体。OCEANS 是一项比较贝伐珠单抗与卡铂和吉他西滨联合治疗铂敏感复发性卵巢癌患者的疗效及安全性的 Ⅲ 期试验。该研究纳入 484 名铂敏感复发性卵巢癌患者(其中部分铂敏感复发性卵巢癌患者占 41.7%)，患者随机接受贝伐珠单抗(贝伐珠单抗组)或安慰剂(安慰剂组)联合化疗(卡铂 + 吉西他滨)治疗，并维持治疗直到进展。就总体而言，贝伐珠单抗组的中位 PFS 较安慰剂组延长了 4 个月(12.4 个月 vs. 8.4 个月，*HR*=0.484, 95% *CI* 0.388~0.605, *P*<0.000 1)；在部分铂敏感患者中，贝伐珠单抗组的 PFS 也得到了显著延长(12.5 个月 vs. 7.4 个月，*HR*=0.36, 95% *CI* 0.25~0.53)。GOG-0213 评估贝伐珠单抗加入紫杉醇 + 卡铂化疗后对铂敏感复发性卵巢癌患者的影响，将 674 名患者(其中部分铂敏感复发性卵巢癌患者占 25.8%)随机分为单纯化疗组(紫杉醇 + 卡铂)和贝伐珠单抗组(紫杉醇 + 卡铂 + 贝伐珠单抗)，用贝伐珠单抗维持治疗直至疾病进展或无法耐受。结果显示：与单纯化疗组相比，贝伐珠单抗组的中位 PFS(13.8 个月 vs. 10.4 个月)和中位总生存期均得到了延长(42.2 个月 vs. 37.3 个月，*HR*=0.823, 95% *CI* 0.680~0.996, *P*=0.044 7)。后续对依据 PFI 分组的亚组分析得出的结果与总体分析一致，化疗阶段加入贝伐珠单抗可改善部分铂敏感复发性卵巢癌患者的中位总生存期(*HR*=0.798, 95% *CI* 0.581~1.098 5, *P*=0.026)。贝伐珠单抗联合化疗最常见的不良反应为高血压、疲劳和蛋白尿，无胃肠道穿孔事件的发生。FDA 已批准贝伐珠单抗联合化疗治疗铂敏感复发性卵巢癌患者。贝伐珠单抗可在部分铂敏感复发性卵巢癌患者的化疗阶段联合铂类药物使用，并可单用作为维持阶段的治疗，从而改善患者的预后。

2. 西地尼布　VEGF-C 和 VEGFR-3 是卵巢癌治疗的一个新靶点。VEGF-C 是淋巴管生成的主要启动子，主要结合 VEGFR-3 和 VEGFR-2(分别在淋巴管和血管内皮细胞表达)，诱导淋巴管激活和血管生成，从而促进卵巢癌的进展。西地尼布属于酪氨酸激酶抑制剂，它可以抑制 VEGFR-3、VEGFR-1、VEGFR-2 以及酪氨酸激酶受体。ICON6 研究了西地尼布与卡铂 / 紫杉醇联合治疗铂敏感复发性卵巢癌患者，将 456 名符合纳入标准的患者(其中部分铂敏感复发性卵巢癌患者占 33%)随机分为 3 组，A 组采用以铂为基础的化疗加每日一次口服安慰剂片剂，安慰剂维持治疗；B 组采用以铂为基础的化疗加西地尼布(每次 20mg，每日 1 次，口服)，安慰剂维持治疗；C 组采用以铂为基础的化疗加西地尼布(每次 20mg，每日 1 次，口服)，西地尼布维持治疗。患者均维持治疗至疾病进展或不能耐受，依据无铂间隔(6~12 个月，>12 个月)等随机因素进行分层。A、B、C 组的中位 PFS 分别为 8.7 个月、9.9 个月、11.0 个月，A 组、B 组和 C 组之间的 PFS 差异有统计学意义(*P*<0.000 1)。Kaplan-Meier 生存分析结果显示：在化疗阶段，B 组和 C 组都接受西地尼布治疗，生存情

况相似,而在维持阶段 B 组改用安慰剂后,其生存情况恶化。该研究表明:西地尼布联合以铂为基础的化疗可延长铂敏感复发性卵巢癌患者的 PFS,且采用西地尼布维持治疗时生存获益最大;对根据无铂间隔进行分层的敏感性分析得到的结论与总体分析基本一致。与单纯化疗相比,采用西地尼布联合化疗的患者总体生活质量并无明显下降,主要不良反应是腹泻,如果能够控制好腹泻的发作,西地尼布的使用甚至可改善患者的生活质量。可考虑用西地尼布治疗部分铂敏感复发性卵巢癌患者。

3. 血管生成素抑制剂 除 VEGF 途径外,血管生成素——Tie2 受体轴也是血管生成的重要调节途径。血管生成素 -1 和血管生成素 -2 可调节肿瘤血管生成和血管重塑。Trebananib(AMG 386)是一种肽 -Fc 融合蛋白,它可通过结合血管生成素 -1 和血管生成素 -2,阻断其与 Tie2 受体的结合,从而抑制血管生成。

TRINOVA-1 评估了紫杉醇联合 Trebananib 对部分铂敏感或铂耐药复发性卵巢癌患者的疗效,将患者随机分为 Trebananib 组(n=461,部分铂敏感复发性卵巢癌患者占 48%)和安慰剂组(n=458,部分铂敏感复发性卵巢癌患者占 46%)。患者每周静脉注射紫杉醇(80mg/m²,持续 3 周后休息 1 周)加每周静脉注射 Trebananib(15mg/kg)或安慰剂。Trebananib 组的中位 PFS 明显长于安慰剂组(7.2 个月 vs. 5.4 个月;$HR=0.66$,95% CI 0.57~0.77,$P<0.000\,1$),且不受该研究开始前接受过的治疗方案次数或 PFI 的影响;其中部分铂敏感复发性卵巢癌患者中 Trebananib 组疗效更佳($HR=0.66$,95% CI 0.52~0.84)。Trebananib 组的客观缓解率(ORR)为 38%,安慰剂组为 30%。Trebananib 组的中位总生存期(19.0 个月)相对于安慰剂组(17.3 个月)无明显延长($HR=0.86$,95% CI 0.69~1.08,$P=0.19$)。Trebananib 联合紫杉醇虽然不能改善部分铂敏感复发性卵巢癌患者的总体生存期,但可以改善患者的 PFS,并且不会影响患者的生活质量。

TRINOVA-2 是评估部分铂敏感或铂耐药复发性卵巢癌患者接受 PLD 联合 Trebananib 或安慰剂治疗效果和安全性的随机 Ⅲ 期研究,将 223 例患者随机分为 Trebananib 组(n=114,部分铂敏感复发性卵巢癌患者占 56%)和安慰剂组(n=109,部分铂敏感复发性卵巢癌患者占 62%)。患者接受 PLD 静脉注射(50mg/m²,每 4 周 1 次),加上静脉注射 Trebananib(15mg/kg,每周 1 次)或安慰剂。维持治疗直到疾病进展或患者无法耐受。Trebananib 组和安慰剂组的中位 PFS 分别为 7.6 个月和 7.2 个月($HR=0.92$,95% CI 0.68~1.24,$P<0.001$)。Trebananib 组的 ORR 为 46%,而安慰剂组为 21%($HR=3.43$,95% CI 1.78~6.64,$P<0.001$)。亚组分析显示:在部分铂敏感复发性卵巢癌患者中,ORR 的 HR 为 4.2(95% CI 1.61~10.97)。Trebananib 组和安慰剂组的中位缓解持续时间(DOR)分别为 7.4 个月和 3.9 个月。在部分铂敏感复发性卵巢癌患者中,Trebananib 与 PLD 的联合使用不能改善患者的 PFS,但可改善患者的 ORR 和 DOR,提示 Trebananib 与 PLD 的联合使用可增加部分铂敏感复发性卵巢癌患者的抗肿瘤活性。

(二)多聚 ADP 核糖聚合酶抑制剂

乳腺癌易感基因(breast cancer susceptibility gene,BRCA)

BRCA1 和 BRCA2 的突变率在高级别浆液性卵巢癌患者中为 20%~25%,在铂敏感复发性卵巢癌患者中更高。同源重组是断裂的双链 DNA 修复的重要途径,BRCA1/2 突变易导致同源重组修复缺陷(homologous recombination deficiency,HRD);多聚 ADP 核糖聚合酶[poly(ADP-ribose)polymerase,PARP]PARP-1 通过切除碱基参与断裂的单链 DNA 的修复,抑制 PARP 会使断裂的单链 DNA 无法修复,最终造成 DNA 双链断裂,这可导致发生 HRD 的细胞死亡,因此 PARP 抑制剂可对发生 HRD 的细胞产生致死性合成效应,BRCA 基因突变可显著提高癌细胞对 PARP 抑制剂的敏感性。对部分铂敏感复发性卵巢癌患者,可根据基因检测结果选择性使用 PARP 抑制剂维持治疗。目前 FDA 允许在临床上使用的 PARP 抑制剂有奥拉帕尼、尼拉帕尼、卢卡帕尼。

1. 奥拉帕尼 奥拉帕尼是一种选择性 PARP-1/2 抑制剂。Study19 是一项评估奥拉帕尼作为铂敏感复发性高度浆液性卵巢癌患者维持治疗的随机对照 Ⅱ 期研究,该研究纳入 265 名患者(部分铂敏感复发性卵巢癌患者占 40.34%),患者被随机分成奥拉帕尼组(奥拉帕尼胶囊每次 400mg,每日 2 次)和安慰剂组。结果显示:奥拉帕尼组的中位 PFS 明显长于安慰剂组(8.4 个月 vs. 4.8 个月,$HR=0.35$,95% CI 0.25~0.49,$P<0.001$)。对部分铂敏感患者来说,奥拉帕尼组患者疾病进展的风险也较安慰剂组低($HR=0.37$,95% CI 0.20~0.55,$P<0.001$)。在总体研究人群中,与安慰剂相比,接受奥拉帕尼维持治疗的患者在总生存期方面具有明显的优势($HR=0.73$,95% CI 0.55~0.95,$P=0.021\,3$);Kaplan-Meier 曲线反映奥拉帕尼维持治疗患者可获得的长期益处。回顾性分析表明奥拉帕尼单药维持治疗在具有 BRCA 突变的患者中临床获益最大($HR=0.18$,95% CI 0.10~0.31,$P<0.000\,1$)。

根据之前接受贝伐珠单抗治疗情况、之前化疗的反应和 PFI(6~12 个月和 >12 个月)等因素进行分层。

SOLO2 是评估奥拉帕尼作为存在 BRCA1/2 突变的铂敏感复发性卵巢癌患者的维持治疗疗效的随机对照 Ⅲ 期试验。将 295 名患者(部分铂敏感患者占 40.34%)随机分为奥拉帕尼组(奥拉帕尼 300mg/ 次,2 次 /d)和安慰剂组,与安慰剂组相比,奥拉帕尼组 PFS 得到了显著延长。其中,研究者评估的中位 PFS 延长至 19.1 个月(安慰剂组为 5.5 个月;$HR=0.30$,95% CI 0.22~0.41,$P<0.000\,1$),独立评审委员会(IRC)盲法评估(blinded,independent,central review)的中位 PFS 更是达到 30.2 个月(安慰剂组为 5.5 个月;$HR=0.25$,95% CI 0.18~0.35,$P<0.000\,1$)。奥拉帕尼用作维持治疗常见的不良反应为恶心、疲劳、呕吐,偶可发生贫血,大部分不良反应可管理,不会影响患者的生活质量。结合 Study19 和 SOLO2 的研究结果,奥拉帕尼可作为部分铂敏感复发性卵巢癌患者(特别是 BRCA1/2 突变患者)的维持治疗以改善患者的 PFS。目前在欧洲奥拉帕尼被批准用作铂敏感复发性卵巢癌和胚系或体细胞 BRCA1/2 突变患者的维持治疗;FDA 于 2017 年 8 月 17 日允许其作为对以铂类药物为基础的化疗完全或部分应答的复发性卵巢癌的维持治疗。

2. 卢卡帕尼 卢卡帕尼是一种广泛的 PARP 抑制剂,可抑制 PARP-1、PARP-2 和 PARP-3。Ariel2 试验证明存在 BRCA 突变或 BRCA 野生型但具有高基因组杂合性丢失(loss of

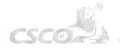

heterozygosity,LOH)的铂敏感复发性卵巢癌患者对卢卡帕尼敏感,随后的 Ariel3 Ⅲ期研究评估了铂敏感复发性卵巢癌患者用卢卡帕尼维持治疗的效果和安全性,该试验纳入 564 名铂敏感复发性卵巢癌患者,将患者随机分为试验组(卢卡帕尼口服,每次 600mg,每日 2 次)和对照组(服用与试验组相同剂量的安慰剂),28d 为 1 周期,直到疾病进展或死亡。根据同源重组修复基因突变状态(BRCA 1/2 突变,非 BRCA 同源重组修复基因突变,无同源重组修复基因突变)、倒数第二个铂类治疗方案后的疾病无进展间隔(6~12 个月;>12 个月)以及对基于铂类药物的治疗方案的反应(根据 RECIST 1.1 标准定义的完全缓解和根据 RECIST 1.1 标准或 GCIG CA125 评估的部分缓解)进行分层;主要按照 BRCA 突变患者(胚系 BRCA 1/2 突变,体系 BRCA 1/2 突变,胚系/体系 BRCA 1/2 突变:n=196)、HRD 患者(BRCA 突变患者,BRCA 野生型高 LOH:n=158)、意向治疗人群(HRD 患者,BRCA 野生型低 LOH 和不确定 LOH:n=210)进行疗效分析。结果显示,在 BRCA 突变患者中,卢卡帕尼组的中位 PFS 为 16.6 个月,安慰剂组为 5.4 个月(HR=0.23,95% CI 0.16~0.34,P<0.000 1);在 HRD 患者中,卢卡帕尼组的中位 PFS 为 13.6 个月,安慰剂组为 5.4 个月(HR=0.32,95% CI 0.24~0.42,P<0.000 1);意向治疗人群中卢卡帕尼组的中位 PFS 为 10.8 个月,安慰剂组为 5.4 个月(HR=0.36,95% CI 0.30~0.45,P<0.000 1);其中在 BRCA 野生型高 LOH 患者中,卢卡帕尼组的中位 PFS 为 9.7 个月,安慰剂组 5.4 个月(HR=0.44,95% CI 0.29~0.66,P<0.000 1);在 BRCA 野生型低 LOH 患者中,卢卡帕尼组的中位 PFS 为 6.7 个月,安慰剂组 5.4 个月(HR=0.58,95% CI 0.40~0.85,P=0.004 9);根据分层因素进行分层比较后发现,与安慰剂组相比,卢卡帕尼组都具有 PFS 优势(其中部分铂敏感复发性卵巢癌患者:HR=0.33,95% CI 0.24~0.46,P<0.000 1)。卢卡帕尼组最常见的不良事件是贫血、虚弱/疲劳和谷丙转氨酶或谷草转移酶升高。卢卡帕尼单药用于具有 BRCA 突变的部分铂敏感复发性卵巢癌患者维持治疗可显著提高患者的 PFS,并且安全性在可接受的范围内。FDA 已批准卢卡帕尼用于治疗已接受至少 2 种方案化疗且存在 BRCA1/2 突变的晚期卵巢癌患者,并可作为铂敏感复发性卵巢癌患者的维持治疗。

3. **尼拉帕尼** 尼拉帕尼是一种高度选择性的 PARP-1 和 PARP-2 抑制剂。NOVA 试验评估尼拉帕尼作为铂敏感复发性卵巢癌患者维持治疗的疗效,患者被分为胚系 BRCA 突变(gBRCAmut)队列和非 gBRCAmut 队列,每个队列再分为尼拉帕尼组(在 gBRCAmut 队列和非 gBRCAmut 队列中,部分铂敏感患者分别占 39.1% 和 40.0%)和安慰剂组(在 gBRCAmut 队列和非 gBRCAmut 队列中,部分铂敏感患者分别占 38.5% 和 37.9%)。尼拉帕尼组每日予尼拉帕尼 300mg 维持治疗;安慰剂组予以同剂量的安慰剂维持治疗。结果显示:在 gBRCAmut 队列中,尼拉帕尼组和安慰剂组的中位 PFS 分别为 21.0 个月和 5.5 个月(HR=0.27,95% CI 0.17~0.41,P<0.000 1);在非 gBRCAmut 队列 HDR 患者中,尼拉帕尼组和安慰剂组的中位 PFS 分别为 12.9 个月和 3.8 个月(HR=0.38,95% CI 0.24~0.59,P<0.000 1);在总体非 gBRCAmut 队列中,尼拉帕尼组和安慰剂组的中位 PFS 分别为 9.3 个月和 3.9 个月(HR=0.45,95% CI 0.34~0.61,

P<0.000 1);在总体人群中,尼拉帕尼组和安慰剂组的中位 PFS 分别为 13.8 个月和 8.2 个月(HR=0.62,95% CI 0.50~0.76,P<0.001)。尼拉帕尼组的 1 年总生存率为 84%,安慰剂组为 77%(HR=0.70,95% CI 0.44~1.11)。亚组分析结果显示尼拉帕尼提高了部分铂敏感患者的无进展生存率。该试验表明无论 BRCA 突变或 HRD 状态如何,尼拉帕尼用作维持治疗都可显著延长铂敏感复发性卵巢癌的 PFS。有证据支持部分铂敏感复发性卵巢癌患者使用尼拉帕尼维持治疗可临床获益,且可保证维持治疗期间的生活质量。FDA 于 2017 年 3 月 27 日批准了尼拉帕尼用作所有(不考虑 BRCA 突变或 HRD 状况)对铂类化疗有反应的复发性卵巢癌患者的维持治疗。

4. **PARP 抑制剂与抗血管生成药物联合应用** 一项评估西地尼布联合奥拉帕尼与单用奥拉帕尼治疗铂敏感复发性卵巢癌有效性的 Ⅱ 期研究将患者随机分为联合组(部分铂敏感患者占 52%)与单药组(部分铂敏感患者占 57%);联合组予以西地尼布每日 30mg,奥拉帕尼胶囊每次 200mg;单药组予以奥拉帕尼胶囊每次 200mg,每日 2 次;直到疾病进展或因其他原因停止治疗。研究结果显示,联合组和单药组的中位 PFS 分别为 16.5 个月和 8.2 个月(HR=0.50,95% CI 0.30~0.83,P=0.006);联合组和单药组的中位总生存期分别为 44.2 个月和 33.3 个月(HR=0.64,95% CI 0.36~1.11,P=0.11);在 BRCA 突变的患者中,与单药组相比,联合组的中位 PFS(HR=0.76,95% CI 0.38~1.49,P=0.42)和中位总生存期(HR=0.86,95% CI 0.41~1.82,P=0.70)均未发现明显改善;在野生型 BRCA 患者中,与单药组相比,联合组的中位 PFS(23.7 个月 vs. 5.7 个月,HR=0.31,95% CI 0.15~0.66,P=0.001 3)和中位总生存期(37.8 个月 vs. 23.0 个月,HR=0.44,95% CI 0.19~1.01,P=0.047)均显著延长。BRCA 野生型的铂敏感复发性卵巢癌患者联合应用西地尼布和奥拉帕尼相对于单独使用奥拉帕尼可以获得更大的生存获益。但该研究未给出针对部分铂敏感复发性卵巢癌患者的数据,且未与标准化疗进行比较,因此需要更进一步地分析联合使用西地尼布和奥拉帕尼治疗能否改善部分铂敏感复发性卵巢癌患者的预后。

AVANOVA2 比较了单用尼拉帕尼和尼拉帕尼联合贝伐珠单抗治疗铂敏感复发性卵巢癌的效果,患者被随机分为联合组(n=48,部分铂敏感患者占 42%)和单药组(n=49,部分铂敏感患者占 35%)。患者予以口服尼拉帕尼(每次 300mg,每日 1 次)单独或联合静脉注射贝伐珠单抗(15mg/kg,每 3 周 1 次),直至疾病进展或出现不可接受的毒性反应。联合组和单药组的中位 PFS 分别为 11.9 个月和 5.5 个月(HR=0.35,95% CI 0.21~0.57,P<0.000 1);在亚组分析中,无论 HRD 状态或无化疗间隔如何,相较于单药组,联合组的 PFS 都得到了改善。因此,相对于单独使用尼拉帕尼,尼拉帕尼联合贝伐珠单抗可以使部分铂敏感复发性卵巢癌患者的 PFS 得到显著改善;但该试验缺乏以铂联疗法为基础的对照组,因此这种非铂联疗法方案的疗效需要进一步评估。

四、总结

目前,对于部分铂敏感复发性卵巢癌患者的治疗仍首选以铂类药物为基础的化疗,若患者无法耐受铂联疗法,才考虑选择 PLD 为代表的非铂类药物联合曲贝替定作为替代疗法;化疗阶段可联合使用贝伐珠单抗;PARP 抑制剂或贝伐珠单抗作为维持治疗;抗血管生成药物除了贝伐珠单抗外,还可以考虑选择西地尼布或血管生成素抑制剂 Trebananib;术前评估达标(可使用 AGO 评分)且可实现完全切除的患者可考虑在化疗前行二次减瘤术。针对复发时首选非铂疗法以延长部分铂敏感复发性卵巢癌患者的 PFI,再行铂联疗法。抗血管生成抑制剂与 PARP 抑制剂联合治疗可能成为化疗的替代方案,仍需更大规模的临床数据来加以证实。总之,对部分铂敏感复发性卵巢癌患者的最佳治疗方案还处于不断探索中,在临床上应结合患者的具体情况,选择个体化治疗方案,使患者的生存效益和生活质量最优化(表1)。

表 1 治疗部分铂敏感复发性卵巢癌患者的相关临床试验

治疗方式	研究名称	部分铂敏感复发性卵巢癌患者占比 /%	实验分组(人数 / 人)	主要终点事件
手术治疗	Desktop Ⅲ	25.0	PBC+ 二次肿瘤细胞减灭术(204)vs. PBC(203)	中位 PFS 延长
	GOG-0213	—	PBC+ 二次肿瘤细胞减灭术(240)vs. PBC(245)	中位 PFS 延长,中位 OS 无明显变化
	Minaguchi 等	31.0	术后无肿瘤残余(48)vs. 术后肿瘤残余(32)	生存率改善
非铂类药物	OVA-301	31.8	曲贝替定 +PLD(337)vs. PLD(335)	中位 PFS 和 OS 延长
	MITO-8	100	先 NPBC 再 PBC(107)vs. 卡铂 + 先 PBC 再 NPBC(108)	中位 OS 和 PFS 缩短
抗血管生成药物	OCEANS	41.7	贝伐珠单抗联合卡铂和吉西他滨(242)vs. 安慰剂联合卡铂和吉西他滨(242)	中位 PFS 延长
	GOG-0213	25.8	PBC 联合贝伐珠单抗(337)vs. PBC(337)	中位 PFS 和 OS 延长
	ICON6	33.0	PBC+ 西地尼布,西地尼布维持治疗(164)vs. PBC+ 西地尼布,安慰剂维持治疗(174)vs. PBC+ 安慰剂,安慰剂维持治疗(118)	中位 PFS 延长
	TRINOVA-1	47.3	紫杉醇 +Trebananib(461)vs. 紫杉醇 + 安慰剂(458)	中位 PFS 延长,中位 OS 无明显延长
	TRINOVA-2	58.7	PLD+Trebananib(114)vs. PLD+ 安慰剂(109)	中位 PFS 无明显变化;ORR,DOR 改善
PARP 抑制剂	Study 19	40.3	奥拉帕尼(136)vs. 安慰剂(129)	中位 PFS 和 OS 延长
	SOLO2	40.3	奥拉帕尼(96)vs. 安慰剂(99)	中位 PFS 延长
	Ariel 3	40.2	卢卡帕尼(375)vs. 安慰剂(189)	中位 PFS 延长
	NOVA	38.7	胚系 *BRCA* 突变:尼拉帕尼(138)vs. 安慰剂(65) 非胚系 *BRCA* 突变:尼拉帕尼(234)vs. 安慰剂(116)	中位 PFS 延长
抗血管生成药物 + PARP 抑制剂	西地尼布联合奥拉帕尼	54.4	西地尼布 + 奥拉帕尼(44)vs. 奥拉帕尼(46)	中位 PFS 和 OS 在 *BRCA* 野生型患者中延长
	AVANOVA2	38.1	尼拉帕尼 + 贝伐珠单抗(48)vs. 尼拉帕尼(49)	中位 PFS 延长

注:PBC. 以铂为基础的化疗(Platinum-based chemotherapy);NPBC. 非铂类药物为基础的化疗(non-Platinum-based chemotherapy);PLD. 聚乙二醇化脂质体阿霉素;OS. 总生存期(overall survival);PFS. 无进展生存期(progression-free survival);ORR. 客观缓解率(objective response rate);DOR. 缓解持续时间(duration of response)。

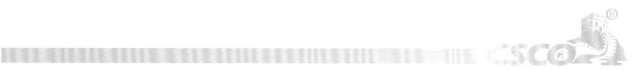

PARP 抑制剂在卵巢癌中的应用进展

中国医学科学院肿瘤医院

赵羽西　吴令英

肿瘤基因组图谱(the cancer genome atlas, TCGA)中卵巢癌相关基因突变数据显示,高级别浆液性癌常携带与 DNA 的同源重组修复(HRR)相关基因的突变。目前,针对相关位点研发的靶向药物——聚 ADP 核糖聚合酶抑制剂(PARPi)在卵巢癌的应用,不论是维持治疗,还是复发卵巢癌的治疗均显示出显著的抗肿瘤疗效。

一、PARPi 维持治疗

PARPi 维持治疗是指,初治或复发性卵巢癌(也包括输卵管癌、原发腹膜癌)接受化疗 ± 化疗前手术治疗,经实体肿瘤反应评估标准(Response Evaluation Criteria in Solid Tumours, RECIST)评价达到完全缓解(CR)、部分缓解(PR)后,继续口服 PARPi 治疗 2~3 年,或直至出现疾病进展、药物不良反应无法耐受。

初治卵巢癌的维持治疗(一线维持治疗)

目前,探索初治卵巢癌一线 PARPi 维持治疗的研究分为:PARPi 单药维持治疗(如 SOLO-1、PRIMA/ENGOT-OV26、VELIA、PRIME)和 PARPi 联合贝伐珠单抗维持治疗(如 PAOLA-1,OVARIO)。

1. **PARPi 单药维持治疗**　SOLO-1 是一项探索携带 *BRCA* 突变(*BRCA*m)的晚期卵巢癌患者应用奥拉帕利单药维持治疗的国际多中心 III 期临床研究。该研究证实,PARPi 的一线维持治疗可显著改善 *BRCA*m 患者的中位疾病无进展生存时间(PFS)。PRIMA 研究是一项探索尼拉帕利一线维持治疗在全人群中疗效的国际多中心 III 期临床研究。该研究除入组 *BRCA*m 患者外,亦包括 HRR 缺陷(即 HRD)和无 HRR 缺陷(即 HRP)的患者。结果显示,在全人群中尼拉帕利维持治疗延长了初治卵巢癌患者的中位 PFS。

PRIME 研究在中国人群中探索尼拉帕利维持治疗在全人群中的有效性与安全性。与国际多中心 III 期临床研究 PRIMA 不同:第一,PRIME 研究的入组人群纳入了 III 期卵巢癌患者初治卵巢癌手术后达到 R0 切除的患者;第二,尼拉帕利维持治疗采用个体化的初始剂量选择(即基线体重 ≥ 77kg 且血小板计数 ≥ 150×10⁹/L 的患者起始剂量为 300mg,其余患者起始剂量为 200mg)。研究共入组 384 例(尼拉帕利 255

例、安慰剂组 129 例),组间人群的人口学特征、卵巢癌既往治疗和基础疾病均无差异。意向治疗人群(ITT),尼拉帕利与安慰剂组的中位 PFS 分别为 24.8 个月和 8.3 个月($HR=0.45$,$P<0.001$);胚系 *BRCA*m 人群,尼拉帕利与安慰剂组中位 PFS 分别为“未达到”和 10.8 个月($HR=0.40$,$P<0.001$);HRP 人群,尼拉帕利与安慰剂组中位 PFS 分别为 14.0 个月和 5.5 个月($HR=0.41$,$P<0.001$)。亚组分析显示:不论 HRD 状态、是否新辅助化疗、手术是否行满意减瘤,尼拉帕利维持治疗均可改善 PFS。安全性分析中,安慰剂组中断治疗率为 5.4%,而尼拉帕利组仅为 6.7%。该研究个体化的尼拉帕利起始维持剂量选择,较 NOVA 研究固定 300mg 起始剂量明显降低了不良反应率。该研究结果证明,采用个体化的尼拉帕利维持治疗剂量可降低不良反应的同时显著改善初治卵巢癌患者的 PFS。目前 OS 相关数据尚不成熟。

2022 年美国临床肿瘤学会(ASCO)年会上,另一项探索卢卡帕利一线维持治疗疗效与安全性的 III 期临床研究(ATHENA-MONO)公布了主要结果。该研究纳入 538 名晚期卵巢癌患者,其中卢卡帕利(427 例),安慰剂组(111 例)。意向治疗(ITT)人群中,卢卡帕利组和安慰剂组的中位 PFS 分别为 20.2 个月和 9.2 个月($HR=0.52$,$P<0.000\ 1$)。HRD 人群中,卢卡帕利组和安慰剂组的中位 PFS 分别为 28.7 个月和 11.3 个月($HR=0.47$,$P=0.000\ 4$)。HRP 人群中,中位 PFS 分别为 12.1 个月和 9.1 个月($HR=0.65$,$P=0.026$)。常见的严重不良反应(≥ 3 级,CTCAE)是贫血(28.7%)、中性粒细胞减少症(14.6%)和 ALT/AST 升高(10.6%),因不良反应停药患者,卢卡帕利组为 11.8%(50 例),安慰剂组为 5.5%(6 例)。该研究也证实了在全人群中 PARPi 一线维持治疗的疗效。

2. **PARPi 联合方案维持治疗**　PAOLA-1 是一项在全人群中探索奥拉帕利 + 贝伐珠单抗一线维持治疗较贝伐珠单药维持治疗的 III 期临床研究。HRD 人群中,联合方案维持治疗的 mPFS 为 37.2 个月,贝伐珠单抗维持治疗组为 17.7 个月。而在 HRP 人群中,联合方案与贝伐珠单药维持治疗组的 mPFS 分别为 16.9 个月与 16.0 个月。该研究显示,在 HRD 人群中奥拉帕利 + 贝伐珠单抗双药联合可较贝伐珠单药维持显著延长 mPFS,但对于 HRP 患者联合方案的疗效与贝伐珠单药方案差异无统计学意义。

2022年，Hardesty等人报告了另一项PARPi联合贝伐珠单抗双药维持治疗（OVARIO）的结果。该单臂Ⅱ期临床研究共纳入105名晚期卵巢癌患者，并且在接受了手术联合化疗及至少3周期贝伐珠单抗治疗后达到CR/PR。入组患者42%在接受一线化疗联合贝伐珠单抗治疗后仍有病灶残留。HRD组、HRP组的中位PFS分别为28.3个月、14.2个月，差异显著。但是，该研究为单臂设计，因而无法比较联合贝伐珠单抗的维持治疗是否能在PARPi单药维持治疗基础上进一步增加疗效。

二、铂敏感复发性卵巢癌的维持治疗

（一）胚系*BRCA*m患者的维持治疗

Study19是最早证明铂敏感复发卵巢癌化疗后联合PARPi维持治疗可显著延长患者生存期（OS）的前瞻性临床研究。国际多中心Ⅲ期临床研究（SOLO2）证实，携带*BRCA*m的铂敏感复发性卵巢癌患者，若化疗后达到CR/PR，PARPi维持治疗显著延长了患者的中位PFS。2021年公布的SOLO2长期随访结果显示：奥拉帕利与安慰剂组的中位OS分别为51.7个月与38.8个月（$P=0.054$），维持治疗将疾病死亡风险降低了26%。尽管*BRCA*m卵巢癌患者接受维持治疗的中位OS与安慰剂组的差异无统计学意义（$P>0.05$），但在安慰剂组中，38%的患者于肿瘤复发的后续治疗中也接受了PARPi，这可能高估了对照组的中位OS。

（二）非胚系*BRCA*m患者的维持治疗

在非胚系*BRCA*m的人群中，PARPi维持治疗是否可获得与胚系突变患者类似的治疗效果？ORZORA（NCT02476968）是一项探索PARPi在g*BRCA*m、体系*BRCA*突变（s*BRCA*m）与非*BRCA*相关HRD人群中维持治疗的有效性与安全性的单臂研究。截至2021年6月，该研究共入组g*BRCA*m 87例，s*BRCA*m 55例，非*BRCA*相关HRD 33例，中位OS分别为47.4个月、43.2个月和47.4个月，差异均无统计学意义。生活质量评价方面，胚系突变患者与体系突变患者接受维持治疗后的生活治疗评分相似。该研究显示，无论g*BRCA*m、s*BRCA*m或非*BRCA*相关的HRD，PARPi的疗效相当。

OPINION研究是一项评估非g*BRCA*m铂敏感复发性卵巢癌患者应用奥拉帕利维持治疗疗效的ⅢB期单臂临床研究。奥拉帕利维持治疗整体人群的中位PFS时间为9.2个月。在s*BRCA*m、HRD（包括s*BRCA*m）和HRP人群中，mPFS分别为16.4个月、11.1个月和7.3个月。s*BRCA*m患者接受奥拉帕利维持治疗的疗效较HRP患者更优。

（三）全人群的维持治疗

ARIEL3是一项Ⅲ期临床研究，在全人群中探索了卢卡帕利（600mg p.o. b.i.d.）维持治疗铂敏感复发性卵巢癌的疗效。ITT人群中，维持治疗组的无化疗间隔时间（14.3个月）较安慰剂组显著延长（8.8个月，$P<0.0001$）。

NOVA（ENGOT-OV16）研究是一项评估全人群铂敏感复发性卵巢癌维持治疗疗效与安全性的国际多中心Ⅲ期临床研究。该研究除纳入203例携带g*BRCA*m的复发性卵巢癌外，还纳入了350名*BRCA*野生型或非g*BRCA*相关的HRD的复发性卵巢癌患者。不论患者HRD状态，接受尼拉帕利维持治疗均显著延长了中位PFS。安全性分析显示，采用300mg口服的维持治疗方案，药物相关的严重（3~4级，CTCAE）血液学毒性包括：血小板减少（33.8%），贫血（25.3%）及中性粒细胞降低（19.6%）。高达73%的患者接受维持治疗过程中接受剂量调整，70%患者出现治疗中断。针对上述安全性问题，一项Rapid Adjustment of Dose to Reduce Adverse Reactions（RADAR）分析发现，NOVA研究中导致严重血小板减少的危险因素包括：体重<77kg及血小板计数<150×10^9/L。

根据上述标准个体化PARPi维持剂量，能否在保证疗效的同时减少药物相关不良反应？2021年，一项在中国人群中开展的Ⅲ期临床研究（NORA）采用基于体重（<77kg）与血小板（150×10^9/L）个体化调整的尼拉帕利维持治疗剂量（200mg或300mg），评估铂敏感复发性卵巢癌患者的维持治疗的疗效与安全性。NORA研究除证明了无论*BRCA*状态，尼拉帕利二线维持治疗可显著改善铂敏感复发性卵巢癌患者的预后外，还进一步证实了，采用个体化剂量调整方案（200mg或300mg q.d.）可保证PARPi维持治疗疗效的同时减少药物相关副作用。

我国目前在PARPi的研发、临床试验、临床应用领域处于国际先进水平。氟唑帕利是我国自主研发的国内首个，世界第5个口服PARPi。氟唑帕利是一类与烟酰胺腺嘌呤二核苷酸（NAD+）具有类似结构的药物，但其独特的侧链修饰基团（三氟甲基），使得药物减少肝脏代谢酶CYP酶的代谢，肿瘤组织内药物浓度更高，肿瘤组织/血液暴露量比值更高。2022年4月国际权威杂志*Journal of Clinical Oncology*（*JCO*）公布了在中国铂敏感复发性卵巢癌患者中应用氟唑帕利维持治疗的Ⅲ期临床研究（FZOCUS-2，NCT05206890）结果。该研究自2019年4月至2020年1月入组252例既往接受过两线含铂方案化疗的铂敏感复发性卵巢癌患者，随机2:1分组至PARPi（氟唑帕利150mg p.o. b.i.d.）维持治疗组或安慰剂组。截至2020年7月1日，167例患者接受氟唑帕利150mg b.i.d.治疗，85例患者接受安慰剂治疗。中位随访时间为8.5个月。据盲态独立评审委员会（BIRC）评估，在全人群中氟唑帕利组中位PFS尚未成熟，根据Kaplan-Meier法估算，氟唑帕利组中位PFS为12.9个月（95% CI 11.07个月~NA），对照组为5.5个月［95% CI（3.8~5.6）个月］，两组PFS风险比（*HR*）为0.25，氟唑帕利维持治疗疾病复发或死亡风险降低75%。常见3级以上血液学不良反应包括贫血（25.1%），血小板减少（16.8%）及中性粒细胞减少（12.6%）。3级以上非血液学不良反应包括：恶心（0.6%），乏力（1.2%）。仅1.2%的患者因药物相关不良事件中断治疗。

L-MOCA是一项针对亚洲铂敏感复发性卵巢癌患者的Ⅲ期单臂研究，其中91.5%为中国患者。结果显示奥拉帕利维持治疗全人群的中位PFS时间为16.1个月。其中，*BRCA*m患者mPFS时间为21.2个月，g*BRCA*m患者中位PFS时间为21.4个月，*BRCA*野生型患者为11.0个月。进一步亚组分析提示，接受二线化疗的患者mPFS达18.0个月，其中*BRCA*野生型患者中位PFS可达14.1个月，*BRCA*突变患者中位PFS可达24.9个月。

（四）既往接受PARPi维持治疗后的维持治疗

一项国际多中心ⅢB期临床研究（OReO/ENGOT Ov-

38,NCT03106987)探索既往接受过PARPi维持治疗的卵巢癌再次铂敏感复发时，再次接受化疗后二次使用奥拉帕利维持治疗较安慰剂可否再次改善患者的PFS。该研究根据基因状态，将患者分为BRCAm1/2队列（一线无治疗间隔≥18个月或二线无治疗间隔≥12个月+既往使用过PARPi）及非BRCAm队列（一线无治疗间隔≥12个月或二线无治疗间隔≥6个月+既往使用过PARPi）。

OReO研究共纳入112名BRCAm患者，108名BRCA野生型患者。奥拉帕利再次维持治疗对比安慰剂组，BRCAm患者mPFS时间延长1.5个月（4.3个月 vs. 2.8个月），复发或死亡风险降低43%（HR=0.57,P=0.022）；非BRCAm患者mPFS时间延长2.5个月（5.3个月 vs. 2.8个月），复发或死亡风险降低57%（HR=0.43,P=0.002 3）；其中，非BRCA相关的HRD患者mPFS时间延长2.5个月（5.3个月 vs. 2.8个月），复发或死亡风险降低48%；HRP患者中位PFS时间延长2.6个月（5.4个月 vs. 2.8个月），复发或死亡风险降低51%。研究表明奥拉帕利再次维持治疗对不同BRCA和HRD状态的患者可有一定程度的PFS获益。值得注意的是，与BRCAm相比，非BRCAm组再次奥拉帕利维持治疗的PFS获益较大。分析后发现，非BRCA突变组中先后使用不同种类PARPi的占比高于BRCAm组。

（五）PARPi联合方案维持治疗的探索

目前，数个临床研究在铂敏感复发卵巢癌中探索PARPi联合方案的维持治疗是否能在单药PARPi的基础上进一步提高疗效。2022年韩国启动了一项多中心单臂前瞻性Ⅱ期临床研究（KGOG 3056/NIRVINA-R），探索尼拉帕利（200mg或300mg q.d.）+贝伐珠单抗（15mg/kg,q.3w.）维持治疗的疗效。2021年开展的一项进行中的国际多中心Ⅲ期临床研究ICON-9（NCT03278717）拟探索铂敏感复发性卵巢癌患者化疗后联合奥拉帕利+西地尼布维持治疗与单药奥拉帕利相比，是否可进一步提高疗效。目前，上述研究结果均尚未公布。

三、PARPi的治疗

（一）铂敏感复发性卵巢癌的治疗

1. PARPi单药方案　多个Ⅱ期临床研究结果显示：采用单药PARPi治疗铂敏感复发性卵巢癌有效。ARIEL2探索了卢卡帕利治疗铂敏感复发性卵巢癌的效果。该研究中BRCAm患者的中位PFS达到12.8个月。另一项研究综合分析了ARIEL2（PART 1）研究及Study 10研究中全部106名BRCAm患者的疗效数据，显示单药卢卡帕利治疗的客观缓解率（ORR）为53.8%,中位缓解时间（DOR）为9.2个月。

Fzocus-3研究是一项利用氟唑帕利单药治疗既往接受过二线到四线治疗的具有gBRCAm的铂敏感复发性卵巢癌的Ⅱ期单臂临床研究。该研究共入组113例患者，接受奥拉帕利150mg BID治疗，ORR率为69.9%。截至2020年3月，研究中位随访时间15.9个月，患者中位PFS为12.0个月。安全性分析：3级以上不良事件发生率为63.7%,不良事件导致的治疗中断率、药物减量率、治疗中断率分别为39.8%、34.5%、0.9%。

2020年ESMO会议上公布了帕米帕利单药治疗BRCAm或BRCA野生型复发性卵巢癌的Ⅱ期临床研究（NCT03333915）结果。截至2020年2月，该研究纳入了82例铂敏感复发性卵巢癌患者。中位随访时间12.2个月，帕米帕利治疗（60mg BID）ORR为64.6%（其中8例CR,45例PR），中位PFS为15.2个月。安全性分析，3级以上不良事件包括：重度贫血（41.6%），中性粒细胞减少（33.6%），低白细胞血症（10.6%）。

2. PARPi联合抗血管药物　PARPi联合西地尼布。西地尼布（Cediranib）是一种VEGF受体抑制剂，临床前研究发现VEGF受体抑制剂可通过下调BRCA1/2基因表达，抑制DNA的同源重组修复。因此，西地尼布联合PARPi可产生协同效应。

2022年7月,Liu等人报告了一项奥拉帕利联合西地尼布对比含铂方案治疗铂敏感复发性卵巢癌的Ⅲ期临床试验（NRG-GY004）的结果。该研究共纳入565例患者，按1:1:1随机入组含铂化疗组、奥拉帕利治疗组、奥拉帕利联合西地尼布治疗组，中位PFS分别为10.3个月、8.2个月和10.4个月。化疗组ORR为71.3%,奥拉帕利+西地尼布组ORR为69.4%,两组间ORR无差异，而奥拉帕利组ORR为52.4%,显著低于其他两组（P<0.001）。基于BRCA基因状态的亚组分析显示，gBRCAm患者，奥拉帕利联合西地尼布组mPFS为18.0个月，显著优于化疗组（10.5个月）；而奥拉帕利单药组中位PFS为12.7个月，较化疗组无显著差异。不携带gBRCAm患者，化疗组中位PFS为9.7个月，奥拉帕利联合西地尼布组为8.9个月，奥拉帕利单药组为6.6个月，均无显著差异。该研究为携带gBRCAm铂敏感复发性卵巢癌提供了可行的联合口服药物治疗方案。

PARPi联合贝伐珠单抗。2019年公布的一项优效性Ⅱ期临床研究（NSGO-AVANOVA2/ENGOT-ov24）显示，与尼拉帕利单药治疗相比，贝伐珠单抗联合尼拉帕利治疗的中位PFS显著延长（11.9个月 vs. 5.5个月），疾病复发或死亡风险降低65%。安全性方面，双药联合组高血压、蛋白尿的发生率分别为21%和56%,显著高于尼拉帕利单药组的0%和22%,贫血（15% vs. 18%）及血小板减少（10% vs. 12%）在两组间的发生率类似。该研究证明PARPi联合贝伐珠单抗治疗可较单药PARPi进一步提高疗效，但是与含铂方案化疗，或含铂方案化疗后联合PARPi维持治疗相比，PARPi联合贝伐珠单抗的效果有待进一步验证。

（二）铂耐药复发性卵巢癌的治疗

铂耐药卵巢癌的标准治疗方案是非铂化疗，总体有效率较低，患者预后不佳。利用PARPi治疗铂耐药卵巢癌可能成为提高铂耐药卵巢癌治疗有效率、患者预后的新方法。Study 42研究纳入了81例gBRCAm铂耐药复发性卵巢癌，接受奥拉帕利单药治疗后，24例达到CR,ORR为30%。CLIO是一项双臂的Ⅱ期研究，利用单药奥拉帕利对比非铂单药化疗在铂耐药复发性卵巢癌中的疗效。研究共入组100例患者，奥拉帕利治疗组ORR为18%(12/67)，其中BRCAm组奥拉帕利治疗ORR为38%(5/13),BRCA野生型组奥拉帕利ORR为13%(7/54),而化疗组ORR仅为6%(2/33)。Quadra研究是一项单臂开放标签的Ⅱ期临床研究，探索了尼拉帕利单药治疗复发卵巢癌患者的疗效。研究包含了 326 例铂耐药及铂难治患者,治疗 24 周后,*BRCA*m 患者的 ORR 为 32%,HRD 患者 ORR 为 20%,HPR 或 HR 状态未知患者 ORR 为 11%。ARIEL2(PART 2)探索了卢卡帕利治疗铂耐药复发性卵巢癌的疗效,ORR 为 18.5%(5/27)。研究还发现,*RAD51C*、*RAD51D* 突变、BRCA1 启动子高甲基化水平可预测卢卡帕利治疗的疗效。

在 ARIEL2 研究结果基础上,ARIEL4 研究于 2022 年 4 月公布了研究结果。该研究是一项评估卢卡帕利对比标准化疗方案治疗 *BRCA*m 的复发性卵巢癌的Ⅲ期开放标签临床研究。研究入组 349 例复发卵巢癌患者,其中 233 例接受卢卡帕利单药治疗(600mg b.i.d.),116 例接受化疗。在化疗方案选择上,铂耐药、部分铂敏感患者,化疗方案为紫杉醇单药(第 1、8、15 天给药,剂量 60~80mg/m^2);对于铂敏感患者,化疗方案为顺铂或卡铂单药化疗,或含铂联合方案化疗。结果显示:在 325 名评效患者中,卢卡帕利组 mPFS 为 7.4 个月,较化疗组的 5.7 个月显著延长(*P*=0.000 1)。根据前次治疗铂敏感性进行亚组分析:部分铂耐药患者接受卢卡帕利治疗的 mPFS(8.0 个月)显著优于化疗(5.5 个月,*P*=0.000 2),而铂耐药患者接受卢卡帕利治疗组 mPFS 为 6.4 个月,化疗组 mPFS 为 5.7 个月,差异不显著。

Annie 研究(NCT04376073)是一项开放、多中心、前瞻性、单臂Ⅱ期研究,旨在研究尼拉帕利联合安罗替尼治疗铂耐药复发性卵巢癌的疗效和安全性。该研究的入组对象为接受过一线或以上铂类药物化疗,且铂耐药复发的上皮性卵巢癌患者。2021 年 ASCO 会议及 2022 年 SGO 会议上先后公布了 Annie 研究的结果:入组患者的中位化疗线数为五线,70% 的患者已接受过抗血管生成药物的治疗。尼拉帕利 + 安罗替尼治疗的客观缓解率为 50%(95% *CI* 33.8%~66.2%),中位

PFS 为 8.3 个月。安全性评价:与治疗相关的不良事件未表现出与两种药物此前不同的特征。约 10% 的患者不能耐受联合治疗而中断治疗。

一项利用帕米帕利治疗 *BRCA*m 或 *BRCA* 野生型的卵巢癌的Ⅱ期临床试验(NCT03333915)结果显示:在 19 例铂耐药复发卵巢癌患者中,ORR 为 31.6%,中位 PFS 为 6.2 个月。安全性分析显示:常见的药物相关不良反应为贫血(89%,3 级以上 42%),7.1% 的患者因不良反应停止治疗,没有患者因血液学不良反应停药。

MOONSTONE/GOG-3032 是一项评估多塔利单抗(Dostarlimab)——PD-1 免疫检查点抑制剂联合尼拉帕利治疗无 *BRCA*m 的铂耐药复发性卵巢癌的开放标签、单臂、Ⅱ期研究。中期分析结果显示:在评估疗效的 41 例患者中,CR、PR、疾病稳定(stable disease,SD)、疾病进展(progressive disease,PD)分别为 0 例(0%)、3 例(7.3%)、9 例(22.0%)、24 例(58.5%)。ORR 为 7.3%,疾病控制率(DCR)为 29.3%。在 PD-L1 阳性和阴性亚组患者中的 ORR 分别为 7.7% 和 8.0%,DCR 分别为 38.5% 和 28.0%,mPFS 分别为 2.2 个月(1.6 个月 ~ 不可评估)和 2.1 个月(1.8~2.2 个月)。研究结果表明,尼拉帕利联合多塔利单抗治疗的 ORR 未达到进入第二阶段研究的阈值。但是,该研究显示卵巢癌的 PD-L1 状态不能预测治疗疗效。

综上所述,PARPi 的问世标志着卵巢癌治疗跨入了精准治疗时代。PARPi 的维持治疗延长了初治卵巢癌、铂敏感复发性卵巢癌的 PFS。在具有特定分子特征的卵巢癌患者中,PARPi 维持治疗还显著延长了患者总生存期。随着 PARPi 的广泛使用,PARPi 联合方案维持治疗、PARPi 耐药后的治疗等问题有待进一步探索。

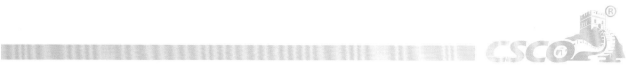

遗传性卵巢癌监测预防与管理

重庆大学附属肿瘤医院

李蕴哲　周琦

尽管卵巢癌(ovarian cancer, OC)的发病与人种、性激素和生育史等因素相关,但家族史是重要的风险因子,一级亲属中有1人诊断OC的,罹患卵巢癌的风险将从普通人群的1.6%上升至4%,如果一级亲属有2人亲属诊断OC,这一风险则上升至7%,且有家族史的患者通常发病年龄更小。这表明OC与遗传因素密切相关,对其相关特定基因的鉴定,更准确地评估癌症风险并制定预防干预措施得到妇科肿瘤专家、遗传学专家的高度重视。诊断上皮性卵巢癌以后的基因检测和遗传咨询已经悄然而起。

一、遗传性卵巢癌的分子特征

随着基因检测技术的发展,遗传性癌症的分子病因已基本确定。在妇科癌症中,有10%~20%的OC与遗传相关,其中遗传性乳腺癌和卵巢癌(hereditary breast and ovarian cancer, HBOC)占65%~85%,其病因是 BRCA 基因突变导致的 DNA 修复缺陷, BRCA1 和 BRCA2 突变女性一生中罹患卵巢癌的风险高达54%。林奇综合征(Lynch syndrome, LS)也称为"遗传性非息肉病性结肠癌",占遗传性OC的10%~15%,是由于基因错配修复基因 MMR 突变引起,携带此类突变的患者OC类型多为子宫内膜样癌或透明细胞癌。除此之外,约1%的遗传性OC由其他家族性综合征导致,例如痣样基底细胞癌综合征(又称"戈林综合征",Gorlin syndrome)(Patch 基因突变)、黑斑息肉病(又称"波伊茨-耶格综合征",Peutz-Jeghers syndrome)(STK11 基因突变)和 Ollier's 综合征(EXTs 基因突变)。而某些癌基因和抑癌基因的突变也与遗传性卵巢癌相关,如 TP53、BARD1、CHEK2 等。

(一)遗传性乳腺癌和卵巢癌与 BRCA 基因突变

HBOC 是遗传性OC中数量最多也最为人熟知的一种类型,因其家族成员携带常染色体显性遗传的 BRCA1 和 / 或 BRCA2 基因突变。在20世纪90年代 BRCA1 和 BRCA2 被分别鉴定出来,分别位于染色体17q21和13q12-13。虽然 BRCA1/2 在染色体上的位置并不相连,但却呈现出高度的结构同源性,分别包含20个以上的外显子,约80 000个碱基对。BRCA1 和 BRCA2 作为抑癌基因,其编码的 BRCA1 和

BRCA2 蛋白参与组成了修复 DNA 双链断裂的蛋白质复合物,而由于基因突变,DNA 双链修复障碍,损伤持续存在并积累,基因组不稳定性增加最终导致了肿瘤的发生和发展。由于基因片段较大,BRCA1 有超过1 700种突变,BRCA2 更有大约2 000种突变,但其中大部分是意义不明的突变,致病突变共有一百多种。研究发现,在普通人群中,每300~800人中就有1人携带 BRCA1 或 BRCA2 突变,但突变的携带率与族裔呈现出一定的相关性和差异,例如德裔犹太人突变携带率高达2%,通常 BRCA 突变分为致病突变、疑似致病突变、临床意义未明和无义突变,本文 BRCA1/2 突变均指致病突变。

携带 BRCA1 突变的女性一生中平均患卵巢癌的风险约为40%,而携带 BRCA2 突变的女性患病风险约为11%~18%。对于确诊乳腺癌的女性,携带 BRCA1 和 BRCA2 突变在10年内罹患卵巢癌的风险分别为12.7%和6.8%。在病理类型上,携带 BRCA1 或 BRCA2 突变的女性更多罹患上皮来源的高级别浆液性乳头状腺癌,携带 BRCA1 卵巢癌发病比携带 BRCA2 早10年,携带 BRCA1/2 突变卵巢癌发病风险增加,但相对于不携带 BRCA1/2 突变的高浆液性卵巢癌患者,BRCA 突变卵巢癌患者对铂类治疗敏感,PARP 抑制剂疗效更好,无疾病进展和总生存期更长。

(二)林奇综合征(LS)与 MMR 基因突变

LS 是一种常染色体显性遗传的癌症易感综合征,该疾病最早是20世纪60年代中期由 Lynch 及其同事在一个非息肉病性结直肠癌高发家族中发现并描述,这类家族成员也易患肠外癌,包括卵巢癌、子宫内膜癌、胃癌、乳腺癌、前列腺癌等。DNA 错配修复基因 MMR 突变是患者罹患癌症的原因,MMR 基因散落于5个不同的染色体上(MLH1、MSH2、MSH6、MLH3 和 PMS2),与碱基切除修复系统和核酸切除修复系统共同在 DNA 单链断裂修复中发挥作用。而 MMR 5个基因中任何一个的突变都可能导致蛋白的表达障碍,进而影响 DNA 单链断裂修复,表现为微卫星不稳定(MSI),最终引起肿瘤的发生。

MMR 的突变70%发生在 MSH2 和 MLH1,MMR 基因突变女性一生中发生 OC 的风险为9%~12%。每约660人中就有1人携带 MMR 突变,15%~30%携带者罹患子宫内膜癌,仅次于结肠癌。OC 发生在8%~15%的 MSH2 和 MLH1 突变

女性中,LS 女性诊断卵巢癌的平均年龄为 45 岁,大多数的病理类型为混合组织型,23% 为子宫内膜样癌,21% 为浆液性癌,11% 为透明细胞癌。与 LS 相关的 OC 在诊断时通常较早,超过 60% 的患者在诊断时为 FIGO Ⅰ 期或 Ⅱ 期,故而具有更好的总体预后。

(三)遗传性卵巢癌与其他基因突变

黑斑息肉病(*STK11* 基因突变)和 Ollier's 综合征(*EXTs* 基因突变)受累女性家族成员更易罹患卵巢颗粒细胞瘤,而 *Patch* 基因突变引起的戈林综合征使得携带者发生卵巢基底细胞癌的可能性增加,但这些女性一生中患 OC 的风险低于 2%,仅较普通人群的 1.6% 稍高。

肿瘤抑制基因 *TP53* 编码的转录因子与细胞增殖、凋亡和维持基因组稳定的多条信号通路相关,它是人类癌症中突变频率最高的基因,47% 的上皮性 OC 中存在获得性的 *TP53* 突变,直接表现为总生存率降低、放化疗抵抗增加及复发率上升。*TP53* 胚系突变(也称为 “Li-Fraumeni 综合征”)的 OC 患者中位发病年龄为 39.5 岁,但这类人群较罕见,因为该突变类型恶性肿瘤好发部位为乳腺、间叶组织和脑部。

DNA 双链断裂通过同源重组和非同源末端连接进行修复,在 BRCA-HRR 经典途径中,除 *BRCA1/2* 的其他基因突变也会增加卵巢癌的风险,包括 *ATM*、*CHEK2*、*RAD51C*、*RAD51D*、*RAD50*、*PALB2*、*BARD1*、*MRE11* 和 *NBN*,尤其是 *RAD51C*、*RAD51D*,与卵巢高级别浆乳癌的发生相关,研究表明 *RAD51C* 和 *RAD51D* 的突变使女性患 OC 风险分别提高 12 倍和 6 倍。由于研究病例有限,这些罕见的基因突变作为 OC 易感基因的结论性证据尚未得到证实,但这并不意味着可以排除其致病风险,在获得更可靠的数据之前,基因检测中若包含此类罕见突变,临床医生应谨慎解释。

二、遗传性卵巢癌的检测

对遗传性 OC 高风险人群筛查识别是制定个体化预防策略的首要步骤,建议设立专门的肿瘤遗传咨询门诊,对于有高危家族史的女性,应建立详细的家族癌症谱系,从 “先证者” 开始至少追溯三代,收集每个家庭成员的数据,包括亲缘关系、癌症诊断年龄、病理类型、死亡原因等。详细的家族谱系树有助于遗传咨询专家进行正确的诊断及结果预测,服务于后续的疾病管理,所以信息的准确极为重要,建议结合病理报告、诊断证明等证据修正信息。

通过对咨询者信息的收集,遗传专家可以根据一些数学模型进行遗传性 OC 风险评估,有如 Tyrer-Cuzick、BRCAPro 等的风险评估软件,通过进行概率计算评估风险;也有一些在线的测试工具,例如 CanRisk(https://canrisk.org)。这些模型作为数学模型仍存在一定的缺点,并不能用于确诊。

根据我国抗癌协会发布的《遗传性妇科肿瘤高风险人群管理专家共识(2020)》,一些个人史或家族史特征与遗传性肿瘤相关。

- 诊断为乳腺癌、卵巢癌或直肠癌的年龄较小或 <50 岁
- 同一家庭成员罹患多类型肿瘤
- 同一家庭成员,尤其是同一器官(如乳腺或结肠)多个原发肿瘤病灶

- 多个近亲家属(如母亲、女儿或姐妹患乳腺癌),尤其是同为父系或母系家属,罹患同类型肿瘤
- 某一特定肿瘤出现异常表现(如男性成员患乳腺癌)
- 某些特定的良性疾病如皮肤疾病和骨骼系统发育异常等
- 特定类型的肿瘤,如三阴性乳腺癌(雌激素、孕激素受体阴性及 HER2 表达缺失)及浆液性卵巢上皮性癌、输卵管癌和腹膜癌提示 HBOC,直肠癌伴 DNA 错配修复缺陷和子宫内膜癌错配修复缺陷提示 LS

对于模型或家族谱系分析提示遗传性 OC 高危的女性,建议进行基因检测以明确诊断,有多个遗传性肿瘤症预防指南将基因检测纳入其中,建议符合以下特征的女性进行遗传性 OC 的基因检测。

- 有血缘关系的亲属携带癌症易感基因已知的致病 / 可能致病突变。
- 任何年龄诊断上皮性的卵巢癌和 / 或输卵管癌和或 / 腹膜癌。
- 有一级或二级血亲诊断上皮性的卵巢癌和 / 或输卵管癌和或 / 腹膜癌。
- 存在 Li-Fraumeni 综合征、PTEN 错构瘤综合征或林奇综合征的高危风险。
- 不符合以上标准,但根据评估模型(如 Tyrer-Cuzick、BRCAPro、CanRisk)计算 *BRCA1/2* 突变风险 >5%。

需要指出的是,在肿瘤组织基因检测中发现胚系突变或需要协助选择治疗方案的患者即便已进行单基因测序和 / 或基因缺失和重复分析也应进行全基因组的检测。

《中国家族遗传性肿瘤临床诊疗专家共识(2021 版)》对家族遗传性卵巢癌建议采用包含 *BRCA1/2* 在内的 panel 进行二代测序方法基因检测,对于检出结果阴性者可联合 MLPA 检测 *BRCA1/2* 大片段缺失,基因突变阳性者对其家系逐级检测,可以识别更多的家系遗传性肿瘤突变基因携带并予以有效预防。

三、遗传性卵巢癌的预防与管理

对于基因检测发现遗传性 OC 高危致病突变但尚未发病的女性,在充分知情同意和遗传咨询后,根据年龄、生育情况、家族史和突变基因的不同,应制定个体化的管理方案。

(一)*BRCA* 基因突变

我们通常通过血清 CA125 与妇科超声联合筛查卵巢恶性肿瘤,但该筛查方法灵敏度小于 50%,预测值也仅为 40% 左右。虽然如此,包括我国《遗传性妇科肿瘤高风险人群管理专家共识》在内的多个指南仍然推荐 *BRCA*1/2 基因突变的女性从 30~35 岁开始联合血清 CA125 与经阴道超声检查定期筛查,做到早发现早治疗,降低卫生经济负担。

NCCN、美国妇科肿瘤学会、美国妇产科学院及中国抗癌协会妇科肿瘤专业委员会均建议完成生育的携带 *BRCA1/2* 突变的女性在 35~40 岁进行预防性输卵管卵巢切除,由于 *BRCA2* 突变发病年龄更晚,在无其他特殊高危因素的情况下可以延至 45 岁。双侧的输卵管卵巢切除可以将卵巢癌、输卵管癌和腹膜癌的风险降低 80%,同时也有效降低了乳腺癌的

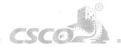

患病风险。对于进行预防性双侧输卵管卵巢切除的女性，可能面临包括围绝经期症状显著、骨质疏松及心脑血管疾病风险升高等早绝经反应，可以接受一段时间的激素替代治疗。目前并无显著证据证明手术绝经后使用激素替代的 *BRCA* 突变女性乳腺癌风险升高。术中同时进行了子宫切除的携带者，可使用雌激素单药替代治疗，相比雌孕激素替代疗法，对乳腺的风险更低。

对于尚有生育需求未进行预防性双侧输卵管卵巢切除的 *BRCA* 突变女性，口服避孕药可以将 OC 的风险降低50%，连续使用 10 年这一风险将在此基础上再降低 36%。有一些研究提示口服避孕药未增加 *BRCA* 突变患者的乳腺癌风险，也有部分研究显示增加了轻 - 中度的风险，使用前应充分告知。

另外，根据我国专家共识，遗传性肿瘤患者可选择冷冻卵子、冷冻胚胎及体外受精技术，但作用仅为争取自身生育机会，妊娠成功率受限于年龄、医疗技术及生活方式等的影响，尽管目前尚未发现助孕药物会增加 *BRCA* 突变携带者乳腺癌的患病风险，但谨慎起见，助孕过程中选择芳香化酶抑制剂（来曲唑）联合促性腺激素刺激方案严格控制雌二醇水平及升幅可能是更加安全的方案。对接受体外受精的 *BRCA* 突变携带者，在胚胎植入前应进行胚胎遗传学检测，可识别出带有致病性突变基因的胚胎，从而规避风险。在妊娠 10~14 周或 15 周后，可通过绒毛取样和羊膜腔穿刺对胎儿进行致病性基因的检测，但对于携带基因突变的胎儿，是否终止妊娠仍然存在道德和伦理方面的问题。

（二）林奇综合征

相比 OC，LS 对子宫内膜癌的致病风险更高，在筛查手段效果有限的条件下，对于 LS 女性建议在完成生育或 40 岁后进行子宫和双侧输卵管卵巢的切除，然后进行雌激素替代治疗。

由于病例数量不足，对于口服避孕药是否可以降低 LS 女性卵巢癌的发病率，目前尚无有效证据。有研究表明口服避孕药可降低普通人群的卵巢癌发病率。

（三）其他 OC 相关遗传性基因突变

根据 NCCN 指南，目前对携带 *BRIP1*、*RAD51C*、*RAD51D* 基因突变的女性，建议在 45~50 岁进行预防性双侧输卵管卵巢切除。而对于 *ATM*、*NBN*、*PALB2* 突变携带者，进行预防性双侧输卵管卵巢切除的证据不足，建议结合家族史进一步判断。除此之外，有部分研究还报道了其他与遗传性 OC 可能相关的基因突变，但由于目前证据不足，未纳入遗传性 OC 的管理。

四、总结与展望

作为确诊时晚，治愈率差的上皮性卵巢癌，针对患者基因检测后的遗传咨询，可大大减少家系中携带有 *BRCA* 突变基因的健康人群患卵巢癌的风险，加强 *BRCA* 突变基因的健康人群管理、选择性地在恰当的年龄预防性输卵管卵巢切除，是有效预防卵巢癌的措施，目前在已有相关指南和专家共识予以推荐。

随着居民防癌控癌意识的不断提高，对于癌症遗传咨询的需求也逐步扩大，提高临床医生对遗传性肿瘤的认识、建立专门的癌症遗传咨询门诊、加强对遗传性肿瘤的识别可以为患者及其亲属在治疗、早期诊断及预防上带来切实存在的益处。高通量基因测序技术水平的进步与普及使基因检测涵盖的范围更广、价格更低并且速度更快，报告标准化和正确的生物信息分析至关重要，对于临床医生来说，正确解读基因检测报告也需要更加审慎。家系中除卵巢癌之外的其他恶性肿瘤包括乳腺癌和男性胰腺癌、前列腺癌均应给予预防与筛查咨询建议。

遗传性卵巢癌家族的管理包括加强定期常规筛查，双侧输卵管卵巢预防性切除等，预防性切除手术应针对患癌风险的大小合理实施，针对小于 45 岁女性在医生的指导下进行激素替代治疗可能使患者度过"人工围绝经期"受益。现代医学的蓬勃发展，使得我们对疾病认识继续加深，未来可能会允许我们在降低致病风险的条件下对遗传性卵巢癌的高危人群进行更加个性化的管理。

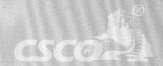

泌尿系统肿瘤

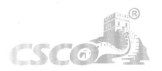

转移性肾癌的多学科综合治疗进展

中山大学肿瘤防治中心

董培　何立儒　周芳坚

肾细胞癌（RCC）起源于肾小管上皮，在泌尿系统肿瘤中发病率位列前三，其发病率占所有癌症的3.7%。2018年国家癌症中心公布的数据显示，2014年中国肾癌发病率为4.99/10万，其中男性肾癌发病率为6.09/10万，女性肾癌发病率为3.84/10万。大约30%的肾细胞癌患者在初次确诊时出现远处转移，单纯靶向药物治疗转移性肾癌（mRCC）10年生存率<5%。mRCC对传统的放疗或化疗容易产生抵抗或耐药，靶向治疗和免疫治疗是目前转移性肾癌治疗方案的首选，而在系统治疗的基础上联合手术、放疗、介入消融等局部治疗也成为当前转移性肾癌的综合治疗的主流方向。本文主要针对转移性肾癌的综合治疗，包括系统治疗在内的靶向治疗、免疫治疗，以及各种类型的局部治疗进行探讨。

一、系统药物治疗

从早期的细胞因子时代过渡到靶向治疗时代，不断出现的靶向药物彻底改变了mRCC的临床实践，疗效也有了质的飞跃。以PD-1/PD-L1为靶点的免疫检查点抑制剂在mRCC中的显著疗效，使mRCC的治疗迅速踏上了新的台阶。

2021年ASCO-GU中（Poster327）KEYNOTE-426更新完成2年Pembrolizumab+Axitinib（Pem+Axi）治疗分析，ORR达85.4%，36个月PFS为74.8%，36个月OS为94.7%。2022年ASCO大会KEYNOTE-426在首次后续治疗后的进展分析中显示，无论IMDC风险如何，Pem+Axi组患者的PFS均较长，结果支持Pem+Axi作为mRCC的一线标准治疗方案。KEYNOTE-426研究的长期结果支持Pem+Axi作为既往未经治疗的mRCC患者的标准治疗方案，稳定了其在各指南作为最优先推荐的坚固地位。2021年ASCO-GU中（Poster 301 & 302）JAVELIN Renal 101第二次期中分析结果显示，各年龄亚组PFS和ORR数据、各IMDC亚组、各不同数量靶病灶部位亚组Ave+Axi均优于舒尼替尼单药组。2022年ASCO大会JAVELIN Renal 101数据更新显示在所有的分子亚组中，Ave+Axi临床结局总体优于舒尼替尼（2022 ASCO，Abstract 4531）。此外，2022年ASCO-GU报道了纳武单抗加阿昔替尼在晚期肾细胞癌（aRCC）患者中的Ⅰ/Ⅱ期研究，结果显示中位PFS为16.4个月，ORR为59.5%，2年OS率为69.4%

（2022 ASCO-GU，Abstract 291），与其他已获批的免疫联合方案比较，阿昔替尼＋纳武单抗的疗效可接受，安全性跟其他免疫联合类似。至此，以阿昔替尼为基础的免疫靶向联合方案全方位得到认可，疗效和安全性俱佳，使其在指南和临床上的优先地位更加稳固。

ESMO 2020首次报告了CheckMate 9ER研究（Nivolumab联合卡博替尼对比舒尼替尼）结果。2021年ASCO-GU（Poster 285 & 308）CheckMate 9ER研究数据更新显示，在整体人群和肉瘤样变人群中，靶向免疫联合组疗效均优于舒尼替尼。靶向免疫联合组治疗与各自单药的安全性保持一致，无新的不良事件。与舒尼替尼单药治疗相比较，联合治疗的≥3级的不良事件（AE）发生率偏高，中断治疗占比偏高，20.9%的患者需要糖皮质激素处理免疫相关的AEs。该随访结果支持Nivolumab联合卡博替尼作为mRCC的一线治疗选择。2021 ESMO（663P）CheckMate 9ER对曾做过肾切除手术和未做过肾切除手术的患者进行亚组分析，显示无论肾切除情况，PFS、OS和缓解持续时间（DOR）的结果都更倾向于联合治疗组。然而，卡博替尼在国内的可及性大大限制了其临床使用。

2021年ASCO-GU最大亮点当属KEYNOTE-581/CLEAR（Study 307），CLEAR研究为仑伐替尼联合Pembrolizumab（Len+Pembro）或依维莫司对比舒尼替尼的全球Ⅲ期、多中心、随机对照研究。研究显示，仑伐替尼联合方案的ORR和DOR更高，并且联合方案的PFS显著优于TKI单药。在安全性方面，仑伐替尼联合方案≥3级AEs发生率更高，因此由AE导致的剂量调整比例更高（2021ASCO-GU，Oral 269）。Len+Pembro可以显著提高患者的PFS、OS、ORR；仑伐替尼联合依维莫司也可以显著提高患者的PFS、ORR，但OS并未得到显著改善；该研究结果支持仑伐替尼联合Pembrolizumab作为mRCC的一线治疗方案。2021 ESMO大会CLEAR研究aRCC亚组分析和毒性更新结果提示，无论基线是否存在不良预后特征——包括肉瘤组织学、骨转移、肝转移和是否肾切除，Len+Pembro在PFS、OS和ORR方面疗效结果更好，与ITT中观察到的疗效结果相似，14.8%的患者接受了大剂量的皮质类固醇以控制irAE（2021 ESMO 660P）。2022年ASCO-GU大会CLEAR更新了Len+Pembro治疗东亚人群的疗效和安全性，东亚人群的ORR为65.3%，中位

PFS 为 22.1 个月，但 OS 获益不显著。OS 无显著获益应归因于 NR 还是序贯疗法，还需要对低危人群一线治疗选择进行进一步探讨。而东亚人群中 3~5 级 TEAEs 发生率偏高，与仑伐替尼在 CLEAR 研究中设置的 20mg 剂量有关还是联合方案加重了相关 AE 的产生，都需要引起足够关注。2022 年 ASCO 大会 CLEAR 研究发布了后线治疗对于疗效结果的影响（2022 ASCO ABS 4514），显示接受 Len+Pembro 治疗在二线治疗后进展的风险降低 50%。无论 MSKCC 或 IMDC 风险分层如何，Len+Pembro 的 PFS 获益一致。

随着免疫为基础的治疗推进至辅助和一线，mRCC 的药物治疗次序已经改变，但是目前尚无前瞻性、随机对照研究探讨以免疫为基础的治疗在前线失败后的后线治疗方案。如果 RCC 患者在辅助或一线治疗中出现对免疫治疗的耐药或毒性，如何制订针对该类患者的最佳治疗方案将成为新的挑战。

二、局部治疗

肾癌原发灶和转移灶之间，以及不同转移病灶之间存在基因异质性，这也导致了不同转移病灶对于相同药物的反应性存在差别。转移性肾癌还具有一个特殊性，即部分转移性肾癌患者在积极的原发灶、转移灶局部治疗后能获得长期生存。

在细胞因子治疗时代，已有多项研究表明 mRCC 患者可以从减瘤手术中获益。虽然不多见，Marcus 等发现肾癌原发灶切除后，转移性病灶出现自然消退，在临床实践中观察到原发病灶可能抑制机体免疫系统对肿瘤的杀伤作用。此外亦有研究团队在临床回顾性分析表明大体积的原发灶可能抑制 T 细胞的肿瘤杀伤功能。再者，即使在靶向治疗、免疫治疗时代，巨大的原发灶在单纯的药物临床治疗下很难达到完全缓解状态。因此，目前 NCCN 指南推荐对寡转移的肾癌患者进行积极的局部治疗。

（一）减瘤性肾切除术

细胞因子时代的两项Ⅲ期随机临床研究表明，经严格筛选的 mRCC 患者接受减瘤性肾切除术联合细胞因子治疗 OS 显著提高。SWOG 临床试验随机入组 241 例 mRCC 患者，对照组为单纯干扰素治疗，实验组为原发灶切除 + 干扰素治疗，入选标准：确诊为肾癌（所有组织亚型）、ECOG 评分 0~1、评估原发灶可切除、未接受系统性治疗、可耐受手术。结果表明原发灶切除 + 干扰素组 OS 显著改善（中位 OS：11.1 个月 vs. 8.1 个月，P=0.05）（Flanigan 2001）。与 SWOG 研究类似，EORTC 研究组结果显示：原发灶减瘤手术 + 干扰素治疗效果优于单纯干扰素治疗（中位 OS：17 个月 vs. 7 个月，P=0.03）（Mickisch 2001）。

目前，靶向治疗、免疫治疗已取代细胞因子治疗，外科减瘤手术在 mRCC 中的地位再次成为争论焦点。虽然多个回顾性研究显示，在靶向治疗时代，减瘤性肾切除术仍能显著提高患者的中位存活期（Heng DY，2014），但是，已有前瞻性对照临床研究（CARMENA 研究）对此提出减瘤手术在 mRCC 中不应该再作为标准治疗方案。CARMENA 研究（Méjean A，2018）纳入 450 例肾透明细胞癌患者，旨在对比减瘤性肾切除术 + 舒尼替尼（A 组）和单药舒尼替尼（B 组）在 mRCC

中的疗效，结果表明，舒尼替尼单药治疗疗效不劣于减瘤性肾切除术 + 舒尼替尼（中位 OS：18.4 个月 vs. 13.9 个月，HR=0.89）。即便 CARMENA 研究不支持临床上对初始诊断 mRCC 患者采用减瘤性肾切除术，但仍不能完全否认减瘤性肾切除术在 mRCC 综合治疗中的作用。CARMENA 研究亚组分析显示，仅有 1 个 IMDC 风险因素的患者可以从减瘤性肾切除术中获益，单药治疗缓解情况较好的患者接受延迟减瘤性肾切除术可获益。研究者进一步评估了靶向治疗时代减瘤性肾切除术实施的时机对 mRCC 疗效的影响。SURTIME 研究纳入了 99 例 mRCC 患者，分为即刻减瘤性肾切除术 + 序贯靶向治疗及靶向治疗 + 延迟减瘤性肾切除术，结果表明减瘤性肾切除术介入时机对 mRCC 患者无进展生存率无显著影响（42% vs. 42.9%，P=0.61）。延迟减瘤性肾切除术组中更多患者接受了靶向药物治疗，OS 获益明显（32.4 个月 vs. 15 个月，HR=0.57，P=0.03），并且可以筛选出对靶向药物治疗不敏感的患者。近年来以 PD-1/PD-L1 为靶点的免疫治疗陆续被证明在肾癌中的疗效，特别是靶向免疫联合治疗模式得到广泛认可后，对于 mRCC 的治疗进入了免疫治疗时代。减瘤手术在靶向治疗联合免疫治疗中的作用尚不清楚，还需进一步的前瞻性临床研究进行证实。

（二）放射治疗

肾细胞癌对传统的常规分割放疗不敏感，而立体定向放射治疗（stereotactic radiotherapy，SRT）能够有效提高肾癌的放疗反应率，在局限期和转移期肾癌中的应用愈发广泛。SRT 作为一种分次剂量高、分割次数少、生物学效应高的放疗模式，较常规分割放疗（分割剂量 1.8~3.0Gy）显著提高肾癌细胞放射致死率。而体外实验结果显示，常规分割放疗后肾癌细胞死亡率低，当单次剂量增加到 8Gy/1f 以上则几乎没有细胞存活。

2016 年 SRT 被推荐用于 5~8cm 肾癌的治疗。从以往的研究结果来看，SRT 虽主要用于Ⅰ~Ⅱ期肾癌的根治性治疗，但部分Ⅲ~Ⅳ期患者也可通过 SRT 的原发灶放疗取得良好效果。

荟萃分析结果显示，肾癌原发灶根治性放疗的患者的中位年龄为 70 岁（62~83 岁），肿瘤平均大小为 4.6cm（2.3~9.5cm），常用放疗剂量为 30~40Gy/3~5f 或 26Gy/1f，在中位随访时间为 28 个月（5.8~79.2 个月）时，3~4 级不良事件发生率仅为 1.5%，而局部控制率可达 97.2%，放疗后复发主要与放疗剂量低相关。

IROCK 发表了一系列肾癌原发灶 SRT 多中心大型回顾性研究，其研究结果表明：对肾癌总体人群而言，SRT 的 4 年局部控制率可达 97.8%，4 年肿瘤特异性生存率可达 91.9%，3~4 级不良事件发生率为 1.3%，eGFR 平均下降 5.5ml/min。对于直径>4cm 的肾癌，SRT 的 4 年局部控制率仍可达 97.1%，未见 3 级及以上不良事件，eGFR 平均下降 7.9ml/min，结合当前研究结果，2022 版 NCCN 指南将 SRT 列为无法手术的Ⅰ期（2B 类证据）及Ⅱ/Ⅲ期（3 类证据）患者的根治性治疗选择。

随着减瘤性肾切除术地位的下降，转移性肾癌原发灶的 SRT 受到了一定关注。CORREA RJM 等在不可手术的转移性肾癌原发灶Ⅰ期剂量递增临床试验中发现，SRT 治疗后中位肿瘤体积缩小 17.3%，放疗耐受性和放疗后生活质量良好，且与培唑帕尼联用毒副反应未见明显增加。SINGH AK 在体外实验中发现，SRT 照射后肾癌细胞肿瘤相关抗原表达增高，此后他们对原发灶 SRT 治疗后 28 天的患者进行减瘤性肾切除术，发现放疗后免疫调节分子钙网蛋白和肿瘤相关抗原表达增高，增殖期的 CD8+ T 细胞增加，提示原发灶减瘤性 SRT 具有免疫调节的作用。

肾细胞癌转移灶的放疗同样值得关注，20%~30% 的肾癌患者在就诊时已出现不同程度的扩散或转移，而 30%~40% 的患者在术后发生复发或转移。转移灶局部治疗在转移性肾癌的治疗中有重要地位，研究表明行转移瘤切除术的预后优于未行转移瘤切除术患者。然而，转移瘤切除往往受患者一般情况、合并疾病、转移瘤部位、转移瘤大小及同期用药的限制，转移瘤切除术后 Ⅲ~Ⅳ 级并发症发生率为 27.5%，而靶向药使用还可能增加伤口迁延不愈的风险。TENMAN M 等发现，进行 SRT 的转移性肾癌患者往往预后不良因素多、单发转移少，但放疗后总生存期与转移瘤切除相仿，提示 SRT 是一种不劣于转移瘤切除的治疗方式。

继 2013 年 NCCN 和 EAU 指南推荐 SRT 用于肾癌脑转移和骨转移的治疗之后，2019 年 NCCN 指南推荐 SRT 和转移瘤切除术、射频消融作为寡转移肾癌的一线局部治疗选择。从目前不同转移部位病灶的局部治疗应用趋势来看，在肺和肾上腺转移中手术切除占主导，在骨和脑转移中放疗占主导，肝和淋巴结转移两种治疗方式占比相仿。

出色的肿瘤控制概率让 SRT 在寡转移肾癌中的研究思路愈发宽广。ZHANG Y 等报道，如果对寡转移肾癌单纯采用全转移灶行 SRT，可以推迟系统治疗的启动时间，启动系统治疗的中位时间为 15.2 个月，在一定程度上能延迟药物治疗给患者带来的不适。SRT 的病灶覆盖程度也与预后相关。LIU Y 等发现，寡转移肾癌全转移灶行 SRT 的患者，预后显著优于部分转移灶行 SRT 或不放疗的患者。

MILLER JA 等对比了转移性肾癌 TKI 联合 SRT 与单用 SRT 的局部控制率，发现一线 TKI 联合 SRT 局部复发率为 4%，二线 TKI 联合 SRT 局部复发率为 15%，单用 SRT 为 17%；LIU Y 等报道，一线 TKI 耐药前联合 SRT、耐药后联合 SRT 和单纯一线 TKI 治疗的中位进展时间为 21.5 个月、6.4 个月和 9.0 个月。虽然 SRT 联合靶向治疗的研究存在选择偏倚，但从总体趋势上看，在 TKI 前线治疗时加入 SRT 获益的可能性更大。

SRT 在肾细胞癌治疗中的地位日渐提高，从脑转移和骨转移的姑息性治疗，到寡转移肾癌的减瘤性治疗，再到不可手术早期肾癌的根治性治疗，今后 SRT 在肾癌中的应用将越来越广泛。

（三）介入消融治疗

消融技术是一种微创的治疗手段，在中小型肾癌治疗中的应用有增多的趋势，目前国内外应用较多的为冷冻消融及射频消融，其他消融技术，如微波消融、高强度聚焦超声消融和非热不可逆电穿孔等，其可行性得到一些研究的支持，但仍处于实验性阶段。

射频消融通过经皮或腹腔镜辅助入路。比较研究表明，腹腔镜和经皮治疗患者的并发症发生率、复发率和肿瘤特异性生存率均是相似的。使用该技术首次治疗后的初始成功

率对 cT$_{1a}$ 肿瘤患者为 94%，对 cT$_{1b}$ 肿瘤患者则为 81%，再射频消融治疗一次或多次，则总技术成功率可达 95% 以上。射频消融术后随访 5 年以上的长期结果已有报道。在最新的研究中，基于挑选过的患者，5 年总生存率为 73%~79%。cT$_{1a}$ 肿瘤患者是受益的，在最近的一项研究中，10 年无病生存率为 82%，但当肿瘤 >3cm 时，10 年无病生存率显著下降至 68%。在一系列聚焦于 cT$_{1b}$ 肿瘤的研究中，5 年无病生存率为 74.5%~81%。一般而言，大多数的复发发生在局部，超过 5 年后复发的情况较为罕见。

对于转移性肾癌，射频消融术在经过严格筛选的患者中是可行和安全的，拥有可观和持久的局部控制，并有保留肾脏的可能。一项研究中，作者纳入了 15 例转移性肾癌患者，转移的部位包括肺、肝脏、骨、胰腺、肾上腺等，射频消融术后 1 年、3 年、5 年总生存率分别为 73.3%、57.1%、38.1%。最终有 4 例完全缓解，4 例无局部复发但有远处转移，7 例死亡。另一项研究中，作者纳入了 80 例转移性肾癌患者，仅 6 例在消融后复发（平均复发时间 1.6 年），80 例肿瘤患者中有 70 例（87.5%）实现了局部肿瘤的总体控制。消融后 1 年、2 年和 3 年的局部无复发生存率分别为 94%、94% 和 83%，消融后 1 年、2 年和 3 年的总生存率分别为 87%、83% 和 76%。

冷冻消融同样采用经皮或腹腔镜辅助入路，技术成功率 >95%。在比较研究中，腹腔镜和经皮冷冻消融的总体并发症发生率无显著差异。通常而言，cT$_{1a}$ 的肿瘤患者在冷冻消融术后的预后较好。在最近发表的经皮冷冻消融临床研究中，作者纳入 308 例 cT$_{1a}$ 和 cT$_{1b}$ 肿瘤患者，7.7% 的 cT$_{1a}$ 肿瘤出现局部复发，34.5% 的 cT$_{1b}$ 肿瘤出现局部复发。多变量回归显示，肿瘤大小每增加 1cm，疾病进展的风险增加 32%（HR=1.32，$P<0.001$），eGFR 平均下降 11.7ml/（min·1.73m^2）。对于 cT$_{1b}$ 肿瘤，局部肿瘤控制率显著下降，一项研究显示，3 年后肿瘤局部控制率仅为 60.3%。在另一个队列中，12 个月的 PFS 为 66.7%。在多变量分析中，cT$_{1b}$ 肿瘤的冷冻消融与肾部分切除术相比，RCC 死亡风险增加 2.5 倍。初次冷冻消融后的复发通常通过再次冷冻消融来治疗，但只有 45% 的患者在 2 年内保持无进展。

对于进展期或转移性肾癌，目前关于单纯冷冻消融的疗效观察研究较少。一项近期的研究表明，在透明细胞癌中，冷冻消融术联合曲美木单抗可显著增加免疫细胞浸润，并且可以调节转移性透明细胞癌患者的免疫微环境。另一项研究中，作者认为冷冻消融术联合索拉非尼治疗不宜手术治疗的晚期肾癌的临床疗效优于单药索拉非尼。此外，该联合治疗可增强机体的抗肿瘤免疫，在不影响患者生活质量的前提下有效延长 PFS 和 OS。

此外，有研究表明射频消融和冷冻消融是治疗复发性肾癌的良好选择。在一项研究中，作者纳入 28 例复发性肾癌患者（共 37 个病灶），中期随访资料显示，这些患者局部肿瘤得到了充分的控制，仅有 3 个病灶在消融后的 5.7 个月、6.6 个月和 7.3 个月在消融部位发现残留或复发。

其他消融技术包括微波消融、高强度聚焦超声消融和非热不可逆电穿孔等。这些技术中，拥有最佳证据基础的是微波消融，在一项对 185 名患者的研究中（中位随访时间 40 个月），5 年的局部进展率为 3.2%，4.3% 发生了远处转移。cT$_{1b}$

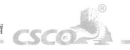

肿瘤患者似乎也受益。总之,目前关于 cT$_{1a}$ 肾肿瘤冷冻消融、射频消融和微波消融的数据表明,在并发症、肿瘤和肾功能预后方面短期内是等价的。

基于 NCCN 指南和 EAU 指南,专家组的结论是,目前的数据不足以得出消融术与肾部分切除术临床疗效差异的结论。鉴于这些不确定性和目前仅有低质量的证据,肾癌的消融治疗只能作为选定患者的替代治疗策略,如体弱和 / 或伴有小肾脏肿块的患者等。

(四) 介入栓塞治疗

介入栓塞治疗指在局麻条件下经股动脉穿刺,置入鞘管导管,将其选择性地放置于肿瘤的供血动脉,并在此进行化疗药物的灌注以及栓塞颗粒的填塞。

对于早期局限性肾癌,在常规肾切除术前,肿瘤栓塞治疗并不能使患者获益。而对于进展期肾癌及转移性肾癌,针对部分不适合手术治疗或瘤体无法切除的患者,栓塞治疗可以控制症状,包括血尿或腰部疼痛。此外,有研究认为,在切除富含血管的骨转移瘤或脊柱转移瘤之前进行栓塞治疗可以减少术中的出血量;在某些骨转移或椎旁转移的患者中,栓塞治疗可以缓解疼痛。在一例病例报告中,作者报道了继发于皮肤的肾细胞癌转移,转移灶为外生性后颈部肿块,栓塞治疗后成功地切除了病灶,边缘清晰,出血量极少。

NCCN 及 EAU 指南建议,对于局限性肾癌及局部进展期肾癌,不耐受手术但存在严重血尿或腰部疼痛等临床症状明显的患者,可考虑行局部栓塞以缓解症状。

三、转移性肾癌多学科综合治疗的展望

不同于早期肾癌要求以治愈为目标,mRCC 的治疗目标是减缓肿瘤进展、延长生存、控制症状和维持较好的生存质量。由于 mRCC 自然病程短,如何联合和优化现有治疗手段和措施,尽可能控制甚至消除 mRCC 患者体内的肿瘤病灶,延长患者生存时间,并竭力控制转移灶引起的症状,保持患者较好的生存质量,是当前亟须解决的临床问题。建立由泌尿外科医师、肿瘤内科医师、放疗科专家、病理学专家、免疫治疗专家和影像诊疗以及介入治疗专家组成的多学科诊疗团队对 mRCC 进行综合诊疗,有望进一步改善 mRCC 患者生存,为 mRCC 患者长期生存带来希望,这一目标需要多学科团队综合治疗和长期管理才能实现。

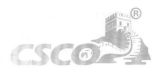

转移性肾癌抗血管生成联合免疫治疗进展

北京大学肿瘤医院

盛锡楠

近年来,随着 IMmotioan151、JAVELIN101、KEYNOTE426、CLEAR、CheckMate 9ER 等晚期肾癌一线治疗的随机对照 3 期临床研究陆续取得阳性结果,抗血管生成联合免疫治疗逐渐成为晚期肾癌的重要治疗,并且成为晚期肾癌主要的一线治疗模式。现将近一年来转移性肾癌抗血管生成联合免疫治疗进展进行综述,供大家参考。

一、大型临床研究的长期生存数据陆续公布

(一) KEYNOTE-426 研究

KEYNOTE-426 研究是一项帕博利珠单抗联合阿昔替尼与舒尼替尼对照用于晚期透明细胞癌一线治疗的随机对照 3 期临床研究,也是第一项评估晚期肾癌全人群接受免疫联合治疗的临床研究,2021 年 ASCO 会议公布了其中位随访 42.8 个月的研究结果:帕博利珠单抗联合阿昔替尼治疗组与舒尼替尼治疗组的中位生存时间分别为 45.7 个月与 40.1 个月($HR=0.73,95\%\ CI\ 0.60~0.88,P<0.001$),中位 PFS 为 15.7 个月与 11.1 个月,疗效持续时间分别为 23.6 个月与 15.3 个月。值得关注的是基于 IMDC 危险评分的亚组分析显示低危组生存未达到显著获益,HR 为 1.17,42 个月的生存率分别为 72.3% 与 73%,而中高危组仍然显示长期生存获益,HR 为 0.64,而无进展生存方面,同样显示低危组未达到显著获益,而中高危组获益。因此该研究数据长期随访显示帕博利珠单抗联合阿昔替尼可以显著改善无进展生存以及总生存,但亚组分析显示与中高危人群比较,低危组未能显著获益。

(二) CheckMate 9ER 研究

CheckMate 9ER 研究为一项纳武利尤单抗联合卡博替尼与舒尼替尼对照用于晚期肾癌一线治疗的随机对照Ⅲ期临床研究,2020 年 ESMO 大会报道了 CheckMate 9ER 研究的初步结果显示纳武利尤单抗联合卡博替尼较舒尼替尼治疗组可以显著改善无进展生存期与客观有效率。2022 年 ASCO-GU 会议公布了 32.9 个月的随访数据,卡博替尼联合纳武利尤单抗治疗组与舒尼替尼治疗组的中位生存期分别为 37.7 个月与 34.3 个月($HR=0.70,95\%\ CI\ 0.55~0.90,P<0.001$),中位 PFS 为 16.3 个月与 8.3 个月。

(三) JAVELIN Renal 101 研究

该研究是一项全球性、多中心、随机、对照研究,对比阿维鲁单抗联合阿昔替尼治疗组与舒尼替尼安慰剂组用于晚期肾癌一线治疗的随机 3 期临床试验,初步结果显示 PD-L1 表达阳性患者联合治疗组可显著延长中位无进展生存期(PFS)与总生存期(OS)。2021 年 ASCO 更新了 JAVELIN Renal 101 研究第 3 次中期分析及不同 IMDC 危险分层中的疗效。阿维鲁单抗联合阿昔替尼治疗组与舒尼替尼治疗组的中位 OS 分别为 42.2 个月与 37.8 个月,中位 PFS 分别为 13.9 个月和 8.5 个月($HR=0.67,95\%\ CI\ 0.568~0.785,P<0.000\ 1$)。

(四) IMmotion151 研究

该研究是一项全球性、多中心、随机对照研究,对比阿替利珠单抗联合贝伐珠单抗治疗组与舒尼替尼安慰剂组用于晚期肾癌一线治疗的随机 3 期临床试验,其主要终点为 PD-L1 阳性人群的无进展生存期与总生存期。2022 年 *JAMA Oncology* 杂志公布了其最终生存数据,结果显示 PD-L1 阳性人群阿替利珠单抗 + 贝伐珠单抗组和舒尼替尼组中位 OS 分别为 38.7 个月和 31.6 个月($HR=0.85,95\%\ CI\ 0.64~1.13$),而意向治疗人群阿替利珠单抗 + 贝伐珠单抗组和舒尼替尼组的中位 OS 分别为 36.1 个月和 35.3 个月($HR=0.91$),这表明阿替利珠单抗联合贝伐珠单抗未能改善未经治疗的 mRCC 患者的 OS 获益,也是唯一一项抗血管生成治疗联合免疫治疗用于晚期肾癌一线治疗未能成功的 3 期临床研究。

二、后续治疗分析进一步验证一线免疫联合治疗的疗效

以 CLEAR 研究为代表的免疫联合靶向治疗将晚期肾癌的客观缓解率提高到 71%,中位无进展生存期延长到 23.9 个月,极大地改变了晚期肾癌的治疗格局。但是另一方面,靶向免疫联合治疗用于后线治疗也可以获得 55.8% 的客观有效率和 12.2 个月的中位 PFS(KEYNOTE-146),靶向免疫联合治疗的序贯顺序也是目前临床关注的热点。2022 年 ASCO 大会报道了多项研究后续治疗对前线靶向免疫联合治疗的影响,在这个问题上对我们有一定的启示意义。在研究方法上,多项探索性研究都纳入了 PFS2 作为研究终点,其定义为随机

分组后接受初始治疗至后续治疗后疾病进展或死亡的时间。

（一）KEYNOTE-426 研究后续治疗数据分析

2021 年 ASCO 大会报道了 KEYNOTE-426 研究随访 42 个月的结果，与舒尼替尼相比，帕博利珠单抗联合阿昔替尼死亡风险降低 27%（HR=0.73，95% CI 0.60~0.88，P<0.001），中位 OS 延长了 5.6 个月（45.7 个月 vs. 40.1 个月）。本次 ASCO 大会报道了后线治疗的数据。截至 2021 年 1 月 11 日，中位随访时间为 42.8 个月（35.6~50.6 个月）。帕博利珠单抗＋阿昔替尼组 47.2%（204/432）的患者和舒尼替尼组 65.5%（281/429）的患者接受后续治疗。帕博利珠单抗＋阿昔替尼组后续治疗中抗 PD-1/PD-L1 抗体和 VEGF/VEGFR 抑制剂的比分别为 11.3%（23/204）和 82.8%（169/204），舒尼替尼组的比分别为 54.8%（154/281）和 43.4%（122/281）。

帕博利珠单抗联合阿昔替尼组和舒尼替尼组在 ITT 人群中的 PFS2 分别为 40.1 个月和 27.7 个月，其中在 IMDC 不同危险人群中，低危人群中分别为 46.0 个月和 39.9 个月，中高危人群中分别为 32.1 个月和 20.1 个月。研究结果显示，与舒尼替尼相比，帕博利珠单抗＋阿昔替尼一线治疗的患者 PFS2 更长，在不同 IMDC 风险组中趋势一致。这一研究支持帕博利珠单抗联合阿昔替尼作为晚期肾透明细胞癌的一线治疗。

（二）CLEAR 研究后续治疗数据分析

2021 年 ASCO-GU 公布的 CLEAR 研究在本次 ASCO 大会上也公布了后续治疗的数据。仑伐替尼联合帕博利珠单抗组和舒尼替尼组分别有 33%（117/355）和 57.7%（206/357）的患者接受了后续治疗。两组患者接受后续抗 VEGF 治疗的比分别为 30.4% 和 33.6%，接受 PD-1/PD-L1 抑制剂的比分别为 8.2% 和 43.1%。在所有患者中，仑伐替尼联合帕博利珠单抗组的 PFS2 比舒尼替尼组更长（中位数：未达到 vs. 28.7 个月，HR=0.50，95% CI 0.39~0.65，P<0.000 1），24 个月 PFS2 率分别为 72.7% 和 54.2%，36 个月 PFS2 率分别为 61.9% 和 42.9%。2021 年报道的未经调整二线治疗影响的 OS 获益风险比为 0.66（95% CI 0.49~0.88），本次大会报道的调整后续治疗影响的 OS 获益风险比为 0.54（95% CI 0.39~0.72）。

这些结论表明仑伐替尼联合帕博利珠单抗比舒尼替尼具有统计学意义和临床意义的生存获益。在调整了后续治疗的影响后，获益仍然保持一致，表现为 PFS2 延长和调整后的 OS 获益。这些结果进一步支持仑伐替尼联合帕博利珠单抗作为晚期肾透明细胞癌的一线治疗。

（三）纪念斯隆 - 凯特琳癌症中心（MSKCC）治疗数据分析

纪念斯隆 - 凯特琳癌症中心在本次大会上报道了该中心于 2014 年 1 月 1 日至 2020 年 12 月 30 日接受靶向免疫联合治疗（TKI/IO）和联合免疫治疗（IO/IO）之间 PFS2 的差异。一线 TKI/IO 方案共 83 人，包括：阿昔替尼 / 帕博利珠单抗 34%，仑伐替尼 / 帕博利珠单抗 29%，阿昔替尼 / 阿维鲁单抗 25%，其他 11%，40 名患者发生了 PFS2 事件。接受一线 IO/IO 方案的 90 人，有 52 人发生了 PFS2 事件。IO/IO 组有更高比值的脑转移和中 / 低 MSKCC 风险患者。在一线治疗中，与 IO/IO 相比，TKI/IO 组具有更高的 ORR 和更长的治疗时间（65% vs. 39%，P<0.001；16.1 个月 vs. 5.1 个月，P<0.001）。在二线治疗中，则是 IO/IO 组 ORR 更高（47% vs. 13%，P<0.001），中位治疗时间没有显著差异（7.7 个月 vs. 7.1

个月，P=0.30）。

TKI/IO 组的中位 PFS2 为 44 个月（95% CI 27~53），IO/IO 组为 23 个月［95% CI（16~47）个月，P=0.13］。TKI/IO 和 IO/IO 组的 12 个月时的 PFS2 率分别为 86% 和 74%，36 个月时的 PFS2 率分别为 51% 和 42%。OS 没有显著差异（P=0.32；3 年 OS：IO/IO 60%，95% CI 47%~71%；TKI/IO 62%，95% CI 49%~73%）。

研究认为，在接受一线 IO/IO 或 TKI/IO 治疗的患者，IO/IO 组二线 ORR 更高，TKI/IO 组一线 ORR 更高，中位 PFS2 在数值上更高，但在 PFS2 或 OS 方面未观察到统计学上的显著差异。这些结果表明 IO/IO 和 TKI/IO 都是 ccRCC 可接受的一线治疗策略。

三、大型临床研究的亚组分析有助于临床策略的制定

（一）缓解深度与晚期肾癌抗血管生成联合免疫治疗的生存密切相关

2022 年 ASCO 大会报道了卡博替尼联合纳武利尤单抗用于晚期肾癌一线治疗 CheckMate 9ER 研究缓解深度（DepOR）与患者临床预后的关联性。研究将 DepOR 亚组基于最佳疗效（依据 RECIST v1.1）和最佳肿瘤缩小阈值进行区分：完全缓解（CR）；肿瘤缩小 80%~<100%（PR1）；肿瘤缩小 60%~<80%（PR2）；肿瘤缩小 30%~<60%（PR3）；疾病稳定（SD）；疾病进展（PD）。随机化 6 个月后，对 DepOR 亚组的 PFS 和 OS 结果进行分析。结果显示，与舒尼替尼组相比，纳武利尤单抗联合卡博替尼组缓解程度更深（CR+PR1+PR2：38% vs. 17%）。纳武利尤单抗联合卡博替尼组更深的缓解程度与 12 个月的 PFS 率更高有关，CR（94.9% vs. 82.4%）、PR1（81.3% vs. 37.5%）、PR2（72.1% vs. 53.2%）。所有亚组中，缓解程度越深，OS 结果更好。纳武利尤单抗联合卡博替尼组获得 CR、PR1 和 PR2 的患者，18 个月 OS 率分别为 97.5%、97% 和 83.5%，而舒尼替尼组分别为 100%、100% 和 88.2%。

2020 年 ASCO 会议同样报道了 KEYNOET-426 研究中关于肿瘤缓解深度与总生存的关系，结果显示对于免疫联合治疗组，缓解深度越明显，生存获益更佳。这两项研究提示，对于晚期肾癌抗血管生成联合免疫用于晚期肾癌一线治疗，最大追求肿瘤的缓解深度，有助于患者的长期生存预后。

（二）东亚人群接受抗血管生成联合免疫治疗具有自身的安全性数据特点

2022 ASCO-GU 会议公布了仑伐替尼联合帕博利珠单抗用于晚期肾癌 CLEAR 研究的东亚人群数据分析，虽然东亚亚组由来自日本和韩国的患者组成，但对于国人开展相应的治疗具有很大的参考价值。研究随机化的 1 609 例患者中，联合治疗组 75 例患者来自东亚，舒尼替尼组 65 例。其特征与 CLEAR 试验总体患者人群的基线特征基本一致。结果显示在东亚患者亚组中，仑伐替尼联合帕博利珠单抗组的 ORR 为 65.3%，优于单药治疗组的 49.2%（OR=2.14，95% CI 1.07~4.28）。此外，缓解持续时间也更长，分别为 20.3 个月与 12.9 个月。与全球人群相似，与舒尼替尼单药治疗相比，联合治疗组的无进展生存期（PFS）更长，中位时间分别为 22.1 个

月和 11.1 个月,治疗的 *HR* 与全球人群相当,均为 0.38(95% *CI* 13.8 个月 ~NE),总生存期(OS)比较也有类似的结果,东亚患者亚组中的 *HR* 为 0.71(95% *CI*,0.30~1.71),全球人群中的 *HR* 为 0.66。安全性方面,东亚患者无论是联合治疗,还是对照组,治疗相关的不良反应发生率(66.7% vs. 57.8%)都要高于全球人群数据(28.7% vs. 37.4%),这也导致东亚人群药物减量的比值要高于全球人群。各个不良事件中,联合治疗组中发生任何级别蛋白尿的患者比例(56%)高于全球人群(29.5%),而舒尼替尼组中发生中性粒细胞减少的东亚患者比值为 26.6%,而全球人群中仅为 11.8%,这与我们中心既往分析的东亚人群靶向药物不良反应具有种族差异的结论是一致的。

四、其他抗血管生成联合免疫用于晚期肾癌一线治疗研究

对于获批晚期肾癌免疫治疗适应证的纳武利尤单抗,以及作为免疫联合最多的靶向药物阿昔替尼,尚未见这两个药物联合给药的数据,2022 ASCO-GU 大会报道了阿昔替尼联合纳武利尤单抗一线治疗晚期肾透明细胞癌的 Ⅰ/Ⅱ期研究数据。研究入组 44 例患者,IMDC 低、中、高危分别占 40.9%、52.3% 和 6.8%,中位随访 11.5 个月,疾病控制率 97.6%,客观有效率 59.5%(CR 2.4%),中位 PFS 为 16.4 个月,12 个月 OS 率为 86.7%,中位 OS 未达到。3 级及以上不良反应 70.7%,14% 的患者因为不良反应停药。该研究显示,阿昔替尼联合纳武利尤单抗显示出与其他已批准免疫联合方案相似的安全性和有效性。阿昔替尼一如既往地显示出与其他抗 PD-1 药物联合的安全性。

五、抗血管生成联合免疫治疗用于晚期肾非透明细胞癌的治疗

近些年,针对晚期肾非透明细胞癌(nccRCC)的研究越来越多,但由于 nccRCC 病理类型众多,但发病率极低,绝大多数研究以回顾性分析为主,但这些研究对我们临床诊疗工作仍然有参考价值。

ORACLE 研究回顾性地纳入了接受联合治疗(IO/IO、IO/VEGF 或 mTOR+VEGF)的 128 例 nccRCC 患者,主要终点是研究者审查评估的客观缓解率(ORR),次要终点是无进展生存期(PFS)、疾病控制率(DCR)和总生存期(OS)。患者中位年龄为 57 岁,66% 为男性,65% 为白种人。组织学包括乳头状(37%)、未分类(33%)、嫌色细胞(16%)、易位(9%)和其他类型(5%)。69% 的患者既往接受过肾切除术;80% 为 IMDC 中/低风险;20% 伴有肉瘤样和/或横纹肌样瘤分化,肝转移和骨转移的比值分别为 27% 和 29%,63% 的患者为一线治疗。IO/IO、IO/VEGF 和 mTOR+VEGF 方案一线治疗的 ORR 分别为 24%、28% 和 17%,后线治疗的 ORR 分别为 5%、0 和 10%,在乳头状肾细胞癌分别为 8%、7% 和 0,在嫌色细胞癌分别为 20%、0 和 33%。伴肉瘤样分化患者接受 IO/IO 或 IO/VEGF 方案的 ORR 较高,分别为 39% 和 37%。IO/IO 和 IO/VEGF 方案相对于 VEGF/mTOR 方案具有更长的 PFS 和 OS,分别为 8.5 个月 vs. 9.5 个月 vs. 3.7 个月和 24.4 个月 vs. 18.2 个月 vs. 15.4 个月。虽然这些数据仍需要进一步前瞻性临床研究证实,但对于日常临床工作,有一定的参考价值。

2022 年 ASCO-GU 会议报道了国际 11 个中心 29 名染色体异位性肾癌患者接受免疫联合治疗的数据。其中 TFE3 基因融合相关性肾癌 22 例,TFEB 肾癌 7 例,最常见的转移部位为肺(76%),肝(52%),腹膜后淋巴结(48%)和骨(38%)。IMDC 低、中、高危分别为 31%,45% 和 24%。分别有 17 例(59%),7 例(24%)和 5 例(17%)接受一线、二线和三线及以上的治疗,中位随访 12.9 个月,总体的中位 PFS 和中位 OS 分别为 3.2 个月和 13.5 个月。其中 11 例接受免疫联合抗血管靶向治疗,18 例接受抗 PD-1/PDL-1+ 抗 CTLA-4 双免疫治疗,亚组分析显示两组患者的 ORR 分别为 36% 和 5.5%,免疫联合抗血管靶向组的 PFS 时间为 5.4 个月,双免疫组中位 PFS 为 2.8 个月。该研究初步提示免疫联合抗血管治疗较双免疫治疗似乎更为有效。这与北京大学肿瘤医院报告的晚期 XP11.2 异位性肾癌中接受免疫联合靶向治疗数据一致,共纳入 45 例,其中 2 例一线接受 IOVE 方案治疗,均获得 PR,DOR 分别超过 16.6 个月和 25.6 个月,目前正在继续接受治疗中。12 例接受后线免疫联合靶向方案治疗(二线、三线及四线分别 6 例、2 例及 4 例),3 例获得 PR(25%),其余 9 例获得 SD,DCR 为 100%,相对于 VEGF 抑制剂和 mTOR 抑制剂获得了更长中位 PFS(8.5 个月 vs. 7.2 个月 vs. 2.0 个月)和中位 OS(11.2 个月 vs. 12.2 个月 vs. 8.4 个月)。

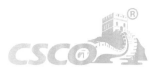

前列腺癌寡转移放疗进展

中山大学肿瘤防治中心

何立儒　刘洋　周芳坚

放疗是前列腺癌综合治疗的重要组成部分,近年来随着放疗技术的发展,尤其是体部立体定向放射治疗(stereotactic body radiotherapy, SBRT)技术的推广,其适应证也在逐步拓宽。既往前列腺癌的放疗主要用于局限期患者,而转移期放疗仅以姑息减症为主要目的。随着学界对转移的认识深化和治疗分层,发现低肿瘤负荷前列腺癌的原发灶放疗能显著改善患者生存,将转移期前列腺癌的局部治疗引领进了新篇章。同时,对寡转移前列腺癌的转移灶进行放疗,其潜在获益也越来越受到关注。

寡转移为局限期和广泛转移期的中间阶段,此阶段的肿瘤恶性度相对较低、转移能力有限,一般为有限个数、有限器官的转移。寡转移的定义尚不完全统一,多将不超过3个或5个转移灶定义为寡转移。随着精准影像(如PSMA PET/CT)在前列腺癌中的应用,以及精准放疗(如SBRT)可及性的提高,对于转移灶局部治疗个数的限制有放宽趋势。将寡转移阶段从转移期中区分出来,其重要价值之一在于体现局部治疗在这个特殊阶段的潜在获益;而寡转移表现的多样性则催生了局部治疗不同的使用场景。2020年ESTRO和EORTC根据寡转移的发生发展将其分为三大类,即初始寡转移(de-novo oligometastasis)、再发寡转移(repeat oligometastasis)和诱导后寡转移(induced oligometastasis)。对于初始和再发寡转移进行局部放疗的主要治疗目标是达到影像无瘤状态,而对于诱导后寡转移进行局部放疗的主要目的是巩固系统治疗的疗效。无论是追求影像无瘤还是巩固系统治疗的疗效,长期的局部肿瘤控制都是寡转移病灶放疗的目标。与传统放疗技术相比,SBRT具有起效快、不良反应低、肿瘤控制持久的特点;与手术、介入等其他局部治疗方式相比,有无创优势;还具有激发机体免疫反应的潜能;因此SBRT是前列腺癌转移灶局部治疗的首选方式。

近年来,寡转移前列腺癌放疗的前瞻性研究结果相继报道。继2016年一项前瞻性单臂研究明确了放疗在寡转移前列腺癌中的可行性之后,紧接着2017年POPSTAR研究初步报道的激素敏感性(HSPC)或去势抵抗性前列腺癌(CRPC)寡转移SBRT的结果,2年局部控制率可达93%。2019年,一项针对泛瘤种寡转移灶进行体部立体定向放疗的SBRT-COMET研究(包括16例寡转移前列腺癌)结果显示,SBRT有改善总生存率的趋势($HR=0.57, P=0.090$)。与此同时,针对寡转移HSPC的Ⅱ期随机对照研究——STOMP研究和ORIOLE研究的结果相继公布。STOMP研究对比了寡转移HSPC转移灶SBRT与监测,发现SBRT可显著延长无生化复发生存率($HR=0.53, P=0.03$),且SBRT组的前列腺特异性抗原(prostate-specific antigen, PSA)应答率达74%,无严重不良反应,但并没有延长疾病进展到CRPC的时间,也没有达到改善总生存期的目的。ORIOLE研究通过相似的研究设计,发现SBRT可延长无进展生存率($HR=0.30, P=0.002$),部分转移灶未放疗的患者无进展生存率($HR=0.26, P=0.006$)和无远处转移生存率($HR=0.19, P<0.001$)劣于全转移灶放疗的患者;其测序结果发现SBRT后T细胞受体克隆型扩增显著增加,提示SBRT可能诱导全身免疫反应。在2022年ASCO会议中,Matthew P.Deek等报道了STOMP和ORIOLE研究入组患者的NGS检测结果,不伴有ATM、BRCA1/2、RB1或TP53突变的患者从寡转移灶放疗中获益更大。这些研究显示,针对HSPC寡转移灶进行放疗局部控制率高、安全性良好,具有延缓疾病进展的作用,基因突变状态有助于预测转移灶SBRT的临床获益。

由于CRPC阶段肿瘤进展加速,患者异质性较大,针对CRPC寡转移灶放疗的价值探索起步相对较晚。回顾性研究显示,CRPC患者减瘤性放疗与预后有一定相关性,寡转移CRPC原发灶及转移灶全覆盖放疗后PSA的中位降幅为87.5%,3年无转移生存率为25.0%,总生存率为54.5%。2021年,一项Ⅱ期前瞻性研究入组了89例胆碱PET/CT诊断寡转移CRPC的患者,SBRT后2年无进展生存率、总生存率分别为21%和80%;该研究还提示SBRT可诱导CD11a^{high}的效应CD8^{+} T细胞会与肿瘤反应,基线和放疗后14天肿瘤反应T细胞的增加与预后良好相关,提示了SBRT可诱导系统性抗肿瘤免疫反应的潜力。

药物诱导后出现寡进展病灶往往为恶性度较高的耐药病灶,用局部放疗的方法消除耐药病灶有助于病情的整体控制。文献报道约28%的CRPC患者存在寡进展(不超过3处进展),主要集中在骨和淋巴结转移灶,寡进展病灶的SBRT可延缓患者无进展生存率12.3~13.6个月,换药时间可延长17.0~21.0个月,30.2%的患者此后因再发寡进展接受二程

SBRT。寡进展的 SBRT 对于潜在获益人群的筛选十分重要，对于 PSADT 较短（≤3~4 个月）、初诊为多发转移的患者，SBRT 治疗后容易较快进展为多发转移，故此类患者需考虑是否更换治疗药物，以达到更好的治疗效果。诱导后寡转移文献报道少，Yoshida 等分析了 14 例诱导后寡转移 SBRT 的疗效，其 PSA 应答率（36% vs. 93%，P=0.033）、无生化复发生存率（8.7 个月 vs. 5.8 个月，P=0.040）均显著低于初始寡转移患者。总体而言，寡进展、再发寡转移和诱导后寡转移的 SBRT 疗效一般劣于初始寡转移的患者。

前列腺特异性膜抗原（prostate specific membrane antigen，PSMA）PET/CT 具有灵敏、准确、特异及定位精确等特点，较传统影像学对早期转移灶具有更高的检出率，用于寡转移前列腺癌的病灶定位极具前景。回顾性研究显示，PSMA 引导下寡转移 SBRT 的 2 年无去势治疗生存率为 58%~62%，2 年局部控制率为 76%~100%，局部控制率与放疗剂量相关。OLI-P 研究入组了 PSMA PET/CT 检出不超过 5 处转移灶的寡转移患者，SBRT 后的无生化进展生存率和无去势治疗生存时间分别为 13.2 个月和 20.6 个月。此外，2022 年 ASCO-GU 公布了一项再发寡转移的 SBRT 结果。12 例寡转移前列腺癌的患者在接受首程全转移灶 SBRT 后，因 PSMA PET/CT 发现再发寡转移接受二程 SBRT，首程和二程 SBRT 的 PSA 应答率均达到 67%，首程和二程 SBRT 后无进展生存期为 30 个月和 23 个月，二程 SBRT 后虽有所下降，但无进展生存期仍十分可观。基于 PSMA PET/CT 实施前列腺癌寡转移灶的局部治疗是目前研究的热点和方向。目前正在进行的 SPARKLE 研究（NCT05352178），拟纳入 873 例 PSMA PET/CT 检出寡转移患者，探索 SBRT 或转移瘤切除联合短程药物治疗的获益；此外，VA STARPORT 研究也将入组 464 例寡转移患者，探索基于 PET/CT 的局部放疗能否在标准系统治疗的基础上带来生存获益，结果值得期待。

在前列腺癌寡转移灶放疗的价值方面，目前虽尚缺乏大规模的前瞻性随机对照研究结果，但其临床应用之多、减症减瘤及潜在获益之大，让其获得了一定程度的认可。目前 NCCN 指南已明确指出 SBRT 可用于以长期肿瘤控制为目标的椎体或椎旁有限转移灶的治疗，也可用于以延长无进展生存期为目标的寡转移前列腺癌。寡转移灶的局部放疗能给哪些患者带来明确的生存获益，以及在原发灶减瘤性放疗基础上增加寡转移灶的放疗能否带来更好的预期，值得进一步探索（ARTO、PLATON 和 STAMPEDE Arm M 等）。

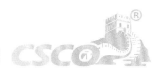

前列腺癌的筛查与早期诊断

北京大学第一医院

范宇　何志嵩

一、中国前列腺癌发病率分析

我国研究结果显示：中国前列腺癌的发病率和死亡率呈现显著的地区差异性，其中城市地区前列腺癌的发病率明显高于农村地区。而近年来，中国前列腺癌死亡率总体呈现上升趋势。北京大学第一医院泌尿外科研究所单中心20年的前列腺癌数据结果显示，并未发现前列腺癌分期前移趋势。据此可以推测，国内筛查工作可能尚不充分，为降低相对较高的前列腺癌特异性死亡率、前移疾病分期谱，国内前列腺癌筛查与早期诊断工作尚需加强和完善。

二、中国人群 *DDR* 基因胚系突变

筛查有两个维度：第一个维度是在大范围人群中识别前列腺癌发生风险高的个体；第二个维度是在高风险人群中"早期发现，早期诊断"，从而能早期、合理治疗前列腺癌。其中，高风险人群不仅包括一级亲属患前列腺癌的男性，还包括具有 DNA 损伤修复（*DDR*）基因胚系突变男性。

研究表明一级亲属患早发前列腺癌（发病年龄<60岁）的男性诊断前列腺癌的风险是普通人群的2.1~2.5倍。该部分男性可在充分遗传咨询下进行遗传检测。

前列腺癌患者可能携带 *DDR* 基因胚系突变，包括同源重组修复（HHR）基因，如 *BRCA1/2*，以及错配修复（MMR）基因（包括 *MLH1*、*MSH2*、*MSH6*、*PMS2*、*EPCAM* 基因）等。国外文献表明最常见的几种胚系突变基因依次为：*BRCA2*（5%），*ATM*（2%），*CHEK*（2%），*BRCA1*（1%）等。近期发表的两篇基于中国人群关于胚系 *DDR* 基因测序结果的研究结果表明，中国人群与高加索人群关于 *DDR* 基因胚系突变的分布是相似的，其中 *BRCA2* 胚系突变同样是突变发生率最高的 *DDR* 胚系突变位点（4.3%），其他常见的胚系突变位点还有 *ATM*（1.0%）、*PALB2*（0.7%）、*MSH2*（0.5%）。

目前在所有 *DDR* 基因研究当中，有关 *BRCA2* 的研究是相对成熟的。国外研究表明 *BRCA2* 突变与前列腺癌的2~6倍发生风险相关，且与肿瘤早发、恶性度高、预后不良等相关。Zhu 等人的研究表明，中国人群 *BRCA2*、*MSH2*、*PALB2*、*ATM*

胚系突变与前列腺癌发生相关，发生前列腺癌的 *OR* 值分别为 16.6、14.9、5.6、2.8。目前欧美各大指南均建议携带 *BRCA2* 胚系突变男性提至 40 岁（对比正常人群：一般 60 岁开始）开始进行每年一次的前列腺癌早期筛查，国内最新指南也进行了相应建议更新。*MSH2*、*PALB2*、*ATM* 胚系突变的携带者也应予以警惕，该人群也可能从更早、更频繁的筛查中获益。

三、前列腺癌筛查理念的变化历程

在前列腺特异性抗原（PSA）被发现后的50年里，以 PSA 检测为基础的前列腺癌筛查理念在不断变化。从美国20世纪90年代进行人群大规模 PSA 检测以追求前列腺癌早期诊断和降低特异性死亡率；到2010年美国的指南不再推荐人群大规模 PSA 检测以防过度诊治；再到近年来提倡"精准医疗"理念，欧美均推荐可在充分知晓筛查的获益和风险条件下开展人群筛查，并追求用更有效的检测工具、更合理的流程来尽可能早期诊断有临床意义的前列腺癌（clinically significant prostate cancer, csPCa），从而降低惰性前列腺癌的检出。其中就包括新生物标志物与MRI的应用。

四、新生物标志物的涌现

新生物标志物对 csPCa 较传统检测工具（PSA 等）有更可靠的检测能力，可在提高 csPCa 检出率的同时减少不必要的穿刺，目前越来越多地用于前列腺癌筛查与早期诊断。

前列腺癌生物标志物主要有两种分类方法：一种是按照被检测样本的类型分类，主要分为血、尿、组织生物标志物；另一种则是根据生物标志物的不同用途分类，主要分为初始筛查后序贯风险评估类标志物（如 PHI、PCA3 等），复发预后评估类标志物（如 PTEN、Ki-67 等）以及疗效预测类标志物（如 AR、BRCA2）。

目前较多文献支持体液生物标志物检测在 MRI 检查前使用，综合其他工具后，若评估结果为中高风险，则进一步完善 MRI 检查；若结果为低风险，则可免于 MRI 及后续可能的

穿刺,如此可使 1/3 男性免除 MRI 及后续可能的穿刺。

接下来本文将按照检测样本的类型来讨论新生物标志物在前列腺癌筛查与早期诊断中的应用。

(一) 血液生物标志物

新血液生物标志物在检测 csPCa 方面展现出潜在的价值,目前较为成熟的有前列腺健康指数(prostate health index, PHI)和 4 种激肽释放酶标志物(four Kallikerin Panel, 4K)等,它们尤其能为 PSA 水平处于灰带的男性提供额外有价值的信息。

1. PSA 及其衍生物 为了更好地理解这些新血液标志物的概念及意义,首先来回顾一下 PSA 及其衍生物。PSA 前体(proPSA)在腺上皮细胞中通过己糖激酶 2(HK2)的催化作用被剪切掉 7 个氨基酸长度的肽单位形成具有活性的 PSA;proPSA 也可以在不同位点被剪切掉不同长度的肽单位,成为不具有活性的 proPSA 亚型,如 proPSA 和 proPSA 等。PSA 分泌入腺腔后,又可在不同部位酶的催化下形成更多其他的不具有活性的亚型,如 iPS 和 BPSA。一小部分 PSA 可弥漫进入血液,立即被蛋白酶抑制剂(通常为 α1- 抗糜蛋白酶)结合形成结合性 PSA(cPSA)。而 proPSA、iPSA、BPSA 可同样可进入血液循环并能保持非结合的游离状态,称为游离 PSA(fPSA)。临床检测血液中的血清总 PSA(tPSA)包括 cPSA 和 fPSA。

当前列腺癌发生时,前列腺组织内的局部腺腔结构被破坏、基底细胞消失,PSA 及其衍生物更容易弥散入血,总 tPSA 升高,但由 proPSA 形成 PSA 相对减少,且由癌细胞产生的 PSA 更容易逃逸酶切,而形成 BPSA 也相对减少,导致 proPSA 等亚型相对增多,fPSA 相对下降等结果,即血清游离 PSA 百分比(fPSA%)下降。fPSA% 被用于 PSA 4~10ng/ml 的男性的肿瘤风险评估。

2. 前列腺健康指数

(1)前列腺健康指数的定义及相关国际研究:Beckman Coulter 公司于 2010 年提出前列腺健康指数(PHI)的概念,随后 FDA 批准 PHI 用于特定人群的前列腺癌检测。其计算方法为 $PHI = proPSA/fPSA \times \sqrt{tPSA}$。当 proPSA、tPSA 越高,fPSA 越低时,恶性肿瘤的可能性越大。

初步研究结果证实,在 PSA 水平处于"灰色区域"的情况下,对 proPSA 异构体的检测可以减少阴性活检。Kim 等人研究,当以 PHI>30 作为进行 MRI 和活检的阈值,可使 40% 男性免于不必要的活检,使 25% 的男性免于 MRI,代价是漏诊 8% 的 ≥GG₂ 组前列腺癌病例。一篇纳入了 60 篇研究的系统性综述和 Meta 分析显示,使用 PHI 检测前列腺癌的总体灵敏度和特异度分别为 0.79 和 0.63,PHI 检测 csPCa 的总体灵敏度和特异度分别为 0.87 和 0.58,提示 PHI 诊断效能尚可。

(2)中国人群的 PHI 相关研究结果:上海复旦大学那荣等于 2017 年发表的一篇纳入 1 538 人的前瞻性多中心研究结果显示,当 PSA>2ng/ml 时,PHI 检测总体或 ≥GG₂ 组前列腺癌的效能要显著优于传统 tPSA。当使用 PHI>35 作为活检阈值时,能避免 39% 的不必要的活检,代价是漏诊 7.93% 的前列腺癌,其中包括 3.69% 的 ≥GG₂ 组前列腺癌。南京市第一医院谭思嘉等人纳入 190 例的研究显示了相似的研究结果。

3. 4K 评分 4K 评分是一种包含 tPSA、fPSA、HK2、iPSA 的检测方法,同时纳入年龄、经直肠指诊(DRE)结果、穿刺前状态等参数,该工具主要用来预测后续穿刺结果中出现高级别肿瘤(≥GG₂)的风险。目前该检测主要应用瓶颈在于尚未获得理想阈值。一项纳入 6 129 人的前瞻性研究结果显示,4K 评分的 AUC 为 0.82,当使用高级别肿瘤风险为 6% 作为其穿刺阈值时,1 000 名男性中的 428 位(428/1 000)能避免不必要的穿刺,同时保证只有 14/133 个高级别肿瘤漏检。

(二) 尿生物标志物

前列腺细胞会脱落到尿液中,收集尿液标本又是相对容易的,所以作为前景较好的前列腺癌生物标志物来源,尿生物标志物长期以来被寄予厚望。

1. PCA3 前列腺癌抗原 3(PCA3)是一种过表达的长链非编码 RNA(lncRNA)生物标志物,也是研究发现的第一个前列腺癌尿生物标志物。PCA3 利用 RT-PCR 的方法对 DRE 后收集的尿液沉积物进行扩增后评估 PCA3 与 PSA 的 mRNA 水平的比值,从而获得 PCA3 评分,再将其与事先设定的阈值比较以得到发生肿瘤的风险。研究结果显示,在 PSA 升高的男性中,PCA3 尿液检测优于 tPSA 和 fPSA% 检测,AUC 曲线下面积显著增加。目前国际上 PCA3 检测的主要指征是评估初次活检阴性后是否需要重复活检。一项研究结果显示在初次活检前行 PCA3 检测,当其 PCA3 评分阈值取 60% 时,其检测前列腺癌的灵敏度为 42%,特异度为 91%,PPV 为 80%,提示该检测方法可用于初次活检前评估。在不同的临床情景下,随临床实践的目的不同,PCA3 阈值的取值倾向会有所不同,目前尚未对特定临床情景下的最佳阈值达成共识,这是 PCA3 目前临床应用的挑战之一。

2. *TMPRSS2-ERG* 融合基因 *TMPRSS2-ERG* 基因融合可能是前列腺癌发生发展的早期事件,且发生频率高,50% 的前列腺癌中检测到该融合基因,而其特异度是接近 100%。较早的研究显示 *TMPRSS2-ERG* 融合基因评分较 PSA 能更显著地预测前列腺癌的发生,且该评分与肿瘤体积、肿瘤分级、分期等因素相关。

目前比较流行将 *TMPRSS2-ERG* 融合基因评分与 PCA3 评分及 PSA 检测三者联合,组成 MiPS 评分,使得肿瘤预测效能能进一步提高。研究发现 MiPS 对 ≥GG₂ 肿瘤有较好的预测能力,能在改善检测特异度的同时保持较高敏感度。

(三) 外泌体检测

外泌体是由活细胞(包括癌细胞)释放到生物体液内的小囊泡,这些囊泡可含有来自肿瘤的物质,如 DNA、RNA、蛋白质及代谢产物等,是细胞间通信交流系统的一部分,参与细胞的新陈代谢。癌细胞常使用它们作为生物信使以促进自身增殖。外泌体在生物体液(包括血浆和尿液)中非常稳定,在疾病的早期阶段就能被分离得到,是当下前列腺癌早期诊断及分层治疗领域内的一个热点。

ExoDx Prostate(IntelliScore)(EPI)是新近研发的基于尿液样本外泌体检测的前列腺癌早期辅助诊断工具,其主要以 SPDEF 为内参检测 PCA3 与 ERG 的 mRNA 表达水平。EPI 是第一个利用外泌体诊断肿瘤的商业化检测工具,具有里程

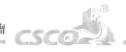

碑式的重要地位,目前已被纳入 NCCN 指南,主要用于 50 岁以上、PSA 处于灰带 2~10ng/ml 男性的高分级前列腺癌风险评估。McKiernan 研究结果显示 EPI 能够以漏诊 12/148 高级别肿瘤为代价,较大程度避免阴性穿刺(138/519)。另一研究前期数据证实 EPI 对≥GG$_2$ 肿瘤具有较好诊断效能,能获得较高的 NPV(89%),在避免阴性穿刺上有较大潜在价值。

近期 Wang 等人研究发现了另一种称为"前列腺癌前哨检测"的尿外泌体检测工具,该工具检测一种小段非编码 RNA(sncRNA),他们的研究结果显示无论是对何种临床结局(任何前列腺癌、≥GG$_2$ 肿瘤或高风险肿瘤),前哨检测均保持了 90% 以上的灵敏度及特异度。

(四)基于组织标本的生物标志物

基于组织标本的生物标志物目前主要用于评估初始穿刺阴性后重复穿刺的个体;也可用于初始穿刺阳性患者的早期预后评估,以帮助患者选择更合理的治疗方案。

1. 组织生物标志物在重复穿刺情景的应用 目前比较成熟的检测试剂是 ConfirmMDx,它是一种多基因表观遗传学检测试剂,评估(初)穿刺病理组织的 GSTP1、APC 和 RASSF1 三种基因启动子区的甲基化状态。肿瘤组织旁较近的周围正常组织内也能检测到与肿瘤组织类似的表观遗传学改变。ConfirmMDx 正是基于这个观点来检测评估肿瘤风险的。

欧洲的 MATLOC 研究使用 ConfirmMDx 试剂检测了498 名初次穿刺阴性后 30 个月内行重复穿刺的男性,结果显示该试剂的阴性预测值(NPV)高达 90%。

另一个相似的研究纳入了 350 名初次穿刺阴性后 24 个月内行重复穿刺的男性,结果显示 ConfirmMDx 试剂可显示出 88% 的 NPV。且这些研究中多因素分析结果均显示ConfirmMDx 试剂是重复穿刺阳性结果的独立危险因素,具有较好的预测价值。

2. 组织标志物在初始穿刺中的应用

(1)可通过免疫组化检测来预测预后的组织标志物:主要包括 Ki67 和 PTEN。Ki67 作为细胞增殖指数已经被广泛用于包括乳腺癌在内的各种肿瘤的诊断及预后评估中。越来越多文献结果表明 Ki67 对前列腺癌无生化复发生存、无转移生存和总生存等结局有较好的预测价值。Ki67 还能为主动监测人群的纳入及监测提供可靠依据。目前影响其广泛应用于临床实践的因素是:其免疫组化结果的判读尚未达成统一共识,结果解读的内部一致性较差。

另一个应用较广泛且表现稳健的前列腺癌预后标志物为PTEN 缺失。PTEN 蛋白通过阻断 PI3K/AKT 信号通路来起到抑癌作用。基因重排是造成 PTEN 基因缺失的主要原因。FISH 检测或免疫组化检测是常用的检测 PTEN 缺失方法。研究结果表明 PTEN 缺失是前列腺癌术后发生生化复发的独立危险因素。而当与 ERG 联合检测时,不少研究发现 PTEN 缺失伴 ERG 表达阴性的患者与前列腺癌特异性死亡强相关。伴有 PTEN 缺失的穿刺病理 GG$_2$ 患者有较高发生非器官局限性肿瘤以及术后生化复发的风险,这同样能为主动监测人群纳入标准提供可靠依据。

(2)基于 mRNA 的基因组检测:其他可用于预测预后的组织标志物还有基于 mRNA 的基因组检测,目前较成熟的商品试剂有 Oncotype Dx、Prolaris 和 Decipher。越来越多的研究支持这些工具用于穿刺病理后的预后评估。但是这些工具能否在主动监测队列中用于不良病理结果的预测评估,目前仍有争议。

(3)用于预测疗效的组织标志物:此类标志物在前列腺癌的早期诊断中应用较局限,主要是应用于初诊即中晚期的肿瘤,为更好地预测后续可能治疗药物的疗效而进行组织标志物的检测,如雄激素受体(ARv7),研究表明循环肿瘤细胞免疫组化 ARv7 阳性的患者更能从紫杉醇化疗(而非 AR 信号通路抑制剂)获益,提示基于组织的 ARv7 免疫组化结果可能为后续治疗提供方向。其他生物标志物还包括 MMR 相关蛋白(MSH2、MSH6、MLH1 和 PMS2)及 *HRR* 基因检测等。

五、MRI 在前列腺癌筛查与早期诊断中的作用

(一)多参数磁共振成像(mpMRI)在前列腺癌诊断领域内取得的成绩

近年来,多参数磁共振成像(multiparametric magnetic resonance imaging,mpMRI)技术在前列腺癌领域的进展彻底改变了前列腺癌的诊断路径,前列腺穿刺活检前行 MRI 评估目前已成为各大指南公认的常规流程。MRI 对前列腺癌诊断路径的革新主要体现在以下两个方面。

1. 穿刺前危险度评估 大量高质量研究结果表明穿刺前行 MRI 检查能避免 27%~49% 不必要的即刻前列腺穿刺。其中 PROMIS 研究结果显示,与 TRUS 穿刺相比,MRI 检查有更高的敏感性,体现出 MRI 作为穿刺前良好评估工具的潜能。

2. 穿刺中引导靶向穿刺 MRI 的作用不仅在于前列腺癌穿刺前的危险度评估,它更能为后续可能进行的穿刺提供具体的病灶靶标。关于 MRI 引导靶向穿刺策略的研究众多,且具体的穿刺方案不尽相同。总体而言,目前多数研究结果表明,MRI 靶向穿刺能显著降低临床不显著肿瘤的诊断;而在诊断 csPCa 效能方面,结论尚未完全统一。一篇 2019 年考克兰系统性综述结果支持 MRI 引导的靶向穿刺相较于系统性穿刺能显著检测出更多的 csPCa。

不少研究表明靶向穿刺联合系统性穿刺能进一步提高csPCa 的检出,减少 MRI 联合靶向穿刺的假阴性结果发生,所以目前指南更支持靶向穿刺联合系统性穿刺的方案。

(二)快速 MRI 在前列腺癌早期诊断中的应用

MRI 在前列腺癌领域内取得的成功,使得我们对 MRI 的依赖和要求也越来越多。尽管与 PIRADS 委员会提倡的"更高质量的图像、更专业的解读"理念似有相违,但更快、成本更低同时又可靠的 MRI 技术是前列腺癌早期诊断的临床实践所需要的。使用断层扫描的非造影剂增强类 MRI 技术便是一个较好的研究方向。现有研究显示在诊断前列腺癌方面,非增强类 MRI 可能和增强 MRI 一样精准。近期的另一项研究结果显示:与 mpMRI 检查相比,只应用轴位 T$_2$WI 断层扫描的非增强快速 MRI 能以更低的成本、更短的时间得到

同样可靠的高级别肿瘤识别能力。而基于快速 MRI 的人工智能技术的应用也使得在更精准的条件下更快获得前列腺癌核磁数据成为可能。

在精准医疗时代下，在传统的检测工具基础上，联合使用新生物标志物和 MRI 等新工具，通过合理的流程，尽可能多、尽可能早地检测出老年男性和高危人群中的有临床意义的前列腺癌，同时减少惰性前列腺癌的检出，再予以患者合理规范的治疗，相信最终能实现在前移国人前列腺癌分期谱、降低特异性死亡率的条件下，避免过度治疗的美好夙愿。

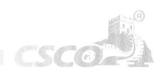

中国人群前列腺癌基因检测进展

山东大学齐鲁医院

王勇　陈守臻　曲思凤　朱耀丰　史本康

一、概述

前列腺癌正逐步成为影响中国中老年男性健康的重要疾病。由于新一代测序技术的出现,对前列腺癌患者的基因组学和分子组学特征逐渐有了更深入的理解。TCGA 对原发性和去势抵抗性前列腺癌都进行了 DNA 测序,分析总结了其分子学特征,为研究前列腺癌提供了新的见解和宝贵的资源。然而,大多数前列腺癌基因组学数据均源自西方人群。而种族及种族背景的差异可以显著地影响前列腺癌的发生发展,我国前列腺癌患者诊断时往往具有更高的肿瘤分级,但在接受抗雄激素治疗后与欧美人群具有相似或更好的预后。近些年来有越来越多的针对中国前列腺癌患者的基因组学研究,显示中国的前列腺癌患者与西方人群具有显著不同的遗传学改变。本文旨在对目前关于我国前列腺癌患者的基因检测研究进展进行总结。

二、中国男性前列腺癌的基因组学

需要注意的一点是,对于观察到的国人和欧美人群间前列腺癌患者基因组差异,应该考虑到我国与欧美国家 PSA 筛查率的不同。然而,欧美国家 PSA 的广泛筛查会导致惰性前列腺癌的过度诊断,因此,观察到的我国和西方患者之间的基因组差异可能部分是由诊断时惰性和侵袭性前列腺癌所占比值不同所导致的。总的来说,中国前列腺癌患者与美国患者相比,表现为较低的肿瘤突变负荷,而拷贝数变异和染色体重排比值较高。根据 TCGA 基于 7 个前列腺癌重要驱动基因(*ERG*、*ETV1*、*ETV4*、*FLI1*、*SPOP*、*FOXA1* 和 *IDH1*)的分类方法,68.4% 的中国前列腺癌患者和 61.6% 的美国前列腺癌患者都可以归为其中的一种。TCGA 数据库中的中国前列腺癌患者和美国前列腺癌患者在前列腺癌的 12 条关键致癌信号通路中具有相同的突变,但在某些至关重要的基因的突变频率上有所不同。以下将对关键基因突变情况进行阐述。

(一) *TP53* 基因

笔者最新的一项研究纳入了 94 例未经激素治疗的我国原发性前列腺癌患者,经过基因检测后发现 22.3%(21/94)的病例存在 *TP53* 突变,这一比值显著高于西方人群中的研究结果(3%~12.5%)。中国和西方人群 *TP53* 突变率间的这种差异可能与我国前列腺癌患者诊断时处于中晚期阶段的比值更高相关。该研究显示 *TP53* 突变类型为替换／插入缺失突变(73.9%)和截断突变(26.1%)。大部分 *TP53* 突变发生在核心的序列特异性 DNA 结合结构域(DBD)。该研究中最常见的突变类型是 R175H(2/22)、R273C/H(2/22)和 R337L(2/22),这也是最常发现的 *TP53* 替代突变类型,该突变可以促进癌症的发生发展。

(二) *ERG* 基因

ERG 是编码 ETS 转录因子家族成员的一种癌基因,约占前列腺癌中 ETS 融合的 90%。*TMPRSS2* 与 *ERG* 的融合(*TMPRSS2–ERG*)可以诱导 AR 驱动的 ERG 高表达,促进肿瘤进展。有研究统计了不同种族男性前列腺癌的 ERG 蛋白的突变频率,结果显示有 10%~15% 中国前列腺癌患者的肿瘤 ERG(+),而欧美国家前列腺癌 ERG(+)的肿瘤比值高达 43%~53%。

IPATential150 是一项评估 Ipatasertib 和阿比特龙在转移性去势抵抗性前列腺癌(mCRPC)中疗效的 III 期临床试验,该研究对前列腺癌标本进行测序后分析发现东亚部分国家的男性中 *TMPRSS2* 重组的比值(15%,n=140)显著低于其他国家的患者(35%,n=595,P<0.001)。

有研究纳入了 633 名中国前列腺癌患者,对 ERG 表达与前列腺癌的发病年龄及病理学特征等之间的关系进行了分析。研究结果显示,表达 ERG 的患者与不表达 ERG 的患者相比年龄较小(P=0.004),ERG 阴性的前列腺癌患者往往具有更恶性的病理学特征,如较高的 Gleason 评分(≥4,P=0.027)或诊断为导管内癌(P=0.012)。表达 ERG 的患者进展为去势抵抗性前列腺癌的风险更低(P=0.042)。然而,另一项包含 669 名接受过根治性前列腺癌切除术的中国患者的研究结果显示,ERG 的表达情况与前列腺癌临床病理特征之间没有显著相关性。但两项研究中患者的 ERG 阳性率相似,分别为 16.7% 和 16.4%。因此,ERG 的突变情况与前列腺癌患者的预后是否具有相关性目前尚无定论,可能也与患者接受的治疗方式(抗雄激素治疗或手术治疗)相关。

(三) PTEN基因

有研究纳入了 156 名英国前列腺癌患者和 84 名中国患者分析 PTEN 的突变情况，结果显示尽管中国患者中 Gleason 评分 ≥8 的比值显著高于英国患者 (57% vs. 29%)，但只有 14.3% 的中国男性具有 PTEN 缺失，而在英国患者中该突变比值高达 42.3%。IPATential150 试验也显示东亚人群中进展到 mCRPC 的患者发生 PTEN 缺失的比值显著低于其他国家 (15% vs. 31.3%，$P<0.001$)。

(四) SPINK1、SPOP、CHD1 和 DDR基因

SPINK1，SPOP 和 CHD1 是 ETS 融合阴性前列腺癌中常见的突变基因。中国前列腺癌患者 SPINK1(+) 的比值约为 7.6%~13.5%，这与美国、荷兰和德国的前列腺癌患者比值相近。

SPOP 在前列腺癌中发挥肿瘤抑制作用，可以靶向包括 AR、CDC20、MYC、ERG、SRC3、PDL1 和 BRD4 在内的多种癌蛋白。与美国和英国患者中的局限性前列腺癌 (7.0%) 和 mCRPC (9.3%) 相比，中国局限性前列腺癌患者发生 SPOP 突变的比值较高 (208 名患者，14.4%)。另一项前瞻性试验对入组男性的生物标志物进行分析后，结果显示东亚 mCRPC 患者的 SPOP 突变比值显著高于亚洲其他地区 (14.3% vs. 6.2%；$P<0.01$)。

CHD1 在前列腺中作为肿瘤抑制因子可以通过限制 AR 与配体的结合抑制肿瘤进展。CHD1 缺失可导致类似于 DDR 基因突变引起的 DNA 修复缺陷。在一项包含我国 65 名原发性前列腺癌患者的研究中，CHD1 缺失的突变比值约为 TCGA 数据库中的 2 倍 (31% vs. 16%)，而 DDR 基因突变的比值为 6% (ATM 3%，ATR 1.5%，BRCA1 1.5%)，TCGA 数据库中该突变率为 12%。另一项纳入 208 位中国局限性前列腺癌患者的研究结果也显示我国患者 CHD1 的突变率显著高于美国患者 (17.8% vs. 4.4%)。

一项针对 mCRPC 患者基因组学的研究结果显示，与北美洲、欧洲和大洋洲等地区患者相比，东亚患者 DDR 基因突变率较高，例如 BRCA2 突变率 (东亚地区为 12.1%，来自非东亚地区的男性 5.2%；$P<0.01$)、CDK12 突变率 (12.9% vs. 4.2%，$P<0.001$)，两者 ATM 的突变率相似 (7.1% vs. 5.4%)。由于 CHD1 和 DDR 基因突变与 PARP 抑制剂的疗效密切相关，因此 PARP 抑制剂可能在中国前列腺癌患者人群中具有更好的治疗效果。

(五) FOXA1基因

FOXA1 是参与 AR 介导的基因调控和信号转导的关键因子。已有多项研究报道了 FOXA1 突变在前列腺癌中的致癌机制，并阐述了 FOXA1 不同突变导致的相应表型改变。2020 年的一项研究对 208 名中国原发性前列腺癌患者的肿瘤组织样本和相应的正常组织进行了全基因组、全转录组和 DNA 甲基化测序 (92.8% 的患者为 M_0，54.3% 的患者肿瘤 Gleason 评分 ≤7 分)。研究结果显示 41% 局限性前列腺癌中含有 FOXA1 突变，然而在 TCGA 数据库中的美国患者数据显示只有 3.5% 的局限性前列腺癌和 15.3% 的 mCRPC 患者具有 FOXA1 的突变。

此外，我国与西方前列腺癌患者的 FOXA1 的突变谱显著不同。在美国患者中，FOXA1 的突变覆盖了整个编码序列，而在中国队列中，所有突变均发生在紧跟交叉头部结构域后的热点区，该区域负责介导与 DNA 结合以及与 AR 的相互作用等。我国患者中 26 种 FOXA1 的突变为错义突变，63 种为插入缺失突变。大多数这些错义突变和框内插入缺失突变为激活突变，可增强染色质的流动性和结合频率。在美国前列腺癌患者中曾报道另外两种 FOXA1 的突变类型 (缺陷的 C 端结构域和基因组重排)，这两种突变可以促进前列腺癌的转移进展。我国前列腺癌患者的部分 FOXA1 突变可以导致 FOXA1 的表达升高，从而介导 AR 信号通路的进一步激活。此外，我国前列腺癌患者中 FOXA1 突变与 ETS 融合突变不会同时发生，但常与 CHD1 缺失 ($P=0.001$) 和 CECR7-IL17RA 基因融合 ($P=0.002$) 同时存在。这些数据表明 FOXA1 在我国前列腺癌的发生发展中通过调节 AR 信号通路发挥着重要作用。

(六) 其他常见突变基因

我国一项研究对 65 名未接受过治疗的前列腺癌患者 (非转移性前列腺癌，37% 的患者 Gleason 评分 ≥8 分，40% 患者肿瘤分期 ≥T_3) 的肿瘤标本及相应正常组织进行了全基因组和转录组测序。研究结果显示 23% 的中国前列腺癌具有 PCDH9 的缺失，17% 的患者有 PLXNA1 的扩增。而 TCGA 数据显示北美洲患者中，37% 的前列腺癌有 PCDH9 缺失，17% 的患者有 PLXNA1 基因扩增。PCDH9 是原钙黏蛋白家族的成员，在细胞黏附、神经信号传导和癌症发生起到作用。TCGA 和 MSKCC 的数据显示 PCDH9 的低表达和拷贝数丢失显著增加转移性前列腺癌患者的生化复发率，并缩短患者总生存期 ($P=0.013$ 和 $P=0.019$)。PLXNA1 基因编码信号素受体，作为轴突引导分子发挥作用并可影响肿瘤进展。我国前列腺癌患者 PLXNA1 的高表达与肿瘤高 Gleason 评分 ($P=0.014$)、较高的肿瘤分期 ($P<0.001$) 和生化复发 ($P<0.001$) 密切相关。

三、胚系突变

有研究纳入了 316 名中国前列腺癌患者，发现了 12% 的转移性前列腺癌患者中存在 DDR 基因的致病性突变，局限性前列腺癌患者和高危局限性前列腺癌患者中该比值分别为 10% 和 8.1%。转移性疾病患者 DDR 基因胚系突变的发生率与白种人相近，但对于局限性前列腺癌，我国患者 DDR 基因胚系突变的发生率高于白种人患者。存在这种差异的原因尚不清楚，但可能与我国前列腺癌队列中高危前列腺癌所占比例较高有关。

HOXB13 作为编码转录因子的基因，可以通过与 AR 相互作用影响前列腺癌细胞的增殖。有研究发现，与健康人群相比，我国前列腺癌患者 HOXB3 基因发生 G135E 突变的比值显著升高。而在北欧人群中检测到 HOXB3 突变为 G84E，日本人群中发现的突变为 G132E。研究报道 G84E 突变与前列腺癌的早期发病以及高度侵袭性疾病显著相关，对于 G132E 和 G135E 突变与前列腺癌临床特征间的关系目前缺乏相应研究。HOXB13 还可以与 AR-V7 相互作用诱导前列腺癌的去势抵抗。这些发现表明 HOXB13 对于前列腺癌的早期诊断和治疗具有重要的临床价值。目前 NCCN 前列腺

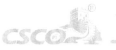

癌指南推荐对 *HOXB13* 进行胚系检测，因此 G145E 突变与我国人群前列腺癌发生发展间的关系值得进一步探索。

四、总结

近些年来，有越来越多关注于我国前列腺癌患者基因组学改变的高质量研究，研究结果显示我国患者与欧美人群乃至东亚其他国家的前列腺癌患者在多种关键基因的突变频率以及突变位点上均有显著差别。但目前的研究尚有许多不足。需要进行多中心、前瞻性的大型科学研究，并匹配合理的对照人群来整合控制生活方式以及社会风险因素的影响。此外，许多研究采用病理学特征、影像学进展等作为研究终点来分析某些遗传学特征与患者预后的关系，但这些数据并不能够充分预测患者的长期生存状况。不过，目前的研究数据已经充分表明需要根据我国患者基因检测结果，制订符合中国人群基因组学特征的治疗策略。

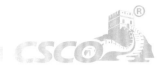

前列腺癌手术治疗进展

复旦大学附属肿瘤医院

王弘恺　叶定伟

手术治疗是前列腺癌的重要局部治疗手段,随着手术技术提升,手术器械升级以及近年来对于前列腺癌临床病理特点的深入了解,手术治疗在前列腺癌的早期阶段、局部进展阶段和转移阶段均展现出一定的治疗价值。

一、影像学进展及其在外科中的应用

(一) 磁共振成像(MRI)

磁共振成像(MRI)目前广泛应用于前列腺癌的诊断、手术决策和术后随访。多参数磁共振(mpMRI)通过解剖序列和功能序列相结合,进一步提高了前列腺肿瘤的诊断准确率,可使前列腺癌诊断灵敏度达到90%,阴性预测值达85%。在前列腺穿刺前行mpMRI可以提高临床有意义的前列腺癌的检出率,减少不必要的前列腺穿刺。一项多中心随机对照临床研究将怀疑为前列腺癌的患者分成两组,一组为mpMRI组,如果mpMRI提示前列腺癌,则行mpMRI引导下的靶向前列腺穿刺(不做系统穿刺),如果mpMRI结果未提示前列腺癌则不做活检;一组为常规系统穿刺组(10~12针)。结果显示mpMRI组可提高12%的中高危前列腺癌发现率,降低13%的低度恶性前列腺癌发现率,减少28%的前列腺穿刺操作。一项大型系统综述验证了这一观点,提示磁共振相对于系统穿刺在既往未行前列腺穿刺的患者中可提高5%的中高危前列腺癌发现率,而在既往穿刺阴性的患者中可提高44%的中高危肿瘤发现率。mpMRI较高的准确率亦可使之胜任临床惰性的低-中危前列腺癌的积极随访,可使患者免于接受不必要的过于积极的治疗。

磁共振成像能相对较好地发现高危肿瘤,评估局部侵犯,因此对于前列腺根治术方案的选择也是至关重要的。早在2014年Park等人即提出,术前的mpMRI可以有效地判断患者是否存在神经侵犯以及包膜外侵犯,进而帮助医生决定是否可以保留勃起神经。最近的一篇研究显示,若是将mpMRI的影像学结果(包膜外侵犯、精囊腺侵犯,肿瘤大小)与靶向穿刺、系统穿刺的病理结果(病理分级、阳性针数等)相结合,可以更加准确地在根治性治疗前预测患者是否有不良病理特征。mpMRI也可在术前有效预测是否存在淋巴结转移,指导是否需行扩大的盆腔淋巴结清扫,同时在根治性手术后的长期随访过程中有效提供复发转移的信息。以上这些研究均显示通过借助MRI影像学检查,我们可以实现在最大化保留功能的同时不影响肿瘤控制。不可否认,随着MRI技术的发展,其在前列腺癌术前、术后阶段均发挥越来越重要的作用。

(二) 正电子发射断层显像(PET)

另一个需要提到的影像学手段是各种核素标记的PET/CT或PET/MRI。传统的电子计算机断层扫描(CT)或MRI主要体现的是解剖学的细微结构以及组织/肿瘤的血液供应情况,在肿瘤评估时对于正常大小的淋巴结或者微小淋巴结转移往往会出现假阴性的情况,对于微小的骨转移和内脏转移亦容易发生漏诊。前列腺特异膜抗原(PSMA)PET相对于传统影像学手段表现出了非常高的诊断准确率,目前广受热议。研究显示,^{68}Ga PSMA PET/CT在诊断盆腔淋巴结转移时显示出了较高的特异度(80%~100%),同时对于生化复发的患者是否存在淋巴结转移也有很高的阳性预测值(70%~100%)。在PSA较低的生化复发阶段,PSMA PET/CT发现阳性病灶的概率显著高于胆碱PET/CT(提高27%),而与^{18}F氟化钠PET/CT类似。国内有研究表明,因^{99}mTc-PSMA SPECT/CT能更好地发现前列腺癌淋巴结转移灶,其可有效帮助淋巴结清扫发现更多阳性淋巴结,进而提高疗效。在MRI的基础上增加PSMA PET能进一步提高预测局部晚期的准确性,Emmett等在多中心前瞻性临床试验中证实^{68}Ga PSMA PET+MRI相对于单纯使用mpMRI可有效提高临床高危前列腺癌的检出率(提高19%),该结果可辅助前列腺穿刺和手术策略的制定。胆碱PET/CT和^{18}F氟化钠PET/CT在前列腺癌的诊断中亦有优秀的表现。在高度怀疑骨转移的患者中,胆碱PET/CT和^{18}F氟化钠PET/CT均显示出较高的灵敏度和特异度,优于传统的骨扫描。在复发患者的再次分期过程中,胆碱PET/CT和^{18}F氟化钠PET/CT展现出了85%的灵敏度和88%的特异度。未来,我们可以尝试探究如何合理地利用多种不同PET显像剂的优势以进一步提高前列腺癌的诊断准确率。值得一提的是,目前大家所关注的寡转移前列腺癌的局部手术治疗以及转移灶的精准治疗也可从PSMA PET/CT中获益。

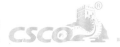

二、根治性手术的研究进展

(一)开放、腔镜以及机器人手术

前列腺癌根治术是局限性前列腺癌的主要根治性手段之一。其手术模式的发展历经开放手术、腹腔镜手术直至目前的机器人辅助的前列腺癌根治术。每一种手术模式的进阶均遵循一个原则——在保证肿瘤控制的同时追求更小的创伤及更快的术后恢复。如果不考虑价格因素,机器人手术平台因其裸眼 3D 的显像技术与灵活如“手指”的操作大有取代普通腹腔镜手术的趋势。2021 年 LAP-01 研究(一项随机对照、多中心、患者单盲临床研究,对比腹腔镜与机器人前列腺癌根治术的功能及肿瘤学预后)显示,机器人手术组患者的控尿功能(54% vs. 46%,$P=0.027$)显著优于腹腔镜组的患者,勃起功能亦显著优于腹腔镜组,而肿瘤学预后及并发症水平在两组中相当。在术后 12 个月时,机器人手术组仍表现出勃起功能的显著优势($P=0.013$)。

与开放手术相比,机器人手术的优势存在一定争议。2016 年一项随机对照Ⅲ期临床研究发现机器人手术与开放手术在术后功能及肿瘤学疗效方面无显著差异,然而该研究结果因机器人手术组术者的手术经验(200 台)远少于开放手术的术者经验(1500 台)而受到一定质疑。2018 年另一项前瞻性非随机对照临床研究显示,机器人手术组低危患者 3 个月时的勃起功能显著优于开放手术组,然而 T_2 期患者机器人手术组的切缘阳性率却高于开放手术组(17% vs. 10%)。虽然在 pT_3 期患者中机器人手术组的切缘阳性率又略低于开放手术组(33% vs. 48%),我们仍不得不思考如何更合理地利用机器人手术更精细的优势,在最大化保留功能的同时不牺牲肿瘤控制,同样也不可忽视机器人手术的学习曲线对于手术效果的影响。并发症方面,有报道称腹腔镜手术和机器人手术在出血量、输血率和住院时长等方面明显优于开放手术。

近几年,人们开始逐步将单孔机器人技术应用于前列腺癌根治术中。最新的一项荟萃分析纳入了 5 篇单孔 vs. 多孔机器人手术的对照研究,结果提示单孔机器人可降低术后各类止痛药物的使用(60.6% vs. 90%,$P=0.000\ 5$),减少阿片类药物的使用(26.2% vs. 56.6%,$P<0.000\ 01$),降低总住院时长。两者在手术时间、失血量、并发症发生率、手术切缘阳性率或第 90 天的尿失禁发生率方面无明显差异。

(二)结构保留及功能重建

前列腺周围的诸多解剖结构对于术后的控尿功能及性功能恢复至关重要。①神经血管束:神经血管束紧贴前列腺外侧走行,与男性的勃起功能相关。在保留神经的过程中,准确地辨认筋膜内或者筋膜间的层面对于手术的成功至关重要,同时还要尽量避免对神经的热损伤和牵拉。有研究显示,保留神经组织的多少不但影响勃起功能的恢复,还和控尿功能恢复息息相关。也有学者提出过一种最大化功能保留技术(Veil of Aphrodite),旨在不打开盆底筋膜,通过筋膜内或者筋膜间的方法切除前列腺,甚至保留部分覆盖在尿道表面的大部分背深静脉丛(DVC)以及耻骨前列腺韧带,获得了非常好的性功能恢复和控尿功能恢复。②耻骨前列腺韧带及耻骨会阴肌:研究显示耻骨会阴肌附着于耻骨前列腺韧带,该肌肉及其周围的结构对于控尿功能有重要作用,且耻骨前列腺韧带可有效稳固 DVC、盆底筋膜和膀胱等重要盆底结构。有文献指出保留耻骨前列腺弓并行盆底筋膜重建可有效改善即刻控尿功能。③尿道括约肌:尿道括约肌位于前列腺尖部远端,由外层的横纹肌和内层的平滑肌组成。其前方由 DVC 和少量逼尿肌延续的结缔组织覆盖,侧边富有神经血管束的延伸组织。研究显示全长的功能尿道保留可使术后 1 周的控尿恢复率达 50%,术后 1 年的控尿恢复率达 96.9%。④膀胱颈:膀胱颈的重要结构包括膀胱逼尿肌、膀胱括约肌和邻近的近端前列腺组织。因膀胱括约肌参与部分控尿功能,因此在手术中妥善保护膀胱颈可改善患者的短期和长期控尿功能。然而保留过程中需注意肿瘤的位置,以避免增加切缘阳性的风险。⑤后加固、前加固及完全解剖重建:后加固的核心理念是在膀胱尿道吻合术完成之前,将尿道残端后壁的结缔组织与腹膜会阴筋膜(又称“迪氏筋膜”)和膀胱的后表面进行缝合,既可以降低膀胱尿道吻合处的张力,对于尿道括约肌复合体也有很好的支持作用。国内有学者提出加固膀胱前列腺肌(VPM)的概念,也属于后加固的一种有效形式,可改善患者的即刻控尿功能恢复速度。前加固最常见的方法是将 DVC 残端悬吊固定于耻骨膜,以进一步稳定尿道周围结构,也有学者开展将膀胱表面近吻合口的结缔组织固定于 DVC 残端或者盆底筋膜边缘的前加固手术方法。后加固联合前加固并行盆内筋膜重建即为全解剖重建,在早期控尿方面同样体现出了一定优势。笔者更倾向于后加固联合前加固的重建术式,这种方式获得了比较好的控尿效果。

(三)后入路前列腺癌根治术

保留 Retzius 间隙的机器人辅助前列腺癌根治术(RS-RARP),为一种经由直肠子宫陷凹(又称“道格拉斯窝”)前方、膀胱下方进入前列腺区域进行手术切除的技术。该入路可以避免损伤盆底筋膜、神经血管束、耻骨前列腺韧带、副阴部血管等参与控尿功能和性功能的组织结构。早期的一项随机对照临床研究对比了 RS-RARP 与传统前入路机器人手术的功能差异,发现前者的即刻控尿功能恢复显著好于后者,该优势在随访 12 个月后失去统计学意义。一项荟萃分析同样证实 RS-RARP 相对于传统机器人手术的控尿功能恢复优势,然而却提示前者有更高的切缘阳性风险。2021 年的一项对照研究显示,RS-RARP 可显著改善 12 个月的控尿功能及生活质量,同时并不影响切缘阳性率与生化复发率。需要注意的是,大部分研究所纳入的都是中 - 低危的前列腺癌患者,针对高危患者的 RS-RARP 手术报道并不是很多。考虑到其可能会增加一定的切缘阳性率和手术难度,我们仍需更多的研究结果以全面地评估该术式在高危患者的肿瘤控制方面表现如何。

(四)经膀胱前列腺癌根治术

经膀胱的前列腺癌根治术对于 Retzius 间隙的影响同样很小,相对于传统前入路手术在保护术后功能方面有一定优势。且经膀胱的路径又避免了对肠道的影响,患者术后恢复较快。国内有学者在经膀胱的前列腺癌根治术方面有较深入的研究,一项对比经膀胱和后入路前列腺癌根治术的研究显示,两者在控尿功能、性功能、肿瘤控制等方面无明显差异。单孔机器人技术同样适合经膀胱入路的前列腺癌根治术,更小的切口以及不必增加的其他套(管)针可以使膀胱相关并发症更低。

（五）经会阴前列腺癌根治术

随着机器人平台的普及，经会阴前列腺癌根治术重新映入人们的眼帘。2021年一篇发表在《欧洲泌尿外科杂志》上的文献显示，该独特的手术入路可以很好地完成根治性手术的所有操作，特别对复杂腹腔、盆腔手术史的患者有相当的优势。此外，机器人平台可以帮助术者在该入路下完成盆腔淋巴结清扫，从一定程度上使该术式的适用性更广泛。

三、盆腔淋巴结清扫术

对于盆腔淋巴结转移概率大于2%~5%的患者，各大指南均提出可以通过扩大的盆腔淋巴结清扫获得准确的分期，证实存在淋巴结转移后可开始合适的后续治疗，例如内分泌治疗或者放疗以延长患者的生存时间。然而，盆腔淋巴结清扫是否能带来肿瘤学获益至今仍无定论。近期一项多中心临床研究通过使用列线图预测淋巴结转移概率，对于转移概率大于5%的患者行盆腔淋巴结清扫，反之不做淋巴结清扫。结果发现对于中高危患者，是否行盆腔淋巴结清扫无法带来临床获益。常规清扫和扩大清扫之间的肿瘤学获益亦存在争议。2021年的两项随机对照临床试验均提示未发现常规清扫和扩大盆腔淋巴结清扫后生化复发率的区别。然而，2017年的一项对比常规清扫与扩大清扫的荟萃分析却提示，扩大盆腔淋巴结清扫的患者生化复发率明显优于前者。

值得注意的是，2014年的一项荟萃分析提示对于术前已经发现淋巴结转移的患者，在前列腺癌根治术的同时行扩大淋巴结清扫可能可以延长患者的生存期。或许通过多种影像学技术相结合，术前寻找转移的淋巴结并指导盆腔淋巴结清扫的范围，可以提高该术式的肿瘤学疗效。目前影像学的发展已非2014年可比，2021年公布的一项多中心前瞻性临床研究显示，对于中高危患者[68]Ga PSMA PET发现盆腔淋巴结转移的灵敏度为40%，特异度达95%。Briganti等人在他们最新的列线图中纳入了mpMRI，使模型预测淋巴结转移的AUC达到86%，对于手术决策有很大的帮助。

四、前列腺癌的挽救性手术及转移阶段的手术治疗

（一）挽救性前列腺切除术

挽救性前列腺切除术往往指的是根治性放疗后发生复发（需病理或者影像学明确复发状态）后的前列腺切除，也可指其他局部治疗后复发的前列腺切除术。然而挽救性前列腺切除因较高的并发症和严重的功能损伤影响了它的应用，最典型的并发症就是尿失禁(41%)、泌尿道狭窄(34%)、直肠瘘(3.4%)等，且尿失禁可持续数年之久。需要注意的是，很多该类复发的患者在术前即已出现尿失禁，因此一些并发症的发生和之前的局部治疗也有一定相关性。或许机器人辅助的挽救性手术可以改善患者术后的功能恢复。2020年的一篇报道显示机器人辅助的挽救性手术可使50%的患者的尿失禁在术后2年完全恢复，然而该尿失禁恢复速度和常规根

治术比还是差了很多。此外，有研究者做过保留神经的机器人辅助挽救性前列腺切除术，患者12个月的性功能恢复率为25%，而不保留性神经的患者为4.3%。并非所有的挽救性手术的功能恢复结局都不好，冷冻治疗或者高强度聚焦超声后的挽救性前列腺切除术的并发症发生率较低，有报道称和常规根治术相似。综上，开展挽救性前列腺切除术前需要和患者充分沟通其可能带来的功能影响和严重手术并发症的情况，最好由经验丰富的较大的临床中心开展。

挽救性前列腺切除带来的临床获益大多来自回顾性的数据，很难得出准确的结论。一项荟萃分析显示，挽救性前列腺切除的5年和10年无生化复发率范围为47%~82%和28%~53%；5年和10年肿瘤特异性生存率和总生存率范围为70%~83%和54%~89%。术前的PSA水平以及穿刺标本的Gleason评分是预后的预测因素。

（二）挽救性淋巴结清扫

根治性治疗后复发转移局限于区域淋巴结的患者相对发生骨转移和内脏转移患者的预后要好很多，因此挽救性淋巴结清扫可能可以带来长时间的肿瘤控制。一项荟萃分析显示，若使用PET/CT或弥散加权磁共振成像（DWI）准确地找到复发的淋巴结病灶并实施挽救性清扫可以延后1/3的患者的临床进展和内分泌治疗开始时间。在一些长时间随访的研究中我们可以得知挽救性淋巴结清扫后的5年PFS的范围为9%~40%，5年肿瘤生存率的范围为75%~89.1%，如果不做辅助内分泌治疗则PFS在19~24个月。挽救性淋巴结清扫以后能否获得临床缓解的预测因素有：Gleason分级5级($HR=2.04$, $P<0.000\,1$)，从前列腺根治术后到PSA升高的时间($HR=0.99$, $P=0.025$)，前列腺癌根治术后PSA升高时的激素治疗($HR=1.47$, $P=0.000\,5$)，PET/CT扫描时的腹膜后摄取($HR=1.24$, $P=0.038$)，PET/CT扫描时的三个或更多阳性点($HR=1.26$, $P=0.019$)，以及挽救性淋巴结清扫时的PSA水平($HR=1.05$, $P<0.000\,1$)。虽然挽救性清扫体现出了一定的临床疗效，但是绝大部分患者最终还是会发生复发，因此现在普遍认为术后仍应继续辅助内分泌治疗。此外，挽救性清扫后淋巴结引流区的辅助放疗可能带来一定的临床获益。当然，我们仍需警惕该术式较高的并发症发生情况（淋巴瘘15.3%，发热14.5%和肠梗阻11.2%），在术前术后做好与患者的沟通并作出积极的应对措施。笔者亦尝试过给予单纯淋巴结转移的mCRPC行淋巴结清扫，延长了一定的PFS并延缓了后续治疗的开始时间，当然我们仍需更长时间的观察以确定这种操作的安全性和疗效。

（三）寡转移阶段的减瘤性前列腺切除

2013年一项利用SEER数据库分析转移性前列腺癌接受手术治疗的回顾性研究显示，245名患者接受了减瘤性切除，7 811名患者未行减瘤性前列腺切除，前者的5年生存率(67.4% vs. 22.5%)和无疾病生存率(75.8% vs. 48.7%)均高于后者。另一项利用NCDB数据库的回顾性研究同样发现减瘤性前列腺切除优于不做局部治疗，然而该研究中接受手术患者人数较少(69人)。关于减瘤性手术治疗的前瞻性研究较少且往往病例数不多。LoMP研究是一项前瞻性的针对转移性患者行局部治疗的临床研究，通过对低瘤荷的患者的总体生存期和肿瘤特异性生存分析发现，减瘤性前列腺切除与前

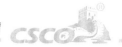

列腺放疗的预后相当,且明显优于未行局部治疗的患者。笔者开展了寡转移原发灶局部治疗(以减瘤性前列腺切除为主)的前瞻性随机对照研究,分别对比了 100 名局部治疗患者及 100 名常规治疗患者,结果发现以手术为主的局部治疗可以显著延长影像学无进展生存期和总体生存期,该结果今年将正式登刊发表。

寡转移前列腺癌局部治疗的大样本量证据大部分来自针对转移性激素敏感性前列腺癌(mHSPC)的前列腺局部放疗的大型前瞻性临床研究。例如,STAMPEDE 研究对比了 1 032 名前列腺放疗和 1 029 名对照组患者,虽然研究并未达到阳性结果,但是亚组分析却发现在 819 名低转移负荷的患者中,ADT 联合放疗可以延长患者的 OS($HR=0.68$,$P=0.007$)。HORRAD 研究是另一项类似的研究,其入组了 432 名骨转移为主的患者,患者随机接受 ADT 联合放疗或者单纯 ADT 治疗。该研究也未达到设计的阳性结果,但是统计发现转移灶<5 个的患者可能可以从 ADT 联合放疗中获益。

综上,虽然缺乏大型的随机对照研究证实减瘤性前列腺切除对于寡转移患者的临床获益,还是有很多相关证据证明该手术的应用前景。

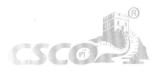

晚期尿路上皮癌治疗进展

北京大学肿瘤医院

周莉　崔传亮

长期以来，晚期尿路上皮癌（metastatic urothelial carcinoma，mUC）的治疗以含铂化疗方案为主，患者中位生存期为 14 个月左右。程序性死亡蛋白 -1（programmed death-1，PD-1）/ 程序性死亡蛋白配体 -1（programmed death ligand-1，PD-L1）为代表的检查点抑制剂、抗体偶联药物（ADC）、成纤维细胞生长因子受体（FGFR）抑制剂等带来了新的突破，使得治疗格局发生了很大的变化。新型治疗药物及各种联合治疗不断向前线推进，有望进一步提高疗效。本文对晚期尿路上皮癌的临床研究进展作一综述。

一、ADC 药物治疗进展

抗体偶联药物（ADC）是将靶向作用于肿瘤细胞的单克隆抗体与可产生细胞毒性的活性物质偶联起来的新型药物，理想的 ADC 以肿瘤特异性抗原为靶点，可以特异性地作用于肿瘤细胞，避免或减少正常细胞的药物暴露。目前，国内外有多个 ADC 在尿路上皮癌的治疗领域进行了探索，包括 Enfortumab Vedotin（EV）、戈沙妥珠单抗（Sacituzumab Govitecan，SG）以及维迪西妥单抗（Disitamab Vedotin，RC48），都给患者带来了明显的临床获益。ADC 联合免疫治疗取得更为显著的疗效。

Enfortumab Vedotin（EV）由尿路上皮癌表面常见分子 Nectin-4 的单克隆抗体和微管破坏剂 MMAE 组成，多项临床研究证实其在膀胱尿路上皮癌多线治疗或合并肝转移的患者中表现出良好的耐受性和应答率，被批准用于既往含顺铂方案及免疫治疗失败后转移性尿路上皮癌的治疗。ADC 治疗可能诱导免疫原性细胞死亡（ICD），从而与免疫治疗产生协同抗肿瘤效果，进一步提高疗效。既往 EV103 研究中 EV 联合帕博利珠单抗在顺铂不耐受的晚期尿路上皮癌患者一线治疗中显示出优异的疗效，cORR 达到 73.3%，93% 患者肿瘤体积出现缩小。

戈沙妥珠单抗由靶向 Trop-2 的单克隆抗体偶联 SN-38 组成。Trop-2 为人滋养细胞表面糖蛋白抗原 -2，在正常组织中几乎检测不到，但在包括 UC 等多种肿瘤中过表达。SN-38 属于拓扑异构酶抑制剂，可以阻断 DNA 损伤修复，诱导细胞凋亡和细胞坏死。TROPHY-U-01 是一项全球多中心的 2

期研究，队列 1 是 SG 单药用于既往含铂方案及免疫治疗失败后的晚期尿路上皮癌患者，戈沙妥珠单抗的客观有效率达 27%，既往接受过 EV 治疗亚组 ORR 为 30%，中位缓解持续时间（DOR）为 7.2 个月，中位 PFS 和 OS 分别为 5.4 个月和 10.9 个月。2022 年 ASCO-GU 公布了队列 3 探索 SG 联合帕博利珠单抗在既往铂类治疗失败后的晚期尿路上皮癌中的中期分析结果。入组 41 例患者，中位随访 5.8 个月，ORR 为 34%，临床获益率（CBR）为 44%，6 个月的 PFS 率为 47%，常见的不良反应包括腹泻、恶心、贫血、中性粒细胞减少以及乏力等。

T-Dxd 是由靶向 HER2 的曲妥珠单抗偶联拓扑异构酶抑制剂 Dxd 组成，近年来在 HER2 表达阳性或突变的肿瘤包括乳腺癌、胃癌、结直肠癌、肺癌等中展示了出色的疗效，甚至在 HER2 低表达肿瘤中也可见到疗效。2021 年 ASCO-GU 大会披露其在尿路上皮癌中联合免疫治疗的数据，单药临床试验还在进行中。DS8201-A-U105 是一项探索 T-DXd 联合纳武利尤单抗用于 HER2 表达的尿路上皮癌 1b 期研究，其中队列 3 和 4 分别入组既往化疗失败后 HER2 阳性和低表达的尿路上皮癌患者给予 T-DXd 联合纳武利尤单抗 360mg q.3w. 治疗。队列 3 的 ORR 为 36.7%，其中 CR 者 13.3%，中位 DOR 为 13.1 个月，中位 PFS 为 6.9 个月，中位 OS 为 11.0 个月。73.5% 患者发生 3 级以上治疗相关不良反应，32.4% 患者因不良反应停药，最常见的 TRAE 为恶心、乏力和呕吐。T-DXd 最受关注的不良反应为间质性肺炎，严重者可致死，本研究中报道的间质性肺炎发生率为 23.5%，其中 6 例为 1~2 级，1 例 3 级，1 例 5 级（死亡）。此外，1 例患者还发生了 3 级的心脏功能障碍。因此该治疗组合在实际临床应用过程中需警惕严重不良反应的发生。

维迪西妥单抗由靶向 HER2 的单克隆抗体和 MMAE 组成。维迪西妥单抗为最早在国内开展晚期转移性尿路上皮癌临床研究的国内原研 ADC 药物。一项二期临床试验 RC48-C005 评估了一线化疗失败的局部晚期或转移性尿路上皮癌中 RC48 的疗效，总的 ORR 达 51.2%，即便是出现内脏转移或 PD-1 单抗治疗进展的患者仍有相似的 ORR 率，中位 PFS 和 OS 分别为 6.9 个月和 13.9 个月。RC48-C009 为设计相似的单臂、多中心、Ⅱ期研究，2022 年 ASCO 大会公布

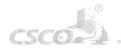

C005 和 C009 研究的汇总分析,共纳入 107 例 HER2 阳性的局部晚期或转移性 UC 患者。总体确认的 ORR 为 50.5%,肝转移患者的 cORR 为 52.1%,之前接受过 PD-1/PD-L1 治疗的患者 cORR 为 55.6%,DCR 为 82.2%,mPFS 为 5.9 个月,mOS 为 14.2 个月。对于 HER2 低表达患者,2022 年 ASCO 大会公布了 C011 的研究结果,入组 19 例 HER2 IHC 0 或 1+ 的患者,ORR 为 26.3%,DCR 为 94.7%,中位 PFS 为 5.5 个月,中位 OS 为 16.4 个月。其中 6 例 HER2(0)患者确认疗效均为 SD,另外 13 例 HER2 IHC 1+ 的患者 ORR 为 38%。

RC48 联合特瑞普利单抗在未经 HER2 表达选择人群中同样取得了显著疗效,RC48-C014 研究共入组 41 例 mUC 患者。59% 患者 HER2 表达阳性(IHC 3+ 或 2+),ORR 为 71.8%,其中 CR 率为 8%;DCR 为 96.7%。既往未经治疗的患者 ORR 为 73.9%(95% CI 51.6%~89.8%)。亚组分析显示,HER2(2+/3+)患者的 ORR 为 85%~86%,HER2(1+)为 57.1%,HER2(0)为 33.3%。中位 PFS 为 9.2 个月(95% CI 6.4~11.2 个月),中位 OS 尚未达到,1 年的 OS 率为 85.9%。目前 EV 以及 RC48 联合免疫治疗在晚期尿路上皮癌患者中与铂类对照的 3 期随机对照研究正在进行中。如果延续早期研究的显著疗效,有可能改变目前晚期尿路上皮癌一线治疗铂类化疗为主的时代。

此外,新型抗 HER2 靶向 ADC 也在不断涌现。MRG002 在 2022 年 ASCO 大会上报道了在晚期尿路上皮癌中的初步疗效。在 43 例既往标准治疗失败的 HER2 阳性(IHC 2+ 或 3+)晚期尿路上皮癌患者中,9 例患者以 2.6mg/kg 给药,34 例患者给予 2.2mg/kg 剂量。67% 患者接受至少 2 线治疗,81% 患者之前接受过免疫检查点抑制剂(ICI)治疗。38 例可评估疗效患者中,ORR 为 55.5%(95% CI 39.7%~69.9%),其中 CR 率为 8%,DCR 为 89%(95% CI 75.9%~95.8%),中位 PFS 为 5.8 个月(95% CI 5.4~9.7 个月)。亚组分析显示,在既往含铂化疗及免疫治疗失败的患者中 ORR 为 63%(95% CI 45.5%~78.1%),中位 PFS 为 6.4 个月(95% CI 5.4~9.7 个月)。新型抗 HER2 治疗药物的出现也给患者带来了更多治疗选择。

二、靶向治疗进展

(一)小分子酪氨酸激酶抑制剂

免疫联合靶向治疗的组合在尿路上皮癌的治疗中在持续探索,包括卡博替尼、仑伐替尼等。仑伐替尼联合免疫治疗在多个实体瘤中都展示出抗肿瘤活性,既往 KEYNOTE-146(Ⅰb/Ⅱ期)研究入组 20 例转移性尿路上皮癌患者,仑伐替尼联合 PD-1 单抗的 ORR 达到 25%,中位 PFS 为 5.4 个月。卡博替尼是一种多靶点包括 MET、VEGFR、AXL 和 RET 等的受体酪氨酸激酶抑制剂,既往研究曾显示其在铂类治疗失败尿路上皮癌中的临床活性。

LEAP-011 是一项随机、双盲、全球多中心的Ⅲ期研究。入组 441 例既往未接受系统治疗的铂类不能耐受的局部晚期或转移性尿路上皮癌患者,给予帕博利珠单抗联合仑伐替尼或安慰剂治疗。结果显示,两组中位 PFS 和 OS 均无统计学意义,中位 PFS 分别为 4.2 个月 vs. 4.0 个月(HR=0.91,95% CI 0.71~1.16 个月),中位 OS 分别为 11.2 个月 vs. 13.8 个月

(HR=1.25,95% CI 0.94~1.67 个月);cORR 分别为 33.1% vs. 28.9%,中位 DOR 为 12.8 个月 vs. 19.3 个月。

COSMIC-021 是一项多中心 1b 期研究,评估卡博替尼联合阿替利珠单抗在实体瘤中的临床活性(NCT03170960)。2020 年 ASCO 大会报道了队列 2 研究结果,卡博替尼联合阿替利珠单抗在既往铂类治疗失败的患者中取得了 27% 的客观缓解率,3~4 级 TRAE 发生率为 57%。2022 年 ASCO 大会更新了队列 3、4、5 的结果。队列 3 和 4 分别入组既往未经治疗的不能耐受顺铂或能耐受顺铂的晚期尿路上皮癌患者,队列 5 入组既往接受过免疫治疗但未接受过 VEGFR-TKI 的患者,给予卡博替尼 40mg QD 和阿替利珠单抗 1 200mg q.3w. 的治疗。队列 3 和队列 4 各入组了 30 例患者,一线不能耐受铂类和能够耐受铂类治疗患者的 ORR 分别为 20% 和 30%,PFS 分别为 5.6 个月(95% CI 3.1~11.1 个月)和 7.8 个月(95% CI 1.6~13.8 个月),DOR 分别为 7.1 个月和未达到,OS 分别为 14.3 个月(95% CI 8.6 个月 ~NE)和 13.5 个月(95% CI 7.8~23.2 个月)。队列 5 入组 31 例既往免疫治疗失败的患者,继续免疫治疗联合卡博替尼的 ORR 为 10%,PFS、DOR 和 OS 分别为 3.0 个月(95% CI 1.8~5.5 个月),4.1 个月(95% CI 2.6 个月 ~NE)和 8.2 个月(95% CI 5.5~9.8 个月)。

此外,卡博替尼在维持治疗领域也进行了探索。在生物标志物(包括 DRD 和 AR)阴性的转移性尿路上皮癌患者中,如既往 4~10 周期化疗未进展则给予卡博替尼 40mg QD 或安慰剂治疗,61 例生物标志物阴性患者中卡博替尼和安慰剂组 PFS 分别为 13.7 周(80% CI 12.1~23.3 周)和 15.8 周(80% CI 11.3~23.6 周)(P=0.35),两组 OS 分别为 75.5 周(80% CI 43.4~117.6 周)和 82.9 周(80% CI 58.0~117.1 周,P=0.25),均未达到显著统计学差异,ORR 分别为 3.3% 和 6.5%。

因此,对于不能耐受铂类的患者,免疫联合仑伐替尼治疗并没有给患者带来更多获益,PD-1 或 PD-L1 单药治疗仍然是铂不耐受的晚期 UC 患者的标准一线治疗。卡博替尼维持治疗研究也未获得阳性结果,后续正在进行卡博替尼联合 Avelumab 维持治疗的探索。TKI 靶向联合免疫治疗在晚期尿路上皮癌患者的后线治疗中需要更高级别的循证医学证据。

(二)PARP 抑制剂

在晚期尿路上皮癌患者中,DNA 损伤修复基因缺陷(DRD)发生的概率约为 10%~25%。因此,部分患者可能对 PARP 抑制剂治疗敏感。目前有多种 PARP 抑制剂在 mUC 患者中进行了探索,包括应用卢卡帕利和尼拉帕利进行维持治疗,以及奥拉帕利联合度伐利尤单抗在晚期铂类不能耐受的患者中进行探索。

ATLANTIS 研究是一项多重对照的Ⅱ期临床研究,探索不同生物标志物下、不同方案一线维持治疗的疗效。2022 年 ASCO 大会公布了一线含铂方案治疗后未进展、DRD 生物标志物阳性的 mUC 患者应用卢卡帕利或安慰剂维持治疗的结果,其中 DRD 阳性定义为 ≥10% 基因组广泛杂合性缺失(LOH)、体细胞突变(ATM、BARD1、BRCA1/2、BRIP1、CDK12、CHEK2、FANCA、NBN、PALB2、RAD51、RAD51B、RAD51C、RAD51D、RAD54L)或 BRCA1/2 胚系突变。40 例 DRD 基因阳性患者随机接受卢卡帕利或安慰剂治疗,结果显示,卢卡

帕利组中位 PFS 为 35.3 周(80% CI 11.7~35.6 周),安慰剂组为 15.1 周(80% CI 11.9~22.6 周,HR=0.53,80% CI 0.30~0.92,P=0.07)。Meet-URO12 是一项随机对照的 II 期多中心试验,入组一线含铂方案治疗后未进展 mUC 患者,给予尼拉帕利 300mg 或 200mg q.d. 维持治疗或最佳支持治疗,58 例患者中 47 例进行分子检测的患者中 HRR 改变比值为 44.7%,其中 12.8% 为已知致病突变,31.9% 为不明意义的变异。结果显示,尼拉帕利组和对照组中位 PFS 分别为 2.1 个月和 2.4 个月(HR=0.92,95% CI 0.49~1.75,P=0.81)。在合并任意 HRR 变异以及致病突变的亚组中均无显著差异。

BAYOU 研究是一项随机、II 期临床研究,纳入 154 例不耐受铂类治疗的晚期一线 UC 患者,随机接受度伐利尤单抗联合奥拉帕利或安慰剂治疗,结果显示两组间的中位 PFS 无显著差异,未达到主要终点。在 HRRm 患者亚组中,D+O 组中位 PFS 为 5.6 个月(95% CI 1.9~8.1 个月),D+P 组为 1.8 个月(95% CI 1.7~2.2 个月,P<0.001),具有统计学差异。

综上,PARP 抑制剂在晚期尿路上皮癌未经选择人群中的维持治疗并没有获得明确疗效,即使联合免疫治疗在未经选择的人群中的初步尝试也以失败告终。未来可能需要更为精确的分子标志物指导,筛选出可能获益的患者进行治疗。

(三) 新型靶向药物

AXL 是哺乳动物 Tyro3/AXL/Mer(TAM)受体酪氨酸激酶家族的成员,与其配体 Gas6 结合可促进肿瘤微环境中的免疫抑制。AVB-S6-500(AVB)是一种新型 AXL 通路抑制剂,可与循环 Gas6 结合并抑制配体依赖性 AXL 信号传导。一项 Ib 期研究(NCT04004442)评估了 AVB 联合 Avelumab 在转移性尿路上皮癌患者中的安全性和抗肿瘤活性。研究纳入既往铂类治疗失败或不能耐受且未接受过免疫治疗的转移性 UC 患者,采用 "3+3" 剂量递增设计,给予 Avelumab 800mg 每 2 周一次联合四个剂量组的 AVB 给药,分别为 5mg/kg QW(DL1)、10(DL2)mg/kg 每 2 周一次、15(DL3)mg/kg 每 2 周一次或 20(DL4)mg/kg 每 2 周一次。主要研究终点为安全性和耐受性,次要研究终点为 ORR、PFS、DOR 和 OS 等。研究共入组 16 例患者,确认的 ORR 为 36%,CBR 为 50%,4 例患者疗效持续时间大于 6 个月。目前除了 FGFR,新型的治疗靶点还在不断探索中,期待更多精准治疗靶点的发现进一步提高治疗的有效率。

三、免疫治疗进展

KEYNOTE-045 研究和 Imvigor211 研究为帕博利珠单抗和阿替利珠单抗一线治疗铂不耐受的晚期 UC 患者提供了依据,而纳武利尤单抗和 Avelumab 的适应证为二线治疗。此外,Avelumab 还被批准用于铂类治疗未进展患者的维持治疗。免疫治疗以及免疫为基础的联合治疗是晚期尿路上皮癌持续探索的方向。

(一) 免疫单药或联合免疫治疗

ARIES 是一项单臂、开放标签的 II 期研究,探索 Avelumab 一线治疗顺铂不耐受、PD-L1 阳性的晚期 UC 患者的疗效和安全性,研究共纳入 71 例患者,中位随访 9.0 个月,cORR 为 21.1%,中位 PFS 为 2.0 个月,中位 OS 为 10.0 个月,

1 年 OS 率为 40.8%。应用 CPS 评分 ≥ 10 分进行分层,两组的 OS 分别为 13.0 个月 vs. 7.0 个月(P=0.09)。Avelumab 疗效及安全性数据与既往 PD-1/PD-L1 单抗报道的数据相类似。

TITAN-TCC 研究是一项在 mUC 患者中根据治疗反应给予纳武利尤单抗 ± 伊匹木单抗的临床研究,目的是挑选出来对单药治疗效果欠佳的患者给予加强治疗,尽可能减少免疫不良反应的发生。队列 2 入组既往铂类治疗失败后患者,在初始应用纳武利尤单抗未响应患者(8 周时评估)中加用伊匹木单抗 3mg/kg;获得 CR/PR 的患者可继续纳武利尤单抗治疗,如果出现进展后亦可接受双免疫的加强治疗。纳武利尤单抗初始治疗的 ORR 为 20.5%(第 8 周),其中 6 例之后出现 PD 患者和另外 44 例初始治疗未响应患者给予加用伊匹木单抗治疗,总体 cORR 为 32.5%,其中 PD-L1 阳性者的 ORR 显著高于阴性者(46% vs. 24%)。其中初始纳武利尤单抗诱导治疗评效 SD 患者,加用伊匹木单抗治疗后有 31% 患者获得缓解,而初始 PD 的患者加强治疗后 ORR 为 19%。总体的中位 PFS 为 1.9 个月(95% CI 1.8~3.2 个月),OS 为 7.6 个月(95% CI 5.1~15 个月)。因此,对于铂类失败后的 mUC 患者我们可以考虑初始单药治疗,筛选出单药效果欠佳的患者给予双免疫治疗,可以达到降低免疫相关不良反应风险的目的。

(二) 维持治疗

大多数接受一线标准含铂化疗方案治疗的患者最终都会出现进展,而 PD-1 单抗可延长含铂方案进展的患者的生存期,提前使用 PD-1 单抗维持治疗是否可使患者获益值得期待。HCRN GU14-182 研究中应用帕博利珠单抗维持治疗中位 PFS 显著延长(8.2 个月 vs. 5.6 个月,P=0.023)。Javelin Bladder 100 研究证明了在一线铂类化疗缓解或稳定的患者得到疾病控制后,给予 Avelumab 进行维持治疗有生存获益(中位 OS:23.8 个月 vs. 15.0 个月)。

Javelin Bladder 100 研究随后发布了多个亚组分析和长期随访的结果。一项研究报道了按照对一线化疗反应(完全反应、部分反应或疾病稳定)定义的亚组探索性分析。中位随访时间 ≥ 38 个月时,在不同亚组中 Avelumab 与对照组的中位 OS 分别为:CR 亚组 39.8 个月 vs. 26.8 个月,PR 亚组 19.2 个月 vs. 12.8 个月,SD 亚组 22.3 个月 vs. 14.0 个月。研究结果表明,尽管更高占比的对照组患者接受后续治疗,无论对一线化疗的反应如何(CR、PR 或 SD),应用 Avelumab 维持治疗均可延长患者的 PFS 和 OS。另一项研究报道了 Avelumab 维持不同治疗选择后患者的生存结局。中位随访时间 38 个月,有 43 例患者仍在继续治疗,185 例患者停止治疗后接受了二线治疗,包括 75 例应用含铂化疗进行再治疗,11 例 PD-1/PD-L1 治疗,以及 99 例其他治疗(长春氟宁 n=35,紫杉醇 n=28,EV n=9,多西他赛 n=5,Pemigatinib 5 例和 Erdatinib 2 例等),另外 122 例患者停止 Avelumab 治疗后未接受其他治疗。结果显示,三组中位生存时间分别为未达到、19.9 个月和 18.2 个月。从 Avelumab 维持治疗结束到二线治疗的开始时间为 1.35 个月,从随机化开始到二线治疗结束的中位时间为 11.7 个月(95% CI 9.7~13.8 个月)。因此,Avelumab 维持治疗的患者无论后续是否接受二线治疗均获得较长的生存期。以

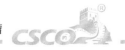

上研究结果进一步支持 Avelumab 维持作为铂类化疗未进展的晚期尿路上皮癌患者的标准治疗。

四、化疗联合免疫治疗进展

化疗与免疫治疗联合也是在实体瘤中广泛应用的组合方式，利用化疗破坏肿瘤组织，释放新抗原，从而增强机体的抗肿瘤免疫反应，还可以规避早期的进展与死亡。虽然尿路上皮癌标准的一线治疗方案吉西他滨＋卡铂联合免疫治疗在多个临床研究中进行试验，包括 Imvigor130、KEYNOTE-361 研究等均未取得阳性结果，其他化疗方案如紫杉类联合免疫治疗仍在探索中。

既往 PEANUT 研究显示，帕博利珠单抗联合白蛋白紫杉醇用于化疗失败的晚期尿路上皮癌患者，ORR 为 44.4%，总体临床获益率为 73%，中位 PFS 为 5 个月。ABLE 研究是一项应用白蛋白紫杉醇联合帕博利珠单抗治疗铂类治疗失败或不能耐受顺铂患者的 2 期研究，结果显示，cORR 为 52.8%，中位 PFS 为 6.8 个月，中位 OS 为 18.2 个月。AVETAX 研究为一项联合多西他赛和 Avelumab 治疗铂类失败或不能耐受患者

的 1b 期临床试验。21 例患者中 8 例顺铂治疗进展，另外 13 例为顺铂不能耐受的患者，ORR 为 70%，中位 PFS 为 9.2 个月。2022 年 ASCO 大会还报道了一项 Socazolimab（PD-L1 单抗）联合白蛋白紫杉醇的多中心、单臂、Ⅰb 期研究，入组 20 例患者，ORR 为 52.94%，DCR 为 88.24%，中位 PFS 为 8.18 个月。这些研究表明，在铂类不能耐受的晚期尿路上皮癌患者中，紫杉醇类药物联合免疫治疗具有良好的疗效和安全性，成为一种可选择的治疗手段，后续仍需要更高级别的临床试验进行确证。

五、总结

随着免疫检查点抑制剂、新型靶向药物和 ADC 的出现，晚期尿路上皮癌的治疗格局出现了很大的改变。免疫治疗有效者缓解时间明显延长，新型靶向药物和 ADC 客观缓解率明显提高，为 mUC 治疗带来了新的希望。各种联合治疗方式可进一步提高有效率，特别是抗体偶联药物联合免疫治疗初步已显示出优异的抗肿瘤活性，未来可能改变晚期尿路上皮癌的治疗格局。

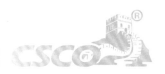

膀胱癌围手术期治疗进展

中国医学科学院肿瘤医院

瓦斯里江·瓦哈甫

膀胱尿路上皮癌（urothelial carcinoma of bladder）占膀胱癌的 90%~95%，其在组织学上 75% 为纯尿路上皮癌，其余 25% 的为变异亚型，这无疑增加了对围手术期管理的复杂性。

非肌层浸润性膀胱癌（non-muscle-invasive bladder cancer，NMIBC）通过经尿道肿瘤切除后仍有 40% 的高危患者会在 12 个月内复发，约 25% 发生肿瘤进展，即使采用卡介苗（BCG）灌注治疗，失败的概率仍可达 40%，需行根治性膀胱切除术（radical cystectomy，RC）。而对于肌层浸润性膀胱癌（muscle-invasive bladder cancer，MIBC），RC 术后 5 年的总生存（OS）率也仅为 60%~70%。实际上，有约 10% 的患者在发现 MIBC 时就已经出现转移，这导致 5 年的 OS 率陡然下降至 5%~30%。因此，对于高危和局部进展期膀胱癌，临床上多采用手术和全身治疗相结合的多模式治疗，近两年的研究更是不断突出新辅助和辅助治疗的重要性。本文围绕以手术为主的辅助和新辅助联合治疗模式，为读者展示更为广义的"围手术期"膀胱癌治疗进展。

一、非肌层浸润性膀胱癌（NMIBC）术后辅助治疗

BCG 膀胱灌注是高危 NMIBC 的首选治疗方法，有 70% 的患者治疗后可以达到完全缓解（CR），其余患者则可能由于 BCG 无应答或者无法耐受副作用，不得不接受 RC。针对 BCG 治疗无应答的 KEYNOTE-057 和 SWOG S1605 研究的成功，为免疫检查点抑制剂（ICI）在早期膀胱癌中的应用提供了依据。

KEYNOTE-057（NCT02625961）是一项单臂 2 期临床研究，针对 BCG 治疗无应答、不符合或不愿意接受 RC 的高危 NMIBC 患者，接受静脉注射 Pembrolizumab（200mg，q.3w.）。结果显示在 12 个月时，总的无进展生存率（PFS）为 82.7%，OS 率为 97.9%。有 40.6%（39/96）的患者在治疗 3 个月时 CR，平均随访 36.4 个月后，中位缓解持续时间为 16.2 个月，分别有 33.3%（13/39）和 23.1%（9/13）的患者在随访 18 个月和 24 个月时无肿瘤复发。KEYNOTE-057 研究的成功，验证了免疫治疗在早期膀胱癌治疗中的有效性。2020 年 1 月，美国 FDA 批准 Pembrolizumab 用于治疗 BCG 无应答的、高危

的、伴原位癌（CIS）的、伴或不伴乳头状肿瘤的 NMIBC 患者。

SWOG S1605（NCT02844816）是 Atezolizumab 进行的相同适应证的 2 期临床研究，初步数据显示，3 个月和 6 个月的 CR 分别为 41.1%（30/73）和 26.0%（19/73），3 级或 3 级以上治疗相关不良事件（TRAEs）发生率为 12.3%。

根据以上 2 项研究结果，目前有多个临床试验正在探索免疫治疗在 BCG 无应答的 NMIBC 中的疗效（见表 1）。今年 6 月的 ASCO 大会有 3 项 2 期临床研究值得关注。

TRUCE-02（NCT04730232）是来自天津医科大学的一项针对无法经尿道完全切除肿瘤的 NMIBC 患者，评估 ICI 联合化疗方案的 2 期临床研究。患者第一天接受 200mg 的 Tislelizumab，第二天接受 200mg 白蛋白紫杉醇（nab-paclitaxel），q.3w.，持续 3 到 4 个疗程。42 例完成治疗，其中 23 例达到 CR（56%），客观缓解率为 60%（25/42），33 例患者无需行膀胱切除术（78.6%），3~4 级 TRAEs 低于 2%。研究者认为 Tislelizumab 联合白蛋白紫杉醇方案的疗效令人满意。

QUILT-3.032（NCT03022825）是探索膀胱内灌注 BCG 联合 N-803（一种高亲和力 IL-15 免疫刺激融合蛋白，可促进 NK 细胞和 CD8+ T 细胞的增殖和活化，但不激活 Treg 细胞）对 BCG 无应答的 NMIBC 原位癌（队列 A，77 例）和乳头状 NMIBC（队列 B，83 例）疗效的 2 期研究。结果显示 160 例 BCG 无应答患者中，2 年肿瘤特异性 OS 率为 99%。队列 A 的 CR 率为 71%，中位持续 CR 时间为 24.1 个月；队列 B 的 18 个月无病生存（disease free survival，DFS）率为 53%。在 2 年的随访中，超过 90% 的患者避免了 RC。研究者认为 N-803+BCG 的疗效和安全性超过了其他的膀胱灌注和系统治疗方案。

CORE1（NCT04387461）是 CG0070（一种肿瘤选择性腺病毒，它编码粒细胞 - 单核细胞集落刺激因子，并优先在具有缺陷 RB-1 肿瘤抑制蛋白的膀胱细胞中复制）膀胱灌注联合 Pembrolizumab 静脉注射用于 BCG 无应答患者的 2 期单臂研究。在 3 个月的评估时间点 CR 率为 87.5%（14/16），所有 CR 患者在随后可观察到的时间节点均处于 CR 状态（6 个月，9/9；9 个月，6/6；12 个月，3/3）。最常见的 TRAEs 仅限于短暂的 1~2 级局部泌尿系统症状，没有 3 级或 3 级以上 TRAEs 报道。研究者认为这一联合治疗的初步数据是令人鼓舞的。

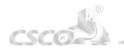

　　尽管 BCG 是中、高危 NMIBC 治疗的基石,但对于 BCG 无应答的情况,除了根治手术之外,还没有确实有效的疗法。此外,国外 BCG 供应的短缺导致医疗机构面临无药可用,这也可能成为未来国内医生需要面对的窘境。免疫治疗的成功为 NMIBC 患者带来希望。与此同时,靶向、溶瘤病毒、免疫调节剂等新型治疗方式也在不断探索改善患者的 OS 和生活质量(表1)。可以预见到,NMIBC 术后辅助治疗的获批方案将会越来越多,但就目前多个单臂 2 期研究结果还不足以建立新的治疗标准,随机 3 期临床试验是改变治疗策略的关键。

表 1　正在进行的 NMIBC 辅助治疗的主要研究

临床研究	研究设计	设计病例数/例	入组标准	干预措施	主要研究终点
KEYNOTE-057 (NCT02625961)	Ⅱ期	260	高危,BCG 无应答的 NMIBC,不适合或拒绝手术	Pembrolizumab	CR,DFS
SWOG S1605 (NCT02844816)	Ⅱ期	202	高危,复发,BCG 无应答的 NMIBC	Atezolizumab	6 个月 CR,18 个月 EFS
TRUCE-02(NCT04730232)	Ⅱ期	63	TURBT 无法完整切除的 NMIBC	Tislelizumab + nab-paclitaxel	CR
QUILT-3.032 (NCT03022825)	Ⅱ期	200	BCG 无应答的 NMIBC 原位癌和乳头状癌	BCG + N-803	CIS 组 CR,乳头组 DFS
CORE1 (NCT04387461)	Ⅱ期	37	BCG 无应答的 NMIBC	Pembrolizumab + CG0070	CR
BladderGATE (NCT04134000)	Ⅰb/Ⅱ期	40	高危,未行 BCG 治疗的 NMIBC	Atezolizumab + BCG	DLT,RFS
OUSCC-ABC (NCT03892642)	Ⅰ/Ⅱ期	18	BCG 无应答的 NMIBC	Avelumab + BCG	接受完全诱导的患者占比
MCC-18788 (NCT02901548)	Ⅱ期	17	BCG 无应答的 NMIBC	Durvalumab	6 个月 CR
CheckMate 9UT (NCT03519256)	Ⅱ期	436	BCG 无应答的高危 NMIBC	Nivolumab vs.(Nivolumab + BCG) vs.(Nivolumab + linrodostat mesylate) vs.(Nivolumab + linrodostat mesylate + BCG)	CIS 组 CR,CIS 组 DCR
NCT04164082	Ⅱ期	161	BCG 无应答的 NMIBC	膀胱灌注 Pembrolizumab 和吉西他滨	CR,EFS
KEYNOTE-676 (NCT03711032)	Ⅲ期	1 525	BCG 诱导后持续或复发的高危 NMIBC 行,或未行 BCG 治疗的高危 NMIBC	(BCG + Pembrolizumab)vs.单独 BCG	CR,EFS
POTOMAC (NCT03528694)	Ⅲ期	1 018	高危,未行 BCG 治疗的 NMIBC	(Durvalumab + BCG)vs. 单独 BCG	DFS
ALBAN (NCT03799835)	Ⅲ期	614	高危,未行 BCG 治疗的 NMIBC	(Atezolizumab + BCG)vs. 单独 BCG	RFS
CheckMate 7G8 (NCT04149574)	Ⅲ期	700	高危 NMIBC 持续或复发性疾病,最后一次 BCG 剂量 ≤ 24 个月,但未归为 BCG 无应答	(Nivolumab + BCG)vs.(安慰剂 + BCG)	EFS
THOR-2 (NCT04172675)	Ⅱ期	280	BCG 治疗后复发的高危 NMIBC 和 FGFR 突变或融合	厄达替尼,吉西他滨 / 丝裂霉素	RFS

　　注:CR. complete response, 完全缓解;DCR. duration of complete response, 持续完全缓解时间;DFS. disease-free survival, 无病生存;DLT. dose-limiting toxicity, 剂量限制毒性;EFS. event-free survival, 无事件生存;RFS. recurrence-free survival, 无疾病复发生存;TURBT. transurethral resection of the bladder tumor,经尿道膀胱肿瘤切除术。

二、肌层浸润性膀胱癌（MIBC）

（一）新辅助治疗

1. 新辅助化疗（neoadjuvant chemotherapy，NAC） 基于顺铂为主的 NAC 是治疗 MIBC 的标准方案。多项研究表明，与单独使用 RC 相比，NAC 的 5 年绝对生存获益为 5%~8%。尽管临床上最常用的 GC 方案相较于 dd-MVAC、MVAC 和 CMV 方案有更好的耐受性，但其尚未在 NAC 的环境中进行疗效评估。

法国的 GETUG/AFU V05 VESPER 研究（NCT01812369）是第一个头对头比较 dd-MVAC 和 GC 方案在围手术期疗效的前瞻性随机 3 期对照试验。87.4%（437/500）的患者接受了 NAC，其中 dd-MVAC 组中 60% 完成 6 个周期 NAC，GC 组中有 84% 完成 4 个周期 NAC，随后分别有 91% 和 90% 的患者接受了 RC。两组病理缓解（pathologic CR，pCR）率分别为 42% 和 36%（$P=0.2$），在 dd-MVAC 组中更多观察到器官局限应答（$<ypT_3N_0$）（77% vs. 63%，$P=0.001$）。在术后辅助组中，行 dd-MVAC 的患者中仅有 40% 能完成 6 个周期化疗，而 GC 组中有 81% 的患者能完成 4 个周期治疗。结果显示，dd-MVAC 组的 3 年 PFS 优于 GC 组（69% vs. 58%，$P=0.014$；71% vs. 59%，$P=0.005$）。目前 OS 结果还不成熟（40 个月），将在完成 5 年的随访后进行分析。研究者认为，与 GC 相比，dd-MVAC 提高了 3 年 PFS；在 NAC 组中，dd-MVAC 组观察到更好的局部控制和 3 年 PFS。未来，dd-MVAC 方案或许成为 NAC 的金标准。

变异亚型 MIBC 的预后劣于纯尿路上皮癌，而对这一类患者 NAC 是否能提高病理降期率和 OS，也是临床上关注的问题。一项回顾性研究分析了 31 218 名行 RC 的 MIBC 患者，按照组织亚型和是否接受 NAC 进行分组（纯尿路上皮癌为 27 779 例，肉瘤样变为 501 例，微乳头样 418 例，鳞癌 1 141 例，神经内分泌癌 629 例，腺癌 750 例）。结果显示 NAC 与所有亚型病理降期至 pT_0N_0 相关，此外，NAC 与纯尿路上皮癌、肉瘤样变和神经内分泌癌的 OS 改善有关。这是目前针对 MIBC 不同组织亚型进行的最大一组数据分析，支持 NAC 适用于不同组织类型患者。不过，根据 OS 数据，NAC 策略需要根据患者的临床和病理特征进行调整，尤其是鳞癌、腺癌和微乳头样肿瘤可以考虑直接 RC。

尽管 NAC 取得所有指南的支持，但在临床工作中并没有被充分应用。欧美国家统计 NAC 患者占比约在 30%~57% 之间，中华医学会泌尿外科学分会膀胱癌联盟 2019 年统计国内 100 余家三甲医院，NAC 占比则不足 3%。采用 NAC 的主要障碍包括患者的年龄和合并症、贻误手术时机以及 NAC 获益风险比。由此可见，预测化疗敏感性，进而提高 NAC 的有效率，具有较高的临床实用价值。

有三类预测 NAC 应答的生物标志物需要关注：分子亚型、COXEN 模型和特定基因组改变。在分子亚型中，有研究指出，p53 亚型对 NAC 的反应最差，这与衰老和高成纤维细胞浸润的基因特征相关。进一步的研究发现基底亚型（basal）最可能从 NAC 中获益；而管腔乳头状（luminal papillary）肿瘤在根治术时发生病理升期的风险较低，从 NAC 中获益较

少。COXEN 模型将肿瘤基因表达与已有特定药物的应答特征进行比较。SWOG S1314 研究试图对 MVAC 和 GC 的 COXEN 模型进行前瞻性验证，但两种方案均未达到主要终点。特定的基因功能缺失似乎对以顺铂为基础的 NAC 敏感。最典型的改变是 *ERRCC2* 的突变，或者 *ATM*、*FANNC* 和 *RB1* 中的任一突变。目前针对这一类突变患者开展的临床研究，用以评估 NAC 后是否可以保留膀胱，以及是否可以序贯免疫治疗（NCT03609216、NCT02710734 和 NCT03558087）。

2. 新辅助免疫治疗（neoadjuvant immunotherapy） 基于顺铂的 NAC 已被证明可以为 MIBC 患者提供长期生存益处。然而，高达 50% 的患者由于肾功能下降、神经病变、体能状态不佳或有心力衰竭症状而无法接受含顺铂的化疗。近几年，ICI 在 MIBC 新辅助治疗方面，无论是病理应答还是安全性都显示出不错的结果，尤其是在顺铂不耐受的患者中，免疫治疗具有潜在的应用价值。

PURE-01（NCT02736266）和 ABACUS（NCT02662309）这两项研究将 ICI 推向 MIBC 新辅助治疗行列。PURE-01 是 Pembrolizumab 新辅助联合 RC 的前瞻性单臂 2 期临床试验，pCR 为 37%，55% 达到病理降期（$<pT_2$）。对组织亚型分析发现，鳞状细胞分化和淋巴上皮瘤样路上皮癌可能更适合新辅助免疫治疗。ABACUS 研究探索 Atezolizumab 新辅助治疗 MIBC 患者的疗效和安全性，pCR 为 31%，一年的无复发生存率为 79%。不过，我们也要关注到这两项研究的 pCR 分别为 37% 和 31%，这与 SWOG-8710 研究的 pCR 相近（38%）。而在 ABACUS 研究中 T_3 或 T_4 期的 pCR 仅为 17%，明显低于 SWOG-8710 研究中的 30%。

反应率不高依然是免疫治疗的明显弱点，部分原因可能是肿瘤微环境中浸润淋巴细胞较少，称为"冷肿瘤"。此外，免疫治疗也存在治疗耐药情况，耐药原因包括抗原蛋白缺失、抗原提呈系统缺失、肿瘤浸润淋巴细胞不足等、T 细胞严重耗竭、信号通路改变、功能性 T 细胞丧失、基因突变（如 *JAK1/2*）、肠道微生物改变、感染等。基于此，不断有关于免疫联合其他治疗方式以期提高肿瘤应答的研究报道（表 2）。

NABUCCO，DUTRENEO 和 MDACC 研究均是针对不符合顺铂的患者采用 PD-1/PD-L1 联合 CTLA-4 的双免治疗。NABUCCO 研究联合抗 PD-1（Nivolumab）和抗 CTL4-4（Ipilimumab），pCR 为 46%，病理降期率（$P \leq T_1N_0$）为 58%。DUTRENEO 和 MDACC 研究旨在评估抗 PD-L1（Durvalumab）联合抗 CTLA-4（Tremelimumab）的新辅助效果，两项研究在保证安全性的前提下，pCR（34.8% vs. 37.5%）和病理降期率（56.5% vs. 58.3%）均相近。尽管这 3 项研究与 PURE-01 的 pCR 结果相近，不过在术后标本的免疫荧光检测中发现三级淋巴器官结构（tertiary lymphoid structures，TLS），而 TLS 有助于增强肿瘤特异性免疫反应，促成适合免疫治疗的肿瘤微环境。DUTRENEO 和 MDACC 的研究结果显示 TLS 与双免疫治疗应答相关，NABUCCO 研究则认为双免疫治疗可以促进 TLS 的形成，提示 TLS 可以作为预后和预测标志物。针对免疫单药治疗效果差的高风险患者，双免疫治疗或许不失为一种备选的新辅助方案。

HCRN GU 14-188，BLASST-1 和 MA-UC-Ⅱ-003 研究是针对符合顺铂新辅助治疗的患者给予免疫加 GC 的联合方

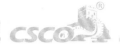

表2 未转移的 MIBC 新辅助免疫治疗主要研究

临床研究	设计	病例数/例	入组标准	干预措施	pT₀N₀(pCR) 病例数/例 (百分比)	p≤T₁N₀ 病例数/例 (百分比)	主要研究终点
PURE-01 (NCT02736266)	Ⅱ期	143	符合和不符合顺铂方案	Pembrolizumab 3 周期	55(38.5%)	80(55.9%)	pCR
ABACUS (NCT02662309)	Ⅱ期	88	不符合顺铂方案	Atezolizumab 2 周期	27(31%)	NA	pCR
NABUCCO (NCT03387761)	Ⅱ期	24	不符合或拒绝基于顺铂的化疗	Nivolumab+Ipilimumab 2 周期	11(46%)	(58%)	研究开始12周内RC的可行性
HCRN GU 14-188 (NCT02365766)	Ⅱ期	80	符合顺铂方案	Pembrolizumab 联合 Gemcitabine ± Cisplatin, 5 周期	(44.4%/45.2%)	(61.1%/51.6%)	安全性, p≤T₁
BLASST-1 (NCT03294304)	Ⅱ期	41	符合顺铂方案	Nivolumab 联合 GC 4 周期	(34%)	22(66%)	p≤T₁
DUTRENEO (NCT03472274)	Ⅱ期	23	不符合顺铂方案	Durvalumab+Tremelimumab 3 周期	8(34.8%)	13(56.5%)	pCR
MDACC 2016-0033 (NCT02812420)	Ⅰ期	28	不符合顺铂方案	Durvalumab+Tremelimumab 2 周期	9(37.5%)	14(58.3%)	安全性
MA-UC-Ⅱ-003 (ChiCTR2000032359)	Ⅱ期	19	符合顺铂方案	Camrelizumab+GC 3 周期	11(57.8%)	12(63%)	pCR

注:pCR.pathologic complete response,病理完全缓解;RC.radical cystectomy,根治性膀胱切除术;GC.Gemcitabine+Cisplatin,吉西他滨+顺铂。

案,其中来自中国的 MA-UC-Ⅱ-003 研究是评估卡瑞利珠单抗(Camrelizumab)联合 GC,与前两项研究相比,在病理降期率相似的情况下(61.1% vs. 66% vs. 63%),pCR 有一定优势(44.4% vs. 34% vs. 57.8%)。目前已有免疫联合化疗的 3 期临床研究正在开展(NCT03924856,NCT03661320),在新辅助环境下,同时阻断肿瘤不同通路的治疗模式的疗效和安全性还需要进一步验证。

还有许多正在进行中的新辅助免疫联合方案,这一领域的迅速发展,可能在不久的将来会改变目前的治疗策略。不过,表2 中的临床研究在顺铂的适用性、肿瘤分期和研究终点方面的差异,影响了研究之间的交叉比较。此外,pCR 被认为是新辅助化疗后 OS 或 PFS 的替代参数,但在新辅助免疫治疗中是否可以替代则还需要评价。实际上,ICI 在冲击晚期尿路上皮癌一线治疗的 4 项 3 期临床研究(Imvigor130、KEYNOTE-361、DANUBE 和 CheckMate 901)均未能达到预设的主要研究终点,这提示对于尿路上皮癌来说联合治疗模式并不一定会产生我们所希望的累加或协同效应,或者同一患者对不同治疗策略的应答并没有优劣之分。因此,基于预测性生物标志物的个体化治疗方案至关重要。

3. 其他新型辅助治疗药物 越来越多的新型药物在探索进入晚期转移性尿路上皮癌的综合治疗,例如 FGFR 抑制剂、抗体偶联药物(antibody-drug conjugate,ADC)、PARP 抑制剂、抗血管生成剂、IDO-1 抑制剂等,这也为早期可以切除的膀胱癌,尤其是顺铂不耐受的患者提供了可能的新辅助思路,尤其是今年 2 月在 ASCO-GU 报道的 EV-103 队列 H 研究,让人眼前一亮。

EV-103 研究(NCT03288545,1b/2 期)是评估 ADC Enfortumab Vedotin(EV)单药,以及与 Pembrolizumab 和/或化疗联合作为尿路上皮癌一线和二线治疗的安全性、耐受性和有效性的研究。队列 H 纳入不适合顺铂的 MIBC 患者,在治疗第 1 和第 8 天接受 EV 新辅助治疗(1.25mg/kg,q.3w.),主要终点为 pCR。入组 22 例患者中,有 19 例完成全部 3 周期新辅助治疗,21 例接受 RC,1 例接受膀胱部分切除术,术后 pCR 为 36.4%(8/22),病理降期率达 50.0%(11/22)。最常见 TRAEs 是疲劳(45.5%)、脱发(36.4%)和味觉障碍(36.4%),≥3 级 TRAEs 发生率为 18.2%,没有患者因 EV 的治疗出现手术延误。这一结果显示 EV 可能成为不适合顺铂的 MIBC 患者可选新辅助方案之一。进一步探索 EV ± pembrolizumab 用于 MIBC 新辅助治疗的 2 期和 3 期临床研究在进行(EV-103 队列 L、KEYNOTE-905、KEYNOTE-B15)。

(二)辅助治疗

1. 辅助化疗(adjuvant chemotherapy,AC) 尽管基于顺铂的 NAC 已显示出对膀胱癌的生存获益,但 AC 的预后尚不清楚,而且高达 30% 的患者可能会因为术后并发症而无法行 AC。2010 年以来的多个基于顺铂的随机的 AC 研究,由于患者累计的不良反应而没有达到设计的入组人数便提前终止了,从而限制了 OS 的分析。晚期膀胱癌荟萃分析协作小组(Advanced Bladder Cancer Meta-Analysis Collaborators Group)分析 10 项(1 183 例患者)针对 MIBC 的 AC 研究发现,以顺铂为基础的化疗对 OS 有益(HR=0.82,95% CI

0.70~0.96),5 年的 OS 从 50% 提高到 56%,绝对改善为 6%;在针对协变量(年龄、性别、pT 和 pN)进行调整后,OS 提高了 9%,无复发生期提高 11%。分析 5 年的绝对生存获益,pT_2(5%)和 $pT_{3/4}$(7%)之间有 2% 的差异,pN_0(6%)和 pN_1(7%)之间有 1% 的差异,这提示 AC 应优先用于肿瘤分期较高或淋巴结阳性的患者。不过,由于这项荟萃分析中的临床研究时间跨度大(从 1984 年至 2014 年),导致各研究之间存在明显异质性,会影响对结果的解读。

EORTC 30994 试验(NCT00028756)是最大的针对 AC 的 3 期临床研究,比较术后即刻 AC 与推迟到复发时间再化疗之间的差异。结果显示即刻 AC 提高了中位 PFS(3.11 年 vs. 0.99 年;$P<0.001$),但 OS 没有区别($P=0.13$)。不过,今年发表的另一项来自 Bharadwaj 等人的回顾性研究,根据 EORTC 30994 的入组标准收集 2 416 例患者,其中 945 例

(39%)在 RC 后接受 AC,经过倾向匹配和加权分析后,接受和未接受 AC 的患者 5 年和 10 年的 OS 分别为 43% 和 36%,34% 和 24%。研究者认为与术后观察组相比,AC 与 OS 的改善相关。

由于近几年免疫治疗的飞速进展,临床医师和患者可以根据情况在化疗和免疫治疗之间进行选择。根据上文中的介绍可见,目前的研究重点是新辅助治疗或顺铂不耐受患者如何选择治疗方案;在辅助治疗方面,免疫治疗将是关注的重点。

2. 辅助免疫治疗(adjuvant immunotherapy) 目前有 3 项(Imvigor010、CheckMate 274 和 AMBASSADOR)大型的 3 期随机对照研究评估辅助免疫治疗效果(表 3)。Imvigor010 和 CheckMate 274 研究已有了初步结果,AMBASSADOR 研究(Pembrolizumab vs. 观察组)正在进行中,尚未报道结果。

表 3 肌层浸润性尿路上皮癌术后辅助免疫治疗研究

临床研究	设计	病例数	入组标准	病理分期	干预措施	随访时间	研究结果
Imvigor 010（NCT02450331）	III 期	809	MIBC,UTUC,行根治性手术 +/−NAC	pT_{3-4a} 或 pN_+ 或 NAC 后 ypT_{2-4a} 或 ypN_+	Atezolizumab（q.3w.,16 周期）vs. 观察	21 个月	中位 DFS,19.4 vs. 16.6 个月;远处复发或死亡的 HR 为 0.89(95% CI,0.74~1.08)
Checkmate 274（NCT02632409）	III 期	709	MIBC,UTUC,行根治性手术 +/−NAC	pT_{3-4a} 或 pN_+ 或 NAC 后 ypT_{2-4a} 或 ypN_+	Nivolumab（q.2w.,1 年）vs. 安慰剂	21.9 个月	中位 DFS,20.8 vs. 10.8 个月;远处复发或死亡的 HR 为 0.72(95% CI,0.59~0.89)
AMBASSADOR（NCT03244384）	III 期	进行中	MIBC,UTUC,行根治性手术 +/−NAC	$\geq pT_3$ 或 pN_+ 或 $\geq ypT_2$ 和 / 或 ypN_+	Pembrolizumab（q.3w.,18 周期）vs. 观察	进行中	进行中

缩写:MIBC,muscle-invasive bladder cancer,肌层浸润性膀胱癌;UTUC,upper urinary tract urothelial carcinoma,上尿路尿路上皮癌;NAC,neoadjuvant chemotherapy,新辅助化疗 pathologic complete response;DFS,disease free survival,无病生存;HR,hazard ratio,风险比;CI,confidence interval,置信区间

Imvigor010 研究(NCT02450331)是一项多中心、随机 3 期研究,旨在评估 Atezolizumab 用于高危肌层浸润性尿路上皮癌患者根治术后辅助治疗。共有 809 例患者被随机分配到治疗组和观察组(1∶1),其中 UTUC 占 6.6%。治疗组患者接受静脉注射 1 200mg Atezolizumab(每 3 周一次),共 16 个周期,最长 1 年。该研究结果未达到其主要终点,Atezolizumab 组(19.4 个月)和观察组(16.6 个月)的 DFS 无显著差异。随后 Powles 等人对可获取 ctDNA 的 581 例患者进行分析,有 214 例(37%)显示 ctDNA 阳性(治疗组 116 例,观察组 98 例)。在观察组中,ctDNA 阳性患者的复发风险明显高于阴性患者($P<0.000\ 1$)。此外,在 ctDNA 阳性患者中,使用 Atezolizumab 可显著降低复发风险(中位 DFS 为 5.9 个月 vs. 4.4 个月),而在 ctDNA 阴性患者中没有发现获益。

Powles 等人的数据提示 ctDNA 在尿路上皮癌术后辅助治疗方面具有作为预测性生物标志物的潜力。不过,随后的分析指出在观察组中 ctDNA 预测临床影像学复发的灵敏度

仅为 59%。此外,ctDNA 阳性和阴性患者的淋巴结转移率大致相当(67% vs. 43%)。作者指出尽管采用最敏感的检测方法,但是由于根治术后 ctDNA 水平普遍较低和所谓的非 ctDNA 脱落肿瘤的存在,影响 ctDNA 检测的灵敏度和特异度。虽然是早期数据,不过 ctDNA 为尿路上皮癌的个体化治疗提供了一种独特的方法,Imvigor011(NCT04660344)和 TOMBOLA(NCT04138628)是正在开展的针对 ctDNA 的前瞻性随机临床研究。

CheckMate 274(NCT02632409)也是针对高危肌层浸润性尿路上皮癌的一项随机、双盲、多中心 3 期研究,对比根治术后辅助 Nivolumab 与安慰剂,该研究取得了阳性结果。709 名患者被随机(1∶1)分配到接受 240mg Nivolumab(每 2 周一次)或安慰剂组,治疗时间 1 年,其中 UTUC 患者占 21%。结果显示,治疗组的 DFS 在所有随机患者(21.0 个月 vs. 10.9 个月,$HR=0.70,P<0.001$)和 PD-L1 为 1% 的患者(未达到 vs. 10.8 个月,$HR=0.53,P<0.001$)中均取得显著优势。

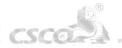

尽管 Imvigor010 和 CheckMate 274 研究在设计上相似，但显示不同的结果。这两项试验在人群和研究设计上存在一些差异。CheckMate 274 研究中的 UTUC 患者占比更高（21% vs. 6.6%）。此外，CheckMate 274 是一项安慰剂对照研究，而 Imvigor010 是一项观察组对照研究。事实上，在两项研究中，实验组的 DFS 相似（Atezolizumab 为 19.4 个月，Nivolumab 为 21.0 个月），但他们对照组的 DFS 显示出接近 6 个月的差异，还需谨慎解释这些相互矛盾的结果。

不过，有一点值得我们关注，Imvigor010 和 CheckMate 274 研究都接受 NAC 患者，而这类患者在其他术后辅助治疗的研究中常会被排除在外。在 CheckMate 274 研究中，NAC 患者占研究人群的 40%，亚组分析显示，接受 NAC 的患者从 Nivolumab 治疗中获益更大（HR=0.53）。有趣的是，一项荟萃分析评估 NAC+ 根治手术与接受或未接受 AC 的患者预后情况，结果显示 AC 与 OS（P=0.002）和疾病特异性生存率（P=0.05）相关。不过，研究发现 OS 和疾病特异性生存率之间的差异并不大，这可能是由于化疗对非肿瘤特异性生存的中长期影响，这与另一项研究结果一致，即接受 4 个周期新辅助铂类化疗的 MIBC 患者较 3 个周期 NAC 的非肿瘤死亡率更高。鉴于此，MIBC 围手术期可以考虑提供较少周期的、以顺铂为基础的化疗联合免疫治疗的新辅助组合，考虑到与化疗相关的中长期毒副作用，将免疫治疗作为术后辅助维持治疗，以确保控制可能残余的肿瘤。已经有多个针对围手术期免疫序贯治疗的 3 期临床研究在进行，而这一模式是否可以成为 MIBC 围手术期综合治疗规范，非常值得期待（表 4）。

表 4　围手术期免疫联合序贯治疗的研究

临床研究	设计	入组标准	干预措施	分组	主要终点
CA045-009（NCT04209114）	Ⅲ期	MIBC（$cT_{2-4a}N_{0-1}M_0$），新辅助 +RC	Nivolumab+Bempeg*	Arm 1：Neoadjuvant Nivolumab+Bempeg>RC>Adjuvant Nivolumab+Bempeg Arm 2：Neoadjuvant Nivolumab>RC>Adjuvant Nivolumab Arm 3：RC alone	pCR，EFS
NIAGARA（NCT03732677）	Ⅲ期	MIBC（$cT_{2-4a}N_{0-1}，M_0$），新辅助 +RC	Durvalumab+GC	Arm 1：Neoadjuvant Durvalumab + GC>RC>Adjuvant Durvaluamb Arm 2：Neoadjuvant GC>RC>No adjuvant therapy	pCR，EFS
ENERGIZE（NCT03661320）	Ⅲ期	MIBC，新辅助 +RC	Nivolumab+BMS-986205**+GC	Arm 1：Neoadjuvant GC>RC>No adjuvant therapy Arm 2：Neoadjuvant Nivolumab + Placebo + GC>RC>Adjuvant Nivolumab + Placebo Arm 3：Neoadjuvant Nivolumab+BMS-986205+GC>RC>Adjuvant Nivolumab + BMS-986205	pCR，EFS
KEYNOTE-866（NCT03924856）	Ⅲ期	UC/MIBC（$cT_{2-4a}N_0M_0$ 或 $T_{1-4a}N_1M_0$），新辅助 + 根治	Pembrolizumab+GC	Arm 1：Neoadjuvant Pembrolizumab+GC>RC>Adjuvant Pembrolizumab Arm 2：Neoadjuvant Placebo+GC>RC>Adjuvant Placebo	pCR，EFS
KEYNOTE-B15/EV-304（NCT04700124）	Ⅲ期	UC/MIBC（$cT_{2-4a}N_0M_0$ 或 $T_{1-4a}N_1M_0$），新辅助 + 根治	Pembrolizumab+EV	Arm 1：Neoadjuvant Pembrolizumab+EV>RC>Adjuvant Pembrolizumab+EV Arm 2：Neoadjuvant GC>RC>No adjuvant therapy	pCR，EFS
KEYNOTE-905/EV-303（NCT03924895）	Ⅲ期	UC（$cT_{2-4a}N_0M_0$ 或 $T_{1-4a}N_1M_0$），新辅助 + 根治	Pembrolizumab+EV	Arm 1：Neoadjuvant Pembrolizumab+EV>RC>Adjuvant Pembrolizumab+EV Arm 2：Neoadjuvant Pembrolizumab >RC>Adjuvant Pembrolizumab Arm 3：RC alone	pCR，EFS

注：MIBC. muscle-invasive bladder cancer，肌层浸润性膀胱癌；pCR. pathologic complete response，病理完全缓解；EFS. event-free survival，无事件存活；EV. Enfortumab Vedotin；UC. urothelial carcinoma，尿路上皮癌；NAC. neoadjuvant chemotherapy，新辅助化疗；RC. radical cystectomy，根治性膀胱切除术；GC，Gemcitabine+Cisplatin，吉西他滨 + 顺铂。

*. Bempegaldesleukin 是一种 CD122 靶向的 IL-2 通路激动剂，简称 Bempeg。

**. BMS-986205（Linrodostat）是一种选择性的不可逆的吲哚胺 2,3- 双加氧酶 1（IDO1）抑制剂。

3. 辅助放疗 (adjuvant radiotherapy)

对于 RC 术后 ≥ pT₃ 患者,约 30% 的局部复发率是临床上面临的一大挑战。术后辅助化疗不能降低局部复发的风险,同时也很难手术处理复发部位。放疗作为一种替代性的辅助治疗,已有临床研究提示其可降低局部复发的风险。现已发表的几项回顾性和前瞻性研究表明,辅助放疗对大多数尿路上皮癌患者具有局部肿瘤学获益。2019 年一项回顾性倾向匹配研究指出,对局部进展期患者进行辅助放疗可以显著改善 OS(16.9 个月 vs. 19.8 个月,$P=0.03$),并且术后辅助放疗与 pT_4、pN_+ 和阳性切缘的 OS 改善相关(均 $P<0.01$)。埃及的一项 2 期研究(NCT01734798)比较 RC 术后序贯 AC 加放疗与单纯 AC 之间的差异,入组 120 例术后切缘阴性的局部进展期患者(至少一个危险因素:≥ pT_{3b},G3 或 N_+),其中 53% 为尿路上皮癌,47% 为鳞癌。结果显示 AC 加放疗可以显著改善 2 年局部无复发生存率(96% vs. 69%),虽然 DFS 和 OS 也支持放疗,但两组没有统计学差异。不过,该研究中接近一半的膀胱鳞癌对尿路上皮癌治疗效果的评估可能会有一定影响。

目前已经有更多的前瞻性研究对 RC 术后辅助放疗进行评估(NCT02951325,NCT04740866,NCT03333356),这些研究提供的数据,将帮助我们更好地理解放疗在局部进展期膀胱癌中的作用。由于放疗与免疫治疗之间可能的协同效应,辅助放疗与免疫治疗和化疗的联合方式也是未来研究的方向之一,已经开展的膀胱癌放化疗联合免疫治疗的 3 期临床研究有 SWOG 1806(NCT03775265)和 KEYNOTE-992(NCT04241185)。

三、小结与展望

近十年来,膀胱癌治疗领域不断取得了突破性进展,影响和改变着膀胱癌的综合治疗模式,出现的各种新型分子靶点的药物为传统治疗方案提供了可行的替代策略。不过,我们可以看到许多试验仍处于检验药物安全性和有效性的早期研究阶段。尽管一些药物已经获得批准,并显示出巨大的应用前景,但还需要更多的研究来充分阐明其分子机制,并确定长期疗效。此外,目前开展的前瞻性研究并不能完全解决实际临床工作中的问题,还需要谨慎解读相似临床研究之间的差异。不仅如此,在未来拟开展的临床研究中,我们还将面临一些设计问题,例如具有变异组织类型的膀胱癌是否该被纳入,如何选择对照组(观察还是安慰剂),理想的治疗周期(新辅助和辅助)是多少,最适合的主要终点是什么(pCR、OS、EFS……)等。

膀胱癌围手术期治疗的另一个关键问题是患者的选择,这也是肿瘤领域一直在讨论的"个体化"。无论是传统化疗还是免疫、ADC、靶向等新型疗法,仍然是根据疾病阶段、组织学类型和前序治疗方案的有效性进行分类。国外的学者提出,当根据这些基本标准应用于患者的辅助治疗时,我们将陷入类似于"集体惩罚(collective punishment)"的境地。这是因为,RC 术后病理 ≥(y)pT₃ 或淋巴结受累的患者中约有 40%~70% 的复发风险,这就意味着 30%~60% 的患者可以通过手术治愈,辅助治疗将使这些患者承受不必要的副作用和费用。基于 ctDNA 预测微小残留病灶(MRD)的研究在各个癌种中均有研究发表,前文中的 Imvigor010 研究更是在基于 ctDNA 预测复发的基础上进一步挑选出免疫治疗获益人群。今年的 ASCO 大会中,何志嵩等报道了利用 NGS 技术研究尿液游离 DNA 在尿路上皮癌的诊断以及治疗监测中的应用,这一类液体活检的使用为膀胱癌个体化治疗提供了一种独特的方法。

综上所述,考虑到膀胱癌单纯手术治疗后的复发率高和预后差的特点,围手术期综合治疗对改善预后具有重要意义。以顺铂为基础的化疗仍然是目前最主要的治疗策略,免疫治疗在晚期膀胱癌的成功使其获得了更为广泛的临床前移探索,同时免疫治疗为基础的联合策略也已显示出令人鼓舞的结果。其他新型药物在尿路上皮癌治疗中显示出良好效果,很可能成为围手术期治疗的新选择,这需要通过对生物标志物的探索得到更为精准的病例选择,最终目的是持续提高患者的生存率和生活质量。

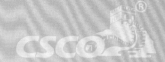

血液淋巴系统肿瘤

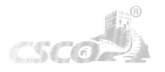

CD30 单抗治疗外周 T 细胞淋巴瘤单中心数据分享

吉林大学白求恩第一医院

万鑫 白鸥

外周 T 细胞淋巴瘤(peripheral T-cell lymphoma,PTCL)是一组异质性极强的非霍奇金淋巴瘤(non-Hodgkin lymphoma,NHL),其发病率占比因地区而异,占所有 NHL 的 5%~15%。PTCL 亚型主要包括系统性间变性大细胞淋巴瘤(anaplastic large cell lymphoma,sALCL)、血管免疫母细胞性 T 细胞淋巴瘤(angioimmunoblastic T cell lymphoma,AITL)、外周 T 细胞淋巴瘤非特指型(PTCL-NOS),其他亚型还包括结外 NK/T 细胞淋巴瘤鼻型(extranodal NK-/T-cell lymphoma of nasal type,ENKTL)、肠病相关性 T 细胞淋巴瘤(enteropathy associated T-cell lymphoma,EATL)、原发皮肤 CD8 阳性侵袭性嗜表皮细胞毒性 T 细胞淋巴瘤(primary cutaneous CD8+ aggressive epidermotropic cytotoxic T-cell lymphoma)等。PTCL 大多侵袭性强,恶性程度高,预后差。传统的含蒽环类化疗方案,即环磷酰胺、多柔比星、长春新碱和泼尼松(CHOP)或 CHOP 样方案,完全缓解(complete remission,CR)率较低,且无进展生存(progression free survival,PFS)和总生存时间(overall survival,OS)较差,5 年 OS 不足 50%,复发 / 难治(recurrence/refractory,R/R)率高,且 R/R 患者预后极差。因此,PTCL 治疗一直是临床关注的热点。目前,ALCL、AITL、PTCL-NOS、NKTCL 是临床研究中比较关注的四种亚型,共占所有 PTCL 亚型的 72%。在 PTCL 中,CD30 普遍表达,CD30 是一种位于激活淋巴 T 细胞上的膜蛋白受体,属于肿瘤坏死因子受体超家族中的一员。CD30 单抗维布妥昔单抗(brentuximab vedotin,BV)是一种抗体偶联药物(antibody-drug conjugates,ADC),可通过与肿瘤细胞表面 CD30 结合,利用细胞内吞作用将抗体偶联(MMAE)转移至溶酶体,然后溶酶体酶降解释放 MMAE,从而抑制微管形成,阻滞 G2/M 期,促进细胞凋亡。同时,BV 还具有旁观者效应,MMAE 利用膜渗透性对周围细胞发挥细胞毒作用。BV 的出现改善了 PTCL 患者预后。本文主要回顾 ECHELON-2 研究及吉林大学白求恩第一医院数据分享。

一、ECHELON 研究回顾

ECHELON-2(NCT01777152)是一项随机、双盲、Ⅲ期临床试验,评估 BV 联合环磷酰胺、多柔比星和泼尼松(BV+CHP)对比 CHOP 一线治疗 CD30 阳性 PTCL 患者的疗效和安全性。研究共入组 452 例患者,随机分组后分别接受 6~8 个疗程的 CHOP 方案治疗或 BV+CHP 方案治疗。主要纳入了存在晚期病变的患者,Ⅲ期和Ⅳ期分别为 124 例(27%)和 240 例(53%);IPI 评分 ≥ 2 分的有 351 例(78%)。

研究结果表明,BV+CHP 一线治疗优于 CHOP,患者客观缓解率(objective response rate,ORR)可高达 83%,CR 率 68%;患者的疾病进展风险降低了 29%(中位随访 36.2 个月),死亡风险降低了 34%(中位随访 42.1 个月)。在 2020 年美国血液学会(American Society for Hematology,ASH)年会上更新了其 5 年随访结果,中位随访 55.5 个月,BV+CHP 组中位 PFS 为 63.5 个月,CHOP 组中位 PFS 为 23.8 个月;BV+CHP 组和 CHOP 组的 5 年预测 PFS 率分别为 51% 和 43%。中位 OS 未达到,BV+CHP 组 5 年 OS 68.7%,CHOP 组 5 年 OS 60.3%。且在 sALCL 亚组中,BV+CHP 方案 PFS 获益更为显著,BV+CHP 组和 CHOP 组的 5 年预测 PFS 率分别为 60% 和 48%。

安全性分析:主要的不良事件(adverse event,AE)是周围神经病(peripheral neuropathy,PN),BV+CHP 组 117 例、CHOP 组 124 例。随着随访时间延长:BV+CHP 组和 CHOP 组患者中 PN 获得缓解或改善比例分别为 68%、77%;BV+CHP 组 vs. CHOP 组末次随访时可见 PN 患者中 1、2、3 级占比分别为:73% vs. 74%、25% vs. 23%、2% vs. 2%。综上,两组 AE 的发生率和严重程度均相似,提示该方案具有良好的耐受性和可控的安全性。

ECHELON-2 是首项与现有 PTCL 标准治疗方案相比具有总生存期获益的前瞻性试验。BV+CHP 方案是目前首个获得生存获益优势的 CD30 阳性 PTCL 一线治疗方案,其中 sALCL 亚组人群 PFS 获益更为显著。而其 5 年随访数据进一步证实其长期生存获益,且不良反应可控。根据 ECHELON-2 研究,2019 年美国国立综合癌症网络(NCCN)指南对 PTCL 一线治疗推荐进行了更新。ALCL 优选 BV+CHP,也推荐用于其他任何 CD30 阳性的组织学亚型。

二、单中心 CD30 单抗治疗 PTCL 病例总结

病例来自吉林大学白求恩第一医院,2020 年 5 月—2022

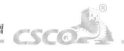

年 6 月。共 39 例 CD30 阳性 PTCL,BV 联合环磷酰胺、表柔比星和泼尼松(BV+CEP)治疗,其中可评估患者 32 例(表 1),包括 ALCL 11 例、AITL 11 例、PTCL-NOS 3 例、NK/T 细胞淋巴瘤 4 例、蕈样肉芽肿病(mycosis fungoides,MF)1 例、滤泡辅助 T 细胞淋巴瘤(TFH)2 例。以 ALCL 及 AITL 为主(69%),Ⅲ~Ⅳ期患者占 90% 以上,约 70% 患者有 B 症状,乳酸脱氢酶升高占 68.8%,β_2 微球蛋白(β_2-microglobulin,β_2M)升高达 96.9%,更重要的是 IPI 评分高危占比为 71.9%,是临床高危 PTCL。依据重要 ECHELON-2 临床研究,采用 BV+CEP 治疗。中位随访 14 个月,ORR 84.4%,CR 43.8%(表 2)。与 25

例接受传统 CHOEP 方案患者对比,BV+CEP 组中位 PFS 未达到,2 年 PFS 75.7%;CHOEP 组 2 年 PFS 52.2%(P=0.042)。其中,2020 年 5 月—2021 年 6 月 19 例病例已总结发表在 *Advances in Therapy* 杂志。

表 1　32 例可评估 PTCL 患者基线特征

特征		病例(例 /%)
年龄［中位年龄 53(16~77)岁］	>60 岁	14(43.7)
	≤60 岁	18(56.3)
性别		
	男	17(53.1)
	女	15(46.9)
病理类型		
	ALCL	11(34.4)
	AITL	11(34.4)
	PTCL-NOS	3(9.4)
	NK/T	4(12.5)
	MF	1(3.1)
	TFH	2(6.2)
分期		
	Ⅰ~Ⅱ	3(9.4)
	Ⅲ~Ⅳ	29(90.6)
ECOG 评分		
	<2 分	17(53.1)
	≥2 分	15(46.9)
B 症状		
	无	10(31.2)
	有	22(68.8)
骨髓侵犯		
	无	29(90.6)
	有	3(9.4)
LDH 升高		
	是	22(68.8)
	否	10(31.2)
β_2M 升高		
	是	31(96.9)
	否	1(3.1)
IPI 评分		
	0~2 分	9(28.1)
	3~5 分	23(71.9)

表 2　32 例 PTCL 患者总体疗效评估

疗效	总比例 /%	ALCL/%	AITL/%	其他 /%
ORR	84.4	90.9	72.7	90.0
CR	43.8	81.8	27.3	20.0
PR	40.6	9.1	45.4	70.0
PD	15.6	9.1	27.3	10.0

亚组分析,ALCL 患者 CD30 表达最高,85% 患者 CD30 表达超过 80%,CR 率 90.9%。AITL 患者 CD30 表达率最低,ORR 81.8%,CR 率仅 27.3%(表 2)。我们结果显示:BV+CEP 方案,一线治疗 CD30 阳性 PTCL 疗效肯定,同时主要不良反应为血液学毒性(40%~50%),以 1/2 级为主;PN,1/2 级发生率 100%,但未见 3/4 级 PN,临床耐受性良好。

三、总结与讨论

PTCL 具有高度异质性,一项国际 T 细胞淋巴瘤研究共纳入 1 314 例成熟 T/NK 细胞淋巴瘤(1990-2002 年,全球 22 个中心),其中 ALK+ALTL 预后最好,5 年 OS 可达 70%;ALK-ALCL 患者 5 年 OS 约 50%;其他亚型 5 年 OS 仅有 30%,而 AITL、PTCL-NOS 更差。高危的 PTCL 患者很难从传统化疗中受益,即使接受自体造血干细胞移植(autologous hematopoietic stem cell transplantation,auto-HSCT)巩固治疗,5 年 OS 也不足 60%。然而,接受 BV 联合化疗,患者缓解率高,且耐受性良好,没有严重的停药及死亡等相关不良反应,亚组分析中,吉林大学白求恩第一医院 sALCL 患者总缓解率达 90% 以上,表明 BV 可明显改善 sALCL 患者预后,与 ECHELON-2 研究结果一致,在 AITL 患者中,ORR 及 CR 率低于 ALCL 患者,可能也与这组患者多高龄、高危、具有合并症相关,只有一位女性患者在 BV 联合化疗达到 CR 后接受自体造血干细胞移植,目前该患者维持 CR 状态,没有伴随的不良反应事件,表明移植前接受 BV 治疗可能会改善患者预后,临床上仍需大量研究证实。CD30 在 ALCL 中表达最高,可达 90%~100%,而在 AITL 中最低,提示 CD30 高表达的 PTCL 患者可能受益更明显,但是在 AITL 中,CD30 低表达(<10%)接受 BV 治疗后也获得明显缓解,此外,也有研究表明 BV 的肿瘤杀伤作用与肿瘤细胞 CD30 表达量并非绝对相关。因此,具体仍有待进一步临床研究证。

综上,BV 联合化疗一线治疗 CD30 阳性 PTCL 患者可显著改善无进展生存和总生存时间,且安全性可控。

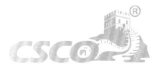

中国造血干细胞移植的进展

北京大学人民医院

裴旭颖　黄晓军

造血干细胞移植（hematopoietic stem cell transplantation，HSCT）是治愈多种血液恶性肿瘤有效甚至唯一的手段，包括异基因造血干细胞移植（allogeneic hematopoietic stem cell transplantation，allo-HSCT）及自体造血干细胞移植（autologous hematopoietic stem cell transplantation，auto-HSCT）。我国HSCT事业经历半个多世纪的发展，在许多领域取得长足的进步，建立了诸多国际先进原创技术，逐步建立并完善了有中国特色的HSCT体系，为解决供者缺乏及并发症管理难题提出了中国经验。近些年来，我国HSCT发展迅速，主要体现为以下三个方面：①HSCT临床应用持续增长。②HSCT适应证从主要治疗血液系统恶性疾病，拓展到以治疗血液恶性肿瘤为主，综合治疗再生障碍性贫血、遗传代谢病等非恶性血液疾病；同时HSCT适应人群进一步拓展，越来越多老年患者在其中获益。③HSCT相关技术不断进步完善，包括：移植预处理方案的完善和个体化分层治疗方案建立，移植后相关并发症防治体系进步，新型药物及免疫治疗的联合应用，都进一步提高了移植疗效。

一、中国HSCT临床应用持续增长

根据中国血液和骨髓移植登记组（Chinese blood and marrow transplantation registry group，CBMTRG）报告，2008年起在CBMTRG登记的造血干细胞移植中心数量逐年增加。我国的HSCT临床应用呈持续增长态势。来自CBMTRG的数据显示，2008年我国接受HSCT的患者1 183例，之后逐年增加，至2015年起每年接受HSCT的患者突破5 000例，至2019年起每年接受HSCT的患者突破1万例，2021年达到18 110例。2008—2021年间CBMTRG累计登记HSCT数量达90 439例，其中auto-HSCT为21 013例（23.23%）；allo-HSCT为69 405例（76.77%），包括同胞全相合（matched sibling donor，MSD）移植18 870例（27.2%）、无关供者（marrow unrelated donor，MUD）移植9 450例（13.6%）、单倍型（haploidentical donor，HID）移植37 825例（54.5%）和脐血造血干细胞移植（cord blood stem cell transplantation，CBSCT）3 260例（4.7%）。

总的来说，CBMTRG年度报告反映了我国当前HSCT发展情况，从报告中可以看到以下重要趋势：①从2008年到

2021年，我国能独立开展HSCT的移植中心数量逐年增加；②异基因造血干细胞移植数量逐年增加，从2008年的1 063例增长至2021年的12 744例，增长11倍；③单倍型移植数量快速增长，自2013年以来单倍型相合供者已成为我国第一位的异基因移植供者来源，2021年接受allo-HSCT的患者中同胞全相合移植2 559例（占20.1%），单倍型移植7 977例（占62.6%）。

分析我国HSCT持续增长的原因主要有以下几方面：①由北京大学血液病研究所原创建立的基于粒细胞集落刺激因子（granulocyte colony-stimulating factor，G-CSF）和抗胸腺细胞球蛋白（antithymocyte globulin，ATG）诱导免疫耐受的非体外去T细胞单倍体相合移植模式"北京方案"，成功解决了供者缺乏的世界性难题，并且取得了与同胞全相合移植及无关供者移植同等甚至更优的移植疗效，其在全国多个移植中心推广应用，目前已经成为国内最广泛应用的移植方式，很大程度上推动了我国HSCT快速增长；②移植预处理技术、并发症防治技术及支持治疗手段的进步，使得HSCT的适应证及适应人群进一步拓展，促进了HSCT临床应用进展；③国民经济的增长和医疗保障制度的完善一定程度上推动了我国HSCT事业的发展。

二、HSCT适应人群进一步拓展

HSCT最常见的适应证是急性髓系白血病（acute myeloid leukemia，AML）和急性淋巴细胞白血病（acute lymphoblastic leukemia，ALL）。据CBMTRG报告，2008—2021年HSCT患者人群中，急性髓系白血病患者26 506例（29.3%），急性淋巴细胞白血病患者17 397例（19.2%）。随着HSCT移植方案的不断优化和技术体系的不断进步，HSCT（尤其是单倍型移植）治疗再生障碍性贫血（aplastic anemia，AA）、阵发性睡眠性血红蛋白尿（paroxysmal nocturnal hemoglobinuria，PNH）、遗传代谢性疾病等非血液恶性疾病的数量逐年增加，相应技术不断完善，成为上述疾病不可或缺的有效治疗手段。时至今日，HSCT从主要治疗急、慢性白血病等血液系统恶性疾病，走向以治疗血液恶性肿瘤为主，综合治疗再生障碍性贫血、遗传代谢疾病等血液非恶性疾病。此外，随着移植技术和支持治疗

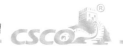

的进一步完善,接受 HSCT 的老年患者逐渐增多,HSCT 适应人群进一步拓展。具体如下。

(一) HSCT 在重型再生障碍性贫血中的应用进展

重型再生障碍性贫血(severe aplastic anemia,SAA)是一种危及生命的骨髓衰竭性疾病,异基因移植是治疗 SAA 的有效手段。既往研究显示,同胞全相合移植治疗 SAA 的植入率近 100%,5 年总体生存率和无失败生存率(failure free survival,FFS)分别达到 81.1% 和 68.4%。再生障碍性贫血诊断与治疗中国专家共识(2017 年版)已将同胞全相合移植推荐为年龄 ≤ 35 岁 SAA 患者的一线治疗。

单倍型移植因供者容易获得、供者依从性好、准备时间短,是治疗 SAA 的理想选择,但由于植入失败及移植物抗宿主病(graft versus host disease,GVHD)发生率高,既往进展缓慢。近年来随着单倍型移植预处理方案的不断改进及并发症防治手段的不断完善,接受单倍型移植的 SAA 患者逐年增加。北京大学血液病研究所建立的以白消安 / 环磷酰胺 +ATG(Bu/Cy+ATG)为预处理方案,进行单倍型骨髓加外周血 HSCT 治疗 SAA 的移植方案取得良好疗效:①早期单中心小样本(n=19)研究结果显示,单倍型移植治疗既往治疗失败的难治性 SAA,19 例患者均获得 100% 供者基因型,2~4 度急性 GVHD 累积发生率为 42.1% ± 11.3%,慢性 GVHD 的累积发生率为 56.2% ± 12.4%,存活患者平均随访 746 天,总体生存率(OS)为 64.6% ± 12.4%。②前瞻性多中心研究纳入了 101 例对前期免疫抑制治疗失败的 SAA 患者进行单倍体移植,中位随访时间为 18.3 个月,结果发现接受单倍型移植的患者 3 年的 OS 为 89.0%,无失败生存率(FFS)86.8%,与 48 例同期接受同胞全相合移植的受试者相似,表明单倍型移植作为 SAA 的挽救疗法切实可行,疗效良好。③回顾性研究比较了单倍型移植及免疫抑制治疗在年轻首诊 SAA 患者中的疗效,结果显示单倍型移植及免疫抑制治疗组患者 8 年 OS 相当,单倍型移植组具有更好的 FFS(83.7% vs. 38.5%,P=0.001)。④前瞻性多中心研究纳入了 158 例初诊 SAA 患者,比较单倍型移植(n=89)或同胞全相合移植(n=69)一线治疗 SAA 的临床疗效,结果显示单倍型移植组和同胞全相合移植组患者的植入率(97.8% vs. 97.1%,P=0.528)、3 年 OS(86.1% vs. 91.3%,P=0.358)、FFS(85.0% vs. 89.8%,P=0.413)。⑤多中心前瞻性研究随访了 287 例接受单倍型移植作为挽救性治疗的 SAA 患者长期情况,结果显示 9 年 OS 和 FFS 分别为 85.4% 和 84.0%;在 275 例可评估患者中,268 例(97.5%)获得了持续的完全供体嵌合体,93.4% 的患者造血功能完全恢复,在最后一次随访中,74.0% 的儿童和 72.9% 的成年人恢复了正常的学习或工作。综上,经过多年的发展,单倍型移植治疗 SAA 取得了相对令人满意的临床疗效,可作为免疫抑制无效 / 复发难治 SAA 患者挽救性治疗的常规手段,同时可作为缺乏同胞供者但急需治疗的首诊 SAA 患者的一线治疗手段。

(二) HSCT 在遗传代谢疾病中的应用进展

地中海贫血是一种由于 α 或 β 珠蛋白基因突变而导致血红蛋白生成减少和红细胞破坏增加的遗传性血液疾病。自 1981 年首例 β 重型地中海贫血患者行 HSCT 获得成功以来,allo-HSCT 治疗地中海贫血受到越来越广泛的应用,目前已是

唯一具有治愈重型地中海贫血潜力且可被广泛应用的疗法。2021 年 CBMTRG 共计报告 779 例接受 HSCT 治疗的地中海贫血病例,是继再生障碍性贫血之后第 2 大类行 HSCT 治疗的非恶性血液疾病。选择合适的移植供者以及优化预处理方案是提高地中海贫血移植疗效的关键措施,也是近年研究的热点。欧洲协会登记的 10 年地中海贫血患者 HSCT 中发现同胞全相合移植、单倍型移植、无关供者移植的 2 年总体生存率分别为 91%、68% 及 77%。据国内最近的一项研究报道,184 例接受同胞全相合移植的重型地中海贫血患者 3 年 OS 达 97.8%。近年来单倍型移植成功用于重型地中海贫血患者的治疗。来自国外的研究显示,31 例接受单倍型移植的地中海贫血患者 2 年总体生存率达 95%;国内的一项报道显示,8 例接受单倍型移植的地中海贫血患儿均获得稳定的植入并获得长期无病生存,表明单倍型移植是治疗地中海贫血又一安全有效的方法。对于选择何种预处理方案,目前尚无定论。2019 年国内的一项研究以 WZ-14-TM(Cy+Bu+Flu+ATG)方案对 48 例地中海贫血患者进行无关供者移植,中位随访 14 个月,OS 及 FFS 均为 100%。在造血干细胞来源的选择上,目前国内外也有相关研究探索,一项地中海贫血患者多中心 HSCT 研究结果显示骨髓、外周血造血干细胞、脐带血的总体生存率分别为 100%、83.3% 和 73.3%,骨髓是地中海贫血移植的首选造血干细胞来源。

此外,异基因移植在治疗脑白质营养不良、黏多糖贮积症等遗传代谢疾病中也取得一定进展,显著改善患者预后。

(三) HSCT 在老年患者群体中的应用进展

老年急性髓系白血病(AML)患者因本身年老脆弱、合并症多,移植相关死亡率高,既往年龄 >55 岁的患者极少能做移植。近十年来,随着 HSCT 相关技术的发展及支持治疗水平的不断提高,尤其是减低强度预处理(reduced-intensity conditioning,RIC)方案以及 GVHD 防治方案的完善,老年患者 HSCT 取得了重大进展,老年患者接受 HSCT 的比例逐年提高。来自我国 CBMTRG 的数据显示,年龄 >60 岁的患者接受移植的占比由 2008 年的不到 0.1% 上升至 2021 年的 6.9%。北京大学血液病研究所团队创建了适合国人的减低强度预处理方案(Bu/Flu/Cy/ATG),提高了移植安全性,使移植适应人群拓展到了年龄超过 60 岁的老年人群。该团队一项前瞻性研究结果显示,年龄 ≥ 55 岁的老年急性白血病或骨髓增生异常综合征(myelodysplastic syndrome,MDS)患者,接受 Bu[3.2mg/(kg·d),静脉注射,静脉注射 3 天]、Flu[30mg/(m²·d),静脉注射 5 天]、Cy[1.0g/(m²·d),静脉注射 2 天]和 ATG[2.5mg/(kg·d),静脉注射 4 天]预处理,进行单倍型移植,1 年非复发死亡率、无病生存率和 OS 分别为 23.3%、60.2% 和 63.5%,获得了与接受标准 Bu/Cy/ATG 方案的年轻患者类似的疗效。在北京大学血液病研究所,2021 年 55 岁以上接受 HSCT 的患者有 91 例,最大年龄 78 岁。目前的证据表明,年龄(60~75 岁)本身并不是影响老年患者移植预后的主要因素,而原发疾病危险分层、移植时疾病状态、患者体能状态及合并症情况对选择 HSCT 治疗更为重要。鉴于以上结果,NCCN 指南把减低剂量预处理异基因移植作为 ≥ 60 岁 AML 患者缓解后的一种可选治疗方案,中国成人 AML 诊疗指南也推荐年龄 <70 岁的合适的老年患者可行异

基因 HSCT 治疗。

此外，国内艾辉胜教授团队创建的"微移植"方案利用短时间的混合嵌合状态成功治疗老年白血病及高危 MDS，显示出在老年患者治疗中的优势。来自该团队的一项多中心的临床研究结果显示：185 例 60~85 岁的初治 AML 患者"微移植"后 2 年无病生存率达 59.1%，总体生存率达 66.8%。"微移植"为老年患者提供了新的治疗策略。

三、HSCT 技术体系进展

近年来 HSCT 相关技术体系的进步和完善进一步降低了移植后复发及治疗相关死亡率，主要包括以下几个方面。

（一）HSCT 供者选择原则的优化

异基因 HSCT 供者来源的解决带来"幸福的烦恼"，谁是最佳的替代供者？谁是最佳的供者？虽然同胞全相合供者通常是 allo-HSCT 的首选，但对于血液系统恶性肿瘤患者，同胞全相合供者可能并不总是最好的 allo-HSCT 供者。实践证明，单倍型移植"北京方案"取得了与同胞全相合移植及无关供者移植同等的疗效。近年来，由于单倍型移植体系的进一步完善，单倍型移植较同胞全相合移植具有更强的移植物抗白血病（graft versus leukemia，GVL）效应的优势进一步体现，使得单倍型移植在治疗难治/复发 AML、移植前微量残留病（minimal residual disease，MRD）阳性的急性白血病等高危白血病患者中，较同胞全相合移植具有更低的累积复发率，并比同胞全相合移植获得更好的无白血病生存率和总生存优势。来自北京大学血液病研究所的报道，对于移植前 MRD 阳性的 AML 患者，单倍型移植比同胞全相合移植具有更低的累计复发率更低（19% vs. 55%，$P<0.001$），无病生存率更高（74% vs. 33%，$P<0.001$）。在儿童高危 AML 中，该团队另一项研究同样显示单倍型移植比同胞全相合移植具有更低的累计复发率（16.4% vs. 39.1%，$P=0.027$）。一项三期随机对照研究结果显示，对于移植前 MRD 阳性的 ALL 患者，单倍型移植比同胞全相合移植 3 年的累计复发率更低（23% vs. 47%，$P=0.006$），无病生存率更高（65% vs. 43%，$P=0.023$），总生存率更高（68% vs. 46%，$P=0.039$）。可见，对于某些高危白血病患者，单倍型供者有时可以作为首选。

（二）HSCT 预处理技术的进步

目前 HSCT 预处理方案主要包括标准清髓方案、减低剂量预处理方案及强化预处理方案。①标准清髓方案：以改良的白消安 [3.2mg/（kg·d），静脉注射，持续 3 天] 和环磷酰胺 [1.8g/（m²·d），持续 2 天]（mBu/Cy）为基础的标准清髓方案是中国应用最广泛的预处理方案，用于高达 59% 的 allo-HSCT 患者。以全身放射治疗（total body irradiation，TBI）为基础的方案应用于 12% 的 allo-HSCT 患者，其中 2/3 基于 TBI+Cy 方案。②减低剂量预处理方案：以氟达拉滨（Flu）替代（或部分替代）环磷酰胺的减低强度预处理方案（reduced-intensity conditioning，RIC），提高了异基因移植的安全性，使更多老年患者（年龄 ≥55 岁）和有高共病风险无法耐受标准预处理的患者（如 HCT-CI≥3 分）有机会接受移植。目前中国约 23% 的 allo-HSCT 患者采用基于 Bu/Flu 的方案。③强化预处理方案：难治/复发白血病患者的强化预处理方案可

降低肿瘤负荷，减少移植后复发风险，改善预后。南方医科大学南方医院刘启发教授团队一项前瞻性研究纳入 278 例难治性急性白血病患者，进行强化预处理序贯供体淋巴细胞输注，在不增加移植后 GVHD 风险的同时有效降低了移植后白血病复发；联合伊达比星（IDA）强化预处理的单倍型移植改善 MRD 阳性患者的预后；强化疗（FLAG-IDA）序贯 Bu/Flu 预处理方案，3 年 OS 率为 43.8%；Bu/Cy/Flu 预处理方案联合地西他滨可使高危和极高危 MDS 患者获得良好的 2 年 OS（分别为 74% 和 86%）。根据不同患者情况，个性化选择制定优化的预处理方案是 HSCT 预处理技术的重要进步。

（三）HSCT 后移植物抗宿主病的防治进展

近年来移植后 GVHD 的防治更加精准化，GVHD 发病机制中一系列具有潜在病理生理作用的免疫细胞或分子被有效用于 GVHD 的预警预测，根据 GVHD 危险分层进行及时有效的干预体系的形成进一步降低了 GVHD 发生率。针对单倍型移植后急性 GVHD 高于同胞全相合移植这一临床问题，北京大学血液病研究所团队借助骨髓移植物中 CD4/CD8 比值将接受单倍型移植的患者分为急性 GVHD 高、低危人群，建立危险分层指导的急性 GVHD 预防新方法，有效降低急性 GVHD 风险的同时降低了 100 天内激素用量、继发高血压和股骨头坏死发生率。单倍型移植"北京方案"中抗 ATG 剂量的优化在不增加 GVHD 风险的同时降低了感染相关死亡率。"北京方案"和 PTCy 的结合减少了高危患者 GVHD 相关死亡率。近年来间充质干细胞、调节性 T 细胞、调节性 B 细胞为代表的细胞免疫治疗为 GVHD 的防治开启了新的篇章。

（四）HSCT 后复发的防治进展

移植后白血病复发是 HSCT 后患者死亡的主要原因之一，如何防治 HSCT 后复发，有效增强移植物抗白血病效应而不增加 GVHD 发生发展，是移植后复发防治的重点。近年来从移植全程及整体治疗的角度进行移植后复发的全面治疗策略，有效降低移植后复发、改善患者预后。

1. 降低移植前肿瘤负荷 移植前肿瘤负荷与移植后复发及无病生存相关，移植前 MRD 阴性有助于降低移植后复发率。多项研究结果证实，在高危 AML 及 MDS 患者治疗中去甲基化药物的使用有效提高患者诱导化疗缓解率，同时也降低患者移植后死亡率。近年来通路抑制剂、单克隆抗体、双特异性 T 细胞结合抗体（BiTE）等多种新型靶向药物及嵌合抗原受体 T 细胞（chimeric antigen receptor T cell，CAR-T 细胞）等细胞免疫治疗的应用使得患者在移植前可以达到更深层次的缓解，移植后复发率降低。比如，BCL-2 抑制剂（维奈克拉）和 DNA 甲基化药物（阿扎胞苷）联合应用在难治复发 AML 中缓解率高达 70.0%，显著改善预后；贝林妥欧单抗作为一种双特异性 CD3/CD19 抗体，治疗难治/复发 B-ALL 的缓解率达到 34%~69%，使得过去不易达到完全缓解的患者获得缓解，扩大了移植候选者群体，也降低了移植后复发率，提高了移植疗效。

此外，多项研究证实了 HSCT 前进行 CAR-T 细胞桥接治疗对难治/复发 B-ALL 患者或 MRD 阳性患者的疗效和可行性。一项研究评估了 Ph 阴性难治/复发 B-ALL（$n=42$）患者接受 CAR-T 细胞桥接单倍型移植的疗效和安全性。中位

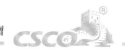

随访 24.6 个月后,2 年累计复发率、无事件生存率、总体生存率分别为 19.7%、76.0% 和 84.3%。另一项最新研究中,20 例复发 / 难治急性 T 淋巴细胞白血病(T-ALL,n=14)和 T 淋巴母细胞淋巴瘤(T-LBL,n=6)患者接受无基因操作的自然选择 CD7 CAR-T 细胞治疗,19 例患者在第 28 天骨髓中获得 MRD 阴性的完全缓解;中位随访 142.5 天,14 例患者在 CAR-T 细胞输注后接受 allo-HSCT(10 例巩固,4 例挽救),迄今为止 14 例患者均没有复发。

总之,移植前各种新型靶向药物及细胞免疫治疗的桥接应用,使患者有机会得到更严格的完全缓解,对于降低移植后复发显示出良好的疗效。

2. **基于 MRD 指导的移植后复发综合防治策略** 由北京大学血液病研究所建立的改良供者淋巴细胞输注(modified donor lymphocyte infusion,mDLI)方案以 G-CSF 动员的外周血采集物替代传统供者淋巴细胞,并联合小剂量免疫抑制剂预防 GVHD,有效用于移植后复发的治疗、干预和预防。近年来,结合移植后 MRD 的连续动态监测,并根据 MRD 及 GVHD 进行危险分层及个性化干预治疗(干扰素 -α、mDLI、靶向药物及细胞免疫治疗),进一步降低了移植后复发率。在最近的一项研究中,251 例难治性急性白血病患者在序贯强化预处理后接受 MRD 及 GVHD 指导的 mDLI,中位随访

20.3 个月后,单倍型移植组和同胞全相合移植组的 5 年无病生存率分别为 43% 和 39%。

3. **移植后维持治疗策略** 越来越多的证据表明,移植后表观遗传调控药物及靶向药物的预防与抢先治疗可降低移植后复发率。苏州大学附属第一医院的一项随机对照研究中,22 例 allo-HSCT 后 AML 患者使用地西他滨维持治疗,移植后 3 年复发率仅为 5.9%,显著低于对照组(45.3%)。来自南方医科大学南方医院刘启发教授团队的 3 期随机临床试验纳入 202 例 *FLT3-ITD* 基因突变阳性的 AML 患者,结果显示在异基因移植(包括单倍型移植)后维持性应用索拉非尼(n=100)相比对照组(n=102),1 年累积复发率从 24.5% 降至 7%。该研究开创了 AML 患者 HSCT 后靶向药物维持治疗新模式,后期需要更多的研究来探索 HSCT 后索拉非尼维持治疗的最佳起始时间和持续时间,并阐明异体移植环境中索拉非尼抗白血病的潜在机制。

总之,随着移植新技术的不断发展完善,以及新型药物的不断涌现,我国 HSCT 近些年取得了快速进展,临床应用持续增长,移植适应人群不断拓宽,移植后并发症防治体系不断完善。未来,中国的移植事业在国内移植团队的一起努力下必将开启新的篇章。

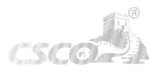

新药时代，自体造血干细胞移植在淋巴瘤的定位与机遇

北京大学肿瘤医院

高弘烨　刘卫平

一、前言

淋巴瘤是一组异质性较强的恶性淋巴组织增生性疾病，不同类型的流行病学、生物学行为、治疗及预后具有显著差异。基于全球疾病负担 2019 研究的统计分析，2019 年我国霍奇金淋巴瘤（Hodgkin lymphoma，HL）发病 9 468 例，死亡 2 709 例，发病率和死亡率分别为 0.57/10 万和 0.15/10 万；非霍奇金淋巴瘤（non-Hodgkin lymphoma，NHL）发病 91 954 例，死亡 44 310 例，发病率和死亡率分别为 4.99/10 万和 2.32/10 万。

自体造血干细胞移植（autologous hematopoietic stem cell transplantation，auto-HSCT）改善了淋巴瘤患者的预后。但是新药新方法的出现，使得 auto-HSCT 在淋巴瘤治疗中的地位受到了前所未有的挑战。本文就当前新药新方法的背景下，对 auto-HSCT 在淋巴瘤各个病理亚型中的价值进行总结和讨论。

二、auto-HSCT 在淋巴瘤不同病理亚型中的应用

（一）弥漫大 B 细胞淋巴瘤

1. 复发／难治患者　大剂量化疗序贯 auto-HSCT 仍是复发／难治弥漫大 B 细胞淋巴瘤（diffuse large B-cell lymphoma，DLBCL）的标准治疗方案。PARMA 研究将 109 例复发 NHL 二线化疗敏感患者随机分为 auto-HSCT 组和传统放化疗组，结果显示两组的 5 年无事件生存（event-free survival，EFS）分别为 46% 和 12%，5 年总生存时间（overall survival，OS）分别为 53% 和 32%，由此奠定了 auto-HSCT 在复发／难治 NHL 的地位。一项研究纳入挽救治疗获得部分缓解（partial response，PR）后进行 auto-HSCT 的 266 例复发难治 DLBCL，与 145 例 PR 状态下接受 CAR-T 细胞治疗的患者进行对比，结果发现 auto-HSCT 组的 2 年复发进展率更低（40% vs. 53%），2 年 OS 更佳（69% vs. 47%），因此 auto-HSCT 仍是挽救治疗后获得 PR 的复发 DLBCL 患者的标准治疗方案。auto-HSCT 和 CAR-T 细胞治疗的联合可改善

在 *TP53* 基因突变／缺失患者的生存。一项研究显示在 60 例存在 *TP53* 基因突变／缺失的患者中，与单纯 CAR-T 细胞治疗相比，CAR-T 细胞治疗联合 auto-HSCT 组的 2 年无进展生存（progression-free survival，PFS）明显改善（77.5% vs. 48.4%），2 年 OS 也明显改善（89.3% vs. 56.3%），该研究结果提示 CAR-T 细胞治疗联合 auto-HSCT 的"鸡尾酒"疗法有望成为 DLBCL 克服高危不良预后的有效手段。

不可忽视的是，CAR-T 细胞治疗在复发／难治大 B 细胞淋巴瘤（large B cell lymphoma，LBCL）领域里面也取得了不凡的成绩。ZUMA-7 研究纳入 359 例复发／难治 LBCL 患者，随机分至阿基仑赛组（CAR-T 组）和标准治疗方案（standard of care，SOC）组，CAR-T 组不允许接受桥接治疗，SOC 组有 36% 的患者接受 auto-HSCT；结果 CAR-T 组和 SOC 组的总有效率（overall response rate）分别为 83% 和 50%，中位无事件生存（event-free survival，EFS）分别为 8.3 个月和 2 个月，2 年 EFS 分别为 41% 和 16%。TRANSFORM 研究纳入 184 例复发的 LBCL 患者，随机分至 lisocabtagene maraleucel 组和 SOC 组，SOC 组中 46.7% 的患者接受 auto-HSCT，两组的完全缓解（CR）率分别为 66% 和 39%，中位 PFS 分别为 14.8 个月和 5.7 个月。然而 BELINDA 研究结果并不支持 CAR-T 细胞优于标准挽救治疗，在该研究中，322 例复发／难治患者随机分至 tisagenlecleucel 组和 SOC 组，其中 CAR-T 组有 83.3% 的患者接受桥接治疗，SOC 组 32.5% 的患者接受了 auto-HSCT，结果显示两组的总有效率分别为 46.3% 和 42.5%，中位 EFS 均为 3.0 个月。以上研究尽管比较了 CAR-T 细胞治疗和 SOC 之间的生存获益，但是并未直接对比 CAR-T 细胞治疗与 auto-HSCT，因为接受 auto-HSCT 的患者均为化疗敏感患者，这部分患者将来可能更适合以大剂量化疗联合 auto-HSCT 的治疗，或者 auto-HSCT 与新药新方法的联合治疗。

2. 初治患者　初治高危 DLBCL 患者采取一线 auto-HSCT 巩固治疗仍存在争议。SWOG 9704 研究分析了 253 例年龄调整国际预后指数评分为 2~3 分的初治 DLBCL 患者，结果显示 auto-HSCT 巩固组和对照组的 2 年 PFS 分别为 69% 和 55%（*P*=0.005）。但是 DLCL04 研究认为尽管一线 auto-HSCT 可改善高危 DLBCL 患者的 2 年无失败生存率

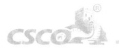

（71% vs. 62%），但是并不改善 5 年 OS（78% vs. 77%）。一项多中心研究回顾了 311 例初治双打击淋巴瘤患者，其中有 27% 的患者接受了移植。在 151 例达 CR 的患者中，观察组和移植巩固组的中位 OS 分别为未达到和 103 个月（P=0.14），国际预后指数评分高危组也未见移植组获益。CAR-T 细胞治疗在初治高危 LBCL 中初见成效。ZUMA-12 研究纳入 40 例具有高危因素（国际预后指数 ≥ 3 分、双打击 / 三打击淋巴瘤、高级别 B 细胞淋巴瘤非特指型）的患者，给予阿基仑赛治疗，结果显示总有效率为 89%，CR 为 78%，1 年 EFS、PFS 和 OS 分别为 75%、73% 和 91%，中位 EFS 和 PFS 均未达到。

（二）套细胞淋巴瘤

新药治疗前时代的多项研究显示 auto-HSCT 巩固可改善套细胞淋巴瘤（mantle cell lymphoma，MCL）的预后。MCL Younger 研究纳入 497 例年龄 ≤ 65 岁的年轻 MCL 患者，随机给予 R-CHOP（利妥昔单抗、环磷酰胺、多柔比星、长春新碱和泼尼松）方案或者 R-DHAP（利妥昔单抗、地塞米松、大剂量阿糖胞苷和顺铂）方案诱导治疗后进行 auto-HSCT，结果显示两组的 5 年 PFS 分别为 65% 和 44%，5 年 OS 分别为 76% 和 69%，由此确立了大剂量阿糖胞苷序贯 auto-HSCT 是年轻 MCL 患者的标准治疗方案。一项真实世界研究纳入 518 例初治 MCL 患者，其中 162 例（31.3%）接受了大剂量阿糖胞苷为基础的诱导治疗，71 例（13.7%）接受 auto-HSCT，结果大剂量阿糖胞苷为基础的诱导治疗组的 5 年 OS 明显高于未使用组（72.1% vs. 55.9%），在年龄 ≤ 60 岁的患者中 auto-HSCT 组的 5 年 OS 也明显高于未移植组（87.2% vs. 64.8%）。

MCL 患者进行 auto-HSCT 后仍然需要维持治疗。Nordic MCL2 研究在 112 例接受 auto-HSCT 治疗的 MCL 患者中评估了维持治疗的作用，结果发现利妥昔单抗维持治疗组和观察组的 5 年 PFS 分别为 77.8% 和 67.5%，5 年 OS 分别为 77.5% 和 78.0%。一项 Ⅲ 期随机对照试验纳入 240 例接受 auto-HSCT 的 MCL 患者，随机分为利妥昔单抗维持组和观察组，结果两组的 4 年 EFS 分别为 79% 和 61%，4 年 PFS 分别为 83% 和 64%，4 年 OS 分别为 89% 和 80%。FIL 多中心 Ⅲ 期试验纳入 205 例接受 auto-HSCT 的 MCL 患者，随机分配到来那度胺维持组和观察组，结果两组的 3 年 PFS 分别为 80% 和 64%，但来那度胺维持治疗组 3~4 级的血液学不良事件明显增多（63% vs. 12%）。GALGB/Alliance 50403 的随机对照研究显示硼替佐米在 auto-HSCT 维持治疗中也有潜在生存获益，但是不良反应明显，限制了其进一步的临床应用。

（三）伯基特淋巴瘤

伯基特淋巴瘤（Burkitt lymphoma，BL）是一种高度侵袭性的非霍奇金淋巴瘤，来源于滤泡生发中心 B 淋巴细胞，增殖极度活跃，占成人淋巴瘤的 1%~2%。一项研究纳入 113 例接受 auto-HSCT 的 BL 患者，结果显示 CR1 和非 CR1 患者进行 auto-HSCT 的 5 年 PFS 分别为 78% 和 27%，5 年 OS 分别为 83% 和 31%，与历史对照中的高强度化疗组相比，在 CR1 患者中进行 auto-HSCT 未见明显优势。

（四）滤泡性淋巴瘤

滤泡性淋巴瘤（follicular lymphoma，FL）是惰性淋巴瘤的代表类型，一线治疗效果佳，通常可以长期生存。但是 24 个月内疾病进展（progression of disease within 24 months，

POD24）是 FL 的不良预后因素。一项研究分析了 113 例 POD24 患者，结果显示接受 auto-HSCT 患者的 5 年 PFS（51% vs. 19%）和 OS（77% vs. 59%）明显优于未接受 auto-HSCT 患者。一项研究纳入 349 例利妥昔单抗为基础的方案治疗后复发进展的 FL 患者，接受 auto-HSCT 和未行 auto-HSCT 患者的 5 年 OS 相似（60% vs. 67%），亚组分析发现治疗失败 1 年内行 auto-HSCT 患者的 5 年 OS 显著改善（73% vs. 60%）。一项研究纳入了 1 139 例接受 auto-HSCT 和 893 例接受 allo-HSCT 的 FL 患者，5 年 EFS 分别为 51.3% 和 48.2%，5 年 OS 分别为 75.7% 和 54.1%，auto-HSCT 后达到 60 个月无事件生存的患者远期生存与一般人群接近。

新药的出现挑战了当前 auto-HSCT 在复发 / 难治 FL 中的地位。ZUMA-5 研究中 148 例患者（124 例 FL，24 例边缘区淋巴瘤）接受了阿基仑赛细胞治疗，结果总有效率为 92%，CR 率为 74%，18 个月 PFS 为 64.8%，18 个月 OS 为 87.4%；其中 FL 患者的总有效率为 94%，CR 率为 79%，中位 PFS 未达到。ELARA 研究纳入 98 例复发 / 难治 FL 患者，给予 tisagenlecleucel 治疗，结果在所有患者中总有效率为 86%，CR 率为 67%；在 94 例可疗效评估患者中的总有效率为 86.2%，CR 率为 69.1%，85.5% 的获得 CR 患者在 12 个月后仍然维持缓解。

（五）霍奇金淋巴瘤

auto-HSCT 改善了复发 / 难治霍奇金淋巴瘤（Hodgkin lymphoma，HL）的预后。英国一项研究纳入 195 例接受 auto-HSCT 的复发 / 难治 HL 患者，中位 PFS 和 OS 分别为 2.9 年和 9.0 年；其中 CR、PR 和对化疗不敏感组的 5 年 PFS 分别为 69%、44% 和 14%，5 年 OS 分别为 79%、59% 和 17%。北京大学肿瘤医院的一项研究纳入 115 例接受 auto-HSCT 的复发 / 难治 HL 患者，5 年 PFS 和 OS 分别为 53.0% 和 78.7%，auto-HSCT 后 CR、PR 和未应答者的 5 年 OS 率分别为 92.8%、68.2% 和 76.2%。

新药时代 auto-HSCT 在复发 / 难治 HL 的治疗中仍发挥着重要作用，而且新药的出现，不但提高了挽救化疗的有效率并使得更多的患者能够接受 auto-HSCT，而且通过 auto-HSCT 后新药维持治疗更进一步改善了患者的远期生存。一项 Ⅰ / Ⅱ 期研究纳入 91 例复治 HL 患者，应用维布妥昔单抗（BV）联合纳武利尤单抗作为移植前的挽救方案，结果总有效率为 85%，CR 率为 67%，其中 92% 患者接受了 auto-HSCT，全组 3 年 PFS 为 77%，接受 auto-HSCT 患者的 3 年 PFS 高达 91%。AETHERA 研究纳入 329 例至少具有 1 个复发高危因素（一线治疗未达 CR、1 年以内复发以及复发时结外受累）的复发 / 难治 HL 患者，接受 auto-HSCT 后随机给予 BV 或安慰剂治疗，结果两组 5 年 PFS 分别为 59% 和 41%，具有两个及以上危险因素的患者获益明显（中位 PFS 未达到 9.7 个月）。一项 Ⅱ 期多中心研究中纳入 30 例复治 HL 接受 auto-HSCT 后进行帕博利珠单抗维持治疗，其中 90% 的患者具有至少 1 个高危因素，结果显示 18 个月时 PFS 为 82%，OS 为 100%。

（六）外周 T 细胞淋巴瘤

GELTAMO/FIL 研究纳入 174 例获得 CR1 的外周 T 细胞淋巴瘤（peripheral T-cell lymphoma，PTCL），其中 103 例进行 auto-HSCT，71 例未进行 auto-HSCT，结果发现 auto-HSCT

明显改善了晚期患者的生存(5 年 OS,70% vs. 50%)。AATT 研究比较了 auto-HSCT 和 allo-HSCT 治疗高危结内 PTCL 的价值,结果发现两组的 3 年 EFS 率分别为 38% 和 43%,3 年 OS 率分为 70% 和 57%,而且在化疗敏感患者中 auto-HSCT 与更高的复发率(36% vs. 0)和更低的治疗相关死亡率(0 vs. 31%)相关。ECHELON-2 研究的亚组分析纳入 114 例接受 BV 治疗并获得 CR 的患者,结果发现接受和未接受 auto-HSCT 患者的 5 年 PFS 分别为 65.3% 和 46.4%,在间变性大细胞淋巴瘤和非间变性大细胞淋巴瘤的亚型中 auto-HSCT 均能改善 PFS。一项基于人群的研究分析了 1 427 例 18~64 岁、Ⅱ~Ⅳ 期的 PTCL 患者,结果发现接受和未接受 auto-HSCT 患者的 5 年 OS 分别为 81% 和 39%,亚组分析显示 auto-HSCT 在 ALK 阴性间变性大细胞淋巴瘤、血管免疫母细胞性 T 细胞淋巴瘤和外周 T 细胞淋巴瘤非特指型等亚型中均可显著改善 OS,但在诱导方案中加入依托泊苷却未能改善 OS。

三、总结

淋巴瘤治疗领域新药新方法不断涌现,大大改善了治疗的有效率,也使得更多的患者具备了能够获得 auto-HSCT 的机会。但是由于淋巴瘤类型繁杂,而发病率又较低,导致在某些类型中使用 auto-HSCT 缺乏高级别循证医学证据。因此当前研究一方面在前瞻性队列研究中继续探讨 auto-HSCT 的价值,另一方面则聚焦于 auto-HSCT 与新药新方法的联合或者序贯使用,以期进一步改善患者的远期生存。

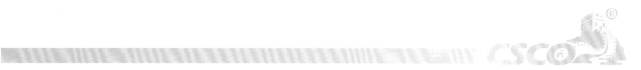

多发性骨髓瘤诊治进展

中国医学科学院血液病医院中国医学科学院血液学研究所

安刚　邱录贵

一、多发性骨髓瘤分子生物进展

免疫微环境在多发性骨髓瘤(multiple myeloma,MM)的发生、发展中发挥至关重要的作用。McCachren SS 等研究表明 MM 细胞和免疫细胞的相互作用及其生物学特性的改变都是动态的。MM 细胞表达许多能够与免疫细胞相互作用的分子,例如在骨髓瘤细胞基因组中检测到的活化诱导的胞苷脱氨酶(activation-induced cytidine deaminase,AID),其表达水平受到树突状细胞核因子 κB 受体活化因子配体(receptor activator of nuclear factor kappa-B ligand,RANKL)的调控,提示基因组的不稳定性与 MM 肿瘤微环境之间发生直接的相互作用。目前的免疫治疗仍然不能根治多发性骨髓瘤,除了已经上市的抗 CD38 单抗,Romano A 等发现抗 CS-1 单克隆抗体在杀灭骨髓瘤细胞的同时,还可以与 NK 细胞表面 CS-1 结合并激活 NK 细胞,使之发挥更强大的抗体依赖细胞介导的细胞毒作用(antibody-dependent cell-mediated cytotoxicity,ADCC)效应。除此之外,多发性骨髓瘤微环境中的免疫细胞处于衰老、耗竭或失能状态,不能有效发挥杀伤骨髓瘤细胞的效能。为此,人们尝试应用靶向 PD-1/PD-L1 以及其他的免疫检查点如 LAG3、TIGIT 的抑制剂治疗 MM,然而相关临床试验的结果并不理想。Costa F 等总结了多发性骨髓瘤患者中 PD-1/PD-L1 表达的现有数据,报道了 PD-1/PD-L1 轴调控的主要机制及 CD38 和 PD-1/PD-L1 通路之间可能存在的联系,提示使用 CD38 阻滞剂和抗 PD-1/PD-L1 抗体联合治疗方法,或许可以改善其在 MM 患者中的抗肿瘤作用原理。这些都提示我们寻找新的靶点或探索新的治疗策略依然尤为重要。

MM 目前是一个不可治愈的疾病,患者都会面临复发的风险。研究表明免疫治疗的疗效,可能受到功能性肿瘤免疫微环境(immunetumor microenvironment,iTME)的影响。Visram A 等发表在 *Blood Cancer Journal* 上的研究指出明确 iTME 在疾病过程中的演变规律是优化免疫治疗时机的关键。研究对 39 例 MM 患者的骨髓样本进行了细胞因子分析和 RNA 测序。鉴定出三个不同的细胞 iTME 组,第 1 组主要包括新诊断的多发性骨髓瘤(NDMM)和复发的多发性骨髓瘤(RMM)患者;第 2 组和第 3 组主要包括三重难治的多发性骨髓瘤(TRMM)患者,第 2 组和第 3 组中幼稚 T 细胞减少,第 2 组的特征是衰老 T 细胞增多,第 3 组的特征是早期记忆 T 细胞减少。与第 1 组相比,第 2 组和第 3 组的浆细胞上调 *E2F* 转录因子和 *MYC* 增殖途径,下调干扰素、TGF-β、IL-6 和 TNF-α 信号途径。TRMM 患者除了恶性克隆的特征外,还有明显的更强的细胞 iTME,可能导致该类患者对于免疫疗法无效。因此,在疾病早期使用现有的新药物和免疫治疗相结合可能更有效。收集 T 细胞用于 CAR-T 细胞的生产也应该在疾病过程的早期进行,以最大限度利用 CAR-T 细胞产品中的初始(naïve)和中央记忆 T 细胞亚群,可能会产生更有效和持久的反应。该研究结果可以解释 TRMM 患者对新型免疫治疗敏感度低的原因。另外值得关注的是此研究采用多组学分析法描述恶性浆细胞转录组以及体液性 iTME(细胞因子)和细胞性 iTME 患者。传统的风险分层模型(细胞遗传学、FISH、ISS 等)在临床实践中不能完全预测患者预后。有必要整合遗传、表观遗传、代谢组学、体液和细胞微环境对患者预后的复杂作用。事实上,iTME 似乎具有预后价值,特别是对于新型免疫疗法如 CAR-T 细胞和双特异性抗体,其疗效与 iTME 中的特定 T 细胞亚群相关。这些发现为前期评估免疫疗法的作用提供了生物学基础(如正在进行的 KarMMa-4 研究,NCT04196491)。因此,多组学方法对患者的精确预测产生影响,但是如何据此调整治疗,可能需要更长的时间。正在探索的方法是使用细胞因子(如 IL-15)重塑 iTME(主要是 T 细胞)或抓住恶性细胞代谢弱点。这些方法仍处于起步阶段,但突出了多组学方法对理解这种疾病的重要性。在未来,相信多发性骨髓瘤的治疗将结合基于患者基因组和免疫组的靶向治疗方法,正在进行的 MyDRUG 研究(NCT03732703)是精准医疗如何融入临床实践的一个例子。

分子生物方面国内也硕果累累,2021 年 9 月 8 日至 11 日中国医学科学院血液病医院的邱录贵团队在第 18 届国际骨髓瘤大会上对共同完成的有关多发性骨髓瘤关键细胞遗传学异常的克隆发育树和演变模式研究进行了口头报告。QM-FISH 是在单细胞水平阐明克隆架构的一个有价值的工具。克隆演变模式具有预后意义,突出了对复发性 MM 进行重复细胞遗传学评价的必要性。臧美蓉等报道了 *Cdc37* 基因在多发性骨髓瘤中的表达及其在细胞增殖中的作用。*Cdc37* 基因在初诊 MM 患者中高表达，*Cdc37* 的抑制导致 NCI-H929 细胞增殖活性下降和 G0/G1 期阻滞。可能的机制是抑制 NF-κB 信号通路的激活。周文教授团队等报道了 COX2 通过增加 PGE_2 和 TNF-α 的分泌促进骨髓间充质干细胞（BMSC）诱导的 MM 增殖和黏附。靶向 BMSC 中的 COX2 可能作为治疗 MM 的潜在治疗方法。北京大学人民医院 Li Yang 等发现多发性骨髓瘤患者放射组学特征、1q21 增益、del（17p）和 $β_2M ≥ 5.5mg/L$ 均与 MM OS 显著相关。放射组学序列图的预测能力优于临床模型、放射组学特征模型、D-S 和 ISS（c 指数训练组为 0.793∶0.733∶0.742∶0.554∶0.671，验证组为 0.812∶0.799∶0.717∶0.512∶0.761）。放射组学特征缺乏 PFS 的预测能力（训练集 log-rank $P=0.001$，验证集 log-rank $P=0.103$），而 1 年、2 年和 3 年 PFS 率在高危组和低危组之间均有显著差异（$P ≤ 0.05$）。在少见浆细胞肿瘤方面，北京协和医院李剑教授团队正在进行 AL-LC 通过促进心肌细胞自噬导致轻链型心肌淀粉样变发病的机制研究。

二、多发性骨髓瘤诊断进展

北京大学人民医院进行了靶向深度测序循环肿瘤 DNA（ctDNA）在 MM 临床评估中的应用研究、核磁影像学生物标志物在多发性骨髓瘤分期及疗效评估中的作用探索。2021 年 10 月李剑教授等发表于杂志 *Age and Ageing* 的文章 "Comprehensive geriatric assessment in newly diagnosed older myeloma patients：a multicentre, prospective, non-interventional study" 发现，老年综合评估（CGA）对于老年 MM 患者是可行的。使用 IMWG-GA 标准，与 IMWG 队列相比发现明显更虚弱的患者（43% vs. 30%，$P=0.002$）。在 IMWG-GA "健康" 组中，营养不良、抑郁和认知障碍的风险仍然存在。中位随访时间为 26 个月（1~38 个月）。中位总生存期（OS）为 34.7 个月，估计 3 年 OS 率为 50%。MNA-SF 评分高（MNA-SF ≥ 12 分）、GDS 评分低（GDS ≤ 5 分）、CCI 评分高（CCI ≥ 2 分）可用于预测老年初诊 MM 患者的 OS。

三、多发性骨髓瘤治疗进展

达雷妥尤单抗作为全球首个、国内唯一获批的靶向 CD38 全人源单克隆抗体，其独特靶向免疫双重机制，可持久维持深度缓解，使患者治疗成本获益最大化，长期使用耐受性良好。在国内外都获批了初治和复发难治多种治疗方案，并被 NCCN、ESMO、Mayo 等多个国内外权威指南一致推荐。第 26 届欧洲血液学会（European Hematology Association，EHA）年会上对 MAIA 研究 5 年随访的 OS 数据进行了报道，MAIA Ⅲ 期研究纳入 737 例因年龄 ≥ 65 岁或合并症不适宜大剂量化疗和 auto-HSCT 的 NDMM 患者，评估接受达雷妥尤单抗、来那度胺、地塞米松（D-Rd 组，$n=368$）或来那度胺、地塞米松（Rd 组，$n=369$）治疗的有效性和安全性。在中位随访近 5 年（56.2 个月）后，观察到与 Rd 组相比，D-Rd 组显著

降低了 32% 死亡风险；两组中位 OS 均未达到（NR），D-Rd 组患者 5 年 OS 率为 66.3%，Rd 组为 53.1%。两组中位 PFS 分别为 NR 和 34.4 个月（$P<0.000\ 1$）。D-Rd 组患者 5 年 PFS 为 52.5%，Rd 组为 28.7%。D-Rd 组总体缓解率（ORR）为 92.9%，而 Rd 组为 81.6%（$P<0.000\ 1$）。更长时间的随访未出现新的不良事件。CASSIOPEIA 作为一项随机、开放标签、Ⅲ 期临床研究。该研究共分为 2 个部分，在第 1 部分，符合移植条件的 NDMM 患者在 auto-HSCT 前随机接受 D-VTd 或 VTd 诱导治疗 4 周期，在 auto-HSCT 后接受巩固治疗 2 周期。移植后第 100 天达到 ≥ PR 的患者进入研究第 2 部分，随机接受 DARA 维持治疗或仅观察。第 2 部分中期分析显示，在适合移植的 NDMM 患者中，与观察组相比，DARA 维持治疗的 PFS 显著延长，并显著增加缓解深度和 MRD 阴性率，且安全可耐受。CASSIOPEIA 研究进一步证明达雷妥尤单抗在 NDMM 患者诱导治疗、巩固治疗和维持治疗等全程管理的各环节都有显著获益。

伊沙佐米（ixazomib）是首个口服蛋白酶体抑制剂（protease inhibitor，PI），基于国际、多中心、随机、双盲、安慰剂对照、Ⅲ 期 TOURMALINE-MM1 研究结果，已获美国食品药品监督管理局（FDA）批准与来那度胺 + 地塞米松（Rd）联合治疗既往接受过 ≥ 1 次治疗的 MM 患者。TOURMALINE-MM1（双盲、安慰剂对照、Ⅲ 期临床研究）显示，在复发难治性多发性骨髓瘤（RRMM）患者中，伊沙佐米联合来那度胺 + 地塞米松（IRd）与来那度胺 + 地塞米松（Rd）相比，最新随访结果显示：两组间 OS 差异无统计学意义（$HR=0.939$；95% $CI\ 0.784~1.125$；$P=0.495$），在 Rd 基础上联合伊沙佐米，并未使得 RRMM 患者获得长期生存的获益。TOURMALINE-MM1 研究的最终总生存期分析于 2021 年 6 月在 *Journal of Clinical Oncology* 上发表。

MM 的中位总生存期已接近 10 年，但高危 MM 仍然是目前的治疗难点。目前骨髓瘤患者需要个体化管理，尤其是高危患者需要强化及持续治疗。2021 年在 *American Journal of Hematology* 发表了一篇高危多发性骨髓瘤患者管理方法的综述，对近期的回顾性分析及临床试验结果进行分析，通过正在进行的试验展望未来。文章首先指出 MM 预后因素可分为三大类：与患者相关因素、与肿瘤相关因素以及反映肿瘤对宿主影响的因素。①与患者相关因素中，年龄是 MM 生存一个重要预测因素，从年龄 <50 岁（中位 OS 5.2 年）到 ≥ 80 岁（中位 OS 2.6 年），生存期随年龄每增加 10 年而下降；②与肿瘤相关因素中，骨髓瘤细胞的细胞遗传学异常是最重要的预后指标，其他因素包括血清乳酸脱氢酶（LDH）、血清游离轻链比率、血清白蛋白和血清 $β_2$ 微球蛋白（$β_2M$）、肿瘤微环境微血管密度、循环浆细胞数、浆细胞增殖指数、骨髓浆细胞免疫表型；③与不良预后相关的临床表现包括髓外疾病和浆细胞白血病（plasma cell leukemia，PCL）。反映宿主和肿瘤间相互作用的因素包括肾功能，肾功能对预后有很大影响。OPTIMUM 研究纳入 2017—2019 年 107 例 UHiR NDMM 患者，旨在观察经中心分子筛查鉴定为超高风险新诊多发性骨髓瘤（UHiR NDMM）和浆细胞白血病（PCL）患者，在风险分层临床试验中使用达雷妥尤单抗 + 环磷酰胺 + 硼替佐米 + 来那度胺 + 地塞米松（Dara-CVRd）诱导并使用增强高剂量美

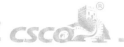

法仑（HDMEL）和 auto-HSCT 治疗的 NDMM UHiR 和 PCL 患者的治疗缓解率和 MRD 阴性率。EHA 会上报道了该研究结果，中位随访 22.2 个月后，诱导治疗结束后，意向治疗人群 ORR 为 94%、CR 为 22%、VGPR 为 58%、PR 为 15%、PD 为 1%、MRD- 为 41%；移植后 100 天 ORR 为 83%、CR 为 47%、VGPR 为 32%、PR 为 5%、PD 为 7%、MRD- 为 64%。较高的缓解率，为临床实践中这部分患者的治疗提供了新思路。

2021 年 3 月 26 日，全球首款靶向 BCMA 的 CAR-T 细胞疗法 idecabtagene vicleucel（ide-cel，bb2121）获 FDA 批准上市，用于 4 线治疗后（包括免疫调节剂、蛋白酶体抑制剂以及抗体类药物）的复发难治性多发性骨髓瘤（RRMM）成年患者。此前，该疗法已获得 FDA 授予的突破性疗法资格，并获得欧洲药品管理局的 PRIME 认定。CARTITUDE-2 是一项多队列、Ⅱ期研究，旨在评估 MM 患者在各种临床情况下使用 cilta-cel 的安全性和有效性，并探讨门诊用药的适用性。2021 年 EHA 大会报告了 A 组（既往接受过 1~3 线治疗的进展性 MM 患者）的初步结果。CARTITUDE-2 研究初步结果：cilta-cel 治疗 RRMM，可获得早期和深度缓解，以 RP2D 单次输注 cilta-cel 治疗 RRMM 患者，1 个月可达缓解，1.9 个月可达最佳缓解，ORR 高达 95%，且缓解程度较深，安全性可控可管理。

抗 BCMA CAR-T 细胞疗法针对既往对多种治疗产生耐药的 MM 患者具有强大的活性，同时可提高和改善疾病的持久缓解。另外，接受 CAR-T 细胞疗法的 MM 患者在治疗间期的生活质量可得到明显改善，说明 CAR-T 细胞疗法在提高疾病持久缓解的同时，还能使患者获得巨大的潜在益处。关于如何通过多种途径和方法提高 CAR-T 细胞疗法的安全性和有效性方面，未来还需要更多探索和研究来进一步优化。CART 治疗的靶点也同样是目前研究的热点，如何找到特异性较高的靶点，既能发挥杀伤靶细胞的疗效又能避免损失正常细胞。目前研究中单点靶点和多点靶点都有非常多的临床试验正在进行中，多靶点化疗单抗联合等方式可以减少抗原逃逸、增加疗效。此外自体产品还有制作步骤复杂、制作周期较长、价格高昂等问题，在等待治疗过程中患者随时可能疾病进展，使用健康供者的细胞制作通用型可减少患者的等待时间。我们也期待 CAR-T 细胞治疗在国内的可及性，为 RRMM 患者带来更多的免疫治疗选择。

在复发难治领域药物进展非常迅速，除了上述药物，卡非佐米、泊马度胺、XOP1 抑制剂、ADC、双抗也有多项研究发表，未来如何选择复发难治性多发性骨髓瘤的药物及使用顺序也是值得大家探讨和研究的方向。

国内方面邢立杰等的报道为 MEDI2228 与达雷妥尤单抗联合用药的临床评价提供了基础，以进一步改善多发性骨髓瘤患者的结局。周剑锋团队等报道了 CT103A 在 RRMM 患者中安全且高活性，可开发为 RRMM 的一种有前景的疗法。既往鼠源 BCMA CAR-T 细胞治疗后复发的患者仍可从 CT103A 中获益。屈晓燕和安刚等也完成了另一种新型二代人源 BCMA CAR-T 细胞（C-CAR088）Ⅰ期剂量递增爬坡试验，共入组 31 例 RRMM，总体 ORR、sCR、CR 率分别为 96.4%、46.4% 和 10.7%，CR 组 93.7% 患者达到 MRD 阴性。剂量递增后中剂量组和高剂量组 CR 率显著增高，

分别为 54.5% 和 71.4%，同时，3 级以上细胞因子释放综合征（cytokine release syndrome，CRS）发生率只有 9.7%，这个研究再次证明了 BCMA CAR-T 细胞有效性高，安全可控，是 RRMM 患者最有希望的治疗选择之一。Jiaqian Qi 等报道 CAR-T 细胞治疗后严重出血的患者死亡风险增加。基于 CRS 分期和 TNF-α 水平的交叉验证的出血风险评分在接受 CAR-T 细胞治疗的患者中显示出显著的预后价值。路瑾等报道 D-Vd 方案用于中国 RRMM 患者治疗，预后明显优于使用 Vd 方案的患者。这些数据支持在中国 RRMM 患者中使用 D-Vd 方案。傅琤琤团队等报道 3 例接受同种异体 CAR-T 细胞的患者在 2 个月内出现疾病进展。这些结果证明了序贯输注在 RRMM 中的初步耐受性和疗效，并提出了适用于建立多种 CAR-T 细胞治疗的简单安全的设计。

2021 年 EHA 庄俊玲教授报道了骨髓瘤维持治疗国内多中心前瞻性研究（Poster EP 1050）的结果，研究方案为伊沙佐米、来那度胺、伊沙佐米联合来那度胺用于 MM 维持治疗，伊沙佐米单药组（I）入组 37 例患者，来那度胺单药组（R）入组 28 例患者，伊沙佐米联合来那度胺双药组（IR）共入组 20 例患者，三组中位随访时间分别是 4.0 个月、8.5 个月和 4.6 个月。两组基线基本匹配，R 组患者接受移植的比例更高、超过一种高危细胞遗传学异常的比例也更低。新药 ATG-010（selinexor）、硼替佐米和地塞米松（SVd）方案与硼替佐米和地塞米松（Vd）方案在复发难治性多发性骨髓瘤（RRMM）受试者中安全性与有效性的随机对照、多中心、开放性Ⅲ期临床研究。庄俊玲教授正在进行伊沙佐米、来那度胺和联合用药用于 NDMM 患者的维持治疗相关 IIS 研究。目前国内还有很多 CAR-T 细胞相关探索性研究，比如张路教授进行 CAR-T 细胞临床研究：BCMA 指导的 CAR-T 细胞治疗 RRMM 受试者的研究；周道斌教授进行的 CAR-T 细胞临床研究：IM21 CAR-T 细胞在复发性或难治性 BCMA 阳性多发性骨髓瘤患者中的安全性和有效性。

四、多发性骨髓瘤预后与评估进展

微量残留病（MRD）正逐渐成为一种衡量反应深度的预后和敏感评估指标，许多研究表明 MRD 阴性可改善 MM 患者的 PFS 和 OS。MRD 正在成为最近临床研究的一个主要研究终点，IMWG 和 ESMO 陆续更新了指南对 MRD 阴性的评估。2021 年 7 月 *Blood* 在线发表了一项研究，Cavo M 等通过四项达雷妥尤单抗的三期临床研究 POLLUX、CASTOR、ALCYONE、MAIA 联合分析复发难治性多发性骨髓瘤（RRMM）和不适合移植新诊断多发性骨髓瘤（TIE NDMM）患者的 MRD。此联合分析证实了 MRD 阴性与改善长期预后有关，与其他预后因素相比，MRD 阴性是最相关的临床结局预后因素。本分析结果支持 MRD 阴性在 RRMM 和 TIE NDMM 中达到 ≥CR 的预后价值，这与 IMWG 标准建议对 ≥CR 患者进行 MRD 阴性评估是一致的。

MRD 指导多发性骨髓瘤治疗还需要更多的证据，2021 年 EHA 对此进行了讨论。近期的一项真实世界研究显示，约 1/4 的 MRD 阴性（NGS）患者，进行 flow 评估时，显示 MRD 阳性。因此选择何种检测手段，检测手段的标准化、灵敏度

以及相关性还有待进一步的数据支持。Costa L 等分析了相关文献，并咨询了世界各地检测机构以获得不同 MRD 监测标准的差异，对 MM 相关试验是否应包含 MRD，以及 MRD 评估的时机、MRD 检测的分析达成共识并形成 13 条共识建议。

尽管 MRD 现在还有很多需要解决的问题，但对于临床试验，MRD 目前是最具潜力的 PFS 和 OS 的替代标志物，应当不断尝试将 MRD 作为药物获批和发展的研究终点。

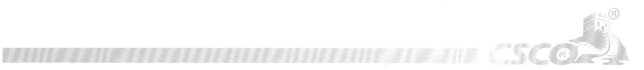

中国急性白血病治疗的进展

苏州大学附属第一医院

王荧 吴德沛

急性白血病（acute leukemia，AL）是一组严重危害人类健康的血液系统恶性肿瘤，患者往往治疗难度大，周期长，病死率高。近年来，随着遗传学和分子生物学等检验技术的发展，AL发生机制有了更为深入的认识，借助于化学制药及生物制药技术的不断创新，通过新的治疗手段和策略，AL的疗效取得了明显的提高。中国血液学工作者一方面积极参与国际协作，参加如艾伏尼布联合阿扎胞苷治疗 *IDH1* 基因突变急性髓系白血病（AML）的国际多中心Ⅲ期研究等项目（2022年4月发表于 *The New England Journal of Medicine*），也自主开展了大量卓有成效的原创性工作，取得了巨大的成绩。本文就近一年来，中国血液学工作者在AL靶向药物治疗、细胞免疫治疗、移植及精准分层治疗等领域获得的开拓性成果进行介绍。

一、靶向药物显著改善 AL 预后

（一）砷剂联合全反式维甲酸对儿童早幼粒细胞白血病一样安全有效

砷剂联合全反式维甲酸（all-trans retinoic acid，ATRA）是成人急性早幼粒细胞白血病（acute promyelocytic leukemia，APL）患者的标准治疗方法，但其在儿童APL中的价值并不明确。首都医科大学附属北京儿童医院和上海市儿童医院共同牵头，联合全国38家医院共同开展实施的多中心临床研究（CCLG-APL2016），科学系统地评估了联合治疗在儿童APL患者中的疗效和安全性。研究根据患儿基线白细胞计数和是否存在 *FLT3-ITD* 突变，将患儿分为标危组（仅接受联合治疗）和高危组（联合治疗＋减低剂量蒽环类药物化疗）。主要研究终点为2年无事件生存（EFS）率和总生存时间（OS）率。共入组193例患儿，中位随访28.9个月。标危组和高危组的2年OS率分别为99%（95% *CI* 97%~100%）和95%（95% *CI* 90%~100%），*P*=0.088；2年EFS率分别为97%（95% *CI* 93%~100%）和90%（95% *CI* 83%~96%），*P*=0.252。治疗后患儿血浆砷水平显著升高，治疗期间稳定于有效剂量水平42.9~63.2ng/ml。治疗结束后6个月时，患儿血浆、尿液、毛发和指甲中的砷浓度均迅速降至正常水平。研究成果2021年6月在线发表于 *Journal of Clinical Oncology* 杂志。

（二）扩展维奈克拉适应证，造福更多 AL 患者

维奈克拉（VEN）是第一款上市的选择性小分子 *BCL-2* 抑制剂，前期临床数据显示VEN联合去甲基化药物（hypomethylating agent，HMA）或低剂量阿糖胞苷治疗AML疗效显著，目前已成为≥75岁和不适合强诱导化疗（unfit）的初诊AML患者的首选治疗方法，大大提高了患者的完全缓解（CR）率和总生存时间。作为一款里程碑式的创新药品，如何积极扩展药物适应证，探索其他潜在有效联合方案，造福于更多患者，一直是AL治疗领域内的研究热点问题。

1. 与标准"3+7"方案联合，DAV方案显著提高诱导CR率。

"3+7"方案长期以来一直是AML初治患者的一线治疗方案，疗效欠佳，但为了提高疗效，临床工作者从未间断对"3+7"方案的优化。浙江大学医学院附属第一医院团队开展了在"金标准"DA方案基础上，加入VEN组成DAV方案，进行AML诱导治疗的Ⅱ期单臂临床研究（ChiCTR2000041509）。研究共入组33例初治fit AML患者，中位年龄40（30~48）岁，其中细胞遗传学中、高危组患者分别占61%和15%。结果1疗程CR率达91%（95% *CI* 76%~98%），30例缓解患者中有27例（97%）患者MRD阴性；欧洲白血病网络（European Leukmia Net，ELN）风险评估低、中、高危组患者中CR率分别为100%、83%和75%；同时，方案安全性可控，未观察到有治疗相关死亡事件。中位随访11个月，1年OS为97%，1年EFS为72%。这是目前AML诱导方案中报道的最高缓解纪录，研究成果于2022年5月在线发表于 *Lancet Haematology* 杂志。

2. 快速筛查年轻高危AML患者，VEN联合地西他滨方案低毒高效。

既往数据提示，对于ELN分级隶属高危预后分组的AML患者，传统"3+7"方案CR率仅有40%左右。2021年美国血液学会（ASH）年会，苏州大学附属第一医院报道了一项72小时快速筛选高危年轻fit AML患者（18~59岁），一线采用VEN联合地西他滨诱导治疗的Ⅱ期单臂临床研究（NCT04752527）的中期数据。结果显示VEN联合地西他滨CR率为76%，显著高于历史队列，同时安全性方面，VEN联合地西他滨方案感染率、贫血及血小板减少发生率也显

著降低，表明年轻高危 AML 患者也可明显获益于 VEN 联合 HMA 治疗。该研究获评 2021 年 ASH 会议 AML 领域的最佳。

3. VEN 联合 HMA 方案为异基因造血干细胞移植（allo-HSCT）后复发患者提供新挽救治疗手段。

allo-HSCT 后复发的 AML 患者因为化疗耐受性差，挽救治疗较普通患者更为困难。浙江省骨髓移植协作组报道了一项纳入 44 例移植后复发的髓系肿瘤患者（其中 AML 患者 34 例）接受 VEN 联合 HMA 挽救治疗的多中心回顾性研究。23 例患者为 ELN 高危组。26 例患者为复发后的一线治疗，18 例为二线治疗。结果患者 1 疗程的 CR 率为 34%。多因素分析显示，没有 TP53 突变和移植后复发时间大于 1 年的患者更可能通过 VEN 联合 HMA 方案获得缓解。研究成果 2021 年 11 月在线发表于 American Journal of Hematology 杂志。

4. VEN 联合普纳替尼、地塞米松（VPD）方案大幅提高存在 T315I 突变的复发/难治（R/R）Ph⁺ 急性 B 淋巴细胞白血病（B-ALL）患者挽救治疗成功率。

以伊马替尼为代表的酪氨酸激酶抑制剂（tyrosine kinase inhibitor, TKI）显著改善了 Ph⁺ B-ALL 患者的总体预后，但部分患者治疗过程中因 ABL 激酶区突变导致 TKI 耐药，是患者疾病复发的最常见原因。其中，T315I 突变在复发患者中阳性率可达 50%，这些患者即便采用三代 TKI 药物——普纳替尼，疗效也不尽如人意，挽救 CR 率仅 40% 左右。体外及小鼠实验证实 BCL-2 抑制剂与 TKI 药物具有协同作用。浙江大学医学院附属第一医院团队在 19 例 R/R Ph⁺ ALL 患者中尝试了 VPD 方案，结果 17 例（89.5%）患者 1 疗程获得缓解，疗效明显优于普纳替尼单药治疗。研究成果 2022 年 1 月发表于 Blood Cancer Journal 杂志。

二、以 CAR-T 细胞为代表的免疫细胞治疗开启 AL 治疗新时代

CAR-T 细胞疗法是指通过基因工程技术将带有特异性抗原识别结构域和 T 细胞激活信号的基因序列导入 T 细胞，使 T 细胞能直接被肿瘤细胞表面的特异性抗原激活，发生扩增，继而发挥靶向杀伤肿瘤细胞的免疫细胞治疗。CAR-T 细胞治疗为恶性血液肿瘤治疗带来了突破性进展，已在 AL、多发性骨髓瘤、淋巴瘤等多种血液肿瘤上取得了很好的效果，是最有前景的治疗手段，也是免疫细胞治疗领域的研究焦点。根据 ClinicalTrials.gov 网站上的数据，中国是注册 CAR-T 细胞临床研究最多的国家之一，中国 CAR-T 细胞研究已处于世界领先水平。

（一）人源化 CD19 CAR-T 细胞进一步提高疗效

目前多数注册 CD19 靶向 CAR-T 细胞治疗使用的 CD19 识别序列来自鼠源抗体，回输后可能被患者自身免疫系统识别和清除，继而影响临床疗效。采用人源化改造 CD19 抗体识别序列后，理论上 CAR-T 细胞在患者体内存活时间更长，从而可能有助于提高疗效。徐州医科大学附属医院团队报道了 52 例 R/R B-ALL 患者人源化 CD19 CAR-T 细胞治疗的长期随访数据（NCT02782351）。中位随访时间 20 个月。结果显示，46 例患者获得缓解，中位 EFS 为 10 个月，中位 OS

为 22 个月。数据证实人源化 CAR-T 细胞可以为患者带来长期、稳定的治疗获益。研究成果 2022 年 2 月在线发表于 American Journal of Hematology 杂志。

（二）CAR-T 细胞治疗对合并中枢神经系统白血病的患者同样安全有效

由于顾虑疗效和潜在的神经毒性，既往研究一般不纳入合并有中枢神经系统白血病（central nervous system leukemia, CNSL）的 B-ALL 患者。徐州医科大学附属医院为主的研究团队报道了 2 项 CAR-T 细胞研究中的 48 例合并 CNSL 的 R/R B-ALL 患者，接受 CD19 CAR-T 细胞治疗的经验（NCT02782351 和 ChiCTR-OPN-16008526）。患者骨髓 CR 率 87.5%，CNSL 缓解率 85.4%。中位随访 11.5 个月，中位 EFS 为 8.7（95% CI 3.7~18.8）个月。1 年时，骨髓和中枢的累计复发率分别为 31.1% 和 11.3%。治疗总体耐受良好，11 例（22.9%）患者出现 3~4 级神经毒性，但通过积极治疗均获得缓解，数据显示其发生率与患者脑脊液中肿瘤负荷正相关。研究成果于 2022 年 6 月发表于 Blood 杂志。

（三）快速 CAR-T 细胞疗法使每位 R/R B-ALL 患者获益成为可能

通常 CAR-T 细胞制备需 2~3 周，部分患者可能因无法等到细胞而失去治疗机会。亘喜生物研发了一种新型 FAST CAR-T 细胞制备方法，制备时间仅需 1 天。陆军军医大学第二附属医院牵头一项靶向 CD19 的 FAST CAR-T 细胞治疗 r/r B-ALL 的多中心临床研究（ChiCTR1900023212）。共入组 21 例患者。可评价的 18 例患者在 28 天均达到 CR，MRD 阴性率达到 94.4%。83.3% 的患者在治疗后 3 个月仍处于 CR 状态。CAR-T 细胞在体内的中位持续时间为 56（7~327）天。CRS 发生率为 95.2%，28.6% 出现神经毒性。研究成果 2022 年 6 月发表于 Blood Cancer Journal 杂志。

（四）CAR-T 细胞结合 allo-HSCT，强强联手安全可行

CAR-T 细胞治疗与 allo-HSCT 目前都是高危 B-ALL 患者的有效治疗手段，各有利弊。将两种方法联合，最大程度提高治疗成功率是研究方向之一，包括 CAR-T 细胞治疗桥接 allo-HSCT，以及 allo-HSCT 后 CAR-T 细胞的抢先或挽救等。北京大学人民医院开展了一项 CAR-T 细胞抢先治疗 allo-HSCT 后 MRD 阳性 B-ALL 患者的前瞻性研究（NCT03327285 及 NCT 04336501）。12 例患者入组。所有患者 CRA-T 回输后 1 个月时均获得 MRD 转阴，但后续随访中有 3 例患者复发。8 例患者发生 1 级细胞因子释放综合征（cytokine release syndrome，CRS），未观察到 CAR-T 细胞治疗相关性急性 GVHD。中位随访时间 424.5 天，患者 1 年无病生存率为 65.6%。与历史对照供体淋巴细胞输注（DLI）治疗组患者相比，CAR-T 细胞治疗组患者 MRD 转阴率更高、更快且安全性更好。研究成果于 2021 年 7 月在线发表于 Leukemia 杂志。

（五）CD7 靶向 CAR-T 细胞治疗为 R/R 急性 T 淋巴细胞白血病/T 淋病母细胞淋巴瘤（T-ALL/LBL）患者带来曙光

R/R T-ALL/LBL 患者预后不良。CAR-T 细胞对 B-ALL 疗效显著，但对于 R/R T-ALL/LBL 患者，由于采集/制备成功率低、潜在肿瘤细胞污染风险以及回输后 CAR-T 细胞存在自相残杀（fratricide）现象，使得开发 CAR-T 细胞治疗更具挑

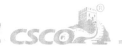

战,尤其是自体 CAR-T 细胞。

1. 供体 CD7 CART 治疗 allo-HSCT 后复发 T-ALL,前景光明。

对于 allo-HSCT 后复发的 T-ALL 患者,采集供体 T 细胞制备 CAR-T 细胞可以避开前述 2 个障碍。北京高博博仁医院研究团队开展了一项以 CD7 为靶点的 I 期临床研究(NCT04689659)。20 例患者入组。单次输注,细胞数为 5×10^5 或 1×10^6/kg(±30%)。不良事件包括:CRS 1~2 级 90%($n=18$),3~4 级 10%($n=2$),3~4 级血细胞减少 100%($n=20$),神经毒性 1~2 级 15%($n=3$),GVHD 1~2 度 60%($n=12$)。除了 1 例患者死于与真菌性肺炎相关的肺出血(回输后 5.5 个月)外,其他所有不良事件都得以纠正。18 例(90%)患者获得 CR,7 例患者后续进行 2 次 allo-HSCT。中位随访时间 6.3 个月时,15 例患者仍处于缓解状态。回输后 6 个月进行评估的 5 例患者,均仍能检测到 CAR-T 细胞。研究发现,患者的 CD7 阳性正常 T 细胞被去除,但 CD7 阴性 T 细胞存在扩增并部分缓解了治疗相关的 T 细胞功能缺陷。研究成果 2021 年 7 月在线发表于 *Journal of Clinical Oncology* 杂志。研究团队在 2022 年美国临床肿瘤学会年会上报道了 5 例自体 CD7 CAR-T 细胞疗法的 I 期临床研究数据,结果同样令人鼓舞。

2. 无须基因编辑的自然选择 CD7 CAR-T 细胞治疗,大幅降低制备成本。

为规避靶向 CD7 的 CAR-T 细胞回输后自相残杀的不利影响,既往研究多采用 CRISPR/Cas9 基因编辑技术或蛋白沉默表达技术予以"敲除"制备 CAR-T 细胞的 CD7 表达,但是相关技术大大增加了 CD7 CAR-T 细胞的制备成本。森朗生物研发了一种无须额外进行 CD7 基因编辑或蛋白质表达阻断的所谓自然选择(naturally selected)CD7 CAR-T 细胞新产品(NS7CAR),大幅降低了制备成本,并开展了 I 期临床试验探索 NS7CAR 疗法在 R/R T-ALL/LBL 的安全性和有效性(NCT04572308)。共入组患者 20 例,其中 T-ALL 14 例,T-LBL 6 例。回输后 28 天时,19 例患者获得骨髓 MRD 阴性,9 例存在髓外浸润的患者中,5 例获得病灶清除。中位随访 142 天,14 例进行 allo-HSCT(10 例巩固,4 例挽救)的患者均无病生存,余 6 例患者中有 2 例复发。18 例发生 1~2 级 CRS,1 例发生 3 级 CRS,2 例发生 1 级神经毒性。数据显示 NS7CAR 具有强大的抗肿瘤作用,前景可期。研究成果 2022 年 5 月在线发表于 *Blood* 杂志。

(六)另辟蹊径——STAR-T 细胞治疗

合成 T 细胞受体和抗原受体(synthetic T cell receptor and antigen receptor,STAR)技术结合了抗体的抗原识别结构域和 T 细胞受体(T cell receptor,TCR)的恒定区,通过构象改变,一方面得以不受抗原识别分子主要组织相容性复合体(major histocompatibility complex,MHC)的限制,具有直接识别抗原的能力,另一方面使用内源性 CD3 信号转导机制,具有天然 TCR 复合物的有效的信号传导能力。一种新型的双链嵌合受体 STAR 已在开发中,其由 2 个蛋白质模块组成,每个模块均包含抗体轻链或重链可变区,融合的 TCR α 和 β 链恒定区与 OX40 共刺激域结合,通过自裂解弗林蛋白酶 -p2A 序列连接的 2 个模块,允许模块通过蛋白水解分离和重组。临床

前研究中证实靶向 CD19 的 STAR-T 细胞具有更快的活化时间、更高的细胞因子分泌量以及更好的肿瘤杀伤效果,优于常规 CAR-T 细胞。I 期临床研究共纳入 18 例 R/R B-ALL 患者(NCT03953599)。从采集到输注 STAR-OX40-T 细胞的中位时间为 9(7~13)天。单次输注,中位剂量为 1×10^6/kg。18 例(100%)患者均获得 MRD 阴性的 CR。16 例(88.9%)患者后续进行了 allo-HSCT。在未接受移植的 2 例患者中,1 例在第 58 天复发,另 1 例在第 186 天复发。不良反应方面,只有 10 例(55.6%)患者出现了轻度的 1~2 级 CRS,2 例患者出现 3 级神经毒性反应。qPCR 和流式细胞术检测显示,患者外周血中的 CD19 STAR-OX40-T 细胞有很好的体内细胞扩增和持久性。研究成果 2022 年 5 月在线发表于 *American Journal of Hematology* 杂志。

三、优化 allo-HSCT 技术体系,丰富中国移植模式

1. **完善最佳供体选择路径** 供体是影响 allo-HSCT 预后的一个重要的因素。随着单倍体移植技术体系的成熟,缺乏供体已成为历史,目前已进入人人都有供体的时代。对于准备接受 allo-HSCT 的患者而言,如何选择最合适的供者,是一个亟须解答的问题,这一方面,中国血液学工作者既往进行了很多研究,最具影响力的工作如北京大学人民医院 2014 年发表在 *Blood* 杂志的单倍体供体选择研究。年轻 AL 患者(≤35 岁),往往具有多个供体选择,如何取舍更为复杂。浙江大学医学院附属第一医院团队首先总结了 2016—2018 年的 430 例患者数据。结果发现进行同胞相合移植和同胞单倍体移植的患者,5 年 OS 优于无关供体移植和父母单倍体移植患者;对于高危 AL 患者,同胞单倍体移植较无关供体移植有更强的移植物抗白血病(GVL)效应,复发率更低;对于标危和中危 AL 患者,同胞相合移植与同胞单倍体移植疗效相当。在此结论上,团队更新供体选择路径,并进行了前瞻性 2:1 随机对照研究,进一步验证了新供体选择路径的优越性(2 年 OS 分别为 76.2% 和 67.8%,$P=0.046$)。研究成果 2021 年 8 月在线发表于 *American Journal of Hematology*。

2. **无关供体双阴性 T 细胞(DNT)为 allo-HSCT 后复发 AML 患者提供新治疗选择** 双阴性 T 细胞(double-negative T cell,DNT)细胞是一种特殊的 T 细胞亚群,占外周血淋巴细胞的 1%~5%,不表达 CD4、CD8 和 CD56。前期研究显示,健康(无关)供者分离的 DNT 细胞具有强的抗 AML 效应,且不会损伤正常细胞,不会造成 GVHD,可以作为一种现货型(off-the-shelf)免疫治疗细胞。中国科学技术大学附属第一医院团队与加拿大多伦多大学合作,在 allo-HSCT 后复发 AML 患者开展 I 期临床研究验证 DNT 细胞治疗的有效性和安全性(ChiCTR1900022795)。共入组 12 例患者,10 例患者按照方案完成 3 次 DNT 细胞回输(每次间隔 1 周)。治疗安全性良好,无 GVHD 发生。所有患者回输后均出现 1~2 级 CRS 样反应,回输后 6 小时血清 IFN-γ 和 TNF-α 显著升高,并持续长达 24 小时,支持 DNT 细胞存在抗白血病活性。第 3 次 DNT 细胞回输后疗效评估,总反应率 50%(5/10)。中位随访时间 20.1(15.0~24.3)个月,5 例患者仍然存活,其中 4 例患者

处于 CR 状态,1 年的 OS 为 60.0%,优于该中心既往传统化疗及以 HMA 为基础的挽救治疗方案效果(1 年 OS 35%)。研究展示出 DNT 细胞具有良好的安全性和抗白血病效应,为 R/R AML 患者提供了新的治疗选择。研究成果 2022 年 4 月在线发表于 *American Journal of Hematology* 杂志。

四、精准分层,个体化治疗

AL 具有高度异质性。得益于单细胞多组学技术以及多色流式细胞术、二代测序等高通量检测手段的成熟,我们对 AL 的预后分层、MRD 监测以及个体化治疗策略有了更为深刻的理解,AL 已进入精准治疗时代。

(一)完善 AL 亚组分层体系

尽管在过去十余年中,AL 的规范化诊断和预后分层已使患者的疗效显著改善,但依然存在许多问题需要解决。完善分层体系,低危组患者避免过度治疗 / 高危组患者强化治疗力度,提示整体疗效,是血液工作者的不懈追求。

国家儿童医学中心(上海)对 292 例初发 AML 患儿的肿瘤样本进行了 RNA-seq 分析,并结合全基因组测序及深度靶向捕获测序结果,绘制了中国儿童 AML 的驱动基因组变异图谱。研究发现,中国 AML 患儿的驱动变异与西方数据对比存在显著差异,研究根据中国儿童数据建立了更适合中国儿童的 AML 风险分层模型,为精准治疗奠定了基础(研究成果 2022 年 3 月发表于 *Nature Communication* 杂志)。此外,中国医学科学院血液病研究所团队利用多个数据集中的转录组学数据确定了 AML 患者和正常对照间的 336 个差异表达基因和代表 AML 内部异质性的 206 个基因,结合生物信息学和机器学习方法建立了基于 *KLF9*、*ENPP4*、*TUBA4A* 和 *CD247* 基因表达值的预后模型,并在多因素分析中证明该 4-mRNA 模型是一个独立于 ELN 预后分组的预后因素,在 ELN 2017 分类中纳入 4-mRNA 特征可以进一步提高预测的准确性(研究成果 2021 年 8 月在线发表于 *American Journal of Hematology* 杂志);通过对 171 例 *CEBPA* 双突变 AML 患者数据的回顾性分析,发现合并有 *CSF3R* 和 *WT1* 基因突变的患者复发风险高,采用包含中剂量阿糖胞苷和高三尖杉酯碱(HHT)的诱导方案可以提高患者的 OS 水平(研究成果 2022 年 5 月在线发表于 *British Journal of Haematology* 杂志)。苏州大学附属第一医院团队通过分析 137 例 *E2A-PBX1* 融合基因阳性的 B-ALL 患者的临床资料和全外显子测序、二代测序基因组套、基因组拷贝数检测及全转录组测序检测结果,发现患者年龄、诱导治疗后 MRD 水平以及是否伴有 DNA 修复相关基因突变是独立预后因素,而 allo-HSCT 可以改善患者的预后(研究成果 2021 年 9 月在线发表于 *American Journal of Hematology* 杂志)。

(二)优化 MRD 检测,指导个体化治疗

MRD 是评估患者缓解质量、预测复发风险的重要参数,同时,MRD 指导下的干预治疗也是实现 AL 精准治疗的重要路径。因此,优化 MRD 检测时机、方法具有重要临床意义。

1. 根据化疗第 5 天外周血流式 MRD 检测结果调整治疗强度,提高 AML 诱导缓解率　上海交通大学医学院附属瑞金医院团队既往研究发现 AML 患者诱导化疗 D5 外周血流式 MRD 检测结果与患者 1 疗程 CR 率相关:未达标的患者 1 疗程 CR 率不足 60%。根据 D5 检测结果,团队开展前瞻性研究,探索减量(达标患者)或追加 HHT 早期干预(未达标患者)的可行性(ChiCTR-OPC-15006085)。结果发现,对于 D5 达标的患者,减量诱导方案后,其缓解率仍高达 87.5%,不低于国际标准方案,而减低剂量后患者毒副反应发生率降低;对于 D5 未达标的高危患者,联合 HHT 的治疗方案使得患者的 CR 率显著提高,由既往不足 60% 提升到了 80%。研究成果 2021 年 11 月在线发表于 *American Journal of Hematology* 杂志。

2. 基于白血病干细胞(LSC)的 MRD 检测方法具有更好的复发预警作用　多参数流式细胞术 MRD 检测能覆盖 90% 以上的 AML 患者。但传统方法,如白血病相关免疫表型(leukemia-associated immunophenotype,LAIP)及正常骨髓表型相鉴别(D-F-N)都存在假阴性的问题,而基于白血病干细胞(leukemic stem cell,LSC)评估 MRD 可能具有更高的敏感度。北京大学人民医院在 allo-HSCT 的 AML 患者前瞻性开展了一项传统流式细胞术 MRD 和基于 LSC 的 MRD 检测的对照研究(ChiCTR1800016458)。LSC 检测主要基于 CD34$^+$CD38- 细胞表面 CD7、CD11b、CD22、CD56、CLL-1 和 TIM-3 组成的混合抗体的表达情况。结果显示,基于 LSC 的 MRD 检测方法具有更高的敏感度和更长的 MRD 阳性到复发时间,具有更好的复发预警作用。研究成果 2022 年 5 月在线发表于 *Blood* 杂志。

此外,北京大学人民医院通过对 212 例非高危 APL 患者的回顾性分析发现,砷剂联合 ATRA 治疗方式下,患者诱导结束时 *PML-RARA* 融合基因定量水平 ≥6.5% 与复发风险密切相关,提示这些患者需要加强检测或提高治疗强度。研究成果 2021 年 8 月在线发表于 *British Journal of Haematology* 杂志。

(三)建立儿童 ALL CNSL 风险评估模型,撰写治疗推荐

CNSL 发生后治疗效果远不及预防治疗,所以确定 CNSL 风险模型,筛选高危患者有重要意义。国家儿童医学中心(上海)2014 年联合国内多家单位发起了中国儿童肿瘤专业委员会急淋多中心协作组方案(CCCG-ALL-2015),共纳入 7 640 例患儿,是迄今为止最大样本的儿童 ALL 治疗方案研究(ChiCTR-IPR-14005706)。患儿 5 年 OS 为 91.1%,EFS 为 80.3%,单纯 CNSL 复发率为 1.9%,总 CNSL 复发率为 2.7%,疗效达到国际先进水平。研究发现,T-ALL 患儿单纯 CNSL 发生率明显高于 B-ALL 患儿,两者的高危因素分别是高白细胞计数和男性 /BCR-ABL 融合基因阳性。此外,窗口期地塞米松治疗、延迟首次腰椎穿刺时间、静脉深度镇静下腰椎穿刺检查以及脑脊液流式细胞术检测有助于降低患儿的 CNSL 风险。研究成果 2021 年 7 月发表于 *Blood* 杂志。

总之,中国血液学工作者在过去一年中创新攻坚,在 AL 治疗方面不断追赶乃至部分领域实现领先,取得了举世瞩目的成绩。由于篇幅所限,笔者难免疏漏了部分重要研究成果。相信,随着更多基础研究成果的临床转化,民族制药企业创新产品的研发上市,以及领域合作、共享机制政策的成熟,中国血液学工作者一定能继续推动 AL 诊疗水平的进步,惠及更多患者。

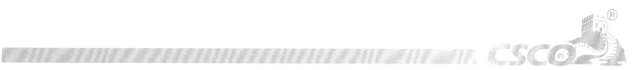

中国淋巴瘤新药研究现状

¹哈尔滨血液病肿瘤研究所　²国家药品监督管理局

赵东陆¹　邱林¹　邹丽敏²　唐凌²　马军¹　杨志敏²

近十年来，淋巴瘤领域的新药研发蓬勃发展。随着抗淋巴瘤新药的陆续上市及新药临床研究开展，从既往的无药可用，到有药可用，再到目前的有药可选，越来越多的淋巴瘤患者从中获益。我国抗淋巴瘤新药与国外的临床实践差距逐步缩小，逐步实现同步研发。同时，也应看到目前我国抗淋巴瘤新药的研发同质性严重等问题。本文对已经国家药品监督管理局（National Medical Products Administration，NMPA）批准上市的国产抗淋巴瘤新药，以及目前正在进行的淋巴瘤相关新药临床研究进行梳理和总结，探讨中国淋巴瘤新药研究进展。

一、小分子靶向药物

1. **HDAC抑制剂**　西达本胺是我国自主研发的组蛋白脱乙酰酶（histone deacetylase，HDAC）抑制剂，已被批准用于治疗复发难治性的外周T细胞淋巴瘤。西达本胺Ⅱ期临床试验（CHIPEL）结果显示：总有效率（ORR）28%、完全缓解率（CR/Cru）14%（11/79），其中血管免疫母细胞性T细胞淋巴瘤ORR为50%，间变性大细胞淋巴瘤为41%，外周T细胞淋巴瘤非特指型为22%。中位无进展生存（PFS）2.1个月，中位总生存时间（OS）21.4个月。上市后的真实世界研究显示出了与注册研究相似的结果。703例确诊PTCL并经过一次全身治疗后病情进展或复发的患者进入研究，单药或联合化疗使用西达本胺的患者。主要终点是ORR。接受西达本胺单药治疗的患者（$n=462$），ORR和疾病控制率（disease control rate，DCR）分别为47%和72.7%。接受西达本胺联合化疗的患者（$n=241$）ORR和DCR分别为60.2%和78%。西达本胺联合化疗较单药在中高危患者分层分析中显示出较高的ORR优势——分别为IPI评分2~3分患者（62.3% vs. 47.1%，$P<0.01$）和IPI评分4~5分患者（54.9% vs. 35.9%，$P<0.05$），提示西达本胺联合化疗能提高中高危患者的疗效。研究发现，西达本胺化疗在初治DLBCL和复发难治DLBCL中具有一定的疗效和较好的安全性。目前西达本胺联合R-CHOP方案治疗初治、MYC/BCL2双表达DLBCL的多中心Ⅲ期试验正在进行中（CTR20192684）。

2. **布鲁顿酪氨酸激酶抑制剂**　2013年6月美国FDA批准布鲁顿酪氨酸激酶（Bruton's tyrosine kinase，BTK）抑制剂伊布替尼（ibrutinib）用于R/R套细胞淋巴瘤（MCL）治疗，此后伊布替尼又在慢性淋巴细胞白血病/小淋巴细胞淋巴瘤（chronic lymphocytic leukemia/small lymphocytic lymphoma，CLL/SLL）领域获批上市。目前我国有两个国产BTK抑制剂，泽布替尼和奥布替尼，获批上市。我国首个获批的国产BTK抑制剂是泽布替尼。泽布替尼（zanubrutinib）治疗R/R MCL的Ⅱ期临床研究中，入组86例患者口服泽布替尼160mg每日2次直至疾病进展，ORR 84%、CRR 59%，不良反应可耐受。该药物于2019年11月14日获美国FDA批准上市，成为首个获美国FDA认定为突破性疗法且获批上市的国产抗肿瘤创新药。于2020年6月国内获批用于既往至少接受过一种治疗的MCL和CLL/SLL，成为我国首个同时于美国和中国获批上市的药物。

奥布替尼（orelabrutinib）治疗复发难治CLL/SLL患者的疗效、安全性及耐受性的开放性、多中心的Ⅱ期关键性临床研究共纳入80例患者，结果显示：中位随访时间25.6个月，研究者评估的总缓解率ORR达93.8%，完全缓解率/伴骨髓恢复不完全的完全缓解率（CR/Cri）达21.3%，部分缓解（PR）达61.3%，伴淋巴细胞增多的部分缓解（PR-L）达11.3%。奥布替尼治疗复发难治MCL患者的疗效和安全性的开放性、多中心的Ⅱ期关键性临床研究共纳入106例患者。截至2020年12月31日，研究者对99例患者进行了疗效评估，中位随访23.2个月，CT评估的总缓解率ORR为87.9%，完全缓解率/不确定的完全缓解率（CR/Cru）为37.3%，中位PFS及OS均未达到。此外DTRMWXHS-12、CT-1530、SHR1459、BT-1053等多个国产BTK抑制剂处于临床试验中，同类产品较多，未来更高选择性、进一步克服耐药的BTK抑制剂或成为新的探索方向。期待这些药物能提供给中国患者更多的选择。

在接受BTK抑制剂后患者可能发生耐药，其中*C481S*突变是导致与已上市的非可逆共价结合BTK抑制剂的主要耐药机制之一，目前国外已有vecabrutinib（SNS-062）、ARQ531、fenebrutinib和LOXO-305等可逆的、非共价的BTK抑制剂在研，对野生型及*C481S*突变体酶均起作用，有望解决第一代BTK抑制剂的耐药问题，国内紧随其后，也已经有

HMPL-760、HBW-3220、HSK29116 等多个可逆非共价 BTK 抑制剂进入临床研究阶段。这些药物是基于患者在治疗过程中新出现的耐药问题而开展的研发，有望解决中国淋巴瘤患者 BTK 耐药的问题，为他们提供后续治疗选择。

3. **改良型新药** 除开展创新药研发以外，国内医药企业也在探索将传统药物进行改良，开发新适应证的研发模式。米托蒽醌脂质体是采用脂质体（一种纳米颗粒）对米托蒽醌进行包裹，降低了原本米托蒽醌对其他器官的毒性，从而提高用药剂量，提升药物的有效性。在米托蒽醌脂质体治疗 R/R PTCL 和 NK/T 细胞淋巴瘤的 II 期临床试验中，展现了良好的抗肿瘤活性，研究共纳入 108 例患者，所有患者总体缓解率（ORR）达 41.7%（95% CI 32.3%~51.5%），完全缓解（CR）率为 23.1%，≥3 个月的持续缓解时间（DOR）率达到 84.4%，显示出药物持久的疾病缓解能力。中位无进展生存（PFS）为 8.5 个月，中位总生存（OS）为 22.8 个月。2022 年 1 月，米托蒽醌脂质体获得 NMPA 附条件批准上市，用于难治复发的 PTCL 成人患者。

4. **正在进行临床试验的其他小分子靶向药物** 目前众多的小分子靶向抑制剂正在开展相应的临床研究，这些小分子靶向抑制剂为复发难治的淋巴瘤患者提供了更多的治疗选择。如磷脂酰肌醇 3 激酶抑制剂（phosphatidylinositol 3-kinase, PI3K），国内目前尚无获批上市的 PI3K 抑制剂，库潘尼西（copanlisib）± 美罗华治疗复发难治惰性淋巴瘤临床试验正在进行中（CTR20160362、CTR20160337、CTR20160022），同时国产 PI3K 抑制剂 HMPL-689（CTR20170429）、TQ-B3525（CTR20180184）、SHC014748M（CTR20200443）、KL-A167（CTR20192416）、YY20394（CTR20191965）临床试验正在进行中，适应证涉及复发难治 B 细胞淋巴瘤、复发难治外周 T 细胞淋巴瘤等多个病种。国产 *EZH2* 抑制剂 SHR2554 治疗复发难治的 DLBCL 和 FL 患者的临床研究正在进行中（CTR20181164）。国产的核输出蛋白 Exportin 1（XPO1）抑制剂 ATG010 针对复发难治 DLBCL 临床试验也正在进行中（CTR 2019—822），同时该药物还开展了针对复发难治 T 细胞淋巴瘤的临床研究（CTR20192726）。

二、治疗用生物制品

1. **PD-1/PD-L1 单抗** 2016 年 5 月和 2017 年 3 月纳武利尤单抗（nivolumab）和帕博利珠单抗（pembrolizumab）分别被美国 FDA 批准用于 HL 的二线治疗。截至 2021 年 9 月在淋巴瘤领域已经有 5 个国产的 PD-1 单抗被 NMPA 批准用于复发难治霍奇金淋巴瘤（HL）的治疗。此外还有十余个作用机制相似的 PD-1 或 PD-L1 单抗产品仍在进行临床试验或探索新淋巴瘤的适应证。信迪利单抗是第一个获批上市的国产 PD-1 单抗，关键性 II 期研究（ORIENT-1）显示，信迪利单抗治疗复发难治的 HL 患者 CRR 34%、ORR 80.4%，该药于 2018 年 12 月 28 日获批上市。北京大学肿瘤医院朱军牵头进行卡瑞利珠单抗（camrelizumab）治疗 R/R HL 的开放、单臂、多中心 II 期临床研究中共入组 75 例患者，独立影像评估委员会评估的 ORR 84.8%，CRR 30.3%，研究者评估 ORR 和 CRR 分别为 80.3% 和 36.4%。该药物于 2019 年 5 月 31 日获批上市。中国人民解放军总医院韩卫东主任团队报道的卡瑞利珠单抗联合小剂量地西他滨治疗 R/R HL 也取得了较好的疗效。既往未接受过 PD-1 单抗治疗患者应用联合治疗 CRR 71%，优于应用卡瑞利珠单抗单药治疗组（CRR 32%，P=0.003），而既往 PD-1 单抗治疗失败患者接受联合治疗依然可以获得 CRR 28%、PRR 24%。此外卡瑞利珠单抗联合阿帕替尼治疗复发难治外周 T 细胞淋巴瘤临床试验也正在进行中（NCT03701022）。另一个国产 PD-1 单抗替雷利珠单抗（tislelizumab）治疗 R/R HL 的研究结果显示，ORR 为 87.1%、CRR 为 62.9%，中位起效时间 12 周（8.9~42.1 周），9 个月 PFS 率 74.5%。该药物于 2019 年 12 月 28 日获批上市。2021 年派安普利单抗和赛帕利单抗先后获批上市，用于治疗复发难治的 HL。除上述药物外，还有多个国产 PD-1/PD-L1 药物处于临床试验阶段，如 AK105、SCT-I10A、GB226、JS001、CS1001、GR1405、KL-A167、IBI308 等，针对 R/R HL、NK/T 细胞淋巴瘤、原发纵隔大 B 细胞淋巴瘤、外周 T 细胞淋巴瘤等多个淋巴瘤亚型。

2. **CD20 生物类似药** 2019 年 2 月 NMPA 批准了我国第一个 CD20 生物类似药汉利康，成为我国首个根据国家生物类似药指导原则开发并获批上市的药品。在 III 期临床研究中汉利康（HLX01）对比利妥昔单抗（美罗华）联合标准 CHOP 方案（环磷酰胺 + 长春新碱 + 多柔比星 + 泼尼松）治疗初治弥漫大 B 细胞淋巴瘤（DLBCL）成功完成等效性研究并评估有效性及安全性。另一个同类产品达伯华（IBI301）2020 年 10 月也获批上市。在达伯华联合 CHOP（I-CHOP）与 R-CHOP 在 DLBCL 初治患者中疗效及安全性的多中心、随机、双盲、平行对照、III 期临床研究中，I-CHOP 与 R-CHOP 疗效等效，ORR 分别为 89.9% 和 93.8%，CR 率分别为 61.4% 和 51.2%，1 年的 PFS 分别为 86.6% 和 86.3%，1 年的 OS 分别为 94.7 和 93.3%。两组常见不良事件发生率相似。另外一个重组人鼠嵌合抗 CD20 单克隆抗体注射液（瑞帕妥单抗，ripertamab），其氨基酸结构与利妥昔单抗不同，其恒定区氨基酸序列采用了人抗体天然序列，CH1 恒定区 219 位点为缬氨酸。III 期临床试验结果显示瑞帕妥单抗与利妥昔单抗等效，更少发生 ≥3 级输注反应等不良事件，且免疫原性更低。该药即将获批上市。此外还有 CD20 单抗的二代产品奥妥珠单抗的多个生物类似药处于 I 期临床研究中。另外，CD20 单抗与 MMAE 的 ADC 药物 MRG-001，临床前研究已证实对 CD20 阳性淋巴瘤细胞具有杀伤作用，该药物在复发难治非霍奇金淋巴瘤中的有效性研究已在国内开展（CTR20190851）。

3. **其他抗体药物** 除了已经批准上市的 PD-1 单抗和 CD20 单克隆抗体以外，多种新型单克隆抗体、双抗、抗体偶联药物目前正在进行临床试验。国产 CD47 单抗 IBI188 也已开展临床研究（CTR20182140），在高剂量组的用药设计中也采用了小剂量预处理给药模式以减少不良反应。另一国产 CD47 单抗 TJC4（lemzoparlimab），通过采用独特的抗原结合表位，在保留促进巨噬细胞活性和抗肿瘤药效的同时，降低药物与红细胞的结合，从而有望减少贫血不良反应。此外还有 IMM01，也是通过改变产品结构避免药物与红细胞结合，从而避免发生贫血不良反应，该研究（CTR20191531）正在进行中。另外，以 CD47 靶点为基础，还有多个双抗类产品在研，

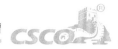

例如 CD47/CD20 双抗 IMM0306,CD47/PD-L1 双抗 IBI322、IMM2505 等进入临床研发阶段。

国产 CD137 单抗 ADG106 也已开展临床试验中（CTR20182228）。CD30 单抗与抗微管药 monomethyl auristatin E（MMAE）的偶联药物 F0002-ADC（CTR20190341）。CD3-CD19 双抗 A-319（CTR20190205）和 K193（CTR20191955）等正在进行临床研究。结果非常值得期待。

三、联合用药模式的开发

除开发创新药以外,淋巴瘤药物联合用药的开发也是重要趋势。通过联合用药提高抗肿瘤治疗疗效是药物研发趋势。在淋巴瘤领域,较为常见的联合用药模式包括在靶向 CD20 单抗的基础上开展联合用药,如 CD32b［FcγRIIB］单克隆抗体 BI-1206 正在开展与利妥昔单抗联合用药治疗复发性或难治性的非霍奇金惰性 B 细胞淋巴瘤的临床试验,CD20 单克隆抗体 MIL62 注射液,在利妥昔单抗难治性滤泡性淋巴瘤（FL）中正在开展联合来那度胺治疗的 III 期临床。此外,还有双免疫治疗的联合,例如我国自主开发的 PD-1 抑制剂斯鲁利单抗联合抗 LAG-3 单抗 HLX26 用于治疗晚期 / 转移性实体瘤或淋巴瘤的 I 期临床试验申请已获 NMPA 批准。

此外,还有在免疫化疗的基础上开展的联合用药,例如已有 BTK 抑制剂在 DLBCL 中,开展与 R-CHOP 方案的联合用药,以希望进一步提高疗效,为中国患者带来更好的治疗。

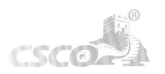

淋巴瘤新药研发的中国进度概述

北京大学肿瘤医院

于慧　林宁晶　朱军

一、前言

近年来淋巴瘤的发病率有上升趋势，虽然大多数患者有治愈的希望，但是仍有部分患者进展为复发或难治性疾病。为进一步改善淋巴瘤患者的预后和生存，探索安全有效的治疗方案是临床上亟待解决的问题。近年来，国家医药改革新政策不断推出，加快药物审批并鼓励创新，促进了抗肿瘤新药上市。最新数据表明已有 1 000 多项针对淋巴瘤的临床试验在中国开展，主要是围绕靶向药物和免疫治疗药物。本文根据药物种类，对淋巴瘤新药研发的中国进度进行概述。

二、靶向药物

（一）靶向 CD20 单克隆抗体

靶向 CD20 的单克隆抗体在淋巴瘤治疗领域中的应用已有 20 年历史。第一代 CD20 单抗（利妥昔单抗，rituximab）的问世极大地改善了 B 细胞淋巴瘤患者的预后，使得以 CD20 单抗联合化疗的免疫化疗方案成为 B 细胞淋巴瘤患者的标准一线治疗方案。在罹患淋巴瘤的人群中，约有 66% 为 CD20 阳性的 B 细胞淋巴瘤患者，因此 CD20 无疑是前景较好的药物研发靶点之一。为了进一步优化一代 CD20 单抗，提高 CD20 单抗对肿瘤细胞的杀伤作用，一代又一代的新型 CD20 单克隆抗体不断涌现。

奥妥珠单抗（obinutuzumab）是全球首个经糖基化工程结构改造的人源化 II 型抗 CD20 单抗。与利妥昔单抗相比，奥妥珠单抗的抗体依赖细胞介导的细胞毒作用（antibody-dependent cell-mediated cytotoxicity，ADCC）与抗体依赖的吞噬作用（antibody-dependent cell phagocytosis，ADCP）增强了 35 倍以上，且可有效增强直接细胞杀伤作用。GALLIUM 研究纳入 1 202 例晚期或 II 期大肿块的滤泡性淋巴瘤（FL）患者，随机给予奥妥珠单抗或利妥昔单抗联合化疗，结果两组的 5 年 PFS 分别为 70.5% 和 63.2%。这项全球 III 期临床研究在我国纳入 58 例 FL 患者，结果显示奥妥珠单抗的生存获益更大（3 年 PFS 率分别为 81.8% vs. 70.2%）。基于

该全球 III 期研究的临床数据，奥妥珠单抗已获得国家药品监督管理局（NMPA）正式批准，与化疗联合，用于初治的 II 期伴有巨大肿块、III 期或 IV 期滤泡性淋巴瘤成人患者，达到至少部分缓解的患者随后的单药维持治疗。近年来，滤泡性淋巴瘤一线治疗的探索虽然在一路推进，成果却始终欠佳；GALLIUM 研究是首个实现初治 FL 患者一线治疗显著降低疾病复发和死亡风险的临床探索。基于此，奥妥珠单抗的到来不仅有望实现患者对于降低复发和死亡风险、获得更好生活的心愿，其更能为后续治疗带来积极的影响。因而对于 FL 治疗领域而言，这次批准具有里程碑式意义。

HLX01（商品名，汉利康）是国内第一个利妥昔单抗生物仿制药，HLX01-NHL03 研究共入组 407 例初治弥漫大 B 细胞淋巴瘤（DLBCL）患者，随机给予 6 周期 HLX01+CHOP（H-CHOP）或利妥昔单抗（美罗华）+CHOP（R-CHOP）方案治疗，结果显示两组最佳 ORR 分别为 94.1% 和 92.8%，且在安全性方面，汉利康和原研利妥昔单抗的数据均相似，，基于此汉利康于 2019 年正式获批上市。截至 2020 年 8 月，这项研究中共有 27 家中心 286 例患者完成 2 年、3 年随访。结果显示，H-CHOP 和 R-CHOP 两组的 2 年 OS 分别为 89.0% 和 89.0%，同时 3 年 OS 分别为 85.8% 和 83.5%，同样，在 PFS 方面，H-CHOP 和 R-CHOP 两组的 2 年 PFS 和 3 年 PFS 均无统计学差异。汉利康上市后也进行了真实世界研究，在真实世界的研究中共有 100 多家中心参与，入组了 1 000 多例 B 细胞非霍奇金淋巴瘤患者。数据截止时，患者接受了 5~6 个周期的治疗。结果显示，疗效与 HLX01-NHL03 III 期临床研究一致，其中 20 多例患者接受了汉利康单药治疗，ORR 达 100%，不同疾病亚型患者 ORR 均超过 90%；安全性方面，治疗相关不良反应发生率较低，以 1~2 级为主，整体安全性良好。

IBI301（商品名，达伯华）是一种重组鼠 / 人嵌合抗 CD20 单克隆抗体，是利妥昔单抗的候选生物类似物。一项在中国 68 个中心开展的多中心、随机、双盲、平行组的 III 期临床试验比较了达伯华和利妥昔单抗（美罗华）联合 CHOP 方案在 DLBCL 的疗效和安全性，该研究纳入 419 例初治 DLBCL 患者，随机给予达伯华或美罗华联合 CHOP 治疗，两组 ORR

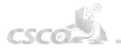

分别为 89.9% 和 93.8%，且安全性无明显差异。基于此项研究以及达伯华和原研药利妥昔单抗的 PK、PD、安全性和免疫原性的随机、双盲、平行、对照的药代动力学研究，达伯华于 2020 年 9 月 30 日正式获得 NMPA 批准上市，用于治疗弥漫大 B 细胞淋巴瘤、滤泡性淋巴瘤及慢性淋巴细胞白血病。

(二) 抗体偶联药物

抗体偶联药物 (antibody drug conjugate，ADC) 是由单克隆抗体通过连接子与化疗药物结合而成的药物，在其进入体内后，将精准结合靶标抗原阳性的肿瘤细胞，从而实现理想的治疗效果并减少了毒性反应。目前有三种 ADC 药物：靶向 CD30 的 ADC 药物 (维布妥昔单抗，brentuximab vedotin，BV)、靶向 CD79b 的 ADC 药物 (polatuzumab vedotin，Pola) 和靶向 CD19 的 ADC 药物 (loncastuximab tesirine) 已经被美国 FDA 批准用于各种类型的淋巴瘤。除了这些 ADC 药物外，目前仍然有许多靶向淋巴瘤细胞表面抗原的 ADC 类药物正在开展临床前及临床研究。

维布妥昔单抗在复发难治经典型霍奇金淋巴瘤 (CHL) 患者中临床试验数据 (SGN35-003 研究) 显示了其疗效显著，ORR 75%，CR 34%，中位 PFS 9.3 个月，中位 OS 40.5 个月，中位 DOR 11.2 个月，基于此，维布妥昔单抗已经在国外获得批准治疗 CHL，填补了 CHL 30 年以来新的靶向或免疫治疗药物空白。除此之外，维布妥昔单抗在系统性间变性大细胞淋巴瘤 (sALCL) 中也展现了其显著疗效。鉴于维布妥昔单抗在国外出色的成果，2016 年中国开展了桥接研究，这项多中心 II 期临床试验旨在评估单药维布妥昔单抗在中国复发难治性 CHL 或 sALCL 患者中的疗效和安全性，该研究入组 39 例，包括 30 例 CHL 和 9 例 sALCL 患者，维布妥昔单抗中位治疗 10 个周期，CHL 患者 ORR 达 70%，CR 20%，且安全性良好。

Polatuzumab vedotin 是针对 CD79b 靶点的首创 ADC 药物。Polarix 研究 (GO39942；NCT03274492) 共纳入 879 例初治 CD20 阳性 DLBCL 患者，随机给予 6 周期 polatuzumab vedotin 联合 R-CHP (Pola-R-CHP，研究组) 或 R-CHOP (对照组) 治疗，结果与对照组相比，polatuzumab vedotin 延长了患者的 PFS，中位随访 28.2 个月，两组的 PFS 分别为 76.7% 和 70.2%，且安全性相似。该项研究中共有 15 家中国医学中心参与，进一步对亚洲人群的亚组分析，结果显示与全球人群数据一致，Pola-R-CHP 组相比 R-CHOP 组具有临床意义的 PFS 改善，两组的 2 年 PFS 分别为 74.2% 和 66.5%。

Loncastuximab tesirine (lonca) 是一种靶向 CD19 的 ADC 药物。LOTIS-2 研究是一项国际单臂 II 期临床研究，共纳入 145 例此前接受 2 线及以上系统性治疗失败的复发或难治 DLBCL 患者，包括接受过干细胞移植和 CAR-T 细胞疗法的患者，研究结果显示 48.3% (70/145) 的患者治疗有效，其中 24.1% (35/145) 患者达到完全缓解 (complete remission，CR)，而且有 15.2% 的患者疾病稳定 (stable disease，SD)，基于该研究结果，lonca 于 2021 年 4 月获得美国 FDA 批准用于治疗复发或难治性大 B 细胞淋巴瘤。最新的数据显示，患者的中位缓解持续时间达到 12.58 个月，获得 CR 的患者亚群中位缓解持续时间达到 13.37 个月。2021 年中国启动了一项多中心 II

期注册研究 (OL-ADCT-402-001)，目前研究正在进行中，入组已经结束，研究数据尚未公布。

MRG001 是一种 CD20 抗体偶联微管相关抑制剂 (monomethyl auristatin E，MMAE) 的 ADC。MRG001 在复发 / 难治性晚期 B 细胞非霍奇金淋巴瘤中的剂量递增 I a 期研究共纳入 21 例复发或难治性患者，包括 8 例 DLBCL 患者、12 例 FL 患者和 1 例边缘区淋巴瘤 (marginal zone lymphoma，MZL) 患者。在这 21 例患者中，共设置了 6 个剂量组，从 0.15mg/kg 到 2.5mg/kg 递增，所有剂量组的安全性较好，其中 1.8mg/kg 剂量组的最佳总有效率 (overall response rate，ORR) 为 33%，疾病控制率 (disease control rate，DCR) 为 83%。

(三) BTK 抑制剂

在淋巴瘤治疗中，BTK 抑制剂凭借其显著疗效成为明星药物，一代 BTK 抑制剂伊布替尼 (ibrutinib) 被美国 FDA 批准用于治疗多种 B 细胞恶性疾病的治疗。但是伊布替尼选择性较差，在临床使用中因其脱靶抑制效应，患者出现了出血、心房颤动等严重不良反应，针对这些不足，国内外开始了对新型 BTK 抑制剂的开发和研究。

BTK 抑制剂泽布替尼 (zanubrutinib) 是一款高选择性新型 BTK 抑制剂。2017 年，中国原研的 BTK 抑制剂泽布替尼在国内快速完成了 II 期临床研究 (BGB-3111-206)。基于该研究出色的临床效果，2019 年 11 月 14 日，美国 FDA 批准中国原研的 BTK 抑制剂泽布替尼在美国上市，用于治疗复发难治的成年套细胞淋巴瘤 (MCL) 患者。2020 年 6 月，泽布替尼在中国也正式获批。BGB-3111-206 研究长期随访结果显示：中位随访 35.3 个月，ORR 为 83.7%，其中 77.9% 达到完全缓解，表明泽布替尼治疗复发难治性 MCL 可获得长期缓解，而且安全性良好，2022 年 5 月该研究成果发表在 *Blood* 杂志上。除了对 MCL 具有显著的治疗效果，泽布替尼在其他 B 细胞恶性肿瘤的治疗中也显示出了优势。BGB-3111-205 研究纳入了 91 例患者，其中包括 82 例复发或难治性 CLL 患者和 9 例为复发或难治性 SLL 患者，临床疗效结果显示，泽布替尼治疗的 ORR 为 62.6%，基于该项关键性 II 期研究数据，泽布替尼获批用于治疗复发或复发性 CLL/SLL。BGB-3111-210 研究是全球首个针对我国复发或难治性瓦尔登斯特伦巨球蛋白血症 (Waldenström macroglobulinemia，WM) 患者应用 BTK 抑制剂的有效性和安全性研究，该研究入组 44 例患者，给予泽布替尼治疗，中位随访 33 个月，共有 43 例患者进行了疗效评估，主要缓解率高达 69.8%，24 个月 PFS 和 OS 分别为 60.5% 和 87.8%；泽布替尼对 *MYD88 L265P* 突变患者疗效显著 (主要缓解率为 73%)；泽布替尼对 *MYD88 WT* 患者也表现出明显的疗效 (主要缓解率为 50%)。

奥布替尼是另外一个国产的具有高度选择性的新型 BTK 抑制剂。奥布替尼于 2020 年 12 月 25 日在中国获批用于治疗复发 / 难治慢性淋巴细胞白血病 (CLL) / 小淋巴细胞淋巴瘤 (SLL) 以及复发 / 难治性 MCL。奥布替尼的获批主要基于两项临床研究：针对 CLL/SLL 的 II 期临床研究中，中位随访 14.3 个月，ORR 达 91.3%，CR 率达 10%；安全性方面，奥布替尼耐受性良好。对于 MCL，奥布替尼在多中心、开放性 II 期临床研究中治疗复发难治性 MCL 患者，中位随访

16.4 个月,ORR 达 87.9%,CR 率高达 34.3%,且奥布替尼在研究中也表现出良好的耐受性。除了获批的适应证外,奥布替尼正在中国进行多中心、多适应证的临床试验,研究其作为单药及联合用药的疗效和安全性。

共价结合的 BTK 抑制剂不可逆地结合在 C481 位点,通过阻止酪氨酸的自磷酸化抑制 BTK 的活性。BTK 抑制剂耐药最常见突变是 C481 位点,使 BTK 抑制剂的结合由不可逆转变为可逆。非共价结合的 BTK 抑制剂可以克服耐药突变。pirtobrutinib(LOXO-305)是一种高选择性非共价可逆 BTK 抑制剂,BRUIN 研究纳入 323 例复发或难治 B 细胞淋巴瘤患者,给予 pirtobrutinib 治疗,结果慢性淋巴细胞白血病 / 小淋巴细胞淋巴瘤的 ORR 为 62%,在 52 例疗效可评估的前期治疗使用过共价 BTK 抑制剂的 MCL 患者中的 ORR 为 52%。目前 LOXO-305 正在国内进行一项 Ⅱ 期临床研究,探索 LOXO-305 在 B 细胞淋巴瘤(包括既往接受过 BTK 治疗的 MCL 等)中国患者中的疗效和安全性(CTR20202574)。同时,探索 LOXO-305 作为单药疗法与共价 BTK 抑制剂在未接受过 BTK 抑制剂的 MCL 患者中进行对比的 Ⅲ 期临床研究也在进行中。

(四)PI3K 抑制剂

Copanlisib 是一种通过静脉注射的磷脂酰肌醇 -3- 激酶(PI3K)抑制剂,对于在恶性 B 细胞中表达的 PI3K-α 和 PI3K-δ 两种亚型都具有抑制活性,可通过细胞凋亡和抑制恶性 B 细胞的增殖来诱导肿瘤细胞死亡。copanlisib 在中国的 Ⅰ 期临床研究共纳入了 16 例复发或难治 iNHL 患者,其中 13 例患者接受 60mg 的 copanlisib 治疗,中位治疗时间为 15.0 周,12 例评估患者中有 7 例获得部分缓解(partial response,PR),ORR 为 58.3%,安全性良好。

林普利司(linperlisib,YY-20394)在既往 PI3K 抑制剂的基础上进行了优化和改构,是我国本土研发的新一代高选择性 PI3Kδ 抑制剂。林普利司的 Ⅱ 期临床试验入组 84 例复发或难治性 FL 患者,最新数据显示,ORR 达到了 79.8%,随着随访时间延长,患者的中位 DOR 超过 1 年,1 年 DOR 为 55.3%,中位 PFS 达到了 13.4 个月,1 年 PFS 为 53.1%,1 年 OS 达 91.4%,总体安全可控。而且针对复发 / 难治性 PTCL,初步的临床研究也表明林普利司对于这部分患者具有良好的疗效和安全性。Ⅰ b 期临床研究结果显示,整体疗效良好,ORR 达 61.0%,疾病控制率达 90.0%,中位 PFS 为 10.3 个月;同时,整体安全性可控。

(五)HDAC 抑制剂西达本胺

西达本胺是苯酰胺类组蛋白脱乙酰酶(histone deacetylase,HDAC)亚型选择性抑制剂,主要针对第 Ⅰ 类 HDAC 中的 1、2、3 亚型和第 Ⅱ b 类的 10 亚型,具有对肿瘤异常表观遗传功能的调控作用。西达本胺治疗复发或难治性外周 T 细胞淋巴瘤(PTCL)的关键性 Ⅱ 期临床试验(CHIPEL 试验),共入组 79 例患者。所有患者的 ORR 达到 28%,其中缓解率最高的是血管免疫母细胞性 T 细胞淋巴瘤,ORR 为 50%。46% 患者 6 周临床收益(CR+PR+SD),部分患者中位 OS 达到 55 个月。对比国外目前现有针对复发 / 难治性外周 T 细胞淋巴瘤患者二线治疗方案(包括化疗、普拉曲沙、罗米地辛、贝利司他),西达本胺的总体中位 OS 为 21.4 个月,优于其他方案。2015 年版

的中国恶性淋巴瘤诊疗规范就已将西达本胺列入治疗外周 T 细胞淋巴瘤的二线方案。一项多中心真实世界研究旨在评价西达本胺的客观缓解率、总生存期和安全性。2015 年 2 月至 2017 年 12 月,来自中国 186 个研究中心的 548 例复发难治性 PTCL 患者被纳入研究。在接受单药治疗的 261 例患者中,ORR 为 58.6%,55 例(21.1%)患者达到完全缓解。在 287 例接受含甾体类药物的化疗方案联合西达本胺治疗的患者中,ORR 为 73.2%,73 例(25.4%)患者达到完全缓解。所有患者的中位 OS 为 15.1 个月。接受西达本胺单药治疗和联合治疗的患者的中位 OS 分别为 433 天和 463 天。这些结果表明,与国际既往研究报道的 PTCL 患者治疗效果相比,西达本胺的治疗具有显著的生存优势。常见的不良反应为血液学毒性。单药和联合治疗的 AEs 多为 1~2 级。总之,以西达本胺为基础的治疗对复发难治性 PTCL 有良好的疗效和生存优势。鉴于西达本胺在外周 T 细胞淋巴瘤中的显著疗效,国内已经开展了一系列西达本胺联合不同方案治疗难治复发性 B 细胞淋巴瘤的尝试,包括常规化疗、BTK 抑制剂、CAR-T 细胞联合治疗等开创性的探索,取得了一些令人鼓舞的初步结果。中山大学肿瘤防治中心黄慧强教授和谭静教授联合开展的西达本胺治疗复发难治性 DLBCL 研究成果发表在 *Cancer Letters* 上,研究提示 *CREBBP* 基因缺失 / 失活突变的患者可能会从含西达本胺的治疗方案中获益。北京大学肿瘤医院开展的关于 *EZH2* 抑制剂联合西达本胺在 DLBCL 中的临床前研究显示了两药联合协同抗肿瘤作用。一项西达本胺联合 CD20 单抗美罗华的临床前研究提示西达本胺通过上调肿瘤细胞上 CD20 的表达水平增强美罗华的抗肿瘤疗效。

(六)*EZH2* 抑制剂 SHR2554

SHR2554 是恒瑞医药开发的新型、高效、选择性的口服 *EZH2* 抑制剂。SHR2554 在国内剂量递增的 Ⅰ 期多中心临床研究中纳入 113 例复发或难治淋巴瘤患者,包括 51 例 FL,22 例 CHL,17 例 AITL,11 例 PTCL,9 例 DLBCL 和 3 例 MCL。该研究包括从 50mg 到 800mg 的 6 个剂量组递增阶段(21 例),两个选定剂量的剂量扩展阶段(19 例),以及后续的临床扩展阶段(73 例)。研究确定了最大耐受剂量和推荐的 Ⅱ 期使用剂量为 350mg;在纳入的 113 例患者中,107 例进行了疗效分析,总体客观缓解率为 42.3%,46 例应答者中有 15 例(33.0%)仍在持续应答,且安全性可控。

三、免疫治疗药物

(一)免疫检查点抑制剂

卡瑞利珠单抗是一种靶向于程序性死亡蛋白 -1(programmed death 1,PD-1)的人源化单克隆抗体,通过结合 PD-1,阻断 PD-1 配体对 T 细胞的抑制作用,促进 T 细胞的肿瘤杀伤效果。在一项开放、单臂、随机、多中心临床 Ⅱ 期试验(NCT03155425、SHR-1210-Ⅱ-204)研究中,入组 75 例 18 岁以上的自体造血干细胞移植后或 ≥2 线全身化疗、不适合进行造血干细胞移植的复发或难治疗性 CHL 患者。卡瑞利珠单抗对复发或难治性 CHL 显示出很好的疗效,患者靶病灶肿瘤负荷明显减少,研究者评价的 ORR 和 CR 率分别

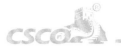

为 80.3% 和 36.4%，且卡瑞利珠单抗单药治疗复发或难治性 CHL 患者安全性良好，不良反应可耐受。解放军总医院韩为东教授团队开展了一项地西他滨和卡瑞利珠单抗的联合治疗研究，该研究测试队列纳入了 25 例既往接受过 PD-1 抑制剂治疗的复发性或难治性 CHL 患者，其中 52% 的患者达到缓解。随后，该研究招募了 26 例既往接受过 PD-1 抑制剂单药治疗的患者纳入扩展队列，68% 患者达到缓解，其中 CR 率为 24%，且该联合方案安全性可控。目前一项 Ⅱ 期临床研究正在进行，以评估卡瑞利珠单抗和其他表观遗传修饰药物联合用于 PD-1 抑制剂耐药难治性或复发性 CHL 患者的疗效。

替雷利珠单抗是全球首个进行 Fc 段改造的 PD-1 抗体，降低了 ADCP 效应。研究发现，ADCP 效应越弱，疗效就越好。国内一项单臂多中心的 Ⅱ 期临床试验入组了 70 例复发或难治性 CHL 患者，给予替雷利珠单抗治疗，87.1% 的患者（61 例）获得 ORR，其中 62.9% 的患者（44 例）达到 CR，且安全性良好；长期随访数据进一步显示了替雷利珠单抗的显著疗效，中位随访 33.8 个月，3 年的 PFS 和 OS 分别为 40.8% 和 84.8%，进一步分析显示，既往经过 ≥3 线治疗的患者的中位 PFS 高达 34 个月。

信迪利单抗是全人源化抗 PD-1 单抗药物，能有效阻断 PD-1 和 PD-L1/L2 的结合，并且与 PD-1 的亲和力更高，在动物模型中显示出更强的介导抗肿瘤免疫的能力。ORIENT-4 研究旨在评估信迪利单抗单药用于复发或难治性结外 NK/T 细胞淋巴瘤的相关疗效和安全性，该研究纳入 28 例患者，ORR 达 75%，中位随访 30.4 个月，2 年 OS 为 78.6%，安全性良好。SCENT Ⅰ/Ⅱ 期研究旨在评估信迪利单抗联合西达本胺在复发或难治性 NK/T 细胞淋巴瘤中的疗效和安全性，研究结果显示，在 36 例可评价疗效的患者中，ORR 为 58.3%，CR 率为 44.4%；估计 1 年 OS 为 79.1%，1 年 PFS 为 66.0%；初始反应的中位时间为 6 周，中位 DOR 为 9 月以上，同时安全性良好。

舒格利单抗是一种靶向 PD-L1 的全长、全人源免疫球蛋白 G4（IgG4，s228p）单克隆抗体。GEMSTONE-201 研究入组了 80 例复发或难治性 NK/T 细胞淋巴瘤患者，给予舒格利单抗治疗，每 3 周 1 次。中位随访 13.4 个月，ORR 达到 46.2%，其中 CR 率达到 37.2%；DOR 达到 6 个月的患者占 90.8%，达到 12 个月的患者占 86%；1 年和 2 年的 OS 分别为 68.6% 和 54.6%，且安全性可控。

（二）双特异性抗体

双特异性抗体（bispecific antibody，BsAb）是一类新型的免疫疗法，是人为构建的具有两个不同的抗原结合位点的分子，简称双抗。随着第一代 CD19/CD3 双特异性抗体博纳吐单抗（blinatumomab）被 FDA 批准用于治疗急性淋巴细胞白血病，双特异性抗体在血液肿瘤中的研究受到关注，尤其是在 B 细胞恶性肿瘤中。双特异性抗体的种类和作用方式有很多，但是在 B 细胞恶性肿瘤中，主要是通过靶向 T 细胞利用桥接细胞作用方式的双特异性抗体。基于 CD20 单抗在 B 细胞淋巴瘤治疗中的显著疗效，CD20 也是双特异性抗体开发中的一个重要靶点。

Glofitamab 是罗氏公司开发的靶向 CD20 和 CD3 的一款双特异性抗体，其中 CD20 位点使用的是二代人源化 CD20 单抗奥妥珠单抗的结合位点。该双抗具有 2 个 CD20 结合位点和 1 个 CD3 结合位点（即 2∶1 双抗）。相对于传统的 1∶1 双抗，glofitamab 与 B 细胞表面 CD20 的结合性更高，可诱导快速的 T 细胞活化、细胞因子释放，导致靶细胞裂解。Ⅰ 期剂量递增 NP30179 研究（NCT03075696）显示 glofitamab 可诱导复发或难治性 B 细胞淋巴瘤持久完全缓解，所有剂量组的总缓解率为 53.8%，完全缓解 36.8%，推荐的 Ⅱ 期剂量组的总缓解率为 65.7%，其中 CR 为 57.1%。在 63 例 CR 患者中，53 例（84.1%）持续 CR，最长观察时间为 27.4 个月。基于这些令人鼓舞的结果，研究者进行了关键性 Ⅱ 期扩展队列研究，2022 年 ASCO 和 EHA 会议最新公布了复发难治性 DLBCL 患者的 glofitamab 治疗相关结果：截至 2022 年 3 月，共入组患者 154 例，其中大部分为多线治疗后高度难治性患者，中位治疗线数为 3，中位随访 12.6 个月，研究达到主要终点，CR 率为 39.4%，ORR 为 51.6%；亚组分析中，既往治疗 ≥3 线的患者 CR 率达 44%，既往接受过 CAR-T 细胞的患者 CR 率达 35%，末线治疗难治和末线治疗后复发的患者完全缓解率分别为 34%、70%。通过有限期的 glofitamab 固定疗程治疗，在 12 个月时，77.6% 的 CR 患者仍然保持着 CR 状态，63.6% 的缓解患者仍保持缓解状态，其中位持续时间为 18.4 个月。

（三）嵌合抗原受体 T 细胞

近年来，嵌合抗原受体 T 细胞（chimeric antigen receptor T cell，CAR-T 细胞）疗法因其在血液肿瘤中的显著疗效受到关注。

阿基仑赛（axi-cel，商品名 yescarta）是一款靶向 CD19 的 CAR-T 细胞，在入组 101 例难治性 DLBCL 患者的 ZUMA-1（NCT02348216）研究中，ORR 82%，CR 54%，中位随访 15.4 个月，仍有 42% 的患者持续缓解。基于 ZUMA-1 的试验数据，阿基仑赛被 FDA 批准用于治疗至少接受过 2 种其他治疗方案后无缓解或复发的特定类型大 B 细胞淋巴瘤，其中包括 DLBCL、PMBL 以及 FL 转化的 DLBCL。ZUMA-7 研究共纳入 359 例一线治疗 12 个月内复发难治的 DLBCL 成人患者，随机接受单次输注阿基仑赛或标准治疗作为二线治疗，结果显示，两组的 2 年无事件生存（EFS）率分别为 41% 和 16%，2 年 OS 分别为 61% 和 52%。阿基仑赛于 2021 年 6 月 22 日正式获 NMPA 批准上市，用于治疗既往接受二线或以上系统性治疗后复发或难治性大 B 细胞淋巴瘤成人患者，包括弥漫大 B 细胞淋巴瘤非特指型（DLBCL，NOS）、原发纵隔大 B 细胞淋巴瘤（PMBL）、高级别 B 细胞淋巴瘤和滤泡性淋巴瘤转化的 DLBCL。

瑞基奥仑赛注射液是一款靶向 CD19 的自体 CAR-T 细胞免疫治疗产品。RELIANCE 研究是首个获得 NMPA IDH 批准的中国牵头的 CD19 CAR-T 细胞研究（NCT04089215）。该研究初步结果显示瑞基奥仑赛治疗复发/难治性大 B 细胞淋巴瘤（LBCL）患者的高缓解率和低毒性，尤其是在复发难治性滤泡性淋巴瘤中，3 个月最佳完全缓解率和客观缓解率分别为 92.6% 及 100%。最新报道的 RELIANCE Ⅱ 期研究长期随访结果显示：59 例既往至少接受过 2 种治疗方案的 R/R LBCL 患者随机接受淋巴细胞清除化疗，然后输注 100×10^6

或 150×10^6 CAR-T 细胞瑞基奥仑赛。在 58 例可评价疗效患者中,最佳 ORR 为 77.6%,CRR 为 53.5%。中位随访时间为 24 个月,中位 PFS 和 DOR 分别为 7 个月和 20.3 个月。2 年 PFS、DOR 和 OS 分别为 38.8%、40.3% 和 69.3%。瑞基奥仑赛已于 2021 年 9 月获得 NMPA 批准,用于治疗经过二线或以上系统性治疗后成人患者的复发或难治性大 B 细胞淋巴瘤(R/R LBCL),成为中国首个获批为 1 类生物制品的 CAR-T 细胞产品。

四、结论

随着对淋巴瘤发病机制基础研究的深入,围绕着不同信号通路研发相应靶向治疗药物,通过临床试验让这些靶向药物回归临床去解决实际问题是未来转化医学的一大趋势。而随着越来越多新药新方法的问世,治疗路径也在不断优化和完善,进而逐步改善了淋巴瘤的远期生存。

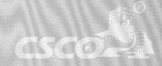

骨与软组织肿瘤

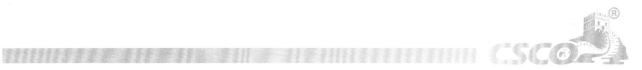

韧带样纤维瘤病诊治进展

华中科技大学同济医学院附属协和医院

彭玲　叶挺　陈静

韧带样纤维瘤病(desmoid-type fibromatosis，DF)，又称侵袭性纤维瘤病(aggressive fibromatosis，AF)、硬纤维瘤(desmoid tumors，DT)等。Farlances 于 1832 年首次描述此病，是一种罕见的、起源于软组织的(肌)纤维母细胞克隆性增生性疾病，呈局部侵袭性生长，易复发，很少发生远处转移，属于交界性软组织肿瘤。

一、疾病特点

(一)流行病学

DF 年发病率约为 4/100 万，最常见于 30~40 岁，一般男女比例为 1:2~1:3。

DF 根据病因可分为散发型 DF 和家族性腺瘤性息肉病(familial adenomatous polyposis，FAP)相关 DF，其中散发型为 85%~90%。FAP 患者有 5%~10% 会发生 DF，其中大多数是肠系膜纤维瘤病。

DF 根据发生部位可分为腹外纤维瘤病和腹部纤维瘤病，后者包括腹壁纤维瘤病和腹腔内纤维瘤病。据统计发生于肢体的 DF 约为 32%，腹壁为 16%，腹腔内/腹膜后为 11%，其他部位为 41%。

(二)病因

DF 的发病机制尚不明确，与遗传和环境等多种因素有关。85% 患者存在 *CTNNB1* 或 *APC* 突变，其中大多数散发型 DF 伴有 *CTNNB1* 基因突变，少部分 FAP 相关 DF 常伴有 *APC* 基因缺失。*CTNNB1* 基因突变和 *APC* 基因缺失均会导致 Wnt/APC/β-catenin 途径失调，造成 β-catenin 聚集，促进肿瘤的发生和发展。约 5% 患者存在 6 号染色体丢失或者 *BMI1* 突变等其他调控 Wnt 信号通路的基因改变。最近研究发现 *NOTCH1* 和其下游转录因子 *HES1* 在 DF 中高表达，可能是诱发 DF 的又一病因。

DF 的诱发因素包括外伤、手术、妊娠和口服避孕药等。β-catenin 在伤口愈合阶段表达增多，可能是外伤、手术诱发 DF 的原因。腹壁 DF 最常与怀孕有关，可能与拉伸腹壁肌肉组织的"创伤"或体内激素变化有关，或两者兼而有之。

(三)生物学行为

DF 具有异质性，目前缺乏有效标志物预测其自然病程。一般情况下，肿瘤生长缓慢，局部呈侵袭性生长，个别患者可能在同一肢体或身体部位表现为多灶性生长，但不会发生区域淋巴结转移和远处转移。自然病程中，20%~30% 的患者可能出现肿瘤自然退缩，但有时也会迅速进展甚至危及生命。

(四)临床表现

DF 的临床表现与肿瘤位置、肿瘤大小和发展速度有关。位于肢体或腹壁的肿瘤常表现为局限、固定的质硬肿块；肢体肿瘤较大时可引起疼痛及活动受限；肿瘤位于神经血管束附近浸润生长时，会产生感觉异常、疼痛或多发性神经病变。腹腔内肿瘤早期一般没有症状，后期可引起肠梗阻、缺血、穿孔或出血，严重时可危及患者生命。

二、诊断

(一)影像学诊断

原发腹部的病灶推荐行计算机体层成像(computed tomography，CT)增强扫描，有助于发现一些并发症如肠梗阻、肠缺血和肾积水等。

腹外 DF(肢体、头颈部、胸腹壁)推荐行增强磁共振成像(magnetic resonance imaging，MRI)检查，尤其适用于碘过敏患者和需要减少放射线暴露的年轻患者。对治疗有反应的病变会出现 T_2 加权信号强度降低，可能与胶原蛋白沉积增加和细胞结构减少有关。

软组织内 DF 可采用 B 超作为初筛的检查手段之一。发生于肢端或骨旁的 DF 会侵及骨或刺激邻近骨质增生，可行 X 线平片检查。FDG-PET/CT 对于 DF 的诊断、疗效评估和预后判断价值尚不明确。

(二)病理学诊断

对于怀疑 DF 的病灶，推荐用 14G 或 16G 的空芯针穿刺活检以明确病理诊断；切开活检可能引起肿瘤复发，如病变范围不大，可考虑行完整切除活检。

DF 大体呈结节状或块状外观，可见浸润性生长的触手状毛刺。显微镜下表现为胶原纤维背景下均一的纤维母/肌纤维母细胞样的梭形细胞增生，呈浸润性生长；肿瘤细胞边界不清，细胞核呈椭圆形，异形核分裂象罕见。肠系膜 DF 常见大量黏液样基质。

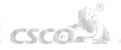

DF 肿瘤细胞具有特征性的 β-catenin 核染色表达。此外，肿瘤组织中 SMA、Desmin、COX-2、PDGFR、EGF、TGF-β、TNF-α、VEGF、PDGFα、Cyclin D1、雄激素受体和雌激素受体 β 等呈不同程度的表达，但一般不表达 S-100、CD34 和 CD117 等。

因散发型 DF 患者中 80% 伴有 CTNNB1 基因突变，FAP 相关 DF 常伴有 APC 基因突变，且二者相互排斥，Sanger 测序法有助于判断 DF 亚型。二代测序（next generation sequencing, NGS）检测不做常规推荐，但有助于发现 DF 中新的基因异常和突变位点。

三、治疗方法

DF 的自然病程多样且无有效预测指标，又因为属于罕见病，缺乏大型前瞻性对照研究，治疗方法和药物虽然众多，但优劣性难以评价。一般需要多学科诊疗团队对患者的病情进行全面评估，全程管理，制订个体化治疗方案，以期达到最佳治疗效果，并尽可能减少治疗相关不良反应，提高患者生活质量。

（一）观察随访

DF 一般呈局部侵袭性生长，与周围正常组织分界不清，R0 切除可能导致器官功能障碍，且仍有较高的局部复发风险。加之 DF 自然病程多变，部分患者肿瘤长期稳定，部分患者尤其是腹壁肿瘤可出现自发消退，因此观察随访早在 1990 年就被引入 DF 的治疗管理中，且在 2015 年被 SPAEN 和 EORTC/STBSG 作为散发型 DF 患者的一线推荐，以避免致残手术，保证患者的生活质量。

一项小样本研究发现原发腹壁外 DF 一线采取观察随访与 R0 切除手术效果相当，优于非 R0 切除组。另有一项回顾性研究对 74 例原发和 68 例复发 DF 患者分析发现，接受观察随访组（83 例）和接受药物治疗组（59 例）的 5 年无进展生存（progress free survive, PFS）率分别为 49.9% 和 58.6%（$P=0.319\,6$），且原发和复发 DF 的 5 年 PFS 亦无明显差异。

最近一项法国的大型队列研究共纳入 771 例原发性 DF 患者，其中 359 例接受手术治疗，R0、R1 和 R2 切除率分别为 30.6%、32.6% 和 7.6%，393 例接受非手术治疗，其中 98.2% 首选观察随访。该研究发现与位于腹壁、腹腔、乳房、消化器官和下肢等有利部位相比，肿瘤位于胸壁、头颈部、下肢等不利部位的 2 年无事件生存（event-free survival, EFS）率更差。亚组分析发现，在有利部位首选观察随访和手术治疗二者 EFS 无差异，而在不利部位，观察随访组的 EFS 更佳。

近年，两项前瞻性研究分别对非腹腔 DF 成年患者和散发型 DF 患者进行分析发现，在 3 年随访期间，25%~28% 的患者出现肿块消退，32%~40% 的患者疾病稳定，39%~40% 的患者肿瘤进展，3 年累计仅 30%~33% 的患者接受了积极治疗。

因观察随访期间可能出现肿瘤进展，患者需要定期进行影像学和症状评估，在最初的 2~3 年内，每 3~6 个月进行 CT 或 MRI 检查以及临床评估，随后每 6~12 个月进行评估，以随时调整肿瘤治疗策略。

目前尚无统一标准帮助判断适合观察随访的患者。肿瘤大小、肿瘤部位及肿瘤基因突变状态可能是影响治疗选择的关键因素。有研究发现肿瘤 ≥5cm 和 CTNNB1S45F 亚型突变以及肿瘤位于肢体的患者更容易出现进展，需积极治疗。对于位于关键解剖部位如头颈部、肠系膜部位，因 DF 生长可能带来严重后果，甚至危及生命，在观察随访期间如有肿瘤进展，也应积极考虑治疗。

MRI 信号可能对预测肿瘤进展有一定价值。一项针对 37 例腹腔外 DF 患者的回顾性研究发现，MRI 高 T_2 信号肿瘤体积 ≥90% 和 <90% 的患者分别有 60% 和 6% 出现进展；另一项回顾性研究发现肿瘤组织与邻近肌肉 MRI 的 T_2 加权信号比>1 的患者更容易出现进展；一个小样本研究发现未经治疗的 DF 患者中，T_1 加权图像有低信号束又称为黑色纤维束（black fiber sign, BFS）患者的 PFS 显著优于无 BFS。

（二）外科治疗

目前立即手术切除原发病灶不再作为原发 DF 的标准治疗，对于复发、怀孕或 FAP 相关 DF 患者也不首先推荐手术治疗。

一线应用手术仅推荐有严重并发症如腹部 DF 出现梗阻、穿孔、肠系膜缺血等，或肿瘤严重影响美观的患者，而此类患者一般 R0 切除困难，甚至会严重损害器官功能，因此在预期手术创伤对功能和外观的影响可接受的前提下，争取 R0 切除，否则 R1 切除也可以接受。

二线选择手术应考虑肿瘤初始大小、进展速度、肿瘤位置、症状和患者年龄等多种因素。大多数腹壁和乳腺病变单独手术可以治愈，手术切除预后良好，观察随访进展后可选择手术作为二线治疗；年轻患者更推荐手术切除控制肿瘤，以降低放疗诱发恶性肿瘤的风险。

多项研究表明肿瘤部位、肿瘤大小、患者年龄与手术后复发风险密切相关，而切缘与肿瘤复发的关系存在争议。一项纳入 1 295 例 DF 患者的 meta 分析发现，无论原发还是复发性 DF，R1 相比 R0 切除患者的局部复发风险更高（$RR=1.78$，95% CI 1.40~2.26）。但亦有研究分析显示，原发性 DF 术后复发与肿瘤部位和大小有关，而与切缘状态无关；而复发性 DF 术后复发与切缘状态有关。一项研究显示 R0 和 R1 切除的 10 年无复发生存率分别为 68% 和 60%。

（三）放射治疗

放射治疗是 DF 的另一局部治疗选择。根据放疗目的可分为根治性放疗和术后辅助放疗。

根治性放疗适用于不能或不愿手术切除的 DF 患者，以提供有效的局部控制。一项多中心前瞻性 II 期临床研究共纳入 44 例原发或复发不可手术的 DF 患者，包括肿瘤位于躯干 15 例（34.1%）和四肢 27 例（61.3%），予以局部放疗 56Gy/28f，中位随访时间 4.8 年，3 年局部控制率为 81.5%，其中完全缓解（complete response, CR）、部分缓解（partial response, PR）、疾病稳定（stable disease, SD）和疾病进展（progressive disease, PD）患者的比例分别为 13.6%、36.4%、40.9% 和 6.8%。另外一项回顾性研究纳入了 95 例 DF 患者，其中单纯手术 54 例，根治性放疗 13 例，手术及术后放疗 28 例，中位随访 38 个月，3 年局部控制率分别为 84.6%（95% CI 70.2%~92.4%）、92.3%（95% CI 56.6%~98.9%）和 69.0%（95% CI 43.1%~84.9%），三者没有明显差别（$P=0.300\,3$），提示根治性放疗可以作为手术治疗的一种替代方式。

DF 一般呈局部侵袭性生长,R0 切除困难,术后复发率较高。患者能否从术后辅助放疗中获益存在争议。一项研究对接受手术切除的 495 例原发性或局部复发性 DF 分析发现,接受辅助放疗和不接受辅助放疗的 5 年局部控制率分别为 68% 和 72%,两者差异没有统计学意义。然而,一项纳入了 1 295 例 DF 的 Meta 分析却有不同的结论:对于 R0 切除患者而言,单纯手术相比手术及辅助放疗的局部复发风险的 *RR* 为 0.67(95% *CI* 0.46~0.97,*P*=0.03),辅助放疗未显示出获益;对于非 R0 切除的所有患者,无论是原发是复发性 DF,辅助放疗均明显降低了复发风险,单纯手术复发风险的 *RR* 分别为 1.54(95% *CI* 1.05~2.27,*P*=0.03) 和 1.6(95% *CI* 1.12~2.28,*P*=0.01)。把非 R0 切除患者进一步按照切缘状态细分发现:原发病灶 R1 切除患者是否接受放疗的局部复发率没有差别(29% vs. 23.8%),但 R1 切除复发患者的单纯手术复发率远高于手术及辅助放疗(73% vs. 38%)。R2 切除的患者无论原发还是复发,辅助放疗均可获益,其中原发 DF 患者的单纯手术和手术及辅助放疗的复发率分别为 64% 和 21%,复发 DF 患者的单纯手术和手术及辅助放疗的复发率分别为 100% 和 56%。因此,对于 R0 切除及原发 R1 切除患者一般不推荐术后辅助放疗,对于 R2 切除及复发 R1 切除 DF 患者推荐术后辅助放疗。

综上所述,对于不可切除或不适宜手术的患者,根治性放疗可以作为替代治疗的选择之一。对于儿童、年轻患者,因放疗会导致生长迟缓或继发性恶性肿瘤,不作为常规推荐。对于腹膜后或腹腔原发 DF,一般也不推荐放疗。术后是否接受辅助放疗,需要结合是原发或复发瘤,以及切缘状态综合判断,但仍缺乏随机对照研究数据支持,尤其对 R1 切除的患者,需要开展更多的临床研究。

(四)系统治疗

DF 的全身治疗适用于观察随访期间肿瘤明显进展、伴有相关症状、位于关键部位,尤其是不可手术切除或不宜手术的患者。系统治疗药物众多,由于缺乏高级别循证医学证据支持,目前无法明确其优劣性,可首先采用毒性较小的药物。

1. 靶向治疗 有研究发现 β-catenin 在细胞核聚集后导致后续多种基因转录激活,这些基因编码参与致瘤信号通路的蛋白质、激酶、VEGFR、PDGFR 等的表达。VEGF 作为重要促血管生成因子,在肿瘤血管生成中发挥重要作用。因此酪氨酸激酶抑制剂(tyrosine kinase inhibitor,TKI)和其他抗血管生成药物可能在 DF 中发挥效应。

伊马替尼是首个用于不可手术切除的进展期 DF 的 TKI,作用于 PDGFR-α、PDGFR-β 和 c-KIT 等靶点,可能通过抑制 Wnt/β-catenin 途径相关的 PDGFR-β 激酶发挥抗肿瘤活性。一些小样本研究显示,在不可切除的有症状且既往接受治疗后进展的包含 FAP 相关 DF 患者中,伊马替尼的 ORR 相当低(6%~19%),但疾病控制率(disease control rate,DCR)很高(60%~80%),1 年 PFS 率达到 37%~67%。GISG-01 研究纳入的患者中存在 *CTNNB1S45F* 突变与 *CTNNB1* 野生型相比,6 个月进展停止率(progression arrest rate,PAR)明显提高(85% vs. 43%,*P*=0.05),提示伊马替尼可能在 *CTNNB1S45F* 突变患者中有更好的疗效。另一研究通过对伊马替尼治疗的

DF 进行 RNA 测序分析,发现 NOTCT2 和 HES1 的表达显著相关,且 HES1 的表达在响应组和非响应组有明显差异,但两组 NOTCH2 的表达差异无统计学意义,提示 NOTCT2/HES1 的表达水平可能是伊马替尼的疗效预测指标。

索拉非尼、培唑帕尼、舒尼替尼等口服多靶点 TKI,可作用于 c-KIT、VEGFR、PDGFR 等多个靶点,在 DF 中有一定疗效。在一项随机、双盲Ⅲ期研究中,87 例进展难治 DF 患者随机接受索拉非尼或安慰剂治疗,2 年 PFS 率分别为 81% 和 36%(*HR*=0.13,*P*<0.001),ORR 分别为 33% 和 20%。DESMOPAZ 研究比较了 46 例接受培唑帕尼与 20 例接受长春碱联合甲氨蝶呤化疗的 DF 患者,纳入患者中约 76% 既往治疗失败,两组 6 个月的 PFS 率分别为 83.7% 和 45.0%,提示培唑帕尼在进展期 DF 中有一定疗效。一项前瞻性Ⅱ期研究评估了舒尼替尼在晚期 DF 的疗效,共纳入 19 例患者,其中散发 DF 9 例,FAP 相关 DF 10 例,12 例肿块位于腹腔内,ORR 为 26.3%,DCR 为 68.4%,2 年 PFS 和总生存时间(overall survival,OS)率分别为 74.7% 和 94.4%,但有 3 例患者因肿瘤快速消退出现肠系膜肿块出血、肠穿孔、肠瘘等严重并发症。

有回顾性研究报道我国自主研发的抗血管生成 TKI 安罗替尼和阿帕替尼治疗不可切除、既往接受积极治疗失败的肢体 DF 患者的 12 个月 PFS 率分别为 84% 和 95.2%,ORR 分别为 38.1% 和 45.5%。

2. 化学治疗 化疗是肿瘤快速进展和有症状的不能切除 DF 的有效治疗手段。DF 化疗方案可分为非蒽环类化疗和以蒽环类为基础的化疗。

非蒽环类化疗包括低剂量甲氨蝶呤联合长春瑞滨/长春碱化疗、单药长春瑞滨口服化疗等。一项回顾性研究发现小剂量甲氨蝶呤联合长春瑞滨/长春碱单周方案治疗不可切除 DF 的 ORR 为 48%,临床获益率为 80%,总体人群的 mPFS 为 75 个月,治疗有响应患者的 mPFS 达到 136 个月,其中 11 例患者停药进展后再次使用该方案仍然有效,再次 mPFS 达到 53 个月。最近一项小样本研究报道了上述方案改为双周给药也在难治性 DF 中有良好的 ORR(51%),5 年 PFS 达到 80.8%,且耐受性良好。对于不能耐受大剂量药物化疗以及不能接受静脉化疗的患者,单药长春瑞滨口服化疗是一种简单安全、有效且耐受性良好的化疗选择。

蒽环类化疗包括以多柔比星或脂质体多柔比星为基础的化疗方案。一项小样本研究发现多柔比星联合达卡巴嗪治疗 FAP 相关腹腔 DF,有 3 例达到 CR,CR 率为 42.8%。另一项小样本研究发现多柔比星联合沙利度胺化疗序贯沙利度胺维持治疗在难治性 DF 中的 mPFS 达到 20.6 个月,ORR 和 DCR 分别为 33% 和 87%。而多柔比星脂质体治疗不可切除 DF 的 ORR 和 DCR 分别为 36% 和 75%。一项 meta 分析发现以多柔比星为基础化疗方案的 ORR 优于以多柔比星脂质体为基础的化疗方案,其 ORR 分别为 44%(28.6%~54.0%)和 33.3%(0~75%)。

有回顾性研究显示,以多柔比星为基础的化疗方案的 ORR 优于甲氨蝶呤联合长春瑞滨/长春碱方案(54% vs. 15%),但 PFS 无明显差异。考虑到长期毒性如心脏损害等,蒽环类化疗方案一般仅限于其他治疗失败的难治性 DF、需要

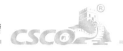

尽快缓解症状的进展 DF 以及避免关键解剖部位严重不良事件的 DF。

3. **抗雌激素治疗和非甾体抗炎药治疗**　DF 在育龄女性、妊娠后和口服避孕药时发病率较高，而部分患者闭经或使用他莫昔芬后出现肿瘤消退，提示雌激素可能参与调控 DF。部分单臂研究及 meta 分析提示抗雌激素药物的 ORR 为 48%~51%，但因 DF 有约 30% 会自然消退，且缺乏观察随访组作为对照，难以解释抗雌激素治疗的疗效。因此目前不再推荐抗雌激素治疗作为 DF 的常规治疗方法。

由于 COX-2 在 DF 组织中表达阳性，推测非甾体抗炎药（nonsteroidal anti-inflammatory drugs，NSAIDs）可能有一定疗效。既往曾采用 NSAIDs 如舒林酸、塞来昔布等与抗雌激素治疗联合应用于 DF 治疗。但由于缺乏随机、前瞻性研究证实 NSAIDs 的疗效，目前仅推荐其用于控制肿瘤疼痛。

4. **γ- 分泌酶抑制剂**　NOTCH 信号通路失调与 DF 的发生、进展和治疗抵抗相关。γ- 分泌酶抑制剂通过阻断 NOTCH 受体蛋白水解和随后的核转位，诱导细胞周期停滞，抑制细胞生长。一项早期研究发现 γ- 分泌酶抑制剂 PF-03084014 在既往接受长期治疗的复发性、难治性 DF 中有 29% 的客观缓解率，59% 的患者治疗时间超过 2 年，且药物耐受性良好。2018 年美国食品药品监督管理局（FDA）授予 PF-03084014 治疗进行性、不可切除的、复发的或难治性硬纤维瘤成人的突破性药物资格。其他 γ- 分泌酶抑制剂如 AL101 和 AL102 也有诱导肿瘤消退的报道，目前正在进行相关临床试验。γ- 分泌酶抑制剂是否能成为 DF 的新型治疗方法，还有待这些临床研究的结果。

5. **Wnt/β-catenin 抑制剂和 mTOR 抑制剂**　Wnt/β-catenin 信号通路失调是促进散发型 DF 发生、发展的重要因素。Wnt/β-catenin 抑制剂 tegavivint 是一种正在研究的新型靶向药物，通过干扰 β-catenin 和 β 样蛋白转导蛋白 1（transducing β-like protein 1，TBL1）和 TBL 受体 1（transducing β-like protein receptor 1，TBLR1）之间的相互作用，破坏 β-catenin-TBL1/TBLR1 结合从而抑制 β-catenin 核转位并促进其降解。tegavivint 在骨肉瘤体外、体内及 PDX 模型中均有治疗效应，但其在 DF 中的疗效尚不清楚，目前一项 I 期临床试验（NCT03459469）正在招募 DF 患者。

FAP 相关 DF 常伴有 APC/β-catenin 信号通路失调，而该通路失调可能导致 mTOR 信号通路异常，从而促进肿瘤增殖。Sirolimus 作为一种 mTOR 抑制剂，可能在 DF 中有效，目前一项临床研究（NCT01265030）正在招募 <30 岁的伴有 APC 突变的初诊 DF 患者，相关研究结果将来可能为 FAP 相关 DF 患者治疗提供新的治疗策略。

四、其他治疗

对于手术可能导致显著功能障碍的肢体 DF 可采用 TNF-α 和美法仑进行肢体灌注治疗，有研究显示 90% 的患者可得到疾病控制，40% 的患者在 2 年后才出现疾病再次进展。

对于较小或中等大小的腹外病灶可采用冷冻消融。一项前瞻性、非随机、多中心研究纳入经过 ≥2 线药物治疗失败或有功能障碍 / 疼痛的非腹盆腔成年 DF 患者 50 例，中位肿瘤直径 89mm，通过冷冻消融进行局部治疗，患者的疼痛症状和功能状态得到明显改善，1 年 PFS 达 86%，随访 31 个月尚未达到中位 PFS，3~4 级毒性反应约 22%。

亦有报道 1 例 FAP 相关多灶性 DF 在手术和多种药物治疗失败后，予以 CDK4/6 抑制剂瑞博西尼联合戈舍瑞林和来曲唑治疗，持续 9 个月，病情稳定，部分肿瘤缩小，症状缓解。

五、小结

DF 虽然缺乏转移潜能，但具有局部侵袭性，会引起慢性疼痛、致残致畸甚至因严重并发症危及生命。目前没有前瞻性对照研究比较各种治疗手段的优劣，对于 DF 的治疗决策应由多学科团队（multidisciplinary team，MDT）充分考虑肿瘤大小、生长速度、解剖位置以及进展的风险后制订，以争取患者长久的高质量生存。

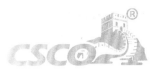

肉瘤研究新进展

上海市第一人民医院

赵伟松 华莹奇 蔡郑东

肉瘤是一类发病罕见，主要起源于间叶组织的恶性肿瘤，好发于儿童和青壮年。肉瘤常表现为高度的分子学以及组织学异质性，根据其组织来源，主要分为骨源肉瘤和软组织肉瘤。自 20 世纪 70 年代以来，化疗联合手术治疗显著提升了肉瘤患者的生存率。然而由于其罕见性以及高度的异质性，肉瘤的临床以及基础研究在过去几十年进展十分缓慢，肉瘤患者的预后也未得到进一步明显提升。目前人们对于肉瘤的发病机制仍未全面了解，其诊断以及治疗对于临床医生仍极富挑战性。本文主要综述了近年来有关肉瘤领域的重要基础研究进展。

一、泛肉瘤

晚期软组织肉瘤预后极差，可选择治疗方案较少且疗效有限，因此，寻找新的治疗靶点迫在眉睫。糖原合成酶激酶 3β（glycogen synthase kinase 3β，GSK-3β）是一种在细胞内广泛表达的丝氨酸 - 苏氨酸激酶，在肿瘤进展中发挥着重要作用。Verbeke 等通过分析两个独立的大型软组织肉瘤患者队列发现，GSK-3β 高表达与患者的不良预后显著相关。作者随后使用 9-ING-41——一种基于马来酰胺的新型小分子强选择性 GSK3β 抑制剂，单独或联合化疗处理软组织肉瘤细胞系以及裸鼠移植瘤模型，并开展了一系列功能验证实验。实验结果显示，9-ING-41 可以通过对 NF-κB 介导的 X 连锁凋亡抑制蛋白（XIAP）表达的抑制，诱导软组织肉瘤细胞系的凋亡。此外，动物实验显示 9-ING-41 在体内可以增强化疗疗效，显著抑制肿瘤细胞生长。

由于肉瘤具有高度的异质性且约有一半的肉瘤缺乏明确的组织病理学特征，因此，其诊断对于病理医生极富挑战性。DNA 甲基化是一种重要的表观遗传学修饰，在机体的正常发育以及疾病发生发展过程中发挥着重要作用。此外，既往的研究已经表明，DNA 甲基化图谱分析在骨与软组织肉瘤中具有良好的诊断潜能。Koelsche 等基于 1 077 例肉瘤样本的甲基化谱数据集，使用随机森林机器学习分类算法，开发了一种新型的肉瘤分类模型。该分类模型共包括了 62 种肉瘤甲基化类别，涵盖了所有年龄段内大部分的骨与软组织肉瘤亚型，且其分类效能在另外的 428 例肉瘤样本中得到了验证。此外，作者还开发了一个免费的在线平台（www.molecularsarcomapathology.org），该平台不仅提供了肿瘤甲基化分类特征的信息，还能够根据使用者上传的数据，即时分析和预测肿瘤甲基化分类结果，为肉瘤研究者提供了有用的数据库。

二、骨肉瘤

骨肉瘤是儿童和青少年中最常见的原发性恶性骨肿瘤，表现为高度侵袭性，预后较差。肿瘤干细胞，由一组具有干细胞特性的肿瘤细胞亚群组成，与肿瘤的发生、转移和耐药密切相关。Wang 等通过全基因组 CRISPR 筛选技术，发现 Kruppel 样因子 11（*KLF11*）是骨肉瘤肿瘤干细胞的一个关键负调控因子。进一步的研究发现，*KLF11* 可以通过招募 SIN3A/HDAC，抑制 *YAP/TEAD* 的转录活性，而 *YAP/TEAD* 具有促进 *KLF11* 表达并增强肿瘤干细胞自我更新的能力。在骨肉瘤肿瘤干细胞中，由于 *KLF11* 启动子的高甲基化，使其对 *YAP/TEAD* 的抑制减弱，进而导致 *YAP/TEAD* 持续激活，使骨肉瘤肿瘤干细胞的干性基因表达增加。作者随后在两个骨肉瘤患者队列中发现，*KLF11* 低表达骨肉瘤患者的预后以及对化疗药物治疗的反应更差。此外，研究人员还发现噻唑烷二酮类药物对 *KLF11* 具有药理激活作用，能够恢复骨肉瘤细胞对化疗的敏感性。

PARP 抑制剂，一种新型的小分子抗肿瘤药物，其机制主要是在已经存在同源重组修复缺陷的肿瘤细胞中，进一步抑制其 DNA 单链的断裂与修复过程，从而使细胞对 DNA 损伤因素的敏感性增加。*RB1* 突变是骨肉瘤中最常见的突变之一，其频率仅次于 *TP53* 突变。Zoumpoulidou 等发现 *RB1* 缺陷型骨肉瘤细胞与 PARP 抑制剂高敏感性有关。在对 PARP 抑制剂不敏感的骨肉瘤细胞系中，操控 *RB1* 缺失会导致其对 PARP 抑制剂产生敏感性。实验结果显示，与传统的同源重组修复缺陷机制不同，PARP 抑制剂增强 *RB1* 缺陷型骨肉瘤细胞对其敏感性的机制主要是通过快速激活肿瘤细胞中的 DNA 复制检查点信号来实现的。此外，作者还发现，DNA 复制活跃是 PARP 抑制剂在 *RB1* 缺陷型骨肉瘤细胞中发挥毒性作用的先决条件。

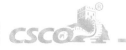

尽管有研究表明，HSP90ATP 酶激活因子 1（AHA1）是一种潜在的致癌基因，但其在骨肉瘤进展中的作用尚不清楚。Zheng 等发现 AHA1 在骨肉瘤细胞中的表达水平显著升高，且其高表达与骨肉瘤患者的肺转移和不良预后相关。体外过表达 AHA1 对骨肉瘤细胞的生长、迁移和耐药性能够产生积极影响，而 AHA1 敲除能够产生相反的效果。进一步的研究表明，AHA1 可以通过提高肿瘤细胞的代谢活性以及升高异柠檬酸脱氢酶 1（IDH1）的表达，进而促进骨肉瘤的生长和转移。此外，作者还发现 IDH1 高表达也与骨肉瘤患者的不良预后相关，且多变量分析显示 IDH1 与 AHA1 是骨肉瘤患者不良预后的独立预测因素。

既往研究证明，Rab22a-NeoF1 融合蛋白可以与 SmgGDS-607 的负电荷区域结合激活 RhoA，从而驱动骨肉瘤肺转移。然而在瘤体中，仅有少部分的骨肉瘤细胞呈 Rab22a-NeoF1 融合基因阳性，这些细胞能否影响融合基因阴性的骨肉瘤细胞并促进肺转移进程尚不清楚。外泌体是一种几乎所有类型细胞都能分泌的直径在 30~150nm 的细胞外囊泡，在胞间通讯中发挥着重要作用。Zhong 等最近发现骨肉瘤细胞中的 Rab22a-NeoF1 融合蛋白与其结合伴侣 PYK2，可以通过自身的 KFERQ 样模体与 HSP90 结合，进而被分泌到外泌体中。后续实验表明，外泌体 Rab22a-NeoF1 融合蛋白能够招募骨源性巨噬细胞并促进 M2 型巨噬细胞极化，诱导肺转移前生态位形成。此外，外泌体 Rab22a-NeoF1 融合蛋白可以通过其结合伴侣 PYK2 激活 RhoA 促进 Rab22a-NeoF1 基因阴性骨肉瘤细胞的肺转移。作者随后使用一种内化 RGD 肽干扰外泌体 Rab22a-NeoF1 融合蛋白与 PYK2 的相互作用，抑制了 Rab22a-NeoF1 基因阴性骨肉瘤细胞的肺转移。

三、尤因肉瘤

尤因肉瘤是儿童发病率第二的常见恶性骨肿瘤，伴有特征性染色体重排。85%~90% 的尤因肉瘤伴随着 t（11；22）（q24；q12）染色体重排，导致 EWS-FLI1 融合蛋白的形成和表达，该融合蛋白在尤因肉瘤的发生与转移中发挥重要作用。最近，Seong 等通过 CRISPR-Cas9 筛选技术，发现 E3 泛素连接酶 TRIM8 可以通过调节 EWS/FLI 融合蛋白的表达，进而影响尤因肉瘤细胞的存活。研究人员发现 EWS/FLI 融合蛋白是 TRIM8 的一种新底物，TRIM8 在尤因肉瘤中具有很强的选择依赖性。体内体外实验表明，敲除 TRIM8 基因可以使 EWS/FLI 融合蛋白过量表达，而尤因肉瘤细胞并不能耐受这种过表达。换而言之，尤因肉瘤细胞中的 EWS/FLI 融合蛋白"过多或过少"都是致命的，只有"刚刚好"的水平才是癌细胞存活所必需的。此外，研究人员通过进一步的实验表明，EWS/FLI 融合蛋白上的 C1 和 C5 结构域对于 TRIM8 介导的泛素化降解至关重要，且 K334 可能是 EWS/FLI 融合蛋白上被 TRIM8 泛素化的潜在赖氨酸。

除 TRIM8 外，另一项由 Su 等开展的研究表明，OTUD7A 也可能作为尤因肉瘤中 EWS/FLI 融合蛋白的潜在治疗靶点。在这项研究中，研究人员首先发现 EWS-FLI1 融合蛋白可以被 E3 连接酶家族成员之一 SPOP 泛素化降解，且酪蛋白激酶

1（CK1）能够以激酶活性依赖的方式增强 SPOP 对 EWS-FLI1 融合蛋白的降解能力。作者随后筛选了几种可能拮抗 SPOP 的卵巢肿瘤蛋白酶（OTUs），结果显示，去泛素酶 OTUD7A 可以拮抗 SPOP 的功能进而稳定 EWS/FLI 融合蛋白的表达。尤因肉瘤细胞系以及异种移植瘤模型也表明，诱导 OTUD7A 的耗竭，可以显著降低 EWS-FLI1 融合蛋白的表达水平并抑制尤因肉瘤的生长。最后，作者使用人工智能技术筛选了 400 万种市售的类药物化合物，发现化合物 7Ai 可能是一种潜在的 OTUD7A 催化抑制剂。体内外实验表明，7Ai 可以通过降低 EWS-FLI1 融合蛋白的稳定性，进而抑制尤因肉瘤的生长。

骨转移是尤因肉瘤患者最不利的预后因素，既往研究表明缺氧可以增加体外尤因肉瘤细胞的侵袭能力并上调转移相关基因的表达，但其具体机制仍不清楚。神经肽 Y，一种具有多效性的交感神经递质，与其受体 Y5R 在多种肿瘤中表达并发挥重要作用。Aryee 等最新发现，缺氧可以通过激活 NPY/Y5R/RhoA 通路，促进尤因肉瘤细胞的骨转移。作者首先对尤因肉瘤异种移植模型进行股动脉结扎，模拟缺氧环境。实验结果显示，缺氧可以促进肿瘤细胞的骨转移。体外细胞实验表明，缺氧可以诱导尤因肉瘤细胞发生多倍体化，且有丝分裂缺陷是其多倍体化的机制。随后，作者发现肿瘤细胞的多倍体化程度与尤因肉瘤细胞的骨转移有关。尤因肉瘤多倍体细胞的侵袭性和骨转移能力增强，并表现出高度的染色体不稳定性。通过进一步的研究，作者发现缺氧可以诱导 Y5R 过表达，进而活化 RhoA，最终导致尤因肉瘤细胞有丝分裂缺陷并发生多倍体化。阻断 Y5R 可以防止尤因肉瘤细胞发生多倍体化并抑制肿瘤细胞骨转移。

黏连蛋白复合物是一种在真核生物中高度保守的多蛋白复合体，在细胞分裂过程中发挥着重要作用。STAG2 是黏连蛋白复合物的核心亚基之一，由四个核心单元（SMC1A、SMC3 RAD21 和 STAG1/2）组成，围绕 DNA 双链形成一个环状结构。既往的研究表明，STAG2 基因突变在多种肿瘤中频繁发生，并且伴有 STAG2 基因突变的尤因肉瘤患者往往转移率更高且预后更差。有趣的是，Adane 等的最新研究发现，STAG2 基因突变影响尤因肉瘤发生与转移的机制并不是通过扰乱经典的由黏连蛋白复合物调控的细胞周期过程来实现的。作者通过一系列实验发现，敲除尤因肉瘤细胞中的 STAG2 基因，可以改变黏连蛋白复合物的分布，并导致肿瘤细胞中顺式染色质相互作用的重编程，并且 STAG2 基因敲除可以通过影响由 EWS/FLI1 融合转录因子调控的致癌程序以及由多梳抑制复合物 PRC2 调控的发育程序，进而促进尤因肉瘤的发生与转移。另一项由 Surdez 等开展的研究还发现，尽管 STAG2 基因敲除显著改变了尤因肉瘤细胞系中的转录谱，但这种敲除对 EWS/FLI 融合转录因子、CTCF/ 黏连蛋白或乙酰化 H3K27 DNA 的结合模式并不会产生显著影响。此外，作者发现 STAG2 基因敲除也不会改变 EWS/FLI 融合蛋白的表达水平，STAG2 基因突变可以通过改变 CTCF 锚定环挤压，降低顺式调控的 EWS/FLI 融合基因转录活性，进而导致尤因肉瘤细胞的迁移和侵袭能力增加。

失巢凋亡属于程序性细胞凋亡的一种，通常发生在细胞与邻近细胞或细胞外基质失去黏附后，它是防止发育不良的

细胞生长或黏附在不合适的细胞外基质上的一个关键机制。一些肿瘤细胞由于具有抗失巢凋亡的能力，可以从原发部位脱离后存活下来，并在淋巴和血液循环系统中移动，进而转移到其他组织器官。Zhang 等利用蛋白质和转录组分析技术，鉴定出了一种新的失巢凋亡抑制因子，*IL1RAP*。在这项研究中，研究人员发现 *IL1RAP* 在尤因肉瘤细胞系中有着极高的表达水平并且其高表达与肿瘤细胞失巢凋亡抵抗有关。体内外实验表明，*IL1RAP* 基因敲除能够显著抑制尤因肉瘤的生长和转移。进一步的研究发现，*IL1RAP* 可以通过控制肿瘤细胞中的氧化还原反应和谷胱甘肽池，增强肿瘤细胞的失巢凋亡抵抗能力。*IL1RAP* 可以结合细胞表面的 system Xc- 转运体，增强肿瘤细胞摄取外源性胱氨酸的能力，从而补充胞内半胱氨酸和谷胱甘肽抗氧化剂的含量。此外，除了从胱氨酸转化外，在胱氨酸被消耗的情况下，*IL1RAP* 还能够诱导胱硫醚γ裂解酶（CTH），激活半胱氨酸的从头合成途径。作者还研究了 *IL1RAP* 是否可以作为尤因肉瘤潜在的免疫治疗靶点，实验结果显示，人 *IL1RAP* 抗体在尤因肉瘤细胞中能够产生很强的抗体依赖性细胞毒性。

靶向侵袭性最高的肿瘤细胞亚群是治疗的关键。然而，由于实体瘤往往表现出高度的异质性，肿瘤细胞可以在强和弱的致瘤表型之间转化，目前并没有很好的方法可以将肿瘤中高侵袭性细胞亚群与低侵袭性细胞亚群区分开来。针对以上问题，Keskin 等设计了一种试验方法，将 miRNA 报告技术与尤因肉瘤原代三维培养模型相结合，使用该方法可以识别出尤因肉瘤中具有高致瘤性以及高转移性的肿瘤细胞亚群。在这项研究中，作者发现 *miR-145* 低表达与原代尤因肉瘤细胞的高侵袭性相关，且根据肿瘤细胞中 *miR-145* 的表达水平，可以从异质性肿瘤细胞群中分离出具有不同致瘤能力的细胞亚群。通过进一步对 *miR-145* 高表达与低表达的细胞亚群分析，作者发现 EPHB2 受体是尤因肉瘤患者的预后标志物，并在尤因肉瘤的转移中发挥重要作用。此外，由于 *miR-145* 在其他肿瘤未分化细胞和侵袭性细胞中所起的作用，作者推测这一体内诱导报告实验将可以广泛应用于除尤因肉瘤之外的其他肿瘤类型。

肿瘤嵌合转录因子是由于基因突变或基因重组而产生的异常转录因子，在骨源肉瘤与软组织肉瘤的发生和转移中发挥着重要作用。作为尤因肉瘤中最常见的肿瘤嵌合转录因子，*EWS-FLI1* 可以与 GGAA 微卫星序列结合，产生新的增强子并激活邻近基因的表达。Vibert 等的最新研究发现，*EWS-FLI1* 能够诱导基因转录沉默区稳定表达多种尤因肉瘤特异性新基因，且部分新基因能够被翻译成尤因肉瘤特异性多肽。在这项研究中，作者首先使用长读 RNA 测序技术在尤因肉瘤细胞系中发现，*EWS-FLI1* 可以通过结合转录沉默区域的 GGAA 微卫星序列，诱导产生多种新的尤因肉瘤特异性转录本，并称编码这些新转录本的基因为"新基因"。随后作者发现，*EWS-FLI1* 可以直接调控大部分这些新基因的表达。具体来说，*EWS-FLI1* 可以通过与启动子或者沉默子上的 GGAA 微卫星序列结合，激活这些新基因的转录。使用 CRISPRi 技术敲除微卫星序列可以显著降低尤因肉瘤特异性新基因的表达。染色体分析以及蛋白质组学研究表明，尤因肉瘤特异性新基因包含具有翻译能力的开放阅读框并且能够编码尤因肉

瘤特异性多肽。最后，作者在其他多种由肿瘤嵌合转录因子驱动的肿瘤中检测到了数百种肿瘤特异性新基因，并证明了这些新基因是由相应肿瘤嵌合转录因子所调控的。

四、横纹肌肉瘤

横纹肌肉瘤是儿童和青少年最常见的软组织肉瘤，通常起源于附着在骨骼上的肌肉组织，预后较差。腺泡型和胚胎型是横纹肌肉瘤最常见的两种组织学亚型，大约80%的腺泡型表现为 *PAX-FOXO1* 融合基因阳性，而胚胎型常表现为 PAX-FOXO1 融合基因阴性且往往伴随着 RAS 通路基因突变。目前，*PAX-FOXO1* 融合基因是唯一可以用于横纹肌肉瘤风险分层的基因标志物，然而，约有一半患者并不能根据该融合基因进行准确分型。为此，Shern 等成立了一个国际协作小组，旨在研究横纹肌肉瘤的驱动基因突变发生率以及评估这些驱动基因与患者临床预后的关系。作者对来自两个队列研究的 641 例横纹肌肉瘤病例进行 DNA 测序发现，融合基因阳性与融合基因阴性的横纹肌肉瘤具有明显不同的基因组特征。在 *PAX-FOXO1* 融合基因阳性的病例中，最常见的是 *CDK4*（13%）和 *MYCN*（10%）局部扩增，少数病例也可以观察到 *BCOR*（6%）、*NF1*（4%）、*TP53*（4%）以及 *PIK3CA*（2%）基因突变。而在所有 *PAX-FOXO1* 融合基因呈阴性的病例中，约有 56% 的病例伴随着 RAS 通路基因突变，约有 21% 的病例未检测到任何基因突变，肿瘤抑制基因 *TP53*、*NF1* 以及 *BCOR* 的突变率要高于之前的报道。此外，在所有 *PAX-FOXO1* 融合基因阴性的病例中，有 3% 的病例发生了转录因子 *MYOD1* 的突变，而在 *PAX-FOXO1* 融合基因阳性病例中没有发现该突变。进一步的生存分析显示，*MYOD1* 和 *TP53* 基因突变与 *PAX-FOXO1* 融合基因阴性患者的不良预后有关，并且 *TP53* 突变与融合基因阳性横纹肌肉瘤的高侵袭性有关。

尽管横纹肌肉瘤细胞可以稳定地表达肌源性转录因子 *MYOD* 和 *MYOG*，但横纹肌肉瘤细胞却不能进行终末分化。Pomella 等的最新研究发现，在融合基因阴性的横纹肌肉瘤细胞中，属于 *SNAIL* 转录因子家族的 *SNAI2* 可以通过与 *MYOD* 相互作用，抑制肿瘤细胞的肌源性分化，并促进肿瘤发生和生长。作者首先发现，与正常肌肉组织和大多数其他癌症相比，*SNAI2* 在融合基因呈阴性的横纹肌肉瘤中高表达，并且其表达水平能够被 *MYOD* 直接调控。体内外实验表明，敲除 *SNAI2* 可以诱导肿瘤细胞的肌源性分化，抑制肿瘤的生长以及降低肿瘤的致瘤性。进一步研究发现，*SNAI2* 可以直接与 *MYOD* 竞争性结合肌源性分化所需的增强子并抑制由 *MYOG*、*MEF2* 和 *CDKN1A* 所调控的肌肉分化程序，进而阻断细胞的终末分化。最后，研究人员还发现 *SNAI2* 和 *RAS* 通路存在功能关联。

哺乳动物 SWI/SNF（mSWI/SNF）复合体，是一种 ATP 依赖的染色体重塑剂，根据其亚基组成主要可分为三种：BAF复合体、PBAF 复合体及 ncBAF 复合体。既往的研究表明 mSWI/SNF 复合体在肿瘤的发生与进展中发挥着重要作用，超过20%的人类癌症中可以检测到 mSWI/SNF 复合体基因突变。最近 Roschitzki 等的研究发现，BAF 复合体在融合基

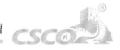

因阳性的横纹肌肉瘤中可以促进肿瘤细胞增殖并阻断肌源性分化。在这项研究中，作者首先发现与肌肉组织相比，由SMARCA4基因编码的BRG1在横纹肌肉瘤中的高表达，且包含BRG1的mSWI/SNF复合体在横纹肌肉瘤的细胞增殖中发挥重要作用。进一步的研究表明，在融合基因阳性的横纹肌肉瘤中，BRG1可以通过抑制肌源性核心调控转录因子的活性进而维持细胞的未分化状态。蛋白质组学研究表明PAX3-FOXO1和BAF复合体之间存在相似性，而全基因组结合图谱也进一步证实了BAF与核心调控转录因子的增强子共定位。干扰mSWI/SNF复合体的功能可诱导骨骼肌分化程序的转录激活。

EZH2是多梳抑制复合物PRC2的催化亚基，其功能主要是催化组蛋白H3赖氨酸27(H3K27)甲基化，进而抑制靶基因转录并调控细胞分化程序。SWI/SNF复合体可以拮抗多梳复合物的功能，重要的是，这种拮抗关系的失调可以驱动多种肿瘤的发生。此外，既往研究表明SWI/SNF复合体基因突变可以使EZH2过度激活，在肿瘤发生过程中发挥重要作用。tazemetostat(他泽司他)，一种小分子EZH2抑制剂，已经得到FDA的上市批准，用于治疗携带SWI/SNF复合体亚基SMARCB1基因突变的上皮样肉瘤患者。然而，部分肉瘤患者对EZH2抑制剂具有耐药性，且具体生物学机制目前仍不清楚。针对以上问题，Drosos等对携带SMARCB1基因突变且经EZH2抑制剂GSK126处理的横纹肌样瘤细胞进行了全基因组CRISPR耐药筛选。结果显示，H3K36me2甲基转移酶家族成员之一NSD1的缺失可以引起肿瘤细胞对EZH2抑制剂的抵抗性。此外，NSD1缺失所赋予肿瘤细胞的耐药性在经过tazemetostat处理的肿瘤细胞中也可以观察到。进一步的实验表明，NSD1缺失主要通过干扰对H3K36me2的调控，使肿瘤细胞对EZH2抑制剂产生耐药性。抑制KDM2A去甲基化酶可使NSD1缺失的肿瘤细胞对EZH2抑制剂重新敏感。此外，NSD1还可以与SWI/SNF复合体协同作用，拮抗多梳复合物的功能，且在多种癌症中，NSD1失活与SWI/SNF突变同时发生。

PTEN是人类癌症中缺失最频繁的抑癌基因之一，其功能主要是通过负向调控PI3K/AKT/mTOR信号通路，进而抑制细胞的生长与增殖。根据既往研究报道，超过90%的融合基因阴性横纹肌肉瘤可以检测到PTEN启动子高甲基化及其低表达。然而，人们对于PTEN在融合基因阴性横纹肌肉瘤中的具体生物学功能仍缺乏深入了解。Langdon等的研究发现，在融合基因阴性横纹肌肉瘤的小鼠模型中，PTEN缺失会使肿瘤细胞维持在分化程度较低的状态，此时肿瘤细胞的形态及其浸润模式更接近人类胚胎型横纹肌肉瘤。然而，作者发现，PTEN缺失虽然可以使PI3K磷酸化，但却不能增加mTOR的活性，这表明PTEN可能是通过PI3K/AKT/mTOR以外的其他信号通路发挥作用的。作者随后发现，PTEN缺失增加了神经转录因子Dlx5、Dbx1和Pax7的表达，其中Dbx1过表达水平最高。在移植瘤模型中敲除Dbx1基因能够抑制肿瘤的生长并减小肿瘤的体积。进一步的研究发现，Dbx1是Pax7的下游靶点，PTEN缺失可以通过增加Pax7的表达进而促进Dbx1的表达。而Pax7也能够完全逆转由PTEN缺失对肿瘤细胞造成的影响。值得注

意的是，Pax7以及PTEN缺失的肿瘤在组织以及细胞结构上表现为平滑肌肉瘤样，而不是融合基因呈阴性的横纹肌肉瘤样。

复发是横纹肌肉瘤患者的不良预后因素之一，复发患者的预后极差，5年生存率往往低于20%。与其他软组织肉瘤一样，横纹肌肉瘤也表现出明显的异质性，一小部分具有耐药性的肿瘤细胞在肿瘤复发过程中发挥着重要作用。然而，目前人们还没有发现明确的可以诱导肿瘤复发的基因变异位点。最近Patel等发现，不同的横纹肌肉瘤细胞亚群对应不同的肌肉发育阶段，且中胚层样细胞亚群在横纹肌肉瘤的耐药与复发中发挥重要作用。作者首先对手术切除的横纹肌肉瘤样本以及相应的移植瘤模型进行了单细胞和单核RNA测序，结果显示肌肉发育相关转录因子在不同的横纹肌肉瘤细胞亚群中表达谱不同。与腺泡型横纹肌肉瘤细胞相比，胚胎型横纹肌肉瘤细胞表达早期近轴中胚层肌源性调节因子MEOX2较多，但表达晚期肌细胞调节因子MYOG较少。此外，作者还发现不同的肿瘤细胞亚群之间可以相互转换。体外类器官和移植瘤模型显示，成肌样横纹肌肉瘤细胞对化疗药物更敏感，而中胚层样横纹肌肉瘤细胞具有更强的耐药性。进一步的研究显示，与其他细胞亚群相比，EGFR在中胚层样横纹肌肉瘤细胞中显著激活，且靶向EGFR受体可以显著延长小鼠的生存期。

五、滑膜肉瘤

滑膜肉瘤是一种罕见的间充质来源恶性肿瘤，占所有软组织肉瘤的8%~10%，常伴有特征性染色体易位。超过95%的滑膜肉瘤伴随着t(X;18)(p11;q11)染色体易位，导致SS18-SSX融合蛋白的形成和表达，该融合蛋白在滑膜肉瘤的肿瘤发生过程中具有重要作用。然而，SS18蛋白在SS18-SSX融合蛋白中的具体生物学功能目前尚不清楚。针对以上问题，Cheng等描绘了哺乳动物CBAF复合体中的人源SS18/BRG1异二聚体以及酿酒酵母SWI/SNF复合物中的酵母源SNF11/SNF2异二聚体的晶体结构。结果显示，酵母源SNF11蛋白与人源SS18蛋白的SNH结构域高度保守，这表明SNF11蛋白可能是SS18蛋白的同源物。然而，尽管两者的结构高度相似，与SNF11蛋白相比，SS18蛋白包含一个额外的由谷氨酰胺、脯氨酸、甘氨酸和酪氨酸组成的结构域(QPGY)。进一步的体内外实验表明，SS18以及SS18-SSX1融合蛋白可以通过QPGY结构域介导的自结合进行相分离，并能够通过与BRG1之间的特异性相互作用将BRG1富集到相分离的凝聚物中。最后，作者发现SS18-SSX1的相分离以及SS18-SSX1与染色质重构复合体的结合对滑膜肉瘤中SS18-SSX融合蛋白的致癌活性至关重要。

既往研究表明，SWI/SNF复合物亚基SMARCB1蛋白在滑膜肉瘤中的表达水平降低。主流观念认为，SMARCB1蛋白在滑膜肉瘤中的低表达是由于SS18-SSX融合蛋白与SWI/SNF复合物组成成分SS18竞争性结合，使SMARCB1蛋白从SWI/SNF复合物中脱离出来并被蛋白酶体降解。最近，Li等的一项研究表明SMARCB1蛋白低表达在滑膜肉

瘤的肿瘤发生过程中具有重要作用。研究人员在表达 SS18-SSX 融合基因的小鼠滑膜肉瘤模型中发现,敲除 SMARCB1 基因会增强肿瘤细胞的侵袭性,且肿瘤细胞的组织学形态、转录组学特征以及 SWI/SNF 复合物的组成与仅表达 SS18-SSX 融合基因的滑膜肉瘤显著不同。在人以及小鼠滑膜肉瘤模型中,作者发现 SS18-SSX 融合蛋白存在于 CBAF 复合物中,而 SMARCB1 蛋白既存在于 PBAF 复合物中又存在于 CBAF 复合物中。进一步的研究表明,SS18-SSX 融合蛋白可以驱使 CBAF 复合物大规模降解进而导致 SMARCB1 蛋白的低表达,同时驱使 PBAF 复合物以及 GBAF 复合物丰度升高。

滑膜肉瘤往往伴随着极低的 T 淋巴细胞浸润水平,因此其对免疫疗法的应答率较差。目前人们对于滑膜肉瘤的免疫逃避机制仍不清楚,既往关于滑膜肉瘤的基因组学研究也受限于样本量。针对以上问题,Jerby-Arnon 等将单细胞 RNA 测序、基于人滑膜肉瘤细胞的空间谱分析技术,以及基于细胞模型的遗传和药理学扰动技术相结合,系统研究了滑膜肉瘤的肿瘤免疫生态环境。研究人员首先对来自 12 个人滑膜肉瘤样本的 16 872 个肿瘤、免疫以及基质细胞进行单细胞测序,鉴定出了一个与免疫逃逸有关的恶性肿瘤细胞亚群。随后,作者通过分析两个已经发表的队列研究的患者表达谱数据,发现该细胞亚群的侵袭性更强,分化更差,并且与肿瘤转移有关。进一步的功能分析表明,该细胞亚群受到 SS18-SSX 融合基因的调控,且巨噬细胞以及 T 细胞分泌的 TNF 和 IFN-γ 能够抑制该细胞亚群。最后作者发现,HDAC 和 CDK4/CDK6 抑制剂能够提高滑膜肉瘤细胞的免疫原性并增强由 T 细胞介导的杀伤效应。

FGFR 信号通路,包括 4 个 FGF 受体以及众多的 FGF 配体,具有调控祖细胞增殖分化的功能,是控制胚胎发育过程的关键信号通路之一。FGFR 信号通路异常改变已经在包括肉瘤在内的几种人类恶性肿瘤中被报道过。然而,该信号通路在滑膜肉瘤的肿瘤发生与转移过程中的作用仍不清楚。Tanner 等发现了一个致癌轴,它将 FGFR 信号通路与致癌因子 ETV4 和 ETV5 连接起来,并参与 DUX4 胚胎程序的调控。作者首先在敲除 FGFR 基因的小鼠模型中发现,FGFR1、FGFR2 和 FGFR3 是滑膜肉瘤形成所必需的。体内外使用 FGFR1、FGFR2 和 FGFR3 的选择性抑制剂 BGJ398 可以显著抑制滑膜肉瘤细胞的生长。进一步实验表明 ETV4 和 ETV5 是 FGFR 信号通路的下游靶点,并且能够通过调控细胞周期驱动滑膜肉瘤的肿瘤发生。此外,ETV4 和 ETV5 缺失可以激活 DUX4 通路,使肿瘤细胞凋亡发生。

六、脂肪肉瘤

脂肪肉瘤是一种常见的来源于脂肪细胞的软组织肉瘤,根据世界卫生组织制定的肉瘤分类标准,脂肪肉瘤主要包括高分化型、去分化型、黏液型和多形型四种亚型。在这四种亚型中,多形型预后最差,而高分化型预后最好且最为常见。然而,一些发生在腹膜后以及腹股沟区的高分化型脂肪肉瘤治疗难度较高,并且倾向于转化为侵袭性更强的去分化型,因此患者预后往往较差。高分化型脂肪肉瘤的一个显著病理

分子学特征是 12q13~15 染色体的 MDM2 基因区域显著扩增。既往研究已经证实,MDM2 基因过表达可以通过增强抑癌蛋白 p53 的降解进而抑制细胞凋亡,最终驱动肿瘤发生。MDM2 基因转录受到位于外显子 1 上游的 P1 启动子和位于内含子 1 内的 P2 启动子的共同调控,其中 P2 启动子在转录过程中发挥主要作用,其转录速度是 P1 启动子的 8 倍。此外,P2 启动子中的鸟嘌呤含量极为丰富,大约 65% 的 GC 碱基对,而富含鸟嘌呤的 DNA 序列具有折叠为 G- 四联体结构的倾向。Lago 等利用生物信息学技术发现 P2 启动子可能折叠为 11 种 G- 四联体结构,其中四种与重要的转录因子结合位点有关。进一步的实验表明 MDM2 基因的 P2 启动子在体内外水平均可以折叠成能够被细胞解旋酶特异性识别的 G- 四联体结构。最后,作者发现使用 G- 四联体配体 c-exNDI 和 quarfloxin 可以抑制 MDM2 的基因表达以及抑癌蛋白 p53 的降解,导致肿瘤细胞凋亡。

黏液型脂肪肉瘤是一种发生于软组织深部的恶性脂肪源性肉瘤,容易发生复发和转移,且伴有特征性染色体易位。据统计,超过 90% 的黏液型脂肪肉瘤伴随着 t(12 ;16)(q13 ;p11) 染色体易位,导致 FUS-DDIT3 融合蛋白的形成与表达,该融合蛋白为一种异常转录因子,在黏液型脂肪肉瘤的发病中起着至关重要的作用。然而,目前人们对于 FUS-DDIT3 融合蛋白在黏液型脂肪肉瘤的肿瘤发生过程中的具体调控机制仍不完全清楚。最近,Zullow 等发现 FUS-DDIT3 融合蛋白能够抑制 SWI/SNF 复合物在黏液型脂肪肉瘤中的靶向性与活性,进而驱动肿瘤特异基因的表达。在这项研究中,作者首先发现 FUS-DDIT3 融合蛋白能够抑制由成脂转录因子 CEBPB 介导的 SWI/SNF 复合物靶向成脂增强子的过程,进而导致黏液型脂肪肉瘤细胞系中的成脂基因下调以及致癌通路上调。进一步的实验表明,抑制 FUS-DDIT3 融合蛋白的表达后,SWI/SNF 复合物及其 ATP 酶驱动的染色质重塑活性是由 CEBPB 介导的成脂增强子重塑所必需的。

七、软骨肉瘤

软骨肉瘤是一种罕见的以原发性软骨细胞积累为特征的软骨源性恶性肿瘤,好发于成年人,临床表现多样。目前,手术切除仍然是软骨肉瘤的标准治疗方式。由于化疗以及放疗在软骨肉瘤中的疗效有限,晚期软骨肉瘤患者的预后仍然较差并且可选择治疗方案有限,因此迫切需要寻找新的治疗靶点。Hedgehog 信号通路,具有高度的保守性,在胚胎发育过程中起着至关重要的作用。GLI1 是 Hedgehog 信号通路的一个下游转录因子,其过表达参与多种恶性肿瘤的肿瘤发生过程。既往研究表明,Hedgehog 信号通路在软骨肉瘤中异常激活,并且敲除 GLI1 基因可以影响 ERK1/2 的活性,诱导软骨肉瘤细胞的凋亡和自噬。最近,Wang 等的研究表明,MVP (穹隆主体蛋白)可以通过抑制 GLI1 与 SUFU 的结合,以及激活 mTOR/S6K1 信号通路,促进 GLI1 在软骨肉瘤中的表达。进一步的实验表明,MVP 可以促进软骨肉瘤细胞的增殖并抑制肿瘤细胞凋亡,同时靶向 MVP 以及 GLI1 能够提供更好的治疗效果。

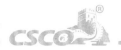

八、小结

骨与软组织肉瘤的基础研究近年来有了较多的重要进展,对发病机制及治疗新靶点的深入研究,有望为这一类罕见的肿瘤提供新的治疗线索。然而,因为肉瘤的亚型众多,并且瘤内异质性较大,需要对特定驱动分子事件的亚型进行更深入的精准研究。同时需要建立有效的实验模型,如转基因小鼠肿瘤模型等进行验证。期望能有更多的新靶点进入临床试验。

肉瘤外科边界的再认识

北京积水潭医院

牛晓辉　徐海荣

外科手术切除仍然是未转移骨与软组织肉瘤的主要治疗方法。目前的指南建议是彻底切除,即达到理想的外科边界,手术切缘为阴性,但对何谓理想的外科边界及切缘距离并没有具体的建议。由于肌肉骨骼系统肉瘤本身的罕见性和异质性,大多数关于肉瘤的治疗结果的研究都包括多种组织学类型,并没有区分高度恶性或低度恶性、化疗敏感或不敏感,因此与之对应的外科边界分析也充满挑战。

回顾历史,在20世纪60年代以前,截肢仍然是主要的外科治疗手段,肉瘤外科边界系统的发展是伴随保肢治疗出现的。甚至在20世纪80年代初的 JBJS 经典文献中也指出,对于股骨远端骨肉瘤,推荐进行髋离断,而不是大腿截肢。但是随着放疗在软组织肉瘤中的应用,一项随机对照研究分析了放疗后保肢手术对照单纯截肢手术,发现两组患者的 PFS 并无显著差异,同时人工假体技术获得了很大的进步,因此1985年 JAMA 发表肉瘤治疗共识,指出对于成人软组织肉瘤和骨肉瘤,建议从传统的截肢为主,转变到保肢上来,并且提出了相应的保肢指征。为了提高保肢治疗的局部控制率,外科边界也得到发展。

一、外科边界的评价种类

有几种评价方法可用于报告肉瘤的手术切除边界状态。这些评价方法可以粗略分为两类,分别为以 R 系统为代表的病理评价和以 MSTS 边界评价系统为代表的临床评价系统。

最早的肉瘤外科边界可以追溯到1977年首版美国癌症联合委员会(AJCC)分期,AJCC 将切缘分类为阴性(R0)、显微镜下阳性(R1)及肉眼阳性(R2)。该系统虽然被广为应用,但由于是参照了癌的评价方法,甚至是直接套用过来,缺乏肉瘤本身的特殊性,在临床上主要被病理专家和肿瘤内科医生采用。2002年,国际抗癌联盟(UICC)提出了 R+1mm 的边界评价分类,要求肿瘤和切缘之间有至少有1mm 的正常组织才能定义为阴性切缘(R0),从而导致更多的切除被考虑为显微镜下阳性(R1)。Toronto 外科边界分型则在病理基础上加入了临床因素,Toronto 外科边界分型(Toronto margin context classification,TMCC)提出了4类外科边界:阴性切缘(根据 R 分类为 R0)、非计划的切缘阳性、计划切缘较近但最终关键

结构(重要血管和神经)上显微切缘阳性以及非计划切除术(Whoops 手术)后再切除阳性切缘。但是,仅凭阳性和阴性,无法深入了解不同阳性和不同阴性之间的差异。因此,国际指南通常建议病理报告肿瘤距切缘的距离,这是美国病理学会推荐的方法。但是不同级别不同病理亚型所需的最小切缘仍未确定。

到现在为止,仍然没有循证医学证据可以说明如何充分地进行边界评估。病理专家往往希望通过对更多切缘较近的标本进行分析来评估手术切缘。然而,对手术切缘无限制过多的评估可能会产生误导。因此,一般建议对边界小于2cm 的所有切缘总共做6~8个垂直切片进行显微镜检查。需要注意的是,福尔马林固定后的标本会出现收缩,2mm 的显微镜下切缘可能相当于4~5mm 的实际切缘。

1980年 Enneking 提出基于反应区和间室概念的外科边界系统,该边界评价系统后来成为 MSTS 外科分期系统的一部分,成为应用最为广泛的边界评价系统之一。该评价系统把外科边界分为:囊内切除、边缘切除、广泛切除及根治性切除。囊内切除时肿瘤的包膜会被保留,可切除部分或全部肿瘤组织。边缘切除是指经肿瘤的真性或假性包膜外切除的手术方式,可能会残留微小的肿瘤组织(卫星灶),可用于肿瘤紧邻重要解剖结构或包块巨大、无理想切缘、具有强烈保肢要求的情况。广泛切除是指整块切除肿瘤和肿瘤外的正常组织,是在正常组织中进行手术,手术野无肿瘤残留。根治性切除是指以间室概念为基础的手术方法,将解剖间室结构连同软组织肿瘤全部切除,可视为局部根治性切除。根治性切除对肢体功能损伤一般较为严重,需术前综合评估。

但由于 MSTS 外科边界存在一些问题,例如边界主要是由外科医生主观判断,可以定性,但无法具体定量,广泛切除内涵范围太大,不同医生的理解可能不同,不同部位的边界可能判定不同。理想的外科边界需要考虑边缘距离(数量)和解剖屏障的类型(质量)。因此,1989年日本 JOA 提出了治愈性外科边界的概念,并且设计了一套方法对标本进行评价。在这个评价方法中,外科边界分成四类:治愈性边界、广泛性边界、边缘性边界和囊内边界。在 JOA 治愈性外科边界的概念中,间室概念被摒弃,保留了反应区的概念,并量化了屏障的边界计算,屏障被认为是对肿瘤侵袭具有抵抗力的组织,包

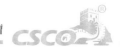

括肌肉筋膜、关节囊、肌腱、腱鞘、神经外膜、血管鞘、软骨、胸膜和腹膜，可以分为厚屏障和薄屏障。厚屏障是指具有白色光泽的各种厚度的物理上强壮的膜组织，透过它看不到下面的组织（婴幼儿的髂胫束、腹膜、关节囊）。薄屏障是指薄弱的膜，通过它可以看到下面的组织（肌肉筋膜、成人腹膜、血管鞘、神经外膜）。不管屏障的实际厚度如何，经过正常组织从肿瘤的筋膜外侧通过的手术切缘也被计算为5cm，当肿瘤黏附到膜状屏障并且屏障的外表面仍保持明显的光泽时，通过从原始值减去1cm来评估屏障。

二、肿瘤范围的影像学评价

现代影像技术的发展对保肢治疗做出了很大的贡献。对于肿瘤范围的准确界定，可以获得更为精确的肿瘤切除边界，从而可以保留正常组织以获得更好的功能结果。一般认为，磁共振成像（MRI）是评估肉瘤边缘最灵敏和准确的成像工具。基于MRI影像，研究显示边缘浸润和复发风险有关。最重要的是，基线MRI最重要的特征是浸润性生长模式。这种模式通常以肿瘤表面不规则和周围组织浸润为特征；浸润型通常定义为局灶性（<25%的肿瘤周长）或弥漫性（>25%的肿瘤周长）。在一系列MRI对软组织肉瘤的评估中发现，浸润性生长模式与手术标本组织学分析中的卫星病灶显著相关。某些软组织肉瘤亚型（黏液纤维肉瘤和未分化多形性肉瘤）可能呈现特定的局灶浸润性模式，即所谓的"鼠尾征"（tail sign）：指的是沿深筋膜平面从主体肿瘤延伸出去的线性异常，病理结果往往大多为肿瘤组织。对浸润性生长的肉瘤边缘的准确识别并切除，是降低术后复发率的关键。

钆增强MRI显示的肿瘤周缘强化是公认的预后因素，与患者局部控制最差有关。在1项130例软组织肉瘤的患者分析中，Combe等发现肿瘤周围强化是最显著的组织学高级别MRI特征。对于大多数病例，这种特征的存在可以被认为是肿瘤周围组织浸润的直接表现，对应的外科手术应该充分考虑，并达到安全范围的切除。

三、外科边界对局部复发的影响

由于外科边界的设定主要是为了指导和规范外科手术，其基本思想是基于外科边界会影响局部复发率。Enneking曾经总结了不同外科边界下肿瘤手术治疗的复发率，发现对于高度恶性骨肿瘤，囊内切除局部复发率是100%，边缘切除和广泛切除的复发率也达到90%和70%，甚至根治性切除的复发率也有20%。

因此，在20世纪70年代中期之前，经典型骨肉瘤患者通常只能通过外科手术进行治疗，而外科手术几乎总是需要截肢。保肢手术只适用于肿瘤比较小的没有软组织包块的情况（ⅡA期）。一般认为，保肢手术复发风险太大。甚至到了1980年，一些骨科医生认为，对于股骨远端骨肉瘤的治疗，髋关节离断比大腿截肢更合适。Campanacci和Laus在1980年警告骨肿瘤外科医生，外科边界太近复发风险很高，并建议常见解剖部位骨肉瘤的截肢平面，在该研究中，患者的总体存活率很低，只有20%的患者存活时间超过5年。

作为JBJS的经典文献，1986年，Simon报道了227例股骨远端骨肉瘤的外科治疗后复发情况，分成三组，分别接受保肢手术、大腿截肢和髋关节离断手术，结果显示，复发率分别为11%(8/73)、7.8%(9/115)和0(0/39)。在17例局部复发的患者中，有16人死亡。在保肢组中，有18例患者需要截肢，因为局部复发的有8例，其他局部并发症有10例。

Simon等的研究是革命性的，在该研究结果发表之前，大多数骨肿瘤外科医生都选择保肢手术，但是也有不知道这种治疗是否合适的担心。CT改善了术前评估，使医生能够更加清楚了解肿瘤的实际范围，但并不是该原因促使医生选择保肢手术。很多医生选择保肢是因为患者拒绝截肢，另外还因为部分外科医生相信截肢对于这种致命的疾病是不合适的，因此选择了保肢手术，而只有很少的外科医生相信在辅助化疗的同时进行非根治性手术是安全的。随着这篇文章的发表，研究也表明，在治疗高度恶性骨肉瘤时，保肢手术与截肢手术同样安全。本文的结论被证明是正确的。自1986年以来，保肢手术已成为各个部位骨肉瘤的标准治疗方法。但国际保肢协会（ISOLS）在20世纪80年代中期统计发现，随着保肢率的增加，复发率明显增高。但后来随着对边界概念的再认识，复发率又降到了理想范围以内，即<10%的局部复发率。

四、化疗对外科边界评定的影响

对于低度恶性肿瘤，外科边界几乎成为决定是否复发的唯一因素。但如果是高度恶性肿瘤，复发的因素往往比较复杂。外科边界不充分固然可以引起复发，但如果化疗效果比较好，有一部分病例即使边界不充分，复发率也可以降到比较理想的程度。

Picci等曾经研究过在骨肉瘤病例中，化疗引起的坏死和外科边界对局部复发的影响。共355例高度恶性骨肉瘤纳入研究，其中237例患者接受保肢治疗，作者发现影响复发的最重要因素是化疗后的组织坏死情况，其次是外科边界，但这两者都是独立的复发预后危险因素。在该研究中，化疗反应好同时外科边界达到广泛的病例，复发率不足1%。有趣的是，如果把化疗反应好并获得广泛外科边界的复发危险度定义为1，化疗反应好但外科边界低于广泛的复发危险度为4.6，外科边界为广泛但化疗反应差的复发危险度为10，而化疗反应差同时外科边界低于广泛的复发危险度为46。

Jeys等基于类似的发现，2017年提出在评估骨肉瘤局部复发风险和生存率时，需要同时考虑化疗反应（≥90%和<90%）和外科边界（>2mm和≤2mm），两者分别交叉形成4组。在389例骨肉瘤患者中，边缘≤2mm而且化疗反应不好的患者局部复发的风险是边缘>2mm且化疗反应好的患者的19.6倍。

五、外科边界对转移和生存的影响

2001年欧洲骨肉瘤协作组发表文章评估局部复发对骨肉瘤生存的影响，共纳入559例骨肉瘤患者，采用风险比例模型评估性别、年龄、部位、手术操作和局部复发等影响因素。

最后结果显示,局部复发会大大增加死亡风险,相对危险度为5.1,95% *CI* 3.5~7.4。

由于软组织肉瘤发病率高于恶性骨肿瘤,因此文献关于软组织肉瘤局部复发与生存关系的研究已有很多报道,但其结果和方法存在较大差异。1991年发表的一篇综述得出结论,许多关于这种关系的分析是错误的,因为它们没有考虑到其他重要的危险因素,而且局部复发常常没有使用适当的统计方法进行分析,例如把复发作为一个时间依赖的协变量进行分析。

至少有3篇关于软组织肉瘤的文献,把局部复发作为一个时间依赖的协变量包含在多变量模型中。有研究纳入262例高级别骨肉瘤患者,分析外科分期、手术类型、切除范围、皮肤受侵情况和术后发热等多个因素被纳入,发现局部复发与患者的生存率降低有明显关系。伦敦皇家马斯登医院报告的结果也发现局部复发在多变量模型,包括肿瘤大小、恶性程度和放射治疗等多因素中,局部复发对生存具有显著影响。美国Memorial Sloan-Kettering医院对四肢原发性软组织肉瘤的研究发现,如果把局部复发作为一个随时间变化的协变量,在包含其他危险因素如肿瘤大小和病理分级等多变量因素模型中,局部复发是随后转移和疾病生存率的独立预测因子。

但是,从统计学角度来讲,局部复发与生存率降低明显相关,但无法确定是因果关系,或者局部复发是生存率降低的一个标志。但无论如何,降低局部复发率,提高局部控制率是提高患者整体生存率的一个重要手段。

六、不同边界系统的评价

由于有多种外科边界评价系统,很多学者最常提出的问题就是到底哪种外科边界评价系统更好。回答这个问题,就要理解设定外科边界的目的。指定外科边界是为了更好地规范外科治疗,对肿瘤做到最佳的局部控制,不同肿瘤需要不同的外科边界。对于问题"哪种外科边界评价系统更好"就涉及如何评价的问题。一般认为,外科边界对于复发率的预测能力是评价外科边界评价系统优劣的重要标准。有一些研究分析比较了不同外科边界的优劣。

Cates采用国际抗癌联盟(UICC)的R0/R1/R2切除标准、MSTS外科边界系统和美国病理学协会制定的肿瘤到边缘的最小距离这3种系统,对186例高度恶性骨肉瘤的切缘状况进行了分析。比较不同外科边界系统对于复发的预测鉴别能力。结果发现,与R切除相比,MSTS和边缘距离方案显示了更高的复发预测精度。边缘距离≥2mm可显著降低局部复发的风险。甚至在调整可能存在的混杂因素,包括解剖部位、宏观淋巴血管受侵及化疗反应后,得到的结果仍然相似。因此,作者建议骨肉瘤的手术切缘应采用MSTS或边缘距离法,而不应采用R系统。

由于很多文献对于边界的描述为两种,边界阳性或阴性,Hasley等筛选了22篇文献包括498例患者进行分析,对这些患者采用MSTS外科边界系统及边界阳性和阴性两种系统进行分析比较。结果发现MSTS外科边界系统比单纯的边界阳性和阴性系统能够提供更多细节,对于复发的预测效果更好。在MSTS系统中,边缘切除的局部复发率为50.48%,广泛/根治的复发率为7.22%。但边缘切除本身的意义存在争议,因为其可以为边界阳性也可以为阴性。

七、结论

目前大多数关于肉瘤的研究都会报道外科边界,但由于不同研究选用的评价方式不同,各组病例肿瘤的亚型不同,接受的治疗不同,研究之间缺乏一致性,使得比较不同研究结果变得非常困难。因此,非常需要关于外科边界的循证医学证据。但对于临床医生,仔细的术前计划仍然是保证外科边界和避免复发的关键因素,在肿瘤学快速发展的今天,理解肿瘤的生物学行为,综合分析放疗和药物治疗的作用,从而确定外科治疗边界,显得更为重要。

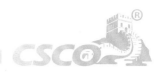

肉瘤的免疫治疗进展和现状

北京大学肿瘤医院

杜羽　斯璐

　　肉瘤是一组来源于骨和软组织的高度异质性肿瘤,主要分为软组织肉瘤(soft tissue sarcoma,STS)、骨肉瘤、横纹肌肉瘤和尤因肉瘤家族肿瘤。肉瘤很罕见,仅占实体瘤的 1%,但目前 WHO 确认的组织学和分子亚型却超过了 50 种。手术切除是早期 STS 的主要治疗手段,但复发转移高。以蒽环类药物和异环磷酰胺为基础的化疗仍然是局部进展期和晚期 STS 的标准一线治疗方案。尽管对肉瘤化疗进行了大量探索,但各种化疗单药或联合治疗的无进展生存(progress free survive,PFS)保持在 3~7 个月,总生存时间(overall survival,OS)波动在 12~18 个月,大多数亚型对化疗不敏感。随着免疫治疗的到来,多种实体瘤治疗获得持久获益,其在肉瘤领域也取得突破进展。本文就肉瘤的免疫治疗进展和现状进行综述。

一、免疫检查点抑制剂

(一)免疫检查点抑制剂单药

　　针对程序性死亡蛋白 -1(programmed death-1,PD-1)/ 程序性死亡蛋白配体 -1(programmed death ligand-1,PD-L1)和细胞毒性 T 淋巴细胞抗原 4(CTLA-4)的免疫检查点抑制剂(immune checkpoint inhibitor,ICI)单药在肉瘤中进行了大量临床试验,展示了针对少数亚型的临床反应。一项 Ⅱ 期临床研究中,共纳入 6 例成人滑膜肉瘤患者,所有患者在接受不超过 3 周期单药伊匹木单抗治疗时出现疾病进展(progressive disease,PD),反应率为 0。单药伊匹木单抗在儿童肉瘤也以失败告终。纳武利尤单抗也未能在子宫平滑肌肉瘤的后线治疗中展现抗肿瘤疗效。SARC028 研究中,纳入一线至四线治疗的软组织肉瘤及骨肉瘤患者,所有患者均接受帕博利珠单抗治疗。软组织肉瘤组患者的 ORR 为 18%(7/40),出现治疗反应的患者包括 4 例未分化多形性肉瘤(undifferentiated pleomorphic sarcoma,UPS)、2 例未分化 / 去分化脂肪肉瘤(undifferentiated/dedifferentiated liposarcoma,DDLPS)及 1 例滑膜肉瘤(synovial sarcoma,SS)。而在骨肉瘤队列,ORR 仅为 5%(2/22)。尽管 2 组都没有达到研究终点,但研究扩展了 UPS、DDLPS 队列。最终结果显示,UPS 组 ORR 为 23%,DDLPS 组 ORR 为 10%。2020 年 ESMO 大会报道了帕博利珠单抗单药治疗罕见肉瘤的结果,帕博利珠单抗单药给部分罕见肉瘤亚型患者带来了生存获益。AcSé 研究共纳入了 80 例罕见肉瘤患者,包括 24 例脊索瘤、14 例腺泡状软组织肉瘤(alveolar soft part sarcoma,ASPS)、5 例结缔组织增生型小圆细胞肿瘤(desmoplastic small round cell tumor,DSRCT)、6 例 smarca4 恶性横纹肌样瘤(smarca4-malignant rhabdoid tumor,SMBT)及 32 例其他肉瘤。ORR 为 16%(13/80),DCR 为 52%(42/80)。5 个队列的 1 年 OS 率依次为 72%、90%、50%、83% 和 40%,脊索瘤的中位 OS 为 20 个月,DSRCT 中位 OS 为 7.4 个月,ASPS 及 SMBT 组中位 OS 均未达到。一项 Ⅰ 期临床研究中,特瑞普利单抗治疗多线治疗进展的 ASPS 的 ORR 为 25%(3/12),DCR 为 91.7%(11/12),中位 OS 达 34.7 个月。阿替利珠单抗、geptanolimab 单药治疗 ASPS 的 ORR 也都达到 35% 以上。由此可见,ICI 单药在肉瘤总体治疗上效果有限,仅在特定亚型中有效,需要进一步探索有效的治疗方式。

(二)免疫检查点抑制剂联合用药

　　PD-1 联合 CTLA-4 抑制剂也在肉瘤中进行了探索。一项多中心 Ⅱ 期临床研究(Alliance A091491)探究了纳武利尤单抗联合伊匹木单抗在软组织肉瘤的后线治疗疗效。两药联合组 ORR 为 16%(6/38),而纳武利尤单抗单药组 ORR 仅为 5%(2/38)。联合组中位 PFS 为 4.1 个月,单药组则为 1.7 个月,中位 OS 为 14.3 个月 vs. 10.7 个月。联合组不良反应较单药组增加,但总体耐受性较好。相比于纳武利尤单抗单药组,纳武利尤单抗联合伊匹木单抗达到了研究终点,在部分亚型显示了不错的疗效。基于此,Alliance A091491 研究进一步扩展了 3 个队列,分别为胃肠道间质瘤(gastrointestinal stromal tumor,GIST)、UPS、DDLS 队列。GIST 队列中,联合组和单药组的 6 个月反应率都为 0。DDLS 和 UPS 队列中,联合组均达到了研究终点,联合组与单药组的 6 个月反应率分别为 14% vs. 7%、14% vs. 8%。Durvalumab 联合 tremelimumab 治疗肉瘤的中位 OS 为 20.8 个月,1 年生存率为 63%,2 年生存率为 45%,中位 PFS 为 4.5 个月,主要研究终点 12 周 PFS 率为 51%。其中 ASPS 的 12 周 PFS 率最高为 90%,而 LPS 最低为 16%。14 例(24.6%)肉瘤患者出现 ≥ 3 级不良反应。

(三)免疫检查点抑制剂联合化疗药物

　　蒽环类药物和异环磷酰胺是肉瘤的标准一线治疗。化疗可以造成肿瘤细胞 DNA 损伤,杀伤肿瘤细胞,联合免疫治疗可能进一步促进免疫应答,提高肉瘤患者的生存。一项Ⅱ期多中心、单臂临床研究探索了帕博利珠单抗联合环磷酰胺在进展期软组织肉瘤的后线治疗疗效,结果令人失望。GIST 队列、其他肿瘤队列 6 个月 PFS 率仅为 11%、14.3%,而平滑肌肉瘤队列和 UPS 队列 6 个月 PFS 率均为 0%。仅 1 例(1/50)患者出现治疗反应。进一步研究发现肉瘤样本存在巨噬细胞浸润、IDO1 通路激活等现象,治疗反应欠佳可能与这些因素导致的免疫抑制微环境相关。PEMBROSARC 研究中,帕博利珠单抗联合环磷酰胺治疗晚期骨肉瘤的 6 个月 PFS 率为 13.3%,仅 1 例患者 PR,中位 OS 为 5.6 个月。Pollack 等进行了一项探索帕博利珠单抗联合多柔比星治疗既往未接受过蒽环类药物治疗的晚期肉瘤研究。尽管该研究未达到主要研究终点,但 PFS、OS 优于既往研究。ORR 为 19%,中位 PFS 为 8.1 个月,中位 OS 为 27.6 个月。75%(3/4)的 UPS、50%(2/4)的 DDLPS 患者实现了持续的疾病缓解。值得注意的是,肿瘤浸润淋巴细胞与较差 PFS 具有较强的相关性。一项Ⅲ期临床试验显示吉西他滨联合多西他赛作为一线治疗晚期 STS 患者时,与多柔比星的治疗反应和生存率相似。Retifanlimab 联合吉西他滨和多西他赛一线治疗晚期 STS 肉瘤患者在一项Ⅰ/Ⅱ期临床研究中进行了探索。13 例患者接受了治疗。Retifanlimab 低剂量组 ORR 为 17%,高剂量组 ORR 为 50%,DCR 分别为 100% 和 83%。联合治疗总体安全性较好,Ⅱ期研究正在进行中。NCT0435713 研究的中期结果显示,低剂量多柔比星、吉西他滨和多西他赛联合纳武利尤单抗后线治疗晚期 STS 的总体反应为 2 例 CR,6 例 PR,30 例 SD,5 例 PD。DCR 为 88.4%,中位 PFS>4 个月,中位 OS 为 6.2 个月。INT230-6 是一种新型的肿瘤内注射化疗药物,具有双重抗肿瘤机制(杀伤肿瘤细胞,同时刺激抗原提呈和 T 细胞募集)。一项研究表明,INT230-6 联合伊匹木单抗治疗难治性 STS 的耐受性与 INT230-6 单药组一致,单药组 3 级不良反应发生率为 30%。RECIST 标准未观察到明显临床获益,但配对活检显示增殖的肿瘤细胞减少,T 细胞浸润增加。可评估的 9 例 INT230-6 受试者的首次评效的 DCR 为 56%,联合组(n=5)为 80%。该联合治疗拟在全球开展Ⅲ期临床研究。总体而言,ICI 联合化疗在肉瘤疗效上并无重大突破,具有良好疗效和副作用可控的化疗免疫联合方案仍需进一步探索。

(四)免疫检查点抑制剂联合酪氨酸激酶抑制剂

除了抑制肿瘤血管生成外,酪氨酸激酶抑制剂(TKI)还能通过增加 T 细胞的转运、清除 Treg 细胞及髓系来源抑制性细胞等调节肿瘤免疫微环境。阿昔替尼联合帕博利珠单抗治疗晚期肉瘤的Ⅱ期临床研究结果显示,33 例肉瘤患者中 ASPS 占 36%,所有可评估患者 3 个月的 PFS 率为 65.6%,25%(8/32)的患者 PR,中位 PFS 为 4.6 个月,中位 OS 为 18.7 个月。ASPS 中疗效更为显著,3 个月 PFS 率为 72.7%,54.5%(6/11)的患者 PR,DCR 为 72.7%。IMMUNOSARC 研究是一项欧洲多中心Ⅰ/Ⅱ期试验,旨在探索舒尼替尼联合纳武利尤单抗在选定的晚期肉瘤亚型中的后线治疗疗效和安全性。STS 队列 6 个月 PFS 率为 48%,ORR 为 17%(1 例 CR、5 例 PR),DCR 为 60%,中位 PFS 为 5.6 个月,中位 OS 为 24 个月。骨肿瘤队列 6 个月 PFS 率为 32%,ORR 为 5%(1 例 CR、1 例

PR),DCR 为 60%,中位 PFS 为 3.7 个月,中位 OS 为 14.2 个月。一项Ⅱ期临床研究探索了安罗替尼联合 TQB2450(一种 PD-L1 抑制剂)治疗晚期 STS 患者的疗效及安全性。ORR 为 36.67%,DCR 为 76.67%,中位 PFS 为 7.85 个月,中位 OS 未达到。在 ASPS 中,ORR 为 75%,中位 PFS 为 23.1 个月。基于以上联合治疗的良好疗效,大量 ICI 联合靶向治疗的临床试验正在进行,如仑伐替尼、帕唑帕尼、卡博替尼等。

(五)免疫检查点抑制剂联合其他免疫调节药物

NKTR-214 是一种针对 CD122(IL-2Rβ)抗原的偏向型激动剂,可以与 CD8+T 细胞和 NK 细胞表面的受体结合,刺激免疫细胞的增殖。NCT03282344 研究招募了既往治疗失败的转移性肉瘤患者,接受 NKTR214 和纳武利尤单抗治疗。获得 PR 的患者包括 1 例平滑肌肉瘤、2 例 UPS、1 例软骨肉瘤,不同肉瘤队列的中位 PFS 波动在 1.8~3.9 个月。溶瘤病毒 T-VEC 联合帕博利珠单抗在一项Ⅱ期临床试验中进行了探索。20 例经至少一线治疗失败的肉瘤患者被纳入研究。主要终点在 24 周时 ORR 为 30%,达到研究终点,总 ORR 为 35%,中位 PFS 为 17.1 周,中位疾病特异生存为 74.7 周。

二、过继细胞治疗

过继细胞治疗主要包括肿瘤浸润淋巴细胞(tumor infiltrating lymphocyte,TIL)疗法、T 细胞受体工程化 T 细胞(T cell receptor-engineered T cell,TCR-T)疗法、嵌合抗原受体 T 细胞(chimeric antigen receptor T cell,CAR-T)疗法,目前在多种实体瘤中展现了显著疗效。MAGE 和 NY-ESO-1 是肉瘤中最常表达的癌症 - 睾丸抗原,在胚胎和睾丸中表达,但在正常组织不表达。二者均在 SS 和黏液性/圆细胞脂肪肉瘤(myxoid/round cell liposarcomas,MRCL)中高表达。针对 MAGE-A4 的特异性肽增强亲和受体(specific peptide enhanced affinity receptor,SPEAR)T 细胞疗法是一种 TCR-T 疗法,在晚期 SS 或 MRCL 进行了研究。≥3 级治疗相关不良反应发生率为 92%,细胞因子释放综合征大部分为 1~2 级。33 例可评估患者的 ORR 为 39.4%(13/33),其中 SS 患者的 ORR 为 41.4%(12/29),包括 2 例 CR。MRCL 患者的 ORR 为 25%(1/4)。一项临床试验验证了 NY-ESO-1 特异性 TCR-T 疗法对 SS 及黑色素瘤的疗效。6 例 SS 患者中有 4 例 PR,其中 1 例持续缓解时间长达 18 个月。后期扩展研究发现 61%(11/18)的 SS 患者 PR。NY-ESO-1 c259 T 细胞疗法治疗晚期 SS 患者的临床试验中,50%(6/12)的患者肿瘤缩小,NY-ESO-1 c259 T 细胞的再生池可不断供应效应细胞,产生持久免疫应答。Ramachandran 等进一步在该研究基础上增加了 3 个队列,探索低抗原表达、减少预处理、氟达拉滨对疗效的影响。所有队列中 1 例 CR,14 例 PR,24 例 SD,3 例 PD。最终结果表明高剂量氟达拉滨和环磷酰胺的清淋方案对 NY-ESO-1 c259 T 细胞的持久性和疗效是必要的。2022 年美国临床肿瘤学会(American Society of Clinical Oncology,ASCO)年会报道了 Letetresgene-autoleucel(一种 NY-ESO-1 SPEAR T 细胞疗法)后线治疗晚期 MRCL 的初步数据。清淋化疗低剂量组的 ORR 为 20%(2/10),其中 2 例患者 PR,8 例患者 SD,中位 PFS 为 5.4 个月。清淋化疗高剂量组的 ORR 为

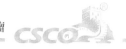

40%(4/10),其中 4 例患者 PR,5 例患者 SD,中位 PFS 为 8.7 个月。TAEST16001 细胞也是针对 NY-ESO-1 抗原的基因修饰的 HLA-A02:01 限制性自体 T 细胞。NCT04318964 是针对 TAEST16001 治疗晚期 STS 的 I 期临床剂量递增和扩展研究。TAEST1601 细胞耐受性良好,未观察到剂量限制毒性。5 例患者 PR,5 例患者 SD,总有效率为 41.7%,中位缓解时间为 14.1 个月。一项 I/II 期临床试验纳入了 19 例 HER2 阳性的肉瘤患者,均接受 HER2-CAR T 细胞过继治疗,中位 OS 为 10.3 个月。17 例可评估患者中,4 例患者 SD,持续时间在 12 周到 14 个月,3 例患者出现肿瘤完全消退。SNK01(NK 细胞)联合 Avelumab 在一项 I 期临床研究中进行了探索。15 例晚期难治性肉瘤患者中,2 例 PR(ORR 为 13.3%),3 例 SD。部分患者虽然疾病进展,但生活质量明显改善,OS 延长。过继细胞疗法在肉瘤中展现了突出疗效,特别是针对 MAGE 和 NY-ESO-1 的 TCR-T 疗法治疗 SS 的效果喜人,为晚期肉瘤的后线治疗提供了更多的选择。

三、肿瘤疫苗

肿瘤疫苗旨在激活体内针对肿瘤抗原的免疫反应,实现对具有特定抗原的肿瘤细胞的杀伤。肿瘤疫苗可以来源于肿瘤的各种组成成分,包括肿瘤细胞、肿瘤相关蛋白或多肽、表达肿瘤抗原的基因等。Kawaguchi 等研究了 SYT-SSX 肽疫苗联合干扰素 γ 在 SS 中的作用,结果显示,12 例患者中有 6 例患者 SD,仅 1 例患者的病灶短暂缩小。LV305 是一种通过树突状细胞负载 NY-ESO-1 的慢病毒载体。1 例接受 LV305 治疗的年轻 SS 患者,病灶缩小了 85%,持续时间>2.5 年。CMB305 是一种增强型疫苗,由表达 NY-ESO-1 的慢病毒载体 LV305 和重组佐剂 NY-ESO-1 蛋白 G305 组成。一项 IB 期临床研究评估了 CMB305 治疗表达 NY-ESO-1 的肿瘤患者的疗效和安全性。该研究共纳入了 64 例肉瘤患者。STS 患者的 DCR 为 61.9%,OS 长达 26.2 个月。一项 II 期临床研究表明,相比单药阿替利珠单抗,阿替利珠单抗联合 CMB305 显著增加 STS 患者的 PFS(2.6 个月 vs. 1.6 个月)和 OS(18 个月 vs. 18 个月),但联合治疗诱导的 NY-ESO-1 特异性 T 细胞和 NY-ESO-1 特异性抗体反应显著增高。

四、免疫治疗生物标志物

目前肉瘤尚缺乏被证实的免疫治疗预后标志物。以往研究表明 TIL、PD-L1 表达、RNA 表达特征、肿瘤突变负荷(tumor mutation burden,TMB)等生物标志物有助于预测肿瘤对免疫治疗的反应,评估疗效。然而这些肿瘤标志物在肿瘤中的作用尚不明确,筛选出有效的生物标志物,对肉瘤免疫治疗具有重要意义。一项研究表明,易位相关 STS 中 TIL 浸润较少,但非易位相关 STS 中 TIL 显著增高。STS 亚型不同,TILs 与临床预后相关性存在显著差异。在 UPS 和 DDLPS 中,较高水平的 CD8+T 淋巴细胞和 CD4+Treg 细胞与更好的生存相关,而在恶性周围神经鞘瘤中没有发现相关性。非易位相关 STS 中 PD1、CD56 表达与不良预后相关,而易位相关 STS 中无相关性。PD-L1 表达也具有明显异质性。目前还没有观察到 PD-L1 表达与肉瘤对免疫治疗反应的相关性。在 SARC028 研究中,7 例帕博利珠单抗治疗出现治疗反应的 UPS 患者,仅 2 例表达 PD-L1。肿瘤突变负荷与肉瘤免疫治疗的相关性目前也不明确。Petitprez 等根据肿瘤微环境中淋巴细胞的浸润情况建立了肉瘤的免疫分类,确定了 5 种肉瘤免疫表型(sarcoma immune class,SIC):免疫反应低的 A 型和 B 型,高血管化的 C 型,免疫反应高的 D 型,以及免疫反应最高的 E 型。SIC-E 以 B 细胞浸润和三级淋巴结构(tertiary lymphoid structures,TLS)为特征,患者的 ORR 达 50%,PFS 也有所延长。PEMBROSARC 研究进一步表明 TLS 可能作为肉瘤免疫治疗的重要标志物。TLS 阳性的 STS 患者 6 个月 PFS 率达 40%(12/30),ORR 为 26.7%,中位 PFS 为 4.1 个月,中位 OS 为 14.5 个月,显著优于未进行 TLS 筛选患者。Toulmonde 等发现免疫治疗在肉瘤及胃肠道间质瘤中作用有限,可能与巨噬细胞浸润、IDO1 通路激活相关。

五、小结与展望

肉瘤在实体瘤中仅占 1%,但亚型众多,异质性明显,对治疗的反应差异巨大。尽管目前很多研究对免疫治疗在肉瘤中的疗效进行了探索,但肉瘤免疫治疗疗效仍不理想,目前仅在 UPS、ASPS、血管肉瘤、SS 亚型相对有效。联合治疗疗效优于单药,ICI 联合化疗药物或 TKI 都取得了不错进展。新型 ICI 如 TIM-3 抑制剂、LAG-3 抑制剂、BTLA 抑制剂、TIGIT 抑制剂或许能为肉瘤免疫联合治疗提供更多选择。MAGE-A4、NY-ESO-1 特异性 TCR-T 疗法在肉瘤免疫治疗中疗效显著,值得进一步探索。目前肉瘤免疫治疗仍缺乏有效的预测和预后生物标志物,TLS、SIC 分类是较为有效的免疫治疗标志物,仍需进一步明确生物学标志物,筛选免疫治疗获益人群。

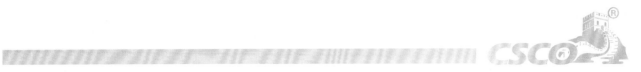

肉瘤靶向治疗进展

中山大学肿瘤防治中心

阙旖　刘梦梦　卢秀霞　张星

肉瘤(sarcoma)是一类发病率罕见且病理类型复杂的恶性肿瘤,目前其不同亚型已超过 100 种。软组织肉瘤(soft tissue sarcoma,STS)作为最常见的肉瘤病理类型,同时也是最常见的儿童肿瘤之一,占成人实体肿瘤的 1%。迄今为止,对于局部 STS 最有效的治疗手段为手术治疗,术后 5 年生存率可达 60%。但由于症状和临床表现隐匿,诊断困难,确诊时往往处于进展期或晚期。此外,即使接受了治愈性切除,STS 的复发率也相对较高,与术后远处转移的风险相关。对于不可切除或晚期 STS 患者,以手术、放疗以及化疗联合进行综合治疗,但大多数晚期 STS 对放化疗的不敏感,导致复发或转移 STS 患者的 5 年总生存率低于 20%。随着基因组测序技术飞跃发展,不同亚型 STS 的发生发展机制也被揭露,使得对 STS 的诊断更为准确,同时在治疗选择上较以往更为精准。30%~61% 的 STS 患者存在不同的驱动基因变异,为 STS 靶向治疗提供了理论依据。此外,靶向与肿瘤进展相关的异常信号传导通路,在 STS 患者的靶向治疗中也取得令人满意的临床疗效,其中以靶向肿瘤血管生成的信号通路为代表的小分子酪氨酸激酶抑制剂表现最为突出,如安罗替尼和培唑帕尼等,已被批准作为晚期软组织肉瘤二线治疗的首选方案。因此本文将主要围绕靶向肿瘤血管生成的治疗和靶向其他特异信号转导通路的治疗最新进展进行综述。

一、抗血管靶向治疗

在肿瘤生长、侵袭和转移的过程中,肿瘤新生血管的形成发挥了重要作用,并且研究结果表明血管内皮生长因子(vascular endothelial growth factor,VEGF)及其受体(VEGFR)作为参与肿瘤血管生成作用成员之一,在促进肿瘤增殖转移和肿瘤化疗耐药中起着的重要作用,因此抗血管药已经成为 STS 靶向治疗的重要手段之一。目前针对 STS 的血管靶向治疗药物主要分为两大类:小分子酪氨酸激酶抑制剂,包括培唑帕尼、安罗替尼、瑞戈非尼和伊马替尼等,以及针对 VEGF 与其受体(VEGFR)结合的单克隆抗体药物如贝伐珠单抗。

(一)常用小分子抑制剂

1. 培唑帕尼　培唑帕尼是第一个美国 FDA 批准用于晚期软组织肉瘤的特异性靶向血管生成的 TKI。PALETTE 研究共纳入 369 例经标准化疗失败且未接受抗血管治疗的转移性软组织肉瘤患者,该研究结果显示,相对于安慰剂组,培唑帕尼组患者中位 PFS 时间延长了 3 个月,治疗总缓解率为 4%,安慰剂组为 0。基于此研究,培唑帕尼于 2012 年 4 月被 FDA 批准为第一个可用于治疗除脂肪肉瘤(liposarcoma,LPS)以外的晚期 STS 的靶向药物。在一项培唑帕尼对中国人群治疗的临床研究显示,其疾病控制率可高达 80%,中位 PFS 时间延长至 5.3 个月,表明培唑帕尼可以使 STS 中国患者人群获益。此外,自 FDA 批准培唑帕尼应用于抗肿瘤以来,关于其在特定亚型的软组织肉瘤中的疗效的临床试验也正在全世界范围内进行。一项日本 Ⅱ 期随机临床试验中发现,使用培唑帕尼 12 周后可使化疗不敏感的腺泡状软组织肉瘤的疾病控制率高达 87.5%,为培唑帕尼在腺泡状软组织肉瘤中的应用提供了依据。一项多中心、单臂、Ⅱ 期临床试验中,共纳入 34 例孤立性纤维性肿瘤(solitary fibrous tumor,SFT)患者,其中 31 例进行疗效评估,中位随访时间为 18 个月。在 31 例患者中根据 Choi 标准有 18 例(58%)部分缓解,12 例(39%)病情稳定,1 例(3%)病情进展,总体应答比例为 58%,该研究表明了培唑帕尼可在孤立性纤维性肿瘤中作为一线治疗药物。另外,在对蒽环类药物或异环磷酰胺耐药后的患者中应用培唑帕尼单药或联合吉西他滨的一项研究中发现,相对于培唑帕尼单药组,联合治疗组的患者 PFS 延长 3.6 个月,该研究表明吉西他滨联合培唑帕尼有益于化疗耐药软组织肉瘤患者的预后。除了单药治疗外,关于联合多种抗血管治疗的临床试验也在多个国家开展。在一项 Ⅰb/Ⅱ 期针对进展期软组织肉瘤的临床试验中发现,培唑帕尼联合 MEK 抑制剂曲美替尼治疗的患者中位 PFS 为 2.27 个月,中位 OS 为 9.0 个月,疾病控制率达 56%(95% CI 34.9%~75.6%),该研究表明了这种联合治疗在 STS 中应用的初步研究。

2. 瑞戈非尼　瑞戈非尼同样是一种口服多靶点 TKI,不仅可抑制 VEGFR1~VEGFR3、PDGFR 和 FGFR,还可以抑制内皮细胞 TEK 酪氨酸激酶(TEK receptor tyrosine kinase,TIE-2)、鼠类肉瘤病毒癌基因同源物 B1(v-raf murine sarcoma viral oncogene homolog B1,BRAF)、酪氨酸激酶受体(receptor tyrosine kinase,KIT)和 RET 原癌基因(ret proto-oncogene,RET),从而起到发挥阻断肿瘤血管生成和抑制肿瘤细胞增

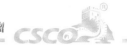

殖的多重抗肿瘤作用。基于多个Ⅲ期临床试验，瑞戈非尼早在2013年在日本等被批准用于晚期直肠癌、肝癌、胃肠道间质瘤（GIST）。除了GIST，在一项关于瑞戈非尼治疗晚期STS的随机、双盲Ⅱ期临床试验（REGOSARC研究）中纳入了182例患者，整个研究队列被分为LPS、平滑肌肉瘤（leiomyosarcoma，LMS）、滑膜肉瘤（synovial sarcoma，SS）和其他肉瘤4组，研究结果提示与安慰剂组对比，除LPS组以外的试验组患者中位PFS时间均明显延长，其中SS组患者PFS可达5.6个月。在另一项针对经化疗和培唑帕尼治疗后进展的非LPS患者的Ⅱ期临床试验中，也得到了相似的结论，试验组患者中位OS时间显著延长了9.6个月。一项针对血管肉瘤的单臂、开放的Ⅱ期临床试验的研究结果显示瑞戈非尼的总体有效率达17.4%，患者的中位PFS时间为5.5个月。这些研究结果为瑞戈非尼在无法手术、进展的肉瘤治疗中提供了新的治疗依据。

3. 安罗替尼　另一种多靶点TKI安罗替尼，同时具有抑制肿瘤增殖及抗血管生成作用，已被美国FDA批准应用于非小细胞肺癌（NSCLC）的三线治疗。针对软组织肉瘤，在一项Ⅱ期临床研究中，安罗替尼组患者中位PFS时间为5.63个月，中位OS时间为12.33个月；在另外一项安慰剂对比的随机对照研究（ALTER0203，NCT02449343）中，中位PFS时间为6.1个月，OS时间为16.4个月。此外，安罗替尼在包含LPS的多种亚型的STS中均有疗效，且患者对安罗替尼不良作用的耐受性良好。正是因为其显著的临床疗效，2019年安罗替尼被中国临床肿瘤学会（Chinese Society of Clinical Oncology，CSCO）指南推荐为治疗晚期或不可切除STS的二线治疗，并且可作为晚期腺泡状软组织肉瘤（alveolar soft part sarcoma，ASPS）和透明细胞肉瘤的一线治疗。此外，2021年ASCO年会口头报道了一项关于安罗替尼治疗晚期SS的Ⅲ期临床研究。研究结果显示患者接受安罗替尼治疗后PFS时间为2.89个月，且治疗期间PFS时间达4个月、6个月以及12个月的比例分别为48.1%、42.3%和26.9%，而达卡巴嗪组患者所占比例分别为14.8%、11.1%和3.7%，提示安罗替尼对晚期SS也有一定的抗肿瘤作用。

4. 其他血管生成抑制剂　其他血管生成抑制剂在某些特定亚型的STS中也显示出一定的抗肿瘤活性，例如索拉非尼。索拉非尼与瑞戈非尼作用靶点和结构相似，但其对治疗血管肉瘤更具有优势。针对ASPS这一特殊亚型，舒尼替尼和西地尼布（cediranib）显现出较为突出的疗效。在一项双盲、随机安慰剂对照的Ⅱ期临床研究中，西地尼布治疗组肿瘤缩小8.3%，而对照组肿瘤增大13.4%，表明了西地尼布对腺泡状软组织肉瘤具有一定的抗肿瘤疗效。一项Ⅱ期临床研究探索了多靶点抗血管生成抑制剂sitravatinib在治疗高分化脂肪肉瘤（well-differentiated liposarcoma，WDLS）/去分化脂肪肉瘤（dedifferentiated liposarcoma，DDLS）的临床疗效，研究终点为12周的PFS率，初期临床结果显示达到研究终点的患者比例达到40%以上，与培唑帕尼治疗LPS相比疗效更为显著。

（二）特异性靶向单克隆抗体

1. 贝伐珠单抗　贝伐珠单抗是一个特异性靶向VEGF的单克隆抗体，在临床上被广泛应用于直肠癌等恶性肿瘤。

在针对非横纹肌肉瘤的转移性软组织肉瘤的一项随机、开放性Ⅱ期临床研究中，贝伐珠单抗治疗组和标准治疗组，达2年无疾病进展生存期的比例分别为34.9%和22.9%，但两组间患者的OS无显著差异。这一研究结果表明，在标准治疗中应用贝伐珠单抗等抗血管药尚不能改善转移性非横纹肌肉瘤患者的预后。此外在一项针对首次复发的横纹肌肉瘤的Ⅱ期临床试验中，接受贝伐珠单抗治疗的患者比接受西罗莫司治疗的患者预后较差，对无事件生存期达6个月分别占54.6%和69.1%，客观缓解率达28%和47%。尽管联合标准治疗并未提高STS患者的预后，但贝伐珠单抗在其他亚型的患者中表现出了一定的抗肿瘤效果。此外，亦有研究结果表明贝伐珠单抗联合化疗可以提高STS治疗的有效率，联合方案包括贝伐珠单抗联合多柔比星、贝伐珠单抗联合紫杉醇和三药联合（吉西他滨＋多西他赛＋贝伐珠单抗）等。

2. 其他特异性靶向单克隆抗体　特异性靶向PDGFR-α的人源化单克隆抗体IMC-3G3（olaratumab）治疗STS也取得了较为满意的效果。一项Ⅰ期临床试验比较单药多柔比星和olaratumab联合多柔比星治疗STS的有效性，联合用药后中位PFS仅提高了2.5个月，但OS较单药多柔比星明显延长了近12个月。2019年初公布的Ⅲ期临床试验结果中，与单药多柔比星相比，olaratumab联用多柔比星未能达到OS的研究终点。因此，olaratumab的作用还需后续研究证实。此外，研究发现CD248可以作为表达在肉瘤细胞表面特异的肿瘤内皮标志物，参与肿瘤的血管形成。MORAb-004试验探索关于GD化疗方案（由多西他赛和吉西他滨组成）联合拮抗CD248的抗体ontuxizumab对STS患者的疗效及安全性，研究结果显示：与单纯GD方案化疗的患者相比在PFS、中位OS均无明显差异，联合抗体组和单纯化疗组的PFS分别为4.3个月和5.6个月，OS分别为18.3个月和21.1个月。尽管在该Ⅰ期临床研究中STS患者未能从ontuxizumab联合GD方案中获益，但大部分患者可以耐受ontuxizumab治疗，因此未来针对ontuxizumab对STS患者的抗肿瘤活性还需要更多以及更优化的临床试验探索。

二、靶向特定信号转导通路治疗

（一）靶向肿瘤异常增殖信号通路

1. mTOR抑制剂　2009年、2012年和2014年先后报道了3例有关恶性血管上皮样细胞瘤（perivascular epithelioid cell tumor，PEComa）患者在接受mTOR抑制剂（依维莫司、西罗莫司或temsirolimus）治疗后获得了显著的临床疗效，其机制可能与PEComa患者TSC1/TSC2基因缺失和mTORC1的异常激活相关。研究发现吉西他滨联合西罗莫司治疗方案在骨肉瘤人群中同样表现出一定的抗肿瘤活性和安全性，且细胞外信号调控蛋白激酶1/2蛋白表达与预后相关，可以作为预测疗效的生物标志物。

2. 靶向胰岛素样生长因子　研究结果表明，胰岛素样生长因子-1（IGF-1）、IGF-2和IGF1-R在不同亚型肉瘤中均有表达，并且IGF-1R信号通路对STS和尤因肉瘤的生物学变化至关重要，因此靶向IGF-1R有望改善STS预后。多项关于IGF-1R抗体R1507、figimumab和cixutumumab分别治疗肉瘤有效性及安全性的 I / II 期临床研究已被报道。综合 R1507 和 figimumab 的临床研究，结果显示大部分 STS 患者未能够从 R1507 或 figimumab 单药治疗中获益，而能改善部分尤因肉瘤患者预后，提示尤因肉瘤患者较 STS 患者可能对 R1507 或 figimumab 更为敏感。一项评估 cixutumumab 治疗进展期或转移性 STS 和尤因肉瘤有效性的多中心、前瞻性的 II 期临床研究中，共纳入 113 例患者，包括横纹肌肉瘤、平滑肌肉瘤、脂肪肉瘤、滑膜肉瘤和尤因肉瘤五种不同亚型，研究终点为 12 周无疾病进展时间。其中脂肪肉瘤患者获益最明显，32%（37/113 例）达到 12 周无疾病进展，mPFS 为 12.1 周。临床前研究表明，IGF-1R 激活可能是导致 STS 多柔比星耐药的可能机制。一项关于探索 cixutumumab 联合多柔比星治疗 STS 患者的抗肿瘤疗效的 I 期临床研究结果显示，有效应答率为 19%，中位生存时间为 5.3 个月，这与单药多柔比星治疗相比，显著改善患者预后，提示后续有必要开展随机对照试验来对比 cixutumumab 联合多柔比星治疗与多柔比星单药治疗 STS 的疗效。一项 cixutumumab 联合哺乳动物雷帕霉素靶蛋白（mammalian target of rapamycin，mTOR）抑制剂西罗莫司治疗化疗难治性 STS 的 II 期临床研究，结果发现 IGFR1 阳性组和 IGFR1 阴性组患者临床获益无显著差异，均有超过 30% 的患者 PFS 时间大于 12 周，初步表明两药联用显示了一定的抗肿瘤活性。综上结果提示，靶向 IGF1-R 有望改善 STS 患者预后，并且联合化疗药物或其他靶向药物在治疗 STS 上未来存在广阔的前景。

3. 鼠双微体基因 2 抑制剂 临床前研究结果显示 MDM2 抑制剂（如 Nutlin-3a，RG7112，SAR405838）可以有效抑制 WDLS/DDLS 细胞的恶性增殖，促进坏死凋亡，提示 MDM2 抑制剂是治疗 WDLS/DDLS 的潜在治疗策略。一项关于 MDM2 抑制剂 SAR405838 治疗实体肿瘤 I 期临床研究中，接受治疗的 STS 患者总反应率均低于 10%。这提示 MDM2 抑制剂耐药可能与 TP53 不同突变位点有关。

4. 间变性淋巴瘤激酶抑制剂 研究发现，约 50% 的炎性肌成纤维细胞瘤（inflammatory myofibroblastic tumor，IMT）存在间变性淋巴瘤激酶（anaplastic lymphoma kinase，ALK）表达异常。克唑替尼为 ALK 抑制剂，可通过抑制 ALK 融合蛋白激酶的活性阻止 IMT 的发生发展。一项关于克唑替尼治疗 IMT 的 II 期前瞻性临床试验结果显示，在接受治疗的患者中，50% 的 ALK 阳性患者可获得客观缓解。另一项研究表明，塞瑞替尼可作为使用克唑替尼后进展或有转移的、无法切除的、ALK 阳性的 IMT 治疗用药。因此，ALK 抑制剂为该亚型在治疗上带来了新的突破。而克唑替尼除作用于 ALK 外，还可以作用于间质上皮转化因子（mesenchymal-epithelial transition factor，MET）和 c-ros 原癌基因 1 酪氨酸激酶（c-ros oncogene 1 receptor tyrosine kinase，ROS1）这两个靶点。值得一提是，ASPS 是一种对化疗抵抗型肉瘤，部分患者存在转录因子 E3（transcription factor E3，TFE3）重排，从而导致 MET 基因的异常激活，提示克唑替尼可能改善这一亚型临床预后；另外，在一项 II 期前瞻性临床试验（EORTC 90101）中也得以确认，MET 阳性组 ASPS 患者在接受克唑替尼治疗后，疾病控制率达 90%，且 OS 达 1 年的患者占 97.4%。因此，对于 IMT 和 ASPS 两种亚型，可以检测 ALK 和 MET 基因是否发生突变作

为用药参考。

（二）靶向细胞周期信号通路

选择性细胞周期蛋白依赖性激酶 4/6（cyclindependent kinase 4/6，CDK4/6）是细胞周期的关键调节因子，能够触发细胞周期从生长期向 DNA 复制期的转变。然而，很大部分 WDLS 和 DDLS 存在 CDK4 基因过度活跃，这一发现提示阻断 CDK4/6 扩增可以抑制肿瘤的异常增殖，从而起到抗肿瘤作用。一项关于哌柏西利治疗 WDLS/DDLS 的 II 期临床试验结果显示，超过 50% 的患者 PFS 时间可延长 12 周以上，整体 PFS 时间达到 18 周，其中 1 例患者在治疗期间获得完全缓解。在临床应用时，CDK4 基因扩增和 RB 蛋白的检测可作为 LPS 患者选择靶向药物的参考依据。在一项 II 期临床研究中，另一种 CDK4 抑制剂 ribociclib 联合 mTOR 抑制剂依维莫司对部分 DDLS 患者有抗肿瘤活性，整体中位 PFS 时间为 16 周，且联合治疗患者不良反应小。另外已有临床前研究表明 CDK4 抑制剂和 MDM2 抑制剂联合治疗 WDLS/DDLS 具有一定的抗肿瘤活性。并且在一项 IB 期临床研究中，DDLS 患者可耐受 CDK4 抑制剂 siremadlin 和 MDM2 抑制剂 ribociclib 联合治疗，并且 3 例患者能够从中获益，提示联合 CDK4 抑制剂和 MDM2 抑制剂治 WDLS/DDLS 可能是可行的治疗方案。

（三）靶向表观遗传和代谢相关通路抑制剂

1. 组蛋白甲基化转移酶抑制剂 SWI/SNF 复合物关键亚基 INI1（SWI/SNF-related matrix-associated actin-dependent regulator of chromatin subfamily B member 1/integrase interactor 1，SMARCB1/INI1）蛋白在 90% 的上皮样肉瘤患者存在表达缺失。而 SMARCB1/INI1 蛋白的丢失可导致组蛋白甲基化转移酶（enhancer of zeste homolog 2，EZH2）的异常增殖，促进肿瘤发生发展。一项 II 期临床试验观察到 15% 的上皮样肉瘤患者对 EZH2 抑制剂 tazemetostat 治疗有反应，其中 67% 的患者疗效可持续至少 6 个月，且不良反应较小。基于此研究，tazemetostat 于 2020 年 1 月在美国被批准用于治疗 >16 岁的青少年和成人不可切除的上皮样肉瘤。

2. 组蛋白脱乙酰酶抑制剂 不少临床前研究表明，靶向组蛋白脱乙酰酶（histone deacetylase，HDAC）抑制剂可增强化疗药物在 STS 的促凋亡作用并抑制肿瘤生长。伏立司他对肉瘤细胞的临床前研究结果显示，可诱导细胞周期阻滞和凋亡。一项多中心、开放、非随机 II 期临床研究（NCT00918489）中证实了伏立司他在治疗局部晚期或转移性 STS 具有一定的疗效，整体队列 mPFS 和 mOS 分别为 3.2 个月和 12.3 个月。此外，另外一项转化研究中报道了 HDAC 抑制剂西达本胺联合程序性死亡蛋白 -1（PD-1）抑制剂在治疗 STS 中的抗肿瘤活性，并且 HDAC1~HDAC3 基因扩增未来有望成为预测疗效的潜在指标。相应的 II 期临床试验还在开展中，有待进一步观察其临床实用性。

3. 异柠檬酸脱氢酶 1 抑制剂 异柠檬酸脱氢酶 1（isocitrate dehydrogenase 1，IDH1）在 65% 的软骨肉瘤中存在异常增殖。研究表明 IDH1 抑制剂以剂量依赖性方式抑制软骨肉瘤细胞系的增殖，这一临床前研究为后续的临床用药提供了证据。随后，一项关于 IDH1 抑制剂 ivosidenib 治疗软骨肉瘤的 I 期临床研究结果显示，接受 ivosidenib 治疗后 50% 以

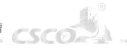

上的患者病情稳定,中位 PFS 时间为 5.6 个月。并且对其中 13 例患者进行基因检测,发现 IDH1 单一突变患者与更长的 PFS 时间相关,提示 ivosidenib 可有效控制 IDH1 阳性患者的疾病进展,未来还需要开展 II 期及 III 期临床试验以验证其有效性。

4. 靶向肿瘤相关间质 大部分 STS 的肿瘤微环境中存在丰富的成纤维细胞的间质,而肿瘤间质已被报道在参与肿瘤的发生、进展和化疗耐药中发挥肿瘤作用,因此靶向肿瘤间质的治疗有望改善 STS 患者预后。研究发现富亮氨酸重复序列 15(LRRC15)在间质来源的肿瘤,如 STS、胶质母细胞瘤和其他实体肿瘤微环境中癌症相关的成纤维细胞中过度表达,其不仅与实体肿瘤预后差相关,而且与免疫治疗的疗效欠佳有关。靶向 LRRC15 的单克隆抗体 ABBV-085 在针对肉瘤和其他晚期实体瘤 I 期安全性研究(NCT02565758)中,共纳入 78 例患者,其中包括 27 例晚期肉瘤,10 例 UPS、10 例骨肉瘤、7 例其他亚型肉瘤;这 27 例肉瘤患者中,4 例(15%)部分缓解,8 例(30%)病情稳定,疾病控制率达到 40% 以上,中位缓解持续时间为 7.6 个月(95% CI 5.6~9.2 个月)。这些初步的临床结果表明,ABBV-085 有望成为晚期不可切除或晚期软组织肉瘤新兴的靶向治疗手段。

5. 靶向易位融合基因 STS 基因组学分析结果表明,肉瘤具有高频基因易位的特征,并且不同亚型 STS 存在特殊融合基因,例如尤因肉瘤中的 *EWSR1-FLI1*、肺泡横纹肌肉瘤中的 *PAX3/7-FOXO1*、滑膜肉瘤的 *SS18-SSX1/2/4*。而这些易位基因可以作为临床诊断标志物,有助于鉴别肉瘤病理类型,同时可能作为特殊亚型肉瘤的潜在治疗靶点。*NTRK* 融合是肉瘤的常见致癌驱动因素,尤其是在儿童患者中。一项拉罗替尼(larotrectinib)针对 *NTRK* 融合的标准治疗失败的不能手术或转移性实体瘤的 I / II 期临床试验,其中 21 例为软组织肉瘤,7 例为婴儿型纤维肉瘤。研究结果表明拉罗替尼对有 *NTRK* 融合软组织肉瘤患者的客观缓解率(ORR)为 95%,而且缓解持续时间较长,1 年后 71% 的患者持续缓解,到临床试验研究的截止时间,中位总生存时间和无进展时间尚未达到。并且不良反应较轻微,大部分药物相关不良反应为 1 级。除了拉罗替尼,另一种 *NTRK* 抑制剂恩曲替尼在 *NTRK* 融合阳性肉瘤患者中也显示出令人鼓舞的抗肿瘤活性。有研究报道发现,1 例携带 *LMNA-NTRK1* 融合的转移性软组织肉瘤患者,经恩曲替尼治疗后肿瘤明显消退,并且相应的临床研究已在开展中。由此可见,拉罗替尼和恩曲替尼对具有 *NTRK* 融合的软组织肉瘤具有显著而持久的疗效,并且已被美国 FDA 批准用于治疗具有 *NTRK* 融合的成人和儿童晚期软组织肉瘤患者。

三、展望与总结

尽管 STS 是一组罕见的分型复杂、预后差的间叶来源肿瘤,但有赖于现有的分子检测技术,STS 特异性新靶点不断被发现,分子靶向药物在治疗 STS 上取得了显著性突破,改变了以往手术不可切除并对放化疗耐受的 STS 患者的窘境。尽管部分 STS 致癌的驱动基因以及潜在机制被揭示,并且也相应开发了针对这些机制的靶向治疗手段,但对于 STS 治疗仍然存在巨大的挑战。这主要还与 STS 内在异质性有关,并且各个信号通路存在动态改变导致耐药,因此临床上单靶点治疗 STS 无效并不少见,未来应考虑针对多种不同促癌通路和药物毒性反应小的联合治疗,例如靶向治疗联合化疗、靶向治疗联合放疗以及联合免疫治疗等,为 STS 患者临床治疗带来更多选择与方向。另外期待开展更多针对 STS 的空间转录组学、单细胞组学、蛋白质组学以及表观遗传组学的相关研究,研究 STS 治疗相关机制和寻找影响治疗预后的分子标志物,为实现 STS 精准治疗添砖加瓦。

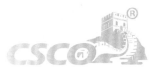

腹膜后软组织肉瘤诊疗规范与进展

复旦大学附属中山医院

李伟　周宇红

软组织肉瘤可以发生在身体的各个部位,最常见于肢体和躯干。作为软组织肉瘤一个特殊的发病部位,原发腹膜后的肉瘤(RPS)仅占所有软组织肉瘤的10%~15%,但由于其解剖部位的特殊性、病理亚型构成的复杂性和特异性,无论是自然病程、预后,还是外科手术、放疗、围手术期化疗等治疗原则,均有别于肢体/躯干原发的软组织肉瘤。腹膜后肉瘤最常见的病理学亚型包括高分化(WDLPS)/去分化脂肪肉瘤(DDLPS),占50%~63%;其次为平滑肌肉瘤(LMS),占19%~23%。其他还包括孤立性纤维性肿瘤(SFT)、多形性未分化肉瘤(UPS)、滑膜肉瘤(SS)和恶性神经鞘膜瘤(MPNST)以及一些更为少见的软组织肉瘤亚型。起源于大静脉,如下腔静脉、肾静脉和生殖静脉的LMS也包含在RPS的范畴中。

由于腹膜后肉瘤发病率低,异质性高,诸多的临床问题如病理诊断、手术、放疗、药物治疗均缺乏高级别的循证医学证据,临床诊治存在极大的挑战。本文就RPS的规范化诊疗及进展进行系统梳理。

一、临床表现、自然病程及预后

RPS的临床表现变化多端,缺乏特异性的症状。由于腹膜后潜在间隙巨大,肿瘤早期症状隐匿,发现时往往体积巨大,可以出现单侧、不对称的肿块,在疾病进程中可以伴随进食后饱胀、腹围增大、腹壁疝或腹股沟疝、腹痛、后背痛,甚至肠梗阻或肾后性尿路梗阻等。RPS也可以在因为其他原因进行CT或MRI扫描时偶然发现。

研究显示,患者年龄、肿瘤大小、组织学分级、病理亚型、多灶性以及是否获得完整切除等,是影响RPS术后OS和DFS的预后因素。其中,组织学亚型和病理分级是最主要的预后因素。RPS的病理组织学亚型和分级是影响肿瘤生物学行为和预后的最重要因素。以WDLPS和DDLPS为例,不同的组织学分级,其局部复发风险和远处转移风险存在较大的差异。其中,G_1/G_2的DDLPS复发模式与WDLPS相似,局部复发风险高,远处转移率低,而G_3 DDLPS有较高的远处转移风险。5年OS在WDLPS为90%,$G_1~G_2$ DDLPS为70%,G_3 DDLPS为40%。与此相反的是,腹膜后平滑肌肉瘤局部复发率仅为6%~10%,而远处转移风险超过50%,5年OS约为55%。因此,了解不同亚型的生物学行为和复发模式,对制订合理的手术及综合治疗方案具有重要的临床意义。

由于腹膜后肉瘤体积巨大,毗邻或侵犯腹膜后多个重要的脏器及结构,如胰腺、腹主动脉、下腔静脉、肾脏等,RPS比肢体原发的肉瘤更难获得安全外科边界下的广泛切除。因此,相对于肢体原发的软组织肉瘤,RPS的预后更差,术后5年的局部复发率为25%~50%,远处转移率为21%~33%,5年的OS在39%~70%。

二、影像学检查与病理检查原则

在影像学上发现腹膜后肿块后,需要在开始治疗前进行进一步的检查,包括胸部、腹盆腔CT扫描,进行肿瘤分期。一般情况下,MRI并非必需的,但可能有助于更加清晰显示肿瘤,例如了解肿瘤对神经孔、骨骼或肌肉的受累。如果术前计划中可能涉及同侧肾脏切除时,需要通过CT、同位素肾图评估对侧肾脏的大小、结构及功能。由于RPS的病理类型对于确定适当的手术计划极为重要,除影像学上可以直接判断为可切除的脂肪肉瘤不需要术前进行穿刺活检外,对于其他的腹膜后肿瘤,强烈建议术前影像引导下进行穿刺获取病理诊断,尤其是切除困难的RPS。另外,由于至少一半的腹膜后肿块不是肉瘤,鉴别诊断应排除其他原发或继发的肿瘤,如淋巴瘤、生殖细胞肿瘤或一些良性的肿瘤(如神经鞘瘤或纤维瘤病)。在图像引导下进行安全的空心针穿刺活检可以作为诊断及鉴别诊断的依据。此外,活检可以帮助根据不同的组织学亚型及所涉及的生物学行为制订最佳的手术切除范围,以及指导MDT讨论是否需要进行新辅助转化治疗。

肉瘤的组织学亚型的确定,除了传统的形态学、免疫组化表现外,基因检测对于某些分化较差或不具备足够诊断依据的腹膜后肉瘤具有很好的辅助诊断价值。例如,尽管*MDM2*扩增不只是在脂肪肉瘤中存在,但对于腹腔或腹膜后的肉瘤而言,*MDM2*基因的扩增是诊断高分化/去分化脂肪肉瘤的金标准。部分诊断困难或治疗困难的患者,有条件的可进行NGS检测。

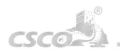

三、RPS 的手术治疗策略

（一）首次手术

首次手术的质量是 RPS 获得根治的关键机会。由于其巨大的体积及与周围器官的毗邻关系，缺乏自然屏障等因素，使 RPS 的手术切除难度极高。即便如此，RPS 的首次手术目标仍应达到肉眼完整切除肿瘤（R0 及 R1 切除），手术计划应以影像学诊断结果为基础精心设计，结合术中探查确定手术切除范围，包括整个肿瘤及邻近受累脏器。完整切除有助于提高患者预后，降低局部复发和远处转移风险。需要强调的是，手术方案的制订必须考虑到不同病理亚型的 RPS 存在不同的复发模式。如腹膜后高分化脂肪肉瘤与正常的脂肪组织颇为相似，术中肉眼难以确定合适的手术边界，使其术后有较高的局部复发风险，局部复发往往也是造成疾病特异性死亡的主要原因。因此，腹膜后脂肪肉瘤的切除范围至少应包括影像上左右侧不对称的区域，患侧全腹膜后脂肪廓清可能有助于降低肿瘤残留的潜在风险。对于边界更为清晰的平滑肌肉瘤，由于治疗失败的原因更多地在于远处转移，因此，如果肿瘤邻近的器官不是直接粘连或受到侵犯，在保证切缘阴性的前提下，应尽量保留邻近的脏器。对于起源于大血管的 LMS，需要特别关注静脉切缘是否在镜下是阴性的。对于孤立性纤维性肿瘤（SFT），局部复发风险低，一般不需要扩大切除范围。而 MPNST 往往起源于腹膜后神经丛，获得 R0 切除极具挑战，预后差，术前应充分评估手术对邻近重要血管神经结构可能造成的损伤。

对于 RPS 的手术切除范围，欧美之间存在较大的争议。在过去十年中，曾经有两个较大的肉瘤中心报道，比较了完整的间室切除（compartment resection）与较小范围 en bloc 切除对整体预后的影响，结果显示间室切除可使 5 年局部复发率从 48% 下降至 28%。完整的间室切除范围包括切除腹膜后间隙中的所有器官，包括邻近但未受肿瘤侵犯的器官，以获得更好的切缘。然而，最近另一家中心的报道数据对此提出了挑战，他们的数据显示，联合切除的器官数量是独立的预后因素，切除的脏器数量多可能与肿瘤的侵袭性行为相关。因此，目前对于腹膜后间室切除的概念仍存在较大的争议，可能仅对于腹膜后脂肪肉瘤有助于减少其复发的风险或延缓局部复发的时间。

对于累及肠系膜上动脉、腹主动脉、腹腔干和/或门静脉；累及骨；生长至椎管；平滑肌肉瘤侵犯肝且下腔静脉并延伸至右心房；或多个主要脏器，如肝脏、胰腺和/或大血管受侵时，临床上定义为不可切除。

（二）再次手术

如果 RPS 的首次手术是非计划手术，术后短期内的影像学检查中发现有肿瘤残留，应考虑进行再次根治性切除。再次手术的目标，仍然是尽可能获得 R0/R1 切除。对于非计划手术后残留病灶的再切除，应该参考原发肿瘤存在时的手术切除范围。即使首次手术已经实施了最佳的手术治疗策略，RPS 的腹膜后或腹腔内复发风险仍较高，尤其是脂肪肉瘤患者。尽管对于复发性 RPS，唯一的治愈性治疗选择仍然是完整的肿瘤切除，但只有少数复发性 RPS 患者可以实现长期无

病生存。

对于再次手术的时机，可以通过密切观察来排除可能存在的多灶性播散。如果肉眼下残留的肿瘤为高分化脂肪肉瘤，也可以选择密切随访，再次手术可以保留至肿瘤生长迅速或影像学上出现去分化成分时。

对于生物学预后更差的 DDLPS、LMS、滑膜肉瘤和其他更具侵袭性或高级别的肉瘤，或多次反复手术复发的患者，即使复发的肿瘤是可切除的，仍可以经过 MDT 讨论后考虑进行转化治疗，包括放化疗及相关的临床试验，以达到更好的缩瘤及较少微转移灶的存在。

（三）姑息减瘤术

RPS 进行姑息减瘤术（肿瘤大部分或部分切除），一般情况下无临床获益，甚至可能导致更多的并发症及增加围手术期死亡风险。在选择姑息性手术时应充分考虑患者的年龄、合并症、病理类型及组织学分级，并评估患者的手术意愿及对手术目的的理解，经过 MDT 充分评估后谨慎选择。

四、RPS 的放射治疗

放疗在 RPS 治疗中的作用仍存在争议。由于腹膜后肉瘤通常邻近腹腔内的重要脏器或结构，手术难以获得广泛切除，局部复发和肿瘤进展是大部分肿瘤致死的主要原因。因此，提高患者的局控率具有重要的预后价值。但是，没有明确的证据表明新辅助或辅助放疗可以改善患者预后，部分研究展示了不同的结果。一项纳入了 382 例患者的大型多中心回顾性研究分析表明，单纯手术组的 3 年局部复发率为 49%，手术联合放疗组为 34%。两项前瞻性的研究也表明，与历史对照相比，放疗联合手术有助于改善患者的预后。一项系统综述和 Meta 分析的结果显示，对比单纯手术，手术联合放疗显著提高了患者的中位 RFS 和 OS。在另一项纳入 9 068 例患者的大型病例对照、倾向性评分匹配的研究结果显示，与单独手术相比，术前放疗和术后放疗均能显著提高总生存率。但迄今为止最大的一项 III 期随机研究（EORTC62092-STRASS 研究）显示，手术联合术前放疗，对比单纯手术，新辅助放疗未提高局控率，也未显示出生存获益，尤其是高级别（G_3）脂肪肉瘤和平滑肌肉瘤。但对于复发主要以腹腔内（局部）为主的 RPS，如高分化脂肪肉瘤和低级别去分化脂肪肉瘤，术前放疗可能有助于减少其局部复发风险。虽然目前的研究结果对放疗在 RPS 中的作用仍存在争议，但对于预期难以达到理想外科切缘，复发风险高或暂时不可切除的患者，行术前放疗是可能的选择。

虽然 RPS 的放疗可以在术前、术中或术后进行，但术前放疗更优于术后放疗的依据在于，原发肿瘤可以将腹腔肠道或重要脏器推移，尽可能减少了对周围重要脏器结构的放射损伤。同时，术前放疗后的肿瘤边界更清晰，可能使肿瘤更易于切除。由于正常组织在术后重新进入原瘤床区域，RPS 术后辅助放疗的并发症风险高，不作为常规推荐。如果肿瘤部位特殊，局部复发风险高，复发后预期再次手术的可能性极小，或局部复发将引起严重并发症的患者，可考虑在由外科医生和放疗科医生共同确定的高危阳性切缘区域补充术后放疗。为行术后放疗，最好术中在高危复发或预期为 R1/R2 切

除的区域,放置夹子标记需要照射的范围,也建议用网膜或其他组织移位材料将肠道从肿瘤床移位,以降低放疗相关肠道毒性的风险。术中放疗通过直接向瘤床提供根治性辐射剂量,同时最大限度地减少对正常结构的毒性,也是一种值得尝试的放疗方式。一项将手术和术后外照射放疗及术中放疗相结合的前瞻性试验表明,局部控制得到改善,但 OS 相当。需要注意的是,这种多模式的联合治疗后,包括放射性肠炎、周围神经病变等严重急性和晚期并发症的发生率较高。

随着新型放疗技术的发展,未来需要设计更为合理的临床研究以指导放疗在 RPS 中的合理应用。

五、全身治疗

(一)围手术期治疗

辅助化疗在成人 STS 患者的前瞻性试验结果相互矛盾,目前尚不存在普遍共识。同样,新辅助化疗在 STS 的作用也尚无共识。在高危肢体 / 躯干 STS 的患者群体中,与标准化疗方案相比,按照组织学分型选择的新辅助化疗方案没有显示出更优的生存获益。因此,高危肢体 / 躯干 STS 患者进行新辅助化疗时,多柔比星联合异环磷酰胺仍然是首选的标准方案。

迄今为止,尚无随机、前瞻性临床试验支持在腹膜后肉瘤患者中使用新辅助化疗。最近,TARPSWG 的一项研究回顾性分析了 158 例接受基于蒽环类药物新辅助化疗的原发性高危 RPS 患者,新辅助化疗获得了 23% 的 PR 和 56% 的 SD。在 G3 DDLPS 患者中,多柔比星联合异环磷酰胺方案的 PR 比例与其他方案相似(23% vs. 25%);然而,对于平滑肌肉瘤患者,与其他方案相比,多柔比星加达卡巴嗪的 PR 率更高(37% vs. 16%)。EORTC 软组织和骨肉瘤组目前开展的 STRASS-2 试验(NCT04031677)正在前瞻性评估新辅助化疗对原发性可切除高危腹膜后肉瘤的疗效。

建议基于患者特征、肿瘤的组织学分型和相关研究数据,通过 MDT 讨论、个体化评估、制订 RPS 患者围手术期治疗方案。

(二)转移性或局部晚期 RPS 的全身治疗

不可手术 RPS 患者的治疗方案,需要参考组织学亚型进行考虑。RPS 中最常见的脂肪肉瘤和平滑肌肉瘤,在化疗、靶向治疗、免疫治疗的敏感性上存在较大的差异。平滑肌肉瘤较脂肪肉瘤对化疗更为敏感。几十年来,以蒽环类药物为基础的联合化疗一直是标准的一线治疗方案。但在多项随机试验中,蒽环类药物和烷化剂的联合并未显示出优于单药蒽环类药物的生存率。尽管原发腹膜后的 DDLPS 患者化疗有效率相对较低,一线仍采用基于蒽环类药物的化疗,二线可选择的化疗药物,包括异环磷酰胺、艾立布林、曲贝替定、吉西他滨联合多西他赛、达卡巴嗪等,不同的组织学亚型对不同的化疗药物或方案敏感性上存在一定的差异。有回顾性研究数据表明,异环磷酰胺可能对去分化脂肪肉瘤更为敏感,而含吉西他滨的方案在脂肪肉瘤中的作用可能不如 LMS。一项Ⅲ期研究显示,既往接受过含蒽环类药物标准治疗的晚期脂肪肉瘤和 LMS 的患者,随机分配至曲贝替定或达卡巴嗪(DTIC)组,结果显示曲贝替定在 PFS 上的显著优势,但两组之间的中位

OS 无显著差异。最近,在 49 例患者的回顾性病例系列中证明了曲贝替定治疗腹膜后脂肪肉瘤的疗效和 FNCLCC 分级之间的相关性。与高级别脂肪肉瘤相比,低级别组对曲贝替定的敏感性更高(总体反应率:47% vs. 9%;中位 PFS:13.7 个月 vs. 3.2 个月)。纳入 150 例患者的 LMS-04 研究,比较了多柔比星联合曲贝替定对比多柔比星单药一线治疗局部晚期或转移性平滑肌肉瘤的疗效。结果显示,多柔比星联合曲贝替定对比多柔比星单药,可显著改善患者的 PFS(13.5 个月 vs. 7.4 个月),多柔比星联合曲贝替定有望成为局部晚期 / 转移性 LMS 新的一线标准治疗。另一项随机Ⅲ期临床试验中,晚期脂肪肉瘤和 LMS 的患者随机接受艾立布林或 DTIC 作为后线治疗。在脂肪肉瘤亚组,接受艾立布林治疗组的患者 PFS 和 OS 均获益显著(mPFS:2.9 个月 vs. 1.7 个月,mOS:15.6 个月 vs. 8.4 个月);但在 LMS 亚组,艾立布林与 DTIC 疗效类似。基于该研究,艾立布林获批晚期脂肪肉瘤适应证。而在晚期平滑肌肉瘤中,达卡巴嗪是一个可考虑的选择。

RPS 的靶向治疗研究和进展,更多地聚焦在抗 VEGFR-TKI 和靶向肉瘤发生、发展的相关信号通路上。多靶点抗 VEGFR-TKI 中的培唑帕尼和瑞戈非尼均在Ⅱ期研究的脂肪肉瘤队列中以失败告终,而安罗替尼在关键Ⅱ B 期研究中的结果显示,在脂肪肉瘤亚组中,PFS 较安慰剂组更佳,是目前唯一在适应证推荐中包含脂肪肉瘤亚型的 TKI。当然,这些研究的差异,究竟是来自药物间结构的不同,还是脂肪肉瘤尤其是高级别去分化脂肪肉瘤在安罗替尼的研究中占据了更高的比例而出现的阳性结果,背后的原因尚有待于进一步探索。另外,以抗血管 TKI 为基础的联合化疗在临床实践中被广泛应用,其中代表性的 LEADER 研究,在 2022 年 ASCO 年会上所更新的数据显示,仑伐替尼与艾立布林的联合,在脂肪肉瘤和平滑肌肉瘤的治疗中 ORR 为 20%,中位 PFS 为 8.56 个月,mOS 为 26.2 个月,结果显示在未来这样的研究组合值得进行更大规模的前瞻性随机对照研究。

由于大部分 WDLPS/DDLPS 伴有 *MDM2* 和 *CDK4/6* 基因的扩增,靶向周期蛋白依赖性激酶通路的靶向药物成为近年来在脂肪肉瘤治疗上的研究热点。CDK4 可与细胞周期蛋白 D 形成复合物,使视网膜母细胞瘤蛋白(retinoblastoma protein,RB 蛋白)磷酸化,促进了细胞由 G1 期向 S 期推进,从而促进肿瘤细胞增殖。2013 年发表的一项关于 CDK4 抑制剂哌柏西利治疗 WDLPS/DDLPS 的Ⅱ期临床试验结果显示,入组的 29 例患者中 12 周无进展生存率(progression-free rate,PFR)达 66%,其中 1 例患者在治疗期间获得完全缓解。该试验于 2016 年的拓展队列研究中增加了 30 例入组患者,12 周 PFR 达 57.2%,1 例患者 CR 长达 2 年,大部分患者维持疾病稳定或肿瘤略有缩小。研究同时发现,脂肪肉瘤患者往往在获得一段较长时间的稳定后出现肿瘤逐步缩小,同时,含有去分化成分的脂肪肉瘤似乎较 WDLPS 对哌柏西利更容易显示出疗效。另一种 CDK4 抑制剂阿贝西利在一项针对去分化脂肪肉瘤的Ⅱ期研究中显示出更好的疗效,12 周的 PFR 为 76%,中位 PFS 为 30.4 周,可评价的 29 例患者中,1 例获得 PR,3 例患者的肿瘤缩小超过 10%。另一种 CDK4 抑制剂瑞博西利联合 mTOR 抑制剂依维莫司在一项Ⅱ期临床研究中显示了对部分 DDLPS 患者的抗肿瘤活性,整体中位 PFS 为

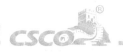

16 周,且不良反应发生率低。*MDM2* 扩增是 WDLPS/DDLPS 患者最常见的基因改变。*MDM2* 是抑癌基因 *P53* 的负性调节基因,MDM2 抑制剂可通过阻断 *MDM2* 与 *P53* 结合而维持 P53 蛋白稳定,使其下游信号通路正常活化从而抑制肿瘤细胞增殖。第一项针对 MDM2 抑制剂 RG7112 的临床研究入组了 20 例 WDLPS/DDLPS 患者,治疗 3 个月后,1 例患者获得 PR,14 例患者维持疾病稳定。2020 年一项 MDM2 抑制剂 milademeta 在 *MDM2* 扩增的多种实体瘤中进行了一项 Ⅰ 期研究,其中包括部分 WDLPS/DDLPS 患者,在 WDLPS/DDLPS 中初步观察到疗效,PFS 达 6.3 个月。由于在脂肪肉瘤中,*MDM2* 和 *CDK4* 往往存在共扩增,在一项早期研究中显示,MDM2 抑制剂 RG7388 与哌柏西利的联合具有协同效应,疗效优于单药治疗,中位 PFS 获得明显延长。

人类核输出蛋白(XPO-1)是细胞中关键的核质转运蛋白,负责将蛋白质(包括肿瘤抑制蛋白)运输出细胞核,肿瘤抑制蛋白的核输出是肿瘤细胞逃避凋亡的重要机制。Selinexor 是一种选择性 XPO1 抑制剂,可特异性阻断 XPO1,使肿瘤抑制蛋白核积聚和重新激活。其在去分化脂肪肉瘤中显示一定的应用前景。在一项早期研究中,52 例进展期难治性骨或软组织肉瘤患者中,17 例(33%)患者的疾病稳定时间 ≥ 4 个月,其中 15 例去分化脂肪肉瘤患者中有 7 例(47%)获得疾病控制。在另一项 Ⅱ/Ⅲ 期研究中,对于既往多线治疗失败的 DDLPS 患者,selinexor 虽较安慰剂组延长了 PFS 时间(5.6 个月 vs. 1.8 个月),但差异无统计学意义(*HR*=0.64；*P*=0.21)。目前 Ⅲ 期研究正在进行中。

基于平滑肌肉瘤模型的基础研究结果,目前有许多试验正在评估 PARP 抑制剂联合常规化疗在 STS 中的疗效。一项 ⅠB 期试验在 50 例既往接受过治疗的晚期 / 转移性 STS 患者中尝试了奥拉利和曲贝替定的组合,有 7 例(14%)达到 PR,PARP1 高表达的患者中显示了更好的疾病控制率和 PFS。Ⅱ 期研究正在进行中。

目前,针对 RPS 的免疫治疗仍在探索中。关键性的 SARC-028 Ⅱ 期临床试验显示,帕博利珠单抗(pembrolizumab) 对 UPS 和 DDLPS 的疗效较为突出,ORR 分别为 40%(4/10) 和 20%(2/10)。2019 年 ASCO 年会报道了针对 UPS 和 DDLPS 扩展队列研究,随着样本量的扩大,UPS 组和 DDLPS 组的 ORR 分别为 23%(9/40)和 10%(4/39),该研究首次奠定了免疫检查点抑制剂(ICI)对 UPS 具有亚型优势。同时,通过对 6 对治疗前活检标本进行 SIC(免疫微环境分型),显示出在 UPS 和 DDLPS 患者中往往伴有较高的免疫细胞浸润、高表达免疫检查点相关基因,以及 B 细胞浸润及三级淋巴结构(tertiary lymphoid structures,TLS)。近年来,多项研究探索联合免疫治疗在 RPS 中的应用,如免疫治疗联合化疗(包括多柔比星、吉西他滨和曲贝替定),PD-1/CTLA4 双免疫治疗,免疫治疗联合 TKI 药物(如卡博替尼、安罗替尼)。这些联合治疗可能有助于增加"冷"肿瘤的肿瘤免疫原性,进一步的生物标志物分析可能有助于更好地选择患者。

尽管取得了一些进展,但仍有几个领域应该成为未来肉瘤基础和转化研究工作探索的重点。由于 STS 中常规化疗的反应有限,需要不断探寻有效的靶向治疗,其中可能包括 ATR 和 PARP 抑制剂、其他 DNA 损伤修复靶点、PI3K/mTOR 抑制剂、针对代谢弱点的靶向治疗和免疫治疗。

六、"中心化"与"MDT"的重要性

由于 RPS 的少见性及复杂性,目前国际上均强烈建议由设立专门从事肉瘤诊治 MDT 的中心进行诊治。专业从事 RPS 的 MDT 不仅有助于减少术后早期并发症和围手术期死亡率,也是减少 RPS 术后复发、改善其长期预后的关键因素。需要强调的是,诊治 RPS 的 MDT 需要一个经过 RPS 手术专业训练的外科医师团队,肿瘤内科、放疗科、病理科、放射科等,也是 MDT 组成的核心成员。RPS 诊治的"中心化"和"MDT"化,有助于贯彻 RPS 的诊治规范,更好地完成对这类复杂难治肿瘤的评估、综合诊治。同时,积极开展国际合作,将有助于开展更高水平的临床试验,为 RPS 的规范化诊治提供更多的高级别证据。

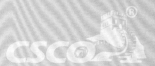

黑色素瘤

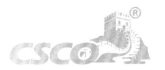

黑色素瘤免疫治疗耐药机制及联合策略

福建省肿瘤医院

刘珺 林晶 陈玲 陈誉

黑色素瘤是外胚叶神经嵴来源的恶性肿瘤,具有进展快、易转移、恶性度高的特点。20世纪90年代到2010年,黑色素瘤患者的传统免疫疗法主要采用白介素、干扰素、过继免疫疗法和疫苗等。然而,传统免疫疗法仅在小部分转移性患者中产生效果,并且晚期黑色素瘤患者的预后极差,5年生存率仅仅不到10%。直到2011年免疫检查点抑制剂(immune checkpoint inhibitors,ICI)的问世,打破了黑色素瘤患者的治疗困境。

免疫检查点(immune checkpoint)是免疫细胞调节和控制免疫应答,同时保持自我耐受的信号通路分子,包括刺激性及抑制性分子。其中,抑制性分子被认为是肿瘤免疫治疗的有效靶点,主要包括细胞毒性T淋巴细胞抗原4(cytotoxic T-lymphocyte associated antigen 4,CTLA-4)和程序性死亡蛋白-1/程序性死亡配体-1(PD-1/PD-L1)。

目前,针对CTLA-4[伊匹木单抗(ipilimumab)]和PD-1[纳武利尤单抗(nivolumab)和帕博利珠单抗(pembrolizumab)]的单克隆抗体已作为有效的免疫检查点抑制剂广泛用于黑色素瘤的免疫治疗。然而,免疫治疗耐药问题也随之出现,一方面是部分患者初始对免疫治疗无应答,另一方面是对免疫治疗有效的患者用药一段时间后发生病情进展或复发。因此,阐明黑色素瘤免疫治疗耐药机制并联合策略克服免疫耐药对于黑色素瘤的治疗至关重要。免疫治疗耐药可分为:①原发性耐药,肿瘤对免疫治疗初始就无反应。②适应性耐药,肿瘤能够被免疫系统识别,但其通过适应免疫逃脱免疫杀伤。在临床上可表现为原发性耐药、混合耐药或继发性耐药。③继发性耐药,肿瘤对免疫治疗初始有反应,但在治疗一段时间后进展或复发。本文根据免疫治疗耐药的分类,就黑色素瘤免疫治疗的耐药机制及联合策略进行综述。

一、原发性耐药

(一)肿瘤内在因素

1. 肿瘤免疫原性 T细胞能够识别肿瘤特异性抗原是抗PD-1治疗黑色素瘤的有效前提。影响肿瘤免疫原性的一个重要因素是肿瘤突变负荷(tumor mutation burden,TMB)。TMB越高表明肿瘤中存在的非同义突变数量越多,这反过来

又增加了免疫系统识别异常蛋白质(称为新抗原)的敏感性。临床上,黑色素瘤患者的特点是TMB高。然而,黑色素瘤患者外周血中的循环CD8$^+$PD-1$^+$淋巴细胞可以靶向肿瘤特异性的新抗原,而新抗原特异性的T细胞又可以识别自体肿瘤,但是肿瘤细胞表面缺乏可以供免疫细胞识别的新抗原,这常导致免疫耐受。研究开发针对不同免疫抗原的联合治疗可能有望降低黑色素瘤患者耐药的概率。

2. 信号通路改变 黑色素瘤细胞内的信号通路通过产生免疫抑制因子或改变一些基因表达会影响免疫检查点抑制剂的疗效。E2F1是一种转录因子,在生理和病理的条件下在控制细胞周期中起主要作用。Rocchi等发现,E2F1在黑色素瘤细胞中高度表达,E2F1活性的抑制进一步增加了体外和体内黑色素瘤细胞的死亡和衰老,阻断E2F1会诱导对抑制剂耐药的黑色素瘤细胞死亡。重组人干扰素-γ(IFN-γ)可增强主要组织相容性复合体(major histocompatibility complex,MHC)分子的表达进而影响免疫应答,其也能直接抑制肿瘤细胞增殖并促进凋亡。在黑色素瘤中,IFN-γ/STAT1通路的激活导致cyclin E和cyclin A的下调,从而导致肿瘤细胞的休眠。此外,黑色素瘤IFN-γ通路的相关蛋白,如IFN-γ受体链IRF1、JAK1及JAK2等突变与缺失,都会导致黑色素瘤患者的免疫治疗耐药。

(二)肿瘤外在因素

1. 抗原呈递细胞及效应T细胞 抗原呈递细胞(antigen presenting cell,APC)如树突状细胞(dendritic cell,DC)可启动活化效应T细胞,T细胞在肿瘤抗原的刺激下,激活外周淋巴结中的DC,到达并浸润肿瘤组织以识别和杀伤肿瘤细胞。因此影响抗原提呈及T细胞活化过程均可导免疫检查点抑制剂的耐药。Talimogene laherparepvec(T-VEC)是一种工程化的溶瘤单纯疱疹病毒Ⅰ型,可选择性地在肿瘤内增殖,产生粒细胞-巨噬细胞集落刺激因子(granulocyte-macrophage colony stimulating factor,GM-CSF)以增强系统性抗肿瘤免疫反应,其已批准用于晚期不可切除的黑色瘤患者。最近的体内实验已证实T-VEC可增强APC活性,进而改善抗PD-1耐药。

2. 免疫抑制性细胞及分子 肿瘤微环境(tumor microenvironment,TME)中的免疫抑制性成分,如调节性T细胞(regulatory T cell,Tregs)、髓系来源抑制性细胞(myeloid-derived suppressor

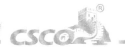

cell，MDSC）、肿瘤生长因子β（tumor growth factor-β，TGF-β）、M2型肿瘤相关巨噬细胞（tumor associated macrophage，TAM）等通过不同机制影响免疫应答进而导致免疫耐药。例如Obenauf等发现在黑色素瘤患者和小鼠模型中，当使用MAPK通路抑制剂进行免疫治疗后，肿瘤却会复发，表明它们对免疫疗法具有交叉耐药性。该课题组又进一步研究发现交叉耐药性是由癌细胞指导的免疫抑制性肿瘤微环境介导的，由于该微环境缺乏功能性CD103⁺树突状细胞，从而阻碍了有效的T细胞反应。恢复CD103⁺树突状细胞的数量和功能有望使交叉耐药肿瘤对免疫疗法重新敏感。

3. **遗传机制** 遗传机制改变可能与免疫治疗响应相关。Snyder等发现黑色素瘤患者接受ICI的临床获益与高TMB呈正相关，而TMB相似时，人类白细胞抗原Ⅰ（human leucocyte antigen，HLA Ⅰ）多样性更丰富的患者ICI治疗效果更好。Pan等利用CRISIPR/Cas9技术对黑色素瘤细胞的基因组进行分析，发现 *PBRM1*、*ARID2* 和 *BRD7* 与肿瘤细胞抵抗T细胞杀伤有关，其功能丧失能够增加肿瘤细胞对IFN-γ的敏感性，导致募集效应T细胞的趋化因子分泌增加，进而增强对ICI的响应。

二、继发性耐药

（一）肿瘤内在因素

在某些情况下，抗原加工过程中的转运蛋白、蛋白酶体、B2M等分子功能缺陷，会导致肿瘤抗原无法被有效递呈至细胞表面。*B2M* 基因编码β₂微球蛋白，是MHC Ⅰ类分子复合物的重要组成部分，其功能丧失导致T细胞识别功能缺陷，最终导致肿瘤转移及免疫耐药。Zaretsky等发现在接受PD-1治疗后复发的黑色素瘤患者中存在 *B2M* 基因突变，这进一步说明 *B2M* 缺失与ICI继发性耐药相关。同时，研究者也发现，黑色素瘤复发患者的肿瘤标本存在 *JAK1*、*JAK2* 基因突变，且伴有 *JAK1* 或 *JAK2* 的纯合性缺失，提示 *JAK1*、*JAK2* 基因突变与抗PD-1继发性耐药相关。

（二）肿瘤外在因素

1. **免疫共抑制受体继发性过表达** 除PD-1外，T细胞上表达的其他免疫共抑制受体继发性过表达可能导致ICI继发性耐药。Ballotti等发现整合素β样蛋白1（ITGBL1），一种分泌蛋白，在抗PD-1耐药患者和MITFlow黑色素瘤细胞中上调，是关键的免疫调节剂。在体外和体内，ITGBL1通过抑制NK细胞的细胞毒性和抵消抗PD-1治疗的有益作用来抑制免疫细胞对黑色素瘤细胞的细胞毒性，抑制ITGBL1可能会改善黑色素瘤对免疫疗法的耐药反应。

2. **T细胞耗竭** 肿瘤抗原持续性存在可导致T细胞耗竭，且与多种抑制性受体，如PD-1、LAG-3、TIM-3、CD160、TIG-IT等高度表达有关，严重的T细胞耗竭会导致继发性免疫耐药。Catherine等对浸润在人类黑色素瘤标本中的CD4⁺T细胞的表型和肿瘤特异性进行了深入分析，发现耗竭的细胞毒性CD4⁺T细胞可以通过识别HLA Ⅱ类限制性新抗原以及HLA Ⅰ类限制性肿瘤相关抗原而直接被黑色素瘤细胞诱导。CD4⁺T调节（Treg）细胞可通过抗原呈递细胞呈递肿瘤抗原而间接诱发。此外，该课题组也发现许多肿瘤反应性CD4⁺Treg克隆被HLA Ⅱ类阳性黑色素瘤直接刺激，并显示出对黑色素瘤新抗原的特异性进而产生免疫耐药。

三、联合策略克服免疫耐药

目前，针对黑色素瘤耐药机制的不同，可以采取相应的措施，比如增强肿瘤免疫原性、降低抑制性细胞及分子的活性、抑制免疫共抑制受体表达等。然而，采用单一药物对黑色素瘤进行免疫治疗往往会不可避免地产生免疫耐药，联合策略则有望克服免疫耐药。

（一）联合放化疗

传统观念认为化疗可通过影响淋巴细胞数量或其功能导致免疫抑制，但近年来，研究者发现某些化疗药物可增强肿瘤免疫原性。体内药物代谢动力学研究表明，脂质体多柔比星可降低TME中Tregs比例，联合抗PD-L1还可增加CD⁺T细胞浸润。在动物实验中，免疫疗法联合脂质体多柔比星可产生协同抗肿瘤作用且更多的小鼠获得肿瘤完全缓解，生存期也延长。放疗可以调节肿瘤表型，增强抗原提呈和肿瘤免疫原性，增加趋化因子释放和招募效应T细胞至肿瘤微环境中，发挥协同免疫抗肿瘤作用。临床研究表明，免疫联合立体定向放疗（immunotherapy stereotactic ablative radiotherapy，ISABR）显著改善了晚期黑色素瘤患者的生存质量。目前，已有许多放疗联合免疫治疗的临床试验正在进行中。

（二）联合靶向治疗

靶向治疗不仅可以杀死肿瘤细胞，还能在肿瘤细胞、宿主免疫系统和肿瘤微环境中诱导免疫效应，免疫治疗联合靶向治疗具有协同抗肿瘤作用。BRAF抑制剂联合派姆单抗在小鼠黑色素瘤中具有协同抗肿瘤活性，并且能够延长转移性黑色素瘤小鼠的应答时间。据报道，全球首个成功的靶向治疗联合免疫治疗方案已用于晚期黑色素瘤的Ⅲ期试验，即维莫非尼（vemurafenib）联合考比替尼（cobimetinib）和阿替利珠单抗（atezolizumab），显著延长了 *BRAF V600* 突变晚期黑色素瘤患者的无进展生存期。这一免疫联合靶向方案的获批，极大程度地解决了黑色素瘤临床的治疗瓶颈。

（三）联合微生物组的影响

一些研究已经注意到肠道微生物组与黑色素瘤对免疫治疗的反应之间的联系，并假设了一些关于微生物组如何影响免疫治疗反应的理论。在微生物群有利于免疫治疗反应的患者中，微生物群衍生的STING激动剂可诱导IFN1信号传导并刺激抗肿瘤免疫反应。理论上，肠道微生物组可能通过产生短链脂肪酸及其随后对黑色素瘤细胞表观基因组的影响来影响患者对免疫疗法的反应。最近的一项研究发现，戊酸盐通过抑制1类组蛋白诱导T细胞的表观遗传重编程去乙酰化酶，增加CD8⁺T细胞中的哺乳动物雷帕霉素靶蛋白（mammalian target of rapamycin，mTOR）的活性，并增强CD25和IL-2的表达，理论上增加了用这些短链脂肪酸处理的CD8⁺T细胞的抗肿瘤活性。在一项研究中，已发现口服益生菌双歧杆菌联合PD-L1几乎可以消除小鼠模型中黑色素瘤的生长。分子分析表明，这些效应是由改善的树突状细胞功能介导的，导致TME中CD8⁺T细胞的启动和积累增强。在对接受抗PD-1免疫治疗的黑色素瘤患者的粪便微生物组样本进行分析时,响应者肠道微生物组的多样性和组成显示,与无响应者相比,瘤胃球菌科细菌的 α 多样性和相对丰度更高。此外,已发现粪便微生物群移植可以克服无菌小鼠对 PD-1 阻断的抗性。基于这些有希望的临床前数据,已经在初始抗 PD-1 免疫治疗无效的黑色素瘤患者中进行了粪便微生物群移植(FMT)和再诱导抗 PD-1 治疗的小型 I 期临床试验。FMT 来自对抗 PD-1 治疗有反应的黑色素瘤患者。该研究发现,FMT 与免疫细胞浸润的有利变化有关,并认为 FMT 在更大规模的临床试验中是安全的。如果在这些更大规模的试验中得到复制,对于在抗 PD-1 免疫治疗期间经历黑色素瘤耐药的患者来说,FMT 可能是一个可行的选择。

(四) 联合多种免疫检查点抑制剂

临床前研究结果表明,抗 PD-1 联合抗 CTLA-4 及抗 OX40 可选择性提出 Tregs,联合抗 TIM3 及抗 TIGIT 也能抑制 Tregs 活性,且抗 TIM3 及抗 LAG3 联合抗 PD-1 疗法在临床前研究中心抗肿瘤增敏效果显著,但是这些疗法目前还处于基础研究阶段,尚未进入临床试验。一项 I 期研究结果表明,伊匹木单抗联合纳武利尤单抗治疗晚期黑色素瘤对比单单

药治疗,客观缓解率(objective response rate,ORR)明显提高,尽管 3~4 级不良反应发生率高,但是通常可逆的。III 期研究结果表明,晚期黑色素瘤患者接受纳武利尤单抗联合伊匹木单抗治疗,对比单药纳武利尤单抗或伊匹木单抗,无进展生存、总生存时间及客观缓解率均明显提高。因此,多种免疫检查点抑制剂的联合有望成为黑色素瘤克服免疫耐药的新选择。

四、小结与展望

免疫检查点抑制剂被批准用于晚期黑色素瘤治疗已有十年,但是免疫耐药仍然使许多黑色素瘤患者无法从免疫检查点抑制剂治疗中获益。因此,如何确定预测免疫疗效的生物标志物,如何在黑色素瘤治疗期间精确监测耐药,如何识别耐药机制,以及如何制订最佳的联合策略克服免疫耐药,乃至如何选择临床获益人群仍是黑色素瘤免疫治疗面临的挑战。此外,当前和新的免疫治疗组合的毒性仍然是解决的关键点,了解免疫毒性的分子介质也将大大有助于控制这些副作用并改善患者的管理。

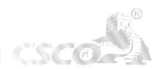

黑色素瘤围手术期治疗现状及前景

四川大学华西医院

邓窈窕　姜愚

一、黑色素瘤辅助治疗

(一) 黑色素瘤需要辅助治疗的情况

以皮肤黑色素瘤为例,行完全手术切除后,主要根据复发风险来决定是否需要接受辅助治疗。复发风险主要参考的是患者的分期,包括原发肿瘤的厚度、是否有溃疡、是否有卫星病灶及移行病灶、淋巴结受累情况等。此外,还需要结合患者的年龄、一般情况、合并症、可能的疗效、毒性反应及个人意愿等。

1. Ⅰ~ⅡA 期患者复发风险低,通常规范手术可治愈,无须辅助治疗。

2. 对于可手术切除的Ⅱ期以上的黑色素瘤,即便进行局部病灶扩大切除术、前哨淋巴结活检或淋巴结清扫、卫星灶和移行灶的全部切除,如果术后不进行辅助治疗,复发风险仍较高。按照 AJCC 第 8 版分期,Ⅰ期黑色素瘤的 5 年无复发生存可达 85% 以上,ⅡA~ⅡC 期 5 年无复发生存下降至 26.5%~75.0%,Ⅲ期黑色素瘤的 5 年无复发生存仅为 13.7%~56.0%。黑色素瘤辅助治疗的目的是减少局部和区域复发、减少远处转移风险,以进一步改善总生存。基于干扰素、免疫治疗及靶向治疗在临床研究中显示可改善黑色素瘤患者的无复发生存(RFS)及总生存时间(OS),目前推荐ⅡB~ⅡC 期患者可考虑术后辅助治疗,Ⅲ期患者建议行术后辅助治疗。

(二) 黑色素瘤辅助治疗药物

1. **ⅡB~ⅡC 期**　理论上,Ⅱ期黑色素瘤的预后应优于Ⅲ期黑色素瘤,然而各个分期的亚组预后存在重叠。ⅡB 期的复发率高达 32%,ⅡC 期的复发率(46%)甚至超过了ⅢA 期和ⅢB 期(44% 和 45%),这提示两方面可能的原因。首先,因前哨淋巴结活检欠规范或技术限制,部分ⅡB 期和ⅡC 期患者或许存在分期低估的可能(即实际可能为Ⅲ期);第二,在临床上ⅡB 期和ⅡC 期存在辅助治疗不足的现状。

(1)大剂量干扰素:在免疫治疗和靶向治疗问世前,有多项随机对照临床研究探索了大剂量干扰素在高危黑色素瘤辅助治疗中的应用,结论并不一致。部分研究显示干扰素辅助治疗可改善ⅡB 期以上黑色素瘤患者的 RFS 和 OS,部分研

究未发现生存获益。一项纳入了 15 项随机对照临床研究的 Meta 分析显示,干扰素辅助治疗改善高危黑色素瘤(ⅡB 期~Ⅲ期)5 年及 10 年的 EFS 分别为 3.5% 和 2.7%,改善 5 年及 10 年的 OS 分别为 3.0% 和 2.8%。亚组分析显示,有溃疡的患者可从干扰素辅助治疗中获益,10 年的 EFS 和 OS 分别可改善 6.9% 和 10.5%。值得注意的是,大剂量干扰素常见副作用包括流感样症状,如疲劳、发热、寒战、恶心、呕吐和头痛;骨髓抑制、皮疹;头发稀疏和抑郁症等,可能对患者的生活质量造成明显的影响。在 EST1684 和 ECOG1694 两个临床研究中,大约 1/3 的患者因不良反应需要调整剂量。

(2)帕博利珠单抗:一项 3 期随机对照临床研究 KEYNOTE-716,在 2022 年 ASCO 年会上更新了第三次中期分析的结果。数据显示,中位随访 27.4 个月,与安慰剂相比,帕博利珠单抗辅助治疗在切除的ⅡB 或ⅡC 期黑色素瘤患者中持续改善 RFS($HR=0.64$;95% CI 0.50~0.84),而且降低了 36% 的远处转移风险($HR=0.64$,$P=0.002\,9$)。目前,美国 FDA 已批准帕博利珠单抗用于完全切除的ⅡB 或ⅡC 期黑色素瘤的辅助治疗。但该研究随访时间较短,仍需要更长时间的随访数据证实。

(3)维莫非尼:BRIM8 这项随机对照研究纳入了 *BRAF V600* 突变的黑色素瘤术后患者,分为ⅡC~ⅢB 期和ⅢC 期两个队列,结果显示在ⅡC~ⅢB 患者中,维莫非尼可降低 46% 的复发转移风险,安慰剂组中位 DFS 为 36.9 个月,维莫非尼组未达到,但在ⅢC 期患者中未观察到生存差异,整体研究未达到研究的预设终点。因此,目前 CSCO 指南对维莫非尼辅助治疗ⅡC 期~ⅢB 期 *BRAF V600* 突变的黑色素瘤的推荐等级为Ⅱ级。

2. **Ⅲ期**　Ⅲ期黑色素瘤的辅助治疗策略包括大剂量干扰素、免疫治疗和靶向治疗。

(1)大剂量干扰素。

(2)免疫治疗:① CTLA 抗体伊匹木单抗于 2015 年被美国 FDA 批准用于Ⅲ期皮肤黑色素瘤术后辅助治疗,这一获批是基于一项Ⅲ期随机对照研究(EORTC 18071)。伊匹木单抗剂量为 10mg/kg。该研究随访 5.3 年的结果显示,与安慰剂相比,伊匹木单抗可显著改善无复发生存、无远处转移生存和总生存时间(两组 5 年总生存时间分别为 65.4% 和 54.4%,

$HR=0.72$，$P=0.001$），降低死亡风险28%。然而，伊匹木单抗免疫相关的3/4级不良事件发生率高达41.6%，53.3%的患者因不良反应中断治疗，并且有5例（1.1%）死于免疫相关不良事件。基于其较大的副作用及后续研究中PD-1抗体更好的疗效，目前NCCN指南未推荐其作为辅助治疗方案，CSCO指南推荐等级为Ⅲ级。②CheckMate 238研究纳入了ⅢB、ⅢC及Ⅳ期完全切除的皮肤黑色素瘤患者。2021年SMR会议更新的数据，中位随访61个月，相比伊匹木单抗，PD-1抗体纳武利尤单抗改善了5年RFS（50% vs. 39%，$HR=0.72$，95% CI 0.60~0.86）。纳武利尤单抗组3~4级不良反应发生率只有14.4%，显著低于伊匹木单抗组的45.9%。③KEYNOTE-054研究纳入了已切除的ⅢA~ⅢC期皮肤黑色素瘤患者，中位随访3年时，与安慰剂相比，PD-1抗体帕博利珠单抗改善了RFS（3.5年时，60% vs. 41%，$HR=0.59$，95% CI 0.49~0.70）和无远处转移生存（DMFS，3.5年时，65% vs. 49%，$HR=0.6$，95% CI 0.49~0.73）。④SWOG S1404这项Ⅲ期研究纳入了ⅢA（N_2）、ⅢB、ⅢC和Ⅳ期完成了手术切除的黑色素瘤患者，结果显示与大剂量干扰素或伊匹木单抗相比，帕博利珠单抗辅助治疗能显著改善高危、可切除黑瘤患者的RFS（$HR=0.74$，95% CI 0.57~0.96），但并不能延长OS（$HR=0.84$，95% CI 0.62~1.13）。

（3）靶向治疗：如前所述，BRIM8研究未达到预设终点，不支持维莫非尼单药在ⅢC期$BRAF\ V600$突变患者中辅助治疗，在ⅢA期和ⅢB期患者中推荐级别为Ⅱ级。COMBI-AD评估了达拉非尼+曲美替尼治疗$BRAF\ V600$突变阳性的Ⅲ期黑素瘤术后患者，中位随访5年时，联合治疗相比安慰剂提高了5年RFS（52% vs. 36%；$HR=0.51$，95% CI 0.42~0.61）和5年DMFS（65% vs. 54%；$HR=0.55$，95% CI 0.44~0.70），对3年OS（86% vs. 77%；$HR=0.57$，95% CI 0.42~0.79）也有改善。2022年ASCO会议上更新了按照AJCC第8版分期DMFS的数据，结果显示达拉非尼联合曲美替尼改善ⅢB~ⅢD期黑色素瘤患者的DMFS，且随着分期增加，HR值逐渐增加，提示肿瘤负荷越大，获益越多。因此CSCO指南Ⅰ级推荐对Ⅲ期携带$BRAF\ V600$突变患者进行达拉非尼联合曲美替尼辅助治疗。因缺乏免疫治疗和靶向治疗头对头比较在$BRAF$突变患者辅助治疗的临床研究数据，尚不清楚哪一种辅助治疗方案更优。

3. **Ⅳ期**　上述研究中只有CheckMate 238和SWOG S1404纳入了少量的Ⅳ期患者，基于有限的证据，完整手术切除的Ⅳ期患者可考虑PD-1抗体辅助治疗，尚需更多的临床研究数据支持。

（三）黑色素瘤辅助治疗时长

目前干扰素、靶向治疗及免疫治疗相关的临床研究中，辅助治疗的时长均为1年。回顾性研究发现，免疫辅助治疗中位至首次复发时间为4.6个月，76%在治疗过程中复发；靶向辅助治疗中位至首次复发时间为17.7个月，78%为停药后复发。因此，免疫辅助治疗方案是否需要强化以减少复发？目前免疫联合辅助治疗的临床研究正在进行中。而对于靶向辅助治疗，是否有必要延长治疗时间值得进一步探索。

（四）黑色素瘤是否需要辅助放疗

辅助放疗不能改善黑色素瘤的无复发生存和总生存时间，而且增加皮肤及皮下组织纤维化、水肿、疼痛等毒性反应，仅能提高局部控制率，因此黑色素瘤一般不做辅助放疗。但对于不适合全身辅助治疗的患者可考虑作为备选方案，仅用于提高局部控制率。

（五）肢端黑色素瘤的辅助治疗方案

既往黑色素瘤辅助治疗的临床研究纳入的主要是皮肤型，肢端型和黏膜型纳入少。目前肢端黑色素瘤的辅助治疗方案主要参考皮肤黑色素瘤的辅助治疗方案。

1. **大剂量干扰素**　2011年北京大学肿瘤医院郭军教授团队开展了一项专门针对ⅡB~ⅢC期肢端黑色素瘤辅助治疗的临床研究，将大剂量干扰素随机分成4周组和1年组，4周组使用$15\times10^6\ U/(m^2\cdot d)$，每周5天共4周，1年组在此基础上使用$9\times10^6\ U/(m^2\cdot d)$，每周3次，维持治疗48周。结果提示两组的RFS无统计学差异，亚组分析提示对于ⅢB~ⅢC期及淋巴结转移数目3个以上的肢端黑色素瘤，1年方案更加获益。

2. **靶向治疗**　2021年日本一项真实世界研究提示$BRAF\ V600$突变的东亚人群与高加索人群对双靶治疗获益类似，其中3例接受1年双靶辅助治疗的肢端型黑色素瘤患者1年RFS率为100%。

3. **免疫治疗**　CheckMate238研究的亚组分析显示，肢端型和黏膜型黑色素瘤使用纳武利尤单抗相对伊匹木单抗辅助治疗均无明显RFS获益。2021年中山大学肿瘤防治中心一项回顾性研究纳入了90例行干扰素或PD-1抗体辅助治疗的黑色素瘤患者，其中肢端型36例，结果发现PD-1抗体较大剂量干扰素可显著改善皮肤黑色素瘤的RFS和DMFS，但不能改善肢端黑色素瘤的RFS（$HR=1.204$，95% CI 0.521~2.781）和DMFS（$HR=1.968$，95% CI 0.744~5.209）。这提示肢端黑色素瘤免疫辅助治疗疗效有限，可能与发病机制、基因变异特征及免疫微环境等因素相关，需要联合治疗来激活免疫系统。目前一项对比CTLA抗体联合PD-1抗体、PD-1抗体及大剂量干扰素治疗可完全切除极高危（ⅢB期~Ⅳ期）肢端型黑色素瘤患者的术后辅助随机对照多中心Ⅲ期临床研究正在进行中。

（六）黏膜黑色素瘤的辅助治疗方案

黏膜黑色素瘤因位置隐匿，血管丰富，容易发生复发转移，因此术后辅助治疗非常重要。对于头颈部黏膜黑色素瘤（结膜除外），术后辅助放疗能改善肿瘤的局部控制率，但对总生存时间能否改善尚有争议。在系统治疗方面，北京大学肿瘤医院开展了多项临床研究。一项多中心前瞻性随机对照临床研究纳入了204例黏膜黑色素瘤术后患者，随机分为大剂量干扰素组和化疗组（替莫唑胺+顺铂6个周期），在2018年ASCO会议上公布的研究结果证实了辅助化疗较干扰素可降低复发风险和转移风险，从而确立了化疗在黏膜黑色素瘤辅助治疗中的地位。在2022年ASCO会议上更新了64.8个月的随访数据，结果发现，化疗组较干扰素组改善RFS（15.5个月 vs. 9.9个月，$P=0.001$）和DMFS（19.5个月 vs. 12.7个月，$P=0.027$），OS有获益趋势（38.2个月 vs. 33.5个月，$P=0.270$），且耐受性良好，进一步证实了辅助化疗优于大剂量干扰素。目前化疗也是CSCO指南推荐的标准辅助治疗方案。2021年ASCO报道的一项PD-1抗体对比大剂量干扰素辅助治疗黏膜黑色素瘤的随机Ⅱ期临床研究显示，PD-1抗体和干扰素均能延长黏膜黑色素瘤的RFS（分别为13.6个月和13.9个

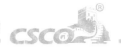

月)和 DMFS(分别为 14.4 个月和 14.6 个月),但无统计学差异。亚组分析显示,对于 PD-L1 阳性(50%)患者,接受特瑞普利单抗治疗的 RFS 和中位 DMFS 分别为 17.3 个月和 17.8 个月,均高于大剂量干扰素(11.1 个月,11.1 个月)。特瑞普利单抗组 3~4 级不良事件发生率和因 TRAE 停药的比例都低于大剂量干扰素组。基于此,目前 CSCO 指南对大剂量干扰素和特瑞普利单抗(针对 PD-L1 阳性患者)在黏膜黑色素瘤辅助治疗中的推荐均为 III 级推荐。在 2022 年 ASCO 会议上报道的一项双免疫(纳武利尤单抗 + 伊匹木单抗)辅助治疗可切除的黏膜黑色素瘤的多中心单臂 II 期研究(SALVO 研究),纳入了 44 例黏膜黑色素瘤,20% 接受了辅助放疗,结果显示中位的 RFS 为 10.3 个月,1 年和 2 年的 RFS 率分别为 50% 和 37%,1 年和 2 年的 OS 率分别为 87% 和 68%。双免治疗在黏膜黑色素瘤中体现了一定的抗肿瘤活性,但从数值上看,RFS 低于我国的化疗组,仍需要进一步进行大样本量的临床研究证实其有效性。总体来看,黏膜黑色素瘤的无复发生存仍然较差,未来需要探索更有效的辅助治疗策略。免疫联合化疗可能是未来发展的方向,一项对比 PD-1 抗体联合替莫唑胺 + 顺铂与替莫唑胺 + 顺铂辅助治疗黏膜黑色素瘤的随机对照研究正在进行中。

二、黑色素瘤新辅助治疗

黑色素瘤新辅助治疗目前仍处于探索研究阶段,新辅助治疗是为了使诊断时不可切除或潜在可切除的 III、IV 期患者变为可切除、更彻底的切除,同时消除隐匿性的转移灶。新辅助治疗后的病理缓解率有助于指导术后辅助治疗方案的选择,部分达病理完全缓解(pCR)的患者甚至可以免除辅助治疗,治疗前后的生物标本及对比有助于探索治疗后缓解和耐药的机制。

(一)皮肤黑色素瘤新辅助治疗策略的探索

1. **双免新辅助治疗** 对于皮肤黑色素瘤的新辅助治疗,目前研究数据最多的是双免疫治疗,代表性研究包括 OpACIN、OpACIN-neo 和 PRADO 研究。OpACIN 研究纳入了 AJCC 第 7 版 IIIB~ IIIC 期淋巴结宏转移的黑色素瘤患者,随机分成了辅助治疗组(4 周期)和三明治组(新辅助 2 周期 - 手术 - 辅助 2 周期)。新辅助和辅助治疗方案均为双免疫治疗方案纳武利尤单抗 1mg/kg 和伊匹木单抗 3mg/kg(每 3 周 1 次)。两组各入组 10 例,病理缓解率高达 78%,但伴随而来的是高毒性,两组总体的 3~4 级毒性反应高达 90%,辅助治疗组仅 4 例完成全部周期,而新辅助治疗组接受辅助治疗的仅 2 例。基于此,该研究团队在后续对剂量和疗程进行了改良,设计了 OpACIN-neo 研究,入组标准一致,随机分为三组,A 组为纳武利尤单抗 1mg/kg(每 3 周 1 次)和伊匹木单抗 3mg/kg(每 3 周 1 次),2 周期;B 组为改良的纳武利尤单抗 3mg/kg(每 3 周 1 次)和伊匹木单抗 1mg/kg(每 3 周 1 次),2 周期;C 组为伊匹木单抗 3mg/kg(每 3 周 1 次),2 周期,序贯纳武利尤单抗 3mg/kg(每 3 周 1 次)2 周期,随后进行手术,术后未设置辅助治疗。结果显示,改良后的 B 组,病理缓解率与 A 组类似(77% vs. 80%),但治疗相关的 3~4 级毒性反应减少(20% vs. 40%)。另外,该研究在新辅助治疗前,通过超声引导穿刺

用磁珠标记了患者的一枚转移淋巴结,淋巴结清扫术后,分别评估这枚标记淋巴结及整个淋巴结区域的肿瘤残留情况。结果显示,标记淋巴结中肿瘤缓解的情况和整体淋巴结的缓解情况一致。这提示如果标记淋巴结达到 pCR 或者接近 pCR(残留面积 <10%),则患者或许不需要再进行淋巴结清扫手术,有助于减少手术并发症,提高生活质量。2022 年 ASCO 会议对上述两项研究的生存数据进行了更新,OpACIN 研究中位随访 68.6 个月,中位 RFS 和 OS 均未达到。新辅助治疗组 5 年 RFS 为 70%,5 年 OS 为 90%,仅有 1 位(1/7)病理缓解的患者出现复发。OpACIN-neo 中位随访 46.8 个月,中位 RFS 和 OS 也未达到,总体人群 3 年 RFS 率和 3 年 OS 率分别为 82% 和 92%,三种治疗方案 RFS 和 OS 获益率无显著差异。病理缓解组 3 年 RFS 和 OS 显著优于无病理缓解组:病理缓解组中 2 例复发,1 例死亡(3/64,4.7%),无病理缓解组中 14 例(14/21,66.7%)出现了复发。病理缓解和未缓解的患者 3 年 RFS 率分别为 95% 和 37%($P<0.001$),3 年 OS 率分别为 98% 和 71%($P<0.001$)。

PRADO 研究是 OpACIN-neo 研究的扩展队列,旨在确认纳武利尤单抗 3mg/kg(每 3 周 1 次)和伊匹木单抗 1mg/kg 新辅助治疗的病理缓解率和安全性。所有患者在治疗前通过超声标记一枚转移的淋巴结。患者接受 2 周期纳武利尤单抗 3mg/kg(每 3 周 1 次)和伊匹木单抗 1mg/kg(每 3 周 1 次,共 6 周)后,对标记的淋巴结进行切除活检。根据标记淋巴结肿瘤残留的比例评价新辅助治疗后的病理缓解率:pCR 定义为肿瘤完全缓解,near-pCR 定义为肿瘤残留 ≤10%,pPR 定义为肿瘤残留 >10% 且 ≤50%,pNR 定义为肿瘤残留 >50%。达到 pCR 和 near-pCR 的患者,不再接受根治性淋巴结清扫(TLND)和后续的辅助治疗,每 12 周进行 CT 和超声随访;pPR 的患者在接受 TLND 后,也不再接受辅助治疗,每 12 周进行 CT 随访;pNR 的患者在接受 TLND 后,需要继续接受纳武利尤单抗或达拉非尼联合曲美替尼的辅助治疗,必要时联合局部放疗,每 12 周进行 CT 随访。该研究一共纳入了 99 例患者,58% 的患者仅 1 枚淋巴结转移,51% 存在 *BRAF* 突变。在新辅助治疗阶段,6 例(6%)患者出现远处转移。一共 92 例患者接受了标记淋巴结切除活检,病理缓解率高达 72%,其中 49% 的患者达到了 pCR,12%near-pCR,11%pRR 和 21%pNR。总体免疫治疗相关的 3~4 级不良反应为 30%。仅接受淋巴结切除活检的患者较接受 TLND 的患者,手术相关的并发症显著降低。2022 年 ASCO 会议上更新的生存数据显示,2 年的 RFS 率和 DMFS 率分别为 85% 和 89%。获得主要病理缓解(pCR+near-pCR)患者 2 年的 PFS 率和 DMFS 率为 93% 和 98%,说明对于这部分患者,新辅助治疗后或许可以免去 TLND。而对于仅获得 pPR 的患者,2 年的 RFS 率和 DMFS 率均为 64%,对比 OpACIN-neo 研究 pPR 患者 2 年 100% 的 RFS 率,提示 pPR 患者可从辅助治疗中获益。对于 pNR 的患者,2 年 RFS 率和 OS 率分别为 71% 和 76%,优于 OpACIN-neo 的数据(2 年 RFS 率 36%),且优于 pPR 的患者,说明,若新辅助治疗疗效欠佳,术后个体化调整辅助治疗策略,也许能够改善病理未缓解患者的预后。另外,对参与 OpACIN-neo B 组或 PRADO 研究患者的活检标本进行 RNA 表达分析发现,IFN-γ 评分高的患者更可能对纳武利

尤单抗联合伊匹木单抗新辅助治疗有反应，无事件生存率更好。目前在 PRADO 的基础上开展的新辅助研究 NADINA，增加了一个 TLND+ 辅助治疗队列，目的是进一步探索新辅助治疗 - 手术 ± 辅助治疗模式是否优于手术 + 辅助治疗。

新的双免组合纳武利尤单抗联合抗 LAG3 抗体 relatlimab 新辅助和辅助治疗可切除Ⅲ期或寡转移性黑色素瘤患者，在 2021 年 ASCO 会议上报道病理完全缓解率可达 59%，主要病理缓解（MPR）率达 66%，1 年无复发生存率达 93%。与非 MPR 相比，MPR 患者可以显著提高 RFS，且安全性良好（新辅助治疗期间无治疗相关的 3~4 级 AE，辅助治疗期间 3~4 级 AE 发生率为 26%），毒性反应较伊匹木单抗联合纳武利尤单抗更低，值得进一步探索。

2. 双靶新辅助治疗 REDUCTOR 研究发现新辅助治疗达拉非尼 + 曲美替尼可使 81% 不可切除晚期黑色素瘤患者转为 R0 根治性切除。COMBI-neo 研究纳入了Ⅲ B/C 期或寡转移的Ⅳ期 *BRAF V600E/K* 突变型黑色素瘤患者，随机接受 8 周达拉非尼联合曲美替尼新辅助治疗加 44 周辅助治疗，或者手术后接受 SOC 辅助治疗方案（IFNα-2b、PEG-IFN、高剂量 ipilimumab、生物化学治疗或仅观察）。实验组无事件生存明显优于 SOC（*HR*=0.016；*P* < 0.000 1），且能获得较高的临床和病理学缓解率（分别为 85% 和 75%），pCR 率为 58%。NeoCombi 研究是一项单臂Ⅱ期研究，纳入了 35 例Ⅲ期淋巴结宏转移的患者，术前行 12 周达拉非尼 + 曲美替尼双靶治疗，术后继续原方案辅助治疗直至 1 年。术后病理缓解情况为 49%（17 例）CR、1 例 near-pCR、6 例 pPR 和 11 例 pNR。2022 年 ASCO 会议上更新了中位随访 60 个月的数据，结果显示 5 年 RFS、DMFS 和 OS 率分别为 40%、57% 和 80%。其中达到 pCR 的人群 5 年 RFS、DMFS 和 OS 均优于 non-pCR 的患者，但未达到显著差异。

3. 靶免联合 NeoTrio 是一项针对 *BRAF* 突变Ⅲ期黑色素瘤新辅助治疗的随机对照Ⅱ期临床研究，随机分组成三个队列，新辅助帕博利珠单抗单药组、达拉非尼 + 曲美替尼 1 周序贯帕博利珠单抗治疗组以及同时达拉非尼 + 曲美替尼 + 帕博利珠单抗治疗组。患者在新辅助治疗 6 周后接受 TLND，术后均接受帕博利珠单抗治疗 11 周期，pNR 的患者可替换为达拉非尼 + 曲美替尼辅助治疗。研究的主要终点是病理缓解率。结果显示，帕博利珠单抗单药组、序贯治疗组和联合治疗组的病理缓解率分别为 55%、50% 和 80%，pCR 率分别为 30%、15% 和 50%。这提示短程 BRAF+MEK 抑制剂诱导的 T 细胞不能增强 PD-1 抗体的反应。三组在 EFS、RFS 和 OS 上目前都无显著差异。在三个队列中，达到 MPR（pCR+near-pCR）的患者都显示了较高的无复发生存率。

4. **特殊病理亚型 PD-1 抗体新辅助** 促纤维增生性黑色素瘤（DM）是黑色素瘤中的罕见亚型，目前治疗方案主要为手术切除加或不加放疗，因其深部浸润和嗜神经侵袭特征，常常导致手术难以达到切缘干净，往往需要多次手术或较大

范围的手术，常造成临床可见的缺损。既往回顾性研究提示 DM 对 PD-1 抗体反应率高。2022 年 ASCO 会议上报道的 SWOG 1512 研究纳入了 29 例 DM 患者，在术前接受 3 个周期帕博利珠单抗新辅助治疗，结果显示第 9 周观察到的临床缓解率为 46%，病理学完全缓解率高达 55%，中位 OS 尚未达到。这提示免疫治疗在将来或许可以应用于潜在可切除 DM 的新辅助治疗。

（二）肢端黑色素瘤新辅助治疗的探索

北京大学肿瘤医院郭军教授团队于 2021 年 ASCO 会议公布了一项特瑞普利单抗联合 OrienX010 新辅助治疗肢端黑色素瘤Ⅰb 期研究的结果。该研究纳入了可完全切除的Ⅲ期及Ⅳ期（M_{1a}）肢端型黑色素瘤患者，分为新辅助治疗、手术治疗和辅助治疗三个阶段。新辅助治疗期间给予瘤内注射 OrienX010（最大注射体积 $8×10^8$pfu）联合特瑞普利单抗 3mg/kg（每 2 周 1 次，共 6 次），然后手术，术后继续特瑞普利单抗 3mg/kg（每 3 周 1 次）治疗总时间 1 年。特瑞普利联合溶瘤病毒新辅助治疗病理缓解率达 81%，其中 pCR 14%，pPR 67%。无复发生存正在评估中。大多数 AE 为 1~2 级（86.7%），3 级或以上 AE 发生率为 10%。这种新辅助治疗模式具有良好的耐受性和较高的病理缓解率，值得在肢端黑色素瘤中进一步探索。

（三）黏膜黑色素瘤新辅助治疗的探索

2021 年 ASCO 会议首次公布了黏膜黑色素瘤在新辅助治疗领域的一项研究进展。这项Ⅱ期临床研究探索了特瑞普利单抗联合阿昔替尼用于黏膜黑色素瘤新辅助治疗的疗效和安全性。该研究纳入了经组织学证实可切除（局限性或区域性淋巴结转移）的黏膜黑色素瘤患者，使用特瑞普利单抗 3mg/kg（每 2 周 1 次）联合阿昔替尼 5mg（每日 2 次）治疗 8 周，接受手术，术后继续特瑞普利单抗 3mg/kg（每 2 周 1 次）治疗共 1 年，研究主要终点为病理缓解率（pCR+pPR，pCR 定义为手术组织中没有残留存活肿瘤组织）。截至 2021 年 3 月，病理缓解率达到了 30%（6/20），其中 3 例 pCR，3 例 pPR，接受手术的患者 mRFS 达到了 55.7 周。在新辅助治疗组中，3~4 级不良反应率为 28.6%，总体耐受性较好。新辅助治疗后，肿瘤组织浸润的淋巴细胞 TILS（CD3$^+$T 细胞和 CD8$^+$T 细胞）较基线显著增加，病理缓解组的 TILS（CD3$^+$T 细胞、CD8$^+$T 细胞）数量均显著大于病理无缓解组。该研究提示，特瑞普利单抗联合阿昔替尼对于黏膜黑色素瘤有较好的病理缓解率，支持进一步开展随机对照研究。

总体而言，黑色素瘤新辅助治疗的药物组合方案、治疗时间、手术模式以及术后的用药策略都还在不断探索中，需要更严谨的临床研究和更多的研究数据提供更高级别的循证医学证据。目前国内外指南尚未推荐任何黑色素瘤新辅助治疗方案。NCCN 指南推荐在淋巴结转移临界可切除或淋巴结切除术后高复发风险患者中进行新辅助治疗的临床试验。

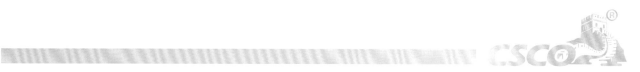

黏膜黑色素瘤的诊治进展

北京大学肿瘤医院

连斌

黏膜黑色素瘤(mucosal melanoma,MuM)是一种独特的黑色素瘤亚型,起源于体腔和腔道黏膜中的黑色素细胞,包括但不限于呼吸道、胃肠道和泌尿生殖道。MuM 在临床诊疗和分子水平上都不同于皮肤型。与主要由紫外线照射诱发的皮肤黑色素瘤不同,其与 MuM 起始和进化轨迹的相关性尚无明确定义。与皮肤型相比,MuM 表现出明显的临床特征,包括发病较晚,原发部位更隐匿,因此在最初诊断时处于较晚阶段,且术后复发率更高。MuM 的特点是其侵袭性行为和预后不良。即使在早期通过完全手术切除,复发率也高达 50%~90%。在靶向和免疫疗法时代之前,不同原发肿瘤部位的 MuM 的 5 年生存率仅为 25%,而皮肤型的 5 年生存率为 54%~80%。MuM 的这种生存劣势在免疫治疗时代依然存在;在单独使用抗 PD-1 或联合 ipilimumab 治疗的 MuM 患者中,3 年总生存率约为 32%,而皮肤型患者为 47%。

近两年来,黏膜黑色素瘤的诊治进展主要包括以下几个方面。

一、黏膜黑色素瘤国际分期新标准的建立

国际上皮肤黑色素瘤已经建立了规范的 AJCC 分期系统,但大多数用于皮肤黑色素瘤分期的预后指标,如原发肿瘤厚度和溃疡,或使用前哨淋巴结活检进行分期,均尚未显示适用于黏膜黑色素瘤。因此,提出、建立和验证适用于不同原发部位黏膜黑色素瘤的标准化分期系统的临床需求迫在眉睫。2022 年 4 月北京大学肿瘤医院郭军教授团队基于中国研究在 *Annals of Surgical Oncology* 率先提出黏膜黑色素瘤国际分期新标准。

基于前期发表于 *Annals of Oncology*、*Annals of Surgical Oncology* 的两篇文章证实不同部位来源的黏膜黑色素瘤具有类似的生物学行为、自然病程、转移模式研究结果,这项研究共纳入全国 4 个中心(北京大学肿瘤医院、中山大学肿瘤防治中心、吉林大学白求恩第一医院、云南省肿瘤医院)的 1 814 例黏膜黑色素瘤患者,这也是迄今为止报道的世界上黏膜黑色素瘤最大研究队列,经过多因素分析,发现对于黏膜黑色素瘤,原发肿瘤厚度和溃疡不是独立预后因素,提出肿瘤浸润深度(T_1,肿瘤侵犯黏膜或黏膜下层;T_2,肿瘤侵犯肌层;T_3,

肿瘤侵犯外膜;T_4,肿瘤侵犯邻近结构)为早中期黏膜黑色素瘤的分层预后因素。Ⅲ期黏膜黑色素瘤按区域淋巴结转移个数分为:ⅢA 期,1 个淋巴结转移(N_1);ⅢB 期,≥2 个淋巴结转移(N_2)。基于此,提出黏膜黑色素瘤分期国际新标准,Ⅰ 期:$T_1N_0M_0$;Ⅱ 期:$T_{2-4}N_0M_0$;ⅢA 期:$T_{1-4}N_1M_0$;ⅢB 期:$T_{1-4}N_2M_0$;Ⅳ期:任何 T 任何 NM_1。该分期系统为全球首个针对不同原发部位黏膜黑色素瘤的分期系统,未来将有助于规范化黏膜黑色素瘤分期,为临床诊治和转化研究提供基础。

二、围手术期治疗进展

1. 新辅助治疗 2021 年 ASCO 大会上郭军教授团队汇报了特瑞普利单抗联合阿昔替尼作为新辅助治疗用于可切除黏膜黑色素瘤的 Ⅱ 期临床研究,这也是黏膜黑色素瘤术前新辅助治疗研究的首次报道。研究共入组了 21 例可手术切除的 Ⅱ 期和部分 Ⅲ 期黏膜黑色素瘤患者,其中 13 例接受了手术治疗,总体病理缓解率达 30%,达到病理缓解的患者目前均获得了较好疗效,维持无复发生存状态。对组织样本进行治疗前 / 后的统计分析发现,经特瑞普利单抗联合阿昔替尼新辅助治疗后,大多数患者的 $CD3^+$、$CD8^+$ 淋巴细胞数量较基线水平均明显增加。达病理缓解(pCR/pPR)的患者中,$CD3^+$、$CD8^+$ T 淋巴细胞治疗前后均显著增加。另外,在治疗后的病理标本中发现了大量浆细胞、组织细胞和色素伴透明纤维化,这些都是以往国外研究报道中具有长期生存获益的病理指标。总的来说,研究结果显示黏膜黑色素瘤患者可能从特瑞普利单抗联合阿昔替尼新辅助治疗当中获得一定程度的病理缓解,并可能转化为生存优势,该研究对黏膜黑色素瘤治疗模式的下一步探索具有重要开拓性意义。

2. 辅助治疗

(1)辅助 PD-1 单抗:大剂量 IFN-α2b 是 PD-1 单抗之前皮肤黑色素瘤行之有效的术后辅助治疗方案,近年来 PD-1 单抗已成为皮肤黑色素瘤术后辅助治疗新选择,但目前这两种术后辅助治疗方案在黏膜黑色素瘤中均缺乏疗效和安全性数据。基于此研究背景和既往研究结果,郭军教授团队在 2021 年 ASCO 大会上报道了一项评估 PD-1 单抗和大剂量干扰素术后辅助治疗的国内多中心 Ⅱ 期随机对照研究,可手术切除

的黏膜黑色素瘤患者随机分成两组，一组接受特瑞普利单抗术后辅助治疗 1 年，一组接受标准大剂量 IFN-α2b 治疗。既往黏膜黑色素瘤单纯手术其术后中位无复发生存期（RFS）仅为 5.3 个月，本研究中特瑞普利单抗组和大剂量 IFN-α2b 组的中位 RFS 分别为 13.6 个月和 13.9 个月。尽管两组的中位 RFS 无显著差异，但均较既往历史数据显著延长。此外，研究结果显示，PD-L1 阳性表达的黏膜黑色素瘤患者使用特瑞普利单抗术后辅助治疗中位 RFS 超过 17 个月，而干扰素组的中位 RFS 仅为 11 个月左右，提示 PD-L1 阳性患者可能从 PD-1 单抗的辅助治疗中获益更大。从两组的安全性数据来看，特瑞普利单抗组不良反应的发生率，尤其是 3~4 级毒性的发生率，显著低于大剂量 IFN-α2b 组。

总体来看，特瑞普利单抗和大剂量 IFN-α2b 均为可行的黏膜黑色素瘤术后辅助治疗策略，且特瑞普利单抗可能在 PD-L1 阳性表达的患者中生存改善更明显，总体耐受性更好。特瑞普利单抗未来可成为黏膜黑色素瘤患者术后辅助治疗的药物选择之一。

（2）辅助化疗：黏膜黑色素瘤全球首个前瞻性辅助治疗研究由北京大学肿瘤医院郭军教授团队 2012 年发布（2012 ASCO Annual Meeting Oral Presentation；*Clinical Cancer Research*，2013）。该研究前瞻性随机对照比较了黏膜黑色素瘤术后接受观察、大剂量干扰素治疗、替莫唑胺 + 顺铂化疗的辅助治疗方案，研究初步提示替莫唑胺 + 顺铂化疗组延长了无复发生存时间，为黏膜黑色素瘤辅助治疗提供了新的方向。

基于之前 II 期研究结果，开展了国内多中心、前瞻性、随机对照 III 期研究。研究初步结果继 2018 年 ASCO 大会壁报展示后，长期随访数据更新再次于 2022 年 ASCO 大会壁报展示。研究自 2014 年 2 月至 2016 年 6 月共入组 204 例黏膜黑色素瘤术后无远处转移患者，按 1∶1 随机至大剂量干扰素组［IFN-α2b，静脉注射 15×10⁹U/（m²·d），第 1~5 天 / 周，持续 4 周，然后皮下注射 9×10⁹U/d，每周 3 次，持续 48 周］和辅助化疗组［口服替莫唑胺 200mg/（m²·d），第 1~5 天；顺铂静脉滴注 25mg/（m²·d），第 1~3 天，每 21 天重复，持续 6 个周期］。首要研究终点为无复发生存（RFS），次要研究终点为无远处转移生存（DMFS）、总生存时间（OS）和安全性。

204 例患者随机接受治疗（化疗组：*n*=103，HDI 组：*n*=101）。两组之间的基线特征基本平衡。化疗组和 HDI 组头颈部、胃肠道和妇科生殖道等原发部位占比分别为 38.8% 和 49.5%、35.9% 和 22.8%、25.2% 和 27.7%。化疗组和 HDI 组 I/II、III 期分别为 68.9% 和 73.3%、31.1% 和 26.7%。化疗组和 HDI 组 c-*KIT*、*BRAF*、*NRAS* 突变率分别为 7.0% 和 8.2%、5.0% 和 8.2%、13.4% 和 15.8%。中位随访时间 64.8 个月。在 ITT 人群中，接受化疗的患者与 HDI 相比具有更高的中位 RFS（15.5 个月 vs. 9.9 个月；*HR*=0.622；95% *CI* 0.463~0.836；*P*=0.001）、DMFS（19.5 个月 vs. 12.7 个月；*HR*=0.705；95% *CI* 0.518~0.959；*P*=0.025）和 OS（38.2 个月 vs. 33.5 个月；*HR*=0.832；95% *CI* 0.598~1.155；*P*=0.270）。亚组分析显示，在多个亚组中，化疗与 HDI 相比，RFS、DMFS 和 OS 持续改善。两组的毒性一般为轻度至中度。最常见的不良事件是疲劳、厌食、恶心 / 呕吐、白细胞减少、中性粒细胞减少、肝毒性、发热和贫血，化疗组 23 例（22.3%）和 HDI 组 57 例（56.4%）出现 3 级或 4 级不良事件。

本研究结果进一步证实了对于黏膜黑色素瘤术后无远处转移患者，相比大剂量干扰素（皮肤黑色素瘤的标准辅助方案），辅助化疗（替莫唑胺 + 顺铂）可显著降低复发转移风险，为未来黏膜黑色素瘤辅助治疗模式的确立再次奠定了坚实的基础。

三、晚期治疗进展

2021 年 ASCO 会议中，特瑞普利单抗治疗晚期黑色素瘤患者的 4 年生存随访结果得到更新，这是国内第一项获得黑色素瘤长期生存随访数据的研究，结果发现，黏膜型黑色素瘤患者使用 PD-1 单抗单药治疗后其生存改善低于皮肤型和原发部位不明型，所以针对黏膜型患者，可在特瑞普利单抗单药治疗基础上进一步开展新的联合治疗策略来提高临床疗效和延长生存期，这也是后续陆续开展特瑞普利单抗联合治疗黏膜 / 肢端黑色素瘤研究设计的原因。相关研究已经取得了一些突破和进展，为晚期黏膜治疗提供新方案。

1. **PD-1 单抗联合阿昔替尼**　以往 PD-1 单抗联合阿昔替尼 Ib 期单臂临床研究在晚期黏膜黑色素瘤中展示了卓越的疗效，已被写入 CSCO 指南，2022 年 ASCO 大会上，郭军教授团队报道了正在进行中的 II 期 PD-1 联合阿昔替尼对照单药（单药组分别为特瑞普利单抗，阿昔替尼）的三臂随机对照研究，根据 PD-L1 表达情况分层，按照 1∶1∶1 随机分入联合组 T+A（特瑞普利单抗 240mg，每 3 周 1 次给药 + 阿昔替尼 5mg，每日 2 次给药），T 组（特瑞普利单抗组 240mg，每 3 周 1 次给药）或 A 组（阿昔替尼单药组 5mg，每日 2 次给药），且疾病进展后符合标准的 T 组或 A 组受试者可以交叉至 T+A 组继续治疗。中期结果显示中位随访 6.6 个月后，T+A 组患者与 T 或 A 单药组相比，ORR 更高［35.3%（含交叉患者时为 29.7%）vs. 17.6% vs. 8.3%］，mPFS 更长（5.83 个月 vs. 2.80 个月 vs. 1.40 个月），DOR 率也明显提高［82.4%（包括交叉患者时为 70.3%）vs. 52.9% vs. 58.3%］，中位 OS 尚未达到。治疗总体耐受良好。该研究初步表明了与单独使用特瑞普利单抗或阿昔替尼相比，特瑞普利单抗联合阿昔替尼在晚期黏膜黑色素瘤中显示出较好的抗肿瘤反应。

2. **PD-L1 单抗联合贝伐珠单抗**　2021 年 ASCO 大会上，郭军教授团队以口头报告形式汇报了一项 PD-L1 单抗联合贝伐珠单抗治疗晚期黏膜型黑色素瘤的 II 期研究，入组患者接受阿替利珠单抗 1 200mg（每 3 周 1 次）和贝伐珠单抗 7.5mg/kg（每 3 周 1 次），结果初步显示了较好的疗效和安全性。2022 年 ASCO 大会上更新报道了这项多中心的 II 期临床试验的结果，中位随访 13.4 个月后，在 I 期分析数据集中（*n*=22），ORR 为 40.9%（1 例 CR 和 8 例 PR）；FAS 人群的 ORR 为 45.0%（1 例 CR，17 例 PR），DCR 为 65.0%，mPFS 为 8.2 个月，中位 OS 未达到，中位 DOR 为 12.5 个月。PD-L1 单抗阿替利珠单抗联合抗血管生成药物贝伐珠单抗的"T+A"模式已经在肝癌领域有了比较充分的循证医学证据。国内外批准治疗黑色素瘤的免疫治疗药物单药中尚无 PD-L1 单抗。前期研究显示阿替利珠单抗单药对黑色素瘤的有效率约 20%，阿替利珠单抗联合贝伐珠单抗有效率可提高至 45%，说明免

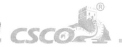

疫联合抗血管药物在黏膜黑色素瘤中协同起效,这样的联合方案有望能为晚期黏膜黑色素瘤患者提供新的治疗选择。

3. PD-1 单抗联合阿帕替尼　PD-1 单抗联合小分子 VEGF TKI 药物阿帕替尼在黏膜黑色素瘤中的应用也取得了一定成效。2022 年 ASCO 大会南京大学医学院附属鼓楼医院邹征云教授团队公布了一项卡瑞利珠单抗联合阿帕替尼在晚期黏膜黑色素瘤的单臂前瞻性研究,入组患者每 2 周接受 1 次卡瑞利珠单抗(200mg)静脉注射和阿帕替尼(500mg,每日 1 次)口服治疗,结果显示中位随访时间 8.1 个月,ORR 为 42.9%,DCR 为 81.0%,mPFS 为 7.2 个月。19 例一线治疗患者的 mPFS 为 7.7 个月,11 例既往未接受化疗患者的 mPFS 为 9.8 个月。多因素分析显示 Vβ12-5Jβ1-1 是预后的独立影响因素。

PD-1/PD-L1 单抗联合抗血管生成治疗的疗效和安全性值得进一步探索和临床应用。不论是 PD-1 单抗还是 PD-L1 单抗,联合抑制 VEGF 的小分子 TKI 类药物或者大分子单抗类药物,均呈现出显著的疗效提高和生存改善,研究可重复性强,提示免疫联合抗血管治疗的策略在黏膜黑色素瘤中是行之有效并切实可行的;抗血管生成与免疫协同的机制当然还有待进一步探索。

4. 黏膜黑色素瘤肝转移治疗方案新进展　黏膜黑色素瘤常发生肝转移,且黑色素瘤一旦发生肝转移,患者中位生存时间为 6~8 个月,预后较差。黑色素瘤肝转移目前无标准治疗方案,单纯免疫治疗有效率低,全身治疗难以实现局部控制,因此黑色素瘤肝转移一直是黑色素瘤研究的难点,也是不得不寻求突破的痛点。

2021 年 ASCO 大会上,郭军教授团队报道了一项特瑞普利单抗联合溶瘤病毒治疗黑色素瘤肝转移的临床研究,研究中绝大部分患者为黏膜型,患者接受特瑞普利单抗静脉注射,每 2 周 1 次,同时联合溶瘤病毒肝瘤体内注射,每 2 周 1 次,40% 的注射病灶肿瘤明显退缩,肝内非注射病灶的 ORR 也可达 28%,全身存在远处转移的病灶 ORR 达 23%。特瑞普利单抗联合溶瘤病毒非常好地控制了肝内和肝外病灶。也希望黑色素瘤肝转移的患者通过以 PD-1 单抗为基础的联合方案获得更长的生存期。在 2022 年 ASCO 大会上进行了生存数据更新:中位 PFS 为 3.4 个月,中位 OS 为 21.5 个月。ORR 为 15%(3/20),DCR 为 50%(10/20);注射病灶有效率为 35%(7/20),非注射病灶有效率为 27.8%(5/18),肝外转移有效率为 26.7%(4/15)。具有显著 TIL 浸润的患者(7/15)的中位 PFS 为 9.2 个月,而没有显著 TIL 浸润为 4.1 个月。21.7%(2 例 PR 和 3 例 SD)患者活检中无黑色素瘤细胞残留,中位 PFS 为 13.8 个月,远长于其他患者的 5.6 个月。无黑色素瘤细胞患者的中位 OS 为 19.7 个月。研究提示特瑞普利单抗静脉给药联合肝内 OrienX010 瘤内注射治疗在黑色素瘤肝转移的患者中显示出显著的 PFS 和 OS 延长。

值得关注的是,(黏膜黑色素瘤为主)PD-1 单抗联合溶瘤病毒肝瘤内注射研究中,即使近 70% 患者伴肝外转移,中位肝转移数目达 7 个的情况下,客观有效率仍达到 15%,虽然稍低,但获益患者可长期维持疗效以至于带来远高于常规治疗的 21.5 个月的总体中位 OS。从安全性看,溶瘤病毒肝瘤内注射几乎无严重不良反应,在安全性上要明显优于马法兰肝灌注研究。

因此中国人群高发的黏膜型黑色素瘤肝转移患者,溶瘤病毒肝瘤内注射安全有效,未来需要更关注于获益人群的筛选以进一步提高有效率,另外,更有效的联合方案仍值得探索。

结语:MuM 是一种恶性程度高的黑色素瘤亚型。MuM 对免疫治疗单药相对不敏感,基于 PD-1 的联合治疗更有可能获益。最有希望的候选药物之一是抗血管生成药物,其早期临床试验在晚期治疗中显示出令人鼓舞的结果。中国黑色素瘤多为肢端型、黏膜型等欧美少见亚型,这需要结合我国国情,开展更多的创新性研究,对改善黏膜黑色素瘤患者的生存做出一份贡献。

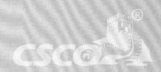

神经内分泌肿瘤

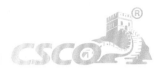

肺外神经内分泌癌的分子特征
及精准治疗的探索

¹ 中国人民解放军总医院第五医学中心　² 北京协和医院

贾茹¹　白春梅²

肺外低分化神经内分泌癌（neuroendocrine carcinoma，NEC）中约37%来源于胃肠胰，约28%为原发不明，此外还有些少见的原发部位，如前列腺、膀胱、宫颈和头颈等。肺外NEC的恶性程度高，术后转移率较高，晚期患者的中位生存时间不到1年。而由于其发病率较低，很难开展大规模的临床研究，这使得晚期NEC的化疗在过去30年间没有太大的改变，辅助和解救治疗方案均借鉴小细胞肺癌（small cell lung cancer，SCLC），一线为含铂方案的化疗，而其中有1/3的患者会直接出现疾病进展，对于二线治疗方案目前也尚未达成共识。

肺外NEC与SCLC从发病机制、生物学行为等都均有一定差异。近年来通过对NEC的基因组学测定，从分子层面发现，几乎所有的NEC均可分为两类：一类是不同原发灶的相同表型（同时具有TP53和RB1的缺失），此类可以称之为SCLC样；另一类是相同原发灶的非神经内分泌（neuroendocrine，NE）表型，此类可以称之为非NE样。那么这就提出了一个问题，在治疗上应当按照SCLC来治疗，还是原发部位的相应肿瘤呢？同时应当铭记NEC的另一大特点：异质性。这种异质性贯穿在NEC的整个生物学行为，具体表现为：可以发生在身体的各个部位、存在NEC和其他病理类型肿瘤的混合、Ki-67从20%~100%范围较广等。所以NEC是一类需要精准治疗的小众肿瘤。

NEC包含小细胞、大细胞及混合型（mixed-neuroendocrine neoplasm，MiNEN），通常表现为核分裂象>20个/10HPF以及Ki-67指数>20%。46.6%的高级别神经内分泌肿瘤（neuroendocrine neoplasm，NEN，包含NET G_3和NEC）可以通过二代测序检测到基因突变，Ki-67 $\geq$ 55%的NEC比例最高（76.7%），其次是Ki-67<55%的NEC（55.6%）和NET G_3（20.0%）。

一、SCLC样NEC的基因特征

（一）RB1和P53变异

RB1和P53异常最常见于SCLC（在大样本外科标本数据中同时出现的频率约为98%），并且在肺大细胞NEC中很常见（TP53：92%，RB1：42%），在肺外NEC中只有小样本的

报道，但是突变以及双突变频率远低于SCLC。在分化良好的神经内分泌肿瘤中这两个基因异常非常少见，所以可用于二者的鉴别诊断。胃肠胰NEC中TP53突变占57%~64%，结直肠NEC中占50%~84%。但是，除了膀胱和前列腺NEC外，RB1变异的频率在肺外NEC中并不高：一项纳入152例NEC的研究发现，RB1的突变频率仅为14%，但是有一部分患者存在RB1基因座拷贝数缺失，因此整体RB1变异的比例为34%。其中，原发于胰腺和左半结肠的RB1变异的比例最高，分别为62%和56%，而右半结肠RB1变异比例较低。最近在胃肠胰NEC中的两项全外显子组/基因组测序研究显示，可能还存在一些其他原因导致基因型/表型的不一致性。例如在TP53和/或RB1野生型的肺外NEC中，TP53和RB1信号传导可以被其基因组位点以外的变异所抑制，例如MDM2（TP53抑制物）的扩增，TP73突变（TP53旁系同源物），CDKN2A缺失或表观沉默（编码RB1信号效应子p16）和CCNE1扩增（RB1拮抗剂）。另外TP53和/或RB1蛋白功能可以被病毒致癌蛋白抵消，例如在梅克尔细胞癌中最常见的病因是多瘤病毒感染但没有TP53/RB1缺失。而在宫颈（42.5%~92.2%）和结直肠（28.0%）NEC中人乳头瘤病毒是一高危因素，可能与RB1蛋白相互抑制发挥致病作用。而临床中通常应用RB1蛋白表达缺失的免疫组化来评估RB1基因的情况，但是有研究表明其他分子事件（如甲基化沉默等）同样会影响RB1的表达。

TP53和/或RB1功能缺陷的癌细胞细胞周期停滞并启动DNA损伤修复（DNA damage repair，DDR）的能力降低，这使得这些细胞严重依赖其他细胞周期检查点[例如周期蛋白依赖性激酶（cyclindependent kinase，CDK）、WEE1、Aurora激酶（AURK）]和DDR通路（例如CHK1、PARP），尤其是在放疗或者接受铂类化疗这种DNA损伤治疗的背景下。DDR基因的体细胞突变由于选择基因的数量和比例不同，文献报道差别较大（2.5%~70.6%）。DDR基因胚系突变的发生率在SCLC和肺外NEC患者中约为29%和20%。

（二）MYC

肺外NEC会发生MYC家族成员（MYC、MYCL、MYCN）的异常激活。在胃肠胰NEC中，51%的病例会发生MYC扩增，而MYCN或MYCL扩增则较少见（8.3%和4.3%）。在宫

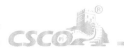

颈 NEC 中,三个 MYC 家族成员中的任何一个扩增发生率为 12.9%~18.4%。在前列腺 NEC 中,MYCN 扩增或过表达非常普遍(MYCN 扩增;40.5%~52.0%),而 MYC 扩增则不太常见(8.3%)。多项证据表明 MYCN 上调是前列腺 NEC 致病的驱动因素和治疗靶点,MYCN 上调促进了雄激素受体非依赖性 NEC 表型的出现。AURKA 扩增或过表达在前列腺 NEC 中也非常普遍(扩增比例 40%~68%,主要与 MYCN 扩增同时发生)。前列腺 NEC 的肿瘤组织和 PDX 模型的转录组学分析揭示伴随着 MYCN 的改变会出现 DDR(例如 PARP1/2)和有丝分裂细胞周期(例如 CDK5)基因的上调。体外实验发现 MYCN 和 DDR 通路的相互关联是前列腺 NEC 细胞发生发展的重要因素。

组蛋白甲基转移酶 zeste 增强子同源物 2(enhancer of zeste homologue 2,EZH2)是多梳抑制复合物 2(polycomb repressive complex 2,PRC2)的一个重要的催化酶,在转录组和表观遗传组学中均发挥了重要作用。EZH2 在前列腺 NEC 中高表达,与 MYCN 协同抑制雄激素受体信号传导并驱动 NEC 基因表达。

(三)DDL3

Delta 样配体 3(delta-like ligand 3,DDL3)是一种 NOTCH 配体,其抑制 NOTCH 信号传导通路的机制尚不清楚。DLL3 在 NEC 细胞表面的表达高达 70%~80%,包括 SCLC,肺大细胞 NEC,前列腺、胃肠胰、膀胱和宫颈原发的 NEC。

二、非 NE 样 NEC 的基因特征

肺外 NEC 存在许多其他部位特异性的突变,它们的分子特征对应相应部位的非神经内分泌癌,由此推断部分相同部位的 NEC 和非神经内分泌癌的前驱病变是相同的,也就是具有相同的遗传起源。

(一)结直肠

NEC 中结直肠癌的占比最高。30 例结直肠 NEC 与结直肠腺癌进行了二代测序的对比发现,BRAF 突变率 NEC 明显高于腺癌,高达 49%,右半结肠和大细胞癌更为常见,FBXW 突变主要见于直肠癌(25%),而其他常见的突变如 KRAS/APC/PIK3CA NEC 和腺癌的突变频率基本一致。所以多数结直肠 NEC 和结直肠的腺癌是类似的。和结直肠腺癌一样,左右半的差异可能同样存在于 NEC 中。

(二)胰腺癌

同胰腺腺癌类似,胰腺 NEC 富含 KRAS 突变。一项对 115 例胰腺 NEC 进行全基因组和全外显子组测序将胰腺 NEC 分为导管亚型和腺泡亚型:导管亚型含有 KRAS/TP53 突变,RB1 蛋白的缺失,以及一些转录因子的过表达,例如 SOX2、EZH2 等;另一种腺泡亚型具有 WNT 信号通路改变(例如 APC 和 CTNNB1 基因突变)和 CDKN2A 特征性改变。KRAS 野生型的胰腺 NEC 患者的预后显著优于 KRAS 突变的肿瘤患者(P=0.002 79)。

神经内分泌分化的转录因子(transcription factors for neuroendocrine differentiation,NE-TF)尤其是 SOX2 基因,在 NEC 中起着至关重要的作用。有研究显示 7 例胰腺 NEC 中 5 例 SOX2 的免疫组织化学染色呈阳性。SOX2 是一种胚胎干细胞转录因子,对于胚胎干细胞的多能性和神经祖细胞的生理迁移的维持都是必不可少的,多项研究显示 SOX2 可以促进未分化向神经内分泌分化。SOX2 的高表达可能受到 SOX2 启动子区域的高甲基化的调节。

三、分子特征对治疗的影响

(一)分子特征与常规化疗疗效的相关性

2022 年 ENETS 年会上报道的针对 229 例高级别胃肠胰神经内分泌肿瘤的研究发现,KRAS/BRAF 野生型的患者总有效率(overall response rate,ORR)显著高于突变的患者。非小细胞肿瘤中 ARID1A 缺失的患者采用依托泊苷 + 铂类治疗疾病进展的风险较低(25.71% vs. 57.69%,P=0.025),无进展生存(progress free survive,PFS)延长(5 个月 vs. 2.1 个月,P=0.049)。但是在小细胞肿瘤中结果却相反,ARID1A 缺失却预示着疾病进展的风险较高,PFS 缩短。非小细胞肿瘤中 APC 突变的患者疾病进展的风险明显升高(68.75% vs. 35.85%,P=0.013),PFS 缩短(1.8 个月 vs. 3.3 个月,P=0.006)。而 APC 突变最常见于结直肠 NEC 中,既往多项研究均发现结直肠 NEC 采用 EP 方案(依托泊苷和顺铂)化疗有效率较低,而这部分患者的基因特征类似结直肠腺癌,所以对于结直肠 NEC 的治疗策略可能需要进行调整。BRAF 突变对 NEC 的预后影响不大。

组织学类型对治疗效果的影响还体现在一线接受依托泊苷 + 铂类方案化疗的 NEC 中,小细胞型的 ORR(55.1% vs. 31.6%,P=0.015)、疾病控制率(disease control rate,DCR,59.7% vs. 79.6%,P=0.027)、PFS 及 OS 均优于大细胞型。而对于 Ki-67<55% 的患者,大细胞型的 OS 较小细胞型显著缩短。

(二)可作为靶点的分子特征的探索

Venizelos 等通过对 152 例胃肠胰 NEC 测序发现,66% 的病例具有潜在的靶向分子改变,该数值高于泛瘤肿的平均值(57%)。近年来 NEC 的探索依旧集中在化疗上,但是并没有对总生存带来改善,所以今后的研究重点应该放在基于不同原发灶的精准靶向治疗上,而不仅仅是 SCLC 的外推。

1. 靶向治疗　多腺苷二磷酸核糖聚合酶(poly ADP-ribose polymerase,PARP)抑制剂单药或与其他细胞周期/DDR 抑制剂或化疗药物联合使用,在 SCLC 和前列腺 NEC 的体内及体外研究中显示出一定活性。目前已在开展一系列靶向细胞周期或者 DDR 通路的与化疗联合的研究,如 ATR 抑制剂和 DNA 拓扑异构酶 I(TOP1)两种 DDR 效应抑制剂的组合,正在 SCLC 和肺外 NEC 中进行二期研究。

MYCN 是前列腺 NEC 的一个重要的致癌驱动因素。MYCN 和 AURKA 通过物理相互作用增强蛋白质稳定性,抑制 AURKA 使 MYCN 不稳定,导致 MYCN 过表达的前列腺 NEC 细胞系和小鼠模型中的肿瘤消退。而 MYCN 与 DDR 通路及有丝分裂细胞周期的相互作用是前列腺 NEC 发生发展的关键因素。双重 PARP/AURKA 和 PARP/CDK5 抑制均在体外和体内实验中显示抑制前列腺 NEC 细胞的生长,较 AURKA 单药显示出更强的活性。但是在临床研究中可能需要筛选 MYCN 和/或 AURKA 扩增或过表达的人群。而在其他原发部位的 NEC 中,MYC 家族的抗肿瘤价值还需要进

一步的研究。

另外，在前列腺 NEC 中，由于 EZH2 与 MYCN 有协同作用，在体内及体外研究中发现 EZH2 抑制剂对 MYCN 过表达的细胞有抗增殖作用。EZH2 抑制剂与恩扎卢胺联合用于 *TP53/RB* 敲除小鼠模型及细胞系时，可有效抑制肿瘤生长。

BRAF 抑制剂可作为 *BRAF V600E* 突变型结直肠 NEC 的一个重要治疗策略。目前 BRAF 抑制剂联合 EGFR 抑制剂已批准用于转移性结直肠腺癌，该方案在结直肠 NEC 中也有一些个案报道。单药 BRAF 抑制剂和 BRAF 与 MEK1/2 抑制剂联合在 *BRAF V600E* 突变型结直肠 NEC 的体内体外实验和病例报道中显示出显著的抗肿瘤活性。

抗 DLL3 抗体偶联药物在 DLL3（过度）表达的实体瘤中显示出较好的活性，但在随后的大型临床试验中疗效和安全性较差，导致该药物进一步的开发中止。但是在 SCLC 中发现，使用 DLL3 作为靶抗原的过继性细胞疗法，在体外和体内试验中可明显抑制肿瘤，并且联合免疫检查点抑制剂可以进一步增强疗效。目前，针对 DLL3 靶点的治疗策略正在 SCLC 和肺外 NEC 的早期研究中进行探索。

2. **免疫治疗** 微卫星高度不稳定（microsatellite instability-high，MSI-H）在胃肠胰 NEC 中突变频率的报道差异较大（0~69.2%），主要发生在胃和结直肠原发的 NEC。与 MSI-H 的胃癌和结直肠腺癌相似，MSI-H 的胃肠胰 NEC 具有更明显的淋巴细胞浸润，CpG 岛甲基化表型的显著富集和 *BRAF* 突变，与微卫星稳定的患者相比预后更好。有迹象表明 MSI 是部位特异性 NEC 的驱动因素，尤其是起源于胃和结直肠的

NEC。与 MSI-H 的腺癌的生物学行为类似，也可能从免疫治疗中受益。

目前免疫治疗正在 NEC 中进行探索，例如小样本的一线应用依托泊苷 + 顺铂 +PD-1 单抗以及 PD-1 单抗 +CTLA-4 单抗后线治疗 NEC 的研究，均初步观察到一定的疗效，但仍有待进一步大样本随机研究的验证。NICENEC 研究中发现一线采用依托泊苷 + 顺铂 +PD-1 单抗治疗，不同的原发灶的有效率差别极大：胃、食管和小肠原发的 ORR 为 100%，胰腺原发的 ORR 为 42.9%，而结直肠癌原发的 NEC 的 ORR 仅为 16.7%，具有统计学差异（$P=0.005$）。PD-L1 评分及肿瘤突变负荷（tumor mutation burden，TMB）目前尚没有证据可用于预测免疫治疗的疗效，并且肺外 NEC 的 TMB 比肺 NEC 更低，可能可以解释免疫检查点单药疗效有限的原因。

近年来 NEC 的病例数呈日渐增长的趋势，正获得越来越多的关注，这可能是由于病理医生对该类疾病的认识更为深刻，以及神经内分泌肿瘤相关的免疫组织化学的广泛应用等。单纯的化疗很难将 NEC 患者的生存期突破 1 年。所以后续的研究方向应当是探索新的靶点和治疗策略，其中除了上面提到的靶向治疗和免疫治疗，还包含更加个体化的治疗，如 PDX 模型、类器官等。NEC 虽然是一个小众肿瘤，并且不同的原发部位有其独特的分子特征，所以在进行研究时，不仅应当区分 NET G$_3$ 和 NEC，还应当区分不同的原发部位，如胃肠胰原发的 NEC 不适合与前列腺、膀胱、宫颈 NEC 等同时入组。所以，NEC 的研究需要多学科多中心的合作，才能获得更加精准的数据和研究结论。

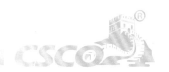

嗜铬细胞瘤和副神经节瘤诊断和治疗
的新进展

中国医学科学院北京协和医学院

崔云英　童安莉

嗜铬细胞瘤（pheochromocytoma，PCC）和副神经节瘤（paraganglioma，PGL），合称 PPGL，是分别起源于肾上腺髓质及肾上腺外副神经节的罕见的神经内分泌肿瘤，国外报道年发病率（2~8）/100 万。肿瘤分泌儿茶酚胺，引起患者血压升高等临床症状，严重者会危及生命。随着基础及临床研究的深入，在 PPGL 的诊断和治疗方面取得了一系列进展，尤其在基因诊断、放射性核素检查对肿瘤的定位、转移性患者的治疗等方面的进展尤为突出，这些新技术和新方法的应用极大地提高了临床上对患者的诊治水平。2022 年新版 WHO 病理分类中将 PCC 定义为肾上腺 PGL，但为方便理解，本综述暂沿用之前的命名方法。

一、PPGL 定性和定位诊断的进展

PPGL 的诊断分为定性和定位诊断。血浆或 24 小时尿儿茶酚胺及其代谢产物检测是定性诊断的主要方法，儿茶酚胺中间代谢产物甲氧基肾上腺素（metanephrine，MN）及甲氧基去甲肾上腺素（normetanephrine，NMN）检测是首选方法，对 PPGL 的诊断敏感度明显高于儿茶酚胺（95%~100% vs. 69%~92%），两者的特异度相近（69%~98% vs. 72%~96%），应激、药物及严重疾病等是导致假阳性结果的主要因素，需要在分析结果时加以注意。

肿瘤的定位方面，增强 CT 为胸腹盆腔病灶的首选检查方法，而增强 MRI 用于头颈部病灶的定位更有优势。对于全身病灶，尤其是多发性及转移性病灶的筛查，放射性核素显像独具优势，除了传统的 [131]I-间碘苄胍（[131]I-metaiodobenzylguanidine，[131]I-MIBG）和生长抑素受体显像外，随着分子影像的飞速进展，近几年有较多的基于 PET/CT 的核素显像技术应用于临床，明显提高了对 PPGL 病灶的诊断率，具体包括以下几种。

[18]F-氟代脱氧葡萄糖（[18]F-fluorodeoxyglucose，[18]F-FDG）-PET/CT：[18]F-FDG-PET/CT 主要用于对转移性 PPGL 的筛查，研究表明其对转移灶的检出率明显优于 MIBG，高达 90% 的 MIBG 显像阴性的病灶在 ^{18}F-FDG-PET/CT 显像中呈阳性摄取。一项 Meta 分析显示其诊断转移性 PPGL 的敏感度为 85%。对携带 SDHx 基因突变患者的诊断敏感度高于未

携带患者（86%~97% vs. 62%~67%）。欧洲核医学协会指南推荐 ^{18}F-FDG-PET/CT 可用于转移性 PPGL 的诊断，特别是携带 SDHx 基因突变患者。

^{68}Ga-DOTA-生长抑素类似物（somatostatin analogues，SSA）-PET/CT：为目前公认对 PPGL 诊断效能最好的核素显像，核素标记的配体有 DOTATATE、DOTATOC 和 DOTANOC 三种，其中 DOTATATE 最为常用。meta 分析显示，[68]Ga-DOTA-SSA-PET/CT 对 PPGL 病灶的诊断敏感度为 93%，显著高于 ^{18}F-FDOPA-PET/CT（80%）和 ^{18}F-FDG-PET/CT（74%）；且在有 SDHx 突变的病灶的识别中也具有优势，三者敏感度分别为 98.6%、61.4% 及 85.8%。此外，该显像方法对头颈部 PGL 的诊断敏感度几乎达到 100%。总体而言，[68]Ga-DOTA-SSA-PET/CT 是转移性 PPGL、SDHx 相关 PPGL、头颈部 PGL 最优选的功能显像。但其对罕见的红细胞增多症 -PGL 综合征患者的诊断敏感度明显低于 ^{18}F-FDOPA-PET/CT（35% vs. 99%）。

6-氟 -18-L-3,4-二羟基苯丙氨酸（6-^{18}F-fluoro-L-3,4-dihydroxyphenylalanine，[18]F-FDOPA）：检测原理为二羟基苯丙氨酸作为合成儿茶酚胺的前体物质，可被肿瘤细胞摄取。Meta 分析显示，[18]F-FDOPA-PET/CT 对 PPGL 病灶检出率为 95%，对 PCC 的诊断敏感度优于 ^{68}Ga-DOTA-SSA-PET/CT（100% vs. 84%），对头颈部 PGL 诊断敏感度也接近 100%。对于携带 RET、VHL、MAX、NF1 等基因突变的患者，[18]F-FDOPA-PET/CT 同样显示出良好的诊断效能。但是，[18]F-FDOPA-PET/CT 对于携带 SDHB 突变患者的诊断敏感度较低，明显低于未携带患者（20% vs. 93%）。欧洲核医学协会指南推荐 ^{18}F-FDOPA-PET/CT 优先应用于散发及携带 RET、VHL、MAX、NF1 突变（除外 SDHx 突变）的 PCC 患者。

[18]F-氟多巴（FDA）、[11]C 羟基麻黄碱（HED）、[124]I-MIBG、[18]F-氟苄基胍（MFBG）等作为儿茶酚胺类似物可被肿瘤细胞摄取，均可用于 PPGL 的定位诊断，前两者是较早被开发利用的显像剂，但因诊断效能不及上述显像方法或合成复杂，未被目前的指南推荐。[124]I-MIBG-PET/CT 及 ^{18}F-MFBG-PET/CT 是近年新兴的诊断技术，有研究观察 [124]I-MIBG-PET/CT 对 PPGL 病灶的检出率为 96%。另有研究观察到 ^{18}F-MFBG-PET/CT 的诊断价值不亚于 ^{68}Ga-DOTA-SSA-PET/CT。

二、遗传性 PPGL 的研究进展及基因诊断

PPGL 是高度遗传异质性肿瘤，遗传性占 35%~40%，已经明确了 20 余个 PPGL 相关的胚系致病基因。这些基因突变激活的信号通路主要为假性缺氧通路和激酶通路，前者包括编码三羧酸循环中关键酶的基因（包括 SDHx、FH、MDH2 和 IDH1/IDH2）和影响 HIF-2α 降解的基因（VHL、EPAS1、EGLN1/EGLN2），后者包括 RET、NF1、MAX、MEN1、TMEM127 和 KIF1B 基因。在一项中国人群最大样本量的 PPGL 遗传学研究中，29% 的 PPGL 患者存在胚系突变，其中，SDHB 突变频率最高（14.6%），其后依次为 RET（3.8%）、VHL（3.8%）、SDHD（2.5%）、SDHA（2.2%）、MAX（1.9%）、FH（0.3%）和 KIF1B（0.3%）。转移性、PGL 和 30 岁以下患者中遗传发生率高，分别为 50.7%、35.9% 和 49.5%，这提示在这部分患者中尤其应该进行遗传性基因突变筛查。

患者的基因型和临床表型如儿茶酚胺分泌、肿瘤部位、肿瘤转移等密切相关。SDHB、FH 突变与肿瘤转移有关，国外报道 43% 的转移患者存在 SDHB 突变，这个比例在中国患者中为 71.4%。SDHx 突变肿瘤多位于头颈部及腹膜后，而 VHL、RET、NF1 和 MAX 突变的肿瘤常位于肾上腺。儿茶酚胺分泌方面，激活激酶通路的基因突变的肿瘤常分泌肾上腺素，而激活假性缺氧通路的基因突变的肿瘤以分泌去甲肾上腺素为主。由于患者的基因与临床密切相关，有必要对所有患者进行基因检测。

制订基因检测策略时，需考虑患者的临床特点，如患者有明确的遗传综合征，如多发性内分泌腺瘤病 2A 型和 2B 型、希佩尔 - 林道病（von Hippel-Lindau disease），则进行 RET、VHL 基因检测，如为转移性患者，首先筛查有无 SDHB 基因突变，除此之外的其他患者直接进行二代测序筛查所有 PPGL 相关的致病基因。

三、PPGL 的治疗难点及进展

手术切除肿瘤是最有效的治疗方法，充分的术前药物准备和妥善的围手术期处理是降低手术风险和使手术获得成功的关键。手术方式的选择需要依据肿瘤部位和大小、与周围血管的关系、基因突变及术者经验进行综合决定。所有 PPGL 均具有转移潜能，因此需要终身随访，以便及时发现复发及转移。

转移性 PPGL 的治疗是目前的难点，无统一有效的治疗方案，可选择的方案包括观察、减瘤手术、放射性核素治疗、全身化疗、靶向药物、局部治疗等。方案的选择需通过综合评估患者病情后选择个性化治疗方案。

（一）减瘤手术

对于肿瘤负荷大的患者可考虑减瘤手术，减少肿瘤负荷有利于患者的长期生存。有研究观察到 89 例行手术治疗的转移性 PPGL 患者中位生存期为 85 个月，明显长于 24 例未行手术者（中位生存期 36 个月），接受原发灶手术的患者术后高血压等儿茶酚胺过量相关症状明显改善。

（二）放射性核素治疗

^{131}I-MIBG 治疗是最早应用的核素治疗方法。一项纳入

243 例患者的 meta 分析显示，MIBG 治疗后客观缓解率 30%（3% 完全缓解，27% 部分缓解），40% 的患者病情稳定，67% 的患者肿瘤分泌功能下降。近几年应用于临床的高比活性 MIBG 治疗在治疗效果和副作用上优于传统的 MIBG 治疗。传统的 MIBG 是通过简单的同位素交换发挥作用，其中存在大量未标记的 MIBG，这些未被标记的 MIBG 能够与标记 MIBG 竞争去甲肾上腺素转运蛋白，阻止其摄取进而减少肿瘤的辐射量。此外，未标记的 MIBG 与去甲肾上腺素竞争去甲肾上腺素转运蛋白，将增加循环中去甲肾上腺素的浓度，患者在给药后易发生心血管事件。高比活性 ^{131}I-MIBG 进入肿瘤的核素多，治疗效果更好，且发生不良反应少。Pryma 等开展一项包含 64 例转移性 PPGL 的多中心临床研究，治疗后疾病的客观缓解率为 23%，疾病控制率（完全缓解 + 部分缓解 + 病情稳定）可达 97%。高比活性 MIBG 是美国 FDA 唯一批准用于转移性 PPGL 治疗的方案。

放射性核素肽受体介导治疗（peptide receptor radionuclide therapy，PRRT）也用于治疗转移性 PPGL。一项包含 201 例患者的 meta 分析总结 PRRT 对于转移性 PPGL 的疗效，客观缓解率为 25%，疾病控制率为 84%，约 61% 的患者临床症状得到缓解，64% 的肿瘤分泌功能下降。PRRT 治疗后，3/4 级的中性粒细胞减少、血小板减少、淋巴细胞减少的比例分别为 3%、9%、11%，此外 4% 的患者出现肾毒性（肌酐升高）。一项回顾性研究结果表明，PRRT 比常规 MIBG 治疗的患者表现出更长的总生存时间及无进展生存。

（三）化疗

对于快速进展的转移患者，应考虑全身性化疗，最常用 CVD 方案。一项 meta 分析总结了 CVD 方案对于转移性 PPGL 的疗效，平均化疗 1~22 疗程。4% 的患者可达到完全缓解，37% 的患者部分缓解，14% 患者病情稳定。不良反应主要是骨髓抑制、周围神经病变、胃肠道反应、肝功能不全、低血压等。Fishbein 等的研究指出，SDHB 基因突变患者较无该基因突变患者对 CVD 方案反应更佳，有更长的无病进展生存时间（23.7 个月 vs. 5.2 个月）。

替莫唑胺是近几年研究的热点。替莫唑胺是一种烷化剂，作用机制是通过 DNA 鸟嘌呤的 O6 和 N2 位点上的烷基化而发挥细胞毒作用。替莫唑胺的耐药性主要由 MGMT 酶决定，它是一种 DNA 修复酶，可修复被烷基化的鸟嘌呤从而降低烷化剂药物的细胞毒作用，使肿瘤细胞对烷化剂耐药。MGMT 表达阴性的肿瘤细胞比表达阳性者对替莫唑胺更敏感。有研究发现 SDHB 突变引起 MGMT 基因启动子的高甲基化，从而 MGMT 表达减少，有利于替莫唑胺发挥细胞毒作用。一项研究观察替莫唑胺对 15 例转移性 PPGL 患者的疗效，结果显示，5 例（33%）患者达到部分缓解，7 例（47%）患者病情稳定，3 例（20%）出现病情进展；其中，SDHB 基因突变患者的治疗有效率为 90%。另一项包含 15 例转移患者的研究结果表明，替莫唑胺治疗后 6 例（40%）患者达到部分缓解，4 例（27%）患者病情稳定，5 例（33%）出现病情进展，中位无进展生存为 2.2 年。

（四）靶向药物治疗

多靶点酪氨酸激酶抑制剂舒尼替尼是最早用于转移性 PPGL 的靶向药物。一项回顾性研究纳入了 17 例接受舒尼

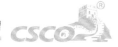

替尼单药治疗的进展性转移性 PPGL 患者。在 14 例可评估的患者中，有 21%(3/14) 患者获得部分缓解，36%(5/14) 患者病情稳定，中位无进展生存为 4.1 个月，中位总生存时间为 27 个月。一项 II 期临床试验显示，在 25 例接受舒尼替尼治疗的转移性 PPGL 患者中，疾病控制率为 83%(70% 病情稳定，13% 部分缓解)，中位无进展生存为 13 个月，其中 3/4 级不良反应包括乏力(16%)、血小板下降(16%)、恶心 / 呕吐(8%)、高血压(8%)、手足综合征(8%)、低钠血症(8%) 等，3 例患者因高血压或心脏事件而停止治疗。有研究显示 SDHB 基因突变患者对舒尼替尼的效果更佳。卡博替尼是一种强效酪氨酸激酶抑制剂，一项 II 期临床试验中，11 例转移性 PPGL 接受治疗，其中 3 例患者部分缓解，3 例肿瘤有缩小(缩小 15%~30%) 但尚未达到部分缓解的标准，4 例骨转移患者病情稳定，1 例患者病情进展。未出现严重高血压等严重不良反应，但部分患者因 2 级疲劳或手足综合征、2 例因无症状的胰酶升高和直肠瘘的形成而需要减量。此外，mTOR 抑制剂依维莫司、酪氨酸激酶抑制剂培唑帕尼和阿昔替尼都曾启动临床试验，但因疗效不佳或严重不良反应，试验被迫终止。

(五) 免疫治疗

细胞程序性死亡蛋白 -1 及其配体 -1(programmed death-1/programmed death ligand-1，PD-1/PD-L1) 相关的免疫抑制作用在多种肿瘤的治疗中获得满意效果。研究显示，59.8% 的 PPGL 表达 PD-L1，表达程度与 Ki-67 相关，提示 PD-L1 抗体可能对 PPGL 有效。派姆单抗治疗转移性 PPGL 的 II 期临床试验显示：11 例转移性 PPGL 患者中，1 例(9%) 患者达到部分缓解，7 例(64%) 患者病情稳定，3 例(27%) 患者病情进展。副作用主要包括贫血(19%)、转氨酶升高(16%)、乏力(12%)、碱性磷酸酶升高(13%)、甲状腺功能异常(4%) 等。

四、总结

近几年在 PPGL 的基础和临床研究方面取得了较大的进展，并且，随着新的影像技术、基因检测技术的应用，以及化疗和靶向药物治疗的临床试验结果的出现，临床医生对 PPGL 的诊断和治疗的水平显著提高。但是，目前仍有一些临床问题亟待解决，尤其在转移性 PPGL 的治疗中，如何提高治疗疗效、延长患者的生存期还需要不断探索。

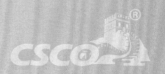

神经系统肿瘤

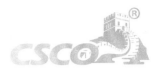

脊髓胶质瘤的诊断与治疗进展

北京大学人民医院

范存刚　汤韫钰　刘如恩

一、概述

　　脊髓胶质瘤是最常见的髓内肿瘤,但其发病率明显低于脑胶质瘤,可能与脊髓内胶质细胞含量较低有关。脊髓胶质瘤的发病机制尚不明确,主要危险因素包括高剂量电离辐射暴露和高外显率基因遗传突变等。脊髓胶质瘤主要包括室管膜瘤和星形细胞瘤两大类,具体可分为黏液乳头型室管膜瘤、间变性室管膜瘤、毛细胞型星形细胞瘤、弥漫性星形细胞瘤、胶质母细胞瘤和弥漫性中线胶质瘤等病理类型。室管膜瘤占髓内肿瘤的50%~60%,发病高峰年龄为30~40岁,但黏液乳头型室管膜瘤好发于年轻男性,且在生物学及形态学上不同于其他类型室管膜瘤。星形细胞瘤以儿童和青少年多见,多为低度恶性(WHO Ⅱ级),少数为侵袭性和浸润性程度高(WHO Ⅲ~Ⅳ级)的星形细胞瘤,近来伴有 H3 K27M(组蛋白 H3 第 27 位赖氨酸突变为甲硫氨酸)突变的脊髓弥漫性中线胶质瘤日益引起关注。

　　脊髓胶质瘤的临床表现缺乏特异性,多需结合神经影像学检查以明确诊断。新型多模态神经影像学检查、常规病理和分子病理检查相结合有助于确诊和肿瘤分型。脊髓胶质瘤以手术切除为主、放疗和化疗为辅的综合治疗方案,目前尚缺乏统一的规范化治疗指南。近来研究显示,术中电生理监测、术中磁共振和肿瘤荧光显像技术等有助于提高手术安全性和肿瘤切除率,从而改善患者预后;靶向治疗、免疫治疗、新型给药方式和电场治疗等新型治疗方法在脑胶质瘤的治疗中展现出应用前景,但在脊髓胶质瘤治疗中的价值仍有待于进一步研究。

二、诊断

(一)临床表现

　　脊髓胶质瘤多缓慢起病,病程较长,肿瘤出血或囊变时可呈急性起病或病情突然加重。患者多以自发性疼痛和感觉障碍就诊,其次为运动障碍,如肢体痉挛或无力等。患病初期可有痛触觉分离障碍、肌肉萎缩与肌束颤动。感觉和运动障碍多自上而下发展,常为单侧受累或一侧较重,可有躯体两侧出汗不对称等表现。病程晚期可出现括约肌功能障碍,发生于脊髓圆锥者较早出现尿便和性功能障碍。儿童脊髓胶质瘤常引起运动不稳定、脊柱侧弯、腹痛等非典型表现,因缺乏特异性常导致长期误诊,临床上应提高警惕。侵袭性和高度恶性的脊髓胶质瘤可沿脑脊液种植并引起其他脊髓节段乃至颅内转移相关的神经系统症状。

(二)神经影像学诊断

　　1. X 线、CT 和椎管造影　脊柱 X 线和椎管造影难以明确显示脊髓胶质瘤,仅能显示某些间接征象,诊断价值有限。CT 可显示脊髓增粗和蛛网膜下腔狭窄等髓内肿瘤的间接征象,对少数含有钙化、出血和脂肪成分的髓内肿瘤有一定诊断价值,增强 CT 可显示少数血供丰富的髓内肿瘤,但对大部分脊髓胶质瘤的定性诊断没有直接帮助,也难以显示肿瘤边界,故不作为脊髓胶质瘤的首选检查。

　　2. MRI　MRI 是诊断髓内胶质瘤的首选检查方法,常规检查序列至少包括 T_1、T_2 和 FLAIR 平扫序列以及 T_1 增强的冠状位、矢状位和轴位扫描。MRI 不仅可直观地显示肿瘤的部位与范围,还可显示脊髓增粗、水肿、出血、蛛网膜下腔变窄、脊髓囊变和脊髓空洞形成等髓内肿瘤的间接征象以及邻近部位脊髓的继发性改变,对于脊髓胶质瘤的定位和定性诊断有重要价值,也有助于脊髓胶质瘤的分级诊断、疗效和预后评估。值得注意的是,与脑胶质瘤不同,MRI 增强扫描病灶强化程度与脊髓胶质瘤的级别或恶性程度无直接相关性,低度恶性的脊髓胶质瘤也可能有明显强化。脊髓胶质瘤的增强部分也不一定与肿瘤的实际范围一致,而只是反映了肿瘤的活性部分。此外,脊髓局灶性增强也不一定是肿瘤,还可能是多发性硬化等某些非肿瘤性髓内病变。

　　(1)常规 MRI:①室管膜瘤:脊髓室管膜瘤起源于脊髓中央管,好发于颈髓,其次为胸髓,腰段相对少见,但黏液乳头型室管膜瘤以腰骶髓和终丝多见。在 MRI 成像时多表现为局限性脊髓扩张,肿瘤位于脊髓中央、呈对称生长,常累及多个脊髓节段,平均长度为 4.5~5.0 个椎体节段,在肿瘤头、尾两侧常有囊肿形成和脊髓空洞。肿瘤在 T_1 加权像上呈略低、等或略高信号,在 T_2 加权和 FLAIR 像上呈高信号;偶尔在 T_2 加权像上肿瘤头端或尾端可见小三角形的低信号影,为反复少量出血形成的含铁血黄素所致。在 DWI 序列中,室管膜瘤呈

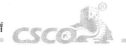

弥散受限表现。增强扫描常为较均匀的轻中度强化，边界清晰。T_1 加权像呈高信号病变多提示黏液乳头型室管膜瘤，增强扫描多有明显强化。脊髓间变性室管膜瘤较为罕见，可有环状或不均匀明显强化、脊髓水肿和蛛网膜下腔信号异常等表现，也可因蛛网膜下腔种植转移形成多发病灶。②星形细胞瘤：星形细胞常累及 2~3 个椎体节段，多呈偏心性不对称生长，在 T_1 加权像多呈等信号或低信号，在 T_2 加权像多呈高信号，瘤内可因有出血、坏死、囊变等导致肿瘤信号不均匀，增强扫描肿瘤无强化或呈散在斑片状不均匀轻度强化，边界不像室管膜瘤那样清晰，出血与囊变也较室管膜瘤少见。

(2) 多模态 MRI：除常规 MRI 序列外，通过磁共振弥散加权成像 (diffusion weighted imaging，DWI)、弥散张量成像 (diffusional tensor imaging，DTI)、扩散峰度成像 (diffusion kurtosis imaging，DKI)、动态磁敏感对比增强成像 (dynamic susceptibility contrast，DSC)、动态对比增强成像 (dynamic contrast enhance，DCE)、灌注加权成像 (perfusion weighted imaging，PWI) 和磁共振波谱成像 (magnetic-resonance spectroscopy，MRS) 等多种成像序列进行定性与定量参数综合分析可显著提高脊髓胶质瘤的诊断效能和预后评估：① DWI 和 DTI 可通过追踪水分子的扩散轨迹显示白质纤维束的走行和完整性。DTI 描绘的肿瘤边界还有助于确定切除范围，对瘤周围脊髓组织的 DTI 参数进行定量分析有助于鉴别浸润性和非浸润性的髓内肿瘤，也可用于肿瘤分级及增殖活性评估。② DWI 可反映组织内水分子的运动状态，并可通过代表组织内游离水分子扩散速率的表观扩散系数 (apparent diffusion coefficient，ADC) 进行脊髓胶质瘤的基因分型及预后评估。新近研究显示，异柠檬酸脱氢酶 (isocitrate dehydrogenase，IDH) 野生型胶质瘤平均相对 ADC 值显著低于 IDH 突变型，其细胞结构及血管生成程度较高，恶性程度较高，且预后较 IDH 突变型肿瘤更差。此外，最小 ADC 值可用于 O^6- 甲基鸟嘌呤 -DNA 甲基转移酶 (O^6-methylguanine-DNA methyltransferase，MGMT) 甲基化胶质瘤评估，并可以作为患者生存期预测的重要因素。③ DKI 通过水分子的非高斯扩散进行定量分析，较 DWI 和 DTI 提供更多的胶质瘤微观组织结构信息。④ DSC 和 DCE 可反映肿瘤血流灌注特征，其中 DSC 通过量化新生血管形成区域反映组织内血量，而 DCE 对灌注参数进行绝对定量并对肿瘤血管系统进行多参数表征，提供与 DSC 成像不同的病理学信息。⑤ PWI 包括灌注性成像和渗透性成像两种方法，可分别用于测量肿瘤的血容量情况和血管渗透性情况。⑥ MRS 有助于肿瘤与非肿瘤病变、肿瘤与放射性坏死的鉴别诊断以及肿瘤分级和治疗反应评估，通过 MRS 对 IDH 突变产生的肿瘤代谢产物 2- 羟基戊二酸 (2-hydroxyglutarate，2-HG) 进行直接测定在胶质瘤的基因分型和预后评估方面潜力巨大。

3. PET 和 SPECT　正电子发射计算机断层显像 (positron emission tomography，PET) 和单光子发射计算机断层成像术 (single-photon emission computed tomography，SPECT) 是根据不同组织相对代谢或功能情况以不同的浓度摄取示踪剂，通过一系列检测和重建生成进行成像。PET 常用于鉴别肿瘤复发与放射性坏死，最常用的示踪剂是氟脱氧葡糖 (fluorodeoxyglucose，FDG)，^{11}C- 甲基蛋氨酸 (MET) 和 ^{18}F- 酪氨酸 (FET) 等氨基酸类示踪剂可更清晰地显示肿瘤边界。脊髓胶质瘤在 PET 检查时呈高摄取，与 MRI 检查相融合对诊断脊髓胶质瘤的敏感性高于单纯 MRI 检查，且有助于鉴别肿瘤和放射性坏死、指导肿瘤分级，还有助于指导活检的最佳靶点。对于侵袭性较高的脊髓胶质瘤，PET/CT 或 PET/MR 可协助评估局部及全身转移情况，从而指导诊疗和预后评估。然而，当前 PET 成像分辨率难以显示直径较小的肿瘤，加之检查费用较高等原因，在脊髓胶质瘤诊断中的应用并不广泛。

(三) 病理学诊断

与脑胶质瘤的亚型分布不同，室管膜瘤占成人脊髓胶质瘤的半数以上，而胶质母细胞瘤仅占 5%。根据光学显微镜下表现，传统组织学分类将室管膜瘤分为室管膜下室管膜瘤、黏液乳头型室管膜瘤、室管膜瘤 (包括 RELA 融合基因阳性室管膜瘤) 和间变性室管膜瘤等类别；星形细胞瘤分为毛细胞星形细胞瘤、星形细胞瘤、间变性星形细胞瘤和胶质母细胞瘤等类别，其中除毛细胞星形细胞瘤外均为浸润性星形细胞瘤。然而，胶质瘤常有明显的区域异质性，影响肿瘤准确分类和分级，故应根据最具间变特征的区域进行组织学分级。光学显微镜下，脊髓室管膜瘤常形成小管状结构，星形细胞瘤的细胞质胶质原纤维酸性蛋白阳性，少突胶质细胞瘤常有核周晕、钙化和纤细的分支状血管，毛细胞星形细胞瘤可见 Rosenthal 纤维，核异型性和核分裂活性增加提示为间变性的 III 级胶质瘤，微血管增生与肿瘤坏死则提示为 IV 级胶质瘤。

2016 年 WHO 中枢神经系统肿瘤分类提出胶质瘤的分类和分级应基于组织病理学和明确的分子学依据，故在肿瘤发生部位、细胞形态、排列方式、分化特征等组织学诊断的基础上，应对肿瘤关键免疫表型、超微结构和分子遗传学改变等进行分析，特别是 IDH1/2 突变、ATRX 突变、1p/19q 缺失情况、MGMT 甲基化状态、BRAF 突变、p53、Ki-67 和 EGFR Ⅷ等与胶质瘤分类、分级、诊疗决策及预后评估密切相关的分子检测。

2021 年 WHO 新分类进一步拓展了基于分子检测分类的方法及标准，提出了各肿瘤亚型代表性的基因突变、分子标志或通路等，其中涉及了脊髓胶质瘤的常见亚型 (表 1)，该分类有助于精准地规划诊疗和肿瘤分级 (表 2)。例如，H3F3A 基因或 HIST1H3B/C 基因的 H3K27M 突变的胶质瘤多见于脊髓、脑桥和丘脑等部位，尤以儿童多见，出现该突变强烈提示为弥漫性中线胶质瘤。新近研究发现，H3K27M 突变型脊髓胶质瘤在常规病理学检查时可能出现类似于毛细胞型星形细胞瘤 (Ⅰ级) 或呈典型神经节样细胞与间变性神经节胶质瘤 (WHO Ⅲ级) 的表现，但分子病理学检查发现 H3F3A-K27M、TERT 和 PDGFRα 等突变则提示为侵袭性强、预后差的 H3F3A K27M 突变型弥漫性中线胶质瘤 (WHO Ⅳ级)，由此可见全面的形态学和分子学检查十分重要。

三、治疗

脊髓胶质瘤除少数边界清楚的局限性胶质瘤 (如毛细胞型星形细胞瘤和室管膜下巨细胞型星形细胞瘤) 可通过单纯手术实现治愈外，大多以手术切除为主，术后常需配合放疗、化疗和靶向治疗等进行综合治疗。

（一）手术治疗

1. 手术策略 脊髓胶质瘤多与正常脊髓边界不清，手术难度大、风险高，手术目标为保证安全的前提下最大范围切除肿瘤。术中电生理监测、神经导航、术中超声和荧光引导等术中辅助技术有助于提高手术安全性并降低术后致残率。总体而言，手术决策的制订需根据患者年龄和基础健康状况、神经功能评估、是否合并其他非肿瘤疾患、肿瘤的部位和大小、是否为复发以及复发时间、预计生存期和生活质量等进行综合评估，还应充分考虑患者及家属的手术预期及手术意愿。手术旨在缓解神经功能障碍，维持或改善患者生活质量，延长生存期；明确病理类型和分子诊断，为进一步综合治疗提供依据；降低肿瘤负荷，为辅助放化疗创造条件。

2. 手术时机 术前神经功能状态是决定髓内肿瘤患者预后的主要因素之一，手术时机的选择至关重要，但时机选择目前尚存在分歧：有学者认为应趁患者神经功能良好时手术，也有学者主张手术在患者神经功能进行性恶化时手术，还有作者认为中度神经功能障碍时手术为宜。一般而言，脊髓室管膜瘤手术安全性较好，建议诊断明确后尽早手术；脊髓星形细胞瘤常边界不清，手术有导致神经功能障碍加重的风险，对于无症状或症状轻微、影像学诊断为低级别星形细胞瘤者，可每3个月复查 MRI，根据影像学和临床随访的动态评估决定手术时机。如肿瘤持续生长和/或伴随进行性加重的神经功能障碍，则应尽早手术。

3. 手术范围与辅助治疗 脊髓室管膜瘤的髓-瘤分界相对清晰，应力争肿瘤全切，以免肿瘤复发与再出血。低级别星形细胞瘤如髓-瘤分界不清，可行次全切除或大部切除，不宜片面追求肿瘤全切，以免加重脊髓损伤；如能分离出理想的髓-瘤界面，也应力争做肿瘤全切。

最大范围安全切除肿瘤有助于延缓肿瘤复发并降低恶性变风险，还可降低肿瘤负荷并改善放化疗效果。术后放化疗等辅助治疗决策需基于对相关风险因素分析。弥漫性星形细胞瘤等低级别胶质瘤和高级别胶质瘤常造成脊髓浸润，难以实现肿瘤全切，一般建议术后放疗。关于最佳切除范围目前仍存争议。虽然有观察性数据显示切除范围是决定脊髓胶质瘤患者预后的关键因素，也有研究报道接受根治性手术切除的患者预后优于单纯活检，但亦有学者倾向于手术活检并行硬脊膜成形术以缓解肿瘤生长或水肿造成的脊髓压迫。

4. 手术技巧和注意事项 脊髓胶质瘤的核心手术技巧是离断肿瘤的主要血供，按脊髓内神经传导束的走行方向，严格遵循正确的瘤-髓界面分离和切除肿瘤。脊髓圆锥胶质瘤常使脊神经根受压变扁，紧贴于肿瘤表面，酷似肿瘤包膜，术中应予以仔细辨认并妥善保护。脊髓胶质瘤继发的脊髓空洞在肿瘤全切除后可自行缩小或消失，无须切除或空洞分流。新近有学者提出，经背根进入区（dorsal root entry zone，DREZ）和脊髓小脑背束之间切除位于脊髓外侧或腹外侧的胶质瘤可避免损伤外侧束和后柱的传导束，且该入路较外侧沟血管稀疏，分离过程中出血较少，需电凝止血及伴随脊髓热损伤的风险降低，可更好地保护脊髓功能。

5. 术中辅助技术 新型术中辅助技术的应用提高了脊髓胶质瘤手术的安全性。通过术中神经电生理设备同时监测体感诱发电位和运动诱发电位能显著提高脊髓肿瘤手术的安全性和有效性，降低脊髓损伤风险。术中运动诱发电位下降50%提示永久性神经功能缺损的可能，手术医生需及时调整手术策略。术中 3D 超声提高了图像分辨率，有望用于脊髓胶质瘤手术，但其目前的成像质量对于髓内肿瘤尚显不足。荧光素钠（sodium fluorescein，FL）或 5-氨基乙酰丙酸（five-aminolevulinic acid，5-ALA）诱导的原卟啉 IX（protoporphyrin IX，Pp IX）荧光有助于在术中辨认高级别胶质瘤的髓-瘤界面，指导精准切除。神经导航可进一步提高脊髓胶质瘤手术的精准程度。DTI 成像结合虚拟现实技术能以 3D 方式实现肿瘤周边或穿过肿瘤的纤维束可视化，与神经导航相结合能使术者在肿瘤导致脊髓解剖结构发生移位的情况下仍可获得脊髓结构的即时动态反馈，有效避免了术中损伤传导束，显著提高了手术安全性。

（二）放射治疗

放疗是脊髓胶质瘤的常用治疗策略。一般认为低级别室管膜瘤仅在未能全切时才需放疗，间变性室管膜瘤等高级别胶质瘤无论切除范围如何均应进行局部或全脑脊髓放疗。也有学者认为，未达到肉眼全切的低级别室管膜瘤可于术后严密监测，临床和影像学复发时再次手术。虽有研究报道放疗可使次全切除的脊髓室管膜瘤患者无进展生存期自48个月延长至96个月，但也有研究显示脊髓室管膜瘤部分切除后进行放疗未能观察到明显获益。目前普遍认为手术活检或术后进展的星形细胞瘤应行放疗，但部分切除的低级别星形细胞瘤的放疗时间仍有争议。回顾性研究显示，放疗或可改善 WHO Ⅱ~Ⅳ级星形细胞瘤的存活率，但对毛细胞星形细胞瘤无改善。对 3 022 例脊髓室管膜瘤和星形细胞瘤的荟萃分析显示，放疗可延长高级别肿瘤的总生存期，但增加低级别肿瘤的死亡风险。由此可见，高级别脊髓胶质瘤应常规辅助放疗，但低级别胶质瘤的放疗尚有争议。脊髓胶质瘤的靶区划定主要根据 T₂/FLAIR 上的异常信号区域和术后可见病灶确定，对脑脊液播散风险高的胶质瘤可行全脑脊髓放疗。由于当前相关研究均为回顾性分析，因此临床医生的放疗决策应基于对肿瘤位置、患者年龄和功能状态、二次手术的可能性等因素进行综合评估，且应警惕脊髓水肿、坏死和神经功能障碍加重等放疗所致的神经毒性反应。

（三）化学治疗

对于适合化疗的脊髓胶质瘤，一般建议在手术减轻肿瘤负荷后尽早开始化疗，可根据常规病理和分子病理检查结果选择作用机制不同的药物联合化疗。目前常用的脊髓胶质瘤化疗药物主要包括铂类、替莫唑胺、依托泊苷和亚硝脲类等单用或联合。与脑胶质瘤类似，MGMT 甲基化的脊髓胶质瘤对替莫唑胺敏感，如与放疗同步使用可进一步提高疗效。目前化疗一般用于高级别和复发性脊髓胶质瘤，尤其是治疗后短期内复发或不宜放疗的儿童患者，但疗效尚不肯定。也有研究显示，放疗联合化疗和靶向治疗可延长患者生存期。

（四）治疗进展

1. 靶向治疗 靶向血管内皮生长因子（vascular endothelial growth factor，VEGF）的抗血管生成药物贝伐单抗（bevacizumab）单药或与其他药物联合应用已纳入脑胶质瘤治疗指南，近来有研究显示该药有助于改善脊髓 H3K27M 型弥漫性中线胶质瘤的患者日常生活能力，其他靶向药物在脊

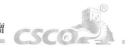

髓胶质瘤治疗中的应用尚处于研究中。

2. **免疫治疗** 脊髓胶质瘤特殊的微环境和分子标志物为免疫治疗提供了基础。当前研究热点包括免疫检查点抑制剂、嵌合抗原受体（chimeric antigen receptor，CAR）-T疗法和疫苗疗法等。已知PD-1、PD-L1、CTLA-4等免疫检查点在脑胶质瘤中高表达且与肿瘤级别呈正相关，抗PD-1的派姆单抗（pembrolizumab）有助于延长胶质母细胞瘤患者生存期，纳武利尤单抗（nivolumab）治疗复发性胶质母细胞瘤的临床试验正在进行中，靶向 *HER2*、*EGFR Ⅷ* 和 *EphA2* 的CAR-T也在胶质母细胞瘤取得令人鼓舞的初步成果，这些方案有望用于脊髓 *H3K27M* 突变型弥漫性中线胶质瘤的治疗。Ochs等将H3K27M作为肽疫苗的靶点成功诱导了特异性T细胞反应，通过有效的CTL和Th-1抗肿瘤免疫反应显著降低了荷瘤小鼠的肿瘤生长，提示其潜在应用前景。溶瘤病毒疗法以具有复制能力的溶瘤病毒和复制缺陷型病毒为载体，通过特异性感染肿瘤细胞并释放病毒后代诱导肿瘤细胞溶解。此外，还可诱导特异性免疫应答反应，依靠免疫细胞的后续作用杀死残余的肿瘤细胞，但对肿瘤周围正常的神经组织无影响。然而，这些免疫治疗在脊髓胶质瘤中的应用尚显不足，其作为单一疗法收效有限，但与放疗、化疗和靶向治疗等结合应用可能有助于改善脊髓高级别胶质瘤的治疗效果。

3. **其他新型疗法** 透过血-脊髓屏障给药以提高局部药物浓度并避免药物的全身毒性一直是脊髓胶质瘤治疗中的难点和研究热点。在术腔局部置入BCNU缓释膜片联合放疗可显著延长高级别脑胶质瘤患者的生存期，但罕见用于脊髓胶质瘤治疗。通过脉冲超声暂时性、可逆性地破坏血-脊髓屏障可提高药物透过率从而达到理想药物浓度，在脑胶质瘤中安全有效，但在脊髓胶质瘤中的应用仍需进一步探索。对流增强给药（convection enhanced delivery，CED）通过在给药导管的尖端产生压力梯度将药物直接输入至蛛网膜下腔等部位，新型技术纳米颗粒给药可将目标部位药物浓度提升至40倍以上，如能将这些策略用于脊髓胶质瘤有望针对性地提高局部治疗药物浓度，提高药物的生物利用度，从而改善脊髓胶质瘤治疗效果。肿瘤电场治疗（tumor treating fields，TTF）通过低强度中频的交变电场干扰肿瘤细胞的有丝分裂抑制细胞增殖，增加肿瘤细胞膜通透性，增强化疗药物的协同作用，延迟放疗后的DNA修复，并通过诱导细胞自噬和坏死抑制肿瘤的进一步侵袭。目前TTF在脑胶质母细胞瘤的治疗中取得较理想的疗效，但在脊髓胶质瘤中的应用前景有待进一步研究阐明。基因治疗能够修饰肿瘤细胞中有缺陷的基因信息，诱导细胞凋亡，并沉默导致多药耐药的基因，从而克服血-脊髓、肿瘤耐药等带来的治疗局限性，在脊髓胶质瘤的治疗中也有一定应用前景。

四、小结与展望

脊髓胶质瘤是最常见的髓内肿瘤，临床表现缺乏特异性，

需结合临床表现、影像学和分子病理学检查明确诊断。MRI平扫+增强扫描为首选影像学检查，多模态MRI有助于肿瘤分型和鉴别诊断。常规病理结合分子病理检查是脊髓胶质瘤确诊、分型、治疗决策和预后评估的重要依据。术中电生理监测、术中磁共振和肿瘤荧光显像技术等术中辅助技术提高了手术安全性和肿瘤切除率，新型化疗药物和靶向药物、免疫治疗、局部给药和TTF治疗等新型治疗策略在脑胶质瘤的治疗中展现出应用前景，为脊髓胶质瘤的治疗提供了新的可能，但尚仍有待于进一步的前瞻性研究以证实（表1、表2）。

表1 脊髓胶质瘤相关的标志性基因、分子或通路（2021WHO分类）

肿瘤类型	基因/分子学特征性改变
星形细胞瘤，*IDH* 突变型	*IDH1*，*IDH2*，*ATRX*，*TP53*，*CDKN2A/B*
少突胶质细胞瘤，*IDH* 突变型，1p/19q 共缺失	*IDH1*，*IDH2*，1p/19q，*TERT* 启动子，*CIC*，*FUBP1*，*NOTCH1*
胶质母细胞瘤，*IDH* 野生型	IDH 野生型，*TERT* 启动子、染色体7/10，*EGFR*
弥漫性星形细胞瘤，*MYB* 或 *MYBL1* 改变	*MYB*，*MYBL1*
弥漫性低级别胶质瘤，MAPK通路改变	*FGFR1*，*BRAF*
弥漫性中线胶质瘤，H3 K27改变	H3 K27，*TP53*，*ACVR1*，*PDGFRA*，*EGFR*，*EZHIP*
弥漫性儿童高级别胶质瘤，H3型野生型和IDH型野生型	IDH-wildtype，H3-wildtype，*PDGFRA*，*MYCN*，*EGFR*（甲基化）
毛细胞星形细胞瘤	*KIAA1549-BRAF*，*BRAF*，*NF1*
具有毛细胞特征的高级别星形细胞瘤	*BRAF*，*NF1*，*ATRX*，*CDKN2A/B*（甲基化）
室管膜下巨细胞星形细胞瘤	*TSC1*，*TSC2*
星形母细胞瘤，*MN1* 改变	*MN1*
脊髓室管膜瘤	*NF2*，*MYCN*

表2 2021版WHO分类中部分胶质瘤亚型分级的更新

肿瘤类型	WHO分级
星形细胞瘤，*IDH* 突变型	2,3,4
少突胶质细胞瘤，*IDH* 突变型，1p/19q 共缺失	2,3
胶质母细胞瘤，*IDH* 野生型	4
弥漫性星形细胞瘤，*MYB* 或 *MYBL1* 改变	1
多形性黄色星形细胞瘤	2,3

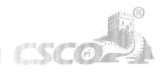

肿瘤电场治疗联合治疗探索

中山大学肿瘤防治中心

郭玮玮

一、前言

胶质母细胞瘤（glioblastoma，GBM）是成人中枢神经系统最常见的原发性恶性脑肿瘤，预后较差，是中枢神经系统肿瘤领域研究的热点和难点。目前，新诊断 GBM 的标准治疗方案形成于 2005 年，即术后替莫唑胺同步放疗和替莫唑胺辅助化疗的 Stupp 方案，其中位 OS 仅为 14.6 个月，GBM 患者的预后情况仍不容乐观。

肿瘤电场治疗（tumor treating fields，TTFields）是一种新型物理治疗方式，通过贴敷于头皮的电场贴片产生低强度、中等频率的交变电场发挥干扰肿瘤细胞有丝分裂的作用。在 EF-14 研究中，TTFields 联合 TMZ 组和单用 TMZ 组的中位 OS 分别为 20.9 个月及 16.0 个月。基于其在 GBM 中取得的疗效，TTFields 已得到包括美国 NCCN 指南、《脑胶质瘤诊疗规范（2018 年版）》《中国脑胶质瘤临床管理指南 2020》《胶质母细胞瘤的肿瘤电场治疗专家共识》《脑胶质瘤诊疗指南（2022 年版）》等国内外专家共识、指南的推荐。

二、TTFields 联合治疗探索

GBM 具有侵袭性强、细胞异质性、GBM 干细胞有分化增殖潜能、肿瘤免疫微环境特殊等诸多生物学特性，加之血脑屏障的存在，其治疗过程阻碍重重，单一的治疗手段往往难以取得令人满意的疗效，多通路、多靶点的联合治疗是未来打破 GBM 困局的重要手段。TTFields 作为一种无创的物理治疗方式，具备与各类治疗手段联合的可能性。

（一）TTFields 联合靶向治疗

1. TTFields 联合贝伐珠单抗 基础研究显示 TTFields 可影响 HIF1-α 和 VEGF 等血管生成调节因子的表达，抑制血管生成，因而与抗血管生成药物有潜在联合机制。

《中国中枢神经系统胶质瘤免疫和靶向治疗专家共识（第 2 版）》指出，由于 BEV 能够快速稳定部分胶质瘤进展，故可以与逐渐起效的 TTFields 联用，目前亦有临床研究取得了一定成果。

一项开放标签、单臂、Ⅱ期临床试验（NCT01894061），纳

入了 25 例复发的 GBM 或其他 4 级胶质瘤患者，采用贝伐珠单抗联合 TTFields 的治疗方案，中位 PFS 为 4.1 个月，中位 OS 为 10.5 个月，且该联合治疗的耐受性良好。

另一项回顾性研究纳入了 48 例使用 TTFields 天数>30 天的复发 GBM 患者，其中 30 例采用贝伐珠单抗为基础的药物治疗方案联合 TTFields，即 BBC+T 组，18 例采用替莫唑胺＋贝伐珠单抗＋伊立替康的三联方案联合 TTFields，即 TBI+T 组，结果显示 TTFields 联合 TBI 方案在 rGBM 患者中实现了长达 32.5 个月的中位 OS，相比 TTFields 联合 BBC 组延长了 14.7 个月，说明 TTFields 与化疗和抗血管治疗的联合策略值得未来的积极探索和尝试。

2. TTFields 联合 PARP 抑制剂 TTFields 可通过同源重组修复途径阻止 DNA 损伤修复，增加复制压力，继而导致细胞死亡，故与 DNA 损伤应答抑制剂类药物联合使用或能发挥协同增效的抗肿瘤作用。在患者来源的胶质母细胞瘤干细胞模型中，联合 TTFields 可提高奥拉帕利联合或不联合放疗对 GBM 干细胞的杀伤作用。目前，一项评估 TTFields 联合尼拉帕利对 rGBM 患者的有效性及安全性的 Ⅱ 期临床研究也正在进行中，TTFields 联合 PARP 抑制剂的临床疗效有待进一步探索。

（二）TTFields 联合免疫治疗

1. TTFields 联合免疫检查点抑制剂 临床前研究发现，TTFields 通过激活干扰素基因刺激因子（STING）和黑色素瘤缺失因子 2（AIM2）炎症小体，从而通过 1 型干扰素（T1IFN）路径来激活免疫应答。

在 2-THE-TOP 这项 TTFields 联合帕博利珠单抗治疗新诊断 GBM 的 Ⅱ 期临床研究中，纳入的 26 例新诊断 GBM 患者经过 16.8 个月的中位随访时间，实现了 12.1 个月的中位 PFS 和 25.2 个月的中位 OS，与 EF-14 历史配对的生存期数据相比有了进一步的延长，常见的 TRAE 包括血栓形成（4 例）、癫痫发作（3 例）和代谢紊乱（2 例）。该研究初步验证了 TTFields 联合免疫检查点抑制剂在新诊断 GBM 患者中的有效性和安全性，为既往被认为属于免疫治疗效果欠佳的"冷肿瘤"GBM 带来了新的希望。

2. TFields 联合个性化抗肿瘤疫苗 一项抗肿瘤新生抗原疫苗（PNV）联合 TTFields 及标准治疗用于新诊断 GBM 患

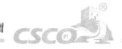

者的 I 期临床研究在 TTFields 联合免疫治疗领域进行了一次全新的探索，该研究纳入了 8 例中位年龄为 59 岁的患者，在替莫唑胺辅助化疗联合 TTFields 阶段给予 PNV，初步结果显示 PNV 最常见的不良事件是注射部位反应和流感样症状，与 TTFields 和标准治疗联用不会增加额外的不良反应。

三、小结

胶质母细胞瘤是一种恶性程度高、患者预后差的疾病，多通路、多靶点的联合治疗方案以及多学科的合作是未来 GBM 治疗的重要发展方向。TTFields 作为一种无创的物理治疗方式，在机制方面，除了能够阻碍肿瘤细胞的有丝分裂，还具有抗肿瘤新生血管生成、增加 DNA 损伤修复压力、激活免疫等多种抗肿瘤作用，并且在临床研究中初步验证了联合靶向或免疫治疗的有效性和安全性。当然，目前 TTFields 联合治疗的研究多处于 I / Ⅱ 期阶段，其作用机制乃至耐药机制亦有待更深入探索和挖掘，期待未来不断完善的临床数据能为 GBM 患者带来更多获益。

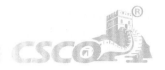

分子诊断时代脑肿瘤病理诊断的新变化

广东省人民医院

李智

2016年后,中枢神经系统肿瘤病理诊断发生较大的变化,其原因是分子病理学技术和肿瘤的分子遗传学特征引入脑肿瘤病理诊断中。特别是在2021年WHO CNS5分类概述出版之后,更加着重推进了分子诊断在脑肿瘤分类中的应用,肿瘤的分子特征不仅对肿瘤分型有明确的指导意义,而且能够确定部分肿瘤的WHO分级。这些变化给中枢神经系统肿瘤的病理诊断带来巨大的挑战,在临床实践中如何正确解读肿瘤的分子遗传学特征成为工作的重点和难点。

一、充分的术中肿瘤取材仍然是脑肿瘤正确病理诊断的关键因素

对肿瘤病灶的全面观察一直是脑肿瘤正确病理诊断的重要保障。由于脑肿瘤,特别是星形细胞瘤、胶质母细胞瘤等组织学异质性较明显,肿块不同区域的组织学特征有差异,甚至完全不同,从而造成组织学诊断分型和WHO分级的差异性。但由于脑肿瘤的分子遗传学特征具有较高的保守性,同一肿瘤中不同组织学形态的分子特征基本保持一致,这使得一些形态学异质性较明显的肿瘤得以正确诊断而不受组织学差异的干扰。特别是一些表现为低级别的脑肿瘤可以通过分子学检测显示其具有高级别肿瘤分子特征而得到正确的诊断,如低级别星形细胞瘤样的IDH野生型胶质母细胞瘤或毛细胞性星形细胞瘤样的H3K27变异型弥漫中线胶质瘤等。

但这并不意味外科手术时充分的肿瘤取材不再重要了,在分子诊断时代,全面观察脑肿瘤样本的组织学特征仍然是正确病理诊断的基础。这是因为脑肿瘤的组织学类型十分复杂,除了少数肿瘤具有独特的、有诊断意义的分子特征外(如弥漫性大脑半球胶质瘤、H3G34变异型、ZFTA融合阳性幕上室管膜瘤等),大量的成人和儿童型弥漫性胶质瘤、局限性胶质瘤、神经元肿瘤或胶质神经元混合性肿瘤中存在复杂多样的分子变异,这些基因变异具有广泛的重叠性,与肿瘤类型并非一一对应,仅通过分子检测发现有分子变异时并不能明确分型,必须通过组织学形态结合特殊的分子变异的整合诊断才能产生最终的精准诊断。例如,TERT启动子突变可见于IDH野生型胶质母细胞瘤和多形性黄色星形细胞瘤中,FGFR1基因突变可见于儿童型低级别弥漫性胶质瘤,MAPK

通路变异型和菊形团形成性胶质神经元肿瘤中,CDKN2A/B纯合性缺失可见于IDH突变型星形细胞瘤和部分脑膜瘤中。缺乏全面充分的组织学形态观察,很难做出准确的肿瘤分类。

近年来,全基因组DNA甲基化分析已成为中枢神经系统肿瘤分类的有效辅助方法,DNA甲基化图谱对于分类和发现疑难或罕见的肿瘤类型的作用愈加明显。2021年WHO CNS5概述中甚至假设"几乎所有的肿瘤类型均有其特异性DNA甲基化特征"。但这也不意味术中获取少量组织样本或通过"非创伤性"方法获取的体液(血液、脑脊液等)即可完成准确的肿瘤分类并获得全面的基因遗传学特征。因为DNA甲基化也具有肿瘤的异质性,特别在胶质母细胞瘤中这种异质性更为明显,而且与肿瘤成分在检测样本中的纯度差异程度有关,这就对DNA甲基化分析样本提出了"量"的需求。不可否认,DNA甲基化分析的确在脑肿瘤分类和液体活检中存在一定的优势,但在目前仍然作为脑肿瘤组织学分类的辅助方法,术中充分获取脑肿瘤样本仍然是取得准确DNA甲基化特征的前提条件。

二、正确解读脑肿瘤的分子特征的临床意义

正确的临床病理诊断不但能确定脑肿瘤的分型和WHO分级,还能够指导临床治疗和评估患者的预后。由于"整合诊断"是目前被推荐的脑肿瘤诊断模式,故肿瘤分子特征对脑肿瘤的分类往往起到决定性的作用,如IDH1/2基因突变和1p/19q共缺失两个分子事件,若缺乏1p/19q共缺失,即使组织学形态符合少突胶质细胞瘤,仍然在最终的整合诊断中被确诊为"星形细胞瘤,IDH突变型"。但在这种情况下临床应注意病理诊断中的"分层表述",在组织学诊断时仅通过形态学的观察特征诊断为"少突胶质细胞瘤",甚至在没有分子学检测条件的诊断机构只诊断为"少突胶质细胞瘤,NOS",都是符合诊断要求的。临床应意识到"整合诊断"结果是最终诊断,与单纯的组织学诊断并不冲突,后续的临床治疗方案确定应以整合诊断结果为依据。如果病理诊断中明确提示为"NOS(非特指)",则表示当前的诊断机构中缺乏相关的分子检测,临床应采取其他途径获得肿瘤的分子特征并完成最终

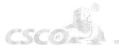

的"整合诊断"。同样，"NEC（未确定分类）"是另一种不能确定肿瘤分类的诊断形式，是指尽管检测了分子特征，但不能根据这些特征进行明确的肿瘤分型，如在成人非中线部位 IDH 野生型胶质母细胞瘤中检测到 H3K27M 基因的突变，这种情况下不能确定肿瘤的生物学行为更偏向 "H3K27 变异型弥漫性中线胶质瘤" 还是 "IDH 野生型胶质母细胞瘤"，此时的病理诊断可能是 "弥漫性胶质瘤，NEC" 或 "伴有 H3K27M 突变的大脑半球胶质瘤，NEC"，根据其组织学特征进行 WHO 分级。临床应意识到这种罕见的分子变异尚未能明确生物学行为。

大多数脑肿瘤是通过肿瘤组织学特征（细胞密度、核分裂象、微血管增生和坏死）进行 WHO 分级的。WHO 分级对于明确肿瘤的生物学行为有指导意义。但在部分肿瘤类型中，特殊的分子变异参与 WHO 分级，或者提示肿瘤具有更明显的侵袭性行为，临床应重视这些具有独立生物学行为或预后意义分子指标，如 CDKN2A/B 纯合性缺失可提高成人型弥漫性 IDH 突变型星形细胞的 WHO 分级至最高的 4 级；TERT 启动子突变、EGFR 基因扩增和 7 号染色体增加 /10 号染色体缺失可提高成人型 IDH 野生型胶质瘤至胶质母细胞瘤，WHO 4 级；TERT 启动子突变和 CDKN2A/B 纯合性缺失可确定脑膜瘤为 WHO 3 级；ZFTA 融合阳性型幕上室管瘤、PFA 型后颅窝室管膜瘤和 MYCN 扩增型脊髓室管膜瘤均具有较强的侵袭性。尽管不能提高 WHO 分级，一旦出现这些基因变异肿瘤更容易出现中枢神经系统的播散，故临床需要采用更积极的手段进行治疗。

儿童型低级别弥漫性胶质瘤具有侵袭性的生长方式，尽管组织学具有星形或少突胶质细胞的特点，与成人星形细胞瘤或少突胶质细胞瘤有时难以区分，但儿童型低级别弥漫性胶质瘤很少进展，预后较成人型低级别胶质瘤好。临床应注意这些儿童型低级别弥漫性胶质瘤的分子变异一般为低、中风险基因变异所驱动，包括 MYB 或 MYBL1 基因变异、FGFR2 基因融合、NF1 基因突变、BRAF 基因融合、FGFR1-TACC1 基因融合、FGFR TKD 重复、BRAF V600E 突变、FGFR1 单核苷酸变异、MET 单核苷酸变异、IDH 基因突变等。这些肿瘤进展不那么频繁，往往最终停止生长，进展很少，在 10~20 年的随访中几乎没有死亡。由于其非致命性疾病进展，这些肿瘤需要保守治疗，因为放、化疗毒性可能比肿瘤本身带来更长期致病状态。因此，对于儿童型弥漫性低级别胶质瘤患者，术后是否需要追加治疗，特别是放疗，必须慎重考虑。但当肿瘤出现高风险的基因变异时，包括伴有 CDKN2A/B 纯合性缺失的 BRAF V600E 突变和 H3.3 基因突变等，不宜诊断为儿童型低级别弥漫性胶质瘤，即使形态学表现为低级别组织学特征，仍具有高度的侵袭性和广泛播散能力。这些分子标志通常表明需要立即积极的治疗和引入新的靶向药物。同时，临床也需要关注低风险基因变异的形式：基因融合或单核苷酸变异（SNV）对肿瘤的影响并非一致。与 SNV 驱动的肿瘤相比，融合基因驱动的肿瘤具有更年轻、CNS WHO 1 级组织学特征更明确和很少出现进展及死亡率更低的特征。因此，对于 SNV 驱动的肿瘤患者，由于存在晚期死亡的风险，有必要采取多种

治疗和长期随访。而对于仅有低风险基因融合变异的儿童型脑肿瘤而言，手术完整切除肿瘤后长期随访观察可能是更为适宜的治疗策略。

除了诊断分型和 WHO 分级外，一些分子变异可能还具有临床治疗，特别是靶向治疗的指导意义。如 MGMT 启动子甲基化提示替莫唑胺（TMZ）疗效更敏感；BRAF V600E 突变提示可能对 BRAF 靶向抑制剂有效；PTEN 基因突变可能对电场治疗更为敏感等。对于一些复发性脑肿瘤，通过二代测序等高通量基因检测，有望寻找到可供治疗的分子靶点用于临床治疗。

三、密切关注中枢神经系统肿瘤相关的遗传肿瘤综合征

中枢和外周神经系统肿瘤常涉及遗传肿瘤易感性综合征，传统上这些遗传性疾病大多通过临床特征和家族史进行诊断，但是在目前越来越多的情况下，可遗传的致病性基因变异可通过高通量基因检测被发现。这就要求临床医师和病理诊断工作者要有意识地寻找和发现脑肿瘤相关性遗传综合征的线索，并进行进一步的检查发现胚系基因变异。尽管一些常见的遗传综合征相关性肿瘤已被广泛认识，如多发性和 / 或丛状神经纤维瘤与 NF1 型神经纤维瘤病、双侧前庭神经鞘瘤与 NF2 型神经纤维瘤病、血管母细胞瘤与 von Hippel Lindau 综合征以及室管膜下巨细胞星形细胞瘤和结节性硬化征之间的紧密联系，但一些少见和新定义的遗传性综合征相关性脑肿瘤的分子特征则在临床上未加重视。如视路胶质瘤有 NF1 型神经纤维瘤病的可能性；儿童发生的低级别胶质瘤伴有 NF1 双等位基因缺失者、脑膜瘤出现 NF2 基因变异者有发生 NF1 或 NF2 型神经纤维瘤病的可能；儿童或年轻人发生 IDH 突变型星形细胞瘤有相当部分是结构性错配修复缺陷综合征，其特征是错配修复蛋白表达的缺失。

当分子检测发现脑肿瘤中出现基因胚系变异时，可确诊为遗传性综合征，如儿童 SHH 活化型髓母细胞瘤、脉络丛癌和成人 IDH 突变型星形细胞瘤中出现 P53 基因杂合性胚系变异（突变、重排、缺失）时，应考虑有 Li-Fraumeni 综合征的可能性；小脑发育不良性节细胞瘤时若发现 PTEN 基因胚系变异时应诊断为多发性错构瘤综合征（Cowden 综合征）；当儿童发生结节型 / 促纤维增生型髓母细胞瘤时应注意检测 PTCH1 基因的胚系致病性变异，这是痣样基底细胞癌综合征（Gorlin 综合征）的标志性基因变异。发现遗传易感综合征的目的除了有助于患者本人监测和预防脑或其他器官的多发性病变的出现，更重要的是对整个家族人群提供遗传性疾病的监控和生育指导。因此，对于临床肿瘤工作者和病理诊断工作者而言，熟悉这些遗传性疾病相关性中枢神经系统肿瘤的分子特征和诊断标准是至关重要的。

总之，进入分子诊断时代后，脑肿瘤的临床病理诊断已从单一的组织学诊断发展成为集形态学观察、治疗指导、预后评估和遗传性疾病信息提供等多功能的诊断平台，使患者在精准诊断中获益。

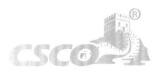

非小细胞肺癌脑膜转移的诊疗现状和进展

福建省肿瘤医院

张龙凤　徐贻佺　郑晓彬　苗茜　蒋侃　吴标　林根

当恶性肿瘤细胞转移至软脑膜、蛛网膜下腔和其他脑脊液腔室时，称为软脑膜转移（leptomeningeal metastasis，LM），又称脑膜癌病。LM是一种罕见但可能迅速导致死亡的临床合并症，发生在 1.0%~5.0% 实体瘤患者中，其中以非小细胞肺癌、乳腺癌和黑色素瘤多见。非小细胞肺癌（non-small cell lung cancer，NSCLC）患者中 LM 的发生率为 3.0%~5.0%。近几年随着治疗方法的改变及治疗效果的改善，LM 的发生率越来越高，表皮生长因子受体（epidermal growth factor receptor，EGFR）突变的 NSCLC 患者中 LM 的发生率高达 9.0%~16.0%。由于血脑屏障造成的运输限制，治疗药物进入软脑膜间隙主要取决于其物理化学特性和生态学特性，传统的治疗方法预后并不理想，中位生存时间仅 3 个月。因缺少特异性临床症状、早期诊断方法及标准的治疗方案，脑膜转移的诊疗成为 NSCLC 诊疗全程管理中重要的挑战。现综述 NSCLC 诊断和治疗的研究现状。

一、诊断

（一）临床表现

LM 病史通常较短，在数周内出现神经症状和体征。NSCLC-LM 患者症状和体征无特异性，主要是皮质功能受损所致。其常见临床表现（>10%）：①大脑半球脑膜受累，约占 50%，表现为头晕、头痛、恶心、呕吐、行走障碍、性格改变、意识丧失、认知障碍、癫痫发作等；②脑神经受累，约占 40%，表现为视力障碍、复视、听力下降、视野缺损、面瘫、眼球固定、吞咽障碍等；③脊髓和脊神经根受累，超过 60%，可表现为肢体无力、感觉异常、感觉性共济失调、大小便失禁、神经根性疼痛等。LM 常合并脑转移，两者症状相似，应注意鉴别。在诊断 LM 和随访期间，应使用标准评估表进行详细的神经功能评估，如神经肿瘤评估标准（response assessment in neuro-oncology criteria，RANO）。

（二）脑脊液检测

目前脑脊液的检测项目包括常规、细胞学、肿瘤标志物、脑脊液液体活检等。

1. 常规检测　正常成人卧位颅内压为 80~180mmH$_2$O。据报道 40%~50%LM 患者出现颅内压>200mmH$_2$O。脑脊液检测可见细胞数增加或正常，蛋白升高，糖和氯下降。常规、生化异常有助于 LM 的诊断，但特异性差，需要和其他非肿瘤性疾病相鉴别。

2. 细胞学检测　脑脊液中见癌细胞是目前 LM 诊断的金标准，常用的实验室检测方法是液基薄层巴氏染色法细胞学检测（thinprep cytologic test，TCT），该方法特异度高（>95%），但灵敏度仅 45%~90%。脑脊液细胞学检查阳性率和送检次数、标本量和检测时间相关。据报道，首次腰椎穿刺脑脊液细胞学阳性率仅 50%，2 次送检阳性率可提高至 75%~85%，后续增加脑脊液送检次数未能提高检测阳性率。文献报道，脑脊液送检量 2~5ml，阳性率为 30.5%；>5ml，阳性率为 55.5%。脑脊液留取后 60 分钟内处理，阳性率为 77.5%；90 分钟内处理，阳性率为 56.5%；48 小时后处理，假阴性率高达 36%。所以，为了提高脑脊液细胞学检测的阳性率，建议每次送检 10ml 脑脊液，并于取样后 60 分钟内处理，若高度怀疑 LM，可短时间内 2 次重复送检。

3. 免疫细胞化学染色　该方法可以为确诊 LM 提供证据，NSCLC 常用标志物有 TTF-1、NapsinA、CK7。但是临床上脑脊液标本常因细胞数较少，无法达到检测标准，故此种检测方法依赖于送检样本质量，要求较高。

4. 肿瘤标志物检测　晚期 NSCLC 患者常见外周血肿瘤标志物升高，同样 LM 患者在脑脊液中也可检测到不同程度的肿瘤标志物的升高，其中最常见的是 CEA。动态检测脑脊液肿瘤标志物指标的变化也可作为疗效评价的辅助指标。

5. 循环肿瘤细胞（circulating tumor cells，CTC）　脑脊液细胞学检查敏感度低，无法满足临床诊疗的需求。近年来液体活检的发展，对于 LM 的诊断和治疗起到很好的补充和指导的作用。最常用的检测脑脊液 CTC 的方法是 CellSearch 或流式细胞免疫表型法。文献报道，对比初次脑脊液细胞学的阳性率，CTC 检测显著提高阳性率（78%~100%）。吴一龙教授团队的研究证明了 CellSearch 对 LM 检测的阳性率高达 95.2%，优于单纯 TCT（57.1%）、MRI（47.6%）或 TCT 联合 MRI（90.5%），并提出 CellSearch 捕获的脑脊液 TCT 是诊断 LM 更敏感及有效的方法。

6. 游离细胞 DNA（cell free DNA，cfDNA）检测　循环肿瘤细胞 DNA（circulating tumor DNA，ctDNA）在 cfDNA 中

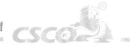

占比很小（<1%），现阶段脑脊液的 ctDNA 或 cfDNA 检测仅仅作为诊断的补充，不能作为诊断的金标准，但它在指导治疗及疗效的观察上的意义是重大的。在一项对 12 例原发性脑肿瘤或脑转移患者的研究中发现，当肿瘤受累于中枢神经系统（CNS）时，脑脊液中的 ctDNA 比血浆中更丰富。目前常用的检测技术有聚合酶链反应（polymerase chain reaction，PCR）、高通量测序（next-generation sequencing，NGS）、微滴式数字 PCR（droplet digital PCR，ddPCR）和 BEAMing 技术（数字 PCR- 流式技术）等。脑脊液中 ctDNA 的检测较外周血更能反映了颅内肿瘤的分子特点及克隆情况，而影响 ctDNA 因素的有肿瘤的恶性程度以及肿瘤到蛛网膜下腔的距离。文献报道显示脑脊液 ctDNA 的基因谱和外周血或原发灶可能不同。2018 年吴一龙教授团队报道了使用 NGS 检测 LM 的 EGFR 突变的肺腺癌患者的脑脊液 cfDNA、脑脊液细胞沉淀物及血浆，分析显示驱动基因阳性率分别为 100%、84.6%、73.1%；脑脊液 cfDNA 有更多的等位基因突变（92.3%）、拷贝数变异及 MET 扩增（47.8%）；约 30.4% 患者在 TKI 进展后脑脊液中出现 *EGFR T790M* 突变。2019 年 Ying 等对 72 例肺腺癌 LM 患者进行 168 个基因的 NGS 检测，结果显示脑脊液 cfDNA 阳性率为 81.5%，外周血 cfDNA 阳性率为 62.5%；脑脊液基因谱较外周血更常见拷贝数异常和 P53 杂合性缺失。脑脊液 cfDNA 的检测可以揭示 LM 独特的基因状态，可作为 LM 患者独特的检测标本，进一步协助 LM 的诊断和指导进一步的治疗。

（三）影像检查

对于 LM，计算机断层扫描（computed Tomography，CT）敏感性为 23%~38%，目前头颅磁共振增强扫描是最佳检查方法，敏感性高达 71%，LM 在磁共振上可表现为软脑膜的异常强化灶，包括结节状、线状、弓形、局灶或弥漫性强化。但是常规二维颅脑磁共振增强扫描存在一定的局限性，扫描层厚较厚，空间分辨率较低，对于微小病灶容易漏诊。磁共振三维颅脑容积成像（3D-BRAVO）增强扫描，空间分辨率高，扫描一次就可以获取各向同性高空间分辨率的全颅脑容积数据，可进行任意平面三维重建，进一步减少漏诊。

综合以上，现阶段根据欧洲神经肿瘤学会（EANO）和欧洲医学肿瘤学会（ESMO）指南意见：LM 诊断的金标准仍是脑脊液中可见肿瘤细胞；若未能查见肿瘤细胞，则可结合病史、临床表现、MRI、脑脊液常规、生化、颅内压及脑脊液液体活检结果，如果以上结果异常则建议诊断为可疑 LM。

二、治疗

NSCLC-LM 常作为晚期肺癌的并发症，无治愈可能，治疗目的主要是缓解神经精神症状、提高生活质量并延长生存期，治疗原则以个性化综合治疗为主，主要包括最佳支持治疗、全身治疗、外科手术治疗、放射治疗、鞘内注射治疗等。

（一）支持治疗

EANO-ESMO 指南建议对预期生存期 <1 个月的患者推荐最佳支持治疗（best supportive care，BSC）。BSC 主要是以缓解患者的症状为目的所采取的积极对症治疗措施，如脱水降颅压、抗癫痫、止痛、止吐、补充营养等治疗。尽管 BSC 一定程度上可疑缓解症状，但如未进行针对 LM 的抗肿瘤治疗，单纯 BSC 效果会随着时间的延长逐渐削弱。

（二）全身治疗

全身治疗是 LM 患者治疗的基础，外周和颅内病灶得到有效的控制，才能达到改善生活质量，延长生存期的目的。全身治疗包括靶向治疗、化疗、免疫治疗。

1. 靶向治疗　驱动基因阳性的 NSCLC 约占 58.8%，其中最常见包括 *EGFR* 突变（占 46.5%）、*ALK* 融合突变（占 11.5%）、*ROS-1* 融合突变（占 0.8%）。文献显示驱动基因阳性 NSCLC 更容易发生 LM。同时，随着靶向治疗药物的发展，驱动基因阳性 NSCLC 的患者随着生存期延长，LM 的发病率也逐渐上升。

（1）*EGFR* 突变：*EGFR* 突变 NSCLC 无论初诊是否合并 LM，一线治疗均以靶向治疗（EGFR tyrosine kinase inhibitor，EGFR-TKI）为首选。不同的 EGFR-TKI 在脑脊液中的药物浓度不同，对 LM 的疗效也有差异。

一代 TKI 是最早使用的靶向药物，临床前研究和回顾性研究表明一代 TKI 厄洛替尼脑脊液浓度高于吉非替尼。一项厄洛替尼治疗 LM 的前瞻性 II 期临床研究（LOGIK1101）显示，接受厄洛替尼治疗的 17 例合并 *EGFR* 突变的患者，中位 PFS 和 OS 分别为 2.7 个月和 4.0 个月。回顾性研究显示大剂量厄洛替尼脉冲疗法对 NSCLC-LM 具有一定的疗效。一项探索了吉非替尼（750mg/d 或 1 000mg/d）的大剂量治疗 LM 转移患者的有效性的 I 期临床研究显示，4/7 例患者观察到神经系统症状的改善，且耐受性良好，但整体的 PFS 和 OS 分别为 2.3 个月和 3.5 个月。综上，一代 EGFR-TKI 对 LM 疗效欠佳，对于初诊合并 LM 患者不是首选治疗药物。

二代 EGFR-TKI 包括阿法替尼、达可替尼。个案报道显示阿法替尼对于 *EGFR G719A* 突变的 NSCLC-LM 患者疗效佳，但生存获益有限。目前二代 TKI 缺乏在 LM 患者中的数据。

三代 EGFR-TKI 代表药物奥希替尼，对比一代、二代 EGFR-TKI，它具有更好的血脑屏障穿透性。一项回顾性研究纳入 20 例既往接受奥希替尼的 NSCLC-LM 患者，其中 17 例接受 80mg/d、2 例接受 160mg/d、1 例接受 40mg/d 剂量治疗，结果显示全研究对象的中位 PFS 和 OS 分别为 17.2 个月和 18.0 个月，发现无论是否存在 *EGFR T790M* 耐药突变，奥希替尼对 LM 患者均有效。另一项回顾性研究纳入 22 例 *EGFR T790M* 突变的 NSCLC-LM 患者，使用奥希替尼 80mg/d 标准剂量治疗，结果显示 ORR 为 55%，中位 PFS 和 OS 分别为 11.1 个月和 18.8 个月。该研究进一步证明奥希替尼对于 *EGFR T790M* 突变的 LM 患者具有不错的疗效。BLOOM 研究共纳入既往经 EGFR-TKI 治疗进展并伴有 LM 的 41 例患者，使用双倍剂量奥希替尼（160mg/d）治疗，结果显示 ORR 为 41%，中位 PFS 为 8.6 个月，中位 OS 为 11.0 个月，前瞻性研究数据进一步证明奥希替尼对 LM 的疗效。另外一项前瞻性 II 期研究同样证明了奥希替尼 160mg/d 对于 NSCLC-LM 患者的疗效不差于 NSCLC 脑转移患者。综上研究，对于 NSCLC-LM 患者使用奥希替尼靶向治疗均有生存获益，但是药物双倍剂量疗效未必优于标准剂量，未来需要更大样本量的研究证明 LM 最佳使用剂量。

（2）*ALK* 融合突变：约 30%*ALK* 融合突变的 NSCLC 患者初诊时合并脑转移，其中 LM 的发生率约为 10.3%。现阶段关于 *ALK* 融合突变和 *ROS1* 融合突变的 LM 治疗的研究比较少。

一代药物克唑替尼，是针对 *ALK*、*ROS1*、*MET* 的竞争性 ATP 抑制剂，血脑屏障穿透力较弱，目前无独立研究显示克唑替尼对于 LM 患者的疗效。个案报道指出克唑替尼联合甲氨蝶呤鞘内化疗对于 *ALK* 阳性 NSCLC 患者具有一定的疗效。

二代、三代药物脑脊液渗透率明显高于一代药物，临床研究也证实了二代、三代 ALK-TKI 对于脑转移患者的疗效，但对于 LM 患者仍缺乏较高的循证医学证据。目前具有较高循证医学证据的是 ASCEND-7 研究，共纳入 18 例 *ALK* 突变 NSCLC-LM 患者，ORR 为 20%，研究表明塞瑞替尼对于 LM 患者具有一定的疗效。

对于 ALK 阳性 NSCLC-LM 患者建议首选血脑屏障穿透率较高的二代、三代 ALK-TKI。

2. 化疗 由于血脑屏障对化疗药物的通透性较差，且 LM 的患者多因经历过多程治疗，一般情况较差，常无法耐受标准化疗方案。系统性化疗方案的制订需要考虑 NSCLC 的病理类型，选择血脑屏障通透性好且不良反应较小的药物，对于多程治疗后的患者还需避免使用既往耐药的药物。由于 LM 患者血脑屏障都受到不同程度的破坏，在充分考虑患者耐受性的前提下，系统性化疗可能可以改善患者的预后。Jin Hyun Park 等回顾性研究中对 50 例确诊 LM 的 NSCLC 患者治疗进行了分析，单因素分析显示，鞘内化疗、放疗或全身化疗都是重要的预后因素；多因素分析显示，确诊 LM 后的全身化疗是最强的预后因素；在一般情况良好的患者中，多模式治疗相结合获益显著。替莫唑胺口服给药后生物利用度高，可达 100%，具有较好的组织渗透性，已被广泛运用于原发或继发脑转移的治疗，但一项前瞻性的 II 期临床研究显示，确诊 LM 后（共 19 例，包括乳腺癌、NSCLC、黑色素瘤患者）一线使用替莫唑胺临床获益有限（3/19，15.8%），中位 OS 仅 43 天。一项回顾性分析显示，确诊 LM 后使用培美曲塞与不使用的 NSCLC 患者中位 OS（13.7 个月 vs. 4.0 个月，*P*=0.008），多因素分析显示使用培美曲塞与较好的生存有关（*HR*=3.1，95% *CI* 1.5~6.3 个月；*P*=0.002）。也有个案报道，贝伐珠单抗联合培美曲塞对于 NSCLC-LM 具有一定的疗效。对于驱动基因阴性的 NCSLC 患者，全身化疗方案可以优先考虑培美曲塞单药或联合治疗。

3. 免疫治疗 免疫检查点抑制剂（immune checkpoint inhibitors，ICI）已经改变了 NSCLC 治疗的格局。由于多数的临床研究基本排除了 LM 的患者，所以目前 ICI 治疗 LM 数据并不多。Hendriks 等回顾性研究分析了 19 例 ICI 治疗 NSCLC-LM 患者，中位 PFS 为 2.0 个月（95% *CI* 1.8~2.2 个月），中位 OS 为 3.7 个月（95% *CI* 0.9~6.6 个月），6 个月 OS 率为 36.8%，12 个月 OS 率为 21.1%，证明部分患者可以从免疫治疗中获益。一项评估 Pembrolizumab 单药对实体瘤 LM（20 例）的疗效和安全性的 II 期临床研究显示：3 个月 OS 率为 60%（12/20），达到研究主要终点，中位 OS 为 3.6 个月，证明免疫单药治疗可以作为实体瘤 LM 后线治疗的一种新选择。另一项 II 期临床研究显示，单药（pembrolizumab）免疫治疗 LM

患者后线应答率为 38%（13 例）。目前因前瞻性研究数据及样本量均有限，免疫治疗对于 NSCLS-LM 患者的疗效尚不明确，需要更大样本量的前瞻性数据论证免疫单药或联合治疗对于 LM 的疗效和安全性。

（三）鞘内注射治疗

鞘内注射治疗可提高脑脊液药物浓度，使足够剂量的药物直接分布到整个蛛网膜下腔和脑室系统，既摆脱血脑屏障和血脑脊液屏障的限制，又可避免全身不良反应。但是脑脊液循环障碍不但是 LM 鞘内化疗失败的一个重要因素，还可能会增加神经系统不良反应，所以经鞘内治疗前有必要评估脑脊液的循环状况。对阻碍脑脊液循环的病灶放疗，可使约 1/2 患者恢复脑脊液正常流动，为鞘内化疗的安全和有效实施创造条件。鞘内注射治疗可通过腰椎穿刺和 OMMAYA 囊泵两种方式给药。

鞘内化疗是 LM 最主要的治疗方法之一，传统的鞘内化疗药物主要有甲氨蝶呤、阿糖胞苷、噻替哌等，这些药物主要是参考血液肿瘤 LM 治疗的方案，多项研究显示，这些方案对肺癌 LM 仅中度敏感，无明显生存获益。

近年来，有尝试使用拓扑替康、依托泊苷、培美曲塞、吉西他滨、免疫抑制剂等药物经脑脊液治疗 LM 的报道。多个回顾性或小样本研究发现培美曲塞鞘内化疗可以提高 NSCLC-LM 患者的生存预后。目前最强循证医学证据来自于 Fan 等进行的一项"鞘内注射培美曲塞联合地塞米松治疗 *EGFR* 突变 NSCLC TKI 失败的软脑膜转移瘤的疗效和安全性"的 II 期临床研究，研究纳入 30 例 EGFR-TKI 治疗失败的 NSLCL-LM 患者，培美曲塞推荐剂量为 50mg，结果显示临床有效率为 84.6%（22/26），中位总生存期为 9.0 个月，主要不良反应为骨髓抑制，对症处理后可恢复正常。现阶段对于培美曲塞使用剂量、频率、治疗持续时间、停药时机仍无共识，同时明确培美曲塞鞘内化疗耐药机制及应对培美曲塞鞘内化疗耐药也是一个巨大的挑战。

（四）放射治疗

LM 常在中枢神经系统内形成广泛播散，全脑全脊髓放疗由于严重的不良反应如骨髓抑制、肠炎等，临床上极少应用。现代放疗技术如螺旋调强放疗或质子放疗等技术能降低上述不良反应，但同样运用并不广泛。对于 LM 患者一般采用局部或全脑放疗，旨在缓解症状、消除局部病灶、改善脑脊液回流，但放疗在 LM 患者的治疗必要性仍存在很大争议。既往回顾性研究显示，实体瘤 LM 患者（共 27 例），仅行全脑放疗，中位生存为 8.1 周。一项对 212 例 NSCLC-LM 患者的回顾性研究显示，治疗过程中有 128 例曾行全脑放疗，结果提示行全脑放疗对比未行全脑的患者生存期明显延长（10.9 个月 vs. 2.4 个月，*P*=0.002）。Lee 等对 149 例 NSCLC-LM 患者进行回顾性研究，多因素分析显示全脑放疗（*P*=0.009）是预后良好的因素之一。Morris 等回顾性分析了 125 例 NSCLC-LM 患者，在诊断 LM 后生存期 ≥ 30 天的患者中，46 例接受全脑放疗，中位生存仅 3 个月，且接受和不接受全脑放疗的两组患者生存期差异无统计学意义（*P*=0.84）。一项培美曲塞鞘内化疗联合累及野放疗（IFRT）的 I/II 期研究显示，联合治疗中位生存期为 5.5 个月，1 年生存率为 21.6%；中位中枢神经系统无疾病进展生存期为 3.5 个月，6 个月的中枢神经系统

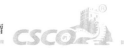

无疾病进展率为47%；该联合方案对LM合并脑转移患者是一种有效的治疗选择。总之，单纯放疗对于LM患者疗效不明确，综合治疗模式未来值得进一步探索。

（五）手术治疗

LM病灶常呈弥漫性，累及软脑膜、脊膜，沿着脑皮质分布并侵入脑脊液中，无法行根治性手术治疗，手术主要是作为一种辅助治疗措施，主要策略是脑室腹腔分流（ventriculoperitoneal，VP）和OMMAYA囊植入。Lee等回顾性研究显示脑室腹腔分流是预后良好的因素之一（$P=0.013$）。Zhang等推荐腰腹分流术可用于治疗与LM相关的颅内高压和脑积水，应优先于脑室腹腔分流术。脑室腹腔分流常用于缓解症状。NSCLC-LM患者常都需要鞘内注射治疗，对比反复腰椎穿刺给药，经OMMAYA囊给药存在以下优势：①操作更加安全、便捷，患者疼痛少、心理压力小；②若出现颅内压高，可及时引流以缓解症状；③药物浓度可达到同等剂量经腰椎穿刺给药的10倍，可能达到更好的治疗效果。OMMAYA囊植入术后并发症发生率较低，常见的并发症包括：颅内出血、导管易位或堵塞、继发感染等。前瞻性研究表明通过开关阀将OMMAYA囊和脑室腹腔分流管组合联通，对于LM合并脑积水患者具有一定的疗效，可改善大多数患者的症状，同时手术安全并发症轻微。对于无法配合行腰椎穿刺术且需要明确诊断和鞘内治疗的患者来说，OMMAYA囊植入是一个优选的手术治疗方式，建议LM患者应尽早行该手术。

三、展望

NSCLC脑膜转移目前仍然没有明确的指南规范，预后极差，疗效评价存在困难，新药或者新方案的随机对照研究难以顺利开展，目前临床上仍存在很多难点：①如何区分高危或低危人群？既往根据肿瘤负荷、神经症状及体力状况评分等，分为良性预后组和不良预后组。但在目前已有驱动基因及靶向TKI药物的时代，这些预后因素的检验效能经受质疑。②脑膜转移的疗效评价体系如何选择？目前大部分脑膜转移的临床研究使用RANO系统，需要满足三大因素的综合分析，包括对标准化的神经系统检查进行评分、CSF细胞学检查或流式细胞学检测以及影像学表现进行评估。但这套系统也存在一定争议，如神经系统检查评分无法区分LM的相关症状来自于全身疾病的进展还是脑实质转移的影响抑或是治疗后不良反应，实际操作存在困难。CSF的细胞学灵敏度低，有一定的假阴性率，且CSF的转阴是否代表生存期的延长并无定论。有20%~30%的LM患者影像学表现正常，软脑膜转移为不可测量病灶，因此以影像学表现难以进行标准评估。

总而言之，对于NSCLC-LM患者的治疗是一个巨大的挑战，目前主要的治疗原则以个性化综合治疗为主，期待未来对LM有更多的临床研究，为LM患者提供更多更有效的治疗选择。

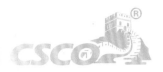

脑转移瘤影像组学研究进展

中国医学科学院肿瘤医院
万经海

脑转移瘤是最常见的脑肿瘤,大部分脑转移瘤患者在就诊时已有明确的肿瘤病史,但仍有一部分患者(2%~14%)原发肿瘤未知。脑转移瘤患者一般预后很差,即使积极治疗,中位生存期仅数月。及早发现脑转移瘤及原发肿瘤来源,给予针对性治疗,对患者预后的改善及提高生活质量具有重要意义。

磁共振成像(MRI)有极高的软组织分辨能力,是脑肿瘤的最常用的检查方法。虽然一些先进的 MRI 技术,例如 DWI、PWI、MRS 提供了更多有价值的医学影像信息,但是并未得到充分利用。

影像组学是近年来发展的新兴学科,通过计算机技术高通量提取医学影像中的数据,并结合临床和病理分析,将所得结果应用于指导临床。影像组学依靠计算机半自动或全自动获取信息,因此具有可靠、稳定、可重复性强的特点,并且可以通过无创的方法评估分子生物学特征,因此具有极大的科学和临床价值。本文将对脑转移瘤的影像组学研究及临床应用现状进行综述。

一、影像组学

影像组学可以分为基于特征的和基于深度学习的两种模式。基于特征的影像组学,从经过预处理和分割后的医学影像中提取和计算预定义的图像特征,利用机器学习技术选取这些特征的子集,生成与研究问题相关的预测或预后模型。而基于深度学习的影像组学则是应用人工神经网络,通过模拟人类视觉自动提取图像特征,自主学习这些特征模式并进行分类。以下介绍两种模式的研究方法和特点。

(一)基于特征的影像组学

影像组学的研究过程主要经过 4 个阶段:图像的前期处理、图像分割、特征提取、特征筛选和模型建立。

影像组学首先需要从医学图像中提取定量特征,因此,要分析的影像数据必须是定量或者半定量的。为了得到可重复和可比较的结果,特别是使用不同扫描设备或采集协议的数据时,需要预先对图像进行归一化处理,包括强度归一化、空间平滑化、图像过滤或不均匀 MRI 场强的校正。

图像分割是影像组学研究中最重要的一步,对结果起着

重要作用。尽管脑转移瘤通常边界分明并且增强明显,手动分割可以对不规则的肿瘤边界进行精细勾画,但是手动分割非常耗时费力,并且不同医师之间差异较大。而目前开发的机器学习技术可以对脑转移瘤自动识别并进行分割,是未来影像组学一个重要的研究方向。

从医学图像中提取不同类型的定量特征,包括形状特征、直方图特征、纹理特征、高阶统计特征。形状特征,即从感兴趣区域(region of interest,ROI)或者感兴趣体积(volume of interest,VOI)中提取的几何属性,如容量、球形度、体积、最大表面积,通过形状特性进行描述。直方图特征,是利用直方图表示 ROI 或 VOI 内单个体素强度值的分布,而不必考虑其空间方向。从直方图中,可以计算出诸如均值、中位数、最小值、最大值、对称性、峰度等测量度。纹理特征是通过对像素内部某一方面特殊矩阵的计算,得到的相邻像素强度和像素组之间的统计关系,例如灰度共生矩阵(GLCM)、灰度区域大小矩阵(GLSZM)。纹理特征分析可以量化肿瘤内的异质性。高阶统计特征,是应用数学变换后通过统计方法提取的特征,如边缘增强、噪声抑制、重复模式识别等。通过以上方法可以从单个医学影像中提取数百至数千定量特征。

随后从大量可用特征中进行特征筛选,建立重要特征的子集。一旦确定了重要特征的子集,就可以建立一个数学模型,对病变类型或者预后进行预测。用于模型建立的常用机器学习算法有决策树(如随机森林)、线性回归或 Logistic 回归、支持向量机和 k 近邻。这些算法在数据子集(训练集)中进行了准确度的测试。随后将最佳性能的模型应用于另一数据子集(验证集)以评估模型的稳健性。理想情况下,该模型最终应用于第三个数据集(测试集),包括使用不同扫描仪、不同采集协议等,以评估该模型的通用性。然而,这些步骤需要大量数据。

(二)基于深度学习的影像组学

深度学习作为机器学习或人工智能的一分支,通过模拟大脑神经结构的人工神经网络对高维非线性数据进行分类或模式识别。

传统的机器学习算法需要包括图像预处理、ROI 分割和特征选择一系列流程,然后进行模型生成和验证。而人工神经网络可以从原始或预处理的图像中自动提取高维特征,自

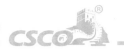

主学习各种模式并进行分类。训练一个单层神经网络级联系统,可以识别和学习图像数据中有助于分类的相关结构,而无须事先定义或选择。然而,人工神经网络对输入数据的依赖性很强,通常需要大量的图像来识别具有代表性的特征。而迁移学习可以用来应对数据量较少的问题,例如,用于胶质瘤亚型分类的神经网络也可用于脑转移瘤的分类,可以减少训练所需的数据量。

二、脑转移瘤的影像组学临床应用

(一)脑转移瘤与颅内原发肿瘤的鉴别

胶质瘤是颅内最常见的恶性原发肿瘤。由于胶质瘤和脑转移瘤在临床表现、传统 MRI 影像上具有相似的特征,给鉴别诊断带来困难。而国内外应用影像组学鉴别两者的相关研究较多。Qian 等将未经治疗的脑转移瘤和胶质瘤患者分为训练组和测试组,手动分割肿瘤并在增强 MRI 上计算了 1 303 个影像组学特征。在测试组中显示支持向量机具有最佳预测性能,并且比影像科医师有更好的诊断能力。Artzi 等从 227 例脑转移瘤和 212 例胶质瘤患者增强 MRI 影像中提取 760 个影像组学特征,并利用半自动技术进行肿瘤分割。结果同样显示支持向量机在鉴别两种肿瘤具有更好的性能。Dong 等对 120 例幕上单发脑转移瘤和胶质瘤影像组学研究中显示,5 种分类器(决策树、支持向量机、朴素贝叶斯、k 最邻近、神经网络)分别具有中度的鉴别效能。而组合使用分类器,特别是当分类器达成一致的情况下会得到更可靠的结果。Han 等将临床特征和影像组学特征结合建立预测模型,在鉴别胶质瘤和肺癌脑转移瘤的表现要优于单一影像组学模型(AUC:0.764 vs. 0.696)。Cao 等认为基于 MRI 或者 PET 的影像组学有助于术前对胶质瘤和单发脑转移瘤的鉴别,尤其是当联合使用两种影像数据,或者联合使用多种模型可以获得更大的益处。

影像组学除了应用于脑转移瘤与胶质瘤的鉴别外,也有研究讨论了脑转移瘤与颅内其他原发肿瘤的鉴别诊断。如沙壮等对 21 例原发颅内淋巴瘤和 15 例颅内单发脑转移瘤患者临床资料进行回顾性分析显示,瘤周水肿的纹理特征,如异质性、偏度、峰度、熵值在两组间均差异有统计学意义,其中异质性联合峰度可获得最佳的鉴别效能。

多项研究结果已经很好地表明,基于常规获得的影像数据进行的影像组学分析,可以比经验丰富的影像科医师更准确地鉴别脑转移瘤和颅内原发肿瘤。目前研究中所应用的多种模型在独立测试队列中展现了良好的性能,但是仍需更多的外部验证。

(二)脑转移瘤不同原发肿瘤的鉴别

对于未知原发肿瘤的脑转移瘤患者,常规 MRI 通常难以鉴别原发肿瘤。而快速有效地明确原发肿瘤对于治疗方案的制订和预后评估至关重要。

既往研究表明,MRI 影像特征分析可以识别不同原发瘤脑转移的差异,有助于原发肿瘤的判别。Ramon 等基于 30 例已知原发病患者(50 个脑转移病变:27 个来自肺癌,23 个来自黑色素瘤)的常规增强 T_1 像,在 2D 和 3D 图像中共提取 43 个特征(3 个直方图特征和 40 个纹理特征),并使用嵌套交叉

验证方案评估 5 个预测模型。结果显示使用概率朴素贝叶斯分类器生成的模型,在区分肺癌和黑色素瘤来源的脑转移瘤时诊断准确率最高(AUC:0.95)。在同组的另一项研究中纳入了更多的患者,分析了 38 例脑转移瘤患者(67 个脑转移病变:27 个来自肺癌,23 个来自黑色素瘤,17 个来自乳腺癌)的 MRI 增强扫描。同样提取 43 个特征(3 个直方图特征和 40 个纹理特征),在嵌套交叉验证结构中使用随机森林分类器。3D 纹理特征对三种原发癌的诊断准确率 AUC 为 0.87,肺癌与乳腺癌、肺癌与黑色素瘤的鉴别准确率更高(AUC:0.96 vs. 0.93),而乳腺癌和黑色素瘤的鉴别并不令人满意,AUC 仅为 0.61。研究认为 3D 图像特征编码的信息量更大,对原发性肿瘤的识别具有更高的价值。

Kniep 等也讨论了使用 MRI 影像组学诊断脑转移预测未知原发灶患者的肿瘤类型的问题。该研究纳入 189 例已知原发癌症患者的 658 处脑转移病灶。影像数据包括增强 T_1、T_2 以及 FLAIR 像。临床资料结合 1 423 例定量影像学特征,采用随机森林分类法进行评价。此外,分类器的结果与两位影像科医生对影像阅读的预测结果进行了比较。分类器对 5 种原发肿瘤进行分类的精确度为 AUC 0.64(非小细胞肺癌)~AUC 0.82(黑色素瘤),并且结果优于人工对影像的判断。

因此,影像组学基于客观、定量获取肿瘤影像特征,可以对脑转移瘤原发病变进行初步鉴别,并且结果优于影像科医师的人为判断。但是目前研究主要针对常见的脑转移瘤来源,未来需要扩大样本,纳入更多原发肿瘤类型,建立更普遍的预测模型。

(三)脑转移瘤基因突变状态

基因和表观遗传突变的累积最终会导致肿瘤细胞不受控的增殖。基因表达谱分析通常用于生存预测、预后标志物、疗效监测等,指导临床诊疗方案的制订。通常,为了了解肿瘤基因谱信息需要进行有创的活检手术,而对于颅内肿瘤来说,手术会带来较高的并发症发生率。以非侵入性方式的影像组学预测基因组特定改变的学科被称为"影像基因组学(radiogenomics)"已成为目前的研究热点。

最初 Diehn 等将多形性胶质母细胞瘤的影像表现与微阵列 DNA 数据相结合,绘制了肿瘤内在的基因表达谱信息。随后有更多的研究发现许多的体细胞突变(如 TP53、RB1、NF1、EGFR、PDGFRA 等)与增强 T_1、T_2、FLAIR 相中的体积参数存在相关性。越来越多的研究将关注点从广泛的基因分析向特定突变的影像表现转变。异柠檬酸脱氢酶(isocitrate dehydrogenase,IDH)突变常用于临床分层,在脑影像基因组学研究中受到最多关注。既往研究发现胶质瘤中 IDH 突变与肿瘤大小、局部强化模式、平均扩散峰度、表观扩散系数等相关。同时,1p/19q 共缺失、EGFR 突变也被研究认为与 MRI 特征具有广泛的相关性。Rathore 等发现利用 MRI 特征的影像组学技术可以成功鉴别胶质瘤 IDH1 和 EGFR 这两种突变,并且能够区分 3 种不同的表型。

除了胶质瘤外,影像组学也应用于脑转移瘤基因突变预测和预后评估研究中。Ahn 等从 61 例肺癌脑转移患者 T_1 增强像中提取了 1 209 个特征,进行 10 倍交叉验证。结果显示随机森林分类器具有识别 EGFR 突变的最高性能(AUC:0.87),支持向量机和自适应提升树也有不错的表现(AUC:

0.86），尤其是对于较小的转移病灶有更好的预测效能（AUC：0.89）。Wang 等提取 52 例肺癌脑转移患者 MRI 影像（T$_1$ 增强、T$_2$、FLAIR、DWI 序列）影像组学特征。在 FLAIR 序列中提取 9 个影像特征与 *EGFR* 突变状态具有较强的相关性，进一步证明基于 MRI 的影像组学预测肺癌脑转移 *EGFR* 突变状态的辅助功能。Le 等从 TCIA 数据库中提取 161 例非小细胞肺癌患者低剂量 CT 影像资料，通过人工分割提取了 851 个影像特征，使用遗传算法联合 XGBoost 分类器在检测 *EGFR* 和 *KRAS* 突变中展现了最佳效能（准确度分别为 0.836 和 0.86）。Xu 等分析了 132 例 *ALK* 阳性的 Ⅲ/Ⅳ 期非小细胞肺癌患者治疗前胸部 CT 图像，应用 LASSO-COX 回归和交叉验证建立 Logistic 回归模型，评估影像组学对肺癌脑转移的预测价值。研究确定了一个胸部 CT 的小波纹纹理特征具有预测 Ⅲ/Ⅳ 期 ALK 阳性非小细胞肺癌脑转移风险，有利于患者的风险分层。Zhao 等分析了 24 例 *ALK* 阳性非小细胞肺癌接受恩沙替尼患者脑转移病灶 MRI 影像资料。选取 9 个影像组学特征构建的预测模型可以准确预测 51 周内的肿瘤进展情况，为患者治疗前的风险分层提供信息，有助于根据颅内进展风险制订个体化治疗策略。Shofty 等研究了 53 例黑色素瘤脑转移患者影像和临床资料，分析影像组学对 *BRAF* 突变非侵袭性鉴定的应用。该研究通过支持向量机提取分类 195 个特征，预测 54 个脑转移瘤 *BRAF* 突变状态（25 个阳性，29 个阴性），准确度 0.79，灵敏度 0.72，特异度 0.83，AUC：0.78）。以上研究均表明，基于 MRI 影像组学特征对脑转移瘤基因表观的鉴定是可行且积极的，有助于个体化治疗策略制订和精准预后评估。但是脑影像基因组学研究仍处于早期阶段，大多数研究是探索性、概念验证的单中心队列研究，未来需要更大的多中心数据进行进一步研究。

（四）治疗效果及预后预测

立体定向放射治疗（stereotactic radiation therapy，SRT）是数量少、体积小的脑转移瘤有效的治疗方式，其治疗效果不仅取决于转移病灶的大小，也受肿瘤内部结构的影响。即使在相同组织学类型中，转移灶也包含不同放疗敏感性的肿瘤细胞和组织间隔。因此早期病变体积的变化与肿瘤控制并不完全相关，而对疗效的及时评价对治疗方案的调整至关重要。

Cha 等利用基于 CT 影像的卷积神经网络（convolutional neural network，CNN）构建的深度学习影像组学模型，预测 89 例患者（110 个脑转移瘤）SRT 治疗反应。数据随机分配到训练集、验证集和测试集中。最终结果显示集合模型在测试集中预测治疗结果的精度较高（AUC 0.86）。表明基于 CNN 影像组学模型预测 SRT 治疗效果适用于较少的病例数据。Seta 等对 48 例单发性脑转移瘤 SRT 治疗前后的增强 MR 图像进行对比研究（27 例非小细胞肺癌脑转移，21 例黑色素瘤脑转移）。对病变进行三维分割，测定肿瘤体积以及强化体积。结果显示强化体积超过 68.6% 的患者存活时间显著延长（4.9 月 vs. 10.2 个月；*P*=0.005），无进展生存期也显著延长。因此，研究认为对于单发脑转移瘤患者，肿瘤强化的百分比可作为预后的影像学指标。Huang 等分析 161 例经 SRT 治疗的非小细胞肺癌脑转移患者资料，尝试应用治疗前 MRI 的影像组学特征结合临床数据来预测 SRT 在局部肿瘤控制中的有效性。研究中影像科医师通过手动分割并提取影像组学特征，使用一致性聚类方法进行特征筛选。结果显示转移瘤的区域百分比是肿瘤局部控制的独立预后因素。Karami 等利用常规 MRI 的影像组学预测脑转移瘤患者 SRT 治疗的早期效果。研究结果显示瘤周区域的特征，例如水肿和病变边缘表现，是最佳的定量生物标志物。该结果也表明，除了肿瘤自身的特征外，瘤周微观结构特性与肿瘤治疗反应具有一定的相关性。

同时，免疫治疗也已成为脑转移瘤患者另一种有价值的治疗选择。例如，针对程序性细胞死亡蛋白 1（PD1）或细胞毒 T 淋巴细胞抗原 4（CTLA-4）的免疫检查点抑制剂，可改善黑色素瘤脑转移患者预后。然而，也有一部分患者对免疫检查点抑制剂的反应不佳。因此，MRI 影像是否可以提供除解剖信息以外更多的生物学信息，以便指导肿瘤治疗药物的使用。Bhatia 等研究 88 例黑色素瘤脑转移接受免疫检查点抑制剂治疗患者 MRI 影像，提取了 21 个影像学特征，对每个影像组学特征进行单因素 COX 分析、LASSO 回归和多因素分析。研究发现多种特征与总生存期增加有关，特别是 LoG（Laplacian of Gaussian）边缘特征很好地解释了结果的变化（*HR*=0.68；*P*=0.001）。在一个独立的测试集中，平均对数边缘特征被证实是提高生存率的一个重要预测因素。

（五）治疗相关改变与脑转移复发的鉴别

在接受 SRT 治疗后的脑转移瘤患者，常规使用 MRI 通常难以区分术后出现的放射损伤（炎症、血管损伤、坏死）和肿瘤复发进展，病理学诊断仍然是金标准。因此，有研究开始对 MRI 影像组学对肿瘤进展和放射损伤的鉴别进行了探讨。

Peng 等评估了 MRI 影像组学预测转移瘤进展的实用性。该研究纳入了 66 例 82 个病灶经 SRT 治疗的患者资料，分析了可疑肿瘤复发的增强 T$_1$ 和 FLAIR 序列的影像学表现，每个病灶提取 51 个影像组学特征（3 个形状特征、14 个直方图特征和 34 个纹理特征）。使用 IsoSVM 算法生成模型进行预测分类。相比有经验的影像科医师，该模型显著提高了对肿瘤进展鉴别的特异性（人工特异性 19%，模型特异性 65%，AUC：0.81）。Zhang 等使用 87 例患者 T$_1$、T$_1$ 增强、T$_2$ 和 FLAIR 图像，计算了 285 个影像组学特征。该研究中对比了从一个随访时间点到另一个随访时间点的影像组学特征变化，用于鉴别、评估放射性坏死和肿瘤进展。最终模型的预测准确率为 73%，AUC 为 0.73。提示影像组学可以作为放射治疗后评估病情进展的辅助手段。

除了 MRI，PET 影像也被用于影像组学以鉴别治疗相关改变和脑转移瘤的复发进展。Ceccon 等研究表明，结合动态 FET-PET 影像获得的参数与代表示踪剂摄取的时间 - 活动曲线（time-activity curves，TAC）的评估，可以提高鉴别放射损伤和复发的准确度。Lohmann 等分析了 47 例 MRI 怀疑 SRT 术后复发患者静态 FET-PET 扫描数据。研究结果显示传统 PET 参数与 FET-PET 影像组学结合可提高区分转移复发和放射性损伤的准确性（85%），但是该研究缺乏验证集和测试集对模型的进一步评估。而在随后的研究中，FET-PET 与 MRI 结合的影像组学区分两者的准确度高达 89%（特异性 96%，敏感性 85%），可无须采用更耗时的动态 FET-PET 扫描。Hotta 等在对 41 例脑转移和胶质瘤患者研究中，提取 MET-

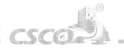

PET 中的 42 个特征,训练一个随机森林分类器来区分放射性坏死和肿瘤复发,通过 10 倍交叉验证优化分类器。结果显示影像组学模型的诊断准确率最高,AUC 为 0.98(特异度 94%,灵敏度 90%),优于传统的 MET-PET 参数评估(AUC 0.73,特异度 73%,灵敏度 61%)。

综上所述,影像组学是目前存在的影像分析方法和临床研究方法的重要补充,并且具有极大的可信度。并且,除了基于形态学成像,功能成像可以为肿瘤的诊断、鉴别诊断、疗效评价、预后预测等提供更多的生物学信息。因此影像组学在脑转移瘤的临床应用中具有广阔的前景。尽管影像组学分析在脑转移领域已经取得了一些积极成果,但大部分研究缺乏对结果的进一步验证。另一方面,影像组学分析的标准化、规范的流程、质量控制体系也是亟须解决的重要问题。目前各个研究自行开发的影像组学分析工具或高度专业化的算法会限制结果的可比性。不同的扫描设备和成像协议,以及不同的预处理参数对影像组学特征和计算模型的影响尚不明确,在未来的研究中需给予更多的关注,以进一步促进影像组学分析在临床工作中的应用。

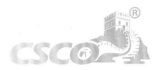

癌症 - 神经科学：癌症防治的新视角

中国医学科学院肿瘤医院

万经海

随着对癌症的深入认识，研究者逐渐跳出癌细胞和组织本身的局限，力求从更高的层次认识癌症的生物学过程。近年来，随着新技术爆炸式的发展，神经系统与癌症的相互作用引起重视。一方面，癌症的增殖、侵袭、转移以及癌症治疗的不良反应对神经系统产生严重影响；另一方面，神经系统深度参与癌症全生命周期的调控，将有可能作为癌症治疗的潜在治疗靶点。癌症 - 神经科学(cancer-neuroscience)应运而生，并立刻引起肿瘤生物学家、神经科学家、临床工作者以及相关学科研究者的高度重视。本文就癌症 - 神经科学的最新进展进行综述，并尝试为癌症的防治提供新的视角。

一、癌症对神经系统的影响

(一) 癌症的转移对神经系统影响

中枢神经系统是肺癌、乳腺癌、黑色素瘤等多种癌症转移的好发部位。癌症的神经系统转移一般发生在病程的晚期。一项尸检研究显示大约30%的乳腺癌患者存在中枢神经系统转移；肺癌和黑色素瘤的比率更高，分别为34%和72%，总体来看，大约25%的癌症患者在死亡时有中枢神经系统转移，其中约40%发生在大脑。随着癌症治疗效果的提高和影像检查技术的进步，神经系统转移瘤的检出率越来越高。脑转移患者可出现多种中枢神经症状，包括颅内压升高引起的头痛、局灶性癫痫发作、精神状态改变和神经认知能力下降，以及局灶性运动和躯体感觉障碍；而发生在脊髓的转移瘤则有可能引发神经根性疼痛和与脊髓节段相关的运动和感觉障碍，甚至发展为截瘫。

转移瘤的发生机制尚未完全明确，具有某些驱动基因突变的肿瘤，如HER2阳性的乳腺癌细胞，可能具有较强的神经系统转移的倾向。此外，血脑屏障阻止单克隆抗体进入脑内，使中枢神经系统被动地成为肿瘤细胞在体内的"避难所"。肿瘤细胞通过血脑屏障的比例极低，而一旦突破血脑屏障，少量的肿瘤细胞却可以迅速在脑中"定植"。有人认为肿瘤细胞通过破坏纤溶酶的正常功能来突破大脑对转移瘤的防御。相关研究有助于明确肿瘤细胞突破血脑屏障和在中枢神经系统生长的机制，以及相关药物的研发。

(二) 非转移性肿瘤对神经系统的影响

起源于神经系统上皮细胞的中枢神经系统肿瘤包括胶质瘤、室管膜瘤、髓母细胞瘤等，除具有一般肿瘤所共有的侵袭、增殖等特性以外，还表现出对中枢神经系统的破坏和压迫，产生神经系统症状，具有较高的致死 / 致残率。其中，恶性胶质瘤，包括胶质母细胞瘤(glioblastoma multiform)，发病率仅占所有癌症的 1%~2%，但由于对化疗药物的高度耐药性以及早期扩散的特性，复发率高，是预后最差的肿瘤类型之一。此外，还可能引起电传导结构的重塑和电活动的障碍。神经胶质分泌的信号通过诱导异常的突触发生，从而增加神经元的兴奋性并引起癫痫发作。

除了中枢神经系统肿瘤外，身体其他部位的肿瘤也会引起神经系统的功能紊乱。癌症引起的远隔性神经病变的发病率约为 1%，多继发于肺癌，也可见于肝癌、前列腺癌、甲状腺癌及乳腺癌等。在癌症各个时期出现的神经系统损害及相关综合征称为神经系统副肿瘤综合征，其发病机制尚不清楚，可能与以下几种学说有关：①癌细胞代谢产物的毒性作用影响代谢、内分泌功能及营养障碍；②癌症患者机体免疫功能低下，继发神经系统病毒感染；③与自身免疫机制有关，可能为肿瘤基质蛋白引起变态反应性神经炎和脊髓炎。一项早期的调查显示，出现神经症状的癌症患者中，疼痛(背痛、头痛为主)约占46.3%，此外最常见的是精神症状(17.2%)，以及颅内出血、原发痴呆、新的脑梗死、精神障碍、新的原发性脑肿瘤、细菌性脑膜脑炎、短暂性全面遗忘症等。

(三) 癌症治疗对神经系统的影响

传统的放疗与化疗作为肿瘤治疗的常规疗法，在有效抑制肿瘤细胞生长的同时，也给神经系统带来伤害。尽管存在个体差异，但多数接受放化疗的患者都出现不同程度的神经系统症状，严重降低患者的生存质量，主要表现为认知、应激、反射等正常脑功能的紊乱和感觉丧失，运动能力减退等。

现有研究证实甲氨蝶呤等细胞毒性的化疗药物与神经功能的失调相关，而其中靶向炎症性小胶质细胞(inflammatory microglia)治疗可以缓解化疗引起的神经功能症状。免疫治疗和靶向治疗作为新的肿瘤治疗方法，在肺癌、乳腺癌等多种肿瘤中取得了较好的治疗效果。但长期随访发现，两者均有引起神经功能减退的不良反应，其机制目前尚不清楚。由癌

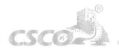

症治疗引起神经毒性的细胞和分子层面的原因正在逐步清晰起来，针对神经保护或神经再生的治疗策略也陆续出现。

（四）肿瘤诱导神经浸润

肿瘤组织的神经浸润（perineural invasion）是 1985 年发现的一种组织病理学现象，指肿瘤侵犯神经的过程，也称嗜神经癌性扩散和神经周围扩散，是一种明显的肿瘤 - 神经相互作用。肿瘤神经浸润的具体过程极为复杂，目前认为包含了顺序不特定的 6 个阶段：①肿瘤背景下神经细胞和支持细胞的特异性变化；②周围基质的变化和转移；③增强肿瘤细胞的活力、流动性和侵袭性；④神经损伤和再生；⑤神经细胞和肿瘤细胞的相互作用、趋化运动、接触和黏附；⑥肿瘤细胞的逃逸、自噬、凋亡。施万细胞、巨噬细胞、成纤维细胞等肿瘤微环境的成分均在此过程中发挥作用。

肿瘤的神经浸润是独立于血管、淋巴管的转移，甚至可以是某些特定类型肿瘤唯一的转移方式。临床上通常认为神经转移的出现标志着癌症患者预后更差。一方面，可能是由于侵袭性强的肿瘤更容易出现神经浸润；另一方面，也可能神经浸润通常发生在肿瘤进展的后期，常伴随肿瘤的远隔转移。

有趣的是，早期的研究中一般认为神经只能"被迫接受"癌细胞的侵袭，但随着神经科学的发展，人们意识到神经浸润也是推动肿瘤发展的一个关键的驱动因素。神经细胞可以通过轴突的生长和伸长以及轴突的增厚来增强与肿瘤细胞的接触和黏附，从而促进神经发生；新生的神经有助于肿瘤细胞抵抗免疫治疗。随着对肿瘤神经浸润的深入了解，我们或许可以通过抑制肿瘤对神经元的侵犯而改变肿瘤细胞的侵袭性，从而阻断神经治疗癌症，使癌症患者获益。

二、神经系统对癌症的影响

（一）神经系统活动调控癌症的发生发展

肿瘤细胞表现出的生长、增殖、侵袭、转移等生物学活动，除受癌基因突变的内驱动力外，还受到机体内外环境多种因素的综合调控。神经系统在其中发挥着重要作用。例如，谷氨酸能神经元活动可以促进胶质前体细胞增殖，从而构建正常功能的神经传导网络；而在恶性胶质瘤中，肿瘤细胞的生长、增殖受到同样机制的驱动。这一现象一方面证实了神经系统确实存在对肿瘤细胞的调控作用；另一方面也明确了，神经系统对癌细胞和正常细胞的调控可能存在相同的机制。与之类似的，还有神经元的电活动促进胶质瘤进展。除了中枢神经系统肿瘤外，负责信号转导的神经递质在胰腺癌、胃癌、结肠癌、前列腺癌、乳腺癌、口腔癌和皮肤癌等多种肿瘤调控中都起着重要的作用。参与构成肿瘤微环境的神经元可能通过神经递质依赖的信号级联反应调节肿瘤的发生、发展或转移。神经 - 肿瘤的相互作用非常复杂，同一种作用机制在不同肿瘤中的作用效果可能完全不同。例如胆碱能信号转导抑制胰腺癌细胞的生长和进展，但可以促进前腺癌的增殖和侵袭。相关研究可以为靶向神经系统治疗肿瘤提供理论基础。

（二）神经系统参与构成肿瘤微环境

癌症的发生被认为是由关键癌基因的突变引发和促进的。然而，大多数上皮癌特有的遗传变化已经存在于癌前病变中，很少发展为癌症。"癌化"局部组织与突变的上皮细胞协同产生肿瘤并驱动转移的重要性现已得到广泛认可。恶性细胞与基质细胞和浸润细胞之间的相互作用形成了肿瘤微环境，这是肿瘤发生的基本因素。施万细胞是周围神经系统的主要神经胶质细胞，也是肿瘤微环境中的重要参与者，可以促进肿瘤细胞的迁移。现有证据表明，肿瘤可以在增殖、侵袭的过程中损伤和破坏神经，并发生神经重塑。该过程通过改变肿瘤细胞微环境来促进肿瘤生长。

现有研究证实心理或社会心理压力已成为与癌症发生、生长和扩散相关的主要因素之一。其中一种可能的解释是，精神心理压力导致肿瘤微环境发生改变。例如，癌症患者中抑郁症和情绪相关疾病的患病率超过了普通人群，抑郁症与癌症患者的预后较差有关，而抑郁症谱系障碍与压力密切相关并诱导下丘脑 - 垂体 - 肾上腺轴和交感神经系统激活，改变淋巴细胞的凋亡，增进化疗耐药和存活基因的表达以及控制对肿瘤的免疫反应。免疫细胞数量和功能的改变可能是加速癌前病变向癌症转化的原因。

（三）神经系统调节肿瘤免疫应答

神经元也可以通过调节肿瘤微环境中免疫细胞的活性来影响肿瘤对免疫治疗的应答。神经 - 免疫领域的相关研究证实，神经系统可以通过多种机制来调节肿瘤和免疫细胞的活性。在包括 T 细胞、树突细胞、自然杀伤细胞、巨噬细胞、中性粒细胞和骨髓抑制细胞（myeloid-derived suppressor cells, MDSC）等大多数免疫细胞中，均存在细胞表面神经递质和神经肽受体，因此，神经系统分泌的神经递质和神经肽可以通过抑制机体的肿瘤免疫反应加速癌症进展。例如，来自肽能神经纤维的速激肽（例如物质 P 和神经激肽 A）可以调节肿瘤细胞的免疫反应；作为神经递质的儿茶酚胺可诱导淋巴细胞凋亡，抑制 $CD8^+$ T 细胞和 NK 细胞活性，促进巨噬细胞浸润肿瘤，导致肿瘤发生免疫逃逸；乙酰胆碱可刺激抗炎免疫抑制性 IL-10 和 TGF-β 细胞因子的分泌，并抑制促炎性细胞因子 IL-1b、TNF-α 和 IL-12 的产生。大量临床观察表明体育运动不仅可以调节肿瘤内血管成熟度和灌注、缺氧和新陈代谢，还能增强抗肿瘤免疫反应，因此，锻炼不仅仅是预防肿瘤的发生，同时也具有治疗肿瘤的作用。此外，关于癌症中"神经驱动免疫"的细胞和分子途径（即在来自恶性和基质细胞的激动和拮抗因子存在下由神经系统决定的免疫反应）仍有许多待发现。靶向肿瘤环境中的异常神经元功能可能是一种有效的癌症治疗策略。

（四）神经系统促进癌痛进展

癌痛是临床慢性疼痛中发病率最高、处理最为复杂、最让患者痛苦的一种特殊疼痛形式。头颈部癌痛常与神经病理损害有关，其他部位肿瘤晚期癌痛，常与前文所述癌症诱导神经浸润相关。例如，神经生长因子（nerve growth factor, NGF）激活来自背根神经节的感觉传入神经，并导致胰腺癌晚期疼痛；神经连接蛋白（neuroligins）1 和 2 可以通过对 GABA 能神经元的调节，降低皮层对脊髓中枢的抑制从而引发骨癌痛。神经系统不仅是癌痛的"受害者"，而且还可能是癌痛"始作俑者"。激活的胶质细胞可以维持癌性疼痛，具体的机制：①肿瘤微环境中小胶质细胞（神经巨噬细胞）被激活；②细胞内 MAPK、ERK 等相关通路激活；③胶质细胞进行损伤修复，下调转运体；④释放炎症因子，调控癌痛。

癌性疼痛机制复杂,不仅有神经元功能的变化,还有神经胶质细胞功能的异常,同时涉及较多的神经受体、递质、细胞因子、促炎性因子和相关的信号转导通路的改变。肿瘤化疗常用药物中的铂类、紫杉醇类和长春新碱等药物具有神经毒性,可以引起药物源性疼痛。然而,可能正是这些神经毒性作用破坏了肿瘤 - 神经相互作用而具有抗肿瘤作用。

三、展望

基于上述癌症和神经系统的相互作用,癌症 - 神经科学研究主要方向包括:①调节神经系统抑制癌症生长;②扰乱应激机制克服耐药性;③重塑治疗微环境;④靶向癌症转移;⑤阻断神经过度电活动,控制治疗生长和癫痫发作;⑥靶向感觉神经系统控制癌痛。癌症 - 神经科学从一个全新的视角来研究肿瘤,虽然目前部分研究和临床试验仍处于试探性的阶段,仍有一些问题有待解答,诸如:①肿瘤 - 神经轴能否可以特异性靶向,从而带来广泛临床效益;②神经调控能否与已有疗法产生协同作用并整合到已有治疗方案中;③组织病理学或其他伴随诊断能否发现最可能从这些治疗策略中获益的患者。但癌症 - 神经科学一经问世便引起基础医学家、临床研究者的广泛关注。有理由相信,在全世界研究者的共同努力下,通过对这些问题的研究和回答,阻断神经系统对癌症的调控最终可能和抗血管生成和免疫调节疗法一样,成为临床肿瘤学的支柱之一。

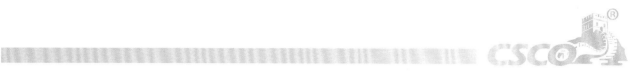

脑胶质瘤相关诊疗指南、共识概述

首都医科大学附属北京天坛医院

王磊

脑胶质瘤是一类可以发生于全年龄段（从婴幼儿至老年人均可发病）、全神经系统（从大脑、脑干、小脑至脊髓的任何区域均可发生）肿瘤；也是病理类型最多的一类肿瘤——WHO CNS 肿瘤分类（第 5 版）的分类目录中共有肿瘤类型 110 种，其中胶质瘤相关病理类型有 41 种。在胶质瘤的诊治方面，涉及影像学、神经外科、神经病理、放疗、化疗等多学科的密切协作，为保障每一治疗环节的有效衔接、减少治疗过程中的偏差，各个国家都从不同的角度出发制订其相应的治疗指南或专家共识，如 EANO（the European Association of Neuro-Oncology）指南、NCCN 肿瘤临床实践指南 - 中枢神经系统肿瘤（NCCN Clinical Practice Guidelines in Oncology-Central Nervous System Cancers）等。

在胶质瘤诊断方面，这些年来最重要共识非 "中枢神经系统肿瘤分类和分级哈勒姆共识指南（Haarlem Consensus Guidelines）莫属！该共识指南是由国际神经病理学会（International Society of Neuropathology）召集全世界 10 多个国家和地区的 20 多位神经病理学家共同参与制订的，因共识达成的地点在荷兰的哈勒姆（Haarlem）故而得名。该共识的主要内容：①对一个瘤种诊断定义应尽可能严密精细，要能够体现出观察者之间诊断结果的可重现性、得出的临床病理结果能有助于预测疗效和指导制订治疗计划；②病理诊断的内容应包含组织学分类、WHO 分级和相关分子信息，将这些内容放在一起，形成一种新的诊断模式——整合诊断（integrated diagnosis）；③应确定每个瘤种对分子信息的需要程度（需要、建议包含或不需要）；④将一些儿童瘤种与成人瘤种分开讨论；⑤希望本指南有助于第 4 版 WHO 中枢神经系统肿瘤分类的更新——这就是为什么 2016 年出版的 WHO 中枢神经系统肿瘤分类被定义为第 4 版的更新版的原因。哈勒姆共识的发布标志着脑肿瘤、尤其是胶质瘤分子诊断时代的大门即将打开！随后，参与制订该指南的专家成立了中枢神经系统肿瘤分类分子和实用方法的联盟——非官方组织（cIMPACT-NOW the Consortium to Inform Molecular and Practical Approaches to CNS Tumor Taxonomy），以出版 cIMPACT-NOW 更新的形式不断推进并完善组织学诊断和分子病理诊断相结合的 CNS 肿瘤整合诊断模式，历时 6 年 7 次 cIMPACT-NOW 更新，WHO CNS 肿瘤分类第 5 版（第六次更新版）终于在 2021 年 6 月底发布，标志着以胶质瘤为代表的 CNS 肿瘤诊断正式进入分子病理时代！

胶质瘤的诊断强调的是整合（integration）理念，而治疗上强调的是分层（stratification）理念——即根据患者所包含的可能对预后产生不良影响的因素的多少进行区别化、个体化治疗。常用的词汇是低风险、高风险，也有用 "有利因素" 或 "不利因素" 来描述的。放射治疗肿瘤协作组（Radiation Therapy Oncology Group，RTOG）在 "放疗加丙卡巴嗪、洛莫司汀、长春新碱化疗治疗幕上成人低级别胶质瘤的随机试验" ——即 RTOG 9802 试验中将年龄 18~40 岁、病变全切的视为低风险，否则为 "高风险"，NCCN 指南中的高、低风险主要是参照此标准。而欧洲癌症研究和治疗组织（The European Organisation for Research and Treatment of Cancer，EORTC）在 "成人低级别星形细胞瘤和少突胶质细胞瘤早期放疗与延迟放疗的长期疗效随机试验" ——即 EORTC 22845 试验中把年龄 ≥40 岁、肿瘤直径 ≥6cm、肿瘤跨中线生长、伴有神经功能缺失症状、组织学为星形细胞瘤等归为 "高风险" 因素，存在 2 个及以上此因素的为高风险人群。欧洲神经肿瘤协会（the European Association of Neuro-Oncology，EANO）制定的指南则用 "有利预后因素" 和 "不利预后因素" 来表述，有利预后因素是指：年龄<40 岁、无神经功能缺失、肿瘤残存少、WHO 2 级；不利预后因素是指年龄>40 岁、神经功能缺失、肿瘤有残存、WHO 3 级。

在指南内容的体现上，基本上都是遵循参考组织病理诊断、WHO 分级、分子病理结果、患者的年龄、KPS 评分、肿瘤的切除程度、伴有影响预后不良因素的多寡等来综合考量并制订治疗建议，并多以 "层次结构图" 的方式体现。2021 年出版的 "EANO 成人弥漫性胶质瘤诊断和治疗指南"（EANO guidelines on the diagnosis and treatment of diffuse gliomas of adulthood）对 *IDH* 突变型胶质瘤的推荐治疗方案包括存在有利预后因素的少突胶质细胞瘤 *IDH* 突变、1p19q 共缺失和星形细胞瘤 *IDH* 突变的可以采用：①等等看；②放疗后接 PCV 化疗；③ TMZ 的化、放疗。存在不利预后因素的 IDH 突变、1p19q 共缺失的少突胶质细胞瘤放疗后接 PCV 化疗或 TMZ 的化放疗。

存在不利预后因素的 *IDH* 突变型星形细胞瘤可使用放

疗后接 TMZ 治疗或放疗后接 PCV 化疗。星形细胞瘤 IDH 突变型 WHO 4 级的，参考上述存在不利因素的治疗方案、在放疗的基础上考虑同步或非同步 TMZ 治疗。强调术后 48 小时内的磁共振结果是监测病灶变化和进展的基准影像。推荐规范的随访间隔是 3~6 个月，随访内容包括神经功能评估和影像学检查。当肿瘤出现进展或复发后在综合考量患者 KPS、神经功能、先前治疗手段等因素的基础上考虑能否实施再手术、烷化剂化疗、再放疗或试验性治疗。

对于 GBM IDH 野生 WHO 4 级的，EANO 推荐的治疗方案：一是 TMZ 的化放疗。适用于：①年龄 <70 岁、KPS≥70 分或②年龄≥70 岁，但存在 MGMT 启动子甲基化的（此型还可以单用 TMZ 治疗）。二是放疗（包括大分割放疗）。适用于：①年龄 <70 岁、KPS<70 分或②年龄≥70 岁、MGMTp 非甲基化的。对于状态极差：KPS<50 分或者不愿意接受治疗的，考虑缓和医疗。此类患者规范的随访间隔是 2~3 个月，随访内容包括神经功能检查和影像检查。当肿瘤出现进展或复发后在综合考量患者 KPS、神经功能、先前治疗手段等因素的基础上考虑能否实施再手术、烷化剂化疗、贝伐单抗治疗、再放疗或试验性治疗。

有关中枢神经系统肿瘤的 "NCCN 肿瘤临床实践指南" 是世界上更新最频繁的指南，有时一年会进行多次更新。以水平层次状结构图来表述其内容是其特色。今年 6 月初发布了本年度的第一次更新，本次更新一个突出的特点是与第 5 版 CNS 肿瘤的分类、尤其是胶质瘤相关的分类进行了密切的衔接；首次将 WHO 1 级的胶质瘤、少突胶质细胞瘤 IDH 突变 1p19q 共缺失、星形细胞瘤 IDH 单独列出讨论；在治疗方面新纳入了一些靶向治疗的内容。

"NCCN 肿瘤临床实践指南 - 中枢神经系统肿瘤" 在编写思路上仍然沿用既往的方式，以胶质瘤为例，首先看影像上倾向于高级别还是低级别，然后依据患者年龄、KPS 评分等评判是否适合手术切除？能否实现最大安全程度的切除？依据术后 48 小时内的磁共振结果评判肿瘤的切除程度，肿瘤的组织学诊断、病理分级是什么？MGMT 启动子甲基化与否？这次也强调了在制订治疗措施时要参考分子病理结果。高级别胶质瘤强调了多学科诊治的重要性。下面以该指南中 WHO 1 级胶质瘤（GLIO-1）和少突胶质细胞瘤 IDH 突变 1p19q 共缺失（GLIO-2）内容为例，简要介绍其细节。

GLIO-1 是本次新列出的内容，是指 MRI 影像考虑低级别肿瘤、经讨论认为能够实现最大安全切除则尝试肿瘤全切除，病理结果是毛细胞星形细胞瘤、室管膜下巨细胞星形细胞瘤、神经节胶质瘤且 WHO 1 级的，如果肿瘤切除得比较彻底，术后不需要其他辅助治疗；如果没能手术全切除或者只是做了活检的，也可以选择观察，当影像上病变出现明显进展或神经功能症状明显加重的可以考虑放疗；分子病理发现存在 BRAFV600E 突变的可使用 BRAF 或 MEK 抑制剂；室管膜下巨细胞星形细胞瘤是一种常染色体显性遗传病，若病理考虑是此类肿瘤，应该做基因检测看看是否存在 TSC1、TSC2 基因突变，存在其中之一即可证实诊断，美国 FDA 已批准 Everolimus 用于治疗儿童或成人不能手术切除室管膜下巨细胞星形细胞瘤。术后的前 3~5 年内每 3~6 个月复查一

次 MRI，无变化继续观察，出现变化后参照原治疗方案综合考虑，包括是否再手术？能否放疗？能否化疗或使用靶向治疗等。该指南把多形性黄色星形细胞瘤放在这一部分 WHO 1 级的肿瘤中，我们认为不妥，因为此肿瘤的 WHO 分级是 2 级或 3 级。

在本次 NCCN 肿瘤临床实践指南 - 中枢神经系统肿瘤中少突胶质细胞瘤 IDH 突变 1p19q 共缺失的诊疗指南按 "WHO 2 级、身体状态良好、KPS≥60 分"、"WHO 3 级、身体状态良好、KPS≥60 分" 和 "身体状况差、KPS<60 分" 三个层面进行讨论。

"WHO 2 级、身体状态良好、KPS≥60 分" 组，若年龄 <40 岁、病变全切，属于低风险人群，适宜的患者优推纳入临床试验或选择观察；若是年龄 >40 岁、病变未能全切或仅做了活检、伴有神经功能缺失等高风险人群也是推荐适宜的优推荐纳入临床试验，或者放疗后接 PCV 方案化疗（Ⅰ类证据），考虑患者的耐受性不推荐使用先 PCV 化疗后放疗的治疗方案，也可以使用放疗加辅助 TMZ 或者放疗加同步及辅助 TMZ 治疗；尽管是高风险但如果没有相关症状或症状稳定的，经严格评估后也可以考虑严密观察。

"WHO 3 级、身体状态良好、KPS≥60 分" 组推荐治疗方案包括适宜的优推纳入临床试验，或者标准放疗 +PCV 化疗，或者标准放疗 +TMZ 辅助化疗或标准放疗 + 同步 +TMZ 辅助化疗。

"身体状况差、KPS<60 分" 组优选大分割放疗或标准放疗 ± 同步及辅助 TMZ 治疗或 TMZ 治疗（2B）或缓和医疗。

由上可以看出，诊治类似病理类型和 WHO 分级的胶质瘤中，EANO 和 NCCN 指南给出的治疗方案基本一致，这是因为任何指南和共识制订的根本依据是高质量的循证医学证据，如 RTOG9802、RTOG9402、EORTC22845、EOTRC26951、Stupp 方案等。但又有细微的差别，如 EANO 采用的 KPS 评分是以 >70 分还是 <70 分为界，NCCN 则以 >60 还是 <60 为界。EANO 指南比较直观，根据文字直接体现其含义；NCCN 指南中几乎每一句条文中都有脚注（footnote），要想系统准确地明白其意义，必须弄懂脚注的内容。

除了 EANO、NCCN 指南外，国际上一些有关脑胶质瘤的诊治指南，如 ASCO-SNO 指南、SNO-ANO 指南等，还有各个国家自己制定的指南，关键内容上基本相似，区别在于表述方法。

在中国医师协会脑胶质瘤专委会和中国抗癌协会脑胶质瘤专委会的领导和组织下，我国这些年也出版了很多与规范脑胶质瘤诊治相关的指南，有些指南内容先进性很强，如 2019 年在 Cancer Medicine 上出版了国际上第一部有关胶质瘤相关癫痫的诊治指南；2021 年江涛教授牵头又在 Cancer Letter 上出版了基于整合诊断的脑胶质瘤诊疗指南，强调了分子病理在胶质瘤诊治中的重要性和指导意义。2022 年 3 月 "中国肿瘤整合诊断诊治指南（CACA）- 脑胶质瘤整合诊治指南" 正式颁布。这些工作既提升了我国脑胶质瘤诊治在世界范围的影响力，也增强了广大参与脑胶质瘤诊治的医务人员对战胜此顽疾的信心，更有益于规范我国各级不同医疗机构的脑胶质瘤诊治的行为。

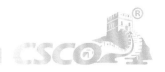

脑转移瘤放射治疗时机及放射外科技术进展

四川省肿瘤医院

阴骏 冯建华 郑林林 徐珂 周行 郎锦义

脑转移瘤(brain metastases,BM)是中枢神经系统最常见的肿瘤。根据尸检结果,25%的癌症患者有脑转移。影像技术的改进及广泛应用使无症状脑转移更早被检出并得到有效的治疗,从而延长了癌症患者的生存期,同时也导致脑转移的发病率逐渐升高。脑转移患者预后差,死亡率高,未经治疗的患者中位生存期仅为4周左右,严重损害患者的生存及生活质量。肺癌、乳腺癌和恶性黑色素瘤是最常发生脑转移的三种原发肿瘤,占所有癌症的67%~80%。其中,肺癌为最主要的来源,约占50%,非小细胞肺癌(non-small cell lung cancer,NSCLC)常见;乳腺癌是第二主要来源,约占15%,雌激素受体阴性和HER2阳性型多见;恶性黑色素瘤为第三常见来源,占5%~10%;其他相对少见的有肾癌及结直肠癌等。目前,脑转移瘤的治疗方式有手术、放疗、化疗、靶向治疗及免疫治疗等。具有驱动基因阳性的脑转移瘤,分子靶向治疗已被推荐为首选方案,但不能忽视耐药以及颅内进展等问题,因此,放疗仍是脑转移瘤的重要治疗手段,不仅能提高颅内肿瘤的局部控制率,还能延长无进展生存期(progression-free survival,PFS)或总生存期(overall survival,OS)。脑转移瘤常用的放疗技术包括全脑放疗(whole brain radiotherapy,WBRT)、立体定向放射外科(stereotacticradio surgery,SRS)、调强放射治疗(intensity-modulated radiotherapy,IMRT)等。尽管WBRT技术成熟,与更好的颅内控制相关,但其所致的认知功能损害越来越不能忽视;而SRS对认知功能影响较小,极高的精度以及较少的治疗次数适用于小体积的转移灶。SRS的实现方式有γ刀、X刀、射波刀、质子重离子和Flash技术等。另外,图像引导放疗(image-guided radiationtherapy,IGRT)技术在治疗中可以实现实时定位追踪,在线校正摆位误差,从而保证了放科技术的精准实施。目前临床应用于放射外科的图像引导技术包括光学体表跟踪技术、锥形束扫描CT(CBCT)以及螺旋断层放疗系统的兆伏级CT(MVCT),磁共振图像引导直线加速器系统(MR-Linac)以及配套的六维床等。本文就现代医学背景下脑转移瘤放疗时机及放射外科技术新进展进行综述,为脑转移瘤患者选择合理有效的放疗方式提供理论依据。

一、靶向免疫治疗时代放疗策略

分子靶向药物的出现,改变了脑转移瘤患者的治疗模式。例如,以奥希替尼为代表的第三代EGFR-TKI因其良好的血脑屏障通透性,较吉非替尼、厄洛替尼等第一、二代药物有更好的颅内反应率(intracranial response rate,iRR)及更低的中枢进展风险,作为无症状的EGFR突变NSCLC脑转移患者的首选。Yang等报道的大型Ⅲ期临床试验(BRAIN试验)比较了埃克替尼与WBRT联合化疗在176例EGFR突变NSCLC患者中的疗效。接受埃克替尼的患者(22%)较接受WBRT联合化疗的患者(27%)较少发生多器官转移,尽管OS无差异,但埃克替尼治疗组与更好的颅内无进展生存期(intracranial progression-free survival,iPFS)和PFS相关,因此建议可将埃克替尼作为EGFR突变NSCLC患者的一线治疗选择,但该研究并未将靶向药物与SRS等其他先进的放疗手段相比较。对于ALK基因重排NSCLC脑转移患者,Gadgeel等分析了在克唑替尼耐药后使用阿来替尼,客观缓解率(objective response rate,ORR)为42.6%,中位PFS为8.3个月,6个月PFS为58.0%,阿来替尼较克唑替尼与显著延长PFS相关。同时,Camidge等也证实高剂量布加替尼(180mg/d)对克唑替尼难治性ALK阳性NSCLC有效。2020年的一项Ⅲ期随机临床实验,将第三代靶向药物洛拉替尼与克唑替尼在296例晚期ALK阳性NSCLC患者中进行比较,结果显示12个月时接受洛拉替尼治疗的患者比接受克唑替尼的患者具有更长的无进展生存期(78%和39%,P<0.001)和更高的颅内反应频率(82%和23%)。但洛拉替尼(72%)的3级或4级不良事件发生率高于克唑替尼(56%)。因此,2022年ASCO-SNO-ASTRO指南推荐无症状的ALK基因重排NSCLC脑转移患者首选阿来替尼或布加替尼。未使用过免疫治疗、PD-L1表达阳性的NSCLC脑转移患者可给予帕博利珠单抗,相比化疗有更长的PFS及OS。一项Ⅱ期随机临床试验将79名黑色素瘤脑转移(melanoma brain metastases,MBMs)患者随机分至伊匹木单抗组、纳武利尤单抗组及两者联用组,该试验发现联用组的颅内反应为46%,而单用纳武利尤单抗组为20%。最后报道时,联用组颅内中位PFS和

OS 尚未达到,而单独使用纳武利尤单抗时分别为 2.5 个月和 18.5 个月,因此,伊匹木单抗联合纳武利尤单抗可作为无症状的未经治疗 MBMs 患者的一线治疗选择。另外,MBMs 伴 *BRAF V600E* 突变患者使用 EGFR-TKI 干预可获得临床效益,Davies 等进行的 II 期临床研究证实达拉非尼联合曲美替尼对 *BRAF V600E* 突变型 MBMs 患者的临床获益和安全性。结果显示,既往局部治疗的无症状 *BRAF V600E* 突变型 MBMs 患者中,59% 实现颅内反应,而既往无局部治疗的患者中也有 58% 实现颅内反应。

以上研究似乎证实单独应用靶向治疗对驱动基因阳性的患者已经有不错的疗效,然而随着研究的深入和真实世界的应用,驱动基因阳性的患者是否需要结合放疗?何时加入放疗?等问题仍然存在争议。董凯等进行的荟萃分析纳入了 12 项回顾性研究,显示对于 *EGFR* 突变的 NSCLC 脑转移患者,EGFR-TKI 联合放疗与单独使用 EGFR-TKI 相比有更长的 OS($P<0.001$)和 iPFS($P<0.001$),表明 EGFR-TKI 联合局部放疗优于单独 EGFR-TKI 治疗。或许是局部放疗增加了血脑屏障的通透性,加大了 EGFR-TKI 的疗效。同样,Te′tuPauline 等采用倾向评分在法国一项多中心前瞻性队列研究(MelBase)中,研究联合放疗对接受免疫或靶向治疗的 MBMs 患者 OS 的影响,共纳入 262 例患者,93 例(35%)联合放疗(WBRT、SRS 或 SRS 后 WBRT),其中 81 例接受 SRS(87%),12 例接受 WBRT(13%)。倾向评分加权后,联合组的中位 OS(15.3 个月)显著高于非联合组(6.2 个月,$P=0.007$),联合放疗可能与全身治疗后 MBMs 患者死亡风险显著降低 40% 相关。然而另一项回顾性研究纳入了 230 例 *EGFR* 突变的 NSCLC 脑转移患者,与单独使用 TKI 相比,EGFR-TKI 联合 WBRT(30Gy/10F)没有更好的 iPFS、PFS 及 OS,在 EGFR-TKI 中加入 WBRT 似乎没有优于单独使用 EGFR-TKI。以上多项研究产生不同结论的原因可能是 WBRT 受正常组织耐受剂量的限制,低估了放疗的作用,SRS 能否在提高病灶剂量同时避免正常脑组织的损伤,需要在扩大样本的前瞻性临床试验中进一步验证其安全性和疗效。

为了研究早放疗(诊断后立即行 WBRT 并联合 EGFR-TKI)和晚放疗(先行 EGFR-TKI,颅内进展后再行 WBRT)对患者 OS 的影响,刘桂梅等回顾性分析了 48 例患者资料,结果显示早放疗患者的颅内 PFS 更佳($P=0.001$),Cox 多因素分析早期 WBRT($P=0.024$)及 SRS($P=0.002$)的应用是患者 OS 的独立预后因素。另一项多中心回顾性分析结论与此一致,对于 *EGFR* 突变的肺癌脑转移患者,推迟放疗会带来较差的 OS,并且 SRS 后应用 EGFR-TKI 组具有最长的 OS,同时避免了 WBRT 所致潜在神经认知后遗症。因此,早期 SRS 或者 WBRT 联合 EGFR-TKI 可能改善 *EGFR* 突变的 NSCLC 脑转移患者的预后,但仍需要通过大样本量和多中心前瞻性随机临床试验,以进一步评价该治疗方案的临床效果。根据上述回顾性研究,对于此类患者临床上常给出以下建议:ECOG 评分 0~2 分,1~4 个(部分有条件的 5~10 个)未切除的脑转移灶常给予单纯 SRS 治疗;对于海马没有病灶,需接受 WBRT 且预期生存期 ≥4 个月的患者,常规给予美金刚片和海马区保护。对于有症状的脑转移患者,建议及早行局部放疗或手术;对于无症状脑转移患者,若存在有效通过血脑屏障的分子靶

向药物时,可先使用分子靶向药,并尽早行局部放疗。

二、手术与放疗

外科手术常作为脑转移瘤最大直径>4cm 并产生占位效应或需要病理诊断的首选。越来越多研究证实术后辅助放疗能降低局部复发及延长生存期。一项随机试验显示与术后观察相比,单个脑转移灶手术切除后,使用术后 WBRT 可更好地控制不依赖于递归分区分析(recursive partitioning analysis,RPA)I 类或 II 类的脑疾病。Mahajan 等进行的前瞻性随机试验,将手术切除后的 132 例患者,随机分配到术后 SRS 治疗组或等待观察组。统计分析显示,12 个月局部肿瘤无复发率 SRS 组(72%)显著高于观察等待组(43%,$P=0.015$)。术后 SRS 及 WBRT 均有效降低复发,接受 WBRT 的患者颅内肿瘤控制优于 SRS,但两组间总生存率无差异;随访中发现,接受术后 SRS 的患者认知能力下降的比率低于接受术后 WBRT 的患者,认为术后 SRS 可作为术后 WBRT 不良反应较小的替代疗法。然而术后放疗减少局部复发的同时增加了放射性坏死和软脑膜复发的风险,故有学者提出术前 SRS 可能是一种替代方案。目前正在进行的 STEP 研究(NCT04503772)是欧洲首个关于术前 SRS 的前瞻性试验,值得期待。

三、脑转移瘤的数量、体积及分割剂量

对于脑转移疾病,病灶数是易于量化的指标,但随着近年来放疗技术的进步,脑转移病灶的数量已不是接受立体定向放射治疗的限制条件。对于预后预测而言,脑转移病灶的总体积可能比病灶数目更重要。为了验证累积颅内肿瘤体积预后评估(CITVPA)系统对脑转移瘤患者的可靠性,2001—2015 年,共 1 894 例患者接受 γ 刀 SRS 治疗,经统计分析后,与递归划分分析、放射外科评分指数(SIR)及分级预后评估(GPA)相比,CITVPA 模型($P<0.001$)具有更高的预后预测能力。Likhacheva 等报道了 251 例首次接受 SRS 治疗的 BM 患者,发现>$2cm^3$ 的肿瘤总体积可以预测更差的 OS 和 LC,而 BM 的数量并不是 OS 的预测指标。另一项研究发现与多发脑转移灶体积<$10cm^3$ 相比,体积>$10cm^3$ 的 OS 较差。2014 年,一项纳入 1 194 例患者的前瞻性研究(JLGK0901)发现,对于 2~4 个脑转移灶与 5~10 个(肿瘤的总体积<15ml)脑转移灶患者,接受 SRS 后两组 OS 或神经系统相关死亡率没有差异。美国匹兹堡大学神经外科与放射肿瘤学研究室常规使用 SRS 治疗超过 10 个的脑转移灶,累积体积不超过 $25cm^3$ 的患者。

根据放射生物学原理,当靶区体积较大同时接受高剂量放疗时,会导致更加明显的局部水肿反应。因此,当针对较大体积的转移灶进行放疗时,SRS 剂量会降低以保证正常脑组织的安全。单次 SRS 通常适用于转移灶最大直径 ≤4cm 时,剂量范围一般为 15~24Gy。从 RTOG 90-05 研究脑转移瘤 SRS 剂量递增,推荐直径 ≤2.0cm 的病灶使用常规 SRS 的剂量为 24Gy;2.1~3.0cm 病灶剂量为 18Gy;3.1~4.0cm 病灶的 SRS 剂量为 15Gy。对于最大直径>4cm 的脑转移瘤,可以考

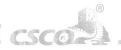

虑采用分次 SRS,剂量分割方案一般为 27Gy/3f 或 30Gy/5f。

四、脑转移 SRS 技术设备进展

(一) γ刀

γ刀是应用最广泛的 SRS 技术设备之一。γ刀在小体积靶区的 SRS 治疗中具有一定的剂量学优势,大小不同的准直器产生大小不同的焦斑,使其剂量分布适形性高,靶区外剂量跌落迅速,周围脑组织影响较小。但对于直径 ≥3cm 的病灶,其靶区外剂量跌落变得平缓,周围正常组织受照射剂量增加,因此对于较大体积转移灶的放疗,γ刀治疗的适应证具有一定争议。立体定位头架是 γ刀的关键组成部分,由于其有创,舒适度差,不便于重复定位和分次治疗。因此,近年来国内外开发出融入创新性的无创定位系统和影像引导分次放疗功能,能分次治疗颅内更大体积的肿瘤,充分满足临床对脑转移瘤的治疗精度及治疗范围的要求。Samanci 等回顾性分析了 2017—2020 年在单中心接受无框分次大分割 γ刀放射治疗(hypofractionated Gamma knife radiosurgery,hfGKRS)治疗未切除的大体积脑转移瘤(>4cm³)的 58 例患者,中位随访 12 个月,6 个月 PFS 率为 86.7%,1 年 PFS 率为 66.6%,2 年 PFS 率为 58.5%;6 个月 OS 率为 81%,1 年 OS 率为 63.6%,2 年 OS 率为 50.7%,所有患者均未发生放射性坏死。该研究结果表明,对于未切除的大体积脑转移瘤患者,无框架 hfGKRS 是一种合理的选择。随着设备的更新换代,γ刀的分次治疗可能更加适合于大体积靶区的治疗。但仍需解决重复照射头架固定、重复照射次数以及剂量等问题。

(二) X刀技术

X刀是另一种广泛应用的 SRS 技术,对深部病灶较 γ刀更有优势。多采用无创性热塑头膜或者无创性头架定位,其舒适度和接受度高,可重复性使用,利于分次照射,但精确度较 γ刀稍差。X刀剂量分布适形性与 γ刀相似,但靶区剂量分布更均匀,因此治疗效率更高。单次治疗最大靶区直径为 ≤4cm 的转移灶,而对直径 >4.0cm 的转移灶,可采用分次治疗。Raphael 等进行的一项单中心前瞻性研究报道了基于直线加速器的单中心动态适形拉弧(SIDCA)对多发脑转移患者进行 SRS 的疗效,65 例患者 mOS 和中位 iPFS 分别为 15 个月和 7 个月,1 年后颅内和局部控制分别为 64.6% 和 97.5%,表明对于多发性脑转移瘤患者,同时使用 SIDCA 的 SRS 似乎是一种可行且安全的治疗方法。研究显示,采用非共面射野技术可能更适合脑转移瘤 SRS 的治疗,一项回顾性对照研究显示,采用容积旋转调强放疗(volumetric modulated arc therapy,VMAT)与无均整块技术(flattening filter free,FFF),处方剂量为 25Gy,在设计中用共面射野、单组非共面射野及多组非共面射野 3 种模式,比较各种模式下剂量学的差异,结果提示非共面模式下的 SRS 能实现更快速的靶区外剂量跌落,更好地保护脑组织。

(三) 射波刀(赛博刀)

射波刀系统有 2 个新颖的技术元素:带有机器人输送系统的轻型高能直线加速器及实时图像引导定位系统。直线加速器随机器手臂灵活运动,使其治疗范围不局限于头部,而是作用于全身。实时图像引导可实现精准放疗,体部放疗不受

呼吸运动的影响。同时,采用无创性热塑头膜定位,可实现分次治疗。对于直径 >3cm 的脑转移瘤,分次射波刀治疗的安全性和有效性已被证实与单次 γ刀治疗方案相当。此外,与单中心非共面方案相比,射波刀治疗多发脑转移瘤(3~5 个)的方案具有更好的梯度指数(gradiet index,GI)。斯坦福大学总结 1999—2018 年 7 000 例患者的治疗经验,2014—2018 年间,射波刀治疗的主要颅内病变是脑转移,99.7% 的脑转移患者接受射波刀放疗或手术切除联合辅助射波刀治疗,中位随访时间为 10.5 个月,中位局部肿瘤控制率综合估计为 84%(79.2%~100%),表明射波刀对脑转移患者有确切疗效。

(四) 质子重离子放疗

质子具有一定的质量,与重离子(主要是碳离子)统称为粒子放疗。粒子束在穿过人体组织时的剂量沉积过程中产生了布拉格曲线,在布拉格峰(Bragg peak)之后,剂量急剧下降,即肿瘤靶区接受最大放射剂量,而周围组织得到最大程度保护。2018 年,马萨诸塞州总医院的一项回顾性研究中,370 例脑转移患者共 815 个病灶接受质子 SRS 治疗,中位剂量为 18(8~28)Gy RBE,中位随访时间 9.2 个月,中位生存期为 12.4 个月,6 个月及 12 个月局部失败率分别为 4.3% 和 8.5%;质子 SRS 的耐受性良好,未观察到急性 4~5 级不良反应,12 个月的累计放射性坏死发生率为 3.6%,多变量分析发现与放射性坏死显著相关的唯一因素是靶区体积大小。虽然使用质子和碳离子治疗颅内肿瘤有潜在的剂量学和放射生物学优势,但全世界的质子设施数量有限,关于粒子放疗在脑转移治疗中应用的数据很少,需要大量的随机临床研究,进一步证实粒子放疗对脑转移瘤的疗效及安全性。

(五) 其他放疗技术

Flash 放疗定义为单次超高剂量率(约 ≥40Gy/s)放疗。常规放疗的剂量率为 1~7cGy/s,而 Flash 放疗在不到 1 秒时间内输送超过 8Gy 剂量,速度比常规剂量率照射快 400 倍。动物实验表明,Flash 放疗可减少健康组织损伤而不会降低抗肿瘤效应,但其对人体器官的放射生物学机制尚不清楚。同时,这些超短的治疗时间可以最大限度地减少由分次内运动引起的治疗不精准性。2019 年,瑞士洛桑大学医院实施了第一例 Flash 放疗,针对患者左前臂 3.5cm 溃疡浸润性淋巴瘤,给予 15Gy/90ms 照射,放疗后 36 天达到完全缓解,持续随访 5 个月,放射区域仅发生 1 级上皮炎和水肿。但目前 Flash 技术还未应用于脑转移瘤,在 Flash 技术成为主要放疗技术前,还需要进行更多的动物实验和临床试验。

ZAP-X 系统作为头颈部放射外科新型专用设备,最突出的特征是自屏蔽系统。Weidlich 等评估了该系统,证实其可在无建造机房的情况下提供有效防护,因此节约了建造机房的成本以及安装系统的时间。此外,用户可以很容易地应用该分析的结果来验证其机构的 ZAP-X 自屏蔽特性。研究报道显示,虽然射波刀的处方剂量适形指数 CI 更好,但 ZAP-X 计划中 50%、20% 和 10% 等剂量曲线覆盖体积范围更小,可能提示对正常组织保护更好。2 例分别患有三叉神经鞘瘤或岩斜坡脑膜瘤的患者,肿瘤体积分别为 2.60cm³ 和 4.02cm³,接受 Zap-X 治疗的辐射剂量为 13Gy。随访 8 个月后,MRI 显示病变体积分别减少了 31% 和 56%,症状改善且没有观察到主要并发症。Zap-X 在其他颅内肿瘤的应用为未来脑转移

瘤的临床研究提供了前期基础。

五、展望

由于分子靶向药物及免疫药物的发展,延长了驱动基因阳性脑转移患者的生存期,使治疗模式越来越个体化和复杂化。技术进步使 SRS 设备系统不断更新完善,不仅扩宽了临床适应证,还大大提高了放疗精准度和安全性,近年来,MR-Linac 的问世更加提高了脑转移瘤放疗的精确性。但目前仍有许多问题亟待解决,如较大体积脑转移瘤的分次放疗,不同 SRS 技术的分割剂量尚未得到统一,γ 刀分次治疗的重复次数等,仍需要更多多中心、前瞻性的随机对照研究。随着个体化治疗和精准放疗的理念深入人心,脑转移 SRS 治疗在未来仍然具有很大潜力。

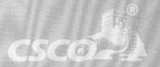

罕见肿瘤

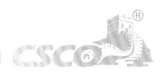

恶性胸膜间皮瘤治疗展望

四川省肿瘤医院

丁婧 林桐榆

恶性间皮瘤(MPM)是一种罕见的恶性肿瘤,起源于肺(胸膜)、心脏、腹部和睾丸的浆膜外衬膜。其中,恶性胸膜间皮瘤(MPM)是最常见的类型(81%)。大多数患者在发现时已处于晚期,中位总生存期约为1年,5年总生存率约为10%。MPM主要发生在暴露于石棉的老年男性(诊断时的中位年龄,72岁)。虽然减少石棉使用的预防措施在一定程度上降低了MPM发病率,但发展中国家的MPM发病率和死亡率仍在上升。该疾病发展背后的确切发病机制仍不清楚。MPM对临床医生和科学家来说是一个巨大的挑战,尚缺乏有效的治疗方案。长期以来,培美曲塞联合铂类药物化疗是MPM治疗的基石。随着CheckMate 743临床研究的公布,双免疫治疗有望使患者获得更持久生存获益。随着对恶性胸膜间皮瘤的遗传学、生物学和基因组学理解的快速发展,更有效的新型治疗手段将给患者带来新的希望。本文详细描述了MPM的治疗现状和最新进展,并重点关注未来新型治疗策略的探索,以期能够更好指导临床实践。

一、局部治疗

(一) 手术治疗

外科手术在MPM中的作用存在争议,对于存在手术切除可能性的 I~IIIA期MPM患者,经多学科团队讨论后,可进行手术治疗。对于 IIIB~IV期MPM患者,不推荐手术治疗。 I~II期肉瘤样MPM患者也不推荐手术治疗。MPM的主要手术切除方式有胸膜切除术或剥脱术(pleurectomy/decortication,P/D)和胸膜外全肺切除术(extrapleural pneumonectomy,EPP)。

P/D旨在彻底切除受累胸膜及所有肿瘤组织,而EPP旨在大范围切除受累胸膜、肺、同侧膈肌和心包,但两者均难以达到R0切除。目前,由于EPP带来更高的并发症和致死率,在很大程度上已经被P/D或扩大P/D所取代,但对于不能进行满意的肺保留手术高风险患者,EPP仍然是一种治疗选择。最新研究数据表明,肿瘤T分期状态可以区分哪些患者适宜行肺保留手术。在上皮性MPM患者中,T_1和T_2分期患者在P/D术后中位OS可以达到69.8个月,而T_3和T_4分期患者并

未取得相似的临床预后结果。

(二) 放射治疗

目前,放疗在MPM辅助和姑息治疗阶段发挥重要作用。P/D术后和EPP术后建议行辅助半胸调强放疗(IMRT)联合辅助化疗。不常规推荐术后即刻预防性放疗,但对于术后未行辅助化疗的患者,建议预防性放疗降低手术路径转移风险。推荐放疗剂量为(45~60)Gy/(1.8~2)Gy,对于R2切除的患者,可在相邻组织耐受的情况下使用>60Gy的剂量。建议应用3D适形放疗(3D-CRT)、IMRT或质子治疗等先进放疗手段,以尽量减少对周围正常组织的辐射剂量,特别是对心脏和对侧肺的辐射剂量。

IMPRINT II期临床试验评估了MPM患者诱导化疗和手术后半侧胸腔IMRT的安全性。该研究提示在保留胸膜切除术后,总剂量为50~60Gy的半侧胸腔IMRT是安全可行的。一项比较姑息性放疗和根治性半胸放疗的单中心III期随机试验显示,2年总生存率从28%提高到58%。NRGLU-006(NCT04158141)是另外一项正在进行的多中心III期随机试验,旨在评估在肺保留手术和全身治疗后使用光子或质子治疗的IMPRINT生存获益。术后放疗是否可用于预防胸膜手术后沿手术路径的复发一直存在争议。多项临床研究显示术后放疗未降低手术部位复发率,不能改善生活质量,但如果患者未接受术后化疗,预防性放疗则可降低手术路径转移的风险。

间皮瘤新辅助放疗后手术切除的治疗模式可以产生令人鼓舞的长期疾病控制,中位OS达到24.4个月,在部分上皮样MPM患者中可以达到42.8个月,但是,该模式的30天围术期3~4级不良反应发生率高达49%。因此新辅助放疗只适合部分MPM患者,并且需要专业MPM团队指导,暂未在指南中推荐。

放疗可用于缓解疼痛,如肿瘤侵犯胸壁或脊柱、脊髓受压、上腔静脉综合征和其他阻塞性症状。研究表明单次分割剂量≥4Gy能更好缓解症状。一项前瞻性单臂III期研究显示,相对低剂量的20Gy/5F使疼痛改善了47%。一项随机研究(ISRCTN12698107)目前正在评估更高剂量36Gy/6f的姑息治疗效果。

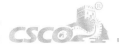

二、全身治疗

(一) 可切除的 MPM

对于手术可切除的 MPM 患者,标准治疗方案为 4 周期新辅助或辅助顺铂联合培美曲塞化疗,不推荐在新辅助治疗阶段联合贝伐珠单抗治疗。最近的围手术期研究主要集中在免疫治疗和免疫治疗联合化疗领域。SWOG1619(S1619)探索了新辅助顺铂+培美曲塞联合阿替利珠单抗(atezolizumab)免疫治疗对于初治可切除Ⅰ~Ⅲ期上皮样或混合型 MPM 患者的安全性。25 例患者接受了 4 个周期的新辅助顺铂+培美曲塞联合阿替利珠单抗免疫治疗,随后接受手术治疗和辅助放疗(仅 EPP 病例),然后接受阿替利珠单抗 1 年维持治疗。该研究有 60% 的入组患者完成所有治疗并接受阿替利珠单抗维持治疗,期待后线临床疗效和长期毒性结果评估。此外,有几项正在进行的关于免疫治疗用于新辅助治疗的临床研究,其中一项临床研究评估度伐利尤单抗(durvalumab)联合抗 CTLA-4 抑制剂替西木单抗(tremelimumab)疗效,该研究已完成入组。另一项新辅助纳武利尤单抗和纳武利尤单抗联合伊匹木单抗的临床研究也正在入组中。

(二) 不可切除的 MPM

1. 一线治疗 铂类药物联合培美曲塞化疗 ± 贝伐珠单抗治疗,随后接受贝伐珠单抗维持治疗是不可切除 MPM 患者的一线标准治疗方案。IFCT-GFPC-0701 MAPS Ⅲ期临床研究显示贝伐珠单抗联合培美曲塞+顺铂组与单纯化疗组相比,患者中位 OS 延长 2.7 个月(18.8 个月 vs. 16.1 个月),该研究奠定了培美曲塞+顺铂+贝伐珠单抗方案的一线治疗地位。Ⅱ期 CALGB20901 研究显示培美曲塞维持治疗并不能给患者带来生存获益。考虑到贝伐珠单抗很小的生存优势和联合不良反应增加,除中国、美国和法国以外,许多国家并没有采用贝伐珠单抗治疗。LUME-Meso Ⅲ期临床研究观察一线抗血管生成酪氨酸激酶抑制剂尼达尼布(nintedanib)联合化疗的疗效,未能改善患者 OS。因此,抗血管生成药物虽然为 MPM 患者带来了一定的生存改善,但总体疗效有限。多项Ⅲ期临床试验和扩展用药试验显示在 PFS 和 OS 方面卡铂非劣效于顺铂,因此对于 PS 评分较差、无法耐受顺铂治疗的患者,可使用培美曲塞+卡铂治疗。Ⅲ期临床试验的结果显示吉西他滨+顺铂也能给患者带来较好的生存改善(9.6~11.2个月),对于不耐受培美曲塞治疗的患者可使用吉西他滨替代。MS01 多中心随机对照研究显示,单药长春瑞滨治疗可用于不耐受铂类的患者。

NovoTTF-100L 系统联合培美曲塞+铂类化疗方案于2019 年由美国 FDA 批准用于一线治疗无法切除的局部晚期或转移性 MPM。NovoTTF-100L 是一种非侵入性、抗有丝分裂的抗肿瘤治疗方法,通过调整特定频率的电场来破坏实体肿瘤的有丝分裂,进而达到治疗的目的。STELLAR 单臂临床试验显示,80 例 MPM 患者接受了一线 NovoTTF-100L联合化疗。结果表明,接受联合疗法治疗患者的中位 OS 为18.2 个月,62% 的患者在接受组合疗法后 1 年时仍然存活。在至少接受过一次 CT 扫描随访检查的患者中,疾病控制率(disease control rate,DCR)达到 97%,其中部分缓解(PR)率为

40%。所以,肿瘤电场疗法可能是国内针对 MPM 创新型疗法的研发方向。

纳武利尤单抗(Nivolumab)联合伊匹木单抗(ipilimumab)双免疫联合治疗方案也被国内外指南推荐用于不可切除 MPM 患者一线治疗,尤其对于非上皮型 MPM 患者。CheckMate 743 为一项开放标签、多中心的随机Ⅲ期临床试验,旨在评估纳武利尤单抗+伊匹木单抗对比标准化疗用于未经治疗的 MPM 的研究,结果显示,无论 PD-L1 表达水平如何,相比于标准化疗(培美曲塞联合顺铂/卡铂),纳武利尤单抗联合伊匹木单抗可以给患者带来显著 OS 获益(中位 OS 18.1 个月 vs. 14.1 个月,HR=0.74;P=0.002)。2 年的总生存获益分别为 41% 和 27%,表明双免疫联合治疗可以给患者带来持久生存获益。亚组分析显示,混合型或肉瘤样 MPM 患者从免疫检查点抑制剂(ICI)中获益最多,双免疫治疗组和单纯化疗组患者的中位 OS 分别为 18.1 个月和8.8 个月(HR=0.46)。PDL1>1% 患者也获益更多(HR=0.69)。CheckMate 743 研究首次证实了双免疫联合治疗用于一线治疗能够改善不可切除 MPM 患者的生存。

2. 二线及后线治疗 对于一线治疗未使用培美曲塞的患者,推荐二线治疗使用。一线使用含培美曲塞的患者,治疗失败后,仍可再次使用培美曲塞,尤其是对于年轻、PS 评分良好、一线治疗后无进展生存时间长的患者。在无其他方案选择时,可使用吉西他滨或长春瑞滨。一项多中心、双盲、随机的Ⅱ期临床试验 RAMES 研究(EudraCT Number 2016-001132-36),探索了在培美曲塞联合铂类方案后,将吉西他滨与雷莫芦单抗(ramucirumab)联合作为 MPM 患者二线治疗方案的有效性和安全性。该研究结果显示,不论患者的年龄、肿瘤组织学类型和一线治疗的 TTP,吉西他滨联合雷莫芦单抗对比单药吉西他滨可以显著改善 OS(13.8 个月 vs. 7.5 个月),是一种二线治疗晚期 MPM 的可行方案。另外,抗体药物偶联物 anetumab ravtansine 对比长春瑞滨治疗复发性间皮素阳性恶性胸膜间皮瘤(ARCS-M)的随机、开放标签的Ⅱ期试验显示,anetumab ravtansine 显示出可控的安全性,但疗效并不优于长春瑞滨,需要进一步的研究来确定其在复发性间皮素阳性恶性胸膜间皮瘤的积极治疗。

帕博利珠单抗(pembolizumab)单药、纳武利尤单抗单药或联合伊匹木单抗为不可切除的 MPM 后线免疫治疗选择。ICI 在 MPM 的探索首先在二线治疗中进行。Keynote-028非随机ⅠB期临床研究首次报道了二线使用帕博利珠单抗单药治疗 MPM 的结果,该研究显示患者中位 OS 和中位PFS 分别为 18 个月和 5.4 个月,1 年生存率为 62.6%。随后,PROMISE-meso 一项开放标签的 1:1 随机Ⅲ期临床试验,探索帕博利珠单抗对比单药化疗(吉西他滨或长春瑞滨)在既往铂类药物治疗后进展 MPM 患者的疗效。该研究提示在未经生物学选择的患者中,帕博利珠单抗虽然提高了 ORR,但未带来 PFS 和 OS 的获益。CONFIRM 研究是首项探索纳武利尤单抗治疗复发性 MPM(95% 为 MPM)患者的Ⅲ期临床研究,结果显示纳武利尤单抗治疗增加了 OS 获益(9.2 个月vs. 6.6 个月,HR=0.72,P=0.018)。IFCT-1501 MAPS2 Ⅱ期研究评估纳武利尤单抗 ± 伊匹木单抗二线治疗 125 例 MPM的疗效,结果显示主要研究终点为 DCR,两组分别为 55% 和

44%,ORR 分别为 28% 和 19%,中位 OS 分别为 15.9 个月和 11.9 个月,1 年生存率分别为 58% 和 49%。双免疫联用可提高疗效,但也增加了不良反应的发生率,联合用药组 3~4 级不良事件发生率明显高于单药组(26% vs. 14%)。INITIATE 单臂 Ⅱ 期临床研究评估了纳武利尤单抗联合伊匹木单抗在接受过至少一线含铂化疗的难治性 MPM 患者中的疗效,结果显示 DCR 为 68%(23/34),29%(10/34)的患者达部分缓解,38%(13/34)的患者为疾病稳定。NIBIT-MESO-1 研究是 PD-L1 联合 CTLA4 单抗(度伐利尤单抗和替西木单抗)治疗不可切除的 MPM 的研究,结果显示 28%(11/40)的患者获得客观缓解,PFS 和 OS 分别为 5.7 和 16.6 个月。DETERMINE Ⅲ 期临床研究探索替西木单抗单药治疗一线化疗耐药 MPM,该研究也没达到 OS 的主要终点,其在 Ⅱ 期研究中也有 DCR 的提高。另外还有几项 ICI 单药治疗 MPM 的小样本研究,包括 Merit 研究、NivoMes 研究、JAVELIN 研究和 UChicago 研究。总的来说,后线 ICI 治疗可以给一部分间皮瘤患者带来生存获益,在开发出更好的预测性生物标志物之前,所有间皮瘤患者都应该在其治疗过程中的某个时刻接受免疫治疗。

三、展望

(一)免疫治疗

1. 免疫联合治疗

(1)化免联合:免疫检查点抑制剂与化疗联合已被证明是有协同作用的,对于间皮瘤患者,PD-1 或 PD-L1 抗体联合化疗的随机临床试验已经显示出治疗潜力。例如,一项多中心、单臂、Ⅱ 期 DREAM 研究,是 PDL1 抑制剂 durvalumab(度伐利尤单抗)联合含铂化疗一线治疗 MPM 的首次尝试,研究纳入了 54 例未经治疗的各种病理分型的成年 MPM 患者,使用度伐利尤单抗 + 培美曲塞 + 顺铂治疗,随后度伐利尤单抗维持(最长 12 个月),研究的首要终点为 6 个月的无进展生存率为 57%,部分缓解率为 48%。相比于单纯化疗,化疗联合免疫方案组中位总生存时间延长(20.4 个月 vs. 12.1 个月),提高了患者 6 个月的无进展生存率和 ORR,且不良反应耐受。尽管双免联合方案的获批改变了 MPM 的一线治疗现状,目前在开展的 BEATMeso(NCT03762018)Ⅲ 期、DREAM3R(NCT04334759)Ⅲ 期和加拿大癌症试验组(NCT02784171)Ⅱ 期前瞻性临床研究分别在探索化疗联合阿替利珠单抗和贝伐珠单抗、化疗联合度伐利尤单抗、化疗联合帕博利珠单抗的方案组合。未来 MPM 一线治疗格局有可能再次改变,期待后续研究结果公布。

病毒介导的干扰素 α-2b 递送免疫疗法联合化疗目前正在 Ⅲ 期 INFINITE 研究中进行评估,Ⅱ 期临床研究数据显示疾病控制率为 88%。在该研究中,先前治疗过的 MPM 患者随机分配接受胸膜内腺病毒治疗和塞来昔布治疗,联合吉西他滨化疗组或塞来昔布和吉西他滨单药治疗组,直到疾病进展或不可耐受的毒性(NCT03710876)。诸如此类的研究依赖胸腔积液的存在,以便放置胸腔引流管为给药途径。胸膜的局部治疗一直是临床医生的目标,因为静脉治疗对间皮瘤的穿透性是个问题。

(2)放免联合:放疗不仅能通过 DNA 损伤的方式直接破坏肿瘤细胞,还能通过改善抗原呈递、上调炎症介质和免疫调节细胞因子的方式发挥局部抗肿瘤作用,放疗联合 ICI 有望发挥协同抗肿瘤作用。抗 CTLA-4 和 PD-1 抗体联合放疗的动物模型显示出良好的临床前结果,可以导致效应 T 细胞激活和 Treg 下调。虽然临床数据非常有限,序贯放疗联合帕博利珠单抗已经显示初步局部抗肿瘤反应。然而需要关注的是,放疗联合 ICI 可能会增加 irAE 发生率。目前而言,评估立体定向体部放射治疗(SBRT)联合 ICI 对于 MPM 临床疗效的相关临床试验(NCT04926948,NCT03399552)也在进行中。

(3)其他 ICI 联合治疗:对于不同 MPM 患者,最有效的 ICI 组合仍有待确定。除了针对 PD1、PDL1、CTLA4 的 ICI 外,新型 ICI 联合也在探索中。动物模型探索结果显示,抗 PD-L1 ICI 联合 TIM-3 或 LAG-3 抑制剂在体内显示出生存优势。目前临床研究正在评估上述联合治疗方式的安全性(NCT03219268)。CA-170 是一种口服 PD-L1、PD-L2 和 VISTA 检查点抑制剂,在 Ⅰ 期临床试验(NCT02812875)显示出良好的安全性,Ⅱ 期试验正在评估该药物的临床疗效。

另外,ICI 联合靶向血管生成、细胞黏附、间充质转化,或联合免疫刺激或微生物组操作等都有可能给 MPM 患者带来生存获益。如上文提到的,BEATMeso 是一项多中心、随机、Ⅲ 期临床试验,预计招募 400 例患者评估 PD-L1 抗体阿替利珠单抗 + 贝伐珠单抗 + 化疗相比贝伐珠单抗 + 化疗一线治疗对 MPM 患者 OS 的影响。此外,研究 ICI 与 MPM 相关的其他靶点(间皮素、VEGFR-2、ILT2/ILT4)靶向治疗、双特异性抗体和 T 细胞激活蛋白等联合的临床试验正在进行中。例如,伊匹木单抗联合 lmb-100(抗间皮素免疫毒素,NCT04840615)、纳武利尤单抗联合 Ramucirumab(NCT03502746)、帕博利珠单抗联合 NGM707(ILT2/ILT4 双抗抗体,NCT04913337)、Vudalimab(抗 PD-1 和 CTLA-4 双特异抗体)(NCT03517488)、HPN536(基于 T 细胞激活蛋白的结构,其与表达间皮素的肿瘤细胞、T 细胞上的 CD3ε 和血清蛋白结合发挥作用,NCT03872206)等,期待后续结果公布。

2. 细胞治疗

树突细胞(DC)治疗是通过将自体 DC 暴露于肿瘤溶解物,并使用这些抗原呈递细胞对目标癌细胞产生细胞毒性 T 细胞反应。2010 年,Hegmans 等发表了首个用于人类 MPM 的 DC 疗法。入组患者接受了 3 次成熟 DC 免疫接种,这些 DC 之前暴露于自体肿瘤裂解液。10 例入组患者中有 3 例疗效评估为部分缓解,1 例评估为疾病稳定,总体治疗耐受性良好。ICI 仅在一小部分患者中出现临床反应,部分原因是肿瘤浸润 CD8+ T 淋巴细胞群体较少,该群体可以由 DC 细胞诱导,并增加对肿瘤相关抗原(TAAs)的敏感性,因此 DC 治疗是 MPM 患者 ICI 治疗有希望的联合或替代疗法。2015 年发表的 DC 免疫治疗联合环磷酰胺的研究结果显示,10 例入组患者中有 8 例得到疾病控制,7 例存活 2 年以上。2018 年一项临床研究结果显示,9 例 MPM 患者接受同种异体肿瘤裂解液致敏的 DC 治疗,中位 PFS 为 8.8 个月,OS 接近 2 年。如果这些结果在正在进行的 DENIM 试验中得到支持,它将使 DC 治疗更容易获得。DENIM 试验是一项多中心 Ⅱ/Ⅲ 期研究,将比较同种异体肿瘤裂解物致敏 DC 作为一线化疗后与单独化疗后的维持治疗,同时分析安全性和耐受性。期待后续研究结果公布,真正指导临床实践。

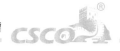

CAR-T（chimeric antigen receptor T-Cell immunotherapy）是指嵌合抗原受体 T 细胞免疫疗法，有望成为 MPM 和其他恶性肿瘤的一种新的治疗选择。T 细胞在引入 CARs 后，可以结合针对特定恶性肿瘤的特定肿瘤相关抗原 TAAs。CAR-T 疗法联合 ICI 可以规避 T 细胞耗竭限制 CAR-T 细胞在 MPM 等实体肿瘤的疗效问题。尽管已经有 ErbB2、5T4、CSPG4 等多个 CAR-T 细胞靶点，但大多数临床试验都集中于靶向间皮素。相关临床研究结果显示，18 例 MPM 患者进行了靶向间皮素 CAR-T 胸膜内治疗联合帕博利珠单抗治疗，中位 OS 达到 23.9 个月，其中 8 例患者疾病稳定时间超过 6 个月，2 例患者完全缓解。目前，一项Ⅰ期试验正在招募患者，旨在评估靶向间皮素的基因工程自体 T 细胞治疗的安全性，该 T 细胞也具有内在的抗 PD-1 成分（NCT04577326）。此外，另外一项不同的Ⅰ期试验正在探索局部和静脉注射慢病毒转导 huCART-meso 细胞（靶向间皮素的人类 CAR-T 细胞）对 MPM 和其他表达间皮素的恶性肿瘤（如肺腺癌、上皮性卵巢癌等）的安全性，该研究也正在招募中（NCT03054298）。除了间皮素外，成纤维细胞激活蛋白（FAP）作为过继性 T 细胞治疗方式的靶点也很有希望，小样本研究结果显示一线化疗联合 ICI 治疗后序贯局部递送靶向 FAP 的 CAR-T 治疗具有良好的耐受性。期待上述研究结果的公布，给 MPM 带来更多治疗获益的同时，也带来更多治疗选择。

分离自体肿瘤浸润淋巴细胞（TILs），并在体外扩增，然后在化疗后将其注射回患者，是另一种通过避免 CD8⁺ T 细胞耗竭来增强免疫反应的方法。主要证据来源于黑色素瘤，自体 TIL 可能在 ICI 治疗失败的患者中发挥作用，一项过继细胞递送治疗的Ⅱ期研究正在招募患者，旨在评估其在包括 MPM 在内的实体肿瘤中的疗效和安全性（NCT03935893）。

3. 溶瘤病毒　溶瘤病毒是一类天然的或经基因工程改造的，能特异性感染杀伤肿瘤细胞或导致肿瘤细胞裂解，但对正常组织无杀伤作用的病毒；同时它还能激发免疫反应，吸引更多免疫细胞来继续杀死残余癌细胞。局部注射（胸膜内）病毒治疗被证明是 MPM 患者的一种安全的治疗选择。HSV1716 是一种溶瘤性单纯疱疹病毒，在Ⅰ/Ⅱa 期试验中，半数 MPM 患者在治疗 8 周后处于疾病稳定状态，安全性良好，仅报道有轻度 AEs（主要是疲劳和发热）。一项评估溶瘤麻疹病毒 MV-NIS 剂量和安全性的Ⅰ期试验（NCT01503177）结果显示，在 12 例入组患者中，67% 患者处于疾病稳定状态，且安全性可。

4. 肿瘤疫苗　与正常组织不同，WT1 蛋白在 MPM 中过表达。可引起异源性反应的合成免疫原性多肽已经被开发出来，并正在作为癌症的治疗选择进行研究。半乳糖肽 S 是其中一种肽，它由与 WT1 蛋白相似的分子制成。当用于 MPM 时，中位 PFS 为 10.1 个月，中位 OS 为 22.8 个月。目前，该疫苗与 nivolumab 联合治疗的研究正在进行（NCT04040231）。

（二）靶向治疗

目前，还没有常规的预测性生物标志物用于识别那些可能从间皮瘤治疗中获益的患者。然而，对 MPM 生物学更深入的了解揭示了分子靶点，为个体化治疗提供了可能。在间皮瘤患者中进行分子分层Ⅲ期评估的第一个靶点是精氨酸琥珀酸合成酶 1（ASS1），它能导致表观遗传沉默。ASS1 的缺失导致肿瘤依赖外源精氨酸得以生存，因此精氨酸剥夺可能是一种治疗策略。聚乙二醇化精氨酸脱亚胺酶（ADI-PEG20）可导致精氨酸减少，并在一项随机Ⅱ期试验中显示出疗效，可以安全地与化疗联合使用。由于 ASS1 缺失在非上皮样间皮瘤患者中最常见，一项正在进行的安慰剂对照Ⅲ期试验评估了标准化疗联合或不联合 ADI-PEG20 在该亚组患者中的疗效（NCT02709512）。

在间皮瘤中占主导地位的抑癌基因缺失，可能为药物开发提供机会。BAP1 失活导致致癌的多梳抑制复合物 2 的上调。它的一个亚基是 EZH2 的增强子，已被证明会导致癌症进展。一项Ⅱ期多中心临床试验提示 EZH2 抑制剂 tazemetostat 治疗 BAP1 失活的 MPM 达到了主要终点，在 12 周时疾病控制率达到了 54%。抑癌基因的缺失特征表明促进合成致死或附加致死可能是间皮瘤更合适的治疗策略。PARP 抑制剂已经在间皮瘤领域进行了相关探索，在一项检测了 10 个具有 BAP1 特征的间皮瘤细胞系研究中，并未发现 BAP1 状态与 PARP 抑制剂敏感性之间的相关性。临床试验结果表明，PARP 抑制剂奥拉帕利在 MPM 中抗肿瘤活性低，相比于 BAP1 野生型患者，合并生殖系 BAP1 突变患者预后更差。间皮瘤分层治疗（MiST）试验是第一个滚动、多组、Ⅱ期伞状研究，旨在快速评估与"多组学"相结合的新治疗方法，并识别能预测治疗效果的生物标志物。在一个 MiST 组（接受鲁卡帕尼治疗的 BAP1/brca1 缺陷间皮瘤患者）中，12 周时疾病控制率为 58%，24 周时为 23%。此外，CDK4/6 抑制剂 abemiclib 用于治疗 p16 缺失 MPM 患者的临床研究也正在开展中。

四、小结

MPM 治疗的新时代才刚刚开始，MPM 也正式进入到双免疫治疗时代。免疫联合治疗、细胞治疗、溶瘤病毒等新型疗法以及分子研究方面的最新进展也有望给 MPM 患者带来更多生存获益。未来应将临床研究与转化研究相结合，加强多机构合作，开展生物标志物驱动的临床试验，最终解决罕见癌症中面临的困境。全面而充分考虑不同 MPM 患者的个体化特征和疾病的时空异质性，是进一步推动 MPM 治疗临床发展的必经之路。期待后续有更多 MPM 领域临床研究结果公布，切实指导临床实践，给更多患者带来生存获益和生活质量改善。

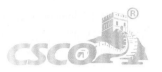

复发转移性腺样囊性癌的治疗进展

四川省肿瘤医院

葛俊　林桐榆

腺样囊性癌（adenoid cystic carcinoma，ACC）是一种罕见的肿瘤，占所有头颈部恶性肿瘤的1%。腺样囊性癌主要起源于唾液腺，约占所有恶性唾液腺肿瘤的20%。腺样囊性癌是小唾液腺最主要的恶性肿瘤，占小唾液腺肿瘤的60%。也见于大唾液腺，包含腮腺、下颌下腺和舌下腺。罕见部位包括鼻旁窦、鼻咽、泪腺和乳腺、肺、宫颈和皮肤的腺体组织。据报道，腺样囊性癌的发病率为每百万人中3~4.5例，其发病高峰年龄在40~60岁，女性占60%。腺样囊性癌虽然生长缓慢，且初治时常不伴淋巴结转移，但极易复发和远处转移，长期预后不佳。一项大规模的欧洲研究显示其10年生存率为65%，而另一项研究显示其5年、10年和20年生存率分别为68%、52%和28%。法国一项大型前瞻性研究的最新结果显示5年和10年存活率分别为85%和67%。5年后局部复发率接近40%，而远处转移率为8%~60%，平均转移时间为5年。转移途径主要是血源性转移，肺（70%）、骨（6%）、肝（3%）是最常见的受累部位，而脑部或多个部位的受累则很少。罕见的情况下，可以出现沿脑神经的神经周围扩散所致的颅内转移瘤。由于头颈部复发转移性腺样囊性癌的治疗手段有限、疗效欠佳，本文将主要从临床病理特征、分子特征、放射治疗、全身化疗、靶向治疗及免疫治疗等方面介绍治疗的进展，为临床提供参考。

一、临床病理特征及预后

组织病理学上，腺样囊性癌有筛状、管状或实体型肿瘤三种类型，其主要结构类型决定了肿瘤的分级。实体型生长模式的腺样囊性癌侵袭性更强，预后不良。局部浸润是该疾病的重要特征，容易接近或累及切缘，切缘阳性是其不良预后因素。

神经周围浸润（perineural invasion，PNI）可见于40%左右的患者，也是预后不良的独立因素。无症状PNI可在组织病理学中检测到。临床上也可以通过脑神经相关症状及影像学发现PNI。神经侵犯也是腺样囊性癌病理生理学的一个重要特征，成为晚期疾病中肿瘤扩散到颅底的直接途径。

淋巴血管侵犯（lymph vascular invasion，LVI）可能发生在5.2%~72.5%的患者中。LVI与实体型肿瘤、淋巴结转移、

总生存期降低和无病生存期缩短相关。区域淋巴结受累不常见，但少量研究也报道17%~29%的病例有淋巴结转移。淋巴结转移是重要的预后因素，与远处转移和生存率降低相关。选择性颈清扫术主要适用于 T_3 和 T_4 的肿瘤，对临床评估 N_0 的患者进行选择性颈部淋巴结清扫术未能带来确切的生存获益。

腺样囊性癌患者术后远处转移很常见，累计发生率近60%。血行扩散发生在肺、肝和骨，其中最常见的转移部位是肺，发生率在50%以上。大多数远处转移发生在诊断后5年内，但10%的患者在10年后也可能发生远处转移。然而，对于其中侵袭性较强的病例，75%的患者在诊断后3年内死亡。因此，腺样囊性癌的自然程程往往是在经历无疾病生存期之后出现局部复发和远处转移，远期预后并不理想。

Girelli 等分析了从原发病灶首次治疗结束到出现转移的无瘤间隔时间（disease-free interval，DFI）与总生存率（OS）呈正相关。DFI>3 年的患者的总生存期（OS）为76.5个月，而DFI<3 年的患者为47.7个月。Hirvonen 等也证实了DFI对5年 OS 和疾病特异性生存率有显著影响（$P<0.001$）。

二、分子特征与预后

腺样囊性癌的分子特征可能有助于识别预后不佳和需要进行积极治疗的患者，并有助于发现新的治疗靶点。最常见的基因突变是 t(6 ;9)(q22-23 ;p23-24) 易位，导致原癌基因 *MYB* 和转录因子基因 *NFIB* 融合为 *MYB-NFIB*，从而引起 MYB 蛋白过表达。研究也发现 MYB 家族的另一个成员 *MYBL1* 基因与 *NFIB* 基因的融合突变。约88%的腺样囊性癌包含 *MYB*、*MYBL1* 或 *NFIB* 基因易位。11%~29%的腺样囊性癌发生 *Notch* 基因突变。Notch 通路激活突变会促进癌细胞的生长和抑制细胞凋亡。*Notch* 基因改变与实体型肿瘤、转移及预后不良有关。*MYB* 和 Notch 通路可能是潜在的治疗靶点。

在局限性腺样囊性癌患者中，目前研究发现影响预后的因素主要包括 *NOTCH1* 突变、*TP53* 突变、*SOX2* 扩增和 *EGFR* 突变。*MYB-NFIB* 融合基因对预后的影响仍不清楚。另外，腺样囊性癌复发转移病灶中的基因突变可能会在原发性疾病

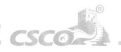

基础上发生改变。这也提示了二次活检的意义,基因的变异可能有助于研究基于分子改变的靶向治疗。Allen 等分析了复发转移性腺样囊性癌和局限性腺样囊性癌之间的不同遗传特征。复发转移灶的 NOTCH(尤其是 NOTCH1)、染色质重塑基因(KDMSA、MLL3 和 ARID1B)和 TERT 启动子突变发生率更高。在腺样囊性癌的原发灶和转移灶中,分别发现 8% 和 26% 的 NOTCH 家族(尤其是 NOTCH1)突变。此外,研究也证实 NOTCH1 突变的患者预后不良。在复发转移病灶中比局限性疾病中更常见的其他突变还有 KDM6A(15.2% vs. 3.4%,HR 5.12;P=0.000 1)、MLL3/KMT2C(14.3% vs. 4.0%)、ARID1B(14.1% vs. 4.0%)、ARID1A(13.7% vs. 2.3%)、BCOR(13.3% vs. 1.7%)、MLL2/KMT2D(12.8% vs. 4.5%)和 CREBBP(11.1% vs. 4.5%)。与 KDM6A 野生型基因的患者相比,KDM6A 突变提示预后不良。然而,在复发转移的腺样囊性癌中,MYB/MYBL1 的改变并没有提示不良预后,但 MYB 野生型/NOTCH1 突变型和 MYB 突变型/NOTCH1 突变型均预后较差。

三、目前的治疗进展

(一)手术

初治的局限性腺样囊性癌治疗的基本原则是根治性手术后辅助放疗。头颈部腺样囊性癌的解剖位置、局部侵袭性和神经周侵犯的特点,决定了其治疗往往需要行肿瘤广泛切除。然而,在 50%~64% 的病例中,切缘太近或被肿瘤侵犯,依然很难达到切缘阴性。但是,即使切除后显微镜下切缘阳性,手术治疗联合术后放疗也能带来更好的局部控制。例如,在一项晚期颅底受侵的个案报道中,虽然许多患者显微镜下切缘阳性,但其 5 年和 10 年局部区域控制率仍然达到 88.2%。

转移瘤切除术的价值目前也有争议。回顾性研究调查了在肺转移患者中转移瘤切除术的作用。结果表明,无瘤间隔时间(disease-free interval,DFI)>3 年,且转移瘤切除术后无残留病灶,是预后较好的两个相关因素。对于肺转移的腺样囊性癌患者,仍缺乏足够的研究评估其他局部疗法的作用;对于其他部位转移的腺样囊性癌的局部治疗手段,也仅有少量的个案报道,如肝转移的栓塞或射频治疗。总体上,局部治疗的主要目的依然是延缓疾病的发展,延迟全身治疗的时间,以及缓解症状。

(二)复发和转移病灶的放疗

术后放疗可降低初诊腺样囊性癌术后的局部复发率。虽然对于复发转移腺样囊性癌术后放疗的数据相对较少,但依然建议在患者二次手术后进行放疗。尤其是在多病灶复发、淋巴结包膜外侵犯、神经周围扩散至颅底的患者中,放疗的作用更为重要。对于局部复发性腺样囊性癌中无法行根治性手术的患者,根治性放疗也作为一种有效的替代疗法。光子和质子束的放射治疗均可以采用,但重粒子放射治疗(如碳离子、质子)有助于降低危险器官的剂量(organs-at-risk,OAR),同时更好地保证靶区的剂量。然而,重离子放射治疗也有其局限性,比如对于既往进行放射治疗后的区域内器官的剂量控制,以及在辅助治疗中使用,疗效仍不确切。

对于术后远处转移的腺样囊性癌,目前采用光子、重离子等放射治疗技术均能在疾病部位达到相对较高的剂量,同时保证较低的危险器官剂量。经临床评估后,可通过放射治疗延缓疾病进展或缓解症状的患者,可考虑接受寡转移灶的放疗。

(三)化疗

复发转移性腺样囊性癌全身化疗的证据水平仍然较低,因为该疾病生长缓慢,药物敏感性差。Hanna 等在 72 个复发转移性腺样囊性癌的队列研究中发现:与仅接受观察等待的患者相比,接受全身治疗的患者预后没有改善(HR 2.01;P=0.35)。目前化疗主要用于不适合手术和放疗,且有症状或肿瘤增长较快的局部复发或远处转移性腺样囊性癌患者。由于癌细胞生长缓慢,大多数接受化疗的患者最佳疗效为疾病稳定(stable disease,SD)。

DODD 等对 2006 年前的关于腺样囊性癌化疗方案的 25 篇文献进行总结,单药有效率从高到低依次为氟尿嘧啶 39.5%(33%~46%)、顺铂 35%(0~70%)、蒽环类 26.5%(10%~43%),烷化剂、甲氨蝶呤均为 0,但很多研究的样本量都较小。缓解率超过氟尿嘧啶(39.5%)的联合方案有 CAPF(环磷酰胺 + 多柔比星 + 顺铂 + 氟尿嘧啶,46.5%)和 CA 方案(环磷酰胺 + 多柔比星,40%)。CAPF 方案似乎客观缓解率占优,但是这种联合治疗方案的不良反应并未评价。因此,必须要注意 4 药联合方案化疗的不良反应。Airoldi 等的研究也发现在腺样囊性癌中,接受联合化疗(顺铂 + 表柔比星 + 氟尿嘧啶 / 环磷酰胺)的患者(CR 9.1%,PR 36.3%)比接受单药化疗(顺铂或多柔比星)的患者(PR 23%,CR 0%)表现出更好的客观缓解和更长的缓解时间。

CHERIFI 等在 2019 年对局部复发和转移性头颈部腺样囊性癌的内科治疗方案做了系统评价,顺铂、米托蒽醌、长春瑞滨单药,以及顺铂 + 长春瑞滨联合方案的客观缓解率均 <10%。LAURIE 等对 1950—2010 年发表的晚期转移性腺样囊性癌进行了系统评价,总体缓解率为 0~15.4%。紫杉醇、吉西他滨客观缓解率 0%;顺铂、长春瑞滨的客观缓解率均为 15.4%,所以在晚期转移性腺样囊性癌中不推荐使用紫杉醇和吉西他滨。与单一疗法相比,含铂蒽环类的两种药物联合化疗具有更好的疗效(25% vs. 15%);三药方案(如含顺铂、多柔比星和环磷酰胺的 CAP 方案)并未比双药方案明显增效。

(四)靶向治疗

腺样囊性癌的肿瘤突变负荷较低。目前为止,尚未发现明确改变疾病进程的驱动基因靶点。采用靶向表皮生长因子受体(EGFR)、干细胞因子受体(KIT)、蛋白酶体、成纤维细胞生长因子受体(FGFR)或蛋白激酶 B(AKT)的单药治疗并未带来明显的肿瘤缓解和生存获益。几项小型 Ⅱ 期试验的对几种药物的疗效进行了评估,包括在接受西妥昔单抗、伊马替尼、硼替佐米、多维替尼和达沙替尼单药治疗的患者中,客观缓解率非常有限。化疗联合伊马替尼或硼替佐米的治疗方案,也没有显示出协同效应。下面,我们将分别介绍几类靶向药物在复发转移性腺样囊性癌中的进展。

1. 抗血管生成药物 MYB 过表达可能导致包括血管内皮生长因子受体(VEGFR)、干细胞因子受体(KIT)、成纤维生长因子(FGF)和血小板衍生生长因子受体(PDGFR)等基因上调,并参与肿瘤血管生成。NOTCH1 突变也可诱导新生血管生成和高微血管密度,成为肿瘤生长和转移的机制。因此,在腺样囊性癌中使用抗新生血管的药物具备理论依据。

索拉非尼(sorafenib)分别在 19 例和 23 例复发转移性腺样囊性癌患者中进行了两项 Ⅱ 期临床研究。中位无进展生存期(PFS)分别为 8.9 和 11.3 个月,中位 OS 分别为 26.4 和 19.6 个月。治疗中分别有 20% 和 50% 的患者发生了 3 级或以上不良反应。两项研究中患者客观反应率均为 15%。探索性分析发现在获得客观缓解的肿瘤基质中,有较高的血小板衍生生长因子(PDGFR)β。

阿昔替尼(axitinib)是第二代抗血管生成药物,其在腺样囊性癌患者中的有效率为 10%,在 OS 方面与化疗相比无明显优势。目前,在腺样囊性癌中进行的随机试验结果已报道。该试验将过去 9 个月内病情进展的患者随机分为阿昔替尼(5mg,每天 2 次)或观察组。阿昔替尼组 6 个月 PFS 率为 73.0%,观察组为 23.0%。阿昔替尼也显著延长了中位 PFS(10.8 个月 vs. 2.8 个月,$P<0.001$)。治疗组 ORR 为 0.0%,但疾病控制率为 100.0%,观察组为 51.9%。阿昔替尼组中位 OS 未达到,观察组为 27.2 个月($P=0.226$)。

仑伐替尼(lenvatinib)是一种口服多靶点酪氨酸激酶抑制剂,对 VEGFR、c-KIT、FGFR 和 RET 有显著抑制作用。最近在腺样囊性癌上进行了两项 Ⅱ 期研究。一项研究结果显示,75% 的患者病情稳定,15% 的患者部分缓解,中位 PFS 为 17.5 个月。62.5% 的患者发生了 3~4 级不良事件,1/4 的患者由于药物相关的原因退出了研究。在另一项意大利的 Ⅱ 期临床试验中,11.5% 的患者出现部分缓解,77% 病情稳定,中位 PFS 为 9 个月。

2019 年 ESMO 报道了采用新型血管内皮生长因子受体(VEGFR)抑制剂安罗替尼(anlotinib)在复发转移性唾液腺恶性肿瘤患者中的有效性和安全性。21 例复发转移性唾液腺肿瘤中有 11 例腺样囊性癌(52.4%),客观缓解率为 19.1%,疾病控制率 81.0%,安罗替尼显示出较高的疾病控制率,毒性可耐受(NCT 03591666)。

阿帕替尼(apatinib,rivoceranib)是一种新型口服小分子血管生成抑制剂,由江苏恒瑞制药公司在中国及由 Elevar 制药公司在全球(中国除外)共同开发。阿帕替尼通过靶向 VEGFR-2 有效抑制肿瘤血管生成并降低肿瘤生长。Wang 等于 2017 年报道了 1 例多线治疗后的气管腺样囊性癌患者,口服阿帕替尼后肿瘤缩小,症状明显缓解。Zhang 等于 2021 年报道了在 1 例泪囊腺样囊性癌患者采用阿帕替尼和奈达铂为基础的同步放化疗后 3 周观察到完全缓解,并在治疗后 22 个月仍未复发。上海交通大学附属第九医院朱国培教授团队在 2021 年发表了采用阿帕替尼治疗复发转移性腺样囊性癌的 Ⅱ 期单臂前瞻性研究结果。在可评估疗效的 65 例患者中,6 个月、12 个月和 24 个月的 PFS 发生率分别为 92.3%、75.2% 和 44.7%。研究者评估的客观缓解率(ORR)和疾病控制率(DCR)分别为 46.2% 和 98.5%,中位缓解时间为 17.7 个月。3~4 最常见的不良事件为高血压(5.9%)、蛋白尿(9.2%)和出血(5.9%)。1 例患者发生致命性出血。该研究观察到令人鼓舞的疗效和生存获益。该团队另一项采用全反式维 A 酸联合低剂量阿帕替尼治疗复发转移性头颈部腺样囊性癌的 Ⅱ 期研究在 2021 年 ASCO 报道了最近的研究结果。共 16

例患者入组,4 例(25%)患者为三线治疗,12 例(75%)为二线治疗。其中,客观缓解率 19%,疾病控制率 100%,同样带来了令人鼓舞的结果。由于采用低剂量阿帕替尼,不良反应明显降低。全反式维 A 酸作用于腺样囊性癌的原理可能是抑制腺样囊性癌中 MYB-NFIB 融合基因和 NOTCH1 突变基因的表达。该疗法的 Ⅱ 期随机研究(Aplus 研究,NCT04433169)还在进行中。Hyunseok 等在 2022 年 ASCO 大会上报道了阿帕替尼在复发转移性腺样囊性癌患者中 Ⅱ 期 RM-202 研究的结果(NCT04119453)。在美国和韩国的 11 个中心入组的 80 例(72 例疗效可评估)患者中,既往接受过或未接受过全身治疗的患者中,ORR 分别为 13.9% 和 16.9%,按照 CHOI 标准评估的总人群 ORR 为 50.8%。阿帕替尼已经获得美国 FDA 治疗 ACC 的孤儿药资格,其疗效数据值得期待。

总的来说,目前多项研究初步证实了抗血管生成药物在复发转移性腺样囊性癌中具有一定的疗效,但应该综合考虑到这些药物的毒性和有效率。

2. 靶向表皮生长因子受体(EGFR)的药物 表皮生长因子受体(EGFR)在约 85% 的腺样囊性癌病例中高表达。然而,抗 EGFR 疗法在腺样囊性癌中的疗效有限。EGFR 单克隆抗体(mAb)通过抗体依赖性细胞毒(ADCC)作用抑制磷酸化、信号转导和促进肿瘤清除。西妥昔单抗中的 IgG1 结构是 ADCC 的有效介质,其清除肿瘤细胞的机制有别于小分子抑制剂吉非替尼对肿瘤细胞的抑制作用。

目前有多项采用西妥昔单抗、小分子 EGFR 抑制吉非替尼和泛 HER 酪氨酸激酶抑制剂拉帕替尼治疗复发转移性腺样囊性癌的小样本 Ⅰ~Ⅱ 期研究,但都未观察到明显的客观缓解。尽管抗 EGFR 治疗在肺癌、乳腺癌、肠癌的其他肿瘤中的结果令人鼓舞,但旁路信号的激活或靶点的过表达可能导致耐药。不同类型肿瘤的异质性也可能导致肿瘤细胞中 EGFR 靶点在跨膜区和细胞内的水平存在差异,因此抗 EGFR 治疗不一定对所有表达 EGFR 的肿瘤中都起效。然而,Hitre 等采用西妥昔单抗联合顺铂和氟尿嘧啶方案化疗,在 EGFR 阳性的转移性腺样囊性癌患者中,观察到了 42% 的客观缓解率,提示靶向治疗联合化疗或许是一种选择。

3. 其他靶向药物 由于腺样囊性癌中癌基因和抑癌基因中的突变负荷低,目前认为其他机制在一定程度上可能参与了肿瘤发生发展过程。据报道,参与染色质重塑调节的一些基因可能与腺样囊性癌的形成有关。针对表观遗传学变化的药物在治疗腺样囊性癌方面进行了尝试。在一项前瞻性试验中,组蛋白去乙酰化酶(HDAC)抑制剂伏立诺他单药治疗,显示出有限的应答率(7%),6 个月的疾病稳定率为 75%。然而,HDAC 抑制剂在联合治疗中可能发挥协同作用。在临床前模型中使用伏立诺他联合顺铂显示出杀伤癌症干细胞并降低肿瘤生存的能力。此外,HDAC 可能通过上调 PD-1 表达来影响免疫检查点抑制剂的疗效。然而,在一项 Ⅱ 期研究中,伏立诺他联合帕博利珠单抗治疗复发转移性腺样囊性癌依然疗效欠佳,在 12 例接受治疗的患者中,只有 1 例患者获得了部分反应。

MYB 易位突变的腺样囊性癌的另一个治疗靶点可能是 IGF2-IGF1R 信号通路,但体外使用 IGFR1 抑制剂获得的阳性结果尚未在体内得到证实。复发转移性腺样囊性癌可能

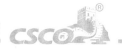

含有 NOTCH 家族基因的改变,这些突变与侵袭性强和预后差有关。因此,靶向 NOTCH 的药物在腺样囊性癌中也进行了研究。Crenigacestat(NOTCH 抑制剂)的 I 期研究显示,其安全性良好,但无客观缓解。另一种口服 NOTCH 抑制剂(CB-103)正在 II 期研究中(NCT03422679)。Brontictuzumab 是一种针对 NOTCH-1 受体的人源化单克隆抗体,具有潜在的抗肿瘤活性,在一项 I 期研究中,12 例复发转移性腺样囊性癌患者中有 2 例出现部分缓解,3 例病情稳定。

AL101 是一种抑制 γ 分泌酶的小分子抑制剂。γ 分泌酶通过使肿瘤细胞膜上释放所有四种 Notch 受体的胞内结构域(NICD),在激活 Notch 信号通路中起关键作用。ACCURACY 研究评估了 AL101 在 NOTCH 突变的复发转移性腺样囊性癌中的疗效和安全性。最近,第一个治疗队列的数据显示,接受 AL101 4mg,每周一次治疗的患者,不良反应主要是腹泻、恶心和疲劳,15% 的患者达到部分缓解(NCT03691207)。

一项关于腺样囊性癌复发转移的遗传特征的综述显示,腺样囊性癌患者中 BRCA1 或 BRCA2 胚系突变率为 4%。Andersson 等的试验表明,共济失调毛细血管扩张和 RAD3 相关激酶(ataxia telangiectasia and RAD3-related kinase, ATR)作为 DNA 损伤修复的关键激酶之一,在 MYB 突变的腺样囊性癌中过表达,可能成为潜在的治疗靶点。此外,抑制 ATR 也被发现可以克服其他肿瘤中 PARP 抑制剂的耐药。ATR 抑制剂与 PARP 抑制剂联合可能是 MYB 突变的复发转移性腺样囊性癌的潜在治疗靶点。最近,一项体外研究结果提示 CDK 抑制剂 dinaciclib 可能提高化疗的效果并减少不良反应。

(五) 免疫治疗

免疫治疗在肿瘤学领域变得越来越重要。分子和组织病理学特征表明腺样囊性癌的免疫原性较低,具有较低的肿瘤突变负荷、较低的肿瘤浸润淋巴细胞、树突状细胞和较低水平的 PD-1 阳性和 CTLA-4 阳性细胞。Keynote-028 研究中来自帕博利珠单抗治疗复发转移性腺样囊性癌的初步数据显示,6 个月 OS 率为 76%,6 个月 PFS 率为 17%。在 20 个月的随访中,有效率为 12%,3 例患者获得部分缓解,没有完全缓解的患者。中位缓解时间为 4 个月。在一项多中心 II 期试验中,纳武利尤单抗的有效率为 8.7%,中位 PFS 为 4.9 个月。2021 年 ASCO 报道了 nivolumab 和 ipilimumab 联合治疗的 II 期试验结果,32 例患者中只有 2 例获得部分缓解(NCT03172624)。Mahmood 等在 2021 年发表的另一项 II 期前瞻性随机对照研究发现,与单纯免疫治疗相比,免疫治疗联合低分割放疗治疗快速进展的转移性腺样囊性癌并没有提高客观缓解率和无进展生存期,但联合放疗降低了肿瘤生长速度。复发转移性腺样囊性癌对免疫检测点抑制剂单药治疗的疗效不佳,可能与肿瘤中免疫细胞浸润较少有关。免疫检查点抑制剂联合小分子 TKI 或许能带来更佳的疗效,帕博利珠单抗联合仑伐替尼、Avelumab 联合阿昔替尼的临床试验正在进行中(NCT04209660,NCT03990571)。

四、小结

本文主要介绍了复发转移性头颈部腺样囊性癌的临床病理特征、分子特征、预后因素,以及放射治疗、全身化疗、靶向治疗及免疫治疗等方面的进展。由于该类疾病十分罕见且具有惰性的生物学行为,目前尚无特别有效的药物。一些抗血管生成药物显示了一定的疗效。MYB、NOTCH1 有望成为未来治疗的靶点。而迄今为止,作用于其他途径(如 EGFR、γ 分泌酶、C-KIT 和 HDAC)的靶向药物并不令人满意。免疫治疗的疗效欠佳,可能与这类肿瘤的免疫原性较低相关。多中心的临床研究和对肿瘤基因组的深入研究对于开发针对这种罕见肿瘤的有效药物至关重要。

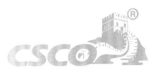

淋巴瘤合并带状疱疹的诊疗进展

中山大学肿瘤防治中心

李茜　黄河

一、淋巴瘤与带状疱疹的关系

淋巴瘤包括非霍奇金淋巴瘤（NHL）和霍奇金病（HD）是最常见的血液系统恶性肿瘤。它们包括与不同侵袭性和临床行为相关的广泛的组织学亚型。病毒感染是血液病恶性肿瘤患者死亡和发病的重要原因。淋巴瘤患者的大多数病毒性感染并发症是由各种病毒的再激活引起的，包括乙型肝炎病毒（HBV）、巨细胞病毒（CMV）、水痘带状疱疹病毒（VZV）和单纯疱疹病毒（HSV-1,HSV-2）。其中，HSV 口腔炎（在接受强化化疗的白血病患者中）和带状疱疹（在淋巴瘤和多发性骨髓瘤患者中）是临床上最常见的疱疹病毒再激活，并影响到相当数量的患者。

带状疱疹（HZ）或 "shingles"，是由水痘或水痘的病原体水痘带状疱疹病毒的重新激活引起的。最初暴露于颅或脊髓根神经的背根神经节后，病毒可保持休眠数十年。临床表现为局限性、疼痛的单侧皮肤疹，通常累及躯干或头部。大多数急性 HZ 病例是自限性的。然而，在一个亚组患者中，特别是老年人，症状可能很严重，足以影响睡眠、食欲或性功能。文献描述的最常见的并发症是带状疱疹后神经痛（PHN），足以使患者在皮疹消退后持续疼痛数月至数年。PNH 非常难以治疗，从而导致功能性残疾和生活质量低下。免疫缺陷患者 HZ 死亡率较高，复发风险较高。此外，他们更容易发生PHN，以及更严重和不典型的并发症，包括脑室炎、血管病变、脑神经麻痹、脑膜脑炎、脊髓炎和内脏播散，这些都有较高的死亡率。小型回顾性研究认为，淋巴瘤合并 HZ 是预后不良的表现，患者本身为血液系统恶性疾病，免疫力低下，不积极控制，极易发生播散性感染危及生命。HZ 及其并发症可延迟预定的抗淋巴瘤治疗或阻止治疗继续进行。因此，减少 HZ及其并发症的发生在抗淋巴瘤治疗中具有重大意义。

二、带状疱疹在淋巴瘤中的流行病学现状

HZ 在一般人群中的发病率为 1.2~4.9 例/（1 000 人年），具体取决于族裔群体。癌症患者罹患 HZ 的风险明显增加。此外，与实体肿瘤患者相比,HZ 发作在恶性血液病患者中更

为常见。研究表明,在 NHL 患者中 HZ 的频率为 12%~14%,在 HD 患者中,HZ 的频率可增加到 25%,后者的研究是在几十年前进行的。目前还没有数据分析淋巴瘤患者 VZV 再激活的风险。20 世纪 80 年代的小型研究数据表明,在接受化疗的 NHL 患者中,用阿昔洛韦进行预防可能有利于减少 HZ的发生率。

三、淋巴瘤合并 HZ 的诊断和治疗

HZ 根据典型的临床表现即可诊断。也可通过收集疱液,用 PCR 法及病毒培养法予以确认。由于实验室操作难度较大,主要通过临床表现诊断。淋巴瘤合并 HZ 的治疗和普通HZ 治疗并无差异,化疗中发生 HZ 全身症状严重的患者应停化疗,并针对 HZ 治疗。抗病毒药物是 HZ 临床治疗的常用药物,应在发疹后 24~72 小时内使用,以迅速达到并维持有效浓度,获得最佳治疗效果。获批的系统性抗病毒药物包括阿昔洛韦、伐昔洛韦。此外还包括糖皮质激素、对症镇痛治疗等治疗手段。

四、淋巴瘤患者发生 HZ 的危险因素

发生 HZ 最重要的已知危险因素是由于年龄、免疫抑制药物或某些疾病损害免疫系统,包括原发性和获得性免疫缺陷状态。在淋巴瘤患者中,疾病和化疗在增加 HZ 风险方面的相对作用是一个有争议的问题。有研究表明,中性粒细胞减少症的持续时间和严重程度以及治疗的强度和持续时间在 HZ 的发展中发挥作用。化疗药物如氟达拉滨、苯达莫司汀、硼替佐米,以及抗 CD20 抗体利妥昔单抗也被认为是发生 HZ 的危险因素。其他报道的危险因素包括女性、接受过多次化疗或放疗、糖尿病、中性粒细胞减少程度、接受过自体干细胞移植（ASCT）或者嵌合抗原受体 T 细胞（CAR-T）治疗。一项大型回顾性研究 10 年随访结果表明：淋巴瘤患者接受高强度的免疫抑制化疗是发生 HZ 的独立危险因素,其发生 HZ 的概率是未接受者的 2.9 倍。也有报道表明在伊布替尼治疗的淋巴瘤患者中,HZ 感染是最常见的机会感染,约占 28%。

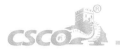

五、淋巴瘤合并 HZ 的预防与治疗进展

对于发生带状疱疹危险因素高的淋巴瘤患者,是否早期进行抗病毒治疗尚无明确定论。根据研究方案,关于抗病毒预防的决定必须根据具体情况,应参考治疗强度和持续时间,激进的治疗方法可能会增加临床 HSV/VZV 再激活的风险。如果存在危险因素,如糖皮质激素治疗或长期中性粒细胞减少,推荐进行抗病毒预防。对于长期中性粒细胞减少期间接受硼替佐米为基础方案的淋巴瘤或骨髓瘤患者,也推荐进行 HZ 的抗病毒预防。国内有小样本随机对照试验表明接受 CAR-T 治疗的淋巴瘤患者预防性抗病毒治疗可以降低治疗后 HZ 的发生率。有研究表明,在淋巴瘤开始治疗后的第一年,抗病毒预防是最有效的。但在首次免疫化学治疗后的 51.3 个月内,尤其是在使用利妥昔单抗加苯达莫司汀治疗的患者和使用利妥昔单抗或 obinutuzumab 维持治疗的患者中,再次激活发生了。因此,根据个体风险评估,抗病毒预防的持续时间可能会延长。

HZ 疫苗也被用于带状疱疹的预防。Zostavax 是一种活的减毒疫苗,它作为 60 岁免疫功能正常的成年人的单剂疫苗于 2006 年在美国获得许可,由于含有减毒活病毒,禁止在免疫缺陷的个体中使用,因此它不适用于淋巴瘤的患者。2017 年 10 月,美国 FDA 批准 Shingrix 用于 50 岁及以上成人预防带状疱疹,它含有 HZ 病毒的灭活重组版本。Shingrix 结合了一种水痘 - 带状疱疹病毒糖蛋白 E(gE)和专利佐剂系统 AS01B,能够产生强而持久的免疫应答,在预防带状疱疹和 PHN 方面比 Zostavax 更有效。一项Ⅲ期临床实验评估了 Shingrix 在血液系统恶性肿瘤中的效果,结果显示:两剂疫苗对 18 岁及以上接受免疫抑制癌症治疗的血液系统恶性肿瘤成年患者具有免疫原性。在第二剂接种后 1 个月,Shingrix 的免疫原性符合所有预先确定的成功标准。两剂疫苗诱导强烈的体液和细胞介导的免疫反应,在接种后 1 年持续存在。2021 年 7 月,美国 FDA 批准 Shingrix 扩大适用人群:18 岁及以上免疫功能低下的成人预防带状疱疹。该疫苗具体适用于:由于免疫缺陷或由已知疾病或治疗导致免疫抑制、有或将有增加带状疱疹风险的 18 岁及以上成人。它是第一个被批准用于免疫功能低下人群的带状疱疹疫苗,可用于淋巴瘤患者带状疱疹的预防。在中国,Shingrix 于 2020 年 6 月获得批准,用于 50 岁及以上成人预防带状疱疹。Shingrix 是目前国内第一个上市的重组带状疱疹疫苗。

六、展望

目前,已确定的淋巴瘤患者发生 HZ 的危险因素包括利妥昔单抗、长期中性粒细胞减少以及高强度的免疫抑制化疗,目前的文献尚未对淋巴瘤发生带状疱疹的患者抗病毒预防提供一致的建议,也未对这些患者使用疫苗提出建议。鉴于淋巴瘤患者的衰弱状态、因 HZ 错过预定治疗的风险以及抗 HZ 疫苗在该疾病中的有效性尚不明确,寻找更好的预防和治疗策略似乎迫在眉睫。以 Shingrix 为代表的 HZ 疫苗在淋巴瘤中预防带状疱疹是否有效或必要,仍需要进一步研究。

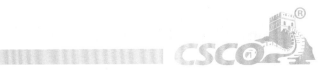

神经纤维瘤病的诊治现状

中国人民解放军总医院第一医学中心

林知　焦顺昌

神经纤维瘤病（neurofibromatosis，NF）是一种神经系统常染色体显性遗传疾病，因中枢或周围神经系统肿瘤的生长进展导致的一种神经皮肤综合征，肿瘤常常累及颅脑、脊髓、重要器官、皮肤和骨骼等。根据发病机制的不同，NF分为3种不同的类型：Ⅰ型神经纤维瘤病（neurofibromatosis type Ⅰ，NF1）、Ⅱ型神经纤维瘤病（neurofibromatosis type Ⅱ，NF2）和神经鞘瘤病（schwannomatosis）。其中NF1是最常见的NF类型，占所有病例的96%，目前世界范围内的发病率约为1/3 000。NF1发病主因位于17号染色体17q11.2的*nf1*基因突变所致，皮肤多发咖啡斑、多发神经纤维瘤等是其主要的临床特征。NF2占所有病例的3%，NF2的发病率为1/33 000~1/25 000。NF2发病主因位于22号染色体22q12.2的*nf2*基因突变所致，NF2患者对前庭神经鞘瘤、中枢或周围神经神经鞘瘤、脑膜瘤、室管膜瘤等多种神经肿瘤具有易感性，NF2通常会导致听力的渐进性损失和前庭功能障碍。神经鞘瘤病是一种罕见的NF类型，在神经纤维瘤病总体数量中占比<1%，发病与22号染色体上的*SMARCB1*及*LZTR1*基因致病性突变相关，发病率约1/60 000。肿瘤通常出现在脊柱和周围神经上，疾病常常伴发慢性疼痛、麻木和乏力。神经纤维瘤病的治疗手段主要是手术、激光、放化疗和靶向治疗，但由于各型神经纤维瘤病不同的疾病特征，治疗方式的侧重点也略有差异。本文对各型神经纤维瘤的疾病特征、多组学研究现状、临床诊断、诊治策略及目前开展的临床研究等进行了综述。

一、Ⅰ型神经纤维瘤病

（一）Ⅰ型神经纤维瘤病的临床特征

NF1又称von Recklinghausen病。世界范围内NF1的患病率为1/4 000~1/3 000。尽管NF1是通过常染色体显性遗传的，但约有50%的患者检测到的*nf1*致病基因突变是散发性的，其余为家族性遗传突变。NF1可引发多种临床表现：牛奶咖啡斑（CALMs）、雀斑、神经纤维瘤、胶质瘤、恶性周围神经鞘瘤、脊柱侧弯、假关节、蝶翼骨发育不良、身高矮小、认知障碍等。NF1是一种贯穿一生的疾病，从患者出生开始，这些临床特征通常会随着时间的推移而发展，NF1患者在幼儿时

期就可能出现牛奶咖啡斑（CALMs）、骨骼发育异常、丛状神经纤维瘤等；3~7岁可能出现雀斑、虹膜错构瘤（Lisch结节）、学习认知障碍、社交缺陷等；7~12岁可能出现皮肤和脊柱型神经纤维瘤、脑干胶质瘤、脊柱侧弯等；18岁以后可能出现高级别胶质瘤、恶性周围神经鞘瘤、乳腺癌、嗜铬细胞瘤等，肿瘤的生长可伴随疼痛和功能障碍，肿瘤累及重要器官甚至可危及生命。美国一项统计结果表明，NF1的平均死亡年龄为54.4岁，中位年龄为59岁，NF1患者与一般人群相比，其预期寿命减少了15年。并发恶性肿瘤和血管疾病与年龄<40岁NF1患者的死亡风险有显著相关性。

（二）NF1相关的基因改变

1. *nf1*基因位于17号染色体的17q11.2，分子量约为350kb，共60个外显子。*nf1*编码产物是具有RAS-GAP功能的神经纤维蛋白，神经纤维蛋白在神经元细胞、施万细胞和少突胶质细胞中高表达。神经纤维蛋白属于三磷酸鸟苷水解酶（GTPase）激活蛋白（GAPs）家族，这些激活蛋白可刺激Ras p21家族的内在三磷酸鸟苷水解酶活性。*nf1*基因缺陷可导致Ras的过度激活，从而激活多条信号通路，包括SCF/c-kit信号通路、PI3K/AKT/mTOR和RAf/MEK/ERK信号通路。其中的RAF/MEK/ERK通路和PI3K/AKT/mTOR通路是Ras蛋白持续激活的重要下游通路，这些信号通路激活后将上调细胞的增殖、分化和存活水平，导致肿瘤的发生和发展。而信号通路上的驱动基因被认为是NF1靶向治疗可能的潜在靶点。

2. *nf1*致病基因的突变目前已发现有1 000多种类型，包括错义突变、移码突变、缺失突变、插入突变、无义突变等，其中90%是点突变，*nf1*基因的大段缺失或单个外显子的缺失与剩下的基因致病原因相关。NF1的基因型与临床表型具有一定相关性，目前已知的有p.M992缺失突变与较轻微NF1临床表型相关。c2970-2972 del AAT框内缺失突变与CALMs、雀斑、无神经纤维瘤等较轻的临床表型相关。p.Arg1809错义突变与色素沉着、无神经纤维瘤、Noonan样特征等临床表型相关。密码子844-848的错义突变与丛状神经纤维瘤、脊髓神经纤维瘤、恶性肿瘤易感性、视神经胶质瘤、骨骼发育不良等NF1严重临床表型相关。p.Met1149、p.Arg1276和p.Lys1423错义突变与先天性心脏病的发生

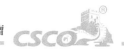

风险、类似努南综合征(Noonan 综合征)的表型相关,其中 p.Met1149 错义突变与 CALMs 临床表型相关,p.Arg1276 错义突变与脊髓神经纤维瘤高负荷具有相关性。NF1-DNA 大段缺失突变与智力障碍、发育迟缓、面部畸形、皮肤型神经纤维瘤的早发生、结缔组织异常的发生率较高等临床表型相关。

(三)NF1 的临床诊断

NF1 的诊断可以通过患者的家族遗传史及症状、体检来进行确诊。1987 年美国国立卫生研究院(National Institutes of Health,NIH)在 NF1 的临床诊疗共识会议上制定了 NF1 的临床诊断标准,被全世界广泛使用至今。2021 年,国际神经纤维瘤病诊断标准共识组(I-NF-DC)将基因学诊断加入了 NF1 的诊断标准。NF1 诊断标准:如果父母无 NF1 病史,满足 2 条或以下临床特征可被诊断为 NF1。如果父母有 NF1 病史,满足 1 条或以上临床特征可被诊断为 NF1。

1. 6 个或以上牛奶咖啡斑(CALMs);在青春期前直径 >5mm 或在青春期后直径>15mm。

2. 2 个或以上任何类型的神经纤维瘤或 1 个丛状神经纤维瘤(pNF)。

3. 腋窝或腹股沟区雀斑。

4. 视神经胶质瘤(OPG)。

5. 裂隙灯检查到 2 个或以上 Lisch 结节,或光学相干断层成像(OCT)/ 近红外(NIR)影像检查到 2 个或以上的脉络膜异常。

6. 特征性骨病变,如蝶骨发育不良、胫骨前外侧弯曲或长骨假关节生成。

7. 在正常组织(如白细胞)中具有等位基因变体分数达 50% 的致病杂合子 NF1 变异体。

(四)NF1 的治疗策略

1. NF1 的主要治疗方式有手术、激光、放化疗、射频消融和靶向治疗,手术是治疗神经纤维瘤的主要方式,但部分 NF1 相关肿瘤切除术后复发率很高,合并肿瘤的数量多及分布范围较广,难以手术根治,在这样的情况下,激光、射频消融、放疗等局部治疗和化疗、靶向治疗等治疗手段也日益重要。由于 NF1 临床特征的多样性与复杂性,常常需要多学科协作诊疗模式,对应的治疗策略也多样化。

2. 激光治疗对于 NF1 相关 CALMs、雀斑有一定的疗效,目前尚无其他明确的治疗推荐。严重的皮肤型神经纤维瘤首先考虑手术切除、CO_2 激光消融术,也可选择射频消融术、激光光凝术等,对于多发的神经纤维瘤可考虑电流干燥术。

3. 丛状神经纤维瘤一线治疗以手术切除为主。MEK 抑制剂司美替尼(selumetinib)2020 年 4 月 10 日被美国 FDA 批准用于 2 岁或以上有症状、不能手术的丛状神经纤维瘤儿童患者。这是首个 FDA 批准用于 NF1 治疗的靶向药物。这是基于司美替尼在前期临床研究中的良好表现。一项纳入 24 例无法手术的丛状神经纤维瘤儿童,对其进行司美替尼治疗的 I 期临床研究结果显示:所有接受司美替尼治疗患者的肿瘤体积都较基线缩小,肿瘤中位缩小 31%,没有患者出现疾病进展,其中 17 例患者肿瘤减小至少 20%,且其中 15 例在研究期间仍维持部分缓解。2020 年 II 期临床研究入组 50 例 2~18 岁无法手术的丛状神经纤维瘤儿童,给予口服司美替尼治疗,剂量 25mg/m²,每日 2 次。结果与 I 期临床试验结果一致,PR

为 68%,56% 的患者 PR 至少持续 12 个月,治疗后 3 年 PFS 为 84%。卡博替尼是一种多靶点小分子酪氨酸激酶抑制剂,一项卡博替尼治疗进展期或有症状的不可切除的丛状神经纤维瘤的 II 期临床研究取得了迄今为止最佳的有效率,研究结果显示:肿瘤 PR 占 42%,并且肿瘤导致的疼痛症状得到明显改善。针对 Ras 及其他信号通路的靶向药物,如伊马替尼、替吡法尼、吡非尼酮、西罗莫司、聚乙二醇化干扰素 α-2b 等药物也相继开展了针对丛状神经纤维瘤的 II 期临床研究,结果显示出了一定的治疗潜力和局限性。

4. NF1 相关的恶性周围神经鞘瘤主要治疗方式是手术根治性切除,对于不能根治性切除的肿瘤可考虑放疗,或减瘤术后放疗。药物治疗可选择多柔比星、异环磷酰胺、小梁替丁、达卡巴嗪和帕唑帕尼等药物。

5. 视神经胶质瘤(OPG)是 NF1 中最常见的中枢神经系统肿瘤,长春新碱和卡铂的联合用药是 OPG 最常见的治疗方案。目前司美替尼、贝伐单抗单用或联合伊立替康也正在开展治疗 OPG 的临床研究。

6. NF1 相关的高级别胶质瘤(HGG)的主要治疗方式是手术切除、辅助放疗和化疗,常用的药物有替莫唑胺,HGG 的预后较差,成人的总生存期约 1 年。

7. NF1 相关低级别胶质瘤(LGG)儿童的一线治疗是长春碱单药或长春新碱加卡铂方案化疗。成人患者的治疗建议是手术切除 + 术后辅助化疗或放疗。一项纳入 22 例依维莫司治疗复发性进展期 NF1 相关儿童低级别胶质瘤(LGG)的 II 期临床研究显示,药物的 DCR 为 68%(15/22),其中 1 例 CR,2 例 PR,12 例 SD。这项研究结果给 NF1 相关儿童低级别胶质瘤的靶向治疗提供了思路。

(五)NF1 相关药物临床试验进展

Nf1 的基因产物是 Ras 信号转导途径的负调节因子,抑制其下游 RAF/MEK/ERK 和 PI3K/AKT/mTOR 两条重要的肿瘤信号转导通路的靶向药物已成为未来的主要研究方向。目前世界范围内开展了大量针对 NF1 的临床研究,如 MEK 抑制剂司美替尼和 mirdametinib、MEK1/2 抑制剂比美替尼和曲美替尼、多靶点小分子酪氨酸激酶抑制剂卡博替尼、甲磺酸伊马替尼、免疫抑制剂西罗莫司、抗原特异性 T 细胞等药物都在开展对 NF1 患者的 I 期或 II 期临床试验。主要的研究终点是肿瘤大小的变化、药物毒性和无病进展生存期等。

二、Ⅱ型神经纤维瘤病

(一)NF2 的临床特征

NF2 是一种常染色体显性遗传综合征,NF2 患者对多种神经系统肿瘤具有易感性。NF2 较 NF1 罕见,全世界患病率约为 1/60 000。NF2 的临床特征主要表现:①双侧前庭神经鞘瘤,发生率为 90%~95%,常常导致渐进性部分或完全听力丧失和平衡问题;②其他脑神经或周围神经的神经鞘瘤,发生率为 24%~50%,常常导致面瘫和相应的并发症;③脑膜瘤和室管膜瘤,发生率为 45%~58%,可导致脑占位引发的神经损伤、高颅压等严重并发症;④椎管内肿瘤,发生率为 63%~90%,肿瘤压迫脊髓可导致相应的瘫痪症状;⑤周围神经病变的发生率约 66%,导致患者出现麻木、疼痛、肌无力等症状；⑥青少年白内障的发生率为60%~81%，可造成NF2患者的视力下降；⑦皮肤、皮下肿瘤及斑块的发生率为43%~68%。根据NF2的临床症状，将其分为轻型（Gardne型）和重型（Wishart型），轻型的NF2患者常常发病年龄较大，且只患有前庭神经鞘瘤；重型的NF2患者常在成年前发病，出现颅内、椎管等多发神经系统肿瘤，并且病情进展迅速，这也是NF2患者主要的致死原因。NF2的平均发病年龄为18~24岁，约10%的NF2患者在儿童晚期出现症状，大多数在青少年晚期和成年早期出现症状。NF2确诊后的生存期约为15年，平均死亡年龄为36岁，确诊后10年生存率约为67%。

（二）NF2相关的基因改变

1. Nf2基因位于22号染色体的22q12.2，分子量约为110kb，共17个外显子，nf2编码产物是具有抑癌作用的Merlin蛋白。Merlin蛋白是一种肿瘤抑制因子的膜相关蛋白，调节多种增殖信号通路。Merlin蛋白可阻断由整联蛋白和酪氨酸受体激酶引起的信号转导，包括p21激活的激酶信号转导、Ras/Raf/MEK、FAK/Src、PI3K/AKT、Rac/PAK/JNK、mTORC1和Wnt/β-连环蛋白通路。在细胞核中，merlin蛋白通过抑制E3泛素连接酶，从而抑制整合素和酪氨酸受体激酶的表达。Merlin蛋白也被认为是一种调节组织稳态的Hippo信号通路的上游调节蛋白。因nf2基因突变导致Merlin蛋白失活，激活了多种增殖信号通路，引发了肿瘤的发生和发展。

2. 目前多项研究结果表明，NF2致病基因突变类型与NF2临床表型存在相关性，如nf2基因移码突变或无义突变与较严重的NF2临床表型相关。NF2基因错义突变或框内缺失突与较轻的NF2临床表型相关。表达截短型蛋白的基因突变与脑脊膜瘤、脊柱肿瘤和脑神经瘤（第Ⅷ脑神经除外）的患病率更高，更早出现前庭神经鞘瘤，出现更多的皮肤肿瘤具有相关性。nf2基因14和15外显子突变与疾病程度更轻和脑脊膜瘤更少相关。nf2基因2~13外显子截短突变与患者生存情况最差相关。nf2基因错义突变与患者生存期最佳相关等。随着基因多组学研究的发展，相信未来能揭示更多基因突变与临床表型的相关性。

（三）NF2的临床诊断

1987年美国国立卫生研究院（National Institutes of Health，NIH）制定了NF2的临床诊断标准，2019年在美国神经纤维瘤病会议上，多国医学专家联合修订了NF2的诊断，作为目前全世界NF2诊断的标准。

满足以下任意一项可确诊NF2

（1）双侧前庭神经鞘瘤。

（2）2个不同部位的NF2相关肿瘤中，检测到同一NF2基因位点突变。

（3）满足以下2个主要标准或1个主要标准+2个次要标准。

1）主要标准：单侧听神经瘤；确诊NF2患者的一级亲属；≥2个脑脊膜瘤；在血液或正常组织中检测到nf2基因突变。

2）次要标准：≥2个肿瘤（室管膜瘤、神经鞘瘤）；如主要标准为单侧听神经瘤，则应至少包含1个皮肤神经鞘瘤；青少年囊下或皮质性白内障；视网膜错构瘤；40岁以下视网膜前膜；脑脊膜瘤。

（四）NF2的治疗策略

1. 手术切除、放疗、药物治疗目前是NF2的主要治疗方式，但由于NF2是一种终生疾病，致病肿瘤在手术切除后再生长的可能性较大，所以目前尚无有效根治的办法，治疗的目的更多为了控制疾病的进展与改善生活质量。

2. NF2相关的前庭神经鞘瘤（VS）是一种良性肿瘤，双侧前庭神经鞘瘤是NF2的特征性病变，肿瘤所致的双侧听力下降或丧失将严重影响患者的生活质量，而肿瘤的大小和预后息息相关。当肿瘤直径<1.5cm时，手术能够切除肿瘤并保留听力；当肿瘤直径>2.0cm时，切除肿瘤的同时很难保留听力。术后听力轻度损伤的患者可使用助听器改善听力，术后出现听力重度损伤的患者，可根据耳蜗神经功能来选择电子耳蜗或听觉脑干植入等方式来改善听力。所以，对于疾病的早期诊断与治疗，选择保留和重建听力的手术方式尤为重要。立体定向放疗对NF2相关前庭神经鞘瘤的局部控制率为70%~87.5%，有效听力的保留率为25%~66.7%。在一个8项观察性研究的荟萃分析中，共涉及161例NF2相关前庭神经鞘瘤患者，贝伐珠单抗的治疗获得了良好的结果，其中PR为41%，SD为47%，PD为7%。听力评估结果提示，听力改善20%，稳定69%，恶化6%，17%出现毒性。基于相关的研究结果，贝伐珠单抗有可能成为一线治疗NF2相关前庭神经鞘瘤的靶向药物。最近，一项针对NF2相关神经鞘瘤使用VEGFR1/2肽疫苗的临床试验也正在进行。一些研究报道了mTOR抑制剂依维莫司对NF2相关前庭神经鞘瘤的疗效。依维莫司对进展期NF2前庭神经鞘瘤的疗效结果喜忧参半。在一项纳入10例NF2相关前庭神经鞘瘤患者的Ⅱ期临床研究结果显示：SD为56%，PD为44%。在一项拉帕替尼治疗NF2相关前庭神经鞘瘤的Ⅱ期临床研究中，入组的17例患者中有4例显示了药物的客观有效性。一项厄洛替尼治疗11例NF2相关前庭神经鞘瘤的回顾性分析中显示无效。Mirdametinib是一种口服的MEK1和MEK2小分子抑制剂，在NF2相关前庭神经鞘瘤的治疗中显示出了疗效。此外，最近的研究表明，在NF2相关的神经鞘瘤中，缺氧与较短的无进展生存期有显著相关性。

3. NF2相关脑膜瘤发生率约为50%，常为多发性，手术切除是其主要的治疗方式，不宜手术的患者可考虑放疗，放射治疗后的5年无病进展生存率为86%。EGFR酪氨酸酶抑制剂拉帕替尼在少数NF2相关脑膜瘤患者的治疗中显示出一些疗效。目前在贝伐珠单抗治疗NF2相关脑膜瘤的报道中几乎没有有效的证据支持。

4. 有临床症状的NF2相关三叉神经鞘瘤的治疗可考虑手术和放疗，术后肿瘤的复发率与术前肿瘤的体积呈正相关。不适合手术的患者可考虑放疗，放疗对NF2相关三叉神经鞘瘤疾病控制率为86%~100%。

5. 有临床症状的NF相关后组脑神经鞘瘤患者建议立体定向放疗。对于椎管内NF2相关室管膜瘤、神经鞘瘤和脊膜瘤，其治疗方式以手术为主，对于肿瘤不能完全切除的术后可行放疗或贝伐珠单抗等靶向治疗。

（五）NF2相关药物临床试验进展

贝伐珠单抗目前被认为是一线治疗NF2相关肿瘤的靶向药物，除此之外，世界范围内，还有很多靶向药物正在开

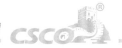

展针对 NF2 的 II 期临床研究,比如:ALK 和 EGFR 抑制剂布加替尼、mTOR1 抑制剂依维莫司、MEK 抑制剂司美替尼、VEGFR 抑制剂阿西替尼、EGFR 抑制剂埃克替尼、c-Met 和 ALK 抑制剂克唑替尼、mTORC1/2 抑制剂 vistusertib 等。主要研究终点是肿瘤容积率的变化或听力功能的改善情况。

三、神经鞘瘤病

(一)神经鞘瘤病的临床特征

神经鞘瘤病(schwannomatosis)是最罕见的 NF 类型,发病与 22 号染色体上的 *SMARCB1*、*LZTR1* 基因突变有关,其患病率约为 1/70 000。神经鞘瘤病的特征是易发生多发性神经鞘瘤,肿瘤通常在脊神经(75%)和周围神经(90%)上生长,少部分患者可能出现单侧前庭神经鞘瘤和三叉神经受累,约 5% 的神经鞘瘤患者伴发脑膜瘤。神经鞘瘤病的中位肿瘤个数为 4,中位全身肿瘤容积为 39ml。局部或弥漫性疼痛、无症状的肿块是神经鞘瘤病主要的临床特征,部分患者伴有局部肌肉萎缩、肌无力。神经鞘瘤病导致的慢性疼痛通常与神经鞘瘤的位置、大小无关。NF 相关神经鞘瘤病的中位诊断年龄为 40 岁,遗传性神经鞘瘤病患者的发病年龄一般早于散发性神经鞘瘤病患者的发病时间,神经鞘瘤病患者的预期寿命与一般人群无差异。在家族性遗传性神经鞘瘤病病例中存在不完全外显的遗传现象,以致疾病症状可能隔代出现。

(二)神经鞘瘤病的基因改变

位于 22 号染色体的 *SMARCB1* 和 *LZTR1* 基因属于肿瘤抑制基因,*SMARCB1* 和 *LZTR1* 基因的致病性突变是导致 NF 相关神经鞘瘤病的主要原因。在 NF 相关神经鞘瘤病的遗传病例中,检测出 *SMARCB1* 基因突变的比例约 48%,*LZTR1* 基因突变的比例约 38%;在 NF 相关神经鞘瘤病的散发病例中,检测出 *SMARCB1* 基因突变的比例约 10%,*LZTR1* 基因突变的比例约 30%。*SMARCB1* 或 *LZTR1* 基因的突变不足以触发神经鞘瘤病,神经鞘瘤病的肿瘤发生至少涉及两种不同的肿瘤抑制基因的突变,神经鞘瘤病除了 *SMARCB1* 和 *LZTR1* 基因突变,还含有 *nf2* 基因或其他体细胞的致病性突变。

(三)神经鞘瘤病的诊断

1. 符合以下任意一项可确诊为神经鞘瘤病

(1)年龄>30 岁,≥2 个非皮内神经鞘瘤,其中至少 1 个被病理确诊为神经鞘瘤,高分辨率 MRI 检查没有双侧前庭神经鞘瘤的证据,并且无已知的 *NF* 基因突变。

(2)1 个被病理确诊的非前庭神经鞘瘤和一名确诊为神经鞘瘤病的一级亲属。

2. 符合以下任意一项怀疑或可能为神经鞘瘤病

(1)年龄<30 岁,≥2 个非皮内神经鞘瘤,其中至少 1 个被病理确诊为神经鞘瘤,高分辨率 MRI 检查没有双侧前庭神经鞘瘤的证据,并且无已知的 NF 基因突变。

(2)年龄>45 岁,≥2 个非皮内神经鞘瘤,其中至少 1 个经组织学证实,无第八组脑神经功能障碍的表现和 NF2 型症状。

(3)非前庭神经鞘瘤和确诊为神经鞘瘤病的一级亲属。

(四)神经鞘瘤病的治疗策略

目前尚无针对神经鞘瘤病的治疗规范及既定药物,对于诊断明确的疼痛患者首先选择镇痛治疗,普瑞巴林、阿米替林、加巴喷丁等药物被证实能有效缓解神经性疼痛。甾体抗炎药、短效阿片类药物也可缓解神经鞘瘤病导致的疼痛。阿米替林、度洛西汀、卡马西平也被用于神经鞘瘤病伴随症状的辅助治疗。对于难以控制疼痛或肿瘤导致功能受限的神经鞘瘤可考虑手术切除。

(五)神经鞘瘤病相关药物临床试验进展

神经生长因子抑制剂 tanezumab 是一种新型非阿片类真痛药,目前正在开展治疗神经鞘瘤病患者疼痛的 II 期临床研究。

国内目前也有开展抗原特异性 T 细胞、CAR-T、CTL 等免疫治疗神经纤维瘤病的 I 期和 II 期的临床研究,其中包含了纳入 NF 相关神经鞘瘤病患者。

四、小结和展望

神经纤维瘤病是一种贯穿患者终生的显性遗传疾病。因 NF 相关肿瘤的多样化及散发性,局部治疗常常难以治愈 NF,治疗的目的更多为了控制疾病的进展,保留患者的器官功能和改善生活质量,所以,针对 NF 相关肿瘤的药物治疗显得更加弥足轻重。MEK 抑制剂司美替尼是目前唯一美国 FDA 批准用于 NF1 的靶向药物。随着对 NF 分子调控机制的深入研究,将为开发新的靶向药物提供了更多的方向。随着 NF 相关临床研究的广泛开展,对 NF 的疾病控制将提供更多的经验与策略,对 NF 患者产生积极的影响。

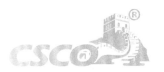

抗体药物偶联物在肝细胞癌中的应用

¹湖南中医药大学第一附属医院　²广州中医药大学第一附属医院

李菁¹　林丽珠²　陈汉锐²

随着医学的发展、治疗模式的改善、治疗方式的多元化,肝细胞癌(hepatocellular carcinoma,HCC)的预后明显改善,但需要寻找更安全有效的治疗方式来应对药物耐药和不良反应的发生。抗体药物偶联物(antibody-drug conjugates,ADCs)是近年来全球范围内快速发展的一种大分子免疫偶联物的靶向生物制剂,既能克服化疗缺乏特异性、疗效依赖剂量、损伤正常细胞和治疗窗口小的缺点,又能避免靶向药物缺少细胞毒性和容易耐药的不足,达到强杀伤力和高度靶向力的双重结合。据报道,目前全球已有十多种ADCs获批应用临床,多达80余种同款药品尚处于临床试验阶段。遗憾的是,肝癌领域尚无获批临床使用的ADCs,但部分临床试验的开展给肝癌的治疗带来一线新的曙光。本文就ADCs在肝癌领域中的研究现状及进展进行综述。

一、ADCs介绍

ADCs主要包括三部分:抗体、连接子和毒性载荷药物,其中包括连接子与抗体偶联、连接子与载荷药物偶联的方式以及靶抗原的选择。而ADCs不同于其他药物的特点,在于其利用抗体对靶抗原的靶向作用,向肿瘤细胞转运毒性载荷药物,从而杀伤肿瘤细胞。

(一)靶抗原抗体

1. 靶抗原的选择　ADCs研发要选择合适的靶抗原并满足以下条件:首先靶抗原能够在肿瘤细胞上表现为高表达,而在正常的细胞上显示低表达或不表达;其次,靶抗原应表达于肿瘤细胞表面,以供抗体结合;再者,靶抗原可以抗体部分内化,促进ADCs转运到细胞内发挥更好的疗效。最后,靶抗原能够稳定地在肿瘤细胞上均匀表达。此外,靶抗原的特性也是影响抗体选择的决定因素之一。目前通过对HCC病理学的深入研究,挖掘众多针对肝癌细胞增殖和侵袭的靶点和信号通路,包括c-Met、CD24、CD147、GPC3、成纤维细胞生长因子受体、血管内皮生长因子受体、表皮生长因子受体和雷帕霉素的哺乳动物靶点。

2. 抗体的选择及作用　抗体是ADCs的重要组成部分,发挥靶向转运载荷药物的作用。由于免疫原性的影响,低特异性可能导致ADCs无法与靶抗原结合而被清除,从而降低

治疗效果。抗体对靶抗原的高结合力则使肿瘤细胞内负载积累,从而增强靶介导的清除;低结合力有利于ADCs在肿瘤细胞内扩散,但其治疗指数不高。抗体的大小不应超过ADCs的90%,否则会限制其在癌细胞中的扩散和分布。故抗体对靶抗原的特异性和结合力、抗体自身的免疫原性和大小是影响ADCs疗效的关键因素。

选择人源化的抗体可以降低抗体导致的免疫原性反应,以提高ADCs的疗效。同时抗体分型的选择也对ADCs具有影响力,ADCs结构中铰链越长,对蛋白质水解的敏感性越高,则多态性越强,免疫原性越强,终末半衰期越短。HCC中大多数以IgG1作为抗体的ADCs能够通过与Fcγ受体和补体C1q蛋白复合物结合,激发免疫介导的细胞毒性。研究发现,双特异性抗体具有选择性靶向肿瘤细胞表面的免疫抑制分子和肿瘤特异性抗原的能力,有利于保护靶向毒性和增强ADC的疗效。此外,三特异性抗体拥有三种特异性抗原结合位点,可以在靶向肿瘤细胞同时激活T细胞,剩余的Fc部分刺激T细胞蛋白,进而增强对靶细胞的杀伤。但目前就其是否在靶向HCC的ADCs的作用优于其他抗体尚在研究。

由此可见,抗体在ADCs中的主要作用是通过靶向肿瘤细胞的靶抗原,使ADCs精确作用到肿瘤细胞,抗体与靶抗原结合后通过靶抗原的内化作用将ADCs药物送入细胞内发挥抗肿瘤作用。

(二)毒性载荷药物

1. 毒性载荷药物的选择　毒性载荷药物影响着ADCs的疗效和不良反应。选择应用需考虑以下方面:①若选择具有高效毒性的载药,IC50最好在0.01~0.1nmol/L,而某些毒性药物可通过与抗体偶联后方能正常使用。②选择亲水性的载药或者是配合亲水性的连接子能够延长ADCs的保存期,降低其免疫原性。③ADCs药物的物理化学性质、内化率、脱离连接子、水溶性、结合后的效价保障、耐药敏感性、输血状态、血液的稳定性也是确保细胞毒性药物能否发挥作用的重要因素。④ADCs进入靶细胞后释放载药,而后从靶细胞中透过细胞膜,进入周围未表达靶点的细胞起到杀伤作用,这种机制被称为"旁观者杀伤效应"。通过选择具有高渗透性的载荷药物来增强ADCs的旁观者杀伤效应,显著带来更好的疗效。

2. 毒性载荷药物的分类　ADCs的载荷药物通常使用化

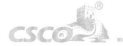

疗药物,其中包括 DNA 损伤剂和微管蛋白聚合抑制剂。

(1)DNA 损失剂:DNA 损伤剂被认为是治疗实体肿瘤的有效化疗药物,包括卡利奇霉素(calicheamicins,CLM)、杜卡霉素(duocarmycin,DC)和吡咯苯二氮杂䓬(pyrrolobenzodiazepin,PBD),三者通过结合 DNA 的小凹槽发挥作用,并以位点特异性的方式破坏 DNA 双链。此外,多柔比星类(adriamycin,DOX)和奥沙利铂(oxaliplatin,OXA)也能够作为 ADCs 的有效载药,前者是一种抗有丝分裂抗癌药物,具有高度精确的细胞凋亡和针对多种抗原的弹头;后者通过形成 DNA 交联抑制核酸聚合酶,诱导细胞周期阻滞,具有细胞毒性作用。

(2)微管蛋白聚合抑制剂:另一类载荷药物微管蛋白聚合抑制剂主要是澳瑞他汀(auristatin),其衍生物有 MMAE(monomethylauristatin E)和 MMAF(monomethylauristatin F)两种,因其以未结合形式给药会导致毒性问题,故通常用作 ADCs 中的细胞毒性载荷。此外,应用于 ADCs 的微管蛋白聚合抑制剂还有美登木素(maytansinoid)的衍生物 DM1 和 DM4。这些微管蛋白聚合抑制剂都具有强效抗有丝分裂抗肿瘤的能力。

(3)其他:除了以上两类载荷药物,一氧化氮(NO)在肿瘤中体现着双重作用,高浓度状态可对抗肿瘤的活性,反之低浓度状态则表现为促进肿瘤生长。故通过提高一氧化氮的供体浓度,可作为减少实体瘤的有效化疗方案。但靶向能力弱和全身毒性的缺点却是限制其药效的瓶颈。ANCs 是根据 ADCs 结构设计的一种抗体与一氧化氮供体的结合物,其作用机制被认为是基于肿瘤环境中细胞内谷胱甘肽的激活,导致 ANCs 降解的产物二氮酸盐随即释放出一对 NO 分子,其中游离的 NO 分子易通过诱导细胞周期阻滞在 G1 期,从而干扰细胞周期转变,诱导细胞凋亡。

毒性载荷药物的作用是在抗体与靶抗原结合后内化,在肿瘤细胞内通过对应的途径释放载药,进而对靶肿瘤细胞及周围细胞产生细胞毒性作用。应在选择时间选择具有高效毒性的载荷药物,同时也应考虑其载荷药物可能带来的不良反应,这可能是限制选择范围的因素之一。

(三)连接子

连接抗体和载荷药物的化学键或连接基团被称为连接子,作为 ADCs 设计中最重要的一个环节,连接子的选择关系到 ADCs 在血液循环中的稳定性及载药的脱落率,并确保了 ADCs 的疗效和安全性。根据连接子的作用,将其分为两部分叙述:连接子自身的分类及作用、连接子与抗体偶联方法及作用。

1. 连接子自身的分类及作用 连接子根据释放载药的方式分成可裂解和不可裂解两种形式。针对 HCC 的 ADCs 中主要采用可裂解连接子,其有利于 ADCs 靶向 HCC 异质性表达的抗原。由裂解连接子构成的 ADCs 载药释放简单,效率更高,但在血液中的稳定性较差,在肿瘤细胞内的裂解通常因蛋白酶、谷胱甘肽还原或酸性 pH 值所触发,且能够增加旁观者效应。相反的,不可裂解连接子需要通过溶酶体降解抗体后才能释放载药效率较低,但更为稳定安全。此外,大部分抗癌药物具有疏水性,容易导致蛋白聚集而产生肝毒性,目前可以通过使用亲水性的连接子来改善载药的疏水性。

2. 连接子与抗体偶联方法及作用 在连接子与抗体偶联方面,为了增加 ADCs 的有效性,需要考虑以下三点因素:与抗体的结合位点、药物抗体比(DAR)和连接子与抗体结合的稳定性。目前主要有化学偶联和酶偶联两种方式,前者的应用更加广泛。针对 ADCs 的制备,采用不同的化学偶联方式,如赖氨酸酰胺偶联和半胱氨酸偶联。因其抗体表面大概有 80 个赖氨酸残基,约有 10 个可用于偶联,故赖氨酸残基偶联是首选,其通过羧酸酯构成的连接子将载药固定在抗体上的可溶赖氨酸残基上。而半胱氨酸偶联是通过将 IgG 的 4 个链间二硫键还原成 8 个半胱氨酸基团,理论上最多连接 8 个载药,其偶联位点较少,但较赖氨酸残基偶联更为稳定。连接子与抗体的偶联是通过 DAR 来影响 ADCs 疗效。原则上 DAR 不宜过高或过低,建议选择最优的值。因为过高可导致药物过早释放,非特异性表达抗原的细胞死亡,药物从体内被快速清除或发生免疫原性反应。过低会致使无法发挥足够的治疗效果,因此目前大部分 ADCs 的 DAR 为 2~4,即每个单抗连接 2~4 个毒性载荷药物,显著平衡清除速度和治疗效果。

由此可见,连接子在 ADCs 的疗效和安全性发挥着关键作用。尤其针对 ADCs 选择不同的连接子和偶联位点,为将来临床的运用奠定坚实的基础。

二、ADCs 的应用

截至 2021 年 9 月,全球已有 14 种 ADCs 获批临床适应证。我国也在加紧 ADCs 药物领域的研发。

(一)目前全球批准上市的 14 款 ADC 药物

药物名称	靶点	细胞毒性载荷	连接子	适应证	获批时间	疗效
Adcetris	CD30	MMAE	二肽	霍奇金淋巴瘤	2011.08	2 年 PFS 率为 82.1%,对照组为 77.2%,进展风险降低 34%
Kadcyla	HER2	DM1	硫醚	HER2 阳性乳腺癌	2013.02	mPFS 为 6.2 个月,对照组 3.3 个月;ORR 为 31.3 vs. 8.6%
Besponsa	CD22	卡奇霉素	腙键	r/r B 细胞继续淋巴细胞白血病	2017.08	CR 为 80.7%,化疗组为 29.4%;mOS 为 7.7 个月 vs. 6.7 个月
Mylotarg	CD33	卡奇霉素	腙键	新诊断 CD33 阳性急性髓性白血病	2017.09	联合化疗治疗患者的 mPFS 为 17.3 个月,化疗组为 9.5 个月

药物名称	靶点	细胞毒性载荷	连接子	适应证	获批时间	疗效
Lumoxiti	CD22	假单胞菌外毒素 A	mc-VC-PABC	r/r 毛细胞白血病	2018.09	ORR 为 75%，CR 为 36%
Polivy	CD79β	MMAE	二肽	r/r 弥漫性大 B 细胞淋巴瘤	2019.06	CR 为 40%，对照组外 18%；mOS 为 12.4 个月 vs. 4.7 个月
Padcev	Nectin-4	MMAE	mc-VC-PABC	晚期尿路上皮癌	2019.12	mPFS 为 12.9 个月，化疗组为 9.0 个月
Enhertu	HER2	Dxd	GGFG 四肽	转移性 HER2 阳性乳腺癌	2019.12	mOS 为 12.5 个月，化疗组为 8.4 个月，ORR 为 41% vs. 11%
Trodelvy	TROP-2	SN38	CL2A	三线三阴乳腺癌	2020.04	mPFS 为 4.8 个月，化疗组为 1.7 个月；mOS 为 11.8 个月 vs. 6.9 个月
Blenrep	BCMA	MMAF	不可裂解类	r/r 多发性骨髓瘤	2020.08	ORR 为 32%，mPFS 为 11 个月，mOS 为 14.9 个月
Akalux	EGFR	IRDye700DX	N/A	r/r 头颈癌	2020.09	ORR 为 43.3%，CR 为 13.3%
Lonca	CD19	PBD	二肽	r/r 弥漫性大 B 细胞淋巴瘤	2021.04	ORR 为 48.3%，CR 为 24.8%（有 CAR-T 治疗失败的患者）
维迪西妥单抗	HER2	MMAE	MC-VA-PABC	三线 HER2 阳性胃癌	2021.06	ORR 为 40%，mPFS 为 6.3 个月
Tivdak	TF	MMAE	酶切割	复发或转移性宫颈癌	2021.09	24% 的客观缓解效果，DOR 为 8.3 个月

（二）针对 HCC 的重点靶点及其有望获批的 ADCs

1. GPC3　磷脂酰肌醇蛋白聚糖 3（glypican 3，GPC3）由一个核心蛋白和两条硫酸乙酰肝素（HS）链共价连接而成，是一种细胞表面糖蛋白，参与调节细胞分化、增殖、黏附和迁移等生理过程。

（1）GPC3 靶点的表达特点：近年来研究逐渐认识到 GPC3 作为诊断 HCC 的价值。GPC3 在健康人和非恶性肝病患者肝细胞中几乎不表达，而在肝癌患者中，有 50% 的患者血清中 GPC3 高表达，尤其对于 AFP 和 DCP 阴性的肝癌患者，约有 33% 的患者 GPC3 的表达显著升高，可见与 HCC 预后不良呈正相关。GPC3 因其在肿瘤中的特异性表达，被认为是极有前景的肿瘤免疫治疗靶标。

（2）GPC3 靶点的作用：GPC3 被认为是肝细胞癌诊断和肝细胞癌预后的重要生物标志物。有证据表明 GPC3 通过参与 Wnt/β-catenin 信号转导并促进 HCC 细胞增殖。相反，沉默 GPC3 基因会抑制 HCC 细胞增殖并诱导细胞凋亡。CPC3 还通过抑制 T 细胞增殖从而破坏 HCC 细胞免疫功能。根据 CPC3 在恶性细胞中的表达以及在免疫治疗和其他靶向治疗中内化率较高，GPC3 可作为靶向治疗的最佳抗原。免疫原性是 GPC3 靶向免疫治疗的主要缺点，而 ADCs 是克服其缺点的替代策略。由于 GPC3 被显著内化，GPC3 靶向 ADCs 促进了毒性载荷药物在肿瘤部位的最大可用性，从而发挥快速的凋亡效应，增强强效分子毒素的疗效，并有效减少全身不良反应的发生率，说明 GPC3 可能是 ADCs 治疗肝癌的重要靶点。

（3）GPC3 靶点目前的 ADCs：hyP7 是一种靶向 GPC3 的人源化特异性抗体，具有良好的结合亲和力、内化率和较低的免疫原性反应。耐药是肝细胞癌的一个主要问题。选择最合适的毒性载荷药物是设计肝细胞癌 ADCs 的关键。研究发现最有效毒性载荷药物为 DNA 损伤剂，故将 DNA 损伤剂多卡霉素 SA 和 PBD 二聚体分别通过二肽连接子附着在 hyP7 单克隆抗体上，构建出 hyP7-DC 和 hyP7-PC 两种最近正在进行 HCC 临床前试验的 ADCs。在靶抗原抗体结合和内化后，二肽连接子被溶酶体组织蛋白酶 B 裂解，释放 DNA 损伤剂。而且由于在 HCC 肿瘤微环境中组织蛋白酶过表达，可以通过二肽连接子促进 ADCs 的旁观者杀伤作用。

使用 Hep3B、HepG2 和 Huh7 细胞进行体外研究结果表明，hyP7-PC 的活性和特异性是 hyP7-DC 的 5~7 倍。在结合亲和性和内化率方面，两种 ADCs 之间没有显著差异。体内实验结果表明，吉西他滨与 hYP7-DC 联合具有强大的协同作用。在小鼠皮下 GPC3 阳性实体瘤模型（A431-GPC3）实验中，hYP7-PC 显示出有效的抗肿瘤活性，hYP7-DC 仅显示出肿瘤生长减慢。整个生物实验过程中小鼠梳理行为没有发生变化，体重波动低于 10%，处于正常可接受范围内，这表明 hYP7-PC 和 hYP7-DC 其耐受性良好。由此可见，靶向 GPC3 的 hYP7-PC 有望能够获批成为治疗 HCC 的 ADCs。

2. CD24　分化簇 24（CD24）是一种糖基磷脂酰肌醇（GPI）连接的膜蛋白，具有高糖基化活性，定位于脂膜筏结构域，在包括 HCC 在内的多种恶性肿瘤中作为生物标志物而过度表达。它在 HCC 再生、增殖、分化、转移和耐药等方面起到关键作用。

（1）CD24 靶点及其抗体：CD24 通过激活 FAK 信号通

路，促进肿瘤生长转录因子上调，协助肝癌细胞致瘤和转移。在 HCC 中，CD24 有利于促进肿瘤启动细胞（tumor initiator cells，T-IC）的形成、上调，从而导致 HCC 对常规化疗药物产生耐药性，并增强自我更新能力及致瘤性。CD24 通过直接抑制 T 细胞增殖而实现肿瘤免疫逃逸，是肝细胞癌免疫逃逸主要分子。并且负责介导 B 细胞强制凋亡，支持肿瘤细胞免受巨噬细胞吞噬，从而为肿瘤进展提供营养保护性屏障。

目前所有报道的抗 CD24 抗体均为具有免疫原性的鼠类抗体，可能成为未来临床应用的障碍，特别是抗肿瘤治疗中，需要大剂量和重复给药才能获得显著疗效。有研究将鼠源化抗 CD24 抗体 G7mAb 人源化，以降低免疫原性，同时保留 G7mAb 中最大原始结合亲和力，筛选出 hG7-BM3 人源化抗体，可以进一步降低免疫原性反应。Huh-7 和 BEL-7402 是表达 CD24 配体人肝癌细胞系，HL-7702 是一种正常人肝细胞系。与 HL-7702 细胞相比，Huh-7 和 BEL-7402 细胞对 hG7-BM3 显示出高结合亲和力。

荧光信号实验中被标记的 hG7-BM3 抗体在 40 分钟内迅速内化到小鼠肝癌细胞中，内化率稳定在 90 分钟。并且在小鼠肿瘤部位可维持 12 小时，24 小时仍能检测到微弱信号，处理组和阻断组在 4 小时时最大肿瘤/正常组织比（T/N 比）分别为 2.50 和 1.14。以上结果表明，hG7-BM3 通过体内特异性结合 CD24 有效靶向 CD24 + HCC 细胞。

（2）目前 CD24 的 ADCs：HN-01 是由鼠源抗 CD24 抗体 G7mab，通过二硫键结合到一氧化氮供体 HL-2 上构建的 ADCs。G7mab 特异性靶向抗原 CD24，并诱导其有效内化到肿瘤组织中。二硫键在血液中保持稳定，但在高浓度谷胱甘肽（GSH）下迅速裂解释放 2 个 NO 分子。一氧化氮水平升高就会损伤致癌细胞 DNA 链，产生细胞毒性或细胞抑制活性。在携带 BEL-7402 和 Huh-7 等肝癌细胞系裸鼠体内进行的研究表明，HN-01 能够显著抑制移植瘤生长，延长荷瘤小鼠生存率。

G7mab-dox 是一种 ADC，由鼠源抗 CD24 抗体 G7mab 作为载体，多柔比星作为有效毒性载荷，通过不可裂解的连接子构建而成。传统的多柔比星疗法具有严重毒性，如线粒体破坏、肾损害和心血管不良反应，限制其在 HCC 中的临床应用。而 G7mab 免疫原性反应较低，且对 CD24 抗原具有较高的亲和性，有利于延缓化疗相关风险。体外实验采用 Huh7（人肝癌细胞系）、HL7702（人正常肝细胞系）进行，研究表明 G7mab-DOX 特异性结合 CD24 抗原，不影响健康组织或细胞。与传统多柔比星疗法相比，G7mab-DOX 介导可逆或可控的毒性。体内研究表明，G7mab-DOX 可显著降低小鼠肿瘤体积，提高生存率，具有理想的内化能力，并且可以延缓或减缓临床前小鼠模型的肿瘤进展，具有令人满意的治疗效果。

3. B7-H3

（1）B7-H3 靶点的表达情况：B7-H3，又称 CD276 或 B7RP-2，是 B7 配体家族的成员。Filippos 等通过对包括了 26 703 例患者的 21 种癌症的 94 项研究，发现其中 B7-H3 阳性的累积频率为 60%。即便 B7-H3 在肿瘤细胞表达较低，在基质成纤维细胞和肿瘤相关血管（TAV）上也能呈现高表达。数据表明 B7-H3 在肝癌、结直肠癌、肾细胞癌和黑色素瘤中的 TAV 表达频率为 86%~98%。

（2）B7-H3 靶点的作用机制：动物和临床试验表明 B7-H3 的表达抑制特异性免疫应答，进而导致肿瘤免疫逃逸。Chen Lujun 与 Brustmann Hermann 的研究表明，肿瘤中的 B7-H3 表达与肿瘤侵袭性、低肿密度 T 淋巴细胞和不良预后相关。它减少了 T 细胞释放的 I 型干扰素（IFN）和降低自然杀伤细胞的细胞毒性活性。此外，B7-H3 还通过 JAK2/STAT3/Slug 途径激活胶质瘤和肝癌细胞的上皮至间充质转化（EMT）。故 B7-H3 具有促肿瘤的作用。

B7-H3 蛋白不仅在肿瘤细胞上过度表达，也可在病理性增生的血管内皮细胞上高表达。肿瘤血管作为肿瘤生长和扩散转移的关键，其在基因遗传和蛋白表达上比肿瘤细胞更加地稳定，故很少发生突变和耐药性。故通过靶向肿瘤血管细胞，抗原能够稳定地将载荷药物送到肿瘤细胞。

由此可见，B7-H3 作为靶点存在，包括以下理由：第一，在分化的肿瘤细胞上高表达、异构性低，相比之下，B7-H3 在正常组织中的分布受限；第二，在癌启动细胞（CIC）上表达，CIC 在转移和复发中发挥重要的作用；第三，在肿瘤相关血管（TAV）和基质上表达，而正常内皮细胞低表达。因此，B7-H3 靶向 ADCs 有望特异性杀伤肿瘤细胞，同时抑制肿瘤新血管生成。

（3）B7-H3 靶点目前的 ADCs：mCD276 是靶向于 B7-H3 的人源化抗体，其与 B7-H3 结合后能够迅速地被内化。肿瘤血管对 auristatin 样化合物 MMAE 特别敏感，但肿瘤内皮细胞对其耐药，故不采用 MMAE 作为毒性载荷药物。PBD 二聚体是 DNA 损伤剂，与 DNA 小沟中的鸟嘌呤残基共价结合，破坏转录和细胞分裂并导致细胞凋亡诱导。临床研发中的 PBD-ADC 采用 2∶1 的最佳 DAR 和可裂解连接子，PBD 能够从靶向细胞中释放并渗透到周围细胞，从而发生的旁观者效应。通过研究发现，mCD276-PBD 在体内具有广泛的杀伤肿瘤细胞和抗转移活性，因此靶向 B7-H3 的 mCD276-PBD 可能是治疗晚期转移性疾病的有用 ADCs 靶标。尽管 B7-H3 在肿瘤中过表达，但部分 B7-H3 也可在正常组织中表达，目前小鼠实验尚未发现相关的毒不良反应，但仍需考虑其不良反应的存在。

目前已有一种将四种拓扑异构酶 I 抑制剂颗粒与 B7-H3 特异性单克隆抗体偶联的药物 DS-7300a，正在进行 I / II 期临床试验（NCT04145622）。预测未来可能成为临床获批的 ADCs。

三、不足和展望

ADCs 是一类具有巨大市场前景的抗肿瘤药物，相对于传统的放化疗以及靶向治疗，将细胞毒性药物与抗体偶联可被视为肿瘤靶向治疗的巨大跨越。凭借着精准的抗原抗体识别和新颖的接合技术提高了偶联物的高效性和低毒性，促使肿瘤的精准靶向治疗向前更进一步。

目前，仅有用于乳腺癌、白血病、淋巴瘤和多发性骨髓瘤的 ADCs 获批，治疗 HCC 的 ADCs 仍在研发当中。需要注意的是：HCC 异质性强，分类多，其他肿瘤类型中常见的靶点在 HCC 中却表现得不明显，这也影响了治疗 HCC 的 ADCs 药物靶点的选择和抗体的偶联。ADCs 药物如何精准地识别肝癌细胞表面的靶点是治疗过程的开端,因此需要研究者们去发现和应用肝癌细胞表面的特异性靶点,提高 ADCs 在 HCC 治疗的精准度。此外,靶向 HCC 的 ADCs 的研发还面临着筛选高效细胞毒性药物、准确的耦合以及细胞毒性药物内化率低等问题,也需要更多的研究来解决。

靶向治疗与免疫治疗联合是目前研究者们关注的一个重点,靶向与免疫协同可能会使患者获益最大化,仑伐替尼联合帕博利珠单抗在不可切除的 HCC 患者治疗中获得了成功,而 ADCs 联合免疫治疗能否使患者获益最大化,这给 HCC 的治疗提供了一种新的可能,ADCs 联合免疫治疗的适应证有哪些,也需要大规模的临床研究来证实和回答。

总之,尽管现阶段靶向 HCC 的 ADCs 药物处于临床前研究早期阶段,但 ADCs 药物治疗 HCC 有着高效、稳定、患者耐受好等优点,为改善 HCC 的治疗困局提供了新的机遇,患者亟待创新药得到最大生存获益也为学者们提供了研究动力,随着精准靶点的发掘、高效细胞毒性药物的发现、内化率的提高等技术层面的提升,ADCs 药物将成为 HCC 治疗中最重要的方式之一。

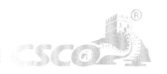

奥西替尼在具有罕见 EGFR L861Q 和并发突变的 NSCLC 中的疗效：病例报告和文献综述

¹ 广州中医药大学第一临床医学院　² 广州中西药大学第一附属医院

林瑞婷¹　陈瑞莲²　陈芝强¹　胡磊颗¹　郭苇¹　张泽鑫¹　林丽珠²　陈汉锐²

Efficacy of Osimertinib in NSCLC Harboring Uncommon EGFR L861Q and Concurrent Mutations: Case Report and Literature Review

The efficacy of first-and second-generation epidermal growth factor receptor tyrosine kinase inhibitors (EGFR-TKI) in NSCLC patients with the EGFR L861Q mutation has been studied previously. However, there is little evidence on the efficacy of osimertinib in NSCLC patients with uncommon mutations. Here, we report the case of a 68-year-old man with advanced NSCLC with concurrent EGFR L861Q mutation as well as TP53 and RB1 mutations. The patient was treated with osimertinib as first-line therapy and achieved a remarkable progression-free survival of 15 months. His symptoms were significantly alleviated and the dose was well tolerated. The findings of the present study indicate that osimertinib might be a good treatment option for NSCLC patients with the L861Q mutation.

INTRODUCTION

Epidermal growth factor receptor tyrosine kinase inhibitors (EGFR-TKI) have revolutionized the therapeutic paradigm for advanced non-small cell lung cancer (NSCLC) with EGFR mutations. Common EGFR mutations account for approximately 75% to 80% of EGFR-mutant NSCLC cases, including exon 19 deletion and the L858R mutation, which has been reported to improve the efficacy of EGFR-TKI in clinical trials. The remaining EGFR-mutant cases are a highly heterogeneous group of genomic alterations within EGFR exons 18-21. Currently, with the widespread use of next-generation sequencing (NGS), an increasing number of rare or atypical EGFR mutations have been identified. However, further insights are required on the efficacy of EGFR-TKI against advanced NSCLC harboring uncommon EGFR mutations, especially the efficacy of third-generation EGFR-TKI such as osimertinib. Here, we present the case of apatient harboring the L861Q mutation, who maintained a sustained response to osimertinib. Written informed consent was provided by the patient to use case details and the accompanying images for publication.

CASE REPORT

A 68-year-old, nonsmoker, male presented with a history of back pain for two months; no family history of tumor was reported. Positron emission tomography-computed tomography (PETCT) revealed a fluoro-2-deoxy-d glucose (FDG)-positive lesion in the left middle lung lobe and metastases in multiple bones (Figure 1A). CT-guided core needle biopsy of the tumor revealed adenocarcinoma with positivity for CK7 protein and TTF-1 staining (Figure 1B). To identify potentially actionable mutations of the patient, paired NGS-based genetic testing of 1, 021 cancer-related genes was performed with both circulating free DNA from plasma and DNA extracted from the leukocytes (Geneplus-Beijing Ltd., Beijing, China). EGFR L861Q mutations (allelic fraction, AF=6. 1%) in exon 21 were identified by nextgeneration sequencing (NGS) of the plasma, with concurrent TP53 N239S mutation in exon 7 and RB1 mutations (Figure 1C). First-line therapy with osimertinib (80mg/d) was initiated. He achieved stable disease condition with decreasing primary lesions, confirmed based on the Response Evaluation Criteria in Solid Tumors 1.1. The patient also showed significant

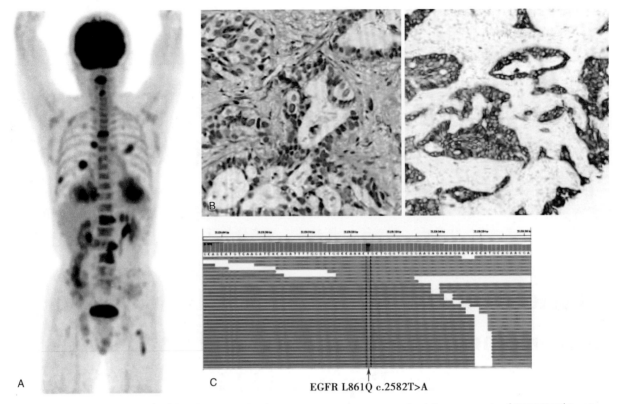

FIG 1 | Baseline data:(A)Positron emission tomography-computed tomography(PET/CT)image. (B)Representative histopathological image of the tumor(H&E staining).(C)Next-generation sequencing showed an L861Q mutation in the epidermal factor receptor exon 21.

improvement in terms of back pain and quality of life, and the adverse events were well tolerated. He experienced progressive disease of the right frontal lung lobe, subcarinal lymph node, and brain metastases after a progression-freesurvival (PFS) of 15. 0 months (Figure 2A). Subsequently, the patient presented with severe cough, headache, and back pain.

Due to the infeasibility of obtaining additional tissue biopsy, liquid biopsy assessing circulating tumor DNA(ctDNA) by NGS was performed. The AF of the L861Q mutation increased to 73. 2%, with TP53 and RB1 mutations and absence of EGFR T790M Figure 2B). Subsequently, the patient was treated with pemetrexed and carboplatin plus bevacizumab as second-line therapy. After two cycles of chemotherapy, he experienced significant improvement in headache, cough, and back pain, but experienced fatigue. However, the patient refused to continue chemotherapy because of personal reasons. The last follow-up was in November 2020, after which the patient passed away, with an overall survival of 19 months (Figure 3).

DISCUSSION

Here, we describe the clinical efficacy of first-line osimertinib in patients with advanced NSCLC harboring concurrent uncommon EGFR, TP53, and RB1 mutations. The patient benefitted from treatment with osimertinib, with a PFS of 15 months. To the best of our knowledge, this is the first report on the clinical effects of firstline osimertinib in Chinese NSCLC patients carrying the concurrent EGFR L861Q mutation as well as TP53 and RB1 mutations.

Owing to the high heterogeneity and low prevalence of NSCLC with rare EGFR mutations, there is no prospective clinical trial data that directly compare different EGFR TKI, or chemotherapy in advanced patients with uncommon EGFR mutations. Thus, optimal first-line therapy is still undetermined. The L861Q mutation is the second most common mutationamong rare EGFR mutations. Previous studies show inconsistent results regarding the efficacy of first-generation EGFR-TKI against advanced NSCLC with uncommon EGFR mutations. Preclinical research shows that NSCLC harboring EGFR L861Q is resistant to gefitinib or erlotinib and might be sensitive to afatinib or osimertinib. Floc'h et al. study reported osimertinib inhibited signaling pathways and cellular growth in cell lines or patient-derived xenografts harboring uncommon EGFR mutations. Clinical evidence on efficacy of firstgeneration EGFR-TKI in patients with uncommon EGFR mutations is variable. In the NEJ002 trial, the objective response rate (ORR) and PFS of gefitinib were 20% and 2. 2 months in NSCLC patients harboring uncommon EGFR mutation (G719X or L861Q), respectively, which were significantly lower than that of 76% and 11. 4 months in those

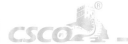

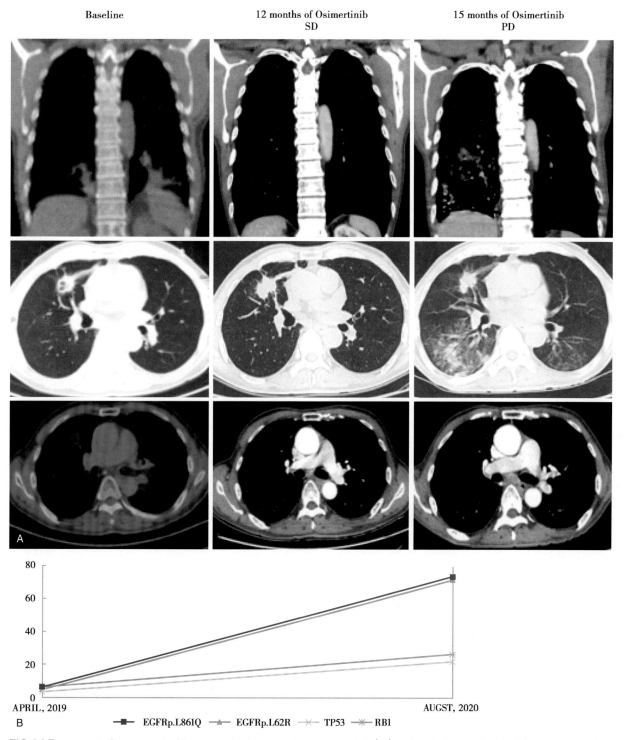

FIG 2 | Representative computed tomography images at various points (A) and mutation analysis of the patient's plasma (B) before and after osimertinib treatment.

with common EGFR mutations. Several retrospective studies reported that the ORR was 40%-60% and the PFS was 5. 2-8. 9 months following treatment with first-generation EGFR TKI in NSCLC patients harboring L861Q mutations. A *post hoc* analysis of the LUX-Lung 2, LUX-Lung 3, and LUX-Lung 6 trials showed that patients harboring the L861Q mutation had an ORR of 56%, median PFS of 8. 2 months, and OS of

17. 1 months when treated with afatinib. On the basis of these findings, afatinib has been approved by the United States Food and Drug Administration and the European Medicine Agency for the firstline therapy in NSCLC patients with EGFR uncommon mutations. A phase Ⅱ clinical study reported that nine advanced NSCLC patients harboring EGFR L861Q mutation who received osimertinib therapy achieved median PFS of 15. 2 months and

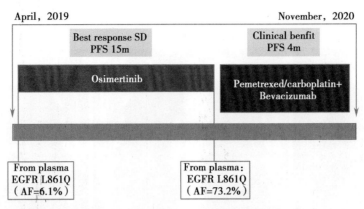

FIG 3 | Schematic of the course of disease management, showing different treatment regimens prescribed and the results of the mutation analyses.

an ORR of 78%. Similarly, our present Chinese NSCLC patient harboring EGFR L861Q mutations also had a PFS of 15 months with osimertinib treatment. Sensitizing EGFRmutant patients obtained the PFS of 18. 9 months and an ORR of 80% for osimertinib in the FLAURA trail. The benefit of osimertinib for patients sensitive EGFR mutation seemed to be superior than those with EGFR L861Q mutation. Passaro et al. have showed the recent advances on the role of EGFR-TKI in patients with uncommon EGFR mutations and considered afatinib or osimertinib as possible first-line treatment options for major uncommon EGFR mutations.

An important implication of the present case study is the importance of NGS and liquid biopsy in detecting alterations in molecular abundance. Dynamic genetic changes can occur in lung cancers. Biopsy tissue can only provide limited information owing to heterogeneity of the tumor. Furthermore, performing a biopsy is relatively complicated, with some parts being difficult to access, and repeated sampling causes great pain to patients. A previous study showed that dynamic changes in mutation abundance can reflect the efficacy of EGFR-TKI and that a rapid decrease in mutation abundance predicts a better EGFR-TKI response. Thus, dynamic monitoring of gene aberrances in ctDNA and generation of an integrated genomic profile from NGS can help tailor targeted treatment options for patients.

EGFR-mutant NSCLC patients with TP53 mutations showed inferior response and poor prognosis for EGFR-TKI, especially those with exon 6-8 mutation. Besides, different categories of the TP53 status have been reported as a prognostic marker for patients with EGFR-TKI therapy. TP53 exon 8 mutations demonstrated a role in inferior clinical outcome in patients with the first and second generations of EGFR-TKI, which also confirmed the negative impact in patients with osimertinib. A phase III clinical trial evaluating the use of osimertinib in untreated advanced NSCLC patients with concurrent EGFR and TP53 mutations has been registered on the

ClinicalTrials. gov website (Identifier: NCT04695925). Concurrent mutations in EGFR-mutant lung cancers may contribute to tumor heterogeneous outcomes and associate with resistance to EGFRTKI treatment. A study showed that concurrent RB1 and TP53 alterations in EGFR-mutant patients were at unique risk of histologic transformation and inferior response (24). The patient in our case harbored a primary TP53 N239S mutation in exon 7 accompanying with the EGFR L861Q mutation, which may contribute inferior clinical outcome of osimertinib.

There is little evidence regarding the effects of osimertinib in patients with EGFR mutations who also have concurrent mutations in RB1, TP53, and PTEN. Our present patient harboring concurrent mutations in L861Q, RB1 and TP53 received first-line osimertinib treatment and achieved PFS of 15. 0 months. Osimertinib may be a therapeutic option for EGFRmutant patients with concurrent mutations, and further investigations are required in this regard.

In conclusion, treatment of patients with uncommon mutations lacks established standard treatments. Our case shows that osimertinib demonstrated favorable activity in patients with NSCLC harboring concurrent uncommon EGFR, TP53, and RB1 mutations. In addition, dynamic ctDNA detection has implications for the development of treatment regimens, and the use of ctDNA as a biomarker is promising and will benefit both the clinic and patients.

DATA AVAILABILITY STATEMENT

The original contributions presented in the study are included in the article/supplementary material. Further inquiries can be directed to the corresponding authors.

AUTHOR CONTRIBUTIONS

All authors listed have made a substantial, direct, and

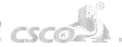

intellectual contribution to the work and approved it for publication.

FUNDING

This study was supported by funding from Science and Technology Program of Guangzhou China [grant number 202002030376], Guangdong Basic and Applied Basic Research Foundation [grant number 2021A1515011489] and Traditional Chinese medicine evidence-based capacity building project (grant number 2019XZZX-ZL001).

ACKNOWLEDGMENTS

We thank the patient in this report and his family.

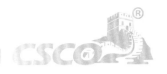

胸部放射治疗对心脏起搏器的影响

宝鸡高新医院

乔红梅　江帆　郑安婕　郝杰威　赵辉　宁鹏

心律失常治疗包括药物治疗和非药物治疗。植入式心脏起搏器则是最常见的一种非药物治疗方式,是临床治疗缓慢心律失常、心力衰竭等心脏疾病的主要手段之一。现代的植入式心脏起搏器(PM)和心律转复除颤器(ICD),依靠互补金属氧化物半导体(CMOS)技术,由多达数百万个晶体管组成,可以处理更复杂的心脏问题。相比旧的起搏器,更容易受到辐射和电磁干扰,胸部肿瘤患者接受放射治疗时,电离辐射对心脏起搏器的干扰是不容忽视的。

胸部肿瘤在治疗过程中100%的人群需要接受胸部CT的检查,超过50%的患者需要接受放射治疗。肺癌、乳腺癌、食管癌、胸腺肿瘤、胸膜间皮瘤、心脏肿瘤等及其他肿瘤转移至胸部、胸壁、纵隔淋巴结等,这些疾病在诊疗过程中往往需要放射治疗的参与。大多数无法接受手术治疗的肺癌患者需要接受放疗剂量50~70Gy,有的患者需要接受立体定向放射治疗(SBRT),生物有效剂量达100Gy以上。乳腺癌放射治疗参与度更高,无论保乳术后还是改良根治术后,胸部的放射治疗剂量需要50Gy,还需要电子线的辐射。不能耐受手术的食管癌或术前放射治疗均非常重要,需要接受45~50Gy的辐射剂量。胸膜间皮瘤患者也需要接受50Gy的放疗剂量。胸部肿瘤接受放疗时,为保护肺组织、脊髓、食管、心脏等危及器官,需要IMRT或者VMRT等技术,使得高剂量曲线覆盖更多的肿瘤组织,那么胸壁皮下的起搏器会或多或少接受辐射,有可能引起起搏器工作

异常。本文就近年来心脏起搏器患者接受胸部放疗的安全性做一总结。

一、起搏器接受辐射的相关指导原则

植入心脏起搏器的患者近年来日益增多,有线起搏的脉冲器约4cm×4cm大小,通常放置在左侧锁骨下胸壁皮肤下,也有置于右侧锁骨下皮肤下的情况,起搏器导线置于心脏内部。无线起搏器体积微小,如Micra AV约药片大小,约2.5cm长,薄250μm,置于心腔内。心脏起搏器的植入位置的特殊性,胸部肿瘤需要接受放疗时,起搏器安全性问题给临床医师提出挑战。1994年美国医学物理学家协会(AAPM)任务组34(TG-34)报道了植入式心脏起搏器癌症患者放射治疗的管理方案,主要建议是放射参数对起搏器的干扰,包括剂量、剂量率和射线质的影响。随后荷兰2012年、德国2015年先后发布了指导原则,对于起搏器辐射剂量没有明确的限制,但随着累积剂量的增加其故障风险也在增加。强烈建议使用能量≤6MV的X线,心脏起搏器的总剂量不要超过2Gy,ICD的总剂量不要超过1Gy,避免直接照射起搏脉冲器。2019年,美国发表了AAPM TG-203有关放射治疗与心脏起搏器的安全问题指导原则,根据患者是否完全依赖起搏器、起搏器与放射野的距离、预估起搏器接受的辐射剂量、放射装置的辐射方式等,给予风险分层,给临床提供指导。

指南	低危险	中危险	高危险
2012年荷兰	CIED剂量<2Gy,无起搏器依赖性	CIED剂量2~10Gy,无起搏器依赖性; CIED剂量2Gy伴起搏器依赖	CIED剂量>10Gy
2015年德国	CIED剂量<2Gy,无起搏器依赖性或既往心室颤动史	CIED剂量2~10Gy,无起搏器依赖或既往心室颤动史; CIED剂量<2Gy伴起搏器依赖或既往心室颤动史	CIED剂量>10Gy; CIED剂量<2Gy伴起搏器依赖或既往心室颤动史
AAPM TG-203	CIED剂量<2Gy,无起搏器依赖性	CIED剂量2~5Gy,无起搏器依赖性; CIED剂量2Gy或2~5Gy伴起搏器依赖性	CIED剂量>5Gy; 中子放疗

注:CIED为心血管植入式电子器械

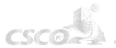

二、起搏器故障体内外因素的研究

尽管有 AAPM TG-34 和 TG-203 的指导原则及其他已发表的研究,然而,一些设备能够抵抗远高于推荐的安全剂量的辐射剂量,也有可能仅暴露于极少量的散射辐射就导致心脏起搏器/ICD 发生故障。伴随着起搏器的更新、放射装置的更新及肿瘤的治疗模式的变化,因为肿瘤治疗需要大剂量的辐射或者高剂量率的参与,肿瘤靶区和起搏器的对辐射要求的不同之间矛盾,有些令人困惑。早些年已经报道了许多个关于辐射对起搏和除颤器的影响的体外实验,不同剂量率和不同的剂量点均有故障发生,超过 18MV 的光子,故障是在剂量从 2Gy、0.15Gy 和 0.5Gy 开始时均可观察到的。剂量在 6~15MV 光子放射治疗暴露于散射辐射时,该设备故障似乎与辐射剂量只有微弱的相关性。在 ICD 的体外研究方面,Hurkmans 等将 11 个 ICD 暴露在 6MV 光子下,达到 120Gy 的剂量。在所有设备中都观察到故障,第一次故障的剂量为 0.5~120Gy。文献报道的设备故障率存在差异。

临床中放射治疗干扰心脏起搏器的相关病例陆续报道。对于胸部肿瘤的放射治疗中,超越指南限制剂量及辐射能量引发心脏起搏器的文献鲜有报道,Sharifzadehgan 等报道接受中子产生束治疗,起搏器故障率高。Azraai Meor 等阐述了现代化多种形式的放疗对现代化植入式心脏起搏器的干扰因素,发现累积剂量并不是放射治疗中导致心脏起搏器故障的唯一因素,适形度非常好的中子射线,和高剂量率治疗等因素也会干扰心脏起搏器。但是也有接受超越限制的剂量或者剂量率治疗,患者起搏器安全的临床实践也有报道,近年来 Schernthaner 等报道起搏器附近接受总剂量为 47.25Gy 的质子放射治疗,未发生设备故障。Sergiu 等报道 1 例采用适形放疗与立体定向体放疗(SBRT)的模式,常规放疗的处方剂量为 25.2Gy,SBRT 治疗 35Gy/5f,起搏器未发生故障。

三、起搏器距离放射野安全距离及起搏器导线接受辐射剂量的研究

1. 理论上,起搏器在辐射野外,不接受电离辐射,应该是安全的。但是胸部肿瘤治疗过程中的放射野周围散射线,也会干扰起搏器。Rosa 等研究放射治疗对心脏植入电子器械(CIED)的位置的安全距离为 2cm,距离 2.5cm 的剂量测量变得微不足道,距离电子线的最小安全距离为放射治疗区外 2.5cm。但是 Escande 等还发现设备故障的发生有随机效应,即使盆腔的高能量放射治疗也可以导致设备故障。

2. 根据肿瘤靶区的不同,起搏器的位置或许可以在辐射以外安全区域,但是起搏器导线路径长,位于心脏内部,胸部肿瘤接受放射治疗,起搏器导线难免在辐射区域内或附近。有关起搏器导线接受高剂量辐射现有报道,Kim 等报道 3 例植入心脏起搏器患者接受质子放射治疗(PRT),剂量为 66.6~72Gy(RBE),部分起搏电极导线在辐射靶区内,未发生设备故障。Muoi 等报道 1 例脑起搏器合并乳腺癌患者接受胸部放疗,起搏器及起搏器部分导线接受 27Gy 辐射剂量,随访 4 个月起搏器未发生故障,仅仅起搏器电压微调整。Sergiu

等报道 1 例左主支气管鳞状细胞癌患者,曾接受心脏起搏器、ICD 的植入治疗,患者照射的计划靶区 PTV(planning target volume)包含了一部分主 ICD 及其导线,接受剂量为 >50Gy,起搏器未发生故障。Schernthaner 等报道 1 例梅克尔细胞癌的患者,在靠近心脏再同步化治疗起搏器及其导线附近接受总剂量为 47.25Gy 的放射治疗,随访中未发生设备故障,提示在特殊的预防措施下,心脏起搏器附近可以接受高剂量的放射治疗,起搏器导线接受更高剂量的辐射似乎是安全的。

临床实践中要多维度地评估患者起搏器受辐射的风险。对于肿瘤靶区距离起搏器 <3cm,是否丢失肿瘤靶区的辐射剂量,以确保起搏器的安全,仍然困扰着临床医生。尤其肺癌患者心脏内部的起搏器导线,部分含在治疗靶区内,起搏器导线接受的辐射剂量常常会超过 40Gy。临床实践中,医生是舍去靶区,还是保护起搏器导线,应结合实践预防措施权衡风险。

四、起搏器系统接受辐射剂量的测量估计

准确评估起搏器接受辐射剂量,预判起搏器受辐射的干扰也是临床工作的重点。临床中评估起搏器的辐射剂量,各个放疗中心采取的方法报道不一。Hamza M 等研究发现 TPS(计算机计划系统)估计的最大剂量,和体内估计的心脏植入式电子设备(CIED)剂量之间有很强的相关性。Prisciandaro 等回顾性发现计算机计划系统(TPS)估计的 CIED 接受的剂量与热释光方法(TLD)测量值之间存在差异,辐射边缘距离 CIED 的 2.5cm 范围内和 2.5~10cm,两者平均差异分别为 0.94Gy 和 0.51Gy。建议 CIED 设备距离辐射场 10cm 以内或起搏器的估计剂量 >2Gy 或除颤器的估计剂量 >1Gy 时,需要具体测量评估起搏器接受的辐射剂量。Peet 等研究发现 TPS 大大低估了容积调强弧治疗、螺旋断层放射治疗和三维适形治疗过程中心脏起搏器接受的辐射剂量,作者建议涉及多个机架角度的复杂治疗,建议使用皮肤剂量测量来估计心脏起搏器的剂量。张天伟等采用 IMRT 或 VMAT 等放疗技术,可能因为照射野附近的正常组织低剂量辐射容积增大,造成心脏起搏器受辐射的可能性。最新的研究考虑了辐射野与心脏植入起搏器的安全距离,和 CIED 接受辐射剂量测量因素,给我们临床实践提供了参考意义。

五、无线起搏器、生物起搏器受辐射的影响

目前应用的有线起搏器由脉冲发生器和电极导线组成,其导线植入侧极易出现上肢静脉栓塞,进而出现肺栓塞并发症。近代首例心脏无线起搏器 2013 年在奥地利问世,目前全世界植入无线起搏器已达 7 万台,无线起搏器较传统有线起搏器显示出更多的优势,避免了电极导线带来的不良并发症。但无线起搏器体积更小,灵敏度更高。如新式的 Micra 无导线起搏器体积小,辐射干扰性可能更强。胸部肿瘤患者携带无线起搏器放射治疗的安全性目前我国没有相关的指导原则。多数研究报道起搏器导线接受高剂量辐射对起搏器脉冲的传导影响微弱,大部分心脏疾病患者仍需要有导线起搏器的治疗,如果胸部肿瘤患者发生了心脏疾患需要植入起搏器,也不必强调安装无线起搏器。另外一种不需要依赖电池、电

极的生物起搏器正在研发中,主要是通过基因治疗和细胞移植疗法,对受损的自律性节律点或发生传导障碍的特殊传导系统的组织进行修复或替代,使得心脏的起搏和传导功能得以恢复。新式的生物起搏器对辐射的耐受性类似我们正常的心肌细胞,辐射安全性值得期待。

六、小结

临床上携带心脏起搏器的肿瘤患者接受胸部放射治疗的模式在发生着变化,近年来的研究报道,考虑了更多的临床实践具体相关因素。最新的研究不仅考虑了起搏器接受的辐射剂量,还考虑了辐射野与心脏植入电子设备(CIED)的安全距离和起搏器导线接受辐射的影响因素,心脏起搏器接受辐射剂量的测量因素,不同的射线类型,不同辐射能量对起搏

器的干扰因素等,这些研究给我们临床实践提供了参考意义。Escande 等于 2021 年 12 月法国辐射肿瘤学会(SFRO)相关共识,推荐的风险分层中考虑中子的干扰。因此目前研究认为,接受放射治疗的肿瘤患者起搏器故障的因素除了与接收高剂量的辐射,还与剂量率、射线种类的特性相关,起搏器导线的影响甚少。但是共识的证据研究均是回顾性的总结分析研究。不同放疗中心的放疗设备及验证测量技术也有差异,起搏器类型的更新及放射技术的更新,临床医生会采取不同的起搏器来纠正患者的心脏问题,对于携带起搏器患者接受胸部不同技术的放射治疗,引发起搏器故障的相关因素有待进一步的全球多中心的临床实践调研。放射治疗过程中建议临床医师、技术人员加强关注患者起搏器的安全运行,从放射治疗的定位靶区、放疗计划、执行过程进行全程管理,结合患者肿瘤治疗情况,权衡利弊,适当调整放射剂量。

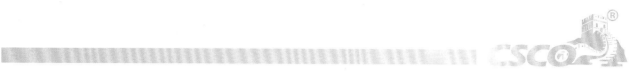

MET 基因突变非小细胞肺癌患者治疗现状

中国医学科学院肿瘤医院 山西医院

张霞 宋霞

在非小细胞肺癌中,驱动基因多达 40 多种,间质 - 上皮细胞转化因子(mesenchymal-epithelial transition factor,MET)是继 EGFR、ALK、ROS1 之后又一重要的非小细胞肺癌分子治疗靶点。MET 基因异常不仅作为驱动基因促进肿瘤发生发展,而且也是 EGFR 基因突变患者继发性耐药的原因之一。MET 的异常激活形式包括 MET 基因突变、MET 扩增和 c-MET 蛋白过表达。

非小细胞肺癌 MET 基因的异常临床中最常见的是 MET 基因扩增和 MET 14 号外显子跳跃性突变。MET 在非小细胞肺癌中既可作为原发性驱动基因致癌包括 MET 扩增、MET 14 外显子跳跃性突变或者两者同时驱动成为致癌因素,也可作为 EGFR-TKI 耐药后的继发 MET 基因扩增。

MET 扩增指 MET 拷贝数的扩增,为整条染色体重复和局部区域基因的重复。整条染色体重复即多倍体,表现为肿瘤细胞中出现多条 7 号染色体。多倍体的出现常伴有 EGFR、KRAS 等基因突变,表明多倍体可能并不是驱动肿瘤发生的关键因素。MET 基因异常最常见的形式是转录上调引起的 MET 蛋白过表达。虽然 MET 蛋白在近 65% 肺腺癌中过表达,但 MET 蛋白过表达被认为是在其他驱动基因突变后的二次事件,所以,MET 蛋白过表达不能被认为是导致非小细胞肺癌发生的原发性驱动因素。有研究指出,初治的非小细胞肺癌患者 MET 扩增的发生率仅为 2%~4%,而在 EGFR 敏感突变的非小细胞肺癌患者使用一、二代 EGFR-TKI 后出现获得性耐药的患者中,MET 扩增的发生率可达 5%~20%。并且很多研究证实 MET 扩增和 EGFR C797S 突变是三代 EGFR-TKI 的主要耐药机制。例如在对奥希替尼耐药的非小细胞肺癌患者中,MET 扩增的发生率最高,为 4%~22%,其次为 C797S 突变。中国患者亦是如此,在 AURA 研究的中国队列亚组分析中,我们看到奥希替尼耐药患者 MET 扩增的发生率高达 50%,而 C797S 突变的发生率仅为 17%。RT-PCR 和 FISH 均可以用于检测基因扩增。RT-PCR 检测速度快,FISH 评估阳性的标准是 MET/CEP7 的比值,以及每一个细胞的基因拷贝数量及其阳性细胞所占的比例。蛋白过表达可以使用 IHC 检测,IHC 检测 c-MET 的有效性可能较 FISH 法能更敏感地筛选出适合靶向治疗的人。

MET 受体与 EGFR 和 HER2 等其他酪氨酸激酶受体一致,也通过 E3 泛素连接酶 c-Cbl 降解的。MET 14 外显子编码的近胞膜结构域为 MET 的关键负性调控区,包含一段半胱天冬酶裂解序列和一个 E3 泛素连接酶 c-Cbl 酪氨酸结合位点(Y1003),参与 MET 蛋白的泛素化和降解。MET 14 外显子跳跃突变会导致含有 E3 泛素连接酶 c-Cbl 的近膜结构域缺失,削弱 MET 蛋白泛素化、降低 MET 蛋白降解,提高其稳定性,促进下游信号通路的持续激活,最终导致肿瘤发生。有研究证实 MET 14 外显子跳跃突变在肺腺癌的发生率为 3%,并且共突变非常罕见,在肺肉瘤中的突变率高达 22%~31.8%,常见于高龄、男性、晚期的非小细胞肺癌患者。MET 14 外显子跳跃突变包括 MET 14 外显子剪接区域的点突变或缺失突变,以及极少数 Y1003 点突变。MET 14 外显子跳跃性突变是 MET 突变的主要形式,也是导致 MET 通路持续激活的主要原因。MET 14 外显子跳跃突变的检测方法包括 RT-PCR、NGS 等。NGS 准确度较高,还可检测出其他突变位点。

EGFR-TKI 药物在非小细胞肺癌中的广泛成功应用使得精准治疗及个体化治疗发生了长足的进步,目前针对 MET 的靶向药物总结见表 1。

目前免疫检查点抑制剂治疗已成为晚期 NSCLC 的非常重要的治疗方法。但是,研究显示具有 EGFR、ALK 等驱动基因突变的 NSCLC 患者对免疫检查点抑制剂的疗效较差,而且存在超进展风险。而有研究发现 MET/HGF 通路表达与 PD-L1 和 IDO 表达是相关的,可能 MET 参与了肿瘤免疫微环境的形成。有基础研究发现,在 EGFR-TKI 耐药的 NSCLC 细胞中,加入 MET-TKI 后,PD-L1 表达下调,提示 MET 可能介导了肿瘤的免疫逃逸形成。IFN-γ 通过上调 PD-L1 表达,抑制了 T 细胞的抗肿瘤免疫功能,而 c-MET 可能也参与了这个机制。研究表明,虽然 C-MET 并不通过传统的 JAK/STAT 通路激活 IFN-γ,但是 c-MET 抑制剂的应用则通过 IFN-γ 和 HGF 通路显著降低了 PD-L1 的表达。因此,c-MET 抑制剂通过阻断 IFN-γ 抑制 PD-L1 表达,可作为有效的联合治疗,以提高 MET 表达异常的 NSCLC 患者的免疫检查点阻断效果。一项回顾性研究纳入了 147 例 MET 14 外显子跳跃突变的晚期 NSCLC 患者中有 PD-L1 表达阴性患者占 37%,

PD-L1 表达 1%~49% 的患者占 22%，PD-L1 表达 >50% 的患者占 41%。整体人群对免疫治疗的总缓解率为 17%，且疗效与 PD-L1 表达无统计学相关性。结果显示，PD-L1 的表达情况似乎并不能预测 *MET* 14 外显子跳跃突变患者对于免疫治疗的疗效。一项研究纳入了 24 例疗效可评估的 *MET* 14 外显子跳跃突变的患者接受了免疫治疗，结果显示：整体 ORR 仅为 17%（仅 4 例患者 PR，其中 3 例为单药治疗，1 例为联合治疗）；中位 PFS 仅 1.9 个月。初步提示 *MET* 14 外显子跳跃突变患者对于免疫治疗的疗效较差，目前关于 MET 与免疫治疗的研究尚未成熟，MET 与免疫治疗效果的相关性仍需进一步探索。

近年来，随着 NGS、RT-PCR 检测技术的推广，以及越来越多的针对 NSCLC 驱动基因靶向药物的面市，我们临床工作中对于 NSCLC 的检测意识也越发增强，下面分享 1 例 EGFR 和 MET 双原发非小细胞的病例的诊疗过程，供参考和讨论。

患者男性，74 岁，以间断咳嗽 2 个月起病，行胸部 CT 检查后发现：右肺可见一直径约 3cm 实性占位，右肺门肿大淋巴结。左肺可见一直径约 4cm 实性占位。双肺占位性病变，考虑恶性。既往体健，无烟酒嗜好。初步诊断：双肺占位性病变待诊。行左肺病灶穿刺，病理示：腺癌，行 RT-PCR 多基因检测同时于左肺病灶穿刺 1 周后行右肺病灶穿刺，免疫组化

病理示：低分化腺癌。考虑患者系左肺癌右肺转移 $T_{1c}N_1M_{1b}$ Ⅳa 期。左肺病灶组织 RT-PCR 多基因检测提示：*EGFR* 19 外显子缺失突变，遂给予患者口服奥希替尼 80mg/d 治疗，1 个月后复查胸部 CT 提示：右肺上叶肿块增大，左肺上叶舌段肿块缩小。遂给予患者补做右肺穿刺组织 RT-PCR 多基因检测，结果右肺穿刺组织为：MET 14 外显子跳跃突变。遂给予患者双靶治疗：奥希替尼 80mg/d+ 赛沃替尼 400mg/d。治疗 1 个月后复查胸部 CT 提示双肺病灶均获得良好的控制，疗效：PR。患者影像学及检测、病理资料见图 1~ 图 3）。

目前，对于 *MET* 异常的 NSCLC 患者 *MET* 14 外显子跳跃突变及 *MET* 扩增是主要的可作用靶点，赛沃替尼作为 MET-TKI 在 *MET* 14 外显子跳跃突变的 NSCLC 患者中疗效显著，ORR：48.8%，DCR：95.1%，mPFS：9.7 个月。而 *MET* 扩增为 EGFR-TKI 的耐药机制之一，赛沃替尼联合奥希替尼治疗 ORR：62%~67%，mPFS：9~11.1 个月。本例患者系分子病理层面双原发肺癌，提示我们在临床工作中如果在病理诊断层面不能确定肿瘤原发还是转移时，应予患者行可疑部位的穿刺活检，并可同时行基因检测，以明确诊断指导进一步精准的抗肿瘤治疗。我们处于精准治疗、个体化治疗的时代，对肿瘤患者的多部位活检及基因检测有利于指导我们的治疗方案的准确制订。

表 1　MET 靶点药物研究进展

分类	药物名称	研究名称	例数	ORR	DCR	mPFS/ 个月	mOS/ 个月
多激酶抑制剂	克唑替尼	PROFILE1001	18	44%	100%		
		PROFILE1001 拓展	65	32%			
选择性 MET 抑制剂	capmatinib	GEOMETRY mono-1 初治患者	28	67.90%	96.40%	12.42	
		GEOMETRY mono-2 经治患者	69	40.60%	78.30%	5.42	
	tepotinib	VISION 队列 A	99	46.50%	65.70%	8.5	
		VISION 队列 B	24	41.7%	45.8%	4.2	7.5
		VISION 亚洲亚组	79	54.4%	77.2%	12.1	20.4
	赛沃替尼	Ⅱ 期注册研究	70	49.20%	93.40%	6.8	12.5
大分子抗体	amivantamab	CHRYSALIS	46	33%		6.7	

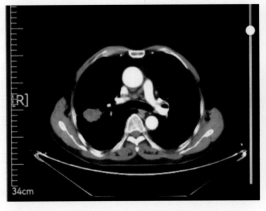
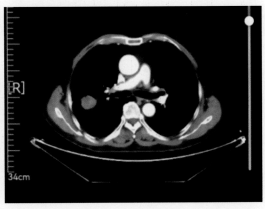

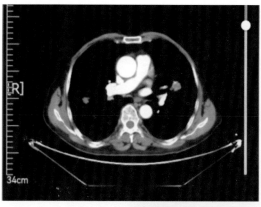
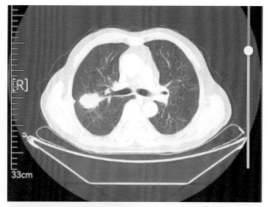
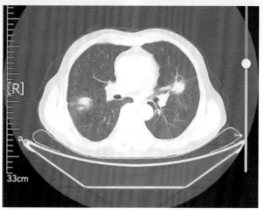

图 1　患者治疗前胸部 CT（2021/10/15）

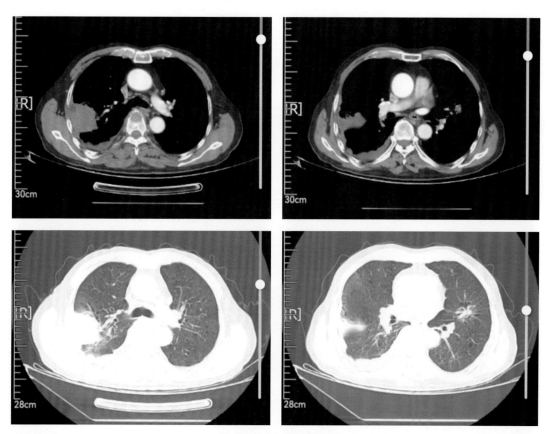

图 2　患者影像学资料

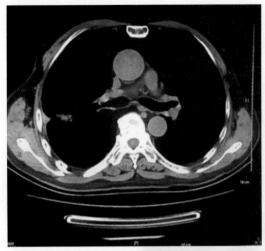
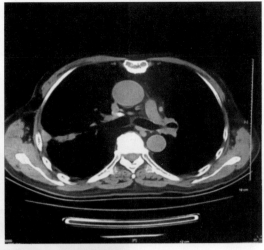
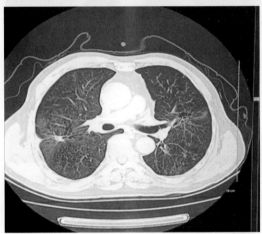

图 3　双靶联合治疗后 CT

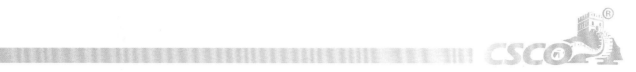

子宫肌瘤肺转移

海南省人民医院
陈邓林　王琳

子宫肌瘤（uterine leiomyomas）绝大多数生物学表现为良性，具有以下组织学特征：细胞呈梭形、有丝分裂象每10个高倍视野（10HPF）<5个、无或轻度异型性、无肿瘤坏死；1%~2%的子宫肌瘤具有变异型组织学或生物学特征，包括组织学变异型平滑肌瘤、恶性潜能未定型平滑肌肿瘤（smooth muscle tumor of uncertain malignant potential，STUMP）以及具有腹盆腔内播散、脉管内生长和盆腔外脏器转移生物学行为模式的平滑肌瘤。后者，即转移性子宫肌瘤是一种罕见疾病，目前文献以病例报告为主，准确发病率无法统计。该病最常发生转移的部位为肺，亦被称为肺良性转移性平滑肌瘤病（pulmonary benign metastasizing leiomyoma，PBML），其他部位如脑、骨、皮肤、软组织、心脏等亦有报道。近年来，随着对PBML认识的加深，报道病例数有逐年增加趋势，2010年以来报道的病例数已超过过去70年的总和，鉴于该病易与肺部原发肿瘤以及恶性肿瘤肺转移混淆，对该病的准确认识有较高的临床价值。

一、发病机制

PBML最早由Steiner在1939年报道，其发生发展机制尚未完全明确，曾被认为是低级别或隐匿的子宫平滑肌肉瘤发生的肺转移或富含平滑肌成分的肺畸胎瘤。早期关于其发生机制的其他推测：包含肺部在内的多灶性原发性平滑肌肿瘤、雌激素影响下的体腔上皮化生转化或非肿瘤性增生、静脉内平滑肌瘤病脱落栓塞等。

（一）子宫肌瘤转移

目前多数研究者所接受的观点是来源于子宫肌瘤的脱落瘤栓经淋巴血行途径定植于肺部，并受雌/孕激素驱动生长。支持该观点的证据包括如下。

1. 临床病理特征　PBML患者的肺部病灶与子宫肌瘤有相似的良性生长模式。两者在多数患者中可观察到一致的组织学和免疫组化特征（雌/孕激素受体阳性、无肿瘤坏死、无核异型、极低的增殖指数）。

2. 分子生物学研究　Tietze等报道1例42岁患者，在接受子宫切除术4年后查出双肺多发结节，对肺部与子宫病灶进行的比较基因组杂交分析（CGH）和X染色体失活分析

提示两者有共同的单克隆来源；Patton等对3例PBML患者肺部及子宫病灶的X染色体失活分析亦得到相同结论；*HMGA1/2*基因重排与子宫肌瘤的增殖相关，Bowen等报道1例确诊子宫肌瘤并行子宫切除术的患者，在术后20年时发现肺部和下肢软组织肿块，病理学检查提示肺部与下肢病灶符合平滑肌瘤表现，荧光原位杂交（FISH）检测提示两者存在一致的*HMGA1*基因重排，进一步的单核苷酸多态（SNP）分析发现两者有几乎一致的基因组图谱，提示两者来源于同一异常克隆，并与子宫肌瘤有遗传关联；Wu等对3例患者的肺部和子宫配对标本进行了靶向的大规模平行测序（t-MPS）和分子倒置探针（MIP）技术分析，在其中2例患者的配对组织中检测到相同的非热点体细胞突变和相似的拷贝数畸变模式，提示肺与子宫病灶存在克隆关系；Jiang等应用深度测序技术对1例PBML患者外周血、肺部及子宫病灶同时进行驱动基因检测，结果显示*BLMH*、*LRP2*、*MED12*、*SMAD2*和*UGT1A8*在肺部及子宫病灶中同时发生相同的错义突变，提示两者有同源性。

3. 子宫肌瘤病史和手术治疗史　绝大多数PBML患者有同时或异时性子宫肌瘤病史，80%以上的PBML患者在诊断前数年至数十年因确诊子宫肌瘤行肿瘤切除术或子宫切除术，这些患者中有相当一部分合并有腹盆腔的播散性平滑肌瘤，符合医源性播撒和转移的推测。

4. 淋巴血行途径转移的证据　目前已有多篇PBML合并下腔静脉和/或右侧心脏腔室内良性平滑肌瘤的报道。王汉萍等报道1例因气短入院的41岁女性，CT发现子宫、肺部、右心多发占位，患者先后接受右心占位切除术、全子宫加双附件切除术和肺结节活检术，术后病理证实为PBML伴右心累及。

5. PBML受雌/孕激素驱动生长的证据　大部分确诊者为绝经前女性；90%以上的PBML免疫组化提示雌激素受体和/或孕激素受体（ER/PR）表达；在多例患者观察到妊娠；分娩后和绝经后肺部病灶的消退；去势手术和雌/孕激素阻断治疗对多数患者有效，激素补充治疗和口服避孕药可增加PBML进展风险。

（二）其他机制

值得注意的是，目前报道的病例中有极少数患者肺部病

灶先于子宫肌瘤出现或无子宫肌瘤病史,部分患者为绝经后状态,约 4% 的 PBML 患者无 ER 和 PR 表达,并非所有患者对雌激素阻断治疗敏感,甚至在去势手术后仍出现进展,而有的患者虽补充雌激素但并未促进 PBML 进展,以上均提示 PBML 还存在其他的发生发展机制。

Nucci 等对 5 例经病理确诊的 PBML 进行的染色体分析提示所有病例均存在 19q 和 22q 末端缺失,其他遗传学异常包括 2 例 1p 缺失、2 例 13q 缺失、2 例 6p21 重排。作者认为该结果显示 PBML 的细胞遗传学改变较子宫平滑肌肉瘤简单,但远比大多数子宫肌瘤复杂,推测 PBML 可能起源于子宫肌瘤中小部分具有独特生物学特性、具有转移潜能的细胞群体。Soritsa 等通过对 1 例 PBML 患者的多个样本进行全外显子测序(WES)发现 PBML 样本具有血液和子宫病灶样本不存在的骨形态发生蛋白 8B(*BMP8B*)基因杂合性突变,其他类似的研究发现 PBML 样本独有区别于子宫病灶样本的 *PTEN* 剪接突变,提示 PBML 可能在单克隆起源的基础上,在发生发展过程中演化出新的驱动突变,从而获得更具侵袭性的潜能。

二、临床特征与诊断

(一)临床特征

PBML 好发于绝经前女性,确诊时的中位年龄在 46~55 岁,绝经后患者较少,有文献报道在 2009 年以前确诊的绝经后患者仅 6 例,但在我国学者发表的目前病例数最多的单中心回顾性分析中,绝经后患者约占 30%。几乎所有患者有子宫肌瘤病史,80% 以上的患者在确诊 PBML 前曾接受过针对子宫肌瘤的手术治疗,对于异时性转移的患者,从首次子宫肌瘤手术到发现肺部病灶的时间范围 8 个月 ~36 年,中位时间约为 10 年。大多数患者确诊时无症状,为体检或因其他疾病进行检查时偶然发现,约 30% 的患者出现 PBML 相关症状,包括咳嗽、咳痰、咯血、胸痛、气促、发热等非特异性症状,一般无肿瘤标志物升高或特殊生化指标异常。

几乎所有患者为 CT 检查发现,典型的 CT 表现为双肺多发的、以外周为主的类圆形结节,结节边界清楚,单个结节直径大多不超过 3cm,孤立性结节少见,占比不超过 30%,在北京协和医院报道的 23 例患者中有 4 例表现为孤立结节,其中 3 例为绝经后患者。少数患者的 CT 表现为双肺弥漫性粟粒状结节、多发性空洞、多发的囊性结节。传统 PET/CT 检查绝大多数患者病灶呈 ^{18}F-FDG 无摄取或低摄取(SUVmax<2.5),对 SUV 值较高的病灶应警惕其可能有较强的恶性潜能或已出现恶性转化。新型的 PET/CT 技术,如 16α-[^{18}F]fluoro-17β-oestradiol(^{18}F-FES)PET/CT 已被证实可准确在体检测病灶的 ER 表达,有作者对 1 例常规 PET/CT 检查阴性且经病理证实为 PBML 的患者进行了(^{18}F-FES)PET/CT 检查,结果显示肺部病灶对 ^{18}F-FES 呈中等 ~ 强摄取,该技术对未来 PBML 的无创性诊断和治疗评估有较好的应用前景。

(二)诊断与鉴别诊断

目前对 PBML 的确诊仍依赖病理,典型的组织学表现与子宫肌瘤相似,肿瘤结节通常含有包埋的良性肺上皮细胞,提示生长缓慢,与疾病的惰性过程相一致,Ki-67 大多<1%。我国学者对 PBML 的病理诊断提出过以下标准:①肿瘤细胞

形态类似子宫平滑肌瘤,呈交叉束状排列;②瘤细胞排列稀疏;③低有丝分裂指数(<5/10HPF);④缺乏核异型性和肿瘤坏死;⑤不侵犯周围组织;和 / 或⑥免疫组化 Desmin、SMA、ER、PR 阳性,和 / 或 CD117、CD34、S-100 阴性。

PBML 应与转移性高分化子宫平滑肌肉瘤、肺部原发平滑肌瘤、肺淋巴管平滑肌瘤病(lymphangioleiomyomatosis,LAM)、富含平滑肌成分的肺畸胎瘤、肺结核、肺结节病,及各种原发或转移性肺恶性肿瘤相鉴别。肺原发平滑肌瘤极罕见,瘤细胞 ER/PR 表达阴性可与 PBML 鉴别。与 PBML 相比,平滑肌肉瘤患者发病年龄更大,子宫肿瘤手术至肺转移的间隔更短,转移瘤个数更少,直径更小,ER/PR 低或无表达,可见异型性和坏死,具有更高的 Ki-67 水平,遗传性改变更加复杂,且一般无 *HMGA1/2* 重排而可见 *BCL2* 和功能性 *P53* 表达。肺 LAM 是一种更具侵袭性的疾病,肺部高分辨 CT 上可见特征性弥漫分布的薄壁囊肿,有时可与表现为多发囊性病灶的 PBML 混淆,与其相比,PBML 更多位于外周和肺实质内,一般不累及气道和淋巴管,HMB-45 免疫组化呈阴性是 PBML 区别于该病的重要依据;表现为弥漫性粟粒样病灶的 PBML 在影像学上与肺结核鉴别困难,确诊需结合临床表现、病原学以及病理检查;PET/CT 是鉴别肺恶性肿瘤与 PBML 的有效手段,个别惰性生长的恶性肿瘤的鉴别仍需行病理检查。目前已有 PBML 同时合并肺内恶性肿瘤的个案报道,对诊断和鉴别是较大挑战。另有文献报道囊性的 PBML 可能在短期内迅速增大,影像学表现易误判为恶性肿瘤。

三、治疗策略

(一)手术治疗

由于绝大多数 PBML 表现为双肺多发病灶,手术在该病中主要用于诊断,对于孤立性可切除病灶,手术是有效的根治性治疗手段,Fan 等报道的单中心 23 例 PBML 患者中 4 例为单发病灶,手术方式包括 3 例楔形切除术和 1 例全肺切除术,随访时间 9.5~18 年,所有患者疗效均为 CR。其他单中心回顾性研究中接受手术治疗的单病灶患者均达到根治效果。所有患者术后均未接受辅助治疗。对于压迫症状明显的患者,姑息性手术可达到缓解症状甚至挽救生命的作用。

(二)去势治疗

Horstmann 最早在妊娠和分娩后患者中观察到 PBML 的自发性消退,提示雌 / 孕激素在 PBML 的生长中有重要作用。Cramer 等于 1980 年首次证实 PBML 表达 ER/PR,此后激素阻断治疗逐渐成为该病的重要治疗手段。激素治疗包括手术去势和药物治疗,已报道的药物类别有促性腺激素释放激素激动剂(GnRH-a)、选择性 ER 调节剂(SERM)、芳香化酶抑制剂(AI)、选择性 PR 调节剂,已报 PET-CT 的相关药物包括乌利司他、阿那曲唑、来曲唑、他莫昔芬、雷诺昔芬、甲羟孕酮、甲地孕酮、戈舍瑞林、亮丙瑞林、曲普瑞林等。在既往的文献报道中,手术去势或 GnRH-a 治疗的缓解率较高,SERM 的最佳疗效多为稳定,部分接受他莫昔芬治疗的患者甚至出现疾病进展,推测可能与其对 ER 的部分激动效应有关,AI 类药物单用或与去势联合可有效诱导肿瘤退缩,但停药后常再次进展,因此有作者建议仅在有症状或疾病进展的患者中应用激素治

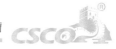

疗。在个别病例中,增加药物剂量和给药频次(如阿那曲唑5mg/d、亮丙瑞林3.75mg,每3周一次)可提高疗效。尚不清楚激素治疗对绝经后或激素受体阴性患者是否有效,已有报道告绝经后患者在接受激素治疗后仍出现疾病进展,提示激素治疗对该类患者可能作用有限,但作者未报告相关激素治疗的具体用药,Fan等报道的病例中有1例在接受手术去势治疗后进展,试用来曲唑后取得长期缓解,绝经后乳腺癌患者激素治疗的成功经验是否能应用于PBML患者尚待进一步评估。

在Fan等报道的23例患者中,14例选择观察随访,在中位随访时间8年时仅1例出现无症状的病灶增大;Miller等报道的10例患者中,7例选择观察随访,在中位随访12年时,仅1例出现不需治疗的无症状进展。由于长期激素阻断治疗可能导致骨质疏松、高脂血症、血栓形成等一系列不良反应,且PBML患者多为年轻女性,有生育需求,因此密切观察随访亦为该病管理中的重要选项。值得注意的是,虽然罕见,但目前已有PBML发生恶性转化的案例,因此对于孤立可切除的病灶,单纯观察随访有一定的风险。

（三）其他治疗方法

PBML增殖指数极低,理论上对化疗不敏感,既往报道也显示化疗对PBML无效。虽然有研究提示与平滑肌肉瘤相比,PBML仅有低～中等水平的新生血管形成,但Chhabra等报道了1例经亮丙瑞林＋来曲唑、乌利司他两线治疗无效的PBML患者,在换用贝伐珠单抗联合亮丙瑞林和来曲唑后病情获得了长期控制,提示抗血管靶向治疗可能对该病有效,值得进一步评估。如前所述,目前已在PBML肺部病灶样本中检测出*PTEN*、*BMP8B*、*HMGA*、*MED12*等基因突变,部分变异为该病独有,有望在将来成为治疗靶点。目前尚无消融、放疗等局部治疗在PBML中应用的报道。

四、预后

PBML预后良好,3项≥10例患者的单中心回顾性研究

报道了长期随访结果。

1. Miller等报道,在中位随访时间12年的观察中,10例患者中有6例保持稳定,3例出现无须处理的无症状的缓慢进展,仅1例需要手术预防并发症,作者还统计了既往发表的58例个案,在随访期超过2年的患者中有72.2%保持稳定,16.6%出现进展,进展出现的平均时间是11.6年,5.5%的患者出现肿瘤消退。

2. 北京协和医院的报道中,中位随访时间为8年,18例符合长期随访条件的患者有4例接受了根治性手术均达到CR(22.2%),3例接受手术去势的患者达到PR(16.7%),6例单纯观察和2例手术去势的患者保持稳定(50%),出现进展的2例患者中,1例为仅需观察随访的无症状进展,另1例为GnRH-a停药后进展,在进行手术去势后肺部病灶保持稳定,统计分析显示年龄、绝经状态、子宫手术史对疗效均无预测作用。

3. Kayser等的报道中,中位随访时间为34个月,10例患者中有9例存活,包括5例单纯观察患者、2例激素治疗患者和2例其他细胞抑制治疗患者,1例患者死于合并症乳腺癌。弥漫粟粒样PBML多有明显的临床症状,预后相对较差,王汉萍等报道了1例粟粒样肺结节患者,在确诊6个月内因呼吸衰竭死亡。此外,极少数PBML在病程中可能出现恶性转化,预后不良。

五、小结

PBML是一种罕见疾病,病因尚不清楚,可能来源于子宫肌瘤自发脱落的或医源性操作形成的瘤栓,其临床表现为远隔转移,但病理和生物学行为呈现良性特点,影像学缺乏特异性,通过子宫肌瘤病史、手术史、临床惰性表现和典型组织学和免疫组化特点可与其他肺部肿瘤鉴别。该病预后良好,对于少数孤立性肺病病灶可通过手术治愈,绝大多数患者可通过密切观察或雌/孕激素阻断治疗长期带瘤生存。

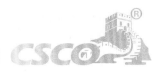

非小细胞肺癌腹膜转移研究进展

陕西省肿瘤医院

郑琪　赵征　廖子君

肺癌按病理类型主要分为非小细胞肺癌(non-small cell lung cancer，NSCLC)和小细胞肺癌(small cell lung cancer，SCLC)两大类，80%的肺癌属于NSCLC，75%左右的NSCLC患者确诊时已经成为中晚期。远处转移是导致NSCLC患者病情恶化和死亡的主要原因，常见转移部位为脑、骨、肝脏和肾上腺，腹膜转移(peritoneal carcinomatosis，PC)是NSCLC罕见的转移方式之一，发生率低，早期不易发现，治疗缺乏相应的循证医学证据和指南推荐，因此PC患者疗效欠佳，预后不良。本文回顾了近年来国内外NSCLC腹膜转移的进展，以期为临床提供有价值的参考。

一、流行病学

尸检发现，肺癌患者PC的发生率为2.7%~16%，但大样本的研究发现，PC的临床检出率远低于尸检。2001年国外一项大样本研究提示，总体肺癌PC的发生率为1.2%(12/1 041)，大细胞肺癌PC发生率为3.1%(2/65)，肺腺癌PC发生率为1.5%(7/47)，肺鳞癌PC发生率为0.6%(2/322)，小细胞肺癌PC发生率为0.6%(1/154)。该研究中NSCLCPC发生率为1.24%(11/887)。2016年中国广东省人民医院的一项研究中，NSCLC患者PC发生率为0.84%(24/2 872)。而同年发表的美国的一项单中心研究中，PC的发生率则高达8.0%(33/410)。2019年国内的另一项单中心研究中，836例NSCLC患者中腹膜转移患者12例，PC发生率为1.44%。

上述研究均为单中心、回顾性研究，可能受到不同地区、种族、医疗机构等客观因素的影响。相对于NSCLC的常见转移部位(肺、骨、脑、肾上腺)，PC的发生率明显偏低(0.84%~8.0%)，且中国NSCLC患者PC发生率可能低于欧美患者。

二、发病机制

NSCLC患者发生PC的发病机制尚未阐明。根据"种子与土壤"学说，PC的发生与癌细胞(种子)和腹膜微环境(土壤)之间的相互作用有关。目前认为，NSCLC的血行转移是PC的主要机制之一。

临床研究发现，发生PC的肺癌患者多数为肺腺癌，可能由于肺腺癌驱动基因(*EGFR*、*ALK*、*ROS1*等)阳性比例较高，接受分子靶向治疗后可明显延长患者的无进展生存期(progression-free survival，PFS)和总生存期(overall survival，OS)，而肺癌细胞在长期治疗中逐渐适应了腹膜微环境，PC发生概率随之明显升高。其次，胸膜和腹膜通过膈膜相互交通，膈膜淋巴组织丰富，乳糜样积液可以通过膈膜病灶发生淋巴管渗透到腹腔，NSCLC伴有恶性胸腔积液的患者，肿瘤可侵犯膈膜，进而通过淋巴道转移至腹膜。

表皮PAS结构域结合蛋白1(endothelial PAS domain-containing protein 1，EPAS1)是一种与缺氧诱导因子1α(HIF-1α)有48%的分子序列相同的促癌因子，在NSCLC中可激活MET通路而引起抗*EGFR*靶向药物耐药。近期研究发现，EPAS1可通过促进间皮-间叶转化(mesothelial-mesenchymal transition，MMT)，诱导NSCLC发生PC。

三、临床病理特征

(一)一般特征

NSCLC发生PC者女性比例高于男性。男女比例国内报道为1∶2(4∶8)，国外报道为1∶1.75(12∶21)。PC患者年龄相对较轻，国外报道中位年龄为54~58岁，国内报道中位年龄为47.5岁，<60岁的患者占75.0%(9/12)。

(二)病理特征

发生PC的NSCLC最常见的病理类型为腺癌，国外报道腺癌比例为63.6%(7/11)。国内研究中PC患者比例更高，达到了100%(12/12)。PC患者中驱动基因阳性患者比例较高，国外研究中为84.8%，其中*EGFR*突变者52%(17/33)，*ALK*重排阳性者5%(5/33)，*KRAS*突变者5%(5/33)，*RET*重排阳性者3%(1/33)；国内研究中，驱动基因阳性患者占75%，*EGFR*突变者58.3%(7/12)，包括19外显子缺失4例，21外显子L858R点突变2例，外显子20插入突变1例，ROS1突变2例。

PC常继发于胸腔积液和其他部位的转移，很少初次诊断时发现。国内研究中，PC患者确诊肺癌时，合并胸腔积液6例，腹盆腔脏器转移2例，腹膜后淋巴结转移1例；在确诊PC时，合并胸腔积液12例，腹盆腔脏器转移7例，腹膜后淋巴结转移6例。

NSCLC 从确诊到发生 PC 需要一定时间。国外研究中，确诊肺癌到发生 PC 的平均时间为 16.5 个月 (0.6~108 个月)。

(三) 临床表现

PC 患者的临床表现无明显特异性。主要表现为气短 (100%)、食欲缺乏 (100%)、全身乏力 (100%)、腹胀 (93.3%)、下肢水肿 (23.3%)、便秘或梗阻 (20%)、腹部敏感或腹痛 (20%)、恶心或呕吐 (6.7%)。由于晚期肺癌常伴有胸腔积液、营养不良、食欲减退等合并症，这些 PC 的临床表现很难早期发现，故 PC 确诊时常同时合并其他脏器或部位的转移。

四、影像学特点

临床上用于 PC 的影像学检查手段有超声、CT、MRI、PET/CT 等，每一种检查手段各有优缺点，其中 CT 最为常用，但 PC 的最佳检查方法尚未确定。

(一) 超声

NSCLC 患者发生 PC 后常合并腹水，B 超检查可用于腹水的定位和定量。PC 的超声表现有腹水、腹膜不规则肿块、大小网膜团片状影、腹膜低回声结节、肠系膜增厚等，还可发现肠系膜淋巴结肿大。超声检查方便快捷、成本低、无辐射，但容易受到肠道内气体的干扰，超声检查者的专业水平也会影响检查结果的准确性。

(二) CT

CT 是目前诊断 PC 最主要的检查手段。PC 患者的 CT 影像具有一定特点：腹水，70% 的 PC 患者可伴有中至大量腹水；腹膜增厚，PC 患者 CT 可见腹膜不规则增厚和腹膜强化 (增强 CT)；随着病情发展，网膜或肠系膜可出现脂肪间隙密度增高、多发小结节和"网膜饼"，可伴有腹膜淋巴结肿大。螺旋 CT 诊断 <1cm 的腹膜结节的灵敏度为 25%~50%，64 排螺旋 CT 扫描层厚、CT 重建层厚 <3mm、口服对比剂等有助于提高 CT 发现 PC 的敏感性。

(三) MRI

MRI 扫描中，常规 MRI+DWI 较常规 MRI 或 DWI 发现 PC 的敏感性和准确率更高。囊性结节 T_2WI 扫描呈高信号，DWI 扫描呈低信号，实性结节 T_2WI 扫描呈低信号，DWI 扫描呈高信号且伴有强化。而且，联合使用钆剂对比增强扫描、脂肪抑制序列扫描和梯度回波序列扫描等 MRI 技术，可明显提高 PC 的诊断效果。但是，MRI 检查耗时较长，成本相对高，受患者呼吸动度影响大，且部分 PC 患者可能存在 MRI 检查禁忌 (体内有金属植入物、起搏器、幽闭恐惧症等)，限制了 MRI 的临床应用。

(四) PET/CT

PET/CT 诊断 PC 较 CT 检查具有明显的优势，PET/CT 成像不但具有 CT 检查的优势，还可发现腹膜转移部位核素代谢增高。研究发现，FDG PET 或 PET/CT 对 PC 的诊断灵敏度为 72.4%，特异度为 96.7%，总体诊断准确度为 87.8%。但由于该检查价格昂贵、技术条件要求较高、造影剂存在放射性等，难以推广应用。

五、诊断

PC 诊断的建立，主要通过病史 (既往穿刺、支气管镜、手术等确诊为 NSCLC)、腹膜转移临床表现、影像学检查、腹水中发现肿瘤细胞等，可以诊断为 NSCLC 腹膜转移。部分患者还可以通过剖腹探查或腹膜穿刺活检获得病理学诊断。由于 PC 一般发生于 NSCLC 晚期，确诊前常合并其他部位的转移，早期发现比较困难，所以明确 NSCLC 患者发生 PC 的高危因素十分重要。研究发现，肺腺癌和恶性胸腔积液可能是 NSCLC 发生 PC 的高危因素。

六、治疗

(一) 手术治疗

PC 患者如果以急腹症 (如肠梗阻、穿孔或出血等) 就诊，并且无其他重要脏器的转移，可考虑行姑息性手术治疗 (腹腔镜、剖腹探查)，切除转移灶，解除肠梗阻，修补穿孔及止血治疗。解除对患者生命威胁较大的急症后可给予其他抗肿瘤治疗，部分患者可以通过姑息性外科治疗达到长期生存。但由于大多数 PC 患者常合并其他部位的转移 (肺、骨、脑、肝脏、胸膜等)，不适合手术治疗。

(二) 非手术治疗

1. 治疗原则　NSCLC 伴有 PC 的患者属于 Ⅳ 期，治疗应遵循美国 NCCN 指南或中国 CSCO 指南的治疗原则。首先，需要通过原发病灶或转移病灶的活检明确病理诊断和是否伴有驱动基因 (EGFR、ALK、ROS1 等) 异常，如果伴有驱动基因异常，则给予相应的分子靶向治疗 (小分子酪氨酸激酶抑制剂等)，驱动基因阴性患者可选择化疗、抗血管靶向治疗、免疫治疗等治疗模式，同时需要给予患者对症支持治疗 (止痛、止吐、营养等)。

2. 分子靶向治疗　研究发现，与最佳支持治疗相比，积极的抗肿瘤治疗可明显延长 PC 患者的中位生存时间 (9.3 个月 vs. 1.3 个月)。而且，驱动基因阳性 (EGFR、ALK、ROS1 等突变或重排阳性) 的 PC 患者较驱动基因阴性的 PC 患者生存期明显延长。可能是驱动基因阳性患者大多数接受了相应的分子靶向治疗，无论是针对的靶向治疗药物，有效率均高于常规化疗方案，故患者生存期得到明显延长。另外，口服第一代 EGFR 酪氨酸激酶抑制剂 (EGFR-TKI) 出现继发耐药的 NSCLC 患者，如果出现 PC，通过检测是否存在耐药突变 (T790M)，阳性者选择第三代 EGFR-TKI，阴性者选择抗血管靶向药物及化疗，同样可以使确诊 PC 后的中位生存期 (OS2) 得到明显的延长。研究发现，对于驱动基因阴性的患者，接受抗血管靶向治疗联合其他治疗可明显延长患者确诊 PC 后的生存期，无论是贝伐珠单抗还是安罗替尼均有效。

3. 腹腔灌注治疗　如果 PC 患者伴有中、大量腹水，腹腔穿刺引流腹水、腹腔灌注治疗可减轻患者腹胀等不适，腹水的控制有助于患者精神、体力的恢复。研究发现，重组人血管内皮抑制素、重组人改构肿瘤坏死因子等药物单独或联合化疗对恶性腹水具有较好的疗效。另一项回顾性研究发现，抗血管生成靶向药物贝伐珠单抗联合治疗 (化疗或其他靶向药物) 可有效治疗伴有恶性腹水的非鳞 NSCLC 患者。

4. 免疫治疗　免疫检查点抑制剂 (PD1/PD-L1 抑制剂) 目前已广泛用于晚期 NSCLC 的治疗中。但 2021 年国外的研究发现，胸膜或腹膜转移是 NSCLC 患者免疫治疗效果不佳的独立预测因素,发生胸膜/腹膜转移的患者接受免疫检查点抑制剂治疗的有效率不足10%。免疫治疗对NSCLC胸腹膜转移患者疗效不佳的机制尚未阐明。2016年国内的一项研究发现,恶性胸、腹水微环境可激活VEGF-PI3K-AKT-mTOR信号通路,诱导肿瘤细胞发生上皮间质转化(EMT),并获得干细胞性。微环境的改变可能是肿瘤细胞对抗肿瘤药物(化疗、靶向、免疫)敏感性下降的机制之一。所以,PC患者如果选择免疫检查点治疗应当尽量避免单独使用,可考虑联合化疗或抗血管靶向药物,以克服耐药,提高疗效。2022年"Nanoscale"报道了一种治疗PC的细胞免疫疗法,研究者开发了负载雷公藤红素(celastrol)纳米颗粒的M1型巨噬细胞系统,既可以发挥巨噬细胞浸润肿瘤组织、直接杀伤肿瘤细胞的天然特性,还可以将巨噬细胞作为载药系统将细胞毒性药物输入肿瘤组织内,达到了"一石二鸟"的功效,其临床应用前景十分广阔。

七、预后

总体而言,NSCLC伴有PC的患者预后较差。既往研究中,未接受治疗的PC患者,确诊PC后的中位生存期(mOS2)仅为0.5~2个月。2016年的研究中,PC患者的mOS2为2.8个月,1年生存率为14.9%。2019年的研究中,60例肺癌PC患者,mOS2为3.5个月。2019年国内的研究中,12例PC患者的mOS2为5.0个月,接受治疗组的mOS2为6.0个月,未接受治疗组仅为1.0个月。

分析PC患者预后较差的原因:首先,NSCLC伴有PC的患者,多数合并其他脏器的转移(如胸膜、肺、骨、脑、肝脏等)或中至大量腹水,体质较差,营养不良,常伴有肠梗阻、恶病质等,丧失了接受抗肿瘤治疗的条件;其次,腹膜微环境一般不适合肺癌细胞生长,PC患者体内的肿瘤细胞往往经历了长时间治疗压力选择,进展后侵袭性强,且对常规治疗出现继发耐药,治疗十分困难;最后,恶性胸、腹水微环境可导致肿瘤细胞发生EMT,并且获得干细胞样的特性,这意味着PC伴腹水的患者对抗肿瘤治疗(化疗、靶向、免疫等)更容易产生耐受,导致疗效明显下降。因此,肺癌PC的治疗目前仍是临床上面临的巨大挑战。总之,NSCLC腹膜转移常继发于其他部位的转移,具有发病率低、恶性程度高、预后差的特点,目前尚无特效治疗手段。通过积极的综合抗肿瘤治疗,根据不同患者的临床特点,合理利用手术、化疗、靶向治疗、免疫治疗、腹腔灌注等治疗手段,有助于改善NSCLC伴有PC患者的生活质量,延长生存期。

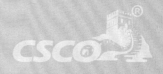

中医药治疗

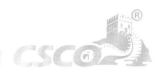

食管癌中西医结合研究进展

中国医学科学院肿瘤医院

李杰　崔译元　冯利

食管癌是严重危害人类健康的恶性肿瘤之一，主要分为食管鳞状细胞癌和食管腺癌两个亚型。鳞癌约占90%，腺癌约占10%。近年来，我国食管癌的中西医防治取得了一定的进展，在改善生活质量、延长生存期等方面使患者获益。本文拟对中西医结合治疗食管癌的最新研究进展进行梳理，阐述中西医结合干预食管癌的作用，发现中西医防治食管癌的优势及不足，为食管癌的基础研究和临床治疗提供依据与参考。

一、食管癌病因学

（一）现代医学对食管癌病因的认识

食管癌危险因素众多。吸烟和饮酒是重要因素。也有研究通过分析总结我国近40年来食管癌危险因素，发现共有因素是遗传因素；不同的危险因素是饮食因素、生活习惯、环境污染、职业及经济等。另外，还有营养素缺乏、感染因素、心理因素、家族史和遗传因素、教育程度等与食管癌有关。

（二）中医学对食管癌病因的认识

根据食管癌的吞咽障碍的临床表现，可以归属于中医学的"噎膈""关格"以及"噎塞"等范畴。噎膈以内伤饮食、情志、年老肾亏为主因，且三者之间相互影响，互为因果。通过总结临床及研究经验，形成了一些独具特点的病因认识，如冯利教授将"痰"作为食管癌启动和贯穿全程的病理因素，周仲瑛教授则认为"癌毒"是食管癌的根本致病因素等。

二、食管癌发病机制研究进展

（一）发病机制

食管癌发病机制多样，基本认为是环境-遗传-基因相互作用的结果，除外遗传因素和地域性特征，基因突变、RNA干扰、DNA损伤修复、肿瘤微环境、饮食习惯、慢性不良刺激、炎症反应、内质网应激、细胞自噬等均参与食管癌的发生与发展。近几年食管癌的发病机制研究主要涉及基因、慢性炎症及肿瘤生物学行为三大类：①基因损伤或突变：受损的DNA（如原癌基因、抑癌基因、细胞周期调控相关基因）得不到有效修复而导致的基因突变是食管癌发病的根本原因。AMIRREZA等通过系统回顾和荟萃分析发现，在食管鳞癌患者中，细胞周期蛋白1、肿瘤蛋白p53、鼠双微体基因2基因突变率分别为68.6%、39.3%和24.9%。谢玉芳等发现，miR-455-5p、miR-34c-5p和miR-455-3p高表达，miR-133b低表达的食管癌患者总体生存时间缩短。刘晓铃等发现食管癌患者瘤组织miR-21、miR-182高表达，且与食管癌TNM分期、淋巴结转移和5年生存率相关。②慢性炎症：炎症是食管癌发病的另一因素。现在专门有研究描述微生物群和炎症促进食管癌病理生理学的潜在分子机制。另有研究观察了80名ESCC患者（44%的临床Ⅰ期和Ⅱ期）和80名无癌症对照个体的治疗前EDTA血浆，发现分化簇40、突触蛋白16、血红素加氧酶1和γ-分泌酶激活蛋白与ESCC显著相关。③细胞自噬：有研究显示，自噬能通过调节氧化应激反应介导食管癌的发生。

（二）中医学对食管癌病因病机的认识

在病机方面，历代医家及其论著中均有所阐述，总结归类为"痰凝、正虚、气郁、热结、血瘀"等多方面，终致食管狭窄、食管干涩，食不得下而噎膈乃成。

现代医家根据各自经验各有发挥和偏重，对食管癌的病机认识又有了新的发展。代表性观点有：①从"痰"入手：冯利将"痰"作为食管癌启动和贯穿全程的病理因素。临床中建立了以"痰"为基础的"食管癌的4阶段辨证论治"体系。②从"气机"入手：王祥麒基于"五脏一体观"临证思路，认为食管癌病机以脾胃虚弱、气阴亏耗为本；气滞、痰浊、瘀血、毒热等胶结，壅于食管，清气不升、浊气不降为标。孙宏新认为食管癌的发病是气机失调，痰瘀互结，无形之气与有形之邪相互凝结、阻滞食管而成。③从"毒"入手：周仲瑛的"癌毒"理论认为，癌毒是衍生食管癌的特殊毒邪，且癌毒有结毒及流毒的差别，原发灶多为结毒，转移灶多属流毒，二者从中医角度阐明了食管癌原发和转移的生物学特点。

三、食管癌中西医结合治疗研究进展

当前食管癌西医治疗主要包括：手术治疗、放疗、化疗、靶向治疗和免疫治疗等，此外还有热疗、光动力治疗等。在治疗过程中，中医与西医形成了优势互补，让患者最大程度获益。中医药在食管癌治疗的各个阶段均可发挥独特且重要的

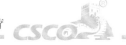

作用。

（一）中医药减轻食管癌术后并发症

食管癌治疗首选手术，但其术后并发症发生率高，常见的并发症有吻合口瘘、喉返神经损伤、胃排空障碍、肺部并发症、乳糜胸及术后癌因性疲乏等。近年来，很多学者在食管癌术后加以中医药治疗，取得了明显的疗效。

1. 食管癌术后应用中药调理可以有效地改善胃肠功能紊乱 夏传宝等以升降汤治疗食管癌术后胃肠功能紊乱 60 例，对照组口服多潘立酮片，观察组在对照组的基础上取升降汤加减方案联用（三七粉 3g、法半夏 15g、当归 15g、黄连 10g、赤芍 10g、黄芩 15g、炙甘草 10g、党参 15g、大枣 15g、干姜 10g），发现对照组出现腹胀、腹泻等并发症 6 例，观察组 1 例，两组间疗效比较的差异具有统计学意义（$P<0.05$）。马千里等用益气复胃汤（黄芪 60g，人参、半夏、甘草各 30g，羌活、防风、独活、白芍各 15g，陈皮 12g，柴胡、白术、泽泻、茯苓各 10g，黄连 8g）联合蒙脱石散防治食管癌术后腹泻 80 例，发现该方法能够显著调节食管癌术后腹泻患者胃泌素 -17、胃蛋白酶原 I 水平，有效地缓解患者腹泻症状，且不良反应和复发率均较低。

2. 中医药可以有效改善术后胃食管反流 曲炳辰用麦门冬汤合左金丸加减治疗食管癌术后胃阴亏虚型反流性食管炎 93 例，对照组予以奥美拉唑、多潘立酮片，观察组在对照组基础上加用麦门冬汤合左金丸加减治疗，对比发现治疗后所有患者血清胃动素、胃泌素、胃饥饿素水平均升高，且观察组高于对照组，差异有统计学意义（$P<0.05$），因此认为麦门冬汤合左金丸加减治疗食管癌术后胃阴亏虚型反流性食管炎，能通过进一步改善患者胃功能以改善临床症状。柳国文将 78 例食管癌术后反流患者随机平均分组，对照组采用雷贝拉唑钠肠溶胶囊治疗，观察组在对照组治疗基础上联合针刺治疗。发现针刺治疗食管癌术后反流可提高抑酸效果，缓解临床症状。

3. 中医药可以在一定程度上减轻食管癌术后的肺部并发症 冯利教授团队选取 72 例Ⅳ期食管癌患者进行分析，研究结果发现，发生肺转移会使食管癌患者生存预后极差，且相较于其他并发症，此两者关系更为密切；而中药用药时长是影响晚期食管癌生存预后的独立保护因素，可以延长晚期食管癌患者的生存时间，提高生存质量。张春盛等通过分组观察 80 例食管癌术后患者，发现加用痰热清注射液的实验组患者同常规处理的对照组相比较，肺不张及血常规异常的发生率较低（$P<0.05$），说明痰热清注射液可以在一定程度上防止食管癌术后肺部并发症的发生。施义通过应用鲜竹沥水雾化吸入的治疗组与予常规雾化治疗的对照组的术后肺部听诊、体温、血常规、胸部 X 线片及动脉血气情况，发现治疗组临床疗效优于对照组（$P<0.05$），说明鲜竹沥水雾化吸入治疗对食管 / 贲门癌患者术后肺部感染有一定的临床疗效。

（二）中医药在放化疗期间的减毒、增效

1. 中西医结合防治食管癌放疗后的放射性损伤 在食管癌放射治疗过程中，主要的副反应有放射敏感性进行性下降、免疫功能降低及出现放射性损伤等。放射线作为一种"热毒"之邪，极易耗气伤阴、灼伤津液，所以以清热解毒、凉补气血、生津润燥、健脾和胃为治疗思路，可增加机体免疫功能、提高患者对放射治疗的敏感性，减轻放疗不良反应及放射

性损伤，在提高放疗患者生存质量、延长其生存期等方面具有优势。放射性损伤（radiation-induced skin injury，RISI）的临床表现类似于火热邪毒烧灼皮肤引起红肿或溃烂等症状和体征，因此治疗上宜采用清热解毒法和活血化瘀法。吴华等用复方清舒油膏（由金银花、黄芩、生地榆、生地、赤芍按 1：1：1：1：1 比例制成的油膏）清热活血、凉血疏风，可显著降低急性放射性皮肤损伤的分级，减少Ⅲ级急性 RISI 的发生率，对急性 RISI 具有一定的防治作用。

2. 中西医结合逆转化疗耐药 食管癌化疗过程中产生的多药耐药（multidrug resistance，MDR）现象是影响食管癌临床疗效的主要因素之一。中医药在逆转耐药方面具有积极作用。王维兵发现姜黄素能够逆转食管癌耐药，作用机制主要是通过调节 p38MAPK 信号通路，降低细胞中 p38MAPK mRNA、ERCC1 mRNA、MDR mRNA 表达以及降低 p38MAPK、p-p38MAPK、ERCC1、P-gp 等基因蛋白的表达，提示姜黄素可能作为食管癌临床化疗的一种辅助治疗药物，有希望成为一种有前途的临床治疗策略。刘晓滨等研究发现，黄芪多糖可逆转 EC109/DDP 顺铂耐药食管癌细胞对顺铂的耐药性，其可能机制与黄芪多糖显著降低 MRP 和 GST-π 基因表达有关。

3. 中医药可以改善化疗常见不良反应——手足综合征 娄彦妮等选取卡培他滨化疗后出现手足综合征不良反应患者共 102 例，按 2：1 随机分为试验组与对照组，分别给予通络活血法（老鹳草、川乌、桂枝、红花）或安慰剂外用（洗 / 浸），结果发现手足综合征分级的疗效总有效率试验组与对照组分别为 87.88%、20.59%，试验组治疗起效时间为 3.80 ± 0.20 天；疼痛缓解有效率试验组与对照组分别为 90.91%、41.18%，可见通络活血法外用能够减轻化疗性手足综合征的疼痛程度、有效降低分级、改善患者的生活质量。徐倩选取了 65 例口服卡培他滨化疗后出现 HFS 的患者进行临床研究，使用健脾益气活血方（黄芪 30g，党参 30g，薏苡仁 30g，当归 20g，丹参 15g，桃仁 15g，赤芍 15g，茯苓 15g，白术 10g，甘草 6g，守宫 5g）口服并熏洗，发现健脾益气活血方可有效地降低手足综合征的分级，亦可降低麻木、皮肤干燥、皮肤红斑、疼痛的分级。高丽娟外用中药洗剂治疗卡培他滨引起的手足综合征患者 34 例，对照组常规治疗，观察组联合外用中药洗剂治疗，发现观察组临床疗效明显较对照组高（$P<0.05$）。各项研究进展均提示中医药在改善手足综合征方面具有显著价值。

（三）中医药在靶向治疗和免疫治疗中的作用

肿瘤治疗已经进入一个全新的时代，靶向治疗和免疫治疗等精准化治疗是未来肿瘤治疗的发展趋势。

1. 免疫治疗 在西医学治疗方面，以帕博利珠单抗、纳武利尤单抗及卡瑞利珠单抗为首的免疫治疗，已经跃升为晚期转移性食管癌一线治疗方案。目前中药联合免疫检查点抑制剂治疗食管癌的临床研究较少，增加疗效和降低毒性反应及副作用是中医药联合食管癌免疫治疗的主要切入点，而且中医药的作用理念与免疫治疗的观点存在较多的一致性，比如免疫治疗、Treg/Th17 平衡与中医的阴阳平衡理论具有高度统一性，又比如土壤 - 种子观点（针对肿瘤微环境的"土壤"干预策略）和中医药治疗肿瘤的思路不谋而合。中医认为，

"癌毒"是肿瘤的"种子"属性,是食管癌发生的始动因素;"虚""瘀""痰"是肿瘤所处的环境中的"土壤"属性,是食管癌的发生和发展关键调控因素。中医药治疗食管癌的祛痰散结法、益气活血化瘀法等,更多的是改变肿瘤的"土壤",干预"土壤",进而影响"种子",与调控肿瘤微环境理论高度一致。这些切入点为二者的结合研究奠定了一定基础。

2. **靶向治疗** 靶向治疗与中医药的结合常被推荐应用在食管癌的后线治疗中。冯利教授团队成员田爱平等将110名因靶向抗癌治疗引起的皮肤毒性患者随机分配到CDG组或安慰剂组,用复方丹芎颗粒(CDG,川芎、牡丹、黄柏、天竺葵等)局部应用治疗与靶向抗癌治疗相关的皮肤毒性症状。总有效率:CDG组为77.61%(52/67),安慰剂组27.27%(9/33),P<0.000 1,有统计学意义。与安慰剂治疗相比,CDG治疗手足皮肤反应的总有效率更高,包括痤疮样疹和甲沟炎。CDG的局部应用可有效地减轻靶向抗癌治疗引起的皮肤毒性,对手足皮肤反应的良性影响更明显。已实现成果转化。虽然目前中药联合靶向治疗食管癌的临床研究较少,但是中医药多层次、多靶点综合调节的特点,为二者结合取长补短指明了方向,既可弥补中医药在病灶控制方面的不足,又可避免靶向治疗耐药之弊,帮助患者"带瘤生存"。

四、问题与展望

中医药在食管癌的治疗中发挥着重要且独特的作用,中西医结合治疗食管癌是我国的优势和特色。中医药治疗食管癌的优势虽然明显,但是也存在问题,如样本量小,对照试验少,辨证分型标准不统一,作用机制不明确等,这些都需要我们进一步深入研究。本文总结归纳了食管癌中西医结合病因病机、治疗等方面的研究进展,可为食管癌的基础研究和临床治疗提供一定的理论依据与参考。

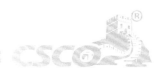

论恶性肿瘤中西医配合治疗的"工匠技术"

¹浙江中医药大学附属第一医院　²浙江省肿瘤医院

占雨¹　徐至理¹　姚庆华²　郭勇¹

中医药作为我国数千年来临床实践中逐步形成的传统医学手段,讲究整体观念及辨证论治,可配合现代医学治疗,贯穿于肿瘤患者的整个诊治过程,在目前众多实验室、临床研究中,已被证实在减少治疗毒性反应及副作用、提高生活质量、延长生存期方面起到一定作用,得到越来越多患者和临床医生的认可,全国相关调查显示,40%的肿瘤患者曾经使用中药治疗,大多数(95.3%)肿瘤科医生对中西医综合治疗肿瘤持积极态度。看到中医药良好疗效的同时,不可过分夸大中医药的作用,喧宾夺主,认为其可以替代现代医学治疗起到消除肿瘤组织的作用,目前也尚无大样本数据研究表明中医药可以完全治愈肿瘤。

促进中西医深度配合,在恶性肿瘤的治疗中各自发挥所长,优势互补是非常必要的。真正"中西医结合"的概念,并非否认两种医学理论体系的差异,也并非中医和西医方法及药物的简单相加,而是更深入地探索和发现两者在生理、病理学等方面的广泛的内在联系,实现从理论到技术的相互影响和渗透。但是,目前,这种新的理论体系和技术手段尚未完善,所以与其说"中西医结合",更为恰当的说法是"中西医配合",不追求产生新的理论与技术,而是明确各自的定位,在现代医学完备的理论体系和高精尖技术应用于肿瘤治疗的同时,通过中医药传统手段为治疗保驾护航、预防复发转移、缓解临床症状等,开拓思路,赋予恶性肿瘤综合治疗以新的生命。这需要我们在传承的基础上,不断学习、求索、创新,追求精益求精,应用原本的、完整的、前沿的理念与技术手段,并且始终以突出临床疗效为目标,使更多的患者从中获益,这就是所谓中西医配合治疗恶性肿瘤的"工匠技术",亦与传统医道中"大医精诚"的基本价值导向不谋而合。对此,有以下几点思考。

第一,要识病。顾名思义,无论是传统医学还是现代医学治疗,首先必然要对疾病有完整、深入的认识,这是治疗疾病的基石。现代医学结合社会环境、生活方式和科学技术发展水平,已经在疾病的发病、诊断、分期、治疗等方面形成了系统的理论和实践体系,这些对于我们认识疾病发生、发展的规律,预测转归和预后等方面有着重要的指导价值。因此,我们需要树立现代医学接受观,认识到现代医学处在日新月异的高速发展过程中,作为一名临床医生,必须要学习最前沿的肿瘤学知识,使患者获得精准医学时代下最科学、先进的诊疗。例如,新兴的分子水平的循环肿瘤基因(ctDNA)检测在部分肿瘤的病理诊断中起到较好的辅助作用,从中获得的微小残留病灶(MRD)数据更是可在肿瘤患者根治性治疗后,通过检测液体中肿瘤来源的异常细胞或分子,先于传统影像学和活检等方法,发现复发转移征象,以判断转归和预后。在治疗方面,除了传统的手术、化疗、放疗三大肿瘤治疗基石外,靶向治疗的出现,使药物与人体内特异性肿瘤细胞位点结合来发生作用,减少波及肿瘤周围的正常组织细胞,而免疫治疗更是被誉为现代医学治疗皇冠上的明珠,彻底改变传统肿瘤治疗机制,通过激发自身免疫系统,从而识别和消除肿瘤细胞,大大改善了中晚期肿瘤患者的生存率。锤炼精进的"工匠技术",不应站在现代医学治疗的对立面,而是要认同并发挥其在恶性肿瘤治疗中的根本作用,同时更新中医对恶性肿瘤的认识。古代医家对于肿瘤的病因病机认识,无外乎"痰""热""毒""瘀""虚"等方面,但是随着生活环境、生活习惯的改变,如习惯性熬夜、高度紧张工作、高脂高糖饮食等不健康生活方式的出现,和人们对肿瘤认识的不断深入,上述病因病机已经无法满足现代中医对于肿瘤疾病的认知,如复旦大学附属肿瘤医院的刘鲁明教授团队,对胰腺癌患者在临床中常见腹痛腹泻、口臭便秘、黄疸、舌苔黄厚腻等临床症候,总结出"湿热蕴结"为其核心病机,从而提出"清热化湿、行气通腑"为主要治则治疗胰腺癌的创新观念;同时,放化疗、内分泌、靶向、免疫治疗等的出现,也使肿瘤患者的中医证候发生改变,例如,放疗作为一种热毒可侵袭人体脏腑,内分泌治疗则易引起肾—天癸—冲任—胞宫轴的失调,天癸渐竭,肾精亦衰,阴无以制阳,阳失于潜藏,而致虚热内生。掌握前沿现代医学知识,参透现代环境和治疗对于中医病机的改变,这是中西医配合治疗恶性肿瘤"工匠技术"的前提。

第二,会辨体。中医药防治肿瘤需要遵循其独特的理论体系,这就需要我们稳固传统医学思维观。在中医基本理论体系架构下,阐述不同肿瘤的病因病机及证治规律,将人体看作一个有机整体,以肿瘤证候为靶点,通过四诊合参进行辨证。望、闻、问、切"四诊"从不同角度了解病情和收集临床资料,相互参照、印证,是中医最基本的、不可缺少的诊察手段。在此基础上,对"四诊"所得资料进行综合分析,明确疾病过程中某一阶段和某一类型的病变本质并确立为何种证的思维和实践过程，称为辨证，它是后续论治的基础。证是病机的外在反映，具有时相性和空间性特征，辨明时需充分考虑所患疾病、治疗阶段、患者体质、发病季节及生活环境等诸多因素。如此以人为本、整体审查、病证结合便是中医辨治肿瘤的优势所在，也从某种程度上强调医者经验和主观能动性的重要性。然而时代背景下，中医药的发展在遵循中医药自身发展规律的基础上，应加强创新，充分融入现代科技产物，优化现有诊疗模式，建立在辨证论治基本规范化基础上的个体化理论与实践体系，这也是中医药现代化的题中应有之义。比如作为肿瘤诊断重要依据的影像学的发展，延伸了"四诊"的维度，从X线到超声成像、磁共振成像、核素成像等的进步和计算机图像重建技术的完善，为医者提供了从二维空间到四维空间动态观察人体内部结构的崭新视角，亦可看作"望诊"的有效补充，更为客观、精准。此外，人工智能（AI）的应用也为现代中医肿瘤学的发展带来新的契机，通过对古籍经方、专家经验、循证医学数据等的整合，结合大数据算法的结构化四诊体系，辨证施治，避免了个人主观臆断，使得诊治过程更为客观。正如张伯礼院士所说，更先进的医学是"中医的理念，西医的技术"，现代科学技术的应用，绝无与中医割裂之意，而是将其作为一种中医思维模式下的诊察手段，更好地为我所用。这是中西医配合治疗恶性肿瘤"工匠技术"的重点。

第三，善聚焦。即聚焦当下恶性肿瘤治疗的盲区和弱点，锁定目标，探寻中医药介入的正确时机。我团队早在2009年就提出中医肿瘤"四阶段"的概念探讨，遵循现代医学背景下肿瘤治疗不同时期中医证候的异质性规律，将其分为围手术期、辅助治疗期、随访观察期和姑息治疗期四个不同的阶段。首先，对于围手术期和辅助治疗期来说，根治性手术、放化疗、靶向免疫治疗等现代治疗手段不可避免地存在毒性反应及副作用，降低了患者的生活质量，间接影响了患者的长期持续性治疗的依从性和通过率。通过中医药手段的介入，不仅能减毒增效，还可以通过改善甚至逆转肿瘤细胞对化疗药物及靶向药物的耐药性、协同放疗增敏、提高机体免疫杀伤力和耐受力等方式，起到促进现代医学治疗"增效"的作用。例如我团队的实验室和临床研究印证了化疗药物可以明显加重或导致患者的脾虚症状，加之治疗期间患者心理负担较重，难免情志抑郁，导致肝脏气机运行不畅，木郁乘土，进一步加重脾虚。脾胃虚弱，运化失常，影响气机的升降，"清气在下，则生飧泄"，故见腹泻等，"浊气在上，则生䐜胀"，故见腹胀便秘，胃气上逆，而成恶心呕吐。治疗应该以健脾调气为先，再结合患者具体情况，辅之以燥湿化痰、养阴清热、疏肝解郁、和胃降逆等药物，在临床上对于改善治疗后胃肠道功能失调收效颇丰。其次，随访观察期是现代医学治疗的盲区，也是中医治疗的优势时机所在，"既病防变，瘥后防复"是《黄帝内经》"治未病"理论的重要组成部分，在恶性肿瘤的治疗中可以对应到预防其复发转移所采取的一系列治疗、调摄手段。此阶段"余邪""伏邪"的隐患仍存在，阴阳平衡尚未纠正，一系列治疗手段又损伤人体正气，在中医病机上可以归结于"邪实正虚"。在治疗上应祛除病理因素，防止邪气再生，加之调整体质，平衡阴阳寒热，条畅全身气机，以达到"先安未受邪之地"的目的。再者，对于姑息治疗期患者来说，往往容易出现疼痛、持续低热、营养不良等难治性症状，中医药可通过以扶正，维持局部肿瘤与全身状况相对稳定，机体免疫与肿瘤对抗平衡，最终达到"带瘤生存"的目的。如此，才能把握阶段分期现实观，使用中医药为现代治疗保驾护航，降低肿瘤复发转移风险，改善临床症状，找准中西医配合治疗恶性肿瘤"工匠技术"的合理切入点。

第四，精施治。在上述理念支持下，审视现代医学背景下肿瘤病因病机，丰富、革新诊察治疗手段，以提高临床疗效（PFS、OS）为目标的中医药参与肿瘤的综合治疗。更好地为临床疗效服务，这是中医的根本生命力所在，也是中西医配合治疗恶性肿瘤"工匠技术"最终目的。

通过"识病、辨体、聚焦、施治"四个步骤，方可实现肿瘤中西医配合治疗的"工匠技术"。而发挥好"工匠技术"的核心是人才，即掌握前沿肿瘤学知识的中医师是关键。

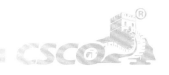

从CSCO原发性肝癌诊疗指南看中医药在中国指南中的价值

¹南京中医药大学附属中西医结合医院　²东部战区总医院秦淮医疗区

姜子瑜¹　陈嘉楠¹　华海清²

我国肝癌的发病原因、流行病学特征、生物学行为、临床表现、治疗策略以及预后方面,都存在明显特点。对肝癌的治疗提倡多学科综合治疗,手术、肝动脉栓塞化疗(TACE)、放疗、消融、化疗、分子靶向治疗、免疫治疗以及中医中药,在肝癌转归的不同阶段、不同时期均发挥着不可替代的作用,而中医药更是独具中国特色的诊疗手段。中国临床肿瘤学会(CSCO)从2018年开始编写符合中国国情的临床指南并定期更新,除了尊重国际上认可的循证医学证据之外,还充分考虑到药物的可及性和卫生经济学、中国人群的临床数据和真实世界的临床实践。CSCO的原发性肝癌诊疗指南很好地融入了中医药的临床证据和使用经验,为中国患者提供了具有中国特色的诊疗方案。

一、肿瘤指南必须全面充分地反映临床情况,才能科学地指导临床实践

1. 中国肿瘤诊疗的历史和现状　现代肿瘤内科治疗的开端始于20世纪40年代Farber使用抗叶酸制剂和Gilman等应用烷化剂治疗白血病获得成功。二战时期盟军运送化学武器氮芥的船被德国人击沉,毒物的暴露使船员出现严重骨髓抑制,Gilman、Goodiman和Karnofsk等受到启发,成功地使用氮芥治疗淋巴瘤。1957年Arnold合成了环磷酰胺,Duschinsky合成了氟尿嘧啶,20世纪70年代初顺铂和阿霉素进入临床使用。随后越来越多的化学治疗药物进入临床,内科化学治疗得到迅猛发展,化疗成为恶性肿瘤最主要的治疗方法之一。进入21世纪,针对BCR/ABL融合蛋白的抗慢性粒细胞白血病药物伊马替尼(格列卫)问世,宣告肿瘤靶向治疗时代的到来,随后在非小细胞肺癌、乳腺癌、淋巴瘤等领域,出现了一个又一个重磅靶向药,显著地改善了患者的生存。1992年日本学者本发现了T细胞抑制受体PD-1(programmed death-1,程序性死亡受体1),可使T细胞失活,1999年中国学者陈列平报道了PD-1的配体B7-H1(即PD-L1)可协同抑制T细胞并于2003年率先将B7-H1抗体引入抗肿瘤治疗。2011年针对CTL-4靶点的抗体伊匹木单抗问世,但并未引起免疫治疗的热潮,直到2014年,针对PD-1的单抗帕博利珠单抗和纳武利尤单抗成功上市,肿瘤免疫治

疗时代才真正拉开了序幕。

我国现代肿瘤学发端于1931年在上海成立的中比镭锭治疗院(复旦大学附属肿瘤医院前身),是我国最早成立的肿瘤专科医院,1954年更名为上海肿瘤医院。我国现代肿瘤内科治疗始于20世纪50年代,率先研制的是放线菌素K,并合成氮芥、硝卡芥、甲氧芳芥、甘磷酰芥等烷化剂。20世纪60年代以后从我国土壤中陆续分离出放线菌素D、平阳霉素和博安霉素,从植物中提取出了长春碱类、喜树碱类等抗肿瘤药物,而张亭栋等首创利用砒霜提取物三氧化二砷治疗急性早幼粒细胞白血病,是对世界医学的伟大贡献。自2000年以来,我国学者积极参加国际多中心临床研究和协作,很多国外研发的抗肿瘤创新药通过中国的注册临床研究得以在我国上市。随着我国制药工业的不断发展,从"me-too"到"me-better",甚至自主研发出"first-in-class"的创新药,越来越多的中国学者通过国产新药的临床试验,在国际学术舞台上发出了"中国好声音"。目前,NCCN和ESMO指南推荐的抗肿瘤药物中,90%均已在中国上市。从最初追随美国NCCN指南,到制定CSCO指南,我们在临床实践中也从追随者转型为创造者。

在中国,中医药是抗癌的一支重要力量,中医药与恶性肿瘤斗争已有数千年的历史,中医治疗癌瘤的经验记载在浩如烟海的史书古籍中。中华人民共和国成立后,政府着力保护和发展中医药,发掘和验证中医治癌特长、民间消瘤秘方,古老而又新兴的中医肿瘤学作为独立的临床学科带动抗癌中药的基础与临床研究,中医药广泛参与抗癌,形成了独有的中国抗癌治疗模式。我国只有极少数的癌症患者单用现代医学的疗法,80%以上的病人选用中西医结合治疗,也有极少部分患者单独用中医药治疗。多数患者采用传统的辨证论治口服汤剂,或使用从抗肿瘤中药中提取的单体以及有效成分经现代科学工艺创制的新药,如榄香烯、康莱特、消癌平、华蟾素、淫羊藿素、人参皂甙,从而构成了鲜明的中国特色。这些内容只有充分地被指南吸收进来,才能更加科学地反映出我国的抗癌临床实践。

2. 具有中国特色的指南才能科学合理地指导中国肿瘤治疗的实践　半个多世纪以来的实践证明,中西医结合大幅度增加了疾病的治疗效果,并取得了丰硕的成果,屠呦呦提取

青蒿素中的抗疟有效成分，就是运用现代科学技术来研究中医药学，走中西医结合道路获得成功的典范。目前中西医结合已成为最具中国特色的医学模式。在肿瘤治疗领域，虽然中医药较西医药相比杀灭癌细胞的能力较弱，近期疗效相对较慢，但中医通过调整阴阳气血、增强机体免疫功能，可以长效抑制肿瘤。中医治疗肿瘤在放、化疗中有减毒增效作用，手术后可促进患者康复和降低复发、转移，在改善晚期患者生活质量及延长生存时间等方面具有优势。因此，将中医药融入现代医药治疗中，是我国抗癌的必经之路。

由于我国现代医学起步较晚，长期以来，肿瘤的临床实践都参考西方国家的指南，比如美国 NCCN 指南、欧洲的 ESMO 指南等。虽然这些指南的科学性很强，但是与中国的临床实践仍有所脱节：一是人种的差异，疗效会存在差异；二是体质和适应药物性的差异；三是癌症成因的差异，即使是同一种癌症，疗效也不一定相同，如西方人肝细胞癌多由丙肝或酒精肝所致，东方人与乙肝关系密切，同样用索拉非尼治疗，效果西方人好于东方人；四是中国患者普遍使用中医药治疗，而国外几乎没有这种现象。因此，只有考虑到我国国情、融入我国的临床实践内容，制定具有中国特色的指南，才能更加科学、合理地指导中国肿瘤治疗的实践。

《CSCO 原发性肝癌诊疗指南》从 2018 年第一版开始，就从我国的临床实际出发，融入了中医药的内容，并根据最新的临床证据进行更新。从槐耳颗粒作为Ⅱ级专家推荐用于肝癌的术后辅助治疗，到目前把华蟾素联合解毒颗粒防肝癌复发写入指南；从三氧化二砷治疗晚期肝癌，到目前把最新证明对晚期肝癌有效的淫羊藿素软胶囊写入指南，并且将中医辨证论治方法作为晚期肝癌治疗的一个重要方法全面融入指南，这是一个大的飞跃过程，彰显了中国学者在制定指南过程中尊重临床实践所表现出的科学精神。

除了《CSCO 原发性肝癌诊疗指南》外，《CSCO 胰腺癌诊疗指南》从 2014 年初版开始就融入了中医药的内容。但遗憾的是，其他癌种的指南鲜有涉及中医药内容的，需要我们在指南的修订工作中引起高度重视。

二、从指南看中医药在肝癌治疗中的价值

肝脏是人体最大的消化腺，具有很强的代偿能力，因此早期肝癌往往没有症状，起病隐匿，不易察觉，一旦发现，已是中晚期，即使能够手术切除，也有较高的复发风险。另一方面，大多数中国患者具有慢性肝炎的背景，基础肝病与肝癌互相影响，肝功能迅速恶化，至疾病后期往往肝功能失代偿，Child 分级达 B 级以上，连靶向药都失去使用机会。而中医药在降低复发、减毒增效、姑息减症方面具有独特的作用，在肝癌的早期、中期和晚期都能够发挥其优势，并积累了丰富的临床实践经验和一些高质量的循证医学证据。

1. 早期肝癌术后辅助治疗，减少复发，延长生存时间 肝癌术后有 50%~70% 的患者会出现复发转移，如何防止复发转移一直是摆在我们面前的一个难题，现代医学目前尚无有效药物可以防复发转移。槐耳系生长在中国槐树上的真菌子实体，在唐代甄权所著的《药性论》中，记述其有"治风、破血、益力"的作用，现代基础研究和临床实践均证明其具有

提高免疫力和广泛的抗肿瘤作用，我国于 1992 年批准槐耳冲剂(颗粒剂)为中药Ⅰ类新药，用于肝癌、肺癌、胃肠癌和乳腺癌的治疗，华中科技大学附属同济医院陈孝平院士团队开展的一项多中心随机对照临床研究评估了槐耳颗粒在预防肝癌术后复发中的作用。1 044 例肝癌根治术后患者按 2∶1 随机分为试验组(槐耳颗粒)与对照组(空白组)，试验组每日口服槐耳颗粒，每次 20g，每日 3 次，共服用 96 周(2 年)，主要研究终点为无复发生存期(RFS)，次要研究终点为总生存期(OS)和肿瘤肝外复发率(ERR)。在长达 96 周随访后，结果显示，试验组和对照组的 mRFS 分别为 75.5 周和 68.5 周($HR=0.67$, 95% CI $0.55\sim0.81$)，96 周 RFS 率分别为 62.39% 和 49.05%(95% CI $6.74\sim19.94$, $P=0.000\ 1$)，OS 率分别为 95.19% 和 91.46%(95% CI $0.26\sim7.21$, $P=0.020\ 7$)，肿瘤 ERR 分别为 8.60% 和 13.61%($P=0.001\ 8$)。该项研究表明，槐耳颗粒作为肝癌根治术后辅助治疗的有效药物，可以延长患者 RFS 并减少肝外复发，并最终延长生存期，因此槐耳颗粒辅助治疗肝癌自第一版起就被纳入《CSCO 原发性肝癌诊疗指南》中。

华蟾素注射液是从蟾蜍干燥的皮中提取制成的中药注射剂，解毒颗粒(猫人参、石见穿、山慈菇和鸡内金)是海军军医大学附属长海医院凌昌全团队的经验方，针对肝癌术后易复发的特点，他们以解毒颗粒为基础，结合华蟾素注射液，用来预防肝癌术后复发。该多中心Ⅲ期临床研究共纳入了 364 例小肝癌术后患者，试验组(n=180)接受 4 周期的华蟾素注射液治疗(5mg/d×10d，每 3 个月为一个周期)，口服解毒颗粒 6 个月(2 次 /d)；对照组(n=184)接受传统的 TACE 辅助治疗。随访 10 年发现，该方案与传统的术后介入治疗相比，将第 1、3、5、10 年肝癌术后复发率分别降低了 11.1%、10.5%、15.2% 和 10.7%。该项成果写入了国家卫生健康委员会《原发性肝癌诊疗指南(2022 版)》中。

2. 中期肝癌：与现代医学联合，减毒增效 按最新的中国肝癌分期(China liver cancer staging，CNLC)，中期肝癌是指Ⅱ期的原发性肝癌，一般肿块局限在肝脏，但已无法手术切除，因而治疗上多采用 TACE、消融、放疗为主的局部治疗，或联合分子靶向药物(索拉非尼、多纳非尼、仑伐替尼等)以及免疫治疗(阿替利珠单抗、卡瑞利珠单抗、信迪利单抗等)等系统治疗手段。在上述现代治疗手段的基础上，与中医药联合可共同作用于肿瘤细胞，有效地延长患者的生存期，改善相关不良反应，提高患者生活质量。

石芳毓等纳入 6 493 例肝癌患者的 7 种不同类型的中医药联合介入治疗的相关临床试验进行 meta 分析，认为康艾注射液联合 TACE 的方案能更好地提高疗效，华蟾素联合 TACE 的方案则能更好地减少栓塞术后的发热、恶心、呕吐、肝区疼痛、腹胀等并发症，改善患者的生活质量。钱国武等选取 116 例肝癌患者，研究平消片对中晚期肝癌患者的临床疗效，治疗组在口服索拉非尼的基础上加服平消片，对照组单服索拉非尼片，12 周治疗后，对照组的临床获益率为 70.69%，客观缓解率为 25.86%，治疗组的临床获益率为 84.48%，客观缓解率 51.72%，且 KPS 评分、血清 AFP 以及 1 年存活率等差异显著。冯丽华等发现索拉非尼片联合华蟾素片能够显著增高患者的临床获益率，改善白细胞、总胆红素和谷丙转氨酶等指

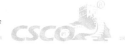

标,并且可以降低患者的疼痛,改善患者的生活质量。

3. 晚期肝癌:提高生活质量,延长生存期 晚期肝癌肿瘤侵犯血管,或出现淋巴结、远处转移,治疗上主要以系统治疗为主,包括化疗、靶向治疗及免疫治疗等,疗效已从过去的中位生存期半年左右提高到目前的 2 年左右,这是一个巨大的进步,但是仍有不少患者因身体状况差、肝功能明显异常,或药物的毒性反应及副作用,无法接受系统治疗,而转向中医药治疗。有统计表明,肝癌患者有 95% 的人在接受中医药治疗,中医药能较好地改善晚期肝癌症状和体征、改善生活质量,甚至有可能延长患者的生存时间。

淫羊藿素软胶囊(又名阿可拉定)是扶正中药淫羊藿中提取的小分子创新药,具有免疫调节抗肿瘤作用。临床前研究发现,其通过靶向 IL-6/JAK/STAT3 信号通路调节免疫系统,发挥抗肝癌作用。在 II 期试验的基础上,由孙燕院士和秦叔逵教授牵头,在全国 28 个中心开展了阿可拉定对比华蟾素一线治疗晚期 HCC 的前瞻性、多中心、随机对照、双盲的 III 期临床研究,并且针对中国国情设计了生物标志物(composite biomarker score,CBS)富集人群(≥ 2 项以下特征:AFP ≥ 400ng/ml、TNF-α < 2.5pg/ml、IFN-γ ≥ 7.0pg/ml)的疗效和安全性评估。280 例未经系统治疗的晚期肝癌患者随机分入阿可拉定组(n=141)或华蟾素组(n=141),其中 71 例 CBS 富集人群 90% 以上为 HBV 相关 HCC,87% 的患者 AFP 高表达(>400ng/ml),且大多数患者伴有肝外转移或血管侵犯,肝功能较差,血小板计数偏低,为难治性人群,也代表了中国晚期肝癌患者的临床特征。中位随访时间 8.1 个月后,CBS 患者的中期分析显示,阿可拉定组(33 例)和华蟾素组(38 例)的 mOS 分别为 13.54 个月和 6.87 个月(HR=0.43,P=0.009 2),mTTP 分别为 3.65 个月和 1.84 个月(HR=0.67,P=0.166 5);mPFS 为 2.79 个月和 1.84 个月(HR=0.75),DCR 分别为 48.5% 和 26.3%。在预后较差的 CBS 人群中,阿可拉定显著改善患者 OS,改善了患者的生活质量,达到了研究预设的主要终点,并且安全性良好。经国家药品监督管理局(NMPA)批准,附条件批准淫羊藿素软胶囊上市,用于不适合或病人拒绝接受标准治疗,且既往未接受过全身系统性治疗的不可切除的肝细胞癌,病人外周血 CBS 满足以下检测指标的至少两项:AFP ≥ 400μg/ml;TNF-α < 2.5ng/ml;IFN-γ ≥ 7.0ng/ml。由于该项临床试验的阳性结果,淫羊藿素胶囊被《CSCO 原发性肝癌诊疗指南》2022 版列为 1 级专家推荐,用于肝癌患者的一线治疗。

亚砷酸(三氧化二砷,As_2O_3)是中药砒霜的主要成分,是国家二类新药,既往用于治疗 M_3 型急性早幼粒白血病,取得了显著的效果,对多种实体肿瘤也有一定效果。研究表明,As_2O_3 具有抑制肝癌细胞增殖、诱导凋亡、抗肿瘤血管生成等多种作用,孙燕院士和秦叔逵教授牵头的一项国内多中心 II 期单臂临床研究表明,在 111 例中晚期肝癌患者中,客观有效率(ORR)6.9%,临床获益率 76.5%,mOS 195 天,在缺乏有效抗肝癌药物的"前索拉非尼"时代,亚砷酸注射液治疗中晚期原发性肝癌起到了一定的姑息治疗作用,可以改善患者生活质量、减轻癌痛和延长生存期。因此,2004 年获得国家药品监督管理局批准用于治疗晚期肝癌,并写入了《CSCO 原发性肝癌诊疗指南》2018 版中。

三、具有中国特色肝癌指南的前景展望

《CSCO 原发性肝癌诊疗指南》因其科学性、新颖性、实用性和权威性得到了学术界的广泛认同,也为世界同行所关注,尤其是融入了中医药的内容,彰显出中国临床指南的特色,符合中国国情。但是应该看到,中国肿瘤指南的诞生时间还短,各个瘤种的指南体例、格式、内容还不够统一;指南修订过程还不够规范;指南收录的内容有些证据级别过低,尤其是中医药的内容,大样本随机对照研究的结果还很少,这些需要我们在今后的修订工作中提高,尤其是能够体现中国特色的中医药内容。

1. 中医药证据级别低,需要开展更多高级别循证医学研究,以进一步丰富指南内容。

基于辨证论治的传统中医属于经验医学,需要根据患者的具体征候,而不是肿瘤的病理类型决定采用何种治疗方案,其辨证主要根据患者的临床表现和舌苔脉象,缺乏客观的现代医学指征。因此对于同一种肿瘤,根据疾病的早、中、晚不同的发展阶段,中医分别采取攻邪、攻补兼施和扶正祛邪的不同治疗方案。在确定治疗方案后,还要对方剂进行随证加减,同一种肿瘤,不同的患者的处方差异很大。因此研究过程中各种因素难以统一,从而造成临床试验可重复性差。目前中医对肿瘤的辨治规律的研究,大多数都停留在疗效观察方面,缺乏深入、系统的应用现代科学技术进行的临床和实验研究,因而循证医学的证据级别偏低。

中药提取物来源于中药中的有效抗肿瘤成分,其临床应用主要根据患者肿瘤的病理类型,不需要辨证论治,因而较中药复方或者中药汤剂更容易开展随机对照的临床研究,被《CSCO 原发性肝癌诊疗指南》所采纳的槐耳颗粒、亚砷酸注射液和淫羊藿素胶囊即属于这种情况。但中药提取物的抗肿瘤作用很难与靶向和免疫药物相比,因而也只有在后线或耐受性较差的特定患者人群中,利用其低毒、疾病控制时间较长的优势发挥作用。总体而言,以随机对照为原则的临床研究证据很难为中医药的抗肿瘤作用提供足够的支撑。因此,如何设计出既符合循证医学原则又能体现中医药特色的科学研究方案,为指南修订积累更多的循证证据,是摆在我们面前的一项十分严峻的挑战。

2. 更好地开展真实世界研究,进一步提高中医药证据的科学性。

中医的治疗特色在于个体化,以循证医学为代表的传统临床研究方法在一定程度上促进了中医临床研究水平和质量的提升,但其设计方法脱离真实的临床实践场景,不能较好地融合中医自身的诊疗特点,因而难以为个体化的诊疗提供指导。

不同于理想条件下开展的随机对照临床研究,来自真实世界的临床研究(RWS)是指在真实临床、社区或家庭环境下,获取多种数据,从而评价某种治疗措施对患者健康真实影响的研究。中医辨证论治的个体化复杂干预只有在真实世界的条件下,才能得到充分的应用和发挥。RWS 的优势主要表现为:纳入和排除标准相对宽泛,反映真实世界中真实的患者的诊疗过程,而非 RCT 研究中的标准化患者,研究的外部真实性较好；患者来源广泛，样本量大，有利于亚组分析和罕见不良反应的发现；数据利用快捷方便，研究效率高；多为结局指标，非中间替代指标，有利于远后效应评价；多为非主动干预，伦理限制少。这些优势更有利于中医个体化诊疗和整体疗效评价。因而开展 RWS 研究，有望为中医药的抗肿瘤治疗提供更丰富、严谨的循证医学证据。

总之，CSCO 原发性肝癌诊疗指南开辟了一条具有中国特色肿瘤指南的修定之路，随着我国中西医结合临床实践的不断深入，肝癌指南的内容也一定会更加丰富、科学，从而更好地提高肝癌治疗疗效。

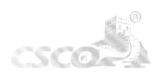

中西汇通，传承创新
——浅谈如何成为合格的中医肿瘤科医生

广州中医药大学第一附属医院

林丽珠

在我国肿瘤医生人数明显不能满足现实需求。另外，中国肿瘤专科医生制度刚刚起步，肿瘤治疗的规范管理、诊疗水平、先进理念与国际高水平医疗服务仍有不小差距。

一、中医肿瘤学科的现状和存在的问题

中医肿瘤学作为现代临床肿瘤学科的重要组成部分，无论在基础还是临床研究上，均取得了长足的发展和可喜的进步，中医治疗恶性肿瘤已经从单纯的中医辨证施治逐步走向了科学化的中医药临床与基础研究，从简单的中药抗肿瘤的药效学研究进入到抑制肿瘤生长、转移和复发的分子生物学机制研究；且在提高肿瘤患者生活质量、缓解放化疗毒性反应及副作用、促进术后康复、防治肿瘤复发转移以及改善晚期肿瘤患者临床症状等方面，发挥着无可替代的作用。但在临床肿瘤学科作为主流的时代，仍存在着诸多不足，如中医肿瘤文献资料的研究和整理不足，名老中医经验的继承和挖掘不足以及实验研究与临床真实情况存在巨大差距等，特别是在中医肿瘤学科的规范化上尤为明显，其主要原因是中医领域肿瘤专科医生的数量不足，中医肿瘤专科医师的培养未有系统化，造成临床技术上的良莠不齐。

二、中医肿瘤科专科医师的培养

笔者认为，要成长为一名合格的中医肿瘤科医生，需要博采众长，学贯中西。肿瘤的发生、发展是一个漫长的过程，肿瘤的治疗虽然有进展，但其疗效瓶颈仍未有突破，肿瘤的耐药性、异质性等使得治疗仍困难重重。作为中医肿瘤科医师，既要熟知西医临床肿瘤诊治规范，把握前沿医学科技，同时需要知其不足而后治之，才能扬长避短，更好地发挥中医药在肿瘤治疗中的作用。中医治疗肿瘤强调辨证和辨病相结合，辨证的过程是对祖国传统医学的深入挖掘和传承创新，辨病的精准是对现代医学的丰富发展和学习提高。作为中医肿瘤科医生，笔者在长期的临床实践和教学培养学生中，对如何培养中医肿瘤科医生有了一些心得和体悟，兹论述如下。

（一）熟悉诊疗规范，扬长避短

恶性肿瘤的诊断病理类型复杂，临床治疗手段多样，包括手术、放疗和化学治疗，以及微创、靶向、免疫、生物治疗等。随着各临床亚专科分工的日益精细化，以病人为中心的MDT多学科治疗模式早已达成临床共识。但如何结合肿瘤规范又遵循个体化原则，使患者获益最大化，成为肿瘤临床中的新挑战。对于早期或中期恶性肿瘤，手术切除可作为治愈性手段，而对于晚期患者或特殊情况，根据患者肿瘤的实际病情和内心意愿，亦可选择姑息手术减瘤降期、或根治性及姑息性放疗和化疗、全身靶向、免疫治疗、局部微创等手段。以非小细胞肺癌为例，ⅢB期和Ⅳ期可考虑同步化放疗和姑息性化疗，而且化疗方案选择较多，其中培美曲塞联合顺铂治疗晚期非小细胞肺癌的部分缓解（PR）有效率达46.67%。但是，对于大多数患者，化疗并没有明显的延长晚期生存时间，对老年患者及特殊患者的获益更加有限。而靶向治疗的获益人群必须根据基因的变异情况有的放矢地进行治疗等。因此，作为一名合格的中医肿瘤专科医生，应该熟悉不同肿瘤的诊疗规范，及时更新肿瘤专科知识，知己知彼，扬长避短，给患者制定最合适的中医、西医或中西医结合治疗方案，尽可能提高患者的临床获益。

（二）发挥中医优势，知己知彼，实现疗效最优化

随着现代医学的迅猛发展，尤其免疫治疗方兴未艾，西方医学占据恶性肿瘤治疗的主流地位。但西医治疗也存在一定的局限性，对于大部分恶性肿瘤患者，其治疗瓶颈仍未突破，昂贵的医疗费用也限制部分患者治疗的实施。中医肿瘤学认为肿瘤是全身疾病的局部反应，机体的阴阳失去平衡而导致肿瘤的发生、发展，因此，调和平衡，扶正祛邪，是中医治疗肿瘤的前提和总则。在临床的具体应用上，必须根据病因、病性、病位进行辨证施治，根据现代医学治疗的现状，积极探索中医药在恶性肿瘤防治中的切入点，同时不否认和延误西医治疗的优势，取长补短、去繁从简，才能提高中医药治疗的合理性和准确性，争取实现临床疗效的最大化，这也是中医肿瘤科医师必须具备的能力。

以卵巢癌为例，其致死率位居妇科恶性肿瘤之首。手术切除和以铂类为基础的化疗是一线治疗的金标准，80%的卵巢癌患者对一线化疗较敏感，治疗过程易产生耐药性。因此，对于卵巢癌的治疗，早期仍然应以手术、化疗为主，继而根据其容易复发的特点以中医药扶正固本抗复发；而对于中晚期、老年、多程化疗、多次手术的患者，多表现为正虚邪留，脾肾亏

虚、痰瘀互结是晚期卵巢癌重要的病因病机，治疗主张扶正祛邪并举，以补脾肾、调冲任、祛瘀毒为原则。因此，中医药治疗可贯穿卵巢癌治疗始终。笔者通过运用中医理论辨证施治，从疾病本质出发，在预防卵巢癌术后复发转移、晚期姑息治疗肿瘤并发症等方面可有效地改善生活质量、延长生存期。

又如非小细胞肺癌的治疗，其靶向精准治疗深入人心，患者总生存期明显延长。但对于驱动基因突变阴性的患者，全身化疗仍是首选治疗。化疗在一定程度上可抑制肿瘤细胞生长，但并非所有患者均适合化疗。同时部分患者对化疗药物不敏感，且无法耐受反复化疗的副作用，患者的生存心理状态亦是值得关注的问题。通过对非小细胞肺癌的长期研究发现，中医药对于驱动基因阴性的老年患者、对于化疗维持治疗阶段的患者，以及在减轻放化疗副反应方面均具有明显的优势。在长期的研究过程中，本团队根据肺癌的发病特点，通过不断验证—总结—验证的过程，提出"痰瘀虚毒"为肺癌的主要病机特点，益气除痰为主要的治疗法则，通过对 315 例晚期老年非小细胞肺癌开展多中心、前瞻性队列研究表明，对于体力状况较好的患者，以益气化痰法为主的中医药综合治疗方案可使Ⅲ、Ⅳ期老年 NSCLC 的中位生存期达到 12 个月以上，较化疗队列延长了约 2 个月；在控制肿瘤进展方面也与化疗作用相当。长期临床实践总结发现，对于长期维持治疗和晚期姑息治疗的肺癌患者，以益气化痰法为主的中医药综合治疗方案具有明显优势，尤其对老年晚期非小细胞肺癌是一种有效替代治疗方案。数据挖掘研究也得以侧面证实。要发挥中医药的治疗优势，就必须知己知彼，找准切入点，才能实现疗效最优化。

（三）打好中医基础，培养中医临床思维

恶性肿瘤有其特殊的疾病发展规律，内环境和局部免疫是肿瘤复发转移最重要因素。整体观念和辨证论治是中医肿瘤学鲜明的特色。肿瘤位置生长在局部，但反映的是全身脏腑盛衰情况，它是全身病变的局部表现。因此治疗肿瘤的过程更应注重机体的全身反应。显然中医药对于改善内环境，提高局部免疫功能更具优势。如何根据患者的总体情况进行精准的辨证，是取得疗效的前提。因此，必须熟读经典，掌握好中医的基本理论，吸收名医名案的精华，注意理法方药的一致性，准确地遣方用药，才能提高中医药的治疗效果。要注重培养中医肿瘤科医师的临床思维，坚持将中医整体辨证与西医微观辨病有机结合，扶正与祛邪并举，多管齐下控制肿瘤复发转移和减轻西医治疗的副作用。

《伤寒杂病论》提出"观其脉证，知犯何逆，随证治之"，奠定以脏腑经络学说为核心的中医肿瘤辨证论治规范。以肝癌为例，西医提倡"多学科综合治疗"及个体化治疗的原则，但外科手术、介入栓塞化疗、微波射频、冷冻消融、血管靶向、免疫治疗等手段百花齐放，并未显著改善肝癌的临床预后和生存质量。我国肝癌患者大部分是 HBV 感染人群，或患有基础肝病，肝癌的发病过程典型表现为肝炎—肝硬化—肝癌；早期的肝癌治疗仍以手术为主，而对于大多数中晚期患者，介入治疗、靶向药物治疗为最常见的治疗手段，这些治疗手段可在一定程度上灭活肿瘤细胞，但对正常肝组织也可能造成损害，甚至诱发肝功能衰竭。因此基于肝癌的病理特点以及治疗所致的副反应，肝癌的治疗保护肝功能尤为重要。肝癌的中医论治，既要根据肝藏血和主疏泄、喜条达而恶抑郁、体阴而用阳

的特点，又要注意肝脾肾三脏的关系，肝木克土，子病及母，表现为肝郁脾虚、肝肾亏虚的病机特点，且常致痰热瘀毒胶结，因此肝癌的治疗须行气解郁、调和肝脾、肝肾同治，总结出疏肝健脾祛瘀为其最主要的治则。在具体的治疗过程中，根据早、中、晚期肝癌的分期，结合手术、介入或姑息治疗的不同，提倡肝癌的"三阶段"中医药分期论治，早期人体正气尚盛，未手术时中医可攻邪为主，酌情使用峻猛之品，术后则以扶正为主，促进机体康复；中期正气渐虚，应扶正与祛邪并举，保肝抑瘤兼施，灵活处方；晚期患者正气亏虚、气血不足，强调补虚为主，滋补肝肾，着重改善患者症状，提高临床获益。有研究通过纳入 489 例中晚期肝癌患者，进行回顾性多中心的队列研究，结果揭示Ⅱb、Ⅲa 或Ⅲb 期肝癌患者均能从中西医结合治疗方案中获得生存受益。实践证明，中医肿瘤科医师须具备扎实的中医理论功底，才能有好的中医临床思维，才能提高中医的临床疗效。

（四）医者仁心，大医精诚

药王孙思邈所著《大医精诚》提出"凡大医治病，必定安神定志，无欲无求，先发大慈恻隐之心，誓愿普救含灵之苦"，表明医者不仅要有精湛的医疗技术，还需要有高尚的医德医风，形成了中医独有的人文医学内涵。作为一名中医肿瘤科医生，不仅要关注患者的生理情况和病情变化，更需要关注患者的心理状况和内心诉求，肿瘤患者的心理健康状况往往决定了后续的治疗手段和病情的预后。

一个优秀的中医肿瘤科医生，需要了解到肿瘤患者面对疾病、死亡的恐惧心理和治疗过程中焦虑、抑郁的悲观情绪，更有甚者可能产生自杀念头，均会对肿瘤的治疗和预后造成不利局面，从而形成恶性循环。"有时是治愈，常常是帮助，总是去安慰"，要成为有温度的医生，以慈悲恻隐之心来关怀和诊治患者，让患者在医疗器械的冰冷之中感受到人性的温暖，增加治疗的信心，才能对肿瘤预后产生积极影响。

笔者团队率先在全国中医肿瘤系统开创肿瘤人文病房，秉承大医精神，心怀仁慈理念，在临床工作中不断实践和丰富中医人文观，即以慈悲之心校医者之行。

（五）未来中医肿瘤科医生的定位和发展方向

无论是肿瘤学科的基础科研，还是临床研究，多学科结合是未来肿瘤研究的发展趋势，作为肿瘤医学快速发展洪流中的一员，中医肿瘤专科医生更不能独善其身。笔者认为从事中医肿瘤专业的医者首先必须是一名合格的临床肿瘤专科医生，需要具备全面的专业知识、扎实的专科技能和良好的科研能力。既要熟练掌握恶性肿瘤的诊疗规范，关注、把握科技前沿，结合最新研究进展，开展临床研究；临床中医肿瘤医生须坚定中医文化自信，重温恪守中医经典，加强基础知识学习，扎根肿瘤临床实践，深入挖掘中医肿瘤学的精粹。中医肿瘤科医师必须加强自我学习，知己知彼，明确自己的定位，尤其需清楚认识到目前现代医学不足之处，坚守中医药的优势和地位，找准中医治疗的切入点进行深入挖掘，从基础研究中探索中医药在肿瘤发生、发展以及治疗的潜在规律，在临床实践中结合现代医学技术，发挥中医药在肿瘤治疗上的独特优势，并着眼于科学研究的前沿领域，创新开拓中医临床思维，培养高尚医德，坚持人文精神，为广大患者提供高质量医疗服务，更好地促进中医肿瘤学科的发展。

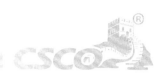

老年肿瘤的中西医结合治疗现状

北京大学肿瘤医院

李亚　薛冬

随着人口老龄化日益加重,在我国老年患者在肿瘤患病人群中所占比例不断增加,老年肿瘤成为越来越普遍的问题。恶性肿瘤对老年患者的生存影响越来越明显。

老年肿瘤患者具有不同于年轻患者的生物学特征,如发展相对缓慢、隐匿性比较强,其往往合并多种疾病,且老年人各种生理功能减弱,各器官功能老化,对肿瘤治疗的耐受能力相对降低,这也使得治疗过程中选择恰当的治疗措施变得更加困难,如何治疗老年肿瘤患者,是临床医务人员面临的现实问题。近些年,老年综合评估在肿瘤诊疗领域引起广泛关注,除以传统年龄和体力状况 PS 评分为依据制定治疗策略之外,关注老年肿瘤患者功能状态、营养、心理、合并症等多因素的综合评估能够体现老年肿瘤患者的特点,制定个体化的治疗策略。中医药治疗是我国恶性肿瘤治疗的特色,临床研究显示中医药联合西医治疗的综合治疗在老年肿瘤症状控制及生活质量等方面取得了一定成效,在老年肿瘤治疗中具有独特的优势,本文就近期中西医结合治疗老年恶性肿瘤现状进行总结。

一、老年肿瘤中西医结合全程管理

老年肿瘤患者多正气虚损,以"精气亏虚、脾肾不足"为主要特点,总体属本虚标实,但在治疗的不同阶段、不同癌种、不同体质会有相应中医证型变化。由于老年肿瘤患者对肿瘤治疗的耐受能力相对降低,现代医学治疗手段所导致的不良反应在老年患者中更为普遍,中医中药在老年恶性肿瘤患者的治疗中起着缓解临床症状、减轻不良反应、改善生活质量等作用,能够维持西医治疗的完整性和持续性,与西医治疗相联合,存在很明显的互补作用。

(一)围术期中医药治疗

早期恶性肿瘤常采取以手术治疗为主的综合治疗,老年肿瘤患者的外科治疗必须考虑患者的年龄、体质状况,由于老年肿瘤患者常合并多种心肺疾病、免疫力较低,且伴有组织器官的退行性改变等,对手术的耐受力降低,手术后更易并发各种不良反应,如肺癌术后肺功能下降、术后疲劳、术后焦虑,因此,在围手术期对患者进行中医药干预具有重要价值。

研究显示,在老年肺癌患者围术期结合加味金水六君煎进行干预,可减轻手术损伤,改善患者的症状及肺功能,使手术造成的炎症情况及氧化状况较轻,抑制肺部功能出现的损伤,改善肺部细胞氧化程度。老年晚期 NSCLC 患者氩氦刀冷冻术后服用养肺方,可缩短术后并发症缓解时间、改善体力状况和临床症状。中医情志疏导法联合呼吸训练法对改善老年肺癌术后合并焦虑患者焦虑、抑郁情绪,提高患者生活质量,改善患者肺功能具有重要作用,且具有较高的满意度。调肺益肠针刺疗法对老年大肠癌患者根治术后的肠功能具有改善作用,主要体现在促进肠蠕动,缩短首次排气时间,增加日均排便量,减少胃肠减压引流量。谷参肠安辅助肠内营养支持治疗可以更加有效地改善老年胃癌术后患者营养状况,增强免疫功能,减轻炎症反应及降低并发症发生率。胃癌术后气血两虚证老年患者联用十全大补汤与肠内营养支持作用明显,能明显降低患者中医证候积分,改善患者机体营养状况。老年胃癌患者术后予芒硝外敷、耳穴压豆等治疗可促进其胃肠功能的恢复。康复新液联合龙血竭胶囊能够促进老年乳腺癌根治术后皮瓣坏死创面的愈合,减轻疼痛,缩短住院时间。

(二)中医药联合西医治疗发挥减毒作用

恶性肿瘤的治疗手段仍以化疗、放疗、靶向治疗、免疫治疗等为主,现代医学治疗手段所导致的毒性反应及副作用在老年患者中更为普遍,如骨髓抑制、消化道反应、皮疹。研究显示,中医药在防治恶性肿瘤治疗毒性反应及副作用中具有独特的治疗优势,具有"减毒"特色。

研究表明,老年肺癌患者化疗期间应用益气扶正固本法配合治疗可降低骨髓抑制发生率,预防或减轻骨髓抑制,保护骨髓造血功能,其作用机制可能与调节免疫抑制相关。肺癌患者放疗期间联合参芎葡萄糖注射液亦可降低骨髓抑制发生。益气补血汤联合化疗总骨髓抑制发生率和Ⅱ度及以上骨髓抑制发生率均明显低于对照组,能显著改善老年晚期非小细胞肺癌化疗患者化疗后的骨髓抑制情况。晚期老年结肠癌患者在接受 XELOX 方案化疗期间配合健脾益肾方口服,可有效降低化疗所致骨髓抑制发生率,且可缓解骨髓抑制严重程度。回生口服液可提高单纯放疗的老年食管癌患者的免疫细胞活性,降低骨髓抑制发生率。康莱特注射液联合放化疗与单纯放化疗治疗老年食管癌相比较,骨髓抑制发生率明显降低。

肿瘤患者在放化疗及靶向治疗期间常出现恶心、呕吐、腹泻、便秘等消化道反应。老年阴虚毒热证肺癌患者在放化疗期间联合沙参麦冬汤合五味消毒饮，其恶心、呕吐发生率显著低于对照组。参芪健胃汤联合替吉奥胶囊治疗老年胃癌气血两虚证患者，其恶心、呕吐症候评分显著降低。meta分析显示，采用中药复方联合化疗对比单纯化疗可明显改善老年胃癌患者胃肠道恶心、呕吐的不良反应。腹部推拿、神阙穴中药贴敷治疗老年肿瘤患者便秘疗效确切。丁桂散贴敷神阙穴可用于预防老年恶性肿瘤便秘的发生。补中益气汤合四神丸加减治疗老年大肠癌术后腹泻疗效显著。

扶正解毒法联合盐酸埃克替尼治疗老年晚期肺腺癌可见其靶向药物所致皮疹发生，解毒消痈中药灌肠联合靶向药物治疗老年晚期非小细胞肺癌与单纯靶向药物治疗相比较，其不良反应（如皮疹、腹泻、恶心、呕吐）明显减轻，明显改善患者的生活质量。

（三）中医药联合西医治疗改善老年患者症状及生活质量

恶性肿瘤的治疗在控制肿瘤的基础上对老年患者的生存质量造成不同程度的影响，如何让更多老年患者得到治疗获益、提高生活质量，是目前老年肿瘤临床诊疗的难题。研究证实，中西医结合干预老年肿瘤的治疗具有改善症状、提高生存质量的优势。

益气养阴方联合GP方案介入化疗对比对照组可以改善老年肺癌患者Pipper疲乏量表评分，改善癌因性疲乏。针灸疗法"老十针"能有效地缓解老年晚期非小细胞肺癌患者氩氦刀冷冻治疗相关疲乏状态，减轻体倦乏力、气短懒言、食少纳呆症状。归脾汤联合替吉奥胶囊治疗老年胃癌患者可明显缓解化疗所致血液学及胃肠道不良反应，增强老年患者体力，从而达到预防和改善患者化疗相关疲乏的目的。健脾益肾法联合中等剂量地塞米松片口服对比单纯口服激素组，能明显改善老年晚期肠癌患者的癌因性疲乏。

脐灸联合中药熏洗可改善老年结肠癌患者癌性疼痛，降低阿片类药物使用量。参苓白术散联合三阶梯止痛药物治疗老年肺癌癌痛总有效率明显高于单纯三阶梯止痛药物组，可提高患者KPS评分，改善患者生活质量。温经止痛方温敷治疗老年肺癌骨转移患者中重度疼痛，对于减轻疼痛、提高生活质量具有积极的作用。艾迪注射液联合化疗对于老年肺癌患者KPS评分亦有显著提高。涤痰逐瘀汤能够改善老年晚期痰瘀互结型肺癌患者的生存质量，提高肺癌患者免疫功能，并具有一定的抑瘤作用。

（四）中医药联合西医治疗提高近期及远期疗效

中医药综合治疗可提高老年肿瘤患者对西医治疗的耐受性，减轻引发的毒性反应及副作用，从而提高患者的整体生活质量，尤其是对于晚期肿瘤患者，能够维持西医治疗的完整性和持续性，更有利于稳定瘤体，实现带瘤生存，从而提高近期及远期疗效。

健胃散结方联合FOLFOX方案治疗老年胃癌术后患者，其无病生存时间显著长于对照组，替吉奥联合复方苦参注射液对于老年胃癌疾病控制率为54.9%，高于对照组的39.3%，中位总生存期为14.6个月，高于单纯化疗组的13.1个月。学者研究证实，中医药辨证治疗可延长老年晚期胃癌患者的生存期，其中位生存期较非中药组延长（14.6个月 vs.

8.68个月）。槐耳颗粒联合替吉奥治疗老年晚期胃癌ORR率为47.5%，高于对照组的25%，联合组DCR率为82.5%，高于对照组的62.5%；槐耳颗粒联合替吉奥组PFS为6.45个月，高于对照组的4.5个月。老年晚期NSCLC患者氩氦刀术后给予中医药治疗术后生存期为15个月，长于未中药治疗患者的9个月，为患者带来生存获益。益气健脾解毒中药联合XELOX方案相对于单纯化疗组可延长老年大肠癌患者的生存时间。

二、老年综合评估

在目前的临床实践中，通常以患者年龄为限度决定抗肿瘤治疗的取舍，老年患者即使身体状况良好，也会过多考虑治疗的不良反应而较少接受积极的治疗，限制了常规抗肿瘤治疗在老年人群中的应用。由于被认为在相关临床试验中低具代表性，专门针对老年肿瘤患者的临床研究结果较为缺乏，这也使得治疗过程中选择或确定恰当的治疗变得更加困难，如何治疗老年肿瘤患者，是临床医务人员面临的现实问题。由于老年肿瘤患者间存在着明显的个体差异，同一年龄段的老年患者常常有不同的机体状况，其个人的功能状态、并存病、营养、多药治疗、认知能力、情感评价及社会经济状况，都直接影响患者临床治疗方案的决策以及患者治疗计划的完成。因此，治疗前选择恰当的综合评估方法对老年肿瘤患者的各方面状况进行综合性评估，可以帮助医生制定更优化的治疗方案。

老年综合评估（comprehensive geriatric assessment，CGA）是一项基于多维度的评价体系，通过多学科合作完成。其目的是评估老年人的躯体功能状况、合并症、认知情况、心理健康状况及营养状态、用药情况、社会及生活环境和可能合并的老年综合征等情况，以协助临床医生个性化地制订老年患者的治疗、护理及随访计划，并预估患者所面临的潜在风险，以便提前采取相应措施，使老年肿瘤患者在化疗过程中获益最大化。根据NCCN指南推荐，在临床治疗前及临床试验入选标准中应使用CGA对老年肿瘤患者进行多维度评估，判断老年肿瘤患者的医学功能、社会心理学问题和能力，制订相应的治疗和长期随访计划。

（一）老年综合评估内容

1. **功能状态**　老年患者躯体功能状态是CGA的重要评估内容之一，也是临床中改进和维持的目标。老年人的躯体功能状态评估主要包括日常生活活动能力（ADL）和工具性日常生活活动能力（IADL）评估、平衡与步态评估等。ADLs包括在家中保持独立所需的基本自我护理技能，IADLs包括在社区保持独立所必需的复杂技能。对IADL的需求与老年肿瘤患者的治疗耐受性下降和预后较差相关。基于体能的测量指标，如步态速度、计时起立 - 行走测试法也用于评估老年患者的功能状态。

2. **合并症**　老年肿瘤患者不同于年轻患者，其普遍存在合并症，这也是老年肿瘤患者常被排除在治疗之外的一个重要原因。老年肿瘤患者最常见的合并症有心脑血管疾病、糖尿病、白内障、骨质疏松等，这些合并症不仅会在肿瘤治疗过程中干扰老年患者的功能状态，而且会增加肿瘤治疗的风

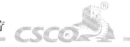

险,癌症治疗也可能使合并症恶化,影响患者的治疗效果和预后。目前常用的评价合并症的方法有 Charlson 合并症指数(Charlson comorbidity index,CCI)、改良老年疾病累计评分表(modified cumulative illness rating scale-geriatric,MCIRS-G)、共存疾病指数(index of coexistent disease,ICED)等。

3. 认知功能 老年肿瘤患者常伴有认知功能降低,表现为记忆力、理解力、定向力和逻辑思维能力的下降以及痴呆、谵妄等。研究显示,认知功能受损的老年肿瘤患者发生功能依赖的风险增加,抑郁症的发生率更高,死亡风险更大,建议对所有患者进行认知和功能评估的临床调查,以筛查轻度认知障碍或痴呆。目前临床常用的认知能力评估量表包括简明精神状态量表(mini-mental state examination,MMSE)、蒙特利尔认知评估量表(Montreal cognitive assessment,MoCA)。MMSE 是一个 11 项筛查测试,定量评估认知障碍的严重程度,并记录一段时间内发生的认知变化。然而,MMSE 对于轻度认知障碍并不充分。MoCA 是一种简短的筛查工具,在MMSE 表现在正常范围的患者中检测轻度认知功能障碍,具有较高的灵敏度和特异性。

4. 营养状况 营养不良是恶性肿瘤的一个重要表现,老年肿瘤患者中营养不良发生率更高。在住院患者中,营养状况差与严重血液学毒性风险增加、死亡风险增加、化疗耐受性差和住院时间延长相关,因此,营养状况评估是老年肿瘤评估中重要的一部分。目前 NCCN 指南推荐的营养状态评估量表为简明营养状态量表(mini-nutritional assessment,MNA),此外,临床常用的评估指标还包括体质量、体质量指数(BMI)等。

5. 多重用药 多重用药通常是指患者同时使用 5 种或以上药物,或使用了比临床需要更多的药物,也包括药物使用不足或重复用药。尽管多重用药可能在所有年龄组均存在,但由于接受一种或多种药物治疗的合并症增加,在老年患者中可能是一个更严重的问题。多重用药增加了老年肿瘤患者治疗的难度,包括增加了药物不良反应、药物间相互作用、降低患者依从性、增加住院及治疗费用等,因此,需要了解患者的用药史、服药数量、主要毒性反应及副作用、药物相互作用等方面的信息,以便降低患者多重用药的风险。目前多重用药评价主要采取以下标准:Beers 标准、药物适当性指数(MAI)、老年人处方筛选工具(STOPP)和提醒医生正确治疗的筛选工具(START)标准等。

6. 社会经济问题 社会经济因素对于老年肿瘤患者的治疗选择及预后影响重大,尤其现在独居的老年患者人数正在增加。通过了解老年患者的居住条件、经济状况、医疗保险、受照顾程度等情况,制定合理可行的综合干预措施。有效的社会支持以及家庭成员的积极配合有助于患者保持良好的心态,从而达到理想的治疗效果。

通过以上老年综合评估,可将老年肿瘤患者分为 3 个具有不同预期寿命和不同治疗风险的群体:功能上独立的患者,没有并发病者,他们可以接受标准抗癌治疗;功能轻度受损的患者,有 1 个或更多工具性生活活动需要帮助和 / 或有 2 个并发病者,他们可以从个体化的给药方式治疗中受益,如低剂量起始而后加量的方式;功能重度受损的患者,即有 1 个或多个的日常生活活动需要帮助,3 个或更多的并发病,以及 1 个

或更多的衰老症状,在治疗上,以缓解症状和维持生活质量的最佳支持治疗为主。

(二)老年综合评估的临床应用

在老年肿瘤患者治疗前进行老年综合评估有助于临床医师为其制定合理可行的治疗方案,并预估患者所面临的潜在风险,以便提前采取相应措施,使老年肿瘤患者在化疗过程中获益最大化。其可行性已在老年肿瘤患者中得到验证,即使在年龄较大的人群中,在仔细进行老年评估后也可以合理地采用手术和药物治疗。

有研究纳入 418 名肿瘤患者,在经过老年综合评估后,约16.7% 的患者改变了初始治疗计划,其治疗计划改变与认知功能、营养不良和身体功能低下等显著相关。CGA 对老年患者的血液恶性肿瘤治疗决策亦有显著影响。PRODIGE20 研究对 75 岁以上肠癌患者化疗加或不加贝伐珠单抗进行安全性和有效性分析,结果显示,正常 IADL 评分的老年患者使用化疗联合贝伐珠单抗具有良好的疗效和安全性,在化疗中加入贝伐珠单抗不会损害患者生活质量。NORDIC9 研究评估了与全剂量单药治疗相比,减量的联合化疗在老年体弱患者中的作用,研究选取 70 岁或以上的既往未经治疗的转移性结直肠癌患者,将患者随机分为全剂量 S-1 组(进展后使用伊立替康进行二线治疗)和减量的 S-1 联合奥沙利铂化疗组(进展后使用 S-1 和伊立替康进行二线治疗)。研究结果显示,减量S-1 和奥沙利铂联合化疗的中位无进展生存期为 6.2 个月,而全剂量 S-1 单药治疗为 5.3 个月。与全剂量 S-1 单药治疗相比,S-1 和奥沙利铂减量联合化疗对年龄较大、体弱的转移性结直肠癌患者更有效,毒性更小。与 ECOG 评分相比,CGA评估能更全面地评价老年女性乳腺癌患者的健康状况。一项meta 分析显示合并症 ≥3、多重用药(≥5 药 /d)和 ADL 依赖是胃肠癌患者术后并发症的预测因素。有研究初步探讨了CGA 驱动的治疗在中国老年弥漫性大 B 细胞淋巴瘤患者中的有效性和安全性,研究显示,接受分层治疗的患者有更好的治疗反应率、OS 和 PFS,且不良反应可控。

综上所述,CGA 可以帮助确定老年患者个体的优势和缺点,治疗前的 CGA 是老年患者个体化选择治疗方案的前提,通过评估,使临床医师、患者及家属三方了解其治疗可能的受益和风险,可为治疗决策提供依据。

三、展望

老年肿瘤人群是我国现阶段及今后一个时期肿瘤诊疗领域需要着重关注的人群。尽管老年肿瘤患者群体数量不断增长,但由于合并症、功能状态和症状表现等,多数随机对照临床试验常排除老年患者,基于此,针对老年患者的循证学依据有限,所获的临床证据难以指导高龄肿瘤患者的临床实践,亟须在该领域有所创新。在未来的研究设计中,应优化老年患者纳入临床研究的标准。老年评估一定程度上可影响治疗决策,通过进行老年综合评估,适当放宽入组标准,促进新的试验设计。总生存期和无进展生存期等是肿瘤学研究的常用主要终点,但对于老年肿瘤这一特殊群体,则需把生理功能状态、认知能力和生活质量等放在更为优先的位置,这对于改善老年肿瘤患者预后有积极的作用。老年肿

瘤患者的诊疗还涉及一些伦理问题,如家属及照护人员对于知情同意及临床决策的影响较大,家属或委托人意见不一致等,应提高对老年医学伦理的认识,掌握沟通技巧,加强人文关怀。

中西医结合治疗是我国恶性肿瘤特有的治疗方式,中医药联合化疗、靶向或免疫等综合治疗方案突出了"以人为本"的特色,中西并重的综合诊治方案受到国际肿瘤领域的关注。而目前老年肿瘤患者纳入大型临床试验较少,部分中医临床研究方法缺少规范治疗指引,其疗效标准缺乏国际认可,不能与国际接轨。因此,应整合中西医治疗优势,贯彻中西并重的治疗原则,提高协同治疗疗效,这也是目前老年肿瘤研究的重要方向之一。

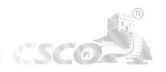

外泌体作为中药载体治疗肿瘤的研究进展

新疆维吾尔自治区中医医院

仝梦婷　何文婷　张洪亮

恶性肿瘤的固有细胞周期以及脉管系统中独有的特征导致肿瘤所有阶段的细胞难以充分治疗，且限制了药物递送。而药物本身体内溶解度差，副作用大，靶向性差，易被代谢清除等原因也使得多数药物治疗有效率低。目前针对上述难题已经开发了各种药物装载工具，如纳米技术、脂质体和病毒载体，为靶向和控释药物释放平台的许多新进展带来了巨大的希望，目前已广泛应用于癌症、神经系统以及心血管疾病的治疗。然而，血液中载药合成纳米颗粒等载药工具面临两个严重的问题，即药物毒性和单核巨噬细胞系统（mononuclear phagocytic system，MPS）的快速清除。外泌体作为新兴的药物递送载体，从发现至今已将近40余年。然而，直到"精准外泌体"的概念提出，外泌体才开始成为疾病诊断和精准治疗的热点，受到越来越多的学者的关注。其天然的特性——良好的生物相容性，可以递送药物、蛋白质甚至基因等。鉴于外泌体能在细胞间穿梭，交换细胞间物质和信息，是细胞间天然的药物递送载体，通过其装载药物来提高药物的靶向性，进而增加疾病控制率并减少药物不良反应。与外泌体在其他疾病中的作用相比，肿瘤外泌体的研究进展迅速。外泌体关乎肿瘤发展的几个关键步骤，如肿瘤的形成、发展和转移以及肿瘤耐药。

传统药物既是历史上重要的治疗药物，也是新药的重要来源，可在不同方面对肿瘤免疫系统发挥调节作用，在改善免疫功能条件下对肿瘤发生有一定的抑制作用，且有效地减轻了放化疗的不良影响，已成为新药研发的新起之秀。然而在现实临床工作中，多数抗肿瘤药物，仅少部分可溶于水或有机溶剂，吸收度差，或者体内结构不稳定，新陈代谢快，从而导致体内药物有效率低，抗肿瘤作用弱。目前部分研究已证实，通过外泌体装载治疗性药物，包括化疗、靶向药物、中药以及蛋白、核酸类等，在较低的浓度下即可在体外肿瘤模型抑制肿瘤的生长，且对正常细胞无毒性反应及副作用。本文就外泌体的生物学特征、功能特点及其作为中药载体治疗肿瘤的新进展进行简要综述。

一、外泌体的形成机制

所有细胞无论是在正常生理状态或病理状态下均可释放细胞外囊泡，其主要可分为两类：外泌体、微囊泡（即核外颗粒或微粒）以及自噬体。外泌体大小为40~100nm，来源包括免疫细胞、血液细胞、神经元细胞、上皮细胞以及癌细胞等几乎所有细胞，同时外泌体还广泛存在于体液、血液、泪液、恶性胸腔积液及腹水中。

与简单的细胞膜出芽相比，外泌体来源不同且更复杂，其形成始于细胞膜的内陷，能被受体细胞接收，从而实现细胞间的物质运输和信息传递。细胞质膜的内陷形成杯状结构，通过内吞细胞外环境相关的可溶性蛋白及细胞表面的蛋白，形成早期分选小体（early-sorting endosome，ESEs），且部分ESEs在某些情况下可与之前存在的ESEs合并。随后，ESEs成熟为晚期分选小体，并最终产生多囊内体（multivesicular bodies，MVB）。MVB是由质膜双重内陷形成，内陷的过程导致MVB内包裹了特异分选蛋白、核酸等物质的管腔囊泡（intraluminal vesicles，ILVs），即为外泌体的前体。MVB可与质膜融合，将所包含的ILVs释放为外泌体，也可与溶酶体或自噬小体融合被降解。外泌体的脂质与其来源的细胞质膜的脂质成分、含量和分布略有不同，以保证其在胞外环境中不被酶类降解，外泌体的稳定存在以保证其被靶细胞成功吸附。

二、外泌体的构成及功能

外泌体被定义为具有脂质双层膜的粒子，缺乏功能核，主要成分为蛋白质、脂质和核酸。其中，外泌体的蛋白质组分分为膜内蛋白和膜蛋白，膜蛋白又分为所有外泌体均包含的蛋白，如CD9、CD63、CD81、CD326，这些蛋白是区别外泌体和其他囊泡的标志物；还有一种为特定细胞所分泌的特异性膜蛋白，主要区别外泌体的来源，如MHC-Ⅰ、MHC-Ⅱ分子。外泌体最终进入机体循环，在多种生物体液（如血液、脑脊液、尿液、母乳）中可检测到，也可以在恶性积液（如腹水和胸腔积液）中检测到。

外泌体具有多种功能，其所具备的功能取决于所来源的细胞，而外泌体所有特征的结合将有可能导致外泌体具有更高层次的复杂性和异质性。外泌体除可介导正常的生理活动，如免疫反应、细胞分化及迁移等，还能介导疾病的发生和发展。目前研究发现，外泌体在疾病治疗上的应用主要为以下两个方面,一是干细胞来源的治疗性外泌体,二是外泌体作为递药载体。外泌体主要通过以下三个机制发挥生物学效应:①通过外泌体表面的蛋白或者有生物活性的脂质配体与受体细胞表面的受体结合,实现信号转导。②受体细胞通过内吞作用将外泌体吸收,外泌体进入细胞后再释放外泌体内容物,从而实现对受体细胞的调控。③外泌体的质膜与受体细胞的细胞膜直接融合,将所携带的内容物直接导入受体细胞,实现信号传递。

外泌体是肿瘤细胞和肿瘤微环境之间通讯的关键细胞外介质,其可通过运送自身携带的"货物"影响肿瘤的发生、发展以及转移和耐药等多个环节。研究发现,肿瘤相关细胞比正常细胞分泌更多的外泌体,因为肿瘤细胞间需要更多的信息交换和营养物质,这一现象在多种肿瘤中已得到验证,如乳腺癌、胃癌、结直肠癌。而肿瘤微环境中不同来源的外泌体可通过释放自身携带的载体传递耐药性,与细胞膜结合引发细胞的特异性反应,影响肿瘤增殖及免疫,从而促使肿瘤产生耐药,为肿瘤的治疗带来不利影响。肿瘤细胞常通过以下几种途径影响肿瘤耐药:①促进药物外流增强:ATP结合膜转运蛋白家族发生过表达后,会促使肿瘤增强外排作用,降低细胞内药物浓度,从而降低肿瘤细胞对化疗药物的敏感性。②影响细胞增殖及凋亡:miRNAs常作为癌基因促进肿瘤的发展,并可借助细胞分泌的外泌体进行传递。③促进肿瘤进展:低氧状态下可显著增加卵巢癌细胞的外泌体释放,且释放的外泌体携带大量的致癌蛋白STAT3和Fas,两者在体外能够显著地增加肿瘤细胞的化疗耐药性。④局部区域缺氧:缺氧导致肿瘤组织异常的血管内皮增生,促进肿瘤生长。

越来越多的证据表明,宿主细胞或肿瘤细胞分泌的外泌体参与了肿瘤的发生、发展、侵袭和转移,且免疫细胞和癌细胞之间通过外泌体进行通讯在免疫调节中发挥双重作用。外泌体可通过表达一些因子来诱导T细胞或自然杀伤细胞等活性抑制或凋亡,改变细胞周期,进而促进肿瘤的免疫逃逸,如通过表达FasL来诱导CD8+T细胞凋亡,选择性地降低穿孔素的表达来抑制自然杀伤细胞的活性。相反,外泌体也具有一定的抗肿瘤免疫作用,自1998年Zitvogel等首次使用树突细胞来源的外泌体作为肿瘤疫苗,并在动物模型上成功治愈肿瘤,许多学者对树突细胞来源的外泌体和肿瘤来源的外泌体的抗肿瘤免疫作用进行了深入研究,目前部分研究拟进入临床试验。

此外,鉴于外泌体存在于所有的体液中,包括恶性胸腔积液、腹水,使其具有微创液体活检的诊断潜力。外泌体中蛋白、脂质以及RNA和miRNA等组分可作为疾病,尤其是恶性肿瘤的诊断和预兆,并有可能通过纵向取样来跟踪疾病进展,从而增加疾病诊断的敏感性和特异性。

三、外泌体作为中药载体的研究进展

外泌体作为纳米级内源性载体囊泡,免疫原性低,参与多种生物学及病理过程,因其来源和分布广泛,穿透性强,使得其成为良好的药物载体。此外,外泌体为球形空泡结构,无需设计结构而装载药物,对外泌体的简单修饰即可获得药物靶向性,提高细胞内药物传送的效率。目前,外泌体作为药物载体将药物载入其内主要有以下几种方式:①间接转染法:将载入药物与分泌外泌体的细胞混合培养,使细胞内含有所需药物,从而分泌出含有这种药物的外泌体。②直接转染法:将细胞中提取出来的外泌体直接与药物混合培养,使药物顺浓度梯度直接进入外泌体。③穿孔:在超声波处理下,使外泌体的磷脂双分子层在外力的施加下出现空洞,药物顺空洞进入外泌体内。④挤压:将药物与外泌体混合,装载到含有多个孔径的脂质体挤压器,通过挤压,使药物进入外泌体。⑤超声波:通过超声处理时产生的机械剪切力,使药物在外泌体膜变形过程中进入外泌体。作为药物载体,建议选用与受体细胞相同类型的细胞外泌体,可以保证外泌体与受体细胞的识别不受干扰。

外泌体作为给药载体具有以下优势:①免疫原性低,蛋白和核酸类药物能够有效地到达目标细胞。②药物靶向到达目标组织,减少全身毒性反应及副作用。③增强药物溶解度,提高药物利用效率。④实现多个药物共同传递,提高质量效果。截至目前,外泌体通过包载小分子化学药物实现老药新用的效率优化,已成功投递化疗药物、蛋白类、核酸类药物,提高患者的用药效率、治疗效果,降低药物的毒性反应及副作用及使用频率,是目前全球寄予厚望的革命性药物载体。

现代医学研究中,广谱抗肿瘤药物代表之一的蒽环类药物,不仅可以诱导肿瘤细胞凋亡,还能诱导免疫原性细胞死亡(immunogenic cell death,ICD),ICD是细胞死亡的一种特殊类型,主要通过引发免疫反应和树突细胞的成熟。早期研究已证实,被外泌体包被的载药DOX颗粒具有良好的治疗乳腺癌的能力。后续研究也证实,载有DOX的纳米颗粒(NPDOX)可以穿透血脑屏障(Blood-brain barrier,BBB)模型,并通过体外试验,诱导树突细胞的成熟,细胞毒性细胞激活以及促进细胞因子产生,从而进一步导致胶质母细胞瘤(glioblastoma multiform,GBM)小鼠的生存期延长。除此化疗药物之外,还有装载靶向药物(如阿昔替尼、卡博替尼)的外泌体也已制备成功,已投入基础试验当中。外泌体不止能够装载药物,还能够有效装载大分子,包括沉默的RNA,从而关闭癌细胞的特定基因。有学者研究发现,携带针对Kras蛋白siRNA的外泌体(iExo)可显著抑制胰腺癌肿瘤的生长,显示出良好的抗肿瘤疗效。此外,对于装载siRNA的骨髓间充质感细胞外泌体,与吉西他滨联合治疗荷瘤胰腺癌小鼠,小鼠预期生存期显著延长。iExo新的治疗思路和想法为晚期胰腺癌患者带来了巨大的希望。目前,iExo已进行I期临床试验,但尚未开始招募患者。

除放化疗以及靶向、免疫治疗外,传统中医学的治疗理念正逐渐被世界所接受,作为中华民族的宝贵财富,其在降低癌症的发生率和死亡率中也占有极其重要的一席之地。然而中药抗肿瘤存在一系列瓶颈问题,如将中药的有效成分提纯后,就不再具备中药配伍的性能;缺少统一、客观和规范化的临床疗效评价体系;缺少循证医学证据,缺乏大样本、随机化、多中心的大型临床试验;更重要的是,很多药物的溶解度差,体内稳定性差,从而导致抗肿瘤有效率低,临床难于推广。

紫杉醇作为临床上常用的广谱抗肿瘤药物之一,来源于红豆杉属植物,是一种具有紫杉烷二萜骨架的抗肿瘤药物,因其药物水溶解度低,溶剂由聚氧乙烯蓖麻油和乙醇组成。而聚氧乙烯蓖麻油作为变应源,其分子结构中存在某些非离子嵌段共聚物,可刺激机体释放组胺,甚至导致严重的过敏反

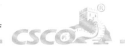

应,因此临床使用紫杉醇前需要预处理,但过敏反应发生率仍较高。而装载紫杉醇的纳米载体,如紫杉醇(白蛋白结合型),因其不良反应低,疗效尚可,且无须预处理,目前已成功投入临床使用。

鉴于外泌体可以实现细胞间的物质运输和信息传递,天然具有作为纳米级给药载体的潜力,在提高药物治疗疗效以及降低毒性反应及副作用方面具有独特优势。中医中药在抗肿瘤治疗方面发挥了重要作用,弥补了现代医学的不足之处,外泌体作为中药载体也有很多突破性的进展。

1. **姜黄中的多酚姜黄素(polyphenol curcumin)** 因其可抑制肿瘤的多个信号通路和关键蛋白,已成为研究较多的天然抗肿瘤化合物。姜黄素是两亲分子,仅部分可溶于水和有机溶剂,吸收度差,血浆分布约1%,结构不稳定,机体内新陈代谢速度快,从而导致药物有效率低,临床难于推广。研究发现,牛乳来源的外泌体装载姜黄素在体外肺癌模型可抑制肺癌细胞的生长,且对正常细胞无毒性反应及副作用。

2. **花青素(anthocyanidin)** 是一类广泛存在于植物中的蓝红色水溶性黄酮类化合物,自然条件下其很少以游离状态存在,常与葡萄糖、半乳糖等以糖苷形式存在,这种存在形式导致其渗透性低且口服利用度差。花青素在抗肿瘤、抗菌以及糖脂代谢、调节肠道菌群等方面有重要功能。体外肺癌小鼠口服装载花青素的外泌体后,可显著抑制肺癌细胞的存活率,且安全性尚可。

3. **雷公藤(tripteryguim wilfordii)** 其活性成分之一雷公藤红素(celastrol)是一种蛋白酶体抑制剂,水溶性非常差,除有抗风湿作用外,还可通过抑制蛋白酶体活性以及抑制肿瘤血管新生等多途径进而诱发肿瘤细胞凋亡,不良反应以肝肾毒性及削弱免疫功能为主。研究发现,外泌体装载雷公藤红素可降低其毒性并增强抗肿瘤增殖作用。另一活性成分雷公藤内酯(triptolide),也称为雷公藤甲素,有学者发现,外泌体靶向给药系统FA-Exo/TPL,可通过体内外实验证实雷公藤内酯能有效地抑制黑色素瘤组织的生长,延长荷瘤裸鼠的生存期,且能显著降低药物的系统毒性,起到增效减毒的作用。

4. **β-榄香烯(β-elemene)** 提取自活血化淤类姜黄属莪术的倍半萜烯类有效活性单体,是我国自主研发的新型抗肿瘤药物,目前用于肺癌、肝癌、乳腺癌等肿瘤,能够抑制肿瘤细胞的增殖、迁移,逆转肿瘤耐药等功效,且具有广谱、安全、有效、廉价等突出优点。为了提高其生物利用度和抗癌活性,进行了β-榄香烯结构改造和给药剂型研究。将负载β-榄香烯的外泌体与耐药乳腺癌细胞株共同培养,其可能会影响多重耐药相关的miRNA表达,并调控目标基因PTEN和Pgp的

表达,从而抑制乳腺癌细胞的生长。

5. **连翘苷(phil)** 是连翘中的主要活性成分之一,属于双环氧木质素类,可清热、解毒、散结排脓,有抗炎、抗病毒、抗肿瘤以及抗氧化、保肝等功效,制备负载连翘苷的外泌体递药系统(phil-exos),可显著降低人肺上皮腺癌细胞A549细胞的迁移能力。

6. **梓醇(catalpol)** 为来源于地黄中的一种环烯醚萜苷的小分子天然化合物,其可通过抗氧化、调节细胞免疫以及促进神经营养因子的表达从而促进神经的修复和重塑。装载梓醇的外泌体对人胚胎来源的神经母细胞瘤细胞株(SH-SY5Y)神经细胞损伤模型起更好的保护作用。

7. **紫草(lithospermum)** 中医中药认为,紫草具有凉血、活血、解毒等功效;现代医学研究发现,紫草的化学成分复杂,具有抗病毒、抗肿瘤等药理作用。紫草中提取的紫草素是一种萘醌类物质,是紫草抗肿瘤活性成分之一。国内学者发现,紫草素可通过减少肿瘤来源的外泌体miR-128从而抑制乳腺癌MCF-7细胞的增殖。

8. **常山酮(halofuginone,HF)** 是由热敷皂苷衍生的小分子生物碱,在不同的细胞系中具有明显不同的抗增殖作用。研究发现,HF可通过减少肿瘤来源外泌体,体外抑制乳腺癌MCF-7细胞的增殖;MCF-7受体细胞可以有效地吸收MCF-7供体细胞分泌的含miR-31的外泌体。HDAC2基因可通过调控MCF-7受体细胞中的G1/S组分如p21、CDK2和cyclinD1来调节细胞周期环路,从而促进细胞增殖,而增加外泌体miR-31含量可下调HDAC2基因的表达。

四、小结

外泌体作为药物载体有很多优点,但仍存在一些挑战,主要的挑战是外泌体的组成及功能。从宿主到受体细胞,外泌体通过生物大分子运输参与细胞通讯。然而,目前的研究对于外泌体内容物中其他分子以及外泌体的异质性尚不清楚。此外,还需要选择合适的供体细胞以避免发生严重的免疫反应。外泌体在肿瘤发展和转移中的作用随着研究的不断深入,机制会越来越清晰,外泌体的内容物用于肿瘤检测,肿瘤治疗和预后作为标志物相信会是一种疾病治疗的重要手段。尽管外泌体作为中药载体的研究有显著疗效,但研究程度仍较浅,需要我们进一步深入探索,对外泌体内容物的修饰,携带治疗药物靶向治疗肿瘤也会更加成熟,使外泌体作为中药载体在肿瘤的治疗中有着更好的临床应用和全新的治疗体验。

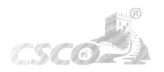

癌性疼痛中西医结合治疗精要

吉林省肿瘤医院
张越

研究表明,69% 的癌症患者可在癌症病程的任何阶段发生癌性疼痛。近年来,癌性疼痛的治疗取得了显著的进步,但因癌性疼痛发病机制复杂、患者个体差异性大和药物不良反应多等原因,仍有部分患者的严重癌性疼痛缓解不理想。癌性疼痛严重影响肿瘤患者的治疗效果和生活质量,及时、有效地缓解癌性疼痛是临床肿瘤医生的重要课题。本文对近年来癌性疼痛中西医结合治疗进行综述,整理癌性疼痛中西医结合治疗精要,供同道参考。

一、癌性疼痛的病因

癌性疼痛病因较多,发病部位广泛,疼痛性质多样,临床表现差异性大。癌性疼痛可大致分为急性癌痛和慢性癌痛。急性癌痛包括肿瘤相关急性内出血、肿瘤相关中空脏器急性穿孔或梗阻以及肿瘤相关病理性骨折疼痛等。慢性癌痛包括放化疗、手术等抗肿瘤治疗相关以及肿瘤细胞增殖和转移诱发的疼痛等。其中最常见病因包括肿瘤直接侵犯骨骼和神经、器官包膜扩张和软组织浸润等。从生理机制角度,癌性疼痛又可分为伤害感受性疼痛、神经病理性疼痛、精神性疼痛和混合性疼痛。临床上以混合性疼痛最为常见。

二、癌性疼痛的发病机制

癌性疼痛发病机制复杂,目前已探明的发病机制主要包括肿瘤及其微环境分泌物刺激、影响成骨细胞及破骨细胞平衡、诱导神经损伤、神经纤维芽生和神经瘤样结构形成等。

(一)肿瘤及其微环境分泌物刺激

在肿瘤疾病发生、发展过程中,肿瘤细胞及肿瘤相关基质细胞可分泌多种活性物质,这些物质可直接激活或敏化初级感觉传入神经元,从而产生疼痛。肿瘤细胞可通过激活破骨细胞释放一些酸性物质和蛋白酶等溶解骨骼,加上肿瘤细胞的 pH 通常较正常细胞低,二者可协同诱导酸性骨微环境。有学者通过动物模型实验证实,酸性骨微环境可激活瞬时受体电位香草酸亚型 1 和酸敏感离子通道 3,从而引起骨癌痛。粒细胞 - 巨噬细胞集落刺激因子可调节肿瘤与神经的相互作用、周围神经的重构及受损的感觉神经敏化,从而引起骨癌痛的发生。有报道发现,拮抗粒细胞 - 巨噬细胞集落刺激因子可减轻骨癌痛大鼠痛敏反应,潜在机制可能与钠通道和 Jak2/Stat3 通路有关。内皮素家族是一种血管活性肽家族,其家族受体在多种肿瘤中都有高水平表达。有研究表明,内皮素 -1 在暴发性癌痛中发挥重要作用,选择性内皮素 A 受体拮抗剂可以逆转内皮素 -1 诱导的暴发痛。且内皮素拮抗剂可增强吗啡对肿瘤引起的热痛敏和触痛敏的阻断作用。由炎症 / 免疫细胞和一些肿瘤细胞产生释放的肿瘤坏死因子 -α 和白细胞介素 -6 在多种癌痛动物模型中可观察到表现为高水平,并伴有机械痛阈和热痛阈的降低,且抑制肿瘤坏死因子 -α 和白细胞介素 -6 信号可减轻痛觉过敏。

(二)影响成骨细胞及破骨细胞平衡

肿瘤细胞增殖对成骨细胞及破骨细胞均产生影响,激活破骨细胞可打破二者之间的平衡,导致诸多引起疼痛的病理变化。破骨细胞对骨质进行破坏可导致病理性骨折,并伴有神经系统结构受压和损伤;破骨细胞激活过程中可产生大量 H^+ 和 ATP,从而激活位于骨供应神经元上的相应受体,导致疼痛产生;激活的破骨细胞可破坏感觉神经纤维,从而引起神经病理性疼痛。

(三)诱导神经损伤、神经纤维芽生和神经瘤样结构形成

肿瘤诱导的神经损伤、神经纤维芽生和神经瘤样结构形成可能导致神经病理性疼痛。有研究报道,在外周神经病理性疼痛和癌痛大鼠模型中均观察到同侧脊髓Ⅳ和Ⅴ板层存在大量异常的有髓神经轴突芽生。也有学者报道采用股骨闭合骨折诱导小鼠骨骼疼痛模型,在骨折未愈合组小鼠中,骨折部位附近观察到明显的感觉和交感神经纤维芽生、神经纤维密度增加以及神经瘤样结构形成,触诊骨折未愈合部位时小鼠也表现出明显的疼痛行为反应。

三、癌性疼痛的治疗

癌性疼痛的治疗包括西医治疗和中医治疗,又可再分为药物治疗和非药物治疗。大量临床研究报道发现,临床上应用中西医结合治疗癌性疼痛的疗效更为理想,不良反应更小。

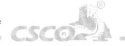

（一）西医治疗

1. 西医药物治疗

（1）三阶梯止痛疗法：是临床治疗癌性疼痛的首选疗法，已被世界卫生组织推广应用于各类慢性疼痛的临床治疗。三阶梯止痛疗法又经孙燕教授起草，经麻醉品管制委员会讨论、修订，指导国内肿瘤临床医师应用。该疗法将止痛药按非麻醉性、弱麻醉性及麻醉性分为三个阶梯，在使用以非麻醉性止痛药（第一阶梯）为主的基础上，当其不能控制疼痛时，按顺序加用少量弱麻醉性药（第二阶梯）及麻醉性止痛药（第三阶梯）。三阶梯止痛疗法针对患者的疼痛程度进行评估，并采取适合疼痛程度的止痛治疗，可缓解90%以上的癌性疼痛，具有止痛效果好、针对性强的优点。

（2）阿片类药物：是经典的镇痛及镇静药物，被世界卫生组织推荐应用于中、重度癌性疼痛的一线治疗，能够为90%的严重癌性疼痛患者提供良好的缓解效果，但因其易导致药物耐受和可能引发的疼痛超敏反应，临床应用尚存在诸多争议，需要考虑病因学、药效动力学和个体差异等进行合理用药。有学者研究发现，与世界卫生组织的吗啡推荐剂量（60mg/d）相比较，低剂量吗啡的止痛效果反而更加显著，疼痛发作次数少，起效更快。因此，阿片类药物的临床应用需要结合患者的疾病现状与意愿寻找最佳剂量，方能在发挥强效止痛作用的同时减少不良反应。

（3）其他药物：肉毒杆菌毒素A可抑制可溶性N-乙基马来酰亚胺敏感性因子附着受体蛋白，阻断突触前小泡的神经递质释放并促进其破裂，从而达到止痛的作用。齐考诺肽是一种非阿片类镇痛药物，临床上用于阿片不能耐受患者的镇痛。目前类似肉毒杆菌毒素A和齐考诺肽等药物的临床研究很少，尚欠缺高质量的循证医学证据报道。

2. 西医非药物治疗

西医非药物治疗是指微创介入治疗技术，主要包括神经毁损术、外周神经阻滞术、植入式神经刺激术及经皮椎体成形术等，具有镇痛疗效确切和不良反应发生率低等优点，可应用于经规范治疗后疼痛仍未缓解、或因严重并发症无法口服止痛药的患者。微创介入治疗在难治性癌痛治疗中具有独特的优势，可实现与其他治疗方法较好相容及相互促进的效果，具有很大的临床应用前景。

（二）中西医结合治疗

中医药治疗在恶性肿瘤疾病的治疗中不可或缺，中西医结合治疗可使恶性肿瘤患者更大获益。近年来，中西医结合在癌性疼痛治疗方面取得了很大的进步，包括中药口服、中药塌渍、针刺和艾灸等中医内外治法与西医疗法相结合，相辅相成，可以增强止痛作用，缓解止痛药物的副作用，取得了令人满意的临床疗效。

1. 中西医结合药物治疗

中医药应用方法多样，可以满足复杂多样的临床需求，目前中西医结合药物治疗癌性疼痛的报道涉及的中药治疗方法较多，根据给药途径可分为中药口服治疗和中药外用治疗。诸多研究结果表明，多种中医药治疗方法合用疗效更优，又可缓解止痛西药治疗的副作用。

（1）中药汤剂口服治疗：是最为广泛应用的中医药治疗方法，近年来大量研究报道表明，与单独应用西药治疗比较，中药汤剂口服治疗联合西药标准止痛治疗可增强止痛疗效，缓解止痛西药治疗的副作用，提升患者生活质量，并且无明显不良反应。

有学者探究中医经典方剂血府逐瘀汤联合规范化止痛治疗晚期肺癌"瘀血阻络证"癌性疼痛患者的临床疗效，结果发现血府逐瘀汤联合规范化止痛治疗可缓解晚期肺癌"瘀血阻络证"患者疼痛，改善患者的不适症状，显著降低患者阿片类止痛药物的摄入量。有学者探究中医经典方剂枳术汤及补中益气汤加味联合三阶梯止痛疗法对中、晚期恶性肿瘤患者癌性疼痛程度及生存质量的影响，结果发现，与单纯应用三阶梯止痛疗法的对照组比较，应用中西医结合治疗的观察组的止痛有效率更高，患者的生活质量量表评分更高，不良反应的发生率更低。有学者研究发现自拟方消癌止痛散联合三阶梯止痛法治疗癌性疼痛患者，联合治疗组的镇痛疗效更佳，不良反应更少，临床治疗上具有更多的优势。有学者探究中医经典方剂膈下逐瘀汤加减辅助治疗中、重度"气滞血瘀型"肝癌疼痛患者的临床疗效及安全性，结果发现在三阶梯止痛治疗同时配合应用膈下逐瘀汤加减方，不仅有助于改善疼痛缓解的总有效率，也可以明显降低NRS疼痛评分，改善中医临床症状，且未发现明显的不良反应。有学者探究加味活络效灵丹对晚期癌性疼痛患者疼痛情况及对血清疼痛介质的影响，结果发现加味活络效灵丹配合盐酸羟考酮缓释片可以达到更高的疼痛总缓解率，血清P物质、前列腺素E2和BPI评分的水平更低，生活质量评分和β-内啡肽的水平更高。有学者探究六君健脾汤联合甲氧氯普胺片治疗阿片类止痛药所致呕吐的临床疗效，结果发现与单独应用甲氧氯普胺片比较，加用六君健脾汤可以有效地缓解阿片类止痛药引起的呕吐，同时改善患者的生存质量。

（2）中药外用治疗：相较于中药口服治疗，中药外用治疗具有直达病所、保存方便和运用灵活等优点。关于中药外用治疗癌性疼痛的研究报道逐年增加，治疗方法主要包括：中药塌渍、中药外敷和穴位注射治疗等，临床疗效确切，不良反应小。

吉林省肿瘤医院中西医结合科探究科室协定处方蜈蟾痛愈膏塌渍联合芬太尼透皮贴剂治疗中、重度癌性疼痛的临床疗效及安全性，结果发现蜈蟾痛愈膏塌渍联合芬太尼透皮贴剂的疗效优于单独应用芬太尼透皮贴剂的止痛疗效，可以避免增加芬太尼透皮贴剂用量带来的副作用，可以让癌性疼痛获得更好的缓解。有学者探究中药外敷抗癌止痛贴联合针刺及三阶梯药物止痛法治疗癌症疼痛的临床疗效，结果发现联合治疗组的中医证候评分更优，疼痛VAS评分更低，肿瘤坏死因子-α、白细胞介素-1β、白细胞介素-6的数值更低，舒适度GCQ评分和生活质量KPS评分更高，未出现明显的不良反应。有学者探究中医定向透药治疗仪对癌性疼痛患者疼痛及生命质量的影响，结果发现治疗组的疼痛分级情况、爆发痛发作次数、VAS评分、镇痛起效时间、疼痛缓解持续时间和ECOG评分等指标均有显著改善。有学者探究冰硼散加减外用联合穴位注射治疗原发性肝癌中、重度疼痛的临床疗效及安全性，结果发现在盐酸羟考酮缓释片治疗基础上联合应用冰硼散加减外用联合穴位注射治疗，可以提高治疗总有效率，且疼痛程度数字评估量表评分和匹兹堡睡眠质量指数评分更低，前列腺素E2、缓激肽和β-内啡肽的数值改善更优，不良反应的发生率也更低。有学者探究中药止痛散穴位贴敷联合硫酸吗啡缓释片口服治疗癌痛的临床疗效及不良反应,结果发现联合治疗组可以达到比单纯硫酸吗啡缓释片对照组更高的疼痛缓解率和更优的生活质量改善,且未发现明显的不良反应。有学者探究中药膏摩疗法治疗奥施康定所致便秘的临床疗效,结果发现与口服四磨汤治疗的对照组比较,应用中药膏摩疗法的对照组缓解奥施康定所致便秘的总有效率更高,便秘相关的中医症状评分更优,且未出现明显的不良反应。

(3)中成药及中药注射液治疗:中成药及中药注射液在癌性疼痛治疗过程中也占有重要的一席之地,中成药及中药注射液具有更高的患者依从性,同样具有良好的临床应用前景。

有学者探究中成药天蟾胶囊联合盐酸羟考酮缓释片治疗晚期胃癌癌性疼痛的临床疗效及对生活质量的影响,结果发现联合治疗组临床疗效显著,不但能够有效地降低患者癌性疼痛强度,还可改善患者的生活质量,具有较好的安全性。有学者探究中成药华蟾素治疗应用 FOLFOX4 方案的胃癌患者癌性疼痛的临床疗效,结果发现应用 FOLFOX4 方案的胃癌癌性疼痛的患者中,华蟾素的止痛效果优于吗啡片,并且可以有效地提高机体免疫功能,抑制致痛因子的释放,从而改善患者的生活质量。有学者探究参附注射液辅助治疗中、晚期前列腺癌骨转移患者癌性疼痛及对免疫功能影响,结果发现应用参附注射液联合药物去势治疗可有效地降低前列腺癌骨转移患者疼痛程度,降低患者血清 PSA 水平,同时有助于患者机体免疫功能的保护。有学者探究复方苦参注射液对原发性肝癌合并肝损伤和癌性疼痛的治疗效果,结果发现复方苦参注射液联合曲马多缓释胶囊可以改善原发性肝癌患者的肝功能损伤,对癌性疼痛有一定的镇痛作用,并能减少曲马多缓释胶囊不良反应发生率。有学者探究康莱特注射液对晚期肾细胞癌化疗患者癌性疼痛及免疫功能的影响,结果发现康莱特注射液辅助常规化疗方案治疗晚期肾细胞癌,可有效地提高疾病控制率,减轻患者癌性疼痛程度,且具有免疫保护作用,有利于改善患者生存质量,提高生存率。

2. 中西医结合非药物治疗 中医非药物治疗包括针刺、艾灸、耳穴压豆和穴位按摩等,已有多家报道证实中西医结合非药物治疗癌性疼痛的临床疗效和安全性,具有很大的临床推广意义。

一项纳入 15 项研究 1 039 例患者的 meta 分析系统评价了中医外治法治疗癌性疼痛的临床疗效及安全性,结果发现中医外治法治疗癌性疼痛具有良好的临床疗效,能够提高临床总有效率,改善癌性疼痛患者的生活质量,延长癌性疼痛患者的止痛持续时间,降低不良反应发生率,但是在缩短癌性疼痛患者止痛起效时间方面,尚不能证实其有效性。有学者探究调神止痛针刺法联合盐酸羟考酮缓释片治疗中、重度肿瘤癌性疼痛的疗效,结果发现联合用药组的疼痛总缓解率更高,盐酸羟考酮缓释片的用量更少,疼痛控制时间更短,SAS 评分下降也更多。有学者探究针刺联合三阶梯止痛法对乳腺癌术后患者疼痛不适症状的临床疗效,相较于穴位假刺联合三阶

梯止痛法的对照组,针刺联合三阶梯止痛法的治疗组可以明显改善乳腺疼痛症状,改善中医症状,显著提高生活质量。有学者探究中医热敏灸疗法联合阿片类药物治疗虚型癌性疼痛的增效作用,结果发现在应用盐酸羟考酮控释片基础上加用中医热敏灸疗法,可以达到更高的临床治疗总有效率,并且可以提高患者治疗后的生活质量。有学者探究针刺对癌痛患者阿片类药物相关性便秘的治疗效果,结果发现与应用大黄碳酸氢钠片治疗的对照组比较,应用针刺治疗的试验组的中医证候积分更低,生活质量 Karnofsky 功能状态评分更高,便秘严重程度量表评分更低,临床总有效率也更高。有学者探究耳穴压豆联合穴位贴敷对晚期前列腺癌伴癌性疼痛患者血清疼痛介质的影响,结果发现耳穴压豆联合穴位贴敷治疗晚期前列腺癌伴癌性疼痛患者的疗效确切,能明显降低疼痛介质 5-羟色胺、去甲肾上腺素和前列腺素 E_2 水平,从而增强控制癌性疼痛的程度。有学者探究中医穴位按摩联合镇痛治疗对癌症患者慢性轻、中度疼痛及生活质量的影响,对照组按照癌症三阶梯止痛治疗用药,对轻度疼痛者给予布洛芬分散片治疗,对中度疼痛者给予盐酸曲马多缓释片治疗,而对照组则在此基础上联合应用中医穴位按摩治疗,结果发现对于慢性轻、中度疼痛的癌痛患者,三阶梯止痛治疗联合穴位按摩治疗镇痛效果确切,有助于缓解疼痛症状,改善癌症患者的生活质量。

四、展望

目前已报道的研究数据表明,中西医结合治疗癌性疼痛临床疗效确切,安全性良好。中西医结合治疗能够提高癌性疼痛临床治疗总有效率,改善癌性疼痛患者的生活质量,降低癌性疼痛患者的疼痛评分,延长癌性疼痛患者的止痛持续时间,降低不良反应发生率。而相较于中药口服、中成药及中药注射液等治疗方法,中医外治法联合三阶梯止痛疗法的研究较多,临床优势明显,具有很好的应用前景。中医经典著作《医学源流论》中记载:"使药性从皮肤入腠理,通经贯络,较之服药尤有力,此至妙之法也"。中药塌渍、中药外敷、针刺、艾灸、耳穴压豆和穴位按摩等中医外治法在癌性疼痛治疗方面具有操作简便、起效迅速、疗效确切、应用广泛和价格低廉等优点。尤其适合于正气已虚、不耐攻伐的晚期恶性肿瘤患者,晚期恶性肿瘤患者脾胃功能较弱,甚至不能耐受口服药物,中医外治法可以取得事半功倍的治疗效果。

虽然目前中西医结合治疗癌痛的相关研究呈较好发展态势,但仍存在一定的局限性,研究者和研究机构的分散格局使得中西医结合治疗癌痛领域尚未取得突破性的研究进展,深入的研究不多,高质量的研究较少,大范围的研究缺乏都是目前亟须解决的问题。希望本文能为中西医结合治疗癌痛的研究学者提供一定的参考信息,以期促进中西医结合肿瘤学科的发展。

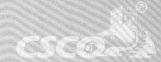

放射治疗

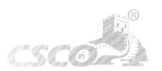

液体活检指导精准放疗研究进展

中国医学科学院肿瘤医院

刘文扬　杨银　毕楠

一、液体活检简介

组织活检目前是用于肿瘤诊疗的主要标准,不过具有有创性,取材技术要求相对较高,活检点只能提供部分肿瘤特性,难以反应肿瘤在不同空间,尤其随着治疗在时间维度上的变化,因此尚无法完全满足诊疗的需求,而在基因测序等高通量、高灵敏度检测手段进步的大背景下,液体活检逐渐显示出特定的优势。在基线全面了解患者肿瘤特征是合理制定整体治疗策略的关键,而随着治疗的干预和时间的推移,筛选压力将使得肿瘤细胞不断演进,因此时间轴上的纵向监测对于精准医疗也至关重要,液体活检在这两方面均提供了更多的便利,包括通过血液样本能够检测的循环肿瘤细胞DNA(ctDNA),循环肿瘤细胞和外泌体,当然,特定的实体瘤在特定情况下还会释放肿瘤成分到脑脊液、唾液、尿液、胃液、胸腔积液、腹水等,通过这些体液对ctDNA或其他肿瘤衍生成分[循环肿瘤细胞(CTC),细胞外囊泡或外泌体,循环RNA,循环蛋白和受肿瘤感染的血小板]进行采样和分析,均可称之为液体活检。比如,全球多个主流监管机构已经批准了血浆ctDNA中表皮生长因子受体(epidermal growth factor receptor,EGFR)突变的两种不同的液体活检伴诊断试验,用于在临床实践中选择非小细胞肺癌患者进行抗EGFR治疗。近年来ctDNA和CTC为基础的液体活检作为相对成熟的技术得到了广泛研究并逐渐走入临床应用,除了取材方便,利于连续监测等优点外,还显示出较好的重复性等特点。

而放射治疗是肿瘤治疗的重要手段之一。如何尽早预判患者预后,确定放疗敏感性,指导后续治疗,甚至个体化调整治疗策略,在原有传统影像学和临床因素基础之上,尚有很多问题难以明确。近年来局部晚期食管癌根治性放疗和局部晚期肺癌的剂量相关随机对照研究都得出了阴性结果,说明在现有放疗敏感性的体系框架下,不加选择地进行高低剂量照射已经难以取得局部控制上的优势。这些都提示我们需要积极结合生物标志物研究寻找突破的方向。

鉴于上述两点,本文主要围绕ctDNA和CTC在肿瘤放疗领域的成果进行阐述。

二、液体活检在放疗中的应用

(一) 在筛查和早期诊断中的应用对放疗的影响

尽管早期筛查的主要目的是将患者的诊断前移,影响放疗实施过程本身,但早期患者比例提高以后,就可能改变放疗所面对的主要对象。当前,根治性放疗面对的患者主要是病变局限但相对偏晚的人群,如局部晚期不可切除的肺癌和食管癌,以及可切除食管癌、直肠癌的术前治疗,而早期患者增加以后,大量患者将有更多的机会通过高效无创的现代放疗技术,直接获得满意的疗效,而避免创伤较大的手术治疗。在早期肿瘤中,目前已知无论是头颈部鳞癌、直肠癌、食管癌、肺癌,通过放化疗联合,或与内镜下切除等微创手段结合,在保留器官的基础上,均取得了与手术治疗相当的效果。以往的筛查手段在放射剂量暴露、成本效益方面均有待改善,而ctDNA及ctDNA甲基化特征在结直肠癌、肝癌、小细胞肺癌中均展现出用于早期诊断筛查的潜力。当然,在真正成为筛查工具之前,在保证其成本效益、大样本量的条件下保持有足够准确性的合适人群尚有待确定。

(二) 放疗相关的预后和风险分层

在绝大多数实体肿瘤中,全身有无残留的微小病灶是影响预后的决定性因素。现有的影像学或临床检查无法发现治疗后,而传统的预后分析以及风险分层依据临床和组织病理特征对这种残留的可能性进行预判,并非直接的检测。同时,由于取材范围和便利性的限制,在以药物和放疗为主要治疗的情况下,更加难以准确判断预后。

尽管在血液肿瘤领域最早提出了微小残留病灶(minimal residual disease,MRD)的概念,并明确其具有重要的临床意义,根据MRD的情况调整后续治疗策略或强度可以优化个体治疗的疗效,避免不必要的毒性,但近年来,这一概念通过液体活检技术逐渐延伸到了实体肿瘤研究领域,并得到了验证,而且得到越来越广泛的关注和应用,其主要技术即为ctDNA测序。大量的研究表明,在根治性治疗的实体瘤患者中,ctDNA测序可以取得良好的MRD检测结果。而在放疗领域,研究成果也在逐年增加。

在一些病毒相关的特殊实体瘤中,我们可以发现当代

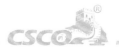

ctDNA 检测的雏形。比如与 EBV 高度关联的鼻咽癌，从现在的视角来看，EBV 可以视为鼻咽癌一般意义上 ctDNA 的替代指标，多项研究确证了基线 EBV 含量低，放疗后 EBV 转阴的鼻咽癌患者具有更好的预后，由于该结论已被全球多个中心广泛验证，因此有学者提出将其纳入鼻咽癌分期指标。与此异曲同工的成果可见于 HPV 相关口咽癌、肛管癌以及宫颈癌。由于这些肿瘤的特殊性，病毒相关 ctDNA 具有较高的肿瘤特异性，这使得病毒相关 ctDNA 的检测比一般细胞游离DNA（cfDNA）更容易达到更高的检测精度，尤其在放疗期间可能受到肿瘤坏死、放射性损伤以及炎性反应干扰的复杂环境下。比如，Cao 等针对接受放疗的 p16 阳性口咽癌患者随治疗进行 HPV ctDNA 动态监测发现，治疗前 HPV ctDNA 偏低以及放疗 2 周时早期 HPV ctDNA 较基线增加与无进展生存结果更好相关（分别为 $P<0.02$，$P<0.05$）。而第 4 周和第 7周，HPV ctDNA 则再无预测作用（$P=0.8$）。当然，受限于瘤种必须为病毒高度相关的情况，这种技术路线难以应用到更为广泛的癌症研究中。

采用一般 ctDNA 检测进行放疗相关预后研究已经在直肠癌、肺癌、食管癌等实体瘤中取得了许多重要进展。

上述主要瘤种相关研究的摘要可见表 1。

从表 1 中可见，直肠癌相关研究开展较早，目前已有数十项的报道发表 {Pucciarelli, 2012#30}{Pucciarelli, 2012#30}{Tie, 2019#32}，各个研究采取的技术路线略有不同，但基本肯定了 ctDNA 在术前放疗后的预后预测价值，以及在术前放疗后手术前判断放疗反应的作用，但基本上未发现基线 ctDNA 含量与预后的相关性。此外，仅有一项研究基于 cfDNA 发现基线以及放疗后 TMB 下降与生存相关。早在 2011 年，Agostini 等即通过研究发现，基线 cfDNA 与肿瘤治疗反应无关，术前放化疗（CRT）后 cfDNA 整体性指数（cfDNA integrity index）降低与术后肿瘤消退分级（tumor regression grade，TRG）显著相关（$P=0.000\ 9$），不过该早期研究采用了 cfDNA 检测，其肿瘤特异性受到了一定的限制。随后 Schou 等采用类似 cfDNA 技术进一步发现基线 cfDNA 水平 75% 分位以上的患者局部或远处复发的风险更高，复发时间更短（$HR=2.48$，95% CI 1.3~4.8，$P=0.007$），包括无疾病进展生存（DFS）也如此（$HR=2.43$，95% CI 1.27~4.7，$P=0.015$）。Tie 等在直肠癌术前放疗领域率先发表了采用 ctDNA 技术检测的成果，术前 CRT 后和手术后 ctDNA 可检测到的患者预后更差，HR 分别为（$HR=6.6$，$P<0.001$）和（$HR=13.0$，$P<0.001$）。而且，无论是否辅助化疗，ctDNA 阳性均是复发的预测因子（化疗：$HR=10.0$，$P<0.001$；不接受辅助化疗：$HR=22.0$，$P<0.001$）。同时，该研究还采用了基于组织测序的定制化 panel 对 ctDNA 进行检测，与之前以 cfDNA 检测为代表技术的研究相比，对相同肿瘤事件的预测性能从数值上看有明显的提高。此后的一系列研究将此作为主流的技术手段。其中，Khakoo 等在此基础上则进一步发现了术前放化疗（preoperative chemoradiotherapy，preCRT）后 ctDNA 状态与 MRI-TRG 相关，放疗中的 ctDNA 持续阳性可能与远处转移风险高相关，这为筛选需要强化治疗的患者提供了依据。复旦大学附属肿瘤医院的一项研究采用了固定化大 panel 动态检测 ctDNA，除了重复出 ctDNA 含量变化与预后的相关性，还进一步发现了 preCRT 后检测到结直肠癌潜在驱动基因的患者无复发生存（recurrence free survival，RFS）显著更差（$HR=9.29$，$P<0.001$），并且，术后存在驱动突变和高风险特征的患者复发风险最高（$HR=90.29$，$P<0.001$）。而采用类似技术路线的北京协和医院的一项研究则提示了基线变异等

表 1　液体活检技术在预后判断中的研究摘要

作者	年份	肿瘤	液体活检技术特点	主要结果
Chaudhuri	2017	Ⅰ~Ⅲ NSCLC	定制化 panel 追踪	94% 的复发患者治疗后首次标本可检测到 ctDNA
Azad	2020	局部晚期食管癌	固定化大 panel 联合定制化 panel 追踪	CRT 后 ctDNA 可检测到与肿瘤进展，远处转移，肿瘤专项死亡风险增加相关
Agostini	2011	局部晚期直肠癌	cfDNA 检测	术前 CRT 后 cfDNA 指数降低与 TRG 显著相关
Schou	2018	局部晚期直肠癌	cfDNA 检测	基线 cfDNA 水平高复发风险更高
Tie	2019	局部晚期直肠癌	ctDNA 定制化 panel 追踪	术前 CRT 后和手术后 ctDNA 可检测到的患者预后更差
Khakoo	2020	局部晚期直肠癌	ctDNA 定制化 panel 追踪	术前 CRT 后 ctDNA 持续可检测提示预后更差，与 MRI-TRG 相关
Wang	2021	局部晚期直肠癌	固定化 panel	术前 CRT 后 ctDNA 可预测预后，联合 MRI 联合可改善对 pCR 的预测
Zhou	2021	局部晚期直肠癌	固定化 panel	术前 CRT 后 ctDNA 状态与肿瘤消退显著相关，全部检测时间点 ctDNA 阳性者远处转移生存更差
Liu	2022	局部晚期直肠癌	定制化 panel，固定化 panel，CNA	三种方法检测的新辅助治疗后 MRD 阳性可较好预测无复发生存，其中定制化 panel 最佳，CNA 和固定化大 panel 联合 MRD 检测准确性可接受

注：NSCLC. non-small cell lung carcinoma，非小细胞肺癌；panel. 壁板；ctDNA. circulating tumor DNA，循环肿瘤 DNA；cfDNA. cell free DNA，细胞游离 DNA；CRT. chemoradiotherapy，放化疗；TRG. tumor regression grade，肿瘤消退分级；pCR. pathological complete response，病理完全缓解；CNA. copy number alteration，拷贝数变异检测；MRD. minimal residual disease，微小残留病灶。

位基因中位数是无远处转移生存的独立预测因素（HR=1.27，P<0.001）。中国医学科学院肿瘤医院的一项研究在同一队列中首次同时采用三种技术对 ctDNA 进行动态监测，包括定制化 panel，固定化 panel，以及基于低深度全基因组测序的拷贝数变异检测（copy number alteration，CNA），定制化 panel MRD 阳性复发风险显著升高（HR=27.38，P<0.000 1），而固定化 panel（HR=5.18，P=0.000 86）和 CNA（HR=9.24，P=0.000 17）的预测性能则有所降低，通过比较进一步发现，CNA 与定制化 panel 联合可进一步提高 MRD 检测敏感性和复发预测性能，而 CNA 和固定化大 panel 联合在无需肿瘤组织的条件下也可取得较好的 MRD 检测准确性（HR=6.58，P=0.000 22）（灵敏度=73.33%，特异度=78.38%），此外，该研究的前瞻性队列覆盖了目前局部晚期直肠癌术前放疗的两种主要模式，长程 CRT 和基于短程放疗的全新辅助模式，具有更广泛的应用价值。纵观上述不同研究，ctDNA 在 preCRT 后、实施手术前这个时间点的变化模式与局部进展期直肠癌（locally advanced rectal cancer，LARC）患者预后和放疗反应均有较高的相关性，一方面，这有利于提前找出需要强化治疗的患者，毕竟，目前三种不同模式的肿瘤坏死疗法（TNT）强化治疗模式未能明确显著改善 OS。另一方面，对放疗反应判定的准确性提高以后，有利于推进器官保留策略的临床实施。例如，复旦大学肿瘤医院的研究汇总术前 CRT 后 MRI 联合 ctDNA 可进一步改善对 pCR 的预测准确性（AUC=0.886），而北京协和医院的研究中 29 例 pCR 的患者无一例可检测到术前 ctDNA。

在肺癌放疗领域，多项研究表明放疗后 ctDNA 由阳性转为阴性提示更好的预后。美国斯坦福大学 Chaudhuri 团队对 40 例行根治性放疗或手术的Ⅰ~Ⅲ期肺癌基线及放疗结束后多时间点采样，通过深度测序 CAPP-seq 技术检测 ctDNA。37 例放疗前 ctDNA 阳性，其中 20 例在放疗后多时间点采样的 ctDNA 均为阴性，其余 17 例在放疗后部分时间点 ctDNA 阳性，研究结果示 ctDNA 持续清零患者在随访的 3 年时间里均未复发，而 ctDNA 未清零患者均在随访过程中复发，同时 ctDNA 未清零患者较清零患者的 OS 显著较差（HR=10.9，P<0.001），因此放疗后 ctDNA 持续清零是较好无进展率（freedom from progression，FFP）和 OS 的预后指标。但考虑到 ctDNA 持续阴性状态的定义不明朗，该研究进一步缩减 ctDNA 采样时间段至根治性治疗后 4 个月内。研究结论同前，治疗后 4 个月内 ctDNA 持续清零仍是较好 FFP 和 OS 的预后指标。再次，该研究将 ctDNA 采样时间缩减至放疗后 1.5 个月，所得结果照旧，放疗后短期内 ctDNA 清零仍是较准确的 FFP（HR=16.3，P=0.001），疾病特异性生存（disease specific survival，DSS）（HR=10.6，P=0.009），OS（HR=10.6，P=0.009）预后指标。另外，Cann 等发现放疗后 ctDNA 清零所需时间长短也是 PFS 和 OS 的预后指标，即 ctDNA 由阳性转为阴性所需时间长的患者相对于时间短的患者的 PFS 显著更差（HR=1.1，95% CI 1.01~1.19）和 OS（HR=1.07，95% CI 1.01~1.15）。由于 ctDNA 在放疗过程中呈现动态变化，ctDNA 检测费用也相对昂贵，因此，ctDNA 最佳预后评估时间点的探究有利于简化采样流程和费用，来自中国医学科学院肿瘤医院的一项研究通过前瞻性入组 55 例非小细胞肺癌

患者，收集多个时间点（基线、放疗中 4 周、放疗后 1 个月、放疗后 3 个月、影像学进展）的外周血样本并进行 ctDNA 检测，发现放疗后 1 个月时间点的 ctDNA 预后分层能力最佳，该时间点 ctDNA 阴性患者较阳性患者的 PFS（P<0.001）和 OS（P=0.016）显著更优，并通过 20 例接受根治性放化疗的局部晚期 NSCLC 患者进行了独立验证。山东省肿瘤医院的一项研究用 474 个 NGS panel 对 231 例接受根治性化放疗的局限期 SCLC 基线血样 ctDNA 分析，发现高血液肿瘤突变负荷（blood tumor mutation burden，bTMB）（≥10mut/Mb）患者较低 bTMB 患者具有更好的 PFS（HR=0.55，95% CI 0.40~0.76，P=0.000 3）和 OS（HR=0.67，95% CI 0.41~1.09，P=0.11）。同时基因通路水平的分析表明，MAPK/ERK 通路基因的激活突变提示较差的 PFS（HR=1.57，95% CI 1.04~2.39，P=0.03）和 OS（HR=2.17，95% CI 1.23~3.83，P=0.006）。同样，Provencio 等对 24 例接受根治性同步放化疗的局部晚期 NSCLC 患者血检 ctDNA，发现放疗后 3 个月发现平均等位基因频率（mean allele fraction，MAF）<0.1% 的患者组的 PFS 显著延长（P=0.000 21），可见 ctDNA 相关的定量指标 bTMB、MAF 及具体突变基因类型也有较好的预后分层能力。

食管癌放疗领域目前 ctDNA 研究报道有限。Azad 等在研究中还发现，CRT 后进展的患者发现新突变的比值比未进展者更高（P=0.03），而通过检测 ctDNA 可比影像学证据超前 2.8 个月发现肿瘤进展。如果联合 PET/CT，那么预测肿瘤进展的准确性可达 100%，而仅用 ctDNA 为 71%，仅用 PET/CT 为 57%（P<0.001）。Jia 等进行的一项研究也提示了局部晚期食管鳞癌放疗后 ctDNA 阳性者 PFS 更差（P=0.047），OS 明显劣于 ctDNA 阴性的患者（P=0.005）。如果在更大的范围内验证上述结论，将为食管癌根治性放疗后选择高危患者进行巩固治疗提供新的依据。

CTC 检测技术主要针对能释放到体液中的肿瘤细胞，目前在放疗预后判断领域，研究成果相对有限。针对 LARC，Wan 等的研究提示放疗前后 CTC 的变化与术后 TRG 相关（AUC=0.860），不过基线 CTC 与 TRG 也有一定关系［缓解者 vs. 非缓解者，(44.50±11.94) vs.(37.67±15.45)，P=0.012］。Flores 等的研究除了再次证实 preCRT 后 CTC 计数下降与放疗反应相关之外，pCR 和非 pCR 患者的 CTC 表面 RAD23B、TYMS mRNA 表达水平也明显不同。而 Wang 等发现头颈部鳞癌同步放化疗后 CTC 降低的患者治疗反应也会更好，1 个月时 CTC 降低的患者 PFS 和 OS 更长。Adams 等在接受放疗的肺癌患者中则发现放疗后 CTC 表面的 PD-L1 表达增加 1.8 倍左右。Tay 等在前瞻性研究基础上分析发现局限期小细胞肺癌中，基线 CTC 计数阈值取 2、15 和 50 时，具有预后价值，并且≥15 是独立于所有其他临床因素的指标，可预测生存≤2 年。Frick 等前瞻性入组 92 例Ⅰ期接受 SBRT 的 NSCLC，于放疗前、中、后多个时间点动态采集血样检测 CTC，发现放疗前血浆 CTC 检出为阳性者总计 38 例，复发预测最佳分界值为 5CTCs/ml，特异度高达 90%，AUC 值为 0.64。放疗前血浆 CTC≥5CTCs/ml 的患者较 CTC 值低患者的无区域淋巴结进展率（P=0.04）和无远处转移率（P=0.03）显著更差，以及倾向更差的无局部复发率。同时，该研究进

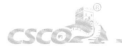

一步对放疗前 CTC 阳性并且在放疗后较短时间段内有再次采样时间点的 35 例患者进行分析，发现放疗后 CTC 未清零者较 CTC 持续清零者更易发生远处转移（*HR*=15.1，*P*=0.04），局部进展（*HR*=4.3，*P*=0.16）及区域淋巴结进展（*HR*=11.9，*P*=0.08）。在此项研究基础上，该研究团队进一步将基于影像组学深度学习模型与 CTC 指标结合共同预测 I 期接受 SBRT 的 NSCLC 患者复发率，发现与单纯的影像数据或 CTC 计数相比，两种方式的联合改善了患者分层，可以更好地预测早期 NSCLC 患者的复发结局。进一步讲，从了解肿瘤细胞个体进化的角度上讲，CTC 仍然值得深入研究。

（三）指导治疗

1. 放疗敏感性的预测 将放疗敏感性的预测点尽量前移是解决放疗剂量个体化的关键所在，这将为及时调整放疗技术甚至整个治疗策略提供可能。基于治疗反应调整放疗的原理需要准确及时地评判肿瘤对放疗的反应，而以往基于影像学的往往有明显的滞后。在系统治疗领域，如何运用 ctDNA 在治疗期间对肿瘤进行监测，早期预测疗效，已经取得了大量成果。而在放疗期间，由于放疗造成的大量肿瘤细胞死亡，组织损伤，以及炎性反应或感染对 cfDNA 造成的显著影响，给区分 cfDNA 的肿瘤成分和正常组织成分带来了技术上的巨大困难，当前报道的研究成果离临床应用的需求尚十分匮乏。

从 ctDNA 在放疗期间的动力学来看，比如采用小鼠移植肿瘤模型的一项实验显示，20Gy 照射后 ctDNA 在 96~144 小时左右达峰，似乎向我们表明 ctDNA 有用于监测放疗后早期肿瘤坏死的潜力。早年的临床数据也显示一些病毒高度相关肿瘤的特定 ctDNA 放疗开始后可以一过性升高。例如之前提到的鼻咽癌，由于 EBV ctDNA 水平某种程度上可以作为 ctDNA 的一种替代，放疗开始后 1 周可以观察到 EBV ctDNA 水平升高，之后最终降低，并能反应治疗的疗效和肿瘤负荷。甚至在诱导化疗后放疗前这一时间点的 EBV ctDNA 含量也能预测患者最终的疗效。中国医学科学院肿瘤医院在 NK/T 细胞淋巴瘤中的研究同样显示基线 EBV ctDNA 负荷小，放疗后 EBV ctDNA 检测不到与预后良好相关。不过，这些特殊的实体瘤的应用范围有限。一般 ctDNA 方面，仅在 1 项小样本研究中，发现接受单纯放射治疗的 NSCLC，放疗后 72 小时 ctDNA 一过性增加，而 7 天时呈降低趋势，但未确定放疗中 ctDNA 与放疗反应之间存在相关性。在 LARC 中进行的研究中也未能证实放疗中更晚的时间点 ctDNA 与放疗反应间的相关性。Moding 等的一篇会议摘要报道提示，将 NSCLC 同步放化疗 3 周时 ctDNA 浓度定义为治疗中 ctDNA，而将其中 10 例治疗中 ctDNA 下降最多且无局部进展的患者定为快缓解患者，与慢缓解患者相比，36% 的慢缓解患者存在常见的驱动基因 *KEAP1*、*NFE2L2*、*KRAS* 和 *EGFR*，而快缓解患者中则没有（*P*=0.03）。由此可见，放疗期间 ctDNA 的疗效预测价

值可能有待特异性更高的技术创新进行挖掘。

2. 根治性放疗后巩固治疗的个体化 根治性治疗后全身系统中残存的亚临床病灶是肿瘤复发的主要原因之一。因此，基于 ctDNA 在 MRD 检测方面应用愈加成熟，将其用于指导辅助治疗顺理成章。其中的代表性研究包括 ctDNA 用于尿路上皮癌术后指导免疫治疗，ctDNA 阴性的患者无法从辅助免疫治疗汇总获益，而术后 ctDNA 阳性的患者免疫治疗后生存得到了显著改善。另外，近期一项随机对照研究在 II 期结肠癌中通过 ctDNA 指导是否进行辅助化疗，实验组按术后 ctDNA 状态决定是否辅助化疗，对照组仍然按传统病理特征决定，结果实验组在减少辅助化疗比值的情况下并未降低疗效。在放疗领域类似的研究方兴未艾。尽管免疫巩固治疗是目前局部晚期 NSCLC 根治性同步放化疗后的标准治疗，但 Moding 等针对根治性同步放化疗后 NSCLC 患者分析发现，CRT 后未检测到 ctDNA 的患者无论是否免疫治疗疗效均良好；存在 MRD 的患者接受免疫治疗生存结果明显优于不接受免疫治疗的患者。这提示对于 MRD 阴性的患者是否值得继续免疫巩固治疗需要开展前瞻性研究（表 2）。

3. 适合辅助放疗患者的筛选 尽管辅助放疗在多种实体瘤根治性手术后是标准治疗，但如何更加准确地选择从辅助放疗中获益最大的患者仍大有可为。ctDNA 在这个问题上尚未见较为成熟的报道。广东省人民医院的一项前瞻性研究入组 261 例 NSCLC 接受术后 ± 辅助治疗，并于术前及术后多个时间点采集血样检测 ctDNA，研究定义 MRD 采样时间段为手术后且辅助治疗前的时间段，研究发现 MRD 阳性的患者能从辅助放化疗、靶向治疗或免疫治疗中显著获益（*HR*=0.34，95% *CI* 0.12~0.88，*P*=0.022），而 MRD 阴性的患者不能从辅助治疗中获益（*HR*=2.29，95% *CI* 0.85~6.11，*P*=0.039）。Goodman 等通过 NCDB 数据库 1 697 例患者（均采用 CellSearch 平台检测 CTC），在早期乳腺癌中发现，保乳术后 CTC 计数至少 1 的患者接受辅助放疗后比不放疗者局部控制生存、DFS、OS 均更好，而没有 CTC 的患者则未从放疗中获益。可见，在精准选择辅助放疗获益人群的研究中，ctDNA 和 CTC 均尚有很大潜力。

（四）放疗抵抗和敏感性相关的机制研究

既往基于组织活检的研究受制于取材范围有限，难以连续监测，尽管众多研究报道了许多潜在的放疗抵抗和敏感相关的分子标志物，但能为临床所用的特定标志物并不多。一方面由于放疗过程中的分子演变过程复杂，研究难度大，另一方面，则很大程度上受制于取材的困难。液体活检作为一种更加便利、更加容易连续取材的创新方法，在放疗敏感性相关机制研究中加以利用十分必要，尽管目前的成果尚不成体系。反观系统治疗领域，液体活检技术明确可以鉴定引发耐药的突变等分子演进因素。比如一项前瞻性研究对接受靶向治疗的胃肠道肿瘤患者进行 ctDNA 检测，在 78% 的患者中发现

表 2 液体活检技术在治疗指导方面的研究摘要

作者	年份	肿瘤	液体活检技术特点	主要结果
Moding	2020	II B~ III B NSCLC	定制化 panel	CRT 后未检测到 ctDNA 的患者无论是否免疫治疗疗效均良好；存在 MRD 的患者接受免疫治疗生存结果明显优于不接受者

了匹配肿瘤组织测序中未发现的耐药改变。此外，大量研究利用 ctDNA 确定耐药的机制获得了成功。放疗抵抗机制的研究尚不充分，并且，即使在立体定向消融放疗（Stereotactic ablative body radiotherapy，SABR）如此高剂量的照射条件下，仍然不能完全克服 KEAP1/NFE2L2 相关的放疗抵抗，突显了在这一领域加强研究的迫切性。如果在放疗敏感性研究中，以 ctDNA 检测手段为基础，与甲基化、cfRNA 检测技术相结合，可能有助于进一步阐明放疗期间肿瘤的演进和耐受机制。因为放疗后往往影像学检查要在 1 个月左右进行，确定放疗的早期有效性，而液体活检则可能将这个时间点提前到放疗结束，甚至放疗期间，从而甄别出放疗的早期缓解人群，为下一阶段的治疗策略制订争取时间。值得一提的是，CTC 具有体外培养的潜能，并且可以对细胞个体进行多层次的深入分析，在放疗敏感性机制研究中也需重视。比如 Rafat 等通过小鼠模型研究揭示了巨噬细胞可能驱动循环肿瘤细胞招募进入放疗野内，从而导致三阴性乳腺癌（TNBC）患者局部复发。

（五）放疗后的随访

多项研究液体活检与影像学检查相比可提前数个月侦测到肿瘤复发，尽管在不同瘤种中，具体治疗模式下的准确性仍需要大量的研究确证其临床应用的可行性，但成本也是无法回避的问题。不过，Kowalchuk 等根据美国 *U.S.News & World Report* 所定义的十大顶尖癌症中心 2021 年的数据针对 HPV 相关口咽癌放疗后的随访进行成本效益分析，与影像学检查相比，使用 ctDNA 是成本最低的策略，即使 ctDNA 的成本增加了一倍，它仍然是成本最低的策略。此外，在肺癌放疗后复查领域，Chinniah 等通过前瞻性队列发现连续监测 CTC 可在根治性 CRT 后比影像学检查提前 6.1 个月确定复发，而 CTC 检测往往成本更低。将来，对存在明显肿块的患者，复查时采用 CTC 还是 ctDNA 检测的在多个维度的优劣，仍然需要研究比较。

三、小结

尽管这些成果要走进临床尚有很长的路要走，但仍然是将放疗的精准性从放射物理层面，向放射生物个体化层面推动的十分吸引人的方向。

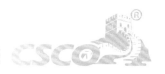

不可手术的局部晚期 NSCLC 放射免疫联合治疗进展

上海交通大学医学院附属胸科医院

傅小龙

局部晚期非小细胞肺癌(non-small cell lung cancer, NSCLC)发病率高,约占所有 NSCLC 的 20%~25%,而且其病理、生长位置、累及范围等多方面存在异质性,因此需要多学科的综合治疗。多数局部晚期 NSCLC 患者在确诊时无法行根治性手术,在过去,以铂类为基础的同步放化疗(concurrent chemoradiotherapy,cCRT)是不可手术的局部晚期 NSCLC 的标准治疗,但是预后差,2 年生存率仅 37%,中位总生存(overall survival,OS)仅 17~24 个月。PACIFIC 研究中 cCRT 后免疫巩固治疗带来的生存获益,开启了不可手术的局部晚期 NSCLC 放射免疫联合治疗的新篇章。

一、不可手术的局部晚期 NSCLC 的标准治疗

局部晚期 NSCLC 根据影像上肿瘤和淋巴结大小分为可手术切除、潜在可手术切除和不可手术切除。不可手术切除的局部晚期 NSCLC 包括部分 ⅢA 期、部分 ⅢB 期和全部 ⅢC 期,通常包括单站 N_2 纵隔淋巴结短径 ≥3cm 或多站以及多站淋巴结融合成团(CT 上淋巴结短径 ≥2cm)的 N_2 患者,侵犯食管、心脏、主动脉、肺静脉的 T_4 和全部 N_3 患者。目前,根据国内外各大指南推荐,对于不可手术的局部晚期 NSCLC 的标准治疗是 cCRT 后未进展的患者行德瓦鲁单抗巩固治疗。此外,基于国内开展的 GEMSTONE-301 研究结果,2022 年 CSCO 指南新增推荐舒格利单抗作为 cCRT 或序贯放化疗(sequential chemoradiotherapy,sCRT)后的巩固治疗。

(一)同步放化疗后德瓦鲁单抗巩固

2017 年 PACIFIC 研究的横空出世在全球范围掀起一场"海啸",改变了不可手术的局部晚期 NSCLC 的治疗格局。PACIFIC 研究是一项随机、双盲的全球多中心 Ⅲ 期临床研究,不可手术的 Ⅲ 期 NSCLC 患者 cCRT 后未进展按照 2:1 的比值随机分配到德瓦鲁单抗(n=473)或者安慰剂(n=236)组行巩固治疗,主要研究终点为无进展生存(progression-free survival,PFS)和 OS。2018 年首次公布的 OS 数据,中位随访 25.2 个月,德瓦鲁单抗组的中位 OS 未达到,安慰剂组为 28.7 个月(HR=0.68,P=0.002 5)。基于 PACIFIC 研究结果中德瓦鲁单抗的巩固治疗为局部晚期 NSCLC 患者带来的突破

性生存获益,2018 年美国 FDA 迅速批准德瓦鲁单抗用于不可手术切除的 cCRT 后未进展的 Ⅲ 期 NSCLC 患者的治疗,并被写入 NCCN 指南。后续 PACIFIC 研究的随访数据继续显示德瓦鲁单抗给患者带来了显著的长期生存获益,2020 年 CSCO 指南也推荐德瓦鲁单抗作为 cCRT 后无进展的不可手术 Ⅲ 期 NSCLC 患者的巩固治疗。2021 年公布的最新随访数据显示,中位随访时间 34.2 个月,德瓦鲁单抗组的中位 PFS 显著长于安慰剂组(16.9 个月 vs. 5.6 个月,HR=0.55,95% CI 0.41~0.63),两组的中位总生存(OS)分别为 47.5 个月和 29.1 个月(HR=0.72,95% CI 0.59~0.89),5 年的 OS 率分别为 42.9% 和 33.4%(HR=0.55,95% CI 0.45~0.68)。因此,对于不可手术的 Ⅲ 期 NSCLC 患者 cCRT 后无进展行德瓦鲁单抗巩固治疗是标准治疗。

PACIFIC 治疗模式已推行多年,其在真实世界的表现如何? 近期,王绿化教授的团队对于真实世界应用该策略的毒性和疗效进行了一项荟萃分析。研究总共纳入 13 项试验,其中 9 项主要在西方国家进行,4 项在亚洲进行,总共 1 885 例患者。真实世界中,患者的 12 个月的 PFS 和 OS 分别为 62%(95% CI 56%~68%)和 90%(95% CI 83%~98%);肺炎的发生方面,全级别肺癌发生率为 35%,3 级及以上的肺炎发生率为 6%,略高于 PACIFIC 研究结果(全级别肺癌发生率为 33.9%,3 级及以上的肺炎发生率为 4.2%)。因此,通过真实世界 PACIFIC 研究的荟萃分析进一步印证了 PACIFIC 方案的安全性和有效性。

类似于 PACIFIC 研究设计,LUN14-179 是一项评估不可手术 Ⅲ 期 NSCLC 患者 cCRT 后行帕博利珠单抗巩固治疗疗效的 Ⅱ 期研究,共纳入 92 例患者,完成 cCRT 后未进展的患者,4~8 周后接受帕博利珠单抗治疗直至 12 个月。结果显示中位 PFS 和 OS 分别为 18.7 个月[95% CI(12.4~33.8)]个月和 35.8 个月(95% CI 24.2 个月~未达到),2 年和 3 年的 OS 率分别为 62.0% 和 48.5%。该研究与 PACIFIC 研究中的治疗结果基本相似,进一步证实了 cCRT 后使用巩固免疫治疗的疗效。

(二)同步或序贯放化疗后舒格利单抗巩固

不过 PACIFIC 研究仅评估了接受 cCRT 后使用免疫巩固的疗效,但是在真实世界,因为 cCRT 的不良反应及多学

科团队和医疗资源的欠缺等,尤其在中国,cCRT 的占比低至 20%~25%。因此,对于不能耐受或无法接受 cCRT 的局部晚期 NSCLC 患者,NCCN 指南也推荐使用序贯放化疗(sCRT)。然而,sCRT 后使用免疫巩固治疗是否也能给不可手术的局部晚期 NSCLC 带来生存获益尚不清楚。

因此,吴一龙教授团队在中国开展了 GEMSTONE-301 研究,这是一项随机双盲的 III 期临床研究,主要评估舒格利单抗作为巩固治疗在同步或者序贯放化疗后未出现疾病进展的不可手术的 III 期 NSCLC 患者中的疗效,其中舒格利单抗是一种靶向 PD-L1 的单克隆抗体。符合条件的患者按照 2∶1 随机分配到舒格利单抗组或者安慰剂组,主要研究终点为 PFS。入组患者中大约三分之一接受过 sCRT,截至中期分析时,舒格利单抗组和安慰剂组的中位 PFS 分别为 9.0 个月和 5.8 个月(*HR*=0.64,95% *CI* 0.48~0.85,*P*=0.002 6),两组的 12 个月 PFS 率分别为 45.4% 和 25.6%。进一步亚组分析显示序贯放化疗组的中位 PFS 分别为 8.1 个月和 4.1 个月(*HR*=0.59),cCRT 组的中位 PFS 分别为 10.5 个月和 6.4 个月(*HR*=0.66)。虽然 OS 数据目前尚不成熟,但是初步观察到舒格利单抗有获益趋势。而且舒格利单抗具有良好的耐受性,3 或 4 级的不良反应为 22 例(9%)。因此,对于同步或者序贯放化疗后未进展的 III 期不可手术的 NSCLC 患者,舒格利单抗巩固治疗表现出良好的疗效和安全性。基于此研究,2022 年 CSCO 的 NSCLC 诊疗指南中,对于不可手术的 III 期 NSCLC 患者的治疗,新增"舒格利单抗作为同步或序贯放化疗后的巩固治疗"为 III 级推荐。

二、不可手术局部晚期 NSCLC 放射免疫联合治疗的探索

虽然 PACIFIC 研究取得突破性成功,但是仍然有部分患者对该治疗策略反应差,另外还有部分患者治疗后出现局部复发或转移,因此研究者们希望通过探索放射免疫联合治疗的新策略,从而进一步提高不可手术局部晚期 NSCLC 的疗效。

(一)免疫治疗人群扩大

同步放化疗后使用德瓦鲁单抗巩固是不可手术局部晚期 NSCLC 患者的标准治疗,但是由于体力不佳、合并症、高龄等原因,约有 60% 的不可手术的局部晚期 NSCLC 患者无法耐受 cCRT。为进一步扩大不可手术局部晚期 NSCLC 患者的适用免疫治疗的人群,国内外开展了多项研究。PACIFIC-6 研究是一项评估 sCRT 后予以德瓦鲁单抗巩固治疗在不可手术的 III 期 NSCLC 患者中安全性和疗效的 II 期临床研究。研究共纳入 117 例患者,患者中位年龄 68 岁,98.3% 的患者存在临床合并症,所有患者的 ORR 为 17.1%,中位 PFS 为 10.9 个月,中位 OS 为 25.0 个月,12 个月的 OS 率为 84.1%。生存数据虽然不如 PACIFIC 研究,但是优于单纯 cCRT。此外,仅 4.3% 患者发生 3~4 级的治疗相关不良反应,说明在年老体弱的患者中使用 sCRT 后德瓦鲁单抗巩固治疗耐受性良好。这些发现与 PACIFIC-R 真实世界研究中 sCRT 亚组观察到的结果相似。为进一步评估 cCRT 或 sCRT 后使用德瓦鲁单抗的疗效和安全性,目前 III 期临床研究 PACIFIC-5 正在开展,期

待该研究结果能够为无法耐受 cCRT 的患者提供新的治疗模式,扩大不可手术局部晚期肺癌免疫治疗人群。

(二)免疫治疗前移

1. 同步放化疗 + 免疫治疗→免疫治疗维持 在 PACIFIC 研究免疫巩固治疗取得成功后,研究者进一步探索免疫治疗前移的疗效。DETERRED 研究是一项评估阿替利珠单抗联合 cCRT 在局部晚期 NSCLC 中疗效与安全性的 II 期临床研究,研究分两步进行,第一步,cCRT 后行 2 个周期化疗加阿替利珠单抗的巩固治疗,然后使用 1 年的阿替利珠单抗维持治疗;第一步如未出现严重的相关不良反应,则进入第二步,放化疗同步阿替利珠单抗,后续治疗同第一步。研究结果显示放化疗同步阿替利珠单抗和序贯治疗组,中位 PFS 分别为 13.2 个月和 18.6 个月,中位 OS 分别为尚未达到和 22.8 个月。安全性方面,两部分的 3 级及以上的免疫相关性毒性是 20%~30%,放射性肺炎发生率为 3.3%。因此放化疗同步阿替利珠单抗是安全可行的,但是和 PACIFIC 研究相比,OS 并未取得巨大突破。

PACIFIC 研究中德瓦鲁单抗巩固治疗取得生存获益,研究者也开始探索德瓦鲁单抗与同步放化疗的疗效。EA5181 是一项评估德瓦鲁单抗联合 cCRT 继而德瓦鲁单抗巩固治疗在不可手术 III 期 NSCLC 中疗效和安全性的 III 期临床研究。患者随机接受德瓦鲁单抗和同步放化疗或安慰剂和放化疗同步,放化疗完成后接受德瓦鲁单抗巩固治疗,主要研究终点为 OS,目前该研究正在入组中。此外,CheckMate-73L 是另一项和 PACIFIC 研究头对头比较的 III 期临床研究,不可手术的 III 期 NSCLC 接受纳武单抗联合 cCRT 然后纳武利尤单抗联合伊匹木单抗巩固,主要研究终点是 PFS 和 OS。相信这两项 III 期临床研究的结果将为不可手术局部晚期 NSCLC 放射免疫联合治疗的策略提供更多的证据。

2. 诱导治疗→同步放化疗 + 免疫治疗→免疫治疗维持 考虑到部分局部晚期 NSCLC 患者初治时肿瘤病灶过大,难以耐受直接行 cCRT,研究者尝试先行诱导治疗。单臂、II 期的 NICOLAS 研究评估纳武利尤单抗与同步放化疗在不可手术的 III 期 NSCLC 患者中疗效及安全性,但在行 cCRT 同步免疫治疗前需要先行一周期的化疗诱导,中期分析结果显示最常见的不良反应包括贫血(47.5%)、疲劳(45.0%)及肺炎(42.5%),3 级及以上的肺炎的发生率为 11.7%;中位 PFS 为 12.7 个月,中位 OS 为 38.8 个月,1 年的 PFS 率为 53.7%(95% *CI* 42.0%~64.0%),未达到该方案能提升 15%(由历史的 45% 提高到 60%)的统计假设。虽然 NICOLAS 研究结果未达到预期目标,但是研究中认为 cCRT 联合纳武利尤单抗的安全性和疗效尚可,值得进一步研究。

KEYNOTE-799 研究是一项评估帕博利珠单抗联合 cCRT 在不可切除 III 期 NSCLC 中的安全性及疗效的 II 期临床研究,研究分为两个队列,队列 A(鳞癌和非鳞癌)先行一个周期的帕博利珠单抗联合化疗(紫杉醇和卡铂),在第 2~3 个周期的时候行帕博利珠单抗联合 cCRT,后继续帕博利珠单抗维持;队列 B 只针对非鳞癌患者,也是先行一个周期的帕博利珠单抗联合化疗(培美曲塞和顺铂),后期治疗与队列 A 类似,只是化疗方案不同。2022 年 ASCO 年会更新结果,队列 A 中位随访 30.2 个月,队列 B 为 25.4 个月,队列 A 和队

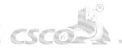

列 B 的 ORR 分别为 71.4%（95% *CI* 62.1%~79.6%）和 75.5%（95% *CI* 66.0%~83.5%），中位 PFS 分别为 30.6 个月和未达到，3 级以上肺炎的发生率分别为 8.0% 和 6.9%，肺炎的发生率和既往其他Ⅲ期 NSCLC 免疫联合 cCRT 研究报道基本一致。因此随着随访时间增加，帕博利珠单抗与放化疗同步进行在不可手术Ⅲ期 NSCLC 患者中仍表现出持久疗效及耐受性。

3. 免疫治疗→同步放化疗→免疫治疗　AFT16（NCT03102242）是一项评估在不可手术Ⅲ期 NSCLC 患者放化疗前和放化疗后使用阿替利珠单抗的安全性及疗效的Ⅱ期临床研究。患者先接受 4 个周期的阿替利珠单抗诱导治疗，然后接受 cCRT 及 2 个周期的巩固化疗，之后接受为期一年的阿替利珠单抗作为维持治疗。2021 年 ASCO 年会报道的结果显示，阿替利珠单抗诱导治疗开始后，12 个月和 18 个月的 PFS 率分别为 66%（95% *CI* 55%~79%）和 57%（95% *CI* 45%~71%），中位 PFS 为 23.7 个月（95% *CI* 13.2 个月～未达到），中位 OS 还未达到。探索性分析中，PFS 从 cCRT 结束后开始评估，12 个月和 18 个月的 PFS 分别为 78% 和 72%（PACIFIC 研究中 12 个月和 18 个月的 PFS 分别为 55.9% 和 44.2%）。不良反应方面，出现 1 例 3 级非感染性肺炎、1 例 3 级感染性肺炎、1 例 3 级结肠炎、1 例 4 级格林 - 巴利综合征，无其他 3 级及以上不良反应。因此，放化疗前后使用阿替利珠单抗具有良好的耐受性及生存获益，但是病例数少，需要进一步研究证实。

此外，目前还有很多评估放射免疫联合治疗在不可手术局部晚期 NSCLC 中疗效的Ⅲ期临床研究正在进行中，包括 RTOG3505、NCT03728556、RATIONALE 001 和 CONSIST 等研究，这些研究将进一步明确放疗和免疫治疗不同联合策略的疗效和安全性，为不可手术Ⅲ期 NSCLC 的治疗提供更多选择。

（三）免疫治疗强化

Oleculumab 是一种靶向 CD73 的单克隆抗体，通过结合 CD73 减少腺苷的产生从而促进抗肿瘤免疫。一项评估 Oleculumab 联合德瓦鲁单抗在 *EGFR* 突变的晚期 NSCLC 中安全性的Ⅰ期临床研究初步显示该联合治疗的持久反应和安全性。Monalizumab 是一种靶向 NKG2A 的单克隆抗体，其通过与 NKG2A 结合减少肿瘤对 CD8⁺ T 细胞和 NK 细胞的抑制作用。一项评估 Monalizumab 联合西妥昔单抗在复发性 / 转移性头颈鳞癌患者安全性和疗效的Ⅰ / Ⅱ期临床研究显示该联合治疗的抗肿瘤活性和安全性。此外，一项临床前研究显示放疗联合抗 CD73/ 抗 NKG2A 抗体 ± 抗 PD-1/PD-L1 抗体能够显著增强抗肿瘤能力。

基于以上临床研究和基础研究，耶鲁癌症中心开展了一项 COAST 研究，该研究是一项评估德瓦鲁单抗联合创新药治疗不可手术切除的Ⅲ期 NSCLC 的安全性和疗效的随机Ⅱ期临床研究。完成 cCRT 后未进展的Ⅲ期 NSCLC 随机（1∶1∶1）分为德瓦鲁单抗维持（对照组）、德瓦鲁单抗联合 Oleclumab 维持（Arm A）、德瓦鲁单抗联合 Monalizumab 维持（Arm B）。截至中期分析（2021 年 5 月 17 日），中位随访时间为 11.5 个月，各组的 ORR 分别为 17.9%、30.0% 和 35.5%，各组的 12 个月的 PFS 率分别为 33.9%、62.7% 和 72.7%，各组的 3 级及以上的不良反应的发生率分别为 39.4%、40.7% 和

27.9%。因此，从 COAST 中期分析可以得出，相较于德瓦鲁单抗单药巩固治疗，Oleclumab 或 Monalizumab 联合德瓦鲁单抗的巩固治疗能够提高 ORR 和改善 PFS，并且安全性相当。COAST 研究是第一个证实在 PACIFIC 模式下强化免疫巩固治疗可以改善预后的随机Ⅱ期临床研究。基于该研究，一项随机双盲多中心的Ⅲ期临床研究（PACIFIC-9）正在开展，将进一步评估这种联合治疗用于 cCRT 后未进展的Ⅲ期 NSCLC 患者的疗效和安全性。

奥拉帕利是一种 PARP 抑制剂，通过靶向 DNA 损伤修复反应通路而杀伤肿瘤细胞，有研究证实 PARP 抑制剂联合 PD-1/PD-L1 能够增强抗肿瘤疗效。KEYLYNK-012 研究探索在不可手术Ⅲ期 NSCLC 患者中帕博利珠单抗联合 cCRT，继而帕博利珠单抗联合或不联合奥拉帕利维持治疗对比 PACIFIC 模式的获益。另外，SKYSCRAPER-03 研究探索在不可手术Ⅲ期 NSCLC 患者 cCRT 后使用阿替利珠单抗联合 TIGIT 抗体（Tiragolumab）巩固治疗的疗效。但是 2022 年罗氏制药的最新公告称其开展的评估 TIGIT 抗体联合阿替利珠单抗在晚期 NSCLC 患者中疗效的 SKYSCRAPER-01 研究的中期分期结果显示 PFS 无显著统计学差异，这无疑为阿替利珠单抗联合 TIGIT 抗体作为巩固治疗的疗效蒙上阴影。类似地，国内百济神州正在开展 AdvanTIG-301 研究，主要评估 TIGIT 单抗（Ociperlimab）联合替雷利珠单抗作为 cCRT 后未进展的不可手术Ⅲ期 NSCLC 巩固治疗的疗效。另外，国内正在开展 PD-L1 单抗联合安罗替尼作为巩固治疗用于放化疗后未进展的局部晚期 NSCLC 的Ⅲ期临床研究。

因此，从以上研究初步可以看出创新药的强化免疫巩固治疗在完成 cCRT 后未进展的不可手术局部晚期 NSCLC 患者中有一定的生存获益，该治疗模式值得进一步探索和期待。

三、合适人群的选择

虽然 PACIFIC 研究改写了不可手术局部晚期 NSCLC 患者的治疗策略，但是部分患者仍然不能从德瓦鲁单抗的巩固治疗组中获益。因此，我们需要找到确切的生物标志物或模型去预测不可手术局部晚期 NSCLC 患者对免疫治疗的反应以更好地进行个体化治疗。

（一）*EGFR* 突变患者

近年来，越来越多研究表明表皮生长因子受体（*EGFR*）基因突变的晚期 NSCLC 患者免疫治疗疗效欠佳，但是放疗的参与是否能够改善免疫治疗在 *EGFR* 突变的不可手术局部晚期 NSCLC 中的疗效还有待更多的研究。PACIFIC 研究的事后分析显示，该研究共纳入 43 例（6%）*EGFR* 突变的患者，在 *EGFR* 突变患者中，免疫组对比安慰剂组的 PFS（*HR*=0.84，95% *CI* 0.40~1.75）和 OS（*HR*=0.97，95% *CI* 0.40~2.33）无显著获益。此外，一项多中心的回顾性研究分析了完成 cCRT 的 *EGFR* 突变的不可手术Ⅲ期 NSCLC 患者的生存数据，结果显示总共 37 例患者，13 例患者在完成 cCRT 后未进展行德瓦鲁单抗巩固治疗，24 例患者没有使用德瓦鲁单抗治疗，其中 16 例行单纯的 cCRT，8 例患者使用 *EGFR* 酪氨酸激酶抑制剂进行诱导或者巩固治疗，单纯 cCRT 和接受德瓦鲁单抗巩固治疗的患者中位 PFS 分别为 10.3 个月和 6.9 个

月（*P*=0.993），而使用 *EGFR* 酪氨酸激酶抑制剂的患者的中位 PFS 长达 26.1 个月。因此，从该研究可以看出 *EGFR* 突变的不可手术Ⅲ期 NSCLC 患者不能从德瓦鲁单抗的巩固治疗中获益，而 *EGFR* 酪氨酸激酶抑制剂的诱导或者巩固治疗联合 cCRT 值得在 *EGFR* 突变的不可手术Ⅲ期 NSCLC 患者中进一步探索。但是这两项研究中 *EGFR* 突变的病例数都较少，对于 *EGFR* 突变的不可手术Ⅲ期 NSCLC 是否能够从免疫巩固治疗中获益还有待进一步临床研究阐明。

（二）PD-L1 低表达患者

肿瘤 PD-L1 的表达水平是目前常用的预测晚期 NSCLC 患者免疫治疗疗效的生物标志物。PACIFIC 研究的事后分析显示 cCRT 前 PD-L1<1% 的患者在使用德瓦鲁单抗巩固治疗后 PFS 和 OS 都没有获益，但是由于 PD-L1 的表达量各组不均衡，因此德瓦鲁单抗巩固治疗能否用于 PD-L1<1% 患者还需要进一步研究。然而，在 KEYNOTE-799 研究中，PD-L1<1% 和 PD-L1≥1% 的患者使用帕博利珠单抗的 ORR 基本一致的，在鳞癌和非鳞癌组的 ORR 分别是 66.7% 和 75.8%，在非鳞癌组的 ORR 分别是 71.4% 和 72.5%。而且，各国对于不可手术局部晚期 NSCLC 完成 cCRT 后德瓦鲁单抗巩固治疗的适应证也是不同，美国 FDA 批准的适应证不用考虑 PD-L1 的表达水平，而欧盟批准的适应证需要 PD-L1≥1%。因此，对于 PD-L1 低表达的不可手术Ⅲ期 NSCLC 患者能否从免疫巩固治疗中获益还有待进一步研究。

（三）其他生物标志物的探索

目前，循环肿瘤 DNA（ctDNA）是肿瘤精准治疗的研究热点，其通过检测血液中游离的循环肿瘤细胞或者循环肿瘤的 DNA 片段等物质对肿瘤进行诊断及疗效预测。美国斯坦福大学开展了一项通过 ctDNA 检测分子残留病灶预测不可手术局部晚期 NSCLC 患者完成 cCRT 后使用免疫检查点抑制剂巩固治疗的疗效。研究分为 2 个队列，第一个队列的 37 例患者接受无免疫巩固的 cCRT，第二个队列的 28 例患者接受了 cCRT 完成后的免疫巩固治疗。队列 1 的检测结果发现

cCRT 后检测出 ctDNA 的患者 100% 在 24 个月内出现疾病进展，而未检测出 ctDNA 的患者 100% 在 24 个月内未出现疾病进展。队列 1 和队列 2 联合分析发现放化疗后未检测出 ctDNA 的患者是否行免疫巩固治疗不会影响患者 PFS。研究还发现，放化疗后检测到 ctDNA 的患者可以从免疫巩固治疗中获益，并且免疫巩固治疗后 ctDNA 下降的患者是免疫巩固治疗长期生存获益的人群。

外周血具有采样方便、动态监测的优点，除了能检测 ctDNA，还能检测免疫细胞、细胞因子和抗肿瘤抗体等。国内一项研究表明外周血中的 IL-8 和 ICAM-1 可以预测局部晚期 NSCLC 放化疗后的 PFS。另外，也有研究表明外周血中的中性粒细胞和淋巴细胞的比值能够预测使用德瓦鲁单抗巩固治疗的 PFS。

近年来，人工智能技术的高速发展有助于我们深度挖掘超声、CT 和 MRI 等影像学信息。我们通过把影像、病理和液态活检等信息相互融合能够提高对合适人群选择的准确性。考虑到放射免疫联合治疗的复杂性，未来合适的生物标志物应该涵盖多个维度，包括基因组、转录组、蛋白组、代谢组和微生物组等。总之，仅凭单一生物标志物难以成功预测放射免疫联合治疗的疗效，现有的生物标志物需要在临床试验中进一步验证。

总之，放射免疫联合治疗改变了不可手术局部晚期 NSCLC 的治疗格局，显著延长了患者的生存期。同步放化疗后未进展的不可手术Ⅲ期 NSCLC 使用德瓦鲁单抗巩固治疗是各指南推荐的标准治疗，此外 CSCO 指南 2022 年新增了舒格利单抗作为同步或序贯放化疗后的巩固治疗。免疫治疗突破了不可手术局部晚期 NSCLC 治疗瓶颈，但是一切才刚刚起步。在现有标准治疗模型下，越来越多的研究探索放射免疫联合治疗的新策略，主要包括免疫治疗人群扩大、免疫治疗前移和免疫治疗强化。相信随着放射免疫联合治疗研究的广泛开展，我们必将找到不可手术局部晚期 NSCLC 放射和免疫联合治疗的最佳策略和适合人群。

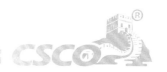

膀胱癌及肾盂输尿管癌的保留器官治疗进展

北京大学第一医院

高献书

肌层浸润性膀胱癌(muscle invasive bladder cancer, MIBC)约占全部膀胱癌的 20%。肿瘤一旦侵犯肌层,传统的治疗手段是膀胱全切术 ± 尿路改道术。然而,膀胱全切术后患者生活质量受到很大影响,并且随着人们意识的转变和社会的进步,越来越多的患者选择了保膀胱治疗。自 2019 年以来,美国国家综合癌症网络(NCCN)指南已经把同步放化疗保膀胱治疗与新辅助化疗 + 膀胱全切治疗都作为 MIBC 首选的治疗方案。

一、膀胱癌

(一)膀胱全切的局限性

2019 年以前,膀胱全切术是国际指南推荐的治疗 MIBC 唯一的首选治疗方案。然而,膀胱全切后并发症发生率高,且长期影响着患者的排尿、性功能、心理、精神等生活质量。超过 60% 的患者都会经历术后并发症,且 3~5 级的术后并发症发生率高达 15%。即使在经验丰富的肿瘤中心,术后 1 个月内因并发症再入院率高达 25%,并发症死亡率在 2%~5%。术后并发症主要包括尿失禁、性功能障碍、反复发作的尿路感染。

除此以外,膀胱癌发病中位年龄超过 70 岁,高龄患者居多,这些患者常常合并多种基础疾病,难以耐受或不愿接受膀胱全切术。多项回顾性研究分析显示,对于高龄、非转移的 MIBC 患者,常常无法接受根治性的治疗手段,仅接受姑息减症治疗,预后欠佳。对于这部分患者,多学科诊疗指导下的保膀胱治疗可能是膀胱全切术有效的替代治疗方案。并且,恶性肿瘤的治疗方式已经从扩大切除范围逐渐向器官保留方向开始演变,典型的例子有喉癌、乳腺癌和肛管癌等。

(二)保膀胱治疗的效果

保膀胱治疗取得了与膀胱全切相当的总生存率,且 70%~80% 的患者保留了原有膀胱和功能。由于患者和研究者入组时的选择偏倚,以及临床和病理分期不完全一致,保膀胱治疗与膀胱全切术的随机分组研究入组困难,导致研究中断。然而,针对保膀胱治疗的 meta 分析研究纳入了八项研究共 9 554 例患者,结果显示:保膀胱与膀胱全切术 5 年总生存(OS)($HR=0.96$,95% CI 0.72~1.29,$P=0.778$)和 10 年 OS($HR=1.02$,95% CI 0.73~1.42,$P=0.905$)差异没有统计学意义。5 年疾病特异生存率(DSS)($HR=0.83$,95% CI 0.54~1.28,$P=0.390$)和 10 年 DSS($HR=0.85$,95% CI 0.43~1.67,$P=0.639$)差异没有统计学意义。加拿大膀胱癌多学科诊疗团队回顾分析了 2008—2013 年共 154 例(保膀胱治疗 80 例,膀胱全切术 74 例)患者的资料,通过倾向评分匹配后,两组各 56 例,共 112 例,中位随访 4.51 年,两组患者总生存率($P=0.63$)和肿瘤特异死亡率($P=0.84$)差异没有统计学意义。尽管没有保膀胱治疗与膀胱全切术随机对照分组的研究数据比较,但是从 meta 分析和倾向评分匹配的数据分析看,保膀胱治疗与膀胱全切术总生存相当。来自美国麻省总医院(MGH)的 Giacalone 等研究回顾性分析了 475 例 MIBC 保膀胱病例,全部患者中位随访 4.55 年,存活患者中位随访 7.21 年,结果显示:保膀胱治疗后 5 年和 10 年的 OS 率分别为 57%、39%,5 年和 10 年 DSS 分别为 66%、59%。与同期接受新辅助化疗 + 根治性膀胱全切的患者相比,5 年 OS 率相当。Grossman 等研究显示,三周期 M-VAC 新辅助化疗 + 根治性膀胱全切术,5 年 OS 率为 57%。Sherif 等研究显示,两周期铂类为基础的新辅助化疗 + 根治性膀胱全切术,5 年 OS 为 56%。并且,70% 以上的存活患者保留了原有膀胱。

保膀胱治疗失败的患者还能否接受手术切除是临床医生和患者都非常关心的问题。来自 MGH 的研究数据显示,29% 的患者最终由于膀胱内复发或肿瘤残留接受了挽救性膀胱全切,尽管如此,接受挽救性膀胱全切的患者 5 年 DSS 也达到了 58%,而根治性膀胱全切术后 5 年 DSS 为 60%。也就是说,挽救性膀胱全切术与根治性膀胱全切术 5 年 DSS 相当,即使患者接受挽救性膀胱全切术,还有第二次获得根治的机会。

挽救性膀胱全切术后的并发症是否会增加? Eswara 等分析了 91 例在 MGH 接受挽救性膀胱全切术的患者资料,其中 50 例接受了早期挽救性膀胱全切术(中位放疗剂量 39.9Gy),41 例接受了延迟挽救性膀胱全切术(中位放疗剂量 64.7Gy),全部并发症发生率为 69%,≥G_3 并发症发生率为 16%。与接受根治性膀胱全切相比,副作用并没有明显增加(表 1)。

表 1　挽救性与根治性膀胱全切术后并发症比较

并发症	挽救性膀胱全切（MGH）[并发症发生率(并发症发生例数/总病例数)]	根治性膀胱全切（MSKCC）[并发症发生率(并发症发生例数/总病例数)]
全部	69%(63/91)	64%(735/1142)
≥G₃	16%(15/91)	12%(132/1142)

同步放化疗保膀胱效果优于单纯放射治疗。James 等进行的同步放化疗与单纯放射治疗随机分组研究结果显示，入组患者均为可耐受化疗、手术的患者，中位随访 69.9 个月，同步放化疗无局部复发生存率优于单纯放射治疗($P=0.03$)，且在各亚组人群中生存趋势均倾向于同步放化疗，尽管两组患者的总生存率差异无统计学意义($P=0.16$)，但是，同步放化疗组具有明显生存优势。然而，由于膀胱癌患者多为老年人，且合并多种基础疾病，对于这部分年老体弱的患者，只能接受单纯放射治疗。多项研究结果显示，单纯放射治疗 5 年生存率达 38%~46%，且患者耐受性良好。基于此，NCCN 指南推荐：单纯放射治疗适合年老体弱的膀胱癌患者。

（三）保膀胱治疗的副作用与生活质量

保膀胱治疗后患者的原有膀胱功能得到保留，长期的随访研究结果显示生活质量较膀胱全切术显著改善。有研究汇总分析了四项 RTOG 临床研究数据显示，晚期的 3 级泌尿系统副作用发生率仅为 5.7%，主要表现为尿频、尿急和血尿；晚期 3 级肠道副作用发生率仅为 1.9%，表现为肠炎、肠梗阻；晚期的严重泌尿系统、肠道副作用发生率不高，且主要出现在放疗后 2 年内，持续中位时间 7 个月，极少持续性存在。并且，没有 4 级副作用、治疗相关死亡和因副作用导致的膀胱全切。北京大学第一医院保膀胱研究数据显示，晚期 3 级泌尿系统副作用发生率为 4.4%，晚期 3 级直肠副作用发生率为 1.5%。

接受放疗的患者与未放疗患者并发症相比，并没有明显增加。来自意大利和瑞典的横断面研究显示，接受放化疗后 3/4 的患者保留良好的膀胱功能。并且，性功能障碍的发生率较膀胱全切术明显降低。生活质量问卷评分分析发现，肠道功能障碍并不是放疗后患者独有的，膀胱全切＋尿流改道的患者同样会发生，两组患者评分差异无统计学意义。英国的前瞻性研究显示，放疗患者与未放疗患者的生活质量评分差异无统计学意义。并且，来自法国的研究显示，由于放化疗后肿瘤退缩，部分患者在放疗后 6 个月、12 个月和 24 个月的连续评价中，肿瘤未复发，膀胱功能持续改善。

美国研究数据显示，49 例接受保膀胱治疗的患者，中位随访 6.3 年，75% 的患者经过尿流动力学评价后，保留了良好的膀胱功能。22% 的患者膀胱顺应性下降，这些患者中，仅 1/3 的患者发生尿急症状。12 例女性患者中，仅 2 例报道有膀胱敏感性增加导致的尿失禁。膀胱症状调查问卷显示，男性膀胱功能均较好，19% 的患者报道有膀胱症状，11% 的患者需要尿垫，全部为女性患者。绝大部分男性患者保留了性功能，仅 8% 的男性患者性功能障碍。另一项保膀胱治疗研究显示，女性患者的性功能满意度评分也没有降低。

（四）国际上常用的保膀胱治疗的方式

在既往的保膀胱研究中，根据照射剂量与照射范围不同，主要分为两种放疗模式。一种是盆腔＋全膀胱低剂量，肿瘤局部高剂量照射。具有代表性的就是 RTOG 0524 推荐的方案：盆腔 39.6Gy，全膀胱 54Gy，肿瘤局部 64.8Gy，1.8Gy/f。美国麻省总医院目前采用的就是这种保膀胱模式，长期随访数据显示，保膀胱与膀胱全切术的 5 年 OS 相当。另一种是全膀胱高剂量照射。常用的方案有全膀胱 64Gy/32 次，单次剂量 2Gy/ 次和 55Gy/20 次，2.75Gy/ 次。James 等进行的同步放化疗 vs. 单纯放疗的Ⅲ期多中心随机对照研究采取的是该放疗模式，结果显示同步放化疗效果优于单纯放疗。因此，目前 NCCN 指南对以上方案均做了推荐。

然而，既往保膀胱研究中没有解决膀胱容量不一致、肿瘤定位困难两个问题，北京大学第一医院保膀胱诊疗团队采取插尿管人工充盈膀胱、碘油注射标记肿瘤范围的方法解决了以上两个问题，可以实现膀胱肿瘤局部高剂量照射，正常膀胱壁接受低剂量预防照射。我们初步的结果显示，2 年的局部控制率可达 95%。

常用的同步化疗药物，如下。

- 5-FU+ 丝裂霉素
- 顺铂
- 顺铂 +5-FU
- 顺铂 + 紫杉醇
- 低剂量吉西他滨

以上药物均是目前 NCCN 指南（2022 V2 版）推荐的化疗方案。虽然在既往的保膀胱研究中铂类药物为基础的方案较多，然而，由于膀胱癌患者中位年龄较大，且往往合并肾功能不全，对铂类耐受较差，实际应用受到限制。因此，肾毒性小的化疗药物成为了新的选择，目前临床研究比较充分的有 5-Fu+ 丝裂霉素、低剂量吉西他滨。由于国内丝裂霉素获取困难，因此，低剂量吉西他滨在临床上使用更为安全方便。

肿瘤一旦侵犯肌层，盆腔淋巴转移概率明显增加。因此，对于接受同步放化疗保膀胱治疗的 MIBC 患者，应该进行盆腔预防照射。随着 T 分期增加，盆腔淋巴结转移风险不断增加。Stein 等研究分析了膀胱全切术后不同分期盆腔淋巴结转移概率，详见表 2。盆腔预防照射的范围可参见膀胱癌术后盆腔 CTV 勾画共识。

表 2　不同 pT 分期盆腔淋巴结转移概率

T 分期	淋巴结转移率 /%
pT₀₋₁	5
pT₂	18
pT₃ₐ	26
pT₃ᵦ	46
pT₄	42

保膀胱的适应证目前还没有统一的标准。有研究显示，肿瘤直径 >6cm、肾积水、广泛原位癌（carcinoma in situ，CIS）、经尿道膀胱肿瘤电切术（TURBT）切除不完全等是保膀胱效果欠佳的预测指标。然而，这些指标同样也是膀胱全切术的不良预后因素。因此，对于合并有以上因素的患者，仍需要开展对照研究分层分析去证实保膀胱治疗的效果。当然，保

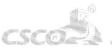

膀胱治疗并不是适合所有 MIBC 患者,生物标志物的检测是寻找适合保膀胱治疗患者的途径之一。有研究显示,减数分裂同组 11 同源物(MRE-11)基因的过表达可能提示保膀胱治疗效果优于膀胱全切术。同样也有研究显示,T 细胞炎症因子和干扰素 γ(IFN-γ)过表达也提示接受保膀胱治疗患者的 DSS 优于膀胱全切术。肿瘤间质免疫细胞浸润和肿瘤细胞神经内分泌分化的患者接受膀胱全切的预后劣于保膀胱治疗。然而,这些生物标志物的预测价值仍需要前瞻性研究进一步证实。

多学科团队(multi-disciplinary team,MDT)是保膀胱治疗顺利、安全、有效开展的主要形式。单一的学科在保膀胱治疗上难有作为,因为保膀胱治疗涉及了外科、放疗、化疗、影像、核医学、病理等多个科室,需要各科室专家通力协作,给患者提供全程的诊疗指导。只有各科室的精诚合作,才有可能给患者带来最大获益。

(五)北大医院保膀胱治疗实例

男,73 岁。

主诉:肉眼血尿 1 个月。

现病史:患者 1 月余前无诱因出现无痛性肉眼血尿,当地医院超声提示膀胱占位,膀胱镜活检提示:尿路上皮癌。1 月余前转入我院完善盆腔核磁检查提示膀胱后壁肿物,侵犯肌层,未见盆腔淋巴结转移。TURBT 术后病理提示:高级别尿路上皮癌,G₃,侵犯固有肌层。

既往史、个人史及体格检查:无特殊。

诊断:膀胱尿路上皮癌高级别 G_3 $cT_2N_0M_0$

放疗前准备工作

1. **碘油标记** 由于 TURBT 后 CT 图像上无法识别肿瘤确切位置,因此,可以采用膀胱镜下植入金属粒子或黏膜下注射碘油标记出肿瘤范围(图 1)。

2. **CT 定位** 膀胱镜下肿瘤范围标记后应在当天行体位固定和 CT 数据采集。CT 数据采集前经尿道膀胱内插入三腔导尿管,用 200~250ml 无菌生理盐水充盈膀胱(图 1),并记录充盈体积。CT 数据应在充盈和排空膀胱上分别采集。数据采集完成后根据患者意愿可拔出导尿管。

3. **靶区勾画与计划设计** 膀胱局部瘤床勾画参考碘油标记的范围(图 1 红线所示范围)。低剂量预防区包括盆腔淋巴引流区 + 全膀胱 + 前列腺尿道(图 2 蓝线所示范围)。放疗医师在放疗计划系统软件勾画照射靶区,勾画完成后提交治

疗计划申请单请物理师设计放疗计划。

4. **同步放化疗的实施** 经过放疗医师确认、验证后的计划可以用于临床治疗。放疗分为两部分,第一部分为膀胱肿瘤局部立体定向放射治疗(stereotactic body radiation therapy,SBRT)。患者插入三腔导尿管,等体积无菌生理盐水充盈膀胱,接受 18Gy/3 次大分割照射,大分割照射时 CBCT 纠正摆位误差(图 3),有条件可行实时超声图像引导监测放疗期间的靶区形变。第二部分为常规分割照射。大分割完成后患者拔出导尿管,每次放疗前排空膀胱,行盆腔 + 全膀胱常规分割照射,剂量 45Gy/25 次。每天一次,周一至周五治疗,共 5 个星期。

同步小剂量吉西他滨化疗,100mg/m²,每周一次,共 5 周期。

(六)放疗在非肌层浸润性膀胱癌中的探索

尽管目前国际指南没有在非肌层浸润性膀胱癌(NMIBC)的治疗选择中推荐放射治疗,但是多项探索性研究已经显示出放射治疗在 NMIBC 中的良好疗效。德国埃尔朗根 - 纽伦堡大学(Friedrich-Alexander-Universität Erlangen-Nürnberg,FAU)回顾性分析了 141 例接受同步放化疗的 cT₁G₃ 的 NMIBC 患者,中位随访 62 个月,结果显示,CR 率为 88%,5 年、10 年 OS 率分别为 82% 和 73%。RTOG 0926 进行了前瞻性的探索研究,入组 34 例接受卡介苗(bacillus calmette-guérin,BCG)后复发的 cT₁G₂₋₃ NMIBC 患者,结果显示,同步放化疗 3 年保膀胱率达 88%,且患者膀胱功能良好。当然,放射治疗在 NMIBC 患者中的作用还需要更多的前瞻性研究进一步证实和探索合适的患者。

(七)保膀胱治疗的发展方向与正在进行的临床研究

高剂量照射可提高局部控制率。在既往的保膀胱治疗的研究中,膀胱内的局部复发率分别为:MIBC 复发率为 16%,NMIBC 复发率为 26%。总体的复发率为 42%。尽管文献中未报道膀胱内复发部位与高剂量照射野的关系。然而,局部复发提示膀胱局部剂量仍不足,可能存在进一步提高的空间。有研究者采用质子技术进行膀胱局部补量照射,局部累积剂量达 77.4Gy/34 次,标准等效剂量(EQD2)达 80.9Gy,共入组 70 例 MIBC 患者,中位随访 3.4 年,结果显示,5 年 OS 率达 82%,5 年无进展生存率(PFS)达 77%,局部控制率达 96%。另一项采用自适应放疗技术局部加量的研究纳入了 59 例患者,中位放疗剂量达 70Gy,中位随访 60 个月,5 年 OS 率达

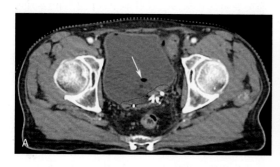
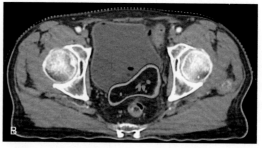

图 1

A. 经膀胱镜黏膜下注射碘油(红线)标记瘤床,白色箭头所指为导尿管球囊;B. 红色区域所示为 18Gy/3 次大分割补量的瘤床区域。

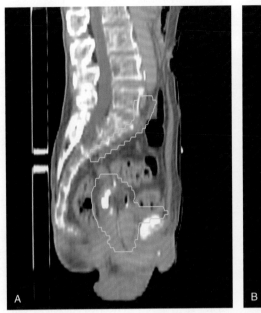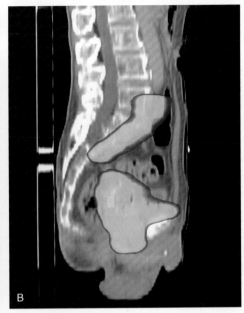

图 2

A. 蓝线所示盆腔淋巴引流区范围 + 全膀胱 + 前列腺尿道；

B. 蓝色区域所示为 45Gy/25 次预防剂量包括的范围。

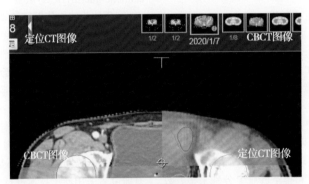

图 3 放疗前 CBCT 图像与定位 CT 图像

所示膀胱充盈度一致

绿线所示为瘤床区域。

64%，局部控制率达 94%。北京大学第一医院采用肿瘤局部 SBRT 补量研究，结果显示，局部控制率达 95%。

　　保膀胱治疗后远处转移也是主要的失败模式之一。美国数据显示，保膀胱治疗后 5 年的远处转移率高达 32%。这提示保膀胱治疗的全身治疗可能不足，需要进一步探索加强全身治疗的方案。然而，多项研究已经显示，放疗前追加化疗，无论是 GC（吉西他滨 + 顺铂）还是 MCV（甲氨蝶呤、顺铂、长春瑞滨）方案均未改善患者生存。辅助化疗尽管在真实世界的临床实践中使用越来越多，然而，多因素分析并未显示出生存获益。并且，由于化疗引起的血液学副作用，仅一半的患者能完成研究方案。

　　理论上膀胱癌适合免疫治疗。基础研究显示，膀胱癌肿瘤突变负荷在众多恶性肿瘤中仅次于黑色素瘤和肺癌。并且，随着 T 分期增加、病理分级增加，肿瘤细胞表达 PD-L1 的比值在增加。免疫治疗在晚期膀胱癌中已经显示出良好的疗效，且安全性好。放疗与免疫治疗有协同作用，尤其是大分割放疗，对激发机体的抗肿瘤免疫作用更强。基础研究也显示放疗联合免疫治疗优于单用放疗或单用免疫治疗。其他恶性肿瘤中，放化疗后免疫维持治疗已经显示出改善了患者的总生存。基于此，我们开展了保膀胱治疗免疫维持治疗的探索性临床研究，目前正在招募受试者。同时，国际上也有多项同步放化疗联合免疫治疗的研究正在开展（表 3）。免疫治疗在保膀胱治疗的作用需要研究证实，最佳的联合方式仍需要探索研究。

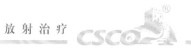

表3　正在进行的同步放化疗 + 免疫治疗治疗 MIBC 研究汇总

试验	入组患者肿瘤分期	免疫药物	样本量 / 个	观察终点
NCT0377525	cT$_{2-4a}$	Atezolizumab	475	5 年 BI-EFS
NCT03697850	cT$_{2-3}$	Atezolizumab	77	DFS
NCT03747419	cT$_{2-4a}$	Avelumab	24	3 年 cCR
NCT02621151	cT$_{2-4a}$	Pembrolizumab	54	2 年 BI-DFS
NCT02662062	cT$_{2-4a}$	Pembrolizumab	30	MTD

注：BI-EFS, BI-event free survival, 无事件生存；DFS. disease free survival, 无疾病生存；cCR. Clinical complete response, 临床完全缓解；BI-DFS. BI-disease free survival, 无疾病生存；MTD. maximum-tolerated dose, 最大耐受剂量。

二、肾盂输尿管癌

（一）保留肾单位手术联合术后放疗在高危患者中的作用

肾盂输尿管癌具有多灶、多中心、易复发的疾病特点，目前美国 NCCN 及欧洲 EAU 指南对该疾病首选推荐根治性肾输尿管切除（radical nephroureterectomy, RNU）。该疾病有双侧发病的倾向，对于孤立肾、双侧发病或对侧肾功能不全的 UTUC 患者，保留肾单位手术（nephron sparing surgery, KSS）的治疗意义较大。

回顾性研究结果表明早期低危患者接受 KSS 其生存预后与 RNU 接近，高危患者采用 KSS 治疗后复发风险高于根治性手术。因此目前 EAU 指南推荐早期低危（同时满足单发、小于 2cm、低级别、非肌层浸润性）患者中使用保留肾单位手术。高危肾盂输尿管癌患者保留肾单位手术（KSS）疗效不如根治性手术，术后复发率和生存均劣于根治术。回顾性研究发现高危肾盂输尿管癌患者采用保留肾单位手术 + 术后放疗的模式显示疗效优于单纯保留肾单位手术，与根治性手术类似。

（二）放疗在不可手术肾盂输尿管癌中的作用

肾盂输尿管癌对放疗效果敏感，一些患者确诊时因为高龄、孤立肾或者心脑血管等原因等不耐受手术也可以采用根治性放疗的方法。

放疗可以选择中等分割放射治疗方式 SBRT 的方法。我中心中等分割放疗剂量多采用 62.5Gy/25f/5 周方案（图 1）。对于部分肿块较大的患者，还可以采用部分大分割治疗的方式——整个肿瘤 PTV 给予 62.5Gy/25f/5 周方案，肿瘤大肿块内部前三次给予 SBRT 放疗的方式，可以达到较好的肿瘤治疗及长期控制效果（图 2）。对于高龄行动不便的患者，也可以采用 SBRT 治疗方案达到缓解压迫梗阻、局部控制的效果，SBRT 方案根据肿瘤距离肠管及周围正常组织的距离可以采用单次 5~8Gy 的大分割剂量，总剂量 30~40Gy（图 4、图 5）。

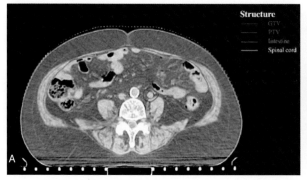
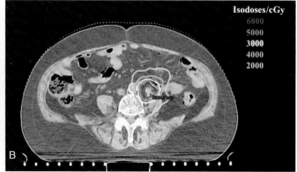

图 4　输尿管癌常规分割放疗靶区及计划

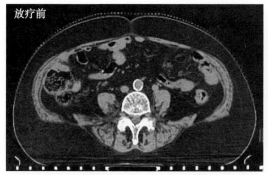
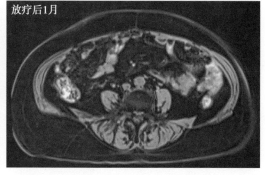

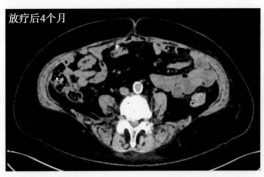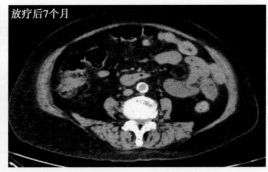

图 5　左侧输尿管癌患者治疗后的局部肿瘤控制情况,肿瘤达到影像完全缓解(CR)

综上所述,尿路上皮癌对放疗敏感,局部接受高剂量照射或 SBRT 照射局部控制率高、耐受性好。对于合适的患者,放疗可以达到局部根治的目的。然而,远处转移也是尿路上皮癌的常见失败模式。在放疗基础上,如何联合全身治疗是未来进一步提高患者预后的主要研究方向。

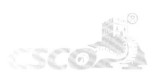

肠癌寡转移体部立体定向放疗进展

¹ 中国医学科学院北京协和医学院肿瘤医院　² 中国医学科学院北京协和医学院肿瘤医院深圳医院

赵莹¹　金晶²,¹

一、引言

大约 25% 的肠癌患者在初诊时已发生远处转移,根治性术后仍有高达 50% 的患者可能会出现转移,60%~71% 发生在肝,25%~40% 发生在肺,5%~10% 发生在骨、卵巢、肾上腺及中枢神经系统少见,其中肝和肺为最主要的转移部位。对于Ⅳ期转移性疾病,传统观点认为全身治疗是其主要治疗手段,但美国芝加哥大学 Wechselbaum 和 Hellman 在 20 世纪 90 年代中期首次提出了"寡转移"的概念,认为寡转移的患者如果接受局部治疗,仍可能达到治愈,从而显著延长生存。近年来,关于寡转移治疗的研究逐渐增多,但大部分并未明确区分原发病灶来源,有研究报道,与其他原发肿瘤类型相比,肠癌的放疗敏感性偏低,因此,本文拟围绕结直肠癌寡转移 SBRT 相关问题作一总结,为 SBRT 在肠癌寡转移治疗中的价值提供参考。

二、寡转移的定义及分类

寡转移被认为是肿瘤转移过程中的一种中间状态,介于局限性原发肿瘤和全身广泛性转移之间,处于肿瘤进展的早期,转移灶的数目和位置均局限,生物侵袭性较为温和,此时有获得根治的可能。2016 年,ESMO 指南将寡转移定义为转移部位 ≤2 个(偶尔 3 个)且转移病灶个数 ≤5 个,后续的 Pan-Asian 指南也沿用了该定义。但寡转移并不仅是数量多少的简单定义,它更多的是代表疾病所处的潜在可治愈状态,对于转移灶个数更多的患者来说,是否可作为非局部治疗的适用人群,仍需进一步探索,正在进行中的前瞻性Ⅲ期临床研究 SABR-COMET 10(NCT03721341)拟评估原发灶已控的 4~10 个转移灶行 SBRT 的疗效。

2020 年,ESTRO/EORTC 共识针对患者整体的生物学特性,提出寡转移新分类方式,根据以下 5 个问题进行分类:①既往是否有广泛转移病史;②是否有寡转移病史;③寡转移是否在原发肿瘤诊断的 6 个月之后首次出现;④在诊断寡转移时患者是否已接受全身治疗;⑤接受全身治疗后转移病灶在影像学上是否较前进展,最终将寡转移分为 3 大类、9 小类,包括:①新诊断的寡转移(既往无广泛转移及寡转移病

史),又可分为同时性寡转移、异时性寡复发、异时性寡进展;②重复的寡转移(既往有经局部或全身治疗失败但并未发展至广泛转移状态的寡转移病史),又可分为重复性寡复发、重复性寡进展、重复性寡持续;③诱导治疗后的寡转移(既往有广泛转移病史),又可分为诱导后寡复发、诱导后寡进展、诱导后寡持续。值得注意的是,患者所处的寡转移分类状态在诊疗过程中可动态变化,在全身治疗的基础上联合重复性局部治疗可能带来生存获益。

三、SBRT 治疗肠癌寡转移

对于寡转移患者的治疗策略应以实现完整消除所有肿瘤为目标,治疗手段包括对于原发灶和转移灶进行 R0 手术切除和 / 或局部消融治疗(LAT),其中,手术是公认的可切除肠癌寡转移的首选治疗手段,长期生存率较高。然而,75%~80% 的患者不适合或无法耐受根治性手术,非手术的局部消融治疗手段,如体部立体定向放射治疗(SBRT)、射频消融(RFA)、微波消融(MWA)等逐渐成为寡转移治疗的研究热点,已在多个中心成功应用于不适合手术切除的寡转移患者,并显示出良好的疗效。

LAT 方式的选择需结合转移灶的大小、位置,邻近的重要解剖结构,可获得的局部控制率,技术的有创性,非肿瘤相关的预后因素,患者因素,局部治疗的经验及患者的预期寿命等进行综合考虑。射频消融治疗因其创伤小,可重复,局部控制率高而成为最常见的治疗方式,但一般用于直径 <3cm、位置远离大血管 / 胆管 / 气管的肿瘤。

SBRT 多用于直径 <5cm 的寡转移病灶,不受肿瘤位置的影响,治疗次数少,单次剂量高、剂量分布集中、周围正常组织受量低,放射生物学效应远超常规放疗,并显著提高局部控制率。与其他癌种不同,肝和肺为肠癌最主要的寡转移部位,而转移部位的差异可能导致生物学行为及临床预后的异质性,以下就肝及肺寡转移器官病灶的治疗分别进行阐述。

(一) SBRT 治疗肠癌肝寡转移

60%~71% 的肠癌远处转移部位发生在肝,在肠癌肝寡转移治疗方面,SBRT 可实现令人满意的局部控制率和远期生存,安全性好,极少发生 3 级及以上毒性事件,肝衰竭更是罕见。

Petrelli 团队于 2018 年发表的系统综述纳入 18 项研究、656 例肠癌肝转移 SBRT 患者进行分析,大部分患者为 1~2 个寡转移灶,OS 作为主要研究终点,结果显示 1 年、2 年的 OS 率分别为 67.18%、56.5%,中位 OS 为 31.5 个月,中位 PFS 为 11.5 个月,1 年、2 年的局部控制率(LC)分别为 67%、59.3%,轻 - 中度的肝毒性发生率为 30.7%,重度的肝毒性发生率为 8.7%,同时也明确了局部控制的影响因素为生物等效剂量(BED),BED 与 LC 呈中度线性相关,BED 每增加 1Gy,2 年 LC 增加 0.21%,但与 OS 无明显线性相关性。Franzese 团队报道了 270 例肠癌寡转移患者 SBRT 的疗效,所有患者寡转移灶均小于 5 个,共纳入 437 个病灶,其中肝寡转移占 36.4%,中位随访 23 个月,1 年、3 年和 5 年的 LC 分别为 95%、73% 和 73%,LC 的提高似乎也是 OS 的强预测因素,1 年、3 年和 5 年的 OS 分别为 88.5%、56.6% 和 37.2%。该团队后续对 281 例肠癌肝及肺寡转移患者的 371 个病灶进行 SBRT,中位剂量 48Gy(25~75Gy)分 1~8 次,91.3% 的病灶 BED 超过 100Gy,其中肝脏寡转移占 42.9%,中位随访 22.7 个月(3~98.2 个月),全组 3 年 OS 率为 51.9%,肝寡转移患者的 3 年 OS 率为 35.2%,≥3 级不良反应未见报道。

(二)SBRT 治疗肠癌肺寡转移

25%~40% 的肠癌远处转移部位发生在肺,SBRT 治疗肺转移的经验多来自早期周围型肺癌,既往有多项研究显示 SBRT 治疗肺寡转移的 3 级以上不良反应发生率低,局部控制较好。英国国家医疗服务体系(NHS)进行了一项真实世界最大样本的前瞻性注册登记观察研究,纳入了 2015 年 6 月至 2019 年 1 月英国 17 家医学中心的 1 422 例寡转移 SBRT 治疗患者,颅外转移灶个数 1~3 个,肺转移灶直径均 ≤5cm,其中肠癌来源者占 27.9%,肺寡转移占比最高,达 29.3%,放疗剂量 24~60Gy,分割次数 3~8 次,中位随访 13 个月(6~23 个月),2 年 LC 为 72.3%(95% CI 68.7%~75.6%),2 年 OS 为 79.2%(76.0%~82.1%),最常见的 3 级不良反应是疲劳(2.0%),最常见的 4 级不良反应是肝酶升高(0.6%),未出现治疗相关性肺炎,也未发生与治疗相关的死亡事件。来自澳大利亚和新西兰的 13 家医疗中心报道了一项肺寡转移 SBRT 的 2 期多中心随机研究,纳入了 1~3 个病灶的 90 例肺寡转移患者,病灶直径均 ≤5cm,肠癌来源者占比近一半,不管是采用单次放疗组,还是多分次放疗组,3 级及以上放疗不良反应在两组分别为 2%、1%(P=0.37),并差异无统计学意义,安全性良好,同时疗效方面,LC 及 OS、DFS 两组也均差异无统计学意义。Sharma 等分析了较大样本量的 118 例肠癌肺寡转移患者的 SBRT 的疗效,共纳入肺转移病灶 208 个,2 年 OS 率为 69%,2 年 LC 为 83%,同时发现 BED ≥ 100Gy 是 LC 及 OS 的独立预测因素。

(三)SBRT 治疗肝、肺寡转移的疗效差异

2014 年,Ahmed KA 等人首次发表了一项利用多基因表达模型对肠癌不同转移部位的肿瘤放射敏感性试验的研究结果,研究者发现肝转移灶的中位放射敏感性评分(RSI)高于肺转移灶(0.47 分 vs. 0.29 分,P<0.001),这意味着肝转移灶比肺转移灶的放疗抵抗更为明显,即放疗敏感性差。其随后的独立队列也验证了肝寡转移灶的 LC 较差(2 年 LC 73.0% vs. 100%,P=0.026)。这与其他研究报告一致。Fode MM 比较了 SBRT 治疗 92 个肺寡转移灶和 229 个其他部位寡转移灶(以肝寡转移为主),发现肺寡转移灶的局部复发率明显低于其他部位寡转移灶(HR=0.48,P<0.001)。英国国家医疗服务体系(NHS)发起的前瞻性观察性研究中的单因素分析显示,肝寡转移灶与更差的 2 年 LC 相关。就远期生存来说,Franzese 团队对 371 个肠癌肝或肺寡转移灶 SBRT 治疗结果也显示,肺寡转移患者的 3 年 OS 显著优于肝寡转移患者,同时发现肠癌治疗开始至发生初次转移的无病间隔期越长,肺寡转移患者的 OS 会进一步提高。

四、SBRT 联合免疫治疗

多项研究已经证实,放疗对免疫系统有调节作用。放疗可以介导免疫原性细胞死亡,释放肿瘤特异性抗原,同时释放损伤相关分子模式,促进肿瘤募集树突状细胞,捕获肿瘤细胞抗原,活化肿瘤特异性 T 细胞。同时,放疗可以重塑免疫微环境,包括诱导肿瘤细胞表面 MHC- Ⅰ 类分子表达上调、诱导肿瘤细胞表面 Fas 过表达、诱导 IFN-γ 的表达增加、诱导 T 细胞趋化因子表达等,最终导致肿瘤浸润淋巴细胞增加,激活细胞毒性 T 淋巴细胞,尤其是 $CD8^+$ T 细胞的聚集。转移灶放疗联合免疫治疗的 Ⅰ、Ⅱ 期研究显示了 10%~66.7% 的客观反应率。

放疗剂量和分割模式对免疫调节也有影响。免疫效应细胞的 LD_{50}(使一半淋巴细胞死亡的剂量)为 2Gy,且损伤后修复力差,常规分割放疗反复杀伤免疫细胞,可导致淋巴细胞绝对值减少,大分割放疗与免疫治疗联用可能优于常规分割。在临床前模型中,单次剂量为 5~8Gy 的大分割放疗联合免疫治疗,取得了最佳的抗肿瘤疗效。另外,放疗可能增加远隔效应的发生,临床前试验支持这一现象,但临床上有关远隔效应的报道很少。Cureus 等检索到 1960 年至 2019 年间 52 篇关于远隔效应的研究报道,共纳入患者 94 例,47 例仅接受放疗,47 例接受放疗联合免疫治疗,仅发现 24 例患者出现远隔效应,提示免疫系统激活后转化为临床可见的治疗反应仍需进一步探索。到目前为止,特定肿瘤放疗与免疫的协同效应、最佳处方剂量及放疗联合免疫治疗的顺序等尚未明确,正在进行中的几项临床试验可能会提供肠癌寡转移放射免疫治疗的临床证据和实践方向(表 1)。

五、SBRT 的技术进步

SBRT 单次剂量高,分割次数少,产生的放射生物学效应远超常规分割,但同时,SBRT 对于治疗几何精准度的要求也远高于常规放疗,必须通过最佳的计划设计和图像引导来降低靶区的不确定性,提高分次内及分次间治疗精度。尽管常规直线加速器配备了锥形束 CT(CBCT)进行图像配准,但由于成像质量差,软组织分辨率低,治疗前配准及治疗中实时成像效果不佳。

核磁共振加速器将核磁与直线加速器相结合,是近年来最有前景的技术进步。核磁可以提供实时扫描,且软组织分辨率佳,可实现更精确的辐射传输。研究者最初在 4 名椎体转移患者中验证其治疗剂量及几何准确性,剂量偏差 0~1.7%,几何偏差 0.2mm~0.4mm,显示了核磁加速器治疗的

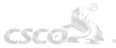

表 1　肠癌寡转移 SBRT 联合免疫治疗正在进行中的研究

研究	研究类型	病例数/例	病种	免疫药物	剂量分割	联合模式	研究分组	研究终点
NCT02239900	Ⅰ/Ⅱ	143	肝癌肝转移	Ipilimumab	50Gy/4f 60Gy/10f	同步或序贯	同步 vs. 序贯	最大耐受剂量
NCT02437071	Ⅱ	34	转移性肠癌	Pembrolizumab	—	同步	组 1：Pembro+ 放疗 组 2：Pembro+ 消融	客观缓解率
NCT02710253	Ⅱ	165	转移性肿瘤	多样	50Gy/4f 60~70Gy/10f 20~30Gy/5f 30~45Gy/10~15f	同步	单臂	全身疾病控制率
NCT02843165	Ⅱ	146	转移性肿瘤	PD-1/PD-L1	28.5Gy/3f	同步	SABR+ 免疫 vs. 免疫	客观缓解率
NCT02888743	Ⅱ	180	转移性肠癌转移性肺癌	Durvalumab Tremelimumab	高剂量 vs. 低剂量	同步	组 1：单纯免疫 组 2：免疫 + 高剂量放疗 组 3：免疫 + 低剂量放疗	客观缓解率
NCT03007407	Ⅱ	33	转移性肠癌	Durvalumab Tremelimumab	3 次大分割姑息放疗	序贯	组 1：Durvalumab 组 2：Tremelimumab	客观缓解率
NCT03101475	Ⅱ	70	肠癌肝转移	Durvalumab Tremelimumab	30Gy/3f	同步	免疫 +SBRT	有效率
NCT03104439	Ⅱ	80	肠癌胰腺癌	Nivolumab Ipilimumab	—	—	单臂	疾病控制率
NCT03693014	Ⅱ	60	转移性肿瘤	Nivolumab Ipilimumab Pembrolizumab Atezolizumab	27/3Gy	同步	单臂	客观缓解率

注：SABR. stereotactic ablative body radiotherapy，体部立体定向消融放疗；SBRT. stereotactic body radiation therapy，体部立体定向放疗。

可行性。Al-Ward 等评估了核磁加速器对肝脏、胰腺和肾脏这三个疾病部位进行肿瘤 SBRT 治疗的潜在放射生物学优势，发现肝脏、胰腺和肾脏的靶区体积平均分别减少了 31.1%、26.3% 和 26.9%，周围正常组织相关毒性分别减少了 79% 放射性肾病、69% 狭窄 / 瘘管和 25% 溃疡的风险，证明了核磁加速器在治疗的准确性及周围危及器官的保护上相较传统直线加速器具有优势。Bainbridge 等对肺部病灶采用核磁加速器放疗，较普通直线加速器减少了放疗靶区外扩边界，进而降低了周围正常组织受量。美国威斯康星大学首次报道核磁加速器在肝脏病灶 SBRT 中的应用，共纳入 26 例肝寡转移病灶，45% 为肠癌来源，中位放疗剂量 50Gy/10f，随访 21 个月，LC 达 80%，仅 7.7% 的患者发生 3 级胃肠道毒性反应，无 3 级以上毒性反应发生。美国纪念斯隆 - 凯特琳癌症中心在腹部加压条件下，采用核磁加速器治疗肝转移灶，处方剂量 54~60Gy/3~5f，治疗过程顺利，安全性良好。核磁加速器可在治疗过程中采集核磁图像，监测肿瘤运动，随着功能成像技术的进步，未来可实时评估治疗过程中及每次治疗后的反应，及时调整治疗方案，提高治疗效果。

六、结语

多项研究已证实肠癌寡转移 SBRT 治疗的安全性、有效性及潜在可治愈性，免疫治疗可能增强 SBRT 的临床获益，核磁加速器的自适应放疗技术进一步提高了治疗精度，降低了放疗相关毒性。未来需结合分子生物学指标、基因组学及影像组学以筛选可获益的寡转移人群，SBRT 强度、剂量体积限制标准、与免疫治疗协同方式等也是值得探索的方向。

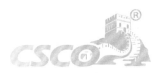

局部进展期直肠癌全新辅助治疗进展与展望

吉林省肿瘤医院

杨永净 刘士新

新辅助放化疗（CRT）联合全肠系膜切除术（TME）和术后辅助化疗为局部进展期直肠癌（LARC）的标准治疗模式，可使局部复发率降至 10% 以下，但新辅助 CRT 未能减少远处复发或改善无病生存期（DFS）和总生存期（OS）。尽管给予术后辅助化疗，5 年远处转移率仍高达 30%，新辅助 CRT 后行辅助化疗的益处尚不清楚，可能是由于化疗依从性较差、诊断和开始化疗之间的时间间隔较长以及应用次优方案。一些 Ⅱ/Ⅲ 期研究的经验表明，CRT 联合 TME 后约 50% 的患者无法完成计划的术后化疗剂量，造成这种情况常见的原因为化疗毒性和患者拒绝。

标准治疗模式的上述局限推动了全新辅助治疗（TNT）研究的发展，TNT 为术前完成放疗和全部 / 部分全身化疗，从而可更早地治疗微转移，增加全身化疗的依从性和改善 DFS，以期改善预后。

此外由于 TME 与术后并发症、晚期并发症如肠道功能障碍、性功能障碍、排尿功能障碍和永久造口相关，因此也推动了低位直肠癌新辅助治疗后观察等待的非手术策略（NOM）研究的进步。基于目前的研究结果，支持在严密随访机制下，经新辅助治疗后达 CR 的患者 W&W 的非手术治疗策略是安全可行的，由此对如何提高新辅助治疗的肿瘤学退缩提出了挑战。几项研究显示，给予新辅助 CRT，可使微转移灶尽早得到全身系统治疗。TNT 除通过减少全身系统治疗的延迟来解决早期微转移外，还可能有助于提高治疗的耐受性，确保术前有效的治疗，使更高占比的患者经术前治疗达 cCR 或近 cCR，以此获得器官保留机会。但生物学上，人们担心可能通过激活有丝分裂信号转导和优先选择抗辐射克隆来加速肿瘤细胞的再生，从而导致放射敏感性降低，因此对 LARC 的术前 TNT 治疗模式进行了多项探索，明确其疗效，不断优化 TNT 组合模式，但仍有很多悬而未决的问题。

一、LARC 的全新辅助治疗（TNT）的相关研究

（一）术前 CRT/ 短程放疗（SCRT）与手术等待期巩固化疗的 TNT 相关研究

研究显示 LARC 对术前放疗的反应呈时间依赖性，著名的研究法国 R90-01 研究显示放疗后 8 周接受手术的患者 pCR 率为 14%，而放疗后 4 周接受手术的患者仅为 7%。几项回顾性研究结果也证实，延长 CRT 与手术间隔期和较高的 pCR 率有明显的相关性。

在一定期限内延长 CRT 与手术间隔时间可提高 pCR，如果在等待期加入巩固化疗，是否可进一步提高 pCR 率？2015 年发表的 MSCKK 开展的 LARC 术前 CRT 后巩固 mFOLFOX6 的多中心非随机 Ⅱ 期研究给出了较确定的结论。该研究分为 4 组：第 1 组为标准 CRT 后 6~8 周行 TME，第 2~4 组分别在 CRT 与 TME 期间分别给予 2、4、6 周期 mFOLFOX6 巩固化疗，术后建议完成 8 周期 mFOLFOX6 辅助化疗，由主治医师决定是否给予。自 2004 年 3 月到 2012 年 11 月，共入组 259 例患者，结果显示 pCR 率随着巩固化疗周期数的增加而提高（第 1 组：18%，第 2 组：25%，第 3 组：30%，第 4 组：38%，$P=0.003\ 6$），单变量和多变量分析均显示 CRT 与手术等待期间巩固化疗的周期数与 pCR 率显著相关。mFOLFOX6 相关 3~4 级毒性随着巩固化疗周期数增加而增加，但保肛率（$P=0.68$）和切缘阴性率（$P=0.089$）各组间无差异，淋巴结检出数目（$P=0.20$）、术中失血量（$P=0.62$）组间无差异，外科医师评分的手术技术难度在不同研究组间亦没有显著差异（$P=0.80$），骨盆纤维化在第 2~4 组（$P=0.000\ 1$）中增加。

这项研究中在 CRT 后巩固 6 周期化疗组获得了 38% 的 pCR 率，这是迄今报道的 Ⅱ~Ⅲ 期直肠癌新辅助治疗较高 pCR 率之一。同样重要的是，研究结果表明在 CRT 与手术等待期间加入巩固化疗从肿瘤学和手术角度来看，这种方法似乎都是安全的，没有增加肿瘤进展、技术难度或手术并发症的风险。

除长程 CRT 序贯巩固化疗的 TNT 模式外，也进行了多项 SCRT 后巩固化疗的 TNT 研究，代表性的 Ⅲ 期研究有 Polish Ⅱ 研究、RAPIDO 研究和 STELLAR 研究。

Polish Ⅱ 研究纳入无远处转移的初治或局部复发的固定 cT_3 或 cT_4 直肠腺癌患者 515 例，研究组为 5Gy×5 次短程放疗后巩固 3 周期 FOLFOX4 化疗，对照组为奥沙利铂＋氟尿嘧啶同步放化疗。研究结果显示两组的 pCR 率无差异（16% vs. 12%，$P=0.17$），两组 8 年 OS 率均为 49%，8 年 DFS

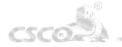

（43% vs. 41%，$P=0.65$）、8 年 LR（35% vs. 32%，$P=0.60$）、8 年 DM（36% vs. 34%，$P=0.54$）均无差异，但短程放疗 TNT 组急性不良反应发生率显著低于 CRT 组（75% vs. 83%，$P=0.006$）。这项优效性研究虽为阴性的结果，但至少说明了在短程放疗后巩固 3 周期化疗可以取得和标准 CRT 一致的近期和远期疗效。

Rapido 研究入组为 MRI 界定的局部高危（cT_4、MRF+、cN_2、侧方 N、EMVI+）直肠癌患者 920 例，研究组为 5Gy×5 次短程放疗后巩固 6 周期 CAPOX 方案或 9 周期 FOLFOX 方案化疗。研究结果显示短程 TNT 组 pCR 率显著高于对照组（28% vs. 14%，$P<0.001$），并且显著降低了 3 年远处转移率（19.8% vs. 26.6%，$P=0.004\,8$）和 3 年疾病相关治疗失败率（23.7% vs. 30.4%，$P=0.019$）。研究组 3 年疾病相关治疗失败率降低分析原因主要是远处转移率的降低，考虑主要因 TNT 组术前化疗的依从性优于标准组。该项研究让我们看到了短程 TNT 模式的优异治疗反应率，高 pCR 率为保存直肠提供了更多的可能。

STELLAR 研究设计相似于 RAPIDO 研究，区别在于 STELLAR 研究的试验组为 SCRT 后给予 4 周期巩固化疗，术后再给予 2 周期辅助化疗。这项研究也取得了阳性结果，试验组 CR（pCR+cCR）率（22.5% vs. 12.6%，$P=0.001$）和 T 降期（60% vs. 47.8%，$P=0.01$）显著优于标准组，并且试验组显著改善了 3 年 DFS（64.5% vs. 62.3%，非劣效性检验 $P<0.001$）和 3 年 OS（86.5% vs. 75.1%，$P=0.033$），两组 3 年 MFS（77.1% vs. 75.3%，$P=0.475$）、3 年 LRR（8.4% vs. 11%，$P=0.461$）无差异。治疗依从性方面：TNT 组完成辅助化疗比例高于标准组（60% vs. 48.3%），辅助化疗期间 TNT 组 3~4 级毒性发生率更低（3.3% vs. 11.8%，$P=0.003$），但新辅助治疗阶段 TNT 组血液学毒性、血小板减少发生率显著高于标准组。STELLAR 研究再次证实 SCRT 巩固化疗的 TNT 模式至少提供了与 CRT 相同有利的局部控制和生存，并且具有高度的耐受性和依从性，为 TNT 治疗 LARC 提供了进一步的证据。

（二）诱导化疗序贯 CRT 模式的 TNT 研究

除手术等待期进行巩固化疗外的 TNT 模式外，在 CRT 前使用氟尿嘧啶联合奥沙利铂诱导化疗的模式，也进行了一些研究探索。

西班牙 GCR-3 随机 Ⅱ 研究共纳入 108 例 LARC，随机分为两组：A 组（术后化疗组）为奥沙利铂联合卡培他滨同步放化疗后行 TME，术后给予 CAPOX 辅助化疗 4 周期；B 组（诱导化疗组）为 CAPOX 诱导化疗 4 周期后序贯行奥沙利铂 + 卡培他滨同步放化疗联合 TME 手术，术后不行辅助化疗。两组近期疗效：pCR 率（13% vs. 14%，$P=0.94$）、肿瘤降期（58% vs. 43%，$P=0.13$）、R0 切除率（87% vs. 86%，$P=0.40$）均无差异。中位随访 69.5 个月的长期结果：两组 5 年 DFS（64% vs. 62%，$P=0.85$）、OS 率（78% vs. 75%，$P=0.64$）、局部复发率（2% vs. 5%，$P=0.61$）、累计远处转移率（21% vs. 23%，$P=0.79$）均无差异。在 R0+R1 切除人群中，两组 5 年 LR 分别为 2.1% vs. 2%，均显著低于 CA0/ARO/AIO-94 研究 6% 的 5 年 LR。

Maréchal 等开展的诱导化疗 +CRT 对比 CRT 的随机 Ⅱ 期研究，纳入了 $T_{2~4}N$ 直肠腺癌患者 57 例，研究组给予 mFOLFOX6 诱导化疗 2 周期后序贯 CRT。研究结果显示

诱导化疗期间毒性反应可接受，研究组与对照组 $ypT_{0~1}N_0$（32.1% vs. 34.5%）、pCR（25% vs. 28%）均无差异，两组 T 降期、N 降期、TRG 分级及括约肌保留率均相似，该研究因无效提前关闭。加入诱导化疗的研究组未获得较标准组更优的近期疗效，考虑与诱导化疗周期数较少相关。Schou 等报告了 2 周期 CAPOX 诱导化疗序贯 CRT 的单臂研究结果，纳入 84 例 $T_4/T_3N_+/T_3MRF+$ 直肠癌患者，R0 切除率 94%，T 降期率 69%，ITT 人群 pCR 率 23%，5 年 DFS 和 OS 为 63% 和 67%，3~4 级毒性发生率 18%。这项单臂研究显示 CAPOX 诱导化疗 +CRT 获得了较高的肿瘤退缩率及更优的 DFS 和 OS。

双药诱导化疗的部分研究显示 pCR 率有所增加，但获益程度不甚理想。三药强化诱导化疗后序贯 CRT 的 PRODIG-23 多中心随机 Ⅲ 期研究取得了显著提高的 pCR 率，并改善了 3 年 DFS 和 3 年 MFS。该研究纳入距肛缘 15cm 之内有局部复发风险的 cT_3 或 cT_4 直肠癌 461 例，研究组先给予 FOLFIRINOX 方案诱导化疗 6 周期，序贯 CRT，TME 术后给予 3 个月辅助化疗，标准组 CRT+TME 后给予辅助化疗 6 个月，主要研究终点为 3 年 DFS。研究结果显示：诱导化疗期间最常见的 3~4 级毒性为中性粒细胞减少（17%）和腹泻（11%），但研究组辅助化疗期间严重毒性反应发生率显著低于标准组（11% vs. 23%，$P=0.004\,9$）。研究组的 pCR 率显著高于标准组（28% vs. 12%，$P<0.000\,1$），pT_0（28% vs. 13%，$P=0.001\,8$）、pN_0（83% vs. 67%，$P=0.001$）比值也明显高于标准组，NAR 评分明显低于标准组（8.4 分 vs. 15.0 分，$P<0.000\,1$），显示了三药诱导化疗序贯 CRT 优异的近期疗效。研究组 3 年 DFS（76% vs. 69%，$P=0.034$）、MFS（79% vs. 72%，$P=0.017$）显著优于标准组，但两组 3 年 OS 率无差异（91% vs. 88%，$P=0.077\,3$）。PRODIGE-23 研究证明了强化诱导化疗加入新辅助治疗中的优异肿瘤退缩效果及远期预后的改善，这是第一项提供在 LARC 中接受新辅助化疗可改善长期预后证据的研究，并且本项研究术前新辅助化疗完成度较高，避免了术后辅助化疗的不足，降低了辅助化疗的毒性，这些研究结果将会改变临床实践。

（三）靶向联合化疗诱导治疗序贯 CRT 的 TNT 研究

1. 抗血管生成药物加入新辅助治疗的 TNT 研究 AVACROSS 研究纳入 MRI 定义的局部高复发风险的直肠腺癌患者 47 例，高复发风险定义为：T_3 期低位直肠癌；中位直肠癌原发肿瘤距 CRM ≤ 2mm；阳性淋巴结或其边缘距 CRM ≤ 2mm；阳性淋巴结直接侵犯 CRM；可手术 T_4；任何 T_3N_+。先给予贝伐单抗 +XELOX 方案诱导治疗 4 周期，序贯贝伐单抗联合卡培他滨同步放化疗（放疗剂量 50.4Gy），CRT 后 6~8 周行 TME，主要终点为 pCR。45 例手术治疗的患者 pCR 率达 36%，此外 38% 患者达 TRG3 级（Dworak 标准），R0 切除率为 98%。诱导化疗阶段最常见的 3/4 级不良事件：腹泻（11%）、虚弱（4%）、中性粒细胞减少（6%）、血小板减少（4%），2 例患者死于猝死和糖尿病酮症酸中毒。26 例（58%）患者至少发生一种术后并发症，包括伤口感染（10 例）、腹腔内感染（7 例）、吻合口漏（5 例）、造口并发症（2 例）、其他并发症（10 例）。11 例（24%）患者需要二次手术：继发性盆腔脓肿（6 例），需要进行回肠 / 结肠造口术（4 例），化脓性腹膜炎（1 例）。

Willett 等应用贝伐珠单抗 + 氟尿嘧啶同步放疗治疗

$T_{3\sim4}$ 期直肠癌的 Ⅰ / Ⅱ 期研究,pCR 率 16%,另外 72% 的患者仅有镜下残留。Grane 等开展的贝伐珠单抗 + 卡培他滨同步放疗治疗 $T_{3\sim4}N_1$ 或复发性直肠癌的 Ⅰ / Ⅱ 期研究,pCR 率 32%(8/25),此外 24%(6/25) 的患者术后病理标本癌细胞残留 <10%,2 年局部复发率 6.2%。但一项仅给予 2 周期 FOLFOX6+ 贝伐珠单抗诱导化疗,序贯 FOLFOX+ 贝伐珠单抗同步放疗 Ⅱ~ Ⅲ 期直肠癌的 Ⅱ 期研究,pCR 略低,为 24%。Vaneja 等进行的贝伐珠单抗 + 卡培他滨同步放疗治疗 MRI 诊断的 Ⅱ / Ⅲ 期直肠癌,pCR 率 13.3%,15% 患者 TRG3 级,T、N 降期和总降期分别为 45.2%、73.8% 和 73.8%。3 级不良事件包括皮炎(69.8%)、蛋白尿(46.5%)和白细胞减少(34.9%)。57 例患者(95%)行根治性切除,42 例(70%)患者接受了括约肌保留手术。

除关注肿瘤退缩指标外,诱导化疗和 CRT 期间加入贝伐珠单抗的不良反应不容忽视,在 AVACROSS 研究中,一例患者在诱导化疗期间发生猝死,考虑可能是卡培他滨和 / 或贝伐珠单抗对心脏影响的结果。此外在这项研究中,术后并发症的发生率也需重视,24% 的患者需行二次手术,但伤口愈合并发症与贝伐珠单抗之间的关系尚不清楚,因为从最后一次应用贝伐珠单抗到手术的中位时间为 2 个月,远长于贝伐珠单抗的半衰期。此外贝伐珠单抗引起的不良反应如高血压、胃肠道穿孔、严重出血、血栓栓塞等并发症亦需引起重视。目前贝伐珠单抗停药与手术之间的合适间隔时间尚无定论,至少需要停药 4 周,6~8 周比较安全。

贝伐珠单抗加入新辅助治疗的不同的研究 pCR 率存在较大差异,可能与以下因素相关:①联合的化疗方案不同,目前贝伐珠单抗常用的联合化疗方案包括 FOLFOX、FOLFIRI、XELOX,目前尚无充分证据显示哪种方案联合最佳;②贝伐珠单抗剂量的差异,研究显示 10mg/kg 的高剂量组 pCR 率显著高于 5mg/kg 组,但高剂量与更严重的 ≥3 级不良反应相关,主要为结肠炎和腹泻。基于目前研究证据,除临床研究外,贝伐珠单抗不推荐应用于 LARC 的术前新辅助放化疗中。

除贝伐珠单抗外,小分子 VEGF 抑制剂阿柏西普用于直肠癌新辅助化疗进行了 GEMCAD 1402 随机 Ⅱ 期研究,这项研究随机了 MRI 定义的高危直肠腺癌患者 180 例,按照 2:1 随机分组,研究组 CRT 前给予阿柏西普 +mFOLFOX6 治疗 6 周期,标准组 CRT 前给予 6 周期 mFOLFOX6,诱导治疗完成后 4 周行 CRT。研究组和标准组完成 6 周期诱导治疗的比值均较高(92.1% vs. 96.9%),研究组发生率最高的 3~4 级毒性反应为高血压,除高血压外,研究组其他 3~4 级毒性反应,发生率 33.6%,高于标准组的 20.3%,但在可接受范围内。在手术治疗的患者中,研究组 pCR 率高于对照组(25.2% vs. 14.5%),但无统计学差异(P=0.1),pT_0 分别为 26.2% 和 14.5%,pN_0(75.7% vs. 77.4%)、R0 切除率(98% vs. 96.7%)、CRM-(93.2% vs. 90.3%)两组对比较一致。这项研究提示阿柏西普 +mFOLFOX6 诱导化疗可提高高危 LARC 的 pCR 率,并未显著增加,随后的 CRT 和手术并发症,需开展 Ⅲ 期研究进一步进行评估。

2. 西妥昔单抗加入新辅助治疗的 TNT 研究 西妥昔单抗联合化疗诱导治疗,序贯 CRT 的代表性随机 Ⅱ 期研究

为 EXPERT-C 研究,该研究随机了 MRI 界定的高危直肠癌患者 165 例,对照组先给予 4 周期 CAPOX 诱导化疗后序贯 CRT,CRT 后 4~6 周行 TME,TME 后 6~8 周行 CAPOX 辅助化疗,研究组在对照组相同方案基础上每周加用西妥昔单抗。主要研究终点为 *KRAS/BRAF* 野生型患者 CR 率,次要研究终点:野生型和全组人群的 *RR*、PFS、OS、安全性及生物标志物分析。研究结果:在野生型患者中加入西妥昔单抗未额外提高 CR 率(9% vs. 11%,P=1.0),pCR 率亦未提高(11% vs. 9%,P=0.714);但加入西妥昔单抗显著提高了 RR,无论诱导治疗后评估(71% vs. 51%,P=0.038),还是 CRT 后评估(93% vs. 75%,P=0.028)。两组 R0 切除率、括约肌保留率、外科并发症发生率相似;两组 PFS 无差异(P=0.363),但研究组 OS 明显获益(P=0.034)。对全组人群分析,OS(P=0.083)、PFS(*HR*=0.81)、CR(18% vs. 14%,P=0.574)、pCR(18% vs. 15%,P=0.453)两组均无差异。在诱导化疗和 CRT 期间加入西妥昔单抗组皮肤毒性和腹泻发生率增加,但未显著降低剂量和导致治疗延迟。这项研究结果提示对于野生型患者,加入西妥昔单抗未提高 CR 率和 pCR 率,并且全人群两组的 CR 率和 pCR 率也低于预期。本项研究 CAPOX+C 组和 CAPOX 组入组患者中ⅢB(41% vs. 28%)、ⅢC(56% vs. 73%)占比较高,可部分解释 CR 率低于预期,此外考虑有 8 例 pCR 患者(其中 6 例接受西妥昔单抗治疗)因无足够组织学标本进行分子检测而未纳入分析,也是导致 pCR 率较低的因素。在这项研究分析中,也对 pCR 作为替代终点进行了质疑,因肿瘤分期、体积,治疗的敏感性,新辅助治疗和手术的时间间隔,病理分析的稳健性对 pCR 均有影响。该研究再次显示了全新辅助治疗高危 LARC 的可行性,耐受性良好,可能改善长期预后。

(四) 免疫联合 TNT 的相关研究

NRG-GI002 随机 Ⅱ 期研究是 TNT 基础上联合免疫的研究,这项研究通过模块化临床研究平台,在 LARC 中利用 TNT 平行对照联合不同试验组进行探索。这项研究试验组间并非直接比较,而是应用相关生物标志物探索在同样的高风险患者人群中的各种研究假设。2021 年报告了 TNT 联合帕博利珠单抗的结果,共入组高危 LARC 患者 185 例,高危因素至少包括以下一项:低位直肠癌($cT_{3\sim4}$,距离肛缘 ≤5cm,任何 N);体积大(任何 cT_4 或浸润直肠系膜筋膜 <3mm);高转移风险(cN_2);拟行非保留括约肌手术(SSS)。对照组先给予 8 周期 FOLFOX 诱导化疗后行 LCRT,研究组在 8 周期 FOLFOX 诱导化疗后行卡培他滨 + 帕博利珠单抗 LCRT,主要研究终点为 NAR 评分,试验组目标 NAR 评分从 14.32 分降低 4.7 分,达 9.62 分。两组完成 FOLFOX 诱导化疗、LCRT、手术和 NAR 评分的患者例数无差异,但试验组帕博利珠单抗暴露量完成度较低,完成 6 周期者仅 46%。两组化疗期间及 CRT 期间 ≥3 级不良反应的发生率、术后并发症发生率和再手术率均无差异。对照组 NAR 评分为 14.08 分,研究组较对照组降低了 2.55 分,为 11.53 分,未达研究终点的 9.62 分,两组无差异(P=0.26)。研究组和对照组的 pCR 率均较高(31.9% vs. 29.4%,P=0.75),两组的 cCR 率(13.9% vs. 13.6%,P=0.95)、R0 切除率(P=0.36)、保肛率(P=0.15)均无差异。这项研究虽为阴性结果,但我们看到 TNT 模式带来了更

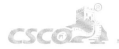

好的肿瘤退缩,期待可带来 DFS、OS 长期预后的改善。

张涛等报告了 SCRT 序贯 CAPOX+ 卡瑞利珠单抗治疗 LARC 的单臂 Ⅱ 期研究结果,纳入 30 例患者,27 例接受至少一周期 CAPOX+ 卡瑞利珠单抗治疗,100% 进行手术,总 pCR 率 48.1%,其 pMMR 患者 pCR 率 46.2%(12/26),dMMR 患者 pCR 率 100%(1/1),免疫相关不良事件均为 1~2 级,最常见的是反应性皮肤毛细血管增生(81.5%),未发生 4/5 级不良事件。生物标志物分析显示根据基线拷贝数变异,5 例 FGFR1-3 缺失的患者中无一例达 pCR,而 9 例没有 FGFR1-3 缺失的患者中超过一半达 pCR,尽管没有观察到统计学差异[55.6%(5/9) vs. 0%(0/5),$P=0.086$]。这项研究获得了历史最好的 pCR,提示短程放疗巩固化疗联合免疫治疗可能是一种有前途的 TNT 治疗模式,有望为低位 LARC 患者提供更多的器官保留机会,目前正在进行 Ⅲ 期随机对照,以进一步明确此种治疗模式的疗效和可行性。

复旦大学正在开展一项短程放疗联合 CAPOX 和 Toripalimab 全新辅助治疗 LARC 的随机多中心 Ⅱ 期(TORCH)研究,拟入组 130 例 LARC,随机分为两组:巩固治疗组先行 SCRT,随后接受 6 周期 CAPOX+Toripalimab;诱导治疗组先行 2 个周期的 CAPOX 和 Toripalimab,然后行 SCRT,之后再行 4 周期 CAPOX 和 Toripalimab。两组患者均接受手术或 W&W 策略。主要终点为 CR 率(pCR+cCR),次要终点包括 3~4 级急性不良反应率、3 年 DFS、3 年 LRFS、3 年 OS、手术并发症发生率和生活质量(QoL)评分,这项研究采用"选择赢家"的方法来研究更优化的治疗方案,期待研究结果的报告。

二、TNT 的新辅助化疗与术前放化疗顺序的优化

TNT 模式主要有两种:化疗在前序贯 CRT 的诱导化疗模式,CRT 在前的巩固化疗模式。诱导化疗的优势包括有利于局部肿瘤退缩或降期,促进更有效的局部治疗和微转移灶的早期治疗,化疗依从性好。缺点包括手术的延迟和选择耐放疗克隆会降低后续放疗的疗效。而 CRT 在前的巩固化疗模式可避免这些潜在的缺点,但可能会降低巩固化疗的依从性。

来自英国皇家马斯登医院的初步数据显示,在高风险的直肠癌患者中,CRT 前给予 CAPOX 方案诱导化疗,可导致肿瘤显著消退,症状缓解迅速,术前治疗期间无疾病进展,R0 切除率达 99%,pCR 率为 24%。

CAO/ARO/AIO-12 随机 Ⅱ 期研究为两种 TNT 模式的比较研究,共随机 306 例 LARC,分别为 CRT 之前和之后行 FOLFOX 诱导化疗和巩固化疗 3 周期,主要研究终点为 pCR 率,以标准 CRT 的 pCR 率 15% 为历史对照,目标为 TNT 后将 pCR 率提升至 25%。研究结果显示仅巩固组达到研究终点,pCR 率高于诱导组(25% vs. 17%,$P<0.001$)。巩固组 CR(pCR+cCR)率(28% vs. 21%)、TRG 比值(50% vs. 41%)、低 NAR 评分比例(35% vs. 26%)均更优。2021 年报告的长期随访结果显示两组 3 年 LC、DM、3 年 DFS 和 3 年 OS 均无差异。本项研究还报告了两组 TME 术后全球健康状况 / 生活质量评分(GHS/QoL)评分下降,但在随机分组 1 年后恢复

到预处理水平,两组间无差异。根据 Wexner 问卷评估的大便失禁在两组间没有差异,但值得注意的是,两组患者的大便失禁评分在 12 个月时都更差,仅在 24 个月和 36 个月时略有改善,但从未达到基线水平,由此可见低位直肠癌 TME 术后生活质量不佳,因此应筛选更合适的 TNT 策略以获得更高比例的 cCR 和近 cCR 率,从而为非手术治疗(NOM)创造机会。

OPRA 是首个研究 TNT 后达 cCR 或近 cCR 患者 NOM 疗效的随机 Ⅱ 期试验,主要终点为 3 年 DFS,与标准治疗模式 3 年 DFS 的 75% 作为历史对照,设定 TNT 后 3 年 DFS 提高至 85%。研究随机分成 2 组,诱导治疗组在 CRT 前给予 4 个月 FOLFOX(8 周期)或 CAPOX(6 周期)方案诱导化疗,巩固治疗组在 CRT 后行 4 个月 FOLFOX 或 CAPOX 方案巩固化疗,治疗后 8~12 周进行再评估,达 cCR 和近 cCR 的患者行 NOM,未达 cCR 者行 TME。2020 年 ASCO 报告了首次分析结果,两组 3 年 DFS 和 3 年无远地转移生存率(DMFS)无差异,巩固化疗组较诱导化疗组获得更高比例的 3 年器官保留率(58% vs. 43%,$P=0.01$)。

在测试 TNT 最佳序列的 CAO/ARO/AIO-12 和 OPRA 研究中,结果一致,均为 CRT 在前的巩固化疗组获得更好的 pCR(CAO/ARO/AIO-12)或持续的 cCR/ 更高的器官保存率(OPRA),考虑可能与 CRT-CT 的模式 CRT 与手术间隔期更长的因素相关。

三、TNT 中辅助化疗依从性与放疗模式的相关性

对于 LARC,多项研究显示因辅助化疗依从性差,虽给予新辅助 CRT 后,但 OS 并未显著改善,化疗依从性差的原因考虑为术前 CRT 与 TME 手术毒性累积。

西班牙 GCR-3 随机 Ⅱ 期研究探索了 TNT 模式辅助化疗的依从性,在这项研究中诱导化疗 +CRT 组与标准 CRT 组虽近期疗效无差异,但术后化疗组(A 组)化疗期间 3~4 级毒性反应发生率显著高于诱导化疗组(B 组)(54% vs. 19%,$P=0.004$);A 组辅助化疗完成率显著低于诱导化疗的完成率($P=0.001$),A 组 25% 患者未进行辅助化疗,而 B 组 100% 患者进行了诱导化疗,A 组仅 51% 患者完成 4 周期辅助化疗,B 组 92% 患者完成了 4 周期诱导化疗;A 组卡培他滨、奥沙利铂暴露率均显著低于 B 组($P<0.001$)。

Rodel 等和 Sebag 等的研究检验了术前 CAPOX 方案同步放化疗与 4~6 个周期的 CAPOX 辅助 CRT 的可行性,由于各种原因,分别有 27% 和 44% 的患者没有接受任何辅助 CRT。

除外照射外,后装腔内治疗也是直肠癌放射治疗的手段之一。KIR 随机 Ⅱ 期研究纳入了自 2010—2017 年的 T_{2-3} 同时伴下列情况之一(N+、MRF+、EMVI+)的直肠癌患者 180 例,排除肛管受累和侧方淋巴结阳性。随机分为两组:A 组先给予 FOLFOX 诱导化疗 6 周期后行高剂量率近距离放疗(HDRBT)和 TME,术后行 FOLFOX 辅助化疗 6 周期;B 组,新辅助 HDRBT 后 TME,术后辅助 FOLFOX 化疗 12 周期。HDRBT 剂量为 26Gy/4 次,4 天。主要终点为化疗的依从性,目标为最初 6 个周期化疗全量完成率 ≥85%。次要终点为

ypT$_0$N$_0$、5 年 LC、5 年 DFS、5 年 OS。A 组化疗完成率显著优于 B 组（80% vs. 53%，P=0.000 2），两组 ≥3 级化疗相关毒性无差异（35.8% vs. 27.6%，P=0.23），pCR 率无差异（30.5% vs. 28.3%，P=0.7）。中位随访 48.5 个月，两组 5 年 LR（6.3% vs. 5.8%，P=0.71）、5 年累积转移（20.2% vs. 24.3%，P=0.97）、5 年 DFS（72.3% vs. 68.3%，P=0.74）、5 年 OS 率（83.8% vs. 82.2%，P=0.53）均无差异。这项研究证实了新辅助 CRT 在优化治疗依从性方面的安全性和优势，ITT 分析显示 A 组的依从性为 80%，而 B 组为 53%（P=0.000 2）。这是评估新辅助 CRT 与辅助 CRT 益处的第二项随机 Ⅱ 期研究，结果与 GCR-3 试验一致，均提示诱导 CRT 完成度更高。

一篇回顾性研究分析了不同新辅助放疗方式与辅助化疗依从性的关系，纳入了 41 例新辅助 HDRBT 患者、33 例新辅助 3DCRT 患者和 40 例新辅助 IMRT 患者，患者对 ≥6 个周期辅助 FOLFOX 的依从性分别为 70.7%、45.5% 和 37.5%。使用卡方检验分析结果显示放疗方式是 CRT 依从性（P=0.008）最显著的预测因素：当根据多变量回归调整年龄和性别时，HDRBT 患者辅助 CRT 的依从性比 3D-CRT 高 3.6 倍（95% CI 1.2~10.3），比 IMRT 高 7.4 倍（95% CI 2.4~22.2）。研究者假设这种差异与治疗剂量相关。HDRBT 是一种靶向辐射方式，可以更好地保护正常组织，限制骨髓和肠道的照射剂量。这项回顾性研究认为 HDRBT 是减轻非 CRT 相关毒性最有吸引力的放疗方式。

四、TNT 研究的前景及展望

基于目前的随机分组研究结果，系统评价和 Meta 分析已明确 TNT 相比于标准 LCRT，可明显提高 pCR 率（P=0.000 5），高 pCR 率可为低位直肠癌患者带来更多的器官保留机会。并且 TNT 改善了 DFS 和 OS，降低了远处转移率。TNT 的 3~4 级急性毒性一般高于标准 CRT，最高的 3 级急性毒性反应发生率为 41%（RAPIDO 研究），但没有证据表明毒性增加会影响患者的生存。

RAPIDO 和 STELLAR 研究证实了短程放疗后巩固化疗是一项有前景的 TNT 模式，特别是在 COVID-19 大流行的背景下，短程放疗显著缩短了住院时间，节约了卫生资源，住院时间的减少也大大降低易感者感染的风险。NRG-GI002 研究虽为阴性结果，但 TNT 加或不加帕博利珠单抗的研究组和对照组 CR 率分别为 45.8% 和 43%，可见近一半患者可达到 CR，从而可为低位直肠癌患者带来更多的括约肌保留机会，显示了 TNT 的良好前景。

TNT 模式虽可带来更好的肿瘤退缩，但为避免过度治疗，应筛选高危 LARC 患者进行。目前各大指南关于"高危直肠癌"的定义和患者选择仍存在较大差异。尽管根据临床研究及指南，高危 LARC 的定义是异质的，但目前 TNT 首选预后较差的患者人群，包括 cT$_4$、cN$_2$、CRM+，或不能手术的患者。

TNT 模式中新辅助化疗和 CRT 的顺序基于 CAO/ARO/AIO-12 和 OPRA 两项 Ⅱ 期研究，均提示先 CRT 后巩固化疗的模式可获得更好的 pCR 或持续的 cCR 及更高的器官保存率，目前正在开展 Ⅲ 期研究以进一步明确更优的治疗顺序。

关于 TNT 模式，还有很多的问题需要探索，包括 TNT 的持续最佳时间、最佳药物组合方案、最佳的患者选择、预测 TNT 反应的生物标志物、监测 TNT 反应的方法、TNT 后获得完全反应的患者可否避免永久性造口，为明确上述问题，还需开展更深入的研究。

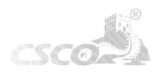

肿瘤放射治疗信息化系统的建设与展望

河南省肿瘤医院

娄朝阳　程宸　崔甜甜　李兵　葛红

肿瘤放疗信息化系统是基于放疗网络基础架构之上研发的一套大型、综合性管理系统。该系统通过整合、重建科室网络资源，将放疗所涉及的各种设备、网络及软件系统统一管理，把放疗全部业务及数据囊括其中，确保患者数据的完整性和放疗费用等的实时管理，使系统的信息点涵盖了放疗的每一个工作环节。实现完整肿瘤病历数据的结构化和电子化储存与管理、放疗流程优化与质控管理、综合分析等，提高医护人员工作效率和工作质量，为临床、科研和管理提供全面的数据支持和分析。肿瘤放射治疗信息化系统不仅是当今放疗发展的需要，同时也是现代化肿瘤医院和大型三甲医院数字化医院建设中最重要的组成部分。

一、肿瘤放射治疗信息化系统建设的背景和意义

过去十年间，恶性肿瘤发病率在中国保持 3.9% 的增幅，据国家癌症中心最新数据统计，我国年恶性肿瘤发病超 400 万人。随着肿瘤发病人数的持续增长，医院需要接受放疗的患者数量也在逐年增加，肿瘤放疗在工作中遇到越来越多的挑战。放疗科作为集门诊、病房、影像、治疗、设备管理于一体的综合性大型科室，构建放疗流程的信息化、标准化、统一化势在必行。

在放疗过程中，每个患者每个环节都会产生大量的数据。目前国内许多医院放疗科依然停留在相对传统的工作模式，大部分记录单据采用纯手工笔录或电子表格的方式记录，医务人员工作交接依靠口头或电话交流，而工作中大部分信息没有系统记录，记录的信息则被存放在不同的地方或纸张上，或存储在不同的电脑上，给工作带来了很大的不便，且存在丢失的风险，给管理与后期统计造成困难，尤其放疗科各室地理位置比较分散，更凸显工作效率低下。为了更好地服务于患者，提高医院的肿瘤信息化管理水平，提高放疗的质量和效率，现代化的放疗需要建设一套符合自身管理流程的信息化系统。该系统不仅需要和医院现有的医院信息系统（HIS），患者电子病案系统（EMR），图像存档及通信系统（PACS）等信息系统进行集成，也需要和放疗的主要设备进行系统连接，可以集中存储诊疗过程产生的数据，自动获取来自设备的患者治疗相关数据，对放疗中的各个环节进行规范的流程管理，实现数字化、智能化、一体化、定制化的治疗、管理及科研目标，最终实现与全院甚至不同医院间各信息系统的集成，建立以肿瘤患者为中心，全生命周期、全方位的信息管理解决方案。

二、肿瘤放射治疗信息化系统建设的现状

（一）肿瘤放射治疗信息化系统的发展阶段

国内大型医院的管理和临床业务是独立运作的，但信息流往往交错在一起，医院 HIS、EMR、PACS 和各临床信息系统之间存在诸多冗余和断裂的地方。放疗医师迫切希望能够通过单一的出口提取到准确全面和完整的患者检查检验、治疗、随访等临床信息。随着计算机技术的不断发展及网络通讯技术的逐渐普及，建设肿瘤放射治疗信息化系统成为大型医院信息化建设的必经之路。不同医院肿瘤放射治疗信息化系统建设程度各不相同，但大致可以分为四个阶段，分别为计算机技术应用前的人工阶段、科内互联阶段、院内互联阶段以及移动互联阶段。

1. **人工阶段**　所有的放疗过程中信息记录和任务流转都需要人工的管理方式，相应的工作人员通过纸质单据、电子表格、电话或微信通知的形式进行信息的记录和任务的流转。手工阶段的优点在于成本低，方便灵活，缺点是存在工作效率低下，出错率高、纸张浪费以及数据统计困难等问题。

2. **科内互联阶段**　科内互联是肿瘤放射治疗信息化系统建设发展的雏形，随着医院整体信息化管理水平的提高，医院开始引进或自主开发对应的软件来进行放疗流程的管理工作，此时肿瘤放射治疗信息化系统实现了科内各个岗位和部门之间的有效联动与任务流转，针对患者的放疗流程，从定位制模到最后进行治疗，实现系统的统一管理，在放疗科内实现数据无纸化传输。用户可以在电脑上快速地查找患者的诊疗状态，同时对这些数据进行统计，极大地降低了人工工作量，提高了工作效率。然而这一阶段也存在一定的缺点：科内互联并未解决放疗信息孤岛的局面，放疗网络与医院的主干网络存在一定的隔离，患者的放疗信息还无法实时同步到 HIS，无法实现患者数据的共享，放疗医师需要在不同的系统之间切换来完成患者的诊疗工作。

3. **院内互联阶段** 肿瘤放射治疗信息化系统的院内互联是科内互联的延伸，本阶段不仅打通了放疗系统与医院主干网络，同时拓展了各种信息获取与共享的广度与深度。院内实现了放疗数据的实时共享，放疗医师、物理师、技师在院内的任意终端即可完成相应的诊疗工作。这一阶段存在的主要缺点是放疗患者无法实时获取放疗信息，以及放疗医务工作者的诊疗活动限制在医院内部，无法随时随地移动办公。

4. **移动互联阶段** 近年来智能手机、平板电脑逐渐普及，移动互联网正以飞快的速度替代传统 PC 互联网，移动互联网不断在人们日常生活各个领域中渗透。"互联网＋医疗"已经成为当前医疗服务行业的发展方向，肿瘤放疗行业开始主动触网，"互联网＋放疗"模式的兴起将传统的放疗服务模式打造成更加符合当今时代需要的现代服务模式。依托移动互联网等信息技术，患者通过移动 APP 或者对应的小程序实时获取诊疗信息、预约、缴费等活动，优化了患者就医体验。放疗医师、物理师在可移动设备进行远程勾画、远程会诊、远程计划设计等，极大提高了工作灵活性。

（二）常见的肿瘤放射治疗信息化系统及特点

目前国际上比较流行肿瘤放射治疗信息化系统有 Varian 公司的 Aria 以及 Elekta 公司的 Mosaiq。在国外肿瘤放射治疗信息化系统的发展和应用已经相当成熟，几乎所有放射治疗的工作都已实现流程化管理。Varian 与 Elekta 皆为加速器生产厂商，二者在放疗行业有多年的技术积淀，开发的肿瘤放射治疗信息化系统在功能全面性以及稳定性上有着先天的优势。但由于国内医院的放疗流程和管理方式与国外存在差异，国外应用成熟的模块，国内却很难真正应用起来。针对 Aria 与 Mosaiq 在国内出现的"水土不服"情况，Varian 和 Elekta 公司根据中国医院的实际临床需求，针对各自的系统进行二次开发，使其模块、功能、数据和流程管理更加符合中国的实际需要，分别推出了面向中国市场的 Aria China Cancer Information Platform（Aria-CCIP）和 Mosaiq Integrated Platform（MIP）。得益于自身是加速器设备制造商的天然优势，Aria-CCIP 和 MIP 可以无缝对接加速器并实时获取治疗相关的核心数据，加之 Varian 和 Elekta 公司与各大设备制造商之间互通数据接口，使得 Aria-CCIP 和 MIP 成为目前国内功能最全、信息覆盖最广、设备支持最多的肿瘤放射治疗信息化系统。二者在国内多家大型医院都已应用，其中最典型的案例有河南省肿瘤医院的 Aria-CCIP 以及中山大学肿瘤防治中心的 MIP，二者根据医院情况深入定制化，成为放疗信息化建设的典范。

国内的肿瘤放射治疗信息化系统有深圳医诺、东方瑞云、海创放疗云平台等。经过多年的发展，国内的系统各项功能已趋于完善，并且凭借着灵活的定制化服务与国外竞品展开差异化竞争，通过在系统中集成智能勾画系统、计划评估系统、疗效评估系统等增加产品竞争力，加之较国外竞品相对较低的价格优势，国内的肿瘤放射治疗信息化系统在市场上同样占用一席之地。

常见的肿瘤放射治疗信息化系统架构有两种，分别为 B/S（browser/server）架构和 C/S（client/server）架构，B/S 架构即浏览器／服务器架构模式，基于 WEB 技术开发，用户可以通过 Chrome、Edge、Firefox、IE 等浏览器访问系统，事务逻辑主要集中在服务器端实现。该架构的优点是系统忽略不同操作系统的差异，用户可以在 Windows、UNIX 或者 LINUX 平台进行使用而不用安装任何专门的软件，系统功能拓展容易，后期升级维护方便且成本较低。Aria-CCIP 与东方瑞云均采用 B/S 架构。

C/S 架构即客户端／服务器架构模式，服务器通常采用高性能的 PC、工作站或小型机，并采用大型数据库系统，如 Oracle、Informix 或 SQL Server 等，客户端需要安装专用的客户端软件。该架构特点是更适用于专用的小范围网络环境，面向相对固定的用户群，更加注重流程，对信息安全的控制能力很强，并且能充分发挥客户端的处理能力，降低服务器的负荷。MIP、医诺均为 C/S 架构。

三、肿瘤放射治疗信息化系统建设思路

建设放射治疗信息化系统过程中，面临的主要问题是设备整合难、数据整合难、服务整合难、科研整合难、管理整合难，所以建设肿瘤放射治疗信息化系统应实现以下五个层面的功能。①数据层面：不能局限于连接哪个供应商的设备和子系统，而是采用开放的架构和国际通用的标准构建将各种放疗系统连接在一起，包括 HIS、EMR、PACS 等系统，使得放疗数据可以通过肿瘤放射治疗信息化系统轻松获取；②业务层面：建立放疗的标准化、数字化工作流程，在科室内实现数据无纸化传输，资源高效有序调配；③质量控制层面：建立全流程的质控，包括对环节进行质控、对患者质控、对机器质控，以及对治疗结果的分析、评估，对放疗质量的跟踪等；④科研教学层面：实现多样化的统计分析和数据挖掘功能，为构建肿瘤大数据平台打下基础，真正为科室的教学和科研提供便利；⑤行政管理层面：医院和科室管理人员能够实时获取科室的运营管理信息，了解工作人员工作量、经营状况、资源利用率等综合分析信息。

四、肿瘤放射治疗信息化系统未来发展方向

放疗作为恶性肿瘤的重要的治疗手段，约 60%~70% 的肿瘤患者在肿瘤治疗不同时期需要放疗，并且在所有接受放疗的肿瘤患者中有 35%~40% 的患者能够治愈。而我国的实际放疗率仅为 30% 左右，远低于发达国家的水平。放疗设备及人才的整体不足以及经济发达地区与欠发达地区之间不平衡成为制约我国放疗普及的重要原因。基层医院的放疗是未来发展的重点，如何利用肿瘤放射治疗信息化系统推动地区大型公立医院的优势放疗资源下沉，实现放疗技术和资源共享，成为解决当前放疗发展不均衡问题的关键。基于此未来肿瘤放射治疗信息化系统发展趋势有以下几点：①远程放疗云平台，基于肿瘤放射治疗信息化系统与最新的 5G 通讯技术，发展肿瘤放疗的新型服务模式——远程放疗，该模式通过整合中心医院在放疗计划、治疗、质控方面的丰富经验、先进的质控设备和顶尖的科技人才优势，为基层医院提供肿瘤远程勾画、远程计划、远程质控、疗效评估等医疗和学科建设等服务；②多学科会诊肿瘤的 MDT，依托肿瘤放射治疗信息化

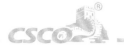

系统和互联网,突破时间和空间的限制,通过远程视频或在线会议开展远程会诊和 MDT 等多种医疗服务,给患者制定最合理的治疗方案,以此提高医疗效率和医疗质量;③大数据＋人工智能,人工智能是未来医疗发展的一个方向和趋势,并且在医疗领域人工智能将很好地辅助医生,减轻医生的工作压力,提高地区间医疗质量的同质化水平,不断促进医学的进步

与发展。而大数据＋人工智能应用建立的关键,就是如何高效、合理地将各类数据进行有效整合,实现数据的高度集成。肿瘤放射治疗信息化系统作为海量放疗数据的载体和源泉,将为大数据＋人工智能在放疗领域的发展提供源源不断的动力。

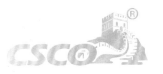

免疫靶向治疗时代非小细胞肺癌
脑转移的全程管理

青岛大学附属青岛中心医院

马学真　朱超　韩翔　王治乾　李洁

肺癌的85%是非小细胞肺癌（non-small cell lung cancer，NSCLC）。脑是NSCLC的常见转移部位，26.8%的腺癌患者和15.9%的鳞癌患者在初次诊断时存在脑转移（brain metastasis，BM）；40%的患者在疾病过程中会发生BMs。

与其他转移部位不同，由于血脑屏障（blood brain barrier，BBB）的存在，阻止了药物进入中枢神经系统，疗效甚微，因此，脑转移经典的治疗方式以手术切除、立体定向放射外科（stereotactic radiosurgery，SRS）和全脑放射治疗（whole brain radiation therapy，WBRT）为主。近年来，随着对肿瘤基因改变和分子机制的深入了解，新的治疗方法飞速发展，靶向药物和免疫检查点抑制剂（immune checkpoint inhibitors，ICI）显著改善了NSCLC患者的预后和生活质量，BMs的治疗也迎来了新机遇，尤其是在那些具有表皮生长因子受体（epidermal growth factor receptor，EGFR）、间变性淋巴瘤激酶（anaplastic lymphoma kinase，ALK）和C-ROS癌基因1（c-ros oncogene 1，ROS1）等驱动基因突变的患者；驱动基因阴性的患者，免疫治疗的介入，大幅度延长患者生存时间。本文对非小细胞肺癌脑转移患者的最新治疗进展进行了综述，并重点介绍了全身治疗联合局部治疗的联合治疗的模式，为NSCLC脑转移患者的全程管理提供新模式、新思路。

一、脑转移的局部治疗

（一）手术治疗

手术治疗可以迅速减轻患者中枢神经系统的症状、明确病理诊断、提高局部控制率，目前是孤立性脑转移或症状性脑转移患者的标准治疗手段之一。对于肿瘤个数≤3个、大小>3cm、位置表浅、位于非重要功能区的病灶，在综合考虑患者全身状况及病理类型的情况下，可选择手术治疗。由于大部分脑转移患者一般状况差，应谨慎选择手术治疗。既往研究显示，在NSCLC孤立性脑转移瘤的治疗中，手术治疗与射波刀治疗相比，两者在总生存期（overall survival，OS）、局部控制率及颅内肿瘤控制率方面无统计学差异。EORTC 22952-26001研究显示对于≤3个脑转移瘤的NSCLC患者，手术或SRS后是否加用WBRT对OS无影响。随着外科水平及放疗技术的不断提高，有研究显示术后行SRS可提高NSCLC

孤立性脑转移的局部控制率。NCCTGN107C/CEC·3是一项随机、多中心的Ⅲ期临床研究，研究中表明，术后行SRS或WBRT，两者OS无统计学差异，但SRS组患者认知功能减退发生时间明显晚于WBRT组。

（二）全脑放疗（WBRT）

全脑放疗是NSCLC多发脑转移患者的标准治疗，也是自20世纪50年代以来脑转移患者的主要局部治疗手段之一。在脑转移的治疗中，单纯WBRT的客观缓解率可达60%，6个月的疾病控制率为50%，13个周神经系统改善率为70~80%。一项随机对照研究显示，WBRT联合SRS对比单独SRS组，两组的OS及无进展生存时间（progression-free survival，PFS）没有差异，但WBRT组需要挽救性脑治疗的发生率更低，但有更高的神经功能毒性。研究显示，对于NSCLC脑转移且不适合手术或SRS的患者来说，WBRT与最佳支持治疗相比，在OS、生活质量及类固醇的使用方面无获益，这可能也与入组的患者一般状况差，合并其余部位远处转移、原发灶未控有关。

WBRT最明显的缺点是认知功能减退，可能与常规WBRT放疗时重点功能区域如海马等结构受到照射有关。Brown等报道北部中心癌症治疗组（North Central Cancer Treatment Group，NCCTG）的一项研究，随机比较SRS与SRS+WBRT治疗1-3处脑转移瘤，主要终点是认知功能，结果显示，与SRS+WBRT组相比，单独SRS组治疗后3个月的认知能力下降较少（63.5% vs. 91.7%，$P<0.001$），在治疗后12个月的长期生存者中，认知能力减退的差异持续存在（60% vs. 94.4%，$P=0.04$）。在NCCTG随后的一项研究中，将术后SRS与WBRT进行比较，结果显示，接受全脑放疗患者的无认知能力减退的生存期缩短（3.7个月 vs. 3.0个月，$HR=0.47$，$P<0.0001$），6个月认知退化率增加（52% vs. 85%，$P<0.001$），两组总体生存期无差异（SRS的mOS 12.2个月，WBRT mOS 11.6个月）。一项对RTOG 0212和0214试验的汇总分析报道了针对预防性颅脑照射对认知功能的影响。比较接受预防性颅脑照射和未接受预防性颅脑照射，在治疗后6个月和12个月时观察到被测试的认知功能情况，接受预防性颅脑照射患者认知功能下降了3倍多。此外，RTOG 0212试验的一项专门分析表明，随着预防性颅脑照射辐射剂量的增加，认知能力的下降也会增

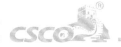

加，而认知能力和生活质量的下降可能与患者年龄较年长有关。

在接受 WBRT 的患者中，也有一些研究旨在降低认知功能减退的发生率。RTOG 0614 结果显示，全脑放疗联合美金刚（24 周）可降低 17% 的神经认知障碍概率。因此，NCCN 将提倡在接受 WBRT 或脑预防性照射的患者中使用美金刚，以保护患者的认知功能。另外一项 II 期临床研究显示，接受 WBRT 或脑预防照射的患者，在放疗期间联合多奈哌齐也可以改善记忆力方面的减退。有学者认为，放疗对海马齿状回神经干细胞室的损伤可能是其导致认知功能下降的重要机制。RTOG 0933 显示在全脑放疗中使用海马保护（HA-WBRT），相比传统上的全脑放疗，4 个月后的延迟回忆的平均相对下降明显更低，保护海马、保护内耳、全脑低量、肿瘤区域高量的智慧性精准放疗模式便于脑转移患者的广泛使用。

（三）立体定向外科（SRS）

SRS 主要适用于转移瘤数目 ≤4 个，体积<20cm³，WBRT 后的挽救放疗及术后的辅助治疗，可避免 WBRT 引起的认知功能障碍，且 OS 无明显影响。来自欧洲和日本的两项大型研究证明，SRS 与 SRS 联合 WBRT 比较，SRS 组的颅内失败率更高，但两组 OS 无明显别。在日本一项多中心前瞻性研究结果显示，SRS 治疗 5~10 处脑转移瘤的疗效并不亚于 2~4 处脑转移瘤，单一脑转移瘤、2~4 处、5~10 处之间的 OS、毒副作用及颅内失败率没有差异，同时，三组之间的认知功能障碍也无明显差异。一项回顾 ALK 和 *EGFR* 驱动基因阳性的 NSCLC 患者脑转移瘤应用 SRS 治疗 ≥4 处病变（范围 4~26 处）的研究显示，此类患者中位 OS 为 3 年（ALK 患者为 4.2 年，*EGFR* 患者为 2.4 年），5 年无全脑放疗发生率 97%。同时结果显示，与常规 WBRT 和 HA-WBRT 相比，即使在超过 10 个病灶的患者中，SRS 组的平均海马和全脑剂量也非常低。这就表明，即便对于有许多的脑转移瘤病灶，SRS 也可提供更好的海马保护。因此 SRS 的适用范围在得到进一步的扩大和探索。

WBRT 最标准的分割方案是 30Gy/10f 或 37.5Gy/15f。对于 SRS 来说，RTOG 90-05 定义，对于小于 2cm、2~3cm 和>3cm 的肿瘤，最大耐受边缘剂量为 24、18 和 15Gy。放射性坏死是 SRS 最受关注的剂量限制毒副作用。而正常大脑的剂量限制可以降低放射性坏死的风险。根据正常组织毒副作用随分割增加而降低的放射生物学原理，多个机构的研究系列已经证明了大分割立体定向放射治疗（hypofractionated stereotactic radiation therapy，SRT）的可行性。一般认为 SRT 的最佳分割为 9Gy×3f，与单一疗程的 SRS 相比，能得到更好的肿瘤控制率和较低的毒副作用。研究表明，如果采用 5 次分割的放疗，总剂量需达到 30Gy 或 35Gy，40Gy 则会产生明显的毒副作用，25Gy 可能会导致肿瘤未控。

局部治疗在 NSCLC 脑转移治疗中始终具有重要地位，然而，在免疫、靶向治疗时代，脑转移的局部治疗应联合全身治疗，根据基因表型和生物学特征以最佳的顺序和组合使患者获得最大的临床受益。

二、无驱动基因突变的 NSCLC 脑转移的治疗

驱动基因阴性 NSCLC 脑转移患者约占 20%，脑转移发生率高达 28%~38%。传统治疗方案，即局部治疗联合全身化疗 ± 抗血管治疗疗效有限，生存时间不足 8 个月，且患者耐受性差，在当前"免疫时代"，亟需新的治疗策略及合理的排兵布阵，来突破治疗瓶颈，改善患者预后。

（一）化疗

化疗是驱动基因阴性 NSCLC 脑转移不可或缺的治疗手段。然而，由于血脑屏障的存在，化疗药物无法有效渗透进入脑脊液（cerebrospinal fluid，CSF）从而限制其有效性，临床上较少单纯化疗治疗 NSCLC 脑转移。但脑转移瘤本身就会破坏 BBB，另外放疗也会增加其通透性。这就使得化疗药物在脑脊液中能够达到有效抗肿瘤浓度。

Barlesi 等研究发现，培美曲塞联合顺铂一线治疗无症状 NSCLC 脑转移患者，颅内反应率高达 41.9%，OS 和 PFS 分别为 7.4 个月和 4.0 个月。患者行 WBRT 后再行培美曲塞联合顺铂的维持治疗可提高脑转移患者的颅内控制率，PFS 和 OS 分别为 13.6 个月、19.1 个月。替莫唑胺既往主要用于脑胶质瘤及转移性黑色素瘤的治疗，近年越来越多的学者开始探索其在 NSCLC 脑转移治疗中的疗效。有研究表明替莫唑胺与全脑放疗联合使用可提高 NSCLC 脑转移患者的客观缓解率（objective Response Rate，ORR），并且有保护患者神经认知功能和改善生活质量的作用。

（二）免疫治疗

表达 PD-1 的肿瘤浸润淋巴细胞（tumor infiltrating lymphocyte，TIL）密度与许多颅外肿瘤对免疫检查点抑制剂的反应和预后相关。TIL 也存在于大脑中，因此，与身体其他器官一样，大脑也是免疫细胞募集和颅内疾病对免疫药物反应的潜在场所。ICI 药物靶向免疫检查点分子 CTLA-4、PD-L1 或 PD-1，促进细胞毒性 CD8⁺T 细胞对癌细胞的系统识别和杀伤。

对于一些患者来说，单独 ICI 是一种选择，一项纳入 152 名 IV 期 NSCLC 患者的队列研究发现，帕博利珠单抗可以控制无症状 BMs。但是，患者若合并严重并发症、PS ≥2 或有症状 BMs，帕博利珠单抗组没有获得任何优势。这就提醒我们应注意对单纯免疫治疗优势人群的筛选，以便于最大程度提高治疗疗效。

（三）免疫治疗联合化疗

KEYNOTE-189 是免疫检查点抑制剂联合化疗用于晚期 NSCLC 一线治疗的第一个 III 期研究，该研究显示，帕博利珠单抗 + 化疗可以给脑转移患者带来 OS 获益，并且无论 PD-L1 表达状态如何，帕博利珠单抗治疗都有生存益处。

ESMO 的一项研究荟萃分析了 KEYNOTE-021、KEYNOTE-189 和 KEYNOTE407 中登记的脑转移患者，这些研究都是评估帕博利珠单抗加铂类化疗治疗非小细胞肺癌患者的研究。结果表明，无论脑转移情况如何，帕博利珠单抗都能改善 OS 和 PFS。

对未经治疗 NSCLC BMs 一项 II 期研究显示，PD-L1 表达阳性的患者颅内 ORR 29.7%，全身 ORR 63.6%。在 63 例接受帕博利珠单抗治疗的 BMs 患者中，出现免疫相关不良事件且在原发性肿瘤组织中 PD-L1 高表达（≥ 50%）的患者，OS 和 iPFS 显著增加。Hendriks 等人还研究了 ICI 对非小细胞肺癌活动性脑转移（被定义为在开始 ICI 之前没有后续局

部治疗的新的和 / 或不断进展的颅内病变）患者的疗效。该研究纳入了 1 025 名患者，平均随访 15.8 个月。25%（255 例）的患者存在脑转移，39% 的患者有活动性，14.3% 的患者有脑转移症状。73 例活动性 BMs 患者的颅内客观有效率为 27.3%。所有脑转移患者的中位 OS 为 8.6 个月，与无脑转移患者的 11.4 个月 OS 无显著差异。纳武利尤单抗的在 BMs 治疗中也有一些结果报道。意大利一项研究纳入了 409 名脑转移 NSCLC 患者，均接受了纳武利尤单抗治疗，这些患者的中位 OS 为 8.6（95% *CI*：6.4~10.8）个月，1 年生存率 43%。其他回顾性研究报道，ORR 范围在 40%~79%。

OAK 研究是阿特珠单抗二线治疗驱动基因阴性 NSCLC 的 III 期研究，ITT 人群分析显示，阿特珠单抗组的中位 OS 为 13.8 个月（95% *CI*，11.8~15.7 个月），而多西紫杉醇组为 9.6 个月（95% *CI*，8.6~11.2 个月），无论 PD-L1 表达情况，OS 均显著改善。每组约 14% 的患者有无症状的、先前接受过治疗的脑转移瘤（阿特珠单抗组 61 例，多西紫杉醇组 62 例）。一项单独的探索性研究分析了这组患者的结果。与多西紫杉醇组相比，阿特珠单抗组脑转移患者的中位 OS 更长（16 个月 vs. 11.9 个月），尽管不具有统计学显著性（*HR*=0.74，95% *CI*：0.49~1.13），但阿特珠单抗组患者在 6~24 个月时发生新的症状性脑转移的可能性较低。

（四）免疫联合放疗

SRS 和免疫检查点抑制剂的联合是目前的肿瘤放疗的研究热点。约翰霍普金斯大学对 260 名非小细胞肺癌、黑色素瘤和肾细胞癌脑转移患者进行了回顾性分析，比较单纯 SRS，SRS 同步 ICI，SRS 非同步 ICI 的疗效，研究发现，同步治疗能够降低新 BMs 的发生率和带来更好的生存获益，而不会增加不良事件的发生率。另有研究报道，SRS + ICI 联合用药比非联合用药在生存率、局部控制以及反应持续性方面显示出更好的效果。Lehrer 等对 17 项研究中 534 名患者数据进行了荟萃分析，结果显示，SRS 联合 ICI 与非联合治疗相比，1 年生存率分别为 64.6% 和 51.6%（*P*<0.001）。1 年局部控制率分别为 89.2% 和 67.8%（*P*=0.09）。1 年颅内局部控制率分别为 38.1% 和 12.3%（*P*=0.049）。放射性坏死总发生率为 5.3%。联合治疗可能会提高疗效，并具有良好安全性。然而，我们的关注点除了生存获益外，还应密切关注同步 SRS 和 ICI 可能导致严重不良反应的发生。

对于驱动基因阴性的脑转移患者，传统化疗疗效有限，免疫时代到来让患者看见了新的希望，但优势人群的筛选、联合治疗模式及治疗方式的合理排兵布阵等仍需更多的临床试验与数据支持。优化治疗手段、制定个体化及精准化方案，最大程度上保留患者的神经认知功能，提高颅内病灶控制率的同时降低并发症的发生，才能使患者得到最大的生存获益。

三、*EGFR* 敏感突变 NSCLC 脑转移的治疗

亚洲 NSCLC 患者 50% 具有 *EGFR* 敏感突变（EGFR sensitive mutant，EGFRm+），这些患者确诊时脑转移发生率为 23%~32%。多数化疗药物对脑转移灶效果不佳，酪氨酸激酶抑制剂（tyrosine-kinase inhibitor，TKI）作为小分子的靶向治疗药物，能一定比例透过血脑屏障，对于 NSCLC 的原发灶、脑转移灶都有治疗作用。

（一）一代 EGFR-TKIs

第一代 EGFR-TKIs 虽然具有穿透血脑屏障的能力，但 CSF 中药物浓度显著低于血浆中的浓度水平。研究表明，厄洛替尼在标准每日剂量 150mg 时，CSF 的浓度不足以杀死 *EGFR* 突变 NSCLC 细胞，相比之下，每周至少 2 000 毫克的高剂量给药是可以耐受的并达到治疗性 CSF 浓度。

"脉冲式"激酶抑制与其他环境中的慢性抑制一样有效地诱导癌细胞凋亡。Grommes 等对 9 名中枢神经系统（central nervous system，CNS）转移的 *EGFR*m+ NSCLC 患者，每周使用脉冲剂量厄洛替尼（中位剂量为每周一次 1 500mg），单药治疗应答率（response rate，RR）达到 44%；结果表明，应用此脉冲剂量厄洛替尼具有较高的安全性，即使在已经产生全身耐药的情况下，依然对 *EGFR*m+ NSCLC 脑转移的患者存在活性。其他人还报告了高剂量吉非替尼可以增加 CSF 渗透。

（二）二代 EGFR-TKIs

以阿法替尼为代表的二代药物在颅内的疗效尚未在大规模前瞻性研究中证实，但对 LUX-lung 3 和 LUX-lung 6 的回顾性分析发现，对于无症状基线 BMs 患者，阿法替尼与化疗相比 *RR*（82% vs. 60%），PFS（8.2 个月 vs. 5.4 个月），均有显著提高。LUX-Lung 7 比较阿法替尼与吉非替尼在一线应用中对 *EGFR*m+ 的晚期 NSCLC 患者的疗效，319 例患者中 51 例有 BMs，但未报告具体的 BMs 相关数据。

日本及德国的研究者均发现阿法替尼的有效 CNS 渗透率。有小型研究报道，在拒绝行 WBRT 的多发、有症状 BMs 患者中，单独使用阿法替尼可实现颅内完全缓解。阿法替尼对 CNS 转移的获益可能是由达到的峰值血浆浓度驱动的。一项回顾性研究结果显示，42 例基线 BMs 的患者一线接受阿法替尼治疗，40mg（17 例）对比 30mg（25 例），PFS 分别为 13.3 个月和 5.3 个月，但在无 BMs 的患者中 PFS 无差异。该研究结果表明在伴有 BMs 的晚期 EGFRm+ NSCLC 患者中，与 30mg OD 相比，接受阿法替尼 40mg OD 治疗的患者 PFS 得到改善，这印证了阿法替尼对 BMs 的剂量效应。

（三）三代 EGFR-TKIs

奥希替尼是第三代不可逆 EGFR-TKIs，可抑制 EGFR 敏感突变和 T790M 突变。临床前研究表明，奥希替尼比厄洛替尼或吉非替尼具有更好的 CNS 渗透性。基于 AURA 和 AURA2 研究的结果，50 名无症状的 BMs 患者二线接受奥希替尼治疗，客观缓解率（objective response rate，ORR）及完全缓解率（complete response，CR）分别为 54% 和 12%。AURA3 研究对比二线奥希替尼与铂类化疗疗效，研究纳入 116 名无症状的 BMs 患者，奥希替尼组的中位 PFS 为 8.5 个月，而化疗组为 4.2 个月。FLAURA 研究比较了奥希替尼与厄洛替尼或吉非替尼在一线治疗中的疗效，对于 BMs 的患者，奥希替尼组 PFS 达到 15.2 个月，而使用第一代 TKIs PFS 为 9.6 个月。奥希替尼组可测量 BMs 病灶 *RR* 为 91%，第一代 TKIs 为 68%。

阿美替尼是中国首个原研的三代 EGFR-TKIs 靶向药，其 II 期研究纳入 91 名无症状 BMs 患者，其中 23 例脑转移患者经研究者判断基线有靶病灶，组成 CNS 分析组，颅内 ORR

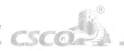

为 60.9%，其中有 1 例 CNS 患者达到完全缓解，颅内 DCR 为 91.3%，PFS 19.3 个月（对照组吉非替尼 9.9 个月），OS 29 个月。

其他第三代抑制剂正在开发中，如 lazertinib、alflutinib、rezivertinib，其中 lazertinib 对 NSCLC 脑转移患者已经展现出良好的治疗效果，颅内 ORR 为 71.4%，OS 为 16.4 个月。

（四）放疗联合 EGFR-TKIs 治疗效果及时机

血脑屏障的低渗透性及外排转运蛋白的存在使 TKIs 在 CSF 中渗透率处于中低水平。研究表明对颅脑单次照射超过 10~15Gy 时会损害 BBB 完整性。一项前瞻性研究显示在接受 WBRT（30Gy/10f 或 37.5Gy/15f）或 SRS（24、18 或 15Gy）治疗 2~4 周后 BMs 中 BBB 通透性增加。TKIs 与放射治疗协同作用的潜在机制是通过使 S 期肿瘤细胞减少或者通过抑制癌细胞中转化生长因子 α（TGF-α）、VEGF 和碱性成纤维细胞生长因子（bFGF）的表达从而显著增加抗血管生成作用最终导致细胞凋亡增加。EGFR-TKIs 具有增敏放疗的作用。然而这一效应没有高级别临床证据支持，EGFR-TKIs 联合放疗的时机也是目前十分具有争议的问题，剂量分割、靶向药物的剂量等均缺少高级别证据。

荟萃分析显示，与单独应用 EGFR-TKIs 相比，EGFR-TKIs 联合颅脑放疗组 OS（$HR=0.64$，95% CI:0.52~0.78；$P<0.001$）和 PFS（$HR=0.62$，95% CI:0.50~0.78；$P<0.001$）显著延长。另一项纳入 7 项研究 1 086 名患者的荟萃分析，比较了早期放疗联合 TKIs 与单独 TKIs 治疗 EGFRm+ NSCLC 脑转移的临床效果，结果发现，与单独使用 TKIs 相比，早期放疗联合 TKIs 具有更高的 PFS 和 OS，尤其是对于脑转移数量有限（1~3 个）的患者。然而这与 He 等人报道结果相矛盾，该回顾性队列研究表明，在接受 WBRT 联合 TKIs 治疗时，具有 3 个以上 BMs 的患者的 PFS 显著改善，但对于 3 个或更少的 BMs 益处并不明显，这表明 BMs 数量较少的患者可能更适合仅应用 TKIs。另有两项回顾性研究认为，TKIs 联合 WBRT 并不能带来 PFS 及 OS 获益。

SRS 治疗可以降低健康脑组织的辐射暴露，减少治疗相关中枢神经毒副作用和认知功能障碍的发生。近年来，对 BMs 的治疗呈现从 WBRT 向 SRS 过渡的趋势。然而，与单独应用 TKIs 相比，SRS 是否有够带来生存获益还需要进一步证实。据一项针对 EGFRm+ NSCLC 脑转移的回顾性研究报告，尽管前期 SRS 组对比只应用 EGFR-TKIs 组的颅内进展率降低（32.7% vs. 18.1%），但 OS 没有显著差异（24.5 个月 vs. 17.8 个月，$P=0.186$）。一项多中心回顾性研究比较了 351 例 EGFRm+ NSCLC 的 BMs 患者接受 SRS+EGFR-TKIs、WBRT+EGFR-TKIs，或 EGFR-TKIs 颅内进展后进行 SRS 或 WBRT，结果显示 SRS+EGFR-TKIs 组 OS 最长（46 个月 vs. 30 个月 vs. 25 个月），并且避免了 WBRT 的潜在神经认知后遗症。由于 EGFR 突变患者往往有更长的生存期，所有的治疗模式必须在兼顾疗效的同时考虑潜在的副作用，特别是放射性损伤和认知功能障碍，在 WBRT 期间不建议停用 TKIs，在 SRS 时建议间隔 7 天（前 3 天和后 2 天）。

由于缺乏关于生存获益的高水平证据，关于对 EGFRm+ NSCLC 脑转移患者进行早期放疗的争论仍在继续。越来越多的证据表明，使用具有更高 CNS 活性的三代靶向药物进行一线治疗可以较好地控制 BMs。当患者单独使用靶向药

物治疗时，应密切监测症状和影像学变化。在未来有必要进行前瞻性试验，以明确放疗介入的最佳时机，以及 WBRT 或 SRS 是否可以降低颅内进展的风险。在此之前，应根据患者具体病情选择个体化的治疗策略。

四、ALK 及其他少见突变 NSCLC 脑转移的治疗

Soda 等于 2007 年在肺腺癌肿瘤组织中首次发现 ALK 基因重排。EML4 和 ALK 两个基因分别位于人类 2 号染色体的 p21 和 p23 带，这两个基因片段的重排融合能够使得组织表达新的融合蛋白 EML4-ALK，EML4-ALK 可以激活酪氨酸激酶，从而活化下游的 JAK/STAT、PL3K/mToR 及 MAPK 等多条通路使细胞增殖与凋亡失控。约 2%~5%NSCLC 患者发生 ALK 基因重排，东西方国家占比相似。与无 ALK 重排的患者相比，这些患者的脑转移的发生率高，初次诊断时有 30% 的患者发生脑转移，2 年及 3 年累计脑转移发病率分别为 45.5% 和 58.4%。

EML4-ALK 作为 ALK-TKIs 的治疗靶点，用于治疗 ALK 阳性 NSCLC 患者时显示出良好的疗效，对于颅内病变也具有较高的控制率，一定程度上推迟或减少了放射治疗的介入，然而，对于因肿瘤周围水肿或占位效应而出现症状的 BMs 患者，仍建议及早进行手术或者放疗等局部治疗。由于大多数 ALK 重排患者，即使在存在脑转移的情况下，生存期得到了显著延长，局部治疗中应注意维持患者的生活质量和认知功能。

（一）ALK 抑制剂

一代药物克唑替尼是首个被批准用于 ALK 重排的晚期非小细胞肺癌患者一线治疗的 TKIs 药物，然而，较高的有效率并未转化为对颅内疾病的控制。对 Profile 1 005 和 Profile 1 007 两项研究的回顾性分析证明，与颅外病变相比，使用克唑替尼后，颅内病变的 ORR、总有效率（18% vs. 53%）、反应持续时间（DOR）（264 周 vs. 479 周）和肿瘤进展的中位时间（7.0 分钟 vs. 12.5 分钟）更低。此外，与治疗开始时出现 BMs 的患者相比，无 BMs 患者的大脑进展率更低（20% vs. 72%）。颅内进展的高比率可归因于药物颅内渗透性差和内在肿瘤耐药机制的出现。

色瑞替尼、阿来替尼、布加替尼作为第二代 ALK-TKIs 对血脑屏障有更好的穿透性，对克唑替尼耐药的多种突变也具有抑制作用。色瑞替尼的 I 期 ASCEND-1 试验评估了 124 例脑转移患者，50% 的患者显示完全或部分缓解。ASCEND-3 和 ASCEND-4 研究中的亚组分析也证明了色瑞替尼对 BMs 病变的强大抗肿瘤作用，ASCEND-6 评估了色瑞替尼在既往使用克唑替尼患者中的安全性、耐受性和总体有效率，其中对于 23 例合并脑转移患者的疗效分析显示：8.7%（2 例）达到完全缓解（complete response，CR），30.4%（7 例）达到部分缓解（partial response，PR），颅内 ORR（CR+PR）为 39.1%（9 例）。

布加替尼在基线 BMs 患者中也显示出较高的颅内反应（ORR 为 50%），II 期 ALTA 试验进一步证实了布加替尼在 ALK 阳性 NSCLC 基线脑转移患者中具有极好的颅内疗效。

阿来替尼对血脑屏障的穿透率很高，并且不容易被外排

蛋白转运,脑脊液中的浓度可以达到血清浓度的63%~94%。与克唑替尼相比,颅内病灶的有效率更高。ALEX实验是一项多中心随机Ⅲ期临床研究。比较了阿来替尼和克唑替尼一线治疗ALK阳性患者的临床疗效,亚组分析显示,阿来替尼组12%的患者出现CNS进展,而克唑替尼组为45%(HR=0.16,P<0.001)。阿来替尼组中枢神经系统ORR 81%,颅内反应的平均持续时间为17.3个月,而克唑替尼组为5.5个月。这些结果与J-ALEX研究结果一致。

ALUR实验纳入的是接受铂类或克唑替尼治疗进展后的ALK阳性的非小细胞肺癌患者,分层分析发现,基线检查时有可测量的中枢神经系统疾病的患者,阿来替尼颅内ORR为54.2%,而化疗组的颅内ORR为0。6个月累计CNS进展率阿来替尼组为11%,而化疗组为48%。阿来替尼组与化疗组相比PFS显著延长,分别为9.6个月和1.4个月(HR=0.15,P<0.001)。中枢神经系统疾病控制率也有很大差异:阿来替尼组为80.6%,化疗组为28.6%。

劳拉替尼(lorlatinib)是第三代口服ALK及ROS1的双靶点抑制剂,脑脊液/血浆渗透率为0.75,高于克唑替尼的渗透率。Ⅱ期临床试验结果显示,初治患者的ORR为90%(27/30),其中颅内病灶的ORR为67%(2/3);既往接受过克唑替尼治疗患者的ORR为70%(41/59),其中颅内病灶的ORR为87%(20/23);接受过二代ALK-TKIs治疗患者的ORR为32%(9/28),其中颅内病灶的ORR为56%(5/9);接受过2~3种ALK抑制剂患者的ORR为39%(43/111),其中颅内病灶

的ORR为53%(26/49)。此结果提示劳拉替尼在脑转移患者中的治疗效果显著。

(二)其他罕见致癌突变脑转移的靶向治疗

关于靶向药物对其他罕见致癌突变(如RET和ROS1)的颅内疗效,现有数据有限。Selpercastinib和Pralsetinib是选择性RET抑制剂,已证明对RET融合阳性NSCLC患者有效。Selpercastinib显示颅内ORR为93%,而Pralsetinib显示颅内ORR为56%。由于这两项都是Ⅰ/Ⅱ期试验,患者数量有限,因此有必要对其颅内疗效进行进一步研究。三项Ⅰ/Ⅱ期试验(ALKA-372-001、STARTRK-1和STARTRK-2)的综合分析报告了恩曲替尼对ROS1融合阳性非小细胞肺癌患者的颅内疗效,颅内ORR为55%(95% CI,32%~77%),颅内DOR为12.9个月(95% CI,5.6~NC),颅内PFS为7.7个月(95% CI,3.0~19.3)。

基于二代测序和生物标志物导向的肺癌精准治疗显著改善了非小细胞肺癌脑转移患者的预后和生活质量。在无症状的BMs患者中,一线TKIs可能推迟局部治疗并延迟颅内进展。因此,对每一位转移性非鳞状非小细胞肺癌患者进行基因检测至关重要。对于没有驱动基因改变的患者,免疫检查点抑制剂对BMs治疗的数据仍然是非常有限。我们建议对于小而无症状BMs的患者进行监测,对有症状或多发BMs的患者进行局部治疗,然后进行全身治疗。我们预计,非小细胞肺癌患者的治疗将继续加速发展。非小细胞肺癌患者的未来看起来比以往任何时候都更加光明。

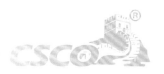

免疫时代晚期非小细胞肺癌的
放疗进展和探索方向

中国科学技术大学附属第一医院

李骁扬　钱东

放射治疗（radiotherapy，RT），作为传统肿瘤治疗三大手段之一，长期应用于非小细胞肺癌（Non-small Cell Lung Cancer，NSCLC）的综合治疗，但针对Ⅳ期NSCLC，放疗长期处于姑息减症的地位。而近年来，随着对Ⅳ期NSCLC肿瘤生物学行为的认识不断深入和内科药物疗效的改善，放疗在Ⅳ期NSCLC综合治疗中的地位不断提高。尤其是对寡转移状态的认识（oligometastasis），与免疫检查点抑制剂（immune checkpoint inhibitor，ICI）的广泛应用，使得Ⅳ期驱动基因阴性NSCLC患者长期生存成为可能；在此基础上，放疗的加入，开启了放疗-免疫治疗在Ⅳ期驱动基因阴性NSCLC综合治疗领域的新篇章。本文就目前放疗联合免疫治疗在Ⅳ期驱动基因阴性NSCLC上的临床研究进展做一综述，并尝试展望未来发展方向。

一、放疗与免疫治疗相互增加疗效，可能为患者生存带来获益。

在免疫治疗进入临床实践后，放射生物学出现两大理论革新：1）细胞死亡不仅来源于辐射所致DNA双链断裂，也来源于免疫激活后免疫细胞（CD8$^+$T细胞、NK细胞等）通过细胞毒作用对肿瘤细胞的杀伤；因此，在免疫治疗时代，在体放射敏感性（radiosensitivity in situ）不仅包括肿瘤细胞自身相关特性，亦包括机体免疫微环境相关特性；2）放疗不仅能够杀伤肿瘤细胞，还能够激活机体免疫系统，调节机体与肿瘤内部免疫微环境（tumor microenvironment，TME）；因此，放疗的作用不再局限于肿瘤局部，而是作用于全身。在进入免疫治疗时代后，大量基础研究揭示了放疗-免疫相互作用的机制：放疗通过杀灭肿瘤，释放肿瘤相关抗原（tumor-associated antigen，TAA），激活cGAS-STING信号通路，调节肿瘤免疫微环境，改善免疫治疗疗效；而免疫治疗则通过激活CD8$^+$T细胞，释放γ-干扰素，促进肿瘤内部微血管正常化（vascular normalization），改善肿瘤内部乏氧环境，从而提高肿瘤细胞放射敏感性。基础研究理论充分证实放疗联合免疫治疗能相互提高疗效，为随后的临床研究奠定理论基础。

首个提示在Ⅳ期NSCLC患者中放疗联合免疫治疗可

能获益的研究为Keynote 001研究的二次分析，共42例Ⅳ期NSCLC患者在接受首次帕博利珠单抗（pembrolizumab）之前曾接受放疗（其中24例为肺部放疗），其生存优于未接受放疗的患者：中位无进展生存时间（progression-free survival，PFS）为4.4个月 vs. 2.1个月（P=0.019），中位总生存时间（overall survival，OS）为10.7个月 vs. 5.3个月（P=0.026）。此项研究首次通过回顾性数据，证实了放疗联合免疫治疗在生存上优于单纯免疫治疗。随后有两项Ⅱ期双臂研究对比Ⅳ期NSCLC患者放疗联合免疫治疗与单纯免疫治疗，一项为2019年发表的PEMBRO-RT研究，其中实验组接受单一病灶立体定向放疗（stereotactic body radiotherapy，SBRT，24Gy/3f），随后序贯帕博利珠单抗至疾病进展或毒性不可耐受（最多维持24个月），对照组单纯使用帕博利珠单抗至疾病进展或毒性不可耐受（最多维持24个月）。随机后12周，疾病客观缓解率（objective response rate，ORR）分别为36% vs. 18%（P=0.07），中位PFS分别为6.6个月 vs. 1.9个月（P=0.19），中位OS分别为15.9个月 vs. 7.6个月（P=0.16）。另一项为2020年发表的MDACC研究，其中实验组受1~4个肺或肝脏转移灶放疗（SBRT 50Gy/4f，或大分割放疗45Gy/15f），序贯帕博利珠单抗（最多32周期，q3w），对照组单纯使用帕博利珠单抗（最多32周期，q3w）。两组总体ORR率分别为22% vs. 25%（P=0.99）；使用SBRT技术的野外ORR率分别为38% vs. 33%，使用大分割放疗技术的野外ORR率分别为10% vs. 17%；实验组与对照组中位PFS分别为9.1个月 vs. 5.1个月（P=0.52）。在此两项研究中，放疗联合免疫治疗组，Ⅲ级及以上放射性&免疫性肺炎发生率分别为11%（PEMBRO-RT研究）与5%（MDACC研究）。很遗憾，由于样本量及相关统计学原因，这两项研究均未能获得放疗联合免疫治疗优于单纯免疫治疗的阳性结果。2021年，Theelen WSME将以上两项研究进行基于患者个体的汇总分析，72例患者接受放疗联合帕博利珠单抗治疗，76例患者接受单纯帕博利珠单抗治疗，野外客观缓解率分别为41.7% vs. 19.7%（P=0.003 9），野外疾病控制率分别为65.3% vs. 43.4%（P=0.007 1），中位PFS分别为9.0个月 vs. 4.4个月（P=0.045），中位OS分别为19.2个月 vs. 8.7个月（P=0.000 4），无严重不良反应。在PEMBRO-RT

表 1 对比放疗联合免疫治疗与单纯免疫治疗的 Ⅲ 期临床研究

NCT 号	研究名称	干预措施	研究时间
NCT03867175	Immunotherapy With or Without SBRT in Patients With Stage Ⅳ Non-small Cell Lung Cancer	帕博利珠单抗联合或不联合 SBRT	2019 年 6 月至 2027 年 7 月
NCT03774732	PD-1 Inhibitor and Chemotherapy With Concurrent Irradiation at Varied Tumour Sites in Advanced Non-small Cell Lung Cancer	帕博利珠单抗加化疗联合或不联合 SBRT	2019 年 3 月至 2024 年 3 月
NCT03391869	Nivolumab and Ipilimumab With or Without Local Consolidation Therapy in Treating Patients With Stage Ⅳ Non-Small Cell Lung Cancer	纳武利尤单抗加伊匹木单抗联合或不联合 SBRT	2017 年 12 月至 2022 年 12 月

研究与 MDACC 研究的亚组分析中,均得出 PD-L1 阴性(TPS<1%,PEMBRO-RT 研究)或低表达的患者似乎更能从放疗联合免疫治疗治疗中获益,在 Theelen WSME 的汇总分析中,TPS 在 1-49% 范围内获益最明显(P=0.012)。基于 PEMBRO-RT 研究、MDACC 研究及汇总分析的结果,放疗联合免疫治疗相对于单纯免疫治疗,可能为患者带来生存获益,PD-L1 低表达患者可能获益更加明显,且安全性良好;但仍需要 Ⅲ 期临床研究证实,目前正在进行的 Ⅲ 期临床研究见表 1。

二、放疗最佳剂量分割模式探索

在免疫治疗时代,放疗的最佳剂量分割模式(Dose-fraction)尚无定论,但可以确定的是:在免疫治疗的前提下,剂量分割模式一定是基于患者 - 病灶(patient-based and lesion-based)的个体化选择;在现有的相关研究中,放疗剂量可分为三种:免疫源性消融剂量(immunogenic ablative dose)、免疫调节剂量(immunomodulatory subablative dose)、微环境调节剂量(TME Modulatory dose)。消融剂量放疗(25~34Gy/1f、54~60Gy/3f、50Gy/5f)等效生物剂量(biological effective dose,BED)一般超过 100Gy,如此高剂量能够引起肿瘤细胞迅速死亡,释放肿瘤相关抗原,通过抗原提呈激活 CD8$^+$T 细胞,进而通过免疫细胞的细胞毒性作用引起免疫源性肿瘤细胞死亡(immunogenic cellular death,ICD);但消融剂量放疗可能损伤血管,减少 CD8$^+$T 细胞浸润,增加髓源性抑制细胞(myeloid-derived Suppressor Cell,MDSC)及调节 T 细胞(Treg)浸润,促进 TGF-β 分泌增加;且单次剂量过大(>10~12Gy)会激活 TREX1 通路,减少 Ⅰ 型 IFN 分泌,最终形成免疫抑制环境,削弱放疗旁效应(Abscopal Effect)的发生。免疫调节剂量放疗(25~40Gy/5f、24Gy/3f)主要引起免疫功能调节(immunomodulation,IM),其不仅能够引起肿瘤细胞死亡,激活 CD8$^+$T 细胞,而且能够上调 MHC-Ⅰ 分子及促进 IFN-γ 分泌,引起旁效应杀伤野外病灶;免疫调节剂量主要基于 2009 年 Dewan MZ 的基础研究,对比 20Gy/1f 与 24Gy/3f,其结果证实 24Gy/3f 在诱导免疫细胞浸润和激活旁效应上优于 20Gy/1f;随后此剂量分割模式被 PEMBRO-RT 研究所使用,目前也是 Ⅳ 期 NSCLC 放疗联合免疫治疗治疗相关研究最常使用的剂量分割模式。目前尚无临床研究探讨消融剂量与免疫调节剂量孰优孰劣,哪个更能为患者带来生存获益。但 MDACC 研究结果提示,50Gy/4f 相对于 45Gy/15f,

PFS(20.8 个月 vs. 6.8 个月,P=0.03)与野外 ORR 率(38% vs. 10%,P=0.11)均显著提高,且 50Gy/4f 相对于 45Gy/15f 能显著改善放疗引起的淋巴细胞减少(−19% vs. −47%,P=0.003)。因此,在 Ⅳ 期 NSCLC 放疗联合免疫治疗中,起码需要短疗程大分割放疗,而非长疗程常规分割。

微环境调节剂量放疗(6~8Gy/4f)的目的并不在于通过射线杀伤肿瘤细胞,而在于低剂量调节肿瘤内部免疫微环境。低剂量能够降低肿瘤内部 Treg 细胞浸润,减少 TGF-β 分泌,增加 CD8$^+$ T 细胞及 NK 细胞浸润,促进 M1 型巨噬细胞极化,为免疫治疗创造促免疫微环境。目前临床研究的策略是高低剂量混合放疗(hybrid-dose RT),即使用免疫源性消融剂量与微环境调节剂量照射不同的病灶,并联合免疫治疗。其理论基础即为通过消融剂量杀伤肿瘤,释放肿瘤相关抗原,激活机体免疫系统细胞毒性作用,通过低剂量改善其余肿瘤内部免疫微环境,形成促免疫微环境,提高免疫治疗对肿瘤细胞的杀伤作用。

三、放疗照射范围

虽然从理论上说,放疗联合免疫治疗,能够引起旁效应杀伤野外病灶;但基于临床研究的结果,放疗联合免疫治疗的野外病灶 ORR 率仅 20%~30%,与单纯免疫治疗的 ORR 率相近,说明即使是放疗联合免疫治疗,也很难通过旁效应提高野外病灶对免疫治疗的反应性。因此,对于 Ⅳ 期患者,仍然需要全病灶照射,方可获得最佳疗效。2018 年张玉蛟教授即撰文指出,鉴于不同病灶免疫微环境不甚相同,免疫治疗药物在人群中总体有效率较低等原因,通过单一病灶照射,诱发旁效应,提高免疫治疗疗效从而改善患者生存,似乎可能性不大,应当针对全部病灶进行放疗。

Ⅳ 期 NSCLC 根据转移灶个数可分为寡转移(oligo-metastasis)与系统转移(systemic metastasis)。鉴于寡转移患者转移灶数量较少(<5 个),能够接受全病灶根治性放疗。2019 年 Bauml JM 研究共纳入 45 例 Ⅳ 期寡转移 NSCLC 患者,进行帕博利珠单抗联合全病灶根治性治疗(SBRT 或手术),中位 PFS 为 19.1 个月,中位 OS 长达 41.6 个月,Ⅲ 级及以上放射性 & 免疫性肺炎发生为 6%,此研究生存数据远远优于 PEMBRO-RT 研究(中位 PFS=6.6 个月、中位 OS=15.9 个月)与 MDACC 研究(中位 PFS=9.1 个月)。究其原因,可能源于 Bauml JM 研究入组患者均为寡转移患者,其预后优于

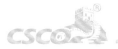

系统转移患者，且每个病灶均接受根治性放疗；而 PEMBRO-RT 研究与 MDACC 研究入组不分寡转移与系统转移患者，并仅针对部分病灶进行放疗，PEMBRO-RT 研究全部使用非根治剂量（24Gy/3f），MDACC 研究部分使用非根治剂量（45Gy/15f）。这也说明，免疫治疗与既往的化疗和靶向治疗一样，寡转移患者是最有可能从全病灶根治性放疗中获益的。

而系统转移患者转移灶数量多（≥5 个），根治性放疗无法覆盖全部病灶，且多数病灶内部存在免疫抑制微环境，单纯依靠几个病灶根治性放疗联合免疫治疗，很难取得好的疗效 _ENREF_42。此时则需要免疫微环境调节剂量照射根治性放疗无法覆盖的病灶，将病灶内部免疫抑制状态扭转为免疫激活状态，从而提高免疫治疗 ORR 率；另外，免疫微环境调节剂量为超低剂量（6-8Gy/4f），即使是大体积照射（全肺照射、全腹腔照射等），甚至多次照射，也不会引起毒副反应。因此，高低剂量混合放疗联合免疫治疗可能为系统转移患者带来生存获益的机会；2019 年 Menon H 报道 26 例Ⅳ期 NSCLC 接受混合剂量放疗联合免疫治疗，接受低剂量照射的病灶 ORR 率远高于未接受低剂量照射的病灶（58% vs. 18%，P=0.000 1）。2021 年 Patel 报道了一项Ⅱ期临床研究，共纳入 74 例Ⅳ期 NSCLC 患者，39 例患者接受单纯高剂量照射联合免疫治疗，35 例接受高低混合剂量照射联合免疫治疗，两组 4 个月 DCR 率未见统计学差异（47% vs. 37%，P=0.38），ORR 率亦无统计学差异（26% vs. 13%，P=0.27），但混合剂量照射组中接受低剂量照射的病灶反应率高于未接受低剂量照射的病灶，以及高剂量组中未接受照射的病灶（53% vs. 23%，P=0.002；53% vs. 11%，P<0.001），并且接受低剂量照射的病灶中 CD8$^+$T 细胞与 NK 细胞浸润明显增加。目前高低混合剂量放疗正处于探索阶段，是否能为患者带来生存获益，尚需进一步研究证实。结合以上证据，寡转移患者可能从全病灶根治性剂量放疗中获益，而系统转移患者可能从高低剂量混合放疗中寻找改善生存的机会。

寡转移患者接受全病灶根治性剂量放疗，系统转移患者接受高低剂量混合放疗。但低剂量照射应该集中于肿瘤内部，而非无目的意外照射（Incidental Irradiation）。由于淋巴细胞对射线较为敏感，低剂量意外照射会引起淋巴细胞计数减少，而免疫治疗依赖于 CD8$^+$ T 细胞的数量与功能；多项临床研究已证实，放疗引起淋巴细胞降低（radiation-induced iymphopenia），是预后不良因素。因此，在针对Ⅳ期 NSCLC 患者的放疗中，需要尽可能减少低剂量意外照射的体积，且更没有必要进行淋巴引流区的预防照射。另外，最新的研究显示，肠道照射可能改变肠道微生物菌群，从而影响免疫治疗疗效，故也应该尽量减少肠道照射体积。

四、放疗与免疫治疗联合时机

在目前的临床研究与实践中，放疗与免疫治疗联合的时机主要有两大类：首诊放疗序贯免疫治疗（up-front RT），以及免疫治疗后序贯放疗（consolidative RT or salvage RT）。放疗序贯免疫治疗的理论基础正如上文所述，放疗杀伤肿瘤细胞，释放肿瘤相关抗原激活机体免疫功能，随后免疫治疗药物激活 CD8$^+$T 细胞，通过细胞毒作用继续杀灭肿瘤细胞，这种模

式常见于临床研究。而在临床实践中，更多的是采用免疫治疗后序贯放疗模式。在免疫治疗后无论疾病缓解与寡进展（oligoprogression），均能够加入放疗；疾病缓解时加入放疗能够进一步巩固免疫治疗疗效（consolidative RT），推迟耐药时间；疾病寡进展时加入放疗能够及时杀灭耐药病灶（salvage RT），阻止疾病进一步进展；免疫治疗耐药时，各病灶在进展的时间上存在先后，而非同时进展，这也为放疗参与提供机会。目前尚无循证医学证据表明，何种模式能够为患者带来最大的生存获益。但从安全性角度考虑，先放疗后免疫治疗出现放射性 & 免疫性肺炎的概率，低于放疗同步免疫治疗与先免疫治疗后放疗（28% vs. 60%，P=0.01）。另外，根据部分小样本回顾性研究，放疗与免疫治疗，相互间隔时间在 4 周之内能够带来更大的生存获益。

五、免疫治疗时代脑转移灶放疗的指征

脑是Ⅳ期 NSCLC 最常见的转移部位之一。放射治疗，包括全脑放疗（whole brain irradiation，WBI）与立体定向放疗（stereotactic radiotherapy，SRT）是脑转移灶治疗的重要手段之一。随着免疫治疗时代的到来，脑转移灶放疗的地位是否受到动摇，值得探讨。现有研究提示颅内转移灶的 PD-L1 表达水平和对免疫治疗的反应性与体部病灶相当，对 PD-L1>1% 患者的脑转移灶，免疫治疗 ORR 率约为 20%~30%，缓解持续时间（duration of response，DoR）为 5~10 个月；而对于 PD-L1<1% 患者的脑转移灶，免疫治疗则无疗效 _ENREF_56。在免疫治疗的基础上加入放疗，根据已有的单臂研究数据，免疫治疗联合脑转移病灶立体定向放疗，2 年颅内病灶控制率为 97%，2 年颅内新发转移率为 39%；虽然暂无Ⅲ期前瞻性临床研究探索脑转移灶放疗联合免疫治疗是否能为患者带来更大的生存获益，但回顾性研究已证实首诊加入脑转移灶放疗能够改善患者生存。2022 年朱正飞教授的研究提示，首诊即接受脑转移灶放疗的患者生存优于仅接受免疫治疗的患者（中位 OS：25.4 个月 vs. 14.6 个月，HR=0.52，P=0.041），且颅内转移灶数量较少（1~4 个）的患者获益更加明显（HR=0.42，P=0.024）。因此，ASCO、ASTRO 等指南推荐：对于首诊有症状性脑转移，建议立即加入脑转移灶放疗；只有对于无症状脑转移，患者 PS 评分<1 分，转移灶不位于颅内重要功能区，转移灶体积<10cc，PD-L1 表达>50%，以上条件均符合的患者，方可推迟脑转移灶放疗至脑转移灶进展时。另外，SRT 联合免疫治疗，相对于单纯 SRT，可能提高放射性脑坏死概率（4.5% vs. 2.1%，P=0.004），靶区内最大剂量与 V$_{12}$ 是 SRT 联合免疫治疗治疗出现放射性脑坏死的预测因素。

六、未来探索方向

未来尚需探索的方向如下：①鉴于寡转移与系统转移在肿瘤生物学行为、预后、治疗策略上截然不同，故在设计新的临床研究时，是否需将寡转移患者与系统转移患者分开研究，首先证明放疗联合免疫治疗能够改善寡转移患者生存，为放疗在Ⅳ期驱动基因阴性 NSCLC 的综合治疗中获得

"先头阵地"，随后再探索如何通过放疗联合免疫治疗改善系统转移患者的生存。②基于患者肿瘤负荷、机体免疫功能、免疫治疗疗效预测等多参数探索个体化放疗剂量分割模式与照射范围。③通过放疗物理技术的进步，进一步提高肿瘤剂量、降低正常组织剂量（包括外周血免疫细胞），准确投送免疫微环境调节剂量。④开展生物标记物研究，能够在体评估患者免疫功能（免疫细胞分布与功能），从而指导放疗参与时机与照射范围。⑤研发新的免疫治疗药物，能够促进机体免疫功能，进一步激活免疫细胞毒效应通路，拮抗免疫抑制通路。

七、结论

放疗联合免疫治疗，能够改善Ⅳ期驱动基因阴性 NSCLC 患者的生存，尤其是寡转移患者应接受全病灶根治性放疗，但仍缺乏强有力的Ⅲ期临床研究数据加以证实。系统转移患者接受高低剂量混合放疗，能够将野外 ORR 率从 20%~30% 提高至 50% 左右，但是否能够改善生存尚待研究证实。放疗的具体剂量分割模式、照射范围、与免疫治疗联合的时间等技术细节仍需进一步研究完善。

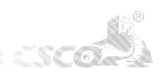

乳腺癌术后大分割放射治疗进展

中国医学科学院肿瘤医院

景灏　唐玉　房辉　王淑莲

90% 的乳腺癌患者在病程中将接受放射治疗。绝大多数接受保乳术和具有危险因素的改良根治术患者，均需要接受术后放疗。因此，乳腺癌术后放疗，作为运用广泛、影响人数众多的治疗，改进和优化必然为研究的热点。大分割放疗（HFRT）从不推荐，到通过几大随机对照研究重返舞台，再到目前的进一步浓缩优化，经历了数十年时间。本节将简略介绍近年乳腺癌术后大分割放疗的进展。

一、术后全乳大分割照射（HF-WBRT）现状

乳腺癌术后 HFRT 的经典研究 UK START A（入组 2 236 例）、UK START B（入组 2 215 例）、Ontario（入组 1 234 例）发表于 2008—2010 年，证实了全乳 13~16 分次（f）、单次 2.66~3.2Gy 的中等分割照射下（MF），肿瘤局部区域控制（LRR）、慢性毒性、美容效果等与 25f 的常规分割组（CFRT）无明显差异。连同先前的英国 RMH-GOC 研究（入组 1 410 例），2020 年新发表的 HYPO 研究（入组 1 854 例）、国内多中心保乳术后大分割放疗研究（入组 734 例），保乳术后中等分割全乳放疗（MF-WBRT）的安全性和有效性已经Ⅲ期临床研究中约 9 700 例患者反复证实。Reshma Jagsi 于 2020 年发表一项基于 8 711 例患者的多中心（MROQC）研究显示，MF-WBRT 的急性毒性低于 CF-WBRT，其中中重度疼痛在两组分别为 28.9% vs. 45.7%，严重疲劳分别为 19% vs. 27.3%。在 2022 年 NCCN 指南中，保乳术后推荐的分割剂量为 40~42.5Gy/15~16f（取自 START B 研究和 Ontario 研究）。在 St.Gallen2021 版指南中，不管年龄、种类保乳术后 MF-RT 均为强烈推荐。美国 25 家中心的真实世界数据报道，保乳术后 MF-RT 在教学科研医院应用率达 60%~80%。

15-16f 的分割需治疗时间 3~4 周，上述研究的瘤床补量均为选择性的序贯常规或中等分割补量，使治疗时间进一步延长。英国超大分割研究 FAST 和 FAST-Forward 致力于将治疗浓缩到 5f。两项研究的设计与 START 系列研究类似，均在第一个研究中不改变治疗时间，仅改变分割次数；在第二个研究中同时改变次数和治疗时间。FAST 研究（入组 915 例）2020 年发表了十年结果，对比 50Gy 的 CF-RT，5.7Gy×5f，

每周 1 次共 5 周完成的超大分割放疗（UHF-RT）肿瘤局控无区别（25f vs. 5f：10 年同侧乳腺事件 0.7% vs. 1.7%），照片评估的乳房改变、晚期正常组织毒性（NTE）也无显著差异，而 6Gy×5f 每周 1 次的方案则比 50Gy 的晚期毒性显著增加，由此计算得到照片评估乳房改变的 α/β 值为 2.5~2.7。FAST-Forward 研究（入组 4 096 例），2020 年发表的 5 年结果显示，对比 40Gy/15f 的新标准 MF-RT，2.6Gy×5f，每天一次的方案肿瘤局控非劣效成立（15f vs. 5f：5 年同侧乳腺复发 2.1% vs. 1.4%）；照片评估的乳房改变无显著区别；而晚期正常组织毒性中，除瘤床外乳腺变硬、乳腺胸壁水肿、患者自评乳房变硬外，其他 10 余项指标均无显著差别。而研究中 2.7Gy×5f 组较另外两组，疗效非劣、晚期毒性增加，提示在目前临床剂量范围内，与乳腺肿瘤局控的剂量效应曲线相比，乳腺正常组织晚反应损伤的剂量效应曲线较陡。由此计算出的 α/β 值对于瘤控、医生评估的中重度 NTE、患者自评的乳腺改变分别为 3.7、1.7 和 2.7。需要特别注意的是，FAST 研究虽然减少了治疗次数，却并未改变总时长，而 FAST-Forward 研究虽然将 WBRT（不算瘤床补量）浓缩到了 5~7 天，但是随访时间较短，时间效应的影响未完全明了，而部分晚期毒性将随时间延长而逐渐增加：UHF-RT 比 MF-RT 绝对增加的中重度晚期毒性，在 FAST 研究中为 10 年增加 14%，FAST-Forward 研究中为 5 年增加 5%。提示即使经由Ⅲ期研究的 5 000 例患者测试，目前 5f 分割的运用依旧需要权衡利弊。虽然受疫情影响英国地区 5f 应用占比达 70% 以上，2022 年 NCCN 指南推荐一些患者可考虑剂量为 28.5Gy/5f qw 的方案，但瘤床补量的最佳方案未定。而 St.Gallen 2021 版指南暂不推荐 UHF-RT。

上述研究将瘤床补量作为一个单独的部分序贯实施（SEB），若能将瘤床补量同步（SIB）执行，则将进一步减少治疗时间。2021 年 ESTRO 报道了 UK IMPORT HIGH 研究的结果（入组 2 617 例），对照组为 WBRT 40Gy/15f+SEB 16Gy/8f，实验组为 WBRT 36Gy+ 部分乳腺照射 40Gy+ SIB 48 或 53Gy/15f。中位随访 74 个月，SIB 48Gy 组 5 年乳腺内复发与对照组无差别（1.9% vs. 2%），医师判断的晚期 NTE、患者自述的乳腺改变、照片评估的乳房变化在 SIB 48Gy 组低于对照组或相似，而 SIB 53Gy 组则晚期毒性显

著增加。Pfaffendorf 报道了德国双中心的 300 例保乳手术患者（ARO-2010-01 和 ARO-2013-04 研究），进行 WBRT 40Gy+SIB 48Gy/16f 照射。另有少量报道的更少分割次数的 SIB 研究，Hans Van Hulle 报道了 71 对配对回顾性研究，5f 组患者 WBRT 5.7Gy×5f 隔天一次，90% 的患者 SIB 6.2-6.5Gy×5f，对照组为 WBRT 40Gy/15f，20% 的患者 SIB 46.8Gy/15f，其余 SEB 4-6f 中等分割。中位随访 3 年，与放疗相关的晚期毒性除了瘤床外纤维化外，其余项目均低于 15f 组。

二、术后大分割部分乳腺照射（PBI）的现状

PBI 的理论依据为 70% 以上的保乳术后乳腺内复发在原发灶附近，对于复发风险较低的乳腺癌患者，即使放疗仅仅针对原发象限，乳腺内复发的绝对风险仍然会保持在一个可接受的低值，使正常组织损伤进一步降低，也为复发再程放疗保留了空间。自 1998 年开始一系列对比 PBI 和 WBRT 的研究开展，均纳入年龄较大、期别早、低风险的保乳术后患者；放疗采用多种技术，包括外照射、术中电子线照射、术中 X 线照射、近距离插植、球囊照射、后装照射等，多种剂量和分割，多数研究为非劣效设计，结果不尽一致：部分研究局部复发劣于 WBRT，部分研究 NTE 和美容效果劣于 WBRT。最初发表的研究多采用每日 2 次、间隔 >6 小时的分割（Accelerated PBI，APBI）。最早的匈牙利国家癌症中心的研究表明 36.5Gy/7f 每日两次的近距离 APBI 不劣于 WBRT。2019 年 NSABP B-39/RTOG 0413 研究入组 4216 例患者，APBI 组中 27% 的患者接受 34Gy/10f 每日两次近距离治疗，73% 的患者接受 38.5Gy/10f 每日 2 次的外照射（3D-CRT），中位随访 10.2 年，APBI 组和对照 CF-WBRT 组 10 年乳腺内复发分别为 3.9% 和 4.6%，未证实 APBI 非劣效，但差距小于 1%；≥2 度毒性两组分别为 54% 和 66%。同年 RAPID 研究入组 2135 例患者，其中 APBI 组采用每日 2 次外照射 38.5Gy/10f（90%3DCRT），中位随访 8.6 年，虽然乳腺内复发率 APBI 不劣于对照 MF-WBRT 组，然而 ≥2 度晚期毒性、不良美容效果 APBI 显著高于对照，分别比 MF-WBRT 组高 19% 和 18%。

UK IMPORT LOW（入组 2018 例）研究通过 2 个研究组逐步实现 PBI：除了瘤床的 40Gy/15f 照射外，全乳照射剂量为对照组 40Gy/15f，实验组 1 和 2 组分别为 36Gy/15f 和 0Gy，故而实验 2 组为完全 PBI，与前面所提研究不同的是每天 1 次照射且采用 IMRT 技术。中位随访 72 个月，5 年局部复发三组分别为 1.1%、0.2%、0.5%，非劣效成立；且晚期毒性、乳腺外观等指标，PBI 组优于 MF-WBRT 组或类似。2020 年 Florence 研究公布了长期随访结果（入组 520 例），它采用了 30Gy/5f 的 PBI 剂量，隔日 1 次，且也采用 IMRT 技术，10 年乳腺内复发 PBI vs. CF-WBRT 组 3.7% vs. 2.5%，非劣效成立；同样急性毒性、晚期毒性、美容效果均为 PBI 组显著优于对照组。综上，虽然高质量的（A）PBI 随机研究已纳入 >1.4 万例患者，由于放疗技术、剂量、分割、时机各异，最终结果不统一，最佳方案尚未确定。目前认为每天 1 次或隔日 1 次的

照射有利于减少乳腺晚期毒性，而现代外照射技术可减少侵入性操作、规避技术限制。2022 年 NCCN 指南建议低危患者考虑 PBI（浸润性癌：≥50 岁，肿瘤 ≤2cm，切缘 ≥2mm，LVI 阴性，ER 阳性，BRCA 无突变；DCIS：≥50 岁，筛查发现，中低级别，≤2.5cm，切缘 ≥3mm），推荐的剂量为 IMPORT-LOW、Florence、NSABP B-39/RTOG 0413 研究所采用的的剂量。另外，小规模的前瞻性研究尝试了将术后 PBI 提前到术前，不但利于加量区缩小，减少高剂量照射范围，还能借力高剂量放疗的原位疫苗免疫激发效应，初步结果显示安全可行。

三、改良根治术后 ± 淋巴引流区大分割照射进展

由于担心晚反应组织的毒性，HF-RT 的研究多纳入早期保乳术后的患者，改良根治术后需照射胸壁 ± 淋巴引流区（RNI）的患者既往无高级别的证据。实际上，RMH-GOC、START 系列研究中接受 HF-RT 的改良根治术后患者 >300 例，接受 HF-RT RNI 的患者 >400 例，仅有 1 例患者出现可能为臂丛神经损伤的表现。2019 年中国医学科学院肿瘤医院发表首个改良根治术后 HF-RT 的随机研究，820 例 T3-4 或 ≥4 枚腋窝淋巴结转移的高危患者被分到 CF-RT 或 HF-RT（43.5Gy/15f）实验组，中位随访 58.5 个月，两组 LRR 无明显差别（5-LRR：HF-RT vs. CF-RT 8.3% vs. 8.1%），HF-RT 组 3 度皮肤毒性低于对照组（3% vs. 8%），其余急慢性毒性无明显差别，无臂丛神经毒性报道。该研究奠定了 HF-RT 在保乳和改良根治术后患者中无差别推荐的基础。该中心牵头从 2020 年开展的《乳腺癌改良根治术后放疗加和不加内乳照射的国内多中心 III 期随机开放临床研究》（NCT04320979）拟纳入 1800 例患者，分割方案可继续采用 43.5Gy/15f，目前已入组 600 例患者。Kim 2021 年发表的单中心回顾性研究中，587 例患者接受了 40Gy/15f 的 RNI，与 CF-RT 的 RNI 患者相比，HF-RT 组无论 ≥2 度急性还是任意晚期毒性均显著降低。该中心同年发表的另一篇文章，基于 5549 例患者的分析（RNI 1580 例，MF-RT 927 例）显示，虽然增加 RNI 会增加上肢水肿发生风险，但 MF-RT 为保护性因素。St.Gallen 2021 版指南率先在无论年龄、种类的全乳切除术后患者中无差别强烈推荐 HF-RT。

除了经典的 15-16 次 HF-RT，部分前瞻性研究尝试其他分割次数的 RNI：Apar Gupta 发表的 II 期研究纳入 150 例患者，11% 接受 3.33Gy×11f 的 RNI，中位随访 62 个月，总体 ≥2 度慢性毒性 13%，无臂丛神经损伤；Poppe 发表的前瞻性研究纳入 67 例改良根治术后放疗的患者，也采用 3.33Gy×11f 的方案，其中 20% 的患者接受 RNI，中位随访 54 个月，≥2 度慢性毒性 12%；Fadoua Rais 回顾分析 50 例老年患者，给予 4-5f 每周 1 次的 UHF-RT，所有人均接受 RNI 27.5~28.5Gy/5f，中位随访 4.8 年，2 度淋巴水肿发生率 9%，≥2 度皮下纤维化 6%，未报臂丛神经损伤；Fabien Mignot 回顾分析 454 例改良根治术后放疗的患者，剂量为 26Gy 分 6 次实施（4Gy×4f → 5Gy×2，每周 1 次），84% 患者接受 RNI，中位随访 10.6 年，10 年 -LRR 高达 15%，但

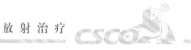

无 3-4 级臂丛神经损害,总上肢水肿发生率 9.5%。根据先前的 FAST-FORWARD 研究所计算的中重度 NTE α/β 值 1.7,以及更低的神经损伤 α/β 值 1.5,不考虑时间效应,上述研究的 EQD2 在 42.8~58.6Gy,其中 EQD2 58.6Gy 的剂量为 FAST 研究的低剂量实验组分割方案,与 CF-RT 效果相似。文献报道在局部区域放疗 EQD2<55Gy 的情况下,臂丛神经损伤的发生率<1%,上述研究相对低的晚期毒性发生率可能跟合理的总 EQD2 剂量和治疗时长有关,然而大多随访时间很短,还需要更长期的数据观察晚反应组织毒性的演变。FAST-FORWARD 研究的 RNI 亚研究正在进行,值得期待。总体上,分别根据肿瘤控制效应和 NTE α/β 值计算得到合理的 EQD2 剂量,并充分考虑了时间效应后的分割模式,极大可能得到不错的肿瘤学和副反应效果,为后续的研究设计提供依据。2022 年发表的 ESTRO 共识中,采用 UHF-RT 实施 RNI 的赞同率达 87%。

四、重建患者大分割照射进展

乳腺癌术后重建的患者,由于放疗本身会显著增加重建相关的毒性,比未接受放疗的患者包膜挛缩、假体丢失、再手术的风险增加,故重建术后患者一直是 HF-RT 的相对禁区,临床研究也将重建患者排除在外。Chan 基于加拿大 4.2 万病例的调查发现,即使总体上 HF-RT 的应用逐年增加,重建患者中的应用始终低于 20%。Ratosa 基于欧洲放疗科医师的调研中也报道,对于改良根治术后重建的患者,HF-RT 的选择率仅 21%。但近期有一系列研究表明重建并非 HF-RT 的禁忌:Kim 2021 年发表的回顾性研究纳入 396 例患者,267 例即刻重建(176 例接受 MF-RT,单次 2.4-2.7Gy),129 例放疗前延迟重建(81 例接受 MF-RT),多因素分析未发现 MF-RT 和 CF-RT 组在任意乳腺毒性、严重乳腺毒性中的区别(任意毒性 56.7% vs. 47.2%,严重毒性 29.3% vs. 22.5%),而即刻重建患者 MF-RT 组严重缩窄发生率甚至显著低于 CF-RT 组。Rojas 2021 发表的回顾性研究纳入 107 例改良根治术后即刻重建后放疗的患者,放疗采用 TOMOtherapy 40.05Gy/15f 的 MF-RT,中位随访 4.2 年,与未放疗的配对患者相比,放疗组的重建失败率(假体取出或更换为自体)和小手术修复率分别为 1.9% vs. 10.3% 和 17.8% vs. 22.4%,与文献报道的 CF-RT 后发生率差别不大——2018 年 *JNCI* 发表的美国 11 家中心研究显示放疗后 2 年假体重建失败率为 18.1%。先前提到的 Poppe 发表的前瞻性研究中,43 例患者接受了放疗前或放疗后的重建(其中 40 例为放疗前假体重建),在接受了 3.33Gy×11f 方案的放疗后,35% 的患者发生了 3~4 级重建相关并发症。

对于重建术后中等、大分割放疗的谨慎,在于担心已存在的纤维修复、硬化、挛缩等晚反应过程被单次中 - 大分割进一步加重;然而目前尚无证据表明,重建术后的纤维修复有更低的 α/β 值,对高于 2Gy 的分割剂量更加敏感。所以同样的原则可以外推到重建术后,即在合理的 EQD2 剂量和时间效应下,不应该出现出乎意料的结果。St.Gallen2021 版指南支持在重建术后采用 MF-RT,2022 年发表的 ESTRO 共识中,重建术后 MF-RT 的赞同率达 86.9%。

五、影响大分割放疗采纳的其他因素和在研研究

除了上述探讨和研究相对充分的情况外,尚有其他因素掣肘了>2Gy 放疗的推广,有的是因为既往经典研究中纳入例数较少,如淋巴结阳性、三阴性、DCIS,有的则是由于亚组分析提示 MF-RT 差于 CF-RT,如 Ontario 研究的亚组分析曾认为 3 级分化的乳腺癌更适合采用 CF-RT,还有的因为不同的医保政策等。关于疗效因素的担忧在后续的 START A\B 研究 10 年结果综合分析里并未证实,没有任何一个亚组显示 MF-RT 显著劣于 CF-RT。Koulis 2020 年发表的研究纳入了一项 4 006 例淋巴结阳性、接受 MF-RT 的患者,与配对的 CF-RT 患者相比,分割未影响局部区域控制、远地转移、乳腺相关生存等结局;在既往研究中纳入较少的 3 级分化(2 639 例)、三阴性(419 例)、≥4 个腋窝淋巴结阳性(1 617 例)、HER2 过表达(773 例)亚组中,MF-RT 依旧无负面效应。BIG 3-07/TROG 07.01 研究(NCT00470236)入组 1 208 例非低危 DCIS 的患者,按 3 个分类进行随机,主要对比的是瘤床补量与否,以及分割方式的区别,主要终点局部复发间隔尚未完成 5 年随访,2020 年发表的生活质量结果并未发现 MF-RT(42.5Gy/16f±10Gy/4f 序贯补量)对患者汇报结局(PRO)有不良影响。极端情况下,同时患有慢性结缔组织病的患者实施 MF-RT 依旧安全有效:Purswani 2020 年发表基于 91 例患者的回顾性研究,提示 MF-RT 未显著增加急慢性毒性;Yoon,2021 年发表的基于 197 例患者的回顾性研究提示,接受 MF-RT 的患者发生晚期毒性的风险甚至较 CF-RT 组下降。而关于报销政策方面,2022 年 Saulsberry 基于保险数据库(Health Care Cost Institute,HCCI)的研究、Lamm 基于美国 NCDB 数据库的分析证实:>2Gy、少分次的放疗不但降低医保支出、患者自费金额,还能提高放疗实施率、总完成率,缩短中断时间。相信假以时日,在医疗机构和患者的共同需求推动下,卫生政策将倾向于更具卫生经济学优势的大分割放疗。

目前在研的大分割研究集中在探索全乳大分割瘤床同步补量,超大分割部分乳腺照射,以疗效或毒性为研究终点的包括内乳的 RNI 中等分割,和全乳切除重建术后中等剂量大分割等。部分研究摘要如下:全乳 + 瘤床同步补量方面:RTOG 1005 研究(NCT01349322)将入组 2 312 例保乳术后的患者,随机分为 CF 或 MF-WBRT+SEB vs. MF-WBRT+SIB(WBRT 40Gy/15f,SIB 48Gy/15f),主要终点为局部控制。复旦大学附属肿瘤医院将入组 4 052 例保乳术后患者(NCT04025164),实验组剂量同上,主要终点为 5 年 -LRR。HYPOSIB 研究(NCT02474641)拟入组 2 324 例保乳术后的患者,实验组剂量为 WBRT 40Gy/16f+SIB 48Gy/16f,主要终点为无复发生存。美国的 PRART 研究(NCT04175210)将进一步浓缩治疗时间,拟入组 400 例患者,随机分为 40.5Gy/15f+SIB 48Gy/15f 组和 32Gy/10f+SIB 42Gy/10f 组,主要终点为 ≥3 度晚期毒性。而比例时的 HAI-5-Ⅲ 随机研究(NCT03121248)则将在拟入组 798 患者中,比较 UHF-RT(WBRT 5.7Gy×5f+SIB 6.2~6.5Gy×5f)和 MF-RT(WBRT 40Gy/15f+SIB 46.8~49.95Gy/15f)。部分乳腺照射方面:RAPID2 研究(NCT05417516)将入组 910 例保乳术

后患者,随机分为 WBRT 26Gy/5f 每天 1 次,和 PBI 26Gy/5f 每天 1 次,主要终点为 5 年局部复发和 3 年美容效果。NCI 的 PBI 研究(NCT03077841)将入组 778 例患者,随机分为 10 天完成 HF-RT 组和 15 天完成标准组,主要终点为 ≥2 度的急性毒性。RNI 的 HF-RT 方面:HYPOG-01 研究(NCT03127995)将入组 1 265 例乳腺癌术后、有 RNI 指征的患者,随机分为 CF-RT 和 MF-RT 组(40Gy/15f),主要终点为上肢水肿发生率。瑞金医院牵头的 HARVEST 研究(NCT03829553)将入组 801 例有 RNI 指征的患者,实验组分割模式同上,主要终点为 5 年 LRR。加拿大的 RHEAL 研究(NCT04228991)将进一步浓缩治疗时间,拟入组 588 例有 RNI 指征的患者,随机分为 40Gy/15f 的标准组和 26Gy/5f 一周完成的 UHF-RT,主要终点为 3 年上肢淋巴水肿。重建术后:RT-CHARM 研究(NCT03414970)拟入组 897 例接受或即将接受重建术的患者,随机分为 CF-RT 和 MF-RT 组(42.56Gy/16f),主要终点为 2 年时的重建并发症。

总结:乳腺癌术后大分割放疗目前已经走到一个相对成熟的阶段,不但因为 15~16f 的分割已经广为采纳和考验,还因为根据 α/β 值估算的肿瘤控制和晚期损伤剂量可大致判断治疗的结局,而不只是根据先前的经验和报道数据。然而,超大分割治疗随访尚短,一些复杂组织和器官的毒性(心脏、免疫系统)尚无法通过 α/β 值准确模拟,尚需谨慎权衡和继续分析。由于大分割放疗的选择受临床之外的因素极多,包括患者便利性、报销政策、机构习惯等,将来可能不需要采纳一个统一的分割次数,在瘤控和正常组织保护上平衡到满意水平的多种分割模式均可实施。

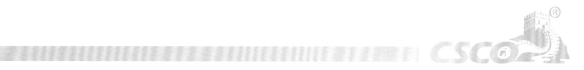

原发性肝细胞癌放射治疗进展

北京大学肿瘤医院

李丽娟　董德左　王洪智　朱向高　王维虎

肝细胞癌(hepatocellular carcinoma,HCC)占原发性肝癌的85%~90%,其生物学特性和治疗原则与占少数的胆管细胞癌不尽相同。大多数HCC患者确诊时分期晚,易出现肝内转移和门脉癌栓,且常伴有慢性肝病基础,使治疗充满挑战。2003年到2015年肝癌的5年总生存并无明显提升,总体约10%~12%,因此需要更多行之有效的治疗手段和治疗策略,以提高长期生存获益。

肝脏是放射敏感器官,在二维放射治疗(简称放疗)年代,因全肝照射容易诱发放射性肝病(radiation-induced liver disease,RILD),限制了HCC放疗剂量的提高和疗效。而随着三维适形放疗(three-dimensional conformal radiotherapy,3D-CRT)、调强放疗(intensity modulated radiotherapy,IMRT)、体部立体定向放疗(Stereotactic body radiation therapy,SBRT)、图像引导放疗(image-guided radiotherapy,IGRT)等先进放疗技术的发展,HCC放疗达到全程精准实施,在正常器官得到更好保护的前提下,肿瘤剂量得以提高,放疗在HCC治疗中的安全性和有效性得以显现。近年来,HCC放疗领域取得了很多新进展,包括SBRT在小肝癌中的潜在根治价值,放疗在联合手术、经肝动脉化疗栓塞(transarterial chemoembolization,TACE)或免疫靶向治疗中的应用,以及肝外转移的放疗等。基于这些研究数据,放疗已成为HCC单纯或综合治疗的重要组成部分,并应用于各个分期的HCC治疗中。这些进展也推动进一步开展肝癌放疗的研究,以充分发挥放疗的独特优势,给肝癌患者带来更多获益。

一、SBRT在小肝癌(≤5cm)中的价值

早期HCC通过手术切除或肝移植可取得根治性治疗效果,然而受到患者肝功能不足、基础合并症或供体短缺的影响,最终仅约30%的患者进行了手术治疗。射频消融(radiofrequency ablation,RFA)也被证明是根治性治疗手段,可以取得类似于手术的长期疾病控制和预后。但对于大小>3cm或位于膈顶被膜下、临近大血管、主要胆道的病灶,由于发生严重并发症的风险高,RFA的实施及疗效受到限制。

SBRT是先进的大分割放疗技术,较常规分割放疗有不同的放射生物学特征,通过IGRT、呼吸运动管理等技术,实现处方剂量与肿瘤高度适形及剂量迅速跌落,从而给予肿瘤少分次、大剂量照射,同时最大限度减少正常组织的受照剂量。目前已有大量回顾性和前瞻性临床数据显示了SBRT在早期HCC治疗中良好的安全性和疗效,奠定了SBRT在小肝癌(定义为≤5cm)治疗中的根治性地位,推荐作为不宜手术或消融治疗的有效替代治疗。

(一) SBRT治疗小肝癌的疗效和安全性

亚洲、北美、欧洲等的多个国家已对SBRT在HCC中的应用开展了较为深入的研究。Durand-Labrunie等开展的多中心前瞻性2期临床研究,纳入43例初诊初治的直径1~6cm的HCC,统一给予45Gy/3次进行SBRT治疗,结果表明对于不适合手术、移植、消融或栓塞等局部治疗的早期小肝癌,SBRT可获得很好的局部控制和总生存,中位总生存(overall survival,OS)达3.5年,绝大部分患者无临床并发症,达到根治效果。而多数研究纳入的人群中包含许多经过多重治疗或其他治疗后失败、复发者,部分还包含大肿块、伴有门脉癌栓(portal vein tumor thrombus,PVTT)或肝外转移的进展期肝癌,表明SBRT也可作为残留或复发肿瘤的挽救性治疗。

大宗系统回顾、荟萃分析和前瞻性研究显示,经过SBRT治疗,HCC可获得长期的局部控制率,总体2~3年的局部控制率为83.6%~97%,部分小样本研究甚至报道了高达100%的3年局部控制率。总体2年总生存率为57.8%~84%,3年总生存率为39%~76%,多中心回顾性分析显示长期的5年生存率为24.1%。在前瞻性临床试验中,经过合适的患者选择及严格的放疗实施,3年总生存可达到66.7%~76%。

SBRT能达到对肿瘤消融性的毁损,同时减少对血管和胆管等的创伤,非侵入性的治疗还能免于疼痛、出血和针道种植等。≥3级不良反应常见肝功能异常和为胃肠道反应,由于观测指标不完全一致,不同文献报道的安全性数据存在一定差异,大样本量荟萃分析表明≥3级不良反应发生率<5%。通过食管胃十二指肠镜检查评估胃十二指肠毒性,发现SBRT治疗前后内镜检查无明显差异,SBRT不增加肝硬化静脉曲张出血和放疗诱导出血的风险,1年治疗相关严重毒性仅3%。

局部控制率和OS的影响因素包括肿瘤大小和$EQD2_{10}$,肿瘤<5cm显著提高1~3年局部控制率和1~2年OS,$EQD2_{10}$

增加和更好的局部控制和 OS 相关,而不良反应仅轻微增加。另外,使用屏气运动管理也能显著提高局部控制。肝功能 Child-Pugh 分级与≥3 级肝脏并发症显著相关,Child-Pugh B 和 C 级增加肝脏毒性风险。

(二) SBRT 与其他治疗手段的对比

已有大量研究对比了 SBRT 与手术、RFA 的疗效和安全性,表明 SBRT 具有与手术或 RFA 相似的治疗效果,且具有其特殊的优势。

我国多个中心回顾性分析了小肝癌 SBRT 和手术切除的长期生存对比,两者之间 OS 和无进展生存(progression free survival,PFS)均无显著差异,肝脏毒性相似,因 SBRT 为非侵入性治疗而具有更少的并发症,SBRT 可作为不宜手术患者的有效替代。

对 SBRT 与 RFA 进行对比分析,在肿瘤数目≤3 个、肿瘤最大径≤3cm 的不可手术 HCC 患者中,两者的总生存率和肝脏毒副反应相似,SBRT 和 RFA 的 3 年总生存分别为 70.4% 和 69.1%,而 3 年局部复发率 SBRT 显著低于 RFA(5.3% vs. 12.9%;$P < 0.01$),尤其是邻近血管的病灶。亚洲七个中心包含 2 064 例患者的回顾性分析显示,经过倾向评分配对分析,2 年局部复发率 SBRT 显著低于 RFA(16.4% vs. 31.1%;$P < 0.000\ 1$),对于不可手术的 HCC,SBRT 是 RFA 的有效替代治疗,尤其是肿瘤>3cm 位于膈下、邻近大血管和 TACE 治疗后复发的患者。

二、放疗在 HCC 综合治疗中的作用

(一) 手术为基础的综合治疗

术后复发是 HCC 手术切除后的主要问题,术后 5 年复发率为 60%~70%。为了提高长期生存,包括 TACE、靶向治疗、放疗和化疗在内的多种手段均尝试作为术后辅助治疗,但目前尚无被广泛接受的标准术后治疗选择。而对于潜在可手术或移植的 HCC,有效的术前治疗能提高手术率。近年来,放疗在 HCC 术前及术后治疗中发挥了越来越大的作用。其中,术后辅助放疗主要包括窄切缘(<1cm)术后、术后微血管侵犯(microvascular invasion,MVI)和可切除癌栓术后等情况;术前新辅助治疗主要包括可切除癌栓术前放疗、移植前桥接治疗和降期转化治疗等。

1. 术后辅助放疗 以往,临近肝脏主要大血管,如门脉及其分支、肝静脉、下腔静脉的肿瘤,并非手术切除的适应证。随着手术技术及围手术期计划、评估和护理的进步,可实现扩大肝切除术,甚至可将肿瘤直接从血管表面剥离,但无法实现根治手术要求的、≥1cm 的安全切缘。窄切缘手术使靠近血管的病灶切除成为可能,但多个研究显示切缘<1cm 是无复发生存的独立危险因素。术后放疗是多种肿瘤切缘阳性和窄切缘的标准术后辅助治疗,可降低术后复发率。王维虎等的回顾性研究在国际上首先证实:放疗是 HCC 窄切缘术后的有效辅助治疗。王维虎团队对此开展了进一步的前瞻性研究,针对 76 例 HCC 窄切缘术后患者行 IMRT 治疗,处方剂量 50~60Gy/25~30 次,术后放疗患者 5 年 OS 达到 72.2%,PFS 达到 51.6%,3 级不良反应约 10%。主要复发模式为肝内转移,但无一例切缘复发。这些研究结果表明 HCC 窄切缘术后放疗可以达到与根治性手术相似的疗效。

血管侵犯是 HCC 术后复发的危险因素之一,显微镜下脉管腔内见到癌细胞属于微血管侵犯(Microvascular invasion,MVI)。MVI 可促进肝内转移的发生,微转移灶往往在原发肿瘤 1cm 范围内。大约 15%~57.1% 的患者术后诊断 MVI,是术后早期复发的重要危险因素,影响长期生存,有效的术后辅助治疗十分重要。一项干预性临床研究显示,与不进行术后放疗相比,术后放疗能显著延长 MVI 患者的无复发生存率和总生存率,术后放疗组 3 年无复发生存率达到 63.4%,而对照组仅 36.1%。术后放疗相较于 TACE 也能获得更好的无复发生存。

肉眼可见的大血管侵犯形成瘤栓,PVTT 是最常见的形式,约占初诊时所有 HCC 的 10%~40%。部分 PVTT 可切除,行手术切除可改善生存预后,术后需要有效的辅助治疗以降低复发,随机临床试验表明术后行辅助 IMRT 治疗与不行放疗相比能显著提高无病生存和总生存,术后放疗组的中位无病生存和 OS 达 9.1 和 18.9 个月,对照组仅有 4.1 和 10.8 个月。

2. 术前新辅助、桥接和降期转化放疗 对于可切除的 PVTT,尤其是位于门脉主干和左右支的瘤栓,即使手术切除预后也很差,术前新辅助放疗可显著减少瘤栓范围,改善预后。多中心随机对照研究证实了新辅助放疗联合手术切除是行之有效的治疗模式,与单纯手术对照,术前放疗的总生存(1 年,75.2% vs. 43.1%;$P < 0.001$)和无疾病生存(1 年,33% vs. 14.9%;$P < 0.001$)显著提高,多因素分析提示新辅助放疗是显著减少 HCC 相关死亡率和复发率的因素。

等待肝移植的患者常需要桥接治疗,恰当的治疗可以阻止肿瘤进展或缩小肿瘤,从而维持肝移植的候选状态,且治疗毒性要在可接受范围内,对围手术期产生最低程度的影响。在意向性人群中比较 SBRT、TACE 和 RFA 作为肝移植桥接治疗的效果,结果显示三种桥接治疗的移植退出率无明显差异,术后并发症相似,5 年实际生存率接近(SBRT 61% vs. TACE 56% vs. RFA 61%;$P = 0.4$)。这表明 SBRT 可作为安全的肝移植桥接治疗,而且对于不能耐受 TACE 或 RFA 治疗的患者具有优势。

放疗还可作为肿瘤降期、转化治疗手段,放疗后肿瘤缩小或癌栓缓解,部分患者可能因此获得手术机会,延长生存。对 1 084 例局部进展期 HCC 进行分析,放疗等治疗后 12.8% 的患者转化为可手术,其中 8.9% 接受手术切除、3.9% 接受肝移植,完成手术者较未行手术者总生存和无病生存显著提高。

(二) 不可切除 HCC 的综合治疗

由于 HCC 起病隐匿,大多数患者确诊时已经处于中晚期,主要包括肿瘤体积大(>5cm)、多发病灶、合并瘤栓等情况,导致这些患者失去手术及其他根治性治疗机会。TACE 是不可切除 HCC 最常用的传统治疗手段之一,但可能出现碘油沉积不佳、对肝功能要求高等限制,加上局部进展期疾病往往单一治疗的疗效不佳,因此多需要 TACE 与其他治疗手段进行综合治疗。TACE 联合局部放疗有其合理性,包括 TACE 缩小肿瘤体积可以缩小照射野、局部化疗药物产生放射增敏效果,放疗可有效杀灭碘油沉积不佳及肿瘤边缘因栓塞再通继续存活的肿瘤细胞等。大量临床数据表明,TACE 联合放

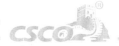

疗是不可切除 HCC 的有效治疗策略,可显著提高肿瘤局部控制和总生存,是目前的主流治疗选择。

为了比较 TACE 联合放疗与单纯 TACE 之间的疗效,Huo 等对 25 项临床研究(11 个小样本的随机对照研究,14 个非随机对照研究)共 2 577 例不可手术的 HCC 进行系统回顾和荟萃分析,其中 8 个研究包括了中晚期患者,18 个研究包括了 PVTT 患者,多数研究采用常规分割放疗。联合放疗组显著提高肿瘤缓解率,中位 OS 达 22.7 个月,显著优于单纯 TACE 组的 13.5 个月(P<0.001),1~5 年 OS 均是综合治疗组更高,亚组分析显示无论是否合并 PVTT 都可以从综合治疗中获益。

对于单个不可手术的大病灶(4~7cm),2 期临床试验显示 SBRT 联合 TACE 治疗的客观缓解率(Objective response rate,ORR)高达 91%,中位完全缓解时间长达 10.1 个月,获得很好的 OS 和 PFS。TACE 联合放疗与单纯 TACE 治疗对比,肿瘤大小为 5~7cm 时 2 年生存率分别为 63% 和 42%,8~10cm 时分别为 50% 和 0,大于 10cm 分别为 17% 和 0。对 283 例巨块型 HCC(≥10cm)进行分析,综合治疗无论是放疗联合 TACE 还是同步放化疗,均明显提高肝内局部控制和延长生存。

对肝内多发病灶 HCC 患者的研究显示,联合 TACE 和放疗使病灶均得到控制者,局部放疗仍有生存获益。肝内多发肿瘤但均可以包括在放疗野内或放疗野外病变也控制良好者,中位生存时间 16 个月;而放疗野内病变控制良好,但放疗野外病变仍有活性者中位生存时间只有 5 个月。

HCC 患者合并瘤栓是最主要的不良预后因素之一,在最好的支持治疗下生存期仅 2~4 个月。大部分 PVTT 不可手术切除,3 期临床研究显示索拉非尼能提高这类患者的生存,但生存延长不到 3 个月。很多回顾性研究显示放疗对 PVTT 患者有效且毒性可接受,瘤栓 ORR 为 39.6%~51.8%,被认为是局部治疗最有效的手段,包括放疗在内的综合治疗可将中位 OS 提高到 10.2~10.6 个月。Kim 等分析了 639 例 HCC 合并瘤栓采用 TACE 联合放疗作为一线治疗的效果,中位 OS 为 10.7 个月,≥ 3 级肝功能异常、胆红素升高和胃肠道出血发生率分别是 8.1%、1.5% 和 1.6%,表明 TACE 联合放疗是安全有效的一线治疗。随机对照临床试验将 TACE 联合放疗与索拉非尼头对头比较,伴 PVTT 的局部进展 HCC 一线进行 TACE 联合放疗,显著提高影像学缓解率、延长疾病进展时间和总生存,无一例因肝脏毒性中断治疗,表明 TACE 联合放疗是安全且优于索拉非尼的治疗方案。

(三)放疗联合靶向免疫治疗

对于不可切除的中晚期肝癌,肝内野外复发和肝外转移是主要的失败模式,提示局部治疗联合系统治疗的必要性。近年来,免疫检查点抑制剂在肝癌治疗上取得了很大进展,IMbrave150 研究显示阿替利珠单抗联合贝伐珠单抗相较索拉非尼能显著延长晚期肝癌患者的 OS 和 PFS。放疗和靶向治疗及免疫治疗具有协同增效的作用,抗血管生成靶向药物通过正常化肿瘤血管从而改善肿瘤血供,增强放疗敏感性;放疗可调控免疫微环境,增强免疫治疗的效应,放疗联合免疫靶向治疗 HCC 是当前的研究热点。

对 76 例使用纳武单抗治疗的晚期 HCC 分析显示,前期或同步进行放疗者较单纯免疫治疗者,无论是 PFS 还是 OS 都显著延长,且毒副反应可耐受,提示放疗联合免疫治疗的可行性。Chiang 等的研究对比 SBRT 联合免疫治疗与 TACE 在局部进展期 HCC 中的疗效和安全性,结果显示 SBRT 联合免疫治疗显著提高 1~2 年 PFS 和 OS,治疗相关不良反应也更少。2022 ASCO 大会上也公布了一项 SBRT 联合信迪利单抗在复发或寡转移 HCC 中疗效和安全性的 2 期临床研究(NCT03857815),初步结果显示 ORR 高达 96%,1 年局部控制率达 100%,仅 1 例 ≥3 级治疗相关不良反应。

Zhao 等回顾性分析了 63 例伴瘤栓 HCC 均进行 TACE 联合放疗,但加或不加索拉非尼治疗的安全性和有效性,结果显示联合索拉非尼者与不联合者相比,中位 PFS 显著延长,中位 OS 呈现获益趋势,显示出联合治疗的临床获益。一项 2 期临床试验对 40 例不可切除 HCC 患者进行放疗同步或序贯索拉非尼治疗,ORR 达 55%,2 年 OS 达 32%,肝脏毒性是主要的限制性毒性,联合治疗需谨慎考虑肝功能情况。

三、放疗在 HCC 肝外转移中的应用

HCC 淋巴结转移以肝门淋巴结转移最常见,也可转移至胰、脾和主动脉旁淋巴结,也可累及心包横膈和锁骨上淋巴结。在部分患者中,淋巴结转移可引起疼痛或压迫十二指肠出现阻塞等症状。Park 等研究显示,淋巴结转移的 HCC 患者放疗后 ORR 达 79.5%,放疗剂量增加和治疗反应率提高显著相关。转移淋巴结对放疗有反应是 OS 的独立预后因素,有反应者较无反应者 OS 显著提高,这意味着淋巴结转移放疗有可能带来生存获益。

HCC 侵犯下腔静脉或右心房很少见,约占 4%。Rim 等的研究显示,侵犯下腔静脉 / 右心房的 HCC 患者放疗的 1 年 OS 为 53.6%,提示放疗对这类患者是安全可行的。

HCC 远处转移常见肺、肾上腺、骨转移等,转移灶浸润、压迫会导致疼痛、黄疸、咳嗽等症状,这些患者应以系统治疗为基础,部分患者可进行包括局部治疗在内的多学科综合治疗。进行姑息性放疗可以缓解转移灶相关的疼痛、梗阻或出血等症状,延缓肿瘤发展,改善生存质量,应注意恰当的剂量选择避免出现严重的治疗相关不良反应。对 HCC 肺转移进行 <60Gy 的姑息性放疗安全有效,ORR 为 76.9%,2 年 OS 为 70.7%。对于肾上腺转移灶放疗,文献报道 ORR 为 38.3%-55.6%,1 年 OS 为 53.1%~59.9%。骨转移放疗的疼痛缓解率达 77%~96.7%,但研究表明骨髓抑制可能导致更差的总生存。脑转移患者预后差,全脑放疗通过控制颅内病灶和预防颅内出血,可能延长患者生存。

近年来,随着放疗技术的发展和临床数据的不断积累,HCC 的放疗取得显著进步,并被国内外指南共识广泛推荐。随着靶向免疫治疗时代的到来,放疗和靶向免疫治疗的联合也将成为 HCC 治疗领域研究的热点之一。相信随着肝癌综合治疗理念和实践的不断提高,肝癌患者的生存率也一定会继续提升。

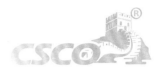

国产重(碳)离子加速器发展现状及展望

¹ 中国科学院近代物理研究所　² 兰州重离子医院
王小虎 [1,2]　张秋宁 [1,2]　刘锐锋 [1,2]　石健 [1]

随着放疗技术的不断进步,放疗理念的不断更新,放射肿瘤学学科已经取得长足进步,放疗技术经历了从二维、三维乃至多维放疗技术的转变,从适形调强到自适应技术的进步,向提高肿瘤控制率和减轻肿瘤周围正常组织损伤的目标进一步迈进。常规放射治疗设备不断更新升级、精确放疗技术推陈出新,放疗与药物治疗(化疗、靶向和免疫治疗等)广泛联合。但恶性肿瘤的总体治愈率仍较低,因此开发放射治疗新技术、探索新的射线、增强肿瘤辐射敏感性、提高辐射杀伤效应是提高肿瘤局部控制率、降低正常组织损伤、提高放疗疗效的主要研究目标。不同于常规光子的质子、重离子束治疗肿瘤成为肿瘤放射治疗研究热点,国产医用质子、重离子加速器的研发引领了我国放疗设备领域的新方向。

一、国际粒子治癌研究现状

目前放射治疗临床使用和研究的粒子主要为质子和重离子(主要是碳离子)射线,据国际离子治疗联合会(PTCOG)官网统计,截至 2021 年 12 月,全球近 32 万患者接受粒子治疗,其中重离子治疗的患者达 4 万余人,占 12.7%,分析 2007 年至 2018 年相关统计数据,全球接受重离子治疗的患者人数正以年均超过 10% 的速度增长。至 2021 年 5 月,全球共有 100 余家已运营的质子重离子治疗中心,其中重离子治疗中心 12 家,质子/重离子治疗中心 3 家。目前运行的粒子治疗中心 96% 为质子治疗中心,而具备重离子放疗设备的仅占 4%,局限于日本、德国、中国、意大利和奥地利 5 个国家。这种分布不均衡的主要原因是质子设备较重离子设备具有体积小、安装费用和运行费用均较低的优势,而且机架旋转治疗技术也在质子设备中更容易实现,但是目前德国海德堡离子治疗中心(Heidelberg Ion Treatment Center,HIT)、日本量子科学技术研究所/国立放射线医学综合研究所(QST/NIRS)和山形大学医学部东日本重离子中心是已经拥有旋转机架治疗技术的碳离子治疗中心。

重离子加速器研发和制造主要集中于德国和日本,但是由于设备占地面积大、技术复杂、采购费用高、运维技术及费用高等原因,严重限制了设备的推广和应用,研发中国自主知识产权的医用重离子加速器对肿瘤放射治疗、实现高端医疗器械国产化替代具有非常重要的意义。

二、重(碳)离子治癌优势

碳离子射线相对于光子放射治疗,在物理学和剂量学上存在一定的优势,已在多项剂量学研究中得以证实。此外,放射生物学研究结果显示,碳离子的相对生物学效应(relative biological effectiveness,RBE)明显高于质子和光子射线。然而,粒子射线的放射物理学和生物学的优势能否转化为患者的治疗获益需要在临床实践中进一步证实,探索最佳的粒子射线治疗策略需要开展严谨、科学的临床研究。

(一)重(碳)离子放射物理学优势

从物理学角度而言,光子射线(X、γ射线)不带电荷也没有质量,而粒子,如质子和重离子,带电荷并具有一定质量。光子治疗表现为在近组织表面能量释放最大,并随着穿过组织结构深度而能量逐渐减少。而粒子治疗会在入射组织后表现为一个低剂量坪区,到达组织一定深度后沉积最大能量,即 Bragg 峰。根据肿瘤的位置和大小,可以调制展宽 Bragg 峰(spread out bragg peak,SOBP),把 SOBP 准确地覆盖于肿瘤靶区,从而实现肿瘤较高的剂量照射,而其周围正常组织得到更好的保护。由于质子和碳离子的线性能量传递(linear energy transfer,LET)不同,碳离子具有独特的物理学特性:①与常规光子线比较,具有倒转的剂量分布特征;②碳离子束在入射组织中多重散射效应小,束流横向散射也小;③束流配送灵活,由于带电粒子在磁场作用下会发生偏转,因而可根据实际情况采用灵活多样的束流配送系统形成不同的扫描方式,如均匀扫描、笔形束扫描等;④碳离子治疗中最常发生的核分裂效应是剥夺 ¹²C 核中的一个中子,形成一个半衰期为 20min 的 ¹¹C 放射性同位素,或剥夺两个中子形成半衰期为 19s 的 ¹⁰C 放射性同位素。这两种碳放射性同位素在衰变时都发出正电子,利用正电子发射断层扫描(positron emission tomography,PET)来监测正电子的位置,使实时监测和精确治疗成为可能。这个物理特性是 X 射线、电子和质子所不具备的,也是重离子治疗特有的优点。

(二)重(碳)离子治疗的放射生物学优势

用重离子束流照射神经胶质瘤细胞系(M059J/K)、肝癌

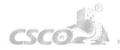

细胞系(Hep G2)、宫颈癌细胞系(Hela)、乳腺癌细胞系(MCF-7,HCC1937)、肺癌细胞系(A549,H520,PGCL3)及正常细胞系(L02),得到了较好的实验结果,这些实验数据支撑了重离子束应用于肿瘤临床治疗。实验证明癌细胞经过重离子照射后,细胞周期发生变化、染色体畸变、损伤后修复、细胞凋亡、细胞辐射敏感性、DNA损伤等相关指标、细胞内相关基因和蛋白的表达随之发生变化,这些分子层面的变化是导致癌细胞发生辐射生物学效应的相关机制。

1. **相对生物学效应(relative biological effectiveness, RBE)高** RBE是比较不同种类的电离辐射引起的生物学效应的物理量,影响离子束RBE的因素主要包括:离子种类、剂量、传能线密度(linear energy transfer,LET)、细胞种类、生物学终点等。质子治疗中RBE一般类似于光子射线,为1.1。而碳离子束具有高的RBE值,明显大于质子,RBE值随入射深度的增加而增加,在形成Bragg峰位置处同步达到最大值,这使得能量大部分沉积在肿瘤区域,而束流经过的正常组织得到保护。碳离子束的Bragg峰区与RBE峰区在同一位置出现,这使得碳离子束能量最大限度的作用于靶区,从而使得碳离子能达到相对于X射线的2~3倍的RBE。因此,碳离子是治疗癌症较为理想射线。

2. **重离子治疗对氧依赖性较小** 用以评价放射治疗对氧的依赖性的指标是氧增强比(OER,oxygen enhancement ratio)。质子、γ射线和X射线等低LET射线的OER高,最高可达3,作用于乏氧肿瘤时辐射敏感性低,细胞致死率低且容易修复,而对于碳离子而言,随着LET的升高,几乎没有氧效应的影响。

3. **双链DNA损伤比例高** X射线、电子和质子损伤以DNA单链为主,而碳离子是高LET射线,产生的致密电离辐射可产生大比例的DNA双链断裂(double-strand break,DSB),并且重离子诱导的DSB修复速度明显慢于X或γ射线诱导的DSB修复,未修复的DSB由于引起遗传信息的丢失而导致细胞死亡。

4. **对细胞周期的依赖性较小** 低LET射线的辐射敏感性随着细胞周期变化,细胞在M期和G2期辐射敏感性最强,对S期和G1期辐射不敏感。但是对于碳离子束这样的高LET射线对S期和G1期的细胞也同样敏感,重离子治疗对细胞周期的依赖性小。

三、国产重离子加速器研发现状

(一)历史回顾

中国科学院近代物理研究所是一个依托大科学装置,开展重离子科学与技术、加速器驱动的先进核能系统研究的基地型研究所。战略定位是建成国际一流的重离子科学与技术、加速器驱动的先进核能技术研究基地。其先后建成多代大型重离子加速器装置,并依托重离子加速器装置开展重离子物理及相关应用研究,是我国重离子科学与技术的国家战略科技力量。自1993年以来,近代物理所通过先进加速器技术和核探测技术的研发、重离子束治疗相关生物学基础研究以及与相关医疗机构合作进行的临床前期研究积累,培养了一支高水平的重离子治疗的技术人才队伍,掌握了相关核心

技术。

在前期建设的兰州重离子研究装置(HIRFL-CSR)的基础上,中国科学院近代物理研究所于2012年正式启动国产碳离子治癌示范装置的研发,并成立其全资控股公司——兰州科近泰基新技术有限公司,重点负责设计建造满足临床应用的小型碳离子治疗系统。碳离子治疗装置的生产、安装、调试、产业化、产品准入检测以及日常运维,该医用重离子加速器系统的同步加速器周长仅为56.17米,是世界上最小的碳离子治疗系统。2012年,甘肃兰州和武威分别开始了重离子治疗中心建设工作,甘肃武威重离子治疗中心于2018年4月正式建设完成并通过检测部门检测,2018年11月正式进入临床试验阶段,共入组46例受试者完成了临床试验,包括头颈部、胸部、腹部、盆腔、躯干及四肢等全身各部位肿瘤。入组患者均有明确的病理诊断,治疗采用均匀扫描和点扫描两种治疗模式,肺癌及肝癌治疗时采用呼吸门控技术,根据病理类型不同,分别采用50.4~68GyE/10~16Fx的剂量分割模式,治疗结束随访12个月,1年LC为90.6%,客观缓解率为34.7%,仅有1例(2.1%)患者发生3级治疗相关晚期毒副反应。基于此研究结果,我国自主研发的碳离子治疗系统于2019年10月正式获得国家药品监督管理局的批准注册,随后获得医疗设备配置许可,武威重离子治疗中心于2020年3月正式开始临床治疗,截至2022年5月已完成500余例的全身各部位肿瘤患者的治疗兰州重离子治疗中心已完成了设备安装,目前处于设备检测及注册临床试验准备阶段。同时,中国福建妈祖重离子治疗中心已完成中心土建,设备已经开始安装,武汉大学人民医院重离子治疗中心、中国科学院大学附属肿瘤医院重离子治疗中心土建即将完成,开始设备安装工作。

(二)国产碳离子治疗系统的结构特点

医用重离子加速器(HIMM,medical heavy ion accelerator)由加速器系统和治疗系统组成。加速器系统为治疗系统提供能量为120MeV/u-400MeV/u的$^{12}C^{6+}$束流,在人体组织内最大射程为270mm;治疗系统通过治疗控制软件控制加速器系统输送治疗所需要的不同能量的$^{12}C^{6+}$束流,通过治疗头束流配送系统和束流能量调节系统,形成治疗所需的不同深度及不同靶区形状的均匀照射野,进行适形和调强治疗。

1. **加速器系统** 加速器系统采用电子回旋共振(ECR)离子源来提供稳定可靠的$^{12}C^{5+}$离子束流,以回旋加速器作为注入器,将ECR离子源提供的$^{12}C^{5+}$离子束能量提高到6.2MeV/u,经中能传输系统传输到同步加速器注入口,通过剥离注入,把束流剥离为$^{12}C^{6+}$注入到同步加速器,然后将束流能量从6.2MeV/u加速到终端所需要的能量,引出到高能传输系统,由高能传输系统配送到终端。

HIMM加速器系统主要由离子源及低能传输系统、回旋加速器、中能传输系统、同步加速器、高能传输系统组成。

(1)离子源及低能传输系统:离子源系统使用的ECR离子源能够产生强流、高电荷态的多电荷态离子,束流稳定、可重复性好,同时由于ECR离子源采用微波加热等离子体产生多电荷态离子,理论上离子源基本没有寿命问题,是目前产生强流高电荷态离子束的最有效装置。

低能传输系统采用简单、紧凑及实用的设计理念,其全长不超过 3.5 米,按功能其主要由离子源引出离子束的分析与传输、回旋加速器横向的匹配注入、回旋加速器纵向的匹配注入以及与同步加速器注入同步的斩波器的劈束等四部分组成。

离子源系统引出的离子束为含有多种质荷比的混合态离子束,首先经低能传输系统前端的离子束分析系统,利用不同能量质荷比离子束在分析系统末端横向相点位置不同的原理,筛选出回旋加速器需要的 $^{12}C^{5+}$ 离子束,后经横向发射度匹配系统及纵向发射度匹配系统匹配注入回旋加速器。

(2)回旋加速器系统:回旋加速器作为 HIMM 主加速器——同步加速器的注入器,旨在对束流进行初加速,把从离子源产生并经低能束线输送到回旋加速器中平面的约 9.29keV/u 的低能离子束加速到 6.2MeV/u 的水平。

(3)中能传输系统:中能传输系统是利用磁极性交替排列的四极磁铁在水平与垂直方向把束流限定在真空管道内,用分布于四极磁铁之间的二极磁铁把束流导向同步加速器的注入口的束流配送装置。

(4)同步加速器:同步加速器是利用高频电场加速带电粒子的环形加速器装置,也是 HIMM 碳离子束的主加速装置,主要用来将从回旋加速器引出并通过中能传输系统传输到同步环的 6.2MeV/u 的碳离子束加速到终端所需的能量并引出至高能传输线。同步加速器包括注入、加速、引出过程。同步加速器经过剥离注入先将碳离子 $^{12}C^{5+}$ 剥离一个电子变成全裸碳离子 $^{12}C^{6+}$,然后加速碳离子 $^{12}C^{6+}$ 束到治疗所需能量,再引出到高能传输系统。

(5)高能传输系统:高能传输系统是利用磁极性交替排列的四极磁铁在水平与垂直方向把束流限定在真空管道内,用分布于四极磁铁之间的二极磁铁把束流导向各治疗室的束流配送装置。

2. 治疗系统 治疗系统主要由治疗室和各治疗室配备的治疗终端设备组成。

(1)治疗室:目前 HIMM 配备不同角度固定束流治疗室,分别为垂直束流治疗室(90° 治疗头)、水平 + 垂直束流治疗室(0°+90° 治疗头)、水平束流治疗室(0° 治疗头)、45° 束流治疗室(45° 治疗头)或联合水平或垂直束流治疗室,后续也会逐步配置带有旋转机架的治疗室。

(2)治疗终端:每个治疗终端根据需求配备治疗头、图像引导系统、患者支撑系统、呼吸门控系统、治疗计划系统、激光定位系统、治疗控制系统及治疗室辅助设备。

1)图像引导系统:国产碳离子治疗系统配备了正交 DR 图像引导和 Cone-Beam CT 图像引导系统,能够实现患者在线位置验证,保证患者治疗前靶区中心与等中心在一定精度范围内的重合,减少摆位误差对治疗的影响。

2)患者支撑系统:主要是指治疗床,碳离子治疗系统的治疗床应充分考虑离子治疗设备配送系统的特点,允许床平面绕其纵轴适当旋转。目前重离子治疗中心碳离子治疗系统每个治疗室均配备了六维机械臂治疗床,保证了治疗的灵活性,且能够弥补固定束治疗室的缺点,满足全身各部位肿瘤的治疗。

表 1 国产碳离子治疗系统各项指标参数	
参数名称	**参数值**
粒子类型	$^{12}C^{6+}$
最大能量	400MeV/u
束流强度	$1 \times 10^8 ppp \sim 1 \times 10^9 ppp$
离子射程	270mm
射程调节步长	2~4mm
剂量率	1Gy/min
照射野	20mm × 20mm
束斑定位精度	± 0.9mm
束斑直径	<15mm(FWHM)
源皮距	>6m
束流切断时间	<10ms
治疗模式	调制扫描、均匀扫描
治疗终端	可提供水平、垂直、水平加垂直及 45° 方向的不同束流方向组合的治疗室

3)呼吸门控系统:呼吸运动管理技术在放射治疗中的应用能够减少肿瘤的运动及正常组织照射,特别是胸部和腹部肿瘤建议均采用呼吸门控系统进行治疗。目前呼吸控制和检测装置多使用由位置传感器、红外光标记物或压力变化监测等组成的呼吸感应系统来监测和控制呼吸,国产碳离子治疗系统目前采用压力变化监测的呼吸门控系统来进行胸腹部肿瘤的治疗。为了进一步提高治疗效率,中国科学院近代物理研究所正在研发生物视听反馈呼吸引导技术,该技术有效地将个体化视听反馈系统、呼吸屏气技术和基于同步加速器的呼吸门控技术结合起来,帮助患者调整呼吸周期与加速器磁激励周期同步,从而提高治疗效率。

4)治疗计划系统(treatment planning system,TPS):目前市场上已有多种 TPS 用于粒子治疗计划设计的临床应用和研究,如 Raystation,HIPAN,Xio-N,CiPlan,Syngo 等。国产碳离子治疗系统目前采用其自主研发的 CiPlan TPS,采用 LQ RBE 模型进行剂量计算和优化,该 TPS 具有以下技术特点:①支持 CT、MRI、PET 影像的 DICOM 3.0/RT 输入 / 输出;②图像融合功能,能够准确快捷提供多种数字图像融合方法,包括平面融合、标记点融合和自动融合;③丰富实用的靶区及器官勾画功能,具有智能的器官自动识别与提取功能,以及丰富的手动勾画工具,简便实用;④具有三维重建功能,重建图像细腻逼真,可以清晰显示各个器官、射野、等剂量面等多种信息;⑤计划设计快速高效,包括 2D、2D-LS 和 3D-SS 等多种碳离子适形放疗计划设计,剂量计算快速准确;⑥计划比较简单实用,能够实现 DVH、剂量曲线、点剂量等多种计划比较功能;⑦计划评估直观可靠,支持积分 / 微分,多个器官 DVH 同屏显示,组合器官的 DVH 计算等,目前也在开发新一代治疗计划系统。同时,安装于兰州重离子医院的国产碳离子治疗系统也配套安装了 Raystation TPS,但是仅用于笔形束扫描的治疗计划制定。

5)治疗控制系统:首台国产碳离子治疗系统的治疗控制

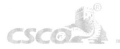

系统为其自主研发，能够实现束流和剂量与 TPS、机械臂治疗床、影像引导设备、呼吸控制系统的精密配合和协调运转，实现碳离子束的精准治疗。

（3）扫描方式：国产碳离子治疗系统能够实现均匀扫描（Uniform scanning，US）和笔形束扫描（Pencil beam scanning，PBS）两种治疗方式，可根据病变部位及肿瘤特点选择适合的扫描方式进行治疗。均匀扫描方式能够进行 2D 和 2D-LS 治疗，从靶区适形性和剂量准确性方面而言，首选笔形束扫描技术，能够实现 3D-SS 及调强碳离子治疗（IMCT）。

四、国产重离子加速器的研发方向

（一）设备集成化、小型化

医用多离子加速器和医用重离子加速器的集成化是未来研究发展的方向之一，将质子等轻离子束和重离子束集成于同一医用加速器系统，以实现复合治疗、综合利用、降低成本的目的。由于医用重离子加速器系统和医用轻离子加速器系统结构组成原理基本相同，目前世界上已有或在建的一些紧凑型医用质子/重离子加速器兼具有质子和重离子放疗的功能，如日本兵库粒子束治疗中心（HIBMC）、德国海德堡质子重离子治疗中心（HIT）和中国上海质子重离子医院等。高治疗增益、小型化、低成本的需求推动着医用质子加速器和医用重离子加速器技术不断的进步。虽然近年来超导等先进技术的使用，使得医用质子/重离子加速器更加紧凑，但是与人们期望的更加小型化的设备相比，仍然存在着较大距离。实现医用加速器系统的更加小型化，并且降低治疗成本，将是未来设备研究的重点。随着激光加速（LaserAcceleration）、固定场交变梯度加速器（FFAG）、高梯度线性加速器（High-gradient Linacs）、超导磁铁（Superconducting Magnets）等先进技术的发展及应用，未来实现与当今医用电子直线加速类似的小型化粒子治疗设备将不再遥远。中国科学院近代物理研究所联合其下属科近泰基新技术有限责任公司将在"十四五"期间进行医用轻离子治疗装置和小型化重离子治疗装置的研发，打造拥有自主知识产权和核心技术的医用轻离子技术应用研发基地，打造核技术、生物医学、先进制造等多学科多领域技术交叉综合发展示范平台。预计在 5 年内将实现首台（套）轻离子治疗装置的上市运营，并研发和安装第一台国产旋转机架小型化重离子治疗装置，为后续标准化产品做工艺提升。通过产品的研发将有效驱动粒子加速器技术、终端放疗技术为主体的高端医学放疗产业链的自主创新和集成发展，助推健康中国战略和大国装备制造向纵深发展。医用重离子加速器用于放疗的离子束主要是碳离子，重离子种类众多，寻求更高治疗增益的其他粒子也将是未来研究的方向。

（二）多模态影像技术的应用保证治疗更趋精准

未来医用加速器放疗技术发展的方向是基于先进的质子/重离子放疗设备，综合利用呼吸门控技术（Gating Technique）、实时成像及追踪技术、精确摆位技术以及剂量引导、生物适形等先进技术，以高治疗增益为目的，实现肿瘤的高精确化放疗。基于医用电子直线加速器的精确放疗，虽然在 IMRT、IGRT 和 4DCT 精确放疗技术方面取得了显著地进步，但是由于 X 射线辐射剂量随组织深度而成指数衰

减的特性，就不可避免地对正常组织产生较大的损伤。而质子和重离子在入射人体组织后存在集中沉积能量的 Bragg 峰，具有独特的剂量分布优越性，更适合于肿瘤的高精确化放疗。

（三）治疗计划系统（TPS）优化升级

治疗计划系统（TPS）在精确放疗中扮演着重要的角色，由于重离子相对生物效应（RBE）在体内是变量，与射线 LET、离子类型、束流质量、剂量分割模式、组织生物因素等有关，其计算理论基础与质子完全不同，不同碳离子治疗系统采用的 RBE 模型也不尽相同，在肿瘤及危及器官剂量评价具有差异，在临床应用中剂量引用等方面要充分考虑，探索多个碳离子治疗系统 RBE 差异、结合临床应用结果，优化 RBE 模型等具有重要意义。

（四）FLASH 放疗技术在重离子治疗中的应用

有关 FLASH 高剂量率质子照射已有大量的研究，重离子 FLASH 治疗研究也正逐步开始，较多的临床前研究表明"穿透束"质子 FLASH 照射可以引发到 FLASH 效应，目前正在进行临床试验中。碳离子和氦离子的体外实验也证明了由重离子引发的 FLASH 效应。但是还存在着一些问题：回旋加速器的能量选择系统需要提供快速的能量变化，以便于在 PBS 模式中达成 FLASH 照射；同步加速器虽然存在快速扫描和多能量引出技术，但都没有应用于 FLASH 研究，不能确定技术在 FLASH 条件下的可行性，尚需要大量的实验来验证，目前基于回旋加速器开展质子和重离子 FLASH 相关研究中，PBS 结合 3D 射程调制器可能是较好的方法；"穿透"质子束有着大量的研究报道，但加速器必定要提供高能量和高流强的束流才有可能在临床中广泛应用。由于存在并未观察到 FLASH 效应的体外实验，所以在没有明确 FLASH 机制的前提下，"穿透"质子束可能存在一定的风险；提高 FLASH 照射体积，必须要提高点扫描速度，否则无法在现有的 FLASH 时间阈值（毫秒级）内完成对大体积肿瘤的照射；FLASH 机制已有很多理论，比如氧耗假说和免疫假说等。FLASH 因子、FLASH 的时间阈值、剂量阈值和高 LET 射线是否会增强 FLASH 效应等均需要生物学机制进一步证明。

（五）信息网络技术的应用促进治疗系统向更加智能化发展

现代医学的发展对医疗设备的智能化提出越来越高的要求，智能化转型是未来医用质子、重离子加速器等放疗设备发展的必然趋势。医用加速器的智能化将有效结合高精确放疗技术、现代通信与信息技术、计算机网络技术、先进制造技术以及智能材料等，实现放疗过程的自动化、网络化、信息化和标准化，减小因放疗人员业务水平差异等因素对治疗结果造成的影响。另外，可通过网络建立更为强大的肿瘤放疗数据库，实现智能系统管理和资源共享，为肿瘤治疗的综合性研究提供更加广阔的大数据平台。

五、总结与展望

质子、重离子具有独特的放射物理学优势，重离子较质子更具有优越的生物学特点，可能进一步提高肿瘤放射治疗效果，降低正常组织不良反应。但是由于设备昂贵，建设、运行

及维护费用较高,限制了其相关研究和发展。随着我国对医用重离子加速器等大型医疗设备研发越来越重视,科技创新主体一定会大有作为,重离子治疗领域的相关技术将得到快速的发展,定会促进我国国产重离子、质子加速器设备制造及临床应用的日益成熟,通过降低设备成本和运行维护费用,从而降低治疗费用,在国内逐渐普及应用,最终造福于广大肿瘤患者。

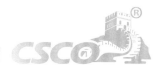

破冰之旅：放化疗携手免疫开启直肠癌新辅助治疗新征程

复旦大学附属肿瘤医院

夏凡

直肠癌的治疗目标包括患者的长期生存和器官功能保留。对于局部晚期（T_{3-4}/N_+M_0）直肠癌（locally advanced rectal cancer，LARC），新辅助放化疗有利于降低局部复发、促进肿瘤降期、提高保肛率，使部分患者达到肿瘤病理完全缓解（pathological complete response，pCR），因此在直肠癌治疗中具有重要地位。但是，随着近年来对于疗效和保肛需求的日益提高，新辅助放化疗联合 TME 手术这一传统治疗模式遇到了瓶颈，如何进一步提高肿瘤退缩和长期生存成为挑战，降低毒性反应和提高生活质量也是重要研究方向。当下免疫治疗发展如火如荼，对于 LARC 患者，新辅助放化疗联合免疫治疗也相继展开研究，获得了令人欣喜的近期疗效，有望开启破冰之旅：免疫治疗的加入突破传统放化疗模式的瓶颈，而放化疗激发免疫应答的作用克服 MSS 型肠癌对于免疫治疗耐药，直肠癌新辅助治疗为放化疗联合免疫治疗实现协同优化提供了良好范式。

一、局部晚期直肠癌新辅助放化疗的研究现状

对于 LARC 患者，其标准治疗是新辅助放化疗（NCRT）联合 TME 手术，包括长程放化疗（50Gy/25Fx，5-Fu 或卡培他滨增敏）和短程放疗（25Gy/5Fx）。NCRT 可明显降低局部复发率，延长无复发生存时间（local recurrence free survival，LRFS）；同时降低肿瘤分期，提高保肛率和可切除率，使部分患者获得 pCR。放化疗后获得临床完全缓解（clinical complete response，cCR）的患者也可采取非手术的"等待观察"（watch and wait，W&W）策略，实现器官功能保留和生活质量的提高。

为了提高新辅助治疗疗效，研究者在强化治疗强度上做了许多探索，如增加放化疗同期化疗强度。复旦肿瘤 CinClare 研究证实长程放疗联合伊立替康＋卡培他滨双药组比卡培他滨单药组的 pCR 率显著提高（33.8% vs. 17.5%）。为了提高围手术期化疗的依从度，较早地控制远处转移，研究者尝试将辅助化疗提前至术前行巩固化疗，乃至放化疗前行诱导化疗，甚至进行全程新辅助治疗（total neoadjuvant therapy，TNT），可以将肿瘤完全缓解率（pCR+cCR）提高到 30% 以上，

提高器官功能保留的概率，同时给予患者足量的系统性治疗争取长期获益。

在疗效提高的基础上，直肠癌的治疗越来越注重生存时间和生活质量并重，通过新辅助治疗达到肿瘤完全缓解，对于低位直肠癌患者实现器官功能保留（保肛）具有重要意义，然而当前放化疗最大化的 TNT 模式取得的肿瘤完全退缩率仍然十分有限。为了进一步提高疗效，人群选择和药物敏感性试验是值得探索的方向，而新兴抗肿瘤方法的引入，如免疫治疗（PD-1/PD-L1 单抗），也逐渐进入直肠癌患者新辅助治疗的视野中。

二、新辅助放化疗联合免疫治疗的理论基础

近年来，免疫治疗在多种恶性肿瘤治疗中取得了巨大成功，成为抗癌治疗的新支柱。微卫星不稳定（microsatellite instability-high，MSI-H）患者肿瘤突变负荷较高、肿瘤浸润型淋巴细胞增多，对免疫治疗具有天然的优势。在 MSI-H 晚期肠癌患者中，PD-1/PD-L1 单抗已显示出了良好的疗效和安全性。Keynote 177 研究提示，对于 dMMR/MSI-H 的转移性结直肠癌患者，帕博利珠单抗单药应当作为新的一线治疗标准。但 dMMR/MSI-H 分子特征在直肠癌患者中占比不足 5%，而 95% 以上均为对单纯免疫治疗不敏感的微卫星不稳定（microsatellite stable，MSS）型。因此，提高 MSS 型肠癌对于免疫治疗的疗效具有重要的临床意义，也是当前的研究热点。

临床前研究显示，放疗具有促进机体抗肿瘤免疫的作用。放疗引起肿瘤细胞免疫源性死亡（ICD），释放新抗原和损伤相关分子模式（DAMP）等促炎信号，促进抗肿瘤 T 细胞的活化和肿瘤浸润 T 细胞（tumor infiltrating lymphocyte，TIL）的聚集。放疗可诱导肿瘤组织 PD-L1 的表达上调，增加免疫治疗敏感性；放疗联合 PD-L1 抗体后可调节肿瘤微环境，解除其引发的免疫抑制作用，并同时增强 T 细胞源性抗肿瘤细胞因子的分泌，增加对肿瘤细胞的杀伤力；放疗联合免疫制剂的临床研究亦观察到更多的"远隔效应"，被认为是放疗激发机体抗肿瘤免疫应答的有力证据。以上证据显示，放疗有望成为联合免疫治疗的最佳方案之一。理论上，两者通过互相"增

敏"作用,促进局部治疗和全身治疗的互相协同,从而取得更好的肿瘤退缩和长期疗效。

随着免疫治疗逐步应用于临床,其应用方式不断前移,从后线治疗到一线治疗,甚至辅助治疗、新辅助治疗、诱导治疗。在新辅助治疗/诱导治疗阶段,患者一般状态较好,更易耐受治疗的不良反应;肿瘤负荷较低,避免了放化疗或多线药物治疗对于骨髓功能抑制的影响,有利于免疫系统发挥抗肿瘤功能。在结直肠癌新辅助治疗方面,NICHE 研究、PICC 研究均证实了免疫治疗可使 MSI-H/dMMR 患者 pCR 率提高到 60%以上。2022 年 ASCO 年会报道了 PD-1 单药治疗 MSI-H/dMMR 局部进展期直肠癌,14 例患者全部取得了临床完全缓解(100%)。在此背景下,越来越多的研究者正在探索放化疗联合 PD-1/PD-L1 抑制剂用于 MSS 型直肠癌新辅助治疗。

三、新辅助放化疗联合免疫治疗的临床研究

目前,已有多项新辅助放疗联合免疫治疗的临床研究报道了初步结果。其中,大部分为 Ⅰ-Ⅱ期小样本、前瞻性探索研究,入组患者主要为 MSS 型局部进展期直肠癌。主要研究终点为近期疗效-肿瘤退缩(pCR 率、cCR 率、TRG、NAR 评分)或治疗安全性(不良反应发生率)。从研究设计看,放疗的分割模式(长程放疗或短程放疗),放疗与免疫治疗联合的时序(同期或序贯)等均有不同。

(一)长程放化疗联合免疫治疗

长程放化疗和免疫治疗联合的方式主要包括序贯和同期两种模式。

放化疗序贯免疫治疗主要有 VOLTAGE-A、NSABPFR-2以及 PANDORA 研究,均取得了优于传统放化疗的近期疗效。最早报道的是日本的 VOLTAGE-A 研究。该研究采取了传统的长程放疗(50.4Gy)联合卡培他滨,在放化疗结束后序贯 Nivolumab 免疫治疗 5 程。研究结果显示,37 例 MSS 患者中有 11 例达到 pCR(30%),3 例达到临近 pCR(8%),1 例达到 cCR 进入观察等待;仅有 3 例患者发生了 3~4 级免疫相关毒性反应。2022 年 ASCO GI 会议报道了美国 NSABPFR-2研究。该研究入组了 45 例 Ⅱ~Ⅳ期直肠癌患者,在长程放化疗后序贯进行 4 程 durvalumab 免疫治疗,随后行 TME 手术,主要终点是直肠癌新辅助治疗(NAR)评分的改善(目标 10.6,既往对照 15.6),实现 DFS 相对风险降低 20%,绝对 OS 改善 3%~4%。结果显示,患者 mNAR 评分为 12.03,pCR 率为 22.2%,cCR 率为 31.1%,R0 切除率 81.0%,保肛率 71.4%。主要的 3 级不良反应是腹泻、淋巴细胞减少和腰背痛,只有 1 例患者发生 4 级不良反应(淀粉酶/脂肪酶升高)。2022 年 ASCO 会议报道了意大利 PANDORA 研究,该研究采用 Simon 二阶段设计,共纳入 55 例 LARC 患者,在放化疗(50.4Gy/卡培他滨)后序贯 durvalumab 免疫治疗 3 程,结果显示 34.5%(19/55)的患者达到 pCR(TRG 0 分),25.5%(14/55)的患者达到 near-pCR(TRG 1 分),MRP 率为 60.0%。同时 3-4 级放化疗或 durvalumab 相关不良反应率均较低,安全可控。传统长程放化疗联合卡培他滨的 pCR 在 15%~20%,此三项研究中整体 CR 率(pCR 和 cCR)均达到 30% 及以上,提

示放化疗联合免疫取得了更好的近期疗效。

放化疗同期联合免疫治疗主要有 ANAVA 研究和 R-IMMUNE 研究。2021 年 ASCO 会议报道的意大利 ANAVA 研究纳入了 101 例 LARC 患者,在放化疗第一天便开始进行 Avelumab 两周方案免疫治疗 6 程。在最终可以进行病理评估的 96 人中,有 22 例(23%)到达 pCR,59 例(61.5%)达到 MPR,而 3~4 级非免疫和免疫相关毒性反应率仅为 8% 和 4%。2021 年 ESMO 研究报道了比利时 R-IMMUNE 研究的初步结果。该研究是一个 Ⅰb/Ⅱ 期研究,目前已完成了 Ⅰb 期(6 例)和 Ⅱ 期 Simon 二阶段设计的第一阶段(20 例)的入组和治疗。入组患者随机分为标准放化疗组(45~50Gy/5-Fu)和放化疗免疫组(45~50Gy/5-Fu + Atezolizumab 4 程),主要研究终点是不良反应率,次要研究终点是 pCR 率。初步结果显示 3~4 级以上毒性反应 13%(20/151 不良事件,包含 10% 的吻合口瘘及感染、20% 的泌尿感染、5% 的肾功能损伤和 5% 的免疫性血小板降低);34.6%(9/26)患者),pCR 率为 24%(6/25)。

除此之外有两项研究采取了类似 TNT 的设计。2021ASCO-GI 会议报道了北美 NRG-GI002 研究中帕博利珠单抗队列的结果。该研究所有队列均采取了 TNT 模式,对照组是 8 程 FOLFOX 化疗序贯长程放化疗(同期卡培他滨),研究组是 8 程 FOLFOX 化疗序贯长程放疗联合卡培他滨和帕博利珠单抗治疗。研究终点是 NAR 评分。结果显示,对照组和帕博利珠单抗组的平均 NAR 分别为 14.08 和 11.53,差异无统计学意义(P=0.26)。pCR 分别为 29.4% vs. 31.9%(P=0.75),cCR 分别为 13.6% vs. 13.9%(P=0.95)。虽然从统计学结果来看,两组肿瘤退缩率相似,但两组的 pCR+cCR 率均高达 44% 左右,即接近一半的患者取得了肿瘤完全缓解,提示 TNT 模式联合 PD-1 抑制剂有利于实现最大程度的肿瘤退缩。但该研究中免疫治疗的加入未能进一步提高肿瘤退缩,可能与帕博利珠单抗完成度较低有关。同时,因淋巴细胞对射线敏感,长程放疗联合同期免疫治疗时,放疗可能杀伤局部聚集或活化的淋巴细胞,从而对免疫应答产生不利影响。

另一项为北京肿瘤医院报道的 PKUCH04 研究,25 例高危 LARC 患者将先接受 3 程 CAPOX 化疗联合 Camerelizumab 治疗,再行长程放化疗,再序贯进行 2 程 CAPOX 化疗,最后行 TME 手术或者采取 W&W 策略。最终 21 例接受了 TME 手术,7 例术后病理达到了 pCR(pCR 率,7/21,33.3%),15 例实现了 90% 以上的病理性肿瘤退缩(MPR 率,15/21,71.4%)。另外 4 人新辅助治疗后达到了 cCR 或者 near-cCR,最终选择了 W&W 策略。主要 3 级以上不良反应包括淋巴细胞减少 24%,腹泻 8%,血小板下降 4%,无 4 级不良反应产生。以上两项 TNT 设计的放化疗联合 PD-1 抑制剂研究,在局部进展期直肠癌中取得了约 50% 的 CR 率,使得近期疗效较传统放化疗模式有了显著提高。

(二)短程放疗联合免疫治疗

短程放疗以及短程放疗序贯化疗也是直肠癌新辅助治疗常用模式,可以取得与长程放化疗相似的 pCR 率。研究认为,大分割短程放疗与免疫治疗联合具有更多优势,包括以下几个方面:对患者外周血淋巴细胞影响较小,有利于免疫系统发挥抗肿瘤作用;抑制骨髓来源的抑制性细胞(myeloid-

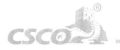

derived suppressor cell，MDSC）向肿瘤的募集，降低肿瘤表面 PD-L1 的表达，获得优于常规分割的肿瘤生长抑制率；大分割放疗联合免疫治疗有利于诱导远隔效应。

华中科技大学同济医学院附属协和医院张涛教授团队报道了一项Ⅱ期临床研究，给予 LARC 患者短程放疗（5Gy*5次），序贯 XELOX 联合卡瑞利珠单抗治疗 2 个疗程，然后接受 TME 手术。在接受手术的 27 例患者（26 例患者 pMMR，1 例患者 dMMR）中，pCR 率高达 48%（13/27）。pMMR 亚组 pCR 率为 46%（12/26），dMMR 亚组 pCR 率为 100%（1/1）。R0切除率 100%，肛门保留率 89%（24/27），降期率 70%（19/27）。该研究中，大部分患者具有复发转移高危因素（$T_4/N_2/MRF+$）。该研究在短程放疗序贯化疗联合免疫治疗的短短 2 个月内取得了非常高的 pCR 率，甚至超过了目前治疗强度最高的 TNT 模式，提示大分割放疗与免疫的联合可能具有较好的协同效应，为基础研究的临床转化应用提供了良好的依据。并且未观察到严重不良反应，3 级血液学毒性均在治疗后得到缓解。据此，研究团队已开展放化疗联合 PD-1 抑制剂对比标准治疗的Ⅲ期多中心临床研究。

2021 年 ESMO 会议报道了黎巴嫩和约旦进行的一项短程放疗联合 mFOLFOX6 化疗和 Avelumab 免疫治疗的Ⅱ期临床试验（Averectal study）。其目前已纳入 44 例患者，除去 4 例因各种原因排除分析外，其余 40 例中 15 例达到了 pCR（37.5%），12 例达到临近 pCR（TRG1 分，30%），即 67.5% 的患者实现了非常显著的肿瘤退缩。同时，患者未产生 3~4 级免疫相关毒性反应，3~4 级手术相关并发症发生率仅为 5%。另外，患者通过对肿瘤浸润淋巴细胞进行免疫组化染色从而计算免疫评分 IS（immunoscore），发现较高的 IS 与更高的 pCR 率有关。

另外，复旦肿瘤 TORCH 研究采取了短程放疗联合化疗免疫的 TNT 模式，在 2022 年 ASCO 会议上报道了令人惊喜的肿瘤退缩疗效。该研究拟纳入 130 例患者，随机分为巩固组和诱导组。巩固组患者先行短程放量，序贯进行 6 程 CAPOX 和特瑞普利单抗治疗；诱导组患者先行 2 程 CAPOX 和特瑞普利单抗治疗，再行短程放疗，再行 4 程 CAPOX 和特瑞普利单抗治疗，随后行 TME 手术，达到 cCR 的患者可选择采取 W&W 策略。截至目前，共 31 例患者完成了新辅助治疗和后续决策。其中 16 人（16/31，51.6%）达到了 cCR，其中 8 人采取了 W&W 策略。最终 21 人接受 TME 手术，CR率为 69.0%（20/29），pCR 率为 57.1%（12/21），MPR 率 81.0%（17/21），保肛率 82.8%（24/29）。但是，TORCH 研究目前采取 W&W 患者的随访时间较短，上述数据应当经过长期随访后进一步更新。

（三）放疗联合免疫治疗用于早期直肠癌

传统上早期直肠癌推荐直接手术作为标准治疗，但近年来随着器官功能保留的需求日益得到重视，且早期肿瘤通过新辅助治疗能够取得更高的完全缓解率，因此新辅助治疗在初始保留肛门括约肌有困难的中低位早期直肠癌患者中具有很高的应用价值。2022 年 ASCO 会议报道了一项来自长海医院的Ⅱ期研究。该研究纳入了 23 例 $T_{1-3a}N_{0-1}$ 超低位直肠癌患者，在长程放疗同期进行 Sintilimab 免疫治疗 2 程，再序贯 Sintilimab 联合卡培他滨或 CAPOX 化疗 6 程。结果显示

入组患者中 T_2 比例为 56.5%，N_0 比例为 69.6%（16/23），cCR率为 43.2%（10/23），pCR 率为 20%（2/10），CR 率（cCR+pCR）为 52.2%（12/23），保肛率高达 95.5%（21/22），G3-4 度毒性反应率为 17.4%。该研究提示，对于手术难以保肛的早中期直肠癌，放化疗联合免疫治疗有望成为高效低毒的治疗选择之一。

四、新辅助放化疗联合免疫治疗的机遇和挑战

（一）放化疗联合免疫治疗助力直肠癌新辅助治疗 2.0 时代

对于局部晚期直肠癌，新辅助放化疗的最初目的是减少局部复发，但是 pCR 率较低，远处转移成为治疗主要失败模式。随着新辅助放化疗方案的逐步优化（如增强同期化疗强度，增加间隔期化疗，乃至全程新辅助治疗 TNT 等），患者的肿瘤退缩疗效逐步提高。研究显示 TNT 模式可以明显提高 pCR 率（30% 以上），更多获得 cCR 的患者可以采取非手术的 W&W 策略，增加了器官保留，提高了生活质量；同时有望减少远处转移，提高长期生存。因此，局部晚期直肠癌的新辅助治疗已由以控制局部复发为主要目的 1.0 时代转化为以提高肿瘤退缩、提高器官保留、增加长期生存为目的的 2.0 时代。而免疫治疗的加入，使得 2.0 时代得到更加快速的发展。虽然目前报道结果主要为Ⅱ期小样本研究，但设计相似的研究结果具有较好的一致性。

长程放化疗为基础的临床试验方面，除了 Voltage-A 研究（Ⅲ期 23%）和长海研究（超低位 cN_0 69.6%），绝大多数研究均纳入了超过 85% 的Ⅲ期患者，大部分患者具有至少一项高危复发转移风险特征（$cN_2/MRF+/EMVI+$）。在这部分患者中，长程放化疗联合免疫治疗的 CR 率均可达 30% 以上（Voltage-A、NSABP FR-2、PANDORA）。即仅通过长程放化疗联合 PD-1 单抗，便可达到与传统放化疗 TNT 模式相似的 CR率，而 3~4 级不良反应远低于高强度的放化疗。在此基础上，采取联合免疫治疗的 TNT 模式（NRG-GI002、PKUCH04、长海医院研究）则取得了更高的 CR 率，三项研究 pCR+cCR 均在 50% 甚至更高，为低位直肠癌患者实现"观察等待"或者缩小范围的手术从而实现器官保留奠定了坚实的基础。

短程放疗联合免疫方面，虽然已公布结果的临床试验数目不多，但是均显示出超高的肿瘤退缩疗效，pCR 率可达 37.5%~57.1%。研究多采取短程放疗序贯化疗免疫的形式，武汉协和研究仅序贯进行了 2 程 CAPOX 和卡瑞丽珠单抗，便取得了 46% 的超高疗效；复旦肿瘤 TORCH 研究采取的 TNT 模式，进行 6 程 CAPOX 和特瑞普利单抗治疗，pCR 率目前高达 57.1%，CR 率 69.0%。上述结果显示出大分割放疗联合免疫治疗具有更加强大的协同作用。

（二）放化疗联合免疫治疗新模式需要优化疗效评估

器官保留已经成为直肠癌新辅助治疗的主要目标之一，尤其在低位直肠癌者中，通过新辅助治疗争取最大程度肿瘤退缩是实现器官功能保留的关键途径。对于传统放化疗后肿瘤完全退缩而临床完全缓解（cCR）的患者，可在密切随访下进行"观察等待"；若肿瘤退缩良好，也可以试行经肛门局部切除病灶，再根据术后病理特征决定是否补充进行 TME 手

术；若肿瘤明显残留则建议尽早进行根治性手术。因此，新辅助治疗后疗效评估非常重要，是选择后续治疗策略的重要依据。

目前评估CCR的主要手段包括肛门指检、肠镜检查（对于病灶或可疑病灶进行活检）、MRI检查、直肠超声、血清肿瘤标志物水平等。然而现有手段对于放化疗后CCR的判断与病理pCR的一致性并不高。Smith FM等报道，有27% cCR患者的术后病理发现残存肿瘤细胞，而TME术后ypCR的直肠癌组织中相当比例的标本不符合cCR标准，主要表现为黏膜溃疡改变。免疫治疗的加入可能进一步加大了影像学与病理学评估结果的差异。对于免疫治疗有效者由于病灶中免疫细胞浸润增加，影像学上可能显示为病灶稳定甚至增大，呈现"假性进展"。研究显示转移性结直肠癌PD-1抑制剂单药治疗有14.8%患者出现假性进展。直肠癌新辅助放化疗后原肿瘤区域出现水肿和纤维化混杂信号，也可能给MR评估肿瘤是否残留带来干扰。另外，影像学对于免疫治疗疗效评估的不确定性，也部分解释了iRECIST标准对生存终点影响很小。

直肠癌新辅助放化疗联合免疫治疗研究初步成果显示pCR率显著提高，而要把如此显著的肿瘤退缩转化为患者器官保留的实际获益，依赖于可靠的疗效评估手段，以及建立长期获益的预测指标。在传统影像学之外联合敏感性更高的检测方式，如PET/CT、ctDNA-MRD，以及联合多维度评估，如影像组学、液体活检等，同时通过更多经验和数据的积累，进一步优化传统评估的准确性，将改善对于肿瘤退缩的判断以及有助于后续治疗策略的选择。

（三）生物标志物分析有助于精准筛选放化免疫获益人群

dMMR和MSI-H是公认的免疫检查点抑制剂疗效预测标志物，但直肠癌者95%以上表现为对免疫检查点抑制剂单药不敏感的pMMR/MSS型，能否通过其他生物标记物细化分层，进一步筛选可能从放化疗联合免疫治疗中获益的人群是提高疗效的关键因素之一。MSKCC一项小样本研究发现肿瘤浸润淋巴结细胞的数量（TIL）与新辅助放化疗疗效相关，提示肿瘤内淋巴细胞可能参与了放化疗引起的肿瘤杀伤作用。法国Galon教授团队在一项研究中，对249例直肠癌活检标本进行了分析，肿瘤中心和浸润边缘的CD8+T淋巴细胞定量的免疫评分（IS）与新辅助放化疗疗效和预后相关，IS评分高的患者在长期随访中无一例出现肿瘤复发，提示这一策略有助于筛选适合"等待观察"策略的人群。

直肠癌新辅助放化疗联合PD-1抑制剂的临床研究也进行了相关生物标记物分析（Voltage-A、NSABP FR-2、Averectal研究、武汉协和研究）。Voltage-A研究者利用治疗前肿瘤活检标本进行分析，结果显示基线肿瘤微环境中PD-L1阳性细胞比例>1%，以及CD8/eTreg>2.5的患者具有更高的pCR率，同时具有两种特征的5例患者治疗后全部取得pCR，提示免疫微环境中淋巴细胞数量和功能与放疗联合免疫治疗疗效密切相关。Averectal研究对基线活检标本进行了分析，结果显示IS高的患者治疗后取得了更高的pCR率。武汉协和研究

显示样本内PD-L1 CPS ≥1以及TMB ≥10与更高的pCR率相关。

除了MSI-H、PD-L1、免疫评分（或TIL定量分析）、TMB等常用的免疫治疗相关生物标志物，特殊基因或通路的突变（如POLE或POLD1突变、B2M或JAK1/2突变）、微环境各类蛋白质分子结构和表型、代谢物种类和量化特征、机体微生物群体的组成和功能等，均可能影响机体免疫应答和免疫治疗疗效。随着免疫微环境概念的广泛化和各种组学研究的进一步细化，今后的研究将更注重于建立精准预测疗效和肿瘤复发转移的相关模型，以生物标志物指导患者分层和治疗决策。

（四）新辅助免疫治疗能否带来生存获益有待证实

对于直肠癌新辅助治疗，除了pCR率/CR率/保肛率之外，无复发生存期（LRFS）、疾病无进展生存期（DFS）和总体生存期（OS）也是重要的研究终点。目前已有的NCRT模式已大大降低局部复发率（10%）。为了较早地控制转移从而提高长期生存，研究者尝试将辅助治疗前移，以及采取TNT模式。PRODIGE 23研究结果显示，相比于标准的NCRT，NCRT前接受6周期的FOLFIRINOX方案诱导化疗不仅进一步增加pCR率（28% vs. 12%），还明显提高了3年DFS。RAPIDO研究结果显示，相比于标准的NCRT，短程放疗后序贯6周期CAPOX或9周期FOLFOX方案巩固化疗不仅提高了pCR率（28% vs. 14%），还明显降低了疾病相关治疗失败率（DrTF，23.7% vs. 30.4%）和远处转移率（20.0% vs. 26.8%）。上述结果均显示加强新辅助系统治疗强度以及采取TNT模式不仅可以进一步增加肿瘤退缩，还具有减少转移、延长长期生存的重要潜力。新辅助放化疗联合免疫治疗的模式使患者更早接受系统治疗，有望更早杀灭微小病灶、降低远处转移；同时新辅助免疫治疗通过促进免疫应答使机体产生长期免疫记忆，有利于发挥"拖尾效应"，实现肿瘤持续缓解和患者长期生存获益。上述临床试验显示了良好的近期疗效，但随访时间不足，复发转移和生存数据值得关注。新辅助放化疗联合免疫治疗带来的肿瘤退缩、毒性反应和长期生存值得尽快开展III期大样本随机对照研究进行验证。

五、小结

在直肠癌新辅助治疗中，放化疗联合免疫治疗这一新模式展现出良好的应用潜力，有望突破传统放化疗pCR率有限，以及MSS型直肠癌免疫治疗应答率不高的瓶颈。越来越多的研究报道了放疗联合免疫治疗可以大幅提高肿瘤退缩，提高肿瘤完全缓解率，并且安全可耐受，为争取"等待观察"策略、实现器官功能保留的低位直肠癌患者提供了一种具有良好潜力的治疗选择。未来需要更多的大型临床研究对这一新模式进行验证，并对于如何改进疗效评估、基于生物标记物选择获益人群、探索联合治疗优化模式等方面进行更多探索，把近期疗效转化为患者生存时间和生活质量的切实提高。对于直肠癌患者，新辅助放化疗联合免疫治疗未来可期。

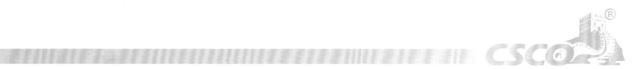

头颈部鳞癌治疗进展

中国医学科学院肿瘤医院

张烨　易俊林

复发转移头颈部鳞癌（Head Neck Squamous Cell Carcinoma，HNSCC）一线免疫治疗已被各大指南推荐，联合治疗是提高免疫治疗疗效的重要方法，多个免疫联合治疗的研究已于近期发表。同时，免疫治疗耐药后的治疗也在探索之中。此外，免疫治疗在局部晚期可手术和不可手术 HNSCC 的研究也开展得如火如荼。最后，HPV 相关口咽癌的降低强度治疗仍是头颈部鳞癌研究的热点。本文进行逐一综述。

一、复发转移头颈部鳞癌的免疫治疗

2017 年 Nivolumab 作为第一个 PD-1 的免疫检查点抑制剂被批准单药用于复发转移 HNSCC 的二线治疗，随后，pembrolizumab 也被批准用于复发转移 HNSCC 的一线和二线治疗。然而，单药的有效率仅仅在 20% 左右，需要联合治疗来扩大获益人群。近期有研究报道了 PD-1 抑制剂联合治疗数据以及一线免疫治疗失败后的二线治疗的结果。

（一）PD-1 抑制剂联合治疗

1. PD-1 抑制剂联合靶向治疗　基础研究发现抗 EGFR 单抗对于机体固有免疫和适应性免疫具有激活作用，多个临床研究探索免疫联合抗 EGFR 的靶向治疗，特别是在铂耐药人群的疗效。

2021 年 Sacco 等报道了 33 例既往铂类耐药或铂不耐受的患者，接受 pembrolizumab（200mg/q.3w.）联合西妥昔单抗（起始剂量 400mg/m²，负一周，后续每周 250mg/m²），中位随访 7.3 个月，研究第 6 个月评估的有效率（overall response rate，ORR）为 45%，最常见的 3~4 级毒性反应是口腔黏膜炎（9%），没有治疗相关死亡。近期，Hung 等公布的另一项 Ⅱ 期多中心研究，评估另一个 PD-1 抑制剂 Nivolumab（240mg/q.2w.）联合西妥昔单抗（起始剂量 500mg/m²，负两周，后续每两周 500mg/m²）治疗 88 例复发转移 HNSCC，其中 45 例既往铂耐药或者接受西妥昔单抗、PD-1 抑制剂后的患者（A 组），43 例既往未接受治疗的患者（B 组），ORR 分别为 22% 和 37%，1 年 PFS 分别为 19% 和 43%。以上两个研究发现 PD-1 抑制剂联合抗 EGFR 单抗可取得较高的 ORR。无独有偶，2022 年 ASCO 郭晔等报道了特瑞普利单抗联合西妥昔单抗治疗 13 例铂耐药患者的 Ⅰb/Ⅱ 期研究，尽管样本量较小，但结果非常可喜，全组 ORR 高达 50%，疾

病控制率（disease control rate，DCR）100%，最常见的治疗相关毒性是皮疹和甲沟炎，38.5% 的患者出现 irAE，没有 ≥3 级治疗相关毒性和 irAE。

PD-1 抑制剂不仅联合抗 EGFR 单抗，近期 ALPHA 研究还报道了 pembrolizumab 联合抗 EGFR 小分子 TKI 药物 afatinib 在铂耐药的复发转移 HNSCC 的疗效，该研究纳入了 29 例患者，接受 200mg q.3w. 的 pembrolizumab 和每天 40mg 的 afatinib，全组 ORR 率达到 41.4%，DCR 为 65.5%，中位 PFS 和 OS 分别为 4.1 个月和 8.9 个月，常见的治疗相关 AE 主要为皮疹（75.9%）、腹泻（58.6%）和甲沟炎（44.8%）。藉此，PD-1 抑制剂联合抗 EGFR 靶向治疗对于铂耐药的复发转移 HNSCC 能够取得较高的 ORR，同时毒性反应可接受，未来可能作为具有良好前景的免疫联合方式。

临床前研究还发现，Bruton's tyrosine kinase（BTK，Bruton 激酶抑制剂）可诱导髓系细胞的重编程进而激活 CD8⁺ T 细胞活性提高抗肿瘤活性。Taylor 等开展的研究比较了复发转移 HNSCC 单独应用 pembrolizumab 200mg/q.3w. 或者 pembrolizumab 联合 BTK 抑制剂（acalabrutinib）100mg Bid 的临床疗效，主要研究终点为 ORR 和安全性。共纳入 68 例铂耐药的患者，其中单药组 39 例，联合组 37 例。两组中位 ORR 分别为 18% 和 14%，中位 PFS 分别为 2.7 个月和 1.7 个月，≥3 级毒性反应分别为 39% 和 65%，由于联合组无临床获益且显著增加毒性，研究提前终止。然而，在 2022 年 ASCO 上，Saba 等评估 pembrolizumab 联合 cabozantinib（MET、VEGFR2 抑制剂）的疗效，入组 34 例 PD-L1 CPS>1 的患者，既往 90% 患者接受过放疗、43% 患者接受过化疗，全组 ORR 为 45.2%，DCR 为 90.4%，最常见毒性是乏力（50.0%），3~4 级治疗相关毒性反应是肝功能损伤和低钠血症（均为 9.3%）。此外，国内也有类似研究报道，张长弓等探索采用 penpulimab（IgG1 PD-1 抑制剂，200mg/q.3w.）联合安罗替尼（小分子多靶点抗血管生成药物，12mg，d1~14/q.3w.）治疗 38 例铂耐药的患者，全组 ORR 34.2%，DCR 76.3%，中位 PFS 8.35 个月，89.5% 患者出现治疗相关毒性，其中 39.5% ≥3 级，最常见毒性反应是高血压（29.0%）和甲减（29.0%）。综上，PD-1 抑制剂联合抗血管生成靶向治疗取得了更高的有效率，期待未来 LEAP-100 研究的结果。

2. **PD-1 抑制剂联合化疗** 紫杉醇能通过调节 T 细胞促进免疫反应。Fuereder 等开展一项前瞻性Ⅰ/Ⅱ期研究探讨 75mg/m² 的多西紫杉醇联合 pembrolizumab 200mg/q.3w.，共 6 周期后续以 pembrolizumab 维持治疗铂耐药的复发转移 HNSCC，研究共纳入 22 例患者，ORR 为 22.7%，其中 1 例完全缓解，DCR 为 54.6%。中位 PFS 和 OS 分别为 5.8 个月和 21.3 个月，最常见毒性是骨髓抑制（100%），其中 3 级骨髓抑制 13.6%，最常见的 irAE 为皮疹（40.9%）和甲减（40.9%）。研究提示 PD-1 抑制剂联合多西紫杉醇对于铂耐药的复发转移 HNSCC 具有一定的效果。

3. **PD-1 抑制剂联合其他治疗** 基础研究发现外源性的促炎性药物例如 Toll 样受体 7/8/9、STING 激动剂等能够通过促进树突细胞成熟转化成为抗原呈递细胞以及释放 IFNα 来增强固有免疫和适应性免疫，从而提高 PD-1 抑制剂的疗效。近期，Cohen 等采用瘤内注射 SD-101（Toll 样受体 9 激动剂），同时联合 pembrolizumab（200mg/q.3w.）治疗 51 例既往未接受过 PD-1/PD-L1 抑制剂的患者，其中 76% 患者既往接受其他治疗。SD-101 采用两种方式进行瘤内注射，第一方式为选择 1~4 个肿瘤病灶分别注射 2mg，第二种是仅选择 1 个肿瘤病灶注射 8mg，每周 4 次，每 3 周期 1 个疗程，共 7 个疗程。12 例（24%）患者出现 ≥3 级毒性，ORR 率为 24%，中位 DOR 为 7 个月，其中 HPV 阳性患者的 ORR 高达 44%。该研究显示 TLK9 激动剂可以提高 PD-1 抑制剂治疗疗效。

（二）一线免疫治疗耐药的后线治疗探索

复发转移 HNSCC 一线免疫治疗耐药后如何处理？2022 年 ASCO 郭晔等回顾性分析 99 例既往接受免疫检查点抑制剂患者再次接受紫杉类化疗联合抗 EGFR 单抗的临床疗效，其中 42 例患者铂类耐药、13 例患者既往接受紫杉醇治疗、24 例患者既往接受西妥昔单抗治疗。所有患者接受紫杉醇联合西妥昔单抗 +/- 铂类，全组患者 ORR 62%，DCR 79%，中位 PFS 和 OS 分别为 4.4 个月和 7.5 个月。其中，既往接受紫杉醇和未接受紫杉醇两组患者的 ORR 分别为 38% 和 65%，既往西妥昔单抗和未接受西妥昔单抗两组患者的 ORR 分别为 50% 和 75%，既往铂类耐药和未接受化疗两组患者的 ORR 分别为 50% 和 54%。由此可见，对于一线免疫治疗耐药后，传统的紫杉类化疗联合抗 EGFR 单抗仍可以取得较好的疗效。

二、局部晚期可手术 HNSCC 的诱导免疫治疗

局部晚期 HNSCC 占 70%，以手术联合放化疗为主要的治疗手段，5 年 OS 在 25%~50%，如何提高这部分患者的疗效尤为迫切。有多个研究探索了局部晚期 HNSCC 新辅助免疫治疗的价值。

（一）单纯免疫治疗的诱导

2020 年 Uppaluri 等报道了首个新辅助免疫的研究，共纳入 36 例 HPV 阴性 HNSCC，Cohort1 组接受单药 pembrolizumab 单周期，2~3 周后手术，结果显示：pTR1（肿瘤退缩 10%~49%）为 22%，pTR2（肿瘤退缩 ≥50%）；此外，对于术后高危者在同步放化疗基础上继续联合 pembrolizumab，1 年复发率仅 16.7%。Cohort2 组接受单药 2 周期，pTR2 提

高到 44%，并出现 1 例 pCR。2022 年 Wise-Draper 等报道了 92 例 HPV 阴性 HNSCC 接受单药 pembrolizumab 单周期新辅助免疫治疗，1-3 周后手术，术后中危患者采用放疗联合免疫治疗，高危患者采用同步放化疗联合免疫治疗，其中，29 例（38.7%）出现 pPR（病理 PR）/MPR（病理大 PR：退缩超过 90%），中危组和高危组 1 年 PFS 分别是 96% 和 66%。这些研究提示单药 2 周期的效果要好于单周期。同时，还有研究报道了 PD-1/PD-L1 抑制剂联合 CTLA-4 抑制剂联合治疗的疗效，IMCISION 研究 Nivolumab+/-Ipilimumab 治疗 32 例患者的 MPR 率达到 31%，其中双药组较单 Nivolumab 疗效提高显著；WOW 研究采用 Durvalumab+/-Tremelimumab 治疗 45 例患者，结果显示 pTR1 和 pTR2 分别为 75.6% 和 17.8%，MPR 6.8%，仅 2 例（4.4%）pCR，但双药对比单药 Durvalumab 无显著病理反应的提高。2022 年 ASCO 韩国学者 Kim 等也报道 45 例患者接受 Durvalumab+/-Tremelimumab 新辅助免疫，肿瘤退缩率达 68.9%，但 MPR 率和 pCR 率分别为 6.7% 和 4.4%。此外，Luginbuhl 等采用 Nivolumab 联合 IDO 抑制剂新辅助治疗 42 例患者，联合组也较单 Nivolumab 并无显著病理反应率的提高。这些研究表明尽管双药新辅助免疫可能进一步提高 MPR 率，但 Durvalumab+/-Tremelimumab 联合以及联合 IDO 抑制剂的方案疗效仍不尽如人意。

（二）免疫联合化疗的诱导

Hecht 等开展著名的 CheckRad-CD8 试验，该研究在单周期 Durvalumab+Tremelimumab 基础上联合多西他赛和顺铂，新辅助治疗后达到 pCR 或者肿瘤内 CD8 阳性细胞密度增加的患者接受去化疗的放疗同步双药免疫治疗后序贯 8 周期 Durvalumab 巩固治疗。2020 年 ASCO 报道了 57 例患者新辅助后原发肿瘤活检的结果，pCR 患者 27 例（47%），25 例（44%）患者在新辅助治疗后的肿瘤内 CD8 阳性细胞密度显著增加。2022 年该研究报道了最终 79 例患者的数据，其中 60 例患者接受去化疗的放疗同步免疫治疗，结果显示：2 年 PFS 率和 OS 率分别为 72% 和 84%。全组患者 23 例（29%）出现 3~4 级 irAE，其中 8 例（10%）肝损伤，5 例（6%）腹泻 / 结肠炎。同期 ASCO 报道的另一项研究评估新辅助 Nivolumab（240mg/q.2w.）联合紫杉醇（100mg/m²，d1）和卡铂（AUC 2，d1）共 3 周期治疗 27 例患者的数据，新辅助治疗后第 8 周行根治手术，结果显示原发肿瘤 pCR 率达 42%。然而，2022 年 ASCO 上刘志刚等报道 23 例患者接受 2 周期特瑞普利（240mg，d1）联合健择（1g/m²，d1、d8）和顺铂（80mg/m²，d1）治疗，新辅助治疗后 4~6 周后手术，其中 pCR 3 例（16.7%）、MPR 5 例（27.7%），13.0% 出现 ≥3 级治疗相关毒性。这些初步结果表明以紫杉醇为基础的方案与 PD-1/PD-L1 抑制剂联合可能取得更高的 pCR 率。

（三）免疫联合靶向的诱导

顺铂为基础的化疗具有很高的胃肠道、骨髓、耳肾毒性。因此，有研究探索去化疗的新辅助治疗。2021 年上海九院报道 20 例局部晚期可手术口腔癌患者，接受 3 周期阿帕替尼（250mg/q.d.）和卡瑞利珠（200mg/q.2w.）的新辅助治疗，治疗结束后第 42~45 天行手术，术后病理提示 MPR 率为 40%，其中 1 例 pCR，MPR 与 PD-L1 高表达有关。2022 年 ASCO 该院进一步报道了 18 例不可手术患者接受同样的免疫联合靶向

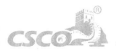

治疗方案,共 2 周期,最终 ORR 高达 83%,仅 2 例患者出现 3 级治疗相关毒性。因此,免疫联合靶向去化疗的新辅助治疗方案值得进一步探索和尝试。

(四)免疫联合放疗的诱导治疗

放疗被认为有强烈的免疫调节作用,尤其以立体定向放射治疗更为显著。Leidner 等评估 Nivolumab 联合 SBRT 新辅助治疗局部晚期 HNSCC 的安全性和降期率,其中第 1 组:5 例 HPV 相关口咽癌接受 Nivolumab 240mg/Q2W 和大体肿瘤区 8Gy×5 次的照射;第 2 组:5 例 HPV 相关口咽癌接受 Nivolumab 240mg/q.2w. 和大体肿瘤区 8Gy×3 次的照射;第 3 组:6 例 HPV 相关口咽癌仅接受大体肿瘤区 8Gy×3 次的照射;第 4 组:4 例 HPV 阴性 HNSCS 接受 Nivolumab 240mg/q.2w. 和大体肿瘤区 8Gy×3 次的照射,治疗结束后第 6 周时行手术切除,术后病理提示全组 MPR 和 pCR 率分别为 86% 和 67%,第 1 和 2 组的 MPR 和 pCR 高达 100% 和 90%,第 3 组的 pCR 率也达到 50%,第 4 组的 MPR 和 pCR 分别为 60% 和 20%。尽管这是一个小样本探索性研究,但初步结果表明免疫联合 SBRT 甚至单纯 SBRT 对于 HNSCC 可取得非常好的 MRP 和 pCR。

尽管上述新辅助免疫联合治疗的研究都取得了较高的 pCR 和 MPR 率,但需要注意的是,相同的研究设计采用不同药物组合存在有较大的疗效差异。此外,免疫治疗的毒性以及部分患者出现 PD 后无法手术等情况均可能给患者带来不良影响,降低疗效。

三、局部晚期不可手术 HNSCC 的放疗联合免疫治疗

放疗同期顺铂为局部晚期不可手术 HNSCC 的标准治疗,2 年 PFS 仅 50% 左右。既往联合靶向治疗的研究均没有显著的疗效提高,同样遗憾的是,免疫治疗加入根治性同步放化疗的首个研究 JAVELIN head and neck100 研究也是个阴性结果。然而,由于该研究在筛选适合人群、PD-L1 抑制剂的选择和大范围高剂量的淋巴引流区预防照射等方面都受一定的质疑。近期有研究报道了更深入的放疗联合免疫的探索结果。

(一)放疗联合免疫(同步免疫和序贯免疫)

2022 年 ASCO 刘峰等报告了 180 例不可手术 HNSCC,分别接受单纯同步放化疗或同步放化疗联合 PD-1 抑制剂卡瑞利珠,近期 CR 率分别为 80.0% 和 92.2%(P=0.018),3 年局部区域控制率分别为 61.1% 和 76.7%(P=0.024),3 年 DFS 分别为 56.7% 和 72.2%(P=0.029),3 年 OS 分别为 63.3% 和 78.9%(P=0.033),两组的急性和晚期毒性差异无显著性。尽管该研究是回顾性分析,但放疗联合免疫还是能提高疗效。另外,放疗联合免疫的最佳顺序一直争论。2022 年 ASCO 报道一项前瞻性 II 期研究,80 例中高风险的局部晚期 HNSCC 分别接受同步放化疗同步 pembrolizumab 或者序贯 pembrolizumab,1 年 PFS 分别为 82% 和 89%(P=0.48),1 年 OS 分别为 82% 和 95%(P=0.25),两组 ≥3 级毒性分别为 95.1% 和 87.2%(P=0.257 8)。由于该研究入组患者偏少,在统计学上两组疗效的差异无显著性,但放疗序贯免疫组相比同步免疫组似乎有更好的疗效,未来需要 III 研究加以证实。

(二)放疗联合靶向和免疫治疗

2021 年年底 ESMO 公布的 REACH 研究,分别纳入了 430 例可耐受顺铂以及 275 例不可耐受顺铂的局部晚期 HNSCC 患者,其中可耐受顺铂患者随机分为第 1 组:标准治疗组(根治性放疗同步顺铂)和第 2 组:研究组(根治性放疗联合西妥昔单抗和 PD-L1 抑制剂 Avelumab);无法耐受顺铂患者随机分为第 3 组:研究组(根治性放疗联合西妥昔单抗和 PD-L1 抑制剂 Avelumab)和第 4 组:标准治疗组(根治性放疗同步西妥昔单抗),主要研究终点为 PFS。可耐受顺铂患者中标准治疗组和研究组的 1 年 PFS 率分别为 73%(95% CI 65%~81%)和 64%(95% CI 54%~72%),HR=1.27(95% CI 0.83~1.93),尽管数据并未成熟,但该结果再次提醒同步放化疗联合 PD-L1 抑制剂仍无法超越同步放化疗。另外,无法耐受顺铂患者,标准治疗组和研究组两组 2 年 PFS 分别为 31% 和 44%(P=0.14),2 年局部复发率 44% 和 34%(P=0.34),2 年远转率 14.3% 和 5.4%(P=0.007)。尽管两者生存预后数据差异无显著性,但研究组在数值上仍有一定的改善。

REACH 研究与 JAVELIN head and neck 100 研究设计类似,放疗采用大范围的颈部预防照射以及同样的 PD-L1 抑制剂。2022 年来自欧洲的 Bonomo 等报道了一项 I/II 期的放疗联合西妥昔单抗和另一个 PD-L1 抑制剂德瓦鲁单抗,该研究放疗靶区设计中将未照射的周围正常淋巴引流区剂量限制在 40Gy 以下。计划入组 64 例,然而由于全球新冠肺炎等原因,仅仅 9 例患者无法耐受顺铂的局部晚期 HNSCC 入组,研究中位随访 11.5 个月,结果显示三联治疗未显著增加毒性,仅 1 例出现持续性黏膜反应,9 例患者随访中有 1 例出现肿瘤进展,2 例患者因新冠肺炎而死亡(无肿瘤进展),另外 6 例患者均是无瘤存活。该研究中保护正常淋巴引流区的照射联合靶向和免疫治疗的初步结果较既往 RTOG 数据有所改善,值得未来的探索。另外,Ferris 等刚报道了 2013 年 7 月到 2016 年 5 月入组的 18 例局部晚期 HNSCC,接受放疗联合西妥昔单抗和 CTLA-4 抑制剂(Ipilimumab)的 I 期研究初步数据,该研究中 Ipilimumab 3mg/kg 组 6 例患者中有 2 例出现剂量限制毒性,剂量降为 1mg/kg 组时,12 例患者仅仅 1 例出现剂量限制毒性,并以此作为后续的推荐剂量。该研究中 18 例患者均完成放疗,89% 患者接受了超过 7 次西妥昔单抗,78% 患者接受了研究计划的 4 次伊匹木单抗,3 年 PFS 和 OS 分别为 61% 和 72%,全组人群仅 5 例出现复发。该研究的随访时间长,而且采用 CTLA-4 抑制剂,整体疗效较前有所提高。上述两项小样本研究的探索,为未来放疗联合靶向和免疫治疗的治疗模式提供了有益的探索。

四、HPV 相关口咽癌降低强度治疗

尽管 HNSCC 全球范围内发病率下降,但 HPV 相关口咽癌的发生率仍显示了快速的增加,降低强度治疗研究一直是热点,其中包括放疗同步靶向替代顺铂、减少照射范围和靶区,诱导化疗联合免疫和经口机器人 TORS 手术筛选等。

(一)根治性放化疗中的降低强度治疗

70Gy 根治性放疗(包括双颈部 I b~V 区预防照射)同步顺铂是局部晚期口咽癌的标准治疗手段。既往 RTOG 1016

和 De-ESCALaTE 研究发现放疗联合西妥昔单抗的局部区域控制、PFS 和 OS 显著低于放疗同步顺铂。近期的 ARTSCAN 研究再次证实，放疗同步西妥昔单抗 5 年 OS 低于放疗同步顺铂（$P=0.086$）。这些研究表明根治性放疗时，同步靶向治疗不能代替同步顺铂化疗。近期，NRG HN002 研究公布了对于 $T_{1-2}N_{1-2b}$ 或者 T_3N_{0-2b}，吸烟<10 包年的 HPV 相关口咽癌，分别采用降低剂量 60Gy 的常规分割放疗同步每周顺铂或者降低剂量 60Gy 加速分割放疗，研究设计预期 2 年 PFS 超过 85% 以及 1 年 MDADI 平均综合评分超过 60，为未来Ⅲ期研究提供参考依据。该研究中两组 2 年 PFS 率分别为 90.5% 和 87.6%，由于单纯加速分割放疗组 2 年 PFS 的 95% CI 下限低于 85%，因此，60Gy 常规分割同步顺铂的方案作为后续 NRG HN005 研究的治疗推荐。综上，放疗同步顺铂化疗仍是 HPV 相关口咽癌的治疗基石，60Gy 同步顺铂是否可行有待 HN005 结果。

近期，Tsai 等报道了 276 例 HPV 相关口咽癌采用降低预防照射区范围和剂量的同步放化疗结果，所有颈部预防照射区剂量仅为 30Gy，肿瘤区为 70Gy；颈部阴性的一侧不照射咽后淋巴引流区，而且双侧 Ib 和 V 区也不预防照射。中位随访 26 个月，2 年局部区域控制率、无远转生存率、PFS 率和 OS 率分别为 97.0%、95.2%、88.0% 和 95.1%，仅有 8 例（2.9%）患者出现局部区域复发，其中 7 例原发病灶复发，仅 1 例是预防照射区可疑的淋巴结复发。全组患者仅 6.2% 需要鼻饲，远远低于 HN002 研究和北卡 60Gy 同步顺铂研究中 21.7% 和 34% 的鼻饲率。未来，降低预防照射的范围和剂量仍是 HPV 阳性口咽癌值得深入研究的重要方向。

（二）诱导化疗联合免疫后的降低强度治疗

既往紫杉醇联合卡铂或者多西紫杉醇联合 PF 方案诱导化疗有效，后续降低照射剂量的 ECOG E1308 研究、UCLA 研究、Quarterback 研究和 OPTIMA 研究发现 50~54Gy 的照射联合化疗可取得 2 年 PFS 超过 90% 的疗效，特别是 OPTIMA 研究中退缩超过 50% 以上的 $T_{1-3}N_{0-2b}$、吸烟 ≤10 包年的低危患者，单纯 50Gy 照射的 2 年 PFS 达到 95%，2 年 OS 100%。甚至 RAVD 研究对于 2 周期紫杉醇＋顺铂＋西妥昔单抗 +/- 依维莫司诱导后退缩超过 50% 的患者，仅照射原发肿瘤区，2 年 PFS 和 OS 分别为 93.1% 和 92.1%。随着新辅助免疫治疗的加入，OPTIMA II 研究采用 3 周期白蛋白结合紫杉醇＋卡铂＋Nivolumab，A 组：低危（T_{1-3}、N_{1-2b}、吸烟 ≤20 包年、HPV16 亚型）患者退缩 ≥50% 仅接受 50Gy 单纯放疗或者单纯 TORS 手术，B 组：低危患者退缩小于 50% 或高危患者退缩 ≥50% 接受 45~50Gy 同步化疗，C 组：高危患者退缩小于 50% 时接受 70~75Gy 同步化疗。诱导治疗后 70.8% 患者出现退缩 ≥50%，全组 72 例患者 2 年 PFS 和 OS 分别为 90.4% 和 93.3%，其中 A 组为 96.3% 和 96.0%，B 为 85.8% 和 91.9%，C 组 100% 和 100%。该研究提示诱导化疗联合免疫治疗后，不同风险人群接受不同强度的治疗可达到很好的疗效。但我们需要注意的是，对于低危退缩不好或者高危退缩好的患者，接受 45~50Gy 同步化疗的疗效还有进一步提高的空间。

（三）TORS 术后的降低强度治疗

随着机器人手术的应用，ORATOR 作为第一个头对头比较经口机器人手术（TORS）＋颈部清扫对比单纯放疗（N_{1-2}

时同步化疗）研究，2022 年公布了最终数据，该研究纳入 68 例 $T_{1-2}N_{0-2}$（淋巴结 ≤4cm）的口咽癌患者，主要研究终点为 1 年 MD Anderson 吞咽量表（MDADI）评分。中位随访 45 个月，TORS 组的评分总体差于放疗组，随着时间延长，两者差距缩小。TORS 组表现为更多的疼痛、牙齿问题和营养风险，放疗组则口干更为明显。尽管该研究当时的 TORS 技术不够成熟导致切缘阳性高且并发症发生率更高、手术组较多患者接受术后放化疗、MDADI 评估比较主观等饱受批评和质疑，但随着 TORS 手术使用逐渐成熟，NCCN 指南也推荐早期患者在保证切缘的情况可以采用 TORS 手术。在此基础上开展的 ECOG E3311 研究 2022 年也公布了 HPV 相关口咽癌 TORS 手术后分层治疗的结果，共纳入 359 例第 7 版 AJCC Ⅲ-Ⅳa 期患者，其中 38 例病理 T_{1-2}、切缘>3mm、N_{0-1}、无 ENE（低危组）术后行观察（A 组）；208 例病例 T_{1-2}、切缘干净但<3mm、N_{1-2} 但 ENE ≤1mm 或 2~4 个 LNM（中危组）术后随机接受 50Gy（B 组）vs. 60Gy（C 组）；113 例切缘阳性、ENE>1mm、≥5 个 LNM（D 组）术后接受 66Gy 同步每周顺铂，主要研究终点为 2 年 PFS。研究结果显示 A 组、B 组、C 组和 D 组的 2 年 PFS 分别为 96.9%、94.9%、96.0% 和 90.7%，提示分层治疗的可行性。其中 B 组、C 组和 D 组的 ≥3 级毒性反应分别为 15%、24% 和 61%。尽管 B 组和 C 组之间差异对比的统计学效力不够，但两组的 2 年 PFS 非常接近，未来有待 PATHOS 和 SIRS 研究结果进一步证实。

免疫治疗仍是目前 HNSCC 的研究热点，PD-1 抑制剂联合抗 EGFR 单抗和小分子 TKI 以及其他的多靶点抑制剂在铂耐药的复发转移 HNSCC 取得较好的疗效，ORR 率达到了 34.2%~50%。然而，PD-1 抑制剂联合传统化疗以及其他免疫治疗药物结果仍不能令人满意。一线免疫治疗失败后的二线治疗采用传统紫杉醇类化疗联合抗 EGFR 单抗初步疗效显著。在局部晚期可手术 HNSCC 诱导免疫治疗中，pembrolizumab 双周期使用后的肿瘤退缩好于单周期，Nivolumab +Ipilimumab 双药好于单药，但 Durvalumab + Tremelimumab 的疗效要差于 Nivolumab +Ipilimumab；免疫联合紫杉醇为基础的化疗后肿瘤退缩更明显，pCR 更高，但联合 GP 方案疗效欠佳；去化疗的免疫联合靶向治疗同样也取得较好的 MPR 率；免疫联合立体定向放射治疗取得了目前最好的 pCR 和 MPR 率。不可手术 HNSCC 同步放化疗联合 PD-1 抑制剂较单纯同步放化疗回顾性数据显示有显著的疗效改善，前瞻性研究发现放疗序贯 PD-1 抑制剂疗效更佳。对于能耐受顺铂的局部晚期 HNSCC，根治性放疗同步顺铂仍是标准治疗手段，但无法耐受顺铂的患者，放疗联合西妥昔单抗和免疫治疗的结果值得尝试，特别在保护正常淋巴引流区的照射以及不同免疫检查点抑制剂使用时，仍取得不错的疗效。这些设计相似，但疗效差异的研究体现出免疫联合治疗的复杂性和多样性，需要开展更多的临床和转化研究加以探索。

HPV 相关口咽癌的降低强度治疗研究表明放疗同步顺铂仍是根治性治疗的基础，减少预防照射范围和预防照射剂量有待进一步尝试。诱导化疗联合免疫以及 TORS 术后的分层治疗初步结果可喜，但还需要大样本随机研究加以证实。

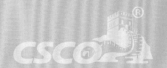

免疫治疗

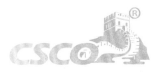

免疫治疗相关结肠炎的研究进展

¹ 新为医药　² 合肥京东方医院

李娜¹　邓友星²　陈炳官¹,²

免疫检查点抑制剂(immune checkpoint inhibitors, ICI)是一类划时代的创新性肿瘤免疫治疗药物。自 2011 年美国 FDA 批准了首个 ICI 上市以来, 这类肿瘤免疫治疗给多种恶性肿瘤, 如肺癌、结直肠癌、胃癌和黑色素瘤等带来临床获益至治愈, 也因此被纳入多种恶性肿瘤的一线治疗。ICI 主要包括程序性死亡蛋白 -1(PD-1)抑制剂、PD 配体 -1(PD-L1)抑制剂和细胞毒性 T 淋巴细胞相关蛋白 -4(CTLA-4)抑制剂。这类药物的单独或联合使用来阻断抑制性 T 细胞共刺激信号, 主要是细胞毒性 CD8⁺ T 细胞, 达到增强 T 细胞功能介导的抗肿瘤能力。十多年来的事实表明, ICI 已迅速成为很有前景的、广谱的恶性肿瘤的标准疗法。正因为 ICI 是通过消除免疫负调节而增强免疫细胞的功能, 结果可能导致人体器官的免疫反应激活不受限制, 发生类似于自身免疫性疾病的病理过程, 如胃肠道、肝脏、肺、心脏、皮肤和关节等免疫相关不良事件(immune-related adverse events, irAE), 其中胃肠道毒性如腹泻和结肠炎是最常报道的 irAE 之一。虽然 irAE 结肠炎本身可能预示 ICI 治疗肿瘤的良好反应和有效性, 但往往也因病情严重而导致停药的最常见原因, 特别是在同时患有炎症性肠病(inflammatory bowel disease, IBD)的患者和老年患者等弱势患者群体中。类似于 IBD 中的溃疡性结肠炎(ulcerative colitis, UC), irAE 的结肠炎严重时可能需要手术干预。本文就 irAE 的结肠炎的问题点、发病机制和诊疗研究进展作一介绍。

一、免疫治疗相关结肠炎的现状

(一)分级与发病率

临床上 irAE 的严重程度通常使用不良事件的通用术语标准(CTCAE)来进行评估。各个不良反应的严重程度分为 5 级, 从 1 级的轻微症状或实验室异常到 5 级的患者死亡。对于 irAE 结肠炎, 1 级为排便次数较基线增加 4 次 /d;2 级为排便次数较基线增加 4~6 次 /d, 出现腹痛、黏液和便血等症状;3 级为排便次数较基线增加 ≥ 7 次 /d, 出现尿失禁, 限制日常的自我照护活动, 剧烈疼痛、发热、腹膜体征、肠梗阻等症状;4 级为危及生命的后果(穿孔、缺血、坏死、出血和中毒性巨结肠等);5 级则为死亡。

Wang 等进行了一项评估 ICI 治疗实体瘤患者的 irAE 结肠炎发病率的系统评价和荟萃分析, 结果显示接受任何 ICI 治疗的患者的任意级别结肠炎发病率为 2.4%, 其中 3~4 级结肠炎的发生率为 1.7%。仅接受 CTLA-4 抑制剂治疗的患者的任意级别结肠炎发病率为 9.1%, 其中 3~4 级结肠炎的发病率为 6.8%; 仅接受 PD-1 抑制剂治疗为 1.4%, 其中 3~4 级结肠炎为 1.4%; 仅接受 PD-L1 抑制剂治疗为 1.0%, 其中 3~4 级结肠炎为 0.6%。接受 CTLA-4 抑制剂治疗的患者结肠炎发病率是接受 PD-1/PD-L1 抑制剂治疗患者的好几倍, 而 ICI 联合治疗的结肠炎发病率为 13.6%, 其中 3~4 级结肠炎为 9.4%, 高于单独接受任何一类 ICI 治疗发病率。总体而言, 因 irAE 导致的 ICI 治疗停药率在 3%~12% 之间, 其中抗 CTLA-4 的停药率为 3%~25%, 而 irAE 结肠炎是最常见的原因之一。使用 PD-1/PD-L1 抑制剂而死亡的很罕见, 但是在抗 CTLA-4 试验中, 死亡率约 1%, 其中 1/3 是胃肠道事件后的死亡, 尤其是结肠炎和结肠穿孔。因此, ICI 治疗中的 irAE 结肠炎值得我们重视。

(二)诊断治疗难度

irAE 结肠炎的临床表现和内镜检查结果类似于 UC。大多数病例涉及乙状结肠和直肠, 因此柔性乙状结肠镜检查通常足以作出诊断。内镜检查应在开始全身性皮质类固醇治疗之前进行。影像诊断可以排除是否出现穿孔等严重并发症。一般来说, 如结肠炎患者可能会在几天内恶化, 最初出现严重的临床症状可能是腹膜炎体征, 应及时作出诊断及早开始治疗。由于 irAE 结肠炎与 IBD 和 / 或肠道感染的相关症状相似, 因此容易延误诊断。另外, 对肿瘤内科医生来说, 患者功能状态下降和频繁的临床监测也是一个具有挑战性的临床困境。与其他大多数严重的 irAE 一样, 目前严重的 irAE 结肠炎的治疗主要是 ICI 治疗暂停并给予大剂量皮质激素。但是全身性皮质激素的应用可能影响 ICI 治疗的抗肿瘤反应, 而且类固醇治疗存在耐药以及其他严重的不良反应。有研究表明皮质激素诱导增殖 T 细胞凋亡, 可能会降低肿瘤的最佳治疗反应。这种抗肿瘤治疗的矛盾性, 往往导致治疗上的犹豫。另外 irAE 结肠炎治疗增加了肿瘤治疗的成本, 包括治疗严重结肠炎费用及住院时间长的费用, 这也会间接影响肿瘤治疗的临床决策。鉴于 ICI 治疗肿瘤的有效性, 如何治疗 irAE 结

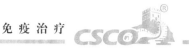

肠炎时不损害或降低治疗肿瘤的反应性是必须思考的难题。因此,开发针对 irAE 结肠炎特异性炎症途径而不损害抗肿瘤免疫力的替代治疗方法至关重要。当然,结肠炎缓解后如何恢复 ICI 治疗也是值得重视的课题。

二、免疫治疗相关结肠炎的发病机制

irAE 结肠炎的组织病理学特征在很大程度上与 UC 相似,都表现有隐窝炎、上皮内中性粒细胞、淋巴细胞浸润、黏膜溃疡、隐窝脓肿等常见特征。最近对 irAE 结肠炎和 UC 的结肠黏膜基因表达谱的比较研究也表明,两者除了临床病理的类似外,免疫细胞富集以及细胞因子表达谱也高度相似。均存在丰富的免疫反应细胞,包括先天免疫细胞如自然杀伤(NK)细胞、树突状细胞、炎症细胞和适应性免疫细胞,如 Th1、Th2 以及与炎症相关的上游调节分子的上调,如 ICAM1、ITGB2、CD28、CD40、CD80、CD86 和 CD4 等。先天免疫细胞可能通过适应性免疫依赖性或非依赖性机制共同促成了 irAE 的发生发展。同时免疫激活后的全身循环细胞因子,包括抗炎细胞因子(如 IL-10、TGF)、促炎细胞因子(如 IL-1、IL-6)和促炎的适应性免疫细胞因子(如 IFN、IL-17)的变化也是重要的特征。ICI 可能使本来平衡的免疫环境向炎症和自身免疫倾斜。如,IL-17 可以抑制 Treg 细胞作用,而 IFN 激活的 JAK-STAT 轴的异常信号转导,可以诱导 T 细胞的激活和分化,有助于许多自身免疫性疾病和 irAE 的发生。

磷脂酰肌醇 -3 激酶 δ 抑制剂(PI3Kδi)被认为是免疫调节剂,试图用于治疗慢性 B 淋巴细胞性白血病,但导致了明显的 irAE 结肠炎。最近 Simon 等的实验研究发现,PI3Kδi 引起的 irAE 结肠炎降低了 Treg 细胞的数量,伴有致病性辅助 T17 细胞(Th17)和 17 型 CD8$^+$T(Tc17)细胞的扩增。这些变化可能是 irAE 毒性快速发作的原因。事实上,已经证明 Th17 细胞在 IBD 及其他自身免疫性疾病中起致病作用,而 Treg 细胞是维持外周免疫耐受性很重要的功能细胞。因此增强的 Th17 细胞反应和稳健的 IL-17 分泌,以及失去 Treg 细胞介导的自我耐受也可能是 ICI 诱发的结肠炎的机制之一。但是,这样的细胞免疫平衡失调在 irAE 结肠炎发病中的重要性尚待进一步证实。

最近的研究发现 ICI 治疗后组织驻留记忆 CD8$^+$T 细胞(T^{RM})具有高度活化和增殖,但没有 Treg 细胞耗竭的证据。CD8$^+$T^{RM} 细胞活化既是结肠炎症状经常早发的原因,也与临床和内镜 irAE 结肠炎严重程度相关。单细胞 RNA 测序分析证实,在 ICI 结肠炎中活化的 CD8$^+$T^{RM} 细胞高表达 IFN。CTLA-4/PD-1 抑制剂联合治疗或 PD-1 抑制剂单药治疗组之间的 irAE 结肠炎都显示相似的发现。另外,ICI 快速非特异性激活导致 T 细胞的多克隆扩增,这些表位多样化的 T 细胞不仅可以攻击更多的肿瘤靶点,也可能攻击正常组织而导致 irAE。这个过程往往是常见的、早期的、多样的和严重的。

此外,B 细胞与 T 细胞密切相互作用产生抗体,ICI 引起医源性 T 细胞过度活化可以驱动外周活化的 B 细胞亚群和抗体产生的浆母细胞的积累,促进相关 irAE 的发生和发展。扩增、活化的 B 细胞又可以通过产生细胞因子和增强抗原呈

递给 T 细胞,形成恶性循环增加自身反应性抗体的分泌和多样化,直接和间接加重 irAE。

越来越多的证据表明,肠道微生物群特征可能与结肠炎的发展和肿瘤对 ICI 治疗的反应有关。Sakai 等比较了 irAE 结肠炎和 UC 的黏膜组织及其周围的正常黏膜组织的微生物群组成的基因表达谱,发现了微生态失调与 irAE 和 UC 中常见的炎症发作有关。Sakurai 等发现了肠杆菌科似乎与 ICI 的有利反应有关,但也尚需进一步研究建立因果关系。由于 irAE 结肠炎和 UC 之间的微生物群高度相似,提示调整微生态治疗 UC 的方案也适用于 irAE 结肠炎。

如上所述,类似于 UC、ICI 驱动的 irAE 结肠炎的可能机制是广泛的 T 细胞激活导致 T 细胞的过度增殖和细胞毒性增加,并导致平衡的免疫细胞群体向免疫炎症的表型转变,而 T 细胞的多克隆扩增既有直接分子模拟的抗肿瘤细胞作用,又有针对正常组织的脱靶毒性。T 细胞的过度活化增强了 T 细胞依赖性 B 细胞的活化和自身抗体产生。另外,细胞内信号的激活和促炎细胞因子的产生,以及宿主肠道微生物组成成分变化等环境调节因素均可进一步加剧免疫失衡。但是 irAE 结肠炎的特殊性:① irAE 结肠炎有明确的 ICI 药物应用原因;② irAE 结肠炎中细胞凋亡是常见的组织病理学特征;③与 UC 相比,抗 CTLA-4 诱导的结肠炎的隐窝变形的发生率更高且严重程度更高;④虽然 B 细胞在 IBD 的发生发展中起着重要的作用,也参与 irAE 结肠炎的病理过程,但是在 irAE 结肠炎的发病机制中仅仅起着次要的作用。完整精准地理解 irAE 结肠炎的这些机制有助于我们研发预测性生物标志物,并制订精准开发不同于 IBD 的靶向治疗策略。

三、免疫治疗相关结肠炎的管理与治疗

针对 irAE 结肠炎的管理,一方面可以探索用药方案设计降低毒性,减少相关结肠炎的发生,另一方面是持续监测评估。对所有患者在出现腹痛、恶心、痉挛、大便带血或黏液、排便习惯改变、发热、腹胀和便秘等症状时及时通过感染病原学、血液检查等进行综合判断确诊。其中,内镜活检有助于评估炎症严重程度,是诊断 irAE 结肠炎的金标准。CT 等影像学检查也有助于诊断中毒性巨结肠和肠穿孔等严重并发症。对于已确诊的 irAE 结肠炎及时根据患者疾病特点采用个性化治疗方案。irAE 结肠炎是一种特定的 IBD 形式,目前尚缺乏前瞻性试验来评估其最佳治疗方式。

(一)调节用药方案设计

免疫治疗可能会导致 irAE 结肠炎,通过调节用药方案设计,改变给药方式,或许可能减少相关结肠炎的发生。正如陈列平教授提出的,ICI 治疗的目的是促进免疫正常化,理想的方案是根据患者的免疫状态,个体化地制订 ICI 的药物类型、治疗剂量和间隔时间。如 PI3Kδi 的研究给了我们很好的提示,给药方案的调整可以既增加结肠组织中 CD8$^+$T 细胞浸润,又能恢复 Treg 细胞的正常水平,以至于既保留了抑制肿瘤生长作用,又不诱导结肠组织中的致病性 T 细胞而降低毒性。ICI 免疫治疗中是否也能通过对药物类型及其组合、治疗剂量和间隔时间的改良来避免肠道免疫平衡失调,同时又保持抗肿瘤的作用,值得我们深入研究。

(二) 类固醇药物及免疫抑制剂

全身性皮质类固醇治疗,一般在症状出现后的 5 天内开始治疗。具体的处理主要依据 irAE 结肠炎的严重程度,按等级分类进行类固醇治疗,对于 1 级结肠炎,建议使用支持性治疗,如抗动力药(阿托品 / 地芬诺酯、洛哌丁胺),充分补液和饮食调整(低纤维、清淡的饮食)。布地奈德可减轻 irAE 结肠炎患者的症状,而不需要延迟或中断 ICI 的使用。对于 2 级结肠炎,排除感染因素后,可以继续使用抗 PD-L1 药物的同时,开始使用全身性皮质类固醇(泼尼松龙 / 静脉注射甲泼尼龙),直到症状改善至 1 级或更低。但是抗 CTLA-4 药物应永久停用。对于 3~4 级结肠炎,患者通常需要入院进行紧急评估和持续监测,并应立即停 ICI 药物。静脉注射甲泼尼龙是初始治疗,并保持电解质平衡。皮质类固醇对 2~4 级毒性的治疗效果应在 2~3 天内尽早评估,无应答者建议升级为生物制剂。霉酚酸酯是一种新型、高效免疫抑制剂,主要通过非竞争性、可逆性抑制嘌呤从头合成途径的限速酶次黄嘌呤单核苷酸脱氢酶(IMPDH),强烈抑制 T、B 淋巴细胞增殖,发挥免疫抑制作用。目前主要用于治疗移植免疫排斥和系统性红斑狼疮。但已有霉酚酸酯成功治疗 irAE 结肠炎的报道。在大多数情况下,这些治疗可以在合理的时间内停止。我们也成功地应用类固醇治疗了这类患者,并且部分患者重新恢复了 ICI 治疗。

(三) 生物制剂

30%~60% 的 irAE 结肠炎患者可能对一线糖皮质激素抵抗。如果发病后 72 小时内对大剂量类固醇无反应,或在 1 周内无完全反应,应考虑升级为生物制剂治疗。鉴于生物制剂治疗 IBD 的有效性,抗 TNF-α 治疗(英夫利昔单抗)、抗 α4β7 整合素(vedolizumab)和粪便微生物群移植治疗 irAE 结肠炎也在积极的临床研究中。临床研究表明,TNF-α 拮抗剂,英夫利昔单抗(IFX)已成功地用于难治性 irAE 结肠炎。虽然 TNF-α 传统上被认为是一种对细胞毒性效应 T 细胞反应很重要的刺激性细胞因子,但越来越多的证据显示它通过促进 Treg 细胞的增殖和功能来促进免疫抑制的作用。研究表明,IFX 在治疗 irAE 结肠炎的同时,又可促进肿瘤免疫并显著改善 PD-1 抑制剂的耐药性;维多珠单抗是 CD4$^+$T 细胞上 α4β7 的拮抗剂,可防止 T 细胞聚集并进入炎症性肠黏膜,其独特的肠道选择机制可以避免全身免疫抑制,而不会实质性地改变 ICI 的抗肿瘤反应。另外,抗 IL-1 抑制剂(阿那白滞素)、抗 IL-17 抑制剂(ixekizumab)、抗 IL-23 和抗 IL-12 抑制剂(ustekinumab)等旨在抑制参与 irAE 病理生理学过程的关键炎症成分,在治疗 irAE 结肠炎方面具有相当大的作用,因此有必要进行更多的研究来评估这些生物制剂在 ICI 诱导的结肠炎中的有用性。

(四) 肠道黏膜保护

一般认为免疫过度激活,导致黏膜损害,黏膜完整性被破坏,引起黏膜泄漏(leaky gut),结果使得有害肠道菌群的代谢产物进入肠黏膜下,进一步触发先天免疫的激活和肠道炎症反应。肠道黏液、肠黏膜内环境稳定和上皮屏障完整是胃肠道抵御细菌入侵的第一道防线。以前的研究表明,糖基化黏蛋白 -2(MUC2)有助于屏障的完整性。因此增加糖基化改善肠道屏障可能是未来的防治方向。一项研究表明补充 N-

乙酰氨基葡萄糖(GlcNAc)可增强黏膜 T 细胞受体(TCR)中支链 N- 糖基化,从而抑制 T 细胞受体的抗原识别,抑制 Th1/Th17 免疫反应以及 T 细胞活性,发挥治疗 IBD 的作用。众多的研究表明,GlcNAc 不但在动物实验中显示治疗 IBD 的作用,也可以改善 IBD 的临床表现,可能是值得期待的预防和治疗 irAE 结肠炎的药物。

(五) 粪便微生物群移植

如上所述,肠道微生态与诱导或缓解 ICI 介导的结肠炎相关。实验表明,ICI 的抗肿瘤作用可以调节肠道微生物群,而不同的肠道微生物群与 irAE 结肠炎的改善或发展风险有关。粪便微生物群移植有助于肠道微生物群的重建和结肠黏膜内 Treg 细胞的增加,已被提出作为重度或难治性 irAE 结肠炎患者的可选治疗方法,值得进一步的研究加以证实。

(六) 外科手术治疗

手术通常是治疗 irAE 结肠炎穿孔或中毒性巨结肠的最后手段,适用于保守治疗失败的病例,但是由于病变范围很广,往往需要行全结肠切除术。最近报道,手术侵袭性相对比较低的回肠造口术,可逆性的去结肠功能并有效转流粪便,对于重度结肠炎但没有穿孔的患者,可能是结肠切除术的替代方法。如果预示结肠炎可能加重而导致结肠切成,那么适时行预防性回肠造口术可能带来良好的预后。已经报道,与结肠切除术后相比,这种治疗方法可以更早地恢复 ICI 药物治疗。似乎这样的外科干预能给患者带来更多的获益,值得我们进一步的临床研究。

(七) 恢复 ICI 药物治疗

ICI 治疗肿瘤的疗效已经确立,因此停止 ICI 治疗的患者期待恢复 ICI 治疗,但是安全性证据仍然有限。有关数据显示,恢复 ICI 治疗后 37% 再次发生结肠炎。结肠炎复发风险明显高于其他 irAE,如肾上腺疾病。另外,结肠炎复发与使用 CTLA-4 药物、年龄、发生肝炎和肺炎与感染的风险显著相关。腹泻或结肠炎复发率和严重程度,在抗 CTLA-4 或抗 PD-1/PD-L1 药物之间没有差异,但恢复抗 CTLA-4 药物治疗后复发明显更早。据报道,恢复 ICI 治疗后的毒性再发率是可以接受的,但治疗期间需要密切监测并适当给予黏膜保护等预防措施。

四、未来研究方向

ICI 介导的结肠炎是最常见的 irAE。尽管不完全清楚,irAE 结肠炎的主要机制是效应 T 细胞的过度激活,淋巴细胞的浸润以及循环记忆 T 细胞的增加,导致促炎状态和自身免疫表型的出现。在很多方面 irAE 结肠炎与 UC 相似,治疗 UC 的药物对大部分 irAE 结肠炎也有着同等的效果。未来的研究应该聚焦以下几个方面:

1. 广谱的免疫抑制剂(类固醇等)尽管有一定的效果,但是可能抵消抗肿瘤免疫的作用。因此有必要开展更多关于 irAE 结肠炎的临床病理学和生物学特征的研究,以更好地了解 irAE 结肠炎这个特定类型,合理选择针对 irAE 结肠炎特异性炎症途径而不损害抗肿瘤免疫力的替代治疗方法。另外,肠道黏膜保护与肠道菌群调节也值得进一步研究。

2. 生物标志物的研究对早期预防和精准治疗 irAE 结肠

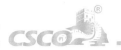

炎有积极的作用,也有利于避免 ICI 的过度治疗。由于免疫反应是一个如此复杂的过程,因此识别特定的生物标志物仍然很困难,以至于目前尚无好的预测性生物标志物可用。尽管个别研究显示 IL-17 或 IL-6 与 irAE 发展之间的相关性,但是这些分析尚未在临床实践中实施。可靠的生物标志物有利于我们深入了解 ICI 治疗过程中动态的免疫平衡过程,避免过度免疫治疗。同时便于我们在日常临床决策中精准地跟踪免疫治疗的效果,并预测 irAE 而加以预防可能的不良反应。

3. 重症结肠炎是引起 ICI 治疗死亡的重要原因之一,因此有必要加强对重症结肠炎新防治方法的研究,如粪便移植或回肠造口术。初步的报道显示,irAE 结肠炎似乎应更早考虑回肠造口术,起到隔离结肠的作用,而且该手术的侵袭性低于结肠切除术,也有利于 ICI 治疗的提前重启。由于越来越多的数据表明,良好的肿瘤治疗反应和结肠炎的发展之间存在相关性,因此结肠炎患者如何尽早恢复并长时间地继续 ICI 治疗是值得我们开展的临床研究课题。

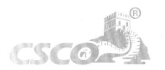

免疫相关性肺炎的诊治策略和管理要求

浙江大学附属邵逸夫医院

潘宏铭　郑宇

自从 ipilimumab 于 2011 年 3 月被美国 FDA 批准用于治疗已经扩散或无法通过手术治疗的黑色素瘤以来,肿瘤治疗进入了免疫时代。10 年以来,免疫检查点抑制剂(ICI)治疗的巨大潜力得到了进一步的认识,抗 PD(L)1 和抗 CTLA-4 治疗已经成为包括黑色素瘤、非小细胞肺癌、胃癌等多种晚期恶性肿瘤的一线治疗方案。与化疗药物主要通过干扰 DNA、RNA 的合成,抑制细胞的分裂,靶向异常增殖细胞不同,肿瘤免疫治疗是通过修复和增强机体免疫系统的功能,控制和杀伤肿瘤细胞来抗击肿瘤的一种疗法。正因为作用机制的不同,免疫治疗导致的不良反应与化疗不良反应有本质的不同,随着免疫治疗临床使用越来越广泛,免疫治疗导致的不良反应称为免疫相关不良事件(irAE)的新型毒性认识也越来越高,这种毒性可能是高度异常的,有时甚至是致命的,它的诊断和治疗往往需要多学科参与。

免疫相关性肺炎(CIP)是一种与死亡相关的 irAE,是指患者接受 ICI 治疗后,肺实质出现局灶性或弥漫性炎症,除外新的肺部感染或肿瘤进展,可能无症状,但通常伴有咳嗽、呼吸短促和低氧血症,CIP 是抗 PD(L)1 单一疗法试验中最常见的致命 irAE。本文将讨论 CIP 的流行病学、风险因素以及临床表现、诊断检查和指南驱动的管理策略。

一、流行病学

免疫检查点抑制剂的早期临床试验和荟萃分析表明免疫相关性肺炎(CIP)的发病率为 3%~5%,但最近纳入真实人群的研究表明,可能高达 13%~19%。CIP 的发病时间从第一次使用 ICI 后数小时到 24 个月,中位时间 1~3 个月。相较 PD-1 而言,PD-L1 抑制剂治疗后所有 CIP 等级的发生率相对较低,但缺乏头对头的研究证实。单独使用 CTLA-4 抑制剂时 CPI 发生率似乎并不高,但当 CTLA-4 抑制剂与 PD-1/PD-L1 抑制剂联合使用时,CIP 的发生率增加。此外,CIP 的发生率可能与患者罹患肿瘤类型有关,非小细胞肺癌(NSCLC)和肾细胞癌患者的 CIP 发生率似乎高于黑色素瘤患者。随着免疫检查点抑制剂在临床上应用模式逐渐多样化,需要关注不同免疫治疗方案中的 CIP 发生情况。近期发表的网络荟萃分析(NMA)比较了晚期肺癌不同治疗方案的

CIP 风险。分析显示不同免疫治疗方案中(免疫单药、免疫联合化疗、双免疫治疗)的发生率不同:纳入 25 项涉及 17 310 例患者的随机对照试验,与化疗相比,基于 ICI 的方案与 1~5 级 CIP 和 3~5 级 CIP 的风险增加相关。与免疫联合化疗相比,免疫单药或者双免疫治疗中 1~5 级 CIP 发生率更高,所有级别的 CIP 在抗 PD-1 单抗治疗中略高于抗 PD-L1 单抗,但 3~5 级的 CIP 发生率并无差异,所有级别的 CIP 在免疫单药及双免疫联合治疗中发生率相似,但双免疫治疗中 3~5 级 CIP 发生率稍高。同样,Long 等发表的另外一篇 meta 分析中也得到类似的结论。纳入 31 项随机对照试验的 19 624 例患者,比较在实体癌治疗中使用 PD-1/L1 抑制剂加化疗(I+C 组)与单独使用 PD-1/L1 抑制剂(I 组)的 CIP 风险。结果表明与 I 组相比,I+C 组在任何级别和 3~5 级的 CIP 风险均较低。PD-L1 联合化疗和 PD-L1 抑制剂单一治疗发生任何 CIP 的风险没有统计学意义的差异。此外,与 I 组相比,无论癌症类型如何,I+C 组与 CIP 风险降低相关,而仅在 3~5 级 CIP 的 NSCLC 患者中观察到显著差异。在免疫联合化疗中 CIP 发生率稍低的原因可能与以下有关:传统细胞毒性化疗药物引起免疫抑制,或可整体抑制机体的免疫应答程度;在应用化疗药物前,为降低不良反应需要使用糖皮质激素预处理,或可进一步抑制机体的免疫应答等有关。

二、发病机制

CIP 的确切机制尚未完全阐明。随着对 ICI 作用机制的理解,以及对发生 CIP 患者的深入免疫学评估,目前认为 CIP 的潜在机制:

1. 肿瘤和正常组织之间的交叉抗原的存在。抗 PD-1/PD-L1 和抗 CTLA4 药物的抗肿瘤作用往往与肿瘤突变负荷(TMB)和新抗原负荷相关,因此,irAE 的表现可能通过刺激针对自身肽或肿瘤与自身之间的共享表位的类似抗原特异性免疫反应而起作用;多项研究表明,抗原特异性细胞毒性 T 细胞应答在 irAE 发病机制中发挥作用,对一些 CIP 患者的肺样本和支气管肺泡灌洗液(BALF)进行的尸检发现,存在明显的富含 CD8$^+$T 细胞的淋巴细胞增多症;此外,Suresh 等通过对一小群患有和未患有 CIP 的非小细胞肺癌患者的 BALF

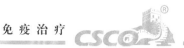

进行检测,发现 CIP 患者 BAL 中 CD4$^+$T 细胞增多,值得注意的是,在调节性 T 细胞群中观察到 PD-1 和 CTLA-4 表达降低,中央记忆 T 细胞数量增加,这表明 T 细胞失调可能是由于促炎免疫亚群(肺泡 T 细胞)激活和抗炎调节性 T 细胞表型减弱所致;虽然在 CIP 患者的 BAL 样本中观察到淋巴细胞增多,但其对 CIP 的预测价值缺乏足够的证据,这些参数之间的潜在关系需要进一步探索。

2. 先前存在的自身抗体水平的增加也可能是 irAE 的原因。有研究表明,先前存在的抗类风湿因子抗体、抗核抗体、抗甲状腺球蛋白抗体和抗甲状腺过氧化物酶抗体可能与 NSCLC 患者 irAE 的发生有关,然而,目前尚未知何种特异性抗体与 CIP 发生相关。

3. 炎症细胞因子水平的增加也与 irAE 的出现有关。有报道 CIP 患者中 C 反应蛋白和白细胞介素 -6(IL-6)水平升高,这些激活的炎症因子进一步促进组织损伤。

4. 排斥导向分子 b(RGMb)激活。正常情况下,肺间质巨噬细胞和肺泡上皮细胞表达高水平的 RGMb mRNA,而肺树突状细胞表达 PD-L2,RGMb 与 PD-L2 结合抑制炎症发生,当 PD-L2 通路被阻断后,RGMb 将异常激活,从而诱导肺部炎症。

三、危险因素

对 CIP 风险因素的评估将有助于对高危人群进行早期诊断和管理。CIP 的高危人群包括:

1. 接受 EGFR-TKI 联合免疫治疗的驱动基因敏感突变阳性的 NSCLC 患者。目前一般认为,PD-1/PD-L1 抑制剂对驱动基因阳性患者的疗效有限,这种组合模式不适于临床常规应用。从 TATTON 研究中发现,奥西替尼联合德瓦鲁单抗的 CIP 发病率为 38%,远高于既往报道的奥西替尼单药的 2.9%。Oshima 等评估了表皮生长因子受体(EGFR)酪氨酸激酶抑制剂(EGFR TKI)联合或不联合 nivolumab 治疗患者的肺炎发病率,其发病率分别为 25.7% 和 4.59%。

2. 先前存在慢性肺部疾病或目前存在肺部活动性感染的患者。慢性肺部疾病可能包括慢性阻塞性肺病(COPD)、哮喘、间质性肺病(ILD)、肺纤维化、气胸和胸腔积液等,有回顾性研究表明,基线间质性肺病(ILD)可能增加 CIP 的风险。与肺功能正常的患者相比,存在肺功能下降的基线肺疾病可能导致 CIP 耐受性恶化,从而导致更严重的 CIP 和更差的预后。对于接受 ICI 治疗的患者,建议进行胸部 CT 检查,对于基线肺疾病患者,如慢性阻塞性肺疾病(COPD)和 ILD,建议进行肺功能测试;对于基线 ILD 女性患者,或 CT 显示 ILD 与特发性肺纤维化不一致的患者,建议筛查自身免疫抗体(包括抗核抗体、抗中性粒细胞胞质抗体和类风湿性关节炎相关抗体),以排除自身免疫疾病。

3. 既往接受过胸部放疗(RT)的患者。肺癌患者往往在全身治疗的基础上加用局部放疗以增加局部控制率,既往一些回顾性研究发现既往 RT 史是 CIP 的潜在危险因素。一项对接受抗 PD-1/PD-L1 治疗的转移性肺癌患者进行的回顾性队列研究显示,放疗和非放疗队列中 ≥ 2 级 irAE 的发生率(13.7% vs. 15.4%;P=0.83)、所有级别肺炎(8.2% vs. 5.5%;

P=0.54)和 ≥ 2 级肺炎发生率(4.1% vs. 3.3%;P>0.99)差异无统计学意义。但该研究中放疗和抗 PD-1/PD-L1 治疗之间的中位间隔时间为 8.6 个月。Keynote-001 研究分析比较了免疫治疗前接受胸部 RT 的患者与未接受胸部 RT 的患者之间的 PFS、OS 和肺毒性,与未接受过放疗的患者相比,先前接受过放疗患者的 PFS(4.4 个月 vs. 2.1 个月;P=0.019)和 OS(10.7 个月 vs. 5.3 个月;P=0.026)均显著延长,但也出现更高的任何级别肺毒性发生率(13% vs. 1%;P=0.046),但 ≥ 3 级 CIP 的发生率两组没有显著差异,胸部 RT 和帕博利珠单抗给药之间的中位间隔时间为 11.5 个月,目前尚无法确定 ICI 治疗和胸部 RT 之间的较短间隔是否会增加毒性风险。未来可能会更关注 RT 参数(技术、时间、疗程和照射剂量、分割、靶区)对疗效和不良反应的影响,探索放疗和免疫治疗的最佳时机和顺序。在临床中另一个困难是难以区别肺炎的病因是与放射治疗有关还是与免疫治疗有关,因为这两种肺炎的主要影像学和病理特征相似。一般会依据时间相关性、肺炎是否出现在放射野来进行鉴别,治疗上均以皮质类固醇为主。

4. 其他因素。有研究提示,病理类型、年龄、吸烟史可能与 CIP 的发生有关。高龄的患者往往存在肺功能的下降以及基础疾病较多,一项研究发现,CIP 组中 70 岁以上的患者比非 CIP 组更常见(54.5% vs. 30.3%;P=0.025);吸烟史也是 CIP 的危险因素,发现以前 / 现在吸烟者肺炎的发病率高于不吸烟者(P=0.03);性别也可能与 CIP 的发生有关,Suresh 等报道,女性 CIP 的发病率高于男性,但差异不显著;肺鳞癌患者与腺癌患者相比,免疫相关肺炎的发病率较高,但死亡率较低,但这可能与肿瘤组织学本身的特征相关。

四、临床表现及体征

ICI 相关肺炎的临床表现多变且缺乏特异性的,最常见的症状是咳嗽和呼吸困难,但也可能无症状。在纪念斯隆·凯特林癌症中心(MSKCC)和澳大利亚黑色素瘤研究所对 915 例接受抗 PD(L)1 治疗的非小细胞肺癌和黑色素瘤患者进行的一项研究中,53% 的肺炎患者出现呼吸困难,35% 的患者出现咳嗽,但 33% 的患者表现为无症状。其他观察到的临床特征包括发热、胸痛、低氧血症和虚弱。58% 的肺炎患者出现了其他的免疫相关毒性(43 例中的 25 例),其中包括皮疹(8 例);结肠炎(6 例);垂体炎、关节炎和甲状腺炎(各 3 例);肝炎、食管炎、十二指肠炎、甲亢、肾炎、肌炎、白癜风、恶性贫血和溶血性贫血(各 1 例)

CIP 患者的体征也缺乏特异性,后期患者体格检查时可出现肺间质性疾病相似体征,如中下肺出现爆裂音,部分患者体格检查肺部无明显异常,部分合并感染或心功能不全者可出现湿性啰音,少数患者可出现哮鸣音。

五、影像学特征

1. **机化性肺炎(organizing pneumonia,OP)模式**　OP 是最常见的 ICI 相关肺炎的影像学模式。OP 的组织学特征为肉芽组织阻塞肺泡管和周围肺泡,周围肺实质呈炎性浸润。支气管肺泡灌洗显示 CD4/CD8 T 细胞比例降低,活化 T 淋巴细胞增加 20%~40%。ICI 相关肺炎的 OP 模式在胸部 CT 表现为胸膜下和 / 或支气管周围分布的斑片状实变影,通常以中下肺为主,双侧对称或不对称分布,新月状或环状致密影包绕磨玻璃密度区(环礁征或反晕征)是 OP 较为特异的表现,有时也表现为弥漫小叶中心磨玻璃小结节,边缘模糊,需要与过敏性肺炎相鉴别,偶尔表现为结节或肿块样病变时,需要与恶性肿瘤进展相鉴别。

2. **非特异性间质性肺炎(nonspecific interstitial pneumonia,NSIP)模式** NSIP 是 ICI 相关肺炎第二常见的影像学模式。NSIP 的组织学表现为淋巴细胞、浆细胞浸润,肺泡壁均匀增厚,肺内病变在时间和分布上具有相对均匀性。ICI 相关肺炎的 NSIP 模式在胸部 CT 上表现为以下肺部为著的磨玻璃影、不规则网格影,下叶后部胸膜下相对不累及是 NSIP 区别于 OP 的一种特征性表现。

3. **过敏性肺炎(hypersensitivity pneumonitis,HP)模式** HP 也是 ICI 相关肺炎的一种常见影像学模式。HP 模式的 CTCAE 分级较低,通常为 1~2 级。HP 的组织学表现为弥漫性支气管中心淋巴细胞、浆细胞浸润和松散的非坏死性肉芽肿形成。ICI 相关肺炎的 HP 模式在高分辨率 CT(HRCT)表现为双肺弥漫或上叶为主的小叶中心磨玻璃结节。HP 模式的潜在机制为 ICI 导致肺间质中的效应 T 细胞和调节性 T 细胞过度激活,免疫系统增强,最终导致炎症反应。ICI 相关肺炎的 HP 模式需要与暴露相关的过敏性肺炎、呼吸细支气管炎及不典型感染相鉴别,结合患者的临床特点、实验室检查、吸烟史及职业暴露史等通常可以区别开来,组织学活检是金标准,但较低 CTCAE 分级的患者一般不推荐做活检。

4. **急性间质性肺炎(acute interstitial pneumonia,AIP)模式** AIP 模式的临床症状及肺部损害程度较严重,CTCAE 分级通常为 3 级以上,其组织学表现为弥漫性肺泡损害及肺水肿。AIP 模式在胸部 CT 表现为双肺斑片状或弥漫的磨玻璃影及实变区,以下叶为著,少部分未受累的肺小叶分布其中,整体呈地图样改变,也可表现为小叶间隔及小叶内间隔增厚,形成"铺路石征"表现。AIP 模式的鉴别诊断比较广泛,包括肺水肿、出血和感染,主要通过临床病史、实验室检查等来鉴别。

5. **无法特指的其他肺炎(pneumonitis not otherwise specified,NOS)** 包括了结节型和其他亚型的混合,无法清晰分类。在观察 CIP 患者的放射影像时要注意,40% 的患者的影像表现是混合性和多灶性的,75% 的患者累及所有肺叶。在约翰·霍普金斯回顾性研究中,大多数患者(66%)没有单一特征的放射学模式,45% 的患者双侧受累,86% 的患者出现远离肿瘤周围区域肺部受累。

六、诊断与鉴别诊断

CIP 的诊断目前尚无统一标准,但出现如下情况,需要考虑免疫相关肺炎的诊断:①使用过 PD-1/PD-L1 抑制剂;②临床表现为气短、咳嗽、进行性呼吸困难,伴或不伴发热;③影像学表现为快速进展的磨玻璃影、实变,双肺同时受累常见;④抗感染治疗无效,激素治疗有效。最终的诊断需要排除其他疾病:

1. **肺部感染(包括细菌、病毒、结核、真菌、PCP 等)** 临床实践以及近期的 meta 分析均提示,接受 PD-1/PD-L1 的患者不仅有发生各种免疫性肺炎的风险,而且发生感染性肺炎的风险也大于化疗组 / 安慰剂组。然而,相对于 CIP,目前肺部感染仍主要作为 CIP 的鉴别诊断加以鉴别。患者合并发热、咳痰、血象升高等均可提示感染。阻塞性肺炎也是肺癌患者肺部感染的一种常见形式,其病原学以细菌为主。卡氏肺孢子虫病感染可引起双肺磨玻璃影及低氧血症,病毒感染也可引起弥漫肺部病变。另外,接受 ICI 患者出现真菌感染、真菌性气道炎、活动性肺结核等均有相关的个案报道。肺部感染和 CIP 有时在影像学上不容易鉴别,必须结合痰病原学、血清病原学,对有条件的患者行支气管镜深部留取标本,检测分析以利鉴别。偶有 CIP 和肺炎不能完全鉴别、同时存在或 CIP 后继发感染者,均应在适当鉴别后给予经验性抗生素治疗,同时积极寻找病原学证据。另外,在 CIP 的治疗过程中,也要始终警惕因免疫抑制引起的继发机会性感染。

2. **肿瘤进展及假进展** 肿瘤进展引起的新发病灶,尤其是表现为癌性淋巴管炎者,临床表现为呼吸困难、咳嗽,影像学以多发小叶间隔增厚、多发微小结节为主要表现,以及某些肿瘤的假进展导致新发病灶者,都需要和 CIP 进行鉴别。

3. **COPD 急性加重** 部分轻中度 COPD 未用药的患者在治疗期间可出现 COPD 的急性加重,影像学可表现为小叶中心性的小结节或细支气管炎,与 CIP 鉴别困难。因此用药前应对 COPD 患者进行肺功能评估,并予以分级治疗控制 COPD。

4. **放射性肺损伤** 放射性肺炎最常发生在肺部放疗后 2~6 个月,病变大部分局限于放射野内,可伴或不伴呼吸道症状,可表现为咳嗽、呼吸困难、低热等。偶见放射野外病变者,病理多为放疗后机化性肺炎,需要更长时间的激素治疗。

5. **其他可引起呼吸困难、肺部影像学改变的疾病** 患者心功能不全导致肺水肿可引起呼吸困难,各种原因引起的肺泡出血以及肿瘤高凝导致肺栓塞等均可引起呼吸道症状,需和 CIP 鉴别。

6. **其他免疫检查点抑制剂相关性不良反应导致的呼吸道症状** 如免疫相关性心肌炎导致心脏功能衰竭、肺水肿,甲状腺炎引起甲状腺功能减低导致胸腔积液、肺水肿等引起低氧血症,免疫检查点抑制剂相关重症肌无力引起呼吸困难等,临床均需要和 CIP 鉴别。

七、CIP 的分级

CIP 的分级目前按照影像学及临床症状两者之一或两者结合进行分类,但是在具体分级的时候缺乏一些特异性的指标。美国国家综合癌症网(National Comprehensive Cancer Network,NCCN)指南以临床症状结合影像学进行分级,具体标准:1 级,无症状;病变局限于一叶肺或病变范围 <25% 的肺实质;2 级,出现新的呼吸道症状或原有症状加重,包括气短、咳嗽、胸痛、发热,以及所需吸氧条件升高;3 级,症状严重,病变累及所有肺叶或 >50% 肺实质,日常活动受限;4 级,危及生命的呼吸损害。然而该分级标准没有结合病情进展速度、病理损伤类型等,导致分级不一定能准确提示预后。临床上除了关注分级高的 CIP 以外,对于病情进展迅速、影像学提示可能为弥漫性肺泡损伤的这一类疾病,即使刚诊断时为 2~3 级,也需要密切关注、及时处理并按更高分级的 CIP 进行治疗以改善预后。

八、CIP 的管理

(一) NCCN 指南(表1)

表 1　NCCN 指南

肺部不良事件		分级	管理
肺炎	轻度(G1)	考虑暂停免疫治疗	
		在 1~2 周内重新评估	病史 & 体格检查　脉搏血氧饱和度(静息和活动)
		考虑胸部增强 CT	考虑在 4 周后或根据临床指征时(患者出现症状)复查胸部 CT
	中度(G2)	暂停免疫治疗	
		考虑请呼吸内科会诊	
		微创评估	考虑行感染相关检查:　鼻拭子检查可能的病毒病原体
			痰培养[包括细菌、真菌和抗酸杆菌(AFB)、血培养和尿抗原检测(肺炎球菌、军团菌)]
			考虑行胸部增强 CT 检查并在 3~4 周复查
		有创评估	考虑支气管镜检查并行肺泡灌洗(BAL)(送机构行免疫低下套餐检查)和考虑经支气管肺活检(若临床可行)
			如果仍不能完全排除感染,则考虑经验性使用光谱抗生素(包括覆盖非典型病原体)
			泼尼松 / 甲泼尼龙 1~2mg/(kg·d)
		每 3~7 天监测一次:	病史 & 体格检查　脉搏血氧饱和度(静息和活动)
			如果在使用皮质激素治疗 48~72 小时后无改善,则按 3 级治疗
肺炎	重度(G3~4)	永久停用免疫治疗	
		住院治疗	
		呼吸科和感染科会诊	
		微创评估	考虑行感染相关检查:
			考虑行感染相关检查:　鼻拭子检查可能的病毒病原体
			痰培养[包括细菌、真菌和抗酸杆菌(AFB)、血培养和尿抗原检测(肺炎球菌、军团菌)]
			考虑心脏评估以排除临床表现的心脏原因
		有创评估	考虑支气管镜检查并行肺泡灌洗(BAL)(送机构行免疫低下套餐检查)和考虑经支气管肺活检(若临床可行)
			如果仍不能完全排除感染,则考虑经验性使用光谱抗生素(包括覆盖非典型病原体)
			甲泼尼龙 1~2mg/(kg·d)。在 48 小时内评估疗效,并计划在 ≥ 6 周的时间逐渐减量
			如果仍不能完全排除感染,则考虑经验性使用光谱抗生素(包括覆盖非典型病原体)
		如果在 48 小时后没有改善,考虑加用下列任何一项:	英夫利昔单抗 5mg/kg,静脉注射,在 14 天后可重复给药,由医生自行决定
			静脉注射免疫球蛋白(IVIG)
			吗替麦考酚酯 1~1.5g,每日 2 次,然后在呼吸科专家指导下逐渐减量

(二) CSCO 指南

CSCO 指南中对肺毒性的分级描述更为详细,建议除临床症状外,还需结合影像学等因素综合制订管理措施,另外,强调毒性的监测与评价疗效同样重要,主张开展多学科 MDT 诊疗模式,积极诊断和治疗免疫相关肺毒性(表2)。

表 2 CSCO 指南肺毒性分级

分级	描述	Ⅰ级推荐	Ⅱ级推荐	Ⅲ级推荐
G_1	无症状;局限于单个肺叶或<25% 的肺实质	基线检查:胸部 CT、血氧饱和度、血常规、肝肾功能、电解质、TFTs、ESR、肺功能 考虑在 3~4 周后复查胸部 CT 及肺 如影像学好转,密切随访或恢复治疗;如影像学进展,升级治疗方案,暂停 ICI 治疗;如影像学无改变,考虑继续治疗并密切随访直至出现新的症状	酌情痰检排除病原体感染 每 2~3 天进行自我症状监测,复查血氧饱和度 每周复诊,跟踪症状变化、胸部体检、重复血氧饱和度及胸部 CT	
G_2	出现新的症状/症状恶化,包括:呼吸短促、咳嗽、胸痛、发热和缺氧;涉及多个肺叶且达到 25%~50% 的肺实质,影响日常生活,需要使用药物干预治疗	行胸部高分辨率 CT、血常规、肝肾功能、电解质、肺功能分析 暂停 ICI 治疗,直至降至 ≤G_1 静脉滴注甲泼尼龙 1~2mg/(kg·d),治疗 48~72 小时后,若症状改善,激素在 4~6 周内按照每周 5~10mg 逐步减量;若症状无改善,按 G3~G4 反应治疗;如不能完全排除感染,需考虑加用经验性抗感染治疗 3~4 周后复查胸部 CT 临床症状和影像学缓解至 ≤G_1,免疫药物可在评估后使用	行鼻拭子、痰培养及药敏、血培养及药敏、尿培养及药敏等检查排除病原体感染 每 3 天监测一次:病史和体格检查、血氧饱和度(静止和活动状态下) 每周复查胸部 CT、血液检查、肺功能	酌情行支气管镜或支气管镜肺泡灌洗,不典型病变部位考虑活检
G_3	严重的新发症状,累及所有肺叶或>50% 肺实质,个人自理能力受限,需吸氧,需住院治疗	行胸部高分辨率 CT、血常规、肝肾功能、电解质、肺功能分析 永久停用 ICI 治疗,住院治疗如果尚未完全排除感染,需经验性抗感染治疗;必要时请呼吸科或感染科会诊	行鼻拭子、痰培养、血培养、尿培养等检查排除病原体感染	行支气管镜或支气管镜肺泡灌洗,不典型病变部位考虑活检
G_4	危及生命的呼吸困难、急性呼吸窘迫综合征(ARDS),需要插管等紧急干预措施	静脉滴注甲泼尼龙 2mg/(kg·d),酌情行肺通气治疗;激素治疗 48 小时后,若临床症状改善,继续治疗至症状改善至 ≤G_1,然后在 4~6 周内逐步减量;若无明显改善,可考虑接受英夫利昔单抗(5mg/kg)静脉滴注,或吗啡麦考酚,1g/次,2 次/d,或静脉注射免疫球蛋白		

(三) 管理策略

1. 激素的治疗　糖皮质激素是目前 CIP 的主要治疗手段,规律、足量的激素治疗可控制 70%~80% 的 CIP。糖皮质激素应遵循缓慢减量的原则,需要 4 周以上(6~8 周或更长)以预防 irAE 复发,控制整体疗程在 6~8 周,一般不超过 12 周。足量激素治疗时间建议最长不超过 3 周,对于 ≥4 周使用超过 20mg 泼尼松或等剂量药物的患者,应考虑使用抗生素预防肺孢子菌肺炎;对于持续 6~8 周或更长时间超过 20mg 泼尼松或等剂量药物的患者,应考虑预防真菌感染;长期使用糖皮质激素时,还有发生骨质疏松的风险,应补充钙剂、维生素 D;使用糖皮质激素治疗时,还要注意使用质子泵抑制剂预防胃肠道反应。

2. 经验性抗生素的使用　在感染无法完全排除的 CIP 的治疗起始阶段,尤其是在急性进展性疾病的早期,感染经常较难排除,此时建议采用激素的同时加用经验性抗生素治疗。推荐按照社区获得性肺炎的抗菌治疗原则选择抗生素。对于临床、影像学或实验室检查提示特殊类型病原菌感染者推荐进行相应的抗生素治疗,同时积极寻找病原学的证据。对于肺内有阻塞性病变者,推荐按阻塞性肺炎的抗菌原则选择可以覆盖阳性菌及厌氧菌的广谱抗生素,有长期或反复住院病史者推荐抗菌谱覆盖铜绿假单胞菌。在治疗中应继续监测疗效并进一步除外感染,在感染除外、CIP 控制的情况下,尽早停用广谱抗生素或进行抗生素降级治疗。

3. 支持治疗　包括呼吸道支持、全身支持及合并症的处理。呼吸道支持治疗方面,CIP 患者应根据呼吸及氧合情况选择合适的氧疗方式,同时注意痰液引流,加强呼吸道管理。支气管舒张剂及吸入激素适合存在基础慢性肺气道疾病者。给予适当的营养支持治疗,保持足够的热量供给及蛋白质,同时注意控制血糖。

4. 免疫相关性肺炎的转归

(1)激素抵抗型 CIP:激素抵抗型 CIP 被定义为在大剂量糖皮质激素治疗 48 小时后临床无改善,需要额外的免疫抑制药物。一项单中心回顾性研究中激素抵抗型 CIP 在已发生的免疫相关性肺炎中约占 18.5%,CT 检查中 50% 为弥漫性肺

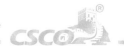

泡炎,33.3%表现为机化性肺炎,且大部分患者显示双侧肺浸润。故临床诊断时需结合呼吸困难、咳嗽等症状有无改善、指氧饱和度、血气分析,必要时复查胸部CT或胸部X线片来判断。激素抵抗型CIP的治疗,目前尚无一致的推荐方案。根据文献报道及临床实践,建议可考虑联合免疫抑制剂治疗(英夫利昔单抗或吗啡麦考酚或静脉注射免疫球蛋白)。

(2)慢性CIP:慢性CIP定义为在激素治疗4~6周后的减量期间持续存在,需要免疫抑制剂治疗的持续时间超过12周。一项回顾性研究探讨了在非小细胞肺癌(NSCLC)和黑色素瘤患者中慢性CIP的发病率,在已发生的免疫相关性肺炎患者中约占13.6%(6/44),6例患者中当糖皮质激素减至≤10mg时,ICI肺炎的影像学和临床证据再次出现,都需要重新开始使用类固醇,然后延长减量的时间,糖皮质激素总持续时间中位数为37周(16~43+周)。动态连续CT检查显示围绕支气管周围部位的毛玻璃样变及肺实变。支气管肺泡灌洗检查显示T细胞浸润,病理组织呈现机化性肺炎特征。在3/6的患者中,开始二线ICI肺炎治疗(霉酚酸酯、英夫利昔单抗或静脉注射免疫球蛋白)。

(3)ICI治疗再挑战:明确诊断的Ⅱ级及以上CIP患者,均需暂停ICI的治疗。CIP治疗后,部分患者可考虑ICI的再挑战。一项Pool分析显示,来自10个研究中发生CIP的20例患者,其中7例患者再次尝试免疫治疗发现,2例(1例nivo单药,1例nivo联合)再次发生肺炎,使用激素后均恢复。北京协和医院的单中心研究显示,对12例CIP患者(7例为3级,5例为2级)再尝试应用ICI,其中6例再次发生CIP,其中2例肺炎由初始2级变为3级,3例由初始3级变为2级。CIP缓解后再尝试免疫治疗,亦可能发生除肺炎之外的其他irAE。然而对于再挑战的具体原则并无定论,建议根据以下原则进行考量:①前期ICI治疗的疗效。前期ICI取得完全缓解者,建议观察;前期疾病进展者,不再考虑接受ICI治疗;前期ICI获得部分缓解或疾病稳定者,可考虑再挑战。②初发CIP的情况。对于1~2级CIP,激素治疗敏感者,考虑再挑战;部分3级CIP,激素治疗敏感且恢复良好者,考虑再挑战;建议再挑战前复查肺功能(包括通气功能、容量及弥散功

能的测定),评估初次CIP后肺功能受损的程度及后续对于再次出现CIP的耐受性。对于肺基础疾病严重、激素治疗后吸收缓慢、无法8~12周内完全停药或一次CIP后肺功能受损严重者,不建议再挑战。接受再挑战的患者,除了定期评估疗效外,应严密监测不良反应,包括CIP以及其他irAE,如再次出现CIP复发,则治疗后不再考虑再次再挑战。再挑战用药方面,如初始为PD-1/PD-L抑制剂联合CTLA-4双免疫检查点抑制剂治疗,因曾有报道提示继续双免疫检查点抑制剂治疗复发的风险大且严重程度高,不建议继续联合治疗,可考虑选择其中一种再挑战。对于单免疫检查点抑制剂治疗者,一般选择原药再挑战,换药再挑战的风险及疗效如何,目前尚无更多数据支持。

九、小结与展望

随着免疫检查点抑制剂在临床使用越来越广泛,CIP作为一种发生率较低但严重的免疫相关不良反应也逐渐受到临床医师重视,各专业组织发布了根据CIP严重程度分级的管理指南,有助于提高我们对CIP的认识。然而,CIP发病率和风险因素等大量数据均来源于回顾性研究,目前尚未建立具有有效诊断标准的共识定义。未来通过建立CIP的临床前模型,研究CIP的生物学,这将有助于我们进一步了解CIP的机制。另一个积极的兴趣领域是通过监测CIP相关的生物标志物或其他指标确定CIP发展的风险人群,目前已发现多种细胞因子和血清蛋白,如CXCR2m、IL1ra和RANTES,与肺炎和其他IRAE的发展相一致。然而,这些数据大多来自病例报告,需要在前瞻性分析中进行验证。激素抵抗型CIP的最佳治疗模式尚未确定,目前的指南推荐策略主要基于小样本病例报告,需要前瞻性随机治疗研究来解决这个问题。目前正在计划或正在进行多项研究,以回答重要的CIP相关问题,如理想的糖皮质激素持续时间(NCT04036721)、免疫再挑战(NCT04169503)和irAE预测性生物标志物(NCT03984318、NCT03868046)。这些试验的数据将有助于改进ICI治疗患者CIP的诊断和管理策略。

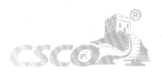

预测免疫治疗疗效与不良反应的
生物标志物研究进展

中国人民解放军陆军军医大学第二附属医院

郑林鹏　孙建国

以细胞毒性 T 淋巴细胞抗原 4（CTLA-4）、程序性死亡蛋白 -1（PD-1）及其配体 PD-L1 为代表的免疫治疗疗法已在许多癌症中显示出显著的临床益处，改变了多种癌症治疗的格局。然而，并非所有患者都能从免疫治疗中获益，有些患者可能经历不同程度的毒性反应，更有甚者会出现疾病的快速进展。因此，为使患者获得确切疗效而又能尽量规避免疫治疗带来的毒性反应，生物标志物十分重要。本文对免疫治疗疗效与不良反应生物标志物的研究进展作一综述。

一、疗效标志物

（一）PD-L1

PD-L1 是使用最广泛的免疫治疗疗效生物标志物，理论上 PD-L1 表达越高，免疫抑制作用越强，免疫治疗的获益也越大。不少研究印证了这个观点，比如 KEYNOTE-001 研究中 PD-L1 表达>50% 的患者中，客观缓解率（objective response rate，ORR）、中位无进展生存（progression free survival，PFS）和总生存时间（OS）显著优于 PD-L1 表达<50% 的患者，CheckMate 012 研究提示 PD-L1 阳性肿瘤患者 ORR 更高。也有研究表明 PD-L1 阴性患者也能从免疫治疗中获益。这可能与 PD-L1 的检测缺乏统一标准有关，不同的检测抗体，不同的检测平台，不同的组织固定（新鲜冷冻组织或者福尔马林固定组织），不同的组织来源部位，其检测结果常常出现一定差别。因此，未来有必要强化 PD-L1 检测标准流程，制订合理的评分方法。

（二）肿瘤突变负荷

肿瘤突变负荷（TMB）是指每兆碱基的突变总数，即去除种系突变后肿瘤基因组中体细胞突变的总数。2017 年 Yarchoan M. 等通过对 27 种癌症进行回顾性研究，发现 TMB 越高，免疫治疗疗效越好，ORR 越高。随后，一项前瞻性研究显示 TMB ≥ 10Muts/Mb 的患者实现 1 年 PFS 率显著高于 TMB 较低者（42.6% vs. 13.2%），PFS（7.2 个月 vs. 5.0 个月）也较长。CheckMate 568 研究也证实了 TMB ≥ 10muts/Mb 的中位 PFS 明显优于 TMB<10muts/Mb 的患者（7.1 个月 vs. 2.6 个月），并且与 PD-L1 的表达无关。Jinlong Cao 等通过 Meta 分析和生物信息学分析提示 TMB 是一种很有前景的免疫治疗预后的生物标志物，与 ORR、PFS 和 OS 呈正相关，但 TMB 的评估方法和 cut-off 值等需要进一步标准化。

（三）DNA 错配修复缺陷和微卫星不稳定性（dMMR、MSI）

一项 12 种晚期实体肿瘤错配修复缺陷患者接受 PD-1 抗体的前瞻性研究显示，53% 的患者观察到客观的影像学反应，21% 的患者评估疾病完全缓解。这预示着不论癌症的起源组织是什么，错配修复缺陷的癌组织很大比例的突变新抗原使它们对免疫检查点抑制剂敏感。基于此，美国食品药品监督管理局（FDA）加速批准派姆单抗用于 MSI-H 或 dMMR 特征的转移性或不可切除的实体瘤患者。这是第一个不基于肿瘤类型而是基于遗传背景的抗癌药物。

（四）人类白细胞抗原 I 类

人类白细胞抗原（HLA）分子表达于不同免疫细胞的表面，在抗原呈递和免疫信号转导中发挥着至关重要的作用。HLA-I 抗原加工和呈递机制的破坏介导免疫逃避，是免疫治疗获得性耐药的机制。目前报道了几种 HLA 基因型可以作为免疫治疗的生物标志物。比如：HLA-A*03 等位基因预示较低的 ORR 和较差的 PFS 和 OS；杂合性缺失（LOH）患者 OS 较短；HLA-B44 超型和 HLA-A02 超型预示黑色素瘤患者较长 OS。

（五）肿瘤浸润淋巴细胞

肿瘤浸润淋巴细胞（TIL）是目前研究的热点，免疫浸润的表型、分布和复杂性是许多正在进行的研究的重点。不少研究提示 CD8$^+$TIL 评分越高，免疫治疗的临床获益越高。然而，CD8$^+$TIL 异质性高，只有小部分人群可以识别肿瘤突变相关抗原，肿瘤基质和侵入性边缘隔室中的 CD8$^+$TIL，相较肿瘤内隔室中的 CD8$^+$TIL 预示着有更好的临床结果。

（六）细胞因子

细胞因子激活免疫，趋化因子吸引 CD8$^+$T 细胞，是免疫治疗的先决条件。干扰素 -γ（IFN-γ）是先天性和适应性免疫中发挥作用的细胞因子。一项研究表明，治疗前 IFN-γ 表达高的患者具有更高的 ORR、PFS 和 OS；POPLAR 等研究发现 IFN-γ 表达高预示着较好的 OS。IL-8 是 CXC 趋化因子家族的成员，最初被确定为中性粒细胞的趋化因子。晚期黑色素瘤或非小细胞肺癌（non-small cell lung cancer，NSCLC）的回顾性研究显示血清 IL-8 水平的早期升高可作为不良预后的

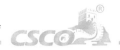

预测因子；基线较高的 IL-6 则与较好的临床结果相关。

（七）外周血细胞计数

外周血细胞计数在临床实践中具有方便易测、患者接受性强等特点，该领域有不少研究。目前研究认为中性粒细胞与淋巴细胞的比率（NLR）可能与免疫治疗不良预后有关，比如一项 Meta 分析报道指出黑色素瘤、NSCLC、泌尿生殖系统癌高 NLR 者免疫治疗 PFS 和 OS 更差。在接受纳武利尤单抗治疗的 III~IV 期黑色素瘤患者中，治疗早期的淋巴细胞计数（$\geqslant 1 \times 10^9$/L）绝对值高和中性粒细胞计数（$< 4 \times 10^9$/L）绝对值低与更好的 OS 显著相关。还有研究通过联合白细胞计数和 NLR 来构建风险血液生物标志物。而高嗜酸性粒细胞百分比（$\geqslant 1.5\%$）和淋巴细胞百分比（$\geqslant 17.5\%$）被证明是独立的基线特征，它们与接受派姆单抗治疗的黑色素瘤患者的较长 OS 相关。

（八）微生物组和抗生素的使用

肠道微生物群的动态平衡对维持免疫系统的稳态起着积极作用。一项研究表明，肠道微生物组可以通过分泌 IFN-γ 的 CD4$^+$ 和 CD8$^+$T 细胞诱导特异性记忆 T 细胞影响癌症免疫参考点，与抗肿瘤免疫治疗效果良好有关。另一项研究表明，对免疫治疗有响应的肝癌患者，其粪便样本比无反应者具有更高的菌群丰富度，治疗的第 6 周，肠道微生物群的 β 多样性存在显著差异，而在无反应者中，变形杆菌在第 12 周占优势，阿克曼氏菌和瘤胃球菌科在有响应者中显著增加。一项回顾性研究评估了抗生素对 NSCLC 后续治疗中 OS 和 PFS 的影响，结果提示阿替利珠单抗治疗组接受抗生素患者的 OS 显著缩短，而多西他赛治疗组的抗生素使用与生存率之间没有相关性。在免疫治疗前使用抗生素并不影响 NSCLC 患者一线免疫治疗联合化疗的生存时间。研究表明肠道菌群与免疫治疗效果和癌种有关，与患者群体有关，需要进一步的研究来探索肠道菌群影响免疫微环境进而影响肿瘤免疫治疗效果的机制。

（九）DNA 损伤修复相关基因

DNA 损伤修复相关基因（DDR）在 DNA 损伤修复中发挥着重要作用，包括 ERCC2、BRCA1、BRCA2、FANCA、RAD51C 和 MSH2 等。研究表明 DDR 也能预测免疫治疗疗效，例如 BRCA2 突变可以预测晚期黑色素瘤患者 PD-1 抗体治疗效果好。POLE 基因突变的肿瘤组织可迅速积累大量体细胞突变，进而促进肿瘤特异性新抗原的产生，导致免疫原性增强，突变负荷高。目前研究报道 POLE 基因突变可用于预测子宫内膜癌、结直肠癌免疫治疗的效果。TP53 可能是研究最广泛的肿瘤抑制基因，而 TP53 突变的患者预后较差，有研究发现 TP53 突变会降低基因组稳定性并与 DDR 缺陷有关，表明具有 TP53 突变的肿瘤可能会出现更高的突变负荷。TP53/STK11 在 NSCLC 患者中常与 KRAS 突变同时发生，PD-L1 表达水平较高，可用于指导免疫治疗。

（十）病毒感染

一部分肿瘤发生与病毒感染有关，比如宫颈癌与人乳头瘤病毒（HPV），EB 病毒与胃癌。有些研究表明病毒感染还可作为免疫治疗疗效的潜在生物标志物。一项接受派姆单抗治疗的晚期胃癌前瞻性研究表明，EB 病毒阳性患者的 ORR 为 100%，而另一项 Meta 分析发现接受 PD-1 抑制剂治疗的 HPV 阳性头颈部鳞癌患者 ORR 和生存时间都要较 HPV 阴性患者好。

（十一）皮质类固醇

皮质类固醇由于其具有强大的抗炎和免疫抑制作用，在临床上使用广泛。不少研究表明皮质类固醇的使用与较差的临床预后相关。2018 年一项回顾性研究表明在接受 PD-L1 抑制剂治疗的 NSCLC 患者中，基线使用 $\geqslant 10$mg 泼尼松等量皮质类固醇与较差的预后相关。

小结：免疫治疗的疗效预测生物标志物开发，筛选获益人群仍然是目前免疫治疗研究的一个重点方向。PD-L1、TMB、MSI-H/dMMR 是 FDA 批准的生物标志物，但它们表达频率低、预测效能有限；而外周血细胞计数方便、简单，但还没有在大规模、前瞻性临床研究中验证；TIL、细胞因子理论上与免疫治疗疗效紧密相关，应有强大的预测作用，但难以获取足够的组织。因此，未来免疫治疗疗效预测的生物标志物可能是多个指标的联合，而这种联合不会是单纯的组合，应该是基于测序、临床病理特征和人工智能构建的预测模型。

二、假性进展

假性进展（pseudoprogression，PsP）最初是出现在用 CLTA4 抗体治疗黑色素瘤患者的报道中，发生率高达 10%，并且其与较好的生存率相关。这种反应模式虽少，但临床医生可能会误解患者的实际情况并做出错误的决定。因此，出现了几种新的免疫相关反应标准，如 irRC、irRECIST、iRECIST 和 imRECIST。但临床上不容易准确测量靶向病灶和非靶向病灶，不容易区分真正的疾病进展和假性进展，因此急需找到假性进展的有效生物标志物。

（一）循环肿瘤 DNA（ctDNA）

美国的一项前瞻性研究入组 125 例晚期黑色素瘤患者，接受免疫单药或双药治疗，29 例（23.2%）发生假性进展，并且是发生于 ctDNA profile 较好的患者，即 ctDNA 基线不可测，或者治疗 12 周内 ctDNA 下降至 1/10 或不可测。Guibert 等报道了类似的结果，他们用 ddPCR 检测血浆 ctDNA，监测 KRAS 突变肺腺癌患者对抗 PD-1 治疗的反应。当由于种种原因，比如肿瘤位置深，有合并症无法获得肿瘤组织时，ctDNA 就是很好的选择。此外，ctDNA 还可以作为患者疗效的有效生物标志物。目前，对于评估 ctDNA 水平变化的理想时间和假性进展的诊断标准仍有待进一步研究。

（二）血清 IL-8

一项黑色素瘤和非小细胞肺癌的研究表明影像学评估假性进展时靶病灶体积增大，但血清 IL-8 水平下降，而后影像学评估持续低于基线，随着疾病进展，血清 IL-8 水平稳步上升，这说明 IL-8 水平可准确反映真实反应，有利于区分假性进展和 TPD。

（三）中性粒细胞与淋巴细胞比率

多个研究表明，血液中 NLR 升高通常预示着癌症患者的预后较差，生存期较短。Kiriu 等发现假性进展患者治疗前和治疗后 NLR 明显低于 TPD 患者。

（四）CXCL-12 和 MMP2

Matsuo 等报道抗 PD-1 治疗后血浆 CXCL12 水平的降

低,MMP2 水平的升高与 PFS 的改善显著相关,并且发生假性进展的患者 CXCL2 水平持续低于预处理的基线水平,3 例假性进展病例中 2 例 MMP2 水平持续高于基线水平。

小结:假性进展虽然发生率较低,但明确其诊断对于临床决策很重要。病理检查是假性进展的金标准,但临床实践中可行性欠佳,ctDNA、血清 IL-8、NLR 等基于外周血的标志物具有无创、简便、可动态监测的特点,可以作为活检的备选。

三、超进展

2016 年就有超进展(hyperprogressive disease,HPD)的相关报道,但其定义和诊断标准尚未统一,值得注意的是,持续的研究表明疾病过度进展与总生存时间(OS)差有关。超进展的评估和诊断目前主要有以下几个参数:实体瘤临床疗效评价标准 1.1(RECIST1.1)、肿瘤生长动力学(TGK)、肿瘤生长速率(TGR)和治疗失败时间(TTF),这四个指标可独立使用、协同使用或互补使用。合理的定义有助于早期发现超进展,并有助于对病情尚好的患者转用其他治疗。其中,RECIST1.1 标准最早使用,但是它仅评估肿瘤大小的变化而不考虑非靶区的病变,不能反映疾病早期阶段的治疗前和治疗后 TGK。TGK 通过将时间与影像学检查相结合来估计肿瘤体积随时间的增加,TGR 则通过比较两次 CT 扫描测量来评估肿瘤体积随时间的增加,而 TTF 定义为从开始 PD-1/PD-L1 抑制剂治疗到因任何原因终止治疗的时间,包括疾病进展、治疗不耐受或任何原因导致的死亡。此外,还有许多其他的标准,但基本上是基于上述 4 个参数的不同定义与组合。有学者认为可以优化定义:首先,根据 RECIST1.1 标准,肿瘤负荷与免疫治疗前的检查相比增加超过 50%(包括原发灶的增长或者转移灶的增加),然后,比较治疗前后肿瘤体积和肿瘤大小增加的速度,如果 TGK 比 ≥2,TGR 比 ≥2,则认为发生超进展。当前,超进展研究的生物标志物如下。

(一) 临床病理特征

超进展可以通过患者的临床病理特征来预测。比如,有研究显示年龄是一个预测因素。这是因为免疫衰老和年龄相关,其特点是细胞介导的免疫功能下降和体液免疫反应下降。有研究表明衰老免疫表型阳性患者比衰老免疫表型阴性患者更容易发生超进展。有研究表明 NSCLC 和颈部鳞状细胞癌中,发生超进展者年龄要小一些。因此,年龄并不能作为预测超进展的独立标志物,需要联合其他标志物。另有学者报道,皇家马斯登医院评分 ≥2、东部肿瘤协作组(ECOG)体能状态 ≥2 者,免疫治疗前有 2 个以上转移灶者,原发于口腔的复发性转移性头颈部鳞状细胞癌患者,胃癌肝转移 PD-L1 阳性联合评分 ≥10 分者,更容易发生超进展。

(二) 生化指标

研究报道较多的是乳酸脱氢酶(LDH)和 NLR 水平。在免疫治疗晚期黑色素瘤的一项大型回顾性研究中,超进展患者的高基线血清 LDH 可能提示侵袭性肿瘤生物学。dNLR 和血小板计数在 NSCLC 和头颈部鳞癌的超进展患者中较高。Δ NLR>75% 在第 4 周预测 NSCLC 中超进展的发生,准确率为 86.1%。还有报道免疫治疗第 1 个月直肠癌中癌胚抗原(CEA)、胰腺癌和胆管癌中糖类抗原 19-9(CA19-9)的快

速升高会增加超进展的发生率。

(三) 分子指标

1. cfDNA 和染色体数目不稳定性(CNI)评分　Wiess 研究中,56 例患者进行了 cfDNA 测序评估,采用染色体数不稳定性评分来定量评估染色体不稳定性,结果显示染色体不稳定性的量化可用作免疫治疗反应的早期指标。

2. MDM2 家族扩增　Kato 等通过 NGS 分析了 155 例患者的基因组谱,结果显示 MDM2/4(P=0.02)和 EGFR(P=0.02)与疗效差有关,并且 67% 的 MDM2/4 扩增患者发生了超进展。可能的机制是免疫治疗通过促进干扰素调节因子 8(IRF-8)的表达,经 JAK-STAT 信号传导与 MDM2 启动子结合来触发 MDM2 扩增。因此,MDM2/4 的扩增可能是超进展的生物标志物,MDM2 抑制剂可能是控制超进展发展的潜在疗法。

3. EGFR 突变　一项研究显示,10 例 EGFR 突变患者中有 8 例的 TTF 小于 2 个月,其中 2 例出现超进展。另一项研究显示 20%(2/10)的 EGFR 改变患者出现超进展。也许与 EGFR 激活导致 PD-1/PD-L1 上调相关,进而驱动免疫逃逸,导致超进展发生。

小结:超进展影响免疫治疗疗效,亟需找到其有效的生物标志物。通过临床病理特征、生化指标联合分子指标,综合评估也许能作为预测标志物。期待更多的基础和临床研究阐明其机制,期待找到更"高效"的生物标志物。

四、不良反应的生物标志物

免疫相关不良事件(irAEs)最常见于皮肤、内分泌腺、胃肠系统和肝脏,几乎可以影响任何器官系统,包括但不仅限于心血管、肺、肌肉骨骼、眼和中枢神经系统。irAEs 和化疗相关不良反应相比,有持续时间长、发作迟的特点。因此,临床实践中早期认识和管理 irAEs 非常重要。关于预测 irAEs 的生物标志物研究如下。

(一) 自身免疫性疾病史

一项系统评价研究显示 123 例接受抗 CTLA-4 和抗 PD-1 治疗患者,41% 出现自身免疫性疾病恶化。另一项对 470 例接受免疫治疗的回顾性研究也发现自身免疫性疾病史与 irAEs 的发生相关。学者对自身免疫性疾病与 irAEs 的发生进行了分子层面的分析,发现发生免疫相关关节炎的患者中 HLADRB1 共享表位等位基因的发生率更高,HLA-DR4 等位基因与免疫治疗相关 1 型糖尿病有关。此外,有研究表明免疫治疗前自身抗体与 irAEs 的发生密切相关,比如抗核抗体、抗甲状腺球蛋白、抗甲状腺过氧化物酶。综上,如果患者治疗前患有自身免疫性疾病,那么在免疫治疗时要特别警惕发生 irAEs。

(二) 循环细胞因子和循环免疫细胞

Khan 等发现 irAEs 患者细胞因子基线水平较低,而治疗后升高,这表明免疫失调可能与较高的 irAEs 风险有关,并且诱导型 CXCL9、10、11 和 13 水平模式与 irAEs 的相关性最强。低基线 IL-6 血清水平与较高的结肠炎和银屑病发生相关;治疗前血清 IL-17 水平与 Ⅲ 级以上结肠炎相关;基线 NLR 是 NSCLC 患者 irAEs 发生的独立预测因子;基线循环嗜酸性粒细胞与较高的免疫性肺炎相关。Fujimura 等报道

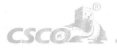

sCD163 和 CXCL5 可以预测 irAEs 的发生。一项前瞻性研究发现，循环 B 细胞减少（基线的 70%）、CD21loB 细胞和浆母细胞增加 2 倍以上的患者更容易发生 irAEs，治疗后 B 细胞数量早期下降的严重程度与毒性发作的时间直接相关。还有研究报道 T 细胞激活的淋巴细胞胞质蛋白 1（LCP1）联合二磷酸腺苷依赖性葡萄糖激酶（ADPGK）可以较准确预测肺癌患者发生免疫性肺炎。

（三）遗传基因变异

有研究表明 *CTLA-4* 基因变异 -1661A>G 可预测接受伊匹木单抗治疗的转移性黑色素瘤患者发生内分泌不良事件。与此类似，还有研究表明：SNPPDCD1804C>T 与 irAEs 发生率降低有关。

（四）微生物组

越来越多的研究报道微生物组和 irAEs 关联，例如在粪杆菌和其他厚壁菌门的基线表现增加的情况下，抗 CTLA-4 治疗结肠炎风险增加；拟杆菌则与低结肠炎发病率有关；但宿主微生物组复杂多样，需要更多的研究来证实。

（五）影像学检查

关于影像学手段作为 irAEs 的预测方法的研究较少。其中，有研究报道正电子发射体层摄影（PET）可以预测肺癌患者甲状腺炎 irAEs 的发生，表现为 PET 图像上可以看到患者甲状腺中氟脱氧葡萄糖（FDG）摄取增加，并且这是在血清促甲状腺素（TSH）升高之前出现。还有报道基于 CT 的放射组学方法可以准确预测免疫相关性肺炎。

小结：目前很难找到高效的生物标志物来早期预测 irAEs 的发生。当前，irAEs 的生物标志物常常是基于回顾性研究、单一癌种，或特定的不良反应类型，抑或需要采用临床上并不常用但昂贵的检测技术。因此，需要更多大样本的、前瞻性研究来验证上述生物标志物。

五、疗效和不良反应关系

一项研究对 2000 年 1 月 1 日至 2020 年 3 月 14 日 Embase 和 PubMed 发表的符合入组要求的 51 项研究[包括黑色素瘤（*n*=21）、肺癌（*n*=19）、肾癌（*n*=4）、尿路上皮癌（*n*=1）、头颈癌（*n*=2）和胃肠道癌（*n*=1）]进行免疫相关副作用与免疫检查点抑制剂疗效和益处之间的关联系统评价和 Meta 分析。该研究得出结论是：在接受免疫治疗的患者中，无论疾病部位、免疫治疗和 irAEs 的类型如何，irAEs 的发展与 ORR、PFS 和 OS 之间存在正相关，并且 3 级或更高级别的毒性有更好的 ORR，但其 OS 差。Xiaoxiang Zhou 等的系统评价和 Meta 分析也得出类似的结论，认为 irAEs 的发生与免疫治疗疗效呈正相关，特别是内分泌、皮肤和低级别的 irAEs。而 Qian Zhang 等最新研究发现 irAEs 的发生与 NSCLC 免疫治疗较好疗效显著相关，尤其是内分泌、胃肠道、皮肤和低等级的 irAEs。上述研究都是系统评价与 Meta 分析的结果，免疫治疗疗效与不良反应之间的关系到底如何？也许需要大规模的前瞻性研究才能解答。

六、总结和展望

目前免疫治疗疗效、超进展、假性进展、不良反应的生物标志物众多，但大多需要更多的临床数据支持。如何将非选择人群转换成选择人群，如何使得免疫治疗更加精准、可控、低毒、持久，将是未来免疫治疗疗效和不良反应生物标志物研究的重点。

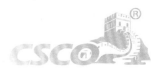

分离反应：一种特殊的免疫治疗非典型反应模式

¹山东第一医科大学第一附属医院　²中国人民解放军联勤保障部队第九六〇医院

王俊¹　王宝成²

针对PD-1、PD-L1以及CTLA-4的免疫检查点抑制剂改变了晚期实体瘤的治疗格局，并延长了患者的生存时间。免疫治疗可恢复机体正常的免疫反应，导致免疫细胞重新获得对肿瘤细胞识别和杀伤的能力。目前，纳武利尤单抗、帕博利珠单抗等多款药物相继获批治疗多种实体瘤，包括恶性黑色素瘤、晚期非小细胞肺癌。与传统细胞毒药物及靶向药物治疗不同，免疫治疗可以导致患者出现不同的反应模式。完全缓解（CR）、部分缓解（PR）、疾病稳定（SD）或疾病进展（PD）属于RECIST评估的经典反应类型。但是，某些患者可出现延迟反应、假性进展、超进展和分离反应（DR），统称为非典型反应类型。其中，延迟反应是指患者在疾病稳定一段时间后才发生缓解；假性进展是指患者治疗后病灶短暂增大，随后才会出现缓解；超进展是指患者经治疗后，瘤体在短期内快速增大，达到进展；DR则是指在同一患者体内的不同肿瘤病灶出现不同的反应类型。

对于假性进展、超进展及延迟反应，可通过两次连续的影像学检查进行评估，属于常规的非典型反应模式。但对于DR，基于影像学判断，选择不同的靶病灶评估，会得到不一样的结论，属于特殊的非典型反应模式。免疫治疗相关的DR目前报道较少，关于其生物学机制、临床获益、预后等尚未明确。本文系统综述了DR的发生率、定义、影像评估、可能的分子生物学机制、预后及临床管理，可帮助临床医生及影像学人员更加客观准确地了解这一现象，并优化患者的抗肿瘤治疗策略。

一、DR 的发生率

在化疗以及靶向治疗时代，有文献报道，13.9%~39.0%的患者接受系统性靶向治疗或化疗后出现DR。2015年，文献首次报道了1例转移性肾细胞癌患者在接受PD-L1抑制剂单药治疗后出现DR。目前，DR均是以个案、个案系列或回顾性研究形式报道。在一项开放标签、非随机研究中，62例非小细胞肺癌患者接受了一线或后线免疫治疗，5例患者发生了DR，包括接受PD-1或CTLA-4抑制剂治疗的患者。

一项纳入360例联合免疫治疗患者的回顾性研究显示，3.3%的患者出现DR；2.8%的患者出现假性进展。目前，不同文献报道的DR发生率存在差异，这可能与肿瘤类型有关，肾细胞癌发生率30.3%，子宫内膜癌发生率14.3%，非小细胞肺癌发生率13.2%，间皮瘤发生率12.5%。在包含4项回顾性研究及一项前瞻性研究的Meta分析中，DR的发生率在4.7%~22.1%。近期的一项前瞻性研究中，肾细胞癌患者约一半会出现DR。综上数据，DR在临床报道中的发生率差异较大，为3.3%~47.8%。传统的影像学检查，包括CT、MR、PET等，都可以用来评估差异反应；基于PET和CT手段检出率分别为10.0%~47.8%和3.3%~22.1%。

二、DR 的影像学定义

（一）RECIST1.1 和 iRECIST

如何定义免疫相关的DR？在影像学检查中，一部分病灶缩小，一部分病灶增大，是一种非典型的反应模式；DR可以在不同的器官及组织中出现；与其他非经典反应模式一样，DR的定义，研究之间也存在差异。在最早的一项研究中，作者对DR定义为某些病灶缩小超过30%，其他病灶增大超过20%。目前DR有三种不同的病灶反应模式。第一种：一个靶病灶评估为CR/PR，另一靶病灶评估为PD；第二种：一个靶病灶评估为SD，另一靶病灶评估为PD；第三种：一个靶病灶评估为CR/PR，另一靶病灶评估为SD，三种反应模式所占比例分别为8%、44%和10%。而在另一项研究中，DR的发生率则达到了47.8%；该研究将出现新发病灶合并DR的患者也定义为DR，同时DR出现的频率由于纳入了稳定的病灶而被高估。如果患者靶病灶稳定，同时存在病灶进展，整体评估应当是真性进展而不是DR。这类患者预后相对较差。所以，以下标准常被推荐用来定义DR：基于CT检查，患者同时存在CR/PR和PD病灶；患者存在CR/PR病灶，同时有一个或多个新发病灶或存在明显的非靶病灶恶化。病灶的评估应该包括原发灶及转移的靶病灶。尽管在这些病灶中可以同时观察到CR、PR或PD，但最终整体疗效的评估应当基于靶病灶及非靶病灶的反应情况来综合评判。

目前，传统的RECIST1.1不足以评估假性进展，并可能低估免疫治疗的临床获益，因此，irRC、irRECIST和iRECIST已被用于评估具有非典型反应模式的患者。一项单中心回

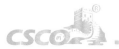

顾性分析显示,根据RECIST1.1标准,11%的进展性非小细胞肺癌患者其实低估了PD-1或PD-L1抑制剂治疗的获益程度。然而,免疫相关放射学标准,包括irRC、irRECIST和iRECIST并没有明确定义DR。根据iRECIST标准,对单个DR患者的总体反应评估可以是iPR、iSD、iUPD或iCPD。因此,DR可能被RECIST和iRECIST标准错误分类为真性进展。

(二) PERCIST 和 imPERCIST

一般来说,很难通过常规的RECIST1.1标准分析CT结果来定义DR。首先,高敏感性CT检查常常是需要的。由于PET具有高敏感性、全身检查的优势,一些研究人员倾向使用PET来定义DR。核医学成像可通过显示肿瘤代谢而优于传统CT,已经被用于识别假性进展。代谢反应标准如PERCIST在非小细胞肺癌和不可切除的复发恶性胸膜间皮瘤患者中应用,可能比CT具有更高的预测率。然而,DR也可以被PERCIST评估为代谢性PD。随后基于免疫治疗优化人们发展了PERCIST标准,即imPERCIST。该标准认为,仅出现新的病灶不会导致代谢性PD。作为双时间点评估方法,imPERCIST需要确认进展这一环节。同时,更敏感的放射学标准可能会增加假阳性诊断率,因此不应将DR简单地包括在进展、稳定或缓解的类别中。然而,关于PET对DR的评估尚无专家共识。受PERCIST启发,最近提出的基于imPERCIST标准获得的DR定义是:靶病灶的代谢降低>30%,其余病灶(和/或出现新的代谢病灶)的代谢增加>30%。然而,通过PET进行的评估仍有一些局限性。首先,多功能放射性示踪剂FDG的特异性较低,因为它摄取的细胞包括肿瘤细胞和炎症细胞。其次,肿瘤引流区淋巴结FDG摄取增加可能是免疫疗法诱导的免疫激活,这会被误判为PD。再次,与CT或MR等其他成像方式相比,PET作为疾病再评估的一种方式,不是最经济的。最后,PET需要防辐射,其空间分辨力不如CT和MR。

总体而言,应将肿瘤反应的形态学和代谢特征纳入疗效评估之中。由于难以区分DR的假性进展和真性进展病灶,且缺乏病理学的证实,放射学技术为基础的DR评估会导致结果的偏倚。

此外,大多数研究在第一次放射学评估时定义了DR,但在随后的评估中(治疗后3个月或更长时间)仍会观察到DR。在一项对50例接受免疫治疗的非小细胞肺癌患者进行的回顾性研究中,分别有12%和10%的患者发展为假性进展和DR。随后的PET发现其中一半以上患者有DR(26%)和假性进展(32%),这两种模式都与持续免疫治疗的临床益处密切相关。因此,与假性进展等一般非典型反应模式不同,DR也需要动态评估。出现DR非典型反应后,必须在随后的4~8周内进行确认评估。

三、DR的病理特征及发生机制

放射学评估,如CT和PET,临床上用于定义DR,但假性进展的病灶可能被错误分类为DR的进展性病灶,这高估了DR发生率。据报道,当对靶病灶进行活检时,DR发生率会增加。在临床中,对疑似DR的所有进展性病变进行活检是不可能实现的,因为一些患者拒绝活检,或因病灶位置和大小不适合活检。在最近对5例发生纳武利尤单抗相关DR患者的研究中,只有2例患者同意对进展的病灶进行活检。

(一) 肿瘤引流区淋巴结

免疫相关DR的确切机制仍然未知。通常,DR患者的进展部位并不具有特异性。DR的靶病灶可以是淋巴结或实体器官。肿瘤引流区淋巴(TDLNs)作为免疫反应的特殊部位,经常出现大小变化,这与细胞毒性T细胞和免疫抑制性细胞共存有关。在小鼠接受抗PD-1治疗之前,TDLNs消融或手术切除或清除CD8+T细胞均可降低治疗的效果。与常规的全身免疫治疗相比,将药物靶向递送至TDLNs可增强抗肿瘤免疫反应、提高治疗的效果。

在自发转移性乳腺癌小鼠模型中,新辅助免疫治疗比辅助治疗具有更好的治疗效果。因此,TDLNs可作为启动肿瘤特异性免疫反应的最重要部位。事实上,淋巴结作为免疫治疗评估的靶病灶,其大小往往比实体器官更容易出现变化,并且具有误导性。淋巴结中观察到暂时的炎症反应会被误认为疾病进展。虽然没有证据证实淋巴结更容易发生病灶进展,但在内脏也有进展病灶的情况下,可优先选择器官病灶作为靶病灶来评估,避免将淋巴结作为靶病灶来评估,这样能精确定义DR或其他非典型反应。

(二) 组织学和基因组异质性

个体患者的肿瘤异质性可能是产生病灶免疫治疗反应不一致的原因。首先,原发灶和转移灶之间存在组织学、时间上的异质性。在最近的一份报道中,1例患者的原发病变组织学为腺鳞状细胞癌,但当肾脏病变进展时,肾活检显示为腺癌。其次,基因改变与DR也有关。在小鼠黑色素瘤模型中,肿瘤间基因异质性可导致不同病灶的肿瘤微环境发生变化。此外,原发灶和转移灶的肿瘤微环境差异也可能是原因之一。不同部位的转移瘤肿瘤微环境也不同,这会影响对免疫治疗的反应并产生不同的治疗反应模式。例如,肾上腺被认为是免疫豁免器官,微卫星不稳定的转移性结直肠癌、黑色素瘤、子宫癌肉瘤患者,其肾上腺转移瘤对免疫治疗缺乏敏感。从机制上分析,不同部位转移瘤之间的PD-L1表达有近1/4出现了不一致。例如,高表达PD-L1的肺腺癌老年患者也出现了非典型反应。转移病灶,包括淋巴结、胸腔积液、软组织和肾上腺转移,PD-L1表达的阳性率要高于原发病灶(33.8% vs. 28.4%)。

(三) 免疫微环境

肿瘤微环境内的免疫细胞可能是造成器官免疫反应差异的原因。临床前研究表明,肿瘤生长部位不同,对免疫疗法的反应也不同。与皮下移植的肿瘤相比,原位肿瘤和内脏肿瘤对包含三种特异性激动剂抗体(tri-mAb)的免疫疗法反应显著降低;免疫抑制性M2巨噬细胞形成的特定微环境是发生机制之一。例如,在结肠癌小鼠模型中,不同解剖部位对不同免疫疗法的反应也不同,包括mRNA疫苗及抗CTLA-4和PD-1抗体联合治疗。再如,Ly6C+ 单核细胞可杀死皮肤组织中的黑色素瘤细胞,但对肺组织中的黑色素瘤没有杀伤作用。向肿瘤内递送组织特异性靶向药物,包括单克隆抗体、模式识别受体激动剂、基因工程病毒、细菌、细胞因子和免疫细胞,是提高免疫疗法原位治疗效果的重要策略。局部组织微环境可能决定了哪些免疫群体有助于发生特定的治疗反应。采取放射学措施可克服肿瘤的异质性，例如将较小的病灶作为靶病灶，开发出针对免疫细胞受体的放射性示踪剂来提高放射学评估的特异性。

四、DR 患者的预后和临床管理

与 PR/CR 相比，DR 是接受靶向或化疗患者不利的预后因素。然而，在几乎所有针对 DR 的研究中，与真性 PD 患者相比，DR 患者的 OS 显著延长或临床获益增加。在接受免疫治疗后，20%~50% 的 DR 患者观察到了持久的临床获益。采用 PET 评估的 DR 患者有 6 个月的临床获益。此外，DR 患者的 OS 比一致性 PD 患者（无 DR）更长，但一致性 PR 患者（无 DR）与一致性 SD 患者（无 DR）的 OS 没有显著差异。DR 患者的生存率与报告的 PR 或 SD 患者的生存率相当。这些结果表明，当患者通过 RECIST 评估为 DR 时，免疫疗法的临床获益实际被低估了。

当 RECIST1.1 评估为进展性病灶后，DR 是一个十分有用的标志物，以决定患者是继续还是停止免疫治疗。最重要的是，DR 不能简单地等同于 PD，或免疫治疗抵抗。立即停止免疫治疗或改用其他系统性治疗，包括化疗或靶向治疗，并不是必选的早期策略。如果患者最初被评估为 DR，肿瘤科医生必须在随后的 4~8 周内重复评估疗效，这时部分患者可继续免疫治疗，部分患者在进展病灶局部处理后继续免疫治疗。然而，决定让患者继续接受免疫治疗可能基于多重考虑，例如：疾病进展的程度、患者临床一般状况以及发生免疫相关的

毒性风险大小等。病理、遗传和临床危险因素（如 NLR）有助于区分非典型反应和真性 PD。在一些表现出 DR 并停止免疫治疗的患者中，随后的免疫治疗单药或联合局部治疗是常用的替代策略。最近的回顾性研究表明，出现 DR 的患者，手术切除进展病灶提高了临床获益，是一种治愈性的手段，特别是对于潜在肾上腺转移灶寡进展的患者。

五、结论

DR 被认为是一种混合或异质性的放射学反应，它在单个时间点出现对免疫治疗明显分离、相反反应的靶病灶。根据不同的放射学评估和 DR 定义，在接受免疫治疗的患者中，DR 的发生率为 3.3%~47.8%。与传统 CT 比较，PET 似乎能诊断出更多的 DR 患者，但将 SD 的靶病灶纳入 DR 评估会高估 DR 的发生率。肿瘤和免疫微环境异质性是造成 DR 和免疫治疗差异反应的主要原因。与真性 PD 的患者相比，DR 患者的预后较好。初始或后续放射学评估的 DR 是确定患者继续免疫治疗需要考虑的因素。临床医生应该综合放射学、临床和病理来整体了解 DR，以便更好地管理免疫治疗的患者，保证其取得最佳的临床获益。此外，DR 的定义在将来需要统一；也需要通过病理、免疫学、细胞学和分子生物学研究阐明其发生机制，但暂时使用 iRECIST 来评估是可行的。最后，对于 DR 患者的治疗，应包括持续免疫治疗、局部治疗以及肿瘤内靶向免疫治疗，尤其是通过增加局部病灶药物浓度或采取定向靶向技术处理特定进展病灶是精准治疗 DR 患者的未来方向。

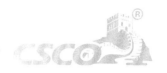

检查点抑制剂相关肺炎预测因素
及模型的建立

¹ 广州医科大学附属第一医院广州呼吸健康研究院　　² 中山大学附属第一医院

邓海怡¹　邓佳婷²　林心情¹　官文辉¹　林子盈¹　邱艳丽²　杨伊霖¹　吴建辉¹　邱桂焕¹　孙霓¹

周茂林¹　邓佳茜¹　谢晓鸿¹　谢展鸿¹　秦茵茵¹　周燕斌²　周承志¹

免疫检查点抑制剂(immune checkpoint inhibitors，ICI)在肺癌治疗中表现出显著疗效。然而，ICI 可导致一系列独特的毒性作用，称为免疫相关不良事件(immune-related adverse events，irAE)。检查点抑制剂相关肺炎(checkpoint inhibitor-related pneumonitis，CIP)是一种少见但有潜在致命威胁的irAE。世界卫生组织(WHO)药物警戒数据库的回顾性分析表明，与抗程序性死亡 -1/ 配体 -1(anti-programmed death-1/ligand-1，PD-1/PD-L1)相关的大多数死亡病例来自 CIP(35%)、肝炎(22%)和神经毒性效应(15%)。既往临床研究表明，CIP 的发病较低(3%~5%)，但现实世界中 CIP 的发病率高达 7%~19%。此外，CIP 缺乏典型的临床表现和影像学特征，然而 CIP 患者若不及时治疗，可能会导致病情恶化甚至致命。因此，确定与 CIP 相关的危险因素至关重要。

有研究表明，年龄、肺部基础疾病、肿瘤病理组织和放疗可能与 CIP 的发生有关。然而是否存在其他危险因素也值得进一步研究。此外，轻度 CIP(1~2 级)大多是可控的，我们需要更关注重度 CIP。但是大多数研究分析的是所有级别 CIP 的危险因素，忽略了重度 CIP。若能确定重度 CIP 的高危因素，就可以筛选高危患者，进行密切监测、早期、及时诊断及治疗 CIP，避免严重后果。这项回顾性研究旨在确定与肺癌患者所有级别和重度 CIP 的危险因素，并建立重度 CIP 的预测评分模型。

一、对象与方法

1. **对象**　回顾性收集了 2018 年 4 月至 2021 年 3 月在广州医科大学第一附属医院中接受 ICI 治疗的肺癌患者。所有入组患者至少接受 1 疗程含 ICI 的治疗，且后续至少随访 1 次。排除标准：缺少基线临床数据、患有其他恶性肿瘤病例。根据入组患者是否发生 CIP，分为 CIP 组和对照组。

2. **CIP 的诊断**　CIP 的诊断是由两名经验丰富的呼吸科医生和一名影像学医生确定的。CIP 定义为 ICI 治疗后肺部炎症的临床和影像学表现，并排除其他病因，如肺部感染、肺癌进展和肺水肿等。CIP 严重程度根据常见不良事件评价标准(CTCAE 5.0 版)进行分级。此外，CIP 分为轻度(1~2 级)和重度(≥ 3 级)肺炎。

3. **数据的收集**　回顾性地从电子病历系统收集以下信息：年龄、性别、吸烟史(目前吸烟、既往吸烟、从不吸烟)、基线肺功能和胸部 CT 结果(是否存在 COPD、间质性肺疾病、阻塞性肺炎、肺结核、气胸、胸腔积液)、肿瘤的病理类型(鳞癌和非鳞癌)、第 8 版 TNM 分期、东部肿瘤协作组体能状态评分(ECOG-PS)、放疗史(放疗部位，免疫治疗前 / 期间)、ICI 类型(PD-1/PD-L1 抑制剂)、治疗方案(联合 / 单药，联合化疗 / 抗血管 / 其他药物)、免疫治疗线程、基线血常规(白细胞、中性粒细胞、淋巴细胞、嗜酸粒细胞)。目前吸烟包括 ICI 治疗时未戒烟或者戒烟 1 年内；既往吸烟则定义为戒烟 1 年及以上。放疗部位为肺部、纵隔、胸椎的设定为胸部放疗，其他部位(如颅脑、腹部、腰椎等)设定为胸外放疗。免疫治疗期间放疗定义为 ICI 联合放疗或者 ICI 治疗 6 周内加入放疗。

4. **统计分析方法**　使用 SPSS 软件(第 25 版)进行统计分析，采用 Graphpad Prism(第 8 版)和 R 语言(4.0.3 版)进行绘图。连续变量使用中位数和范围表示，分类变量表示为例数(百分比 %)。患者基线特征比较中，连续变量若满足正态性分布采用独立样本 t 检验；若不满足正态性分布则使用独立样本的秩和检验。分类变量采用卡方检验(χ^2)或 Fisher 确切检验比较两组的差异。采用 Logistic 单因素分析与所有等级 CIP 发生相关的变量，其中 $P<0.1$ 的变量纳入 Logistic 多因素分析，并使用逐步回归法筛选 CIP 的危险因素。所有 P 值均基于双侧检验，$P<0.05$ 为差异有统计学意义。

5. **重度 CIP 模型的建立与验证**　模型发展队列的数据来自广州医科法学附属第一医院。在发展队列中，采用 Logistic 单因素分析筛选重度 CIP 发生相关的变量，其中 $P<0.1$ 的变量纳入 Logistic 多因素分析，并使用逐步回归法筛选重度 CIP 的危险因素。验证队列来自与发展队列的入排标准一致的中山大学附属第一医院的患者。为了使评分模型简易直观，所有 OR 值四舍五入取整数。每个患者的总风险评分是每个单项评分的总和。

为了评估评分模型预测重症 CIP 的准确性，我们绘制了受试者操作特征(receiver operating characteristic，ROC)曲线，并计算了 ROC 曲线下面积(area under curve，AUC)。根据

ROC 曲线的尤登指数（Youden index）计算出模型的最优界值。Hosmer-Lemeshow 拟合优度检验和校准图用于评估模型的校准度，前者中 $P > 0.05$ 认为校准度良好，后者通过 1 000 次 Bootstrap 重采样计算得到。统计软件使用了 R 语言（4.03 版），用到 "rms" 和 "ResourceSelection" 等拓展包。

二、结果

1. 一般临床资料 通过病例系统共识别出 954 例使用 ICI 的患者，根据入排标准筛选出 666 例肺癌患者符合纳入发展队列，其中 95 例发生 CIP（CIP 组），未发生 CIP 的患者有 571 例（对照组）。对于总体人群，在肺癌诊断时，大多数为男性（82.4%），中位年龄为 63 岁，年龄范围为 22~83 岁。有

COPD 或者间质性肺病病史的分别有 110 例（16.5%）和 26 例（3.9%）（表 1）。大多数是晚期肺癌（93.5%）和 PS 评分为 0~1 分（92.8%）的患者。治疗方面，PD-1 抑制剂（95.0%）和联合治疗（84.2%）占大多数；其中 ICI 联合单纯化疗的占比最高（表 2）。

在两组对比中，CIP 组中 ≥65 岁的比例比对照组高（58.9% vs. 41.3%，$P=0.001$）。CIP 组有 COPD 病史的患者明显高于对照组（28.4% vs. 14.5%，$P=0.001$）。在 CIP 组中，既往 / 目前吸烟的患者的比例高于对照组（69.5% vs. 44.7%，$P<0.001$）。肺气肿、间质性肺病在 CIP 组比例倾向较高，但无统计学意义（表 1）。两组均以非鳞癌为主，但非鳞癌的比例在对照组更高（66.0% vs. 56.2%，$P=0.012$）。CIP 组中既往放疗史和免疫治疗期间放疗史的占比均高于对照组（表 2）。

表 1 CIP 组和对照组一般临床特征

特征	所有患者 ($n=666$)	CIP 组 ($n=95$)	对照组 ($n=571$)	P 值
年龄				
中位值	63 (22~83)	66 (36~87)	63 (22~88)	0.003
<65 岁	374 (56.2)	39 (41.1)	335 (58.7)	0.001
≥65 岁	292 (43.8)	56 (58.9)	236 (41.3)	
性别				0.62
男性	549 (82.4)	80 (84.2)	469 (82.1)	
女性	117 (17.6)	15 (15.8)	102 (17.9)	
吸烟状态				<0.001
目前吸烟	228 (34.2)	54 (56.9)	174 (30.5)	
既往吸烟	93 (14.0)	12 (12.6)	81 (14.2)	
不吸烟	345 (51.8)	29 (30.5)	316 (55.3)	
肺部基础疾病				
肺气肿	230 (34.5)	40 (42.1)	190 (33.2)	0.094
COPD	110 (16.5)	27 (28.4)	83 (14.5)	0.001
间质性肺病	26 (3.9)	6 (6.3)	16 (2.8)	0.077
肺结核	30 (4.5)	7 (7.4)	23 (4.0)	0.18
哮喘	4 (0.6)	1 (1.1)	3 (0.5)	0.57
阻塞性肺炎	237 (35.6)	36 (37.9)	201 (35.2)	0.61
气胸	11 (1.7)	2 (2.1)	9 (1.6)	0.72
胸腔积液	209 (31.4)	35 (36.8)	174 (30.4)	0.22
血常规				
白细胞	7.60 (1.05~34.54)	7.59 (2.98~19.90)	7.60 (1.05~34.54)	0.93
中性粒细胞	4.90 (0.20~30.10)	5.15 (1.60~18.50)	4.90 (0.20~30.10)	0.99
淋巴细胞	1.50 (0.20~5.40)	1.40 (0.40~4.50)	1.50 (0.20~5.40)	0.44
嗜酸粒细胞	0.14 (0~3.30)	0.19 (0~0.90)	0.12 (0~3.30)	0.61

注：COPD 为慢性阻塞性肺疾病。白细胞、中性粒细胞、淋巴细胞和嗜酸粒细胞的单位是 ×10^9/L。

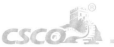

表 2　CIP 组和对照组的肺癌临床特征

特征	所有患者(n=666)	CIP 组(n=95)	对照组(n=571)	P 值
肿瘤病理类型				0.012
鳞癌	239(35.9)	45(47.4)	194(34.0)	
非鳞癌	427(64.1)	50(56.2)	377(66.0)	
TNM 分期				0.61
Ⅰ~Ⅱ	43(6.5)	5(5.3)	38(6.7)	
Ⅲ~Ⅳ	623(93.5)	90(94.7)	533(93.3)	
ECOG PS				0.78
0~1 分	618(92.8)	88(94.3)	530(92.8)	
≥2 分	47(7.1)	6(5.7)	41(7.2)	
既往放疗史				0.007
胸部放疗	46(6.9)	14(14.7)	32(5.6)	
胸外放疗	27(4.1)	2(2.1)	25(4.4)	
没有	593(89.0)	79(83.2)	514(90.0)	
ICI 期间放疗史				0.016
胸部放疗	25(3.8)	6(6.3)	19(3.3)	
非胸部放疗	26(3.9)	8(8.4)	18(3.2)	
没有	615(92.3)	81(85.3)	534(93.5)	
ICI 类型				0.61
PD-1 抑制剂	633(95.0)	92(94.3)	541(94.7)	
PD-L1 抑制剂	33(5.0)	3(5.7)	30(5.3)	
治疗类型				0.64
单药	102(15.3)	16(16.8)	86(15.1)	
联合化疗	425(63.8)	57(60.0)	368(64.4)	
联合抗血管	23(3.5)	5(5.3)	18(3.2)	
联合两者	111(16.7)	16(16.8)	95(16.6)	
联合其他	5(0.7)	1(1.1)	4(0.7)	
线程				0.27
1	473(71.0)	72(75.8)	401(70.2)	
≥2	193(29.0)	23(24.2)	170(29.8)	

注:ECOG PS 为东部肿瘤协作组体能状态评分;ICI 为免疫检查点抑制剂;PD-1 为程序性死亡受体 -1 ;PD-L1 为程序性死亡受体 - 配体 1。

2. CIP 的危险因素分析　在单因素分析发现,年龄≥65 岁(OR=1.95,95% CI 1.20~3.16)、目前吸烟(OR=3.29,95% CI 2.02~5.35)、有 COPD 病史(OR=2.34,95% CI 1.41~3.86)、鳞癌(OR=1.74,95% CI 1.13~2.70)、既往胸部放疗(OR=2.84,95% CI 1.45~5.56)和免疫治疗期间胸外放疗(OR=2.93,95% CI 1.23~6.95)与 CIP 发生风险增加相关(表 3)。肺气肿(OR=1.46,95% CI 0.93~2.27 ;P=0.097)和间质性肺病(OR=2.33,95% CI 0.89~6.12 ;P=0.085)也显示在一定程度增加 CIP 发生的风险,但没有统计学意义。

将以上变量纳入多因素分析后显示,年龄≥65 岁(OR=1.95,

95% CI 1.20~3.16,P=0.007)、患有 COPD(OR=2.49,95% CI 1.15~5.38,P=0.021)和鳞癌(OR=1.67,95% CI 1.04~2.67,P=0.033)是 CIP 发生的独立危险因素(表 3)。研究还发现,对比从不吸烟的患者,目前吸烟(OR=3.00,95% CI 1.79~5.03,P<0.001)增加 CIP 发生的风险,而既往吸烟并不增加肺炎的危险。相比基线没有放疗史的患者,既往胸部放疗(OR=3.12,95% CI 1.50~6.49,P=0.002)是 CIP 发生的独立危险因素,而胸外放疗与 CIP 发生没有显著相关性。在免疫治疗期间放疗表现出相反的结果,对比没有放疗史的患者,胸外放疗与肺炎发生相关(OR=2.80,95% CI 1.10~7.14 ;P=0.031)。

表 3　单因素和多因素分析探索 CIP 的危险因素

变量	单因素分析		多因素分析	
	OR(95% CI)	P 值	OR(95% CI)	P 值
年龄(≥65 vs.<65)	2.04(1.31~3.17)	0.002	1.95(1.20~3.16)	0.007
性别(男 vs. 女)	1.16(0.64~2.10)	0.623	~	–
吸烟状况				
从不吸烟	1		1	
既往吸烟	1.57(0.77~3.21)	0.218	1.19(0.55~2.56)	0.659
目前吸烟	3.29(2.02~5.35)	<0.001	3.00(1.79~5.03)	<0.001
肺部基础疾病				
肺气肿	1.46(0.93~2.27)	0.097	0.58(0.29~1.16)	0.124
COPD	2.34(1.41~3.86)	0.001	2.49(1.15~5.38)	0.021
间质性肺病	2.33(0.89~6.12)	0.085	1.96(0.70~5.49)	0.198
肺结核	1.89(0.79~4.54)	0.154	~	–
哮喘	2.01(0.21~19.53)	0.547	~	–
阻塞性肺炎	1.12(0.72~1.75)	0.620	~	–
气胸	1.34(0.29~6.30)	0.711	~	–
胸腔积液	1.33(0.84~2.09)	0.221	~	–
肿瘤病理类型(鳞癌 vs. 非鳞癌)	1.74(1.13~2.70)	0.013	1.67(1.04~2.67)	0.033
TNM 分期(Ⅲ~Ⅳvs. Ⅰ~Ⅱ)	1.29(0.50~3.37)	0.599	~	–
既往放疗史				
没有	1		1	
胸部放疗	2.84(1.45~5.56)	0.002	3.12(1.50~6.49)	0.002
非胸部放疗	0.52(0.12~2.24)	0.379	0.82(0.18~3.73)	0.798
ICI 期间放疗史				
没有	1		1	
胸部放疗	2.08(0.81~5.36)	0.130	2.32(0.82~6.61)	0.115
胸外放疗	2.93(1.23~6.95)	0.015	2.80(1.10~7.14)	0.031
ICI 类型(抗 PD-L1 vs. 抗 PD-L)	0.59(0.18~1.96)	0.385	~	–
治疗类型(联合 vs. 单药)	0.88(0.49~1.57)	0.656	~	–
线程(≥2 vs. 0~1)	0.75(0.45~1.24)	0.750	~	–

注:COPD 为慢性阻塞性肺疾病;ICI 为免疫检查点抑制剂;抗 PD-1 为程序性死亡受体 -1 抑制剂;抗 PD-L1 为程序性死亡受体 - 配体 1 抑制剂;OR 为比值比。

3. **重度 CIP 预测模型的建立**　在发展队列中,37 例患者诊断为重度 CIP(图 1)。单因素分析发现,年龄 ≥65 岁(OR=2.20)、肺气肿(OR=2.63)、COPD(OR=2.60)、间质性肺病(OR=4.11)、胸腔积液(OR=2.43)、既往放疗史(OR=2.39)和免疫治疗期间胸部放疗(OR=3.84)和胸外放疗(OR=3.67)与重症 CIP 相关(P<0.05)(表 4)。将 Logistic 回归中 P<0.1 的因素纳入多因素分析中,通过逐步回归法筛选出 5 个独立危险因素:间质性肺病(OR=4.76,95% CI 1.45~15.65;P=0.010)、免疫治疗期间放疗(OR=4.30,95% CI 1.77~10.45;

P=0.001)、胸腔积液(OR=3.00,95% CI 1.48~6.08;P=0.002)、肺气肿(OR=2.87,95% CI 1.42~5.78;P=0.003)、免疫治疗单药(OR=2.44,95% CI 2.44~5.43;P=0.029)。最终得出严重 CIP 预测评分模型。该评分模型是根据各个危险因素的 OR 值进行赋分:间质性肺疾病赋 5 分,免疫治疗期间放疗赋 4 分,胸腔积液和肺气肿分别赋 3 分,免疫单药赋 2 分,若不存在上述危险因素则赋予 0 分;模型的总得分为 0~17 分。每个风险因素的详细信息和相应得分见表 5。

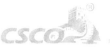

表4　单因素分析临床特征与严重 CIP 的关系 [n(%)]

变量	严重 CIP(n=37)	没有严重 CIP(n=629)	OR(95% CI)	P 值
年龄				
<65 岁	23(62.2)	351(55.8)	1	
≥65 岁	14(37.8)	278(44.2)	2.20(1.11~4.35)	0.024
性别				
女	3(8.1)	114(18.1)	1	
男	34(91.9)	515(81.9)	2.51(0.76~8.31)	0.132
吸烟状况				
不吸烟	12(32.4)	333(52.9)	1	
既往吸烟	5(13.5)	88(14.0)	1.53(0.53~4.47)	0.433
目前吸烟	20(54.1)	208(33.1)	2.60(1.24~5.42)	0.011
肺部基础疾病				
肺气肿	21(56.8)	209(33.2)	2.63(1.35~5.15)	0.005
COPD	12(32.4)	98(15.6)	2.60(1.26~5.35)	0.009
间质性肺病	4(10.8)	22(3.5)	4.11(1.32~12.83)	0.015
肺结核	3(8.1)	27(4.3)	1.96(0.57~6.78)	0.287
阻塞性肺炎	8(21.6)	229(36.4)	0.48(0.22~1.07)	0.072
气胸	1(2.7)	10(1.6)	1.72(0.21~13.78)	0.611
胸腔积液	19(51.4)	190(30.2)	2.43(1.25~4.74)	0.009
肿瘤病理类型				
非鳞癌	21(56.8)	406(64.5)	1	
鳞癌	16(43.2)	223(35.4)	1.38(0.71~2.71)	0.343
TNM 分期				
Ⅰ ~ Ⅱ	2(5.4)	41(6.5)	1	
Ⅲ ~ Ⅳ	35(94.6)	588(93.5)	1.23(0.29~5.29)	0.782
既往放疗史				
没有	29(78.4)	564(89.7)	1	
有 #	8(21.6)	65(10.3)	2.39(1.05~5.45)	0.038
ICI 期间放疗史				
没有	29(78.4)	586(93.2)	1	
胸部放疗	4(10.8)	21(3.3)	3.84(1.24~11.92)	0.020
胸外放疗	4(10.8)	22(3.5)	3.67(1.19~11.34)	0.024
ICI 类型				
PD-1 抑制剂	36(97.3)	597(94.9)	1	
PD-L1 抑制剂	1(2.7)	32(5.1)	0.52(0.07~3.89)	0.521
治疗类型				
联合	27(73.0)	537(85.4)	1	
单药	10(27.0)	92(14.6)	2.16(1.01~4.62)	0.046
线程				
0~1	33(89.2)	440(70.0)	1	
≥2	4(10.8)	189(30.0)	0.77(0.36~1.67)	0.514

注:# 严重 CIP 组没有既往非胸部放疗史患者,因此没有对有既往放疗史的患者进行分层。

缩略词:COPD:慢性阻塞性肺疾病;ICI:免疫检查点抑制剂;PD-1:程序性死亡受体 -1;PD-L1:程序性死亡受体 - 配体 1;OR:比值比。

表5 多因素分析与严重 CIP 相关的独立危险因素和风险评分

变量	β	OR(95% CI)	P 值	评分
肺气肿	1.053	2.87(1.42~5.78)	0.003	3
间质性肺疾病	1.560	4.76(1.45~15.65)	0.010	5
胸腔积液	1.099	3.00(1.48~6.08)	0.002	3
ICI 期间放疗史	1.460	4.30(1.77~10.45)	0.001	4
ICI 单药	0.892	2.44(2.44~5.43)	0.029	2

注:ICI 为免疫检查点抑制剂;β 为偏回归系数;OR 为比值比。

4. 模型的内部及外部验证 内部验证表明,重度 CIP 预测模型的 AUC 值为 0.769(95% CI 0.694~0.844);并求出最优界值为 3.5 分,该模型的敏感度为 64.9%,特异度为 76.8%。Hosmer-Lemeshow 拟合优度检验表现出良好的校准度(P=0.751)。校准图也显示模型预测的概率与实际概率较一致(图1)。

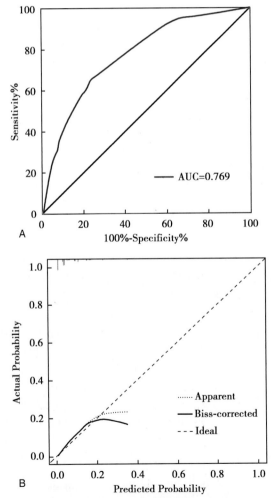

图1 重度 CIP 评分预测模型的内部验证
模型的受试者工作特征曲线(ROC)(A)。模型的校准图(B):y 轴代表重症 CIP 的预测概率,x 轴代表重症 CIP 的实际概率。45° 虚线代表理想模型的完美预测。

根据发展队列相同的纳入和排除标准,共有 187 例患者

从中山大学附属第一医院筛选出,其中 5 例(2.8%)发生重度 CIP。验证队列中模型的 AUC 为 0.749(95% CI 0.529~0.970)(图2)。

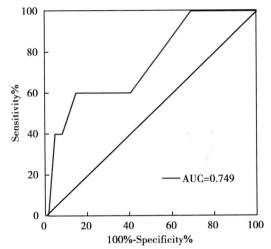

图2 验证队列中模型的受试者工作特征曲线。

三、讨论

本研究筛选出肺癌患者中所有级别或重度 CIP 发生的独立危险因素;并用间质性肺疾病、ICI 期间放疗、胸腔积液、肺气肿和免疫治疗单药建立预测风险评分模型。这是第一个预测重度 CIP 的预测模型。

本研究单因素和多因素均显示年龄 ≥65 岁与所有级别 CIP 发生相关,而且单因素分析中也显示年龄 ≥65 岁与重度 CIP 发生有关,但在多因素中无统计学差异。既往一项回顾性纳入 167 例非小细胞肺癌,其中 22 例发生 CIP,结果显示年龄 ≥70 岁可能是 CIP 的危险因素。高龄患者可能与肺部基础疾病增加和肺部恢复能力下降有关,这可能是高龄患者发生 CIP 较高的原因。但是另一项研究查询美国食品药品监督管理局不良事件报告系统数据库,结果显示年龄 <60 岁可能增加 CIP 发生的风险。年龄与 CIP 发生的关系仍需进一步前瞻性验证。

本研究发现,对比从不吸烟者,目前吸烟(包括戒烟 1 年内)患者发生 CIP 的比例较高,且在单因素和多因素分析中均显示目前吸烟是所有级别 CIP 发生的危险因素。而且单因素分析显示目前吸烟与重度 CIP 相关。一项纳入 25 项研究的荟萃分析显示,吸烟是发生 irAEs 的危险因素之一。吸烟会导致肺部结构和功能的损害,可促进肺部慢性炎症,与 COPD、哮喘和肺纤维化等肺部疾病相关。Galant-Swafford 等发现吸烟可能会增加哮喘患者发生 CIP 的风险。另外,我们还发现既往吸烟(戒烟 1 年以上)与所有级别或重度 CIP 发生无关。因此,从安全角度考虑,我们建议使用 ICI 治疗的患者,尤其是同时合并其他高危因素的患者,应尽早戒烟。

本研究发现,对比没有既往放疗的患者,免疫治疗前进行胸部放疗是所有级别和高级别 CIP 的危险因素。KEYNOTE-001 研究二次数据分析发现对比没有接受胸部放疗的患者,曾接受胸部放疗的患者发生治疗相关的肺部

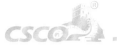

毒性的频率更高(13% vs. 1%,P=0.046)。另外一项纳入 101 例 NSCLC 患者的研究发现,既往有放疗病史(包括肺部、纵隔、椎体放疗)比没有放疗史的患者肺炎发生率更高(40% vs. 9.8%)。放疗可能会增加免疫治疗反应,从而增强了免疫介导的毒性。但是本研究发现非胸部放疗则与 CIP 发生无关,胸部放疗可能同时引起亚急性肺部损害,即使影像上没有表现。近期有人提出放射回忆性肺炎(radiation recall pneumonitis, RRP)是指 ICI 治疗后,CIP 发生在先前受照射的肺部。RRP 是胸部放疗后出现 CIP 的一种特殊类型,机制可能是患者先前受照射区域的辐射暴露,ICI 可能引发了由淋巴细胞、细胞因子和蛋白质介导的炎症反应。

对比免疫治疗期间没有放疗的患者,胸部放疗发生严重 CIP 的风险增加,而发生所有等级 CIP 的风险相似。一项纳入 3 项随机对照研究的荟萃分析显示,ICI 联合放疗患者发生 ≥3 级肺炎的发生率显著较高(相对风险:2.78;95% CI 1.32~5.85,P=0.007)。一项研究回顾性分析了立体定向全身放疗(stereotactic body radiation therapy,SBRT)联合 ICI 与单纯 SBRT 组相比,3 级肺炎的风险更高(10.7% vs. 0%,P<0.01),而任何级别肺炎的风险相似(33.9% vs. 27.9%,P=0.47)。Mohamad 等回顾分析了 59 例在 ICI 期间或 8 周内接受低分割全身放疗的患者的安全性和有效性,发现与单纯 ICI 治疗对比,联合治疗组中发生 ≥3 级肺炎的比例更高(0.2% vs. 4%;P=0.01)。因此,ICI 期间加入放疗或者联合放疗需密切关注肺部毒性。我们还发现与 ICI 期间没有放疗对比,ICI 期间加入胸外放疗是所有等级和严重 CIP 的显著且独立危险因素。对于 ICI 治疗多程并未发生 CIP,而加入胸外放疗后不久出现 CIP,这类型的 CIP 符合我们团队提出的诱导型。我们认为放疗可能诱导了相关抗原暴露,导致 T 细胞特异性抗原产生反应,从而导致 CIP。接受免疫治疗和放疗的患者,在未照射区域出现肿瘤消退,这被称为远隔效应。我们推测胸外放疗诱发肺炎的发生,也产生类似的"远隔效应"。

本研究结果显示 COPD 是所有级别 CIP 的独立危险因素,同时在单因素分析也显示 COPD 与严重 CIP 相关;肺气肿与重度 CIP 发生显著且独立相关。一项研究显示 COPD/哮喘患者中发生 CIP 的比例高于无哮喘/COCP 病史的患者(5.4% vs. 3.1%)。最近一项纳入 164 例 NSCLC 患者(20 例发生 CIP),结果显示 COPD 是 CIP 发生的独立危险因素(OR=7.194;95% CI 1.130~45.798,P=0.037)。另外一项多中心的回顾性研究也证实了复合阻塞性肺病(包括 COPD、肺功能提示阻塞性以及胸部 CT 显示肺气肿)与 CIP 发生显著且独立相关(OR=2.79;95% CI 1.07~7.29)。Reuss 等发现 CIP 患者基线的 1 秒内用力呼气量的预测百分比比没有 CIP 患者的低 21.7%。COPD 患者不仅有肺部结构和功能的损害,而且被巨噬细胞、T 细胞、树突状细胞、B 细胞和中性粒细胞浸润,长期暴露于促炎细胞因子。活化 T 细胞及促炎细胞因子增加可能促进 CIP 的发生。

一项纳入 331 例 NSCLC 患者,其中 17 例既往有间质性肺疾病,结果显示既往患有间质性肺疾病的患者发生 CIP 的频率显著高于既往无有间质性肺疾病的患者(29% vs. 10%,P=0.027)。另一项研究也显示间质性肺疾病患者出现所有

级别(31% vs. 12%,P=0.014)和高级别 CIP(19% vs. 5%,P=0.022)的比例均高于既往没有间质性肺疾病的 NSCLC 患者。现已有多项回顾性研究证实间质性肺疾病与 CIP 发生相关。本研究发现间质性肺疾病与所有级别 CIP 发生无关,但与高级别 CIP 显著且独立相关。对于严重间质性肺疾病的患者,尤其合并其他危险因素,选择 ICI 治疗应慎重。

既往有研究提出胸腔积液可能是免疫治疗引起的不良反应,鲜有文章揭示胸腔积液与 CIP 发生的关系。本研究结果显示基线胸腔积液与所有级别 CIP 发生无关,但是高级别 CIP 独立危险因素。胸腔积液引起重度 CIP 的机制尚不清楚。Ye 等发现发生 CIP 时,Th1 和 Th17 细胞升高,且血液和肺泡灌洗液中 IL-17A 和 IL-35 显著升高。研究表示恶性胸腔积液中存在多种免疫细胞和促炎因子,超过 80% 恶性胸腔积液中淋巴细胞升高。另外,有研究显示恶性胸腔积液中 Th17 和 Th1 细胞增加。因此,推测胸腔积液患者中 Th17 和 Th1 细胞激活,促进相应细胞因子的释放,促进 CIP 的发生。

本研究显示鳞癌在 CIP 组的比例显著高于对照组(47.4% vs. 34.0%,P=0.012)。而且 Logistic 回归单因素和多因素分析都显示鳞癌与 CIP 发生有关。既往一项研究纳入 205 例 NSCLC 患者,其中 39 例出现 CIP,结果显示发生 CIP 组的鳞癌比例显著高于没有发生 CIP 患者的(41% vs. 24.1%);在单因素分析也显示鳞癌可能是 CIP 发生的危险因素。另外一项研究也显示鳞癌在 CIP 组的比例比没有发生 CIP 的患者高(77% vs. 35%)。Qu 等发现鳞状 NSCLC 组织的浆细胞、Tfh 细胞、活化记忆性 CD4$^+$ T 细胞、M0 和 M1 巨噬细胞等较腺癌组织高,而腺癌组织中静息记忆 CD4$^+$ T 细胞、单核细胞、M2 巨噬细胞等较高。M1 巨噬细胞参与促炎症反应,而 M2 巨噬细胞则表现出抗炎反应。最近一项研究对比使用 ICI 治疗 NSCLC 中发生 CIP(n=8)和没有发生 CIP 患者(n=29)的免疫微环境,发现 CIP 组记忆性 B 细胞、CD8$^+$ T 细胞、活化的记忆性 CD4$^+$ T 细胞和 M1 巨噬细胞更高,而静息 NK 细胞和静息记忆性 CD4$^+$ T 细胞在对照组更高。因此,我们推测鳞癌患者更容易发生 CIP 可能与其肿瘤微环境相关。

我们发现与联合治疗相比,ICI 单药治疗与严重 CIP 高发病率有关(OR=2.44,95% CI 2.44~5.43;P=0.029)。一项 Meta 分析也显示对比 ICI 联合化疗,ICI 单药发生 CIP 的危险更高(OR=2.14,95% CI 1.12~4.80)。这可能与化疗会导致免疫抑制,且化疗前会用糖皮质激素预处理。糖皮质激素可能会抑制免疫系统,而且会治疗潜在的肺部基础疾病(例如哮喘和 COPD 等)。此外,抗血管生成药物(如贝伐单抗)可以降低血管通透性和肺渗出,这可能有助于早期肺炎的恢复。Iwai 等用 IL-2 和 IL-8 诱导小鼠肺炎模型(白细胞介素肺炎模型),使用抗 PD-L1 和抗 PD-L2 抗体阻断 PD-1 信号可加重肺炎,而抗 VEGF 抗体可防止蛋白质和液体从血管到肺泡的渗漏,从而防止因 PD-1 信号阻断加重肺炎。一项病例报道也显示免疫治疗中加入尼达尼布可能是肺炎的保护因素。

我们使用 5 个临床特征建立了重度 CIP 的风险评分模型,而且这些临床特征容易获得。内部和外部验证显示了该模型具有良好的校准和判别能力。我们模型可以识别严重

CIP 风险较高的患者,可密切监测这类型患者,及时发现 CIP,进而早期治疗,降低病死率。

本研究仍有许多不足的地方:本研究是单中心的回顾性研究;本研究区分危险因素差异的能力受到严重 CIP 患者数量相对较少的限制。

综上所述,年龄(≥65 岁)、目前吸烟、COPD、鳞癌、既往胸部放疗和 ICI 期间胸外放疗是 CIP 发生的独立危险因素。肺气肿、间质性肺疾病、胸腔积液、ICI 期间放疗和 ICI 单药是严重肺炎的危险因素。将这 5 个因素纳入预测评分模型,可以有效预测严重肺炎的发生。

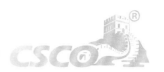

肿瘤免疫治疗的使用时长

¹ 武汉大学人民医院　² 中国人民解放军陆军军医大学新桥医院

尹佳鑫¹　章必成¹　朱波²

近年来，以程序性死亡蛋白 -1（programmed death-1，PD-1）/ 程序性死亡蛋白配体 -1（programmed death ligand-1，PD-L1）单抗和细胞毒性 T 淋巴细胞抗原 4（CTLA-4）为代表的免疫检查点抑制剂（immune checkpoint inhibitors，ICIs）对多种恶性肿瘤的治疗策略产生了革命性影响，使患者获得更多的治疗选择和更长的总生存时间（overall survival，OS）。ICIs 在取得良好疗效的同时，一些新问题也伴随出现，如免疫相关不良事件（immune-related adverse events，irAEs）的处理、免疫治疗的耐药机制及应对策略、免疫治疗疗效预测标志物的寻找、免疫联合策略的优化和特殊人群如何使用等，不仅困扰着广大的肿瘤科医生，也困扰着肿瘤患者及其家属。其中，关于 ICIs 治疗的最佳使用时长，目前在业内尚无明确的共识。本文对此问题进行简要回答。

一、免疫治疗反应模式决定使用时长

随着临床的广泛应用，研究者们逐步发现只有一部分接受 ICIs 治疗的患者能够获得持久反应（durable response），即显著、持久的疗效。大量患者在治疗过程中呈现其他反应模式，如假性进展、超进展、分离反应和耐药等。出现不同反应模式的患者预后相差很大，相应的免疫治疗使用时长也各有不同。

（一）持久反应

目前对持久反应尚无标准定义，有研究者将其定义为患者中位无进展生存（progression free survival，PFS）超过同试验中接受相同药物治疗患者群中位 PFS 的 3 倍。在接受 ICIs 治疗的患者中，持久反应可以持续数月或数年，甚至部分患者对 ICIs 的应答随时间推移而改善，且通常能够转化为 OS 的延长。

根据现有的临床研究和业内共识，对于接受 ICIs 治疗的晚期恶性黑色素瘤患者，如果疗效达到完全缓解（complete response，CR）且经历至少半年的免疫治疗，在患者同意下，可以停药；如果疗效达到部分缓解（partial response，PR）或疾病稳定（stable disease，SD），在经历 2 年的免疫治疗后，可以考虑停药（图1）。在此过程中，推荐采用 PET/CT、液体活检（如 ctDNA 等）或组织活检等手段判断疗效。目前，这个使用时长共识可以推广到其他恶性肿瘤的治疗中。当然，虽然已有小样本的研究认为 1 年的纳武利尤单抗治疗晚期非小细胞肺癌（non-small cell lung cancer，NSCLC）时间可能偏短，但也有较多研究在探讨能否在更早的时间点停止 ICIs 治疗，让患者获得更低的毒性和更长的生存。有研究认为，有限而不是持续的免疫治疗可提供有意义的持久反应。

此外，如果 ICIs 停药（包括正常停药和因为经济状况等其他原因停药）后仍有持久反应，在复发或进展时可以考虑重启 ICIs 治疗。目前也有临床研究正在观察早期停药后再次挑战 ICIs 的疗效。总之，在持久反应的情况下，免疫治疗的最佳治疗持续时间目前尚无最后定论，仍需进一步用前瞻性研究证实（图1）。

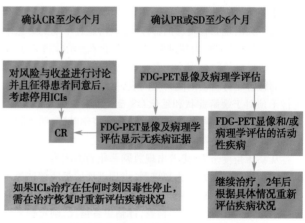

图 1　指导黑色素瘤患者停用 ICIs 的建议算法

迄今为止的可用数据表明，对 ICIs 至少 6 个月有 CR 的患者可以考虑停止 ICIs，并具有长期生存的现实可能性。纳入 ¹⁸F- 氟脱氧葡萄糖 PET 和 / 或病理学评估旨在确定 CT 上仍可见的病变是否处于活动状态并保持转移潜能，或者不太可能处于活动状态，即表示病理 CR。对于 PR 或 SD 的患者，目前的数据建议仅在使用 PD-1 抗体治疗 2 年后才考虑中断治疗。

（二）假性进展

免疫治疗后肿瘤可能出现短暂的体积增大或者病灶数量

增加,随后出现 PR 或 SD,这种现象被称为假性进展。假性进展首先在接受伊匹木单抗治疗的转移性黑色素瘤患者中发现。高达 10% 的黑色素瘤患者在接受免疫治疗后出现假性进展,并且假性进展通常与患者的长期生存相关。假性进展并不是真正的肿瘤进展,而是影像学上的表观肿瘤负荷增大,可能是由于免疫治疗引起肿瘤部位活化的 T 细胞募集。在这些细胞发挥其抗肿瘤作用之前,会导致炎症和肿瘤体积增加以及免疫浸润、水肿和坏死。假性进展的概率在各种肿瘤类型之间有所不同,但均很少超过 10%。假性进展常在初次免疫治疗后发生,并非免疫治疗所特有,但在免疫治疗中更常见。

假性进展代表对免疫治疗的一种非常规但有利的反应模式,应该在临床工作中对其进行识别,譬如采用进一步的放射学证据、生物标志物、预测因子和活检等辅助手段,帮助临床医生识别治疗期间可能出现假性进展而不是真正进展的患者,以免过早中断有效的治疗。在诊断为假性进展后,满足以下条件可以考虑对这些患者继续 ICIs 治疗:无严重 irAEs、患者耐受性好;治疗后肿瘤相关症状改善或快速进展患者症状维持稳定等。

(三) 超进展

部分接受 ICIs 治疗的患者在启动治疗后疾病进展加快,由此超进展的概念被提出。目前对超进展没有标准化的定义,不同研究对超进展的定义不同。Champiat 等将其定义为符合实体瘤临床疗效评价标准(response evaluation criteria in solid tumor,RECIST)的进展、且治疗期肿瘤生长速率(tumor growth rate,TGR)为治疗前的 2 倍及以上。一项回顾性研究表明,与常规进展患者相比,在开始免疫治疗后 6 周内出现超进展患者的中位 OS 更差。

超进展不仅导致患者生存时间显著缩短,而且限制了患者接受其他治疗的机会。在一项报道中,1 例使用 ICIs 联合治疗后不久出现肋骨转移的肺腺癌患者,通过早期的影像学和病理结果,被诊断为超进展,及时给予干预治疗,1 个月后患者的转移病灶明显缩小。这提示我们,应为接受 ICIs 联合治疗的患者制订密切的随访时间表,早期发现超进展并对其进行干预对于缓解症状和延长 OS 至关重要。此外,也需要进一步的研究来阐明超进展的分子和免疫学基础,明确超进展的预测因素,并尽可能预防超进展的发生。

从临床角度来看,患者出现急剧恶化的临床表现时不必刻意明确快速进展是否为超进展,出现进展后都应评估患者情况并重新制订治疗方案。一旦确定为超进展,应立即停止 ICIs 治疗,迅速进行影像学检查,评估患者情况,确定挽救性治疗的方案。化疗可以在达到抗肿瘤免疫反应的时间点之前实现快速的肿瘤反应,甚至抵消免疫疗法的有害作用。因此,ICIs 和化疗的结合可能是一种预防和挽救超进展的方法。

(四) 分离反应

分离反应表现为在接受 ICIs 治疗后,一部分肿瘤病灶进展而另一部分缩小,这种反应模式类似化疗和靶向治疗的混合反应。分离反应主要是由于同一个体的肿瘤细胞在生长过程中经过多次分裂增殖,其子细胞出现分子生物学或基因方面的改变,从而对药物的敏感性出现差异。目前尚无分离反应的标准定义,有学者基于 RECIST1.1,将部分肿瘤病灶体积增大(和/或出现新病变)>20% 并且其他病灶体积减

小>30% 定义为分离反应。

分离反应是免疫治疗中一种较为常见且独特的反应模式,与良好的治疗反应及临床结果密切相关,表现出分离反应患者的 OS 优于常规进展的患者。当免疫治疗中出现分离反应时,ICIs 的延续治疗通常可以提供持久反应。目前认为,分离反应需要针对病变部位进行特定的分类来指导治疗:①分离反应患者的临床状态保持稳定且进展性病变的数量有限时,可以选择维持 ICIs 治疗;②分离反应患者的少数转移性病变在运用 CT 或 PET/CT 检查中持续进展,表现出对免疫治疗的持续抵抗,而转移性病变的其余部分处于缓解状态,可以选择在 ICIs 治疗的同时,对病变进行局部治疗;③分离反应患者的转移病灶轮流短暂免疫激活(类似于假性进展模式),应维持免疫治疗,无须局部治疗。

(五) 免疫治疗耐药

免疫治疗耐药可分为原发性耐药和获得性耐药,前者表现为肿瘤对免疫治疗没有应答,后者表现为肿瘤最初对免疫治疗应答,一段时间后肿瘤进展。美国癌症免疫治疗协会(Society of Immunotherapy of Cancer,SITC)认为,最初在影像学上出现 SD 但在使用 ICIs 后不到 6 个月内达到疾病进展标准的患者被认为具有原发性耐药性;接受持续免疫治疗 SD 延长至 ≥6 个月的患者出现总体疾病进展,独立于目标病变测量值(即总体肿瘤消退<30% 或肿瘤生长<20%)被视为获得性耐药(不适用于惰性肿瘤)。

原发性耐药和获得性耐药机制可能有相似之处,探索 ICIs 原发性和获得性耐药机制有助于改善当前治疗时长方案。目前已发现肿瘤细胞的内在或外在因素是其对免疫疗法产生抵抗的原因。研究者提出了多种潜在的原发性耐药生物学机制,例如肿瘤中大量免疫抑制细胞如 M2 巨噬细胞浸润等。有研究表明相比于抗 CTLA-4 治疗,抗 PD-1 治疗过程中出现的耐药机制更持久。深入了解耐药机制并针对性开展治疗是解决耐药问题的关键。

总体来说,大约 70% 的肿瘤患者对免疫治疗没有应答,还有部分初始对免疫治疗应答的患者随后发展为获得性耐药。目前为了避免出现免疫治疗耐药,通常采取以下几种策略:① ICIs 或免疫治疗与其他手段如放疗、化疗、靶向治疗等联合应用。②通过发现免疫治疗疗效的预测因子,对接受免疫治疗的患者进行筛选,从而降低免疫治疗耐药的发生率和提高免疫治疗的有效率。③个体化免疫治疗策略。在临床工作中出现 ICIs 治疗耐药时,建议根据患者进展的模式(如缓慢进展、快速进展和局部进展等)选择不同的应对策略;若患者仅仅表现为缓慢进展,可以保留 ICIs 治疗,同时联用化疗或抗血管生成治疗等。

二、irAEs 决定使用时长

ICIs 治疗在取得良好疗效的同时,也可能导致 irAEs。接受 ICIs 治疗的时间越长,患者出现 irAEs 的概率就越高。irAEs 通常在治疗 1~6 个月内出现,Favara 等认为 91 天是任何级别 irAEs 的中位发病时间。一项回顾性研究发现接受 ICIs 治疗的晚期黑色素瘤患者,有 75.8% 观察到任意级别的 irAEs,大多数 irAEs 发生在第一个治疗周期中,只有少数

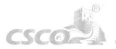

(11.2%)出现在停止治疗后；轻度 1~2 级 irAEs 往往出现在治疗前 2 个月内，而 3~4 级 irAEs 出现较晚，irAEs 的分级与免疫治疗使用时长关系不显著。有时，irAEs 会发生在停止 ICIs 后很长时间，称为迟发性 irAEs。迟发性 irAEs 指在开始免疫治疗后 2 年以上出现的 irAEs，持续暴露于治疗药物下患者发生迟发性 irAEs 风险显著升高。因此，在达到 CR 后停止免疫治疗以避免不良事件发生是合理的。

irAEs 经常会导致免疫治疗的中断，并需要免疫抑制剂予以处理。普遍共识是，irAEs 的最佳管理主要依赖于早期识别和及时中断免疫治疗，避免或最大限度地减少罕见致命结果的风险。《中国临床肿瘤学会（CSCO）免疫检查点抑制剂相关的毒性管理指南（2021 版）》明确指出，根据毒性分级选择不同剂量和剂型的糖皮质激素，同时可以联用其他免疫抑制剂，irAEs 通常能得到很好的处理。然而，糖皮质激素等药物本身具有毒性风险，并在长期使用时可能与较差的生存结果相关。

处理 irAEs 与 ICIs 治疗并非完全矛盾。在出现 G_1 级 irAEs，通常可以继续 ICIs 治疗，同时对毒性反应进行处理。当出现 G_2 级 irAEs 时，一般需要暂停 ICIs 治疗，同时处理毒性反应；除某些情况外，G_2 级 irAEs 可考虑在毒性缓解到 ≤ G_1 级时恢复免疫治疗。在 $G_{3~4}$ 级 irAEs 处理妥当之后，尤其是 $G_{3~4}$ 心脏、肺和神经毒性，一般建议永不重启 ICIs 治疗。回顾性研究显示，14% 接受 PD-1/PD-L1 抑制剂治疗的 NSCLC 患者因出现 irAEs 而中断治疗，其中 56% 的患者经处理后重启 ICIs 治疗。由于 ICIs 治疗的最佳持续时间并不确定，所以在 irAEs 缓解后何时重启 ICIs 治疗尚无一致性建议。

三、肿瘤分期决定使用时长

根据目前的临床研究，针对不同分期的肿瘤患者，ICIs 的使用时长有所不同。简单总结如下。

1. 晚期肿瘤患者的一线或后线治疗 目前大多数晚期肿瘤的临床研究都设置 ICIs 治疗使用时长为 2 年。以 NSCLC 为例，根据现有的临床研究，无论是晚期 NSCLC 的一线单药治疗、二线单药治疗还是一线免疫联合化疗、双免疫治疗，都推荐免疫治疗使用 2 年。对晚期肝癌、肾癌而言，2 年时长的免疫联合抗血管生成药物则是主要的一线治疗联合选择。此外，双免疫治疗在晚期肾癌、NSCLC、胸膜间皮瘤、恶性黑色素瘤、结直肠癌等多种肿瘤中已经获批一线治疗的适应证，推荐使用时长同样是 2 年。在 2 年之后，可以考虑停药；如果患者希望继续治疗，原则上也可以同意。

2. 局部晚期肿瘤患者的免疫巩固治疗 通常选择 1~2 年。PACIFIC 研究旨在评估度伐利尤单抗在经含铂方案同步放化疗后未发生疾病进展的局部晚期 NSCLC 患者中巩固治疗的疗效。2017 年，该研究公布了首个结果，即同步放化疗后度伐利尤单抗巩固治疗 1 年组的 PFS 显著优于安慰剂组，并很快改写了临床实践。该研究近期报道 5 年生存率可达 42.9%，且 1/3 的患者在 5 年时仍处于无进展生存状态。对其他瘤种尚缺乏足够的证据。刚刚发表的 GEMSTONE-301 研究则推荐在同步放化疗或序贯放化疗之后选择 2 年时间的免疫巩固治疗。

3. 早中期肿瘤患者的术前新辅助治疗 近年已陆续有多项临床研究报道 ICIs 单药或联合化疗、双免疫组合新辅助治疗 NSCLC、三阴性乳腺癌、食管癌等，能使接受手术患者的主要病理学缓解（major pathological remission，MPR）达新辅助化疗的 2 倍，且安全性良好。2021 年，Ⅲ期 CheckMate 816 研究显示纳武利尤单抗＋化疗新辅助治疗显著改善了病理学完全缓解（pCR）率。2022 年 3 月 4 日，基于Ⅱ期 NADIM 研究，FDA 批准纳武利尤单抗联合含铂双药化疗用于可切除 NSCLC 成人患者新辅助治疗。在 NSCLC、三阴性乳腺癌、食管癌等瘤种中，目前推荐在 2~4 周期 ICIs 联合化疗后接受手术，术后给予 1 年的 ICIs 辅助治疗。但也可以选择其他模式。

4. 早中期肿瘤患者的术后辅助治疗 通常选择 1 年。如食管癌、乳腺癌、恶性黑色素瘤、尿路上皮癌、肾癌等。以 NSCLC 为例，基于 IMpower 010 研究，2022 年 3 月 16 日，国家药品监督管理局（NMPA）批准阿替利珠单抗单药用于 ≥ 1% 肿瘤细胞 PD-L1 染色阳性、经手术切除及以铂类为基础化疗后的Ⅱ~ⅢA 期 NSCLC 患者的辅助治疗。最近，KEYNOTE-091 研究也证实，无论 PD-L1 表达水平，帕博利珠单抗联合或不联合辅助化疗作为手术切除后ⅠB~ⅢA 期 NSCLC 患者的辅助治疗，显著改善了患者的无病生存期。

四、关于有限或持续的免疫治疗使用时长的争论

关于最佳免疫治疗时长，目前医学界大致有两方观点：一方观点为 ICIs 治疗可使机体产生持久反应，即让已经激活的免疫系统控制肿瘤的生长，且短期 ICIs 治疗也可以避免长期使用所带来的毒性反应，他们赞成经过一段时间的免疫治疗后停用。另一方观点为 ICIs 治疗时长不足可能会导致疾病进展或在疾病缓解后复发，他们赞成通过持续使用 ICIs 使患者获得长期的 PFS 和 OS。在 2022 年欧洲肺癌大会（ELCC）期间，针对此话题，会务组还专门设置一个环节进行讨论并投票。

（一）有限的免疫治疗

目前，已有较多研究支持此观点。在 Jansen 等的研究中，185 例晚期黑色素瘤患者使用 1 年帕博利珠单抗治疗，在获得 CR 后停用，疾病复发风险很低，并且治疗时长＞6 个月的 CR 患者进展风险更低；但是，达到 PR 或 SD 的患者在停用后复发风险更高。患者获得 SD 后停药极有可能出现疾病进展，在没有致命毒性反应的情况下不应停止有效的 ICIs 治疗。KEYNOTE-001 试验中 67 例患者获得 CR 后停用帕博利珠单抗，24 个月无病生存率为 89.9%。一项研究表明，免疫治疗早期有反应的患者在获得 CR 后停药能获得更长的 OS，且疾病进展的风险更低。在一项观察性队列研究中，52 例转移性黑色素瘤患者使用抗 PD-1 治疗 1 年后停用，长期随访中仍无疾病进展，即使在影像学上有残留病灶的患者中，疾病进展的风险也很低。有研究表明：当 CT 或 PET/CT 扫描、活检未观察到活动性疾病时，抗 PD-1 治疗在 12 个月后停用，晚期黑色素瘤患者的疾病复发率可能较低。Valentin 等的回顾性研究显示晚期黑色素瘤患者因进展以外的其他原因停止抗 PD-1 治疗后都能产生持久反应且疾病复发率仅为 18.5%。以上研究，均建议在特定人群中可尝试停止抗 PD-1 治疗。

为了进一步验证上述观点，目前至少有两个前瞻性研究正在开展。DANTE 试验旨在确定限时治疗能否在不损失治疗益处的前提下通过减少毒性反应来提供更大的临床价值，其结果支持限时治疗：在 2 年后停止治疗仍无进展的转移性黑色素瘤患者。荷兰的 Safe Stop 试验将在获得 CR 或 PR 的晚期黑色素瘤患者中通过评估停用纳武利尤单抗或帕博利珠单抗一线单药治疗的持续反应率来确认早期停止 ICIs 治疗的可行性。

然而，与黑色素瘤有所不同，由于在晚期 NSCLC 患者中观察到的 CR 率较低（<5%），实现 CR 作为停止治疗的标志尚未在晚期 NSCLC 中广泛采用。CheckMate 003 试验中 NSCLC 患者在接受 96 周纳武利尤单抗限时治疗时显示超过 75% 的患者有 5 年 PFS。对于晚期 NSCLC 患者，目前仍然推荐广泛使用长达 2 年的 ICIs 治疗方案。

（二）持续的免疫治疗

除了上述观点之外，也有一些研究认为如果患者在使用 2 年的免疫治疗后停药，可能导致病情进展。在 KEYNOTE-189 研究中，56 例完成 35 个周期（2 年）帕博利珠单抗治疗的患者中有一半在停止治疗后出现进展。在 KEYNOTE-010 研究中，25 例（32%）患者在停用 35 个周期的帕博利珠单抗后发生疾病进展。在 Reck 等的研究中，39 例患者使用 35 个周期的帕博利珠单抗治疗中 54% 的患者在停止治疗 2 年后疾病进展。

在没有可靠反应标志物和长期效益的预测指标的情况下，武断停药可能会导致疾病复发。在一项前瞻性试验中，17 例患者完成 6 个月抗 PD-1 治疗后停止治疗，14 例（82%）患者出现复发。在一项 I 期临床试验中接受 ICIs 治疗的实体瘤患者随访中发现：相比于 >12 个月的患者，治疗时长 <12 个月的患者疾病复发率更高，并且往往在治疗停止后的早期复发。一项针对晚期黑色素瘤患者的研究表明：晚期肿瘤患者以及最佳反应不是 CR 的患者应接受更长时间的免疫治疗，并且不应在 18 个月内停药。

那么，晚期肿瘤患者接受 2 年免疫治疗一定是最佳选项吗？来自 CheckMate 153 的一项探索性随机分析显示：相比于固定 1 年持续时间的治疗组，纳武利尤单抗持续治疗超过 1 年的中位 PFS 和 OS 更长。这项研究支持在既往接受过治疗的晚期 NSCLC 患者中使用 1 年以上的纳武利尤单抗。对 KEYNOTE-010 的长期分析发现，完成 2 年帕博利珠单抗治疗的 79 例患者中，91.1%（72/79）仍然存活，预估 24 个月 OS 率为 86.3%。在现有临床方案中，抗 PD-1 单抗的使用时间通常长达 2 年甚至更久。一项研究显示 ICIs 持续治疗超过 2 年可带来更高的 3 年 OS 率（2 年和 >2 年组分别为 85.7% 和 100%），而治疗时长 <2 年组的 3 年 OS 率较低（49%），表明临床获益最大的很可能是持续治疗超过 2 年的患者。然而，更长时间的 ICIs 治疗也会带来更严重的 irAEs，在实际工作中应平衡治疗时长获益与毒性反应的关系。

双免疫治疗的毒性通常比免疫单药或免疫联合化疗更大，因此，双免疫治疗的最佳时长也亟待明确。如今已有前瞻性研究在探索联合免疫治疗的最佳使用时长问题。一项 III 期 DICIPLE（NCT03469960）研究来探索伊匹木单抗加纳武利尤单抗双重免疫治疗在晚期 NSCLC 患者中的最佳持续时间：使用双免疫治疗 6 个月后未进展的患者将被随机分配至一组，继续治疗直至疾病进展，另一组停止用药。

（三）免疫治疗重启或再挑战

长期持续治疗带来的 ICIs 潜在的晚期毒性风险、ICIs 药物高成本产生的经济负担、irAEs 导致患者生活质量差等问题，如今越来越关注停止 ICIs 的长期预后以及在疾病进展时再次恢复抗 PD-1 治疗。

初始免疫治疗缓解者在疾病进展时重启免疫治疗的方案是安全有效的并且在治疗期间可实现疾病控制。在 III 期 KEYNOTE-006 研究中，完成 2 年帕博利珠单抗治疗后进展的 27 例患者中有 12 例再次接受帕博利珠单抗治疗，最佳总体反应是 3 例 CR、3 例 PR、3 例 SD、1 例进展和 2 例评估待定。在 KEYNOTE-010 试验中，完成 2 年帕博利珠单抗治疗后进展的 21 例患者重启免疫治疗，11 例（52.4%）有客观反应，15 例（71.4%）在数据截止时存活。在一项研究中患者使用度伐利尤单抗治疗 1 年后停药，其出现疾病进展的 71 例患者重启度伐利尤单抗治疗，超过 70% 的患者有临床获益。在 Warner 等研究中 15% 的患者对抗 PD-1 治疗的再治疗有反应，25% 的患者对伊匹木单抗与纳武利尤单抗联合治疗的再治疗有反应。

此外，因为 irAEs 暂停免疫治疗的患者，在 irAEs 处理完毕后，重启或再挑战 ICIs 治疗时需要注意以下四点：①人群选择。如果患者在 irAEs 出现之前，已经对免疫治疗发生响应（CR 或 PR），在 irAEs 处理妥当之后，不必重启；反之，如果还未出现应答，则应考虑重启 ICIs 治疗。究其原因，或是在免疫治疗期间经历 irAEs 的患者可能是那些已经产生强烈免疫反应的患者。②知情同意。重启 ICIs 治疗同样会导致 irAEs 再现，再现率大约为 50%；再现的 irAEs 既可能是以前出现过的症状，也可能是新的表现。首次 irAEs 如果需要住院，再次使用时更容易发生 irAEs。因此，必须做到患者知情同意后再谨慎重启。如果重启后毒性复发，处理原则同前，但是应永久停止这类免疫治疗。③不同器官 irAEs 的重启 ICIs 治疗原则不同。针对不同器官的 irAEs 重启 ICIs 治疗注意事项有所不同，包括重启指征的把握，故在重启 ICIs 治疗之前，应酌情邀请专科会诊。详见《中国临床肿瘤学会（CSCO）免疫检查点抑制剂相关的毒性管理指南（2021 版）》。④重启时尽量选择与既往治疗不同的 ICIs 药物。例如，如果患者在接受含有伊匹木单抗方案治疗后出现 G_3 或 G_4 级毒性，在消除早期毒性后，后期治疗可考虑给予 PD-1 或 PD-L1 抑制剂单药治疗。

五、小结和展望

现有的研究表明，关于肿瘤免疫治疗的最佳时长尚无定论。已有较多关于恶性黑色素瘤和 NSCLC 的研究，基于疗效和 irAEs 等因素探讨了停止使用和重启 ICIs 治疗的时机，但是仍然缺乏强有力的证据来回答这个问题。根据现有的研究结果和共识，我们建议根据反应模式、irAEs 和肿瘤分期等因素综合考虑 ICIs 使用时长，同时结合一些必要的检查手段如 PET/CT、液体活检（如 ctDNA）或组织活检来判断停用时机。相信随着更多的前瞻性研究的进行和结果公布，未来或许能找到最佳的答案。

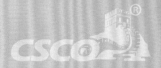

肿瘤微创外科

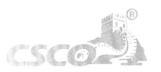

MDT 在直肠癌诊治中的应用

赣南医学院第一附属医院

刘冬琴　赵书锋　汪昌鑫　雷建祥　周将来　黄玉祥　曾祥福

一、背景

国际癌症研究机构(IRAC)在 2018 年发布的数据显示，结直肠癌(colorectal cancer,CRC)是世界上第三大癌症，也是癌症相关死亡的第二大原因。在中国，直肠癌占全部结直肠癌发病构成比明显高于欧美国家和地区(50% vs. 30%)。由于直肠毗邻器官较多，与结肠相比其解剖学特性更加复杂，且位于空间狭小的盆腔，因此，直肠癌的诊疗方式多样，从单纯的手术切除转变为以手术治疗为主，放疗、化疗等其他治疗方法为辅改善患者预后多学科诊治模式(multi-disciplinary team, MDT)。MDT 最先在美国被提出，即以患者为中心的焦点模式，定期组织相关学科的专家来讨论，在综合各医学专科意见的基础上制订出最适合患者的治疗方案。有学者通过对国内 2011—2020 年多学科联合诊疗研究领域的 544 篇相关期刊文献进行研究分析，发现 MDT 在结直肠癌患者中的应用是我国多学科联合诊疗研究领域的热点之一；在国际上，美国国立综合癌症网络(NCCN)和欧洲临床肿瘤协会(ESMO)的结直肠癌临床实践指南也均强调 MDT 的重要作用。目前 MDT 已成为直肠癌诊断和治疗的重要模式。

二、MDT 的发展

随着医学精准分科的进行必然发展出专科化的 MDT 团队，如直肠癌 MDT 团队。但是，由于不同国家的文化和地理间的差异使得 MDT 组织和结构存在差异，进而使 MDT 过程存在显著差异，从而导致治疗方案和结果存在差异。

为了研究 MDT 在结直肠癌诊疗中的发展历程，根据其起源的地理位置被分为三组。研究发现，1995 年，英国卫生部是第一个建议发展 CRC 网络的机构。在随后的几年里，MDT 和癌症网络的概念逐渐被引入和建立。结直肠癌的 MDT 通常以介绍患者的病史为开始，包括合并症、临床和心理状况以及 MDT 前的检查检验；随后，每个专科进行专业分析，如病理学家或影像科专家进行临床分期；然后各个专科就最佳治疗方案达成协议；如果不能作出决定，该案件将被转交给癌症专科机构。不过 MDT 可能因各种原因不能及时开展而被迫延迟，最常见的原因包括影像学检查或活检结果。另

外有报道 MDT 讨论主要内容包括患者的病程、术前分期、术前靶向化疗策略、精确手术、准确的病理评估和辅助治疗。

虽然国外结直肠癌 MDT 会议通常由结直肠外科医生领导并制订个性化的计划。可是目前还没有关于谁应该具体领导和参加结直肠癌 MDT 的指南。因而，MDT 讨论成员存在一定的差异，在美国和英国等欧洲国家，MDT 会议的领导人员是一名外科医生，其核心成员包括肿瘤学家、专科护士、组织病理学家、放射科学家和胃肠病学家。然而结直肠癌 MDT 的领导人不管是否存在差异都应该鼓励团队成员的参与，并确保他们都能发挥作用，随着专业的细化，MDT 成员的重要性可能发生改变，如发展出专科直肠癌 MDT 后，直肠癌 MDT 导致 MRI 在术前分期中的使用权重增加，使得专业的放射学知识显得愈发重要。最近的一份欧洲 MDT 政策声明也提到社会心理支持的重要性，强调了精神病医生在 MDT 中的作用。

三、MDT 的作用

(一) MDT 对直肠癌临床分期的影响

为探究多学科诊疗对直肠癌临床 T、N 分期的影响，一个单中心临床资料证实与非 MDT 组相比，MDT 组的临床 T、N 分期准确率明显更高。另一个研究显示 MDT 不仅能提高临床 T、N 分期的准确率，对于接受 MDT 诊疗模式的早期直肠癌患者而言，MDT 可显著降低手术切缘阳性率，提高局部切除率。Berardi 等发现对于局部进展期直肠癌患者的治疗，MDT 有助于准确选择出适合手术的患者和确定最佳治疗方案，以提高患者的 R0 切除率。对于淋巴结阳性的患者而言，Roos 等认为经 MDT 讨论后明显提高了此类患者的疾病特异性生存率，这可能与 MDT 团队术前准确的 N 分期并针对性地选择了以放疗为主的治疗方式有关。

由于肿瘤分期和分化程度对治疗方式的选择具有关键性的作用，因而，通过 MDT 讨论可以提高 T、N 分期的准确性，会直接影响患者的治疗方案和预后。在研究 MDT 对复杂结直肠癌患者的影响时发现 MDT 改变了超过 10% 病例的临床决策，且放射科医生在接受临床信息的回顾后也会影响其先前的诊断和决定。据 Guren 等报道，在欧洲 MDT 可以纠正

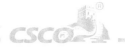

22% 的被评估患者的初步诊断和临床分期。另有研究显示，MDT 和肿瘤分期、分化程度等都是结肠直肠癌的预后因素。

（二）MDT 适合对象的讨论

直肠癌的 MDT 讨论在患者选择标准方面存在差异。一些学者认为并不是所有直肠癌患者都需要进行 MDT 讨论，在判断患者是否需要进行多学科团队讨论时，必须首先考虑肿瘤侵袭和肿瘤分期的临床特征。有研究显示 MDT 讨论重点是晚期结直肠疾病，T_{1-2} 期的直肠癌病例较少被讨论。不同国家也有不同的做法，如在瑞典，MDT 讨论的焦点通常是针对更复杂的案例，例如拟行手术需要靶向治疗的晚期结直肠癌患者；但是在美国，根据 ACS 指南，应讨论所有新发恶性肿瘤和复发的病例，以及需要支持或者姑息治疗的患者。其中，晚期结直肠癌患者的获益最为显著，且复杂的病例进行 MDT 讨论与较高的生存率相关。自 2013 年以来，每月的 MDT 已经成为美国癌症项目的强制性组成部分。研究表明，MDT 过程主要有利于 40% 的晚期疾病患者，而对早期肿瘤患者则影响不大。这些结果对 ACS 指南的观点提出了质疑。在美国，也有人认为 MDT 可能对复杂的患者病例最有益，这可能与进行 MDT 讨论的患者接受了更多的新辅助化疗，且他们的护理遵循推荐的标准治疗途径等因素有关。

（三）MDT 对直肠癌患者的预后影响

MDT 优化了术前治疗方案和手术方式等，利于患者最佳治疗方式的制订，为获得更好的治疗效果提供了机会。为了评估 MDT 在结直肠癌患者诊疗中的临床效果，如 MDT 在结直肠癌患者生存的影响，一项观察性队列研究显示，充分的 MDT 过程与提高结直肠癌患者的生存率相关；使用 MDT 进行诊治不仅可以提高结直肠癌患者的 5 年癌症特异性生存率，特别是对于晚期疾病患者，参与 MDT 的患者死亡风险降为非 MDT 模式下的 65%。一项针对 25 766 例中国台湾患者的队列研究显示参与 MDT 是患者有利的生存因素（$HR=0.91$），参与 MDT 的所有结直肠癌患者的死亡风险降低（$HR=0.88$），特别是 IV 期患者。有研究回顾性收集了 2007—2015 年北京大学肿瘤医院 680 例接受术前新辅助治疗联合根治术的直肠癌患者临床资料，最终有 85 例术后肺转移患者被纳入，结果显示，参与 MDT 的患者决策总执行率接近 90.0%，在该模式下部分患者有机会获得根治且预后良好。一项纳入 11 项研究共 30 814 例患者的荟萃分析显示，与非 MDT 组相比，MDT 组具有更好总生存率的相关性（$HR=0.81$），但在术后死亡率方面，两组差异无统计学意义（$OR=0.84$）。但是另一个研究表明在引入 MDT 讨论后，术后死亡率有所改善。一项共纳入了 651 例 CRC 患者的回顾性和前瞻性研究显示，接受 MDT 的结直肠癌患者有效提高了临床治疗依从性，提高了生存率，降低了 14 天再入院率。韩国的 Maeng 等认为 MDT 干预除了提高了患者（尤其是 IV 期和侵袭性 T_4 期患者）的总生存期，也加快了晚期结直肠癌患者的治疗过程，降低了死亡风险。

然而，在 Dietz 等发布的 MDT 队列中，尽管 MRI 应用得更多，术前分期也更精确，但局部复发和总生存率没有变化。没有充分的证据表明 MDT 可以改善结肠直肠癌患者的预后（如生存期等）。由于数据的异质性、护理标准的差异和研究设计的局限性等各种原因，需要更多的研究来评估 MDT 对患者预后的积极影响。

（四）MDT 提供临床医师学习的平台

MDT 模式可以增进多学科之间的沟通，利于医学生和医生临床综合能力和整体思维的培养。英国第一个为 MDT 设计的有组织的教育项目成立于 2003 年，重点关注直肠癌，这个项目邀请了直肠癌和全肠系膜切除术的专家 186 人，几乎覆盖了英国所有的相关专家；2010 年，对该项目进行了评估，并由团队中护理专业成员报告了最高水平的工作满意度。在美国，结直肠癌 MDT 会议也是提供教育机会的培训活动。MDT 为讨论罕见和复杂的病例提供了一个有价值的平台，可以通过学习和反思实践的过程来提高医护人员的能力。

（五）提升患者的护理质量

MDT 可以提供来自多个医疗专业人员的护理，对患者有许多优势，讨论以团队护理的模式实现了高度专业化护理，同时确保患者得到了适当和及时的治疗。一项为了研究专科护士进行的 MDT 营养干预的效果的前瞻性临床试验结果显示，专科护士进行的 MDT 方式改善了接受化疗的晚期结直肠癌患者的前白蛋白水平，可以为化疗提供适当的营养支持。因而患者行 MDT 讨论可以提高患者的护理质量，使患者从中获益。

四、小结

目前，在直肠癌领域尚缺乏关于 MDT 模式的大样本多中心的随机对照试验。MDT 最常见的问题：缺乏足够的临床投入，如缺乏人员配备和资源；科室之间缺乏转诊导致临床信息传递不足和临床问题不明确的问题；缺乏对 MDT 决策和记录出席的记录的模型和系统的讨论方法。

结直肠癌发病率、死亡率日益增加，医学的进步让直肠癌患者对疾病治疗的期待和生活质量的提高提出更多的需求，以患者为中心的在 MDT 诊疗模式下让多学科医师及时为患者制订精准化和个体化的连续性治疗方案，能够在结直肠癌患者中应用。虽然当前的 MDT 仍存在一些问题，开展普适度也存在不足，但在进一步的高质量研究补充完善后，会使 MDT 更有效率地服务更多的直肠癌患者。

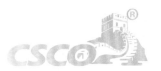

腹部恶性肿瘤术后切口疝的微创修补

中国人民解放军联勤保障部队第九六七医院
高建军 杨斌 杨建栋 马勇

随着微创技术的不断进步以及微创器械设备的日臻完善,腹部肿瘤微创手术越来越普及,微创手术比例的持续提升致术后切口疝的发生率不断下降。但腹部肿瘤剖腹手术仍占4成左右,且部分腹腔镜手术的微创切口也有一定比例的疝发生率。Ihnat Peter 的一组 148 例结直肠癌手术(51 例剖腹 vs. 97 例微创)术后切口疝一年后发生率为 25.5% vs. 7.2%;两年后发生率为 31.3% vs. 7.2%($P<0.001$)。目前尚缺乏此方面大规模的研究报道,报道结直肠癌手术后切口疝的发生率为 2%~39.9%,尤其是巨大切口疝,其手术修补的失败率高达 30%~67%。复发疝的术后复发率更高,而肿瘤手术多为中老年患者,由于腹壁薄弱且常合并慢性心肺系统疾病,手术后严重并发症发生率高,甚至有死亡的病例。因此对腹部恶性肿瘤术后切口疝要高度重视。本研究选取联勤保障部队第九六七医院 2016 年 1 月至 2022 年 3 月收治的腹部恶性肿瘤术后腹壁切口疝患者 26 例,比较腹腔镜与开放疝修补术的效果。

一、一般资料

2016 年 1 月至 2022 年 3 月联勤保障部队第九六七医院收治的腹部恶性肿瘤术后腹壁切口疝患者 26 例。腹腔镜与开放疝修补术各 13 例,男 15 例,女 11 例,年龄 49~83 岁,平均年龄(66.21 ± 4.72)岁。两组患者在性别、年龄、ASA 分级、体重指数(BMI)、先前手术史、主诉、切口疝位置、疝类型均衡可比($P>0.05$)。

二、纳入及排除标准

1. **纳入标准** 符合中华医学会外科学分会及腹壁外科学组所规定腹壁切口疝的相关诊断标准,经体征检查及影像学检查确诊,病理结果证实为恶性肿瘤后腹壁切口疝,签署知情同意书。

2. **排除标准** 心肺及肝肾功能明显异常,合并严重感染者。

三、方法

对照组采用开放腹膜前修补术(sublay)术式,沿疝中央切除原切口瘢痕,然后游离皮下组织至疝囊,显露疝环,回复疝内容物(图 1)。腹膜前间隙游离足够空间,仔细止血,选取合适补片,边缘超过疝环 5cm,补片边缘应用缝线固定后经皮匠针(一次性腹壁钩针)引导至体表,结扎固定(图 2)。观察组采用腹腔镜疝修补术(laparoscopic ventral hernia repair, LVHR),其中腹腔镜腹腔内修补术(intraperitoneal onlay mesh

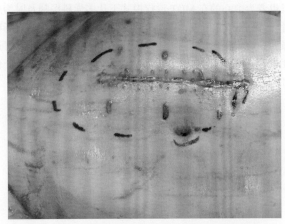

图 1　拟腔镜下微创修补的结肠癌术后切口疝

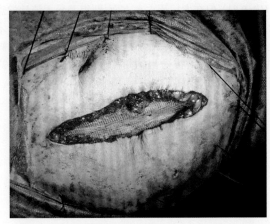

图 2　开放腹膜前修补术(sublay)

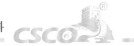

repair,IPOM)7 例(图 3),不经腹而是在全腹膜外的 sublay (totally extraperitoneal sublay,TES)6 例(图 4)。于脐周切口,建立 12mmHg CO_2 气腹,根据影像学定位确定疝囊位置,置入 10mm Trocar 做腹腔镜主操作孔,置入 5mm Trocar 作副操作孔;分离粘连、还纳疝内容物,选择合适补片,其大小需要超过疝环边缘 5cm,固定补片。结束后解除气腹并缝合切口。

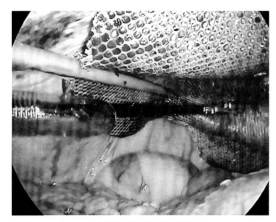

图 3　腹腔镜腹腔内补片修补术
(intraperitoneal onlay mesh repair,IPOM)

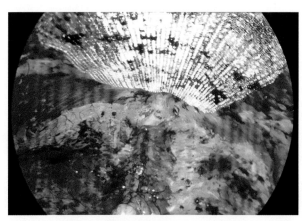

图 4　不经腹的全腹膜外的 sublay
(totally extraperitoneal sublay,TES)

四、观察指标

1. 比较两组术中情况(手术时间、切口长度、出血量)。

2. 比较两组术后情况(排气时间、疼痛时间、住院时间)。

3. 术后定期随访,比较两组复发率。将所有资料进行统计分析。

五、结果(表 1)

复发率:随访 3~74 个月,两组均无复发病例。

六、讨论

国内第一个关于结直肠癌的全国性资料《中国结直肠癌手术病例登记数据库 2019 年度报告:一项全国性登记研究》统计了 2018 年 3 月 ~2019 年 10 月 61 个中心 72 650 例结直肠癌手术资料,微创手术比例 56.7%(中转剖腹 0.7%,实际微创手术率 55.8%),剖腹占 43.3%。据报道结直肠癌手术后切口疝发生率 2%~39.9%。Song 等报道结直肠手术后切口疝仅为 2%(14/690)。陈一平报道 161 例结直肠癌,26 例(16.1%)发生切口疝。Paraira 等报道 338 例结直肠恶性肿瘤术后切口疝发生率为 39.9%,249 例剖腹和 89 例腔镜切口疝发生率分别为 40.9% vs. 37.1%。鉴于腹壁切口疝的复杂性和重要性,中华医学会外科学分会疝和腹壁外科组制订了《腹壁切口疝手术治疗方案》目的就是使其治疗规范化,减少复发及并发症。根据制订的分类标准:小切口疝(疝环最大距离<3cm);中切口疝(疝环最大距离 3~5cm);大切口疝(疝环最大距离 5~10cm);巨大切口疝(疝环最大距离 ≥ 10cm)。一旦形成腹壁切口疝,手术是治愈绝大部分腹壁疝的唯一有效方式。开放的 sublay 存在创伤大、手术时间长、分离创面大、伤口并发症多等缺点。对于大型腹壁切口疝的修补仍然存在一定的困难。现代疝外科更注重“微创”和“腹壁功能重建”,在修复腹壁缺损、恢复腹壁功能的同时,尽可能减少腹壁的过度分离。腹腔镜腹壁疝修补术(laparoscopic ventral hernia repair,LVHR)为近年来新发展的手术形式,以微创技术为基础,展开治疗。最常用术式是腹腔内补片修补术(IPOM),该式简便、没有开放切口、感染率低。但手术对腹腔干扰和腹腔内放置补片这两方面的问题随着时间推移日益明显,因此内镜下的 sublay 修补术(endoscopic sublay repair,ESR)逐渐得到重视。ESR 包括不经腹而是在全腹膜外的 sublay(totally extraperitoneal sublay,TES),经腹的 sublay(transabdminal sublay,TAS)。sublay 技术将补片置于腹壁肌肉后或腹膜前间隙。该技术有以下 5 个优点:①补片位于肌肉和后鞘之间或腹膜和后鞘之间,形成“三明治”样结构,可利用 Pascal 定律

表 1　开放手术组与微创手术组对比

组别	手术时间 /min	切口长度 /cm	术中出血量 /ml	排气时间 /d	疼痛时间 /d	住院时间 /d
开放组	88.23 ± 21.74	8.32 ± 2.73	105 ± 20.61	3.98 ± 2.37	6.35 ± 3.26	12.38 ± 3.67
微创组	81.64 ± 19.85	4.14 ± 1.13	32 ± 13.24	2.42 ± 1.02	2.12 ± 1.48	7.35 ± 2.81
P	>0.05	<0.05	<0.05	<0.05	<0.05	<0.05

的流体静力压(腹内压)将补片均匀固定于腹壁,达到免固定或少固定效果,同时还可减少因使用钉枪或悬吊固定操作导致的慢性疼痛;②补片置入无神经、血管的腹膜前间隙,异物感轻微;③无须使用防粘连或复合补片,使用普通聚丙烯或聚酯补片即可,价格低廉,性价比高;④可不进入腹腔,腹内脏器损伤风险小,且补片不与腹内脏器接触,无腹腔粘连等并发症;⑤不需游离皮瓣,切口并发症少。sublay 技术是腹壁疝理想的手术方式,体现了疝与腹壁外科专家对腹外疝修补理念,"将腹壁问题留在腹壁层次解决"。

本研究显示,两组手术时间差异无统计学意义。微创组术中切口长度短于开放组,出血量少于开放组;微创组术后疼痛时间短于开放组,微创组术后排气时间、住院时间短于开放组,表明 LVHR 术中创伤小,术后恢复较快,住院时间较短。与传统开放疝修补术比较,LVHR 具有以下优势:①术

后疼痛轻微,腹腔镜手术后患者几乎没有疼痛感,术后可无须注射镇痛药;②手术切口小,术中出血量较少,术后恢复快,腹腔镜手术术后患者出院后即可基本恢复正常生活、工作和学习,这对于需要尽快恢复正常工作和生活的年轻人尤为重要;③ LVHR 治疗复发疝可以避免原先的手术切口,使手术更为简单;④传统的开放手术需要在腹壁做一长切口,而腹腔镜手术仅需在腹壁上做数个 1cm 的小切口,美容效果显著。此外,在考虑手术效果时,不应仅考虑近期疗效,还要考虑远期复发情况。本研究结果显示两组均无复发,提示 LVHR 治疗腹壁切口疝确实可靠,患者远期疗效较好,不会提高复发率。

综上所述,腹腔镜腹壁切口疝修补术切口小,疼痛轻,出血少,修补牢靠,术后并发症少。是腹壁切口疝修补的理想术式。

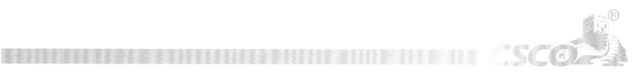

双示踪技术在腹腔镜胃癌根治术中的应用

南京大学医学院附属鼓楼医院

管文贤　艾世超　陆晓峰　刘颂　沈晓菲

一、淋巴结清扫是腹腔镜胃癌根治术的重点与难点

淋巴结转移是胃癌最常见的转移方式,绝大多数进展期胃癌伴有淋巴结转移,即使是早期胃癌,淋巴结转移率也在2%~20%。大量研究表明,淋巴结清扫的彻底程度与患者术后病理分期的准确性以及远期预后紧密相关。

1994年,Kitano等首次报道腹腔镜胃癌根治术。至此,该术式已在临床实践中得到了广泛的应用。而淋巴结清扫则是胃癌手术的关键,传统上,外科医师多依靠自身的经验对胃周淋巴结进行识别与解剖。然而如何从肥厚的脂肪组织以及复杂的淋巴组织结构中准确地识别淋巴结,同时又不增加手术的风险以及术后并发症,这对于外科医生来说仍是巨大的挑战。

因此,如何在术中准确识别淋巴结,改善术中淋巴结的可视化是亟待解决的关键临床问题。同时随着微创外科时代的到来,如何利用腔镜技术实现术中实时淋巴导航,进一步实现更加系统、充分的淋巴结清扫值得外科医生进一步探索。

二、淋巴示踪技术是改善术中淋巴结可视化的"利器"

随着腔镜器械及技术的不断进步与发展,腹腔镜胃癌手术亦逐渐迈向精准医学时代,如何在腹腔镜下进行精准肿瘤定位以及淋巴导航进而获得更为系统、充分的淋巴结清扫是广大胃肠外科医生恒久的探索方向。近年来,利用示踪剂吲哚菁绿(indocyanine green,ICG)、纳米碳进行的淋巴成像示踪技术作为一种新型外科导航技术在乳腺癌、肺癌等肿瘤前哨淋巴结示踪清扫方面取得较为肯定的效果。因此,该技术在腹腔镜胃癌根治术淋巴结清扫中的研究也日益增多,其有望成为腹腔镜胃癌根治术中淋巴结可视化的"利器"。

吲哚菁绿是一种经美国FDA和NMPA批准的亲水性荧光示踪剂。其在760nm波长的近红外荧光的照射下能发出波长为820nm的荧光。局部注射的ICG能够经淋巴系统吸收,同时与淋巴系统中的白蛋白结合,随淋巴系统引流至淋巴结最终回流至血液系统。由于淋巴系统转运缓慢,因此ICG可在淋巴系统内存在较长时间,ICG荧光成像技术正是基于以上原理,通过特殊的显像设备实现淋巴管和淋巴结的示踪。

2019年,Kwon等在 *JAMA Surgery* 中指出,ICG介导的荧光示踪技术能够在机器人胃癌根治术中帮助术者清扫出更多的淋巴结,进而实现更彻底的淋巴结清扫。次年,由Chen等发表于 *JAMA Surgery* 的一项随机对照研究表明,通过ICG近红外荧光成像技术,能够明显提高腹腔镜胃癌根治技术 D2 淋巴结清扫中淋巴结清扫的检出数目,同时不增加手术导致的并发症的风险。近年来,中华医学会外科学分会胃肠外科学组以及中国研究型医院学会微创外科学专业委员会也相继推出《吲哚菁绿近红外光成像在腹腔镜胃癌根治术的应用专家共识(2019版)》《吲哚菁绿标记荧光腹腔镜技术在腹腔镜胃癌根治术中的应用专家共识》。本中心前期也探索了ICG在腹腔镜胃癌根治术中的作用以及对淋巴结清扫的意义。研究同样显示,ICG引导的腹腔镜胃癌根治术能够在不影响患者短期预后以及长期预后的情况下,大大提高腹腔镜胃癌根治术淋巴结清扫的数量。

纳米碳示踪剂目前广泛地应用于胃肠道肿瘤、甲状腺肿瘤、妇科肿瘤等外科手术术中淋巴结显影。由于毛细淋巴管的基膜发育不完全,其内皮细胞间隙为100~150nm,而毛细血管内皮细胞的间隙为30~50nm,纳米碳的粒径则介于两者之间,故注射进入胃肿瘤旁黏膜下的纳米碳迅速引流至周围淋巴管及淋巴结,加之巨噬细胞对其吞噬,大量碳颗粒滞留在淋巴结中致使淋巴结黑染,易于术中辨认,提高了淋巴结特别是微小淋巴结的术中清扫及术后淋巴结的检出量。作为腹腔镜胃癌手术中最广泛使用的淋巴示踪剂,已有大量临床试验验证了纳米碳在腹腔镜胃癌淋巴结清扫中的价值。在前期工作中,我们也发现纳米碳示踪技术有助于腹腔镜胃癌根治术的淋巴结清扫,同时能够缩短手术时间,减少术中出血量,并且不增加术后并发症发生的风险,发挥安全有效的淋巴结示踪作用。

三、单重示踪存在诸多瓶颈

无论是ICG介导的淋巴示踪技术,抑或是纳米碳介导的淋巴示踪技术，都被证实能够协助腹腔镜胃癌手术实现术中淋巴结可视化，进而帮助外科医生行淋巴结清扫。但是这两项技术引导的淋巴结清扫在运用上仍存在一些局限。

ICG给药方式包括浆膜下多点注射给药以及肿瘤周围黏膜下注射给药。浆膜下注射ICG能够取得较好的淋巴结导航的效果，但易造成ICG的渗漏而导致术野受外溢的ICG污染影响成像效果。此外，浆膜下注射ICG无法起到肿瘤定位作用，尤其对于病灶不明显的早期胃癌，浆膜面难以发现病灶，使用该法时需行术中胃镜肿瘤定位，操作较为烦琐。而术中或术前黏膜下给药虽能起到较好的肿瘤定位效果，但淋巴结导航示踪效果不如浆膜下多点给药。另外，ICG荧光显影的淋巴结仅表示该淋巴结参与肿瘤周围组织的淋巴回流，但并不一定是转移淋巴结，其准确率为62.2%~97.2%；同时，ICG显影存在假阴性，即ICG荧光上无淋巴结显影，但术后病理学提示为转移淋巴结，其发生率为46.4%~60.0%。

纳米碳给药方式主要为术前胃镜瘤周黏膜下给药，由于其直观的黑染效果，具备良好的肿瘤定位作用，并且不易造成术野污染。但由于纳米碳在淋巴管内滞留能力不强，因此纳米碳示踪技术淋巴管显影效果不佳。另外，该法常为瘤周黏膜下给药，而临床使用中我们发现，该技术肿瘤周围淋巴结显影居多，远处淋巴结显影效果有限。

综上，ICG荧光示踪法及纳米碳示踪法均存在其各自的技术瓶颈。ICG荧光示踪技术若想取得较好的淋巴显影效果，则肿瘤定位效果不佳，且易造成术野ICG污染。而纳米示踪技术虽有较好的肿瘤定位效果，但其肿瘤示踪区域较局限，且淋巴管示踪效果不如ICG。因此，如何解决两种示踪方法的技术瓶颈，进而实现更佳的示踪效果是目前亟待解决的临床命题。不难发现，ICG示踪技术的瓶颈正是纳米碳示踪技术的优势，同样纳米碳示踪技术的瓶颈也正是ICG示踪术的优势。因此，若在腹腔镜胃癌根治术中使用双示踪技术或能起到淋巴结示踪协同作用，进而进一步地提升淋巴结清扫效果，实现更为全面、彻底的淋巴结清扫。

四、双重示踪是淋巴示踪的新思路

囿于单一示踪方法的局限性，双重示踪为突破目前的技术瓶颈带来了曙光。鉴于淋巴结示踪技术对于肿瘤手术患者预后的重要价值，双重示踪技术应用于肿瘤淋巴结成像已在动物水平上得到验证。考虑到临床实际应用需要，出于非放射性、高安全性、高时空分辨率、高灵敏度与特异性，操作方便，不影响手术流程等优势，ICG与纳米碳联合是最有望优先应用于临床的双重示踪技术。

事实上，已有科学家和临床学家对双重示踪在其他肿瘤的淋巴结示踪效率开展研究。一项针对乳腺癌的回顾性临床研究结果显示，相比单独使用纳米碳，ICG联合纳米碳显著提高了前哨淋巴结检出率（100% vs. 93.44%）和平均检出数量（3.6 vs. 2.5）。与传统技术相比，双重示踪技术由于两种示踪手段的互补使前哨淋巴结检出率达到了100%，展现了良好的应用前景。此外，双重示踪组阳性淋巴结检出率略高于对照组，但由于样本量等限制，未发现统计学差异。一项针对乳头状甲状腺微小癌的随机对照试验中，与单独使用纳米碳相比，

ICG联合纳米碳的淋巴结检出数量（4.0 vs. 3.2）和检出淋巴结的阳性率（28% vs. 25%）都显著提高。该研究显示，双重示踪技术不会增加术后并发症的可能性，并提供了较高的灵敏度和较低的假阴性率。另外，ICG联合纳米碳有望应用于肿瘤分期，但还需更多试验证明。然而，ICG联合纳米碳的双重示踪应用于腹腔镜胃癌手术仍处于领域空白，亟需相关数据证实其有效性。亟待相关临床试验开展。

双重示踪技术是一种安全有效的淋巴示踪手段。与单独使用纳米碳相比：①纳米碳可快速进入淋巴管，在转移淋巴结中积累并将其染成深色。然而，肿瘤细胞导致的淋巴管堵塞可能影响纳米碳的分布，而分子量更小的ICG有利于显示纳米碳无法到达的淋巴网络；②两种方式联合，有利于发现处于非正常解剖位置的淋巴结，提高淋巴结检出率。与单独使用ICG相比：①减少了ICG的假阴性，这是ICG临床应用的最大限制；②优化肿瘤定位；③ICG易于溢漏污染术野，导致前哨淋巴结的检出难度增加。与纳米碳联合后，纳米碳使荧光区域深染，有利于淋巴结清扫。虽然双重示踪可能略微延长手术时间，设备设置的时间，然而这种方法提供的检测精度使这些缺点可以被接受。此外，更准确的分期有助于制订更好的治疗计划，从而降低复发的风险。

综上所述，本中心首次提出ICG联合纳米碳的双重示踪技术作为腹腔镜胃癌手术淋巴示踪的新思路。结合了ICG与纳米碳这两种示踪技术的优势，双重示踪有望达到提高腹腔镜胃癌手术的淋巴结检出数、阳性率、灵敏度和特异度，最终达到改善胃癌根治术患者预后的目标。

五、本中心相关研究结果

针对单一示踪方法于临床使用的困境，本中心提出ICG联合纳米碳的示踪方法，开展双示踪导航下的腹腔镜胃癌根治术，探讨双示踪技术在腹腔镜胃癌根治术中的应用。本研究属于单中心、前瞻性、随机化临床研究，已经南京大学医学院附属鼓楼医院医学伦理委员会批准通过（批准号：2021-361-02），并已于中国临床试验注册中心登记（注册号：ChiCTR2100051309）。该项研究已在本中心顺利开展，现将相关前期结果介绍如下。

（一）给药方式

纳入双示踪组患者术前1天行纳米碳给药（图1）。术中腹腔镜下行ICG"六点法"胃浆膜下注射，以灭菌注射用水为溶媒将ICG（中国丹东医创药业有限公司）稀释至2.5mg/ml，胃小弯侧三点（贲门下小弯侧、胃角小弯侧、胃窦小弯侧）与胃大弯侧三点（贲门下大弯侧、胃角大弯侧、胃窦大弯侧）浆膜下注射0.5ml（图2）

（二）标本处理

所有手术均由本中心胃外科专业医疗组完成，术中采用近红外荧光成像系统（PINPOINT，NOVADAQ，加拿大）或者3D腹腔镜（Karl Storz 1 STM）实施腹腔镜胃癌根治术。标本处理及淋巴结分拣（图3）依据日本胃癌协会"第15版胃癌处理规约"与2019版"胃癌根治术标本规范淋巴结送检及操作中国专家共识"。双示踪组于诺源Real-IGS FLI 10B荧光成像检测平台下进行淋巴结分拣。

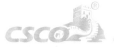

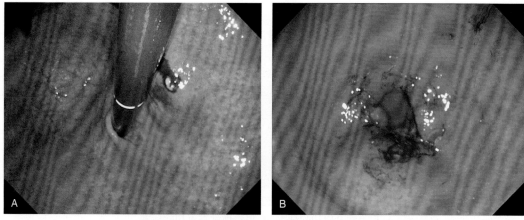

图 1　纳米碳给药方式（三明治法）

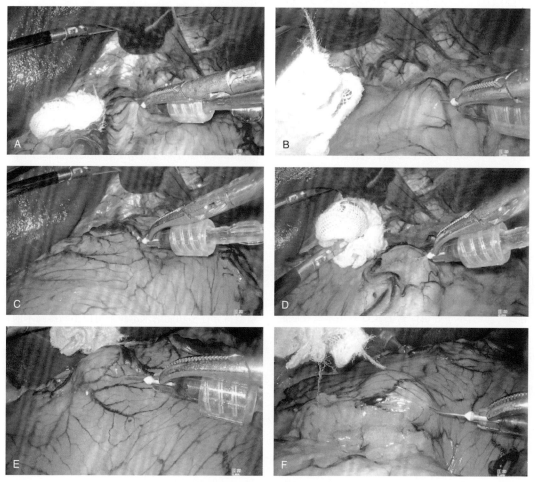

图 2　ICG 给药方式（浆膜下"六点法"注射）
A、C、E. 小弯侧三点浆膜下注射；B、D、F. 大弯侧三点浆膜下注射。

（三）清扫情况

组别	全胃		远端胃	
	淋巴结清扫总数 / 个	阳性淋巴结清扫数 / 个	淋巴结清扫总数 / 个	阳性淋巴结清扫数 / 个
双示踪组	55.30 ± 22.79	2.3 ± 2.83	54.81 ± 16.52	2.94 ± 4.66
纳米碳组	34.11 ± 11.41	2.44 ± 4.04	28.28 ± 12.28	1.38 ± 2.83
检验值	3.301	0.096 81	6.599	1.534
P 值	0.002 8	0.923 6	<0.000 1	0.130 8

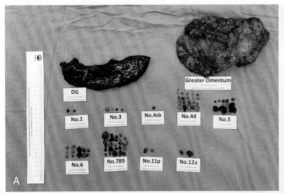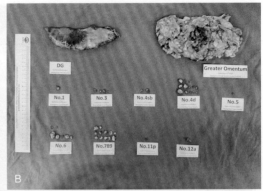

图 3　淋巴结分拣照

A. 根治性全胃切除标本；B. 根治性远端胃切除标本。

目前已纳入 84 例胃癌患者，其中双示踪组 26 例，单示踪纳米碳组 58 例。如表 1 示，在根治性全胃切除患者中，双示踪组淋巴结清扫数目多于纳米碳组，差异有统计学意义[（55.30±22.79）枚 vs.（34.11±11.41）枚，t=3.301 0，P=0.002 8]。在根治性远端胃切除患者中同样如此，双示踪组淋巴结清扫数目多于纳米碳组，差异有统计学意义[（54.81±16.52）枚 vs.（28.28±12.28）枚，t=6.599 0，P<0.000 1]。结果提示，无论是根治性全胃切除患者，抑或是根治性远端胃切除患者，双示踪技术均能提高患者的淋巴结检出。

六、展望

淋巴结清扫是胃癌手术的关键，规范、系统、彻底的淋巴结清扫与胃癌患者的临床预后息息相关。ICG 以及纳米碳作为经典的淋巴示踪剂，在腹腔镜胃癌淋巴导航手术中已得到了广泛的运用，并被大量研究证实能够帮助术者实现更彻底的淋巴结清扫。前期，本中心也探索了 ICG 及纳米碳在腹腔镜胃癌根治术淋巴结清扫中的应用，证实该两种示踪剂均能帮助提高淋巴结的检出数目。

虽然 ICG、纳米碳都被证实能够达到淋巴结的可视化的目的，帮助淋巴结清扫，但是该两项示踪技术在临床实践中尚存在一定的局限。ICG 的给药方式主要为术中浆膜下给药或者术前黏膜下给药。浆膜下给药能够取到较好的淋巴结导航效果，但缺乏肿瘤定位作用，不适用于浆膜面难以发现病灶的早期胃癌患者。术前黏膜下给药虽实现较好的肿瘤定位效果，但淋巴结示踪效果稍欠佳。纳米碳的给药方式主要是黏膜下给药，其能实现较佳的肿瘤定位效果，但对淋巴管以及远处的淋巴结的示踪效果受限。受限于单一示踪技术的局限性，本中心提出浆膜面多点注射 ICG 联合黏膜面纳米碳给药的淋巴双示踪导航方法用于腹腔镜胃癌根治术淋巴结清扫。通过取长补短、协同作用的给药思路，有望实现肿瘤定位、淋巴充分显影的一体化导航模式。同步利用体外荧光检测平台进行淋巴结分拣，进一步提高淋巴结的检出以及病理诊断的准确性。

除此以外，探索新型多模示踪方式亦是当前研究的热点。随着现代医学工程技术的发展，纳米技术在医学也得到了愈来愈多的应用，纳米药物在临床上也得越来越多的使用，一些新型纳米示踪剂同样也不断涌现。已有动物试验表明，这些新型特异性多功能纳米示踪剂可以不断提高术前胃癌淋巴结转移诊断的准确性，协助临床决策；还可以术中靶向示踪胃癌转移淋巴结，实行精准手术。同时还能在治疗上寻找胃癌转移淋巴结新型治疗方式，改良治疗缺陷。有望发展为新型的多模示踪技术。

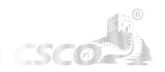

T_4 结肠癌腹腔镜手术治疗的临床研究进展

¹复旦大学附属肿瘤医院　²复旦大学上海医学院

单泽志²　李心翔¹

结肠癌的治疗首选根治性切除术，随着微创手术在临床的开展及应用，腹腔镜辅助结肠癌根治术也越来越受到广泛重视。近年来多项随机对照试验（randomized controlled trial，RCT）包括 CLASICC、COLOR 和 JCOG0404 临床研究结果均支持腹腔镜技术用于结肠癌的治疗。2013 年美国国家癌症综合网络（National Comprehensive Cancer Network，NCCN）V.4 版的结肠癌临床实践指南指出，由经验丰富的外科医师操作的腹腔镜结肠癌手术已被纳入结肠癌标准手术方式。但对于 T_4 期局部晚期结肠癌，目前在临床应用中仍存在很大争议。根据美国癌症联合会 / 国际抗癌联盟（American Joint Committee on Cancer/Union for International Cancer Control，AJCC/UICC）提出的 TNM 分期标准，T_{4a} 或 T_{4b} 的结肠癌都被认为是局部晚期（T_{4a}：肿瘤穿透脏层腹膜；T_{4b}：肿瘤直接侵犯或粘连于其他器官或结构），占总体 15%~20%。一般认为 T_4 期结肠癌通常病灶较大，手术切除时间较长，中转率高，术中和术后并发症高，R0 切除率可能相对偏低，相应也带来了对远期生存率的担忧。在既往的关于腹腔镜肠癌手术的多项随机对照临床试验都将 T_4 期肠癌排除在外。而一项随机对照研究 JCOG0404 证实对于 $T_3N_{0-2}M_0$ 结肠癌患者，腹腔镜下行 D3 淋巴结清扫术可行性但对于 cT_4 期、淋巴结转移（N_2）和高 BMI（>25kg/m²）结肠癌患者，腹腔镜手术患者往往表现出更差的生存率。COLOR RCT 临床研究亚组分析显示，约 50% 的 cT_4 结肠癌患者在行腹腔镜手术时需要中转剖腹。因此将腹腔镜技术用于治疗 T_4 期结肠癌，在其安全性和可行性的评估上是不完善的，有许多问题值得进一步探究。通过对相关研究的解读，本文将从围术期安全性、肿瘤学结果和患者术后长期获益以及腹腔镜手术争论等方面展开综述。

一、T_4 期结肠癌腹腔镜手术围术期安全性

考虑到 T_4 期肿瘤会侵犯周围组织和脏器，因此手术过程中往往需要联合多器官整体切除，腹腔镜手术是否安全可行就变得尤为重要。手术安全主要评价指标包括术中出血、手术时间、术后并发症（包括术后吻合口漏、术后肠梗阻等）和术后排气排便时间、住院天数等。一项回顾性研究，纳入

2010—2017 年共 85 例因局部晚期结肠癌而接受多脏器切除术的患者，其中 38 例患者采用腹腔镜治疗，47 例患者采用开放式治疗。相比于剖腹手术，腹腔镜多脏器联合切除可显著降低术中出血（25ml vs. 140ml，$P<0.001$）、术后并发症发生率（10.5% vs. 29.8%，$P=0.036$）和缩短术后住院天数（12 天 vs. 15 天，$P=0.028$）。美国一项回顾性研究发现，腹腔镜手术虽然增加了手术时间，但可显著降低术后肠梗阻的发生（14.4% vs. 26.9%）和缩短住院天数（7.6 天 vs. 10.7 天），两者在术后吻合口瘘差异无统计学意义（3.2% vs. 3.7%）。而南方医院的一项回顾性研究发现，不论 T_{4a} 还是 T_{4b}，腹腔镜手术组都可显著降低术中出血，缩短术后排气时间，患者进食时间和住院天数，加速患者术后快速康复。结直肠手术术后并发症影响患者的恢复和生存，增加治疗费用，甚至增加患者死亡率。近年来，单孔腹腔镜多内脏切除术治疗局部晚期结肠癌在部分患者中被证实是安全可行的。微创手术因其侵袭性较低，在 T_4 期结肠癌手术中具有更好的应用前景，可使更多的局部晚期结肠癌患者获益。

二、T_4 期结肠癌腹腔镜手术肿瘤学结果

T_4 期结肠癌局部复发率和 5 年生存率约为 11% 和 51%，R0 切除可显著降低患者局部复发和提高患者总体生存。Podda 汇总了 21 项回顾性研究和 3 项前瞻性队列研究，共纳入 18 123 例患者，其中 9 024 例患者接受了腹腔镜手术。Meta 分析显示，相对于剖腹手术，腹腔镜手术可显著降低切缘阴性率（$HR=0.86$；95% CI 0.81~0.93），而两组在 R0 切除率则没有显著差异。美国国家肿瘤数据库，对 2010—2014 年 T_4 期结肠癌患者进行回顾性分析，共纳入 21 998 例患者，其中 7 532 例患者接受了腹腔镜下结肠癌根治术，与接受了剖腹手术 14 466 例患者相比，腹腔镜手术可显著保留更多的正常组织，但却仍能显著降低 T_4 期结肠癌患者的手术切缘阳性（18.6% vs. 22.3%，$P<0.001$），经倾向性匹配后发现，两者在手术切缘阳性率方面差异有统计学意义（18.1% vs. 21.1%，$P<0.001$）。不仅如此，相比于剖腹手术组，腹腔镜手术组可清扫更多的淋巴结。由此可见，腹腔镜手术可以在保留更多器官组织基础上，实现更好的 T_4 期结肠肿瘤根治。而我们本

中心的回顾性研究也同样发现相对于剖腹手术，腹腔镜手术可以显著改善 T_4 期结肠癌患者的 R0 生存率（85% vs. 80%，$P=0.054$）。

三、T_4 期结肠癌腹腔镜手术患者术后长期获益

既往腹腔镜手术治疗 T_4 期结肠癌，因较高的早期复发风险而被认为是禁忌的。但近些年随着腹腔镜技术的普及，腔镜设备的优化和外科医生腔镜水平的提高，目前越来越多的研究证实腹腔镜手术并不会增加局部复发风险。美国的一项回顾性研究发现，不论是在吻合口处的原位复发，亦或是腹膜、肝脏、肺脏的远处转移，都没有表现出显著差异，并且腹腔镜手术也没有增加术后死亡率。另外一项 Chan 等报道的研究中，也同样发现两组间局部复发（$RR=0.99$，$P=0.477$），肝、肺脏转移（$RR=1.19$，$P=0.684$；$RR=1.20$，$P=0.678$）和腹膜转移（$RR=1.22$，$P=0.653$）差异无统计学意义。我们最近的一项回顾性研究发现，对于 T_4 期的结肠癌，剖腹手术和腹腔镜手术在肿瘤远期生存方面差异无统计学意义。来自 Podda 和 Liu 两个荟萃分析也都同样证实腹腔镜手术和剖腹手术在患者无病生存和总体生存差异无统计学意义。但来自韩国的一项回顾性研究发现在行腹腔镜根治术的 584 例 T_4 结肠癌患者中，T_{4b} 右半结肠癌患者 3 年 OS 显著低于其他部位的 T_4 期结肠癌患者，这提示 T_{4b} 右半结肠癌患者在行腹腔镜根治术时需谨慎。这有可能与右半结肠癌侵犯的组织器官有关。

四、T_4 期结肠癌腹腔镜手术争论

对于 T_4 期肿瘤，需要联合多器官整体切除，达到肿瘤切缘阴性才被认为达到根治手术。这对于腹腔镜技术上具有较高挑战性，从而认为腹腔镜技术会提升中转剖腹手术率。来自 COLOR 研究发现，30 例 T_4 期结肠癌患者中有 1/2 患者接受了腹腔镜中转剖腹手术，这也就意味着 50% 的 T_4 期结肠癌患者失去了腹腔镜手术优势。而中转剖腹手术可能同时增加了术后并发症，因此该研究就认为结肠癌腹腔镜手术应排

除 T_4 期结肠癌。但目前既往回顾性研究发现 T_4 期中转剖腹率为 7.1%~21%。本中心回顾性研究其中转剖腹率为 8.2%。考虑到非 T_4 结肠癌患者中转剖腹率为 7%~25%，因此 T_4 期结肠癌本身并不会增加手术难度。而目前越来越多的研究发现及时中转剖腹并不会增加术后并发症。而美国的一项回顾性研究发现接受中转剖腹的 T_4 期结肠癌患者其总体生存仍优于剖腹组。由此可见，T_4 期结肠癌患者中转剖腹并不会增加患者不良预后，但这需要高质量前瞻性临床试验进一步证实。

来自加拿大的一项回顾性研究发现，腹腔镜手术是腹膜复发转移的独立危险因素（$HR=1.77$，$P=0.005$）。而一项回顾性研究也同样发现 T_4 期结肠癌患者，行腹腔镜根治术后会增加其腹膜转移的风险（$HR=1.92$，$P=0.046$）。而一项纳入 6 项回顾性研究的 meta 分析也同样显示腹腔镜手术可增加 T_4 期结肠癌患者术后腹膜转移。尽管其潜在机制尚不清楚。这可能与气腹或腹腔镜器械引起的肿瘤播种有关。

美国 seer 数据库的资料发现 T_4N_0 患者的 5 年生存率远远低于 $T_{1\sim3}N_{1\sim2}$ 患者，如何改善 T_4 期结肠癌患者的长期生存就显得尤为重要。Prodige 22 研究证明对于局部进展期结肠癌患者术前行新辅助化疗可显著提高进展期结肠癌 TRG。来自中山肿瘤防治中心一项回顾性研究发现，相比于新辅助化疗，新辅助免疫治疗可以显著增加 dMMR 局部晚期结肠癌患者 TRG。而肿瘤退缩将进一步降低腹腔镜手术治疗手术难度，从而可进一步发挥腹腔镜治疗优势。

腹腔镜器械和技术的发展已经让 T_4 期结肠癌腹腔镜手术逐步开展起来，但既往研究都是单中心的、小样本的回顾性研究。目前尚无前瞻性的临床实验证实腹腔镜手术在 T_4 期肠癌中的安全性和远期效果。而在回顾性研究过程中，外科医生在选择手术方式的时候，会倾向性地将复杂的 T_{4b} 患者进行开放手术，造成分配偏倚。基于以上原因，我们开展了一项腹腔镜手术治疗 T_4 期结肠癌的前瞻性、多中心、随机、开放、平行对照临床研究（LST4C Trial，NCT03314896）。针对 T_4 期结肠癌患者，采用传统手术为对照，观察腹腔镜手术对 T_4 期肠癌患者的围术期安全性及远期疗效做对比，争取为 T_4 期结肠癌患者的外科决策提供高级别的循证医学证据。

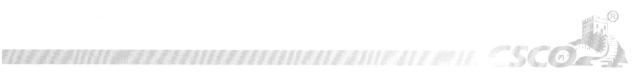

溃疡性结肠炎相关结直肠癌的外科治疗

中国医学科学院北京协和医院

邵仟仟　吴斌

溃疡性结肠炎(ulcerative colitis,UC)是一种病因不明、以结直肠黏膜弥漫性炎性改变,甚至糜烂、溃疡为病理表现的肠道非特异性炎症。UC增加结直肠癌(colorectal cancer,CRC)风险,风险因素包括发病年龄早、病史>8年、病变范围广、内镜和组织学炎症重、家族性CRC病史等。UC相关结直肠癌(UC-associated colorectal cancer,UC-CRC)虽仅占所有CRC的1%~2%,却占据UC患者死亡原因的10%~15%,是导致UC患者死亡的主要原因。和散发性CRC相比,UC-CRC患者的发病年龄更早、预后更差,其外科治疗亦更为复杂,不仅需遵循肿瘤外科的根治性原则,还需兼顾UC个体化手术治疗需要,并结合加速康复外科(enhanced recovery after surgery,ERAS)理念,从而最大限度确保患者预后及生存质量。

本文从手术指征、术前评估及准备、手术方式选择、术后并发症的处理、术后长期随访等几方面,对UC-CRC的外科治疗进行总结。

一、手术指征

合并结直肠癌是UC的绝对手术指征。UC合并上皮内瘤变时,同时性或异时性多原发肿瘤的发生率较高,可根据病理类型决定内镜下切除或手术治疗。边界清楚的高级别上皮内瘤变(high grade dysplasia,HGD)首选内镜下切除,并根据切除病理结果决定是否补做结肠切除术或定期随访。非腺瘤样异型增生相关病变或肿物(dysplasia-associated lesion or mass,DALM)及内镜下不可见(扁平)的HGD的癌变率较高,推荐手术治疗。内镜下不可见(扁平)的低级别上皮内瘤变(low grade dysplasia,LGD)应采用手术还是内镜下监测尚无定论,可行全结直肠切除(total proctocolectomy,TPC)或3~6个月后随访,如仍为同样改变可行TPC。病理诊断LGD或HGD并考虑接受手术治疗者,术前必须由1位或以上不同的病理科医师复核病理结果。

二、术前评估及准备

多数UC患者病程迁延,经常伴贫血、营养障碍、长期

应用糖皮质激素等情况,手术风险和术后并发症发生率较高。对于择期手术的UC-CRC患者,术前推荐由炎症性肠病(inflammatory bowel disease,IBD)专业的多学科团队(multidisciplinary team,MDT)进行手术并发症风险评估,并对高风险患者进行有针对性的预康复,从而降低手术并发症的发生率。

(一)术前评估

术前评估内容主要包括患者一般状况、营养状况、既往史与合并症、吸烟情况、血红蛋白水平、炎症程度及并发症等。评估手段包括营养风险筛查和营养状况评估、血清学、影像学及内镜检查等。血CEA检查及胸腹盆增强CT有助于评估肿瘤分期及有无远处转移;可疑肝转移患者应行肝区动态MRI进一步明确病变性质、病变大小及数量。UC合并直肠癌应行直肠MRI进行准确分期,对于中低位局部进展期直肠癌应选择新辅助放化疗。

(二)术前准备

对于存在并发症风险因素的择期手术患者,强烈推荐术前进行有针对性的预康复,具体措施如下所述。

1. **纠正营养不良**　对于存在营养风险、合并营养不良及处于疾病活动期的患者,推荐术前营养支持治疗,首选肠内营养(enteral nutrition,EN),无法实施EN者(如严重腹泻患者)采用全肠外营养(total parenteral nutrition,TPN)支持。

2. **术前用药对手术的影响**　术前泼尼松20mg/d或等量激素治疗持续6周以上是UC术后并发症,尤其是储袋相关并发症以及感染相关并发症的高危因素;建议术前尽量撤减或停用激素。术前使用羟嘌呤类、环孢素不增加术后并发症,无须停用;术前使用抗肿瘤坏死因子-α单克隆抗体(TNF-α)与术后并发症的关系尚存在争议。

3. **推荐围术期遵循ERAS理念**　ERAS指为使患者快速康复,通过基于循证医学证据的系列围术期优化处理措施,以减轻患者心理和生理的创伤应激反应,促进患者早期运动和恢复饮食,缩短患者术后恢复时间,降低并发症风险及死亡风险。建议在UC-CRC外科治疗过程中遵循ERAS。

三、手术方式选择

在肿瘤治疗的基础上,UC-CRC的外科手术时机和方式

需综合考虑患者的年龄、全身情况、排便要求、病变范围和程度、肿瘤部位及分期、肛管括约肌功能以及术者经验等。

(一) TPC+ 回肠储袋肛管吻合术

TPC+ 回肠储袋肛管吻合术 (ileal ponch anal anastomosis, IPAA) 不但切除 UC 靶器官，而且在末端回肠构建储袋并与肛管进行吻合，使术后患者生活习惯和生活质量接近正常，是目前推荐的 UC 手术方式。对于术前诊断明确的 UC-CRC 患者，IPAA 也是最常见的手术方式。IPAA 手术可分Ⅰ期、Ⅱ期 (包括改良Ⅱ期) 和Ⅲ期手术。Ⅰ期 IPAA 一次手术完成 TPC+IPAA，无保护性造口，适用于经过严格筛选的一般状况良好、直肠炎症较轻、无手术并发症风险因素的患者。Ⅱ期 IPAA 是推荐的择期手术方式，第一次手术完成 TPC+IPAA，并在储袋近端行转流行回肠造口，术后 8~12 周进行第二次手术，将造口还纳。Ⅲ期 IPAA 适用于急性重症溃疡性结肠炎 (acute severe ulcerative colitis, ASUC)、术后并发症风险高或急性重症结肠炎诊断不明确者。

吻合无张力和血供良好对 IPAA 手术成功至关重要，为保证吻合口无张力，可充分游离小肠系膜。采用双吻合技术 (double stapling technique, DST) 吻合时，储袋顶端至少超过耻骨结节下缘 3cm；采用手工吻合时，储袋顶端超过耻骨结节下缘 4~5cm。常用储袋形状包括 J 型、S 型、H 型和 D 型。其中，J 型储袋制作简单，推荐作为首选的储袋形状。回肠储袋与肛管的吻合方式有两种，包括传统术式和 DST。其中，DST 操作简单，保留了肛管移行区，术后控便能力、肛管静息压及直肠肛管抑制反射均优于传统术式，而盆腔感染、术后肠梗阻和吻合口狭窄等发生率下降，是推荐的储袋肛管吻合方式。

(二) TPC+ 永久性回肠造口术

对于肿瘤位于直肠的 UC-CRC 患者，当肿瘤处于局部进展期时，因围术期需要辅助放疗，回肠储袋对放疗的耐受性差，增加吻合口瘘、储袋炎等风险，推荐首选全结肠直肠切除 + 永久性的回肠造口术。对于肛门括约肌功能障碍患者，同样推荐 TPC+ 永久性回肠造口术。

(三) 保留直肠的全结肠切除 + 回直肠吻合术

回直肠吻合术 (ileorectal anastomosis, IRA) 可以用于直肠病变轻微、局部药物治疗有效、术后随访依从性好的 HGD 或结肠癌患者。IRA 操作相对简单，排便频率和夜间漏便现象以及对生育功能的影响可能优于 IPAA，但术后残留直肠发生顽固性炎症和癌变的概率高。

(四) 其他手术方式

合并低位直肠 HGD 或者早期癌变者，可行全系膜切除 (total mesorectal excision, TME)、直肠黏膜剥除或经肛内括约肌切除术 (intersphincteric resection, ISR)+IPAA。

(五) 腹腔镜手术与剖腹手术的选择

目前在世界范围的许多 IBD 诊治中心，腹腔镜手术已经成为治疗 UC 的标准手术途径。大量临床研究证实，对于具备丰富腹腔镜手术经验的结直肠外科医生而言，腹腔镜全结直肠切除术不仅在手术安全性、术后远期控便功能等方面效果与剖腹手术相当，在术后并发症方面更是显著优于剖腹手术。腹腔镜手术具备良好的视野、较小的切口，可以减轻腹腔粘连，降低并发症发生率，缩短住院时间，改善术后短期结局，获得更好的储袋远期功能，尤其能降低患者术后性功能障

碍和不孕不育的发生率。ECCO 共识、美国结直肠外科医师协会指南均推荐有经验的外科医生对 UC 患者选择腹腔镜手术。但对于既往有腹部手术史、腹腔粘连严重的患者，腹腔镜操作困难时应及时转为剖腹手术。

腹腔镜 IPAA 包括手辅助腹腔镜手术 (hand-assisted laparoscopic surgery, HALS)、腹腔镜辅助手术 (laparoscopy-assisted surgery, LAS)、经肛微创 IPAA 手术 (trans anal minimally invasive surgery-IPAA, TAMIS-IPAA)、单孔腹腔镜手术 (single-incision laparoscopic surgery, SILS)、机器人辅助腹腔镜手术 (robotic-assisted la-paroscopic surgery, RALS)。

四、术后并发症的处理

据报道，IPAA 术后早期并发症的发生率为 33.5%，主要包括切口感染、盆腔感染、吻合口狭窄、肠梗阻、吻合口漏；远期并发症的发生率为 29.1%，主要包括储袋相关并发症，如储袋炎、储袋出血、封套炎、储袋恶变等。对术后可能的并发症，应早期识别、积极处理。

(一) IPAA 术后储袋吻合口漏

IPAA 术后储袋吻合口漏是导致储袋失败的重要原因。一旦明确诊断，对于未转流患者建议行回肠袢式造口，合并弥漫性腹膜炎者建议腹腔冲洗引流。吻合口缺损较大时，推荐全麻下经肛门进行修补。对于吻合口漏相关的盆腔脓肿，应通畅引流，同时积极抗感染治疗。

(二) IPAA 术后储袋出血

IPAA 术后储袋出血多出现在术后 24 小时内，最常见部位为吻合口，首选非手术治疗，推荐行储袋镜检查，进行镜下止血。出血量大且镜下止血失败者应及时再次手术止血。术后晚期储袋出血需警惕吻合口漏可能。

(三) IPAA 术后储袋炎

据报道，IPAA 术后储袋炎发生可高达 50%。抗生素治疗为治疗急性储袋炎的一线药物，药物治疗无效者推荐手术治疗，可行储袋重建手术，严重时需行永久性回肠造口甚至切除储袋。

(四) 其他储袋复杂并发症

储袋慢性窦道或储袋瘘是远期储袋失败的最主要原因。慢性窦道的手术方式包括黏膜瓣推移、储袋整体前移、储袋重建等，部分患者采用内镜下针刀窦道切开术可获得良好的疗效。储袋瘘远期预后不佳，约 1/3 的患者最终需要永久性回肠造口甚至切除储袋。

储袋肛管吻合口狭窄可由外科并发症或储袋周围感染引起，治疗上首选各种扩张技术或内镜下针刀治疗。

(五) 静脉血栓栓塞症

UC 患者术后发生静脉血栓栓塞症 (venous thromboembolism, VTE) 的风险较高，术前使用激素、疾病活动期、低蛋白血症、手术及卧床等因素均会增加 VTE 的风险，建议围术期积极采取措施进行防治。

五、术后辅助治疗及随访

对于已行手术治疗的 UC-CRC 患者，术后需进行肿瘤

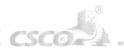

TNM 分期。现有证据支持,UC-CRC 的病理分期及化疗指征均与散发性 CRC 相同。对于高复发风险的 Ⅱ 期及所有 Ⅲ~Ⅳ 期 UC-CRC 患者,均推荐术后行辅助化疗。但是,基于 UC-CRC 的肿瘤学及组织形态学特性,与散发性 CRC 相比,UC-CRC 比散发型 CRC 患者对化疗反应更差、出现化疗毒性的风险亦更高。对于需行新辅助治疗的 UC-CRC 患者,UC 疾病的活动度不影响化疗方案。

UC-CRC 的预后由 CRC 疾病分期及 UC 疾病严重程度共同决定。与散发性 CRC 相比,UC-CRC 患者的疾病复发风险更高、死亡率更高、远期预后亦更差。据报道,UC-CRC 患者的平均 5 年生存率仅 50%。因此,术后需对 UC-CRC 患者参照 CSCO 结直肠癌诊疗指南进行更为密切的随访。对于

UC 术后残留直肠炎和封套炎的患者,除长期维持药物缓解治疗外,由于残留直肠黏膜有癌变风险,需要定期内镜监测,监测频率建议每年 1 次。

六、小结

UC-CRC 是导致 UC 患者死亡的主要原因,具有病程长、发病年龄小、病变广泛等特点。结肠镜的定期检查是监测 UC 是否伴发 CRC 的有效手段,全结直肠切除应是首先考虑的手术方式。UC-CRC 的分期及治疗参照 CSCO 结直肠癌诊治指南,同时兼顾 UC 的疾病诊疗特点,很多时候更需要 MDT 模式。

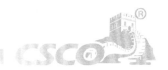

功能性腔镜在胃肠肿瘤手术中的应用

同济大学附属第十人民医院

高仁元　尹路

自腹腔镜技术应用于胃肠道肿瘤以来,不仅保证了治疗的可靠性,还因小切口等微创技术的应用,显著减少了患者术后疼痛程度、住院时间,加速了患者的快速康复。近年来,随着功能性腔镜的不断应用,其在胃肠道肿瘤手术中体现的重要价值也逐步得到重视。目前,以吲哚菁绿荧光造影技术为代表的功能性腔镜在胃肠道肿瘤术中血供判断、淋巴结示踪等方面得到了较广泛的应用。本文将就吲哚菁绿在胃肠道肿瘤诊治中的应用进行总结如下。

一、胃肿瘤切缘的定位

术前在胃黏膜下注射吲哚菁绿,可以有效帮助手术医生在术中判断肿瘤的部位和切缘。尤其是对于全腹腔镜手术的患者,肿瘤尚未突破浆膜层导致术中难以判断切缘,吲哚菁绿的作用更加显著。比如行局部切除的胃间质瘤、神经内分泌肿瘤等。关于注射部位的选择,较大样本的研究发现,无论是黏膜下还是浆膜下注射吲哚菁绿,淋巴结的个数、术后并发症等均无差异。但是黏膜下注射的费用较高,患者的满意度较低。

二、淋巴结的示踪

胃癌的主要转移途径是淋巴转移。因此,腹腔镜下胃癌根治术中最重要的任务之一就是进行淋巴结清扫。一项随机对照研究发现吲哚菁绿可以显著提高胃癌根治术中总淋巴结的检出个数。对于内镜治疗后的早期胃癌行胃切除术的患者,吲哚菁绿同样可以在术中高灵敏度地识别转移淋巴结,包括脾门淋巴结、前哨淋巴结等。另有大样本的研究证实,无论是 T_1 期还是 T_4 期胃癌,吲哚菁绿提示淋巴结转移的敏感度都在 90% 以上。吲哚菁绿显影同样对胃癌患者的预后产生影响。最新的荟萃分析则证实,基于吲哚菁绿的显像方法可以获得更多的淋巴结,但对转移性淋巴结则没有显著性差异。而这种方法并不会延长手术时间、增加出血量和术后并发症。但是也有研究发现,对于进展期胃癌,尽管可以使用吲哚菁绿进行淋巴结显像,但是由于其不能够完全显示整个胃周的转移性淋巴结,因此不推荐基于吲哚菁绿显像进行选择性淋巴结切除。也有荟萃分析发现,对于前哨淋巴结,吲哚菁绿显像的敏感度并不高。另有研究发现,经过吲哚菁绿显影证实无淋巴结转移的胃癌患者无病生存期明显长于对照组。

三、胃肠道吻合口血流灌注

胃癌术后吻合口漏是临床上最严重的的并发症。如何预防吻合口漏是临床研究中的一个重点。而充足的血流灌注是预防吻合口漏的一个重要方面。吲哚菁绿在评估胃术后吻合口血管灌注方面也有较好的应用。研究发现,使用吲哚菁绿显影可以有效减少胃术后吻合口漏的发生率。而在动物实验研究中发现,利用定量的吲哚菁绿显影可以显示胃血流动态灌注情况,这为未来在手术中对胃切除吻合后血流灌注的动态评估打下了基础。

四、结直肠癌吻合口

结直肠癌在我国的发生率逐年升高,腹腔镜微创治疗结直肠癌患者的比例也越来越高。腹腔镜下结直肠癌肿瘤根治术是临床上最常见的普外科手术之一。但吻合口瘘一直是结直肠癌术后最严重的并发症之一。总体上,结直肠癌手术后吻合口瘘的发生率一般在 1%~19%。其中直肠癌术后吻合口瘘的发生率处于较高水平。吻合口瘘的高危因素较多,包括男性、肥胖、营养不良、肿瘤分期、吻合口血供等。其中,吻合口无张力且血供正常是最重要的因素。术中判断吻合口血供好坏的方法一般是在保证吻合口肠管近远端系膜宽度的基础上通过观察肠管的颜色以及肠管断面的出血情况来作出基本判断。但这些判断都是经验性的,很难直观看到吻合口近远端肠管的血液供应情况。因此需要更加客观的方法来观察肠吻合口的血供情况。

目前报道较多的是选择吲哚菁绿作为荧光指示剂,通过对应的荧光显示器可以清晰地将血流情况显示出来。吲哚菁绿本质是一种惰性、含有钠离子的水溶性三碳菁染料,入血后和血浆蛋白结合,经肝胆系统排出体外。由于其含有碘元素,因此不可应用于碘过敏和甲状腺毒症患者。其显影原理是在近红外光源的照射下可以显示荧光,使含有吲哚菁绿的血

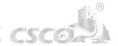

管显影。吲哚菁绿的使用时机是准备离断肠管前和完成吻合后,静脉推注 2ml(浓度为 2.5g/L)。通过观察预判断吻合口血流量,选择合适的位置切断肠管。有研究统计了国内外 2 741 例患者,发现应用吲哚菁绿的患者术后吻合口的发生率为 0%~7.5%,而未用组则达到了 5%~18%。由此可见,吲哚菁绿的荧光作用带来的患者获益效果也是非常明显。不过,吲哚菁绿的使用仍然存在一些局限性。比如静脉推注吲哚菁绿后显影的时机、腹腔镜镜头与靶区的距离以及患者本身的异质性等,均会影响图像的的显示效果,从而影响肠管离断位置的判断。另外,虽然有荧光作为参考,但不同的手术医生之间选择的位置仍然可能因个人偏好存在差异。

五、区域淋巴结清扫

在直肠癌的手术治疗中,目前公认的金标准是全直肠系膜切除术(TME)。而在中低位直肠癌进行 TME 手术的过程中,侧方淋巴结的清扫是一个公认的难题。目前欧美和中国治疗中低位直肠癌的标准方案是新辅助放化疗加 TME 手术,而日本的标准治疗方案是 TME 联合侧方淋巴结清扫。侧方淋巴结转移主要发生在中低位直肠癌中。有研究者报道了 5 例直肠癌行侧方淋巴结清扫病例,在所有显影的 19 例吲哚菁绿显影的淋巴结中,阳性淋巴结有 17 例。其中侧方淋巴结检出数量平均达到了 10 枚,2 例患者侧方淋巴结出现了转移。这提示吲哚菁绿在侧方淋巴结转移的判断中具有重要的辅助作用。

六、转移灶切除

结直肠癌最常见的转移部位是肝脏。利用吲哚菁绿进行肿瘤显影在肝脏转移灶切除中也逐步得到应用。有研究发现,单独应用术前 MRI、术中超声或者吲哚菁绿显像可以发现大约 75% 的肝脏转移瘤,而超声和吲哚菁绿联合使用则可以发现所有转移肿瘤。此外,相比于超声,吲哚菁绿可以发现直径更小的肝脏转移灶。因此目前的通用做法是通过术前肝脏磁共振检查确定肝脏转移瘤数量,术中吲哚菁绿荧光显像结合超声定位肿瘤,引导肿瘤切除和射频消融,避免漏诊。同时还可以减少胆道损伤、胆漏风险,降低手术并发症。另外,使用吲哚菁绿进行结直肠癌肝转移灶显影,不受新辅助化疗的影响。

七、小结

基于吲哚菁绿的近红外荧光系统是目前临床上一个较新的胃肠道肿瘤手术治疗辅助决策的方法,它在信号强度、对比度等方面具有明显的优势。但是,由于操作人员、系统灵敏度及患者个体的差异性,其成像效果仍然会存在一些偏移。不过,随着技术的不断更迭、更多大型的临床随机对照试验的开展,相信会对其临床应用产生更多的推动作用。

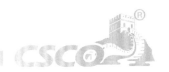

单孔腹腔镜结直肠手术的历史、现状与未来

山东省立医院

张小桥

单孔腹腔镜技术用于结直肠外科疾病的治疗迄今已有15年历史。2008年Remzi和Bucher率先报道了经脐部单切口实施的右半结肠切除术。开创了单孔腹腔镜结直肠手术的先河。迄今为止的临床应用表明，与多孔腹腔镜手术相比，单孔腹腔镜结直肠手术的创伤更小，疼痛更轻，美容效果更好，手术质量，特别是肿瘤手术的根治度能够得到保证，因此，在随后的15年间得到了长足发展，与此同时，单孔腹腔镜结直肠手术操作难度较大，适用性存在一定局限。人们在肯定单孔腹腔镜结直肠手术在微创方面优越性的同时，对其治疗效果、应用价值，特别是在恶性肿瘤治疗中的安全性等问题仍存在争议。

一、单孔腹腔镜结直肠手术的历史和特点

（一）单孔腹腔镜技术用于结直肠外科起步于右半结肠切除术

2008年欧美的两位学者先后报道了经脐单孔腹腔镜右半结肠切除术。紧接着在随后的2009年，就有了单孔腹腔镜全结直肠切除术和左半结肠切除术的报道。此后单孔腹腔镜结直肠手术的适应证逐渐扩大，应用逐渐广泛，迄今已经有近千例手术量的医学中心。在经脐部单孔腹腔镜手术基础上也逐渐衍生出经造口切口单孔腹腔镜手术、单孔机器人手术和属于NOTES范畴的经肛门/阴道结直肠手术等。

（二）单孔腹腔镜的特点和优势

在现有技术水平下，我们进行针对腹腔内脏器的手术必须有一个进入腹腔的通路，往往还需要一个取出标本的通道。从形式上看，单孔腹腔镜手术是把多孔腹腔镜手术散布于腹壁不同区域的腹腔镜观察孔和操作孔集合成一个，通过这个通道进行操作并取出标本。这样看起来只是减少了几个"微不足道"的穿刺孔小切口，其实质则是最大限度减少了手术对腹壁的额外创伤。除此之外，受操作空间和角度等的限制，单孔腹腔镜手术往往无法做到传统腹腔镜手术中助手对腹腔脏器的牵引、显露，很大程度上依赖体位变化、重力牵引等方式来实现手术野的显露，这样恰好减少了这些操作对内脏器官的"骚扰"。手术过程中的器械经过商品化或者自制的通道进出腹腔，对腹壁的牵拉和侧向压迫等更小。因

此，与多孔腹腔镜手术相比，单孔腹腔镜手术创伤更小、术后疼痛更轻、患者恢复更加快速、顺利。经阴道手术进一步实现了腹壁的无切口化，其隐蔽性和美观程度较经腹壁的单孔手术又进一步。经肛全直肠系膜切除术（transanal total mesorectal excision，taTME）巧妙避免了在骨盆狭窄等情况下多孔腹腔镜手术的困难，而且操作更为精细、能够更为准确地判断远切缘。由于这些特点，虽然在手术技术上和多孔腹腔镜手术相比，单孔腹腔镜手术操作空间狭小，难以形成操作三角，部分操作极为困难，多数开展这类手术的外科医生依然愿意克服操作过程中的别扭和不舒服，坚持开展单孔手术。

二、单孔腹腔镜结直肠手术的技术要点

（一）手术操作通道和器械

手术操作通道是开展外科手术的先决条件和重要保障，单孔腹腔镜操作通道是建立气腹、容纳器械通过和取出标本的唯一通道，要求更高，既需要满足普通腹腔镜手术穿刺器的要求，还应当合理设置穿刺孔布局，具有一定的顺应性和自由度，便于手术器械进出和角度调整。目前已经有多种商品化单孔腹腔镜手术装置可供选择，各有优缺点。也可应用手术切口保护装置、手术手套及腹腔镜手术的穿刺套管制作。除了价格低廉、容易获得外，自制装置的手套充气后膨胀明显，在腹腔外形成一个较大空间的气囊，自由度更大，不仅价廉，而且在有些情况下更为方便，但建立气腹后气囊膨胀，穿刺器和操作目标间的距离显著增加，在处理远隔目标时，通常规格的腹腔镜器械经常出现长度不够，无法到达手术部位的尴尬局面。

多数作者均应用常规的腹腔镜直器械来完成经造口单孔手术，头部可弯曲的单孔腹腔镜手术器械并非必需品。在全结肠切除等操作范围广泛的手术或经造口单孔腹腔镜手术等情况下，穿刺器和操作目标间的距离显著增加，应当准备好加长的腹腔镜器械和超声刀等能量器械。既能够避免器械长度不足的尴尬，也有助于消除因空间不足带来的手术者双手间的干扰。关于腹腔镜的选择，为了减少器械间的相互干扰，如有条件，应用直径5mm的电子腹腔镜，特别是头部可以转弯

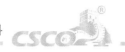

的腹腔镜镜头最为理想,但实践应用表明,传统的 10mm 光学镜头同样也能满足需要。

(二) 体位、切口和手术人员站位

多数情况下单孔腹腔镜手术除腹腔镜外只有 2 个操作孔,手术中难以像传统多孔腹腔镜手术那样通过增加穿刺孔数目等方法来显露手术区域,而主要通过体位的变换以充分利用重力牵引、显露手术区域。这就要求手术前要妥善固定患者,确保在极限体位时不至于发生患者移动甚至坠床等意外。

目前应用最为广泛的仍是经脐部切口的单孔腹腔镜手术。对需要进行肠造口的手术,则可以采用经造口切口的单孔手术。除此以外,为了便于操作,降低手术难度,在施行单孔腹腔镜直肠手术时,可以将切口移至右下腹,这样切口位于手术操作的扇形区域的顶点,和经脐部切口相比操作相对容易一些。

(三) 值得注意的几个细节

开展单孔腹腔镜手术,手术人员需要顺应操作过程中"同轴效应""孤立操作""局限视野",不容易形成操作三角等的固有特点,充分利用有限的手术器械,高质量地完成每个步骤,从而取得整台手术的成功。

1. **视野**　良好的视野是手术的先决条件。单孔手术腹腔镜镜头和操作器械经由同一个通道进入腹腔,对普通光学镜头来说,即使是旋转镜头也常因为光缆和手术器械间的干扰而十分困难。因此难以像传统腹腔镜那样由扶镜助手自如地获得满意的视野。这就要求扶镜助手和手术者密切配合,采用"主从联动"的方式,紧随主要操作器械调整视野,并利用 30° 镜镜头的斜面旋转,尽量减少器械间的干扰;与此同时,手术者也不能像传统多孔腹腔镜手术那样苛求视野保持正常的解剖学位置,而应依据视野内所见结构的空间关系去寻找操作层面和目标。

2. **止血**　受操作通道口径限制,通常经造口单孔腹腔镜手术装置仅能容纳腹腔镜和 2 个操作器械,术中一旦发生意外出血,处理起来往往十分棘手,影响甚至终止手术进程。为此,每一步骤中止血都非常重要。这就要求每一步操作都严格遵循规定的解剖层次,同时充分发挥各种能量器械的特点,充分止血,力求术野"干燥无血"。

3. **合理安排手术操作顺序**　在遵循手术基本原则特别是恶性肿瘤手术的肿瘤学原则基础上,合理安排操作顺序对手术的成功实施也能起到有益作用。对于全结直肠切除术,我们建议采取从直肠开始逆时针方向的步骤,首先进行直肠的游离,避免腹腔内操作过程中产生的渗液积聚在盆腔内干扰手术。在游离结肠时,可充分应用乙状结肠和侧腹壁间粘连以及脾结肠韧带、肝结肠韧带等的悬吊和固定作用,先游离这些固定点近、远侧的肠管,最后再切断这些固定点,以减轻冗长的肠管对操作的妨碍,这对于左侧半结肠的游离尤为有益。最后,当进行切口同侧的腹部区域的操作时,因为手术区域位于切口下方,操作空间狭小,为显露手术区域需将腹腔镜镜头竖起,此时应当将手术台降至最低,或者手术人员站立于踏板之上,以降低双臂上举幅度,减少体力负荷。操作手法上,以在根部处理血管(对恶性肿瘤而言)后由外向内游离肠管及其系膜更为方便。

三、单孔腹腔镜结直肠恶性肿瘤手术的安全性和有效性

单孔腹腔镜手术旨在进一步减轻传统腹腔镜手术的创伤,减少术后痛苦并取得更好的美容效果。对于结直肠恶性肿瘤手术而言,手术的安全性和有效性则更为人所瞩目。和传统腹腔镜手术相比,单孔手术将操作器械局限在同一通道内操作,经肛门或者阴道手术更是改变了传统手术的解剖顺序和取标本通路,除去手术过程中的意外损伤等风险外,用于恶性肿瘤的治疗是否能够保证手术的根治度,操作过程是否违背无菌术和"无瘤术"要求等是广泛关注的问题。

单孔腹腔镜手术操作难度高于多孔腹腔镜手术;taTME 手术和传统的自上而下的解剖顺序相向而行,对解剖层面的辨认和准确进入是达到 TME 要求的重要保证,做到这两方面是确保手术肿瘤学安全的关键所在。由于这些技术在临床工作中应用时间尚短,规模也还有限,目前还缺乏高级别循证医学证据来回答上述问题。但从已有的临床证据上看,单孔腹腔镜手术在淋巴结清除范围、标本远近切缘距离、环周切缘阳性率、系膜完整性等方面均不逊于多孔腹腔镜手术,迄今也没有发现单孔腹腔镜手术后生存率降低的现象。taTME 的治疗效果,多数临床研究结果其局部复发率、总生存率、无病生存率等指标和 COLOR Ⅱ 等大规模腹腔镜直肠癌临床试验结果是相当的。值得注意的是,2019 年挪威学者发表的一项多中心研究结果显示 taTME 具有较高的局部复发风险,导致当地卫生行政部门暂停了该术式的开展。这一结果提示我们还需要更加审慎地开展此类手术。同时,多数专家认为仅根据这个手术实践例数、手术均质性以及质量控制都值得探讨的临床研究并不足以否定 taTME。因此,由于单孔腹腔镜手术是在传统腹腔镜手术基础上的优化,当代肿瘤外科原则依然是其根本遵循,现有的多数证据表明,这类技术能够安全有效地应用于结直肠恶性肿瘤的外科治疗。

四、展望

历经 10 余年的发展,单孔腹腔镜手术的概念已逐渐深入人心。和传统腹腔镜外科相比,其更为明显的微创、美观和快速康复的优势,使得这些技术受到了医患双方的欢迎。因此,短时间内国内外已经有累计单孔腹腔镜结直肠手术例数超过 500 例的医学中心。taTME 在世界范围内成为结直肠外科新的热点,经阴道的结直肠手术使得 NOTES 的理念在结直肠外科得以实现。一些高难度的操作比如经肛门的侧方淋巴结清扫、全盆腔脏器切除以及经造口联合经肛门手术治疗中低位直肠癌手术的开展,进一步拓宽了单孔技术的应用,使得单孔技术能够用于几乎所有的结直肠外科手术。近年来陆续发表的有关操作技术的指南和专家共识很好地反映了这些技术不断得到发展和应用的时代潮流。另一方面,由于应用时间尚短,其远期疗效还有待进一步评价。在这种情况下,再加上操作难度大、技术要求高、缺乏更加适合的器械以及部分操作

有悖于传统观念等因素,单孔腹腔镜结直肠手术的普及可谓任重而道远。但我们应当清楚地看到,单孔腹腔镜技术,在学科发展上顺应着外科学发展的趋势,在治疗效果上更接近患者对微创、无创、无瘢痕手术的期望。因此,伴随着更加先进的手术器械和操作平台的不断涌现,这一技术将成为当代结直肠外科的新突破口,再一次改变结直肠外科的面貌,使得结直肠外科再一次进入一个新的历史阶段。

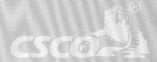

肿瘤热疗

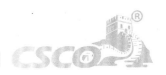

肿瘤热疗质量控制与常见问题解决方案

湖南省肿瘤医院

刘珈

现代肿瘤热疗作为一种治疗癌症的手段已有数十年,有关肿瘤热疗的临床疗效报道与荟萃分析国内外相关文献不断,总体显示其具有较好的治疗效果。但在文献中所显示的结果存在一些差异,为了给广大肿瘤患者提供高质量的肿瘤热疗治疗水平,整体提高我国肿瘤热疗治疗的同质性,有必要加强肿瘤热疗的质量控制,并就一些常见临床治疗问题提出解决方案。

肿瘤热疗是指利用非电离辐射物理因子的生物热效应,使生物组织加热升温,杀灭肿瘤组织或促进肿瘤细胞凋亡,从而达到治疗目的的一类物理治疗方法。涵盖肿瘤温热治疗和消融治疗,本文中仅讨论肿瘤温热治疗的质量控制,对常见临床治疗问题提出解决方案。

一、肿瘤热疗的质量保证

做好肿瘤热疗的治疗控制,首先要实现肿瘤热疗的质量保证,它涵盖:热疗设备的质量保证、测温装置的质量保证、临床治疗的质量保证。

(一)热疗设备的质量保证

用于肿瘤温热治疗的主要设备:浅表/腔内热疗、深部/区域热疗、体腔热灌注及全身热疗等种类,不同的治疗需要选择不同的治疗设备。目前暂无一种热疗设备可以涵盖做以上所有类型的肿瘤热疗。

目前实施温热治疗的热疗设备,加热源主要是微波和射频,它们都属于电磁波,利用高频电磁波能量使人体组织内的极性分子快速转动、振动引起分子间摩擦、碰撞而产生大量的热量达到治疗目的。但由于它们属于不同电磁波波段,因此这两种热疗的电磁场构成不完全一样,微波加热的基本原理是通过外加电场导致粒子间剧烈摩擦,微波在媒介中不断被组织吸收、损失能量,产生的热效应使组织升温,以欧姆加热效应为主,感应加热效应为辅。目前常用的微波频率有433MHz、915MHz、2 450MHz。普通微波设备主要用于浅表/腔内热疗,经过改进的特殊微波设备也可用于深部和全身热疗。

射频则是遵循麦克斯韦尔方程组定律特征,当给组织两端加以电压,之中的带电粒子受电场驱使进行运动产生电流,电流受到电阻损耗产生热,因频繁快速变化转动摩擦生热为辅。目前使用的频率有40.68MHz、13.56MHz、8MHz、27.12MHz、(75~120)MHz。射频热疗设备主要用于深部热疗,也有用于腔内热疗的产品。

在选择热疗设备时,需要根据不同的治疗需求选择相应的设备类型,合格的肿瘤热疗设备必备以下条件:①治疗设备三证齐全;②属于Ⅲ类医疗器械;③设备说明中附有SAR/热场图,且与验证一致;④具有测温系统。为了保障肿瘤热疗设备的有效性,国家医用标准委员会制定了相关的质量标准。

由于治疗设备是肿瘤热疗质量控制中的重要环节,因此对于设备的选择与验收和正确使用显得十分重要。在此就设备进行验收安装时的注意事项进行提示。其中核心部分:①最基本的检验项目,主要检测辐射器的热场分布图,包括SAR图形和热场分布图测量;②作为用于临床治疗的功率源应能承受一定的负载阻抗失配,无论产品说明书中是否注明该设备承载受负荷阻抗匹配能力如何,都应测试确定这一性能;③注意测温误差和测温系统标定精度;④校验设备所测量显示的数据应重复若干次,选择最接近临床实际治疗的条件进行校验,比较各组测量数据,用以核查数据采集、测量、记录及显示精度;⑤其他:如有关加热控制的所有软件、硬件都应对温度或其他检测参数有正确响应,确保不会产生误操作或加温失控;⑥进行远距离操作的设备治疗中应有图像监控观察。外观检查:①检查仪器面板的指示灯、数目及测量探头等相应功能状态;②辐射器是否有破损、输出电缆是否有磨损、微波是否有泄漏及加热情况;③检查测温探头是否断裂、绝缘性保障等,以预知测温、控温作用的好坏。

(二)测温装置的质量保证

在目前的肿瘤热疗设备中,所配置的测温装置多为热电偶、热敏电阻、光纤等温度传感器。作为对肿瘤患者的施治者,需要了解不同温度传感器的物理特性,如测温精度、稳定性、响应时间、温度分辨率和空间分辨率;对抗电磁波干扰的敏感性;测温探头外套管对测温精度的影响;测温探头和引线弯曲或纽结所引起的效应。选择温度传感器的标准应以对电磁波干扰小、稳定性好、响应时间短、温度分辨率高、实用、经济原则。由于在热疗设备中所使用的测温传感器是通过测量电阻抗转换过来的读数定期进行治疗前温度校正,所反应的温度读数与通常使用的水银或酒精温度计不同,不是一种直接反映,因此在设备使用期间要定期进行温度校准,一旦发

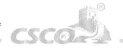

现异常需及时更换。

比较理想的温度传感器指标如下。①物理尺寸：直径以 <1mm 为佳；②引线长度在有足够信噪比的前提下越长越好，至少要 >200mm；③测温精度：测温精度不能超过 ±0.3℃；④控温精度不大于 ±0.5℃；⑤稳定性：具备有较强的抗电磁干扰能力；⑥对温度的变化反应越迅速越好（要求 <10 秒）；⑦测温通道数量：温热热疗设备测温通道不少于 5 条，测温范围至少须包括 35~45℃范围内。

（三）临床治疗的质量保证

热疗临床的研究内容主要包括：观察不同加热温度、加温时间和次数以及不同加热源的治疗结果、与其他治疗的联合治疗模式、治疗序贯、热疗所导致的不良反应以及相应的对症处理与预防、局部或全身热疗与全身各个系统间的相互影响和相互作用、评价各类热疗设备的效能等。

目前的肿瘤热疗模式有联合放疗、联合化疗、联合免疫制剂等，它们分别用于浅表 / 腔内热疗、深部热疗、体腔热灌注化疗、及全身热疗中。因此，熟悉与掌握热疗适应证与禁忌证，做好治疗评估与应对不良反应预案、严格遵守治疗规范（包括足够治疗时间、有效间隔时段、联合治疗序贯）、保证每次治疗效果（监测温度 / 热剂量 / 生物学效应）是肿瘤热疗中的重要环节。

1. 肿瘤热疗适应证

（1）浅表 / 腔内热疗：①全身各部位的皮肤癌肿，包括鳞癌、腺癌和黑色素瘤等；②部位位于颈部、锁骨上区、腋窝、腹股沟等处浅表淋巴结转移癌；③头颈部肿瘤；④浅表器官及肢体的恶性肿瘤；⑤胸腹壁复发或转移性肿瘤，如乳腺癌皮肤受侵等；⑥胸腹壁复发或转移的肿瘤；⑦腔内肿瘤，如直肠癌、宫颈癌、食管癌、口腔癌等。

（2）深部热疗：①与放化疗联合治疗预期单纯放疗 / 放化疗治疗除颅内头颈部肿瘤以外全身各部位肿瘤，年龄 ≥18 岁，身体状况评分 ECOG 0~2 分；②胸部肿瘤（如肺癌、食管癌）/ 腹部肿瘤（如大肠癌、胃癌、胰腺癌等）/ 盆腔肿瘤（如宫颈癌）/ 恶性淋巴瘤 / 骨转移瘤等。

（3）体腔热灌注化疗：恶性胸腹水。

（4）全身热疗：与化疗联合治疗全身广泛转移肿瘤。

2. 肿瘤热疗禁忌证　①不能耐受放化疗者；②伴重要脏器严重疾患或功能衰竭、恶病质；③有不可纠正的凝血功能障碍；④发热（体温 ≥38℃），血象严重异常（贫血或感染），合并结核；⑤治疗区域皮肤感染；⑥植入心脏起搏器的患者及其他辅助电子设备携带者、大尺寸非钛金属植入者（如接骨钢板、钢钉等）；⑦孕妇及女性经期（接受下腹部治疗）；⑧其他：肠梗阻、神智异常、无自主表达能力等。

此外，为了保证患者权益，治疗时需要签署知情同意书；实施预约制；做好治疗前宣教及相关衔接准备，如放化疗时间的确认、使用放疗增敏剂的序贯；治疗时监测温度，及时了解患者治疗时感受，随时调整治疗参数；治疗后检查治疗部位，及时处理因治疗引起的烫伤；治疗单打印存入病历中。

二、常见临床治疗问题解决方案

（一）如何设定热疗的理想治疗时间

肿瘤热疗的治疗时间包括 2 个部分：①从起始治疗开始

达到有效治疗温度的爬坡时间；②维持有效治疗温度时间。有效温度治疗时间，是指加热温度达到至少亚高温以上，一般需要维持 30 小时以上。但在深部热疗时，可能需要根据患者耐受性进行适当调整。为了缩短治疗时间，治疗中在患者可耐受的前提下，尽可能快速提高治疗功率，管理好驻波比和匹配，缩短爬坡时间，尽早到达有效治疗温度。

（二）治疗时期的介入与选择

1. 热疗与放疗联合　一般建议尽早介入，根据放射生物学 4R 定律，建议放疗 1 周后开始加入热疗；当与放化疗同步治疗时，除要考虑与放疗的热增强比因素外，还需考虑化疗药物的浓度，尽可能选择药物浓度最高值时。需要注意的是，治疗间隔时间越短治疗增强比越高，但放疗急性反应也容易增大，注意平衡选择治疗衔接时间，一般是在放疗后 1~2 小时内实施。

2. 热疗与化疗联合　为了保证足够的药物浓度，建议热疗在化疗药物使用当日实施，同步进行 / 血浆药物浓度最高值，能够达到较好的效果。

3. 热疗切入时期　如出现以下情况，热疗的介入越早，治疗效果越好：①肿瘤最大径 ≥5cm；②肿瘤内可见坏死区域；③肿瘤质地坚硬活动度差；④预期肿瘤消退不佳者，可于新辅助化疗时间同步进行热增敏；⑤与放疗联合时，在放疗 1 周后开始进行热增敏；⑥皮肤受侵不作为热疗禁忌证，且应尽早联合热增敏。总之，在治疗中计划性实施应用效果优于随意性，治疗需要满足足够的治疗次数。

（三）常见临床治疗关注问题

1. 重要脏器的保护　对近眼周、面部区域进行治疗时，可通过减少对眼部的辐射对晶体进行防护；使用微波对腹股沟区进行治疗时，需对睾丸加强防护，进行局部降温，避免发生一过性不孕；女性进行腹部深部治疗时，需要取出金属避孕环；对于配戴助听器类电子设备携带者，治疗时需取下。

2. 电流集中效应的处置　在使用射频进行加热时，电流密度大的区域通常出现在电极边沿附近，所产生的电流集中效应会引起该区域的过度加热，临床上以疼痛的方式表现。解决措施：①采用体表冷却措施；②在电极与人体体表之间插入导电衬垫层；③插入有冷却作用的生理盐水循环水袋（bolus），它能够消除电流集中效应的效果，起到冷却效应。但位于消化器官空腔脏器及骨骼间隙处的空气间隙无有效的冷却方法，只能在治疗中加以注意。

3. 脂肪过热的处理　电场在垂直于脂肪与含水组织分界面时，脂肪吸收的电功率远超过肌肉等含水组织，因而产生过热现象。解决办法是采用在电极与人体表面之间填充冷水袋等措施加以克服，这也就是几乎所有的射频热疗设备都配备有冷却水袋的原因。

4. 其他　①对于腹腔热灌注化疗中出现胃肠道反应，在治疗前做好预防；②出现心血管系统反应，予以对症处理，必要时停止治疗；③出现化疗药物的消化道反应，需在治疗前做好预防，难以耐受者终止治疗。

（四）热疗设备治疗中的常见问题

1. 加热效果不佳

（1）微波设备：主要原因与加热源和传输系统有关。微波源一旦出现故障，则无法发射微波，导致无法加热。驻波比是一个非常重要的因素,其定义是把合成场中最大值与最小值之比称为驻波系数,应用要求:理想最佳值 1,最大值 ≤ 3。发生驻波比增高的常见原因:①接口松动;②传输线路老化;③微波天线异常。

(2)射频设备:主要原因与加热源和匹配相关。匹配定义指负载阻抗与激励源内部阻抗互相适配,得到最大功率输出的一种工作状态;在纯电阻电路中,当负载电阻等于激励源内阻时,则输出功率为最大,这种工作状态称为匹配;否则称为失配。应用要求:在使用射频热疗设备时通常通过设备的调配装置进行调整,要求入射功率与反射功率的比值 ≤ 10%,最好 ≤ 5%。只有阻抗匹配处于最佳状态时才能获得最大功率传输,在治疗期间需要不断进行调整匹配。

2. **如何快速将治疗温度升至有效治疗温度** ①治疗中在患者可耐受的前提下,尽可能快速提高治疗功率,缩短爬坡时间;②保证驻波比和匹配处于正常范围:对于微波热疗设备,注意设备的驻波比是否过大(接口是否过热);对于射频设备,需把匹配调整到最低值(水袋的使用技巧),合理使用水袋;③进行腹腔/胸腔热灌注化疗时需用加压模式将热水快速注入体腔内。

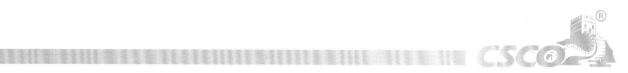

肿瘤全身热疗临床应用前景探讨

广州医科大学附属肿瘤医院

郑乃莹　邵汛帆

肿瘤的全身热疗作为临床肿瘤热疗应用的技术之一，原意是基于高热能够杀灭肿瘤细胞，而当肿瘤全身播散的时候我们仍然希望能够利用加热的方法来治疗肿瘤晚期患者。然而历经百年，人类利用全身加热治疗恶性肿瘤尝试过各种不同的加热方法、不同的温度-时间方案，直至目前单纯的或联合传统放射线和化学药物治疗的全身热疗临床效果均不尽如人意。2019年有欧洲学者总结了1982—2009年的14项全身热疗临床Ⅱ期研究，每项研究均是使用当时的经典化疗方案联合全身热疗治疗晚期恶性肿瘤，结果发现疗效介于12%~89%，存在巨大的差异。在全身热疗41.8℃1h剂量的研究中均有发生3/4级严重不良反应以及死亡案例。由于缺乏Ⅲ期临床研究结果，无法证实全身热疗的临床使用价值，因此认为在微创治疗技术不断发展和更多治疗方法可选择的今天，全身热疗很难有成为常规治疗方法的出路。这似乎提示全身热疗作为恶性肿瘤的临床应用的道路已经走到了尽头？2021年在荷兰召开的第13届国际肿瘤热疗会议(13th International Congress of Hyperthermic Oncology，线上会议)口头发言的肿瘤全身临床报道也只有本文作者的一篇回顾性研究分析报告。本文为根据对肿瘤全身热疗临床应用的经验与理解对其前景的简要探讨。

一、全身热疗的加热技术

全身热疗就是在安全的前提下利用各种技术或各种方法使人体的核心温度达到预设的值并且维持预设的时间量来达到治疗的目的，即为完成一次临床全身热疗。临床应用中常用体核温度的测量点在直肠腔内深处和食管腔内中段，此外还经外耳道测量鼓膜温度、经鼻道测量鼻咽腔顶壁温度以推测颅内温度及测量舌下温度等。临床使用过的加热方法由早期往患者身体注射一些能引起机体发热的生物源性物质(细菌代谢产物的分离物、短小棒状杆菌、疟原虫，甚至牛奶等)，其中最有名就是Coley毒素(一种葡萄球菌代谢物的分离物质)。其后有使用热水浴、液体石蜡包埋，甚至让患者吸入热空气等加热方式。后来发展到利用各种现代物理技术使机体全身升温，例如电热毯包裹、红外线全身辐射、血液体外循环加热、大面积高功率电磁波辐射等。由于现代医学要求临床热疗必须使用可控的无害的加热技术才能用于患者治疗，所以注射生物源性物质、大面积高功率电磁波辐射等方法已经被弃用。目前临床最常用的加热技术是利用红外线全身辐射进行全身热疗。

二、全身热疗的临床热剂量

热疗与放射治疗和化学药物治疗一样都有各自的剂量系统，临床剂量的意义在于确定相应的疗效与不良反应。基础科学研究发现热疗的临床热剂量存在两个不可或缺的参数，即温度和时间。这是基于著名的细胞热杀灭实验而制订的，该实验发现温度在某一水平以上(41.5℃以上)，某一个高温度水平短时间加热的细胞杀灭份额等同于某一低温度水平长时间加热的细胞杀灭份额。目前已经有局部热疗临床研究结果显示该热剂量概念的实用价值。但是全身热疗是否可以或是应该沿用这个剂量计算方式则存疑问，主要是临床上全身热疗的治疗体核温度不可能达到局部热疗的高度(42℃为全身热疗的极端高温水平)。医生对于全身热疗的临床热剂量的设定一直在保证安全与尽可能提高温度、延长时间方面以及寻求简单可行临床操作程序方面不断努力。近十年来对于全身热疗临床热剂量方案调整有"降低温度减少时间"的趋向，例如39.5~40.5℃/120min。降低温度和减少加热时间后，全身热疗临床安全性得到了显著提高，治疗相关风险大大降低了，而且目前已经有临床回顾性分析结果显示这种"低剂量"全身热疗联合传统治疗方案的疗效优于不加全身热疗。

三、全身热疗的临床疗效与不良反应

在全部的肿瘤热疗临床报道中，与局部热疗相比较全身热疗的数据明显少，全身热疗极少有过百例以上的单项临床研究结果报道，也没有随机对照的Ⅲ期临床研究。因此目前难以给全身热疗的临床应用价值做出定论。全身热疗是一种有可能提高疗效的治疗方法，但在"高热剂量"方案(41.8℃/60~120min)中有严重的治疗相关不良反应存在。

关于全身热疗的疗效最值得关注的是：① Coley 毒素或类似方法的人工诱导全身高热的疗效是很可观的（仅单纯注射某些生物致热源性物质就可以获得为数不少的治愈病例）；②"低剂量"方案全身（39.5~40.5℃/120min）热疗联合传统抗癌治疗手段能提高相应的临床疗效；③在精神病治疗方面已证实了使用 38.5℃/60min 的"低剂量"全身热疗方案治疗重度抑郁症的临床有效性；④目前基本确立了"低剂量"全身热疗临床应用的安全性。

四、全身热疗的作用机制

目前肿瘤全身热疗的机制还不完全清晰，相关研究报道也少见。因为与局部热疗在机体加温的温度和受热的体积上都存在着巨大的差异，而且全身热疗温度直接影响人体全部内脏器官包括生命中枢也是局部热疗所不能达到的，所以使用现有许多实验室的离体细胞研究结果来诠释全身热疗的机制和指导全身热疗临床方案的制订是不全面与不合适的。就单纯的肿瘤细胞热杀灭而言，肿瘤的温度越高肯定疗效越好，而且清楚这种高温对细胞直接杀伤的靶点就是细胞的蛋白质部分，这也是临床上各种的肿瘤局部高热消融治疗方案能被公认的根本原因。但以单纯全身热疗能达到的温度而言，疗效来自温度直接杀灭肿瘤细胞的贡献应该极其微小。因此全身热疗需要联合其他药物或治疗手段才能见效。全身热疗的作用机制实际上比局部热疗更为复杂，即使是实验室研究也需要基于完整活体对象。全身热疗用于治疗重度抑郁症显示全身热疗的"全身效应"，因为这是局部热疗所不能达到的效果。全身热疗对于人体各个系统影响的作用机制应该成为热疗的一个亚分支进行独立的系统的研究才能获得更多有效信息和资料来指导更合理的临床应用。

五、全身热疗前景的探讨

一种治疗疾病方法的产生和延续根本在于其临床效果，近代肿瘤热疗较多学者认为是源于 1866 年德国 Busch 医生报道了一例经病理确诊的面部恶性肿瘤患者经历反复丹毒感染所致高热后获得长期治愈的结果导向而发展到今天的。当初人们以为机体高热是获得神奇疗效的最重要原因，后来的更多临床观察结果也提示体温升高对疗效的重要性，于是促进了人工物理加热治疗技术的发展。利用现代技术加热的治疗恶性肿瘤在局部或区域热疗中获得很好的临床疗效，例如热消融治疗、联合化疗的腹腔热灌注热疗、肢体肉瘤的血管热灌注联合化疗、电磁波深部热疗联合放化疗治疗子宫颈癌等，部分已经被列入重要的治疗指南中。

在利用物理技术进行人工加温的热疗技术中，临床应用上与局部热疗相比全身热疗的进步微小，甚至几乎跌落被临床弃置的地步。这个观点依据是否充足？对于这全身热疗何去何从，我们从以下几个方面进行探讨。

1. 为何人工物理技术所致的全身热疗没能达到以前感染高热那么可观的临床效果呢？全身高热对恶性肿瘤的治疗，文献报道其疗效（尽管描述笼统粗糙）在今天看来仍是非常可观的，单纯的感染性高热或人为注射生物源性物质诱导

患者高热能收获到那样疗效确实引人注目。在免疫治疗盛行的当下，我们自然会联想到神奇疗效的贡献应该不单止于全身升高的温度而且还有非常重要的免疫系统同时发生了剧烈"震荡"的贡献。至于获得这种疗效的机制现在还不是很明确，后来 Coley 医生的女儿 Helen Naut（1953 年）在进行继续研究时也说 Coley 毒素治疗是一种免疫治疗。临床上进行全身热疗的温度则由于安全原因是有极限的，即是必须小于 42℃，而在著名的细胞热杀伤实验中证实在较低温度时热对细胞的直接杀伤极微小，因此人工物理升温的全身热疗在除去"免疫治疗"部分的贡献时疗效确实不够理想就可得以解释了。

2. 全身加热治疗恶性肿瘤的主要疗效获得并不来源于热对细胞的直接杀伤，因此必须做联合治疗，而且不该沿用局部热疗的临床热剂量计算方式。42℃极限高温的全身热疗操作复杂并且危险性高，即使联合传统的放疗或化疗也未有能证实其优势的临床结果，再者缺乏临床Ⅲ期研究结果的原因很大程度上就在于这种治疗方法的安全性没有得到彻底解决。降低治疗温度，缩短治疗时间，也就是使用比之前更低的"全身热疗临床热剂量"来治疗患者才能有更高安全性和更好依从性，但人们又担心由于全身热疗临床热剂量的降低是否会失去了预期的热疗疗效？ 2021 年两篇临床报道又重新唤起了人们对全身热疗应用的关注，德国的一项前瞻性研究提示了 38.5~39.0℃/60min 全身热疗联合放疗对复发头颈鳞癌有提高疗效趋势，并且有减缓抑郁症的效果，中国的一项临床匹配性对照回顾性分析提示了 39.5~40.5℃/120min 全身热疗联合标准的治疗方案对初治晚期的鼻咽癌患者中有长期生存的优势。在全身热疗临床应用处于极其低迷的时候让人们再次燃起这个肿瘤治疗方法的希望。

3. 在严谨临床研究中证实了全身热疗对重度抑郁症的良好治疗效果提示了全身热疗机制的复杂性，也从另外角度证实了全身热疗与局部热疗两者之间的差异和特殊性。

事实上以往的文献报道在肿瘤患者的全身热疗也有相关联的临床效果，例如对多发性癌痛有明显的舒缓效果。这个精神病学科的临床研究结果也证实了"低剂量"的全身热疗临床应用的安全性和可行性。为了能在临床上更广泛使用这个技术治疗该病，研究组特意设立并完成了一个临床治疗可行性方案。这个结果对肿瘤全身热疗临床应用也是有着珍贵的参考价值。

4. 2020 年欧洲有学者报道临床利用白细胞介素 2（IL-2）诱发全身高热加局部热疗联合免疫治疗晚期恶性肿瘤也获得较好的疗效。值得注意的是文中研究者使用了 IL-2 增量注射方法诱发全身升温以达到全身热疗的目的。这个临床研究提示临床肿瘤热疗医生仍然在关注"生物源性物质诱发全身热疗"的课题。

5. 2021 年 10 月在荷兰召开的第 13 届国际肿瘤热疗大会上，与会专家对热疗未能进入肿瘤常规治疗方式列出的主要原因包括过往的热疗临床研究缺乏Ⅲ期研究、联合治疗模式过于混乱、临床热剂量不一致、加温技术差异、选取过晚期病例进入研究等。事实上以前全身热疗临床研究几乎有以上的各种不足因素。这个共识让大家明确了以后肿瘤热疗临床研究方向和细节，对将来热疗临床研究方案的设计和实施有

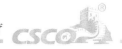

极大的指导意义。

六、展望

综上所述,全身热疗作为肿瘤热疗临床应用的一个模式要成为肿瘤治疗的常规方法确实还有很长的路要走,但却绝非不可能。目前已知全身热疗对肿瘤治疗的作用机制比局部高温热疗更为复杂,其机制并不依赖于热对肿瘤细胞的直接杀伤,而是通过全身升温后导致机体发生的一系列变化对联合治疗(放射治疗、药物化疗、生物治疗、免疫治疗)起到协同增效的作用。在实际应用中全身热疗临床热剂量获得优势(例如体核温度可以无创测量、稳定准确、重复性好等)。发展至今,全身热疗的临床应用已经摸索出安全的、可行性高的、依从性好的临床治疗模式(低温度和短时间的"低剂量模式"),为今后临床研究打下了坚实的基础。更重要的是,已经初步有了可信度较高的匹配性对照临床回顾性分析结果提示"低剂量"模式的全身热疗联合常规的放射治疗和化疗治疗初治晚期鼻咽癌的长期生存是有显著性获益的。全身热疗应该作为一个独立的热疗临床应用模式加以研究,用临床研究结果证实其能成为肿瘤治疗的重要综合治疗方法之一。要达成这个目标需要进行一系列临床研究:①确认"低剂量"模式(例如39~40℃/60~120min)全身热疗在肿瘤患者临床治疗上的安全性和可行性;②使用以上模式的全身热疗联合新的标准的抗肿瘤治疗方案及时进行Ⅱ期、Ⅲ期的临床研究;③深入研究"低剂量"模式全身热疗的各项作用机制。相信完成以上临床研究后就能获得足够的循证医学证据证实全身热疗在肿瘤综合治疗中的价值与地位了。

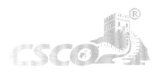

肿瘤全身热疗的研究进展

1 浙江大学医学院附属浙江医院　2 浙江中医药大学

白诗婷 [2]　吴稚冰 [1]

目前对于晚期转移或复发的晚期肿瘤患者,传统治疗方法往往非常有限。姑息性放疗联合化疗是目前临床上常用的治疗方案,但对于这类患者,他们的体质较差,难以耐受高强度的治疗,如何提高生活质量、以最少的身体伤害达到最高的生存效益,或已成为其最重要的需求。因此,采用低毒增效的辅助疗法开始在临床上广泛应用。

热疗是利用非电离辐射物理因子的生物热效应,使组织加热升温,杀灭肿瘤组织或促进肿瘤细胞凋亡,从而达到治疗目的的一类物理治疗方法。热疗因其安全有效,不良反应低,而且与其他治疗方法如放疗、化疗等有协同作用,具有疗效增敏的效果,因此近年来已经成为继手术、放疗、化疗、生物治疗后的又一种抗肿瘤治疗手段。WHB 作为热疗的重要组成部分,在晚期肿瘤的综合治疗中已获得临床认可。

一、全身热疗的背景

其实热疗并不是一种全新的治疗手段,它由来已久,热疗(hyperthermia)一词来源于希腊语,原意为过热或高热。早在公元前 5000 年 Edwin Smith 外科纸草书卷中就有相关记载,大约在公元前 3000 年的印度医学论著 *Charak Samhita* 和 *Sushrut Samhita* 也提及热疗是一种治疗方式。1866 年 Busch 医生报道了一例恶性面部肿瘤患者在经历多次丹毒感染高热后肿瘤消退的病例。随后,1893 年 Coley 医生发表了发热疗法,记录了他给 38 例晚期肿瘤患者注射丹毒病毒达到人工高热,其中治愈 12 例,好转 19 例,5 年生存率 60%。此后,掀起了一股国外学者研究的热潮。但由于缺乏安全可靠的加热技术和监测设备,热疗的研究一直停滞不前。直至 21 世纪,随着科技的快速发展,热物理机制被人重新认识,热疗对人体免疫调节的影响被证实,热疗又重新进入人类视野。

二、全身热疗的设备及原理

WHB 是指利用红外线、微波和射频等物理方法对全身或局部加温致使身体核心温度升高到全身热治疗效果的一种治疗手段。在加热过程中,往往需要对机体进行隔热,以避免热量损失。其特点在于不仅使癌灶处的温度升高,而且使全身温度都升高到同一温度,以达到控制肿瘤细胞广泛转移的目的。WHB 的加温方法通常分为红外线体表辐射和体外循环加热这两种,后者因为具有更高的毒性水平,逐渐被临床淘汰。目前商用的包括 Iratherm1000 和 Heckel HT3000 系统,这两种设备都使用水过滤红外 A,能够提供安全、控制良好和相当均匀的温度升高。以 Heckel HT-3000 型全身热疗系统为例,其原理是利用一种特殊的水溶液形成水滤系统并将其置于一个光学镜头中形成(water-filtered infrared-A,wIRA) wIRA 系统,卤素光源发出的原始光在经过 wIRA 系统后,会自动过滤掉易引发烫伤的部分红外和远红外光波,最终通过对治疗有积极意义的 580~1 200nm 为主导水滤红外光,这能够给人体提供温和的加热,减少烫伤、脂肪液化等不良反应的发生,使全身体温达到 38.5~41.5℃ 的发热温度,也就是临床常用的温热疗法。

WHB 杀伤肿瘤细胞的机制比较复杂,目前研究表明,可能的主要机制如下。①诱导细胞凋亡:热疗对细胞有直接毒性作用,其中,复杂的热诱导破坏细胞膜和细胞骨架稳定性、核蛋白完整性、细胞周期进程、DNA 复制和 DNA 修复机制被认为是导致细胞死亡的原因。②激活免疫调节机制:热疗对免疫细胞功能的影响主要表现在增加肿瘤抗原表达,其中热休克蛋白(HSPs)是重要环节。细胞内 HSPs 通过防止凋亡来保护组织损伤,而细胞外 HSPs 可以结合肿瘤抗原并将这些抗原转移到抗原提呈细胞(APC)上,这些抗原提呈细胞在 APC 上交叉呈现给 CD8[+] T 细胞,从而引发肿瘤特异性免疫反应,这种诱导可能引发长期的肿瘤控制。③对血管及血流的影响:肿瘤组织较正常组织相比,内部的血管床结构紊乱、血管壁发育不完善、血运条件差。所以在相同温度的热疗情况下,肿瘤中心的温度比周围正常组织高 3~5℃,而高温能抑制细胞的 DNA、RNA 和蛋白质合成,从而抑制肿瘤的增殖,达到选择性治疗的目的。

三、全身热疗的临床应用

(一)全身热疗联合化疗

化疗作为肿瘤治疗的传统治疗手段,被广泛应用于临床,WHB 作为化疗的有效增敏剂,WHB 结合化疗的联合疗法

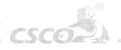

被证实确切有效，热化疗的协同作用主要归因于在加热情况下化学代谢的增强及细胞毒素吸收增加。随着温度的升高，细胞毒性呈线性增强，其中，烷化剂、含铂药物和亚硝基脲的热增强效果最为明显。与单纯化疗相比，热化疗可以提高靶点的特异性及减少不良反应的发生率，使得低剂量化疗联合热疗达到了和常规剂量化疗达到相同的治疗结果。这或许为无法耐受化疗的晚期患者带来新的救治方案。此外，化疗药物的耐药性也是肿瘤治疗过程中一个长期存在的问题，这主要是由于膜转运的改变、抑制药物激活、增加药物解毒、增强 DNA 修复等。这一过程所涉及的多重耐药机制被定义为"级联耐药"（CDR）。近期也有研究表明热疗或能逆转化疗药物的耐药性。

一项荟萃分析研究了 14 项在晚期肿瘤患者中应用全身化疗联合 WHB，两者结合导致人群反应率（完全缓解和部分缓解）为 12%~89%。但值得注意的是，一些铂耐药患者在卡铂或顺铂联合 WHB 治疗中观察到完全缓解。在此基础上，Wang 等提出了利用近红外（NIR）光触发热疗克服顺铂耐药的系统组合策略。体外研究表明该基于纳米体系的热疗对耐药肺癌 A549DDP 细胞的抑制作用显著，与不加热相比几乎高出 2 倍，与顺铂相比高出 5 倍以上。

热腹腔化疗（HIPEC）方案已被认为对治疗晚期癌症腹膜转移有效，在肿瘤切除后，HIPEC 显著延长了生存时间。Zhao 等研究了 26 例晚期转移的胃癌患者，采取 WHB 联合腹腔热灌注的方法，结果发现部分或完全缓解率为 61.5%，远高于同期对照组（仅接受奥沙利铂联合 5- 氟尿嘧啶或卡培他滨化疗）的 23.8%，且疼痛、大量腹水等症状得到缓解，生活质量相应提高，同时，26 例患者未出现明显的不良反应。黄建军等研究了 36 例晚期胃肠道恶性肿瘤患者，WHB 联合腹腔热灌注化疗为 A 组，全身静脉化疗为 B 组，治疗 4 周期后发现 A 组的有效率（63.2%）远高于 B 组（17.6%），且 A 组的不良反应明显低于 B 组。联合治疗在临床疗效、减少化疗药物不良反应、提高患者生活质量、延长生存期等方面均表现出明显优势。

（二）全身热疗联合放疗

放疗是目前肿瘤治疗的重要手段之一，调强放射治疗、立体定向放射治疗等精准放疗技术的出现更是加快了其发展进程。放疗的工作原理主要是通过细胞 DNA 造成不可修复的损伤达到减瘤的目的，其主要治疗潜力取决于辐射场内正常组织的耐受力，因此找到高效低毒的增敏剂显得尤为重要。一项荟萃分析比较了 1 761 例接受放疗的患者和 1 717 例接受放疗结合热疗的患者，单纯放疗的总体缓解率为 40%，而接受热放疗的患者为 55%。由此可见，热放疗与单纯放疗对比，可明显提高肿瘤患者的缓解率。

放疗联合热疗使疗效增加的机制复杂，目前已知的机制如下：放疗的工作原理主要是通过细胞 DNA 造成不可修复的损伤，这对于有丝分裂 M 期最敏感，而 S 期由于存在修复蛋白，对于电离辐射不敏感，而热疗则对 S 期最敏感，两者结合，达到了互补增敏的效果。同时位于肿瘤中心的细胞处于乏氧状态，而射线对乏氧不敏感，难以达到彻底的杀伤效果，而高温可以改善肿瘤内部的血流情况，从而改善乏氧。此外，热疗也抑制了肿瘤细胞在放射治疗以后的损伤修复，这主要

是通过加热使 DNA 聚合酶活性降低从而抑制 DNA 链修复来实现的。

一项前瞻性研究初步探索了在预后不良的复发头颈部鳞状细胞癌（HNSCC）中应用 WHB，分析表明 WHB 具有潜在的抗肿瘤疗效，并能改善患者的抑郁评分。郭立仪等学者对晚期肿瘤淋巴转移的患者展开研究，选取颈部淋巴结转移癌 56 例，对照组仅用单纯放疗治疗，而观察组则在放疗的基础上应用 WHB，结果提示观察组的总有效率（82.2%），明显高于对照组有效率（46.4%），差异具有统计学意义（P<0.05），且观察组的不良反应率（25.0%）少于对照组（7.2%）。

（三）全身热疗联合免疫治疗

免疫治疗广泛应用于肿瘤治疗，其通过激活自身免疫系统，对手术切除、化疗、放疗失败后转移和复发的肿瘤显示出良好的治疗效果，是目前被认为是最具前景的治疗方式之一。大多数免疫检查点抑制剂以程序性死亡受体 -1（PD-1）及其配体（PD-L1）为靶点，如单克隆抗体（mAbs）Nivolumab、Pembrolizumab 和 Atezolizumab，通过抑制 PD-1 和 PD-L1 的结合，减少肿瘤免疫逃逸，恢复细胞毒性 T 细胞的活化和增殖。当然，免疫治疗的局限性也显而易见，其整体临床有效率仅 15%~60%，仅少数患者从中获益，如何解决免疫抑制剂的低响应性是亟待解决的难题。

2015 年 James Allison 首次提出了"冷热肿瘤"的概念，热肿瘤即免疫原性肿瘤，这种肿瘤组织周围发现聚集 T 细胞、B 细胞、NK 细胞等免疫细胞，而冷肿瘤即为无免疫原性肿瘤，周围无免疫细胞浸润。胰腺癌就是一种典型"冷"肿瘤，因其致密的结缔组织基质和坚硬的细胞外基质结构，使得免疫细胞难以进入肿瘤，所以免疫疗法对其疗效甚微。Yu 等基于荷瘤小鼠模型开展试验，设计了一种可调节的脂质体（HSA-BMS@CAP-ILTS）联合热疗与免疫治疗，研究发现肿瘤内 CD4$^+$ 或 CD8$^+$ T 细胞浸润增加，IL-6、IL-12、TNF-α 趋化因子增加，这是免疫活性增强的重要标志。这种联合疗法改善了胰腺癌的免疫抑制肿瘤微环境，抑制了荷瘤小鼠模型的肿瘤生长，降低了肿瘤转移的风险。该实验表明热疗可以重塑肿瘤免疫微环境，从而提高免疫治疗的应答，做到优势互补，使肿瘤由"冷"转"热"，从而提高整体治疗效果。

WHB 联合免疫治疗的临床研究较为少见，Ralf Kleef 教授等报道了一例肺转移的Ⅳ期三阴性乳腺癌患者，在接受低剂量的免疫抑制检查点（Ipilimumab 和 Nivolumab）联合热疗（局部和 WHB 联合）后，该患者的肺部转移灶完全缓解，最终获得了 27 个月的生存期。

四、未来与展望

目前，WHB 主要应用于晚期肿瘤患者，由于单一热疗无法获得整体性治疗效果，所以目前将热疗与化疗、放疗等治疗方式相结合，达到多模态治疗的效果，已成为当前晚期肿瘤治疗常用治疗方式。大量临床研究也表明，WHB 联合放化疗等全身治疗能产生明显的协同效应，特别是在一些耐药性肿瘤的治疗上，联合治疗或能带来令人欣喜的效果。除此之外，WHB 已被证实具有改善癌痛及缓解抑郁情绪的作用。对于

转移性或复发性恶性肿瘤患者,治疗作为一种手段,延长患者的生存期固然重要,但满足他们的精神需求,缓解痛苦抑郁的情绪,提高其生活质量也不容忽视。毫无疑问,WHB 作为对现有肿瘤治疗的重要补充及有利工具,已然成为未来肿瘤治疗发展方向。

WHB 联合放疗、化疗已开展广泛的临床研究,但热疗联合免疫的相关临床资料不多,仍然处于起步阶段。目前看来,WHB 联合其他治疗方法仍缺乏统一的治疗标准,例如时间、次序、剂量、疗程等。同时,WHB 单独应用的有效性暂无定论,仅用于无法耐受放化疗的晚期患者,作为姑息性治疗的一种方案。WHB 的巨大潜能尚未完全挖掘,如果上述问题可以得到进一步的解决,WHB 的治疗地位将进一步提高。但不可否认,目前肿瘤热疗正朝着肿瘤免疫学的方向前进,热疗结合免疫或为未来肿瘤治疗带来更多突破,我们也期待 WHB 可以与手术、放疗、化疗、免疫等开展更多方式更多层面上的协作。

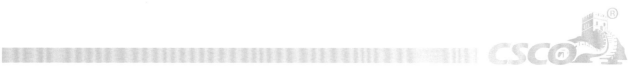

头颈部肿瘤热疗新进展

北京大学肿瘤医院
肖绍文

热疗作为治疗肿瘤的一种重要手段,不仅具有微创、安全、价廉等特点,而且疗效确切,因而,已越来越被关注。在头颈恶性肿瘤治疗中,热疗有着增效减毒的作用,随着临床热疗设备的不断革新和技术的发展,肿瘤热疗的基础和临床研究也逐渐受到重视,近年来也有了不少进展。

一、头颈热疗的基础研究进展

(一)热对肿瘤放疗敏感性的影响

最新研究显示,热疗可抑制辐射诱导的 DNA 损伤修复,从而可改变肿瘤的 α/β 值。

Datta 等的一项荟萃分析,旨在通过对复发性乳腺癌(3项,259 例)、局部晚期头部癌(Ⅲ/Ⅳ)(5 项,338 例)和局部晚期宫颈癌(Ⅱb~Ⅳa)(4 项,267 例)热放疗和放疗的完全缓解率来评估热疗的价值,结果发现,热疗可以可明显降低肿瘤的 α/β,全部肿瘤总的 α/β 为 2.25Gy(SD ± 0.79)。其中,复发乳腺癌、局部晚期头颈癌、局部晚期宫颈癌的 α/β 分别为 2.05Gy、1.74Gy 和 3.03Gy。其结论:热对放疗诱导的 DNA 损伤修复的影响导致肿瘤的 α/β 值降低。这应该被考虑在临床上有效地优化热放疗剂量分割方案。

(二)热耐受的研究

热耐受是正常细胞和肿瘤细胞对热的一种应激反应。研究发现,无论肿瘤还是正常组织受热后均会产生热耐受,表现为细胞对热的抗拒,导致热疗效果下降,还可表现为对一些化疗药物如多柔比星及放疗的敏感性降低。

热耐受是一过性的,经典的理论认为,43℃以上热耐受可维持 72 小时,这是与 HSP70 的产生和维持时间相一致的。所以临床热疗多采用 1~2 次/周。

最近一些研究发现,如果温度 ≤42℃时,HSP 虽然有一过性升高,但维持时间较短,24 小时后可降至正常。崔晓波等 2009 年报道,对体外培养的鼻咽癌细胞 HNE1,恒温水浴 42℃ 2 小时,采用 Western-blot 检测 HSP70/HSP90 蛋白表达量的变化。结果显示,42℃ 热疗后鼻咽癌细胞 HSP70/HSP90 表达在蛋白水平上有明显升高,4 小时达到高峰,8 小时后开始回落,24 小时接近正常。北京大学肿瘤医院临床研究也发现,如果治疗温度不超过 42℃,局部热疗 45 分钟到 1 小时,

在热疗前,热疗 30 分钟,热疗结束时,热疗后 24 小时、48 小时、72 小时分别检测血液中 HSP70 的浓度,结果发现,14 例患者微波热疗后,只有 3 例患者 HSP70 上升,而且 24 小时内恢复正常,其他患者血液中 HSP70 变化不明显。

此外,还有研究发现,温度过高,如温度 >50℃,HSP70 的阳性表达率会随时间的延长而提高,但加热 30 分钟后随着细胞大量坏死,HSP70 阳性表达逐渐减弱,在 50 分钟时 HSP70 阳性表达基本消失。也就是说温度过高(≥50℃)或低于 42℃,都可能不需要遵守每周 1~2 次热疗的经典说法。这为临床热疗变化提供了新的思路。

(三)简便可靠的测温技术研究

临床应用的测温装置基本上要么是有创测温,要么是体表测温。有创测温可以精确到 0.1℃,但很难常规做,而体表测温不能准确反映肿瘤及周边正常组织的温度。目前正在尝试的测温方法有通过人工腹水测温、超声无损测温、MRI 测温、电阻抗断层成像测温、红外热图引导技术测温、微波辐射测温法、遥感测温等。

目前除 MRI 外,其他一些无创测温方法基本上还处在实验阶段。而 MRI 也不能做到真正的实时测温,需要在热疗过程中停下来才能行 MRI 测温。

(四)纳米热疗技术的研究

纳米医学的发展极大拓展了肿瘤热疗应用的广度和深度,并赋予热疗新的功能。热敏纳米材料能够吸收外界能量并将其转化为热能。它可以将热量集中在肿瘤靶区内,进而减少热量对周围正常组织的损伤。热敏纳米材料还可以通过装载抗肿瘤药物、偶联或包裹具备成像功能的介质搭建诊疗一体化纳米平台。

目前纳米材料介导的微波热疗、磁热疗、射频热疗、光热疗、超声热疗都有不少实验研究。

国内 Shi 等首先报道了几种生物相容性良好的微球囊结构,利用微球囊的限域作用,使包裹在其内的分子和离子在微波场中碰撞和摩擦产热。动物实验证实通过局部注射微球囊结构,可以有效实现微波增敏作用,有效抑制肿瘤的生长。最近该团队成功制备了微波热疗多功能纳米颗粒,其利用二氧化锆作为装载材料,内部包裹离子液体及多柔比星,外面包裹温敏材料。纳米材料在微波辐照下开始产热,当肿瘤内部温

度达到温敏材料的熔点时,内部多柔比星开始释放,实现微波增敏和可控性释药的双重作用;同时,微波的非热效应还能促进多柔比星的吸收,进一步加强化疗药物对残癌的杀伤效果。

Maier-Hauf及其合作者于2003—2005年用铁氧化纳米颗粒(NP)热疗恶性胶质瘤患者(即磁流热疗)的Ⅰ期临床试验。铁氧化纳米颗粒(NP)被注入到14例患者的肿瘤组织中,在外加交变电场的作用下吸收电磁波产生热量,使瘤内平均最高温度达44.6℃,患者的肿瘤得到有效控制,生存期延长,几乎没有不良反应。随后他们研究了其中3例患者死后的神经病理标本,发现瘤内注射的NP仅局限于注射的几个部位而并没有水平均匀分布于肿瘤组织,这强调多部位多路线注射的重要性。2005—2009年,他们又进行了有66例恶性胶质瘤患者参加的磁流热疗Ⅱ期临床试验,其治疗效果优于传统疗法。

尽管纳米热疗被认为是生物医学的一大突破,动物实验也证实其良好的安全性,但其在临床实际应用还存在困难,还需要进一步的研究。

二、热疗在头颈肿瘤的临床作用

(一) 热疗对肿瘤的作用及热联合治疗的合理性

1. 热疗对肿瘤的直接作用

(1)温热(≥ 42℃)的作用不同于放疗、化疗,其作用的靶点是细胞膜、细胞骨架系统(溶酶体、核糖体、粗面内质网等),使细胞的通透性增高,继而一些与细胞代谢相关的酶失活,最后引起细胞凋亡。这种作用尤其对乏氧、营养不良和低pH环境下的细胞效果最明显。肿瘤内的细胞往往处于上述状态中,因此对热更敏感,使热疗具有选择性抗肿瘤作用。

(2)热疗能抑制VEGF的产生,进而抑制肿瘤血管的生成,从而抑制肿瘤生长。

(3)热疗还能提高免疫,抑制肿瘤生长。

(4)抑制破骨细胞的功能,从而对骨转移有抑制作用。

2. 热疗与放化疗等有协同抗肿瘤作用

(1)增敏作用

1)阻止肿瘤细胞放化疗所致损伤的修复。

2)逆转肿瘤细胞对放化疗的抵抗。

(2)互补作用

1)肿瘤中心乏氧、低营养化,该区域的肿瘤细胞对放

疗不敏感,但对热疗敏感;而周边区域氧供较好,则对放疗敏感。

2)机体组织具有不均一性,且肿瘤组织内血液循环的异常,很难使肿瘤均匀加热,故肿瘤中心温度高,热疗作用好,但周边区域不易达到治疗温度。而化疗药物则容易达到并作用于肿瘤的周边区域,因而,化疗对周边区域效果比较好。

3)从细胞增殖周期来看,热疗与放疗也互补,与化疗也有加成作用。

临床研究证明:高热与放疗或化疗联合治疗肿瘤有着惊人的协同抗癌效应,一则可使有效率成倍提高;二则可使放射线照射的剂量及化疗药物的剂量降低,大大缓解了患者因放疗和化疗带来的不良反应和并发症。

(二) 热疗在头颈部肿瘤中的作用

1. 热疗在鼻咽癌治疗中的应用

由于头颈部肿瘤多属于浅表肿瘤,对其接受治疗后的情况便于观察,加热难度不大,因此在热疗的早期,临床的相关研究多选择的是头颈部肿瘤,包括鼻咽癌,当然,其中以转移淋巴结的报道最为多见,也有部分用于原发灶。

赵雪松观察了68例鼻咽癌颈部转移淋巴结热放疗的临床疗效。其中对照组34例(单纯放疗),观察组34例(放疗+热疗),结果显示:热放疗治疗总有效率为97.1%,对照组给予放疗治疗总有效率为76.5%,观察组总有效率高于对照组,差异有统计学意义($P<0.05$)。而且不良反应更低。

2015年胡月等热疗综合疗法治疗原发性鼻咽癌的系统评价。本研究共纳入21篇随机对照研究(1 680例患者)。meta分析结果显示:①原发灶热放组的完全缓解率和总有效率均显著好于单放组,且差异均有统计学意义($P<0.05$);②颈部转移灶热放组的完全缓解率和总有效率均显著好于单放组,且差异均有统计学意义($P<0.05$);③颈部转移灶热放化组的完全缓解率总有效率、3年总生存率、5年总生存率、5年无瘤生存率和5年局部控制率均显著好于放化组,且差异均有统计学意义($P<0.05$)。其结论:相较于单纯放疗或放化疗,热疗综合疗法治疗鼻咽癌及其颈淋巴结转移能提高患者的近期疗效或远期生存率,且安全性较好,但其长期疗效和安全性评价尚需大样本高质量的随机对照研究进一步验证。

另有报道用鼻咽腔内微波辐射器进行热疗与放疗联合治疗鼻咽癌,用于鼻咽癌治疗后残存病灶及在短期内复发而不宜再次接受根治量放疗的患者,加用腔内热疗近期效果较好。

现将近10年热疗相关前瞻性随机研究结果总结见表1。

表1 近10年来鼻咽癌热疗随机研究结果

作者及发表时间	样本量	治疗方案	结果	结论
朱莉,等 2005	70	热疗+RT/RT	原发灶完全缓解率、有效率差异有统计学意义	NPC腔内热疗联合放疗原发灶优于单纯放疗
王仁生,等 2010	154	热疗+CRT/CRT	颈淋巴结完全消退率分别为80.3%和61.5%,差异有统计学意义($P<0.05$),总有效率分别为100%和96.2%。热疗组与对照组的颈淋巴结完全消退时的放疗剂量分别为(45.8±5.46)Gy和(58.8±5.03)Gy,差异有统计学意义($P<0.05$)。热疗组与对照组的5年颈淋巴结局控率分别为97.4%和76.9%,差异有统计学意义($P<0.05$)。热疗组与对照组1、3、5年生存率分别为97.4%和93.6%($P>0.05$),76.3%和52.6%($P<0.05$),59.2%和41.0%($P<0.05$)	对N_2、N_3期鼻咽癌放、化疗配合颈淋巴结微波热疗,能显著提高颈淋巴结的完全消退率,减少淋巴结的局部放疗剂量,且5年颈淋巴结局控率明显优于单纯放化疗,并能明显提高患者的长期生存率

作者及发表时间	样本量	治疗方案	结果	结论
覃玉桃,等 2013	203	热疗+CRT/ CRT	热放组和对照组治疗后3个月颈部淋巴结转移灶的完全消退率分别为81.0%和62.2%($P<0.05$),5年无瘤生存率分别为51.4%和20.4%($P<0.05$),3年生存率和5年生存率分别为76.2%、52.0%和58.1%、40.8%(P均<0.05)。两组湿性皮炎的发生率分别为5.7%和3.1%($P<0.05$)	近期疗效、远期疗效均优于单纯放化疗
廖洪,等 2014	95	热疗+CRT/ CRT	放化热疗组和放化疗组的颈部淋巴结治愈成功率分别为100%和88.7%,差异有统计学意义($P<0.05$)。分层分析显示,两组N_3期患者的疗效差异有统计学意义,而N_2期患者差异则无统计学意义($P>0.05$)	临床治疗鼻咽癌N_2、N_3期颈部淋巴结转移患者中,微波热疗联合放化疗的治疗效果更显著,尤其对于N_3期患者而言,效果更佳,应在临床治疗中推广使用
王玉斌,等 2014	55	热疗+CRT/ CRT	观察组总有效率为100.0%(31/31),对照组总有效率为91.7%(22/24),两组比较差异无统计学意义($P>0.05$)。但是观察组完全缓解率高于对照组[83.9%(26/31)vs.58.3%(14/24)],差异有统计学意义($P<0.05$)	鼻咽癌颈部淋巴结转移热放疗总有效率及不良反应发生率与放化疗相当,但是完全缓解情况优于放化疗
赵雪松 2015	68	热疗+RT/ RT	总有效率及不良反应发生率差异有统计学意义	热放疗的临床疗效显著
孟鸿飞 2015	140	腔内热疗+ RT/RT	观察组患者治疗的总有效率明显高于对照组患者,差异显著,具有统计学意义($P<0.05$);观察组患者口鼻出血、恶心、呕吐、头晕等不良反应的发生率均明显高于对照组,差异有统计学意义($P<0.05$)	放射治疗联合腔内热疗治疗鼻咽癌的效果显著,但患者不良反应的发生率较高

2. 热疗在晚期非鼻咽癌头颈肿瘤治疗中的应用 头颈部恶性肿瘤是最早用于热疗临床观察的一类肿瘤,大多属于浅表加热范畴。无论是体外或腔内的微波技术,都可以使这部分肿瘤达到较为充分的加热,并便于临床疗效的观察和结果总结。

众多临床研究表明,热放疗、热化疗或热化放三联治疗对晚期头颈部恶性肿瘤有明显的治疗作用和较好的近期疗效,尤其是对局部巨大癌性溃疡,热放疗可使溃疡较快缩小甚至使之愈合,从而改善患者的生存质量、延长生存期。

在非鼻咽癌综合治疗中,热疗大多用于颈部淋巴结转移治疗。王义善等采用放化疗联合热疗治疗128例头颈癌患者,其中60例采用放化疗(对照组),68例采用放化疗联合微波热疗(观察组),结果显示:对照组有效率(CR+PR)为63.33%,而治疗组为91.18%;进一步分析发现,热疗<4次者,有效率为63.64%,热疗>4次,有效率则为89.04%。($P<0.05$)。

其结论:热疗联合放化疗能更有效的控制肿瘤发展,热疗次数与疗效呈正相关。Hoshina等采用热放化疗(HCRT)治疗18例(25个部位)晚期头颈癌,并与22例(27个部位)接受放化疗(CRT)的晚期头颈癌进行比较,结果:热放化疗组总缓解率92%(CR44%),放化疗组总缓解率63%(CR18.5%)。HCRT组5年局部控制率和生存率分别为68.2%和44.4%,而CRT组分别为22.2%和18.2%。

目前,热疗与基因治疗、靶向治疗和免疫治疗联合治疗头颈恶性肿瘤的临床尝试逐渐增多。本中心2019年5月曾采用热疗联合溶瘤病毒治疗一例92岁右面部Meckle细胞瘤术后左颈部淋巴结转移的患者,溶瘤病毒每周1次,每次$5\times10^{11}VP/1ml$;热疗采用2 450MHz的全身热疗,每次45分钟,每周1次。结果:3次溶瘤病毒瘤内注射、热疗4次后,左颈转移灶基本接近CR,且至今未复发。至于热疗联合免疫治疗和靶向治疗,一般与放化疗结合在一起,目前也有零星的报道。

三、热疗在减轻放疗不良反应中的作用

(一)热疗在头颈放化疗急性反应中的作用

目前反应不一,我们的经验是:对放疗来说,如果一开始配合热疗,可以减轻放疗的急性反应,但如果出现反应后再配合热疗,可能患者不能耐受或起不到明显减轻症状的作用;对化疗来说,不良反应也有减轻作用,如我们发现在全身热疗中和热疗后化疗反应就比较少,肝癌TACE联合热疗,不仅能增加疗效,不良反应也有所减轻。

(二)热疗在头颈放疗晚期反应中的作用

1. 热疗可以降低炎性反应、促进水肿吸收、抑制纤维形成,从而降低或减轻皮肤肌肉纤维化。

2010年3月至2013年5月我院放疗科门诊收治的36例鼻咽癌患者,男19例,女17例,年龄35~72岁。临床分期:Ⅱ~Ⅲ期。首程根治性放疗:BJ-6B医用电子直线加速器,6MV-X线下面颈联合野+下颈锁骨上切线野照射,颈部接受剂量DT 50~65Gy。治疗结束后复查鼻咽MRI评估疗效:完全缓解(CR)或部分缓解(PR)。36例患者随机分为实验组18例和对照组18例。治疗方法:观察组,放疗结束后常规宣教并开始照射野部位热疗,采用诺万KJ-6200C型微波热疗仪治疗,热疗频率915MHz,功率40~200W。患者仰卧舒适位,辐射器与皮肤距离5cm,皮肤表面温度35~38℃,以感觉热而不烫为宜,持续时间60分钟,2次/周,共20次。

对照组,不予热疗。评价方法:放疗后 3、6、12 个月评价。采用电话随访、来院复查等方式。标准:A. 颈部活动自如;B. 颈部有紧张僵硬感,向左 / 右转动>45°;C. 颈部紧张僵硬感,向左 / 右转动<45°。结果显示,观察组:放疗后 3 个月 A 的发生率 66.7%(12/18),B 的发生率 33.3(6/18),C 的发生率 0;放疗后 6 个月 A 为 55.6%(10/18),B 为 33.3%(6/18),C 为 11.1%(2/18);放疗后 12 个月 A 为 61.1%(11/18),B 为 27.7%(5/18),C 为 11.1%(2/18)。而对照组:放疗后 3 个月 A 的发生率 11.1%(2/18),B 的发生率 66.7(12/18),C 的发生率 22.2%(4/18);放疗后 6 个月 A 的 5.6%(1/18),B 的 61.1%(11/18),C 的 33.3%(6/18);放疗后 12 个月 A 的 0(0/18),B 的 55.6%(10/18),C 的 44.4%(8/18)。经秩和检验,实验组和对照组差异有统计学意义($P<0.05$),随时间延长,对照组颈部纤维化程度加重,实验组趋于稳定。结论:热疗有减轻皮肤和肌肉纤维化的作用。

2. **热疗联合血管内皮抑素可以进一步减轻放疗反应。**

热疗可以降低炎性反应,抑制纤维形成,而血管内皮抑素(恩度)则有双重作用:一方面破坏肿瘤血管,使新生血管减少;并改善免疫功能,减少 VEGF 等细胞因子对免疫细胞功能的影响,另一方面,还可以修复受损的正常血管。结合热疗和血管内皮抑素,理论上讲,可以减轻放疗所致的皮肤肌肉纤维化。实际应用也证实了这点。

2017 年 3 月至 2019 年 12 月我们收治了放疗 6 个月后颈部皮肤肌肉肿胀、僵硬比较明显的患者 24 例,其中包括鼻咽癌患者 8 例,非鼻咽癌如口咽癌、下咽癌、喉癌等患者 14 例,均采用每周 5 次,治疗温度为 39~40℃,每次 30 分钟的热疗,计划共 20 次。结果:仅 1/3 的患者能坚持完 20 次,大部分患者只能坚持到 10 次左右。尽管如此,依然发现患者经热疗后,颈部肿胀及僵硬感明显减轻。

2019 年 7 月至今,我们尝试热疗联合血管内皮抑素治疗放疗后皮肤纤维化的患者 16 例,结果发现,热疗联合连续 4 周的血管内皮抑素泵入治疗,比单独热疗疗效更佳。

四、问题与展望

目前热疗在头颈肿瘤治疗方面开展虽然比较普及,但开展的广度和深度都还远远不够,如热疗的最适温度,每周次数,与放疗、化疗、免疫治疗及靶向治疗如何结合,依然有很多问题,值得进一步研究,特别需要多中心的随机对照研究。至于热疗在减轻头颈肿瘤放化疗不良反应方面的研究还只是起步阶段,热疗对放疗急性反应和晚期反应有一定的抑制和减轻作用,而血管内皮抑素有抑制肿瘤血管和修复正常血管损伤的双向作用,理论上两者有协同作用,但两者如何结合,又如何发挥作用,仍然有许多工作需要做。相信只要我们用心去做,一定会得到比较理想的结果。

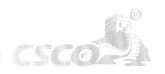

热疗联合放疗通过调节肿瘤生理提高疗效

浙江大学医学院附属杭州市肿瘤医院

应含悦　张红芳　唐荣军　张珂　马胜林

Hyperthermia can alter tumor physiology and improve radiotherapy efficacy

INTRODUCTION

The use of hyperthermia (HT) in the treatment of human cancer has been a long and interesting history, back more than 5 000 years. The earliest known medical reference is the Edwin Smith Egyptian papyrus scroll, which described an abreast tumor treated with hyperthermia. Hyperthermia, the heating of tumors to 41.5-43℃, could be today considered the fifth pillar of the treatment of cancer. Employed for decades in Europe, the U. S. A. and Asia, hyperthermia, used in addition to radiotherapy, chemotherapy and surgery, increases both local control and overall survival, restores the chance of the surgery for inoperable tumors and allows a new low-dosage treatment of relapsed cancers previously treated with high radiotherapy dosage without increasing toxicity. Randomized clinical trials have shown improved disease-free survival and local tumor control without an increase in toxicity for the combined treatment. The main aim of hyperthermia treatment is therefore the improvement of conventional therapies in multimodal cancer treatments.

Radiotherapy is a very powerful localized treatment component, particularly aiming at macroscopic tumor lesions. By damaging the DNA either by a single high dose or more commonly by fractionated lower doses over a period up to several weeks, most of the proliferating cancer cells are eradicated, while relatively sparing the normal tissue cells. The other advantage of HT association to RT increases its effects, and in cases of re-irradiation, where standard dose or dose escalation is not possible, HT can augment the radiation treatment.

HT is a unique modality with multifaceted actions. The use of which has translated into positive therapeutic gains in several randomized clinical trials and meta-analyses with RT in different tumor sites. Hyperthermia combined with radiotherapy

for tumor treatment has a clear biological basis, which is mainly used in the treatment of common tumors such as head and neck cancer, esophageal cancer, lung cancer, breast cancer, malignant melanoma and cervical cancer. Clinical endpoints improved include response, local control or disease-free survival of patients without an increase in toxicity or late side effects, which make local or regional HT treatments attractive as radio- or chemosensitizer. Hyperthermia is a very effective sensitizer of radiotherapy, resolving a number of these issues as shown in numerous studies. Reasonable application of hyperthermia and radiotherapy can play a synergistic role and effectively improve the local control rate of tumors. However, challenging is that obtaining the ideal multi-modality treatment still requires elucidation of more detailed data on dose, sequence, duration, and possible synergisms between modalities.

Hyperthermia can be classified as local (microwaves, radio waves, or ultrasound), regional (hyperthermia intraperitoneal chemotherapy), and whole-body hyperthermia depending on the organ to be targeted. While based on temperature ranges, hyperthermia can be classified as fever range temperature hyperthermia (39-40℃), mild temperature hyperthermia (heat shock temperature, 41-43℃), and thermal ablation (cytotoxic temperature, >43℃). Magnetic nanoparticle hyperthermia, cryotherapy, and photothermal therapy are newly developed treatments that also belong to the category of hyperthermia.

1. molecular and biological rationale of hyperthermia as a radiosensitizer

Results from in vitro and in vivo studies have shown that hyperthermia in the range of 41-47℃ exerts various effects including direct killing of tumor cells, alterations in the tumor microenvironment, induction of heat shock proteins, activation of the immune response, induction of the apoptotic cascade, improvement of the therapeutic outcome when applied with other treatments, and changes in cell cycle regulatory signaling pathways.

1.1 direct cytotoxic effects of hyperthermia

Since the early 70s, pre-clinical research with exponentially grown cells revealed the thermal dose, dependent on time and given temperature, being most critical for the induction of cell death and systemic effects. Temperatures ranging from 41 to 47 ℃ exhibited a direct cell-killing effect in vitro and in animal hyperthermic experiments. The most significant physiological response to HT is an alternations in blood flow, oxygen and nutrients' distribution in the tumor site. Mild hyperthermia up to 42 ℃ will increase blood flow and thereby decrease hypoxia while higher temperatures will induce clotting of blood vessels, which may increase hypoxia, but also will induce more direct tumor cell killing. This physiological mechanism is active at relatively low, clinically achievable tumor temperatures of 39-42℃. Therefore at this temperatures hyperthermia induces almost selective destruction of tumor cells in hypoxic and acidic parts of solid tumors in vivo, but leaves normal tissues intact. Many studies have demonstrated that HT is much more toxic to cells in acidic environments compared to those at physiological pH. Furthermore, increased blood flow can remove acidic metabolites and balance extracellular pH to more normal physiological levels, potentially improving the efficacy of radiotherapy that does reach the tumor.

Solid tumors may contain hypoxic areas because of diffusion-or reperfusion-limited oxygen supply, resulting in low pH, low oxygen presence, and shortages of sugar and other nutrients at the cellular level. Hypoxic cells are two to three times more radioresistant than normoxic cells. The extent of hypoxic conditions in solid tumors has been shown to correlate with poor prognosis for the patient for different tumor types. Pre-clinical and clinical research studies have demonstrated that targeted hyperthermia can increase tumor blood flow and increase the perfused fraction of the tumor in a temperature and time-dependent manner. Changes in tumor blood circulation can produce significant physiological changes including enhanced vascular permeability, increased oxygenation, decreased interstitial fluid pressure, and reestablishment of normal physiological pH conditions. These alterations in tumor physiology can positively impact the fraction of the tumor susceptible to radiation therapy. The direct thermo-physiological effects of local hyperthermia in tumor and normal tissues (perfusion, oxygenation, blood flow) are usually transient but could indirectly influence the thermal radio-sensitization through reoxygenation.

The survival curves after HT treatment show a two-step process of cell killing: at the beginning of heat exposure, a linear growth arrest is observed, followed by exponential cell death. A correlation between the thermal energy dose necessary to induce exponential cell death and the denaturation of cellular proteins was found in vitro. Therefore, the direct cytotoxicity of HT treatment seems to be based on the denaturation and aggregation of cytoplasmic, nuclear or membrane proteins, but similar relationships could not be detected for radio-or chemo-sensitization phenomena. However, Local hyperthermia increases perfusion of poorly developed tumor vasculature, thereby increasing oxygenation, resulting in enhanced radiation sensitivity of the tumor. The relationship between temperature rise, enhancement of blood flow and oxygen level is complex, dependent on many factors, thus challenging for quantitatively reliable predictions.

1.2 HT Effects on tumor microenvironment

The tumor microenvironment exerts numerous negative influences on the therapeutic efficacy. Malignant tumors are regarded as autonomous organs with a specialized microenvironment, which is characterized by reduced blood flow and blood vessel density. Inside the tumor tissue, this chaotic vasculature often leads to areas of acidosis, hypoxia and energy deprivation in form of ATP. These factors turn cells more sensitive to hyperthermia, especially in low perfused areas.

Hyperthermia modulates the immune status of tumor microenvironment by providing danger signals with HSPs as well as subsequent activation of immune systems. The immunomodulatory effects not only make hyperthermia treatment capable of defending against cancer but also make hyperthermia a reliable treatment that creates a type I-like tumor microenvironment (overexpression of PD-L1 and enrichment of tumor-infiltrating lymphocytes) in complementary for the enhancement of the ICI. Moreover, the study suggests that heat stress-induced releasable HSP70 proteins from tumor cells play important roles in the initiation of anti-tumor immunity by inducing tumor cell production of chemokines and by activating the chemoattracted DC via the TLR4 pathway. Hyperthermia is a potent radio-/chemo-sensitizer via a series of supplementary cytotoxic effects. Alternatively, hyperthermia was recently suggested as an immunogenic treatment with spatial specificity and high efficacy. And the modification of temperature and treatment duration can control the biological effects of hyperthermia treatment.

Therefore, hyperthermia can create changes in tumor cells themselves and also modulate the tumor microenvironment to improve cancer control. However, due to the difficulty involved in assessing these tumor microenvironment parameters, they are not used as inclusion criteria when enrolling patients in clinical trials involving HT. Inter-patient variability necessitates the inclusion of personalized physiological information about the patient's tumor (e. g. perfusion characteristics, vascular permeability and pO_2) and their response to HT.

1.3 hyperthermia adds to radiotherapy

Radiotherapy is an effective cancer treatment, the majority of patients receive radiotherapy at some time during treatment. The working principle of radiotherapy is infliction of unrepairable damage to the DNA of the cell, and the curative potential

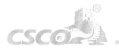

of radiotherapy depends on the tolerance of normal tissues within the radiation field. However, some tumor cells can be radioresistant, showing resistance to radiation-induced oxidative stress and DNA damage-induced cell death through various intracellular pathways. Although increased radiation dose is more likely to induce tumor cell deaths, an excessively high radiation dose can induce damage in adjacent normal tissue and related side effects. Thus, there is a need to find effective agents that can enhance tumor response without inducing normal tissue toxicity. Lots of studies have shown that hyperthermia is one of the best agents to enhance tumor cell kill in response.

1.3.1　the impact of heat on the repair of radiation-induced DNA damage

The impact of heat on the repair of radiation-induced DNA damage is most likely the dominant mechanism during simultaneous heat and radiation. Such studies have suggested that heat induction can cause DNA damage directly and/or interfere with DNA repair pathways thus enhancing the outcome of antineoplastic strategies. To these ends, hyperthermia not only affects a single DNA repair pathway but rather many different ones thus resulting in the accumulation of damage lesions which in turn leads to cell death.

During the cell cycle, the mitotic phase shows the highest heat sensitivity, but also S-phase cells are sensible to hyperthermia treatment. Since cells in the S-phase of the cell cycle are in the immediate presence of repair proteins, they are the least sensitive to ionizing radiation, while they are the most sensitive to hyperthermia, compared to cells in G0/G1 and G2 phase. The variations in heat sensitivity during the different cell cycle phases refer to the diversity of molecular mechanisms of cell death induction after HT. Additionally, ionizing radiation induces DNA double-strand breaks directly and indirectly. Induction of DNA breaks immediately triggers DNA double-strand break repair pathways. There are two main DNA double-strand break repair pathways: homologous recombination and non-homologous end-joining. Hyperthermia can temporarily inhibit DNA repair via the homologous recombination pathway and the non-homologous end-joining pathway, resulting in the accumulation of unrepaired DNA breaks. Adding hyperthermia to radiotherapy prevents DNA breaks from getting repaired, resulting in more residual DNA breaks, and significantly increasing microRNA (miR)-34a expression that increase in transcriptional activation of p53, resulting in cell cycle arrest and apoptosis. The underlying mechanism of repair inhibition seems to be alterations in chromatin organization, due to the aggregation of nuclear proteins. The major effects of heat on radio-sensitivity are suggested to work via inhibition of the re-polymerisation step in the repair of base damages (base excision repair), which leads to the formation of secondary, toxic DNA double-strand breaks.

Even though the exact mechanisms of inhibition of HT-induced DNA repair have not yet been fully elucidated, multiple pathways result in enhancing RT-induced cell kill and thermoradiosensitization. These radiobiological attributes of HT share considerable similarity with those of high linear energy transfer radiation, e. g. 12C ion therapy. In clinical practice, RT dose fractionation schedules are usually based on the L-Q model. The linear-quadratic (L-Q) model is based on the ratio of the linear and quadratic components of cell kill. The sensitivity to fraction size summarized by the a/b value (where the linear and quadratic components are equal) has been widely used to design RT dose fraction schedules in clinical practice. Radiation therapy treatment protocols are often dictated by the radiation sensitivity (α/β) of the tumour to fraction size in relation to the adjacent normal structures. It would therefore be of considerable interest to investigate any changes in α/β due to added therapeutic interventions such as hyperthermia. Analysis of randomized trial data for 259 breast cancer, 338 head and neck cancer and 267 locally advanced cervical cancer patients suggests that HT added to RT achieves a significant reduction in α/β value, causing the corresponding biological equivalent dose to be significantly increased, which should also be one of the main reasons for the sensitization of thermotherapy. Taken together, HT is one of the most potent sensitizers for ionizing irradiation.

1.3.2　hyperthermia increase the radiation-induced cytotoxicity in tumor cells

Hyperthermia is very effective in increasing the radiation-induced cytotoxicity in tumor cells, and this sensitization is clinically effectively tumor-selective. This is because generally local heating is applied, i. e. constraining heating to the region of the tumor tissue, similar to the way radiotherapy is constrained to the tumor target region. Moreover, hyperthermia improves perfusion and oxygenation and preferentially kills hypoxic cells, thereby effectively increasing sensitivity to radiotherapy only in the tumor cell fraction and not in the normal tissue. Finally, hyperthermia will block DNA repair both in tumor and in normal tissue, and radiotherapy by nature targets all proliferating cells, and requires precise confinement of the treatment to the target area to prevent critically damaging of non-cancerous cells. The caveat of too precise confinement might be that some cancer cells infiltrating the surrounding normal tissue will be missed. Therefore, it is inevitable that a certain normal tissue margin is both heated and irradiated.

As radiotherapy is mostly given fractionated, normal tissue is thought to be spared due to slightly faster DNA repair than in cancer cells. This differential effect suggests that a reasonably short time between radiotherapy and hyperthermia would mean that substantially enhanced radio-sensitization would be present in the tumor tissue, with just minimal additional radio-sensitization in normal tissues. This tumor-selectiveness of hyperthermia was confirmed both in vivo studies, as well as in clinical studies which showed excellent hyperthermic radio-sensitization in the tumor, without reporting significant enhancement of normal tissue toxicity for short, and even very short time intervals which was expected as the hyperthermia dose is generally lower in the normal tissue margin around the tumor than in the tumor itself. This finding opens a possibility to achieve cytotoxicity of tumor cells present in the irradiated normal tissue margin around the tumor that also get heated when using a (short) time interval between radiotherapy and hyperthermia. The fact that hypoxia is limited to tumor tissue also contributes to a tumor-selective therapeutic benefit of hyperthermia, especially when we separate radiation and heat sufficiently and obtain a more additive, thus even more tumor selective synergy between the two modalities. Finally, with present technological improvements normal tissue dose levels will be lower than tumor dose levels for both heat and radiation.

1.3.3 activation of the immune response

Furthermore, increased immunity by hyperthermia resulted in tumor cell sensitization against radiotherapy. Studies showed that hyperthermia-induced radio-sensitization could occur through enhancing immunogenicity against tumor cells, and that sensitization was clinically significant. Although, there is a long way before we reveal the underlying mechanism (s) by which hyperthermia exerts its therapeutic effectiveness, nevertheless it has been documented as a promising approach for potentiating the therapeutic outcome of other modalities in cancer treatment.

2. clinical result

Over the years, abundant prospective and randomized clinical data have emerged demonstrating a clear benefit of combined HT and radiotherapy for multiple entities such as superficial breast cancer recurrences, cervix carcinoma, or cancers of the head and neck. Most clinical studies on hyperthermia combined with radiotherapy to improve the local control rate of radiotherapy and improve the prognosis of patients have obtained positive results. Regarding less investigated indications, the existing data are promising and more clinical trials are currently recruiting patients. Multiple indications benefit from additional HT in the clinical setting. To this end, we summarized the present evidence and develops ideas for future research. The clinical evidence of combining RT with HT is summarized and sorted per tumor entity.

Clinical Results in Cervix Carcinoma

Since radiotherapy has a limited local control rate for advanced pelvic tumors, in order to explore whether hyperthermia plus radiotherapy can be more effective than radiotherapy to improve the local control rate of advanced pelvic tumors and improve prognosis. In 2000, Jacoba van der Zee et al. investigated the effect of adding hyperthermia to standard radiotherapy. The study was a prospective, randomised, multicentre trial. 358 patients were enrolled from 1990 to 1996, in cancer centres in the Netherlands, who had bladder cancer stages T_2, T_3, or T_4, N_0, M_0, cervical cancer stages ⅡB, ⅢB, or Ⅳ, or rectal cancer stage M0-1 were assessed. Patients were randomly assigned radiotherapy (median total dose 65 Gy) alone (n=176) or radiotherapy plus hyperthermia (n=182). Complete-response rates were 39% after radiotherapy and 55% after radiotherapy plus hyperthermia ($P<0.001$). The duration of local control was significantly longer with radiotherapy plus hyperthermia than with radiotherapy alone ($P=0.04$). Treatment effect did not differ significantly by tumor site, but the addition of hyperthermia seemed to be most important for cervical cancer, for which the complete response rate with radiotherapy plus hyperthermia was 83% compared with 57% after radiotherapy alone ($P=0.003$). 3-year overall survival was 27% in the radiotherapy group and 51% in the radiotherapy plus hyperthermia group.

Hyperthermia in addition to standard radiotherapy may be especially useful in locally advanced cervical tumors. Specifically, the synergic effect of HT with RT in cervical cancer has been proven in prospective randomized trials. The Dutch Deep Hyperthermia Group has reported that HT with RT improved the three-year local control rate from 41% to 61% and overall survival (OS) from 27% to 51%. Notably, the majority (62%) of patients had FIGO stage Ⅲ disease. The combined treatment was well tolerated and no additional hyperthermia related toxicity was seen in the thermal radiation group. Additionally, the 12-year follow-up data confirmed that this effect of HT was maintained for a long period. Another randomized trial with 40 patients also showed a significantly better complete response rate (80% vs. 50%) in the thermal radiation versus the radiotherapy alone group. In addition, a trend towards a better disease-free survival (64% vs. 45%) and overall survival (58% vs. 48%) in the thermal radiation group was shown. However, this difference was not statistically significant, probably due to the small sample size. A much larger randomized controlled trial of 435 patients showed significantly better overall survival in the triple therapy arm; 5-year overall survival was 82% and 72% for chemoradiation with hyperthermia and chemoradiation, respectively. The difference in relapse-free survival was not significantly different. Again, no difference in acute and late toxicity was seen.

A recent meta-analysis concluded that there was a significant benefit of adding hyperthermia to chemoradiation for overall survival, but not for local recurrence-free survival. Ji Woon Yea et al. published the results of a systematic review and meta-analysis of chemoradiotherapy with hyperthermia versus chemoradiotherapy alone in locally advanced cervical cancer. A total of 536 patients were evaluated (CCRT with HT group: 268, CCRT group: 268). FIGO stages Ⅰ - Ⅱ and Ⅲ - Ⅳ was found in 295 (55.0%) and 241 patients (45.0%), respectively. The CCRT with HT group had significantly better five-year OS than the CCRT group (HR 0.67, 95% confidence interval [CI] 0.47-0.96, p¼ 0.03). LRFS of patients was superior in the CCRT with HT

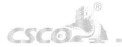

group than in the CCRT group, but without significance (*HR* 0.74, 95% *CI* 0.49-1.12; p¼ 0.16).

Infections with the human papillomavirus (HPV) are commonly found in carcinomas of the head and neck or cervix. HPV-positive tumors appear to be more radiosensitive than HPV-negative tumors. HT has been shown to trigger the degradation of the oncogenic HPV-derived E6 protein. As functional E6 binds and inactivates p53, HT may indirectly renew p53 activity favouring p53-dependent apoptosis. Thus, a combination of RT and HT may be particularly effective. To evaluate this effect, future trials should include HPV status for risk stratification. As a next step, clinical trials should test further RT dose de-escalation with concurrent HT in HPV-positive patients as it is already performed for RT alone.

Clinical Results in Prostate Cancer

Prostate cancer is the second most frequent cancer among men worldwide. Most cases are locoregional diseases, with an excellent prognosis. Given the high rates of long-term survival of these patients, increased interest has focused on long-term post-RT toxicities, which include radiation-induced erectile dysfunction (RiED), bowel dysfunction, and urinary dysfunction. An attractive strategy to supplant or potentially complement systemic radiosensitizers is the use of hyperthermia.

Several phase I and II studies of HT + RT for treatment of prostate cancer have been conducted, with some showing promising results in terms of overall survival. Thirty-seven patients enrolled on a phase II study of external beam radiation +/− androgen suppression with two transrectal ultrasound hyperthermia treatments were assessed for short-and long-term toxicity. The Median follow-up was 42 months. Both short-and long-term GI toxicity were limited to grade 2 or less. Transrectal ultrasound hyperthermia combined with radiation for treatment of advanced clinically localized prostate cancer is safe and well-tolerated. An important step in establishing a broader role for hyperthermia in the treatment of prostate cancer is the verification of an acceptable toxicity profile.

Deger et al. report on a phase II trial in a special hyperthermia research group of the German Research Foundation to determine feasibility, acute toxicity and efficacy of the combination for prostate cancer. 57 patients with localized prostate cancer were treated with interstitial hyperthermia using cobalt-palladium thermoseeds and conformal radiation between July 1997 and December 2000. Thermoseeds were placed into the prostate homogeneously. Hyperthermia was created using a magnetic field and was delivered in six sessions once weekly for one hour. 3D-conformal radiotherapy of 68.4Gy was given simultaneously in daily fractions of 1.8Gy. Intraprostatic temperatures were between 42 and 46 degrees C. No major side effects were observed during hyperthermia. In conclusion,

interstitial hyperthermia is feasible, well-tolerated and led to a steep decrease in PSA values. Combining effective interstitial hyperthermia with conformal radiotherapy may be an exciting innovative treatment option for prostate cancer.

Apart from traditional hyperthermia geared toward radio-sensitization, the use of thermal ablation for prostate cancer is gaining therapeutic momentum. There are significant challenges, however, in completely ablating the prostate without damage to the urethra, bladder, rectum, and neurovascular bundles. Concerning clinical trials, intracavitary hyperthermia has already shown antitumor activity and has a potential role in the treatment of prostate cancer.

Clinical Results in Breast Cancer

Breast cancer constitutes the most widely investigated malignant entity. Vernon et al. published the results of five randomized trials conducted between 1981 and 1991 that were combined due to insufficient patient accrual. The pooled analysis of 306 patients with inoperable primary or recurrent disease yielded a significantly better complete response (CR)(RTHT: 59%, RT alone: 41%, odds ratio (OR): 2.3, $P < 0.001$) but no survival benefit. However, 50% of patients had metastases at the time of randomization. The effect was most prominent in preirradiated recurrent lesions. Skin toxicities such as blisters, ulceration, and necrosis were higher in the HT group, however with low impact on the patient's well-being and generally treatable with conservative measures. In patients with inoperable local regional recurrences of breast cancer in previously irradiated areas, local control is difficult to maintain and treatment options are limited. The Dutch standard treatment for such recurrences is reirradiation combined with hyperthermia. A meta-analysis by Datta et al. included 8 two-arm studies and 24 single-arm studies involving 2, 110 patients with locoregional recurrent disease. CR was similar between one-arm studies (CR: 63.4%) and two-arm studies as well as significantly higher compared to RT alone (RTHT: 60.2%, RT: 38.1%, OR 2.6, $P < 0.001$). In preirradiated patients (779 patients), a CR of 66.4% was achieved (mean re-RT dose: 36.7 Gy). Treatment-related toxicity was overall not increased with mean acute grade 3/4 toxicities of 14.4%. Among the analyzed studies, there was great heterogeneity in RT dose, HT fraction schedules, the total number of HT fractions, HT duration, or average achieved temperatures. However, no prognostic treatment variables could be identified in a subgroup analysis and meta-regression. Similar results were published by Linthorst et al. In a retrospective study encompassing 248 patients with unresectable recurrences, reirradiation + HT yielded a CR of 70%. In resectable cases, a regimen including surgery, RT, HT, and partly CT or hormone therapy, a local control (LC) rate of 78% after 5 years was achieved. Notter et al. have treated patients with locally recurrent breast cancer with RT+HT using a hypofractionation scheme of 5×4 Gy with one fraction per week. The CR rate of 61% was achieved without any treatment-related toxicities. In summary, there is sustained evidence demonstrating the value of adjunct HT in locoregional, recurrent breast cancer as definitive or adjuvant treatment.

Radiation-associated angiosarcoma of the breast (RAASB) is a rare, challenging disease, with surgery being the accepted basic therapeutic approach. In contrast, the role of adjuvant and systemic therapies is a subject of some controversy. Local recurrence rates reported in the literature are mostly heterogeneous and are highly dependent on the extent of surgery. In cases of locally recurrent or unresectable RAASB, the prognosis is very poor. Notter et al. retrospectively report on 10 consecutive RAASB patients, most of them presenting with locally recurrent or unresectable RAASB, which were treated with thermography-controlled water-filtered infrared-A (wIRA) superficial hyperthermia (HT) immediately followed by re-irradiation (re-RT). Patients with RAASB were graded based on their tumor extent before the onset of radiotherapy (RT). They recorded a local control (LC) rate dependent on tumor extent ranging from a high LC rate of 100% (two of two patients) in the adjuvant setting with an R0 or R2 resection to a limited LC rate of 33% (one of three patients) in patients with inoperable, macroscopic tumor lesions. Combined HT and re-RT should be considered as an option (a) for adjuvant treatment of RAASB, especially in cases with positive resection margins and after surgery of local recurrence (LR), and (b) for definitive treatment of unresectable RAASB.

1. clinical results in bladder cancer

For the treatment of bladder carcinomas, HT has been predominantly applied in combination with intravesical CT. HT was delivered by intravesical infusion of warmed saline solution containing bleomycin. The RTHT group had higher response rate (RTHT: 84%, RT: 56%, $P<0.001$) with decreased toxicity rates (less bladder capacity reduction). In a different approach, 49 patients with nodal-negative disease of all T stages were treated with a hypofractionated RT scheme (24 Gy, 4 Gy/fraction) with or without HT. The HT group was split into a high (T>41.5℃) and a low-temperature cohort (T<41.5℃). The high-temperature cohort showed significantly better downstaging compared to both other groups indicating the importance of adequate temperature delivery. In a German trial, high-risk T_1 and T_2 cancers were treated with transurethral resection followed by RTHTCT (50.4 Gy + 5.4-9Gy; cisplatin and 5FU). At six weeks follow-up, a PCR of 96% was achieved. After a median follow-up of 34 months, OS was 89% with 80% of the patients being satisfied with their bladder function. Merten et al. evaluate the efficacy and safety of chemoradiotherapy (RCT) combined with regional deep hyperthermia (RHT) of high-risk bladder cancer after transurethral resection of bladder tumor (TUR-BT). Between 1982 and 2016, 369 patients with pTa, pTis, pT1, and pT2 cN0-

1 cM0 bladder cancer were treated with a multimodal treatment after TUR-BT. All patients received radiotherapy (RT) of the bladder and regional lymph nodes. RCT was administered to 215 patients, RCT + RHT was administered to 79 patients, and RT was used in 75 patients. Treatment response was evaluated 4-6 weeks after treatment with TUR-BT. Complete response (CR) overall was 83% (290/351), and in treatment groups was RT 68% (45/66), RCT 86% (178/208), and RCT + RHT 87% (67/77). CR was significantly improved by concurrent RCT compared with RT, less influenced by hyperthermia. Overall survival (OS) after RCT was superior to RT. Radical cystectomy with appropriate lymph node dissection has long represented the standard of care for muscle-invasive bladder cancer in medically fit patients, despite many centres reporting excellent long-term results for bladder preserving strategies. This retrospective analysis compares different therapeutic modalities in bladder-preservation therapy. The results of this study show that multimodal treatment consisting of maximal transurethral resection of bladder tumor followed by radiotherapy, concomitant platinum-based chemotherapy combined with regional deep hyperthermia in patients with Ta, T_{is}, T_{1-2} bladder carcinomas improves local control, bladder-preservation rate, and survival. More importantly, these findings offer a promising alternative to surgical therapies like radical cystectomy.

2. clinical results in rectal carcinomas

In 2009, a Cochrane analysis of six phases Ⅱ and Ⅲ randomized-controlled trials including 520 patients with locally advanced rectal carcinomas was performed. Patients received neoadjuvant RT with or without HT. Increased CR (RR 2.81, $P=0.01$) as well as increased OS at 2y follow-up (HR 2.06, $P=0.001$) could be observed. The survival benefit, however, could not be measured for any later time point. No difference in acute toxicity was found in the two studies reporting on this side effect. In a further retrospective study encompassing 235 patients, HT appeared to confer better downstaging of the primary tumor and involved lymph nodes. Additional HT appears to be well tolerated without increased impairment of quality of life. To conclude, the Cochrane analysis demonstrated a fundamental possibility of increased response by applying adjunct HT. However, further randomized prospective trials are necessary to evaluate the true value of neoadjuvant RTHTCT as well as of treatment of recurrent disease.

HT is often used in association with preoperative and neoadjuvant CT also in locally advanced both nonmetastatic and metastatic colorectal cancer, improving OS and long-term tumor control, resulting in mild toxicity, comparable to that or CT alone. The same advantages are observed for advanced pancreatic cancer. HT alone or complementary to CT is, indeed, feasible for both palliative care and therapeutic purposes, increasing OS and improving quality of life for locally advanced pancreas carcinoma.

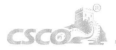

3. clinical results in esophageal squamous cell

Phase II trials report the feasibility of chemoradiotherapy (CRT) + HT as neoadjuvant treatment. A study on esophageal squamous cell carcinoma treated with CRT + HT shows 27% of complete response (CR) and 45% of stable disease (SD) with overall survival rates at 1, 2, and 5 years after CRT of 72.7%, 54.5%, and 9.1%. The data from a retrospective study on metastatic esophageal squamous cell carcinoma report that the 3-year progression-free survival (PFS) rate and overall survival (OS) rate were 34.9% and 42.5%, respectively, after CRT + HT therapy, and HT-related pain (38.0%) and fatigue (40.0%) were of mild intensity. CT + HT, when compared with CT alone, improves both OS and DC in esophageal cancer with low toxicity.

4. clinical results in head and neck tumor

Improvements of CR, PFS, DFS, and OS are observed also for head and neck tumor treatment for HT associated with CRT and re-irradiation. In these studies, no difference in toxicity is observed and patients receiving HT reported a better quality of life, suggesting that the association of HT to CRT is a safe and effective choice of therapy for head and neck tumor.

To evaluate the effect of HT in head and neck carcinomas, a meta-analysis was performed including six 2-armed studies encompassing 451 patients. Five of the six studies were randomized trials. The CR rate appeared to be significantly better in patients treated with combined RTHT compared to RT alone (RT alone: 39.6%, RTHT: 62.5%, OR 2.92, $P < 0.000\ 1$). Acute and late grade 3/4 toxicities were not significantly different. Three other randomized trials with a total of 417 patients recently analyzed the effects of trimodal treatment combing RT, CT, and HT in patients with nasopharyngeal carcinomas. Two studies reporting CR showed a significant advantage for RTHTCT treatment. The same patients had an increased OS in two of the studies. Progression-free survival (PFS) or disease-free survival (DFS) was significantly better in the RTHTCT group in all three studies. Patients with higher tumor temperatures and higher HT fraction numbers showed a better outcome. In all three studies, no difference in treatment-related toxicity has been described. These studies demonstrate that trimodal therapy including RT, CT with different agents, and HT constitute an effective and safe treatment alternative.

5. clinical results in superficial tumors

Randomized clinical trials have demonstrated hyperthermia enhances radiation response. Jones et al. report the final results of a prospective randomized trial of superficial tumors (</= 3 cm depth) comparing radiotherapy versus hyperthermia combined with radiotherapy, using the parameter describing the number of cumulative equivalent minutes at 43 ℃ exceeded by 90% of monitored points within the tumor as a measure of thermal dose. One hundred twenty-two patients were enrolled; 109 (89%) were deemed heatable and were randomly assigned. The complete response rate was 66.1% in the HT arm and 42.3% in the no-HT arm. The odds ratio for complete response was 2.7 (95% CI, 1.2 to 5.8; $P = 0.02$). Previously irradiated patients had the greatest incremental gain incomplete response: 23.5% in the no-HT arm versus 68.2% in the HT arm. No overall survival benefit was seen. Adjuvant hyperthermia with a thermal dose of more than 43 ℃ confers a significant local control benefit in patients with superficial tumors receiving radiation therapy.

Recurrent pediatric tumors pose a challenge since treatment options may be limited, particularly after previous irradiation. Positive results have been reported for chemotherapy and hyperthermia, but the combination of re-irradiation and hyperthermia has not been investigated thus far, although it is a proven treatment strategy in adults. Studies have confirmed the feasibility of radiotherapy combined with hyperthermia regimens in the treatment of infield recurrent pediatric sarcoma in the pelvic region and the extremities. In this study, 4 patients with recurrent pediatric sarcoma were subjected to 2 Gy/23 radiotherapy and 1/week hyperthermia regimen, using biological models to quantify the radiosensitization effect of hyperthermia; the results showed that by calculating the equivalent radiotherapy dose, the equivalent biological dose D95% of the equivalent biological dose of hyperthermia was 10 Gy. Therefore, reirradiation plus hyperthermia is a theoretically feasible and possibly effective treatment option for recurrent pediatric sarcoma in the pelvic region and the extremities, and its clinical feasibility is worthy of evaluation.

hyperthermia combined with radiotherapy cause fewer adverse effects.

The addition of HT to RT significantly increases the pain control rate and extends response duration compared with RT alone for painful bony metastases. Bone pain recurrence after palliative radiation therapy (RT) to bony metastases is a common scenario. In a randomized phase 3 trial, Chi et al. aimed to compare the rate, duration, and time to achieve complete pain relief and radiologic responses between RT alone (30 Gy/10 fractions) and hyperthermia. The study was terminated early after an interim analysis of 57 patients, 3 years after the first enrollment (November 2013 to November 2016): 29 patients in the RT+HT group and 28 patients in the RT-alone group. The CR rate at 3 months after treatment was 37.9% in the RT+HT group versus 7.1% in the RT-alone group ($P = 0.006$). The accumulated CR rate within 3 months after treatment was 58.6% in the RT+HT group versus 32.1% in the RT-alone group ($P = 0.045$). Median time to pain progression was 55 days in patients with CR (n=9) in the RT-alone group, whereas the endpoint was not reached during the 24-week follow-up in the RT+HT group ($P < 0.01$). Generally, the combined treatment is safe and effective in increasing pain control and reossification rate and prolonging treatment response duration in bony metastatic patients. Hyperthermia also stimulates osteoblast activity to improve osteogenesis and decrease fracture risk.

Hyperthermia can improve the efficacy of radiation, particularly in the setting of recurrent disease. Dharmaiah et al. reviewed the clinical and dosimetric experience of breast cancer patients who received hyperthermia and radiation for recurrent breast cancer from 2011 to 2017. Thirty-six patients were treated with hyperthermia and radiation. Thirty patients (83.3%) received prior radiotherapy. The overall response rate was 61.1%. Complete response was observed in 17 patients (47.2%), partial response in 5 patients (13.9%), stable disease in 11 patients (30.6%), and progressive disease in 3 patients (8.3%). Twenty-six patients experienced acute grade 1 and 2 toxicities, primarily pain and erythema; and 26 experienced long-term grade 1 and 2 toxicities, mainly hyperpigmentation and lymphedema. Three patients developed new ulcerations that healed with conservative management. One patient developed pulmonary fibrosis resulting in mild dyspnea on exertion. Hyperthermia and radiation provide good local control with a favourable side effect profile. Chemoradiotherapy may be offered to patients with recurrent breast cancer, including those with extensive volumes of disease.

The introduction of chemo-radiotherapy (CRT) improves locoregional control for locally advanced colorectal cancer. This improvement is further achieved when chemoradiotherapy is associated with HT, resulting in long-term tumor control and survival in locally advanced nonmetastatic rectal cancer. This association is safe, showing comparable toxicity with CRT alone, such as skin reaction, diarrhoea, stomatitis, and nausea/emesis, which were not increased with the additional use of HT; moreover, subcutaneous burns in 5.2% disappeared spontaneously within 2 weeks. Concerning survival, CRT + HT allows longer OS with 5-year OS significantly higher than CRT alone (88% vs. 76% $P < 0.08$).[16] RT + HT is effective and well tolerated also in chemorefractory liver metastases from colorectal cancer, resulting in mild/moderate toxicity and objective response of 30. In conclusion, preoperative CRT and HT association yields acceptable toxicity, improved response rate, and survival; however, further studies are required to confirm the long-term benefit of CRT + HT in locally advanced colorectal cancer and liver metastases.

hyperthermic dose-effect relationships.

Hyperthermia has emerged as a useful adjunct treatment that can improve the radiosensitivity of cancer cells, thus achieving greater tumor control with lower doses of radiation compared to radiation alone. As mentioned before, the effectiveness of hyperthermia depends on various factors, including the heating temperature, duration of heating, the time interval between radiation and heat, and the sequence of applying these two modalities both in vitro and in vivo.

Currently used HT techniques for heat delivery and temperature control are described. Heating techniques can be divided by the size, penetration depth, and region of energy deposition. Local or regional HT is mostly used to enhance local therapy such as RT or CT. Different approaches including capacitive, radiative, infrared-A, or ultrasound have been used for clinical HT treatments.

Preclinical experiments were initially performed with relatively high temperatures ranging from 43 to 45℃ focusing on direct cytotoxic effects. However, in the clinical setting, temperatures above 42.5℃ were only achieved in small tumor subvolumes. While trying to reach targeted temperatures, therapy-limiting hot spots occurred causing substantial side effects. In these cases, this led to a reduction of target temperatures or early termination of HT. This was regarded as a failure of delivering adequate thermal doses, which lead to a rapid decline in HT usage in the mid-to-late 1990s. It took several more years until the beneficial effects of mild HT (39.5-43℃), as described above, became known. Nowadays, mild HT has become the standard in modern clinical trials and daily clinical usage. Modern HT technology has been developed and optimized for minimal hot spot occurrence as the main focus.

As important as heat generation, measurement of the actual tissue temperature distribution is crucial for effective heating of tumors. Hyperthermia treatments in the clinic rely on accurate temperature measurements to guide treatments and evaluate clinical outcomes. Dose-effect studies show a positive association between thermal dose parameters and clinical outcome, which implies that real-time temperature dosimetry is essential. Visualizing what is heated and to what extent is a necessary first step to be able to not only control hot spots in normal tissue and adapt to cold spots in tumor tissue but also provide the means to perform a repeatable measurement, as well as to investigate the true optimum temperature for maximizing clinical outcome. In superficial tumors, surface skin measurements by contact electrodes constitute an alternative. In addition, by using infrared thermography cameras, two-dimensional data can be obtained for superficial tumors even though calibration with contact electrodes is necessary for absolute temperature assessment. A promising method for deep temperature monitoring is MRI-guided thermometry capable of measuring three-dimensional temperature distributions non-invasively. Temperature can be measured by exploiting either T1w-imaging, diffusion-weighted imaging or proton resonance frequency shift-imaging. Proton resonance frequency shift-imaging appears to be the most accurate method in the clinical setting. By combining HT with online MRI thermometry, direct changes in temperature delivery can be performed to optimize temperature distribution and suppress hot spots.

The interval of administration of HT relative to RT has a great influence on its effectiveness. The inhibition of DNA repair has its highest effect when HT is given simultaneously to RT. The effect declines with the end of DNA repair mechanisms approximately 4 h after RT. However, inhibition of DNA repair mechanisms is not tumor specific since it is also present in normal

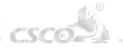

tissues. Evidence suggests that simultaneous radiotherapy and hyperthermia give the highest enhancement, and the time interval between hyperthermia and ionizing radiation should therefore be kept as short as possible, preferably within 1 hour. Longer intervals will lead to impaired inhibition of DNA repair due to less effectiveness of the hyperthermia, and will consequently lead to increased tumor cell survival. 18 Even though others found no significant differences within 1-4 hours, close analysis suggests that the time interval should not exceed 1 hour for full exploitation of the hyperthermia effects. Some clinical protocols for breast cancer apply nearly simultaneous ultrashort 5 min time intervals between hyperthermia and radiotherapy, however, such short intervals are not feasible in cervical cancer treatment. When considering time schedules and fractionation schemes, one should also take into account two phenomena termed cellular and vascular thermotolerance. The underlying mechanisms remain incompletely understood. A prospective randomized trial is therefore required with accurate volumetric temperature distribution in tumor and adjoining normal tissue. This should enable comparison of the duration of hyperthermia, the time interval between HT and RT and the sequencing of HT and RT. All of these are necessary to address the key thermal radiobiological issues with reasonable certainty and could also help to quantify the α/β HTRT in each individual case.

Besides enhancement of RT effects, HT may also be used for radiation dose reduction. As described above, Notter et al. used a hypofractionation treatment scheme (5×4 Gy, one fraction per week) to treat patients with locally recurrent breast cancer. A similar CR rate of 61% was achieved compared to other studies using mean doses of 38.2 Gy. The relatively low dose enabled the authors to perform re-reirradiations. 17 patients with re-recurrences of lymphangitis carcinomatosa received re-reirradiation following the same therapy scheme. A CR rate of 31% could be achieved.

Conclusions and future perspectives.

The concept of hyperthermia emerged the scientists realized the ability to kill cells using heat. This concept was applied to cancer treatment due to the fact that tumor cells have a higher sensitivity to heat than normal healthy cells within a determinate range of temperature. Even though there are still a lot of open questions, basic research has revealed many ways of action of HT. As around one-third of the cancer cases in low-middle-income group countries belong to breast, cervix and head and neck regions, hyperthermia could be a potential game-changer and expected to augment the clinical outcomes of these patients in conjunction with radiotherapy and/or chemotherapy. Further, hyperthermia could also be a cost-effective therapeutic modality as the capital costs for setting up a hyperthermia facility is relatively low. Thus, the positive outcomes evident from various phase III randomized trials and meta-analysis with thermoradiotherapy or thermochemoradiotherapy justify the integration of hyperthermia in the therapeutic armamentarium of clinical management of cancer, especially in low-middle-income group countries. Hyperthermia in combination with radiotherapy and chemotherapy can be a useful multifunctional weapon to fight various tumor entities. Expert opinion is that thermoradiation is more tolerable than chemoradiation and could therefore be offered to fragile patients who are unfit for chemotherapy.

There is no question of its efficacy in the treatment of cancer patients, provided that the achieved temperature in the tumor tissue is tightly quality controlled. Its radio-sensitizing effectiveness depends on the temperature level, duration of treatment, and the time interval between radiotherapy and hyperthermia. High-quality hyperthermia treatment requires a team of well trained and experienced professionals, dedicated treatment protocols, reliable hyperthermia devices, and treatment planning and quality assurance.

The data presented confirm the benefits of HT, such as increased tumor response rates, local and distant control rates, and survival in each type of cancer examined. HT was also well-tolerated, resulting in a low number and intensity (G1-G2 mainly) adverse events. No cardiac toxicity is reported in any observed study. In conclusion, HT in combination with other therapeutic modalities results in better outcomes concerning both tumor response and survival and is associated with low-grade toxicity.

Although hyperthermia combined with radiotherapy has a clear biological basis, there are still many problems in clinical applications, among which the standardization and precision of heat dose units need to be solved urgently. At present, the commonly used hyperthermia dose expression methods in clinical practice are equivalent heat dose, tumor maximum temperature Tmax, minimum temperature Tmin, average temperature Tave, tumor temperature decile tracing code Tindex, T90 43℃ equivalent accumulation time, etc. However, existing studies on heat dose parameters have not yet been able to fully and effectively assess the thermobiological significance and therapeutic effect of hyperthermia. The effect of hyperthermia is not based solely on the accumulation of physical heat but on the influence of regulatory factors such as heat therapy temperature, time and heat tolerance. Ideal heating should achieve a uniform distribution of temperature within the tumor, so the heat does parameter needs to have the characteristics to predict and monitor the three-dimensional temperature distribution within the heating area. Constant improvement of HT includes heat delivery, treatment planning, and monitoring of efficacy and toxicity. HT associated with new targeted therapies, immunotherapy, nanomedicine, or particle therapy may represent new fields of future research and clinical application. In the future, while continuously improving the non-destructive temperature measurement technology, more prospective clinical research should be carried out.

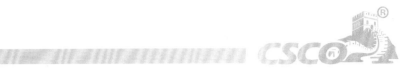

肿瘤深部热疗临床应用现状与展望

上海市普陀区利群医院

章岳山

我国肿瘤深部热疗作为肿瘤的主要辅助治疗手段之一，无论在设备改进方面还是在临床应用方面都已经取得了长足的进展。2017年由我国肿瘤热疗专家撰写的《中国肿瘤热疗临床应用指南》，系统规范了肿瘤热疗的临床应用行为和操作步骤，2019年在该指南的基础上，结合临床研究成果证据整理，再次撰写发表了《肿瘤热疗中国专家共识》。该共识对"浅部热疗""深部热疗""全身热疗"的适应证、禁忌证、注意事项、治疗温度、时间和频次以及风险应急预案做了明确推荐，为肿瘤热疗的临床医用提供了学术知识保障。中国医师协会每年多期的《肿瘤深部热疗和全身热疗技术管理规范》继续医学教育的岗位培训，由国内具有丰富肿瘤热疗临床应用经验的专家担任培训老师，加速了肿瘤深部热疗和全身热疗的临床应用推广。许多省级医疗质量控制中心建立了肿瘤深部热疗和全身热疗的质量管理督导机制，每年对肿瘤热疗的医疗单位进行质控督导，规范了肿瘤热疗的行为，为"肿瘤深部热疗和全身热疗"的临床安全合理使用提供了保障。

在热疗设备方面，射频肿瘤热疗的单对偶极子加热体系也发展有了双对偶极子加热体系和多对偶极子加热体系，不仅提高了肿瘤热疗的加温效率和加温贴切程度，应用治疗计划系统和计算机体系甚至可将能量汇聚在肿瘤区域，达到肿瘤"适形"热疗；微波肿瘤热疗由于电磁波频率高，能热效转换率高，加温深度有限，高频（915MHz）微波热疗的深部热效加温多以热传导至深部加热为主，所以要达到深部热治疗往往需要较长的加温时间；近年超高频（2 450MHz）微波多天线阵加温提高了能量密度，加快了升温时间。低频微波设备的临床应用备受关注，以直接提升深部升温，使得患者的深部热疗更为确切，应用前景有待研究。

肿瘤深部热疗已经成为热疗学科的最主要的应用技术，其方法也在不断丰富，可以单纯深部热疗，还可以采取深部热疗与化疗、放疗、中医中药治疗、姑息支持治疗、生物疗法及免疫疗法等联合治疗肿瘤。这样互补增敏，而且可以根据患者的实际病情，选择最适合的治疗方案和加温方式，提高治疗肿瘤的疗效。深部热疗如以深部直接加温，可能使癌肿区域温度达43℃或以上，可抑制肿瘤的DNA、RNA和蛋白质合成；激活溶酶体使癌细胞碎裂；激活免疫系统增加免疫细胞数量和免疫因子释放量，增强吞噬细胞吞噬清除癌细胞能力；此外

深部热疗还有抑菌、抗炎、止痛作用，在肿瘤姑息康复治疗中，以提高患者生存质量的前提下延长生存时间。有人采用热疗与放疗、化疗联合疗法治疗局部进展性的、不可切除的或者复发的直肠癌的试验发现在39~42℃可促进细胞内摄取化疗药物氟尿嘧啶（其细胞内浓度是37℃时的2~5倍)，热使原来在37℃时无细胞毒性的药物，在热作用下变得有细胞毒性。体外实验证实：加热42℃持续2小时使一些化疗药物的抗癌效果增加10~100倍，而此时活性代谢产物的转化率也相应增加，静止期癌细胞进入代谢循环期，对化疗药物敏感；加热使处于各期的肿瘤细胞增加了对放射敏感性，还可使处于静止期的细胞进入细胞周期而增强放疗效果，热抑制放射所致的亚致死性损伤和潜在性致死性损伤的修复；术前应用热疗，可能杀死瘤体周边细胞，使瘤体缩小，减少术中出血，提高手术切除率，减少术后肿瘤细胞的种植；术后热疗杀死残存的亚临床病灶，防止复发与转移；结果显示深部热疗联合放疗加化疗是治疗局部进展性的、不可切除的或复发的直肠癌的有效方案；这一方案具有显著的抗肿瘤活性。

一、射频热疗在肿瘤深部热疗的临床应用

单对偶极子在肿瘤深部热疗中已经使用年事很久，作为单纯热疗因其加温速率较慢，深部升温无法确认。因此单偶极子深部热疗主要联合抗肿瘤的放疗、化疗，中医中药治疗、免疫及生物治疗以及分子靶向治疗的辅助治疗。作为深部热疗内生场加温的双对偶极子的深部热疗相对提升了加温效率，但也主要用于肿瘤的辅助治疗上。近年国内许多学者探讨联合中医辨证治疗的肿瘤深部热疗的临床应用，吴万垠等用内生场深部热疗联合中医辨证治疗晚期非小细胞肺癌进行前瞻小样本随机观察，结果深部热疗辨证组的肿瘤控制率优于单纯辨证组；而且深部热疗辨证组的中位生存时间（MST）、疾病无进展时间（TTP）和1年生存率均优于单纯辨证组；郭景瑞等用内生场深部热疗联合"最佳"支持对症治疗回顾性观察141例晚期肺癌患者并与单纯"最佳"支持对症治疗组进行对照，结果两组患者无进展生存时间（PFS）分别为2.20个月与2.13个月，总生存时间（OS）分别为10.1个月与9.8个月，差异均无统计学意义（$P>0.05$)；治疗组生理功能、呼吸

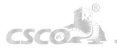

困难、疼痛、疲劳、整体生命质量较对照组改善，差异有统计学意义（P<0.05）；治疗组体力状况（ECOG）评分较治疗前明显改善，较对照组明显改善，差异均有统计学意义（P<0.05）；治疗组的癌胚抗原（CEA）、细胞角质素（CYFRA21-1）较治疗前明显降低，较对照组明显降低，差异均有统计学意义（P<0.01）；治疗组 T 细胞亚群 CD3%、CD4$^+$/CD8$^+$ 较治疗前明显升高，较对照组明显升高，差异均有统计学意义（P<0.05）；肝肾功能无影响，且安全性高；认为晚期肺癌在最佳支持治疗的基础上联合内生场深部热疗可有效缓解患者症状，提高患者生活质量，有望延长患者生存期，可作为常规的治疗方法之一。

相比之下多矩阵射频 BSD-2000 深部热疗系统值得高度关注。BSD-2000 深部热疗系统采用相控阵聚焦技术，通过调整环绕人体 360° 的辐射器上分离的四通道八对偶极子天线的频率（75~120MHz 连续可调）、相位和振幅，使电磁能量选择性地聚焦于肿瘤靶区，实现聚焦适形加热的临床目的。治疗计划系统根据 CT 或 MRI 影响制订出肿瘤适形热疗计划交付计算机自动根据计划进行深部加热肿瘤；并在磁共振同步监测，使用不同的色彩级别反映深部热疗过程中肿瘤部位的温度变化，实时进行无创磁共振成像，使热疗更安全、更有效，使得肿瘤深部单纯热疗真正成为可能。但目前使用 BSD2000 对肿瘤患者进行单纯深部热疗治疗肿瘤仍在探索中，临床上还是以深部热疗联合放、化疗治疗肿瘤患者。德国慕尼黑国家环境与健康研究中心使用 BSD2000 热疗研究报告深部热疗联合放疗提高了放疗疗效并减少了放疗对正常组织的毒性，热疗合并放疗、化疗取得了令人高兴的结果，对疾病局部控制起到重要作用。术后施加热疗，能够提高对局部肿瘤的控制和全身转移的早期预防，患者存活率明显提高，特别在乳腺癌、黑色素瘤、宫颈癌等，放疗后附加的深部热疗显著提高了反应和存活率；有关深部热疗联合其他疗法治疗前列腺癌的资料表明接受放疗外加热疗的晚期前列腺癌的患者：无复发生存率比多数单独使用放射治疗的疗效高；而且深部热疗提高患者的生存质量；改善对肿瘤组织的局部控制效果；认为高温治疗通过重复氧化实现了提高前列腺癌对放射性的敏感性。北京医院肿瘤内科丁丽等使用 BSD2000 对 30 例胰腺癌患者进行深部热疗联合氟尿嘧啶＋奥沙利铂化疗，深部热疗每周 2 次连用两周，21 天为 1 疗程，并与单纯化疗组进行对照。两个疗程末对比两组肿瘤有效率、疼痛及胰腺癌伴随症状缓解程度及不良反应等，结果有效率两组相近（差异无统计学意义）；疼痛及症状缓解程度明显优于对照，热疗没有加重化疗的不良反应。也有人用 BSD2000 深部热疗联合免疫佐剂、免疫因子、分子靶向药以及中医治疗治疗恶性肿瘤，但暂无大宗样本报道。

总之，射频单偶极子和多偶极子的深部热疗目前仍然主要为放化疗的辅助治疗。

二、微波深部热疗临床应用

目前民用微波频率有 433MHz、915MHz 和 2 450MHz。微波热疗相对射频由于电磁波频率高，热效率高于射频，采用无接触式加温为主，因微波对皮下脂肪损伤要明显低于

射频，所以患者对治疗依从性较高；但现对于射频，微波对机体加温深度（能量衰减到 1/e）的距离 433MHz 约 7cm、915MHz 约 3cm，2 450MHz 约 1.8cm，因此微波深部热疗除 433MHz 外其他两种频段微波主要是靠热对流和热传导来实现。以往 915MHz 热疗机功率都很小，主要辅助肿瘤的放射治疗。

20 世纪 80 年代任长学等发明 915MHz 大功率聚束热疗机，章岳山等将其联合化疗和胸腹腔灌注化疗，取得了良好临床疗效，并于 10 年前将 915MHz 大功率微波热疗联合化疗治疗各种实体瘤进行回顾性大样本总结：与单纯化疗相比，联合化疗的微波热疗的肿瘤治疗的近期疗效明显好于单纯化疗组，患者生活质量改善率也明显优于单纯化疗组，特别对癌痛的缓解十分明显。刘嘉、邵训凡和周光华等率先使用大功率 915MHz 微波热疗联合放疗治疗肿瘤，并取得了很丰富的临床经验。

大功率 8 天线阵的 2 450MHz 微波热疗机的问世应用于临床，提升了治疗升温速度，扩大了加温区域。临床上联合放疗治疗宫颈癌疗效明显优于宫颈癌单纯放射治疗（差异有统计学意义）；霍忠超团队用调强放疗加化疗联合 8 天线阵 2 450MHz 热疗治疗晚期胰腺癌进行临床观察。他们选择了 30 例晚期胰腺癌患者给予调强放疗加化疗，放疗开始后第 3 天开始热疗，每周 2 次，连续 4~5 周。随机分组的无热疗的 30 例患者为对照组，比较两组患者的临床疗效及不良反应。结果观察组放疗总有效率显著高于对照组（63.33% vs. 36.67%，P=0.039）；观察组疾病控制率显著高于对照组（86.67% vs. 63.33%，P=0.037）；观察组 6 个月、1 年、2 年总生存率分别为 63.3%、46.7% 和 29.6%，均显著高于对照组的 46.7%、30.0% 和 16.7%（P<0.05）；观察组中位 OS 显著长于对照组（11.5 个月 vs. 5.8 个月，P=0.035）；两组患者的不良反应发生率差异无统计学意义（P>0.05）。结论：热疗联合放疗可显著提高患者的放疗有效率和疾病控制率，有效延长其生存期，且治疗后不良反应无明显增加，安全性较为可靠。他们还用同样的方法治疗进展期胃癌 40 例，治疗结束后 38 例（95%）症状缓解，最常见不良反应为 1、2 级胃肠道反应及白细胞减低，客观缓解率为 88%，2 年无进展生存率、总生存率分别为 69%、71%。结论：初步说明微波热疗联合放化疗治疗进展期胃癌可获得较好近期疗效，不良反应可耐受；李琦等对化疗失败或不能耐受化疗而选择最佳支持治疗患者 60 例，采用湖南佑立医疗 8 天线阵 "UNI-3000 微波热疗机"，根据 B 超、CT 等检查结果对肿瘤部位进行定位，依肿瘤部位行局部微波热疗，在 5~10 分钟内加温至 41~43℃（所测温度系治疗靶区中心的体表温度）。每例患者热疗 3 周期，每周期热疗 7 次，每天 1 次，每周期之间间隔 15 天。观察无进展生存期（PFS）、总生存期（OS）和 VEGF、MMP2、MMP9、CEA、CA199、CA724、免疫指标、三大常规、肝肾功能和生存质量（EORTC QLQ-C30）、体力状态评估（ECOG PS）。治疗组较对照组 PFS 延长（1.6 个月 vs. 1.45 个月），但差异无统计学意义；治疗组较对照组 OS 延长，差异有统计学意义（8.6 个月 vs. 6.8 个月，P=0.031）。肿瘤指标结果显示，治疗 3 周期时治疗组 CEA 较治疗前明显降低，CA199、CA724 较治疗前虽有升高，但差异无统计学意义，显示了热疗可以降低或稳定肿

瘤标志物。对照组治疗 3 周后,CEA 较前升高,差异有统计学意义,CA199 和 CA724 也较治疗前升高,差异无统计学意义。两组组间比较,治疗 3 周期后,治疗组 CEA 较对照组明显降低($P<0.01$),CA199、CA724 也较对照组升高,但差异无统计学意义($P>0.05$);免疫功能结果显示,治疗 3 周期,治疗组 CD3、CD4$^+$/CD8$^+$,较治疗前明显升高,具有统计学差异;NK 细胞治疗 3 周期后较治疗前升高,但差异无统计学意义。而对照 CD3,CD4$^+$/CD8$^+$,NK 细胞与治疗前比较,差异无统计学意义。两组组间比较,治疗组 CD3,CD4$^+$/CD8$^+$ 较对照组明显升高,差异有统计学意义;NK 细胞较虽较对照组升高,但无统计学差异。观察患者生活质量(QLQ-C30)结果显示,治疗 3 周期后,治疗组与对照组间比较,生理功能、疼痛、疲劳较对照组改善,具有显著差异,角色功能、情感功能、认知功能、整体生命质量、社会功能、呼吸困难、恶心呕吐、失眠、便秘、腹泻、食欲丧失、经济困难,与对照组比较,差异无统计学意义。治疗 3 周后,两组患者治疗后 ECOG 评分较治疗前无明显改善,差异无统计学意义;组间比较,治疗组治疗后较治疗前也无统计学差异。治疗 3 周期后,治疗组与治疗前比较,三者差异无统计学意义;与对照组比较,治疗组 VEGF、MMP2、MMP9 虽有差异,但无统计学意义。

相比 915MHz 和 2 450MHz 的微波热疗机,433MHz 的微波作为深部热疗备受关注,其有效加温深度近 7cm,因此作为深部热疗有直接加温深部组织的能力。该型设备投入使用时间较短,临床应用数据较少,在此就用该设备深部热疗联合腹腔关注化疗治疗腹腔肿瘤的有关临床研究进行综述。梁宗志等用 N9000 型 433MHz 微波进行腹部区域深部热疗联合腹腔灌注 DDP 加氟尿嘧啶,将 200 例癌性腹水患者随机分为 60 分钟组 100 例和 120 分钟组 100 例,将两组患者治疗效果、半年及一年生存期及治疗后并发症进行对比分析。结果:热疗作用时间 120 分钟组患者治疗有效率、半年生存期及一年生存期均明显优于热疗作用时间为 60 分钟组,数据对比分析其差异有统计学意义。而两组不良反应差异无统计学意义。同时他们还探讨了腹腔深部热疗腹腔温度 42℃ 和 43℃ 对治疗癌性腹水疗效的影响。结果 43℃ 腹腔热化疗试验组患者总有效率为 91%。而对照组 42℃ 腹腔热化疗患者总有效率为 62%;试验组 43℃ 腹腔热化疗患者半年生存期为 96%,一年生存期为 87%;而对照组 42℃ 腹腔热化疗患者半年生存期为 66%,1 年生存期为 51%。认为 43℃ 腹腔热化疗治疗恶性腹水其临床疗效及生存期均明显优于 42℃ 腹腔热化疗,差异有统计学意义。并认为腹腔温度 43℃ 的热化疗热疗时间 60 分钟值得推广。对于没有腹水的腹腔广泛转移癌,采用人工腹水方式灌注大量的化疗药物(DDP+ 氟尿嘧啶)液

体加热 43℃ 灌注腹腔,以 433MHz 的微波作为深部热疗做深部热疗,使腹腔温度维持在 42~43℃,保持 90~120 分钟。结果治疗后试验组 108 例患者 KPS 评分明显提高,合并腹痛患者从 94.44% 降至 26.85%,疼痛程度明显减轻,合并腹水患者从 73.15% 降至 8.33%。6 个月生存期患者为 86.11%;12 个月生存期患者占 79.63%;18 个月生存期患者占 68.52%;24 个月生存期患者占 62.04%。理论上 433MHz 的微波作为深部热疗有直接加温深部组织的功效,是肿瘤深部热疗的一种可能有效的临床应用设备。

三、肿瘤深部热疗临床应用问题与展望

作为肿瘤深部热疗临床应用取得了可喜的成果,让接受治疗的患者安全受益,改善了肿瘤患者的生存质量,并延长生存时间。

射频深部热疗理论上对深部加温较为确切,但对肥胖和部分女性患者的皮下脂肪的损伤时有报道,张珂团队对皮下脂肪较多患者评估选择微波治疗,评估方式值得推广完善;射频深部热疗治疗中及治疗后机体微环境变化情况、联合化疗时化疗药物的药代动力变化有待探讨,如有研究发现 39~42℃ 细胞内化疗药物(氟尿嘧啶)浓度高于 37℃ 许多倍,正常细胞是否也是如此,有待探讨;多偶极子矩阵适形深部热疗要成为单纯热疗治疗肿瘤模式,还需对机体各脏器组织的热代动力进行研究,热分布和热计量有待了解,有大量数字模型要建立,才能使深部热疗真正成为肿瘤适形治疗的主要手段之一。国产设备有待公关改进完善。

微波热疗的 915MHz 单天线阵大功率热疗机和 2 450MHz 8 天线阵大功率热疗机临床应用较为成熟,郭方团队就这两型热疗及热疗联合化疗做了大量的基础研究,还对微波及水加温肿瘤细胞产生的生物学反应进行了探讨,微波加热过程中肿瘤归转通路的变化等进行了研究,为临床应用微波联合化疗、放疗、免疫及生物治疗等提供了大量的实验依据;预想经微波处理的生物药品发现和生产的转化成果将可能是肿瘤防治的又一条出路之一。433MHz 的微波深部热疗联合化疗治疗腹腔癌虽然有很好的抗肿瘤疗效,但有些问题还需大量的临床探讨,如皮肤烫伤加皮下脂肪硬结的发生率高达 20% 以上,给临床肿瘤深部热疗留下了安全隐患,也给肿瘤患者增加了新的痛苦,应该研究设备改进和临床应用的改进,降低并发症的发生。

总之,肿瘤深部热疗作为新兴的抗癌手段,正在被广泛应用于临床,在设备研发者,生物医学工作者以及行政职能等方面的共同努力,必将结出更加丰富的硕果!

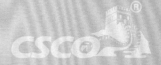

肿瘤消融治疗

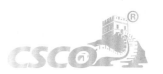

肿瘤消融治疗技术在前列腺疾病微创诊治中的应用与展望

中国科学院大学附属肿瘤医院
朱曦　徐栋

前列腺疾病是男性泌尿生殖系统的常见病、多发病,最受关注的主要有良性前列腺增生(benign prostatic hyperplasia,BPH)和前列腺癌(prostate cancer,PCa),自20世纪90年代初以来人口老龄化的加速,亚洲区域PCa与BPH的患病率和诊断率呈逐年上升趋势,这种增加与多种因素有关,包括检出技术手段的广泛提高以及人们生活方式的改变。目前,前列腺疾病是影响男性健康的主要疾病之一,给男性患者生理和心理都带来了不可言喻的痛苦,并且因前列腺疾病而导致死亡的病例仍然很常见,根据相关人类卫生健康部门的数据,2018年美国大约有29 430名男性死于前列腺疾病。

BPH是影响中老年男性最常见的疾病之一,分为有症状和无症状,在中老年的男性患者中,高达15%~25%有下尿路症状(lower urinary tract symptoms,LUTS),包括夜尿、尿急、尿频、尿流变细、尿流间断、尿踌躇、排尿费力等。这些症状通常与前列腺良性肿大有关,其严重程度足以影响患者的生活质量,对于这类患者的治疗方案有观察等待、药物干预、微创治疗和手术,其中微创治疗和手术适合医疗管理失败或BPH并发症的患者,如反复尿路感染、难治性尿潴留、膀胱结石或梗阻性尿路疾病导致的肾功能不全。前列腺癌的特征是前列腺细胞异常分裂,导致前列腺异常生长,但大多数男性患者不会直接死于PCa,原因是受肿瘤生长缓慢影响或者病症稳步改善和有效的治疗。PCa的死亡主要是由于癌细胞转移到身体其他部位,包括盆腔和腹膜后淋巴结、脊髓、膀胱、直肠、骨骼和大脑等,临床中通常采取外科手术、内分泌治疗、放射治疗和化学治疗来治疗PCa,但随着肿瘤消融技术的发展,其也已逐渐成为治疗局限性前列腺癌的重要手段。以下将讨论肿瘤消融治疗技术在治疗男性前列腺疾病中的应用与发展,目前临床上应用较多的消融治疗技术有高强度聚焦超声(high intensity focused ultrasound,HIFU)、激光消融术(laser ablation,LA)、射频消融术(radio frequency ablation,RFA)、微波消融治疗(microwave ablation,MWA)、冷冻消融治疗(cryoablation)和不可逆电穿孔(irreversible electroporation,IRE)等。

一、高强度聚焦超声(HIFU)

高强度聚焦超声(HIFU)是目前应用最普遍的局部治疗方法之一,是将超声的能量聚集在很小的区域内,通过高热量灼烧病变组织细胞,但不对周围其他组织产生影响,对于包括BPH和局限性PCa在内的多种恶性、非恶性前列腺疾病中都显示出良好的效果。前列腺HIFU采用经直肠将能量送至前列腺目标区域,最终诱导区域内组织发生凝固性坏死。由于能量是经直肠输送,在此过程中直肠黏膜需要被冷却,以防止对直肠造成损伤和引起尿瘘。除了聚焦超声外,还有一种经尿道非聚焦消融超声,带有MRI测温,MR引导(MR-guided HIFU)具有实时温度反馈的优点,可以确保整个区域被临界热损伤覆盖,避开周围的健康组织,但该种技术目前尚缺乏比较长期的、完整的临床资料。

病例数较多的HIFU临床试验的结果来自于Guillaumier等,用HIFU治疗了625例前列腺疾病患者,并记录了患者5年的随访数据。625例患者接受HIFU首次治疗后,仍有19%(n=121)的患者需要进行再次治疗。其中只有35%(n=29)接受了病理检查,数据表明治疗的复发率为14%。无失败生存率(即不需要根治性或系统性治疗)在5年随访时为88%,无转移生存率为95%。总体而言,97%的患者在治疗后12年不存在尿失禁等并发症,尿路感染发生率为8.5%(n=53),直肠尿道瘘管罕见(n=2)。其他临床研究中,171例前列腺疾病患者接受了HIFU治疗,数据结果显示0~21%的患者复发,尿失禁率低于1%,勃起功能障碍率为0~25%,尿潴留发生率高达5%。

上述HIFU治疗的结果可能未显示出最理想的疗效,但HIFU的低不良反应率、高安全性和无创特点使其成为PCa和BPH患者的很好选择。

二、激光消融术(LA)

多年来,BPH治疗的金标准仍然是经尿道前列腺切除术,但由于LA具有良好的止血性能,可以在组织内形成凝固区,因此对于出血风险更高的BPH患者来说,使用激光进行微创手术是其更好的选择,在治疗前列腺癌方面,LA也有其独特的优势。LA通过会阴或经直肠穿刺将激光能量直达病灶区域,产生大量热量使其坏死。LA在激光尖端周围创造更大的均匀的圆形或椭圆形消融区域,形成界限更清晰的治疗区。除此之外，LA 可以在局麻下进行，可以用来消融前列腺的任何区域。LA 兼顾了 MRI 的优点，允许使用 MRI 引导和实时测温，并且能够在不需要全身麻醉的情况下进行该操作。

在一项 II 期临床试验中，Eggener 等治疗了 27 例前列腺特异抗原（PSA）为 4.4ng/ml、Gleason 分级为 6 级或 7 级的患者。随访 3~12 个月，96% 和 89% 的患者在消融区没有出现复发的情况。然而，在 12 个月的再次活检中，37% 的患者发现前列腺内有残留的病灶。随访 12 个月后，国际前列腺症状评分（IPSS 评分）和勃起功能（男性性健康量表，SHIM 评分）均没有发生显著变化。LA 治疗最常见的不良事件是血尿（15%）和尿潴留（8%）。现有的大多数已公布的 LA 数据样本量均少于 100 例，限制了该治疗的结论，LA 评估研究目前正在进行中。Feller 等发表了利用实时 MRI 引导激光治疗 98 例患者和 138 个肿瘤病灶的中期结果，其中复发率为 23%，没有严重的不良事件，术后 12 个月 IPSS 评分国际前列腺症状评分或 SHIM 评分也没有显著变化。LA 的疗效缺少长期的肿瘤随访，是限制了其在临床中的应用的一个原因，但其低不良反应，良好的消融精度和无直肠瘘的记录是 LA 的潜在优势。

Manenti 等最近发表的样本量为 44 例 50 岁因良性前列腺增生和顽固性、不耐受或药物治疗依从性差而出现中、重度 LUTS（IPSS 评分 12 分）的患者研究中，通过 MRI 引导的经会阴 LA 治疗后随访 1 年的结果显示，腺瘤体积平均减少 53%，消融病灶面积平均减少 71%，所有病例的临床测量和前列腺功能均有所改善。44 例患者中有 5 例（11.3%）因血栓导致尿路阻塞，需要再次置管 2 周，总体不良事件发生率为 7%。这一结果表明，LA 是治疗 LUTS 的一种安全、可控、精准有效的方法，可以被认为是一种替代有效的微创治疗手段，可为临床药物治疗失效、不耐受常规手术等 BPH 患者的治疗提供一种新思路。

三、射频消融术

射频消融（radio frequency ablation，RFA）是利用无线电波的热消融技术，当偶极子重新排列时，高频或中频电流会引起离子之间的摩擦加热，从而导致动能的增加。当温度上升到 50℃以上约 5 分钟时，无线电波会破坏组织，造成细胞膜损伤，蛋白质变性，直接破坏细胞。通常，消融温度在 60℃以上或更高，对前列腺病灶产生不可逆的损坏，从而导致病变的细胞组织凝固性坏死。Aydin 等在 2011—2017 年进行了两次前瞻性试点试验，10 例男性 PCa 患者均为临床分期 T$_{1c}$，前列腺特异性抗原（PSA）为 10ng/ml，Gleason 分级为 6 级或 7 级。消融在全身麻醉下进行，双极探针在经直肠超声引导下经会阴插入，消融后 6 个月内，除 1 例 3 级血尿需要膀胱镜检查而不凝血外，其余不良事件均为低级别。消融 6 个月后，肠、尿和激素功能均保持稳定。在手术前性功能正常的患者中，有 1/2 患者出现短时间勃起功能障碍，但未发现尿失禁或尿路感染。这一结果表明局灶双极射频消融术是一种对局限性 PCa 患者安全可行的治疗方案。同样因为其无创、并发症很少以及治疗时间短等优势，RFA 技术在临床医师及医疗管理失败或 BPH 并发症的患者中也特别受青睐。根据初步研究，射频消融术和微波消融已被证明是治疗局部前列腺疾病的一种安全的替代疗法。

四、微波消融治疗

在局部消融治疗技术中，微波消融（MWA）与射频消融一样都是利用无线电波的热消融技术，微波消融也可以作为病灶靶向治疗的一种选择，在临床上已经被证实可以在安全范围内根除病灶。例如，在 thermatrix TMX-2000 进行的多机构、盲、随机伪对照试验发现，治疗患者的症状在 3 个月时就明显减轻，IPSS 评分平均从 22.4 分降至 12.4 分。该试验结果表明，这种降低至少持续到 12 个月，第 12 个月时的平均 IPSS 得分为 11.9 分。Arai 等报道了经尿道前列腺电切术（transurethral resection of prostate，TURP）对患者性欲、勃起功能、性活动水平和射精情况的影响，经过两者对比明确指出微波消融对于想要保持性功能的患者来说可能是一个更好的选择。并且前列腺穿刺 MWA 在理论上比 TURP 更具有成本优势，可以避免住院产生更多相关的住院费用。此外，TURP 的费用高的原因是有较高的并发症发生率，如凝块潴留、出血需要输血而需要延长住院时间或重症监护、勃起功能障碍、尿毒症和尿失禁。

五、冷冻疗法

与热能治疗相比，冷冻治疗（cryotherapy）最初用于整个腺体的消融，目前已被重新消融于前列腺癌癌灶。通过反复的冷冻和解冻循环，冷冻治疗诱导细胞不可逆地破裂和凋亡。冷冻疗法的疗效明显，经治疗后的患者中，2%~25% 活检显示复发，0~31% 勃起功能障碍，1%~17% 尿潴留，≤5% 尿失禁。虽然术后 12 个月的勃起功能较差，但有数据表明，在 4 年的勃起功能障碍长期随访中，通过积极地监测与控制后可以恢复到治疗前水平，尿道瘘管罕见。

六、不可逆电穿孔

不可逆电穿孔（IRE）是当代最新颖的局部治疗技术。在 IRE 操作过程中，电子针探针在超声或 MRI 引导下通过消融目标周围的会阴，然后高压电流通过探针，导致前列腺细胞壁形成气孔，最终导致病变组织坏死。Van den Bos 等最近发表了样本量较多的 IRE 研究结果显示，对 63 例 Gleason 分级 6~7 级患者进行 IRE 治疗，其中 16% 的患者在治疗中出现局部复发，24% 的患者发现前列腺内任何部位都有病灶。术后 6 个月，无高级别不良事件发生，身体、心理、肠道和尿液生活质量指标保持不变。从理论上可以认为 IRE 对神经组织的损害较小，但术后 6 个月的性生活质量中位数评分从 66 分下降到 54 分。综上 IRE 治疗前列腺疾病的整体效果不错，但还有待在更大规模的临床试验中进一步研究。

七、小结与展望

对于前列腺疾病的治疗采取精准治疗可保留前列腺正常组织，可以使医疗管理失败或 BPH 并发症的患者和低危、局限性 PCa 患者获得更为理想的预后,局部消融与根治性切除术相比,传统的根治治疗虽然疗效更明显,但切除术易引发勃起功能障碍、直肠损伤、尿道损伤、尿失禁等不必要并发症造成患者生活质量下降,而局部消融治疗的并发症如尿失禁的发生率非常低,在保证疗效的基础上只有轻微或短暂的勃起功能下降,是可替代根治性手术或主动监测的一个很有前景的替代方案,综合消融技术的临床应用与效果考虑,IRE 在未来的前列腺疾病治疗中将发挥越来越大的作用,也已逐渐发展成为治疗局限性前列腺癌的重要术式。

但现阶段,由于缺乏长期的肿瘤学临床研究结果,影像学和导航技术的不足,以及局部治疗高级别病变的临床疗效的不确定性,尚且需要新的指导方针和进一步循证医学研究。随着成像方式的进一步改进和消融区域定位的改进,肿瘤消融技术的疗效必然会有所提高,在局部前列腺疾病的治疗中具有非常乐观的应用前景。

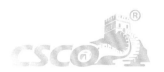

聚焦超声消融技术治疗肿瘤的临床应用与研究进展

中国人民解放军总医院第五医学中心

祝宝让 杨武威

一、概述

高强度聚焦超声（high intensity focused ultrasound, HIFU）是运用超声波聚焦的方式对疾病实施治疗的一种非侵入性局部治疗方法。根据焦点区域（焦域）产生的不同生物学效应，可以将高强度聚焦超声治疗技术分为消融性治疗和非消融性治疗两大类。聚焦超声消融（focused ultrasound ablation, FUA），也称高强度聚焦超声消融（high intensity focused ultrasound ablation, HIFUa）或聚焦超声消融手术（focused ultrasound ablation surgery, FUAS），目前可以同其他消融治疗技术一样，作为恶性肿瘤的独立治疗方法。非消融治疗目前尚无专属名词，往往在不明确说明的情况下，与消融治疗技术一起通称为 HIFU 治疗，容易与聚焦超声消融手术产生混淆，主要区别在于非消融性 HIFU 技术还不能成为恶性肿瘤的独立治疗手段，大多需要配合化疗或者放疗，能发挥一定辅助或者增效的作用；在治疗方式上表现为大多采取多次治疗的周期性治疗方式，而非单次完成。为进一步规范化应用与区别表述，本文主要介绍聚焦超声消融（FUA）技术的进展。我国的 FUA 技术于 1999 年在国际上最早进入临床应用，目前在设备研发、基础研究、临床应用等方面处于国际领先地位。

二、聚焦超声消融技术原理

（一）物理原理

超声波具有良好的方向性、组织穿透性、可聚焦性和能量可沉积性等物理特点。FUA 技术的原理就是利用这些特性，通过超声波发生器由体外发射超声波，使之聚焦于体内目标组织并形成焦点，该焦点区域简称"焦域"。焦域内的高强度超声在短时间内（0.5~1.0 秒）产生热效应、空化效应和机械效应等作用，导致局部组织发生凝固性坏死，达到治疗目的。

（二）生物学效应

FUA 的作用机制主要包括四个方面。

1. **高温热效应**（60~100℃） 是其主要的作用机制，可使蛋白质变性导致细胞坏死。

2. **空化效应** 能直接杀伤细胞。空化效应可以导致靶组织内微小空泡破裂，空泡崩溃瞬间将释放出集中于其内的高声场能量，形成局部高压的强冲击波，也会产生一定高温，导致相应的组织细胞破坏。

3. **毁损微血管** 导致靶组织内的微血管闭塞，引起下游组织缺血性坏死。一般情况下，完全闭塞仅发生于直径 2mm 以下的血管中。

4. **免疫效应** FUA 治疗肿瘤能够释放更多肿瘤抗原、刺激产生免疫正调节因子，形成类似"肿瘤疫苗"的作用，发挥免疫"远隔效应"。

三、聚焦超声消融技术引导方式

FUA 为一种非侵入性治疗方式，需要必要的影像设备进行治疗引导和监控。目前临床上主要应用超声与磁共振两种影像引导与监控方式，帮助实现焦点由点至线、由线至面、由面到体的三维适形治疗。超声引导的高强度聚焦超声（ultrasound-guided high-intensity focused ultrasound, USgHIFU）治疗系统，因超声显像操作简单、实时性好、成本低等原因，已成为临床上应用比较广泛的引导方式。磁共振引导的高强度聚焦超声（MR-guided high intensityfocused ultrasound, MRgHIFU）治疗系统，或磁共振引导的聚焦超声治疗（MR-guided focused ultrasound, MRgFUS）系统，临床曾称"磁波刀"。其原理是应用"3T"技术（包括定位、测温、立体重建）进行术中指导，通过磁共振显像优秀的软组织分辨率，可以精确掌握病灶及靶区图像变化，并通过实时热成像进行术中疗效评估。相比于 USgHIFU 系统，MRgFUS 治疗及监控扫描耗时较长、扫描实时连贯性不足、设备及治疗费用昂贵，且体内含有金属异物的患者为 MRI 扫描禁忌，临床应用受到一定限制。

四、聚焦超声消融技术治疗肿瘤临床应用与研究进展

（一）聚焦超声消融治疗肝癌

根据卫健委原发性肝癌诊疗指南（2022 年）、BCLC 肝癌分期指南（2022 年）等原发性肝癌的国内外权威指南，消

融治疗可作为早期、极早期肝癌的根治性治疗手段,推荐应用于手术切除存在困难、基础疾病多不适合手术或者拒绝外科手术的患者。对于中晚期肝癌,大多数指南及专家共识推荐,综合应用肝动脉化疗栓塞治疗(transcatheter arterial chemoembolization,TACE)、联合消融、放疗等局部治疗方法,以及分子靶向药物、免疫治疗等全身系统治疗方法,能够达到较好的综合治疗效果。

1. **聚焦超声消融治疗小肝癌** FUA 是目前唯一的非侵入性消融治疗技术,在肝癌治疗中其安全性和有效性也得到了越来越多的循证医学证据支持,在早期肝癌的治疗中能够实现完全性消融。Ng 等报道一组 49 例无法手术切除的肝癌患者(平均直径 2.2cm),进行 FUA 单独治疗,近期结果显示完全消融率为 82.4%,而统计学分析显示直径>3cm 是影响完全消融的主要因素;1 年、3 年的总生存率为 87.7%、62.4%,对可能影响预后的因素进行相关性分析后发现,肝功能 Child-pugh 分级是影响预后的独立因素。对于该项研究结果,Hutchinson 在 *Nat Rev* 上发表评论认为 FUA 可以选择作为肝癌治疗的一个有效的局部消融治疗技术。

RFA 作为最成熟的消融技术一直被推荐用于小肝癌的根治性治疗,Cheung 等对 FUA 与 RFA 治疗小肝癌的疗效进行了对比,FUA 组纳入 47 例患者,RFA 组纳入 59 例患者,肿瘤的平均直径 FUA 为 1.5cm,RFA 组为 1.9cm($P>0.05$),Child-pugh B 级患者 FUA 组 34%,RFA 组 8.5%($P<0.05$),1 年、3 年的总生存率 FUA 组为 97.4%、81.2%,RFA 组为 94.6%、79.8%($P=0.53$),1 年、3 年的疾病无进展生存率 FUA 组 63.6%、25.9%,而 RFA 组 62.4%、34.1%($P=0.683$),这也表明即使在 Child-pugh B 级患者比例相对较高的情况下,FUA 组不管是在总生存率还是疾病无进展生存率方面均能取得和 RFA 疗效相当的结果。2021 年 Zhang 的 FUA 对比 RFA 治疗小肝癌的荟萃分析,比较了两者的疗效与安全性,各数据库共获得 6 597 条记录,从中选择 3 项队列研究进行定量综合分析,所有研究均具有相对较高的方法学质量,meta 分析显示,FUA 对比 RFA 的 3 个月总生存率($RR=0.99$;95% CI 0.86~1.14)、6 个月生存率($RR=1.03$;95% CI 0.82~1.29)和 1 年总生存率($RR=0.96$;95% CI 0.84~1.11)。此外,研究表明肿瘤客观有效率和治疗后并发症发生率方面两者也相当,表明 FUA 和 RFA 在治疗小肝癌的有效性和安全性方面具有可比性。

2. **聚焦超声消融治疗中晚期肝癌** TACE 联合 FUA 治疗中晚期肝癌,能提高整体疗效。研究表明 FUA 联合 TACE 治疗中晚期肝癌具有协同作用,其理论基础为:① TACE 通过栓塞肿瘤的血管,减少肿瘤的血供,降低热沉降效应对于 FUA 聚焦效能的不利影响;②病灶中沉积的碘油,改变组织的声环境,有利于热量的沉积,能够显著提高 FUA 的消融效果,缩短治疗时间。Jin 等报道了 FUA 联合 TACE 的远期疗效,73 例无法手术切除的中晚期肝癌患者,接受 FUA 联合 TACE 治疗,中位生存期 12 个月,1 年、2 年、3 年生存率为 49.1%、18.8%、8.4%,45.2% 的患者达到完全消融,多因素分析结果显示肿瘤大小、消融反应是影响患者预后的独立因素。2022 年 Wang 等报道了 TACE 联合 FUA 治疗中晚期肝癌的最新荟萃分析,检索比较 TACE 联合 FUA 组(A 组)与单纯 TACE 组(B 组)治疗中晚期 HCC 疗效的随机对照

试验(RCT)。经文献筛选,11 个随机对照试验共 803 例患者纳入 meta 分析。该荟萃分析显示,A 组与 6 个月的 OS 率($OR=0.20$)、12 个月的 OS 率($OR=0.23$)、24 个月的 OS 率($OR=0.32$)和总缓解率(WHO 标准,$OR=0.22$;RECIST 标准,$OR=0.30$)。鉴于报告主要并发症的研究数量有限,未对并发症进行额外的荟萃分析,TACE 后联合 FUA 治疗有并发症发生的可能,但 FUA 治疗后的所有并发症均在 3~7 天内消退,表明联合治疗的并发症是在可接受范围之内。最终结果显示,TACE 联合 FUA 治疗中晚期 HCC 可提高局部效果并延长 OS。

3. **聚焦超声消融治疗特殊部位肝癌** 根据 FUA 的技术特点,在治疗一些特殊部位的肝脏肿瘤(如紧邻大血管、胆囊、膈肌、胃肠道等)时具有独到的优势。超声图像实时引导和监控、三维适形效果佳、小焦点移动精确性高、能量可控制等特点,避免了穿刺性消融技术潜在的出血、针道种植、危险脏器损伤等风险。治疗紧邻膈肌的肿瘤时,可以通过人工胸腔积液,建立治疗声通道,并且能够很好地显示肿瘤、保护膈肌。Orsi 等对 6 个肝细胞肝癌患者进行消融治疗(单发病灶,直径<3cm),所有肿瘤均位于主要血管、胃、心脏、胆管、胆囊或肠的 1cm 内,治疗后复查所有病灶均被完全消融,随访 1 年未发现复发。Zhang 报道了 FUA 治疗 39 例患者 42 个紧邻血管的肿瘤,其中 21 个肿瘤达到完全消融的效果,另外 21 个肿瘤的消融体积也均超过 50%,在治疗后平均 23.8 个月的随访中也未观察到治疗相关的血管、胆管损伤等情况发生,表明 FUA 在治疗一些特殊部位的肿瘤时安全有效。Tsang 系统回顾分析了香港大学玛丽医院 FUA 治疗困难部位的肝癌,定义为肿瘤紧邻膈肌、胃、肠、胆囊、心脏、主要血管或胆管,且范围在 1cm 内,研究结果表明在人工胸腔积液、人工腹水、肋骨切除、严格肠道准备情况下,能够实现困难部分肝癌的完全消融,无严重并发症发生。

(二)聚焦超声消融治疗胰腺癌

胰腺癌被称为"21 世纪癌中之王",病死率 95% 左右,手术被认为是唯一的治愈性治疗方法,但胰腺癌发病隐匿,初诊时约 80% 的患者已进入进展期,失去手术机会。传统治疗的效果不理想,在多次更新的 NCCN 指南中,均建议对于进展期胰腺癌,首选参加临床试验。近年来微创介入消融技术发展迅速,在进展期胰腺癌治疗方面,得到了越来越多的关注,FUA 因其特有的原理在胰腺癌的治疗中具有一些独到的优势,主要体现在以下方面。①非侵入性:FUA 技术是目前唯一的非侵入性消融治疗技术,无须进行穿刺,避免了穿刺相关并发症。②适形性好,易控制:FUA 的焦点范围比较小,采用小焦点的有计划移动,可以更好地实现对病变组织的适形性治疗。③可以有效毁损腹腔神经丛,缓解癌痛:FUA 可通过机载超声定位,消融受累的、附着在腹主动脉、腹腔干、肠系膜血管、脾血管、胰腺及周围组织的腹腔神经丛及其分支,达到缓解癌痛等治疗作用。

FUA 治疗进展期胰腺癌能够延长患者生存时间,减轻疼痛,提高生活质量。杨武威教授团队回顾分析了该中心 FUA 治疗的 86 例进展期胰腺癌患者,共进行了 93 次治疗,83 例患者接受了评估。完全缓解率为 3.6%(3/83),部分缓解率为 79.5%(66/83)。经 FUA 治疗后,74 例患者疼痛缓解,总

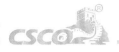

缓解率为 97.6%(74/76)。总体 mOS 为 9.9 个月(2~58.7 个月),1 年和 2 年的总 OS 率分别为 41.5% 和 9.6%,其中 Ⅲ 期患者的 1 年和 2 年的总 OS 率分别为 60.3% 和 11%,mOS 为 14.3 个月,联合化疗加放疗亚组患者的 mOS 为 23.7 个月。42/43 的患者出现轻微并发症,包括一过性发热、腹痛、皮肤灼伤和淀粉酶升高;影响因素分析显示,临床分期、治疗方法、消融疗效、联合治疗是影响 OS 的显著因素。研究结果显示 FUA 能明显减轻胰腺癌患者的癌痛,延长患者的生存期,不良反应可控。Fergadi 于 2022 年报道了 FUA 治疗局部晚期胰腺癌的一项荟萃分析,共有 19 篇文献符合纳入标准,纳入 939 例患者。研究显示,与对照组(吉西他滨化疗组)相比,FUA 联合化疗组患者的 OS 较单独化疗组明显增加,加权均数差为 2.83(95% CI 1.06~4.59);治疗后 6 个月和 12 个月的 OS 率更高(P<0.05),优势比(odds ratio;OR)分别为 2.31(95% CI 1.62~3.30)、1.76(95% CI 1.08~2.88)。此外,与传统治疗组相比,接受 FUA 联合化疗的患者的疼痛程度明显降低(P<0.05)。此外,FUA 治疗组的 CA19-9 也有更显著的下降(P<0.05)。研究结果也显示 FUA 治疗晚期胰腺癌是一种安全可行的治疗方法,可提高患者的生存率和生活质量。鉴于目前尚缺乏大规模、多中心的随机对照临床试验,该荟萃分析代表了目前可用的最佳证据。

(三)聚焦超声消融治疗骨肿瘤

1. 聚焦超声消融治疗原发恶性骨肿瘤 原发恶性骨肿瘤占成人恶性肿瘤的 1%,其中骨肉瘤最常见,约占 35%,其次是软骨肉瘤,约占 30%,尤因肉瘤占 16%。FUA 具有非侵入性治疗的特点,减少了各种侵入性手术可能带来的骨不愈合、感染等并发症,保留肢体且不需要功能重建,原位破坏肿瘤并增强机体的免疫功能。Wang 等在临床研究中发现,有手术指征的 4 例患者(1 例软骨肉瘤位于左髂骨,直径 9.5cm;1 例骨肉瘤位于左坐骨和髂骨,直径 6.5cm;1 例巨细胞瘤位于左侧坐骨,直径 5.6cm;1 例尤因肉瘤位于左侧髂骨,直径 7.0cm)拒绝手术治疗,经 FUA 治疗后,肿瘤全部消融,其中对化疗敏感的骨肉瘤、尤因肉瘤患者行术前新辅助化疗及术后辅助化疗。在 22 个月的随访中,4 例患者均存活,1 例患者出现局部复发,再次行 FUA 消融治疗后未见局部复发。Chen 等纳入了 80 例原发性骨恶性肿瘤患者,其中 66 例患者(骨肉瘤、尤因肉瘤)采用化疗-FUA-化疗治疗方案,其余 14 例患者(软骨肉瘤和恶性巨细胞骨肿瘤)仅行 FUA 治疗。结果显示,术后 Ⅱb 期患者 1 年、2 年、3 年、4 年、5 年生存率分别为 93.3%、82.4%、75.0%、63.7%、63.7%,Ⅲ 期患者生存率分别为 79.2%、42.2%、21.1%、15.8%、15.8%。在 60 例 Ⅱb 期癌症患者中,完成完整治疗方案(化疗—FUA—化疗)的 30 例患者 5 年生存率高达 86.4%,而其余 30 例未完成治疗方案的患者 5 年生存率仅为 35.9%。研究认为肿瘤的分期、是否坚持完整的治疗与患者的预后密切相关,组织学类型不是生存预后的独立预测因素。李幼平团队 2015 年对 FUA 治疗骨肿瘤的疗效及安全性进行了系统评价,纳入了 10 个病例系列研究,共 257 例患者,研究证据显示:FUA 治疗原发性骨肿瘤 1 年、2 年、3 年和 5 年总生存率分别为 89.8%、72.3%、60.5% 和 50.5%。FUA 治疗骨肿瘤的局部复发率为 7%~9%。1 年、2 年、3 年和 5 年复发率分别为 0、6.2%、11.8% 和 11.8%;截肢

率为 2%~7%;不良反应发生率为 27.2%(70/257),主要并发症为轻度灼伤(21/257,8.2%)、Ⅰ 度烧伤(16/257,6.2%)、神经损伤(10/257,3.9%)和骨折(6/257,2.3%)等。表明 FUA 为原发恶性骨肿瘤患者提供了一种可供选择的治疗方案,具有一定的有效性和安全性。但尚需开展针对不同瘤种、临床分期及病灶部位的高质量随机对照试验或队列研究验证。

2. 聚焦超声消融治疗骨转移性肿瘤 骨骼系统是继肺和肝之后的第三个最常见的远处转移器官,约 30% 的恶性肿瘤患者在随访期间发生了骨转移。常规放疗(RT)是缓解有症状骨转移患者局部疼痛和恢复正常功能的主要治疗选择。在疼痛缓解方面,RT 提供了 60%~80% 的缓解率;此外,镇痛药也是可选的治疗方法,并能很好地控制疼痛,然而,其不良反应,如抗药性、成瘾性及消化道不良反应也不容忽视。目前消融治疗也被认为是治疗骨转移疼痛的一种可供选择的局部治疗方法,具有良好的反应率和安全性。FUA 在治疗骨转移性肿瘤方面具有非侵入性等独到的技术优势。2021 年 Han 等进行了一项荟萃分析,评估 FUA 治疗骨转移性肿瘤的疗效及安全性。该荟萃分析共纳入 15 项符合纳入标准的研究,共 362 例患者。基线时的平均疼痛评分为 6.74 分(95% CI 6.30~7.18 分),术后 0~1 周的平均疼痛评分为 4.15 分(95% CI 3.31~4.99),1~5 周 为 3.09 分(95% CI 2.46~3.72 分),5~14 周为 2.28 分(95% CI 1.37~3.19 分)。总体疼痛完全缓解率为 36%(95% CI 24%~48%),部分缓解率为 47%(95% CI 36%~58%),未缓解(NR)率为 0。在包括 352 例患者的 14 项研究中,93 例(26.4%)患者出现轻微并发症,5 例(1.42%)患者出现严重并发症,结果表明 FUA 治疗是缓解转移性骨肿瘤患者癌痛的一种可靠的治疗选择,其相关并发症可控。Baal 于 2021 年发表了另外一项荟萃分析,纳入 33 项研究,总样本量为 1 082 例患者。大多数研究是前瞻性的,随访期为 3 个月,通过 FUA 获得疼痛缓解[完全缓解或部分缓解(疼痛评分改善 ≥2 分)]的患者比例为 79%(95% CI 73%~83%)。术后 1 个月和 3 个月疼痛评分分别降低 3.8 分和 4.4 分。高级别(CTCAE 3 级或更高)和低级别(CTCAE 2 级或更低)的 FUA 相关不良事件的总体发生率分别为 0.9% 和 5.9%,该荟萃分析也表明 FUA 能够显著缓解有症状的骨转移肿瘤患者的疼痛,且具有良好的安全性。

(四)聚焦超声消融治疗子宫肌瘤

子宫肌瘤是女性生殖系最常见的良性肿瘤,FUA 作为一种非侵入性治疗技术,在子宫肌瘤治疗中具有保留子宫、保护生育功能、恢复快等优势,近年来,FUA 治疗子宫肌瘤方面开展了较多的临床研究,疗效与安全性等得到了很好的验证,已经被推荐进入子宫肌瘤治疗的专家共识。国内郎景和教授牵头的一项纳入 20 个中心 2 411 例患者的临床研究,全面评估了 FUA 与手术切除(包括肌瘤剔除术和子宫切除术)治疗子宫肌瘤的安全性、有效性。研究共入组 FUA 治疗者 1 353 例,子宫肌瘤剔除术者 586 例,子宫切除术者 472 例。术后 6 个月随访结果显示 FUA 组子宫肌瘤症状及健康相关生活质量(uterine fibroid symptom quality of life, UFS-QOL)的评分较手术组改善更快,术后主要不良事件更少。为了建立预测子宫肌瘤 FUA 治疗难度的评分系统,Liu 等通过分析 422 例临床资料,发现影响治疗效率和治疗时长的主要因素包括:子宫肌

瘤体积、MRI-T$_2$WI 信号强度以及 MRI-T$_1$WI 增强血供类型。Funaki 等研究显示，T$_2$WI 高信号常提示肌瘤内部富含血管及含水组织，FUA 治疗时会造成一部分能量损失，影响疗效。Zhao 等分析了子宫肌瘤患者 T$_2$WI 信号强度特点，发现低强度、等强度、高强度三种信号类型的肌瘤均可以实现安全有效的 FUA 治疗，但 T$_2$WI 高信号的子宫肌瘤治疗效果较差，再次干预率高。

FUA 治疗子宫肌瘤的安全性较高、并发症较少。一项来自 16 家临床中心的真实世界数据（RWD）研究，通过大样本分析了治疗并发症情况。2006 年 7 月至 2013 年 6 月接受镇静镇痛下 FUA 治疗的子宫肌瘤和子宫腺肌病患者共 9 988 例，治疗由 42 名医生按照统一的标准化操作流程进行。患者平均年龄（40.4±5.8）岁，包括子宫肌瘤患者 7 439 例，共有 1 062 例（10.6%）患者发生了 1 305 个不良反应。依据 SIR 标准的并发症分级结果：A 级 1 228 例（94.1%）；B 级 45 例（3.4%）；C 级 24 例（1.8%）；D 级 8 例（0.6%），无永久性伤害和致死性并发症发生。

临床研究表明，FUA 治疗能够保留子宫、改善子宫解剖结构和宫腔环境，缩短术后受孕时间，改善子宫肌瘤患者生育能力。重庆医科大学附属第一医院将 189 例接受 FUA 治疗子宫肌瘤的无生育史的患者纳入研究，中位随访时间 3 年，结果显示成功妊娠率为 69.31%。相对于传统的腔镜、剖腹手术等侵入性治疗，FUA 治疗具有术后康复快、受孕间隔时间短、对子宫及生育功能损伤更小等优势。在 Zou 等的研究中，FUA 治疗后 78 例患者平均成功受孕时间为（5.6±2.7）个月。

（五）聚焦超声消融与免疫联合

FUA 作为一种非侵入性治疗技术，在机制上与其他经皮穿刺消融治疗技术有显著不同，除了经典的热消融致凝固性坏死以外，还有机械效应、空化效应，其对机体诱导的抗肿瘤免疫应答以及对肿瘤微环境的影响是一个综合效应的体现。既往的研究表明，聚焦超声诱导的免疫应答机制：肿瘤抗原的释放、损伤相关分子模式（damage-associated molecular pattern，DAMP）、热休克蛋白等危险信号的释放、免疫正调节细胞因子（IL-12，IFN-γ）分泌、DCs 成熟活化等。聚焦超声的免疫方面的生物学效应：①热消融，导致组织凝固性坏死；②热疗和热应力，其加热细胞引起温和的细胞加热而不是凝固坏死；③单纯的机械刺激；④纯机械性的组织毁损。既往关于 FUA 启动免疫应答的研究主要集中于热消融和热效应方面，而近几年的研究发现机械性 FUA 能诱导出更强的免疫应答。Cohen 等利用具有机械效应的脉冲 FUA 治疗，鼠 B16 黑色素瘤和 4T1 乳腺癌，分析其对肿瘤微环境的影响，结果发现 FUA 后 24 小时内肿瘤微环境发生的细胞表型、分子变化向炎症转变，包括各类细胞亚群、炎症趋化因子、黏附分子、IL-1β、IFN-γ、TNF-α 等，并且发现，caspase-3 在 FUS 后 3 天

内仍然升高，表明"冷"肿瘤 4T1 乳腺癌模型在 FUS 治疗后向"热"肿瘤转变。而 IL-1β、caspase-3 是细胞焦亡的重要标志分子，这也间接说明 FUS 能够诱导肿瘤细胞焦亡，发挥启动抗肿瘤免疫应答的效应，值得进一步研究。

杜克大学 Osada 教授团队，建立了三阴性乳腺癌及 HER-2 阳性乳腺癌的免疫"冷"肿瘤动物模型，对比分析热消融的 T-HIFU 与机械效应的 M-HIFU 的免疫效应，发现 M-HIFU 治疗后，肿瘤微环境（TME）中 T 细胞浸润的增加，还存在巨噬细胞亚型 M2 向 M1 转换，他们还发现肿瘤微环境内 PD-1、PD-L1、LAG-3 和 TIM-3 等免疫检查点分子表达的上调。之后还研究了 M-HIFU 和 PD-L1 抑制剂联合治疗的抗肿瘤效果，他们发现联合治疗可以激活 CD8$^+$ T 细胞和巨噬细胞，能够介导更强大的全身抗肿瘤免疫反应和对远处肿瘤生长抑制作用。

目前的研究也发现，任何模式的聚焦超声治疗，其诱导的免疫应答强度均有限，需要一些组合策略来放大其免疫效应，而免疫检查点抑制剂在临床上取得的巨大成功，以及治疗免疫"冷"肿瘤面临的困境，为两者的结合提供了令人憧憬的前景。Eranki 等利用 FUA 治疗对免疫检查点抑制剂抵抗的神经母细胞瘤，联合 PD-1 单抗、CTLA-4 单抗，结果发现仅治疗单侧肿瘤，对侧未治疗的肿瘤也出现明显的缩小，并延长了生存。进一步检测发现，FUA 联合免疫检查点抑制剂诱导了肿瘤内 CD4$^+$、CD8$^+$ 和 CD8α$^+$CD11c$^+$ 细胞、区域淋巴结中 CD11c$^+$ 细胞的显著增加，以及循环内 IL-10 的减少，两者之间具有协同作用。越来越多的临床前研究都表明，HIFU 或 FUA 联合免疫检查点抑制剂是一个值得探讨的治疗策略。

五、前景与展望

聚焦超声消融治疗是我国原创的一项国际领先的治疗技术，其所代表的非侵入性治疗方式也是医学发展的重要理念。该项技术已经开展了 20 余年的临床应用，显示独到的优势，但是不足之处也很明显。其一为治疗效率较低，今后需要在设备研发层面开发出更高聚焦效率的换能器，或者在改善局部声环境方面，通过开发更加安全有效的超声增敏剂来提高治疗效果与效率。其二是影像引导方面需要加强图像融合，目前超声和磁共振的影像引导，各有优缺点，仍不能完全满足临床需求，多模态图像融合技术是未来影像发展的重要方向。其三是人工智能赋能方面亟待加强，包括手术规划系统、智能化操作、术后验证、远程医疗等方面。此外，在临床应用研究方面，大力开展循证医学研究以及真实世界的研究总结、深入探索抗肿瘤免疫效应的机制与应用，仍然是今后亟待加强的重要方面。

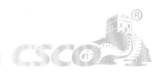

肺结节非外科手术治疗进展

山东第一医科大学第一附属医院

叶欣

近年来,随着低剂量计算机断层扫描技术(LDCT)筛查计划的广泛开展,越来越多的无症状肺结节被发现。我国肺结节检出率为20%~80%,但LDCT筛查出的肺结节97%以上为良性,肺癌的检出率只有0.7%~2.3%,过高的检出率可能会导致过度诊断、过度治疗、医疗资源浪费以及导致患者高度的焦虑。目前肺结节筛查和治疗的指南主要是随访和手术切除治疗。随着外科手术的发展,特别是电视辅助胸腔镜手术(VATS)的普及,手术效果有所改善,术后并发症有所降低,但仍有许多未解决的问题。

肺结节常被认为可能是早期肺癌的征象,而磨玻璃结节(ground-glass nodule,GGN;ground glass opacity,GGO)样肺癌特点是"惰性"发展,极少数患者发生纵隔和远处转移,术后5年生存率100%,甚至10年生存率也接近100%,预后良好。不同于传统的早期肺癌,GGN样肺癌是一种特殊亚型。过早使用VATS切除此类病灶存在以下问题:①过早手术干预,会导致器官过早损伤和肺功能丧失。此外,与随访和择期手术相比,早期手术不能显著提高患者的总体生存率。②肺多发结节和术后残留结节的手术方法无明确的选择标准,术前肺结节的诊断是依赖影像学判断,无病理支持,对术前判断有风险的肺结节进行手术切除,术后可能证实为良性病变,使患者经历了不必要的手术和术后并发症。③由于随着人口老龄化,越来越多的早期肺癌患者被诊断出年龄>75岁,这些患者往往无法选择手术治疗。为了克服上述问题,许多非手术治疗方法正在探讨中。目前常用的非手术治疗主要有化疗、靶向药物治疗、立体定向放射治疗(stereotactic body radiation therapy,SBRT)和影像引导下热消融(image-guided thermal ablation,IGTA)。

一、治疗

(一) 化疗

2017年,Liu等回顾性评估了接受化疗的GGN样肺腺癌患者的治疗结果。51位患者(男25例,女26例,平均年龄63.8岁),共91个结节病灶符合纳入标准。所有患者均接受至少2个周期的含顺铂或卡铂化疗。在91个肺结节中,≤1cm的结节60个,纯磨玻璃结节87个,多发性结节19

个。平均随访时间(24.1±17.9)个月,86个病灶的大小保持不变,另外5个增大。化疗前后肺结节的平均直径、CT值和体积均无显著差异。这表明化疗可能对于GGN样肺腺癌没有治疗效果。

(二) 靶向药物治疗

2016年,Liu等对78例患者的159个肺结节进行了基因检测,其中75例患者有2个结节病灶,3例患者有3个结节病灶,研究发现这些患者的EGFR突变率为48.7%。为了证实术后EGFR-TKI是否对已行手术切除主病灶的EGFR突变的多发性肺结节患者的残留病灶有效,Cheng等进行一项相关研究,2014—2018年已行手术切除部分主病灶的具有*EGFR*突变的143例肺结节患者,其中66例患者(共134个病灶)接受了术后靶向药物治疗(药物包括吉非替尼、厄洛替尼、伊卡替尼、阿法替尼和奥西替尼等),其中32个病灶变小,7个增大,剩余95个未见明显变化,病灶的反应率为23.9%(32/134)。这是首次观察到EGFR-TKI药物对已行手术切除主病灶的剩余肺结节治疗有一定疗效。但是EGFR-TKI药物治疗肺结节是否有效还需要进行更多的多中心前瞻性随机对照研究。

(三) SBRT

Onishi等进行了一项回顾性分析,该研究包括84例Ⅰ期伴有GGN样肺癌患者(肿瘤中位大小20mm,实体成分<50%,无远处和纵隔淋巴结转移,男42例,女42例,平均年龄75岁,所有患者均接受了放射治疗,中位随访时间为33个月)。结果显示3年的癌症特异性生存率和总生存率分别为98.2%和94.6%。他们认为虽然需要有更多的病例和更长时间的随访,但放疗可能是GGN样肺癌患者有效治疗选择之一。

(四) IGTA

IGTA作为一种精确的微创技术,已被越来越多地用于治疗早期肺癌。肿瘤IGTA是在影像引导下针对某一脏器中特定的一个或多个肿瘤病灶,利用热产生的生物学效应直接导致病灶组织中的肿瘤细胞发生不可逆损伤或凝固性坏死的一种治疗技术。目前用于治疗GGN的主要包括射频消融(radiofrequency ablation,RFA)、微波消融(microwave ablation,MWA)和冷冻消融(cryoablation)。

1. RFA 2014 年,Kodama 等统计了 2004 年 8 月到 2012 年 5 月接受 RFA 治疗的 33 例 GGN 样肺癌患者(男 14 例,女 19 例,平均年龄为 71.1±10.4 岁),共 42 个肺结节(平均最大肿瘤直径为 1.6cm±0.9cm),其中 20 个病灶为纯磨玻璃结节,另外 22 个为混合磨玻璃肺结节。所有肺结节均进行射频消融,平均随访时间(42±23)个月,所有患者的 1 年、3 年和 5 年总生存率均为 100%、96.4% 和 96.4%,3 年的总体生存率和癌症特异性生存率分别是 96.4% 和 100%。Kodama 等认为 RFA 术是控制 GGN 样肺腺癌的一种安全、有效的治疗选择。这是国际上第一次应用 RFA 治疗 GGN 样肺腺癌的报道。Iguchi 等同样回顾性地评估了肺结节患者接受射频消融治疗的预后,16 例患者(男 5 例,女 11 例;平均年龄 72.6 岁),17 个肺结节病灶(平均长轴直径 1.6cm),共接受了 20 次射频消融,其中有 3 例因术后出现局部进展进行了第 2 次射频消融。中位随访期为 61.5 个月(6.1~96.6 个月),1 例患者因其他癌症的复发死亡;其余 15 例患者仍然存活。1 年的总生存率和疾病特异性生存率分别为 93.3 和 100%,5 年为 93.3% 和 100%。Iguchi 等也认为射频消融治疗 GGN 样肺癌是一种安全有效的治疗选择。

2. **冷冻消融** 2019 年,Liu 等对 14 例进行冷冻消融的 GGN 患者进行随访(男 8 例,女 6 例,平均年龄为 63±10.61 岁,共 19 个肺结节,平均直径为 1.08cm),所有患者技术成功率 100%,在平均随访 24 个月(18~34 个月)后,所有患者无复发。Liu 等又进一步对 50 例进行冷冻消融的 GGN 样肺癌患者进行随访,平均随访时间 33 个月。随访期间局部复发率、纵隔淋巴结转移率和远处转移率均为 0。50 例患者无严重并发症发生,肺功能均在 6 月内恢复。Liu 等认为冷冻消融术可能是拒绝接受手术治疗肺结节患者的一种选择。

3. MWA 2018 年,Yang 等对 2013—2017 年行微波消融的 51 例肺结节患者(男 22 例,女 29 例,平均年龄 69.4±10.1 岁)进行了回顾性、多中心研究。共 51 个肺结节病灶(平均长轴径 18.7±6.05mm),所有病灶均进行了微波消融,其中 1 例患者因病情进展进行了第 2 次微波消融,在中位随访期 27.02 个月(7~45 个月),3 年局部无进展生存率、癌症特异性生存率和总体生存率分别为 98%、100% 和 96%。Yang 等认为 CT 引导下经皮微波消融是治疗 GGN 样肺腺癌的一种可行、安全、有用的治疗方法。这也是国际上第一次应用微波消融治疗 GGN 样肺腺癌的报道。2020 年,Huang 等回顾性地评价了微波消融治疗多发肺结节的可行性、安全性和短期疗效。本研究纳入 33 例患者(男 9 例,女 24 例,平均年龄 59.6±10.0 岁),84 例纯磨玻璃结节和 19 混合磨玻璃结节,平均大小为 12.3±6.3mm。患者行 66 例经皮微波消融。中位随访期为 18.1 个月(6.8~37.7 个月)。3 年局部无进展生存期和总体生存率均为 100%。技术成功率为 100%,没有与微波消融程序相关的死亡。他们认为 CT 引导下微波消融治疗多发磨玻璃结节是可行、安全、有效的。这为多发性 GGN 样肺癌开创了新纪元。

二、小结

随着 CT 的逐渐普及和人们健康体检意识的逐渐增强,肺结节的检出逐渐升高。虽然肺结节的标准治疗是以手术切除为主,但是对于多发性肺结节患者,一次手术切除所有病灶是不可能的,并且对于心肺功能较差不能耐受手术的患者来说,非外科手术切除治疗也是一个重要选择。以铂类为基础的化疗对于 GGN 样肺癌患者基本是无效的。对于具有 EGFR 突变的 GGN 样肺癌患者,靶向药物治疗可能有一定疗效,但是还需要进行更多的多中心前瞻性随机对照研究加以证实其疗效。SBRT 治疗 GGN 样肺癌有较好的生存疗效,但是其引起的放射性肺炎,影响了 GGN 样肺癌局部疗效的判断,因此限制了 SBRT 在治疗 GGN 样肺癌的应用。IGTA 作为一种精准的微创技术已经应用于早期肺癌的治疗,每年的治疗例数迅速增加,该技术具有创伤小、疗效明确、安全性高、可重复性强、适应人群广等特点。IGTA 在 GGN 治疗领域正处在起步与发展阶段,虽然 IGTA 在治疗 GGN 方面有一定优势(特别是在治疗多发性 GGN 方面),但是还存在许多问题:①缺乏大规模的、多中心的、前瞻性的临床研究;②缺乏长期(10 年以上)临床疗效的随访结果;③缺乏与其他传统治疗手段(如 VATS)的前瞻性的、随机的、多中心的临床比较研究;④如何精准定位,提高活检阳性率和局部完全消融率,是今后工作的方向之一;⑤人们对热消融技术治疗 GGN 还存在一定疑问,需要进一步开展工作以改变传统思维对热消融技术的认知,使得该技术得以普及和应用。

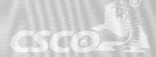

核医学

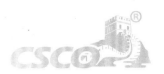

碘难治性分化型甲状腺癌的精准诊疗研究进展

同济大学附属第十人民医院

王任飞

多数分化型甲状腺癌（differentiated thyroid cancer，DTC）经规范治疗后预后良好，然而约有 2/3 的复发或转移性 DTC 却在自然病程或治疗过程中被界定为碘难治性甲状腺癌（radioactive iodine-refractory differentiated thyroid cancer，RAIR-DTC），10 年生存率仅约为 10%，诊治管理实践尚面临挑战。

CSCO 核医学专家委员会拟联合外科、影像科、病理科、内分泌科、肿瘤科等多学科团队推出《碘难治性分化型甲状腺癌诊治管理指南 2023 版》，旨在收集最新循证医学证据的基础上，对 RAIR-DTC 诊疗实践中的关键问题给出相应的推荐，进一步规范相应临床处置，给患者带来更佳的临床获益。本文就 RAIR-DTC 精准诊疗的部分研究进展进行综述。

一、RAIR-DTC 的界定

国内外学术界对 RAIR-DTC 的界定在争议和讨论中逐渐明晰。本指南专家组认为对 RAIR-DTC 的界定可以进行适当精练，即在排除残留甲状腺过多、TSH 刺激不充分、体内稳定性碘负荷干扰等可能降低病灶摄碘能力的前提下，出现下列情形之一即可考虑界定为 RAIR-DTC：①患者所有病灶在 ^{131}I 治疗后全身显像上均表现为不摄碘；②尽管患者的部分或全部病灶在末次 ^{131}I 治疗后显像上表现为摄碘，但总体疗效评价提示在接受本次 ^{131}I 治疗后 1 年内出现疾病进展。后者包括新出现肿瘤相关症状或原有症状加重、原病灶增大、出现新发病灶、血清甲状腺球蛋白（thyroglobulin，Tg）水平显著上升等。鉴于 DTC 的生物学特性较温和，病情进展相对较慢，对于末次 ^{131}I 治疗后 1 年内病情维持稳定、无影像学或生化缓解的临床情形是否界定为 RAIR-DTC 尚存争议。

患者一旦界定为 RAIR-DTC，提示从后续单一的 ^{131}I 治疗中临床获益的概率极低，其治疗决策应综合考虑伴随症状、肿瘤负荷、进展速度、局部治疗可行性、患者依从性及个人意愿等诸多方面，进行多学科讨论，充分评估各种治疗手段的获益和风险。RAIR-DTC 的发生与多种分子事件导致促甲状腺素受体（thyroid stimulating hormone receptor，TSHR）及钠碘转运体（sodium iodide symporter，NIS）等表达下降或功能异常、肿瘤微环境改变等有关，尝试阐明其发生机制对寻求靶向性治疗策略有一定帮助。

二、预判和评估 RAIR-DTC 的研究进展

（一）患者临床病理特征的预判价值

患者高龄、原发肿瘤直径较大、病灶位于峡部、腺外侵犯、伴有远处转移等是发生 RAIR-DTC 的危险因素，且这些临床特征与 RAIR-DTC 的出现均可视作肿瘤侵袭性行为的结果。Kersting 等研究显示，低分化甲状腺癌原发肿瘤直径超过 4cm、腺外侵犯及年龄超过 55 岁，是初始即诊断或疾病进展为 RAIR-DTC 的危险因素，且初治后生化或结构疗效不佳也与后续进展为 RAIR-DTC 显著相关。上述临床特征极易获取，故尽管其预测 RAIR-DTC 的敏感性及特异性尚不足，在指导随诊监测方案及治疗决策等方面仍具有一定价值。从病理类型看，甲状腺滤泡癌（follicular thyroid cancer，FTC）通常对 ^{131}I 治疗反应良好，不易发生 RAIR-DTC，可能与 FTC 常见的驱动突变 NRAS$^{Q61D/R}$ 和 PAX8/PPARγ 较少影响 NIS 的表达有关。

血清甲状腺球蛋白（Tg）的监测有助于进行术后评估及动态风险分层，辅助判断 DTC 患者的疾病状态。远处转移性 DTC 患者第二次 ^{131}I 治疗前刺激性 Tg 较首次下降不明显（两者之比 ≥0.544），则预示着可能进展为 RAIR-DTC。Kelders 等的研究证实，DTC 患者 Tg 倍增与 ^{18}F-FDG PET 阳性而 ^{131}I 显像阴性转移灶存在相关性，故此类患者应优先选择 ^{18}F-FDG PET 进行评估。另一项研究显示 Tg 倍增时间对 RAIR-DTC 患者的生存预后具有一定的预测价值。尽管术前 Tg 因在甲状腺良恶性病变之间存在交叉而不建议常规检测，但最近的研究发现，术前 Tg 可作为 RAIR-DTC 的独立预测指标，Tg ≥70.05ng/ml 可有效区分 RAIR 和非 RAIR 患者，其敏感性和特异性分别为 62.22% 和 77.13%。

（二）其他的预测标志物

microRNAs 可通过上调或下调 NIS 的表达而影响 DTC 病灶的碘摄取，或可能在肿瘤形成过程中影响体细胞突变，提示其有望成为 RAIR-DTC 的预测因子。另外，有研究显示循

环肿瘤细胞计数与 DTC 转移灶碘摄取率及预后相关,当计数>6 则预示其对 ^{131}I 治疗反应差。长链非编码 RNA(long noncoding RNAs,lnRNAs)与不摄碘灶亦存在关联,已证实四种 lnRNAs 与肺转移灶的碘摄取呈负相关,提示其可作为 DTC 远处转移灶摄碘能力的生物标志物。

（三）核医学分子影像的评估价值

^{18}F-FDG 阳性病灶预示其侵袭性更强及 ^{131}I 治疗反应率较低,患者预后较差,故 ^{18}F-FDG PET 在 RAIR-DTC 的评估中具有重要价值。有研究聚焦于确定 ^{18}F-FDG 的最大标准化摄取值(maximum standard uptake value,SUVmax)的截断值,来预测其与 ^{131}I 治疗反应的负相关性。Manohar 等的研究证实,^{18}F-FDG PET 的代谢参数,即肿瘤代谢体积(metabolic tumor volume,MTV)和总病灶糖酵解(total lesion glycolysis,TLG),与较差的总生存期(overall survival,OS)和无进展生存期(progression-free survival,PFS)相关,故可将其整合到针对 RAIR-DTC 患者的动态风险分层中。Kersting 等的研究也显示,低分化甲状腺癌患者的 MTV 或 TLG 大于上四分位数或初始治疗后 Tg 上升均是较短 OS 的危险因素,需尽早积极给予干预治疗。

^{68}Ga-DOTA-FAPI-04 是一种靶向成纤维细胞活化蛋白(fibroblast activation protein,FAP)的新型显像剂。因多种实体瘤的肿瘤相关成纤维细胞均高表达 FAP,故 ^{68}Ga-DOTA-FAPI-04 可作为 ^{18}F-FDG 的替代肿瘤显像剂。在一项纳入 24 例 RAIR-DTC 患者的临床研究中,87.5%(21/24)的患者 ^{68}Ga-DOTA-FAPI-04 显像阳性,淋巴结及肺、胸膜及骨转移灶显示为中等或强摄取 FAP。其中 33 个靶病灶的 SUVmax 为 4.25,近 6 个月的肿瘤增长率为 6.51%,两者存在正相关,提示 ^{68}Ga-DOTA-FAPI-04 显像可反映疾病进展状态。

前列腺特异性膜抗原(prostate-specific membrane antigen,PSMA)是一种 Ⅱ 型跨膜糖蛋白受体,可表达于包括前列腺癌在内的多种恶性肿瘤的新生血管内皮。Ciappuccini 等用免疫组化染色的方法分析了 44 例颈部复发或转移性 DTC 患者 PSMA 的表达情况,结果显示摄碘及不摄碘患者 PSMA 阳性率无明显差异,但是 ^{18}F-FDG 阳性患者 PSMA 阳性率及免疫反应评分(immunoreactive score,IRS)均明显高于 ^{18}F-FDG 阴性患者;且 PSMA 强阳性者(IRS≥9)PFS 更短,预后更差。在一项比较 ^{68}Ga-PSMA-11 PET/CT 和 ^{131}I SPECT/CT 探测转移性 DTC 的头对头的研究中,前者检测到了 10 例患者的全部 64 个病灶,而后者检测到了其中的 55 个病灶,差异病灶约

44.4% 位于肺,22.2% 位于脑部,提示 PSMA PET/CT 在探测 DTC 转移灶方面更具优势,并可能早期明确 RAIR-DTC 病灶的存在。

三、RAIR-DTC 的靶向药物治疗

对于无症状、病灶稳定或缓慢进展的惰性进程的复发转移性 RAIR-DTC 患者,每 3~6 个月的定期随访监测是合理的选择。倘若出现疾病相关症状或影像学进展则需要考虑以分子靶向药物为主的系统治疗。

（一）靶向治疗的常用药物

抗血管多激酶抑制剂(multi-kinase inhibitors,MKIs)是最常用的靶向药物。其中索拉非尼及仑伐替尼相继于 2017 年和 2020 年在我国获批用于治疗复发转移性 RAIR-DTC。目前缺乏索拉非尼和仑伐替尼的头对头的随机对照研究,但鉴于仑伐替尼较高的肿瘤缓解率和降低疾病进展的风险率,ESMO 和 NCCN 指南均优先推荐仑伐替尼。安罗替尼在针对复发转移性 RAIR-DTC 的 Ⅱ 期随机对照临床研究中,获得了 59.2% 的客观缓解率,PFS 显著优于对照组,并且在调整了交叉治疗的干扰后得到了 OS 的获益。基于该临床研究结果,安罗替尼治疗复发转移性 RAIR-DTC 的适应证于今年国内正式获批。REALITY Ⅲ 期随机对照临床研究中,针对入组前 12 个月疾病进展的 RAIR-DTC 患者,阿帕替尼治疗获得了 54.3% 的客观缓解率,且中位 PFS(22.3 个月 vs. 4.5 个月)和 OS(NE vs. 29.9 个月)均显著优于安慰剂组。

甲状腺乳头状癌中约 10% 的患者伴有 RET 基因融合。ARROW 的篮式临床研究中,特异性 RET 抑制剂普拉替尼治疗伴有 RET 融合的 RAIR-DTC 患者获得了高达 89% 的客观缓解率。基于此,普拉替尼治疗具有 RET 融合基因的 RAIR-DTC 的适应证于今年国内正式获批。

（二）靶向治疗的启动时机

靶向治疗的启动时机尚有争议。一方面靶向药物治疗主要延长患者 PFS,难以达到治愈疾病的效果,而频繁发生的不良反应会影响患者的生活质量;然而,被动观察等待可能增加疾病进展风险,出现转移相关症状,甚至错失接受 MKIs 治疗的机会。

临床医生做出启动靶向治疗的决策需要考虑多种因素的共同影响而不是单一因素,详见表 1。

表 1　启动 RAIR-DTC 靶向治疗的考量因素

因素	考虑启动靶向治疗	考虑随诊监测
疾病进展	12 个月内疾病进展	超过 12 个月疾病进展
肿瘤相关症状	有症状	无症状
ECOG 评分	≥1	0
肿瘤负荷		
基线肿瘤大小	≥40mm	<40mm

因素	考虑启动靶向治疗	考虑随诊监测
肺转移灶大小	≥10mm	<10mm
病灶部位	邻近大血管、气管、食管等重要脏器或结构	未邻近重要脏器或结构
转移灶	伴有骨、肝、脑转移等	仅肺转移
年龄	>65 岁	≤65 岁
组织病理学类型	滤泡癌	乳头状癌
Tg 倍增时间	<1 年	≥1 年
肿瘤体积倍增时间	≤1 年	>1 年
中性粒细胞 / 淋巴细胞比值	≥3	<3

以上考虑因素结合了多个临床研究事后及亚组分析、真实世界研究的结果,尚无法确定各个因素对治疗决策的影响权重。该研究团队基于上述多个 RAIR-DTC 患者临床特征建立了一个风险评分系统,考虑的因素包括年龄(≤65 岁 vs. >65 岁)、肿瘤相关症状(无症状 vs. 症状)、组织学类型(乳头状癌 vs. 滤泡癌或低分化癌)、转移部位(仅肺转移 vs. 合并肺外转移)、中性粒细胞 / 淋巴细胞比值(<3 vs. ≥3)、肺转移灶大小(<10mm vs. ≥10mm)、基线肿瘤大小(≤40mm vs. >40mm)、肿瘤体积倍增时间(>1 年 vs. ≤1 年),前者或无法评估记为 0,后者记为 1。故临床特征的评分为 0~8 分,再根据评分进行危险度分层,0~2 分为低危,3~5 分为中危,6~8 分为高危。研究表明,中危组患者是启动靶向治疗的相对最佳人群,而一旦进展为高危的患者,即使启动靶向治疗,临床预后也较差,中位 PFS 仅为 6.2 个月。

(三) 靶向治疗的早期疗效评价

由于靶向药物的不良反应影响患者的生活质量,所以早期识别对 MKIs 治疗反应不佳的患者对调整治疗策略至关重要。基于 ^{18}F-FDG PET/CT 成像代谢参数的肿瘤代谢反应评估可以帮助我们识别从靶向治疗中获益的患者。SUVmax 仍然是评价肿瘤细胞代谢活性最常用的参数,故 EORTC 标准中采用的是 SUVmax。然而 SUVmax 不能反映整体肿瘤负荷且受患者体重影响较大,因此根据瘦体重校正的 SUV 即 SUL 被推荐用于肥胖患者的评估。SULpeak 是 PERCIST 标准中采用的肿瘤代谢指标。

Rendl 等分别采用 EORTC 标准以及多种 PERCIST 标准(PERCIST 1.0、mPERCIST、PERCISTmax)对接受仑伐替尼治疗 4 个月的 RAIR-DTC 患者进行早期代谢反应评估,结果证实,EORTC 和 PERCIST 1.0 标准对早期确定代谢进展患者的价值相当;治疗 4 个月后的代谢反应评估与患者远期预后相关,早期评为代谢进展的患者应考虑及时变更治疗策略。因 EORTC 的病灶选取更便利,故更适合临床常规使用。而 RAIR-DTC 患者微小病灶较为常见,基于 SULpeak 的 PERCIST 1.0 标准其可行性和适用性则相对受限。

四、RAIR-DTC 的其他治疗

(一) 核素标记 FAPI 治疗

近年来,靶向 FAP 的小分子抑制剂应用于肿瘤治疗的临床研究正陆续开展。[68]Ga-DOTA-FAPI-04 及 FAPI-02 在多种肿瘤均表现为明显的高摄取,然而将其用 [177]Lu 标记后应用于治疗却存在肿瘤组织快速洗脱、有效半衰期短的缺陷,难以达到足够的肿瘤吸收剂量,从而影响治疗效果。Ballal 等利用双功能螯合剂 DOTAGA 连接 FAPI 二聚体形成 ^{177}Lu-DOTAGA.(SA.FAPi)$_2$,药代动力学研究显示肿瘤组织有效半衰期明显延长。在一项纳入 15 例 MKIs 治疗后进展的转移性 RAIR-DTC 患者的探索性临床研究中,静脉注射 ^{177}Lu-DOTAGA.(SA.FAPi)$_2$,每个周期治疗剂量平均为 2GBq,间隔 8 周重复治疗。结果显示,治疗后 Tg 中位数由基线的 10 549ng/ml 下降至 5 649ng/ml;[68]Ga-DOTA.SA.FAPi 分子影像评估显示 4 例患者部分缓解,3 例患者病情稳定;肿瘤疼痛视觉模拟评分 VAS 及 ECOG 评分下降;且核素治疗安全性良好,所有患者均未出现 Ⅲ/ Ⅳ 级血液学或肝肾毒性,提示 ^{177}Lu-DOTAGA.(SA.FAPi)$_2$ 为接受包括 MKIs 在内的各种治疗后仍进展的侵袭性 RAIR-DTC 患者开辟了一条新的治疗途径。

(二) 多肽受体介导的放射性核素治疗

多肽受体介导的放射性核素治疗(peptide receptor radionuclide therapy,PRRT)具有高效性、低毒性、耐受性好的优势,已成熟应用于转移性神经内分泌肿瘤、晚期嗜铬细胞瘤等的治疗。甲状腺肿瘤细胞表面过度表达的生长抑素受体(somatostatin receptor,SSTR)调控肿瘤增殖,故靶向 SSTR 的 PRRT 可诱导肿瘤细胞死亡,可作为靶向 SSTR 的核素显像阳性 RAIR-DTC 患者治疗策略的新选择。

Maghsoomi 等的系统评价中,将 157 例接受 PRRT 的晚期 RAIR-DTC 患者纳入分析,通常接受 1~4 个周期的治疗,累积治疗剂量为 0.925~83.2GBq。进行生化反应、影像学及代谢反应疗效评价的患者分别为 79 例、91 例和 48 例,客观缓解率和疾病控制率分别为 25.3% 和 53.2%、9.9% 和 52.7%、12.5% 和 54.2%。安全性方面,80 例接受 ^{177}Lu-DOTA-TATE 治疗的甲状腺癌患者(含髓样癌)仅极少数表现为轻度的、短暂性血液学毒性(6.3%)和肾毒性(1.3%);20 例接受 ^{111}In-Octreotide 治疗的甲状腺癌患者中仅 1 例发生一过性血小板减少;[90]Y 标记药物治疗的不良反应发生率相对较高,124 例患者中 14 例(11.3%)出现肾毒性,64 例(51.6%)出现血液学毒性,其中 3 或 4 级不良反应的发生率仅为 6.5%。可见,对于接受各种常规治疗失败的晚期 RAIR-DTC 患者,PRRT 有

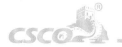

效且安全性良好,不良反应发生率低且多为一过性。

RAIR-DTC 因高效治疗手段相对匮乏、生存预后相对较差而成为甲状腺癌临床诊疗实践的焦点和难点。处于疾病进展期的 RAIR-DTC 的治疗方案包括局部治疗(手术、外照射、消融及栓塞治疗等)和以靶向药物(MKIs、特异性抑制剂)为主的系统治疗等。靶向药物的出现改变了 RAIR-DTC 患者的治疗决策,改善了患者预后。然而靶向治疗耐药、前线治疗后病情再次进展已成为不容忽视的临床问题。了解肿瘤失分化、侵袭性转移的分子途径及逃逸机制,对于研发新的治疗策略具有重要价值。多学科协作理念和联合治疗策略,如转化治疗联合外科手术、诱导分化联合 ^{131}I 治疗正逐渐成为探索的热点。核素治疗具有靶点可视化及精准靶向病灶的诊疗一体化优势,在 RAIR-DTC 诊治领域正崭露头角,为接受多种治疗后仍进展的患者提供了一种新的治疗选择。

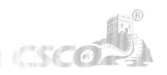

基于辐射增敏协同 DTC 放射性
碘治疗作用研究

西安交通大学第一附属医院

张静　贾茜　杨爱民

甲状腺癌主要包括甲状腺乳头状癌（papillary thyroid carcinoma，PTC）、甲状腺滤泡状癌（follicular thyroid carcinoma，FTC）和甲状腺未分化癌（anaplastic thyroid cancer，ATC）。分化型甲状腺癌（differentiated thyroid cancer，DTC）主要由 PTC 和 FTC 组成，占全部甲状腺癌发病数的 95% 以上。DTC 标准化治疗方式包括手术切除、放射性碘（radioactive iodine，RAI）治疗和促甲状腺激素（thyroid stimulating hormone，TSH）抑制治疗。在我国，经过标准化治疗后的 DTC 患者 5 年生存率约为 84.3%。虽然大部分 DTC 进展缓慢，但局部复发和远处转移的风险也可分别高达 20% 和 10%。其中，2/3 的患者由于肿瘤细胞失分化而逐渐丧失碘摄取能力，最终发展为放射性碘难治性分化型甲状腺癌（radioiodine refractory differentiated thyroid cancer，RAIR-DTC），10 年生存率低于 10%。根据我国碘难治性分化型甲状腺癌的诊治管理共识，RAIR-DTC 定义：①初次诊断发现局部复发或远处转移处无 RAI 摄取；② RAI 治疗数天后的全身扫描中发现放射性碘摄取缺失或进行性丢失；③存在 1 个以上转移灶，且至少有一个病灶在治疗后的全身扫描中存在未摄取 RAI；④尽管治疗后全身扫描中可见碘摄取，但仍在 1 年内病情进展。由此可以看出，RAI 治疗是 DTC 术后关键的治疗方式之一，但不同患者对 RAI 治疗的反应及疗效差异较大，其治疗效果主要与肿瘤细胞的辐射敏感性以及碘摄取能力有关。笔者主要讨论辐射敏感性在 DTC 放射性碘治疗中的作用研究。

一、放射治疗与辐射敏感性

放射治疗是 50%~70% 的癌症患者不可或缺的治疗方式，其治疗的优势在于术前降低肿瘤分期，术后清除残余病灶，以及抑制肿瘤的复发或转移；根据射线进入人体的途径不同，可分为外照射放射治疗和内照射放射治疗。

（一）外照射治疗

放射治疗的目标是用最小的不良反应达到最佳的肿瘤抑制效果。近些年放射治疗的研究主要集中在外照射上，并取得了一定的进展。在技术上，与传统放疗相比，三维适形放疗、调强放疗、体积调节电弧治疗、立体定向放射治疗、立体定向放射外科手术和调强质子治疗等重大技术的进步

使得更高的肿瘤辐射剂量和更低的正常组织的损伤成为可能。在另一方面，影响肿瘤细胞对放射治疗反应最重要的生物学因素被称为"放射生物学的 5R"：修复（repair）、再分布（redistribution）、再增殖（repopulation）、复氧（reoxygenation）以及放射敏感性（radiosensitivity）。放射治疗技术的进步以及对肿瘤细胞放射生物学的研究使射线更有效地递送并杀伤肿瘤成为可能。本文辐射敏感性主要是指通过上述"放射生物学的 5R"来影响肿瘤细胞对放射治疗敏感性的总称；而放射敏感性是指在理想条件下直接由放射治疗引起细胞损伤的能力，这是由肿瘤本身的特征所决定。

（二）内照射治疗

由于碘对甲状腺的天然靶向作用，在临床上 DTC 术后放射治疗多采用 RAI 内照射治疗方式。其治疗的基本生物学原理是基于分化良好的肿瘤细胞对 ^{131}I 的摄取，随后 ^{131}I 发射 β 射线直接或间接地导致癌细胞的损伤，后者与在外照射治疗过程中所引起的生物学反应类似。考虑到目前甲状腺癌内照射辐射敏感相关资料较少，本文将从外照射"放射生物学的 5R"机制入手，进而分析讨论可能影响 DTC 内照射辐射敏感的生物学机制。

二、与 DTC 辐射增敏相关的可能机制

（一）DNA 损伤修复

电离辐射诱导的 DNA 双链断裂（DSB）是辐射导致的癌细胞死亡的主要原因，但另一方面也会触发 DNA 损伤修复反应。DNA 损伤修复通过同源重组修复（HRR）或非同源末端连接（NHEJ）两条路径启动，这涉及多个步骤和多种分子，如 DNA 依赖性蛋白激酶（DNA-PK）、共济失调毛细血管扩张症突变（ATM）激酶、乳腺癌相关基因 1（BRCA1）、p53 结合蛋白（53BP1）以及 RAD51 等。DNA 损伤修复能力与肿瘤细胞的辐射敏感性密切相关。例如，体外研究表明，BRCA1 缺乏与 HRR 途径缺陷导致的辐射敏感增加有关。RAD51 是 HRR 介导的 DNA 修复的重要组成部分，其过表达会导致 HRR 的增加和对辐射的抵抗力。53BP1 蛋白是 NHEJ 修复的一个常见标志物，缺乏 53BP1 的小鼠非常容易受到辐射。

Ras/Raf/MEK/ERK（MAPK）信号通路和 PI3K/AKT/mTOR

信号在 DTC 的发生发展中起重要作用。研究显示,辐射也可诱导 MAPK 和 PI3K 途径激活,为肿瘤细胞提供增殖和存活信号,使其具有辐射抗性,所以阻断这些途径可能会诱导辐射增敏。

临床上已经认识到不同转移病灶之间及不同个体之间的辐射敏感差异,在不同甲状腺癌细胞系之间的辐射敏感性也有不同。$BRAF^{V600E}$ 突变是 MAPK 通路最为常见的突变位点之一,与甲状腺癌的发生发展关系密切,携带 $BRAF^{V600E}$ 突变的甲状腺癌细胞系似乎比携带野生型 $BRAF$ 的细胞更具辐射抗性。Sambade 等研究发现,在黑色素瘤细胞中,BRAF 抑制剂可以增加具有 $BRAF$ 突变细胞的辐射敏感性,这展现了 BRAF 抑制剂良好的辐射增敏潜力。在 $BRAF^{V600E}$ 突变的甲状腺癌细胞中,BRAF 抑制剂维莫非尼也可增加细胞对 RAI 治疗的敏感性,这一过程与抑制 NHEJ 修复活性相关。除此之外,靶向 MAPK 通路另一关键位点——MEK 的抑制剂曲美替尼也可通过抑制多种 DSB 修复途径中间体(包括 BRCA1、DNA-PK、RAD51)的激活来减弱 $KRAS$ 突变胰腺癌细胞中的 DNA 修复途径,表明 MEK-ERK 下游的这些 DNA 修复相关蛋白介导肿瘤细胞放射抗性的发生。结合 BRAF/MEK 抑制剂对调节钠碘同向转运体(NIS)表达的积极作用,他们的使用不仅可以增加 RAI 向靶病变的递送,而且还可能有助于增加辐射敏感性以增强携带 $BRAF/KRAS$ 突变的甲状腺癌的 RAI 治疗效果。

PI3K/AKT/mTOR 信号转导途径的过度活化会导致肿瘤细胞增殖和辐射抗性的发生,后者与辐射诱导的 DSB 修复功能的增加有关。虽然大量研究证明抑制 PI3K/AKT/mTOR 信号通路可以诱导甲状腺癌细胞再分化,促进 NIS 的表达和对细胞质膜的靶向定位,进而增加 RAI 治疗效果。但在甲状腺癌辐射敏感性的研究上,PI3K 信号通路的作用仍有待探索。

近些年来,放射增敏剂的研究与应用展现了良好的放射治疗潜力。大量研究表明,组蛋白去乙酰化酶(HDAC)抑制剂是各种类型恶性肿瘤有效的放射增敏剂。丙戊酸和丁酸钠是被归类为 HDAC 抑制剂的短链脂肪酸。丙戊酸和丁酸钠可增强甲状腺癌细胞的放射敏感性,联合治疗可延长 γ-H2AX 病灶的表达,这证明其放射增敏机制涉及抑制 DNA 损伤修复过程。靶向抑制 HDAC 在甲状腺癌中的辐射增敏潜力在其他研究中也得到了验证。此外,中草药提取物的抗肿瘤作用和放射增敏作用已在甲状腺癌细胞中初见成效。我们课题组前期研究发现,盐酸青藤碱可以通过诱导凋亡和抑制 DNA 损伤修复过程来增加 PTC 细胞对 ^{131}I 的辐射敏感性。白藜芦醇也加强了射线对凋亡抑制蛋白和 DNA 损伤修复相关蛋白表达的抑制作用,增加了甲状腺癌细胞对射线的敏感性。放射增敏剂的研究与应用为临床上开发新的治疗方式提供了科学依据。

(二) 再分布

肿瘤细胞在细胞周期的不同阶段表现出不同程度的辐射敏感性。细胞在 G2/M 期最敏感,在晚期 S 期最不敏感。在放射治疗之后,对辐射不太敏感的肿瘤细胞通常通过细胞周期的重新分布来增加其辐射敏感性。

上文提到丙戊酸和丁酸钠对 DNA 损伤修复过程的影响。多项研究也证实丙戊酸和丁酸钠可导致肿瘤细胞细胞周期停滞、诱导分化和凋亡,并增强了肿瘤细胞的辐射敏感性。在人甲状腺癌细胞系中,与单一处理相比,放疗联合丙戊酸和丁酸钠可诱导更明显的细胞凋亡,展现了良好的放射增敏潜力。深入研究发现,单独放射处理即可观察到明显的 G2/M 阻滞,而联合处理后并未观察到明显的协同作用,所以丙戊酸和丁酸钠的放射增敏效应似乎与细胞周期分布的变化无关。

中草药提取物冬凌草甲素是冬凌草抗肿瘤的主要活性成分,已发现其在胃肠道肿瘤中的抗肿瘤作用。在 PTC 细胞中,发现冬凌草甲素可以增加细胞的辐射敏感性,与单独辐射处理组相比,联合治疗组细胞 S 期及 G0/G1 期比例明显下调,G2/M 期细胞比例明显上升,这或许是辐射敏感性增加的重要机制。

目前对甲状腺癌内照射治疗中细胞周期的研究相对较少,中草药提取物的辐射增敏作用展现了良好的发展前景。虽然上述研究并未观察到 HDAC 抑制剂在甲状腺癌放射治疗细胞周期调控中的协同作用,但这也为未来放射增敏剂的研究提供了方向。

(三) 再增殖

肿瘤细胞的再增殖是导致放射治疗失败最常见的放射生物学反应之一。核因子 -κB(NF-κB)是参与控制细胞增殖和凋亡基因的关键调节因子,该因子的激活会促进细胞增殖,抑制细胞凋亡。用辐射处理肿瘤细胞会导致核 NF-κB/p65 水平升高,这往往导致辐射抗性的发生,减弱放射治疗效果。因此,靶向 NF-κB 信号通路在肿瘤细胞辐射敏感性的研究中具有重要的研究价值。

近年来褪黑素的抗肿瘤作用及辐射增敏作用在人类癌症中逐渐被揭示。NF-κB 途径的抑制被认为是褪黑激素抗肿瘤作用的基础。邹等发现褪黑激素可以抑制由辐射诱导的 ATC 和 PTC 细胞中 NF-κB/p65 的表达及磷酸化。与单独褪黑激素处理相比,辐射和褪黑激素的联合处理可以显著降低细胞活力,抑制细胞迁移,诱导细胞凋亡。该结论在皮下小鼠模型中也得到进一步的验证:褪黑激素通过抑制体内外 NF-κB/p65 表达及磷酸化来增强甲状腺癌细胞放射敏感性,抑制细胞生长。Dmitriy 等在 ATC 细胞系中的研究也发现了类似的结果。此外,姜黄素在 PTC 细胞中也可能靶向 NF-κB 信号通路,通过抑制 NF-κB 信号通路活性来调节甲状腺癌细胞的放射敏感性。

NOB1 参与核糖体合成过程以及 26S 蛋白酶体的成熟和形成。研究发现 NOB1 在包括 PTC 在内的多种癌症中上调。在 PTC 中,研究结果显示 $NOB1$ 基因的敲低可抑制肿瘤细胞的增殖,诱导细胞凋亡。与单一治疗相比,靶向 $NOB1$ 联合放疗可以诱导更明显的细胞凋亡,这增加了 PTC 细胞的放射敏感性。

放射治疗联合 NF-κB 靶向治疗在治疗晚期甲状腺癌患者中具有很好的治疗前景。抑制肿瘤细胞的再增殖在辐射增敏研究中展现了良好的研究潜力。

(四) 复氧

细胞低氧状态是实体肿瘤的一大特点,是肿瘤微环境的重要特征。在缺氧条件下,癌细胞的辐射抵抗能力明显增强,这也是实体瘤放疗失败的原因之一。肿瘤血管灌注不足和由此产生的缺氧被认为是辐射抵抗的重要机制,所以改变肿瘤微环境以增加肿瘤的灌注和氧合以提高放射治疗的疗效。既往研究显示,烟酰胺可以增加正常和甲状腺肿大鼠甲状腺对^{131}I的放射敏感性,这是通过增加甲状腺血流量,进而影响组织氧合来增强组织损伤。Robertson等进一步研究发现,在Wistar大鼠中,烟酰胺可通过刺激一氧化氮合酶(NOS)的表达来增强^{131}I的辐射损伤作用。NOS进一步又刺激NO的产生,这是一种有效的血管扩张剂,增加甲状腺血流量和自由基的产生,从而增加了组织损伤。此外,烟酰胺对血流的类似影响也已经在人类晚期癌症患者、大鼠脑血流和裸鼠肿瘤中得到证实,但在人类甲状腺癌中的研究仍有待开展,这也将成为研究DTC放射增敏治疗的重要方向。

(五)放射敏感性

我们课题组前期在Graves病的辐射敏感性相关基因研究中就发现,Ku-70、Egr-1和Bcl-2的表达水平或许可以作为Graves病RAI治疗后预测甲状腺功能减退症发生的可能。在肿瘤细胞中,对辐射的反应也因肿瘤内在和个体放射敏感性而异。癌症干细胞(CSCs)被认为是放射抗性的根本原因。在最近的研究中,发现许多分子和信号通路在CSC的自我更新和放射抗性中起作用,包括 *Kras* 突变、NF-κB激活等。

前面已经提到DNA-PK属于DNA损伤修复相关蛋白,进一步研究发现其催化亚基(DNA-PKcs)的表达水平与癌细胞的放射敏感性相关,表达高水平DNA-PKcs的细胞表现出放射抗性,而表达低水平的细胞对放射治疗敏感。由此看出,放射敏感性取决于DNA-PKcs在甲状腺癌细胞系中的表达水平。此外,CD133$^+$的甲状腺癌细胞(如间变性甲状腺癌细胞系ARO)表现出较高的放射抗性和较低的分化程度,这些细胞在放射治疗后具有很大的生存潜力,并可能导致甲状腺癌的复发。

DTC内照射治疗的目标是希望在尽可能低的放射性碘剂量下获得相同甚至更好的治疗反应。这就展现出预测放射敏感性的价值,或许可以避免不必要的额外照射。在未来,DNA-PKcs或CD133表达水平或许能成为甲状腺肿瘤RAI治疗效果的潜在预测标志物。

(六)非编码RNA

miRNA是一类进化上保守的、小的非编码RNA,占17~27个核苷酸长度,已被广泛报道通过标记靶mRNA序列进行降解来抑制转录后水平的基因表达,从而影响多种生物学途径,包括细胞凋亡、增殖和分化以及放射敏感性。LncRNAs是一类长度>200个核苷酸的非编码RNA,通过不同的生物学和病理途径参与细胞凋亡、增殖和侵袭的调控。大量研究结果表明LncRNAs参与了多种恶性肿瘤的发生发展,并且与肿瘤细胞的放射抗性有关,其中包括甲状腺癌。

已经发现miRNA可能在CSC的肿瘤发生、自我更新和分化以及癌症治疗的调节中起重要作用。miR-135b-3p在甲状腺癌细胞中高表达,抑制miR-135b-3p表达可增强甲状腺癌细胞的放射敏感性,这是通过靶向上调一种新型的凋亡抑制蛋白的结合配体XAF1来抑制甲状腺癌细胞的迁移和侵袭能力,并增强癌细胞的放射敏感性。FTC和PTC细胞中miR-221-3p或miR-222-3p的过表达也显著增加了放射抗性的发生。辐射也可以调节miRNA的表达,也被认为是辐射诱导放射损伤的基础。一些受辐射调节的miRNA,如miR-10b-5p、miR-421和miR-182,也以 *ATM* 和 *BRCA1* 等DNA损伤修复基因为靶点,抑制DNA损伤修复反应,从而使细胞对放射治疗敏感。

LncRNA长基因间非蛋白编码RNA 511(LINC00511)在甲状腺癌中显著过表达,其通过JAK2/STAT3信号通路调节甲状腺癌的放射抗性,其沉默增强了甲状腺癌细胞的放射敏感性。

已经证明非编码RNA的表达与甲状腺癌的辐射敏感性有关,其机制主要与DNA损伤修复及放射敏感性有关。这可能也是克服甲状腺癌RAI抗性治疗策略的有效靶点。

三、小结

尽管内、外照射放射治疗在疾病治疗管理领域取得了长足进步,但受肿瘤组织异质性、照射野内正常组织辐射损伤、尚待探索的组织辐射敏感性的个体差异等影响,使其与临床理想的肿瘤控制预期仍有差距,所以除了传统的基本治疗方式和理论研究,迫切需要在细胞、亚细胞、分子及基因水平系统研究辐射生物效应,以提高内、外照射治疗的疗效。

本文从影响外照射放射治疗的5种生物学因素入手,分析了调控甲状腺癌内照射辐射敏感性的相关因素,包括有抑制DNA损伤修复过程、诱导细胞周期阻滞、抑制细胞增殖和促进凋亡发生、提高氧合以及对放射敏感性的预测。这五种因素相互影响,不可分割。然而,必须强调的是,在撰写本综述时,许多促进甲状腺癌辐射敏感性的方法尚未开发出来,而且相关机制的研究仍需深入。在未来,识别预测甲状腺癌RAI治疗效果,包括对辐射敏感能力以及RAI摄取能力的预测,针对甲状腺癌患者制订个性化治疗方案将成为现实。

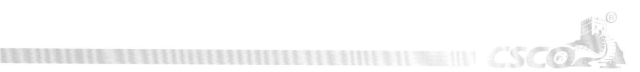

核医学在前列腺癌诊疗中应用现状及展望

郑州大学附属肿瘤医院

杨辉

早期诊断、准确评估及个体化治疗是提高患者生存率、改善患者预后的有效措施。CT、磁共振成像（MRI）、前列腺癌 ^{99m}Tc-MDP 骨显像等是前列腺癌常用的影像学检查方法。随着与前列腺癌相关的分子探针的研究、开发，核医学在前列腺癌的影像诊断及治疗中显示出了不可替代的作用，促进了诊疗一体化在前列腺癌中的应用。对核医学在前列腺癌诊疗中的应用现状、未来发展方向阐述如下。

一、核医学在前列腺癌诊疗中应用现状

（一）前列腺癌的核素显像诊断

1. ^{99m}Tc-MDP 骨显像

（1）^{99m}Tc-MDP 全身骨显像：显示恶性肿瘤骨转移病灶时灵敏度高，发现病变早，可较 X 线、CT 等检查方法提前 3~6 个月发现病灶。^{99m}Tc-MDP 全身骨显像操作简便，一次扫描即可完成对全身骨的显像，经济实惠，同时减少漏诊率，目前仍是诊断前列腺癌骨转移最常用的方法。虽然全身骨显像显示骨病灶灵敏度高，但是扫描所得图像为二维图像，空间分辨率低，难以对病灶进行精确定位，尤其对于单发及局灶性病灶的诊断特异性不足。

（2）SPECT/CT 断层融合显像：将骨显像及 CT 图像融合，同时获得解剖及代谢的信息，对全身骨显像结果进行补充。李卓文等发现 SPECT/CT 断层融合显像与全身骨显像相比，诊断前列腺癌骨转移的灵敏度相仿（93.8% vs. 90.8%，P=0.510），而特异度显著增高（90.6% vs. 45.3%，P<0.001），有效提高诊断准确率。^{99m}Tc-MDP SPECT/CT 显像是早期诊断前列腺癌骨转移的重要方法，对于治疗计划制订及改善患者预后有重要的应用价值。

2. ^{18}F-FDG PET/CT 显像

^{18}F-FDG 是临床最常用的 PET/CT 肿瘤显像剂，然而前列腺癌细胞膜上葡萄糖转运蛋白 -1 低表达及细胞增殖速度慢的特点使细胞摄取 FDG 较低，导致较低的检出率。另外，FDG 主要经泌尿系统排泄，肠道也常有一定程度的摄取，膀胱和肠道的干扰使得 ^{18}F-FDG PET/CT 在前列腺癌的早期诊断中价值有限。Minamimoto 等在研究中发现 FDG PET/CT 对于 Gleason 评分 ≥7 分的 PCa 病灶的诊断灵敏度和阳性预测率可达 80% 和 87%。Jadvar

等还发现 FDG PET/CT 显像时病灶的 SUVmax 是转移性去势抵抗性前列腺癌（metastatic castration resistant prostate cancer，mCRPC）的独立预后因素。由此看来，虽然 ^{18}F-FDG PET/CT 在前列腺癌的早期诊断中价值有限，但对于分化程度低、Gleason 评分和前列腺特异抗原（prostate specific antigen，PSA）水平较高、监测雄激素剥脱治疗效果及评估预后方面仍有一定的作用。

（二）前列腺癌的核素内照射治疗

1. 前列腺癌的 ^{125}I 粒子植入治疗

^{125}I 是一种人工合成的放射性核素，半衰期为 60 天，^{125}I 粒子植入组织后，可以持续地释放低剂量 γ 射线，引起 DNA 分子单、双链断裂，通过直接杀伤作用及其产生氧自由基的间接作用抑制肿瘤细胞的增殖及生长。^{125}I 粒子治疗主要应用于低危前列腺癌，研究显示，^{125}I 粒子治疗低危前列腺癌患者的 5 年生化无复发生存率可达 94%，疗效确定，同时 ^{125}I 粒子治疗术后的性功能障碍及尿潴留等不良反应的发生率明显低于根治性切除术，尤其适用于不能耐受根治性前列腺切除术的高龄患者。对于中高危前列腺癌患者，^{125}I 粒子植入治疗与外放疗、内分泌治疗联合，可有效地提高患者的无复发生存率及总生存率，相较于单一治疗显示出更好的疗效。

2. 前列腺癌骨转移的 ^{89}Sr 治疗

骨转移病灶处成骨修复活跃，^{89}Sr 作为钙的同族元素，静注后很快从血液中清除并在成骨细胞组织中浓集。^{89}Sr 在骨转移病灶处的浓聚程度是正常骨的 2~25 倍，在转移灶处的有效半衰期也明显长于正常骨（50 天 vs. 14 天），通过发射 β 射线照射病变组织，杀伤肿瘤细胞，产生缓解骨痛及抑制骨转移灶生长的作用。前列腺癌骨转移以成骨性为主，适于行 ^{89}Sr 治疗。多项研究表明，^{89}Sr 治疗能有效缓解前列腺癌骨转移引起的骨痛，改善晚期患者生存质量，总有效率 ≥80%，部分患者还出现 PSA 和碱性磷酸酶水平的降低。^{89}Sr 与双膦酸盐联合使用具有协同作用，疗效优于单独用药。此外，^{89}Sr 与放化疗联合治疗也显示较好的有效性和安全性。目前，^{89}Sr 治疗前列腺癌骨转移病灶及 ^{89}Sr 与双膦酸盐、放化疗联合治疗缺乏多中心的前瞻性随机对照大样本研究数据，仍需更多研究证实。

3. 前列腺癌骨转移 ^{223}Ra 治疗

^{223}Ra 是一种 α 粒子放射性治疗药物，化学性质与钙相似，选择性地集中于骨重塑

活性高的部位。相较于发射 β 射线的锶 -89 (^{89}Sr) 和钐 -153 (^{153}Sm) 等，^{223}Ra 在衰变过程中发射 α 射线，引起 DNA 双链断裂，较 β 射线引起的单链断裂更难恢复。α 射线的射程较短，<100μm（不到 10 个细胞直径），最大限度地减少对周围正常组织的伤害。此外，^{223}Ra 的半衰期为 11.4 天，方便长途运输。2013 年公布的 ALSYMPCA 研究纳入了 921 例伴有 ≥2 处骨转移病灶同时无内脏转移的 mCRPC 患者，随访结果发现，^{223}Ra 治疗组患者的总生存期明显高于安慰剂组（14.9 个月 vs. 11.3 个月，$P<0.001$），^{223}Ra 治疗组的骨相关事件发生的时间较安慰剂组明显推迟（15.6 个月 vs. 9.8 个月，$P<0.001$），有效改善患者的生存质量。^{223}Ra 还具有较高的安全性，治疗期间发生的 3、4 级不良事件低于安慰剂组。基于上述结果，2013 年美国 FDA 批准 ^{223}Ra 用于治疗有骨转移症状且不伴内脏转移的 mCRPC 患者，国家药品监督管理局也于 2020 年 8 月批准 ^{223}Ra 的使用。

二、核医学在前列腺癌诊疗中应用展望

（一）前列腺癌的核素显像诊断

1. ^{11}C- 胆碱显像　前列腺癌细胞中胆碱激酶过度表达，胆碱摄取增加，因此放射性物质标记的胆碱可以对前列腺癌病灶显像。^{11}C- 胆碱具有前列腺癌内高度浓聚且不在膀胱内存留的特性，不干扰前列腺的显示。娜仁花等比较了 ^{18}F-FDG 和 ^{11}C- 胆碱 PET/CT 显像对于前列腺癌的诊断效能，发现 ^{11}C- 胆碱 PET/CT 诊断前列腺癌的灵敏度、特异度和准确度分别为 89.5%、88% 和 88.9%，对于骨转移病灶的检测效能也明显优于 ^{18}F-FDG PET/CT，可以弥补 ^{18}F-FDG 显像的不足。Umbehr 等对于 1 055 例生化复发（biochemical recurrence，BCR）的前列腺癌患者进行荟萃分析发现，^{11}C- 胆碱 PET 显像诊断的灵敏度和特异度分别为 85% 和 88%。^{11}C- 胆碱 PET 显像对于前列腺癌具有较好的诊断效能，FDA 于 2012 年批准了其在前列腺癌中的应用，但是由于 ^{11}C 半衰期较短（约 20 分钟），限制了临床应用。

2. ^{18}F-NaF 显像　前列腺癌骨转移较为常见，^{18}F-NaF PET/CT 显像允许对成骨细胞活动和血流进行高空间分辨率 3D 成像，对前列腺癌骨转移灶显示方面较 ^{99m}Tc-MDP 全身骨显像具有更高的灵敏度和特异度。对于 BCR 前列腺癌，^{18}F-NaF PET/CT 显示隐匿性骨转移的能力优于 ^{18}F-FDG PET/CT。Zhou 等研究还发现，^{18}F-NaF PET/CT 检测前列腺癌骨转移的灵敏度优于 ^{11}C- 胆碱 PET/CT。因此，^{18}F-NaF PET/CT 在前列腺癌骨转移灶检测中具有较好的应用价值。

3. ^{18}F-fluciclovine 显像　^{18}F-fluciclovine 化学名称为"反式 -1- 氨基 -3-［^{18}F］- 氟环丁烷甲酸"，也被称作 ^{18}F-FACBC，是一种非天然氨基酸类 PET 显像剂。氨基酸是细胞代谢和生长所必需的，肿瘤细胞的氨基酸代谢高于正常细胞。前列腺癌中高表达多种氨基酸转运系统，如 LAT-1 和 ASCT2，^{18}F-fluciclovine 由这些转运系统介导进入细胞进行成像，具有摄取快、显像快、代谢快的特点。Nanni 等比较了 ^{18}F-fluciclovine 和 ^{11}C- 胆碱在可疑前列腺癌复发中的应用，发现在基于患者和基于病变的分析中，^{18}F-fluciclovine 的检出率均高于 ^{11}C- 胆碱。^{18}F-fluciclovine 在 BCR 前列腺癌患者的

阳性率随 PSA 水平增高而明显增高，PSA<0.5 时，阳性率为 15%，而当 PSA>5 时，可达 94%。因此，^{18}F-fluciclovine PET/CT 显像在 PSA 水平升高的 BCR 前列腺癌患者中是较为有效的诊断工具。2016 年美国 FDA 批准了 ^{18}F-fluciclovine 在 BCR 前列腺癌患者中的应用。

4. 前列腺特异性膜抗原（prostate specific membrane antigen，PSMA）分子探针　PSMA 是一种 Ⅱ 型细胞表面跨膜糖蛋白，分为胞内、跨膜和胞外 3 个部分，在前列腺癌中高表达，是前列腺癌显像中具有较好应用前景和研究最多的分子靶标。常见的 PSMA 分子探针有单克隆抗体、小分子抑制剂等。

（1）单抗分子探针：^{111}In-capromab（^{111}In-7E11）在 1996 年成为第一种美国 FDA 批准用于前列腺癌的 PSMA 分子显像剂。然而 7E11 靶向结合于 PSMA 的细胞内段，仅能被坏死的细胞摄取，缺乏敏感性和特异性。1997 年，康奈尔大学的 Bander 团队研发了 J591 单抗，J591 与 PSMA 膜外段特异性结合内化后成像，表现出更高的亲和力和更有效的靶向性。

（2）PSMA 小分子抑制剂：PSMA 小分子抑制剂具有高亲和力、快速血浆清除率及高靶本比等特点，目前临床研究的多为尿素衍生物类小分子抑制剂，如 DCFPyL、PSMA-11、PSMA-I&T、PSMA-617、PSMA-1007 等，^{18}F、^{68}Ga 可用于标记这些小分子抑制剂用于显像。在 CONDOR Ⅲ 期临床试验中，Morris 等得出，^{18}F-DCFPyL PET/CT 能准确定位约 85% 的 BCR 前列腺癌患者的转移灶，改变了 64% 患者的治疗计划。研究显示，^{68}Ga-PSMA-11 对于初诊前列腺癌患者的诊断和分期具有较高的灵敏度（96%）和重复性。在关于 ^{68}Ga-PSMA-11 的 Ⅲ 期临床试验中，^{68}Ga-PSMA-11 诊断中高危前列腺癌患者盆腔淋巴结转移的特异度达 95%。基于多项临床试验的结果，^{68}Ga-PSMA-11、^{18}F-DCFPyL 于 2020 年 12 月、2021 年 5 月分别被美国 FDA 批准用于前列腺癌的影像学检查。

用于诊断的 PSMA 分子探针种类较多，^{18}F-PSMA-1007 经肝胆排泄，膀胱、输尿管内滞留较少，更有利于显示前列腺内病灶的位置、范围及与周围组织的关系，而 ^{18}F-DCFPyL 肝脏摄取背景较低，各自特点不同，临床应用中可根据诊断需要的不同选择需要的探针。

5. 胃泌素释放肽受体（GRPR）显像　前列腺癌通常表现出 GRPR 的过度表达，GRP 类似物可靶向 GRPR 对前列腺癌显像。GRPR 拮抗剂较激动剂相比，不会导致胃肠道不良反应，同时具有较高的结合率，^{68}Ga-RM2 是临床常用的 GRPR 拮抗剂。研究显示，^{68}Ga-RM2 在中高危前列腺癌诊断的灵敏度和准确度分别为 98%、89%，高于多参数 MRI 的 77% 和 77%。前列腺癌中，RM2 表达与 PSMA 表达相互独立，Fassbender 等研究得出，^{68}Ga-RM2-PET 可以和 ^{68}Ga-PSMA-PET 联合更好地显示肿瘤的初始轮廓，是较有前景的前列腺癌显像工具。

（二）前列腺癌的核素内照射治疗

1. 前列腺癌 PSMA-617 β 射线治疗　PSMA 结合配体（抗体或小分子），使用 β 粒子、^{90}Y、^{177}Lu 等标记，可用于前列腺癌的治疗。在发射 β 射线的放射性核素中，^{177}Lu-PSMA-617 和 ^{177}Lu-PSMA-I&T 是最常研究和使用的，其中 ^{177}Lu-PSMA-617 由于肾脏摄取减少具有更有利的安全性。2021 年 6 月，诺华

公司公布了关于^{177}Lu-PSMA-617 的 III 期 VISION 研究结果，在纳入的 831 例 mCRPC 患者中，^{177}Lu-PSMA-617 联合标准治疗（SOC）患者的无进展生存期（8.7 个月 vs. 3.4 个月）和总生存期（15.3 个月 vs. 11.3 个月）显著延长（P 均<0.001），此外，^{177}Lu-PSMA-617 联合 SOC 组患者的骨相关事件出现的时间、总缓解率及疾病控制率等关键次要终点均显著改善。

2. 前列腺癌 PSMA-617α 射线治疗　α 射线与 β 射线相比，能在短距离内发出更高的能量，并使 DNA 双链发生断裂，因此 α 射线治疗优于 β 射线治疗。Ma 等在 ^{225}Ac-PSMA-617 治疗的荟萃分析中发现，综合 6 项回顾性研究的 201 例患者中，87% 的患者出现 PSA 下降，66.1% 的患者 PSA 下降>50%。患者的 PFS 和 OS 分别为 12.5 个月和 9 个月。对于 ^{117}Lu-PSMA-617 治疗后预后不良的 mCRPC 患者，^{225}Ac-PSMA-617 治疗后也有 53.3% 和 66.7% 的患者出现基于生化和分子影像学的缓解，显示良好的治疗效果。

3. 前列腺癌的联合治疗　前列腺癌有着复杂的肿瘤微环境（尚未完全了解），单一的治疗方法有时效果有限。随着治疗选择的多样化，联合治疗成为目前研究的热点。^{223}Ra、^{177}Lu-PSMA-617 与化疗（多西他赛）、PD-1 免疫抑制剂（帕博利珠单抗、纳武利尤单抗等）、雄激素受体阻滞剂（恩扎鲁胺）等多项联合治疗的临床试验正在进行中，陆续公布的试验结果显示了联合治疗的优势。Startor 等对 ^{223}Ra 治疗后又行 ^{177}Lu-PSMA 治疗的 26 名 mCRPC 患者进行了真实世界研究，发现 ^{223}Ra/^{177}Lu-PSMA 治疗序列表现出较好的安全性和治疗反应。研究结果还显示，对于 ^{117}Lu-PSMA-617 治疗后预后不良或进展的 mCRPC 患者，^{225}Ac-PSMA-617/^{117}Lu-PSMA-617 序贯治疗效果优于单一疗法，同时由于序贯疗法所用 ^{225}Ac-PSMA-617 的给药活性较单一疗法低，可减少口干症等不良反应的发生。这些研究结果为 α/β 序贯核素内照射治疗提供了证据基础。未来关于联合治疗仍需更多的前瞻性、探索性研究，确保安全性的前提下为前列腺癌患者提供最有效的治疗。

（三）核医学诊疗一体化在前列腺癌中的应用

一些核素在衰变过程中，能同时发射可用于显像诊断的 γ 射线和适合治疗的 β 射线，可用于构建诊疗一体化的策略。诊疗一体化以分子水平的诊断为基础，治疗过程中及时监测疾病对治疗的反应，从而对患者实施个体化的治疗方案，在获得疾病准确信息的同时减少过度或无效治疗的危害。甲状腺癌、前列腺癌、神经内分泌肿瘤等不同肿瘤的诊疗一体化是个体化医疗的精准体现，诊疗一体化的实现是未来医学的发展方向。

对于前列腺癌，治疗前 ^{68}Ga-PSMA-11 PET 显像可用于预测 ^{177}Lu-PSMA-617 治疗时肝肾、唾液腺及肿瘤病变的吸收剂量，促进个体化治疗方案的制订。^{68}Ga-PSMA-11PET/CT 显像也可用于监测 ^{177}Lu-PSMA-617 治疗 mCRPC 患者的治疗反应，预测患者的无进展生存率。由此可见 ^{68}Ga/^{177}Lu PSMA 在前列腺癌诊疗一体化实现中的重要价值。此外，诊疗一体化探针 ^{68}Ga/^{177}Lu-PSMA-I&T 的研究和发展也为前列腺癌患者提供了更多选择。

综上所述，核素显像和治疗在前列腺癌患者中有着巨大的应用潜力和发展前景。新型核医学分子探针和治疗靶点的不断涌现，为前列腺癌患者个体化诊疗方案的制订提供了更多的选择，有效地改善前列腺癌患者的生存。分子探针和治疗方法的完善、新型核素及分子探针的研发与应用，以及核素内照射治疗与放化疗、雄激素剥脱治疗及靶向治疗等治疗方法的联合应用，将是核医学在前列腺癌精准诊疗中的重要发展方向。

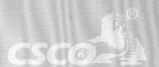

肿瘤放射介入治疗

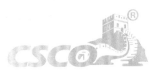

重新审视肝硬化患者 TIPS 术和肌肉减少症

华中科技大学同济医学院附属协和医院

熊斌　杨崇图

一、肝硬化肌肉减少症与 TIPS 术

肝硬化患者由于营养物质及维生素等多种物质吸收和代谢异常，普遍存在营养不良。肌肉减少症（sarcopenia）是营养不良的主要表现形式之一。在肝病领域中，肌肉减少症定义为骨骼肌数量的减少，其在肝硬化患者中的发生率可达 30%~70%，且与生活质量降低、肝硬化相关并发症及死亡风险升高显著相关。

肝硬化肌肉减少症的发生是多种因素共同作用的结果。一方面肝硬化患者因门静脉高压胃肠道淤血等原因导致食欲缺乏、常量及微量营养物质摄入减少，同时肠道菌群改变、消化吸收障碍等导致营养物质吸收减少，进而引起营养不良。另一方面肝硬化导致的支链氨基酸合成减少以及高氨血症等均可加重肌肉减少症。氨作为肝 - 肌轴的介质之一，被证实具有肌毒性；高氨血症可通过上调肌生长抑素的表达，直接抑制蛋白质合成并激活泛素蛋白酶体和自噬介导的蛋白质分解。此外，其他系统器官因素，如全身性炎症导致肌肉蛋白质合成减少、分解增加，生长激素和睾酮水平降低导致肌生长抑素水平增加，也在一定程度上促进了肌肉减少症的发生。

经颈静脉肝内门体分流术（transjugular intrahepatic portosystemic shunt，TIPS）被多项指南推荐用于治疗肝硬化门脉高压相关并发症（如消化道出血、顽固性腹水等）。不同于其他治疗手段，TIPS 通过在肝静脉 - 门静脉之间的肝实质建立人工分流道，显著改变门脉系统血流动力学循环，从根本上缓解门脉高压并改善门脉高压引起的一系列病理生理改变。但是，TIPS 术后显性肝性脑病发生率上升一直困扰着 TIPS 在临床的推广应用，高氨血症一直被认为是肝性脑病最主要的原因，骨骼肌又是除肝脏外的重要氨代谢器官。因而，探索基线肌肉减少症对行 TIPS 的肝硬化患者预后的影响及 TIPS 对于肌肉减少症的影响，具有重要的临床意义。

二、基线肌肉减少症对 TIPS 术后结局事件的预测价值

1. 肌肉减少症的评估　目前无论在临床实践还是科学研究中，多种检测工具、多项检测指标被用于肌肉减少症的评估。人体测量，包括上臂围、三头肌皮褶厚度和上臂肌围等指标，具有操作简单、经济便捷等优点，且不受胸腹水和下肢水肿的影响，是慢性肝病营养评估的基本指标之一。但上述测量指标存在主观性，且难以区分不同机体成分。生物电阻抗分析（bioelectrical impedance analysis，BIA）和双能 X 线吸收测量法（dual-energy X-ray absorptiometry，DEXA）可有效区分不同机体成分，但其准确性在一定程度上受到液体潴留的影响，且临床应用受到设备的限制。目前影像学检查（CT、MRI 横断位图像）被广泛认为是肌肉减少症定量评估的最佳手段，具有客观、准确、可重复性高的优点。MRI 具有无辐射的优势，且能精确地区分肌肉与脂肪组织（尤其是区分伴脂肪浸润的肌肉组织）。CT 则因其准确、快捷的优势，被推荐作为评估肌肉减少症的金标准。通过测量第三腰椎（L3）水平 CT 横断位图像上骨骼肌面积，除以身高平方得到骨骼肌指数（skeletal muscle index，SMI）以评估患者肌肉量。目前应用较多的肌少症诊断标准来自一项基于北美洲等待肝移植患者的研究。该研究提出在男性及女性人群中分别诊断肌少症：男性 L3-SMI $< 50\mathrm{cm}^2/\mathrm{m}^2$，女性 L3-SMI $< 39\mathrm{cm}^2/\mathrm{m}^2$。需要注意的是，不同人种的骨骼肌量和肌少症发生率均存在差异，有研究显示在亚洲人群中使用基于欧美人群确定的肌少症标准会高估肌少症发生率。因此，近年来我国科研工作者提出了适用于中国肝硬化人群的肌少症诊断标准：对于 60 岁以下人群，男性 L3-SMI $< 44.77\mathrm{cm}^2/\mathrm{m}^2$，女性 L3-SMI $< 32.50\mathrm{cm}^2/\mathrm{m}^2$。另外一项基于中国北方人群肝硬化肌少症诊断标准：采用百分位法，男性 L3-SMI $< 40.2\mathrm{cm}^2/\mathrm{m}^2$，女性 L3-SMI $< 31.6\mathrm{cm}^2/\mathrm{m}^2$；采用正态分布法，男性 L3-SMI $< 37.9\mathrm{cm}^2/\mathrm{m}^2$，女性 L3-SMI $< 28.6\mathrm{cm}^2/\mathrm{m}^2$。然而，这些标准的准确性及有效性需在外部队列中进一步证实。

2. 基线肌肉减少症对 TIPS 术后肝性脑病的预测价值　数项研究已证实肌肉减少症与肝硬化患者肝性脑病（hepatic encephalopathy，HE）风险升高显著相关。这是由于肝硬化时肝功能减退，骨骼肌成为氨代谢的主要场所之一，因此骨骼肌数量减少导致血氨升高，增加了肝性脑病发生风险。对于接受 TIPS 治疗的肝硬化患者，肌少症也被报道是术后肝性脑病发生的独立预测因素。一项小样本研究发现伴肌少症

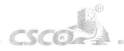

的肝硬化患者发生 TIPS 术后肝性脑病的风险是不伴肌少症患者的 31.3 倍。有研究将肌少症作为预测因素纳入基于临床指标建立的 TIPS 术后显性肝性脑病预测模型，发现肌少症能有效提升临床模型的预测能力。该项研究同时发现肌少症严重程度（使用骨骼肌指数大小反映）与显性肝性脑病风险呈近似线性关系，即显性肝性脑病发生风险随着骨骼肌指数的降低而呈近似线性升高。这在一定程度上与肌少症导致高氨血症，而高血氨的肌毒性又加重肌少症从而形成恶性循环有关。

3. 基线肌肉减少症对 TIPS 术后死亡的预测价值 有研究报道肌肉减少症与 TIPS 术后慢加急性肝衰竭（acute on chronic liver failure，ACLF）和死亡风险升高显著相关。Praktiknjo 等分析了 186 例行 TIPS 的肝硬化患者，使用基于横截面腰大肌厚度 / 身高（TPMT/height）确定的界值定义肌少症，发现肌少症组 TIPS 术后 ACLF 发生率及死亡率均显著高于非肌少症组，这可能与肌少症组的全身性炎症程度更重有关。

目前最常用于评估肝硬化患者预后的评分系统为终末期肝病模型（Model for end-stage liver disease，MELD）。由于 MELD 评分并未考虑患者者营养状况（如 Child-Pugh 评分纳入的白蛋白），因此有研究使用 L3 水平骨骼肌指数定义肌少症，并将肌少症作为预测因素纳入 MELD 评分建立了 MELD- 肌少症评分。虽然该评分在原始开发队列中显示显著优于传统 MELD 评分的预测能力，但在后续一项多中心外部验证研究中，纳入肌少症并未提高 MELD 评分的预测能力。当在接受 TIPS 治疗的肝硬化人群中比较两者预测能力时，MELD- 肌少症评分的预测能力优于 MELD 评分。此外，Ronald 等通过测量 L3 水平 CT 横断位图像上的皮下及内脏脂肪和肌肉面积以定义相对肌少症伴严重肥胖，发现相对肌少症伴严重肥胖是预测 TIPS 术后 30 天死亡率的独立预测因素，且可显著改善 MELD 评分的预测能力。既往研究显示肌肉减少症预测能力的不同可能与不同研究纳入人群及肌少症评估标准不同有关，因此肌少症对现有预后评分系统预测能力的改善程度仍需大量研究提供证据。进一步分析肌少症在不同 TIPS 适应证中的预测价值。一项小样本量研究报道，在因顽固性腹水接受 TIPS 治疗的患者中，基线肌少症与术后死亡并无显著关联。可能的原因是顽固性腹水患者的肝硬化失代偿程度更高、预后更差，因此降低了肌少症的预测重要性。此外，TIPS 术能显著增加肾脏血流灌注，通过缓解腹水改善患者营养状况。故腹水患者 TIPS 术后发生肌少症改善也在一定程度上影响了基线肌少症的预测能力。

现有研究证据均显示，基线肌肉减少症与 TIPS 术后肝性脑病及死亡风险升高显著相关，因此在 TIPS 术前维持一定的骨骼肌数量（通过制订个体化饮食计划、适度加强锻炼）可能有助于降低术后肝性脑病及死亡发生风险。

三、TIPS 术后肌肉减少症逆转

1. 肌肉减少症的动态监测 根据美国肝病学会及欧洲肝病学会制订的肝硬化营养指南推荐，基于 L3 水平 CT 横断位图像测量的骨骼肌面积 / 骨骼肌指数是定量评估肝硬化患

者肌肉量的最佳方法；但考虑到 CT 具有辐射，因此仅当因其他临床需求行 CT 检查时方推荐测量骨骼肌量。对于接受 TIPS 治疗的肝硬化患者，术后多定期行 CT 检查以评估支架通畅性并筛查肝癌，为动态监测肌肉减少症提供了条件。虽然 MRI 具有无辐射的优势，但昂贵、耗时的不足使其难以在医疗资源紧缺时广泛应用，且目前关于 MRI 评估肌肉减少症的证据有限，基于 MRI 测量的正常肌肉量范围以及肌少症的诊断标准需要进一步确定。因此，对于接受 TIPS 治疗的肝硬化患者，基于 CT 的定量测量是目前动态评估身体成分变化及肌肉减少症的最佳方法。

2. TIPS 术后肌肉减少症逆转 近年来数项研究报道了 TIPS 术能不同程度地改善患者营养状况并改善预后。对于 TIPS 术后身体成分改变的早期研究多关注于身体质量指数、实验室检查及静息能量消耗等间接指标，后续研究则主要通过影像学手段（超声、CT、MRI）对肌肉及脂肪量进行定量分析以反映患者营养状况。Tsien 等回顾性研究分析了 57 例行 TIPS 术肝硬化患者的身体成分变化（基于 CT 测量的腰大肌、竖脊肌和内脏脂肪面积），发现术后 6 个月及 12 个月患者的肌肉面积显著增加，而内脏脂肪面积则显著降低，且未发生肌少症改善患者的死亡风险显著高于发生肌少症改善患者。同样，另一项更大样本量的研究（n=179）通过测量 CT 横断位脐水平右侧腰大肌厚度（TPMPT）/ 身高定义肌少症并进行动态分析，发现 TIPS 术后 1~3 个月及 6 个月患者的 TPMPT/ 身高显著增加，且这一改善与支架通畅性有关；同时皮下脂肪面积显著增加及内脏脂肪面积显著降低。此外，欧洲一项多中心研究探索了基于 MRI 的肌少症评估，通过测量肠系膜上动脉根部的竖脊肌面积和脂肪面积，相减得到无脂肪肌肉面积（fat-free muscle area，FFMA）。该研究发现基线 FFMA 是 TIPS 术后死亡的独立预测因素，且 FFMA 与死亡的关联程度略高于基于 CT 测量的腰大肌面积与死亡的关联程度；而基于 FFMA 定义的肌少症患者的术后失代偿（腹水、显性肝性脑病）及死亡风险均显著高于非肌少症患者。该研究进一步对 15 例有术前和术后 MRI 的患者进行动态分析，发现 11 例患者在 TIPS 术后 FFMA 发生改善，且改善组的死亡率显著低于未改善组。

腰大肌和脊柱旁肌肉（竖脊肌）作为人体的核心肌肉，受体液潴留的影响较小，因此被既往多项研究用于定义肌肉减少症并报道了其与预后的相关性。但有证据显示腰大肌面积与全身总蛋白量的关联程度低于骨骼肌总面积的关联程度，且腰大肌指数对于死亡风险的预测能力也低于 L3-SMI。因此，现有指南均推荐通过测量骨骼肌总横断面积定义肌少症。一项纳入 76 例肝硬化患者的回顾性研究发现，TIPS 术后 6 个月时腰大肌、脊柱旁肌肉和总肌肉面积的增加幅度最大，且发生肌肉量增加患者的死亡率显著降低；进一步分析不同 TIPS 适应证中各肌肉的改变，发现对于因腹水或肝性胸腔积液行 TIPS 的患者各肌肉面积均显著增加，但对于因消化道出血行 TIPS 的患者，仅腰大肌面积轻度增加。肌少症改善除了与术后死亡风险降低有关，也可降低术后肝性脑病发生风险。Gioia 等发现，当 L3-SMI 改善幅度 >10% 时，患者的认知功能也会有所改善（隐匿性肝性脑病发生率降低、血氨水平降低）。近期一项基于中国 TIPS 队列的大样本研究（n=224）显示，

约 60% 的基线肌少症患者在 TIPS 术后发生肌少症逆转（L3-SMI 恢复至正常）。在术后不同时间点动态观测可发现，骨骼肌量及脂肪量在 TIPS 术后 2 个月无明显变化，但在术后 5 个月均显著增加，并在术后 12 个月维持稳定；进一步亚组分析显示，男性肌少症患者以骨骼肌量增加为主，女性患者以脂肪量增加为主。而对于无基线肌少症患者，TIPS 术后骨骼肌量及脂肪量无显著变化。此外，该研究发现发生肌少症逆转患者的死亡率、显性肝性脑病发生率及再出血率均显著低于未发生逆转患者。该团队另一项尚未发表的研究进一步显示，对于基线肌少症患者，TIPS 术后发生肌少症逆转或骨骼肌指数改善幅度 >8.4% 的亚组的生存率与无基线肌少症患者差异无统计学意义，而术后发生肌少症逆转或骨骼肌指数改善幅度 >11% 的亚组显性肝脑发生率与无基线肌少症患者差异无统计学意义。

因此，TIPS 术有助于改善部分患者的营养状况（尤其是术前存在肌少症的患者），且能将其转换为生存获益。TIPS 术逆转肌少症的病理生理学机制尚不明确，潜在的机制包括缓解腹水后患者食欲改善 / 营养物质摄入增加、肠道屏障及肠道菌群移位的改善使营养物质吸收增加、全身性炎症的缓解使蛋白质代谢紊乱得到改善等。考虑到 TIPS 术相比于其他治疗手段具有这一独特优势，后续研究应着重识别这部分发生术后肌少症逆转的患者，并探索特定情况下应用不同 TIPS 策略（TIPS 作为一线治疗和二线治疗）在这组人群中的疗效。

四、小结与展望

综上所述，CT 扫描是目前临床最为可靠、实用的肌肉减少症评估及动态监测方法，尤其是对于接受 TIPS 治疗的肝硬化患者，术后动态 CT 随访在监测患者营养状况时还可进行肝癌筛查及支架通畅性评估。对于存在基线肌少症且 TIPS 术后无显著改善的患者，肝性脑病及死亡发生风险均显著升高，一方面应制订个体化饮食 / 锻炼计划以改善患者营养状况，另一方面应采取措施降低肝性脑病风险（如预防性使用乳果糖、利福昔明等）及死亡风险（如尽早考虑肝移植）。对于虽存在基线肌少症，但 TIPS 术后发生肌少症逆转或骨骼肌量恢复到一定程度的患者，术后肝性脑病及死亡风险均显著降低。虽然多项研究结果均显示 TIPS 术可不同程度地逆转肌少症，但各研究使用的肌少症评估工具、指标、标准等均存在差异，导致结果外推性受限；此外，TIPS 术后肌少症逆转的机制仍不明确，且 TIPS 适应证、肝病严重程度等因素均会影响患者营养状况。因此，后续研究应进一步制订基于不同人群的肌少症诊断标准、探索 TIPS 术后肌少症逆转的病理生理机制及识别能从 TIPS 中获益（发生肌少症改善）的患者。

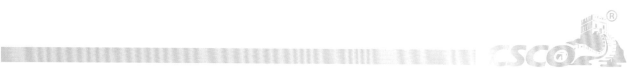

中期肝癌的介入治疗及联合治疗

[1]中山大学附属第一医院　[2]中山大学附属第三医院

[3]中山大学肿瘤防治中心

陈嵩[1,3]　穆鲁文[2]　吕宁[3]　郭文波[1]　赵明[3]

随着巴塞罗那肝癌临床分期(Barcelona clinical staging of liver cancer, BCLC)在1999年被首次提出、随后也多次更新,该分期系统逐渐成为全世界最广泛接受的肝细胞癌(hepatocellular carcinoma, HCC;简称肝癌)分期系统,肝动脉化疗栓塞术(transhepatic arterial chemoembolization, TACE)一直是中期肝癌(BCLC B期)的标准治疗方案。随着系统抗肿瘤治疗的进步和介入技术的发展,2022版BCLC分期系统、原发性肝癌诊疗规范(2022)以及2022版CSCO原发性肝癌诊疗指南中期肝癌的分期及治疗方式均有较大的更新,单一TACE治疗中期肝癌的地位受到了越来越多的挑战,是继续选择单一介入治疗,还是寻求介入和系统性药物等多种方式的联合治疗,本文将从循证学的角度加以综述。

一、中期肝癌的定义及TACE治疗

据世界卫生组织统计,HCC的发病率及死亡率在所有恶性肿瘤中分别排名第6位和第3位,整体5年总生存率不足20%,总生存期(overall survival, OS)长短主要取决于肿瘤的分期情况。中期肝癌指BCLC分期B期(intermediate stage)、CNLC分期Ⅱ期肝癌,即多结节肝癌,包括2个或3个结节,其中结节最大径超过3cm,或4个及以上结节,但同时要求满足以下几个条件:肝功能Child-Pugh A或B级、PS评分为0分(CNLC分期0~2分)、无血管侵犯和肝外转移。有部分学者认为单个结节直径大于5cm也应该划分至中期肝癌。

TACE应用于肝癌临床治疗的历史较早,1978年,Yamada教授报道使用明胶海绵浸入丝裂霉素对肝癌进行化疗栓塞,开启了TACE应用于不可切除肝癌临床治疗和研究的新时代。1995年,《新英格兰杂志》上研究称,对于不可切除肝癌,虽然TACE相对于支持治疗可有效控制肿瘤进展,但存在较大的并发症且无法延长患者生存期。直到2002年,两篇随机对照研究报道相对于支持治疗,TACE给肝癌患者带来了明显的生存获益,2003年进行的一项荟萃分析结果显示,对比支持治疗,TACE显著改善中期肝癌患者的2年生存率(P=0.017),从而确立TACE为中期肝癌患者的标准治疗方式,并逐步得到学术界的广泛认可。随着技术的改进以及栓塞材料的更新迭代,目前TACE治疗中期肝癌的生存期进一步延长,巩固了TACE的一线治疗地位。

目前临床中应用最广泛的TACE主要包括两种方式:传统TACE(conventional TACE, cTACE)和药物洗脱微球TACE(drug-eluting beads TACE, DEB-TACE)。主要区别在于cTACE使用的栓塞材料以碘化油化疗药物乳剂为主,辅以明胶海绵颗粒、空白微球或PVA的栓塞治疗,而DEB-TACE是指采用加载化疗药物的药物洗脱微球为主的栓塞治疗。cTACE循证学依据充足,疗效肯定,目前在临床上应用广泛。自DEB上市,有关两种介入方式的安全性及有效性对比研究逐渐增多。DEB-TACE使用颗粒直径大小均匀的荷载化疗药物载药微球(常用规格:100~300μm、300~500μm),能够输送更大剂量化疗药物至肿瘤内部,能够缓慢、持久、稳定释放局部高浓度化疗药物,同时达到永久性栓塞肿瘤血管的效果,因此从理论上讲,不论临床疗效还是在安全性都要优于cTACE。有研究显示,DEB-TACE较c-TACE术后的外周血药浓度峰值较低,药物持续时间更长,栓塞综合征轻微,但DEB-TACE与c-TACE的并发症发生总概率类似,cTACE与DEB-TACE两者在治疗中期肝癌的生存期及肿瘤进展时间(time to tumor progression, TTP)方面也差异无统计学意义(表1)。甚至部分研究报道,由于载药微球的永久性栓塞特性,其在胆汁瘤、肝功能损伤等不良反应发生率上高于cTACE。因此,大部分指南并未将DEB-TACE作为更优的推荐等级,EASL对于选择使用cTACE或DEB-TACE也没有明确推荐,而AASLD只推荐cTACE作为中期肝癌治疗的标准方案。

二、TACE治疗的局限性及亚分期的提出

1. TACE治疗的局限性　虽然TACE是中期肝癌的标准治疗方式,但临床上只有60%左右的患者能够接受TACE治疗。主要原因:①由于中期肝癌异质性较大,相当一部分患者无法接受TACE治疗,包括肝功能较差、肿瘤负荷较大以及血供不丰富等相关因素的影响,既往大部分TACE治疗肝癌的临床研究中会将肝功能Child-Pugh B级的患者剔除,从

表 1　DEB-TACE 与 cTACE 治疗肝癌临床对照研究

作者	患者 / 例		B 期人数	结果
	DEB-TACE	cTACE		
Lammer 等	93	108	69	ORR：DEB-TACE vs. cTACE：51.6% vs. 43.5%（$P=0.11$）
Golfieri 等	89	88	26	两组 mTTP 均 9 个月（$P>0.05$）；DEB-TACE vs. cTACE：1 年及 2 年生存率（86.2% 和 56.8% vs. 83.5% 和 55.4%，$P=0.949$）
Sacco 等	67	33	11	DEB-TACE vs. cTACE：2 年生存率（86.8% vs. 83.6%，$P=0.96$）
Va Malenstein 等	16	14	19	DCR DEB-TACE vs. cTACE：77% vs. 92%，$P=0.54$

而对于该类患者接受 TACE 治疗的循证学依据并不十分充足；对于肿瘤负荷较小的部分中期肝癌，可采用移植、切除或消融等根治方法进行治疗，而对于肿瘤负荷较大的部分患者，TACE 治疗的效果欠佳，往往会采用联合系统治疗的方式；②多次重复 TACE 治疗加重肝功能的恶化，尤其大部分中国患者合并肝炎后肝硬化，出现正常肝脏的栓塞时会严重影响肝功能，导致肝硬化失代偿，甚至可能出现肝衰竭等，虽然随着医师认知理念的更新及微导管技术运用，精细"超选技术"让 TACE 的并发症较前降低，但目前报道 TACE 相关死亡率仍有 0.6% 左右。

此外，自 TACE 应用于临床，就存在部分患者疗效欠佳或无效的情况，日本学者针对这种情况，较早就提出了"TACE 抵抗（TACE refractoriness）"的概念。"TACE 抵抗"的定义：①连续 2 次及以上 TACE 治疗后 1~3 个月行 CT/MRI 检查，肝内靶病灶与上一次 TACE 术前相比仍有 50% 以上残存活性或出现新病灶（即使在更换了化疗药物或重新评估供血动脉）；②出现肝外转移或血管侵犯；③术后肿瘤指标持续升高（即使有短暂下降），对于"TACE 抵抗"的患者不建议重复 TACE 治疗（图 1）。2021 年，一项中国研究针对 cTACE 治疗无反应的中期肝癌患者，结果表明若连续三次 cTACE 治疗中期肝癌仍无反应，建议放弃 cTACE。随着后续研究发现，对于"TACE 抵抗"患者，转而使用分子靶向治疗可能会有效改

善患者的预后，在中国原发性肝癌诊疗规范（2022）以及 2022 版 CSCO 原发性肝癌诊疗指南中同样提出，对于"TACE 抵抗"或无法接受 TACE 治疗的中期肝癌推荐使用系统治疗。

2019 年，Kudo 主导的一项概念验证性研究，结果显示：对于肿瘤负荷超过 up-to-seven 标准的中期肝癌，仑伐替尼组（选择性序贯 TACE 治疗）的客观缓解率（objective response rate，ORR）相对于单独 TACE 组更高（73.3% vs. 33.3%，$P<0.001$），中位生存时间更长（37.9 个月 vs. 21.3 个月，$P<0.01$）。因此，在 2020 年亚太原发性肝癌专家协会发表的一项中期肝癌共识声明中也提及 TACE 与仑伐替尼的联用，这项声明中在"TACE 抵抗"的基础上，提出了一个更新的概念"TACE 不适（TACE-unsuitable）"，即部分中期肝癌患者接受 TACE 治疗后容易发生 TACE 抵抗或肝功能恶化等，"TACE 不适"范围：肿瘤负荷超出 up-to-seven 标准；TACE 治疗后肝功能下降为 Child-Pugh B 或 C 级；恶性表型包括融合的多结节型、巨块或浸润型、呈外生长性的单纯结节型、分化不良型、肝内多个弥散性结节或 TACE 后肉瘤样变等。对于该类患者建议直接使用靶向治疗或靶向序贯 TACE 治疗，并且建议在 TACE 治疗节点之前开始使用靶向治疗。

2. **中期肝癌亚分期的提出及分层治疗**　中期肝癌的异质性不仅体现在肿瘤负荷和对 TACE 治疗的反应上，在生存期上同样具有较大的异质性。研究表明，不同中期肝癌如果

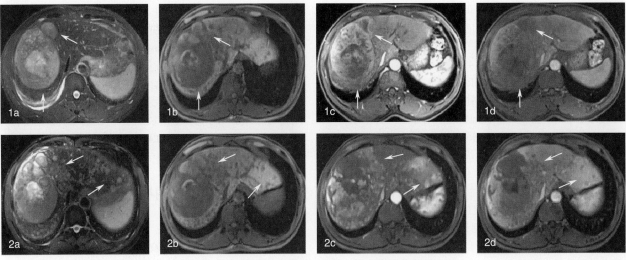

图 1　"TACE 抵抗"临床病例（52 岁中期肝癌患者）

1a~1d. 患者 TACE 治疗前横断位磁共振扫描肿瘤影像（1a，T_2WI，1b，T_1WI 平扫，1c，动脉期，1d，门静脉期），肝右叶巨块型肝癌合并邻近子灶形成，血供丰富；2a~2d. 患者两次 TACE 治疗后横断位磁共振肿瘤影像（2a，T_2WI，2b，T_1WI 平扫，2c，动脉期，2d，门静脉期），巨块型病灶内血供残留超过 50%，肝内多发新病灶。

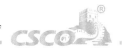

不接受治疗，OS 最短只有 5 个月，最长可达 25 个月，进行治疗后，最长的 OS 可达 49.1 个月，最短只有 15.8 个月。由此可见中期肝癌间生存差异非常大，急需对中期肝癌进一步细化分期指导治疗及改善生存预后。2012 年，Bolondi 等首先提出了中期肝癌的亚分期系统，该分期系统主要以肿瘤负荷（肿瘤最大径 + 数目）和肝功能情况作为分期指标，其中肿瘤负荷未超过 up-to-7 标准及 Child-Pugh 评分未超过 7 分的为 B1 期，超过 up-to-7 标准及 Child-Pugh 评分 5~6 分的为 B2 期，超过 up-to-7 标准及 Child-Pugh 评分 7 分的为 B3 期，不论肿瘤负荷而 Child-Pugh 评分 8~9 分的为 B4 期。随后，以此亚分期系统为基础，国外提出了更多的亚分期方法（表 2），主要以肿瘤负荷及肝功能作为主要的分期指标，目的是将具有相似特征的患者进行归类、分析，指导中期肝癌得到更精准的治疗及改善预后，从而制订为临床所接受的分层治疗方案。2019 年，中国的一项研究针对中国中期肝癌提出了 six-and-twelve 模型（表 2），该模型中患者肝功能 Child-Pugh 评分 ≤ 7 分，并按照肿瘤负荷（肿瘤最大径 + 数目）分为三个亚层，即 ≤ 6 分、6~12 分、> 12 分，分别定义为低、中等和高负荷，对于低负荷肿瘤，使用单一 TACE 治疗即可取得较好疗效，对于中等或高肿瘤负荷，单一 TACE 治疗预后欠佳，尤其对于高负荷肿瘤，生存期仅为 15.8 个月，甚至低于目前系统治疗的晚期肝癌 OS，可尝试联合靶向药物治疗，甚至可以直接使用系统治疗。除此之外，多年在中期肝癌分期及治疗上无改变的 BCLC 分期，在 2022 版的分期及治疗推荐中也发生了巨大的改变。其将中期肝癌细分为三个亚组：亚组一是微超米兰标准，推荐使用移植或者降期后移植的治疗方式；亚组二是无法进行肝移植但门静脉血流良好、肿瘤边界清晰、介入手段可进入肿瘤供血动脉，推荐使用 TACE 治疗；亚组三是肿瘤结节呈弥漫型或浸润性生长，或同时累及两个叶及以上，这部分患者 TACE 治疗并不获益，推荐使用系统治疗。

综上所述，中期肝癌范围广泛，异质性较大，单一 TACE 难以满足所有中期肝癌的治疗，可参考现有的中期肝癌亚分期方案或模型，对单一 TACE 治疗效果不佳的患者选择更合适的治疗方案，部分患者需要转向其他治疗方案，如肝动脉灌注化疗（hepatic arterial infusion chemotherapy，HAIC）、肝动脉放疗栓塞术（transhepatic arterial radioembolization，TARE）、系统治疗或局部治疗联合系统治疗等方式，在临床上可能有更好的获益。

三、其他介入治疗方式的应用

（一）消融与 TACE 的联合

消融主要应用于早期或极早期肝癌的治疗，与外科切除和肝移植一起并称为肝癌的三大根治性手段。消融治疗主要包括热消融（射频和微波）和冷冻消融两大类。单一消融治疗主要适用于早期肝癌或肿瘤负荷较小的中期肝癌，以求达到根治性的目的，而对于瘤负荷相对较大的中期肝癌而言，消融往往作为联合治疗的手段出现，极少使用单一消融的治疗方式，主要是因为肿瘤负荷较大，往往会出现肿瘤残留或消融范围过大导致并发症的增加。因此，单一消融治疗对于中期肝癌的适用范围有限，对患者的适应证需严格把控，主要适用于肿瘤负荷较小而不适宜行 TACE 治疗、外科手术切除或肝移植的患者。

然而，消融与 TACE 联合治疗具有较好的临床疗效，其原理主要基于以下几点：① TACE 可减少肿瘤内部的血流，有效减少消融时的热沉效应，从而增加消融的坏死范围；②靠近特殊部位的病灶，例如心脏、肠胃或胆囊等，可通过前期 TACE 治疗缩小瘤体后再联合消融，更容易达到根治目的；③某些病灶在 CT 或超声上难以显影，通过 cTACE 碘油标记的方式，使病灶在 CT 或超声上可视化并同时显示子灶，有利于完全消融；④ TACE 治疗后往往部分肿瘤残留，重复 TACE 可能效果欠佳或肝功能损伤，联合消融行剩余病灶的补充治疗可更有效达到根治效果。同时，大量临床研究也验证了消融联合 TACE 治疗的有效性。一项纳入 6 项随机对照研究的

表 2　不同 BCLC B 期亚分期策略

作者	年份	分期	肿瘤负荷	肝功能	特征
Bolondi	2012	B1,B2,B3,B4	Up-to-7	C-P 评分	B1：首选 TACE 治疗，还可选择肝移植、TACE 联合消融治疗；B2：首选 TACE 或者 TARE，还可选择索拉非尼；B3：无标准治疗方案，TACE 或索拉非尼可供选择；B4：支持治疗
Kinik	2014	BⅠ,BⅡ,BⅢ	Up-to-7	C-P 评分	在 Bolondi 分期上的修改，BⅢ=B3+B4
Yamakado	2014	B1,B2,B3	4 tumors 7cm	C-P 评分	接受 TACE 治疗后的中位 OS 分别是：B1,40.5 个月；B2,28.1 个月；B3,13.0 个月
Kudo	2015	B1,B2,B3a,B3b	Up-to-7	C-P 评分	B1 选择根治性治疗；B2 选择 TACE 或 HAIC 或索拉非尼治疗；B3a 选择根治性治疗；B3b 选择支持治疗
Lee	2016	B1,B2,B3	5cm	C-P 评分	三组接受 TACE 治疗后的中位 OS 分别是 30.73 个月、20.60 个月、9.23 个月
Hiraoka	2016	B1,B2,B3,B4	Up-to-7	ALBI 评分	四组的中位 OS 分别是 65.1 个月、48.1 个月、29.6 个月、14.6 个月
Han	2019	B1,B2,B3	Six-and-twelve	C-P ≤ 7	三组中位 OS 分别是 49.1 个月、32.0 个月、15.8 个月，B1 TACE 治疗，B2 及 B3 选择 TACE 联合索拉非尼

meta 分析结果显示,TACE 联合射频消融治疗能够显著改善患者的 OS 和无复发生存期(relapse free survival,RFS)。另外两项 meta 分析也得出同样的结论,TACE 联合消融治疗相对比于单独 TACE 或消融治疗中期肝癌,联合治疗组均显示出了更长的生存率,但是仅对直径超过 3cm 的病灶差异有统计学意义,对于 3cm 以下的肿瘤联合治疗对比单一治疗并未展现出生存优势。此外,有报道,TACE 联合消融治疗在肿瘤直径 7cm 以下的肝癌患者 OS 及 RFS 均明显优于单一消融治疗。就目前的研究来看,消融联合 TACE 治疗中期肝癌的临床疗效整体上优于单一 TACE 或消融治疗,安全性良好,但对于受益人群特征需进一步分析总结和验证。

(二) 肝动脉放疗栓塞(TARE)的尝试

对于中期肝癌,TARE 也是一种可供选择的治疗方式,主要原理是将具有放射性的微球注入肿瘤的供血动脉中,从而达到一种近距离放射治疗的作用。^{90}Y 是常用的放射性微球。截至目前,就对比 TARE 和 TACE 治疗中期肝癌的生存获益来看,仍缺乏高质量的循证学依据,主要原因是进行两者随机对照研究所需要的临床样本量过大。现报道的数据大部分为临床回顾性研究,绝大部分数据显示 TARE 与 TACE 治疗中期肝癌的 OS 差异并无统计学意义(表3),但仍有部分研究报道,TARE 治疗中期肝癌的 OS 要长于 TACE。

基于现有的研究结果,部分指南已经开始推荐 TARE 作为可供选择的治疗方案,其中 2022 版 BCLC 分期中指出,对于单个最大径小于 8cm 的极早期和早期肝癌可在治疗方案调整后选择 TARE。然而,最新的 EASL 指南提出,由于缺乏高质量随机对照临床试验,不论是中期肝癌与 TACE 治疗对比,还是晚期肝癌与系统治疗对比,未来还需要更多的循证学依据验证 TARE 在肝癌治疗的临床效能和竞争力。

(三) 肝动脉灌注化疗(HAIC)的探索

近年来,HAIC 在晚期肝癌治疗中取得显著成效,无论是单纯 HAIC 还是 HAIC 联合靶向治疗,其临床疗效都显著优于标准治疗方案。考虑到 HAIC 在晚期肝癌中取得的良好疗效,大家把目光投向中期肝癌的治疗与探索中。

2017 年,一项 HAIC 与 TACE 对比治疗早中期肝癌的 Ⅱ期临床研究结果公布,该研究共纳入 79 例肿瘤直径大于 7cm 的不可切除肝癌,其中期患者 53 例(67.1%),结果显示 HAIC 组的 ORR 与疾病控制率(disease control rate,DCR)均高于 TACE 组,中位无进展生存期(progression free survival,PFS)分别为 6.9 个月和 4.2 个月(P=0.008),HAIC 组不良反应明显低于 TACE 组。该研究表明 HAIC 对比 TACE 在 BCLC A/B 期肝癌中具有更好的临床疗效和较轻的不良反应。2021 年,另一项 HAIC 对比 TACE 治疗早中期肝癌的 Ⅲ期临床研究结果公布,该研究共纳入 315 例直径大于 7cm 的不可切除肝癌,研究结果显示 HAIC 组中位 OS 及 PFS 均显著高于 TACE 组(23.1 个月 vs. 16.1 个月,P<0.001;9.6 个月 vs. 5.4 个月,P<0.001),TACE 组的不良反应高于 HAIC 组(P=0.03)。以上研究表明,相对于 TACE 治疗,HAIC 在中期肝癌中可能具有更好的临床疗效和安全性,尤其是对于肿瘤负荷较重的中期肝癌亚群,但仍需全球多中心的随机对照临床试验进一步证实。

四、中期肝癌的联合治疗

(一) TACE 与放射治疗(RT)的联合

2022 版 CSCO 原发性肝癌诊疗指南中明确指出:对于 TACE 术后碘油沉积不佳,肝脏肿块>5cm 的病灶,可以联合局部 RT,以提高局部控制率,延长生存期。RT 与 TACE 在理论上可实现优势互补,TACE 可使肿瘤缩小,减少 RT 靶体积,碘油沉积还有利于 RT 靶区的准确定位;RT 还可以弥补 TACE 栓塞不全及 TACE 后肿瘤血管再生的问题。2015 年,Huo 等对 25 篇文献进行荟萃分析,对比单纯 TACE 与 TACE+RT 的预后,结果显示,无论是近期疗效还是总生存期,联合组均显著优于单纯 TACE 组,两组的中位 OS 分别为 13.5 个月和 22.7 个月(P<0.001)。但进一步分析发现,研究中大部分合并门脉癌栓的晚期肝癌,并且作者并未对中期肝癌进行亚组分析,无法判断对于中期肝癌联合治疗是否一定优于单独 TACE 治疗。

现有临床研究表明,合并门脉癌栓的晚期肝癌 TACE 联

表 3 TACE 与 TARE 治疗肝癌临床对照研究

作者	患者 / 例		中位 OS/ 个月			安全性
	TACE	TARE	TACE	TARE	P	
Carr 等	691	99	8.5	11.5	0.014	NA
Kooby 等	44	27	6	6	0.70	SAE TACE,24%;TARE,18%
Lance 等	35	38	10.3	8	0.33	NA
Salem 等	122	123	17.4	20.5	0.23	疼痛 TACE,38%;TARE,15% 肝损 TACE,29%;TARE,11%
Moreno-Luna 等	55	61	14.4	15	0.47	发热 TACE,21%;TARE,7% 疲乏 TACE,20%;TARE,46%
EI Fouly 等	42	44	18	16.4	NS	疼痛 TACE,83%;TARE,5% 疲乏 TACE,73%;TARE,40%

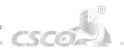

合 RT 临床疗效及预后均优于单一 TACE 治疗，但中期肝癌的联合治疗目前仍缺乏充足的循证学依据，仅在局部病灶控制上优于单一 TACE 治疗，是否能够有效改善预后仍需进一步验证。

（二）TACE 与靶向治疗的联合

自从索拉非尼获批肝癌一线治疗适应证以来，有关 TACE 联合靶向治疗中期肝癌的探索就从未停止。一方面，肝癌主要血供来自肝动脉，TACE 治疗会导致肿瘤内部缺氧，使肿瘤内的血管内皮生长因子（vascular endothelial growth factor，VEGF）水平升高来调控血管形成适应乏氧环境，从而导致肿瘤残留、复发甚至转移，而索拉非尼或仑伐替尼等 VEGF 抑制剂恰好能够有效抑制肿瘤内的 VEGF 产生，从而能够和 TACE 联合起到协同治疗的作用；另一方面，在 TACE 治疗之前使用抑制 VEGF 活性的靶向药可使肿瘤血管正常化，能够增加微血管密度、肿瘤间质压和血管通透性，从而可通过改善血管内药物分布而增强 TACE 的作用。

既往报道过多项 TACE 联合靶向治疗对比单独 TACE 治疗中期肝癌的临床试验，但 5 项随机对照研究（Post-TACE、BRISK-TA、SAPCE、ORIENTAL 和 TACE-2，表 4）均以未达研究终点而失败。之后 Kudo 教授在失败经验基础上，进行新的联合治疗的设计，并对研究终点做了改变，开展了 TACTICS 临床研究［(TACE+索拉非尼) vs. TACE 治疗中期肝癌］，最终研究表明，联合组的中位 PFS 显著优于单独治疗组（22.8 个月 vs. 13.5 个月，$P=0.02$），但是两组之间的中位 OS 差异无统计学意义（36.2 个月 vs. 30.8 个月，$P=0.4$）。虽然作者分析后线治疗可能稀释了联合组的 OS 获益，但不可否认的是，目前 TACE 联合靶向治疗对比单独 TACE 治疗中期肝癌的随机对照研究中，仍无一项研究在最重要的 OS 终点上取得阳性结果，因此大多数指南并未将介入联合靶向治疗作为中期肝癌治疗的更优推荐。

虽然介入与靶向联合治疗中期肝癌仍缺乏高质量循证学依据，但就现有的临床研究数据来看，对于肿瘤负荷较大或对 TACE 治疗效果欠佳的中期肝癌，例如，肿瘤结节呈弥漫型或浸润性生长，或同时累及两个叶及以上，TACE 联合靶向治疗相对单独 TACE 而言可能具有更好的临床疗效，能够有效改善患者的生存获益。

（三）TACE 与免疫治疗的联合

自从免疫检查点抑制剂应用于恶性肿瘤治疗以来，其在肝癌治疗中的探索也从未停止。早在 2017 年和 2018 年，纳武利尤单抗和帕博利珠单抗就分别由美国 FDA 加速审批并获批用于索拉非尼治疗进展后的肝癌二线治疗。但遗憾的是，最终纳武利尤单抗对比索拉非尼一线治疗肝癌和帕博利珠单抗对比安慰剂二线治疗肝癌的 III 期临床试验（CheckMate-459、Keynote-240）均未达到主要研究终点，从而无法进一步加固免疫单药治疗肝癌的地位。而随后再次针对亚洲患者人群进行的帕博利珠单抗对比安慰剂二线治疗肝癌的 III 期临床试验（Keynote-394）宣布达到了 OS 的主要研究终点，从而帕博利珠单抗仍然有条件地被采用作为索拉非尼进展后二线药物。而鉴于之前相关的临床研究，2021 年最新公布的 NCCN 指南中，在某些特定情况下，纳武利尤单抗仍可作为肝癌一线和二线系统治疗有用的方案。

即使免疫单药在肝癌临床试验中受阻，免疫联合治疗的探索却从未停止，并且不仅局限于晚期肝癌，还扩展到了早中期肝癌与 TACE 的联合治疗。研究发现，TACE 治疗可诱导

表 4　TACE 联合靶向药治疗中期肝癌前瞻性随机对照临床研究

	Post-TACE (n=458)		BRISK-TA (n=502)		SPACE (n=307)		ORIENTAL (n=888)		TACE-2 (n=313)		TACTICS (n=156)	
	索拉非尼 (n=229)	安慰剂 (n=227)	布立尼布 (n=249)	安慰剂 (n=253)	索拉非尼 (n=154)	安慰剂 (n=153)	奥兰替尼 (n=444)	安慰剂 (n=444)	索拉非尼 (n=157)	安慰剂 (n=156)	索拉非尼 (n=80)	安慰剂 (n=76)
研究分期	III		II		II		III		III		III	
研究终点	TTP		OS		TTP		OS		PFS		PFS&OS	
mOS/个月	29.7	NR	26.4	26.1	NR	NR	31.1	32.3	21.1	19.7	36.2	30.8
HR(95% CI)	1.06(0.69~1.64)		0.90(0.66~1.23)		0.898(0.606~1.330)		1.090(0.878~1.352)		0.91(0.67~1.24)		0.861(0.607~1.223)	
P 值	0.79		0.528		0.295		0.435		0.57		0.4	
mTTP/个月	5.4	3.7	8.4	4.9	5.6	5.5	ND	ND	10.9	10.7	26.7	16.4
HR(95% CI)	0.87(0.7~1.09)		0.61(0.48~0.77)		0.797(0.588~1.08)		ND		0.88(0.67~1.17)		0.54(0.35~0.83)	
P 值	0.252		<0.01		0.072		ND		0.38		0.005	
mPFS/个月	7.2	5.3	ND	ND	ND	ND	ND	ND	7.9	7.8	25.2	13.5
HR(95% CI)	0.79(0.62~1.00)		ND		ND		ND		0.99(0.77~1.27)		0.59(0.41~0.87)	
P 值	0.049				0.94						0.006	

表5　中期肝癌免疫联合治疗的临床试验

	治疗方案	注册号	名称	状态
1	TACE+Durvalumab+/−Bevacizumab vs. TACE	NCT03778957	EMERALD-1	进行中
2	TACE+Lenvatinib+Pembrolizumab vs. TACE	NCT04246177	LEAP 012	进行中
3	TACE+Nivolumab+/− Lpilimumab vs. TACE	NCT04340193	CheckMate 74W	进行中
4	TACE+Nivolumab vs. TACE	NCT04268888	TACE-3	进行中
5	TACE+Atezo+Beva vs. TACE	NCT04712643	TALENTACE	进行中
6	TACE+ Pembrolizumab	NCT03397654	PETAL	进行中
7	Atezo+Beva vs. TACE	NCT04803994	ABC-HCC	进行中
8	Regorafenib+Nivolumab vs. TACE	NCT04777851	RENOTACE	进行中

肿瘤发生坏死,然后释放抗原至血液循环中,改善全身细胞因子环境,包括调节 I 型辅助性 T 细胞和调节性 T 细胞(Treg)的循环水平,从而改善免疫微环境,增强免疫治疗疗效。为进一步证实,Pinato 等在 2021 年对外科切除术后肝癌病理标本进行免疫标志物检测,检测发现,在 58 例接受过术前 TACE 治疗标本中的 CD4$^+$/FOXP3$^+$ 以及 CD8$^+$/PD-1$^+$ 表达均明显低于未接受过术前治疗的标本,两种标志物都与改善术后 RFS 相关;此外,在亚组分析中,对术前接受过 TACE 治疗仍残留肿瘤细胞的标本分析发现,TACE 可增加肿瘤内的炎症反应,激活肿瘤抗原的表达,从而联合免疫治疗时可增加免疫治疗的疗效。

目前,TACE 联合免疫治疗中期肝癌的临床研究正在开展(见表5),这些研究仍处于临床试验阶段,尚无研究结果公布。

(四) TACE 与靶向及免疫治疗的联合

靶向联合免疫治疗在晚期肝癌的治疗上取得了里程碑式的突破。2020 年,IMbrave-150 研究获得成功,其结果显示阿替利珠单抗联合贝伐珠单抗对比索拉非尼显著延长患者的 OS 和 PFS,从而奠定了"T+A"治疗方案在肝癌系统治疗的一线地位。既往大量介入联合靶向治疗结果以失败告终,那增加免疫治疗的三联疗法疗效如何呢?目前介入、靶向及免疫三种治疗方式的联合治疗中期肝癌的临床探索也在进行中(表5),但是同介入联合免疫治疗一样,目前研究仍在进行中,尚无研究结果公布。

但是借鉴晚期肝癌临床实验的成功,对于介入联合免疫或者介入联合靶向联合免疫治疗中期肝癌的临床试验成功的可能性较大,届时中期肝癌患者 OS 可能会得到显著改善,对于中期肝癌的治疗推荐可能会发生改变。

五、小结与展望

中期肝癌的肿瘤异质性及生存异质性均较大,部分患者预后与早期肝癌相近,部分患者预后与晚期肝癌相近,因此对中期肝癌患者进行分层,有利于进行个体化的管理及差异化的治疗。国外的 Bolondi 分期、BCLC 2022 版以及中国的"six-and-twelve"模型等中期肝癌的亚分层策略,在临床上具有重要的指导意义,能够针对不同类型亚群选用不同的治疗方案:①微超米兰标准之亚群,以根治或转化后根治为目的;②经典 B 期之亚群,以 TACE 降期为目的;③弥漫病变之亚群,以介入联合系统抗肿瘤治疗或单纯系统抗肿瘤治疗延长患者生存为目的,从而从整体上改善中期肝癌的预后。因此,中期肝癌的亚分层在临床上的指导意义会越来越受到关注。

在中期肝癌治疗方案的选择上,虽然大多数指南仍推荐以 TACE 作为标准治疗方案,但是结合临床实际来看,TACE 作为单一标准治疗手段已经无法满足所有中期肝癌患者的临床需求。临床上已经进行了大量其他治疗方式或不同方式之间联合治疗的研究,中期肝癌的治疗策略和手段正在实践中发生显著变化。随着分子靶向和免疫治疗时代的到来,分层治疗及多种方式的联合治疗将是肝癌整体治疗的发展趋势。但是,面对纷繁复杂的治疗手段和崭新治疗方式的不断涌现,如何联合治疗,如何进一步改善肝癌患者的预后,未来将需要更长的时间来探索。

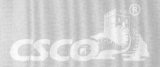

肿瘤病理

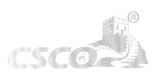

肝细胞肿瘤病理诊断及分子病理学进展

山东大学齐鲁医院

张慧　高鹏

一、肝细胞腺瘤

（一）定义

肝细胞腺瘤（hepatocellular adenoma，HCA）是具有特定的基因型、病理学特征的一组良性异质性肝细胞肿瘤。当肿瘤数目≥10枚时，称为肝细胞腺瘤病。

（二）临床特征

HCA与口服避孕药、肥胖（BMI>25kg/m²）、代谢综合征（青少年起病的成人型糖尿病3型、1a型糖尿病等）、饮酒及雄性激素的使用密切相关。大部分HCA患者无临床症状，部分患者可出现腹部疼痛、腹胀、恶心和腹部包块等表现，血清肝功能检查异常，但AFP水平在正常范围内。HCA出血风险较高，且可能恶变为肝细胞肝癌。射频消融或手术切除指征：男性患者、肿瘤直径>5cm、随访期内肿瘤增大、肿瘤β-catenin突变或细胞结构具有异型性。

（三）大体特征

HCA通常表现为孤立性肿块，呈结节状或分叶状，少数病例可多发。肿块切面灰红色，质软，相对均匀一致，但也常可出现胆汁淤积、淤血、出血、纤维化等改变。病变界限清楚，具有来自邻近正常肝组织压迫的假包膜或少许纤维包膜。

（四）形态学及分子特征

基于基因学研究结果，目前将HCA分为5种分子亚型：炎症型HCA（I-HCA）、HNF1失活型HCA（H-HCA）、β-catenin突变型HCA（B-HCA）、sonic hedgehog型HCA（shHCA）、未分类型（UHCAs）。

1. I-HCA

（1）临床特点：占35%~40%，恶变为肝细胞癌（hepatocellular carcinoma，HCC）的风险低，与肥胖、代谢综合征、饮酒和原发性硬化性胆管炎密切相关。I-HCA患者以女性为主，平均年龄为40岁。患者可出现发热、白细胞增多以及血清淀粉样蛋白（serum amyloid A，SAA）、C反应蛋白（c-reactive protein，CRP）、γ-谷氨酰转移酶和碱性磷酸酶升高。

（2）分子遗传学：IL-6/JAK/STAT信号通路核心基因突变导致STAT3激活，从而使STAT3转录调控的急性期反应蛋白（如SAA和CRP等）表达上调。约60%存在IL6ST编码的gp130突变，约10%存在FRK突变，其他涉及STAT3（约占5%）、GNAS（约占5%）、JAK1（约占5%）等基因。

（3）形态学：大体观，肿瘤界限清楚，可单发或多发。镜下特点，肝血窦显著扩张或充血、炎症细胞浸润、厚壁小动脉是I-HCA特征性改变。肝细胞无异型性，浸润的炎症细胞主要为淋巴细胞和组织细胞。在肿瘤周围可见发育不良的胆管。非肿瘤背景肝组织经常表现出脂肪变性，这可能归因于患者的发病因素（肥胖、代谢综合征、酒精性肝病等）。该亚型需要与局灶性结节性增生（focal nodular hyperplasia，FNH）鉴别诊断。FNH病灶中央是增生纤维组织和畸形血管构成的瘢痕样组织，在纤维组织和肝细胞交界处可见到显著增生的小胆管。免疫组织化学显示，谷氨酰胺合成酶（glutamine synthetase，GS）在FNH呈现特征性地图状分布。

（4）免疫组化：CRP或SAA较周围非肿瘤肝组织弥漫强阳性表达。GS表达阴性或是围绕中央静脉2~3层肝板表达阳性。

2. H-HCA

（1）临床特点：占30%~35%，恶变风险低。纯合性HNF1A缺失或突变患者多为育龄期女性，与口服避孕药相关。HNF1A基因杂合性胚系突变见于青少年起病的成人型糖尿病3型患者。

（2）分子遗传学：体细胞突变型约占90%，胚系细胞突变型约占10%。主要涉及HNF1A和CYP1B1两个基因的改变。①HNF1A基因突变或缺失：最常见。HNF1A基因编码肝细胞核因子1a（HNF1a），是调控肝脏发育的重要转录因子，同时调控肝细胞葡萄糖和脂质代谢。在H-HCA中HNF1A基因突变失活，导致其调控的肝型脂肪酸结合蛋白（liver fatty acid-binding protein，L-FABP）表达降低，从而促进脂肪生成增加。②CYP1B1基因突变：CYP1B1基因属于人类细胞色素P450家族，调控雌激素代谢，催化多种前致癌物羟基化，导致有毒代谢产物的生成。CYP1B1基因胚系细胞突变（E229K、R355fs、P52L及G329S四个位点）可以增加女性的H-HCA发病率。极少数H-HCA患者同时存在HNF1a及CYP1B1基因的突变。

（3）形态学：大体观，H-HCA呈分叶状，病变界限清楚，呈棕褐色，可单发或多发。镜下特点，肝细胞弥漫脂肪变性是

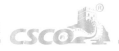

H-HCA 特征性改变。细胞无异型，核小而深染，可见糖原核。肝板排列规则，在非脂肪变区偶见假腺样结构。局灶窦周隙增宽、充血，动脉周围可见细梁状排列的嗜酸性肝细胞。该亚型需要与肝脏局灶性脂肪变性（focal fatty change，FFC）相鉴别。FFC 大体观无明显的结节，镜下可见局灶性肝细胞脂肪变性，细胞无异型性，汇管区正常存在，病变无包膜，与非病变肝组织分界线不规则。

（4）免疫组化：L-FABP 是诊断 H-HCA 最有价值的标志物。L-FABP 在正常肝组织显示细胞质强阳性表达，H-HCA 肿瘤细胞中阴性或呈低表达。β-catenin 呈细胞膜染色。GS 阴性或呈中央静脉周围肝细胞阳性表达。

3. B-HCA

（1）临床特点：B-HCA 占 10%，B-IHCA 占 10%~15%，好发于男性，与雄性激素的使用及代谢性疾病密切相关。该亚型转化为 HCC 的风险高，据报道可达 40%，需要手术切除。

（2）分子遗传学：CTNNB1 突变或缺失的位点不同可导致体细胞 β-catenin 信号通路不同程度的活化：3.1 B^{ex3}-HCA，非 S45：多见于年轻患者或 1a 型糖尿病患者。CTNNB1 3 号外显子（Exon 3）磷酸化基团大范围的缺失或 β-TrCP 结合域（D32-S37；结合基序 ^{32}DSGXXS^{37}）发生点突变，抑制 β-catenin 泛素化及蛋白降解，高水平的 β-catenin 激活，该亚型恶变风险高。3.2 B^{ex3}-HCA，S45：基因突变位于 3 号外显子 T41 和 S45 位点，该位点与 β-catenin 的磷酸化 / 降解密切相关，可导致中 - 低水平的 β-catenin 激活，该亚型恶变风险高。3.3 B^{ex7,8}-HCA，多见于年龄稍长的肥胖人群（BMI > 25kg/m²），基因突变或缺失位于 7（K335）/8（（W383，R386，N387）号外显子（Exon 7/8），可导致低水平的 β-catenin 激活，该亚型恶变风险低。

约 42%B-HCA 伴随着 IL6ST 激活突变，89%JAK/STAT 激活与 CTNNB1 T41 位点突变密切相关，而与 CTNNB1 S45 突变是互斥的。CTNNB1 基因突变与 IL-6/JAK/STAT 信号通路激活同时存在的 HCA 属于 B-IHCA 或混合型 HCA（mix-HCA）。

（3）形态学：肿瘤细胞排列成紊乱的小梁状结构，肝板增厚至 2~3 层肝细胞，局灶排列成假腺样结构。肿瘤细胞具有异型性，细胞核质比例升高，细胞核具有异型性。细胞质内可含有脂褐素和胆汁颗粒。该亚型需要与高分化 HCC 鉴别。高分化 HCC 肿瘤细胞密度增加至周围背景肝细胞的 2 倍及以上，具有明显异型性、核质比升高，肝板厚度 3 层或以上，可见汇管区或纤维包膜侵犯，肝脏背景病变多为肝硬化。

（4）免疫组化：GLUL（谷氨酰胺合酶 GS 编码基因）为 β-catenin 下游靶基因，GLUL mRNA 表达水平与 β-catenin 活化水平正相关。在正常肝脏中，β-catenin 表达于肝细胞膜，GS 仅表达于中央静脉周围的 1~3 层肝细胞。B^{ex3}-HCA，非 S45 示较广泛的肿瘤细胞 β-catenin 细胞核阳性，GS 呈现弥漫一致的细胞质着色（阳性率可达 90%），局灶可见网状纤维缺失；B^{ex3}-HCA S45 示 β-catenin 仅见少数细胞核阳性，且 GS 出现斑驳状阳性（阳性率约 50%）；B^{ex7,8}-HCA 示 β-catenin 细胞膜阳性染色，GS 轻微阳性或仅见于静脉周围细胞阳性。采用"GPC-3、HSP70、GS"标志物组合免疫组化染色，其中任意 2 个标志物较弥漫阳性，对 HCC 的诊断灵敏度和特异度分别达到 72% 和 100%。

4. sonic hedgehog 型 HCA（shHCA）

（1）临床特点：约占 4%，该亚型肿瘤出血风险较高，与肥胖密切相关。

（2）分子遗传学：GLI1 为 sonic hedgehog 信号通路的关键转录因子，由于 INHBE 小范围缺失，GLI1 与其上游 2.1kb 处的 INHBE 5′ 末端融合，导致 GLI1 全部开放阅读框过表达从而激活了 sonic hedgehog 信号通路。继而诱发前列腺素 D2 合酶（prostaglandin D2 synthase，PTGDS）表达增多。

（3）形态学：该亚型没有特征性组织学改变，依靠免疫组化及分子检测明确诊断。

（4）免疫组化：PTGDS 及精氨琥珀酸合成酶（argininosuccinate synthase 1，ASS1）蛋白高表达。

5. 未分类型 HCA　占 5%~10%，不具有以上几种亚型的分子遗传学改变或形态学特征，分类困难，可称为未分类型。

（五）讨论

随着循证医学依据的积累，对 HCA 的认识也越来越完善，但实际诊断工作中仍存在未解决的问题。

1. HCA 不是一种单一的疾病，其共同的形态学特点是在非肝硬化背景中，分化良好的肿瘤。但也有文献报道 I-HCA 可以发生在酒精性肝硬化或代谢综合征肝硬化的背景上。

2. HCA 可进展为肝细胞肝癌，尤其是 B-HCA 及 B-IHCA，其中 3 号外显子及 S45 突变者存在最高的风险。基于这个原因，有学者将伴有细胞结构异型和 / 或网织纤维异常（但不足以诊断肝细胞肝癌）的 B-HCA 诊断为"交界性病变"。另有学者建议无论细胞是否有异型性，都应该将 B-HCA（除 7/8 号外显子突变型）诊断为"非典型肝细胞肿瘤"或"恶性潜能未定的高分化肝细胞肿瘤"。

3. 第 5 版 WHO 消化系统肿瘤分类提出 ASS1 过表达型 HCA，该亚型肿瘤细胞几乎全部过表达 ASS1 或精氨琥珀酸裂解酶，其诊断依靠免疫组化，不受形态学限制。即使是小结节，该亚型的肿瘤破裂出血风险也较高。但最新的研究发现，shHCA 亚型中均有 ASS1 阳性表达。所以，应谨慎依据 ASS1 IHC 表达情况作为 HCA 出血风险的评估和亚型分型的常规标记。

4. 黏液样 HCA　在组织学上非常独特，但也非常罕见，其特征是肿瘤中可见大量的黏液样物质。存在于肝血窦之间的黏液样物质并不是腺瘤的真正黏液，而是更类似于基质黏液。黏液样 HCA 可以存在 HNF1a 杂合性突变，然而，它们独特的形态和较高的癌变风险表明，分类为 H-HCA 可能不是最佳方法，已有学者将其归为一种独立的亚型。

二、肝细胞癌

（一）定义

肝细胞癌（hepatocellular carcinoma，HCC）是由肝细胞分化的恶性上皮性肿瘤。

（二）临床特征

HCC 多呈阶段性发展的过程，非典型的异型增生病变到肝硬化至分化良好的肝细胞进展为低分化和去分化的肿瘤。HCC 多发生在慢性肝病的基础上，主要是乙型和丙型肝炎病毒(HBV 和 HCV)感染的肝炎、酒精性肝病或遗传性疾病,如遗传性血色病、α₁- 抗胰蛋白酶缺乏症、遗传性酪氨酸血症等可导致肝硬化的疾病。15%~20% 的 HCC 病例发生在非纤维化的肝脏。肥胖相关的肝病日益成为 HCC 发生的危险因素。

(三)大体特征

HCC 通常表现为结节状。单结节型周围可见不同数量的微卫星小结节(<2cm),该型的发生来源倾向于单个原发肿瘤灶肝内转移所形成。多结节型是不同数量的彼此独立的结节,该型的发生来源倾向于多个独立肿瘤灶同步发生、发展。弥漫型为弥漫多发的小结节,甚至弥漫整个肝脏。

肿物切面呈灰黄、灰绿色,质软,常可出现胆汁淤积、出血、坏死、纤维化等改变。病变界限相对清楚,可形成纤维性包膜或是炎性细胞包裹的假包膜。

(四)形态学及分子特征

1. 癌前病变

(1)异型增生:异型增生病灶(dysplastic focus,DF)由于病变范围小(<1mm)通常是显微镜下发现的,多为类圆形,非侵袭性生长。DF 分为小细胞变(small cell change of hepatocytes,SCC)和大细胞变(large cell change of hepatocytes,LCC)。SCC 在低倍镜下细胞核密度增加,高倍镜下肝细胞体积较小,细胞核/质比增加,细胞质嗜碱性,细胞核轻度异型,染色质深染。分子研究证明 SCC 的 DNA 结构改变及基因突变类似于发生在同一肝脏中的肝细胞癌,生物学上属于癌前病变。LCC 是细胞核和细胞体积同时增加,核质比正常,细胞质嗜酸性,核染色质深,细胞核呈多形性或多核。LCC 发生在慢性肝病的基础上,多为反应性改变;然而,慢性乙型肝炎引起的 LCC 多为癌前病变。在患有原发性血色素沉着症的肝脏中,异型增生病灶对含铁血黄素的积累具有抗性(无铁病灶)。

(2)异型增生结节:异型增生结节(dysplastic nodules,DNs)范围为 10~20mm,通常发生在肝硬化背景中,分为低级别(low-grade DNs)和高级别(high-grade DNs)异型增生结节。低级别 DNs 异型性较小,细胞核/质比正常或轻微升高,罕见核分裂象,排列为 1~2 个细胞宽的肝板。门静脉束和网状纤维仍然存在。病灶边缘不清楚,不侵犯邻近的肝组织。高级别 DNs 显示细胞密度增加(周围肝细胞密度的 2 倍),肝细胞板厚度增加(最多 3 个细胞厚度),细胞核/质比升高,细胞核深染、边界不规则,细胞质嗜碱或是透明变,偶有假腺体形成及胆汁淤积,可见未配对的动脉。高级别 DNs 中可见汇管区,但数量少,其血供是未配对的动脉,这类动脉是新生成的血管并独立于门静脉系统。与典型 HCC 中的未配对动脉相比,DNs 的动脉较小,肌壁薄。DNs 周围可见小胆管反应性增生,但在 HCC 周围的胆管数量减少。在 DNs 中可以见到脂肪、含铁血黄素或铜沉积。

(3)肝细胞腺瘤:肝细胞腺瘤恶变为肝细胞癌比较少见。肿瘤直径>5cm、男性患者、B-HCA 亚型及具有与 HCC 交界性病变的肿瘤,具有以上一个高危因素的有较高的恶变风险。B-HCA 或是具有与 HCC 交界性病变的肿瘤,组织学显示肿瘤细胞及排列结构具有异型性,肝板厚度增加,局灶排列成假腺样结构。细胞核质比升高,无汇管区或纤维包膜侵犯。该类病例需要精确评估 β-catenin 和 GS 的免疫组化染色。当免疫组化结果不易判读时,基因学检测 CTNNB1 突变、TERT 启

动子突变及染色体获得(1、7 和 8 号)有助于诊断。

2. 肝细胞癌

HCC 典型的组织学特征是:具有肝细胞分化的肿瘤(肝板厚度>3 个细胞),肿瘤细胞呈小细胞异型性、有丝分裂活性增高。肿瘤细胞内可以存在 Mallory-Denk 小体和苍白体。肿瘤细胞排列成细梁或粗梁状、假腺体型或密集的实性结构。库普弗细胞消失和网状纤维网缺失。肝硬化背景中,HCC 常见肿瘤包膜。肝细胞癌的形态学异质性高,甚至在同一病例中可以观察到不同的瘤内分化和生长模式。分化良好的病灶可以部分进展为低分化或去分化成分,因此可见"结节内结节"组织学模式。

在 HCC 中,血管结构对肿瘤生长起着非常重要的作用。早期的 HCC 新生血管少,肿瘤内存在门静脉束,因此也接受来自门静脉的血液。进展期 HCC 具有 SMA 和 CD34 阳性的未配对/非三联小动脉及显著增生的微血管。

3. 肝细胞癌分型

(1)脂肪变肝炎型:最常见的亚型(5%~20%),其分子特征是 IL-6/JAK/STAT 激活,CTNNB1、TERT 和 TP53 突变频率较低。该亚型组织学图像类似于脂肪变肝炎,肿瘤细胞呈大泡性脂肪变性、气球样变性,细胞质内可见 Mallory-Denk 小体,细胞核偏位。肿瘤细胞周围可见炎症细胞浸润及纤维组织增生。炎症细胞通常为中性粒细胞、浆细胞和淋巴细胞。背景病变多为非酒精性脂肪肝病或代谢综合征,少数可见 HCV 相关的肝硬化或无任何基础性肝病。

(2)透明细胞型:该亚型好发于男性患者,无特殊的分子学改变。组织学特征是肿瘤细胞质透明,细胞核位于中央,细胞呈细梁状或片状结构排列。肿瘤细胞质透明是因为富含糖原,而非脂肪囊泡。第 5 版 WHO 消化系统肿瘤(2019 年)指出透明细胞占比>80%。该亚型的背景病变为肝炎或肝硬化,预后优于经典型 HCC。

(3)粗梁型:该亚型无特殊的分子学改变。组织学表现为>50% 的肿瘤呈粗梁状结构,第 5 版 WHO 消化系统肿瘤将小梁的厚度规定为超过 10 个细胞。肿瘤边界不规则,细胞分化低,具有较强的侵袭性、常见血管侵犯。CK19 标记物通常阳性表达。患者伴有 HBV 感染且血清甲胎蛋白(AFP)水平高,预后较差。

(4)硬化型:该亚型的分子特征是 TSC1/TSC2 突变和 TGF-β 信号通路激活。形态学显示弥漫性纤维化,纤维间质至少占肿瘤成分 50%。肿瘤细胞较小,于纤维组织内呈细梁状排列。在免疫组织化学中,常表达肝干/祖细胞的细胞干性相关标志物,如 CK19、CK7 和上皮细胞黏附分子(EpCAM)。He Par-1 通常为阴性表达,Arg-1 和 GPC-3 阳性表达。Kojiro 报道 84% 的病例中呈现 CD8⁺ 优势淋巴细胞浸润。大多数肿瘤直接位于包膜下,并且可能会出现带蒂的大体特征。通常无肝硬化背景,门静脉侵犯较常见。

(5)嫌色型:该亚型的分子特征是端粒延长。形态学的特征是细胞质几乎透明,在温和均一的细胞核背景上出现突然的异型核。

(6)纤维板层型:该亚型的分子特征是 DNAJB1-PRKACA 基因融合。大体上显示丰富的纤维间隔,可以伴有中央钙化的区域,较类似于局灶性结节性增生。组织学上,肿瘤细胞体积较大,泡状核、核仁明显,细胞质嗜酸、内含毛玻璃样苍白体

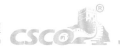

和粉红色小体。瘤内常见胆汁淤积,细胞可成假腺样结构并且腔内常有黏蛋白。肿瘤细胞以小梁的形式穿插在胶原纤维内生长。胶原纤维通常平行和层状排列。Kim 报道,纤维板层型 HCC 中的纤维基质由致密的层状胶原组成,而在硬化型 HCC 中,纤维基质由恶性肿瘤相关的成纤维细胞和巨噬细胞组成。免疫组化具有特征性,肿瘤细胞表达 CD68,通常弥漫表达 CK7 和局灶表达 CK19。该亚型见于无基础性肝脏疾病或其他已知诱发因素的年轻患者,诊断年龄平均为 25 岁,预后优于经典 HCC。

(7)富含中性粒细胞亚型:肿瘤细胞产生的 G-CSF 是关键的分子特征。组织学特征是富弥漫性中性粒细胞浸润,可以看到肉瘤样癌的区域。临床表现为白细胞计数、C 反应蛋白和 IL-6 升高。

(8)富含淋巴细胞亚型:富含淋巴间质的 HCC 也被称为淋巴上皮瘤样 HCC 或 HCC 富含淋巴细胞的基质。该亚型的分子特征尚未完全阐明,无 EB 病毒感染,但通常会表达程序性死亡配体 1(PD-L1)。组织学特征是肿瘤由大量炎症细胞浸润组成,炎症细胞的数量大于肿瘤细胞。大部分的炎症细胞是淋巴细胞及巨噬细胞,还可以发现浆细胞和中性粒细胞。

淋巴细胞的免疫组织化学亚型显示 CD3+ T 细胞多于 CD20+ B 细胞。T 细胞大多属于 CD4+ 亚型。该亚型免疫治疗的效果比较好。

(五)讨论

Lee 等研究发现 25% 的透明细胞型 HCC 中存在 *IDH1* 突变。多数透明细胞型无特殊的分子特征。*IDH1* 突变的患者较 IDH1 野生型透明细胞 HCC 患者预后差。在无基础性肝脏病变背景中发现透明细胞癌,需明确是肝脏原发还是透明细胞性肾癌或卵巢透明细胞癌转移,免疫组化标志物可以辅助鉴别诊断,值得注意的是部分卵巢透明细胞癌肿瘤会表达 HerPar-1。

2019 版 WHO 消化系统肿瘤分类未提及肉瘤样型。诊断工作中,在分化差的肝脏原发性肿瘤常见肿瘤细胞呈梭形,编织状排列,很难与平滑肌肉瘤和纤维肉瘤区分。该肿瘤细胞是 HCC 化生或肉瘤样变,不同于癌肉瘤中真性的间叶成分。充分取材后会发现经典型 HCC。

目前,大部分病理学家认为 HCC 在治疗(化疗、经动脉栓塞化疗、射频消融)后出现弥漫纤维化不应归类为硬化亚型。

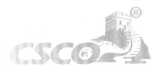

圆形细胞软组织肿瘤病理新进展

中山大学附属第一医院
韩安家

近年来,随着分子病理学特别是二代测序和高通量测序等技术的迅猛发展,很多新的软组织肿瘤病理新类型或亚型被报道,如 2020 年第 5 版 WHO 软组织和骨肿瘤病理分类中增加了一些以融合基因命名的软组织肿瘤,如 *EWSR1-SMAD3* 融合的成纤维细胞肿瘤、*NTRK* 重排的梭形细胞肿瘤等,且部分肿瘤的分类随着特征性基因改变进行了相应调整。软组织肿瘤细胞的形态大多数为梭形细胞,少数肿瘤主要以上皮样细胞、圆形细胞为主。本文重点介绍圆形细胞软组织肿瘤的病理新进展,以便临床工作中能熟悉这些肿瘤,作出正确的病理诊断和鉴别诊断,并指导临床进行精准的治疗,提高患者的预后。

一、尤因肉瘤（Ewing sarcoma）

尤因肉瘤是一种发生于软组织和骨的小圆细胞恶性肿瘤。

【临床病理联系】多发生在青少年,约 80% 的患者在 20 岁以下,男性多于女性,好发于长骨骨干或近干骺端骨干,亦可发生于骨盆、肋骨、椎骨、肩胛骨等。肿瘤多从骨干部的骨髓腔发生,破坏骨松质,浸润骨皮质,故早期影像学检查便可见骨髓腔增大及皮质骨增厚,此后可引起骨膜反应性骨质增生,在影像学平片上可见较特征的"洋葱皮状结构"。约 12% 的尤因肉瘤发生在骨外其他部位,且年龄多>30 岁。尤因肉瘤生长迅速,疼痛是最常见及最早的症状,随肿瘤的增大和扩散而加重。早期便可穿破骨皮质,血行转移至肺、胸膜。肿瘤对放化疗敏感,65%~70% 病变局限的尤因肉瘤可治愈。但出现转移或早期复发的肿瘤预后差,5 年生存率<30%。

【病理变化】肉眼:肿瘤切面灰白色,质软,鱼肉样,常见出血坏死。镜下见瘤细胞小圆形或短梭形,形态一致,胞质稀少淡染,胞界不清。核染色质呈粉尘状,核仁不明显,核分裂象多见,常见大片坏死。肿瘤间质少。部分瘤细胞排列成 Homer-Wright 菊形团或围绕浆液小腔呈假菊形团样结构。少数非典型尤因肉瘤(atypical Ewing sarcomma),瘤细胞体积大,核仁明显。免疫组化瘤细胞表达 CD99、高分子量 CK、NKX2.2、FLI-1、ERG 和一些神经内分泌标记抗体如 Syn、S-100。FISH 检测呈 *EWSR1* 断裂基因阳性。

【分子机制】所有尤因肉瘤均有 *FET-ETS* 基因融合,此外还有 *STAG2*、*CDKN2A* 和 *TP53* 突变。*FET-ETS* 融合基因编码嵌合性转录因子进而激活或抑制上千种基因,这些异常的转录因子促进尤因肉瘤的发生。80% 尤因肉瘤存在 t(11；22)(q24；q12)。染色体 22q12 的 *EWS* 基因 5′ 端与 11q24 的 *FLI1* 基因 3′ 端融合。FLI1 基因是转录因子 ETS 家族成员之一。50% 以上的病例存在染色体的畸变,主要为 1 号染色体长臂(1q)、8 号和 12 号染色体增加(gain)。此外,约 10%~15% 的病例有 t(21；22)(q22；q12) 易位,*EWS* 基因易位到 *ERG* 基因,该基因位于 21q22。

二、EWSR1- 非 ETS 融合的圆形细胞肉瘤（round cell sarcoma with EWSR1-non-ETS fusions）

EWSR1- 非 ETS 融合的圆形细胞肉瘤是一类 *EWSR1* 与非 *ETS* 融合的圆形和梭形细胞肉瘤,常伴有 *EWSR1* 或 *FUS* 与非 *ETS* 家族伙伴基因融合。主要包括 *EWSR1-NFATC2* 融合肉瘤、*FUS-NFATC2* 融合肉瘤和 *EWSR1-PATZ1* 融合肉瘤。

1. *EWSR1-NFATC2* 融合肉瘤和 *FUS-NFATC2* 融合肉瘤

【临床病理联系】男女比为 5：1。常见于儿童和成年人,年龄范围 12~67 岁,平均 32.3 岁。*EWSR1-NFATC2* 融合肉瘤累及骨和软组织的比例约 4：1,常见于长骨特别是股骨、肱骨、桡骨、胫骨的干骺端和骨干。位于软组织的肿瘤主要累及四肢、头颈部和胸壁。患者常表现为局部疼痛、骨质破坏和软组织肿块。少数患者呈缓慢生长的肿块,病程可数年。而 *FUS-NFATC2* 融合肉瘤仅累及长骨。临床表现为软组织肿块,伴或不伴疼痛,少数患者以远处或局部区域转移瘤引起相应症状。*EWSR1-NFATC2* 融合肉瘤患者肿瘤切除后可出现复发／转移,多转移至肺、皮下和骨等,个别患者因肿瘤死亡。*FUS-NFATC2* 融合肉瘤预后数据有限,个别患者预后较差,而其他切除后无病存活。

【病理变化】肉眼:肿瘤呈实性,最大直径 4~18cm,切面灰黄色、质韧,鱼肉样。瘤组织边界欠清,侵袭性生长。少数肿瘤境界清楚。镜下:肿瘤主要由小或中等大圆形或梭形瘤细胞构成,胞质嗜酸或透亮,呈条索状、小巢状、梁索状、假腺样结构,周围是纤维玻璃样变或黏液玻璃样变的间质。偶见

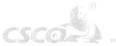

瘤组织为实性,间质少。瘤细胞形态不一,一致的小圆形瘤细胞到明显多形性核,核膜光滑或不规则,染色质致密或空泡状,核仁小或明显都可出现,核分裂和坏死多少不等。免疫组化:50% 病例瘤细胞弥漫表达 CD99,也可表达 PAX7 和 NKX2.2。CK 和 CD138 灶性点状阳性。最近报道该肿瘤也可表达 NKX3.1 和 AGGRECAN。鉴别诊断:主要与肌上皮瘤、浆细胞瘤和淋巴瘤等。近期有报道 EWSR1-NFATC2 融合可见于单纯性骨囊肿和血管畸形 / 血管瘤。

【分子机制】EWSR1(22q12.2) 与 NFATC2(20q13.2) 基因融合导致 NFATC2 转录因子激活,该蛋白氨基末端调控区丢失,从而导致嵌合性转录因子在细胞核重定位。基因表达谱和甲基化谱分析显示 EWSR1-NFATC2 融合肉瘤、FUS-NFATC2 融合肉瘤与尤因肉瘤、EWSR1-PATZ1、CIC 融合、BCOR 重排的肉瘤不同。而 FUS-NFATC2 融合基因并无基因扩增。FUS-NFATC2 融合肉瘤的转录水平与 EWSR1-NFATC2 融合不同。

2. EWSR1-PATZ1 肉瘤

【临床病理联系】发病年龄 1~81 岁,平均 42 岁。男女比例无差异。发生于深部软组织,主要位于胸壁和腹部,其次四肢、头颈部和中枢神经系统也有报道。预后较差,多发生转移或死亡。

【病理变化】肉眼:肿瘤直径 3.5~>10cm,呈囊实性。镜下:不同肿瘤组织学形态差异较大,肿瘤细胞呈小圆形和 / 或梭形,间质纤维化。核分裂和坏死可明显或不明显。免疫组化:瘤细胞对肌源性标记(desmin、myogenin、MyoD1)和神经源性标记(S-100、SOX10、MITF、GFAP)呈不同程度共表达,部分病例 CD34(+),CD99(−)。

【分子机制】PATZ1 编码具有 Cys2-His2 架构的锌指蛋白,具有抑癌基因功能参与转录调控。PATZ1 位于 22 号染色体距离 EWSR1 基因约 2Mb 距离。EWSR1-PATZ1 融合是由于染色体内部亚微观的反转倒置而形成。位于 EWSR1 外显子 8 或 9 和 PATZ1 外显子 1 的框内融合导致转录抑制子区和 PATZ1 氨基端的 AT 环的移除,从而 PATZ1 从转录抑制因子变为转录激活子。有研究显示,EWSR1-PATZ1 融合肉瘤可出现 CDKN2A/CDKN2B 的丢失和 MDM2 扩增,提示存在其他基因参与肿瘤的发生发展且与肿瘤的预后相关。近期报道 EWSR1-PATZ1 融合可见于甲状腺样滤泡性肾细胞癌。

三、CIC 重排的圆形细胞肉瘤(CIC-rearranged sarcoma)

CIC 重排的圆形细胞肉瘤是具有 CIC 相关基因融合的高级别圆形细胞未分化肉瘤。

【临床病理联系】患者年龄跨度大,可从儿童到老年人,以 25~35 岁的年轻人最常见,<25% 的病例发生于婴儿,男性略多见。肿瘤常位于四肢和躯干深部软组织,头颈部、腹膜后和盆腔等少见。约 10% 病例位于脏器,包括肾、胃肠道和脑。原发于骨的肿瘤罕见,不足 5%。临床上多表现为局部疼痛或无症状的肿块,16%~50% 的患者表现为转移瘤引起的症状。大多数肿瘤侵袭性强,常有肺等远处转移,预后较尤因肉瘤差,5 年生存率为 17%~43%。

【病理变化】肉眼:肿瘤一般体积大,境界清楚,白色或褐色,质软,切面常见出血、坏死。镜下:肿瘤由未分化的圆形细胞构成,弥漫分布或被纤维间质分隔成结节状。瘤细胞形态相对一致,但具有轻度的核多形性,染色质细,核仁明显,胞质略嗜酸或透亮。部分区域瘤细胞呈梭形或上皮样。常见核分裂和坏死。约 1/3 病例局部间质呈黏液样变,瘤细胞呈网状或假腺样排列。免疫组化:瘤细胞通常呈 CD99 斑驳阳性、ETV4 和 WT1 常阳性,而 NKX2.2 阴性。CK、S-100 和肌源性标记罕见阳性。Calretinin 和 ERG 可阳性。CIC-NUTM1 融合肉瘤表达 NUT 蛋白。

【分子机制】缺乏 EWSR1 重排的小圆细胞肉瘤中约 70% 为 CIC 重排。其中,95% 的 CIC 重排圆形细胞肉瘤为 CIC-DUX4 融合,其次为 CIC-FOXO4、CIC-LEUTX、CIC-NUTM1、CIC-NUTM2A 融合等。CIC 基因编码高迁移率组(high-mobility group,HMG)盒转录抑制因子。大多数 CIC 的断裂点位于 20 号外显子。DUX4 基因编码双同源盒转录因子,位于 4 号(4q35)和 10 号(10q26.3)染色体亚端粒区 D4Z4 巨卫星重复片段。DUX4 正常情况下表达于生殖细胞,但在分化的体细胞表型沉默。CIC-DUX4 嵌合蛋白保留 HMG 盒,但 DUX4 氨基端大部分缺失。少数 CIC-DUX4 融合圆形细胞肉瘤在断裂点右侧出现终止密码子,因此嵌合蛋白缺乏 DUX4 序列,提示截短的 CIC 蛋白也可启动肿瘤发生。CIC-DUX4 融合明显增强 CIC 的转录活性,上调靶基因包括 CCND2、MUC5AC 和 PEA3 家族基因(如 ETV1、ETV4 和 ETV5)。另外,嵌合型 8 三体(trisomy 8)和 MYC 扩增也是 CIC 重排肉瘤常见的基因异常。CIC-LEUTX 融合肿瘤出现一致的 CIC 突变。基因表达谱分析显示 CIC 肉瘤与尤因肉瘤不同。最近研究发现 CIC-DUX4 融合肉瘤具有特征性 HMGA2/IGF2BP/IGF2/IGF1R/AKT/mTOR 信号轴,通过肿瘤类器官模型及细胞株研究发现联合采用 trabectedin 和 PI3K/mTOR 抑制剂 NVP-BEZ235(dactolisib)可明显抑制肿瘤的生长和远处转移。

四、伴 BCOR 基因异常的肉瘤(sarcoma with BCOR genetic alterations)

伴 BCOR 基因异常的肉瘤是一组伴有 BCOR 基因异常且主要由原始圆形瘤细胞构成的较少见肉瘤。这组肿瘤的不同类型在临床特征、肿瘤组织形态、免疫表型和基因表达等各具特征,但也存在一定的重叠。第 1 组以 BCOR 相关的基因融合为特征,常见融合基因 BCOR-CCNB3 融合的肉瘤。第 2 组以 BCOR 内含子串联重复序列(BCOR-ITD)为特征,包括婴儿未分化圆形细胞肉瘤和婴儿原始黏液样间叶性肿瘤。该肿瘤罕见,约占非 EWSR1、非 FUS 重排的尤因肉瘤样的 5%。

【临床病理联系】BCOR-CCNB3 融合肉瘤发生于骨组织较软组织略多见(1.5∶1),主要累及盆腔、下肢和脊柱旁等部位,偶可累及头颈部、肺和肾。儿童多见,超过 90% 的肿瘤患者年龄 <20 岁,男∶女为 4.5∶1。具有 BCOR-ITD 融合的肉瘤和婴儿原始黏液样间叶性肿瘤主要位于躯干、腹膜后和头颈部深部软组织,而四肢末端罕见。主要发生于新生儿至 1

岁以内婴儿。疼痛和肿胀是最常见的症状。*BCOR-CCNB3* 融合肉瘤的患者 5 年生存率与尤因肉瘤类似(72%~80%),部分患者可发生远处转移如肺、骨、软组织和实质脏器。其他 *BCOR* 家族肿瘤的预后目前尚不明确。

【病理变化】肉眼:肿瘤体积常较大,最大直径 5~10cm,棕褐色、质软、鱼肉样,切面可见坏死。位于骨的肿瘤可见破坏骨皮质并侵犯周围软组织。镜下:*BCOR-CCNB3* 融合肉瘤主要由一致的原始小圆形或卵圆形细胞构成,呈实性片块状或模糊的巢团状排列,周围为丰富的毛细血管网。稀疏的短梭形瘤细胞位于黏液基质中或由胖梭形瘤细胞呈短束状排列构成实性区域,似低分化的滑膜肉瘤。瘤细胞染色质细,核仁不明显,核分裂多少不等。复发或转移性肿瘤偶见瘤细胞核多形性和骨样基质。免疫组化瘤细胞可表达 CCNB3(Cyclin B3),而其他 *BCOR* 基因异常的肿瘤未见该蛋白表达。具有 *BCOR-ITD* 融合肉瘤的肿瘤细胞密度分布不均,可从原始瘤细胞密集排列呈实性片块状到散在分布的梭形瘤细胞位于黏液基质中,伴纤细的血管和胶原化。免疫组化:BCOR 弥漫(+),多数瘤细胞呈 SATB2、TLE1 和 Cyclin D1(+)。50% 的病例 CD99(+),但需要注意的是 BCOR 也可表达于滑膜肉

瘤、*YWHAE-NUTM2B* 融合的圆形细胞肉瘤和肾脏透明细胞肉瘤。临床病理工作中需要与这些肿瘤进行鉴别诊断。最近有报道 *YWHAE* 重排肉瘤和 *BCOR* 基因改变的未分化肉瘤多表达 NTRK3,提示这类未分化肉瘤可采用靶向药物进行治疗。

【分子机制】与肾脏透明细胞肉瘤、高级别子宫内膜间质肉瘤类似,婴儿未分化圆形细胞肉瘤特征性出现 *BCOR-ITD* 融合、少数呈 *YWHAE-NUTM2B* 融合,这两种基因表型均导致 *BCOR* 癌基因性上调。BCOR 家族的肿瘤具有相似的基因表达标签,即 HOX 家族基因的过表达。BCOR 遗传性异常导致的分子结局目前尚不清楚。BCOR 既是 BCL6 的相互作用因子,也是 BCL6 表达的抑制因子,而后者属于非经典多梳抑制复合体 1.1(polycomb repressive complex,PRC1.1)的成分。具有 *BCOR* 基因改变的高级别神经上皮肿瘤,*BCOR-ITD* 激活 Sonic Hedgehog 通路和 WNT/beta-catenin 信号通路。而 *BCOR* 相关基因融合肉瘤多数是 *BCOR-CCNB3* 融合,少数 *BCOR-MAML3*、*BCOR-ZC3H7B* 基因融合等,CCNB3 正常情况下表达于睾丸组织,而在异位模型中该蛋白表达可显著促进细胞的增殖。

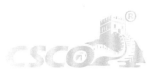

人工智能技术在肺癌免疫治疗相关病理指标中的应用

北京大学肿瘤医院

吴江华　林冬梅

基于免疫检查点的免疫治疗在非小细胞肺癌中(non-small cell lung cancer, NSCLC)逐渐开展了临床应用,通过生物标志物以筛选临床治疗获益人群至关重要。程序性细胞死亡配体1(programmed cell death-ligand 1, PD-L1)的表达水平作为肺癌免疫治疗主要生物标志物,已在病理科中常规开展检测。肿瘤浸润淋巴细胞(tumor infiltrating lymphocytes, TILs)等免疫微环境信息以及肿瘤突变负荷(tumor mutation burden, TMB)等分子特征,也是预测免疫治疗效果和预后的重要参数。然而,对这些肺癌免疫治疗生物标志物的精确评估一直是临床病理实践的难点,也是制约精准免疫治疗的重要因素。随着人工智能(artificial intelligence, AI)技术在医学领域的应用、病理切片数字化技术的出现以及多组学生物信息学技术的进步,为开发AI辅助诊断工具用于分析免疫治疗分子病理指标提供了契机。本文阐述近年来AI在肺癌免疫治疗主要分子病理指标PD-L1、TILs和TMB的应用研究进展以及目前AI在综合图像-分子等多方面信息的多模态(multi-modal)技术的探索,为肺癌免疫治疗所需的精准病理诊断的发展模式提供参考。

一、AI在肺癌免疫治疗相关病理指标中的应用

以机器学习(machine Learning, ML)为代表的AI技术,使用计算机工具及数学模型解决各类学习任务,在近些年得到快速发展,并逐渐应用于医疗领域。深度学习(deep learning, DL)是机器学习的一个重要的分支,从起源于20世纪80年代的人工神经网络发展而来,尤其是卷积神经网络(convolutional neural network, CNN),可以自动化学习特征并对结果进行分类,在图像分析处理中表现出巨大潜力。在组织病理学中,全切片图像数字化(whole slide image, WSI)技术的出现和应用促进了数字病理学(digital pathology, DP),通过提供包含肿瘤像素化信息的高分辨率数字化图像,为肿瘤组织病理学中AI的应用发展奠定了基础。随着肿瘤个体化治疗的发展以及对病理精确诊断要求的提高,计算机辅助诊断(computer-assisted diagnosis, CAD)对肿瘤组织免疫标志物进行了应用研究的探索,显示AI在免疫治疗标志物评估中具有初步良好的辅助诊断作用。

(一)PD-L1

常规诊断模式下,PD-L1的免疫组织化学(immunohistochemistry, IHC)染色切片通过病理医生在光学显微镜下观察评估,依赖于病理医生的诊断经验。由于PD-L1可在肿瘤细胞及多种免疫细胞中同时表达,阳性表达模式复杂,因此对PD-L1染色结果的人工判读具有挑战性。多个实践研究表明,不同诊断医生对PD-L1评分判读的一致性及可重复性不足。人工估算的方式无法获取精确的PD-L1评分数值,只能根据阈值提供半定量的判读结果,在治疗过程中可存在患者疗效的异质性差异。这些问题对当前肺癌免疫治疗的精准实施带来了新的难题。

多项研究尝试使用数字病理切片和AI算法相结合的方式以获取肿瘤组织PD-L1评分。Koelzer等在皮肤黑色素瘤PD-L1染色数字图像中使用随机森林树监督学习的方法,定量分析肿瘤细胞的PD-L1表达水平,其结果与病理医生在显微镜下的PD-L1评分具有高度的一致性(R=0.97),同时该研究显示数字图像分析能够显著提高人工判读的可重复性。Kim等使用IHC图像算法对39例胃癌患者的PD-L1表达水平进行量化,33例(84.6%)的评分结果与病理医生一致,且数字图像分析在预测患者对免疫治疗的反应方面效果良好。在肺癌中,Kapil等使用生成对抗网络半监督的方法在晚期270例NSCLC针吸活检样本中进行自动化PD-L1的表达评分,通过整合人工标注以及多个病理专家测评结果构建定量评估的TPS评分模型,该模型与人工评分具有良好的相关性。Taylor等使用带反馈回路的监督学习在230例NSCLC中构建了肿瘤细胞和免疫细胞评分的模型,该模型在肿瘤细胞/免疫细胞评分与病理专家的一致性良好(Lin's CCC:0.70~0.80)。通过基于U-ResNet结构的CNN模型进行NSCLC肿瘤细胞的分割,建立良好的肺癌细胞自动识别模型并进行膜阳性评估计算,从而输出具体PD-L1评分数值。该研究结果在PD-L1抗体22c3和SP263测试集中,AI系统的肿瘤细胞阳性比例评分(TPS)结果与病理专家之间高度一致(22c3:R=0.942 9~0.945 8;SP263:R=0.978 7),显示其精确的诊断性能。

在本研究的AI辅助诊断测试的模拟研究显示,AI系统辅

助下的病理医生之间的组内一致性和诊断效率显著提高,AI图像分析系统能够通过突出显示肿瘤细胞PD-L1阳性和阴性的图像以帮助病理医生快速进行诊断复核,降低诊断医生的工作负荷,并为病理医生提供第二诊断意见,提高诊断可重复性。Wang等在乳腺癌中使用AI实时辅助PD-L1评分工具,同样显示AI系统可以帮助各级病理医生提高乳腺癌PD-L1评分的准确性和一致性。与人工半定量估算相比,数字病理图像及AI辅助诊断工具可以精确地获取PD-L1染色评分具体数值,并提高诊断的可重复性和效率,这或许是克服临床实践对PD-L1判读困难的有效方法。在不久的将来,针对PD-L1染色图像的AI判读辅助诊断工具可能会广泛应用于临床病理实践。

（二）TILs

肿瘤免疫微环境中TILs特征是影响免疫治疗效果和预后的重要因素。国际免疫肿瘤学生物标志物工作组提出了人工评估实体肿瘤TILs的半定量方法,但临床实践中由于诊断的可重复性不足,仍有待建立适用于临床检测的肺癌TILs评估标准。有研究在乳腺癌中通过机器学习的方法构建用于TILs的评估模型,并取得了较好的效果,和病理专家一致性良好。Saltz等利用CNN模型,根据"癌症基因组图谱"中13种肿瘤类型的苏木精-伊红(HE)染色图像绘制TILs,并揭示TILs模式中的局部空间结构以及与总体生存率的相关性。Park等开发了一种针对TILs数字切片的AI分析模型,借助计算机图像技术对肿瘤免疫微环境进行免疫分型,包括炎症型、免疫排斥型和免疫沙漠型,并将模型与NSCLC患者的预后和对免疫治疗反应相关联,结果显示通过AI工具分析的炎症型患者对免疫治疗的反应最好、生存期更长,AI模型所筛选的肿瘤免疫表型有望成为晚期NSCLC患者对免疫治疗反应的预测标志物。

肿瘤免疫治疗需要了解肿瘤微环境中TILs的免疫状态,其中分析评估免疫细胞的类型和空间分布是肿瘤免疫治疗或预后预测分层的重要组成部分。除了用于TILs评估的HE图像外,多标记染色如重免疫荧光染色(mIF)可以在同一张切片中显示多种染色标记物,从而提供了对免疫细胞亚群、免疫表型共定位以及免疫标记的空间关系的微环境全景特征。通过结合数字化多重染色切片和计算机图像分析算法,Mezheyeuski等分析了TILs的模式和分布,发现CD8$^+$T细胞和肿瘤细胞之间的空间距离以及效应T淋巴细胞亚群中调节性T细胞的比例与NSCLC患者的预后密切相关。Liu等通过多重荧光染色和数字图像分析揭示了PD-L1与CD68$^+$巨噬细胞共定位在免疫检查点抑制剂治疗中的预后预测意义。通过在数字图像上定位单个细胞,可以使用图像空间算法量化肿瘤细胞-免疫细胞之间的空间距离,从而更好地理解两者之间的相互作用,邻近的空间距离参数已证实是包括肺癌在内的多种肿瘤的重要预后因素。多标记染色数字图像结合计算机机器学习的方法能够从肿瘤组织学图像数据中计算精细的TILs参数,从而获得更加丰富的肿瘤免疫微环境信息,或可应用于临床中肿瘤免疫微环境分析实践。

（三）TMB

肿瘤突变负荷(tumor mutational burden,TMB)指肿瘤的基因组除去胚系突变后的体细胞突变的数量。体细胞基因突变产生的异常抗原肽可由转运蛋白体以及主要组织相容性复合体(MHC)提呈至肿瘤细胞的表面,形成非自身的新抗原,进而被机体免疫系统识别而激活T细胞对肿瘤细胞的免疫应答机制。TMB作为肿瘤免疫治疗的新型预测标志物受到广泛关注。有研究显示,TMB水平较高者对ICI治疗效果更好,在肺癌、黑色素瘤、结直肠癌等多种肿瘤中均有良好的疗效预测作用。准确的肿瘤抗原预测有助于肿瘤个体化精准免疫治疗。除了常规算法外,基于CNN的机器学习工具也被设计用于检测基因拷贝数变异(CNV),表现出良好的性能。Bulik等构建了一个大型综合数据集,包括各种类型癌症组织的人类白细胞抗原(HLA)类型和HLA结合肽,并公布了可用于训练完整质谱深度学习模型EDGE的数据。此外,最近开发了两种基于深度学习方法的MARIA和MixMHC2pred,大大提高了主要组织相容性复合体Ⅱ(MHC-Ⅱ)的预测精度。

AI可以通过常规组织病理切片预测基因突变,从而应用于转化医学和临床实践。有研究尝试开发了应用于预测泛瘤种的TMB深度学习模型。这些模型基于CNN算法构建,以期从整张HE切片的数字图像中直接预测TMB状态,从而提高样本检测的效率和成本,更加简便地为临床提供有关免疫治疗患者筛选生物标志物的重要信息。

二、免疫治疗标志物的多模态分析模式

目前肿瘤研究中所涉及的免疫治疗相关参数,主要包括临床病理特征、数字病理图像及分子特征等,但是多数研究是基于单个维度特征构建预测模型,未能充分整合肿瘤患者的多方面信息。多模态人工智能是计算机不同数据源和交互式人工智能等多维度模型的融合。这种融合已尝试应用于生物信息学中多组学数据的处理,如转录组学数据、代谢组学数据、表观遗传学数据及蛋白组学数据等的整合。在肿瘤免疫学方面,Chowell等采用机器学习的方法,试图克服依赖单一的特征性预测指标的局限性,以非线性方式组合不同类型的临床和实验室的相关指标,建立了集成学习随机森林分类器的机器学习算法模型。该研究收集了已认为可能具有预测价值的变量,包括TMB在内的基因组数据以及临床数据和患者相关临床特征等共计16个指标,将这些项变量共同放入机器学习算法模型中,对该模型加以训练。该模型预测结果显示,当单独分析逐项变量时,TMB具有最大权重,但与任何一个单独预测指标相比,多模态综合模型具有最佳的预测效果。另一项近期于 *Nature* 杂志发表的乳腺癌研究中,共收集了168例在手术前接受或未接受HER-2靶向治疗的乳腺癌患者治疗前活检的临床特征、组织病理、免疫浸润、基因组以及转录组学等特征,并将这些特征结合构建了多模态机器学习模型,其预测新辅助治疗患者的疗效的曲线下面积(area under the curve,AUC)达0.87,显著优于单维度模型。国内有团队开展了基于多组学序列深度学习预测晚期NSCLC单药PD-1/PD-L1免疫治疗的临床获益研究,该项研究基于高质量真实世界数据纳入了放射学资料、实验室检查结果及基线临床数据构建深度学习模型,与传统的影像学评估方法相比,该模型可以更好地区分患者的生存获益差异。

将免疫细胞浸润的数字病理图像信息与分子数据整合是探索免疫治疗标志物的新模式。Conde等通过将肺鳞状细胞

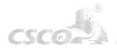

癌内 CD8+T 细胞浸润的数字评估与 PD-L1 的评分和二代测序技术（NGS）相结合，发现特定的基因改变与免疫表型之间的潜在联系。Thommen 等的研究通过整合患者肿瘤的 RNA 测序数据和组织学形态特征，发现 NSCLC 特异性 PD1 阳性免疫细胞亚群作为免疫治疗反应的高效预测因子。因此，针对肿瘤免疫治疗标志物具有多个不同维度的信息，利用 AI 对多模态数据进行整合分析，将临床信息、病理图像和分子特征等多组学数据结合起来的深度综合模型对免疫治疗临床获益的预测可能更加精准。

三、前景与挑战

AI 为克服临床实践中免疫治疗标志物的准确评估的挑战提供了有效的辅助诊断工具。计算机数字图像分析工具能够协助病理医师进行 PD-L1 和 TILs 的判读，可显著提高不同医生判读结果的一致性。虽然目前多个研究的 AI 模型在测试集中显示免疫治疗相关病理指标的数字图像具有良好的分析结果，但目前的多数研究还仅建立在实验室层面相对较小规模图像数据集上，还需要从多个机构收集更多的切片用于训练以提高 AI 模型的稳健性，并在真实世界的多中心的临床实践中进行充分的验证。

基于深度学习的 AI 术由于"黑匣子"的原因常缺乏可解释性，AI 模型可视化的质控对于计算机辅助诊断工具的临床应用是必要的。相对于单独人工诊断或单独 AI 诊断，人机结合的诊断模式或许更能够提高免疫标志物诊断的准确性及可靠性。将来的 AI 应用型研究同样应当考虑如何合理有效地将肿瘤组织免疫标志物计算机分析工具纳入临床常规诊断工作流程。与任何诊断工具类似，AI 在肿瘤免疫标志物分析的临床应用应当具备资质认证、科学的流程、严谨的质控以及对诊断医生进行充分的使用培训。

四、小结

免疫治疗相关病理指标的准确评估是肺癌精准治疗的基础。鉴于目前肺癌临床实践中人工评估 PD-L1 表达的局限性，AI 工具能够有效地帮助诊断医生进行 PD-L1 评分，提高诊断准确性和一致性。多标记染色切片数字化图像和计算机分析技术为肿瘤组织水平的复杂免疫微环境参数的分析提供了精细的定量工具。机器学习算法结合肿瘤组织形态-分子多组学信息，能够对肿瘤分子特征和抗原突变负荷（TMB）进行预测和综合分析，并构建多模态的 AI 分析系统，从而有效地弥补单一指标在预测免疫治疗反应的不足，为实现肺癌免疫治疗生物标志物的综合评估提供新的思路，并推动临床免疫治疗个体化智能化的发展。

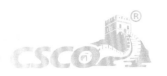

基于机器深度学习在乳腺精准病理诊断中的应用

河北医科大学第四医院

丁妍　刘月平

随着数字病理和计算机技术的快速发展,人工智能(artificial intelligence,AI)在病理学领域,包括乳腺病理学领域,有着令人瞩目的成就。基于数字图像处理的机器学习(machine learning,ML)技术是 AI 领域的一个分支。近年来,包括深度卷积神经网络等在内的高级 ML 技术极大地帮助了病理医生对图像进行定量分析,并且使 ML 有助于从图像分析向图像解释进行转变,从而令其在病理诊断领域发挥更大的作用。随着全玻片扫描(whole slide image,WSI)技术的日益成熟,新的计算机技术和深度学习方法可广泛应用于生成大型数字病理学数据集,这使得 AI 和基于计算机视觉的方法在病理学中大显身手,并能够在乳腺病理诊断方面帮助临床解决许多问题。迄今为止,基于 ML 的人工智能模型在检测有丝分裂、乳腺生物标志物和 Ki-67 的量化、淋巴结转移的识别、预测,以及评估肿瘤浸润性淋巴细胞(tumor-infiltrating lymphocytes,TILs)等方面已经表现出了优异的性能。

一、AI 在乳腺病理诊断中的应用进展

基于机器深度学习的,在 WSI 图像中识别组织学形态信息的人工智能技术在病理学方面得到了广泛应用,并且近年来,其应用于乳腺病理诊断方面的研究也层出不穷。目前,乳腺浸润性癌的组织学分级主要参考诺丁汉分级系统(Nottingham histological grade,NHG),包括腺管形成、细胞核多形性和核分裂计数等特征,这是乳腺癌病理报告最基本的组成部分,也是预测预后的重要因素,因此被广泛用于临床决策。然而,不同病理学家之间评估的差异性是临床治疗中普遍关注的问题。病理医师在日常病理诊断中,约 50% 的患者被归类为 2 级,这是一个临床价值较低的中等风险人群。为了改善 NHG 2 级乳腺癌患者的风险分层,Wang 等开发并验证了一种基于 WSIs 和机器深度学习的新型组织学分级模型(DeepGrade,DG)。该研究收集了 1 567 例患者 HE 染色的 WSI 图像用于模型优化和验证,并在包含 1 262 例患者的外部测试集中进一步评估了模型的通用性。其中,NHG 2 级病例被分为两组,分别为 DG2- 高和 DG2- 低组,之后分别评估两组的预后价值。研究结果显示,DeepGrade 模型为内部测试集中 NHG 2 级病例的分层提供了独立的预后信息,并

且 DG2- 高组显示较高的复发风险。DG2- 低组与 NHG 1 级表型相似,而 DG2- 高与 NHG 3 级具有相似性,这表明该模型确定了 NHG 2 级中与更具侵袭性的肿瘤相关的形态模式。该研究在外部测试集中进一步评估了 DeepGrade 的预后价值,证实 DG2- 高组患者的复发风险增加(HR=1.91,95% CI 1.11~3.29,P = 0.019)。因此该模型对 NHG 2 级患者分层具有显著的预后价值,并且该方法在常规组织学分级上增加了临床相关信息,为分子谱分析提供了一种具有成本效益的替代方案,以提取与临床决策相关的信息。在 AI 和人工判读组织学分级的一致性方面,Mantrala 等使用深度学习开发了一个自动化的诺丁汉分级系统框架。在这项研究中,6 位病理学家和 AI 模型分别独立审查了来自 137 个乳腺浸润性癌的 WSIs,并根据腺管结构、细胞核多形性和核分裂象的评分划分等级。结果显示,病理学家与 AI 模型之间的观察者间一致性在整体上表现中等(κ= 0.471),1 级、3 级和 2 级的一致性分别为良好(κ=0.681)、中等(κ=0.442)和一般(κ=0.368)。除此之外,针对单个病理学特征来说,病理学家与 AI 模型中判读腺管形成的观察者间一致性最高(κ=0.471),其次是细胞核多形性(κ=0.342),判读核分裂象的一致性最差(κ=0.233)。而病理学家在普通光学显微镜下独立进行判读与病理学家结合 AI 模型进行综合判读之间的一致性未见明显差异。这是第一项病理学家对比使用虚拟显微镜和新开发的 WSI AI 模型来评估乳腺癌分级的多中心一致性研究,结果显示人工智能与病理学家表现出了较好的一致性。

AI 在乳腺疾病诊断和鉴别诊断方面的应用主要体现在良恶性病变的鉴别、导管原位癌(DCIS)和浸润性癌(IDC)的判断、纤维腺瘤和叶状肿瘤的鉴别等。El Agouri 等提出了一种基于深度卷积神经网络的方法,该方法通过使用创建的数据集对乳腺癌组织病理学图像进行有效分类,这是首个针对数据集的前瞻性研究。该研究从 116 个被诊断为非特异性浸润性乳腺癌的手术切除标本中收集了 328 张数字病理切片,之后使用两种深度神经网络架构模型 Resnet50 和 Xception 模型,以便将图像准确分类为正常组织或良性病变、原位癌和浸润性癌。结果显示两种模型均取得了非常可靠的结果,整体上来看,两者将乳腺癌组织病理图像正确分类的准确度(88%)和检测出肿瘤病例的敏感度(95%)均较高。尽管数据

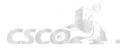

量有限,但该研究设计的人工智能分类模型在预测乳腺癌诊断方面具有良好的性能。Kanavati等也开发了一个能够将活检组织和外科手术组织病理切片的WSI图像分类为DCIS、IDC和良性病变的深度学习模型,并且分别在两个独立的测试集(n=1 382,n=548)中进行评估,结果显示该模型归类为DCIS和IDC的ROC曲线下面积(AUC)高达0.960和0.977,显示出良好的性能。在一项应用AI模型区分乳腺纤维腺瘤(fibroadenoma,FA)和叶状肿瘤(phyllodes tumor,PT)的研究中,研究者使用经空芯针活检的187个FA和100个PT的WSI图像来研究AI模型在活检诊断中的潜在作用。该研究从训练子集的WSI中总共生成了9 228个FA patch和6 443个PT patch,每个patch的大小为224×224像素,采用两阶段架构,包括用于从patch中提取特征的卷积神经网络(CNN)组件,以及使用来自CNN中全局平均池化层的激活值进行全切片分类的循环神经网络(RNN)组件模型。它实现了87.5%的整体准确率,识别FA和PT切片的准确率分别为80%和95%,这肯定了AI在空芯针活检中对FA和PT进行鉴别诊断的潜在作用,并可以进一步细化以用于常规实践。

二、人工智能可以辅助评估生物标志物

目前,数字技术已经逐渐应用于乳腺病理免疫组化领域,主要包括免疫组化染色的自动化,使用图像分析系统和计算机视觉技术来解释HE染色和免疫组化染色,以及使用基于AI的工具来预测HE染色和免疫组化数字化图像的标记表达。乳腺癌生物标志物,特别是ER、PR、HER-2、Ki-67等指标在指导治疗和判断预后方面发挥着非常重要的作用,因此利用AI辅助评估生物标志物表达情况的研究日益增多。一项判断ER、PR、HER-2状态的研究表明,通过深度学习组织学形态即学习"组织指纹",从120个随机选择区域提取"指纹",然后预测每一个"指纹"模块中的生物标志物的状态,之后计算平均值,最后得出该模块中生物标志物的表达情况。结果显示该模型在ER、PR、HER2的评估方面均得到了较高的AUC值,显示出良好的性能。

Ki-67作为一种增殖细胞的相关抗原,是乳腺癌常用的细胞增殖标志物,主要用于预测乳腺癌患者的预后、化疗或内分泌治疗的疗效,以及作为新辅助治疗(尤其新辅助内分泌治疗)前、中、后疗效监测的动态指标,所以Ki-67的标准化评估对乳腺癌患者具有重要的临床意义。病理学家直接测量Ki-67指数既费时又费力,因此提出了Ki-67指数的自动计算方法。来自中国的刘月平教授团队应用Ki-67标准参考卡(SRC)和人工智能软件来评估乳腺癌Ki-67,并且建立了训练集和验证集,以研究观察者之间评估的可重复性。训练集由9例不同年龄的病理学家通过显微镜视觉评估(VA)、SRC、显微镜手动计数(MC)和AI对Ki-67进行计数。验证集由3例随机选择的病理学家使用SRC和AI进行计数。结果显示使用SRC和AI两种方式对Ki-67进行评估,病理学家之间达到出色的一致性,并且与金标准结果之间的一致性达最佳。该研究结果显示,AI具有良好的观察者间可重复性,其真实值更接近"金标准",是Ki-67准确判读的首选方法;与此同时,虽然人工智能软件尚未普及,但SRC可能成为乳腺

癌Ki-67判读的标准候选方法。刘月平教授团队的另一项研究,通过视觉判读,标准比对卡及AI显微镜[通过为传统显微镜配备增强现实(AR)模块和人工智能算法来开发人工智能显微镜]辅助判读三轮研究对Ki-67判读一致性进行分析。结果表明,三环研究中Ki-67评估均显示出了较高的一致性,在视觉评估及标准比对卡的帮助下,经验丰富的病理医生的一致性均高于经验不足的病理医生,而在AI显微镜辅助判读下无论是有经验还是经验不足的病理医生均可以较高幅度的提高判读的一致性。

三、乳腺癌人工智能预测模型的建立

AI在乳腺癌预测模型中的应用主要有三方面:可以辅助评估新辅助化疗疗效、可以评估肿瘤微环境、可以预测淋巴结转移状态。在最近发表的一篇综述中研究者提到,多倍体肿瘤巨细胞(polyploid giant cancer cells,PGCC)在乳腺癌的病理生理学及其他癌症类型中起着关键作用。在乳腺癌中,PGCC可在治疗诱导的应激反应中出现,其后代具有肿瘤干细胞特性,可以重新填充肿瘤,通过调节肿瘤微环境(tumor microenvironment,TME),促进乳腺癌的发生发展、耐药性、复发和转移,并最终影响患者的生存。鉴于其促肿瘤作用,PGCC被认为具有预测患者预后及对乳腺癌治疗反应的能力。因此,研究者建议使用人工智能辅助图像分析来识别PGCC并绘制其与TME中其他成分的相互作用图,从而促进PGCC作为生物标志物在临床中得到应用,以预测乳腺癌患者的治疗反应和生存结果。PD-L1表达是筛选PD-1/PD-L1靶向免疫治疗患者的关键生物标志物,但是,目前临床实践中对乳腺癌肿瘤浸润免疫细胞(IC)评分PD-L1表达的主观一致性较低。刘月平教授团队提出了一个基于深度学习的人工智能辅助PD-L1 IC评分模型。来自10家医院的31名病理医生进行了三轮研究(RSs),共评估109张PD-L1(Ventana SP142)免疫组化染色图像,前两轮使用现行指南(RS1、RS2)评估,最后一轮应用AI评分模型(RS3)。结果显示人工智能辅助方法可以帮助各级病理医生提高乳腺癌PD-L1(SP-142)IC评估的准确性和一致性,AI工具在临床实践中提供了一个标准化PD-L1 IC评分模型。

对于乳腺癌新辅助治疗完全缓解(pathological complete response,pCR)的预测方面,步宏教授团队提出了一种新的基于深度学习生物标志物的图像信息来预测pCR的模型,并评估其预测性能。结果显示,通过整合间质浸润淋巴细胞(stromal tumor-infltrating lymphocytes,sTILs)、组织学亚型和pCR评分构建的pCR预测模型得出的AUC值为0.890,从而对新辅助治疗患者可以进行更准确的分层。Dodington等利用人工智能对经空芯针活检组织的细胞核特征进行分析来预测患者对新辅助治疗的反应。该研究开发了多个深度卷积神经网络来对肿瘤细胞进行自动化检测和细胞核分割,评估了细胞核的计数、面积和圆度,以及包括平均像素强度和灰度共生矩阵(GLCM-COR)在内的基于图像的一阶和二阶特征的相关性。结果显示,肿瘤多灶性/多中心性、核强度和GLCM-COR分别与pCR相关,并且该模型能够成功分类79%的病例(非pCR为62%,pCR为89%),说明使用AI分析

肿瘤核特征可以预测新辅助治疗反应率。

乳腺癌发生腋窝淋巴结转移，不仅是影响预后的重要因素，也是决定临床治疗决策的重要因素。前哨淋巴结（SLN）是乳腺癌淋巴扩散过程中的第一个引流部位，SLN状态为指导治疗提供了有价值的依据。因此，能否准确地判断淋巴结转移对乳腺癌患者的治疗策略和预后评估至关重要。在一项回顾性研究中，将患者相关的病理特征纳入人工神经网络（ANN）模型来识别遗漏的SLN，其目的是预测临床淋巴结阴性乳腺癌的SLN状态。此项研究共纳入800例患者，建立了基于ANN的淋巴结预测模型，该模型包括淋巴结状态等在内的15个风险变量。结果显示肿瘤大小和血管侵犯是最高预测因子，ANN作为诊断淋巴结疾病的辅助工具显示了良好的结果。如果使用预测模型进行前瞻性验证，最不可能有淋巴结转移的患者可以免于SLNB。

从目前的临床应用来看，AI在乳腺癌影像学诊断和病理图像分析领域获得了较好的应用，但作为一项新技术，真正走向临床实践可能还有一段时期。其局限性主要有以下方面：第一，AI在早期建模阶段对于训练集数据的质量要求很高，图像数据的质量是影响AI分析准确性的关键因素，且病理切片需进行合理的置信度标注，其前提是病理医师需要足够的经验积累，但其质量标准及最佳方案目前并未明确；第二，AI在乳腺癌新领域的研究要应用于临床，特别是对于乳腺癌淋巴结转移的预测，有待更多、更大规模的临床试验，并且验证标准是否与目前临床标准相同，也有待商榷；第三，AI的性能高度依赖于数据，数据的获取、管理、应用与分享缺乏规范和共识，AI的有效性、安全性及普遍性尚未得到验证，这些都是需要深入探讨的问题；第四，AI的研究如何转化为临床应用，还缺乏进一步验证。

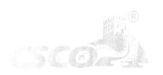

2022年第5版WHO甲状腺
低风险滤泡细胞肿瘤

上海交通大学医学院附属第六人民医院

刘志艳

PTC核特征为诊断甲状腺癌的重要依据,但其判读存在显著观察者差异。2000年,Williams提出了恶性潜能未定的滤泡性肿瘤(follicular tumor of uncertain malignant potential,FT-UMP)和恶性潜能未定的高分化肿瘤(well differentiated tumor of uncertain malignant potential,WT-UMP),以解决诸多判读差异。2011年,我们提出"生物学行为未定的高分化肿瘤",以概括WT-UMP和非浸润性包裹性滤泡亚型甲状腺乳头状癌(follicular variant papillary thyroid carcinoma,FVPTC)2022年第5版WHO甲状腺肿瘤分类中,以低风险肿瘤(low risk neoplasia)取代第4版WHO交界性肿瘤概念。两者本质上相同,ICD-O(国际肿瘤学疾病分类)分类代码均为1(未指明、交界性或不确定性)。第5版WHO明确低风险肿瘤并非良性肿瘤,可能会转移。然而,已报道具有乳头样核特点的非浸润性甲状腺滤泡性肿瘤(non-invasive follicular thyroid neoplasm with papillary-like nuclear features,NIFTP)或UMPs的转移并非转移潜能的有力证据,因为复阅已报道病例可查见血管浸润;而其他病例可见真性乳头和$BRAF^{V600E}$突变。自2000年始,流行病学家指出惰性甲状腺癌存在过度诊断和过度治疗。作者提议将良性和恶性肿瘤中极度惰性甲状腺癌归类为低风险肿瘤,以解决两个问题:①良恶性低级别甲状腺肿瘤的观察者差异;②惰性甲状腺癌的过诊过治。

一、具有乳头样核特点的非浸润性甲状腺滤泡性肿瘤

NIFTP的定义为有包膜/境界清楚的非浸润性甲状腺滤泡上皮细胞起源、滤泡结构、具有不同程度PTC核特征的极低度恶性潜能肿瘤。诊断NIFTP,首先肿瘤有完整包膜或与周围甲状腺组织分界清晰、必须以滤泡结构为主;其次,非浸润性;再次,具有RAS样核特征。滤泡腺瘤(follicular thyroid adenoma,FTA)与NIFTP的区别为缺乏PTC核特征(PTC核评分为0~1分)。排除标准:真性乳头、超过30%实体生长模式、砂粒体、核分裂象>3/2mm²、肿瘤性坏死、其他PTC亚型细胞和组织形态特点;$BRAF^{V600E}$等高危突变。第5版WHO NIFTP概念中包括了直径≤1cm的肿瘤。并新增了嗜酸细胞型NIFTP(至少含75%的嗜酸细胞构成)。

与西方国家相比(欧洲:9.6%;北美洲:9.3%),NIFTP在亚洲所占比例普遍较低(2.1%)。诊断差异存在的原因:诊断性RAS样核特征判读阈值不同、不同NIFTP细胞核特征不同。NIFTP为极度惰性肿瘤,单纯肿瘤完全切除和单腺叶切除的治疗方案已可治愈,如无可疑临床特征,可当做FN进行随访。

二、恶性潜能未定的甲状腺肿瘤

恶性潜能未定的甲状腺肿瘤(thyroid tumors of uncertain malignant potential,TT-UMP)定义为有包膜/界限清楚的、滤泡结构性甲状腺肿瘤,可疑包膜和/或血管浸润(图1)。可分为2个亚型:无PTC核特征的FT-UMP、具有PTC核特征的WT-UMP。第5版WHO分类将具有RAS样PTC核特征的包裹性滤泡型甲状腺肿瘤分成3类:①浸润性(IEFVPTC);②可疑浸润性(UMP);③非浸润性(NIFTP)。NIFTP和UMP流行病学未明,FTA、NIFTP、UMP、FTC、FVPTC和非特指型高分化癌(well differentiated carcinoma,not other special,WDC-NOS)的鉴别诊断标准为对细胞核特征和包膜/血管侵犯的主观评估,同样具有明显观察者差异(图1)。病理医生对肿瘤性质不确定时自我保护,可能会过诊UMP为恶性肿瘤。因此,所有教科书对可疑浸润性的病例均保守或降级诊断为良性或低风险肿瘤。RAS样(图1A)和BRAF样核(图1B)是诊断为NIFTP和EFVPTC必要条件,也是病理医生重要诊断难点。BRAF样核为PTC的诊断依据,而RAS样核可见于FTA、嗜酸细胞肿瘤、低风险肿瘤(NIFTP和WT-UMP)和恶性肿瘤(FV-PTC、WDS-NOS和FTC)。

NIFTP并非伴$BRAF^{V600E}$突变的浸润性包裹性甲状腺肿瘤的前驱病变,因RAS和BRAF基因互斥,应归为不同肿瘤谱系。具有BRAF核的NEFVPTC为恶性肿瘤,可发生淋巴结转移。而具有RAS样核的NIFTP单纯肿瘤切除治疗后,转移极为罕见。病理医生对NIFTP和UMP的使用因人而异,某些NIFTP中包括可疑浸润的UMP,反之亦然。第5版WHO推荐,如果完全除外浸润,应诊断NIFTP而非UMP。

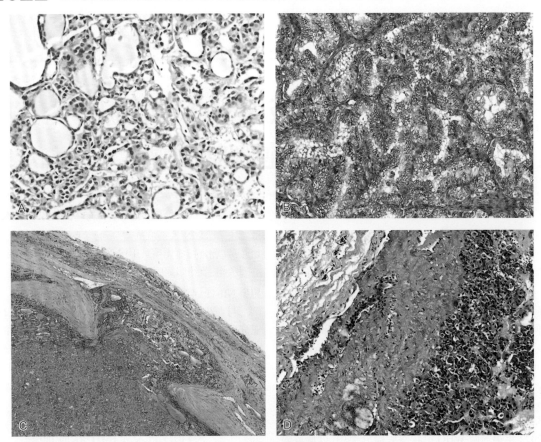

图 1　甲状腺肿瘤病理

A. RAS 样核;B. BRAF 样核;C. 滤泡性肿瘤的真性包膜浸润;D. 嗜酸细胞肿瘤的可疑血管浸润;HE 染色。

三、透明变梁状肿瘤

透明变梁状肿瘤(hyalinizing trabecular tumor,HTT)定义为滤泡细胞起源的肿瘤,通常具有包膜或界限清楚。肿瘤细胞排列成梁状或小巢状伴玻璃样物质沉积。细胞核大、细长,扭曲并伴有 PTC 核特征。细胞质内黄色小体为 HTT 的特征性改变。玻璃样物质阳性表达胶原Ⅳ。室温下单克隆 MIB-1抗体特征性异常表达于肿瘤细胞膜。*GLIS* 基因重排为 HTT 关键分子特征,几乎所有 HTT 均可发生 *PAX8-GLIS1/GLIS3* 基因重排。

四、其他低风险肿瘤

除了 HTT、UMP 和 NIFTP 外,尚有其他低风险肿瘤,包括甲状腺内微小乳头状癌(papillary thyroid microcarcinoma,PTMC)和非浸润性包裹性乳头状 RAS 样的甲状腺肿瘤。

(一)甲状腺微小乳头状癌

PTMC 被定义为肿瘤直径 ≤10mm。国际上对 FNA 证实为低风险的 PTMC($1a$ 和 T_{1b})进行观察,发现即便肿瘤浸润至甲状腺实质、超出甲状腺被膜、转移到区域淋巴结和具有 BRAF 样核的 PTMC,观察期间多数 PTMC 尺寸有所减小;2 000 多例主动监测的病例中无因甲状腺癌死亡的病例。2014 年,韩国内科医生倡议停止甲状腺癌筛查,甲状腺手术量因之减少了将近 40%(大多数是 PTMCs),但死亡率并未增加。这表明大部分 PTMC 为惰性、非致命性,支持存在自限性甲状腺癌。第 5 版 WHO 不再将“PTMC”作为独立 PTC 亚型,而采用与 >1cm PTC 同样的亚分型。

(二)非浸润性包裹性乳头状 RAS 样甲状腺肿瘤

浸润性 *RAS* 突变的乳头状 PTC 理论上应有浸润前阶段,2019 年 Ohba 等首次报道了非浸润性包裹性伴 RAS 样核特征的甲状腺乳头状肿瘤(noninvasive encapsulated papillary RAS-like thyroid tumors,NEPRAS)。NEPRAS 和其他低风险肿瘤(NIFTP 和 UMP)有两个基本特征:①病理医生对其究竟是良性乳头状 FTA 还是恶性包裹性经典型 PTC 存在明显判读差异;②包裹性 PTC 为惰性、非致死性癌。NEPRAS 应与乳头状 FTA 和非浸润性包裹性经典型 PTC 进行鉴别。准确判读 BRAF 样核和 RAS 样核,是将非浸润性包裹性 PTC(经典型 PTC 和 FV-PTC)降级诊断为低风险肿瘤(NEPRAS 和 NIFTP)的关键。

五、传统甲状腺恶性肿瘤评判标准是否为鉴别甲状腺肿瘤良恶性的有效工具

传统甲状腺恶性肿瘤评判标准为包膜、血管浸润或转移,包裹性甲状腺癌预后良好。Chetty 诊断了 3 例具有包膜浸润但缺乏血管浸润的良性 FTA。Rivera 等提出非浸润性包裹性甲状腺肿瘤,即便具有高级别组织特征,也不会导致癌性死

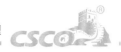

亡,并提议将具有 1~3 灶包膜浸润、无血管浸润,伴或不伴有 PTC 核特征的滤泡性肿瘤诊断为良性 FTA。大部分低风险 PTMC 可观察而无须手术;即便伴微小甲状腺外浸润和 / 或淋巴结微小转移的肿瘤保守手术多可治愈,随访 10 年以上无复发。SEER 数据库中 145 例未手术治疗的局限性 PTMC, 10 年的疾病特异性生存率为 94%。因此对于大多数不发生复发 / 转移、非致死性低风险甲状腺癌(PTMC、包裹性 PTC、微小浸润型 FTC 等)的患者诊断为癌症并不恰当,将低级别甲状腺癌重新命名为低风险肿瘤十分重要,可有效缓解患者对于癌症诊断的心理恐惧。多种器官的早期癌均有术语的改变,如鳞状上皮内瘤变代替宫颈原位癌,子宫内膜非典型增生代替非浸润性子宫内膜样腺癌等,均已采取保守性临床治疗方案。

Gofrredo 等分析 SEER 数据库中 1 200 例微浸润性 FTC 患者生存率高达 100%,与美国普通人群相当,应作为良性肿瘤进行临床治疗。Piana 等发现 102 例有包膜浸润或 PTC 样核特征的甲状腺癌平均随访 11.9 年无癌相关死亡,因此提出:包裹性高分化滤泡型甲状腺癌对于甲状腺癌死亡率无明显影响。

六、低风险甲状腺内滤泡细胞肿瘤

综上所述,我们提出低风险甲状腺内滤泡细胞肿瘤(low risk intrathyroidal follicular cell neoplasia,LRITFN)概念,包括良性(FTA)、低风险肿瘤(HTT、NIFTP、UMP 和 NEPRA)和低风险甲状腺滤泡细胞癌(低风险 PTMC、微浸润性 FTC 和包裹性 PTC)。这些肿瘤完全切除或仅腺叶切除后复发风险极低。用 LRITFN 代替低风险癌有助于临床医生理解,单肿瘤切除足以治愈,而无须采用侵袭性治疗方案,从而减轻患者的心理负担,节约国家医疗资源。

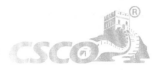

非小细胞肺癌融合基因检测进展

中国医学科学院北京协和医学院肿瘤医院

李卫华　应建明

靶向治疗药物的研发及临床应用给非小细胞肺癌（NSCLC）患者带来了明显的生存获益，受体酪氨酸激酶基因融合能够驱动 NSCLC 的发生发展，是靶向治疗的理想靶点变异。目前，已有多项临床研究系统分析了 NSCLC 中常见的受体酪氨酸激酶基因融合，如 ALK、ROS1、RET 融合的临床病理及分子特征，并且针对这些融合已有多种受体酪氨酸激酶抑制剂（TKI）获批用于临床治疗。其他少见基因融合，如 NRG1、NTRK1/2/3 等，亦有相应靶向药物用于临床治疗或正在临床试验中，另外，研究发现携带基因融合的术后 NSCLC 患者与基因融合阴性的患者相比无复发生存期往往更短。因此，精准检测 NSCLC 患者的基因状态对于其后续临床治疗方案的制订及预后评估至关重要。

一、NSCLC 主要融合基因

受体酪氨酸激酶基因融合是 NSCLC 分子检测的关注重点，以 ALK、ROS1、RET 融合最为常见，约占 NSCLC 患者的 8%~12%，其他罕见融合还包括 NTRK1/2/3、NRG1/2、FGFR1/2/3、MET、EGFR、BRAF、HER2 等，占 NSCLC 患者的 0.8%~1.6%。这些融合属于驱动基因变异，对于未接受过靶向治疗的人群，原发灶和转移灶的融合基因一般呈现相同的变异状态，并且通常与 EGFR、KRAS、BRAF 和 METex14 等驱动基因突变相排斥，但是极少数情况下也会检出肿瘤内同时存在 2 个或 2 个以上驱动基因变异的情况。另外，靶向治疗后，如 EGFR 突变的患者 TKI 治疗后，可能会继发出现基因融合变异，是 TKI 靶向治疗的耐药机制之一。

二、融合基因常用检测技术

（一）传统检测技术

常用传统检测技术包括荧光原位杂交（FISH）、即时荧光定量聚合酶链反应（RT-PCR）和免疫组织化学染色（IHC），这些技术都是单基因检测方法，通量较低。其中，FISH 是在 DNA 水平检测是否存在基因融合，使用分离探针可以对所有已知和未知的目标基因融合状态进行检测，但其判读需要有经验的病理医师镜下分辨，尤其是对于分离信号肿瘤细胞

比例在临界值附近或存在不典型信号的病例；RT-PCR 是在 RNA 水平检测是否存在融合基因转录本，但这种基于 RNA 的 PCR 扩增的检测方法只能检测引物设计范围内的已知融合类型，结果可能存在假阴性；IHC 是在蛋白水平检测是否存在蛋白的过表达，依此推断是否存在融合蛋白，目前仅 ALK Ventana-D5F3 IHC 检测肺腺癌样本中 ALK 融合的状态具有较高的灵敏性和特异性，其他融合基因的蛋白抗体都表现不佳，所以除了 ALK 融合之外，其他基因融合并不推荐用 IHC 检测或仅推荐用于初筛。

（二）高通量测序技术

1. **基于 DNA 的高通量测序（DNA NGS）** 靶向二代测序（NGS）通过杂交捕获建库，仅使用基因组 DNA 就可同时对多个驱动基因的突变、扩增、融合及肿瘤突变负荷（TMB）、微卫星状态（MSI）进行检测，极大地节约了样本量，并且能够在 DNA 水平确定基因融合的断点位置，检出已知和未知的基因融合。对于无法获得组织学/细胞学样本或者样本量不足以进行检测的晚期 NSCLC 患者（临床检测中占 20%~30%），可以尝试从体液（如血液、胸腔积液上清、脑脊液、痰等）中提取 ctDNA 进行 NGS 检测。但是，DNA NGS 检测基因融合受肿瘤细胞含量、样本 DNA 质量、捕获探针覆盖度及 DNA 层面复杂基因变异的影响，可能会出现漏检（假阴性）。另外，我们的研究发现，尽管随着 DNA NGS 的广泛应用，有越来越多罕见伴侣的激酶融合被发现，但一些罕见融合病例不会产生有功能的融合 RNA/蛋白（假阳性）。

2. **基于 RNA 的高通量测序（RNA NGS）** RNA NGS 检测基因融合可以通过多重 PCR 扩增、锚定多重 PCR 和杂交捕获等建库方法进行检测。相比于 DNA NGS 需要对外显子和内含子区均进行探针捕获，RNA NGS 仅需要针对外显子区进行引物或者探针的设计，相对简单、经济且不易出现漏检，并且 RNA NGS 能直接真实地反映转录水平 ALK 融合的表达情况及融合伴侣基因的类型，灵敏度和特异度高。但是，RNA NGS 对 RNA 的质量要求比较高，尤其是基于杂交捕获平台的 RNA NGS，这对以甲醛固定石蜡包埋（FFPE）样本为主的分子病理检测有较大挑战。相比于靶向 RNA NGS，全转录组测序（WTS）技术能够更全面地对常见和罕见基因融合进行筛选，但是 WTS 对 RNA 的质量和总量要求更高，限制了其

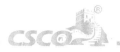

在临床检测中的广泛应用。

三、融合基因检测现状

随着针对各种融合基因的靶向药物在临床的应用,融合基因的分子检测在我国也快速发展起来,为了调研我国对包括融合基因检测在内的 NSCLC 靶点基因分子病理检测的发展、能力及现状,我们依托中国抗癌协会分子病理专业委员会对全国 49 家三甲医院的分子病理检测能力、检测平台及检测阳性率等情况进行了 10 年回顾性调查评估(2009—2019 年)。结果显示,截至到调查终止(2019 年),绝大部分医院(98% 以上)可以对 *ALK* 和 *ROS1* 融合进行院内检测,但是对于其他少见基因融合,如 *RET* 融合,仅有不到 30% 的医院具备检测能力。对于 *ALK* 融合基因检测,常用检测方法包括 Ventana-D5F3 IHC、FISH、RT-PCR 和 NGS,参与调研的 49 家医院过去 10 年共计对 142 497 例 NSCLC 样本进行了 *ALK* 融合检测,其中 RT-PCR 检测了 37 324 例样本,FISH 检测了 35 341 例,IHC 检测了 47 840 例,NGS 检测了 21 992 例。*ALK* 融合的阳性率不同平台存在差异,其中 RT-PCR 阳性率为 6.59%,IHC 阳性率为 6.82%,FISH 阳性率为 11.46%,NGS 阳性率为 4.33%。对于 *ROS1* 融合基因检测,常用方法包括 RT-PCR 和 NGS,参与调研的 49 家医院过去 10 年共计对 53 558 例 NSCLC 样本进行了 *ROS1* 融合检测,其中 RT-PCR 检测了 32 141 例样本,NGS 检测了 21 417 例,两种平台 RT-PCR 阳性率为 1.62%,NGS 阳性率为 1.38%。

四、融合基因形成机制及检测注意事项

(一)DNA 层面染色体重排产生融合

通过倒置、转置、缺失或串联重复,基因组 DNA 可以形成多种不同的基因融合。根据其融合断点位置的不同,基因融合可以分为基因内融合、基因间融合和混合性融合,基因内融合又包括内含子断点融合和外显子断点融合。

1. **内含子断点融合**　最常见的融合形式,约占 75% 以上,5' 和 3' 基因的融合断点均在内含子区,形成 "5' 内含子 -3' 内含子" 融合,因上下游编码序列均完整保留,基本上绝大部分内含子断点融合均能形成有功能的融合转录本,但仍有少许病例可能会因存在 5' 和 3' 基因转录方向不同而无法有效转录的情况,这些病例的融合伴侣常为罕见基因(如非 *EML4-ALK*),因此对 DNA NGS 检出的携带罕见伴侣的激酶融合推荐在 RNA 或蛋白水平进一步明确。首选 RNA NGS 进行验证,因为通过对罕见融合的 DNA 和 RNA 不同水平的比对,不仅能够明确其是否能够产生融合转录本,还能比对其 DNA 和 RNA 层面的融合伴侣是否相同,因为我们的比对研究发现携带罕见伴侣的融合(如非 *EML4-ALK*)若能够形成有功能的融合转录本,RNA 层面却多为经典融合(如 *EML4-ALK*),可能是因为 DNA 层面存在复杂性融合(如 "*EML4-* 罕见基因 -*ALK*" 融合),但转录过程中的选择性剪接将罕见基因剪去,所以最终 RNA 层面形成的还是常见的融合形式(如 *EML4-ALK*)。

2. **外显子断点融合**　约 10% 基因融合的断点位于外显子区,形成包括 "外显子 - 内含子" "内含子 - 外显子" 或 "外显子 - 外显子" 形式的融合。我们的研究发现约 80% 的外显子断点融合可以通过选择性剪接形成有功能的融合转录本,参与选择性剪接的常见类型包括外显子跳跃、外显子 5' 端 /3' 端的选择性剪接和内含子保留,因此以 DNA 断点预测的 RNA 断点与实际 RNA 断点位置常不一致。约 20% 的外显子断点融合无法形成有功能的融合转录本,可能与开放读码框架的中断或 5' 和 3' 基因的转录方向不同有关,因此推荐对于 DNA NGS 检出的外显子断点融合应在 RNA 或蛋白水平进一步明确,尤其是罕见融合伴侣或者 "外显子 - 内含子" 的融合形式。

3. **基因间融合**　约 7% 基因融合的断点位于基因间序列,形成 "基因间 - 内含子" "内含子 - 基因间" 或 "基因间 - 基因间" 形式的融合。我们的研究发现约 20% 的基因间融合无法形成有功能的融合转录本,可能跟基因间序列缺少转录所需启动元件(如启动子、起始密码子等)有关。而能够形成有功能融合转录本的原因可能主要为复杂性融合和选择性剪接,亦或其实际为多个融合(主要为相互融合,primary/reciprocal fusion),但是仅基因间融合被检测到。因此,如 DNA NGS 检出基因间融合,推荐应在 RNA 或蛋白水平进一步明确。

4. **混合性融合**　约 6% 基因融合的断点呈现多样化,包括 "基因间 - 外显子" "外显子 - 基因间" 或多个融合(多为相互融合)且各个融合断点类型不同。需要注意的是,*ALK* 相互融合中的 5'*ALK* 可能是过客融合,无法完成转录,而 *ROS1* 相互融合,其 5'*ROS1* 融合(reciprocal fusion)亦可能形成融合转录本,但其对靶向治疗的疗效是否会有影响尚需要更多研究。另外,基于前面的介绍,推荐对 "基因间 - 外显子" 和 "外显子 - 基因间" 融合在 RNA 或蛋白水平进一步明确。

(二)通过剪接产生融合

DNA 层面上某些基因可能会在转录过程中通过剪接的方式与其他基因拼接在一起从而形成融合转录本,形成的机制包括顺式剪接、基因内反式剪接和基因间反式剪接。因为是在转录过程中产生的融合,所以针对 DNA 层面的融合检测技术如 FISH 和 DNA NGS 没有办法检出,这可能是有些病例 DNA NGS 和 FISH 检测阴性但是 RNA 和蛋白水平检出融合基因的一个重要原因。因此,基于携带融合基因变异的患者的临床病理特点,在临床检测中对于 DNA 水平检测驱动基因阴性的病例推荐必要时可在 RNA 或蛋白水平进一步明确,尤其是年轻、女性、不吸烟且 TMB 低的黏液性 / 实性腺癌患者。

总之,基因融合是肺癌的重要分子变异亚型,多项临床研究证明靶向治疗对伴有基因融合的肺癌患者疗效显著,因此,精准检测至关重要。然而,与驱动基因突变不同,基因融合的检测相对复杂,并与不同基因、不同检测平台等密切相关,必要时需要多平台联合应用互补验证才能保证检测结果的准确。

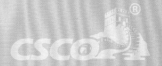

肿瘤心脏病

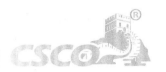

肿瘤相关血栓的研究进展

中国人民解放军东部战区总医院秦淮医疗区

褚晓源　潘军

静脉血栓栓塞（venous thromboembolism, VTE）是临床上的常见病，普通人群的年发病率为 0.1%，而肿瘤患者的年发病率高达 0.5%。在 VTE 患者中，肿瘤患者约占 20%。更重要的是，肿瘤是 VTE 患者死亡的主要原因，反之亦然。来自 Framingham Heart Study 的前瞻性研究数据表明，在 9 754 例 VTE 患者中，肿瘤相关血栓（cancer-associated thrombosis, CAT）患者的生存率明显较低。全球抗凝领域注册中心 GARFIELD-VTE 的数据进一步表明，在来自 419 个中心和 28 个国家的 10 315 例 VTE 患者队列中，总死亡率为 9.7%，其中 54.3% 的死亡与肿瘤有关。VTE 是导致肿瘤患者死亡的第二大原因，仅次于肿瘤自身进展。本文谨结合部分文献报道，对肿瘤相关血栓的若干问题进行总结与归纳。

一、CAT 的病理生理机制

肿瘤患者的血栓形成过程有别于其他人群，组织因子在其中起重要作用。肿瘤细胞可以产生并激活组织因子，而外源性凝血途径可以进一步活化组织因子，从而导致纤维蛋白的合成和血小板活化。除组织因子外，部分肿瘤细胞可以产生一些独特的促凝因子。这些促凝因子直接激活凝血系统，还可刺激其他细胞（单核细胞、血小板、内皮细胞）表面促凝蛋白的表达间接激活凝血系统。同时，肿瘤细胞还可通过表达纤溶酶原激活物抑制物，抑制机体的纤溶功能。肿瘤患者的贫血、慢性缺氧或使用促红细胞生成素、粒细胞集落刺激因子等也可导致血液高凝状态。

二、CAT 的危险因素及风险评分

早在 1856 年，Virchow 就提出血管内皮损伤、循环停滞和血液高凝状态可能是导致血栓的三大要素。进一步的研究证明，肿瘤患者有多个可能导致血栓形成的危险因素，如外科手术、长期留置静脉导管及化疗所致的血管内皮损伤等。此外，肿瘤本身如体积较大或和血管毗邻，均有可能会对局部血管形成压迫，导致局部血流量减少，影响血液循环。部分肿瘤患者长期卧床可能也是血栓形成的主要原因之一。不仅如此，近年来的研究表明，肿瘤的分子生物学特征可能在 CAT 的形成中起重要作用。结直肠癌和肺癌的 *K-RAS* 突变与 CAT 的发生风险呈正相关。*JAK2 V617F* 突变可能与部分血液病患者发生 CAT 密切相关。

不同的肿瘤发生 CAT 的风险各不相同。血液病、肺癌、胰腺癌、胃癌及结直肠癌等发生 CAT 的风险较高，而前列腺癌、乳腺癌等发生 CAT 的风险较低。尽管如此，由于前列腺癌和乳腺癌的发病率较高，患者人数较多，所以 CAT 在这些肿瘤中也很常见。其他导致 CAT 的危险因素包括了较高的肿瘤级别、远处转移、外科手术及相关药物等。抗血管生成类药物、铂类药物、紫杉类药物、小分子的酪氨酸激酶抑制剂及部分免疫调节剂等均与 CAT 的发生有关。尤其需要注意的是抗血管生成类药物，这类药物易扰乱血管内皮功能，发生 CAT 的风险较高。

为了准确地评估肿瘤患者发生血栓的风险，部分学者尝试进行了一些关于风险评分的探索，虽然没有形成完全统一的意见，但目前临床上使用相对较多的是 Khorana 评分系统。它根据原发灶的部位、血红蛋白、化疗前基线时的白细胞计数及体重指数（BMI）等指标进行评分，并依据评分结果把发生 VTE 的风险分为三类：高风险（发生概率 ≤ 7%）、中风险（发生概率 ≤ 2%）和低风险（发生概率 ≤ 0.5%）。

三、CAT 的一级预防

由于 CAT 患者具有较高的 VTE 复发风险，且接受抗凝治疗后易致大出血。因此，建议基于 Khorana 评分等评估手段对肿瘤患者在抗凝治疗前进行风险评估，高风险患者可考虑予以抗凝治疗。

PROTECHT 研究观察了那屈肝素对比安慰剂在晚期实体瘤患者中预防 VTE 的作用。研究共入组了 1 150 例患者，2∶1 随机分组接受那屈肝素和安慰剂。结果表明，那屈肝素组有 2% 的患者出现 VTE，而安慰剂组为 9%（*P*=0.02）；那屈肝素组有 0.7% 的患者出现大出血，而安慰剂组没有出现（*P*=0.18）。研究结果证实，虽然安慰剂组 VTE 的发生率低于预期，且发生 VTE 的相对风险降低了 50%，但是那屈肝素组的 VTE 的发生率极低（767 例患者中只有 15 例发生 VTE），建议晚期肿瘤患者化疗时可以考虑予以抗凝治疗。但是另外

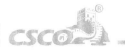

一些专家持有不同意见,Di Nisio 等的一项荟萃分析评估了低分子量肝素(low molecular weight heparin,LMWH)在肿瘤患者 VTE 一级预防中的有效性和安全性。结果证实,LMWH 显著降低了接受化疗的肿瘤患者 VTE 的发生率,但随之而来的大出血风险逐渐升高,因此需要更多的研究来确定 LMWH 的风险效益比,建议谨慎使用此类药物。在安全性问题得到充分解决之前,不推荐对肿瘤患者常规使用 LMWH 预防 VTE。

随着直接口服抗凝药物治疗 VTE 的出现及其良好的药理特性表现,这类药物也被认为或可用于 CAT 患者的一级预防。AVERT 研究观察了阿哌沙班对比安慰剂在 Khorana 评分 ≥2 分的肿瘤患者中预防 VTE 的效果。结果如下:阿哌沙班组 288 例患者中有 12 例(4.2%)发生 VTE,安慰剂组 275 例患者中有 28 例(10.2%)发生 VTE(P<0.001)。阿哌沙班组有 10 例(3.5%)患者发生大出血,安慰剂组 5 例(1.8%)患者发生大出血(P=0.046)。CASSINI 研究观察了利伐沙班对比安慰剂在 Khorana 评分 ≥2 分的接受化疗的肿瘤患者中预防 VTE 的效果。研究共入组了 841 例患者,随机接受利伐沙班或者安慰剂口服。治疗期间,受试者每 8 周进行一次下肢超声筛查,观察是否有深静脉血栓形成。主要研究终点是 VTE 及 VTE 相关的综合指标。结果如下:利伐沙班组 420 例患者中有 25 例(5.95%)发生 VTE,安慰剂组 421 例患者中有 37 例(8.79%)发生 VTE(P=0.101);利伐沙班组有 8 例(1.98%)发生大出血,安慰剂组中有 4 例(0.99%)发生大出血(P=0.265)。可能因为研究的设计问题,37.6% 的患者在研究过程中撤回知情同意或因死亡退出研究,只有 62.4% 的患者最终完成了研究。因此,该研究未能达到主要研究终点,但是从数据分析,利伐沙班组发生 VTE 的概率小于安慰剂组。上述两项研究的数据表明,直接口服抗凝剂可能在高危 VTE 患者的 CAT 一级预防中发挥作用(Khorana 评分 ≥2 分)。

虽然晚期肿瘤患者化疗期间使用抗凝治疗进行 VTE 的一级预防仍有争议,但在接受外科手术切除的肿瘤患者中,尤其是接受腹部/盆腔手术的患者,推荐预防性使用 LMWH 防止 VTE 的形成。ENOXACAN 研究观察了依诺肝素对比普通肝素在接受手术切除的肿瘤患者中的有效性和安全性。研究入组了 332 例患者,行腹部/盆腔手术。患者随机接受依诺肝素或安慰剂。结果显示:依诺肝素组和安慰剂组在术后 1 个月时的 VTE 的发生率分别为 4.8% 和 12%(P=0.02),术后 3 个月时的 VTE 的发生率分别为 5.5% 和 13.8%(P=0.01),而出血的发生率没有任何差异。结果显示,应用依诺肝素后,VTE 的发生率显著降低。因此,依诺肝素或可作为接受腹部/盆腔手术的肿瘤患者的一级预防,且持续至少 30 天。

四、CAT 的治疗

肿瘤患者和非肿瘤患者 VTE 的治疗原则基本相同,但必须强调的是,两者的有效性和安全性并不完全相似。一项来自意大利的前瞻性研究纳入了 842 例 VTE 患者接受维生素 K 拮抗剂(vitamin K antagonist,VKA)的治疗,其中 CAT 患者为 181 例。12 个月内肿瘤患者的血栓复发率为 20.7%,而非肿瘤患者的血栓复发率仅为 6.8%。在不良反应方面,肿瘤患者出血的发生率为 12.4%,而非肿瘤患者出血的发生率仅为 4.9%。研究表明,血栓复发和出血的发生率与肿瘤呈正相关,肿瘤患者即使接受了抗凝治疗,仍有较高的概率发生 VTE。而且,相对于非肿瘤患者,肿瘤患者发生出血的概率也较高。所以,在 CAT 的治疗上,仍需进一步寻找更安全和更有效的治疗方案。

(一)LMWH 的长期使用

在 2002 年前,针对 CAT 的长期抗凝治疗主要是通过口服 VKA。但是,长期接受治疗的肿瘤患者常伴有肝肾功能损伤、骨髓抑制、呕吐等药物不良反应,如长期口服 VKA 可能降低 VKA 的疗效,而且持续的药物相互作用会导致未知的抗凝作用。而在当时,LMWH 已经用于 CAT 治疗,但主要是在 VTE 诊断后的第一周,然后被 VKA 取代。因此,如何进一步地延长 LMWH 的使用时间,尽可能地缩短 VKA 的疗程以达到更稳定、更持久的抗凝效果一直是业界关心的问题。

CANTHANOX 研究是一项比较 LMWH 和华法林用于肿瘤患者 VTE 的二级预防的临床研究。该研究共纳入了来自 25 个中心的 146 例 CAT 患者,随机接受依诺肝素或者华法林治疗。依诺肝素组和华法林组大出血或血栓复发的概率分别为 10.5% 和 21.1%(P=0.09)。依诺肝素组有 8 例患者(11.3%)死亡,无一例与出血有关;华法林组有 17 例患者死亡(12.7%,P=0.07),其中有 6 例与出血有关。此项研究表明:无论是持续的抗凝作用还是对于出血风险的把控,依诺肝素均优于华法林。

CLOT 研究进一步比较了 LMWH 与口服抗凝治疗预防复发性 VTE 的有效性和安全性。研究共纳入了 8 个国家 48 个中心的 672 例患者,随机接受达肝素钠序贯 VKA[达肝素 200U/(kg·d),连续使用 5~6 天;序贯 VKA 至 6 个月]对比单药达肝素钠[200U/(kg·d),第 1 个月;150U/(kg·d),第 2~6 个月]。序贯组和单药达肝素钠组 VTE 的复发率分别为 17% 和 9%(P=0.002)。两组的出血发生率分别为 6% 和 4%,总体死亡率分别为 41% 和 39%,两组均差异无统计学意义。CLOT 试验表明,使用以 VKA 为主的抗凝治疗在有效性上明显弱于 LMWH。因此,推荐 LMWH 作为 CAT 治疗的首选药物。时至今日,多项国内外指南仍将 LMWH 作为 CAT 一线治疗的选择。

另一项大型随机对照临床研究 CATCH 研究进一步验证了 LMWH 在 CAT 治疗中的作用。该研究共纳入了来自 164 个中心的 900 例 CAT 患者,随机接受亭扎肝素或华法林,观察两者在 VTE 治疗中的有效性和安全性。研究发现,亭扎肝素组和华法林组的 VTE 的复发率分别为 7.2% 和 10.5%,但遗憾的是两组差异并未达到统计学意义(P=0.07)。在大出血和总生存方面,两组也没有差异。和先前的 CLOT 研究相比较,CATCH 研究的 VTE 的复发率低于预期,这可能与多个因素有关。该研究纳入了更多的亚洲患者,其血栓形成的风险低于欧洲患者,且晚期肿瘤患者的比例更低,发生血栓的风险也较低。尽管如此,由于该研究入组的病例数较大,且研究结果与 CLOT 基本相似,进一步证明了 LMWH 在 CAT 治疗中的作用。近年来,多项荟萃分析再次评估了 LMWH 在 CAT 治疗中的作用,建议不论是初始抗凝阶段还是在长期抗凝中,都可以考虑使用 LMWH。

虽然已经有多个研究证明了 LMWH 在 CAT 治疗中的作用，但是在临床应用时仍然面临许多困难。长期皮下注射给患者带来长期的局部疼痛，进一步导致患者的依从性降低。DALTECAN 研究观察了达肝素钠在 CAT 治疗中的有效性和安全性。研究入组了 334 例 CAT 患者，接受达肝素 200U/kg，连续 1 个月，随后每日剂量 150U/kg，连续 11 个月。研究发现，10.2% 的患者出现至少 1 次大出血，11.1% 的患者出现 VTE 复发，且长期接受皮下治疗的依从性较低，只有 33% 的患者完成了 1 年的 LMWH 治疗。换言之，LMWH 在应用过程中除了要注意有效性和出血外，还要考虑患者的依从性。综合评价或可为患者带来更长的生存获益和更好的生活质量。

（二）直接口服抗凝剂

近年来，多个口服抗凝剂如直接凝血酶抑制剂达比加群、凝血因子 Xa 拮抗剂利伐沙班、阿哌沙班及依度沙班等先后被批准用于临床。研究表明，口服抗凝药的有效性并不弱于传统的 VKA，且可显著降低出血率。随着口服抗凝剂在 VTE 中的广泛应用，该药是否能够有效降低肿瘤患者 VTE 发生的同时，较好地控制出血等不良反应逐渐成为研究的热点。

一项纳入了 1 132 例患者的荟萃分析显示，直接口服抗凝药物治疗 CAT 的有效性和安全性不弱于常规治疗。但是，在这些研究中，直接口服抗凝药物的主要比较对象是 VKA，而 VKA 并非 CAT 的最佳治疗选择。和当时指南推荐的治疗 CAT 的首选药物 LMWH 相比，口服抗凝剂的效果如何？Hokusai VTE Cancer 研究给出了答案。该研究共纳入 1 046 例 CAT 患者，观察依度沙班对比达肝素钠在 CAT 治疗中的有效性和安全性。患者接受至少 5 天的 LMWH 后，随机分为两组，分别使用依度沙班和达肝素钠。依度沙班 60mg，1 次 /d；达肝素钠 200U/（kg·d），持续 1 个月，后调整为 150U/（kg·d），持续 6~12 个月。主要研究终点为复发性 VTE 或大出血。依度沙班组和达肝素钠组 VTE 的复发率分别为 7.9% 和 11.3%（P=0.006），两组出血的发生率分别为 6.9% 和 4%。亚组分析显示，依度沙班所致的大出血以消化道肿瘤最为常见。因此，依度沙班由于较低的 VTE 复发率，可以作为替代 LMWH 成为 CAT 一线治疗的首选，但是消化道肿瘤患者需准确评估并密切监测大出血的可能性。

SELECT-D 研究进一步观察了直接口服抗凝对比 LMWH 治疗 CAT 的有效性和安全性。研究共纳入了 406 例 CAT 患者，随机分为两组：利伐沙班，15mg，2 次 /d，持续 3 周后，调整为 20mg，1 次 /d，持续至 6 个月；达肝素钠，200U/（kg·d），持续 1 个月后，调整为 150U/（kg·d），持续至 6 个月。研究表明，和前述的 Hokusai VTE Cancer 研究相似，利伐沙班也表现出较低的 VTE 复发率。和达肝素钠组对比，两者的 VTE 复发率分别为 4% 和 11%。出血的发生率也基本一致，利伐沙班组和达肝素钠组的大出血发生率分别为 6% 和 4%。

上述两项研究说明，不同的凝血因子 Xa 抑制剂如利伐沙班和依度沙班，均对 CAT 患者具有相似的有效性和安全性。因此，国外有学者建议对低出血风险的患者使用特定的直接口服抗凝药物（利伐沙班和依度沙班）治疗 CAT。而 LMWH 被认为是一种可接受的替代方案，被建议用于既往使用过口服抗凝药的具有较高出血风险的肿瘤患者等。

五、CAT 中的特殊问题

（一）VTE 中隐匿性肿瘤的筛查

据统计，VTE 可能是恶性肿瘤的首发表现，最早可能在肿瘤确诊 6 年前出现。不仅如此，VTE 患者在血栓急性事件发生后的前 6 个月内确诊肿瘤的风险更高。因此，为尽可能早期诊断和早期治疗肿瘤，在 VTE 患者中，尤其是无症状患者中进行肿瘤的筛查是一种非常积极的诊治策略。但是，这种筛查可能会给患者带来不必要的经济付出、潜在的辐射暴露和一定的心理负担。在这个问题方面，国外部分学者进行了一些探索。

加拿大的一项研究纳入了 854 例无症状 VTE 患者，随机分为两组：一组予以实验室常规检验和胸部 X 线片检查，另一组在常规检查的基础上行 CT 检查。随访 1 年后，两组患者肿瘤的发病率均较低（3.2% vs. 4.5%）。CT 筛查并无显著获益。同样，一项意大利的研究纳入了 195 例无症状 VTE 患者，随机分为 CT 筛查组和无 CT 筛查组。随访 0.5~1 年后，两组患者肿瘤的检出率无明显差异（10.2% vs. 8.2%，P=0.046）。由于积极的干预并不能有效提高 VTE 患者肿瘤的检出率，且有可能带来不必要的经济负担及心理负担，并增加辐射风险，故目前国内外指南均不推荐无症状 VTE 患者行 CT/PET/CT 等检查进行肿瘤筛查。需要注意的是，VTE 患者的一些特殊情况如抗凝治疗复发的 VTE、双侧深静脉血栓形成和广泛的肺栓塞等，可能提示患者有更强烈的促凝状态，并进一步提示发生肿瘤的风险更高。这部分患者最终可能会从更广泛的筛查中获益，但目前仍缺乏高级别的循证医学证据。

（二）CAT 抗凝治疗的时间

CAT 抗凝治疗的具体时间仍有争议。多数专家建议发生急性血栓事件后至少需要进行 6 个月的抗凝治疗，这一结论也得到了多个指南的推荐。由于导致 VTE 复发的危险因素如肿瘤持续进展、化疗药物的应用等在最初的 6 个月治疗后仍然存在，因此也有部分学者建议延长抗凝治疗的时间。但是，如前所述，CAT 患者在抗凝治疗期间出血风险较高，如延长抗凝治疗时间，是否会导致严重的大出血？有无合适的指标判断是否延长抗凝治疗的时间？

Cancer-DACUS 研究对这一问题进行了探索，该研究评估了 CAT 患者在抗凝治疗的最初 6 个月后的 VTE 复发风险。研究共入组了 347 例患者，共进行了 6 个月的 LMWH 治疗。6 个月后经超声检查，30.3% 的患者无残余静脉血栓，列入 A 组；69.7% 的患者经超声检查确诊为残留静脉血栓形成，这部分患者随机分为两组，B 组患者接受 6 个月的那屈肝素治疗；C 组患者继续 LMWH 治疗 6 个月。研究发现，B 组和 C 组的 VTE 的复发率基本相似（21.9% vs. 22.7%，P = 0.311）。但是，A 组患者 VTE 的复发率明显低于后两组（2.8%，P = 0.005）。三组患者大出血发生率并无差异。研究表明，CAT 治疗 6 个月后没有残留静脉血栓形成与较低的 VTE 复发有关，静脉血栓消失可能是 CAT 治疗最初 6 个月后停用抗凝治疗的潜在事件，这类患者 6 个月后并不推荐继续抗凝治疗；如 6 个月后仍有残留静脉血栓，可考虑进行抗凝治疗，

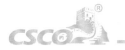

但仍有较高的复发率。

六、小结

与普通的 VTE 相比,肿瘤相关的 CAT 是肿瘤患者的常见并发症。准确的评估、积极有效的预防和治疗是减少此类并发症的重要措施。然而临床实践中不预防、预防药物的种类和剂量错误、预防时间不充分、确诊血栓后治疗不规范等现象普遍存在。一方面,部分肿瘤内科医生对心血管事件的认识不足,常在已发生较重的心血管损害时才开始关注,且多以请心脏专科医生会诊来解决,这将延误患者的干预时机;另一方面,本文回顾的文献均为肿瘤学领域的临床研究,而既往大多数心血管领域的研究都将肿瘤患者排除在外,导致现有的循证医学数据非常缺乏。期待在未来能开展更多的多中心大规模随机对照研究为 CAT 的治疗提供更高级别的循证医学证据。

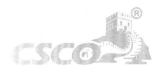

免疫检查点抑制剂与动脉粥样硬化

大连医科大学附属第一医院

王阿曼　方凤奇　刘基巍

近年来免疫检查点抑制剂(immune checkpoint inhibitors, ICI)的临床应用改善了多种肿瘤的疗效和预后,至今在全球范围内已获批 50 多种适应证,有望取代传统抗肿瘤治疗模式,成为最有前景的抗肿瘤治疗手段。继之而来的免疫相关不良事件(immune-related adverse events, irAE)也得到了越来越多的关注。心脏毒性作为一种罕见但潜在致死性 irAE,以心肌炎、心包炎和血管炎相对多见,分别占 irAE 的 0.39%、0.30% 和 0.26%,死亡率为 27.0%~39.7%。急性心血管 irAE 如暴发性心肌炎通常发生在 ICI 治疗开始后的 6 周内,以免疫细胞浸润为其特征性病理学改变。大多数急性 irAE 可以通过激素、免疫抑制剂以及临时或永久停止 ICI 治疗来改善,少部分重症毒性可能影响患者的预后和生活质量。

ICI 还可能影响原有自身免疫性疾病和其他慢性炎症性疾病的临床进程。动脉粥样硬化是较大动脉的慢性脂质驱动的炎症性疾病,也是导致心肌梗死和缺血性脑卒中的风险因素。45%~75% 的肿瘤患者中发现存在亚临床动脉粥样硬化。由于肿瘤和动脉粥样硬化存在多项共同的风险因素(如衰老、久坐不动、吸烟和慢性炎症),肿瘤患者可能更易出现动脉粥样硬化的临床并发症。临床前研究证实了免疫检查点蛋白 CTLA4、PD-1 和 PD-L1 在动脉粥样硬化中的保护作用。最近一些回顾性和前瞻性临床研究为 ICI 治疗对动脉粥样硬化的影响提供了新的证据。目前临床上对动脉粥样硬化为代表的慢性心血管 irAE 的认识仍有待提高。

一、ICI 治疗与动脉粥样硬化心血管事件发生风险

迄今为止,ICI 与动脉粥样硬化的相关性多基于病例报告和回顾性队列研究。Bar 等进行的一项回顾性研究显示,接受 ICI 治疗的 1 215 例肿瘤患者中有 1% 患者在 6 个月内出现心肌梗死或缺血性脑卒中。此外,一项 meta 分析在 17 项研究共 10 106 名受试者中统计发现,接受 ICI 治疗的患者动脉血栓事件(脑卒中和心肌梗死)的发生率为 1.1%。Drobni 等对 ICI 与肿瘤患者动脉粥样硬化性心血管疾病的关系进行了更为深入的研究。该研究统计了 2 842 例肿瘤患者中动脉粥样硬化性心血管事件的发生率,动脉粥样硬化性心血管事

件定义为心肌梗死、冠状动脉血运重建和缺血性卒中的复合事件。ICI 治疗组患者中位年龄为 64 岁,最常见的肿瘤类型为非小细胞肺癌(NSCLC)和黑色素瘤,75.3% 接受了 PD-1 抑制剂治疗,中位治疗时间为 5 个周期。ICI 治疗组与对照组在年龄、心血管病史和肿瘤类型方面分布均衡。但对照组中传统心血管风险因素(包括高血压、高脂血症和糖尿病等)更为常见,并且接受冠心病二级预防治疗者比例更高。这项大型队列研究发现,接受 ICI 者动脉粥样硬化心血管事件风险增加 4.7 倍相关[5.35 次事件/(100 人年)]。心肌梗死、冠状动脉血运重建和缺血性卒中风险分别增加 7.2 倍、3.0 倍和 4.6 倍。另一项在 2 842 例接受 ICI 治疗的患者中进行的病例对照研究显示,随访 2 年期间 119 例患者出现了动脉粥样硬化性心血管事件,而在 ICI 治疗开始前的 2 年内,仅 66 例患者出现了动脉粥样硬化性心血管事件,ICI 治疗使动脉粥样硬化性心血管事件风险增加了 4.8 倍。而亚组分析表明,性别、年龄、体重指数、心血管事件史、糖尿病和肿瘤类型对动脉粥样硬化性心血管事件的发生率没有显著影响。由于回顾性研究的纳入人群可能存在选择偏差,而前瞻性研究入组标准严格,且随访时间短,通常不报告伴随疾病或以前应用糖皮质激素、放化疗的信息,其结论可能与真实世界中的发生率有一定差异。

由于动脉粥样硬化是一个逐渐发展的病理过程,其临床并发症的出现可能需要数年甚至数十年。因此,需要对接受 ICI 治疗的肿瘤患者以及肿瘤幸存者进行长期随访研究和登记。然而,尽管目前随访时间有限,多数研究仍初步证实 ICI 治疗与动脉粥样硬化性心血管事件风险增加相关,并且 ICI 相关心血管并发症的风险不同于经典心血管风险因素,这表明存在其他的病理生理因素驱动 ICI 相关动脉粥样硬化性心血管事件的发展。

二、ICI 治疗相关动脉粥样硬化的影像学特征

动脉壁的慢性炎症在动脉粥样硬化病变的形成和临床并发症的发展中具有关键作用。以往研究表明 2-(^{18}F)氟脱氧葡萄糖(FDG)正电子发射断层扫描(PET)/CT 是评估动脉壁上动脉硬化相关炎症的有效方法。一项纳入 10 例黑色

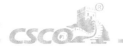

素瘤患者的小型队列研究分析了短期 ICI 治疗对血管炎症的影响，入组患者平均年龄为 53 岁，没有心血管病史，多数患者接受了 Ipilimumab 和 Nivolumab 治疗，1 例患者接受了 Pembrolizumab 治疗。在开始使用 ICI 之前和之后的 6 周内，对胸主动脉和颈动脉的 FDG 摄取进行了检测并未观察到动脉 FDG 最大标准化摄取值（SUVmax）的差异，表明短期 ICI 治疗对队列患者的血管炎症水平无影响。最近的另一项研究在 20 例黑色素瘤患者中探讨 ICI 对血管炎症的影响，入组患者的平均年龄为 74 岁，心血管病史不详，接受了较长时间的 ICI 治疗。分别 80%、5% 和 15% 的患者接受了 PD-1 抑制剂、CTLA-4 抑制剂以及 PD-1 联合 CTLA-4 双免疫治疗。该研究测量了 ICI 治疗前后 6 个动脉区域（升主动脉、主动脉弓、降主动脉、腹主动脉）FDG 的摄取情况。结果显示 FDG SUVmax 在 ICI 治疗开始后增加了 22.1%，并且 SUVmax 值的增加在非钙化和轻度钙化的动脉段最为突出，而中度 - 重度钙化的动脉壁的 FDG 摄取不受 ICI 治疗的影响。这表明 ICI 治疗通过增加动脉壁炎症加速早期、非钙化和轻度钙化的动脉粥样硬化病变向晚期不稳定斑块发展。这与早期动脉粥样硬化斑块的组织学特征相吻合，早期斑块有相对较多的炎症细胞，而晚期病变包含较大的坏死、钙化和纤维化区域，免疫细胞的数量相对较少。

另一些研究使用常规 CT 成像来评估 ICI 对胸腔动脉粥样硬化斑块的影响，Drobni 等研究证实 ICI 治疗后总斑块和非钙化斑块的进展率都有所提高，胸部斑块体积从 ICI 治疗前的 2.1%/ 年增加到开始 ICI 治疗后的 6.7%/ 年。值得注意的是，使用他汀类药物的肿瘤患者与 ICI 相关的总斑块体积的增加明显降低，这表明他汀类药物可能减少 ICI 相关的斑块进展。然而在病例报告和一项小型队列研究中得出了相反的结果，个别患者大动脉上的未钙化动脉粥样硬化斑块 ICI 治疗后部分吸收，遗憾的是这项研究没有使用 PET/CT 评估动脉炎症水平。

除了局部血管炎症外，动脉粥样硬化性疾病还表现为全身性炎症反应，表现为造血活动增加和炎症生物标志物 C 反应蛋白（CRP）水平升高。然而最近的研究证实 ICI 不影响肿瘤患者脾脏和椎体骨髓的 FDG 摄取和血浆 CRP 水平。尽管这说明短期 ICI 治疗对肿瘤患者的动脉粥样硬化相关全身炎症反应没有明显影响，但要解决这一重要问题，还需要对循环免疫细胞（如单核细胞和 T 细胞）和炎症介质的数量和活化状态进行更详细的分析。以上影像学研究共同表明，ICI 治疗不仅能够导致动脉壁的低度炎症，而且还增加了 ICI 治疗后动脉粥样硬化的进展率，这可能导致急性心血管事件的发生风险升高。

三、ICI 相关的动脉粥样硬化的病理生理学特点

最近的研究通过对动脉粥样硬化病变进行质谱分析和单细胞 RNA 测序发现 T 细胞是人类和小鼠动脉粥样硬化病变中的主要免疫细胞类型。CD4$^+$ 和 CD8$^+$ T 细胞在斑块中的表型谱从完全激活状态到静止和衰竭表型均可见。衰竭的 T 细胞以 PD-1 高表达为主要特征，表明抗体介导的 PD-1 阻断可

以重新激活这些衰竭的 T 细胞。鉴于 T 细胞在动脉粥样硬化斑块中的大量存在和异质表型，T 细胞不仅加速了动脉粥样硬化向更晚期、临床不稳定的方向发展，还直接导致了斑块破裂和急性心血管事件的发生。因此，ICI 介导的 T 细胞激活可能对动脉粥样硬化有重大影响。

临床前研究显示 PD-1、PD-L1/2 的遗传缺陷或抗体介导的 PD-1 抑制加重了高脂血症 Ldlr-/- 小鼠的动脉粥样硬化程度，并诱发了以 CD4$^+$ 和 CD8$^+$ T 细胞和巨噬细胞数量增加为特征的炎症斑块表型。Pdl1/2-/-Ldlr-/-T 细胞更容易受抗原呈递细胞影响，诱导 CD25 的高表达和 CD62L 的低表达，并表达更高水平的促动脉硬化细胞因子 γ 干扰素和肿瘤坏死因子 α。这些发现表明，PD-1/PD-L1 缺陷会诱导活化的 T 细胞表型从而推动动脉粥样硬化的发生。CTLA-4 也有类似的动脉保护作用。在 T 细胞特异性地过表达 CTLA-4 或给予 CTLA4-Ig 融合蛋白治疗，可产生类似的作用。阻断 CTLA-4 能够诱发循环和淋巴器官中活化的 CD4$^+$ 和 CD8$^+$ T 细胞谱，并促进主动脉内皮的活化；抑制 CTLA-4 后，动脉粥样硬化病变的体积增加，斑块富集更多的 T 细胞，促进坏死形成和斑块向晚期、不稳定的表型发展。最近的研究探讨了 CTLA-4 和 PD-1 的双抗对 Ldlr-/- 小鼠动脉粥样硬化的影响，结果显示短期（5 周）的抗体治疗并不影响动脉粥样硬化病变的大小，然而，斑块表型的形态学分析表明，CTLA4 和 PD1 的抑制导致了一个更晚期、不稳定的斑块表型，并诱导了内皮细胞的激活，CD8$^+$ T 细胞在斑块中的丰度增加了 2.7 倍，T 细胞 / 巨噬细胞的比例增加。

一项研究对接受 ICI 治疗后因非心血管原因死亡的 11 例患者尸检，结果显示冠脉硬化斑块中 CD3$^+$、CD8$^+$ T 细胞和 CD68$^+$ 巨噬细胞的数量没有显著差异，ICI 治疗者斑块中 CD3$^+$/CD68$^+$ 细胞比例显著增加，CD8$^+$/CD68$^+$ 细胞比例有增加的趋势，其中 6 例患者出现 T 淋巴细胞为主的炎症，与动脉粥样硬化斑块中通常发现的巨噬细胞为主的炎症不同，表明 ICI 治疗改变了冠状动脉粥样硬化病变中免疫细胞组成。然而，ICI 相关动脉粥样硬化的机制非常复杂，仍有待于更多的研究深入探讨。

四、药物治疗在预防 ICI 相关动脉粥样硬化中的作用

越来越多的临床数据表明，ICI 治疗可导致动脉粥样硬化程度增加，因此有必要使用药物治疗来降低该群体的心血管事件风险。除降血脂作用外，他汀类药物还能有助于稳定斑块、逆转内皮功能紊乱和减少炎症。机制可能涉及抑制黏附分子 β$_2$- 整合素白细胞功能抗原 -1 的表达，其在 T 细胞的激活中发挥重要作用。Drobni 等研究发现，他汀类药物能够削弱 ICI 治疗导致的主动脉斑块进展，这种作用在非钙化动脉粥样硬化病变中更为明显，表明他汀类药物可能阻止早期动脉粥样硬化病变向不稳定斑块发展。这些观察结果与之前在非肿瘤患者中的观察结果一致。然而他汀类药物对没有血脂异常的患者中的疗效和安全性仍需要进行大规模的前瞻性临床研究来进一步评估。与他汀类药物相似，同时短期使用冠心病药物也与肿瘤患者中 ICI 相关心血管疾病发病率的降低有关。

然而,鉴于不良反应以及对 ICI 疗效的潜在负面影响,皮质类固醇预防性应用在降低 ICI 相关不良事件中的作用尚不清楚。由于动脉粥样硬化以低度、亚临床炎症为主,最近的一些临床研究评估了抗炎治疗对动脉粥样硬化性心血管疾病的疗效。例如,目前用于治疗痛风、家族性地中海热和心包炎的抗炎药物低剂量秋水仙碱,可以减少冠心病患者的缺血性心血管事件。此外,秋水仙碱能够减少近期心肌梗死患者的复发性缺血性心血管事件。秋水仙碱是否能够减少 ICI 相关的动脉粥样硬化目前尚不清楚,然而有报道秋水仙碱能够防止接受 Nivolumab 治疗的肾细胞癌患者出现 ICI 相关的复发性关节炎。

心血管药物能否提高 ICI 治疗的疗效? 最近的几项研究表明,常规心血管药物与 ICI 的疗效之间可能存在相互作用。一项回顾性观察研究中评估了 1 012 例接受 PD-1/PD-L1 单抗治疗的不同类型肿瘤患者,评估同时使用常用的心血管疾病药物对临床结局的影响,经过 24.2 个月的中位随访,发现使用 β- 受体阻滞剂、他汀类药物和阿司匹林的患者应用 ICI 疗效更优。然而未来需要更多的研究来证实这些结论。

五、小结和展望

随着 ICI 适应证的增多和应用人群的扩大,预计未来几年与 ICI 相关的动脉粥样硬化性心血管疾病患者的数量将明显增加。迄今为止,临床前研究还没有明确 ICI 如何影响动脉粥样硬化的每个阶段,这种影响可能具有高度异质性,深入研究揭示驱动 ICI 相关的动脉粥样硬化的机制对于确定个体化的干预措施至关重要。在临床层面上,ICI 和动脉粥样硬化之间的关系多基于较小的观察性研究提出,未来需要更大样本量和更长随访时间的研究来证实这种联系,并对高风险人群的危险因素进行筛选和干预,以降低心血管事件发生风险。作为一个特殊的患者群体,未来有必要建立大型登记随访系统,对接受 ICI 治疗患者的病史、基础疾病、治疗经过、irAE 等信息进行整合,有助于进一步探索和优化 ICI 相关动脉粥样硬化患者的诊疗和预防措施,最大程度保证患者 ICI 治疗期间的心脏安全性,提高患者的远期预后和生活质量。

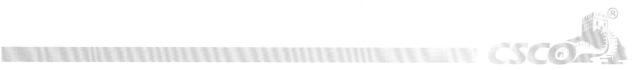

免疫检查点抑制剂与心律失常

天津医科大学第二医院　天津心脏病学研究所

宋文华　刘彤

目前,免疫检查点抑制剂(immune checkpoint inhibitors, ICI)已成为肿瘤治疗领域重大的突破性进展。ICI 可阻断 T 淋巴细胞上表达的抑制性受体,如细胞毒性 T 淋巴细胞相关蛋白 -4(CTLA-4)和程序性细胞死亡蛋白 -1(PD-1),或肿瘤细胞表达的相应配体,如程序性细胞死亡配体 -1(PD-L1)。通过激活免疫系统,增强抗肿瘤活性。ICI 被批准用于包括肺癌在内的一些恶性肿瘤的治疗,显著改善患者预后。但不可避免的是,ICI 也可能导致免疫相关不良事件(immune-related adverse event, irAE)。因此,确定 ICI 相关毒性及不良事件发生率,具有非常重要的意义。

癌症治疗相关心律失常常发生在抗肿瘤治疗过程中,包括房性和室性心律失常、心脏传导阻滞等缓慢性心律失常。ICI 相关心律失常事件大多发生在 ICI 心肌炎的情况下,然而 ICI 诱发的心肌炎较罕见,发病率为 0.1%~1%,但肿瘤治疗过程中缺乏完整的心脏监测,随着近来相关病例报告数量的快速增长,提示其真实发生率很可能被低估。体表心电图因其可操作性强、经济便捷、临床可接受程度高,已经成为识别 ICI 治疗相关心律失常的重要评估方法。本综述通过系统性回顾文献报道的 ICI 相关心律失常临床研究及病例,总结这类患者的临床特征和心电图变化。

一、研究进展

ICI 与免疫相关不良事件发生有关,可累及多个器官系统。ICI 相关心血管毒性有多种表现形式,包括心肌炎、心包疾病、心力衰竭、动脉粥样硬化等。其中,ICI 治疗相关心律失常是常见不良反应,既往报道常见于治疗早期,常为 ICI 心肌炎的伴随表现,Mahmood 团队提出 ICI 心肌炎发作的中位时间为首次用药后 34 天。近年来研究表明,ICI 相关心律失常可以单独发生,本部分将回顾 ICI 相关心律失常的国内外研究进展及病例报道,分析其临床表现和心电图特征。

(一)房性心律失常

ICI 治疗导致房性心律失常早有报道。2017 年,有学者对世界卫生组织 Vigibase 数据库进行分析后提出,与非 ICI 治疗相比,接受 ICI 治疗的患者更容易出现房性心律失常(0.71% vs. 0.42%)。近年来,随着全球范围内 ICI 在癌症治疗

领域的应用逐年增多,越来越多的临床研究相继证实了这一结论。其中,在应用度伐单抗治疗非小细胞肺癌的 PACIFIC 试验中,473 例接受 ICI 治疗的患者,有 4 例发生房性心律失常,而安慰剂组无一例房性心律失常事件发生。同样,另一项采用曲美木单抗治疗间皮瘤的研究中,ICI 组发生房性心律失常的患者(13 例)仍多于对照组(7 例)。

既往研究表明,ICI 相关房性心律失常发生率为 1%~3%,其中心房颤动(房颤)较常见。一项源自 FDA 不良事件报告系统(FAERS)的研究回顾性分析了 2017—2018 年的 irAE。共计 36 848 例免疫毒性事件。其中,2 316 例(6.3%)发生心血管毒性,816 例死亡。该研究中,心房颤动是发生率(约 13%)在心血管并发症中排名第二,仅次于心肌炎(15%)。房颤常发生于 ICI 用药后 2 周左右,也可发生在开始治疗的 6 周内。Balanescu 团队曾报道,1 例骨髓增生异常综合征的老年患者在接受伊匹木单抗和阿扎胞苷治疗 6 天后,因发热和肺炎入院。患者既往无心血管病史,然而心电图提示新发房颤。另 1 例 80 岁的男性患者,除肺动脉高压外,无其他心血管疾病和自身免疫性疾病史,由于晚期肾透明细胞癌合并肺转移和腹膜下转移,应用纳武利尤单抗作为三线治疗。4 个治疗周期(约 2 个月)后,患者入院心电图提示新发房颤。以上两例患者经超声心动图、心脏磁共振成像评估及心内膜活检后,均确诊为 ICI 相关心肌炎。除房颤以外,Balanescu 团队同样报道 ICI 相关心房扑动病例。一例因骨髓增生异常综合征接受伊匹木单抗、纳武利尤单抗和阿扎胞苷综合治疗的老年男性患者,用药后第 33 天,出现发热、咳嗽、呼吸困难和皮疹。同时在心电图上发现新发房扑。此外,也有病例报道 ICI 治疗后发生房性期前收缩。综上,ICI 相关的房性心律失常总体发病率不高,但仍不能忽视,可表现为房性期前收缩、房扑和房颤,其中,房颤更常见。

尽管目前大多数研究表明,房性心律失常多见于心肌炎的基础上,但仍有学者发现,少数仍可发生于无心肌炎的患者中。Luke Joseph 及其团队报道的 ICI 相关心律失常的病例系列中,有 3 例患者出现新发房颤,但均与心肌炎无关。此外,与 ICI 相关的房性心律失常的发生率似乎还与同时进行化疗相关。

(二)室性心律失常

接受 ICI 治疗的患者中,室性心律失常的发生率为 5%~

10%,增加40%死亡风险,室性心律失常的出现提示更复杂的临床病程。室性心律失常常见于ICI相关心肌炎患者。患者由于室性心律失常、无脉性电活动或完全性房室阻滞而极易出现急性心力衰竭甚至猝死。John R.Power及其团队回顾性分析了全球11个国家,共计49家机构中,明确诊断为ICI心肌炎的147例病历资料。结果发现,共有22例(15.0%)患者出现1次或以上危及生命的室性心律失常,其中持续性室性心动过速16例(10.9%),室颤4例(2.7%),尖端扭转型室性心动过速2例(1.4%)。147例患者中有11例(7.5%)同时发生完全性心脏传导阻滞和危及生命的室性心律失常。同时,该研究也指出,发生危及生命的室性心律失常的患者30天内全因死亡风险更高。

目前国内外相继报道了ICI相关室性心律失常的病例报告。Lachlan M.McDowall及其团队报道了一例ICI介导的暴发性心肌炎导致的室性电风暴。患者为65岁老年女性,基线心电图无异常。因食管癌接受纳武利尤单抗治疗后2周,心电图提示室性心动过速(心率156次/min),伴肌酸激酶(842U/L)和肌钙蛋白-I(5 828ng/L)的显著升高,超声心动图符合心肌炎表现。然而由于持续性室性心动过速发作,未能完成心脏磁共振成像。尽管患者接受了激素和心率控制治疗,患者仍出现房颤、难治性室性心律失常和间歇性三度房室传导阻滞,进而接受了电复律及起搏器植入。另一个病例报道中,患者应用纳武利尤单抗后出现新发急性失代偿性心力衰竭伴室性心动过速(室速)复发,最终因室速而死亡。以上病例发生于心肌炎的背景下,提示ICI介导的室性心律失常病情凶险。但需要注意的是,仍有报道指出,ICI相关室性心律失常不仅限于室速。Matsuo等报道,一例62岁肺腺癌男性患者接受纳武利尤单抗治疗后4天心电图表现为新发室性期前收缩。除此以外,据报道,ICI导致的室性期前收缩还可见于接受帕博利珠单抗治疗的恶性间质瘤患者和胃食管交界区恶性肿瘤患者、接受伊匹木单抗联合纳武利尤单抗治疗的黑色素瘤患者以及接受纳武利尤单抗治疗的泌尿系统恶性肿瘤患者等。目前尚未有研究证明ICI药物种类和肿瘤类型与室性心律失常发生的关系,需要进一步研究。

(三)心脏传导阻滞

目前已有大量临床研究和病例报道了ICI相关心脏传导阻滞,包括房室传导阻滞和束支传导阻滞。ICI相关心脏传导阻滞可表现为PR间期延长、束支传导阻滞,严重情况下发生室内传导延迟伴完全心脏传导阻滞。ICI相关心脏传导阻滞与心血管病死率升高(80% vs. 16%,$P=0.003$)有关。心脏传导阻滞可与心肌炎相关,也可单独发生。既往一项研究表明,接受ICI治疗的患者中,13%的患者在无左心室收缩功能障碍的情况下出现心脏传导阻滞。无心肌炎的背景下,单纯ICI导致的心脏传导阻滞成为ICI相关猝死的潜在原因。因此,对有心悸、晕厥前或晕厥病史且接受ICI治疗的患者,有必要进行心电图筛查、24小时动态心电图检查并转诊至专科进行临床评估。

另一方面,与前述的ICI相关心律失常一致,传导阻滞多发生在心肌炎的基础上,发病时间多见于用药早期。根据既往的临床研究结果,房室传导阻滞中以完全性房室传导阻滞居多,且大多危及生命,一旦发现,建议尽早植入起搏器。目前,完全性房室传导阻滞的发病率还未明确,据Power等报道,在

明确发生ICI心血管毒性的患者中,约7.5%(11/147)出现二度房室传导阻滞,约17%(25/147)出现完全性房室传导阻滞。对于接受ICI治疗的患者,有必要进行持续心电监测,以早期发现心律失常,尤其是完全性房室传导阻滞的患者。这类患者同室性心律失常一样,病情凶险,死亡率较高,缺乏特征性的临床表现。目前多项临床病例报道了ICI导致的完全性房室传导阻滞。一篇来自荷兰的病例报道中,一位接受伊匹木单抗和纳武利尤单抗治疗的肾透明细胞癌患者,无明显诱因出现晕厥;另一例因非小细胞肺癌接受纳武利尤单抗治疗的患者,出现劳力性呼吸困难、嗜睡,伴左胸前区不适、心悸,以上两例患者心电图均提示完全性房室传导阻滞。植入起搏器后,患者生存期延长,预后较好。然而,Hernández等报道的1例患有胸腺瘤的中年女性,接受帕博利珠单抗治疗后同样出现完全性房室传导阻滞。尽管植入起搏器,但由于患者合并ICI相关肌炎,全身多器官组织受累,病情进展迅速,虽积极治疗,患者最终仍死亡。该例患者的不良结局提示,对于合并ICI相关肌炎的患者,要重点关注心电图改变,警惕恶性心律失常发生。

除了上述病死率较高的完全性房室传导阻滞,ICI相关一度和二度房室传导阻滞相继报道,其中一部分患者同时伴有束支阻滞。可能为左束支阻滞,也可能为右束支阻滞,甚至左束支阻滞和右束支阻滞相继出现。来自Agrawal等曾报道过1例接受帕博利珠单抗治疗的恶性间皮瘤患者,其心电图上相继出现了新发的左束支阻滞和右束支阻滞。同样,最近由本团队报道的1例肝细胞癌患者,在接受卡米珠单抗治疗后,出现了新发一度房室传导阻滞,伴右束支阻滞合并左后分支阻滞,结合患者辅助检查,考虑ICI相关心肌炎,予糖皮质激素联合免疫球蛋白治疗4天后,患者心电图恢复正常。对于ICI治疗期间出现双束支传导阻滞和PR间期延长的患者,可能提示着房室结下障碍,房室结或残存功能束水平的传导延迟,提示进展为完全性房室阻滞的风险很高。因此,除了前述药物治疗,应考虑安装临时起搏器。

二、治疗

ICI通过阻断配体/受体的抑制作用,恢复CD8$^+$和CD4$^+$T细胞对肿瘤组织的免疫应答,在多种癌症的治疗中取得了重大进展,但其免疫相关不良事件(irAE)仍不可忽视,涉及神经、内分泌、肺、胃肠道和肾等多个器官系统。近年来,随着对这一新型抗肿瘤药物的认识不断加深,有学者发现,ICI同样可介导心血管损伤。ICI相关心血管毒性包括心肌炎、心包炎、心律失常、心力衰竭、血管炎和静脉血栓栓塞症。组织学研究表明,与移植术后心脏急性细胞排斥反应类似,ICI介导的心肌细胞坏死表现为CD4$^+$和CD8$^+$T细胞浸润。病理学检查显示淋巴细胞浸润累及窦房结和房室结,提示T细胞介导的细胞毒性可能与ICI相关的传导异常有关。这一部分将重点介绍ICI相关心律失常的治疗建议。

(一)抗心律失常治疗

据报道,13%的ICI相关心脏不良反应的患者可能表现为收缩功能正常的传导系统异常。患者缺乏特异性临床症状,可能无明显症状,也可能出现进行性疲劳、肌肉酸痛或虚弱、心悸、胸痛、晕厥前状态或晕厥、呼吸急促和水肿。严重者

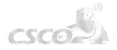

可出现心源性休克或猝死。心血管症状可能被其他irAE（如肌炎、肺炎和甲状腺功能减退症）或被与恶性肿瘤或合并症有关的肺部症状所掩盖或同时出现。因此，临床医生应高度警惕ICI心血管毒性，特别是出现非心脏症状时。对于明确诊断ICI相关心律失常的患者，最重要的是第一时间评估患者综合状况，并及时停用ICI药物。根据心律失常的类型，进行针对性治疗。对于房颤患者，治疗原则和目标与非癌症人群大致相同。可考虑应用β受体阻滞剂、钙通道阻滞剂和地高辛等控制心率。若患者仍然有症状，例如心悸、呼吸困难和活动耐量下降，酌情应用抗心律失常药物。然而，导管消融术在癌症合并房颤患者中的效果尚未明确。至于抗凝方案，由于$CHA_2DS_2-VAS_c$评分并未对癌症导致的高凝状态赋分，同时考虑到患者可能同时接受的其他抗肿瘤药物的相互作用，因而该评分对于癌症治疗期间新发房颤患者的指导价值有限。在美国，癌症患者服用口服抗凝药物的比例明显低于非癌症房颤患者，但两者临床获益未见明显差异。对于这类患者的抗凝方案，应由心脏科医生和肿瘤科医生共同制订。另一方面，根据指南和专家建议，对于ICI相关室性心律失常和心脏传导阻滞的患者，特别是发生危及生命的心律失常者，应该接受相应的抗心律失常治疗。除积极用药以外，美国临床肿瘤学会（American Society of Clinical Oncology，ASCO）也强调，在无禁忌证的情况下，对发生完全性房室传导阻滞患者，应该考虑植入临时或永久心脏起搏器以改善预后。同时，对于患者及家属，有必要接受有关ICI可能诱发的irAE临床特征的宣传教育。最重要的是，常规的临床随访和心电监测对于早期发现ICI相关心律失常十分重要。

（二）合并ICI心肌炎的治疗

大多数传导系统异常发生在心肌炎的背景下，通常出现在ICI给药早期。目前，治疗ICI相关心肌炎的常用药物包括糖皮质激素和免疫抑制剂，如英夫利昔单抗、抗胸腺细胞球蛋白（ATG）。其中，糖皮质激素是首选药物。大多数情况下，糖皮质激素治疗有效，但有报道称，仅使用糖皮质激素可能也不足以解决ICI介导的不良反应，许多患者仍然存在恶性心律失常和心力衰竭恶化，甚至最终难以逆转死亡结局。也有研究表明英夫利昔单抗可用于严重的激素难治性心肌炎。一项研究显示，2例患者在激素难治性心肌炎复发后开始静脉注射英夫利昔单抗，临床状态显著改善，后续血浆肌钙蛋白I降至正常。同时，也有学者建议，其他免疫抑制方案，如血浆置换、静脉注射免疫球蛋白、霉酚酸酯、他克莫司等，可作为对糖皮质激素无效的患者的辅助治疗。但关于这些治疗方法的效果，尚缺乏大规模临床研究的证实。同时，对于合并危及生命的恶性心律失常患者，应考虑在药物治疗的基础上，酌情植入临时或永久心脏起搏器。

三、小结

免疫检查点抑制剂在发挥抗恶性肿瘤作用的同时，具有高度致心律失常性，常发生在ICI心肌炎的基础上，心电图上可表现为新发房性、室性心律失常以及心脏传导阻滞，甚至进一步发展成恶性心律失常。临床上，对ICI相关心律失常的患者应考虑暂停给药，予抗心律失常治疗，对于合并心肌炎的患者，尽早给予糖皮质激素和免疫抑制剂等药物治疗，对于发生完全性房室传导阻滞的患者应考虑起搏器植入。同时，所有ICI用药的患者，有必要进行持续的心电监测和随访。此外，尚需进一步研究来明确对接受ICI治疗的患者心脏传导系统异常的筛查、监测和预测策略。

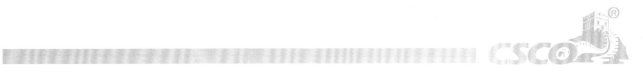

乳腺癌新辅助治疗与心脏毒性

中国科学技术大学附属第一医院

单本杰　于海洋　潘跃银

随着我国医疗卫生服务质量的不断提升和乳腺癌综合诊疗水平的逐渐提高,乳腺癌患者的生存时间也整体延长,肿瘤幸存者的远期预后及生活质量已成为医学领域面临的重要课题。抗肿瘤治疗相关的心血管疾病已成为乳腺癌患者最常见的非肿瘤死亡因素。2016 年,欧洲心脏病协会、美国临床肿瘤协会、加拿大心血管病协会分别颁布了三部"重量级"肿瘤心脏病学临床使用指南。同年,中国第一届肿瘤心脏病学会议也正式拉开了我国肿瘤心脏病学快速发展的序幕,自此,我国肿瘤心脏病学的研究发展呈现了"井喷"态势。

如今,新辅助治疗已成为局部晚期乳腺癌和特定分子分型早期乳腺癌的标准治疗模式,其不仅可以提供更加完善的手术和辅助治疗决策,而且给患者带来了更多的治愈机会。然而,蒽环类等化疗药物、抗 HER-2 靶向药物、CDK4/6 抑制剂和免疫抑制剂的应用,也不可避免地带来了心律失常、心力衰竭、心肌炎等一系列心血管事件的发生。因此,加强对乳腺癌新辅助治疗相关心血管疾病的认识、监测和管理,促进肿瘤科与心血管科的协同与合作,对于最大限度地减少新辅助治疗对心血管健康的潜在不利影响至关重要。

一、新辅助治疗与心脏毒性

(一)新辅助化疗与心脏毒性

1. 蒽环类药物　蒽环类药物是乳腺癌新辅助治疗的基石类药物之一,其心脏毒性呈剂量依赖关系,并且无"绝对安全剂量"。既往研究发现,心肌细胞线粒体中活性氧类(reactive oxygen species,ROS)形成即氧化应激诱导心肌细胞凋亡、钙超载、与拓扑异构酶Ⅱ相互作用导致 DNA 损伤等因素都参与其相关心脏毒性的发生。最近研究发现,蒽环类药物诱导心脏毒性与心肌细胞的神经调节蛋白生长因子 1/ErbB 信号通路抑制有关。生理情况下,ErbB2 可以通过上调抗氧化酶(如谷胱甘肽过氧化物酶 1),减少氧自由基的产生,保护心脏功能。蒽环类药物可上调 miR146a 抑制 ErbB4 的表达,解除了 ErbBs 的保护作用。这似乎解释了联合应用蒽环类药物和抗 ErbB 抗体时可显著增加心功能障碍的发生风险。此外,糖蛋白 130 通路激活和触发 Toll 样受体和炎性反应的发生都可以参与蒽环类药物介导的心肌损伤。

蒽环类药物治疗相关心脏不良反应主要表现有心力衰竭、急性冠脉综合征、心肌炎、心包炎、心律失常等。目前,关于心脏毒性事件的具体定义尚未有统一的定论,有研究将其定义为:①以室间隔运动减弱或整体功能减低为特征的心肌病,并伴有左室射血分数(left ventricular ejection fraction,LVEF)降低;②与充血性心力衰竭(congestive heart failure,CHF)有关症状;③与 CHF 有关的单个或多个体征;④ LVEF<55% 且较基线降低 5% 以上,合并 CHF 的症状或体征;或 LVEF<55% 且较基线降低 10% 以上,无 CHF 的症状或体征。蒽环类药物诱发的心脏毒性的诊断在过去 60 年中一直保持不变,它一直基于心力衰竭症状,后来也基于 LVEF 下降的客观指标。对于低风险患者来说,即无危险因素或心血管病史的患者,需要接受低剂量蒽环类药物(总累积剂量 ≤240mg/m²)或标准剂量后进行曲妥珠单抗治疗方案,美国临床肿瘤学会指南不建议进行心脏监测。此外,他们建议根据临床症状诊断心脏毒性,原因包括反复监测引起压力和焦虑的可能性,以及成本效益比。早期研究报道,当多柔比星累积剂量达到 400mg/m² 时,充血性心力衰竭发生率可达 3%~5%;而达到 550mg/m² 时,充血性心力衰竭发生率可上升至 26%。部分研究发现,表柔比星和脂质体蒽环类药物具有相当的抗肿瘤活性且心脏毒性更低。一篇荟萃分析发现,表柔比星较脂质体多柔比星心脏毒性更大,*OR* 为 1.87(95% *CI* 0.98~3.57),而多柔比星与表柔比星相比,心脏毒性发生率最高,*OR* 为 1.84(95% *CI* 1.18~2.93)。一项长达 9 年的乳腺癌新辅助治疗的随访研究发现,含蒽环类药物组发生心脏毒性事件发生的概率为 13.0%,明显高于非蒽环类治疗组 7.7%(*P*=0.352)。

2. 紫杉烷类药物　紫杉烷类(紫杉醇和多西他赛)也是乳腺癌新辅助治疗的基础化学药物。当紫杉烷类与蒽环类药物联合应用时,通常会观察到心血管毒性事件。这是由于紫杉烷类药物消除蒽环类药物的药代动力学干扰,促进了蒽环类药物的血浆浓度上升,从而增加了蒽环类药物心脏毒性作用。研究表明,紫杉醇比多西紫杉醇的心脏毒性更大。紫杉烷类药物引起的心脏毒性也通常表现为充血性心力衰竭,此外,其也可引起心律失常,如窦性心动过缓(尤其是紫杉醇)、房室传导阻滞和心房颤动。一般来说,紫杉烷类引起的心律

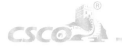

失常通常是良性的，没有症状，但也有专家建议在紫杉烷类输注的最初几小时内进行心电监测。目前，紫杉烷类导致心脏毒性的机制尚不明确。体外试验表明，其可能引起氧化应激反应并导致动脉僵硬度增加，损伤内皮细胞的基本功能，如破坏细胞骨架、内皮细胞增殖迁移受损、促血栓形成等增加心血管风险。紫杉醇注射液的主要敷料聚氧乙烯蓖麻油也可通过促进组胺释放导致无症状性心律失常。

3. **氟尿嘧啶类药物** 氟尿嘧啶是继蒽环类药物之后的第二大心脏毒性原因。心脏症状通常在药物输注的早期出现。中位发病时间为输注后 12 小时，但据报道该药物在输注期间的任何时间都会发生心脏毒性，甚至发生在输注后 1~2 天。一项荟萃分析发现氟尿嘧啶治疗期间的症状性心脏毒性发生率为 1.2%~4.3%，合并心血管疾患的患者风险会进一步增加。氟尿嘧啶相关心脏毒性的机制尚不清楚，可能的原因是缺血和/或冠状血管痉挛，以及直接的心肌损伤。心肌缺血的发生率为 1.1%，而合并缺血性心脏病的患者发生率高达 15.1%。冠状动脉痉挛仍然是最明确的氟尿嘧啶相关心肌缺血的发生机制之一。当氟尿嘧啶使用后发生急性心脏毒性，建议暂停化疗，可选择阿司匹林和钙通道阻滞剂联合应用。需要注意的是，任何氟尿嘧啶的重新给药必须谨慎评估并严格监测。此外，氟尿嘧啶其他不太常见的心脏毒性表现还包括室上性心律失常、心肌炎、心包炎和心力衰竭。卡培他滨在晚期乳腺癌治疗方面的循证医学证据较多，既往研究发现，转移性乳腺癌患者卡培他滨诱发心脏毒性发生率约为 4.9%，高胆固醇血症（$P=0.035$）和当前吸烟（$P=0.020$）是心脏毒性的危险因素。近年来，乳腺癌新辅助治疗一般以紫杉类或蒽环类药物为主，卡培他滨主要作为辅助强化策略之一。SYSUCC-001 研究结果显示，在标准治疗基础上加用卡培他滨对三阴性乳腺癌带来了显著的获益及可接受的毒性。CREATE-X 研究结果显示，三阴性乳腺癌新辅助治疗后肿瘤残余者加用卡培他滨可显著改善生存。然而，在 SYSUCC-001 和 CREATE-X 研究中均未发现 1 级以上心脏毒性报道，主要不良反应为血液学毒性、口腔炎及手足综合征。

（二）新辅助靶向治疗与心脏毒性

1. **曲妥珠单抗** 曲妥珠单抗是首个获批用于治疗 HER-2 阳性乳腺癌的分子靶向药物，在早期乳腺癌治疗中引入曲妥珠单抗将患者死亡风险降低了 33%，疾病复发风险降低了 50%。多个研究及荟萃分析发现曲妥珠单抗诱导心脏毒性的发生率为 4%~27%，主要表现为 LVEF 下降和 CHF。2021 年发表的一项大型回顾性分析中，接受曲妥珠单抗治疗的患者心脏毒性发生率为 16.6%，根据 NYHA 分类评估的有症状性心力衰竭发生率为 5%。

曲妥珠单抗引起的心脏毒性的确切机制尚不明确，与蒽环类药物不同，曲妥珠单抗导致的心脏毒性是非剂量依赖性的，其病理特征在于心肌细胞产生功能障碍而不是坏死，通常认为中断治疗后心脏功能可部分恢复。HERA 试验 8 年的随访结果提示，在曲妥珠单抗治疗 1 年内发生心血管事件的患者中，结束治疗后有 79.5% 的患者心功能恢复到早期标准，充分说明曲妥珠单抗造成的心血管损伤具有可逆性。

目前认为曲妥珠单抗导致心脏毒性最可能的机制是它干

扰了神经调节蛋白（neuregulin，NRG）/ 酪氨酸激酶的信号转导，NRG 是 ERBB 受体的配体，其信号轴在心肌细胞生长、存活、增殖和应激反应中发挥关键作用。曲妥珠单抗对 HER-2 的阻断导致 HER-3 和 HER-4 的活性受到抑制，整个心肌细胞的防御和能量产生系统无法有效运行，导致心脏毒性的发生。Portera 的研究表明使用曲妥珠单抗联合蒽环类药物的联合治疗时，45% 的患者与基线相比出现 LVEF 降低超过 15% 或 LVEF<50%，但仅有 9% 患者出现充血性心力衰竭的症状和体征。

NOAH 是一项经典的曲妥珠单抗新辅助治疗早期乳腺癌的Ⅲ期临床研究，曲妥珠单抗联合治疗 LVEF 绝对值下降和 CHF 的发生率分别为 27% 和 1.7%。而在 Z1041 研究中探索了曲妥珠单抗序贯及同步化疗在乳腺癌新辅助治疗方面的疗效及安全性，序贯治疗组 LVEF 下降发生率为 15.2%，低于同步治疗组的 24.6%，且序贯组未发生充血性心力衰竭，而同步治疗组发生率为 0.7%。值得注意的是，上述两项研究均包含蒽环类药物，构建了当下蒽环与曲妥珠单抗序贯应用的临床实践。虽然 LVEF 下降和 CHF 的发生率在不同的研究中有所不同，但均需引起足够重视。基线的风险因素评估（如高血压、高脂血症、吸烟、心力衰竭相关症状）和超声心动图检查，治疗期间至少每 3 个月及治疗完成后 3~12 个月持续监测，对于早期发现与干预曲妥珠单抗引起的心脏毒性至关重要。

2. **帕妥珠单抗** 对于转移性 HER-2 阳性乳腺癌，CLEOPATRA 研究显示，双靶较单靶并未明显增加心脏不良事件发生率，其左心功能障碍的发生率分别为 6.6% 和 8.6%。在新辅助治疗方面，NeoSphere 研究证实了在 TH 方案上增加帕妥珠单抗可进一步增加患者的 pCR 率，5 年随访数据发现双靶联合多西他赛治疗组的严重心脏不良事件发生率仅为 3%，其他组均为 0。而 KRISTIN 的Ⅲ期临床研究 3 年随访数据显示，TCHP 组 LVEF 下降 ≥10% 且 LVEF<50% 的患者为 1.8%，NYHA 评估的Ⅲ~Ⅳ级心力衰竭发生率为 1.4%，而 T-DM1+P 组分别为 0.4% 和 0。针对亚洲人群的 PEONY 研究中，HP 联合多西他赛治疗的 218 个乳腺癌患者均未出现Ⅲ~Ⅳ级心力衰竭。上述研究均提示接受曲妥珠单抗联合帕妥珠单抗的患者不仅获得了 pCR 的提升和生存获益趋势，且未增加心血管不良事件的发生率，奠定了 HER-2 阳性乳腺癌新辅助治疗的标准治疗策略。

3. **其他靶向药物** 恩美曲妥珠单抗作为 HER-2 阳性乳腺癌患者 non-pCR 患者的辅助治疗策略获得不错疗效的同时，展现了较低水平的心脏毒性。如 KRISTIN 研究所述，恩美曲妥珠单抗治疗组的 223 例患者中仅有 1 例出现 LVEF 下降 ≥10% 且绝对值<50%，没有患者出现Ⅲ~Ⅳ级心力衰竭。而在其经典 EMILIA 研究中，T-DM1 组和拉帕替尼＋卡培他滨组 LVEF ≥45% 的患者比例分别为 97.1% 和 93.0%。T-DM1 组和拉帕替尼＋卡培他滨组分别有 8 例（1.7%）和 7 例（1.6%）的 LVEF<50% 且比基线下降 15%。T-DM1 组有 1 例患者出现 3 级左心室功能障碍，而拉帕替尼＋卡培他滨组没有出现。

新辅助内分泌治疗最早被用于老年和体质较差患者。随后，一项前瞻性Ⅲ期临床试验表明，绝经后激素受体阳性的女性患者接受新辅助内分泌治疗可获得与新辅助化疗类似的疗效。芳香化酶抑制剂对心血管系统潜在负面影响的生物学基础主要依赖于对脂代谢的作用。芳香化酶抑制剂通过提高血清中胆固醇水平导致心血管疾病发生风险上升。一项大型倾向匹配研究发现，改用芳香酶抑制剂的患者与继续服用他莫昔芬的患者相比，芳香化酶抑制剂增加了心肌梗死（$HR=2.08$, 95% CI $1.02\sim4.27$）、缺血性卒中（$HR=1.58$, 95% CI $0.85\sim2.93$）、心力衰竭（$HR=1.69$, 95% CI $0.79\sim3.62$）等心脏不良事件的发生风险，但并没有转化为心血管死亡率的显著增加。Chang 等发现，在早期乳腺癌的治疗中，与未接受内分泌治疗的患者相比，单独接受芳香化酶抑制剂治疗的患者也有更高的心力衰竭风险（$HR=2.18$, 95% CI $1.24\sim3.82$）。

（三）新辅助免疫治疗与心脏毒性

乳腺癌的免疫治疗研究的确开端较晚，但近些年乳腺癌免疫治疗药物试验迅速增多，2018 年 IMpassion130 研究在欧洲肿瘤内科学会上公布结果，乳腺癌也正式跨入免疫治疗时代，其发展不容小觑。在新辅助治疗方面，免疫治疗正在如火如荼地开展，目前更多成功的数据仍是在 TNBC 中获得的，与 HER-2 阳性乳腺癌相比，由于缺少相应靶点，TNBC 传统的新辅助化疗效果已经趋于瓶颈。与其亚型相比，TNBC 的免疫浸润性更强，PD-L1 表达水平更高，基因组不稳定性高，非同义突变水平高，免疫检查点抑制剂的出现给 TNBC 的新辅助治疗提供了更多的治疗机会。帕博利珠单抗于 2021 年 7 月 26 日率先凭借 Keynote-522 研究的阳性结果，获批美国 FDA 早期乳腺癌治疗适应证。基于该项研究的最新结果，2022 年 ASCO 乳腺癌新辅助治疗指南的快速更新也增加了对高危早期 TNBC 患者使用帕博利珠单抗的治疗推荐。

在应用免疫抑制剂治疗后出现自身免疫性心肌炎的患者中，肌肉、心肌和肿瘤的组织学病理均发现表达相同 T 细胞受体的 T 淋巴细胞，提示心肌细胞和肿瘤均表达能被单克隆 T 细胞识别的抗原。活化的 T 细胞攻击肿瘤的同时，导致了自身免疫性心肌炎的发生。心脏毒性是免疫抑制剂较为严重的不良反应，表现形式多种多样，主要包括心肌炎、心包疾病、心力衰竭、血脂异常、心肌梗死和脑动脉缺血六大表现，发生率为 $3.2‰\sim19.3‰$。此外，免疫性心脏毒性临床表现也不尽相同，包括无症状的心脏生物标志物的升高、非特异性的不适主诉、快速进展的慢性心力衰竭，甚至致死性的暴发性心肌炎。虽然免疫相关心脏毒性发生率和绝对数量低于其他器官免疫不良反应，但致死率最高。有研究发现免疫治疗相关心脏不良事件患者死亡率高达 27%，主要死因包括心力衰竭、室性心律失常及心搏骤停；心肌炎的致死率接近 50%。Keynote-522、IMASSION031、NeoTRIP 和 GeparNuev 等多项研究探索了在化疗基础上联合 PD-1/PD-L1 等免疫抑制剂的有效性和安全性。Keynote-522 研究中，联合帕博利珠单抗获得了 13.6% 的 pCR 提升，36 个月 EFS 绝对获益达到 7.7%。心血管毒性方面，免疫联合组有 3 例（0.4%）发生了免疫性心肌炎，1 例患者因肺栓塞导致死亡。IMpassion 031 结果显示，与对照组相比，阿替利珠单抗联合化疗 pCR 的绝对获益高达 16.5%（57.6% vs. 41.1%，$P=0.0044$），高血压的发生率基本相似（9% vs. 10%），2 组均未见免疫性心肌炎的发生。而 GeparNuev 和 NeoTRIP 临床研究中，接受度伐利尤单抗和阿替利珠单抗并未带来 pCR 率统计学差异。

目前为止，乳腺癌免疫治疗反应的相关预测因子包括 PD-L1 状态、TMB、免疫基因组特征和 TILs，尽管一些晚期转移性乳腺癌研究结果表明 PD-L1 是预测性生物学标志物，但在早期乳腺癌中却没有观察到相同的结论，也没有发现与心脏毒性相关的生物标志物。就免疫相关心肌炎来说，发生越早，病情越重，有研究发现重症心肌炎中位发生时间为 27 天，最短可在 5 天内发生。心内膜活检是诊断免疫性心肌炎的金标准，但由于心内膜活检有心脏穿孔、心脏压塞、心律失常甚至心源性休克的风险，故心内膜活检需经心内科医生、肿瘤科医生及患者充分沟通并权衡风险与获益之后进行。目前几乎没有能用于识别发生免疫相关心脏不良事件风险的生物学标志物，因此需强调在治疗过程中充分权衡患者疗效和毒性，免疫治疗或免疫联合化疗诱导的心脏不良反应一样不容忽视。

二、新辅助治疗"去蒽环"之争

1. HER-2 阴性乳腺癌新辅助治疗　与辅助化疗类似，对于 HER-2 阴性乳腺癌，目前新辅助治疗大多是在含蒽环类方案基础上联合或序贯紫杉类药物以增加 pCR 率。现阶段，源于铂类药物、BRAC 抑制剂和免疫治疗药物在 TNBC 方面的良好数据和辅助强化策略的应用，鉴于蒽环类药物令人担忧的心脏毒性和血液学毒性，蒽环类药物在新辅助治疗中的地位受到挑战。

GeparSixto 和 CALGB40603 等系列研究结果显示铂类药物的加入可以提高 TNBC 患者 pCR 率。2021 年 ESMO 会议，BrighTNess 研究的 4 年随访结果也证明了卡铂联合紫杉醇可改善三阴性乳腺癌患者的无事件生存和 pCR 率，为铂类药物在三阴性乳腺癌新辅助治疗的应用再添力证。而我国专家发起的 NeoCART 研究评估了多西他赛 + 卡铂与传统 EC-T 方案的新辅助疗效，结果发现 TCb 方案和 AC-T 方案的 pCR 率分别为 61.4% 和 38.6%（$P=0.033$），两组不良反应差异无统计学意义。在此背景下，部分专家建议在肿瘤负荷高的患者中，可采用紫杉类药物联合铂类药物，序贯或不序贯蒽环类药物作为初选的新辅助化疗方案。尤其当存在 *BRCA1/2* 突变时，联合铂类更值得被推荐。然而，值得注意的是，GeparSixto 和 CALGB 40603 试验设计中都包含了蒽环类药物的应用。GeparSixto 研究发现紫杉醇 + 多柔比星新辅助化疗方案中加入卡铂可使 pCR 率从 36.9% 提高至 53.2%（$P=0.005$），3 年 DFS 较对照组提高。但由于紫杉醇与蒽环类药物联合应用导致了蒽环类药物消除减少、血浆水平升高，从而增加蒽环类药物相关的心脏毒性，该研究最终被中止，故 CALGB 40603 研究将紫杉类与蒽环类物序贯使用，但仍未摈弃蒽环类药物。此外，NEOCART 研究的亚组分析发现铂类在 pCR 方面的优势主要体现在 II 期患者（73.3% vs. 48.4%，$P=0.046$）和腋窝淋巴结阴性患者（80% vs. 50%，$P=0.052$），且该研究样本量较小。对于高肿瘤负荷人群，去蒽环是否能保证疗效和长期生存获益值得商榷。

ESMO、SABCS 报道的 Keynote-522 研究证实了早期 TNBC 患者，使用帕博利珠单抗联合化疗较单纯化疗可显著提高 pCR 率（64.8% vs. 51.2%，P=0.000 55）和 3 年无事件生存率（84.5% vs. 76.8%，HR=0.63，95% CI 0.48~0.82，P=0.000 31），是早期 TNBC 新辅助免疫治疗领域的首次胜利。无独有偶，Impassion031 也证实了阿特利珠单抗在新辅助免疫联合治疗方面的价值。然而另一项在白蛋白紫杉醇+卡铂基础上联合阿特利珠单抗的 Ⅲ 期试验 NeoTRIPaPDL1，结果显示并未显著提高 pCR 率（43.5% vs. 40.8%，P=0.66）。回溯这 3 个临床研究，Keynote-522 和 Impassion031 均序贯应用了 AC 或 EC 方案，而 NeoTRIPaPDL1 仅应用了紫杉类药物和铂类药物的联合，蒽环类药物使用与否对免疫治疗具有协同作用值得进一步探索。

总的来说，对于 HER-2 阴性乳腺癌，蒽环类和紫杉类药物仍是各大指南和专家组推荐的优选方案，部分高危患者可联合铂类药物。此外，当前临床实践中不应常规推荐化疗联合免疫治疗，但仍可考虑在高风险三阴性乳腺癌患者中探索应用。

2. HER-2 阳性乳腺癌新辅助治疗　NeoSphere 和 PEONY 研究显示曲妥珠单抗与帕妥珠单抗的双靶策略在新辅助治疗中取得 pCR 显著提升，由 20% 上升至 39%。心脏不良事件方面，最大 LVEF 下降值均较低（4%~5%），且未出现 LVEF 降至 40% 以下者，仅 4 例患者 LVEF 下降达到 10%~15% 或绝对值<50%。目前"妥妥双靶"方案成为 HER-2 阳性乳腺癌新辅助治疗的标准。鉴于蒽环类药物和曲妥珠单抗的潜在心脏毒性，双靶时代蒽环类药物的取舍也成为当今的争议点。

在新辅助研究中，去蒽环的直接证据主要来自于 TRAIN-2 和 TRYPHAENA 研究，此 2 项研究设计均为 HP 双靶联合蒽环对比不含蒽环。虽然 TRYPHAENA 研究发现非蒽环组与蒽环组的 pCR 和 3 年 DFS 相似，但需要注意的是，此研究是一项以安全性为主要研究终点的 Ⅱ 期临床试验。该研究纳入 225 例 HER-2 阳性乳腺癌患者，分别给予（FEC+HP）×3 → THP ×3（A 组），FEC ×3 → THP ×3（B 组）和 TCbHP ×6（C 组）治疗。结果显示，各组症状性左心室收缩障碍（left ventricular systolic dysfunction，LVSD）和显著 LVEF 下降发生率均较低，新辅助、辅助治疗及后续随访阶段出现症状性 LVSD 分别为 2 例、1 例和 1 例。各组显著 LVEF 下降的发生率：新辅助阶段为 5.6%、2.3% 和 3.9%，辅助阶段为 5.9%、12.3% 和 2.7%，随访阶段为 4.3%、5.3% 和 2.7%。该研究证实了双靶向联合细胞毒药物心脏安全性良好，达到了主要研究终点，但没有 pCR 和 DFS 的分析能力，结果仅为描述性应谨慎评估。此外，该研究 ITT 人群中 T_{2-3}/N_{0-1} 人群占 69.3%，对于肿瘤负荷更大或局部晚期患者纳入较少。

TRAIN-2 研究表明非蒽环组 TCPH ×3 → TCPH ×6 与蒽环组（FEC+PH）×3 → TCPH ×6 的 pCR 和 3 年 EFS 差异无统计学意义，含蒽环方案的心脏毒性（LVEF 下降 ≥10% 且<50%）更高（8.6% vs. 3.2%，P=0.021）。TRAIN-2 的研究结果更倾向于得出一种优选方案，而非去蒽环方案，主要动机应关注在减少心脏毒性发生。此外，本研究 9 个周期的设计方案并非标准方案，3 年随访事件对于乳腺癌来说太短，需要更长时间的随访观察。

KATHERINE 研究是目前唯一一项针对 HER2 新辅助治疗后仍有残存病灶的乳腺癌患者应用强化治疗显示出生存获益的 Ⅲ 期研究。该研究显示，对于 non-pCR 患者，中位随访 41 个月时，TDM-1 强化辅助治疗对比曲妥珠单抗显著降低了 50% 的复发风险，增加了 11.3% 的 iDFS 绝对获益。值得注意的是，在 TDM-1 强化治疗组，新辅助阶段含蒽环方案的比例高达 77.9%。

综上，双靶时代新辅助治疗阶段去蒽环为时尚早，还需要更多数据和更长随访时间进一步探索，含蒽环类药物方案仍然是各大指南的首选推荐，全面优化 HER-2 阳性乳腺癌的全程化管理不应纠结于蒽环类药物的选择。去蒽环方案可能为某些人群提供了一个很好的替代方案，比如高龄、合并心脏基础疾病的人群。但对于淋巴结转移人群而言，含蒽环类药物的治疗方案仍然是标准选择。

三、心脏毒性的监测与防治

（一）心血管毒性监测

鉴于乳腺癌治疗相关心脏毒性的严峻形势，心血管、肿瘤等各学界一直在探索监测和评估潜在的心脏毒性的方法，减轻以蒽环类为代表的化疗药物相关心脏毒性。随着肿瘤心脏病学科的蓬勃发展，新的预防治疗策略也不断涌现。目前应用的监测方法包括生物标志物、超声心动图、心电图和心脏影像学等。

1. 生物标志物　心肌损伤血清学标志物包括心肌肌钙蛋白、肌酸激酶和 B 型利钠肽（B-type natriuretic peptide，BNP）等，其中心肌肌钙蛋白 I 和 T、BNP 对于心脏毒性的诊断价值最大，有助于早期识别和发现心肌损伤。Cardinale 的研究发现肌钙蛋白升高与左心室功能障碍相关，肌钙蛋白增高的患者随后超声心动图检查中出现了 LVEF 降低，对心脏毒性的早期诊断具有良好的敏感性和特异性。该团队的后续研究进一步发现，22.6% 的患者 LVEF 降低至少 15%，其中 59.1% 患者出现肌钙蛋白增高，肌钙蛋白诊断心脏功能障碍的阴性预测值为 99%，阳性预测值为 84%。此外，与肌钙蛋白水平暂时升高相比，持续的肌钙蛋白增高与左室功能障碍和心脏不良事件发生率增加密切相关。在最近的一项研究中，94% 免疫性心肌炎患者出现肌钙蛋白异常，当肌钙蛋白 T>1.5ng/ml，主要心血管不良事件的发生风险增加 4 倍，这使得肌钙蛋白成为筛查此类心肌炎的关键生物标志物和不良预后的预测因子。现有多个证据也支持在应用蒽环类药物时进行肌钙蛋白监测，当多柔比星剂量>250mg/m² 时，每增加 50mg/m² 剂量即需监测该项指标，直至治疗结束后 6 个月。

最近的研究发现，另一个指标超敏肌钙蛋白 I 在预测曲妥珠单抗诱发的心肌病方面更具优势。因为曲妥珠单抗的心脏毒性与剂量无关，这使得其不良反应预测困难。有研究表明，该指标对于亚临床心肌损伤具有一定诊断价值。虽然 BNP 和氨基末端脑钠肽前体（N-terminal pro hormone BNP，NT-proBNP）更有可能预测心力衰竭并与全因死亡率增加相关，但肌钙蛋白已证明其在检测高危人群中发生心肌梗死和冠状动脉疾病的风险的优势。生长刺激表达基因 2 蛋白（growth stimulation expressed gene 2，ST2）是心肌细胞和心肌成纤维细胞在受到生物机械应力后产生的一种心肌蛋白，最近发现其能够较好地反映心肌纤维化程度，与心力衰竭的严重程度及预后也密切相关。研究显示，接受表柔比星＋环磷酰胺＋紫杉醇联合方案治疗的乳腺癌患者体内 sST2、cTnT 及 NT-proBNP 水平显著升高，且 sST2 水平升高的比例显著高于 cTnT 及 NT-proBNP。因此，sST2 有望用于蒽环类药物、环磷酰胺以及紫杉醇相关心脏毒性的早期监测。此外，也有研究发现高敏 C 反应蛋白、白细胞介素 -6 和脂肪酸结合蛋白与暴露于蒽环类药物后 LVEF 下降独立相关。

2. **超声心动图** LVEF 和短轴缩短分数（fractional shortening，FS）是超声心动图常用的监测指标，可以区分危险人群，对预防心力衰竭有重要意义，但 LVEF 对于早期阶段的心肌损伤敏感性相对较低。LVEF 正常者也可能有亚临床的心功能损伤，导致心脏损伤有可能被低估。舒张功能障碍是蒽环类药物诱导的心功能障碍的早期表现，用心脏彩超检查心脏舒张功能对于早期监测心脏毒性是一个敏感的方法。左心室整体纵向应变（global longitudinal strain，GLS）在一定程度上能够反映心室整体长轴收缩功能的变化，GLS 降低被认为是早期左心功能不全的标志。一项荟萃分析研究结果指出，GLS 越低，蒽环类药物相关心脏毒性事件的发生风险越高。有研究发现，3D 超声心动图与 2D 超声心动图相比更加准确，其在亚临床心肌功能障碍方面与心脏磁共振成像相当。考虑到 LVEF 对于心脏毒性事件的评估准确性较低，二维斑点追踪技术是基于二维灰阶图像基础之上的新型超声技术受到更多研究者的青睐，其通过连续追踪心肌细胞内的声学斑点运动轨迹，从而对心肌各方向的运动状态进行评估。

3. **心脏磁共振成像** 心脏磁共振成像（cardiovascular magnetic resonance，CMR）是评估心脏结构和功能的金标准，其优势在于无电离辐射、灵活的扫描平面、LV/RV 功能测定、3D 体积覆盖以及对心内膜 / 心外膜边界的出色辨别能力。乳腺癌化疗早期心脏损害主要表现为心肌细胞水肿及射血分数降低，远期心脏损害主要改变为心肌纤维化。应用 CMR 评估不仅能够观察心腔大小、室壁运动，而且能够反映心肌病理学变化，包括充血、水肿、坏死和纤维化等。这种成像方式改变了心肌炎的诊疗策略，已成为心肌炎规范诊疗流程中的一个关键环节。有研究报道，对于急性心肌炎，CMR 诊断的准确率为 83%，灵敏度和特异度分别为 80% 和 87%，对于慢性心肌炎其诊断的准确率为 63%~99%，灵敏度和特异度分别为 63%~75% 和 60%~98%。越来越多的国际主流研究将 CMR 单独或与心内膜心肌活检并列作为心肌炎患者的诊断标准。

（二）乳腺癌治疗相关心脏毒性的防治

蒽环类药物、曲妥珠单抗和紫杉烷类等药物是乳腺癌新辅助治疗的常用药物，但其介导的心血管毒性仍是临床面临的重要挑战。应用具有潜在心脏毒性的抗肿瘤药物前应对患者进行心血管不良事件风险评估，对存在危险因素的患者建议肿瘤科医师和心血管科医师进行多学科会诊共同策略，传统的心脏危险因素可能是心血管不良事件的预测因素。对于中高风险的患者，可以通过改变给药方式、给药剂型、使用替代方案或使用心脏保护剂等方式进行一级预防。如，右雷佐生可降低蒽环类药物所致心力衰竭及心血管不良事件的风险，同时不影响蒽环类药物的疗效，在心脏毒性预防方面得到临床上广泛认可。

另有研究表明，血管紧张素转化酶抑制剂、血管紧张素受体拮抗剂和 β 受体阻滞剂可能有助于保护蒽环类药物和 / 或曲妥珠单抗治疗的乳腺癌患者的左心室功能。有研究发现，β 受体阻滞剂卡维地洛对蒽环类药物具有心脏保护作用。该药物兼具有抗氧化特性和螯合铁能力，已被证明可对抗多柔比星所致线粒体介导的心脏不良反应，它可以减少心肌细胞中自由基的释放发挥心脏保护功能。在基于蒽环类药物化疗的浸润性乳腺癌患者中，有研究显示卡维地洛不能有效预防 LVEF 降低，但是显著降低了肌钙蛋白 I 水平和舒张功能障碍发生。Seicean 团队研究发现，在蒽环和曲妥珠单抗治疗中应用 β 受体阻滞剂可降低 5 年内左心室功能障碍的发生率。最近，一项为期 6 个月的大型临床观察性研究发现，66 岁及以上乳腺癌患者接受曲妥珠单抗和 / 或蒽环类药物治疗时，血管紧张素转换酶抑制剂的使用可降低心脏毒性风险以及降低心脏全因死亡率。也有一些小样本研究发现，接受蒽环类药物治疗的乳腺癌患者，依那普利和坎地沙坦的使用可以有效地预防 LVEF 的降低，以及肌钙蛋白、CK-MB 的上升。2021 年发表的 9 项随机对照试验的荟萃分析，发现无论蒽环类药物或曲妥珠单抗治疗是否联用，ACEI/ARB 与安慰剂相比，LVEF 无显著改善，应用 β 受体阻滞剂的患者 LVEF 有显著改善，保护作用更明显（MD：2.4，95% CI 0.3~4.5，P=0.033），而联用 ACEI/ARB 和 β 受体阻滞剂治疗能够更好地维持 LVEF 水平稳定。此外，除了 ACEI/ARB 和 β 受体阻滞剂，包括他汀类药物、维生素 C 均有报道可以作为心脏毒性的保护药物，但目前存在的主要问题是研究的样本量较小，观察时间较短，需要进行长期临床试验来进一步评估它们对乳腺癌患者长期无心脏毒性生存时间的影响，同时关于其预防蒽环类药物和曲妥珠单抗所致心脏毒性的确切机制有待进一步明确。

四、小结

综上所述，乳腺癌新辅助治疗一直是早期乳腺癌治疗中的热点课题，细胞毒药物和靶向药物已成为综合治疗不可或缺的重要组成部分。然而，由于心脏毒性的发生，心血管不良事件已成为乳腺癌非肿瘤致死的主要原因。深入探索心脏毒性的特点、分子机制和防治策略，筛选高危风险分子标志物，实现心血管毒性的早期预防、监测及干预，是肿瘤心脏病学科的重要研究方向。此外，在乳腺癌新辅助治疗进行心脏毒性的全程管理，需要多学科共同合作协助解决，如何在合理保护心脏功能的前提下争取新辅助治疗的最大获益是临床工作的前进目标。

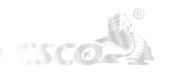

免疫检查点抑制剂相关性心肌炎的诊治困境与探索

中国人民解放军东部战区总医院秦淮医疗区

王锋　秦叔逵

免疫检查点抑制剂（immune checkpoint inhibitors，ICI）是一类新型抗肿瘤药，其代表性药物主要有针对细胞毒性 T 淋巴细胞相关蛋白 4（CTLA-4）、程序性细胞死亡蛋白 -1（programmed cell death protein-1，PD-1）及其配体（programmed cell death ligand-1，PD-L1）以及人淋巴细胞激活基因 3（lymphocyte activation gene 3 protein，LAG3）的单克隆抗体（monoclonal antibody，McAb）。自 2011 年以来，先后有 17 种 ICI 药物在国内、外上市，获批 20 余个瘤种、40 余个适应证，是名副其实的广谱抗肿瘤药物。然而，此类药物在抗肿瘤治疗的同时可能引起机体免疫功能过度激活，导致全身多个系统免疫相关不良反应（immune-related adverse events，irAE），常见的有皮肤毒性、内分泌系统毒性、肝炎、肺炎和肠炎等，大多可通过停用 ICI、糖皮质激素治疗获得控制或者恢复正常。免疫检查点抑制剂相关性心肌炎（免疫性心肌炎）属于少见 irAE，但是死亡率可高达 50%，位列所有 irAE 的首位，业已引起国内外医学界的高度重视，并作为独立章节纳入国内、外 irAE 管理指南。由于 ICI 的临床应用日益增多，如何提高免疫性心肌炎的早期诊断率、降低死亡率非常重要，本文通过回顾国内外文献报道、相关专家共识和临床实践指南，结合我们的相关研究与临床经验，梳理免疫性心肌炎在诊断和治疗方面的问题，探讨可能的优化解决办法，提供给同行参考。

一、临床特点和诊治原则

免疫性心肌炎，主要有 3 大特点。

1. **发生率低**　早期研究显示 ICI 用药后免疫性心肌炎发生率为 0.087%（18/20 594），其中伊匹木单抗联合纳武利尤单抗发生率为 0.27%，高于纳武利尤单药发生率 0.06%。然而，近年来国内外大样本回顾性研究显示心肌炎的总体发生率大约 >1%。2013 年 11 月至 2017 年 7 月马萨诸塞州总医院回顾性调查研究显示，心肌炎的发生率为 1.14%（11/964）；其中，单独使用 PD-1 抑制剂、PD-L1 抑制剂或 CTLA-4 抑制剂治疗时心肌炎发生率分别为 0.5%、2.4% 或 3.3%，而 PD-1 抑制剂联合 CTLA4 抑制剂或 PD-L1 抑制剂联合 CTLA-4 抑制剂治疗时心肌炎发生率分别为 2.4% 或 1%。2018—2019 年中国 12 家三甲医院的回顾性研究显示，ICI 相关心肌炎发生率为

1.05%（25/2 373）。需要注意的是，既往文献中涉及的病例均存在明显心血管相关症状，而一些无症状性或轻微症状的心肌炎患者可能被漏诊或误诊。因此，真实世界中免疫性心肌炎的发生率可能更高。

2. **死亡率高**　在 2014—2017 年报道的 101 例 ICI 相关的严重心肌炎患者中，46 例（46%）患者死亡，双免疫联合治疗的致死率高于 PD-1/PD-L1 抑制剂单药治疗（67% vs. 36%），伊匹木单抗引起的心肌炎患者的致死率高达 60%。在截至 2018 年 1 月的 VigiBase 数据库中，接受 ICI 治疗的患者中总共发生了 31 321 例不良事件，其中因免疫心肌炎死亡的人数达到 50%（61/122）。2009—2018 年，在 Vigilyze 报道了 613 起致命的 ICI 毒性事件，其中免疫性心肌炎的死亡率高达 39.7%（52/131），排所有 irAE 的第一位。2018—2019 年中国 12 家三甲医院的回顾性研究显示，免疫性心肌炎的死亡率 37.5%（6/16），其中 70 岁以上患者占 66.7%（4/6）。

3. **发生时间早**　大多在 ICI 治疗的早期发生。国外的回顾性研究显示，81% 的患者发生在 ICI 用药的前 3 个月内。2018—2019 年中国 12 家三甲医院免疫性心肌炎的调查研究显示，心肌炎中位发生时间为治疗后 38 天（2~420 天），其中 81.2%（13/16）的患者发生在 ICI 用药 1~2 次。因此，在 ICI 用药的早期尤其是用药的前 1~2 次，应高度警惕免疫性心肌炎的发生。

免疫性心肌炎的诊断主要根据患者的临床表现、实验室指标、心电图、超声心动图、心脏磁共振检查等结果综合考虑，必要时可通过心内膜心肌活检获得确诊。一旦确诊或高度疑似心肌炎，患者应立即停用 ICI，尽早接受大剂量或冲击剂量的糖皮质激素治疗；如果使用糖皮质激素 24~48 小时内没有改善，则考虑加用其他有效的免疫抑制剂或治疗方法如阿巴西普、吗替麦考酚酯、免疫球蛋白、阿仑单抗、英夫利昔单抗（LVEF 降低的患者慎用）、抗胸腺细胞免疫球蛋白以及血浆置换等，重症或危重症患者需要接受 ICU 监测，部分患者可能需要安装临时 / 永久起搏器。

二、诊治困境

免疫性心肌炎的预后，与早期发现、早期诊断和早期治疗

息息相关,但是在实际临床过程中存在诸多难点。

(一)诊断标准与临床实际的差距

目前,免疫性心肌炎的诊断标准通常参考 2019 年发表在 *circulation* 杂志的 Bonaca 标准,将心肌炎分为"明确的心肌炎(definite myocarditis)""可能性较大的心肌炎(probable myocarditis)""有可能的心肌炎(possible myocarditis)"。明确的心肌炎,需要符合以下任何一条:①心肌炎的组织病理学诊断(如 EMB 或尸检);②心脏磁共振(CMR)表现符合心肌炎并伴有符合心肌炎的临床综合征和以下其中一项:a. 心脏损伤生物标志物升高;b. 心肌 - 心包炎的心电图证据;③超声心动图新出现不能用其他诊断(如急性冠脉综合征、应激性心肌病、脓毒症)解释的室壁运动异常并满足以下所有条件:a. 临床综合征符合心肌炎;b. 心脏损伤标志物升高;c. 心肌 - 心包炎的心电图证据;d. 血管造影或其他检查排除阻塞性冠状动脉疾病。

然而,由于心内膜心肌活检属于侵入性操作,实际开展这项技术操作的医疗单位较少,在重症或危重症患者操作时存在一定风险,也难以取得患者及家属知情同意,而 CMR 检查诊断免疫性心肌炎的特异性不高,并非所有医院都常规开展这一检查。另外,免疫性心肌炎患者出现超声心动图异常的比例不到 50%,射血分数减少的比例仅为 2%。因此,在真实临床过程中,免疫性心肌炎的诊断主要依靠临床表现、心脏损伤生物标志物及心电图检查,而按照 Bonaca 标准,该类患者只能判定为"有可能的心肌炎"或者定义为不符合心肌炎标准的心肌损伤(myocardial injury)。因此,免疫性心肌炎的诊断标准需要进行改良,以适应真实的临床需要。

(二)早期诊断困难

在症状出现的早期,能够识别免疫性心肌炎对于积极治疗和改善患者预后至关重要。然而,心肌炎患者的临床表现呈多样性,可以表现为无症状、轻微症状、急性或暴发性心肌炎,初始症状往往为非特异性的,如乏力、心悸、气短等,难以早期识别。典型心肌炎临床综合征包括心悸、胸痛、急性或慢性心力衰竭,以及心包炎、心包积液等一系列表现,但往往此时患者已处于重症或危重症状态,预后极差。

在以往报道中,约 90% 的患者出现肌钙蛋白(cTn)水平升高,其他如肌酸激酶同工酶(CK-MB)、肌红蛋白(Mb)、肌酸激酶(CK)、脑钠肽(BNP 或 NT-proBNP)、谷草转氨酶(GOT)以及乳酸脱氢酶(LDH)等均可升高。相对特异性指标有 cTn、CK-MB、Mb、CK。但是这些指标仍然无法确定诊断免疫性心肌炎,需要结合既往疾病史、用药史、临床表现以及心电图改变等综合判断。

文献报道的免疫性心肌炎大多已存在心血管相关症状,这类患者约 90% 出现心电图异常,可以表现为各种类型的心律失常、QT 间期延长、ST 段抬高或 T 波倒置、R 波幅度减低、异常 Q 波、低电压等,相对特异性表现为房室传导阻滞。但是,在临床上一些无症状或轻微症状的患者心电图并未显示异常,仅凭心电图异常也不能确诊为免疫性心肌炎。

另外,缺乏基线时评估心血管疾病风险(有些患者可能存在隐匿性心血管疾病),未在基线行相关心脏生物标志物检查、心电图等检查,也给免疫性心肌炎的鉴别诊断造成了许多困难。

(三)治疗的困境

相比于其他 irAE,治疗免疫性心肌炎,糖皮质激素初始剂量建议采取大剂量或超大剂量。目前针对重症、危重症心肌炎的初始剂量推荐甲泼尼龙 500~1 000mg/d,部分患者需要联合使用丙种球蛋白、吗替麦考酚酯、阿巴西普、抗胸腺细胞球蛋白等。但在实际临床过程中,由于认知不足,担心糖皮质激素的不良反应如消化道溃疡、感染、高血压、高血糖、钙丢失等,造成初始剂量不足,或减量过快,或疗程过短,或未能及时联合使用其他免疫抑制药物、抢救措施,最终导致一些心肌炎患者症状呈进行性发展或短暂缓解迅速恶化,继而引起心功能衰竭或多器官功能衰竭而死亡。

我国幅员辽阔,各地区的经济、医学发展不平衡,医务人员对 ICI 相关性心肌炎的认知水平也参差不齐,从而可能导致诊治水平的差异。另外,免疫性心肌炎的诊治涉及多个科室如肿瘤科、心脏科、ICU、实验科、影像科等,肿瘤科医师往往对于心血管疾病鉴别诊断及治疗方法的认知不足,而心脏科对于 ICI 药物的机制和不良反应不甚了解,在一些综合实力不强的医院,难以得到及时的诊断和有效的治疗,而一些基层医院尚未建立迅速转诊的流程,导致一些重症、危重症患者不能及时得到高水平的急症救治措施,最终导致不良的结局。因此,积极开展继续教育,提高认知和防治水平尤为重要。

三、发生机制和诊治探索

(一)发生机制

目前免疫性心肌炎的具体发生机制尚不清楚。已有研究显示在心肌炎患者的心肌、心脏传导系统和肿瘤组织中存在大量克隆增生的 CD4$^+$CD8$^+$ T 细胞浸润。在受损的心肌细胞和浸润心肌的 CD8$^+$ T 细胞中 PD-L1 表达增加。动物模型中发现心肌细胞 PD-L1 上调是一种心脏保护机制。在小鼠的动物实验表明,PD-1 及 CTLA-4 基因敲除鼠可发生自身免疫性心肌炎,可能的原因为心肌组织与肿瘤组织共同表达一种自身抗原,而 T 细胞在杀伤肿瘤细胞的同时也可能造成心肌细胞的损伤。在 PD-1 敲除的 MRL 小鼠心肌组织中除了有大量的 T 细胞浸润外,同时产生抗心肌球蛋白的自身抗体,提示体液免疫调节也在 ICI 相关心力衰竭中起到一定作用。

(二)诊断流程图的优化和无症状性免疫性心肌炎的概念

2018 年,Mahmood 等提出免疫性心肌炎的诊断流程图,即 ICI 用药后如果发生新的心血管症状,通过进一步查心电图、心脏损伤生物标志物、超声心动图等,并请心脏专科会诊,以明确心肌炎的诊断并进一步治疗。然而,这种诊断流程仅能帮助诊断 ICI 用药后已出现心血管症状的患者,而这类患者往往已存在较严重的心脏功能损伤甚至结构性损伤,一些患者症状严重,死亡率高。

我们中心在临床诊治过程中,发现一些急性或暴发性心肌炎在出现症状之前可能存在 1~2 周的潜伏期,在这段潜伏期无任何异常临床表现,但心脏损伤标志物已明显升高。2020 年,本中心在一项单中心回顾性研究中提出无症状性免疫性心肌炎的概念,并提出可能的诊断标准,即 ICI 用药后

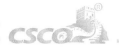

CK-MB、Mb、CK 超过正常值上限 2.5 倍，同时肌钙蛋白明显高于基线水平（排除其他原因导致的酶谱升高），但无任何心血管症状、心电图或超声心动图改变。这一标准被 2021 版《CSCO 免疫检查点抑制剂相关的毒性管理指南》所采纳。同年 8 月，本中心在一篇综述中提出新的诊断流程图，即把心脏损伤生物标志物升高和 / 或新发心血管症状作为免疫性心肌炎诊断的第一步，并建议将免疫性心肌炎分为无症状性心肌炎和有症状性心肌炎进行分类治疗。

2021 年，复旦大学附属中山医院的一项回顾性研究结果显示，25 例有明显症状的免疫性心肌炎死亡率为 4%，8 例暴发性免疫性心肌炎死亡率高达 87.5%，而 15 例无症状性免疫性心肌炎的死亡率为 0。本中心自 2018 年以来共发生免疫性心肌炎共 19 例，其中无症状性心肌炎共 8 例，均成功救治，无后遗症。充分证明无症状性免疫性心肌炎的早期识别和及时治疗，可以极大改善患者的预后。

（三）主动监测策略

根据我们发起的一项全国 12 家三甲医院的免疫性心肌炎调查研究结果，结合国内外文献和临床经验，本中心提出免疫性心肌炎的主动监测策略，包括 ICI 用药前基线评估和用药后监测：①基线评估包括采集病史、心血管相关症状和体征，完善心脏损伤生物标志物肌钙蛋白 I（cTn I）或 T（cTn T）、Mb、CK-MB、CK、BNP/NT-proBNP 和 D- 二聚体等，以及心电图、超声心动图等检查；②首次治疗后 7 天内观察心血管相关症状和体征变化，复查心脏损伤生物标志物；③在首次治疗后 3 个月内每次用药前观察心血管相关症状和体征变化，复查心脏损伤生物标志物、心电图；④首次用药 3 个月后每次用药前观察心血管相关症状和体征变化，复查心电图，有可疑指征时进一步查心脏损伤生物标志物、超声心动图等。若疑似心肌炎，及时请心脏专科会诊，行 CMR 等检查进一步确诊，必要时行心内膜心肌活检。通过这种主动监测策略可以更早发现一些无症状性或轻微症状心肌炎患者，通过及时干预，避免一些患者发展为急性或暴发性心肌炎，从而大大降低死亡率。

2020 年 1 月 1 日 ~2021 年 12 月 31 日，本中心共 933 例患者接受 PD-1/PD-L1 抑制剂单药或联合治疗，共发生 11 例免疫性心肌炎，其中按传统路径监测的患者 580 例，发生免疫性心肌炎 1 例，发生率为 0.17%。采取主动监测策略的患者 353 例，发生心肌炎 10 例（其中 4 例为无症状性心肌炎），发生率为 2.83%，两组差异有统计学意义（$P=0.001$）。

由此可见，主动监测策略较传统路径可以明显提高免疫性心肌炎的诊断率，尤其是无症状或轻微症状患者的识别，通过及时干预，可能明显改善患者的预后。传统诊断路径的缺点在于：ICI 治疗的间歇期长达 2~3 周，一些患者尤其是外地就医的患者发生免疫性心肌炎后可能至外院诊治，或在家中发生严重免疫性心肌炎而未及时就医，造成随访信息的遗漏和错误，而并非没有发生免疫性心肌炎。

（四）分级治疗措施

通过查阅国内外文献报道、专家共识和临床指南，结合本中心经验，我们认为对于免疫性心肌炎，应该根据级别不同给予相应的分级治疗措施：无症状性心肌炎：甲泼尼龙初始剂量 1~4mg/kg，连续 3~5 天，后逐渐减量至停止，激素总疗程为 4~6 周；G_2 级心肌炎：甲泼尼龙初始剂量 1~4mg/kg，连续 3~5 天，后逐渐减量至停止，激素总疗程 6~8 周；G_3~G_4 级心肌炎：甲泼尼龙初始剂量 500~1 000mg/ 次，连续 3~7 天，后逐渐减量至停止，激素总疗程 8 周以上，同时联合丙种球蛋白 10~20g/d，连续 3~5 天，必要时应该加用其他免疫抑制药物如吗替麦考酚酯、抗胸腺细胞球蛋白以及血浆置换等。

2020 年 1 月 1 日 ~2021 年 12 月 31 日，本中心共有 933 例患者接受 PD-1/PD-L1 抑制剂单药或联合治疗，发生 11 例免疫性心肌炎，通过上述分级治疗措施，除了 2 例患者因暴发性心肌炎合并肿瘤本身进展死亡，其他 8 例患者均获得成功救治，且无后遗症。

四、小结和展望

近年来，临床医师对免疫性心肌炎逐渐认识和开始重视，个案病例的诊疗经验与单中心、多中心回顾性研究结果对提高认知都有重要的价值。2013 年，*PLOS ONE* 杂志上发表文章，回顾总结了伊匹木单抗相关临床研究中的罕见不良反应，首次报道 1 例致死性免疫性心肌炎病例。近年来，免疫性心肌炎相关英文文献逐年增多，多中心回顾性研究、大型数据库病例分析的文献提供了更多有价值的临床信息。2018 年以来，先后有 14 种 ICI 相继在中国上市，与此同时，免疫性心肌炎的中文文献报道逐年增多，笔者查阅中国知网、万方数据库中文期刊发表的免疫性心肌炎个案报道、单中心病例报道文献（不含综述、国内外文献病例复习），从 2019 年 3 篇、2020 年 4 篇，已经上升到 2021 年 11 篇，报道的病例数共约 44 例。

然而，在现实临床工作中，因免疫性心肌炎致死的病例仍偶有发生，在诊治方面仍然存在着一些问题：①缺乏免疫性心肌炎的大样本、前瞻性的高质量研究，由于免疫性心肌炎是一种少见 irAE，目前文献报道多为个案报道或回顾性研究结果，其诊治建议大多为经验性的，循证医学证据较低；②缺乏敏感、可靠、方便的免疫性心肌炎预测标志物，难以在 ICI 用药前准确识别高危人群，也难以在 ICI 治疗过程中协助早期诊断免疫性心肌炎；③目前超敏肌钙蛋白 I 或肌钙蛋白 T 是诊断免疫性心肌炎相对特异性最高的标志物，但由于生产厂家不同、试剂的敏感度不同、监测时机不统一等，造成诊断免疫性心肌炎的临界值难以确定；④部分免疫性心肌炎患者同时合并其他系统 irAE，如肌炎、肺炎、肝炎、甲状腺炎等，少数患者因多器官功能衰竭而死亡；⑤高龄（＞70 岁）患者，原发恶性肿瘤负荷较大，侵及范围广，PS 评分较高，往往预后不佳。

目前，国内、外针对各种免疫检查点的药物研发正在如火如荼地进行，新上市的 ICI 种类逐渐增多，新一代药物如 CTLA-4/PD-1 或 CTLA-4/PD-L1 双抗也即将上市，而 ICI 联合化疗、分子靶向、双免疫联合的应用人群越来越广泛，因此，必须高度重视，密切关注 irAE 的发生和防治。

在现阶段，通过主动监测策略，有助于早期诊断免疫性心肌炎，尤其是无症状性或轻微症状免疫性心肌炎，通过及时干预可以明显改善预后。免疫性心肌炎，尤其是重症、危重症患者的诊断和治疗，往往涉及多个科室（如肿瘤科、心脏科、

ICU、检验科和影像科等),需要重视多学科团队的建立,积极、合理地运用多学科的技术力量,进行诊治,这是降低病死率的有效途径。加强患者及其家属的健康教育,优化不同级别医院、不同科室之间的会诊和转诊流程,将有利于改善免疫性心肌炎早期诊断、早期治疗。未来通过开展前瞻性、多中心研究,不断探索其发生机制,加强敏感预测标志物研究,通过交流经验,优化流程,不断提高认知水平,将有效地提高诊治水平和改善患者的预后。

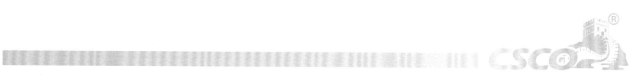

曲妥珠单抗相关心脏毒性的风险因素
分析和机制研究进展

¹辽宁省肿瘤医院　²中国医科大学附属第一医院

徐君南¹　姜钧瀚²　李晓睿¹　孙涛¹

2021年世界卫生组织国际癌症研究机构（IARC）发布的最新全球癌症数据显示，乳腺癌新增人数为 226 万，已超越肺癌成为全球第一大癌症。研究表明 20%~25% 的浸润性乳腺癌患者存在人表皮生长因子受体（HER）-2 过表达，这一分型的乳腺癌侵袭性强，复发率高，预后不佳，需要行抗 HER-2 靶向治疗。曲妥珠单抗是一种人源化单克隆抗体，可以靶向作用于 HER-2 胞外Ⅳ段结构域，并通过激活抗体依赖性细胞毒性、抑制 HER-2 胞外结构域 p95 截断、阻止形成 HER-2 受体同源／异源二聚体等多种机制触发其抗肿瘤作用。曲妥珠单抗能有效降低 HER-2 阳性乳腺癌患者的复发风险及死亡风险，延长生存期，已成为 HER-2 阳性乳腺癌的治疗基石药物。曲妥珠单抗的主要不良反应之一为心脏毒性作用，表现为无症状性左心室射血分数（left ventricular ejection fraction，LVEF）下降和充血性心力衰竭，患者可出现心悸、胸闷、胸痛等。曲妥珠单抗治疗期间或治疗结束后，无症状 LVEF 下降患者比例为 4.1%~30.1%，有症状充血性心力衰竭的发生率为 0.6%~3.8%。因此，心脏健康是 HER-2 阳性乳腺癌需要特别关注的问题，应明确治疗相关毒性对心脏的短期和远期影响以及针对心脏不良事件的长期管理策略。对于曲妥珠单抗相关心血管毒性的发病机制、风险因素、预测指标和干预措施进行梳理和提炼，有效保证乳腺癌患者治疗的同时减少曲妥珠单抗对心功能的不良影响。

一、曲妥珠单抗相关心血管毒性诊断标准

曲妥珠单抗相关心血管毒性诊断标准，依据美国心脏评估委员会提出满足以下任意一条标准即可诊断为曲妥珠单抗相关心血管毒性：①以 LVEF 下降、室间隔功能明显降低或心脏整体功能显著减弱为特征的心肌病变；②出现症状性充血性心力衰竭（congestive heart failure，CHF），如呼吸困难、胸痛、水肿等；③单一或同时出现 CHF 的相关体征：第三心音、奔马律、心动过速等；④同时伴有 CHF 症状和体征，LVEF 至少下降 5% 且 <55% 或不伴有症状和体征 LVEF 至少下降 10% 且 <55%。此外，关于曲妥珠单抗相关心血管毒性轻重程度分级，临床中常参考纽约心脏病协会所制订的心脏功能分级标准进行评定，Ⅰ级：患者有心脏病病史，但是日常体力活动

不受限，日常活动无心力衰竭的症状；Ⅱ级：患者有心脏病病史，体力活动时轻度受限，日常活动不出现心力衰竭症状，比如呼吸困难、乏力；Ⅲ级：患者有心脏病病史，体力活动时明显受限，低于日常活动耐力，即可以出现心力衰竭症状；Ⅳ级：患者有心脏病，但不能进行任何体力活动，在静息时也出现心力衰竭的症状。

二、曲妥珠单抗相关心血管毒性在 HER-2 阳性乳腺癌患者中的发生率

曲妥珠单抗相关心血管毒性临床表现包括无症状的 LVEF 下降、心动过速，甚至胸痛、CHF 及心源性死亡等，以无症状的 LVEF 降低最为常见，严重者发生 CHF 或心源性死亡。在以曲妥珠单抗为基础的早期乳腺癌关键性试验中，根据治疗方案的不同，有 0~3.9% 的患者报告了短期心脏事件。N9831 研究长期心脏毒性报道发现辅助使用曲妥珠单抗的 HER-2 阳性乳腺癌患者 LVEF 下降 >10% 的发生率为 9.6%~10.7%，CHF 或心源性死亡的发生率为 0.6%~9.6%，是未行曲妥珠单抗靶向治疗患者的 2.0~5.6 倍。曲妥珠单抗相关心血管毒性不仅发生在早期乳腺癌，VALICSEK 等对接受曲妥珠单抗治疗的乳腺癌患者进行回顾性分析，发现 91 例晚期 HER-2 阳性乳腺癌患者在用药期间也出现 41.9% 比例的心脏异常，与同一研究 47 例早期乳腺癌发生率 44.7% 相当。曲妥珠单抗相关毒性是否影响耐受性的研究是在巴西多中心、前瞻性研究，107 例使用曲妥珠单抗方案治疗的早期或转移性 HER-2 阳性乳腺癌患者出现曲妥珠单抗相关心血管毒性患者比例是 53.2%，其中 34 例（31.2%）患者因心血管毒性而停药。

三、曲妥珠单抗相关心血管毒性发生机制

曲妥珠单抗诱发心脏毒性的具体机制尚不明确。目前的研究认为，靶向抗 HER-2 所致心血管毒性可能与以下机制相关：①抑制心肌细胞 HER-2 信号通路。曲妥珠单抗主要是阻断 HER-2 蛋白活性，诱导癌细胞凋亡。除乳腺肿瘤细胞外，HER-2 也分布在心肌横小管。HER-2 可促进心肌细胞

生长增殖,对心脏起到保护作用。心肌细胞的完整性和稳定性均依赖于 HER-2 信号的有效转导。而曲妥珠单抗通过与 HER-2 受体结合,抑制 HER-2 信号转导通路,从而引起活性氧过量聚积,影响心肌细胞线粒体功能及代谢功能,引起心肌细胞损伤甚至凋亡。②神经调节蛋白通路异常。曲妥珠单抗干扰由神经调节蛋白 1 诱导的 HER-2/HER-4 异二聚体信号通路,其对心肌细胞功能和心脏损伤修复至关重要。神经调节蛋白 1 通过多种机制保护心脏,包括维持肌原纤维结,促进心肌细胞存活、生长和增殖,平衡 β- 肾上腺素能效应和维持钙稳态,改善血管生成和刺激干细胞分化为心肌细胞。因此,这种信号的中断有可能损害心肌性能并导致心力衰竭。③调控线粒体功能障碍。曲妥珠单抗可通过下调抗凋亡蛋白(Bcl-xl),上调促凋亡蛋白(Bcl-xs),导致线粒体膜完整性的丧失,引起电子转运障碍、自由基产生、ATP 生成减少等,线粒体通透性异常,细胞内抗氧化 / 氧化失衡,使心肌细胞受损。④下游通路异常调控。曲妥珠单抗还可通过影响 HER-2 下游信号包括如 Notch 信号通路、磷脂酰肌醇 3- 激酶(PI3k)-蛋白激酶 B(Akt)、细胞外调节蛋白激酶(ERK)- 丝裂原活化蛋白激酶(MAPK)信号通路,使心肌细胞受损甚至死亡。⑤循环血管紧张素Ⅱ升高。由于心脏活检标本极其有限,曲妥珠单抗相关心脏毒性机制研究受限。Mohan 等通过小鼠体内实验证实抗 HER-2 可抑制心肌细胞的自噬,导致心肌细胞中活性氧(ROS)的积累,改变了涉及心脏功能、对压力的适应性、血管舒张和收缩性的基因表达,引起心肌代谢障碍。但需要注意一点的是,乳腺癌患者应用蒽环类药物也极易出现药物剂量累积效应的心脏毒性,其机制主要是蒽环类促进氧自由基的累积导致不可逆的心脏损伤,具有短期和长期毒性高风险。大部分研究认为曲妥珠单抗主要是抗 HER-2 效应引起的可逆性且无剂量相关的心肌损害。然而,也有不同学者提出不同观点,曲妥珠单抗诱发的心脏毒性在治疗结束后多年仍持续存在,曲妥珠单抗对心肌细胞的影响不可逆。

四、HER-2 阳性乳腺癌患者发生曲妥珠单抗相关心血管毒性的高危因素

心血管不良事件是乳腺癌患者死亡的重要原因,影响曲妥珠单抗相关心血管毒性的高危因素繁杂,因此建议心血管毒性风险评估和监测应贯穿抗 HER-2 靶向治疗全程。国内外研究提示高龄、合并基础心脏疾病(高血压、血脂异常、糖尿病)、联合蒽环类药物、长期使用曲妥珠单抗、左胸壁放射治疗史可能是 HER-2 阳性乳腺癌患者发生曲妥珠单抗相关心血管毒性的高危因素。

(一) 高龄

高龄是 HER-2 阳性乳腺癌患者接受曲妥珠单抗治疗过程中产生心血管不良事件的高危因素之一。德国一项观察性研究分析了 3 940 例年龄 >65 岁的 HER-2 阳性乳腺癌患者的临床资料,结果发现,11% 的老年患者因发生心脏不良事件而中断曲妥珠单抗治疗,较年轻患者风险更高($P<0.05$),>64 岁患者总生存率显著低于年轻患者(94.2% vs. 96.3%,$P<0.05$),提示 HER-2 阳性乳腺癌患者接受曲妥珠单抗治疗所致相

关心血管毒性的风险会随着年龄的增长而显著增加。在基于人群的研究中,老年患者 5 年后的心脏事件发生率较高(3.1% <65 岁 vs. 8.9% ≥ 65 岁)。

(二) 合并基础心脏疾病

使用曲妥珠单抗治疗的 HER-2 阳性乳腺癌患者进行心血管风险评估,发现合并基础心脏疾病的 HER-2 阳性乳腺癌患者更易发生曲妥珠单抗相关心血管毒性,其中合并心力衰竭或心肌病者为曲妥珠单抗相关心血管毒性极高危人群。伴心肌梗死、稳定性心绞痛、严重心脏瓣膜疾病、治疗前 LVEF<55% 中任一疾病者为曲妥珠单抗相关心血管毒性高危人群,而治疗前合并 LVEF 介于 50%~54% 或心律失常(心房颤动、心房扑动、室性心动过速、心室颤动)者为发生曲妥珠单抗相关心血管毒性中危人群。上述研究显示,合并基础心脏疾病的 HER-2 阳性乳腺癌患者接受曲妥珠单抗治疗所致相关心血管毒性的风险会增加。高血压、肥胖、糖尿病、血脂异常的 HER-2 阳性乳腺癌患者接受曲妥珠单抗治疗所致相关心血管毒性的风险会增加。

(三) 联合蒽环类药物

曲妥珠单抗与蒽环类同时应用,或序贯曲妥珠单抗治疗或与蒽环类药物末次化学治疗的间隔期太短均可能增加 HER-2 阳性乳腺癌患者心脏不良事件的发生率。曲妥珠单抗和蒽环类药物联合治疗的患者 LVEF 下降 >10% 的发生率为 12.2%,是单用蒽环类药物或单用曲妥珠单抗风险的 1.4 倍和 2.4 倍;CHF 发生率为 2.4%,分别是 2.8 倍和 5.0 倍。

(四) 长期使用曲妥珠单抗

曲妥珠单抗在辅助治疗阶段进行过 6 个月、1 年和 2 年的用药周期疗效探索,结果显示 1 年为曲妥珠单抗辅助治疗的标准时长。同步评估心脏毒性,与 6 个月组患者比较,12 个月组患者出现因心脏毒性提前停药、心功能不全、LVEF<50% 的比例更高;与 12 个月组相比,24 个月组患者 LVEF<55% 的发生率高。说明曲妥珠单抗用药时间延长至 24 个月,并未带来更多的临床获益,反而明显增加了心脏毒性的发生风险。

(五) 放射治疗

有研究评估双侧放疗对于乳腺癌患者接受曲妥珠单抗治疗心脏毒性的影响。结果显示,左侧病例与右侧病例相比,心律失常发生率显著较高(14.2% vs. <1%,$P<0.001$)。左侧 10 例患者和右侧 1 例患者出现心脏缺血($P=0.011$)。左心室、右心室、冠状动脉左前降支等效均匀剂量与 LVEF 减少超过 10% 显著相关($P=0.037$、0.023、0.049)。因此,左侧乳腺癌患者治疗后的 LVEF 减少相似,但与右侧乳腺癌相比,心脏缺血和心律失常的发生率较高。

综上所述,临床实践中为保证 HER-2 阳性乳腺癌患者安全高效的治疗,使用曲妥珠单抗治疗方案时应充分评价其危险因素,识别心血管不良事件高危患者,给予合理的心血管监测、评估及管理措施,从而减少曲妥珠单抗相关心血管毒性的发生。

五、曲妥珠单抗相关心血管毒性的影像和标志物监测

曲妥珠单抗相关心血管毒性的全程管理中,至关重要

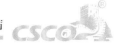

的一环是对于心功能的监测以及挖掘预测心毒性的标志物。检测肌钙蛋白、氨基末端脑钠肽前体(pro-BNP)和超声心动图是目前最常用的化疗和／或放疗后心功能监测方法。影像学监测曲妥珠单抗相关心血管毒性反映在心电图上可表现为心律失常、ST段下移、T波异常等,但心电图对于早期心脏毒性的特异性及敏感性较差。超声心动图具有无创、普适、便捷等优点,以此评估LVEF可作为监测曲妥珠单抗相关心血管毒性的参考指标,但LVEF对早期心脏损伤敏感性较低,容易漏诊,从而导致患者错过最佳治疗时期。建议在曲妥珠单抗治疗期间以及治疗结束后一段时间内进行超声心动图检查。LVEF是重要的监测指标之一,若发现有症状或无症状的LVEF显著下降,应暂停曲妥珠单抗治疗。根据专家共识,对于无症状性心功能障碍的患者,可继续行抗HER-2治疗并密切监测LVEF水平,如LVEF绝对值下降<16%或低于正常范围且下降>12%,应立即中断抗HER-2治疗,并于9~4周复查LVEF决定是否继续使用抗HER-2治疗,一旦LVEF水平无改善、持续下降或发生有症状的充血性心力衰竭,应及时治疗心力衰竭,并建议终止抗HER-2治疗。但LVEF存在一定局限性,大量心肌细胞受损后可能才会导致LVEF下降。相比而言,左室整体纵向应变(GLS)更敏感,可在LVEF出现明显降低前即检测到心肌损伤。美国超声心动图学会推荐采用GLS评估患者的心脏功能,并建议用于监测左室收缩功能的早期亚临床变化。心脏磁共振成像心内膜边缘处的准确性高,是测量左心室、右心室体积和功能的金标准,可考虑用于行曲妥珠单抗治疗患者的补充监测。临床可推广二维斑点追踪显像技术,其测得的左心室联合右心室应变参数较传统超声心动图参数能更早、更敏感地发现临床患者心肌损伤,诊断灵敏度达99%,特异度达75%。

前体B型利钠肽(pre-BNP)在乳腺癌患者的心脏监测中具有较大的潜在作用,特异性好,较超声心动图的LVEF指标能更早检测到心肌损伤,以及识别心脏毒性风险增加的乳腺癌患者。肌钙蛋白对细微的心肌坏死具有高度敏感性和特异性,成为监测心脏功能不全的重要指标。肌钙蛋白是否能够作为曲妥珠单抗致心脏毒性的预测标准尚存争议。有研究显示肌钙蛋白升高预示了曲妥珠单抗应用后期LVEF恢复不佳,也有研究提示可能与已行蒽环类药物治疗有关。因此,肌钙蛋白是否能够作为曲妥珠单抗致心脏毒性的特异性靶标,或者如何评估曲妥珠单抗联合蒽环患者的心脏毒性,仍需要更多的循证医学证据支持。心肌酶水平变化在反映心肌细胞损伤中也发挥重要作用。99例HER-2阳性乳腺癌患者在单用曲妥珠单抗治疗前、中、后的心肌酶发现,在使用曲妥珠单抗治疗中,血清肌酸激酶(creatine kinase,CK)、肌酸激酶同工酶MB(creatiaa kinase MB,CK-MB)、肌钙蛋白I水平均有不同程度的升高,升高总发生率分别为4%、10%、12%,CK和CK-MB同时升高的发生率为4%,说明对于接受曲妥珠单抗治疗的乳腺癌患者进行心肌酶水平监测可以在一定程度上监测并提示严重心血管事件风险。目前还有很多新型的生物标志物已用于监测心脏毒性,如高敏C反应蛋白、髓过氧化物酶、半乳糖凝集素3、基质金属蛋白酶和人心脏型脂肪酸结合

蛋白等,都具有各自的优势和局限性,还需在临床工作探讨结合这些指标,综合评估其预测曲妥珠单抗相关心血管毒性的灵敏度和准确性。

六、HER-2阳性乳腺癌患者发生曲妥珠单抗相关心血管毒性的防治策略

(一)优化方案选择

蒽环类药物诱发心脏毒性风险与累积剂量成正相关,联合曲妥珠单抗后心脏毒性风险显著上升,临床中应避免两者的协同损害作用(1A证据级别,Ⅰ级推荐)。脂质体多柔比星在心肌细胞中累积剂量少,较常规多柔比星显示更低的心脏毒性,因此对于心脏毒性发生高风险或需要更高剂量蒽环类药物的乳腺癌患者,可考虑使用脂质体多柔比星替代常规多柔比星,这也是目前临床上探讨去蒽环的治疗方案意义所在之一。

(二)药物干预措施

欧洲心脏病学会指南推荐对于曲妥珠单抗相关心血管毒性的心血管保护剂为血管紧张素转换酶Ⅰ抑制剂、血管紧张素受体阻滞剂、β受体阻滞剂或他汀类药物(2A证据级别,Ⅱ级推荐),对于合并体液潴留的患者,可加用利尿剂。研究发现,在接受曲妥珠单抗治疗出现心血管事件时,应用血管紧张素转换酶抑制剂Ⅰ和β受体阻滞剂可明显降低心血管不良事件发生率。一项小样本的随机、双盲、安慰剂对照临床试验中,乳腺癌患者在接受曲妥珠单抗治疗前7天开始应用培哚普利2mg/d、比索洛尔2.5mg/d或安慰剂,并根据耐受性调整剂量,应用至曲妥珠单抗治疗结束。在曲妥珠单抗治疗17个周期之后,接受培哚普利和比索洛尔治疗的患者左心室舒张末期容积增加。相对于培哚普利和安慰剂组,比索洛尔治疗组LVEF下降幅度更低。多因素分析显示,应用培哚普利和比索洛尔是维持LVEF的独立预测因子。有研究表明在曲妥珠单抗治疗时,服用辅酶Q10且血清浓度达到2mg/L可起到心脏保护的作用。体外实验表明,正在开发的新药雷诺嗪可通过调节活性氧的产生,减轻曲妥珠单抗引起的心功能障碍。口服补充硒可能有预防曲妥珠单抗心脏毒性的作用,但都无确切的循证医学证据,尚有待进一步研究。

(三)中医药防治

中医根据曲妥珠单抗相关心血管毒性症状及体征将其归属于中医学"胸痹""心悸"等范畴,目前已有相关临床研究证实中医药加味生脉饮、心脉隆注射液、补肾活血汤在改善曲妥珠单抗相关心血管毒性临床症状、降低曲妥珠单抗相关心血管毒性发生率、保护心肌细胞功能、提高患者免疫功能等方面发挥重要作用。传统中医疗法如穴位贴敷、针灸等外治法对慢性心力衰竭治疗有效。

曲妥珠单抗诱导的心脏毒性,尚无特效药,建议早期就诊,及时采用抗心力衰竭药物治疗。在非药物治疗方面,机械循环支持和原位心脏移植可能对于晚期心力衰竭患者有益。心脏运动康复治疗能够有效降低心力衰竭患者病死率及再住院率,改善运动耐量及生活质量。

七、小结

曲妥珠单抗可明显改善 HER-2 阳性乳腺癌患者的预后,但曲妥珠单抗相关心血管毒性是抗 HER-2 治疗中最主要不良反应之一,主要表现为无症状的 LVEF 下降、心动过速、胸痛、CHF 及心源性死亡,多数患者在药物治疗或停止曲妥珠单抗后症状得以好转。因此,应注意权衡治疗肿瘤的收益与心脏毒性的风险。对合并高危因素的患者,要制订心脏功能监测与治疗策略。预防和治疗曲妥珠单抗相关心血管毒性的药物措施还有待于进一步探讨和转化研究。

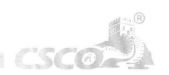

肿瘤放射治疗相关心脏毒性不良反应防护诊疗进展

华中科技大学同济医学院附属协和医院

刘涛　伍钢

胸部肿瘤包括肺癌、食管癌、乳腺癌和纵隔淋巴瘤等疾病应用放疗过程中，可能引起放射诱导的心脏病（radiation-induced heart disease，RIHD）。RIHD是胸部肿瘤放疗引起的一系列心脏疾病的总称，包括心肌、心包、心脏瓣膜、心内膜、心外膜、心脏传导系统等部位损害，多为远期并发症。放疗过程中若对心脏不进行剂量限制，RIHD和重大心脏事件的相对风险可能为4%~16%。有报道乳腺癌放疗，平均心脏剂量（MHD）每增加1Gy，主要冠脉事件相对风险度增加7%，主要发生在接受照射后第一个10年。2021年《胸肿瘤杂志》（JTO）发表了Banfill等的研究成果，报道肺癌患者有心脏合并症的概率为25%~30%，IHD及心律失常常见，而这些存在心脏基础疾病患者放化疗后心脏事件的发生率和死亡率明显增加。因此对于癌症患者合并心血管基础疾病或RIHD的发病机制、诊断手段、高危因素的识别及干预展开研究迫在眉睫，需要大样本临床研究来指导工作。

一、发病机制

在过去40年里，研究加深了我们对RIHD的病理生理、细胞和分子过程的理解。RIHD是一个漫长且持续演变的过程，有症状的急性反应相对少见且病程可逆，部分无症状的患者转变为慢性病变。其发病机制涉及广泛的细胞内生物学改变、代谢变化、细胞器以及组织结构损伤等一系列过程，几乎所有心脏亚结构均有可能被放射线损伤，甚至包括外源性心脏植入电子设备。

RIHD的典型病理特征：主动脉根部和主动脉瓣膜的纤维化和钙化，可导致主动脉和二尖瓣进行性狭窄；冠状动脉开口部狭窄；心肌萎缩和广泛的心包粘连和增厚，最终导致顽固性和不可手术的心包狭窄。其具体可能机制：经照射后的心脏组织释放如TNF、IL-1、IL-6、PDGF等的炎症因子和生长因子，导致血管内皮损伤；损伤进一步聚集更多的血小板和NO，导致局部低灌注、血栓形成和缺血性细胞死亡。细胞损伤产生的活性氧（ROS）促进了冠状动脉斑块的形成，联合肌纤维细胞增加的胶质分泌，共同导致了血管的硬度上升伴阻塞。综上，放射导致的急性内皮损伤逐渐演变成为慢性损伤，若患者伴有高脂血症，最终将促进冠心病的发生。与此同时，受损的心肌细胞被纤维化组织所替代，导致心脏结构重塑，加重心肌缺血、心壁运动异常和心力衰竭。此外，受损细胞被淀粉样蛋白和纤维蛋白取代导致瘢痕形成，最终可影响心脏传导系统。

近年来临床前动物模型如小动物影像引导放射治疗正应用于心血管和RIHD研究。这些临床前模型可以充分描述急性、亚急性和延迟性RIHD的病理生理学特征，从而在细胞和分子水平上为确定潜在的治疗靶点提供有效的依据。

二、早期筛查与诊断

基于RIHD的危害性，多种血清或分子标志物、多种影像学检测手段用于筛查和诊断RIHD，不同检查方法的灵敏度、特异度各有特点，可酌情选择。

（一）超声心动图

超声心动图具有广泛的可及性和全能性，风险低，能够全面评估心脏舒缩功能、瓣膜病理生理和心包疾病，是筛查RIHD的首选检查方法。目前的专家共识指南普遍建议超声心动图在放射治疗后5~10年密切监测，此后每5年复查。RIHD的高危患者可在放疗后6~24个月的筛查中获益。

（二）心脏磁共振成像

心脏磁共振成像（cardiac magnetic resonance imaging，CMRI）对超声心动图声窗不佳的患者以及对心肌纤维化和心包狭窄的评估有独特优势。CMRI同时被认为是评价左心室射血分数的参考标准，且在识别反流性瓣膜病变比狭窄病变更敏感。实时运动负荷磁共振和心肌标记可以帮助诊断放射治疗的晚期并发症缩窄性心包炎。对于儿童肿瘤患者的心室收缩功能障碍，CMRI也具有更高的灵敏度。

（三）功能负荷试验

负荷超声心动图、负荷单光子发射（SPECT）/正电子发射断层扫描（PET）和负荷CMRI是检测患者心肌缺血的合适功能试验。其中负荷PET具有无创性评价冠状动脉生理的独特能力，负荷超声心动图和放射性核素灌注成像已被用于识别放射治疗后梗阻性冠心病（coronary heart disease，CHD）患者。目前功能负荷试验评估缺血和检测冠心病也被推荐从放射治疗后5~10年开始每5年进行一次。

(四) 心血管计算机断层扫描

心血管 CT 的优势是在缺血发生之前及早发现非梗阻性冠心病，从而可能更早地使用预防性药物。冠状动脉 CT 血管成像（CCTA）已被用于识别有胸部放疗病史患者无症状 CAD 及放疗前对无症状 CAD 进行风险分层。新近一项研究中，在模拟 CT 上勾画冠状动脉钙化（阈值为 130HU），结果显示放疗前冠脉无钙化、低钙化和高钙化的 4 年冠脉事件发生率分别为 4%、23% 和 34%。多项研究均提示冠状动脉钙化的存在是 RIHD 的高危因素。目前 CT 成像推荐用于检测非梗阻性 CAD，以便开始早期预防性治疗。

(五) 心肌标志物

多项不同瘤种的临床研究中，放射治疗后早期的生物标志物利钠肽和肌钙蛋白水平未显示它们可用于检测临床心脏毒性或预测未来心肌病发病。另有研究则提示放射治疗后 24 小时和 1 个月的脂多糖结合蛋白水平与心肺放射剂量相关，但有待于进一步证实。在治疗 10 年以上的儿童肿瘤患者中，NT-proBNP 是预测未来心肌病发生的有效标记。总之目前缺少大样本、明确的临床证据支持心肌标志物用于 RIHD 诊断的检测价值。

三、RIHD 的高危因素分析

RIHD 发生的风险是一个动态过程，除了辐射本身造成的风险外，也与潜在的心血管疾病风险因素直接相关。合理地控制相关危险因素可以显著降低 RIHD 的发生以及相应的治疗中断风险。

(一) 不同瘤种与 RIDH 的关系

1. 淋巴瘤 20 世纪 60 年代，直线加速器的开发开启了早期霍奇金淋巴瘤（HL）治疗新时代与临床研究。早期 HL 患者应用传统"斗篷野""小斗篷野"或扩大累及野放疗时，由于射野大且治疗剂量高，导致心脏受到高剂量照射，持续出现 RIHD 的风险长达 40 年。Hancock 等首先发现接受纵隔放射剂量>30Gy 的 HL 患者，心脏相关死亡率显著增加。随后研究发现 MHD 和 RIHD 之间为线性关系，MHD 每增加 1Gy RIHD 风险增加 1.5%~7%。新近研究则发现心脏亚结构的平均剂量与 RIHD 的长期累积发生率之间存在显著相关性，包括冠心病、心力衰竭和瓣膜病。因此采用先进的放疗技术十分重要，2021 年《临床肿瘤学杂志》（JCO）发表了英国 Cutter 等的研究成果，作者报道英国早期 HL 临床研究（UK RAPID），144 PET 阴性病例接受了 ABVD 2~3 周期化疗 + 累及野放疗（IFRT），平均心脏受照剂量 4Gy，预测 30 年死于心血管疾病的绝对额外风险很低，仅为 0.56%，死于心脏病的绝对额外风险为 0.42%。

2. 儿童恶性肿瘤 除了 HL 患者，其他儿童恶性肿瘤也可能导致显著的心脏放射暴露。真实世界研究显示心血管事件是儿童肿瘤患者非肿瘤死亡的重要原因。多项研究证实在儿童肿瘤诊断后 30 年，RIHD 的发生率分别为 2.5%~4%，50 年后为 5.7%，为普通人群队列的 5~6 倍。心力衰竭与 MHD>15Gy、左心室（LV）剂量 ≥30Gy 有关。这种剂量效应关系在接受蒽环类药物治疗的 ≤13 岁患者中进一步被放大。而随着射野的缩小、计划的优化使儿童肿瘤相关的 RIHD 逐

步降低，大样本队列研究提示在 20 世纪八九十年代接受放疗（主要应用 IFRT）的患者患冠心病的风险低于 70 年代接受放疗（主要应用"小斗篷野"和扩大累及野）的患者。

3. 乳腺癌 乳腺癌患者其独特的解剖部位及综合治疗模式，RIHD 的致死风险显著高于其他胸部肿瘤。心脏瓣膜病在乳腺癌放射治疗后的发生率为 0.5%~4.2%，略低于霍奇金淋巴瘤（HL），左侧瓣膜受影响最为显著，且在放疗 20 年后明显上升。相较于 HL 和肺癌，放射性心包炎、心脏传导异常在乳腺癌放疗后并不常见。乳腺癌患者 RIHD 的高危因素为：MHD >30Gy、同时接受放射治疗和蒽环类药物治疗的患者、年轻的患者（ <50 岁）、存在心血管危险因素、左前降支受量高的患者。

4. 肺癌和食管癌 年龄 ≥75 岁与 ≥3 级心肺毒性的 2 年累积发生率显著相关。荟萃分析发现，食管癌放疗后出现 RIHD 的概率为 10%，且多数在 2 年内发生。食管癌和肺癌通常同步放化疗，多有明确吸烟史且心脏的放疗暴露剂量较高，因此其 RIHD 出现时间可能比乳腺癌或 HL 患者更短。

立体定向体部放射治疗（SBRT）已成为不可手术早期肺癌治疗的金标准，其心脏及其亚结构的点剂量可能显著高于常规分割放疗，特别是其治疗靶区在心脏亚结构附近时可能引起严重的毒性。同时由于接受 SBRT 放射治疗的患者通常合并复杂的心肺合并症，分析其心脏累积剂量、心脏毒性和生存率之间的关系相对困难。

(二) 心脏亚解剖结构

部分研究提示肺癌患者 MHD 和预后间无显著相关性，可能由于心脏亚解剖结构剂量分布的差异性所致，提示心脏亚解剖结构的放疗剂量和 RIHD 间的相关性可能比 MHD 更显著。在肺癌患者中，LAD 剂量与急性冠脉综合征、心力衰竭相关；同时心脏底部及其结构（心房和近端大血管）、近端肺动脉、近端上腔静脉和左心房的剂量多次被发现与 RIHD 和生存相关。乳腺癌患者 LAD 剂量、LVEF 和冠状动脉狭窄程度下降 >10% 相关；而冠状动脉节段剂量与 HL 患者冠状动脉狭窄相关。此外，在对儿童肿瘤患者的研究中，左心室剂量与心力衰竭相关。综上，RIHD 与存活率直接相关的因素可能为心脏亚结构的辐射剂量，而不仅仅是 MHD。

(三) 系统治疗

多种化疗药物存在明确的心脏毒性，而化疗联合放疗的治疗方式可进一步增加远期 RIHD 的风险。接受蒽环类药物累及心脏放射治疗、仅接受蒽环类药物治疗和仅接受放射治疗的儿童患者，30 年 ≥3 级心脏事件的累积发生率分别为 17%、8% 和 4.5%（单独放疗者最低）。在另一项大样本研究中，接受放化联合治疗的患者缺血性心脏病的风险升高，约 5.5% 发展为严重或致命的心血管毒不良反应。一项食管癌患者的前瞻性队列研究也表明同步放化疗后发生远期心血管毒不良反应的风险进一步增加。有关放疗联合免疫治疗的心脏损伤研究较少，目前尚无两者联合治疗导致 RIHD 明显增加的报道。

(四) 心血管风险因素

除了放疗本身造成的风险外，患者 RIHD 的累积风险也与潜在的心血管风险因素直接相关。传统风险因素（吸烟、高血压、糖尿病）和成像风险因素（冠状动脉钙化）都与 RIHD

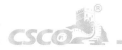

有关。一项大样本乳腺癌患者研究中,中位随访 18 年,吸烟和接受放射治疗的患者在随访期间心肌梗死的风险增加了 2 倍。HL 患者胆固醇水平与冠状动脉粥样硬化有关。局部晚期 NSCLC 患者中,基线有冠心病、外周血管疾病、脑卒中或显著的冠状动脉钙化等疾病者心血管事件的风险比增加了 25 倍。甚至在放疗后随访中出现的危险因素,特别是高血压,也可能增加儿童肿瘤患者心血管事件发生率。

综上所述,RIHD 基线危险因素包括吸烟、久坐、肥胖（$BMI > 30kg/m^2$）、糖尿病、年龄 > 65 岁、高脂血症、高血压、既往心血管疾病（心力衰竭、冠心病、心血管植入装置）、既往接受心脏毒性化疗或胸部放疗等。

四、临床表现与分型

所有心脏结构都会受到辐射损伤,RIHD 临床表现包括心包疾病、缺血性心脏病、瓣膜心脏病、心律失常、心力衰竭等,此外辐射还会损坏心血管植入式电子设备。RIHD 的临床分型如下。

1. 急性心包炎 20 世纪 70 年代前,放射治疗后的急性心包炎相当常见。随着较低放疗剂量和高度适形技术的使用,其发病率已大幅下降。即便如此,在治疗后数周内若出现胸痛、发热、心包摩擦和心电图改变的患者需考虑排除急性心包炎的可能。机制为射线对心包的直接损害或邻近组织的炎症和坏死引起。慢性心包炎则是炎症的慢性化引起的心包增厚而来。

2. 缺血性心脏病 放射治疗和冠状动脉疾病之间具有显著相关性。冠状动脉受累与受照射部位有关。左侧乳腺癌,病变最常见于左冠状动脉主干、开口或前降支中段和远段、斜行分支和右冠状动脉近段。与未放疗患者对比,接受乳腺癌放疗患者罹患冠心病的风险增加了 30% 且冠心病相关死亡风险提高了 38%。左侧乳腺癌患者接受放射治疗后的 IHD 致死风险是健康人群的 3.2 倍。近 20 年来新的放射治疗技术的采用已使死亡风险显著降低,期待新时代大样本临床数据的结果。

3. 心力衰竭 微血管和大血管受累以及对心肌细胞的直接损伤可使心肌纤维化和缺血,最终导致心力衰竭。同时使用对心脏有毒性的药物,如蒽环类药物和曲妥珠单抗,会加剧对心肌的损害。放疗可导致多种类型的心脏损伤,最终引起心力衰竭。一项 HL 病例对照研究显示,历经 25 年随访后,平均左心室照射剂量（MVLD）分别为 0~15Gy、16~20Gy、≥21Gy 的患者,无合并蒽环类药物化疗者累计心力衰竭风险分别为 4.4%、6.2% 和 13.3%,若合并蒽环类药物化疗累计心力衰竭风险分别为 11.2%、15.9% 和 32.9%。从中可见 MVLD 在 1~21Gy 范围内心力衰竭风险增加不明显,但 MVLD ≥ 21Gy 时,风险急剧增加,且蒽环类化疗药物进一步显著增加了心力衰竭风险。

4. 心律失常 放射治疗增加了心律失常的风险,治疗过程中即可检测到心电图的异常改变,最常见的为 ST 段改变及 T 波低平,其次为窦性心动过速和窦性心动过缓,而束支传导阻滞相对少见。有研究提示上腔静脉和左心房的剂量与心电图的变化有关。放疗所致心电图异常与远期 RIHD 的关系

尚不明确,大部分为可逆的,严重并发症发生率低。

近年来应用立体定向放射治疗来治疗顽固性心律失常的研究从另外一个角度说明了放射治疗对于传导系统的影响。其机制除了传导系统可能直接受到射线的损害外,也可通过放疗后的炎症、纤维化或缺血而间接受到损害。

5. 心脏瓣膜病 放射治疗诱导的瓣膜疾病病变的特点是瓣膜增厚和加速钙化,导致狭窄或反流性缺陷。放射治疗相关的瓣膜钙化也可累及邻近的结构,其潜在机制涉及成纤维细胞的增殖以及诱导瓣膜钙化的成骨因子的产生增加等有关。20 世纪六七十年代接受 ^{60} 钴和二维放射治疗技术治疗,MHD > 30~35Gy 以及使用心脏毒性药物的儿童肿瘤患者中,发生放疗引起的瓣膜心脏病的风险较高。此后随着三维适形与 IMRT 技术的普及,以及照射野缩小和照射剂量的降低,心脏瓣膜病的发生率也显著下降。

6. 植入式心血管电子设备功能障碍 放射治疗辐射会导致植入式心脏电子设备功能障碍,这种功能损害可能是暂时的,也可能是永久性的。主要相关因素为射线能量与放疗剂量,建议使用 ≤ 6MV 射线,受照射剂量起搏器不超过 2Gy,除颤器不超过 1Gy。这些装置应该在放疗期间和完成后定期进行检查,特别是如果患者依赖起搏器或出现心血管症状时。

五、RIHD 的预防和治疗

作为一种潜伏期长且患病率较低的慢性不良事件,由于探讨 RIHD 干预措施的变量太多,因此针对其防治的临床研究实施困难。目前对 RIHD 的预防策略主要为一级预防,即尽量降低放射治疗过程对于心脏的损害,尚无有效的二级预防及三级预防措施。

（一）一级预防

1. 优化定位技术 俯卧位照射以及呼吸门控技术可将心脏与胸壁进一步分开。呼吸门控技术主要包括深吸式屏气（DIBH）和主动呼吸协调器（ABC）,这两种技术中心脏和横膈膜在吸气时向下移动,从而增加心脏和胸壁之间的距离。研究表明左侧乳腺癌使用俯卧位时可减少 85% 的患者受照射心脏体积,DIBH 可进一步降低 MHD。另一项研究显示不同治疗体位对计划靶区乳房的覆盖率相同,而心脏、LAD 和对侧乳房在俯卧位和呼吸门控时受保护最好。因此推荐乳腺癌俯卧位联合呼吸运动管理来固定。在霍奇金淋巴瘤患者纵隔放疗中,呼吸门控也可以显著降低心脏的受量。

2. 完善靶区勾画 肺癌患者心脏亚结构特别是左前降支受照剂量与主要心脏不良事件及死亡率存在关联。回顾性分析显示局部晚期 NSCLC 患者放疗后冠脉左前降支 $V_{15} ≥ 10\%$ 与主要心脏不良事件（major adverse cardiac events,MACE）有独立相关性,MACE 一年累计发生率为 3.9%。同时 $LADV_{15} ≥ 10\%$ 的患者,心律失常性心肌病发生风险也明显增加。

研究提示随着 IMRT、VMAT 等高度适形技术的使用,与 MHD 相比,心脏亚结构（包括冠状动脉、心腔和瓣膜）的剂量更适用于 RIHD 的风险评估及指导未来的治疗计划。但在具体实施过程中,危及器官勾画是全心还是部分结构尚无定论,目前仍以全心勾画为主。而冠脉分段的剂量相关性分析目前

主要用于临床研究,例如将冠脉分成 10 段等。同时设备的革新如基于 MR- 直线加速器上低场磁共振成像所提供的软组织对比度进行图像配准来更好地勾画心脏的亚结构并优化计划,可更好地保护心脏亚结构。

3. 革新放疗技术 一项基于当代胸部放疗技术临床研究的荟萃分析结果显示 RIHD 发病率低于预期人群,说明放疗技术的革新可降低 RIHD。技术的革新大大减少了胸部肿瘤放射治疗相关的晚期毒性。RTOG 0617 研究中,IMRT 和 3D-CRT 进行二次分析结果显示,IMRT 治疗组的心脏剂量更低,且心脏体积 V40 与 OS 显著相关,突显了 IMRT 对于心脏的保护优势。在 NSCLC 质子放疗研究中,IMPT 与 PSPT 对比,具有更低的心脏受照射剂量(6.6Gy vs. 10.7Gy)以及较低的 ≥3 级心肺毒性发生率。同时与 IMRT 相比,IMPT 即使在不屏气的情况下,也能显著减少心脏和 LAD 区域的剂量。相应的全乳腺质子放疗也可明显降低患者心脏剂量,与屏气 IMRT 相比,IMPT 可显著降低左前降支的剂量,适合存在冠状动脉事件高风险的患者。正在进行的 RADCOMP 研究将进一步提供质子放疗与光子治疗在心脏保护中的数据。随着多模态功能性成像与生物引导放射治疗技术、新颖的图像引导和靶区跟踪放疗技术、剂量实时验证与剂量引导放射治疗技术(DGRT)等新技术的应用,真正的"精准放疗"将进一步降低心脏毒性。

未来另一个降低晚期毒性的可能方法是 FLASH 放疗技术的应用,临床前研究显示其有更好保护危及器官的作用。心脏损伤是通过纤维化和内皮损伤等途径来介导的,而 FLASH 治疗后 TGF-β 和肺纤维化的发生率降低,同时保留了血管和内皮细胞,因此 FLASH 技术具有天然的危及器官保护优势。FLASH 技术另一个优势是时间短,由于心脏在它搏动时是不断变化位置的,理论上 FLASH 技术可以在心脏跳动周期的某一个部分进行,从而允许对关键结构(如左前降支)进行更有针对性的保护。

4. 优化治疗计划 现有的心脏剂量限制是基于对临床正常组织效应的定性分析,主要来源于食管癌和淋巴瘤患者的放射治疗研究。Quantec 建议接受剂量 ≥30Gy 的心脏体积应控制在 46% 以下,MHD 应 <15Gy。NSCLC 患者接受放疗 23% 的患者出现 RIHD,MHD 为独立高危因素且存在剂量相应关系,≥3 级心脏事件与 OS 下降相关。

乳腺癌患者中的 RIHD 的风险与 MHD 呈线性关系增加,即使在低剂量水平下也是如此。介于保乳术后仅有 3%~4% 的局部复发在肿瘤床外,术中部分乳房放射治疗(PBI)技术有助于减少照射体积,对于低风险的患者使用加速部分乳腺照射(APBI)可进一步降低 RIHD 风险。此外,多项经过 10 年以上长期随访的研究并未发现乳腺癌中低分割放疗增加 RIHD 风险的证据。START A 和 B 研究的长期结果表明,将分割次数从 25 次减少到 15 次,没有增加心脏并发症的风险。目前,更短疗程的超大分割为乳腺癌放疗的新趋势,15F 开始被 5F 方案所取代。英国 FAST 系列研究在长期随访中,同样没有发现 RIHD 或心脏原因死亡的风险增加。但上述新的放疗方式需要进一步定义心脏的剂量限制。

因此目前虽然缺乏对整个心脏的剂量限制的明确定义,

且缺乏心脏亚结构与 RIHD 间相关性的大样本研究。但低分割放疗或超低分割放疗等放疗计划的实施,不仅提高患者生活质量及放疗设备利用率,且并不增加心血管死亡事件发生风险,可能是未来发展方向。

(二)二级预防

近年来冠状动脉钙化(CAC)越来越多用于评估 IRHD 的风险,但目前缺乏有效的研究来对不同影像系统评估 CAC 的标准及与预后间关系进行细化。目前有一些国际组织(如 HFA/EACVI/ESC)的专家共识指南可以指导对于患者 RIHD 的筛查,相关工具的使用取决于患者的瘤种及放疗的部位、是否有合并症、是否合并使用蒽环类药物或其他心脏毒性治疗。他汀类药物、阿司匹林等药物在 RIHD 防治中的效应尚不明确。目前认为普通人群中心血管风险的相关因素的管理如增加锻炼、改善饮食、减少肥胖,同样可能适合于 RIHD 的预防,因此提出了具体目标如:戒烟、更多运动、控制体重(BMI:20~25kg/m²)、控制血糖(糖化血红蛋白<7%)、控制血脂、控制血压(<130/80mmHg)等。

(三)三级预防

1. 放射治疗后患者的心脏康复 据报道,适当的运动对几乎所有类型的癌症都有积极影响,其机制可能为动员白细胞计数提高免疫力,减少 CCAAT 结合蛋白(CEPBA)的表达使心肌细胞增殖增加,从而减少治疗的毒性作用。既往研究提示乳腺癌患者可能会从有针对性的康复和体育锻炼中受益,在放疗治疗前、治疗中和治疗后进行适度的有氧运动结合抵抗力训练和柔韧训练,有助于预防心脏毒性,提高生活质量,并防止未来的心血管事件。

2. 治疗模式 如前所述,RIHD 差异性极大,针对不同的症状和病变,治疗方法各不相同。胸部肿瘤放射后 RIHD 的处理方法和心脏原发疾病的治疗类似,但放射导致的心脏损伤预后往往更差。一项病例对照研究发现,胸部照射显著提高了患者心脏支架植入术后的死亡风险。因此,尽管症状上类似,但是 RIDH 的发病机制和常规心脏病截然不同。近年来,心脏瓣膜移植术、冠状动脉旁路移植术、心脏移植手术被尝试用于常规治疗无效的 RIHD 患者。但目前手术治疗 RIHD 的远期临床数据并不充分,是否可以完全缓解患者的症状和持续时间并没有严谨的随访结果。亟需更多的临床和基础研究帮助我们进一步了解和治疗 RIDH。

六、小结和展望

RIHD 是放射治疗中严重的不良反应,与患者生活质量及生存时间下降相关。目前,唯一证实有效的保护方法仍然是通过技术革新靶区优化降低心脏的累积剂量,尚无合适的生物学标志物和靶点可以预测以及治疗 RIHD。而精准放疗时代,确定每个心脏亚结构所接受的精确辐射剂量及其潜在的心血管毒性风险将使我们更进一步了解放疗与 RIHD 防治间的关系。同时,随着新的治疗方法的应用,如分子靶向治疗、免疫治疗、细胞治疗等新型治疗手段与放射治疗联用对于 RIHD 的影响,有待更深入的探讨。质子放疗使心脏辐射剂量的减少已在多种肿瘤中得到证实,进一步的长期随访将更加确定这些减少对心脏亚结构的临床意义。未来使用先进技

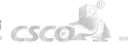

术的方法,如 FLASH,可能会通过降低放疗后组织的纤维化而提供更好的保护作用。进一步深入挖掘 RIHD 的发生机制和生物学过程将有助于探索治疗 RIHD 的潜在靶点和临床转化,最终服务于广大的肿瘤患者。

总之,RIHD 相关数据大部分来源于传统放疗技术年代,当时放疗靶区范围大、放疗剂量较高、对危及器官保护不够。近 20 年来,随着放疗设备的更新、放疗技术的进步,特别是对危及器官保护的重视,RIHD 的发病率已大大降低。质子放疗技术、FLASH 等技术的应用将进一步降低放疗对心脏的不良反应。

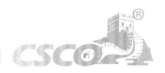

超声心动图在抗肿瘤治疗心血管毒性评估中的应用

山东大学齐鲁医院

包乌云 张梅

随着肿瘤患者生存期得以延长，生活质量得到改善，抗肿瘤治疗引起的并发症已引起临床医生的高度重视。其中抗肿瘤治疗相关心脏毒性（cancer therepy-induced cardiotoxicity，CTIC），是肿瘤患者仅次于肿瘤复发的第二大死亡原因。肿瘤心脏病学是一门以预防、检测、监测和治疗抗肿瘤治疗诱发的心血管并发症为主要目标的新兴学科。

与心脏毒性相关的抗肿瘤治疗包括蒽环类药物（ANT）、抗人表皮生长因子受体2（HER-2）单克隆抗体、血管内皮生长因子抑制剂（VEGFi）、免疫检查点抑制剂（ICI）、酪氨酸激酶抑制剂（TKI）、蛋白酶体抑制剂（PI）和放射治疗。以蒽环类药物为代表，其病理生理机制可概括为：产生过多的活性氧和氧自由基，导致脱氧核糖核酸（DNA）、核糖核酸（RNA）、蛋白质和膜脂的损伤，并导致心肌细胞凋亡；活性氧也干扰心肌线粒体功能，与心肌收缩功能下降有关。目前认为蒽环类药物对癌细胞有多种不同的作用机制，包括抑制拓扑异构酶Ⅱ导致DNA合成的破坏、氧化应激，心脏基因表达改变和线粒体功能障碍等。蒽环类药物所致心脏毒性可分为急性、早发慢性和迟发慢性。不到1%的患者在一次剂量或一个疗程后发生急性心脏毒性，在治疗结束后14天内出现症状，通常是可逆的。常表现为室上性心律失常、一过性左室功能障碍及心电图改变。早发型慢性心脏毒性是最常见的心脏毒性类型，发生在扩张型运动减退心肌病治疗后1年内，并逐渐演变为心力衰竭。迟发型慢性心脏毒性在多年后发生，其临床表现与早发型慢性心脏毒性相似。这两种慢性心脏毒性是不可逆的，预后较差。紫杉烷可通过增加氧化应激加重蒽环类药物所致心脏毒性。过度激活T细胞和扰乱心脏内的免疫稳态或许是免疫检查点抑制剂所致心脏毒性的机制，目前尚不明确。曲妥珠单抗诱导的心脏毒性的确切机制尚不完全清楚，主要假设是神经调节蛋白（neuregulin，NRG）-ERBB通路起着重要作用。而环磷酰胺、氟尿嘧啶所致心脏毒性机制尚不明确。

2016年欧洲心脏病学会（European Society of Cardiology，ESC）将肿瘤治疗所致的心血管并发症归纳为九大类：心肌功能障碍与心力衰竭、冠心病、心脏瓣膜病、心律失常、高血压、血栓栓塞性疾病、外周血管疾病及卒中、肺动脉高压、肿瘤治疗相关其他心血管并发症（心包疾病、胸腔积液以及自主神经功能障碍）。其中心肌损伤所致心功能不全和心力衰竭是最常见且严重影响预后的心血管并发症之一，需引起高度重视。

早期发现抗肿瘤治疗相关心脏毒性并给予及时干预，是肿瘤心脏病学的研究重点之一。现有多种检测手段，包括心电图（ECG）、血清生物标志物、超声心动图、多位门电路控制采集测定法（MUGA）、心脏磁共振（CMR）等，可从多方面实现心脏功能的评估。超声心动图因其无创、简便、无辐射、价格低等特点，欧洲心脏病学会推荐超声心动图作为心脏毒性常规监测的一部分。2002年美国心脏评估委员会（CREC）首次对曲妥珠单抗治疗相关的心脏毒性进行定义：左室射血分数（LVEF）较基线值降低至少5%至绝对值<55%，伴有心力衰竭的症状或体征；或LVEF降低至少10%至绝对值<55%，不伴有心力衰竭的症状或体征。2013年我国蒽环类药物心脏毒性防治指南也主要依据上述标准来定义心脏毒性。2016年ESC癌症治疗与心血管毒性的实践指南定义LVEF降低至少10%至绝对值小于正常值低限或整体纵向应变（GLS）较基础水平降低至少15%时考虑存在抗肿瘤治疗所致心血管毒性。2017年CREC在对心脏毒性的最新定义中将LVEF的节点由55%更改为53%。2021年英国超声心动图学会（BSE）和英国肿瘤心脏病学会（BCOS）发布的接受蒽环类和/或曲妥珠单抗治疗的成年癌症患者经胸超声心动图评估指南重新定义了心脏毒性：LVEF较基线值下降>10%至绝对值<50%；除此之外，该指南定义了可能的亚临床心脏毒性：LVEF较基线值下降>10%至绝对值≥50%，同时GLS较基线值下降>15%；以及潜在的亚临床心脏毒性：LVEF较基线值下降<10%至绝对值<50%或GLS较基线值下降>15%。

综上，评估抗肿瘤治疗诱发的心脏毒性离不开LVEF和/或GLS的测定，能够同时满足以上两种条件的常规监测工具，目前超声心动图为检查首选，凸显超声心动图在肿瘤心脏病学领域的重要作用。

一、抗肿瘤治疗超声评估主要指标及其意义

BSE和BCOS发布的指南概述了用于评估心脏功能的

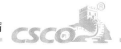

标准超声心动图检查方案，并为转诊和治疗提供了指导：所有患者均应接受全面的基线超声心动图检查，并进行其他心脏肿瘤学的专项测量，包括二维(2D)和三维(3D)容积、2D和3D左心室射血分数(LVEF)、总体纵向应变(GLS)、右心室(RV)大小及收缩功能评估、三尖瓣反流速度(TRV)和血压测量。治疗前测定心脏超声指标作为基线参考值，与治疗过程中以及治疗后的超声指标作对比，以尽早评估并诊断抗肿瘤治疗相关的心功能障碍(CTRCD)并给予及时干预。结合最新文献，抗肿瘤治疗心脏毒性的超声监测主要指标价值如下。

(一)左心室射血分数(LVEF)

二维(2D)LVEF用以评估左室收缩功能，是最早且最常用于评估CTRCD的超声指标。从近年来CTRCD的定义的发展变化不难看出，LVEF在早期心脏毒性的诊断价值仍存在争议。2D LVEF因其几何假设、受图像质量影响大、受心脏负荷影响较大，以及测量值的内在变异性(观察者内部和观察者之间的变异性分别为3.3%和4%，最小的可检测差异为9%~11%)等限制性，不适于检测左室收缩功能的早期细微变化。与2D LVEF相比，3D LVEF具有更好的可重复性，观察者内部和观察者之间的变异性分别为1.7%和2.7%，最小的可检测差异为4.8%~7.5%，并有研究发现，在接受蒽环类药物治疗的患者中，3D LVEF的变化比2D LVEF的变化更明显，而且更早。

因三维超声图像是通过采集二维图像重建而成，仪器设备采集方法不同，基本要求二维图像清晰，多个心动周期重建方法要求患者屏气以及规律的R-R间期以减少拼接伪影的出现，因此3D LVEF的测量需要较高的操作技能。

(二)整体长轴应变(GLS)

近年来，斑点追踪超声心动图(STE)测量心肌应变作为一种可靠的、可重复的工具，广泛应用于评估心脏功能。应变测量纵向、径向和周向的左室变形，反映心肌在这些方向从舒张到收缩的变化的百分比。目前多项研究结果证明，整体长轴应变(GLS)的减低早于LVEF的下降，并且下降幅度更大，因此被用来评估抗肿瘤治疗的早期心脏毒性。GLS的正常值因年龄、性别、负荷条件和供应商而有所差别。多个指南与专家共识提出，男性GLS的正常值应≤-17%，而女性则≤-18%。还有专家建议，定义GLS≤-18%为正常，-18%~-16%为边缘性异常，≥-16%为异常。多个指南和共识推荐GLS与基线值相比下降15%为亚临床心功能损害判断标准。

近年来，有多个研究提示GLS下降与CTRCD的关系。一项荟萃分析表明，积极治疗期间的GLS绝对值或与基线相比GLS的相对变化对后续CTRCD的预后有影响。治疗过程中检测CTRCD的GLS绝对值范围为-21.0%~-13.8%(中位数为-19.0%)，GLS相对变化的最佳截断值范围为2.3%~15.9%(中位数为13.7%)；一项研究显示，116例接受曲妥珠单抗治疗的HER-2阳性乳腺癌女性患者开始了亚临床(GLS下降>15%)或明显的CTRCD(EF降低<50%)的心脏保护治疗(雷米普利+卡维地洛)。其中，3.4%的LVEF-CTRCD患者需要停止抗肿瘤治疗。相反，19.9%的单独使用GLS-CTRCD的患者没有一个进展到LVEF-CTRCD或停止抗肿瘤治疗的程度。

一项预测R-CHOP方案治疗弥漫大B细胞淋巴瘤的心脏毒性的早期敏感指标的研究显示，GLS相对降低13.8%是LVEF进一步降低的最佳预测因子。另有一项国际、多中心、前瞻性、随机对照试验(SUCCOUR试验)中，331例蒽环类治疗的心力衰竭患者被随机分配到2组开启保护心脏治疗(CPT)，一组为GLS相对降低≥12%(166例)，另一组为LVEF绝对降低>10%(165例)。随访患者的LVEF和CTRCD(症状性EF减低>5%或无症状性减低>10%至绝对值<55%)超过1年。结果显示两组间LVEF变化的主要结果差异无统计学意义(P=0.05)。然而，与LVEF指导组相比，GLS指导组应用CPT明显更多，符合CTRCD标准的患者更少。该研究还表明，在LVEF指导下接受CPT的患者随访时相较于接受GLS指导的患者LVEF下降更大。

近期一项队列研究结果显示，在Dox组，6个月随访时LVEF下降至59%±6%(Δ-7%±1.3%，P<0.001)，GLS由-17.3%±3.2%下降至-15.4%±3.2%(Δ-10.1%±-1.9%，P<0.001)；而在Dox-ICI组，LVEF下降至55%±9%(Δ-9%±2.1%，P<0.001)，GLS显著下降(从-18.6%±1.9%下降到-15.3%±3.6%，Δ-12.4%±-2.4%，P<0.001)。另外一项队列研究中，在多变量Cox比例风险回归分析中，GLS[风险比(HR)1.20；95% CI 1.07~1.35]和室间隔与升主动脉前壁夹角(ASA)(HR=0.97；95% CI 0.95~0.99)为CTRCD的独立决定因素。

一项长期随访研究显示，随访6~7年的时间内，所有心血管事件均发生在4CH-LS降低的儿童癌症幸存者(CCS)。Sulaiman等对74例乳腺癌患者进行6周随访研究发现，有19.7%的人表现出的GLS相对降低>15%，只有2例患者的LVEF降低10%~55%。另有对四项研究进行的荟萃分析显示，开始治疗3个月后，产生心脏毒性的患者GLS比没有心脏毒性的患者高14.13%(95% CI 5.07~23.19；P<0.01)。

与2D斑点跟踪超声心动图(2D-STE)相比，三维应变测量无空间限制，并且具有更准确和客观的参考值。近期有研究表明，在化疗过程中，3D应变参数，例如三维整体长轴应变(3D-GLS)、三维整体周向应变(3D-GCS)、三维整体面积应变(3D-GAS)和三维整体径向应变(3D-GRS)均发生了显著变化，但与2D-GLS相比没有明显的优势。一项应用三维斑点跟踪超声心动(3D-STE)评价心肌应变参数对56例低剂量蒽环类药物化疗乳腺癌患者预后影响的队列研究发现，接受低剂量(120mg/m²)多柔比星治疗时，唯一改变的超声参数是三维面积应变(3D-GAS)。随访中，7例(13%)患者LVEF下降。三维GAS早期改变为异常值是随后LVEF(明确心脏毒性)降低的唯一相关变量。该研究指出，这是一种很有前景的预测化疗引起的心肌病的技术。

应变成像的主要局限性之一是负荷依赖性，可影响心肌功能评估的准确性。

(三)心肌做功

心肌做功(MW)是一个新的参数，通过引入后负荷，克服了LVEF与左心室应变的负荷依赖性，更好地解释应变与动态无创左心室压力的关系，根据无创获得的肱动脉袖带压力推导左室压力曲线。整体做功指数(GWI)：从二尖瓣关闭到二尖瓣开放左室压力-应变环(PSL)区域内的总功。除做功指数(GWI)外，还可以得到MW的其他指标有做功效率

（GWE）、有效功（GCW）、无效功（GWW）。上述参数之间的联系：GWE=GCW/（GCW+GWW）。与 GLS 相比，MW 指标对 CTRCD 的诊断或预测价值尚不清楚。

目前，有研究证实，心肌做功可以更好地了解不同负荷条件下左室重塑与室壁应力增加之间的关系，由冠脉疾病和结构性心脏病引起左心室重构性疾病中，GWI 和心肌做功效率（GWE）的变化要早于应变的变化，然而在肿瘤心脏病学领域中的价值有待研究。由于缺乏大量的真实世界研究来评估正常人群的心脏功能，因此中国人口的 GWI 和 GWE 的正常范围仍然未知。

一项纳入 79 例乳腺癌患者的真实世界研究发现，GWI 和 GWE 在使用蒽环类及抗 HER-2 靶向治疗后出现下降的趋势，第 2 周期后发生了变化，这表明化疗药物降低了 GWI 和 GWE，说明上述两项指标对化疗药物反应敏感。该项研究表明，在化疗过程中 GWI 和 GWE 降低，但其敏感性低于 GLS。另有一项真实世界研究纳入了 122 例乳腺癌患者，分别在 T0（基线）、T1（化疗开始 4~6 个月）、T2（化疗开始 12~14 个月）进行超声心动图监测，在（14.9 ± 9.3）个月随访期间，LVEF 和 GLS 显著减少，29.5% 的患者出现了 CTRCD（参照 2016 年 ESC 指南）。与基线相比，在 T1 时，所有 MW 指标均显著降低，并倾向于在 T2 时恢复到基线值。存在多个心血管危险因素的存在（例如肥胖和基线左心房容积），是 MW 参数变化的预测指标。而近期一项对 136 例乳腺癌患者进行的队列研究表明，GWI 和 GCW 的变化对 CTRCD（应用心肌磁共振定义）的诊断较 GLS 和临床因素有附加价值。GLS 和 GWI 的绝对变化与并发 CTRCD 相关。GLS、GWI、GCW 的绝对变化与后续的 CTRCD 相关。但如果不考虑 GLS 的变化，MW 对后续 CTRCD 的识别没有独立作用。

MW 可能是抗肿瘤治疗所致心脏毒性监测的一个重要进展，GLS 在化疗心脏监测中的作用越来越大，在某些情况下可以通过使用 MW 来补充，仍需大量研究证实其价值。

（四）左室舒张功能

蒽环类药物作为常用的化疗药物，其心脏毒性风险比其他化疗药物高 3~5 倍。其相关的收缩功能障碍和心力衰竭风险最重要的决定因素是蒽环类药物的累计剂量，研究表明 400mg/m² 的累计剂量与 5% 的心力衰竭风险相关。事实上，接受蒽环类药物累计剂量 ≥400mg/m² 的患者较少，绝大多数患者通常累计剂量 ≤300mg/m²。然而大量使用低剂量蒽环类药物治疗的患者在治疗后仍可能发展为心力衰竭。有观点认为，在应用蒽环类药物的癌症患者中，左室舒张功能的改变可能早于收缩功能。舒张功能障碍（DD）目前被认为是一个长期病程的最早表现之一，最终表现为收缩功能障碍和心力衰竭（HF）。

近期一项中位随访 2.1 年以上［四分位距（IQR）1.3~4.2 岁］的队列研究发现，接受多柔比星或多柔比星序贯曲妥珠单抗治疗的受试者的舒张功能持续恶化，例如 E/A 比、外侧壁和间隔壁 e′ 速度的降低以及 E/e′ 的增加，而单用曲妥珠单抗未观察到这些变化。舒张功能障碍的发生率随随访逐年上升，并与后续的 LVEF 降低以及 GLS 恶化相关。

（五）Tei 指数

Tei 指数是等容收缩和等容舒张之和除以总射血时间［（IVRT+IVCT）/ET］得出的数值，能够计算左心室和右心室心肌性能，可通过脉冲波多普勒和组织多普勒超声心动图进行评估。心肌舒张和收缩主要依赖 Ca^{2+}，Ca^{2+} 的内流主要发生在等容收缩期时间（IVCT），Ca^{2+} 的外流主要发生在等容舒张时间（IVCT）。因此，Tei 指数被认为是评价心室整体功能的有价值的指标。Sadie Bennett 等对 Tei 指数进行系统综述，纳入了 13 项研究，共 800 例患者（平均年龄 46~62 岁，男性参与者占 0~86.9%）。11 项研究发现 Tei 指数升高，提示化疗后心功能下降。其中，6 项研究表明 Tei 指数是预测左室收缩功能不全（LVSD）的有用参数。此外，5 项研究表明 Tei 指数在检测亚临床心脏毒性方面优于 LVEF。近期一项前瞻性研究结果表明 Tei 指数可能比左心室射血分数改变更早预测该亚组患者的心脏毒性风险。

然而 Tei 指数在肿瘤心脏病相关领域中的价值不是很明确，需要更多的数据来证明 Tei 在预测心脏毒性方面的作用。

（六）右心室功能

目前肿瘤心脏病相关研究仍以左室为主，有关右心室（RV）功能的影响亟待探索。右心室功能已被认为是心脏结局的独立因素，评价 RV GLS 的数据有限。

近期一项队列研究证实：蒽环类药物（ANT）暴露后 RV GLS 和游离壁纵向应变收缩峰值（右心室 FWLS PK）减低的发生率较 LV GLS 降低的发生率高。本研究纳入了 40 例接受 ANT 治疗的女性乳腺癌患者，所有患者在 ANT 治疗前（T1）和治疗结束时（T3）均行超声心动图检查。RV GLS 值的相对降低 ≥ 10% 被定义为显著降低。结果显示：右心室 GLS 和右心室 FWLS PK 均显著降低（$P<0.001$ 和 $P= 0.002$）。共有 30 例（75%）和 23 例（58%）患者显示 RV GLS 和 RV FWLS PK ≥ 10% 相对降低。而 T3 时，左心室射血分数和左室 GLS 均在正常范围内。另有一项回顾性研究探究三维超声心动图参数与心血管不良事件（CAEs）的关系，研究中的 96 例患者中有 18 例（19%）发生了 CAEs。左心室整体纵向应变（LVGLS）、整体圆周应变（GCS）、右心室射血分数（RVEF）、右室收缩末期容积的百分比变化（%Δ）与 CAEs 相关。RVEF 的相对降低是 CAEs 的最强相关因素。表明在接受蒽环类化疗的淋巴瘤患者中，基于三维超声心动图的 RVEF%Δ 和 RV 收缩末期容积的 %Δ 与 CAEs 显著相关。

尽管越来越多的证据证实右心室功能对监测心脏毒性的价值，目前仍需更多的数据来支持右心室功能变化对于早期心脏毒性的监测的价值。

（七）左心房功能

肿瘤心脏病流域先前的大多数研究都集中在左心室功能障碍，而最近左心房（LA）功能被认为是肿瘤治疗相关心脏功能障碍和心律不齐的潜在指标。关于化疗后乳腺癌患者 LA 应变的变化仍然存在争议。Timóteo 等表明，在化疗后没有观察到乳腺癌患者的 LA 应变的显著变化。而 Park 等却发现化疗后 LA 应变显著减低。

一项探索左房容积对蒽环类化疗所致心脏毒性的研究结果显示，三维超声检测左房容积的变化可作为蒽环类化疗药物对多发性骨髓瘤患者心脏毒性的强预测指标。心脏毒性组血清学指标（cTnI、Pro-BNP）、左心房最小容积（LAVmin）、左心房收缩前容积（LAVprep）均明显高于非心脏毒性组。多因素 logistic 回归进一步发现以上指标可用于预测心脏毒

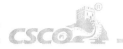

性的发生（P<0.05）。近期一项回顾性研究表明乳腺癌患者化疗后 LA 的机械功能下降。随着 LA 机械功能的降低，通过 2D-STE 评估的 LA 机械离散度（LA 机械离散度用于量化 LA 机械运动同步）显著增加，并且需要进一步研究其临床价值。

关于抗肿瘤治疗后左房功能的变化仍存在争议，其检测早期心脏毒性的价值仍有待商榷。

对于含蒽环类药物化疗期间及化疗后进行超声心动图检查的建议有所不同，大多数指南都没有对监测频率进行量化。对于接受曲妥珠单抗的患者，超声心动图监测频率的指南建议仍有很大的差异，从每 3 个月到"定期"。没有强有力的证据支持特定的筛查计划，或表明它能改善筛查患者的结果。为应对新冠肺炎的大流行，美国心脏病学会（ACC）肿瘤心脏病和影像学委员会在 2020 年 12 月发布了《COVID-19 疫情期间肿瘤患者心血管护理的专家共识》，这份专家共识就肿瘤心脏病患者的心血管护理向临床医生提供建议。

在目前的心脏肿瘤实践中，经胸超声心动图（TTE）由于其广泛的可获得性和缺乏辐射暴露，仍然是肿瘤患者心脏监测的首选方法。然而，据报道，通过 2D TTE 评估左心室射血分数时，观察者间和观察者内的时间变异性为 10%，心脏磁振（CMR）在心脏肿瘤学中发挥着越来越重要的作用。CMR 常被认为是评估心脏容积和功能的参考标准，与其他传统方法相比，CMR 具有更好的重现性和准确性。然而，由于可获得性有限，它并没有广泛应用于心脏 - 肿瘤评估的连续监测。

相对于超声心动图、CMR 等评估心脏结构功能变化的手段，血清标志物也应被广泛应用于抗肿瘤治疗相关心脏毒性的早期监测。肌钙蛋白 T/I、NT-proBNP 已被推荐用于心脏毒性的监测，近年来一些新的标志物如可溶性肿瘤抑制因子 -2、髓过氧化物酶、生长分化因子 -15、半乳糖聚集素 -3、内皮素 -1 具有潜在价值，但仍需大样本的实验研究证实其有效性。

二、小结

抗肿瘤治疗可能引起严重心血管疾病和患者预后，因此，需要提高对心脏毒性的认识。肿瘤治疗方法发展迅速，肿瘤心脏病学是新兴学科，仍然有许多未知或问题有待解决和探索。寻找能够早期检测心脏毒性的超声心动图或心肌磁共振参数，以及更敏感的生物标志物；在产生心脏毒性之后寻找重新启动抗肿瘤治疗的适当时机以及是否需要调整治疗方案；如何更全面地治疗肿瘤患者等。总之，肿瘤心脏病学是一个蓬勃发展的领域，需要肿瘤学家和心脏病学家的合作。该学科的发展将提高患者的生存率、生活质量和预后。

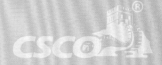

患者教育

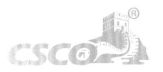

扶正与祛邪：肿瘤患者康复指导

郑州大学附属肿瘤医院

王建正　陈小兵

人体内的免疫细胞是监视、防御癌细胞的最佳武器，当癌细胞突破免疫细胞的防线时，癌症就会发生。良好的免疫力可以帮助患者更好地对抗癌症，通过调动肿瘤患者自身免疫系统来对抗癌症的免疫疗法被誉为攻克癌症的新希望。因此，如何保护和提高免疫力成为肿瘤患者非常关心的话题。

从整合肿瘤学的角度，更广义地扶正与祛邪，是肿瘤患者康复指导的重点。众所周知，尤其当前只有保护和提高免疫力，才能有效助力肿瘤患者积极抗癌和康复，同时有效应对新冠肺炎疫情，实现"抗疫"与"抗癌"双轨并行，走向胜利。

一、"扶正和祛邪"是保护和提高免疫力的两翼，也是肿瘤患者康复的两翼

我们提出的"扶正和祛邪"，既不是中医的单纯传统理解，更不是西医的纯粹现代理解，而是广义的中西医整合理念指导下的"扶正和祛邪"。

（一）扶正

"扶正"包括三层意思：补、调、导。其中的"补"不仅包括中医的扶正气（补气），也包括西医的营养支持（补营养）、改善睡眠（补觉）、提高免疫力；"调"不仅指调整情绪，如放松心情、保持心理平衡，也包括调节机体平衡，改善生活方式，如戒烟戒酒、适当锻炼、按时作息；"导"主要指疏导和指导，指导包括抗癌明星和癌症康复者对新患者进行有效地康复指导，如河南省生命关怀协会的常务副会长兼秘书长刘翎老师，作为一个20余年的癌症康复者和知名"抗癌明星"，在康复之后不断将自身的康复经验，通过各种形式向全省乃至全国的肿瘤患者进行推广，这就是一种有益的康复指导。健康的一半是心理健康，疾病的一半是心理疾病，只要心向阳光，心存大爱，永远的充满正能量，永远相信科学、相信医生、相信自己，就有可能创造康复奇迹。总之，"扶正"对保护和提高免疫力、促进肿瘤患者康复，非常重要。

（二）祛邪

"祛邪"，狭义的"驱邪"很好理解，简单地讲就是把癌细胞这个最大的"邪"干掉。若能通过手术、放疗、化疗、介入治疗、微创治疗等，把癌细胞杀死解决掉最好；如果不能杀死癌细胞，至少也要抑制癌细胞增殖、控制癌细胞发展，尝试与它和平共处，实现"带癌生存、人癌共存""细水长流，延年益寿"的目标。我们提出的"驱邪"是广义的"祛除痛苦"，除了上述传统狭义的"祛邪"，把"祛邪"的概念拓宽到不仅仅是祛除体内的癌细胞，更要提升到祛除体内的各种痛苦不适，各种影响患者生活质量的体验和感受，如控制疼痛、缓解疲乏、纠正失眠、改善便秘、抑制恶心呕吐和升高血象（有效治疗白细胞、红细胞、血小板减少等），这是升级版的广义"祛邪"。

二、如何"扶正与祛邪"

核心观点是，要调动一切有利因素，抑制一切不利因素，想方设法保护、提高、恢复机体的免疫力。免疫力是自然力的重要构成部分，对肿瘤患者来讲免疫力是自然力的关键和核心。那么除了各种临床治疗手段和免疫治疗药物外，肿瘤患者应该如何提高免疫力呢？换言之，肿瘤患者应该如何积极采用非药物手段，调节自身免疫力呢？我们提出肿瘤康复四字经，又称保护提高免疫40字诀：合理膳食、适量运动、戒烟戒酒、心理平衡、充足睡眠、定期复检、控制感染、疫苗优先、美化环境、绿水青山。肿瘤康复四字经是以患者的获益为中心，以临床的问题为驱动，以患者的需求为导向，最终要解决患者的实际问题。

（一）民以食为天

首先合理膳食，肿瘤患者的饮食确实与常人不同，大家牢记一个总的方针："少食多餐、细嚼慢咽、多脂少糖"。《2016版中国居民膳食指南》指出：食物多样，谷类为主；吃动平衡，健康体重；多吃蔬果、奶类、大豆；适量吃鱼、禽、蛋、瘦肉；少盐少油，控糖限酒，杜绝浪费，兴新食尚。《2022版中国居民膳食指南》又做了些许更新：将"谷类为主"改成"合理搭配"，同时增加"多吃全谷"。全谷的对立面就是精米精面，我们要吃全谷类。接下来又强调"规律进餐"，不能饥一顿饱一顿。"足量饮水"，对轻体力劳动者来讲，男性每天的饮水量1 700ml，女性每天的饮水量1 500ml。

（二）生命在于运动

其次是"适度锻炼"，结合每一个人的具体情况，选择适合的锻炼方式：快走慢跑、打太极拳、瑜伽、游泳、骑自行车都

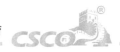

是可以的，但是锻炼要以不过度疲劳为原则，适度锻炼，规律作息为宜，也推荐大家搜索陈小兵医生自创"抖肩舞"进行锻炼。对肿瘤患者来讲，人体内的癌细胞害怕什么？我们说癌细胞一怕爱、二怕笑、三怕运动、四怕你自身的T淋巴细胞，你的免疫力。那怎么提高免疫力？生活中点点滴滴都可以调整免疫力。很多朋友可能会感到困惑，疫苗优先是什么意思？这里的疫苗主要指的是肿瘤疫苗，但遗憾的是到目前为止，真正意义上治疗用肿瘤疫苗还处于研发阶段。

（三）强化防御体系

人体的免疫系统由免疫器官、免疫细胞和免疫分子三部分组成，其中最关键的是T淋巴细胞。T淋巴细胞(T-lymphocyte)来源于骨髓的多能干细胞(胚胎期则来源于卵黄囊和肝)，成熟的T细胞经血流分布至外周免疫器官的胸腺依赖区定居。45岁之后胸腺开始逐步萎缩，60岁以后胸腺基本上已经完全萎缩了，随着年龄的增加，人体的免疫力衰减，肿瘤高发。为什么说肿瘤本质上是老年病，因为随着年龄的增加，人体的免疫功能逐渐减退，内忧外患，各种因素共同导致了基因突变，产生肿瘤，免疫缺陷又导致肿瘤由小到大由少到多，不断发展。

（四）攻守平衡

关于免疫治疗的药物，包括PD-1/PD-L1、CAR-T等具有靶向性的精准免疫治疗，即使疗效显著，也有一定的不良反应。对于医生而言，需要在疗效与安全性之间博弈，原则是不能为了解决一个问题而引起更重要的其他问题，这就需要提高警惕，做好预防和预警工作，对各种不良反应进行监测和管理，这个过程离不开广大肿瘤患者和家属的帮助。疼痛、失眠、乏力、厌食等等，这些痛苦和症状是无法用任何检测手段发现的，坦诚告知医生你的痛苦，这才是问题的关键。

抗癌治疗不仅仅是精准治疗、多学科联合治疗，更要做好积极主动地对症支持治疗。如何紧紧地围绕着对症支持治疗，保护个人免疫力，提高抵抗力，从而促进康复。我们医生经常讲一句话叫"治病如打仗"，每个医生都想做诸葛亮，神机妙算，什么时候用手术？什么时候用放疗？什么时候用化疗？什么时候用靶向治疗？什么时候用免疫治疗？这是一个学习的过程，也是经验累积的过程，也是知识创新提升的过程。

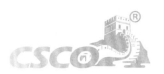

新冠肺炎疫情常态化防控下肿瘤患者教育新模式

¹泰兴市人民医院　²浙江省人民医院

蒋明云¹　彭玲²

在新冠肺炎疫情常态化防控时期，我国肿瘤患者原有的治疗计划和健康教育受到较大影响，因此这些患者的治疗及管理成为一个亟须解决的问题。针对新冠肺炎对肿瘤患者的影响，肿瘤患者健康教育的需求和必要性，以及疫情期间如何针对肿瘤患者采取更有效的措施做好健康教育等问题，本文加以阐述。

研究表明，新型冠状病毒对肿瘤患者造成的伤害可能比非肿瘤患者更大，这可能是因为肿瘤患者处于自然免疫受损状态，经过一系列化疗、放疗、手术等抗癌治疗后，身体的免疫力和身体状况进一步减弱，进而无法抵御病毒入侵。因此针对肿瘤患者的健康教育至关重要。

一、患者就诊流程

（一）完善咨询方式

在新冠肺炎疫情常态化防控时期，国内医院都制订了详细的指导策略，用来维持肿瘤患者的治疗。针对肿瘤患者免疫力较差、容易发生感染这个特点，医院重新安排咨询方式，尽量减少肿瘤患者对医院污染环境的接触。患者就诊后，主管医师可以通过医院电脑系统查看患者的检查结果，患者不需要到医院拿纸质报告，他们可以通过医院提供的特定途径查询到实验室检查及影像学检查结果。对于必须去医院就诊的患者，医院采取多种措施用来保障患者的健康。

（二）优化就医流程

首先，各个医院的保安人员会在大门和病区的入口对进入人员包括医院工作人员进行体温监测及健康码检查。设置发热门诊，用来筛查可疑新冠肺炎感染者，对肿瘤患者采用一定方法迅速出结果，避免治疗延迟。因此当发热的肿瘤患者需要住院时，必须首先咨询传染病专家，只有排除新冠肺炎的情况下，才能启动随后的诊断治疗程序。当患者进入肿瘤病房时，每个人都必须戴口罩，每个病房只安排一个患者入住，并且在疫情期间不允许患者的访客进入。

（三）健全突发事件应急机制

针对急需治疗但是健康码异常的患者，医院也应"特事特办"。例如，在笔者医院就诊的 1 例患者被诊断为局部晚期鼻咽癌，但其健康码颜色异常。根据规定，需要在其新冠病毒检测阴性后还需要进行 14 天的医疗隔离，但是肿瘤急需治疗。因此，医生首先进行了筛查，包括拭子核酸检测和胸部 CT 扫描，以排除新冠病毒感染的可能性。然后科室为患者准备了一个特殊的房间，进行了消毒，并在同一天进行了诱导化疗。在化疗完成后，患者到附近的一家酒店进行自我隔离，并在结束 14 天的隔离期后，准备接受第二个周期的诱导化疗。通过这样兼顾的方式，既能贯彻国家的防疫政策，又能很好地治疗患者，使得患者病情得到有效的控制。

二、构建医院-社区-家庭一体化的患者教育体系

（一）医院承担起患者教育的重要责任

疫情防控期间，肿瘤患者不能按时到医院进行复查，因此要根据实际情况调整患者教育的形式，充分利用互联网和媒体，为肿瘤患者提供全方位的指导。医院要不断提高健康教育的可及性和覆盖人群，例如可以通过医院 APP、公众号、官方网站等进行肿瘤等慢性病的健康教育，在社会形成良好的宣教氛围。可以通过健康手册、电话热线等传统方式为肿瘤患者提供咨询服务，可以通过网络平台发布图像、视频等教育内容，促进肿瘤患者主动建立良好的行为。互联网的发展也为患者教育提供了更多的途径。医务人员可以线上开展健康教育，提高肿瘤患者对新冠肺炎病毒的认知，传授戴口罩、洗手等基本方法，帮助患者形成良好的卫生习惯。除此之外还可以组织相关专家对疾病进行答疑。可以通过媒体搭建健康教育平台，使肿瘤患者能够得到及时有效的帮助。通过以上这些方式可以打破时间、地域的限制，为肿瘤患者打开一条无障碍沟通的渠道，使患者获得更加有效、快捷的指导。

除了医院针对肿瘤患者采取了不同措施之外，中国肿瘤学界通过虚拟在线医院和家庭药物提供项目为肿瘤患者提供高质量的医疗服务。来自 CSCO 患者教育专家委员会的专家为肿瘤患者提供了网上咨询服务，这样能够及时有效的识别危重病例。除此之外，还建立了由肿瘤患者组成的信息沟通群和相关应用程序，这些措施为医生提供了及时便捷的反馈。当患者出现与治疗相关的不良事件时，可以得到及时的救治。在患者结束治疗返回家中时，社区可以通过面部识别或二维码对患者

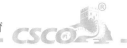

进行监测和管理。如果发生任何不良问题,可以与医院进行积极的沟通。

(二)社区是医院和家庭的纽带

社区作为城市的基本单位,在肿瘤患者的健康教育中也扮演着重要角色。社区医院要承担起肿瘤患者的日常诊疗及管理的责任,及时识别出危重患者,送入医院进行治疗。同时可以在社区的宣传窗中加强疫情防控及慢性病防治等知识。

(三)家庭是健康教育的重要场所

家庭成员作为肿瘤患者长期接触的人群,对肿瘤患者的关心和支持起着重要作用。疫情期间,可以通过向患者家属普及肿瘤等慢性疾病的管理知识,让家属在加强疫情防控的同时,也做好肿瘤患者的健康教育工作。通过医院 - 社区 - 家庭全方位构建肿瘤患者健康教育网络,最大程度降低患者感染的发生,为肿瘤患者提供优质的健康指导,保证诊疗工作的顺利进行。

三、支持治疗

(一)传统中医

传统中医是中国肿瘤治疗的补充和替代部分,中国患者更倾向于通过口服中药或静脉注射中药的方式治疗疾病。中药目前也用于新冠肺炎患者的治疗中。

(二)疫苗注射

疫苗的使用对降低新冠肺炎病毒感染率和病重率起到了至关重要的作用。但是肿瘤患者是否应该注射疫苗目前尚未有定论。Luo 等通过分析涉及疫苗和免疫检查点抑制剂(ICI)治疗的研究后认为,新冠病毒疫苗接种后使用 ICI 治疗具有良好的有效性和安全性,并且在 ICI 治疗期间,接种新冠疫苗产生的相关毒性影响很小。因此并非所有肿瘤患者不能接种疫苗。肿瘤患者可以通过咨询免疫学专业工作者和肿瘤学专业工作者,根据自身具体情况决定是否接种疫苗。

(三)心理辅导

疫情期间,心理健康也是肿瘤患者面临的挑战之一。有研究表明,癌症患者出现心理健康问题的风险更高。事实上,约 50% 的肿瘤患者已被证明患有精神疾病。由于疫情的发生,肿瘤患者正常的治疗过程被打乱,产生心理问题的可能性更大。因此格外需要关注。可以建议相关机构改善筛查方式,先确定肿瘤高危人群中的心理疾病,再通过各种平台提供有效的干预措施来管理症状。对于其他患者可以加强心理辅导,教育患者在疫情中如何监测自己的身体情况,同时鼓励患者直面疫情带来的恐惧,改变他们的认知偏见,提高他们处理焦虑、抑郁等负面情绪的能力。

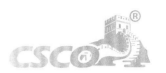

门诊病例数据库建立互联网＋宣教的协作在前列腺癌单病种管理中初探

同济大学附属第十人民医院
沈丹菁　姚旭东

2019 年 7 月，国务院印发《关于实施健康中国行动的意见》，明确提出实施癌症防治行动，早筛查，早发现，早治疗，普及疾病知识，降低癌症发病率和死亡率，提高患者生存质量。前列腺癌是世界范围内常见的恶性肿瘤之一，在欧美地区 46 个国家中位居男性恶性肿瘤发病率第二位，在中国，男性前列腺癌发病率为 9.3%，平均发病年龄为 68 岁，位于恶性肿瘤发病率中第六位。单病种管理能对疾病诊疗过程进行质量控制，包括质量控制指标数据源的采集、统计和及时反馈，也是评价医务人员诊疗行为是否合理和规范的依据，已成为提高医疗技术、持续改进的有效方法。我院作为三甲医院，泌尿外科的日门诊量约 300 人次，年门诊量为 15 000 余万人次，门诊患者数据库的规范建立也成为单病种管理的重要组成部分。当前，互联网技术发展和普及，不仅给现有的学习和生活带来巨大的冲击，也为医疗资源的共享、医疗知识的普及和信息传播等带来极大便利。网络医疗 APP、护患沟通群等新型的医疗模式开始广泛运用并共同受益于患者及医疗机构。前列腺癌多为老年男性患者，依从性和认知度欠佳，并且大多都不会使用智能手机，失访情况也较为严重。但是，此疾病无论是手术治疗还是内分泌治疗，都离不开后续的复查与监测。尤其是内分泌治疗的前列腺癌患者 5 年生存率较高。所以，对于前列腺癌患者进行规范化、程序化、标准化的单病种管理和宣教尤为重要。鉴此，我院从 2021 年 6 月起，对泌尿外科部分前列腺癌的门诊患者建立门诊数据库，并且在此过程中融入互联网＋诊疗方式的指导和宣教，探索门诊病例数据库建立"互联网＋"宣教协作模式在前列腺癌单病种管理中的促进作用，现报道如下。

一、对象与方法

1. 研究对象　为保证随机性原则，2021 年 6 月至 2022 年 2 月，为在上海市第十人民医院泌尿外科专家门诊和普通门诊就诊的患者（星期一、三、五，星期二、四、六，隔周交替进行收集）建立门诊数据库，其间共录入 852 例，以 1/15 的比例抽取 54 例作为实验组。并将同期未建立数据库的门诊患者随机抽取 56 例，作为对照组。对照组 56 例，年龄 58~89 岁，平均年龄（72.16±6.70）岁；文化程度：初中及以下，20 例，中专或高中，24 例，大专及以上，12 例；婚姻状况：未婚 6 例，已婚 50 例；目前治疗方式：前列腺穿刺＋手术 22 例，手术后＋内分泌治疗 20 例，化疗 14 例；肿瘤分期：T_1 期，15 例，T_2 期，20 例，T_3 期，14 例，T_4 期，7 例；Gleason 评分：<7 分，13 例，≥7 分，43 例。实验组 54 例，年龄 61~89 岁，平均年龄（71.41±6.23）岁；文化程度：初中及以下，18 例，中专或高中，26 例，大专及以上，10 例；婚姻状况：未婚 10 例，已婚 44 例；治疗方式：前列腺穿刺＋手术 18 例，手术后＋内分泌治疗 25 例，化疗 11 例；肿瘤分期：T_1 期：12 例，T_2 期：18 例，T_3 期：18 例，T_4 期：6 例；Gleason 评分<7 分：16 例，≥7 分：38 例。入组的门诊患者后续都接受入院治疗，2 组在年龄、文化程度、婚姻状况、目前治疗方式、前列腺症状、肿瘤分期、Gleason 评分上差异亦无统计学意义（$P>0.05$），具有可比性（表 1）。

表 1　两组患者一般资料比较

项目	试验组（n=54）	对照组（n=56）	统计量值	P 值
年龄 / 岁，（$\bar{x}\pm s$）	71.41±6.23	72.16±6.70	t=0.61	0.543
文化程度 / 例(%)			χ^2=0.331	0.848
初中及以下	18(33.3)	20(35.7)		
中专或高中	26(48.1)	24(42.9)		
大专及以上	10(18.5)	12(21.4)		
婚姻状况 / 例(%)			χ^2=1.347	0.246
已婚	44(81.5)	50(89.3)		
未婚	10(18.5)	6(10.7)		
目前治疗方式 / 例(%)			χ^2=1.28	0.527
前列腺穿刺＋手术	18(33.3)	22(39.3)		
手术＋内分泌治疗	25(46.3)	20(35.7)		
化疗	11(20.4)	14(25.0)		

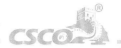

续表

项目	试验组 (n=54)	对照组 (n=56)	统计量值	P值
前列腺症状 / 例(%)			$\chi^2=0.36$	0.549
无症状	10(18.5)	8(16.4)		
有症状	44(81.5)	48(83.6)		
肿瘤分期 / 例(%)			$\chi^2=1.494$	0.684
T_1	12(22.2)	15(26.8)		
T_2	18(33.3)	20(35.7)		
T_3	18(35.2)	14(25.0)		
T_4	6(9.3)	7(12.5)		
Gleason 评分 / 例(%)			$\chi^2=0.583$	0.445
<7 分	16(29.6)	13(23.2)		
≥7 分	38(70.4)	43(76.8)		

2. **纳入标准**　实验组和对照组患者均符合《中华泌尿外科和男科疾病指南 2019 版——前列腺癌诊断标准》，在我院实施穿刺、手术、化疗或内分泌治疗。具备基本的阅读及理解能力，能独立完成相关问卷。患者均自愿积极参与互联网 + 诊疗方式的学习。本试验经医院伦理委员会批准，所有患者均签署知情同意书。

3. **实施方法**　按照前列腺癌单病种管理的要求，科室已组建了一支多学科全方位专病管理团队(包括主任 1 名，副主任 1 名，主治医师 1 名，住院医生 3 名，专科护士 4 名，放射科医师 1 名，病理科医师 2 名，专业辅助人员 1 名)。采用医技护管一体化的管理模式，并将 ERAS(加速康复外科围术期管理)加入单病种管理流程中。科室每周邀请协作科室组织一次复杂前列腺癌多学科会诊(multiple disciplinary team，MDT)。在企业微信平台创建"青年文明号 @ 实苑前线"专栏，将此病种患者扫码入群，定期发布科室就诊指南、疾病相关科普以及建立畅通地医护患沟通渠道。根据我国前列腺癌的早期筛查工作开展得非常不理想这一客观现况，考虑到是因为大多数患者对于前列腺癌缺乏了解，科室则加强与社区医院联系，定期给社区同道进行前列腺癌早期筛查相关的讲座，同时组织社区义诊。专病小组选拔了 2 名获得执业护理师(nurse practitioner，NP)的专职从事前列腺癌患者的随访工作，录入专门设计的随访手册以便更好地管理患者的随访信息，开展前列腺癌的随访和管理工作。专病小组每个月组织近期前列腺癌典型性手术视频分享、存档，并对相关科研学术论文、课题进行辅导、沟通。

对照组，除按常规门诊就诊流程外，会提醒患者在诊室宣传栏中扫码入企业微信群，享有专病管理团队的一切诊疗服务。实验组，除以上措施外，在门诊的就医过程中，对其增加以下内容：建立一支前列腺癌门诊病例数据库统计团队，由一名主治医生，一名专业辅助人员，两名职业护理师组成；收集患者一般资料(就诊日期、姓名、年龄、联系方式、病程、目前治疗方式、服药及锻炼情况、复诊时间、心理状况、依从性)；扫码入群，对互联网 + 诊疗模式方法应用进行指导；增加相关检查、住院流程、健康科普等各方面内容的宣教。两组患者均需

同期完成汉密尔顿焦虑及抑郁量表。

4. **观察指标及评价标准**

(1)治疗相关的指标：比较两组患者从确诊到入院所需花费的天数、患者的平均住院天数。

(2)满意度相关指标：分别采用我院"门诊满意度调查表"和"出院患者满意度调查表"。"门诊调查表"包含 10 个条目，"出院调查表"包含 25 个条目，各条目均包括非常满意、满意、一般、不满意 4 个选项，"门诊"对应分值依次为 10 分、8 分、6 分、4 分，分值范围 40~100 分。该量表 Cronbach's a 系数为 0.88。"出院"对应分值依次为 4 分、3 分、2 分、1 分，分值范围 25~100 分。满意度 = 非常满意 / 总列数 ×100%。该量表 Cronbach's a 系数为 0.90。

(3)对两组 3 个月内未按时复诊的漏诊率进行比较。

(4)疾病相关指标。前列腺症状评分按照国际前列腺评分表(IPSS)，患者门诊数据库建立后 1 个月泌尿系统症状和生活质量评分：7 个排尿相关症状 6 个评分等级(0~5 分)，总分 35 分，0 分为无症状，1~7 分为轻度，8~19 分为中度，20~35 分为重度。

(5)心理健康状况。采用汉密尔顿焦虑量表(Hamilton Anxiety Scale，HAMA)和汉密尔顿抑郁量表(Hamilton Depression Scale，HAMD)来评估患者的心理状况。HAMA 包括 14 个条目，采用 5 级评分法，总分<7 分表示无焦虑，7~13 分轻度焦虑，14~20 中度焦虑，≥ 20 分为重度焦虑。HAMD 包括 24 个条目，5 级评分法，总分<8 分表示无抑郁，8~19 分轻度抑郁，14~20 分中度抑郁，≥ 20 分为重度抑郁。使用该两项量表在对实验则和对照组患者首次门诊就诊和实施三个月后复查时分别进行测评。

5. **统计学方法**　采用 SPSS25.0 软件进行统计学分析。符合正态分布计量资料，采用均数 ± 标准差($\bar{x}\pm s$)描述，组间比较采用两独立样本 t 检验，组内比较采用配对 t 检验；计数资料采用例数(n)构成比(%)描述，组间比较采用 χ^2 检验。以 P<0.05 为差异具有统计学意义。

二、结果

1. **治疗相关指标比较**　实验组确诊到入院天数，平均住院天数比较均少于对照组(P<0.05)，住院满意度评分对照组明显高于实验组(表2)。

表2　两组患者入院等待天数到住院天数及满意度比较($\bar{x}\pm s$)

指标	实验组 (n=54)	对照组 (n=65)	t	P值	95%CI
从确诊到入院天数 /d	3.04 ± 0.95	3.98 ± 0.88	5.40	<0.001	0.60~1.30
住院天数 /d	6.20 ± 1.95	7.35 ± 1.79	3.23	0.002	0.45~1.86
门诊满意度得分 / 分	93.96 ± 1.77	93.43 ± 1.48	1.72	0.88	0.08~1.15
住院满意度得分 / 分	92.80 ± 1.65	91.41 ± 1.66	4.39	<0.001	0.76~2.01

825

2. 3个月内漏诊率的比较 实验组漏诊率明显低于对照组(表3)。

表3 两组患者漏诊率改善比较[n(%)]

组别	例数	应诊例数	实际例数	漏诊例数
试验组	54	54(100)	45(83.3)	9(16.7)
对照组	56	56(100)	37(66.1)	19(33.9)
χ^2				4.317
P				0.038

3. 前列腺症状改善率比较(表4)

表4 两组有前列腺症状患者改善率比较[n(%)]

组别	例数	明显改善	改善	未改善	改善率/%
试验组	44	27(61.4)	12(27.3)	5(11.4)	88.6
对照组	48	16(33.3)	20(41.7)	12(25)	75
χ^2					7.537
P					0.023

4. 实施前后,HAMA及HAMD评分比较 实施3个月后,两组患者HAMA及HAMD评分较实施前降低,差异均存在统计学意义,实验组低于对照组(表5)。

三、讨论

(一)在门诊进行健康宣教能优化住院患者的入院流程,并显著加快床位的周转率

随着人口老龄化,饮食及生活方式的改变,我国前列腺癌发病率和死亡率均有明显的上升趋势,对床位的需求量也不断上升。王迎春等研究,单病种管理能有效降低患者就诊到确诊的天数、确诊到开始治疗的天数、入院前等待病床的天数、平均住院天数($P<0.05$)。本研究观察组患者从确诊到入院天数、平均住院天数均短于对照组($P<0.05$)。在为患者建立门诊数据病例数据库的同时,给予其入院流程、预约登记的详细解释。基于目前疫情防控的需要,入院患者必须提供48小时核酸阴性报告这一必要条件,提醒患者快速完成核酸检测,大大减少了入院的等待时间。同时,通过门诊病例数据库建立"互联网+"协作模式,可教会患者企业微信群、视频号有效使用。企业微信工作台中的视频号内容包揽了从术前优化禁饮、食准备,至术后根据患者疼痛程度采取不同预防性和治疗性多模式镇痛,及术后根据引流液色、质、量的监测方法,选择合适的拔管时间等多方面科普宣教知识,便于患者及时获取,集束化加速康复外科围术期管理,明显缩短了手术患者的住院时间。此外,通过企业微信群针对具体病例的问答也达到了教学、推广和规范诊疗的作用,进一步推进了单病种的优化管理。

(二)基于门诊病例库的建立与健康宣教相结合有助于实现医疗护理质量持续改进,提升住院患者的满意度

患者满意度的指标直接反映了疾病诊疗过程的效劳水平、管理水平和技术水平,也是评价医院是否成功地将医学模式从"以医疗为中心"转换为"以患者为中心",因此,患者满意度的测评已成为测量单病种管理中一项重要的指标。本研究中显示,两组患者在分别进行的门诊满意度调查和住院满意度调查结果中可见:在对患者实施了门诊病例数据库建立"互联网+"协作模式后,实验组与对照组在门诊满意度和住院满意度得分中,住院满意度得分存在显著差异性($P<0.001$)。基于门诊病历数据库的建立"互联网+"对于前列腺癌病种管理,可以系统将疾病诊断、诊疗技术、就诊次数、复诊情况、用药及质控指标等相结合,利用现代信息技术对整个诊疗过程进行质量监控,及时发现和纠正问题,增强专科优质医疗护理内涵和竞争力,提升管理质量。为患者提供一个由初诊到手术,内分泌治疗或化疗,出院随访全周期,完整的诊疗流程,大大提升住院患者的体验感。对于护理工作而言,通过"互联网+"高速信息沟通的新模式,改变了传统意义上严格遵医嘱执行的工作旧模式,真正落实医护一体化共同合作,促进了医护患之间的无障碍沟通,最终提高患者满意度。同时,在为门诊患者建立数据库时,会将其复诊频次和下次复诊时间进行仔细归档,降低了门诊患者和术后复查患者的漏诊率,在前列腺癌单病种管理中,起到了闭环的作用。

(三)门诊病例库建立的同时融入健康宣教能有效改善患者前列腺症状

在前列腺癌术后多种并发症中,尿失禁是影响患者术后生活质量的首要因素。Pate等提出前列腺癌根治术"五连胜"(pentafecta)的概念(即无生化复发,无术后尿失禁,无术后性功能障碍,无围术期并发症以及切缘阴性)。Lawrence等研究结果表明:医护专业人员在症状识别和报告、疾病进展识别、患者教育和个体化治疗策略的实施中发挥着至关重要的作用。本研究显示:通过门诊病例数据库的建立与互联网+协作模式,对改善患者前列腺症状效果显著($P<0.05$)。在为术后复查的门诊患者收集病例资料时,详细记录患者用药情况、盆底肌的锻炼情况和排尿状况,并及时实施针对性的指导,避

表5 实施前后两组患者HAMA评分及HAMD评分比较($\bar{x}\pm s$)

组别	例数	HAMA评分/分		t值	P值	HAMD评分/分		t值	P值
		实施前	实施后			实施前	实施后		
实验组	54	15.41±1.16	11.91±1.17	20.017	<0.001	15.33±1.47	11.39±2.12	11.818	<0.001
对照组	56	15.55±1.25	12.91±1.50	15.060	<0.001	15.79±1.77	12.39±1.55	16.429	<0.001
t值		0.636	3.914			1.459	2.843		
P值		0.526	<0.001			0.147	0.005		

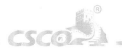

免了患者无效性和重复性的知识获取。对完成情况较差的患者及时进行沟通,了解原因,给予相应的帮助,提高了患者服药和盆底肌功能训练的依从性。同时,基于泌尿系统症状和肠道症状是影响前列腺癌生存质量的主要因素,单病种管理团队,将中医药与内分泌治疗,放疗,化疗等不同的联合运用疗法相结合,以达到抑制和杀死肿瘤细胞,缩小瘤体,从而改善前列腺症状。并将临床成功案例推送到企业微信群视频号中,为患者提供更多临床参与决策性和选择性的机会,严格把控前列腺癌单病种管理的医疗质量指标。

(四) 新型的健康宣教方式在缓解患者的负性情绪中发挥着重要的作用

随着 ERAS 在单病种管理模式中的日趋成熟,同济大学附属第十人民医院泌尿外科腹腔镜下前列腺癌根治术均衡保持着损伤小,出血量少,术后恢复快等优势。但是,仍有部分手术患者会出现感染、尿失禁、尿潴留、性功能障碍等并发症。放化疗及内分泌治疗的患者也会发生不同程度的消化道症状及因治疗期间的经济压力而产生担忧等情况,对于社会支持水平较低的癌症患者更容易产生紧张、不安等负性情绪。焦虑和抑郁是前列腺癌患者最常见的不良情绪反应,门诊诊治过程简短,患者此情绪往往会被医务人员所忽视。对于癌症患者而言,倾听是最好的放松和缓解压力的方法。在为患者建立门诊数据库时,耐心倾听患者的主诉和需求,为其提供了一个正确的宣泄和释压的途径,同时也体现了人性化关怀的目的,给予患者充分的被尊重、被重视感。在专病企业微信公众号中,定期发布经典手术案例、患友们心得体会分享等推文,企业微信群中有患友之间的交流沟通,专病组的成员及时答疑解惑,极大程度缓解了患者的无助感和恐惧感。团队人员在门诊患者病例库的设计中会明显标记出负性情绪突出人群,便于后续电话随访加入个性化的心理指导,避免患者由无助、担忧、恐惧等不良情绪所延续出不配合治疗甚至抵触治疗的行为,影响治疗和康复以及生活质量,形成恶性循环。由此可见,在建立门诊数据库时,可以融入个性化心理疏导,同时,通过互联网 + 让患者获取更多疾病相关知识的渠道,对自己的病情能有一个更全面、正确的认知,增强信心,提高依从性,不仅缓解了负性情绪,也是降低漏诊率的一个重要因素,全面提升前列腺癌单病种管理的品质。

(五) 门诊病例库建立互联网 + 宣教协作的深层次价值挖掘及挑战

随着,单病种管理的不断优化发展,前列腺癌的治疗也逐步走向精准化,个体化。基因检测手段在为提示疾病预后、正确用药指导、内分泌药物疗效监测等多方面提供了有用的价值。单病种管理团队联合多学科制作了前列腺癌患者精准诊疗科普手册,在为门诊患者收集数据时,供其参考、阅读。与此同时,还积极参与中国肿瘤学会(CSCO)患者教育专家委员会和上海仁东医学联合主办的线上多学科协作诊治学术交流活动——疑难病例讨论荟之"仁心解泌",为疑难病例患者提供最佳的治疗方案选择。不仅拓宽了患者的获取诊疗知识的途径,还提高了患者诊疗的决策性和参与感。同时,对于医务人员而言,能从门诊病例数据库中获取更多有价值的信息和数据,通过互联网 + 宣教模式的协作,推动了 ctDNA 测序在 mCRPC 管理中的应用等前瞻性的科研发展。为夯实单病种管理中科研学术的坚实基础提供了更多有价值的资料积累。如何从大量的数据库中提取出科研所需的资料还需依靠专病团队长时间协作、思考以及参考更多前瞻性研究加以证实和应用。

四、小结

将门诊病例数据库的建立互联网 + 协作模式健康宣教运用到前列腺癌单病种管理中,明显缩短了患者等待入院和住院的天数,在帮助患者降低不良情绪的发生率,改善术后前列腺症状的同时,还明显提升了患者的住院满意度,降低了门诊的漏诊率,优化了前列腺癌单病种全程一体化管理。但是基于本研究对前列腺癌患者门诊病例库数据建立的初期探索,其管理和住院患者全病程管理及互联网 + 服务系统关联共享不完善,后续团队将改善全病管理流程,为前列腺癌单病种的管理提供更多科学化、信息化、人性化的优质宣教方式。

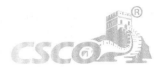

卵巢癌患者全程管理

重庆大学附属肿瘤医院

王海霞　周琦　邹冬玲

一、中国卵巢癌流行病学及诊疗现状

卵巢癌是严重威胁妇女健康的恶性肿瘤之一,发病率在女性生殖系统恶性肿瘤中位居第 3 位,病死率居妇科恶性肿瘤之首。卵巢癌发病隐匿,病因不清,难以预防,且目前尚缺乏有效的筛查及早期诊断措施,绝大多数患者在确诊时已存在局部或远处播散,5 年生存率约为 46%,被称为"沉默的隐形杀手"。根据国家癌症中心发布的"2022 年全国癌症报告"的数据,2016 年中国新发卵巢癌 57 200 例,死亡 27 200 例。

手术联合含铂化疗是卵巢癌常规的治疗方式,治疗缓解率可达 80% 以上,但 70% 的卵巢癌患者会在初次治疗后 3 年内复发,复发后患者的中位总生存时间约 2 年。近年来,多腺苷二磷酸核糖聚合酶(poly ADP ribose polymerase,PARP)抑制剂的问世为卵巢癌的治疗带来了重大变革,一系列高级别循证医学证据表明在初始治疗或铂敏感复发治疗获得完全缓解(complete response,CR)和部分缓解(partial response,PR)后应用 PARP 抑制剂可显著延长卵巢癌患者的无进展生存(progression free-survival,PFS)时间,彻底改变了卵巢癌传统治疗模式,形成了"手术 + 化疗 + 维持治疗"的慢病化全程管理模式,也使得卵巢癌从不断复发不断治疗的被动策略进入到主动治疗、及早遏制及防筛诊治康的全生命周期管理。

二、卵巢癌的筛查及预防

(一)筛查

卵巢癌早期筛查和诊断能明显改善患者的生存结局,但卵巢癌发病原因不明确,早期无明显症状,目前临床上对于卵巢癌暂无有效的早期筛查和诊断的手段,主要采用的两种筛查方式为检测血液肿瘤标志物 CA-125 和经阴道超声。

美国预防服务工作组(USPSTF)于 2018 年对 4 项大型临床试验(UKCTOCS、PLCO、QUEST、UK Pilot)进行荟萃分析,共纳入 293 587 例患者,结果表明:对于无卵巢癌症状的女性来说,目前的筛选手段,无论单用还是联合使用,对卵巢癌的死亡率都没有影响,同时筛查也会对女性带来不小的生理伤害。因此对普通女性不推荐做常规筛查。

围绝经期是卵巢癌发病高峰期,对于接近更年期的妇女,可每年进行一次 B 超结合血液肿瘤标志物和妇科检查,尽早发现卵巢癌。

(二)预防

多数研究认为卵巢癌的风险主要集中在年龄、家族遗传史、不育、子宫内膜异位症病史等。其中,家族遗传史是卵巢癌的重要危险因素。

对于携带遗传性卵巢癌基因的女性,在适当年龄建议行预防性切除手术,行输卵管切除延迟性卵巢切除或附件切除需要更多高级别证据给予分流;当然考虑预防性手术时,应与基因突变携带者详细讨论手术的风险与获益。口服避孕药物可以降低发生卵巢癌的风险,风险降低的程度与服用药物的时间呈正相关。口服避孕药物是否会增加乳腺癌的患病风险一直存在争议,故口服避孕药物预防卵巢癌特别适用于已行预防性乳腺切除术的 *BRCA* 突变携带者。

(三)基因检测

在卵巢癌患者中发生乳腺癌易感基因(breast cancer susceptibility gene,BRCA)突变的大约占 25%,这部分人群包括遗传来的胚系突变及肿瘤细胞在发展过程中驱动基因突变产生的体细胞突变。除了 *BRCA* 基因突变,还有一部分同源重组修复缺陷(homologous recombination deficiency,HRD)患者,约占 25%。

对于确诊的卵巢癌患者,国内外权威指南均建议进行 *BRCA* 基因检测,不仅有助于直系女性亲属早期发现或提高预防意识,对于晚期卵巢癌患者制订维持治疗方案及预后判断,基因突变的筛查结果更至关重要。

三、卵巢癌的诊断

卵巢癌的症状没有特异性,早期起病隐匿,几乎无显著症状,晚期可出现以消化道不适为主的表现,包括腹胀、腹痛、早饱、恶心、腹围增大、肠功能改变、尿路症状、背痛、疲劳和体重减轻,这些症状通常在确诊前几个月出现。高度怀疑为卵巢癌患者需要进行相关的辅助检查,包含体格检查(全身检查、妇科检查)、实验室检查(至少包含血常规、肝肾功能、CA125/HE4 等卵巢癌相关的肿瘤标志物)、影像学检查(B 超、CT/

MRI 和 / 或 PET/CT）；如盆腔肿物为实性或双侧，或存在明显胃肠道症状，或胃肠道相关肿瘤指标异常升高时，行胃肠道检查。

卵巢癌诊断的金标准为病理组织学诊断，临床分期采用国际妇产科联合会（FIGO）分期标准评估预后和预测疗效。临床医师会根据卵巢癌的病理组织学类型和手术 - 病理分期等因素来决定患者后续的辅助治疗。

四、卵巢癌的治疗

卵巢癌的治疗原则为手术为主，辅以化疗，维持巩固以及其他综合治疗。推荐晚期卵巢癌进行多学科诊疗（multidisciplinary team MDT）评估，多学科协作诊疗能为患者制订完备、规范、精准、多模块、个体化的诊疗方案，全程管理，力争延长患者的生存期，改善患者的生存质量。

（一）卵巢癌的手术治疗

手术是治疗卵巢癌的主要手段，常使用剖腹手术，手术目的：①明确诊断；②切除肿块；③进行手术 - 病理分期。术中根据探查及冰冻病理检查结果，决定手术范围，卵巢癌初始手术彻底性与预后密切相关。

1. 全面分期手术 早期（FIGO Ⅰ~Ⅱ期）卵巢癌应行全面确定分期手术，内容包括：①盆、腹腔腹膜表面探查；②横膈、腹腔以及盆腔冲洗液行细胞学检查及多点活检；③横结肠下大网膜切除；④盆腔及腹主动脉旁淋巴结选择性切除（目前前瞻性研究对早期卵巢癌是否需要淋巴结切除仍在探索阶段）；⑤可疑病灶或肿瘤粘连处组织学检查；⑥膀胱反折、左右结肠旁沟、直肠子宫陷凹以及左右盆壁处腹膜的随机活检；⑦全子宫和双附件切除（高位漏斗结扎）；⑧黏液性肿瘤在存在阑尾受累时应行切除。

2. 肿瘤细胞减灭手术 晚期卵巢癌应行肿瘤细胞减灭术，术式与全面确定分期手术相同。三项前瞻性Ⅲ期临床研究（OVAR 3,5,7）的结果显示：术后残留越小，患者预后越好，每增加 10% 的减瘤率，患者中位生存率可提高 5.5%，因此手术的主要目的是：尽最大努力切除肉眼可见的卵巢癌原发灶和转移灶，使残余肿瘤直径 ≤1cm。上腹部手术能力及术中多学科协作是保障卵巢癌手术彻底性的关键因素，对肿瘤负荷大，尤其涉及上腹部多处病灶切除。此类手术亦称为卵巢癌超根治术。这一术式的掌握对增强卵巢癌治疗质量是重要基础。

初次诊断的晚期卵巢癌患者经妇科查体及影像学检查等综合判断有可能实现满意减瘤（残存肿瘤 ≤1cm），则可直接手术，称为直接肿瘤细胞减灭术（primary cytoreductive surgery，PDS）。如判断难以实现满意减瘤或年老体弱难以耐受手术者，则在取得细胞学或组织学病理诊断后先行新辅助化疗（neoadjuvant chemotherapy，NACT）3~4 个周期，再行手术者称为间歇肿瘤细胞减灭术（interval cytoreductive surgery，IDS）。

虽然 NACT+IDS 可以提高满意减瘤切除率，但未能转化为明显的生存获益，因此对晚期卵巢癌患者不建议常规使用 NACT+IDS，提倡个体化的治疗选择，平衡风险与获益。经严格评估后不适合 PDS 的Ⅲ~ Ⅳ期卵巢癌患者可受益于 NACT+IDS。做好患者的分流，是其中的关键环节，目前临床

中仍存在一些争议和困惑。

关于晚期卵巢癌患者手术中淋巴结的处理，LION 研究认为，减瘤术达完全减瘤 R0 且术前和术中淋巴结未见异常的ⅡB~ Ⅳ期患者，行盆腔和腹主动脉旁淋巴结切除术无生存获益但增加术后并发症。全球权威指南纳枚 LION 研究结果，推荐"阴性（影像 + 术中探查）淋巴结不需要切除"，但是淋巴结是否转移的确诊需要病理检查，这样又有悖于"阴性淋巴结不需要切除"。目前较大程度依靠主刀医生的自身经验以及基于患者情况的综合判断，在淋巴结清扫带来的并发症与可能出现淋巴结转移两者取一个折中点，既减少手术并发症的出现，又能有效延长卵巢癌复发时间，延长患者的生存时间。

3. 二次肿瘤细胞减灭手术 复发性卵巢癌完整切除与患者的总生存期相关。目前证据证明：二次肿瘤细胞减灭术和初次肿瘤细胞减灭术有所不同，仅获 R0 切除的患者可从再次减瘤术中获益，总生存期可延长 33.7 个月。但如何选取可获益于二次肿瘤细胞减灭术的患者，目前尚无统一标准。因此对于拟行二次减瘤术患者的术前评估十分重要，需要结合医疗资源，采用全面充分的术前病史及影像评估系统，必要时结合腹腔镜探查情况，决定手术的实施，目前仍建议行剖腹完成二次减瘤术。

（二）卵巢癌的化疗

绝大部分卵巢癌对化疗较敏感，对广泛转移的患者也能取得一定疗效，常用于手术后杀灭残留癌灶，控制复发；也可直接用于复发病灶的治疗。规范的化疗可以延缓症状，延长患者生存期。对暂时无法直接进行手术的晚期患者，可先进行 NACT 使肿瘤缩小，为 IDS 创造条件，力争满意减瘤。

几乎所有化疗药物在使用时都有可能引起不良反应，应按照药物不良反应记录其类型、分级、预防和处理措施。对不良反应的评价和监测是保证患者疗效和安全性的重要措施。

1. NACT 适用于Ⅲ/ Ⅳ期患者，不适用于早期病例，病理学诊断为卵巢癌。经体检和影像学检查评估，或手术探查（包括腹腔镜探查）评估，难以达到满意减瘤效果，或围术期高危患者，如高龄、有内科合并症或无法耐受 PDS 者，可进行 3~4 个周期 NACT 后，再行 IDS。NACT 的方案与术后辅助化疗的一线方案相同，一般采用静脉化疗，需慎用贝伐珠单抗，IDS 前应停用贝伐珠单抗至少 6 周。

2. 一线化疗 一线化疗是指首次肿瘤细胞减灭术后的化疗，目前指南推荐的卵巢癌一线化疗方案为铂类为基础的联合化疗。给药途径以静脉化疗为主，也可以采用静脉与腹腔化疗联合。化疗方案需遵循指南推荐，足量足疗程使用。

研究证实晚期卵巢癌患者一线化疗联合贝伐珠单抗不仅可提高 20% 的疾病缓解率，能使更多的选择性患者从 PARPi 维持治疗中获益，还能提高后续铂敏感复发比例。从患者全程管理出发，推荐晚期卵巢癌的高复发风险患者在除外禁忌证时化疗阶段联合贝伐珠单抗。

对于上皮性卵巢癌Ⅲ期的患者，研究证实在行满意肿瘤细胞减灭术后联合使用腹腔热灌注治疗可以显著延长术后的无复发生存期和总生存期，且不会因为腹腔热灌注治疗增加不良反应。但该研究是在肿瘤细胞减灭术背景下评论腹腔热灌注治疗，疗效很大程度上会受手术医师水平和中心级别的

影响,如何推广,并未给出更多有用的信息。

3. 复发性卵巢癌的化疗 患者既往化疗中对铂类的敏感性对复发后化疗方案选择具有重要参考价值,参考美国妇科肿瘤学组(Gynecologic Oncology Group,GOG)的标准,复发性卵巢癌根据无铂间期的长短进行分型:①铂敏感型(≥6个月);②铂耐药型(<6个月);③铂难治型(<1个月)。

了解上述分型后,按下列原则选择治疗方案:①既往未使用铂类者可选用含铂类的联合方案;②铂敏感型复发选用铂类为基础的化疗通常有效;③铂耐药和难治型患者不应再选用以铂类为主的化疗,而应选用与铂类无交叉耐药的药物。

对既往接受大于等于三线化疗的复发性卵巢癌患者的治疗为后线治疗。后线治疗患者的一般状况较差,可供临床选择的有效化疗药物比较缺乏,多项研究结果表明PARP抑制剂毒性较小,相对于化疗药物,其用于后线治疗具有独特的优势。但样本量有限,有效的对照研究数据还不能充分说明去化疗的优势,临床选择需依据患者病史、基因检测结果等多方面个体化实施。

(三)卵巢癌的维持治疗

维持治疗指在完成既定的初始治疗后,肿瘤得到最大程度缓解(如达到完全缓解或部分缓解),继续进行的治疗,以期控制疾病、延长缓解期、改善生活质量等。在PARP抑制剂和贝伐珠单抗之前,许多方案用于卵巢癌维持治疗陆续被证明无效,一线或铂敏感复发卵巢癌患者在含铂化疗达临床缓解后应选择以PARP抑制剂为基础的维持治疗,改善生存预后。

1. 一线维持治疗 贝伐珠单抗是靶向血管内皮生长因子A(vascular endothelial growth factor A,VEGF-A)的单克隆抗体,已在多个国家获批用于治疗卵巢癌。在卵巢癌一线化疗的同时加入贝伐珠单抗,并且在完成化疗后继续用贝伐珠单抗维持治疗,可以使晚期患者的中位PFS延长2~4个月。

PARP抑制剂一线维持治疗离不开生物标志物的检测,伴随着对PARP抑制剂"协同致死"原理相关生物标志物的不断深入探索研究,其临床适应证已经从BRCA突变发展到HRD,不同HRD状态的卵巢癌患者可以从各自维持治疗中获益,通过一线精准治疗及后续全程管理使患者获得长期生存。

2. 铂敏感复发维持治疗 贝伐珠单抗是最早用于治疗铂敏感复发卵巢癌的维持治疗选择,可适当延长患者PFS,提升治疗期间客观缓解率。

PARP抑制剂(奥拉帕利、尼拉帕利和氟唑帕利三种已在国内获批)用于铂敏感复发性卵巢癌的维持治疗,可根据患者既往不良反应、合并用药等因素进行最佳选择。

3. 再维持治疗 对于既往使用过贝伐珠单抗维持治疗的患者,复发后再次使用贝伐珠单抗仍可从中获得PFS的获益,但不良反应会相应增加,需选择性给予推荐。

对于既往使用过PARP抑制剂维持治疗的患者,复发后含铂化疗达到临床缓解,是否可再次使用PARP抑制剂进行维持治疗呢?可遵循OReO研究证据,根据患者的BRCA突变状态以及既往PARP抑制剂治疗时长,选择PARP抑制剂再次维持治疗。OReO研究结果表明再次使用奥拉帕利维持治疗可使一部分患者获得长期获益。

五、卵巢癌的随访

卵巢癌易于复发,应长期予以随访和监测。治疗结束后2年内每3个月复查1次;后3年每3~6个月复查1次;5年之后每年复查1次。

多数患者复发时缺乏典型的症状,妇科检查则有助于早期发现阴道残端及盆腔内的复发。应定期监测患者血清肿瘤标志物,发现有升高的标志物都应进行复查,上皮癌最常用的是CA125,HE4。卵巢癌复发于盆腹腔最常见,腹盆腔影像学检查最为重要,部分患者CA125等肿瘤标志物灵敏度及特异度不足,需依赖CT、MRI甚至PET/CT检查。对于怀疑肺转移患者推荐首选胸部CT检查。浅表淋巴结的超声评估是临床上容易被忽略的,因此需强调这一检查的必要性。

六、小结

以患者为中心,涵盖防筛诊治康的全程管理模式能更详细地评估卵巢癌患者的病情。通过多学科诊疗,依据指南为患者提供适合的手术方式、规范的化疗方案和靶向维持治疗方案,为卵巢癌患者提供规范基础上的个体化、整合、连续性诊疗,实现全生命周期管理,让卵巢癌真正进入慢病化时代。

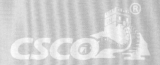

其他

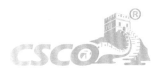

推进我国膀胱癌荧光光动力诊断的临床应用和相关产业发展

¹中国医学科学院肿瘤医院深圳医院 ²中国医学科学院肿瘤医院

翟廷帅¹ 田军¹,² 李长岭²

近年来膀胱癌在我国的发病率和死亡率虽有所下降,但仍不容小觑。膀胱癌的高复发性与镜检或电切时遗漏微小肿瘤尤其原位癌(carcinoma in situ,CIS)的生长有关,因此,提高膀胱镜检查的检出率十分重要,膀胱癌荧光光动力诊断(photodynamic diagnosis,PDD)应运而生,20世纪末PDD开始应用于临床并不断革新,给膀胱癌患者带来了福音,但PDD在国内发展曲折,本文就目前我国PDD的临床应用和相关产业发展作一综述。

一、PDD的临床应用

(一) PDD的工作原理

PDD利用具有光反应特性的光敏剂如5-氨基乙酰丙酸(5-aminolevulinic acid,5-ALA)、六氨基乙酰丙酸(hexaminolevulinate,HAL)等,在膀胱灌注后其代谢产物原卟啉IX(Protoporphyrin IX,PpIX)可在肿瘤细胞中富集,在380~440nm的蓝紫光照射下,原本肉眼难以鉴别的肿瘤可清楚显现。在PDD的基础上,若利用富集在肿瘤细胞的光敏剂接受光照射后引发一系列光化学、光生物学反应,导致肿瘤组织发生不可逆损害,可达到治疗的目的,称为荧光光动力治疗(photodynamic therapy,PDT)。

(二) PDD的临床优势

Leveckis等首次报道了ALA在膀胱组织中代谢分布的临床前研究,口服或静脉给药后,PpIX迅速在小鼠膀胱富集,24小时后逐渐下降至正常水平,在小鼠膀胱肿瘤模型中膀胱灌注光敏剂后PpIX更多富集在肿瘤中,这提示了PDD在膀胱肿瘤中的临床价值。1994年Kriegmair等首次报道了膀胱灌注ALA的临床研究,68例膀胱癌患者接受3% ALA膀胱灌注,1~3小时后采用蓝紫光照射,在膀胱镜下肉眼可见肿瘤病变区域呈现出明显的红色荧光,68例患者中有26处肿瘤病变被常规膀胱镜遗漏而被PDD检出,PDD的灵敏度达100%,特异度68.5%,随后Kriegmair等将样本量扩大至106例发现PDD诊断尿路上皮癌的灵敏度为96.9%,远高于白光膀胱镜(white light cystoscopy,WLC)的72.7%,而两者特异度差异无统计学意义,进一步验证了PDD的临床价值。自此PDD便引发了一系列的研究热潮。Jichlinski等对34例

膀胱癌患者采用长通道滤光器优化后的PDD检测发现其灵敏度89%,特异度56%,其中18例患者中的24个不典型增生和19个CIS病灶被普通膀胱镜遗漏而被PDD检出,其特异度低的可能由既往经尿道膀胱肿瘤切除术(transurethral Resection of the bladder,TURB)、化疗等治疗后瘢痕、炎症干扰所致。D'Hallewin等选择1% ALA作为灌注药物,PDD检出CIS的灵敏度为94%,特异度89%。Koenig等分析了55例患者,发现PDD诊断乳头状病变、不典型增生和CIS的灵敏度分别为90%、75%和83%。Riedl等报道了52例接受PDD的患者,发现灵敏度为95%,但特异度较低,但接受PDD的活检数较WLC组低50%,这大大降低了并发症发生风险和花费。由于假阳性率较高,PDD用于TURB术后近期复查的价值是有限的。Zaak等分析了1 012次膀胱镜检和552次活检,结果显示灵敏度92.4%、特异度65%,在假阴性结果中约1/3为GⅡ不典型增生,1/2为小乳头状肿瘤。Riedl等开展的前瞻性多中心随机临床试验(randomized clinical trial,RCT)中,102例接受膀胱肿瘤切除的患者在灌注3% ALA后随机分为PDD组和WLC组,6周后复查显示WLC组约39%有肿瘤残余而PDD组约16%肿瘤残余,提示PDD可降低60%的肿瘤残余率。PDD不仅能显著提高膀胱癌检出率,相比WLC还可降低约20%的复发率。

一项TURB+PDD(n=62) vs. TURB+WL(n = 60)治疗Tₐ/T₁膀胱癌的RCT中,随访24个月后结果显示PDD组的无复发生存率(recurrence-free survival rate,RFSR)显著高于WL组(40% vs. 28%),且PDD所带来的无复发生存(recurrence-free survival,RFS)获益在多发或复发肿瘤中更加明显。随后Daniltchenko等通过多中心RCT研究(51 PDD vs. 51 WL)进一步验证了PDD的优势,随访36个月时PDD组RFS为41%显著高于WL组的27%,随着随访时间延长PDD提高检出率、降低复发率、改善无复发生存等优势而愈加显著,因此也降低了患者并发症发生率和经济负担。Kausch等对17项PDD vs. WLC诊断非肌层浸润性膀胱癌(non-muscle-invasive bladder cancer,NMIBC)的RCT进行了meta分析(n=2 342),发现PDD相比WLC可检出更多膀胱癌尤其是CIS,且PDD诊断的膀胱癌患者TURB更彻底、RFS更长,随后Mowatt等包含27个RCT的meta分析(n = 2 949)也

证实了这一点，且 PDD 相比 WL 不论在患者水平(92% vs. 71%)，还是活检组织水平(93% vs. 65%)均保持着较高的灵敏度。因此，2011 年 PDD 被纳入欧洲泌尿外科协会(European Association of Urology,EAU)指南，被推荐用于高度怀疑高级别肿瘤者尤其是 CIS，尿脱落细胞学阳性但 WLC 未发现病变者亦可选择 PDD 辅助组织活检。同样，美国国立综合癌症网络(National Comprehensive Cancer Network,NCCN)也指出 PDD 在检测难以辨别的易被 WLC 遗漏的肿瘤如 CIS 方面具有巨大优势。另一项纳入 14 个 RCT 包含 2 906 例患者的 meta 分析显示 PDD 可降低近、远期肿瘤复发率，但进展率和死亡率与 WLC 组差异无统计学意义。但 Rolevich 等开展了一项包含 525 例患者的 RCT，显示 PDD-TURB 不仅可显著提高患者的 RFS(5 年 RFSR：68.2% vs. 57.3%)，同时也提高了患者的无进展生存(progression-free survival,PFS)(5 年 PFSR：96.1% vs. 57.3%)。Drejer 等将 699 例 TURB 术后 4 个月后首次复查的 NMIBC 患者随机分为 PDD 组和 WLC 组，随访 8 个月发现 PDD 可显著降低肿瘤复发率(33.3% vs. 41.1%)，提示 PDD 可用于 NMIBC 患者 TURB 术后常规随访检查。

综上所述，PDD 可提高 NMIBC 检出率、降低复发率、改善无复发生存，但能否改善无进展生存和总体生存仍亟待高质量 RCT 去验证。

(三) PDD 的安全性

关于 PDD 的安全性，有 5 项研究报道了不良事件发生情况，其中 4 项应用 5-ALA，1 项应用 HLA，结果提示 PDD 与 WLC 的不良事件发生风险相当。其中，Filbeck 和 O'Brien 的 RCT(n=410)并未发现不良事件。Rolevich 等仅报道了需要手术干预的不良事件，525 例 NMIBC 中出现了 9 例(1.7%)患者(8 例内镜下膀胱血块清除或止血术、1 例膀胱破裂修补)，PDD 组不良事件发生率 1.2%(3/252) vs. WLC 组 2.2%(6/273)(P=0.51)，提示 PDD 并未增加不良事件发生风险。Schumacher 和 Stenzl 则详细报道了泌尿系统(如血尿、排尿困难、尿频、尿急、膀胱痉挛等)、消化系统(恶心、呕吐等)、心血管系统(高血压等)、呼吸系统(呼吸困难等)、神经系统(失眠等)、皮肤(过敏等)及全身(发热等)的不良事件，Stenzl 等的 RCT 结果显示 PDD 组不良事件发生率 32.6%(61/187)与 WLC 的 33.9%(62/183)组相当，而 Schumacher 等的 RCT 结果则显示 PDD 组不良事件发生率更高(28% vs. 17.5%)。Witjes 等为探究 HAL-PDD 的安全性分析了 6 项研究共计 2 823 例患者，发现 HAL-PDD 是安全的，相比 WLC 并未增加不良事件发生风险，且重复 HAL-PDD 亦是安全的。

二、国内 PDD 应用现状和前景

(一) 国内 PDD 的应用现状

早在 1996 年国内复旦大学附属华山医院张元芳等对 PDD 诊断膀胱癌进行了尝试，他们采用 ^{131}I 标记光敏剂血卟啉衍生物及 γ 显像，发现 6 例膀胱癌患者中 5 例膀胱内出现了放射性浓聚，与手术所见肿瘤位置一致，灵敏度达 83.3%。2000 年广西医科大学肿瘤医院姚德生等初步探索了 5-ALA-PDD 在 12 例膀胱肿瘤患者共计 69 处活检组织中的早期诊断价值，发现其诊断膀胱癌及不典型增生的灵敏度 100%，特异度为 86.7%。2004 年华中科技大学同济医学院附属同济医院宋晓东等对 34 例血尿患者行 5-ALA-PDD 辅助膀胱镜检及活组织检查，31 例 PDD 阳性患者中 26 例为尿路上皮癌，5 例良性病变；3 例 PDD 阴性患者中 2 例腺性膀胱炎，1 例出血性膀胱炎，灵敏度 97.6%，特异度 47.4%。2006 年西安交通大学医学院第一附属医院赵军等对 56 例患者进行了 5-ALA 荧光膀胱镜检查，共活检 155 处，结果显示灵敏度为 98.4%，特异度 73.5%，其中 ALA-PDD 检出了 14 处 WLC 未发现的肿瘤位点。2011 年中国人民解放军空军总医院郭和清等开展了一项 TURB+PDD(n = 45) vs. TURB+WL(n = 45)治疗 NMIBC 的 RCT 研究，结果发现 TURB+PDD 可显著降低术后早期复发。南京中医药大学附属中西医结合医院杨关天等则利用吡柔比星荧光膀胱镜诊断膀胱癌并发现其灵敏度 90.57%、特异度 64.10% 均显著高于普通膀胱镜。经过国内诸多学者的验证，PDD 逐渐登上中国泌尿外科舞台，并纳入相关指南推荐。

虽然 PDD 在膀胱癌诊断中的价值已经被临床研究证实，该方法在国外也在逐步普及中，但国内膀胱癌光动力诊断仍有较大的障碍。国内尚无别批准用于膀胱癌光动力诊断的荧光膀胱镜，也无适合于膀胱癌诊断的光敏剂，但国内仅有一种光敏剂——喜泊分(血卟啉注射液)获批用于肿瘤诊断和治疗，而喜泊分用于膀胱癌光动力诊断背景较高，成像效果欠佳，远不如 5-ALA 和 HAL。缺乏光敏剂和诊断设备这也是制约我国膀胱癌 PDD 发展的最重要因素。

令人鼓舞的是，国内相关各方已在着力推动光敏剂及光动力成像设备的研发与临床应用。2021 年海南省人民医院率先在中国开展了 HAL-PDD 和 PDD-TURB。该手术使用 HAL(Hexvix，海克威)作为显影剂，辅以 Wolf 蓝光膀胱镜进行手术及术后监测。2022 年 3 月，海南省药监局，将海克威纳入药品临床真实世界数据应用试点。此外，光动力诊断也需要配合光动力成像设备使用，目前国外广泛使用的蓝光膀胱镜系统有 D-light 及 System Blue。虽然国产蓝光膀胱镜的研发起步较晚，但一些国内内镜厂家也开始布局膀胱镜及荧光膀胱镜，研发有自主知识产权的设备。

(二) PDD 发展前景

未来 PDD 有望成为膀胱肿瘤常规诊疗工具，这不仅在于 PDD 相比 WLC 的高灵敏度及 PDD-TURB 低复发率的临床优势，还在于它的经济优势。Denzinger 等指出，PDD-TURB 不但能降低术后 NMIBC 复发率，而且能明显降低病死率和医疗费用，进而提升整体医疗保障水平。Burger 等对 301 例 NMIBC 平均随访 7.1 年发现，接受 PDD-TURB 的患者相比常规 TURB 患者平均每年可节约医疗费用 1 184.8 元。

光学相干断层成像技术(optical coherence tomography，OCT)近年来逐渐受到泌尿肿瘤外科医生的重视，OCT 可精确区分膀胱肿瘤与良性病变，尤其在 OCT 与 PDD 联合时。有研究表明，OCT 可显著增加 PDD 诊断膀胱癌的特异度，弥补了 PDD 低特异度这一缺点，从而避免了不必要的活检。Lin 等构建了一种多功能纳米卟啉平台，其中涂有膀胱癌特异度配体 PLZ4，这种 PLZ4- 纳米卟啉的荧光信号选择性的在膀胱癌细胞中有效增加，明显增强了 PDD 的诊断能力，且它可以整合光动力学诊断、图像引导光动力学治疗、光热疗法和靶向化疗,有望在膀胱癌的临床诊疗中发挥重要作用。

三、小结

膀胱癌 PDD 可显著提高非肌层浸润性膀胱癌的检出率、降低复发率、改善无复发生存,从而减少患者的痛苦、降低医疗费用。国外 PDD 已在普及应用中,成为诊断膀胱癌的一大利器。目前在国内相关的光敏剂及光动力设备已在推动应用中。可喜的是虽然膀胱癌 PDD 所用的光敏剂和设备仍以国外厂商为主,多个国产光敏剂和设备也在研发推进中。在我国 PDD 将广泛应用于膀胱癌临床诊断,并获得中国人循证医学的数据,为中国广大膀胱癌患者造福。

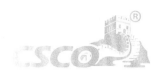

老年食管癌放射治疗的新进展

西安交通大学第二附属医院

刘笑笑　黄静　杨晨　马红兵

食管癌的发病率和死亡率随着年龄的增长而逐渐升高，高峰年龄组分别在 75~79 岁和 80~84 岁。由于食管癌发病隐匿，超过 80% 的患者在就诊时已丧失了手术治疗机会。放射治疗是食管癌的主要治疗手段之一，且我国食管癌 90% 为鳞癌，对放射线敏感。由于平均预期寿命的延长以及人口老龄化的加剧，近几十年来，老年食管癌患者的数量正在逐步增加，管理老年食管癌患者尤为重要。现就老年食管癌基于放射治疗的方法进行总结，旨在为其制订个体化治疗方案。

一、新辅助及辅助放化疗

对于分期为 $cT_{1b~2}N_+$ 或 $cT_{3~4a}N_0/N_+$ 的可切除食管癌，指南推荐以新辅助放化疗继之手术（三联疗法）为首选治疗方案。对于局部进展期可切除食管癌患者，CROSS 研究确立三联疗法优于单纯手术，然而不能外推到老年患者，基于此，Verma 等回顾性研究发现，对于 ≥ 76 岁的可切除食管癌（$T_1N_1M_0$ 或 $T_{2~3}N_{0~1}M_0$）患者，三联疗法的总生存期（overall survival，OS）比单纯手术和根治性放化疗高（$P=0.077$，$P<0.001$）。同样，Abraham 等扩展 CROSS 研究发现三联疗法可适用于年龄超过 75 岁的潜在可治愈的食管癌患者。研究发现行三联疗法的老年食管癌患者与年轻患者具有相似的毒性和生存，但 Merrell 等发现接受三联疗法的老年食管癌患者的术后心肺毒性和死亡率高于年轻患者，生存类似。在一项基于 SEER 数据库的大型研究中，对 2 917 例老年食管癌患者（≥ 70 岁）的治疗模式进行了全面分析，结果显示，与其他治疗模式相比，接受三联疗法的患者的 3 年 OS 最长（44.3%，$P<0.001$）。研究发现针对 Ⅱ~Ⅲ 期老年食管癌患者，尤其是腺癌患者，可受益于放化疗联合手术治疗。Guttmann 等报道，与食管切除术相比，三联疗法能改善老年食管癌患者（≥ 70 岁）的 OS，且与较低的切缘阳性率相关（5% vs. 18%，$P<0.001$）。一项关于 75 岁以上食管癌患者的回顾性研究中，三联疗法患者的 1 年和 2 年 OS 分别为 95% 和 84%。Martin 等报道年龄 ≥ 70 岁的 Ⅱ 或 Ⅲ 期食管癌患者受益于新辅助治疗。黄珊等报道基于 SEER 数据库的研究中，对于 65~74 岁的局部晚期食管鳞癌患者，与单独手术相比，术前新辅助放

疗与改善癌症特异度生存率（cancer specific survival，CSS）相关，2 年 CSS 分别为 56.6% 和 39.6%（$P=0.026$）。一项关于比较术前铂类 /5- 氟尿嘧啶和卡铂 / 紫杉醇联合放射治疗对局部晚期老年食管癌患者（≥ 70 岁）的疗效和耐受性的研究发现，两种治疗方案的完全缓解率（$P=0.89$）、OS（$P=0.62$）和无病生存期（disease free survival，DFS；$P=0.72$）相似，因此，与基于 5- 氟尿嘧啶的常规治疗方案比较，卡铂 / 紫杉醇可作为一种同等有效、低毒性的局部晚期老年食管癌的新辅助替代治疗方案。一项倾向得分匹配研究中，与多西他赛为基础的三联化疗相比，卡铂 / 紫杉醇联合放射治疗方案治疗局部晚期老年食管腺癌的原发肿瘤反应好，淋巴结转移更少。Emi 等回顾性评估了内镜下切除后浅表食管癌患者接受手术切除和放化疗的临床数据，虽然手术组的 5 年生存率明显优于放化疗组（92.6% vs. 81.0%，$P=0.039$），但术后发生淋巴结转移，需再次手术，放化疗被认为是内镜切除术后食管癌的首选的附加治疗。

二、单纯放射治疗

Derby 等回顾了 65 岁以上食管鳞癌行根治性放射治疗的临床数据，结果显示根治性放化疗与单纯放射治疗的中位 OS 差异无统计学意义（26.8 个月 vs. 28.5 个月，$P=0.92$），且所有接受放射治疗的患者都完成了治疗，而 11% 的患者没有完成放化疗，因此对于老年食管鳞癌患者，单一形式的根治性放射治疗是可接受的替代方案。近期研究发现与术后放射治疗相比，应用根治性放射治疗治疗老年食管癌患者，可以提高患者的临床总有效率（80.65% vs. 48.39%，$P<0.05$）和降低并发症发生率（16.13% vs. 41.94%，$P<0.05$）。张晓智等提出只有当癌症处于局部 / 区域分期时，年龄 ≥ 80 岁的食管癌患者才能从放射治疗中受益。Suzuki 等回顾性分析了接受三维适形放射治疗 ≥ 75 岁食管癌患者的临床数据，老年患者接受放射治疗后中位 OS 时间为 30 个月，2 年 OS、DFS 和局部控制率（local control rate，LCR）分别为 53%、42% 和 51%。一项病例报道提示放射治疗能缓解 1 例 85 岁 Ⅲ 期食管基底细胞样鳞癌的症状。然而，Jiang 等分析行术后放射治疗（$n=68$）或根治性放射治疗（$n=122$）治疗老年胸段食管鳞癌患者（≥ 65 岁）

的临床数据,术后放射治疗组的疗效优于根治性放射治疗组,在 T_{3-4} 分期和 N_+ 分期中,接受术后放射治疗的患者 OS 显著高于根治性放射治疗(P=0.006)。

三、根治性同步放化疗

根治性同步放化疗为老年食管癌患者可接受的治疗方法。Saijo 等报道放化疗在老年食管癌患者的预后优于食管切除术。Farrow 等认为虽然食管切除术后的生存率随着年龄的增长而恶化,并在 73 岁后显著下降,但与根治性放疗相比,食管切除术与提高老年食管癌患者的生存率相关。Aleman 等提出老年食管癌患者(≥70 岁)行根治性放化疗的长期预后与年轻患者相当。同样,Duma 等的研究显示接受根治性放化治疗的老年和年轻食管癌患者的中位 OS(15.7 个月 vs. 19.9 个月,P=0.102)和无进展生存期(progression free survival,PFS)(10.5 个月 vs. 9.2 个月,P=0.470)差异无统计学意义。Takakusagi 等报道老年 T_4 期食管癌患者(≥70 岁)放化疗的生存与年轻组基本相似,除血小板减少和食管瘘外,两组间毒性差异无统计学意义。Motoyama 等报道在接受放化疗的老年食管癌患者中,75~79 岁组与 ≥80 岁组的生存曲线没有差异(P=0.17),高龄不应成为食管癌根治性放化治疗的禁忌证。魏启春等提出对于不能接受手术或年龄 ≥80 岁的食管癌患者,根治性同步放化疗应被视为首选方案。Hino 等评估了老年食管癌患者行根治性同步放化疗(氟尿嘧啶与顺铂)的耐受性,老年组(>75 岁,25%)比非老年组(<74 岁,7%)多发生肺炎,且老年组发生重症肺炎者全部死亡,因此,伴有胸膜下网状阴影的老年患者谨慎行根治性同步放化疗。一项关于体能状态良好的老年食管癌患者(≥60 岁)与年轻食管癌患者(<60 岁)行根治性放化疗的回顾性比较研究中,急性 2~3 级食管炎在年轻组中的发生率为 48.10%,而在老年组中为 60.6%;32.91% 的年轻患者出现 2~3 级恶心和呕吐,而老年患者的比例为 45.5%,两组间急性治疗相关毒性无统计学差异。

同步放化疗与单纯放射治疗的比较研究。一项基于日本 358 例 ≥80 岁食管癌的临床数据的回顾性分析,单纯放射治疗组中,临床分期为 0~Ⅰ、Ⅱ、Ⅲ 和 Ⅳ 患者的 5 年 OS 分别为 36.5%、12.0%、5.4% 和 0%,而放化疗组中患者的 5 年 OS 分别为 45.0%、36.1%、16.4% 和 7.1%,且放化疗是 OS 独立预后因素。一项基于 SEER 数据库的倾向评分匹配分析的研究中,对于 65 岁以上非手术食管癌患者,放化疗组的 3 年 OS 和 CSS 分别为 21.8% 和 27.4%,5 年 OS 和 CSS 分别为 12.7% 和 19.8%;单纯放射治疗组 3 年 OS 和 CSS 分别为 6.4% 和 10.4%,5 年 OS 和 CSS 分别为 3.5% 和 7.2%,这些说明放化疗可以改善 65 岁以上非手术食管癌患者的 OS 和 CSS。李建成等提出对于 65 岁或以上的局部晚期食管鳞癌患者,放化疗组的 OS 和 PFS 优于单纯放射治疗组(P<0.01),然而,对于 ≥75 岁的患者,放化疗与单纯放射治疗之间的 OS 和 PFS 差异无统计学意义,放化疗组的血液学毒性明显高于单纯接受放射治疗组(P<0.001),因此对于 ≥75 岁的食管鳞癌患者,应注意放化疗。陈俊强等发现在老年食管鳞癌患者中,与单纯放射治疗相比,根治性同步放化疗可提高患有糖尿

病(P=0.003)、cT_4(P=0.030)和 cN_0(P=0.049)患者的生存率。Ning 等认为与单纯放射治疗相比,根治性同步放化疗可延长老年食管鳞癌患者(≥75 岁)的生存时间,被认为是老年患者的首选治疗方案,中位 PFS 和 OS 分别为 15.3 个月和 24.6 个月,两组间的 1 年 OS 分别为 78.8% 和 64.3%(P=0.081),2 年 OS 分别为 48.1% 和 30.0%(P=0.042)。程玉峰等报道与单纯放射治疗相比,同步放化疗使未行手术的早期老年食管癌患者(≥65 岁)的生存获益。然而,韩春等研究发现,在 ≥70 岁的食管癌患者中,同步放化疗组的 5 年生存率(34.8%)低于单纯放射治疗组(73.4%)。Jingu 等报道在 80 岁或以上的食管癌患者中,同步放化疗与单纯放射治疗相比没有显著的 OS 获益。对于老年食管癌根治性同步放化疗较单纯放射治疗的生存益处仍需要进一步研究。

紫杉醇类药物作用于微管蛋白系统,治疗食管癌的抗肿瘤药物之一。张伟军等发现与基于 5-氟尿嘧啶方案的双药同步放化疗相比,基于紫杉醇方案的双药同步放化疗导致治疗相关毒性的发生率更高,但生存结果(OS 与 PFS)相当。此外,袁亚维等报道与双药同步放化疗相比,单药同步放化疗治疗老年食管癌的毒性发生率较低,且在 OS 方面,多西他赛单药同步放化疗优于氟尿嘧啶和铂双药同步放化疗。Kawamoto 等评估老年食管癌患者(≥76 岁)放射治疗联合多西他赛的安全性,其 1 年、3 年和 5 年 OS 分别为 63%、33% 和 13%,中位生存时间为 21 个月,未观察到 4 级和 5 级毒性反应,放射治疗联合多西他赛可作为老年食管癌患者的安全方案。Kawamoto 等报道无论基线肾功能如何,同步多西他赛放射治疗都是老年食管癌患者的安全方案。程欣宇等分析 ≥60 岁晚期食管癌患者的数据,发现与多西紫杉醇治疗相比,同步多西紫杉醇与奈达铂放射治疗能提高老年晚期食管癌患者的免疫功能和 LCR。

5-氟尿嘧啶为抗代谢类药物,通过干扰 DNA 的生物合成发挥抗肿瘤作用。Saito 等报道低剂量连续 5-氟尿嘧啶的同步放化疗可能是老年食管鳞癌患者毒性较小的选择。一项回顾性分析研究发现,奈达铂联合 5-氟尿嘧啶的根治性放化疗,具有毒性低、疗效高的优点,可能是老年食管鳞癌患者可行的治疗选择,1 年 OS 为 68%,完全缓解率为 64%。替吉奥(S-1)是一种氟尿嘧啶衍生物口服抗癌剂。吴海波等报道放射治疗联合替吉奥对老年局部晚期食管癌患者具有良好的临床效果,可明显改善机体的免疫机能,延缓病情发展,而且不增加药物不良反应,具有很好的安全性。李宝生等报道对于 70 岁以上的局部晚期食管鳞癌患者,与单纯放射治疗(50.4Gy)相比,S-1 同步放化疗(59.4Gy)具有可耐受的不良反应,并显著改善了生存使患者获益,客观缓解率(objective response rate,ORR)为 83.3%,中位 PFS 和 OS 分别为 25.7 个月和 27.3 个月。陈明等开展的 Ⅱ 期研究也报道 S-1 联合放射治疗对老年食管癌患者有效且毒性轻微。在我国一项多中心随机 Ⅲ 期临床试验中,对于 70~85 岁的食管癌患者,发现 S-1 联合氟尿嘧啶与顺铂的同步放化疗组的完全缓解率明显高于单纯放射治疗组(41.6% vs. 26.8%;P=0.007),2 年 OS 显著提高(53.2% vs. 35.8%,P=0.002),两组间 3 级或更高级不良反应的发生率差异无统计学意义,说明 S-1 联合氟尿嘧啶和顺铂的同步放化疗方案可安全、有效地用于老年食管癌患

者。S-1 联合同步放化疗的疗效不亚于多西他赛和顺铂组，且在老年局部晚期食管癌患者中耐受性更好。一项尸检病例报告提示同步单药 S-1 放化疗可能会导致ⅢB 期老年食管癌的完全缓解，并且是老年患者或有多种合并症的患者的可能替代方案。赵快乐等分析了 105 例年老（＞75 岁）或严重合并症而拒绝或不耐受静脉化疗的食管鳞癌患者的临床数据，S-1 联合放疗的 3 年 LCR 为 61.1%，1 年、3 年和 5 年 OS 分别为 77.9%、42.3% 和 24.8%，且发生≥3 级急性不良事件包括血小板减少症（6.7%）、白细胞减少症（2.9%）、贫血（1.0%）、厌食症（1.0%）、疲劳（10.5%）、呃逆（1.0%）、肺炎（4.8%）和食管炎（3.8%），S-1 因毒性低，LCR 高，可为老年或严重合并症而拒绝或不耐受静脉化疗的食管鳞癌患者的一种有前景的同步放化疗方案。石梅等发现与单纯放射治疗相比，老年食管癌患者（≥70 岁）的同步放化疗具有显著的生存获益，尤其是使用口服单剂同步放化疗（卡培他滨或 S-1）。在一项关于 S-1 联合顺铂对老年食管鳞癌患者（70~87 岁）根治性同步放化疗的研究中，中位 OS 和 PFS 分别为 18.2 个月和 13.9 个月，3 年 OS 和 PFS 率分别为 30.1% 和 14.2%，最常见的血液学毒性是白细胞减少（55.4%）和中性粒细胞减少（53.6%）。探讨同步加量（simultaneous integrated boost，SIB）- 调强放射治疗联合顺铂和 S-1 治疗老年食管鳞癌患者（70~80 岁）的前瞻性Ⅱ期研究，ORR 为 88.9%，中位 OS 和 PFS 各为 27.7 个月和 13.8 个月，2 年 OS 和 PFS 分别为 57.5% 和 37.5%，且 2.7%、10.8% 和 13.5% 的患者出现≥3 级贫血、中性粒细胞减少和血小板减少，18.9% 和 2.7% 的患者出现≥3 级食管炎和肺炎。肖泽芬等进行了一项Ⅱ期研究，结果显示≥70 岁食管鳞癌患者进行 S-1 联合 SIB 放射治疗继之以 S-1 巩固化疗具有可接受的安全性和有效性，ORR 为 78.3%，2 年 OS 为 47.8%，3~4 级毒性的发生率为 28%。

四、序贯放化疗

对于不能接受同步放化疗的老年食管癌患者，序贯放化疗可以抑制放射治疗后的复发，提高生存率，被认为是合理的治疗策略。Watanabe 等回顾了年龄在 75 岁及以上的Ⅲ期或ⅣA 期食管癌患者，与单纯放射治疗相比，序贯放化疗的总 PFS 显著延长（$P=0.037\ 2$），且没有 4 级或更高级别的不良事件，因此，序贯放化疗与复发率降低相关，提示对于晚期老年食管癌患者可考虑使用序贯放化疗。近年来，缺乏同步放化疗与序贯放化疗在老年食管癌患者的比较研究，序贯放化疗是否优于同步放化疗，仍需进一步探索。

五、放射治疗联合靶向治疗

靶向治疗因具有毒性低，疗效独特的优点而备受关注。在一项有关评估放射治疗联合埃克替尼与单纯放射治疗在老年不可切除食管鳞癌患者（≥70 岁）中的疗效和毒性的Ⅱ期临床试验中，放射治疗联合埃克替尼组的中位 OS 为 24.0 个月，而单纯放射治疗组为 16.3 个月（$P=0.008$），两组的 3 级或 4 级不良事件差异无统计学意义，且 EGFR 过度表达的老年患者从放射治疗联合埃克替尼中获益更多。梁军等报道尼妥

珠单抗联合放射治疗对于老年不可切除食管癌（≥70 岁）是一种安全有效的治疗方法，中位 OS 和 PFS 分别为 17 个月和 10 个月，5 年 OS 和 PFS 均为 19.6%。Song 等开展放射治疗联合厄洛替尼与放化疗治疗老年食管癌患者的比较研究，结果显示与放化疗相比，放射治疗加厄洛替尼具有更好的治疗依从性且毒性更小，生存结果相似，5 年 OS 和 PFS 分别为 19.2% 和 17.1%，提示放射治疗加厄洛替尼为老年食管癌患者的良好替代治疗方案。与单纯放射治疗相比，低剂量阿帕替尼联合调强放射治疗能明显改善老年食管癌患者肿瘤缓解深度和中位 PFS（16.0 个月 vs. 11.0 个月，$P=0.042$），且耐受性良好。研究发现不推荐将西妥昔单抗添加到老年食管癌的根治性放化疗或术前放化疗中，但仍需进一步探索。

六、放射治疗联合免疫治疗

近年来，免疫治疗是指通过诱导、增强或抑制免疫反应的治疗方法，包括免疫检测点抑制剂。放射治疗有可能通过上调肿瘤微环境中免疫检查点的表达来增强免疫治疗药物的效果。有关食管癌的放射治疗联合免疫治疗的潜在协同作用已被证明有效。一项正在进行的前瞻性Ⅱ期临床研究，在老年食管鳞癌患者（70~85 岁）中评估了放射治疗联合度伐利尤单抗治疗的疗效及安全性（临床试验号：NCT04851132）。近年来缺乏有关放射治疗联合免疫治疗老年食管癌的临床试验。放射治疗联合免疫治疗是否能使老年食管癌生存获益，需要在更多的临床试验中进行进一步研究。

七、放射治疗联合中药治疗

食管癌患者采用放射治疗联合中药治疗具有增加患者的放疗敏感性和机体免疫功能，减轻放射性损伤的作用。徐健等的研究显示复方苦参注射液与放射疗法联合治疗对老年中晚期食管癌具有明显的近期疗效，能下调肿瘤标志物 CEA 和 CA199 的水平，能增加 CD3$^+$、CD4$^+$ 比例并减轻放射治疗的不良反应，吴少兵等研究与此结果类似。研究发现中药解毒通膈汤与放射疗法结合治疗老年局部晚期食管癌，临床效果显著（总有效率为 83.3%），耐受性好和不良反应小。升血调元冲剂促进同步放化疗白细胞下降的老年食管癌患者白细胞恢复，改善其免疫功能。

八、合并寡转移的局部放射治疗

一项基于人群的回顾性研究，评估了 537 例发生远处转移的老年食管鳞癌患者，与未接受治疗的患者相比，这些患者受益于化疗、放射治疗和手术治疗。一项旨在研究同步放化疗对同时性寡转移性老年食管鳞癌患者的生存影响的倾向评分匹配分析，结果显示，与单纯放射治疗相比，根治性同步放化疗在同时性寡转移性老年食管鳞癌患者的一线治疗中表现出更好的疗效和可接受的毒性，ORR 分别为 59.6% 和 39.9%（$P<0.001$），中位 PFS 分别为 10.0 个月和 7.2 个月（$P<0.001$），中位 OS 分别为 18.5 个月和 15.6 个月（$P<0.001$）。食管癌引起的脑转移在临床上很少见，在老

年患者有关脑放射治疗的报道中甚少。王军等纳入 20 例 65 岁以上食管癌脑转移患者,发现接受脑放射治疗的患者在中位 OS(8.4 个月 vs. 2.9 个月)和 1 年生存率(23.1% vs. 14.3%,*P*=0.043)均高于未接受脑放射治疗的患者。Rades 等分析 11 例老年食管癌脑转移瘤患者的数据,发现年龄 ≥73 岁和食管癌诊断与全脑照射的时间 ≤6 个月与较差的生存率显著相关(*P*=0.046),并基于这两个因素开发了一种工具来预测老年转移性食管癌患者的生存率。

九、放射治疗技术

在一项基于 SEER-Medicare 数据库的回顾性研究中,在接受术前放化疗的老年患者(≥65 岁)中,与接受常规放射治疗的老年患者相比,接受调强放射治疗的患者发生晚期心血管事件的风险降低了 68%。一项回顾性研究分析了 96 例老年食管胃交界腺癌患者行铜 -252 中子近距离放射治疗联合外照射治疗的临床数据,结果显示中位生存时间为 15.3 个月,1 年、3 年和 5 年的 OS 分别为 62.5%、20.1% 和 7.9%,1 年、3 年和 5 年的 LCR 分别为 78.7%、41.8% 和 26.4%,因此,外照射联合高剂量率近距离放射治疗对老年食管胃交界腺癌患者的局部控制和长期生存率有利,且不良反应可耐受。研究发现对于年龄较大的食管癌患者,质子治疗可降低 4 级放射诱导淋巴细胞减少的风险。质子束治疗是一种安全有效的治疗老年食管鳞癌患者(≥75 岁)的方法,五年 OS、CSS 和 LCR 分别为 56.2%、71.7% 和 61.8%。

温珊珊等研究 78 例行单纯三维适形放射治疗的老年食管癌患者数据,发现累及野照射与选择性淋巴结照射的 1 年 LCR 和 OS 对比无差异(*P*>0.05),累及野照射引起的毒性较弱(*P*<0.05),汪红艳等同样报道在老年食管癌两组疗效类似,且累及野照射不良反应发生较低。老年晚期食管鳞癌患者行累及野放射治疗联合替吉奥同步化疗,其疗效确切,不良反应小,3 年的 OS、PFS 和 CSS 分别为 48.0%、39.3% 和 64.1%。欧瑶等发现调强放射治疗对老年晚期局部食管癌的疗效优于三维适形放射治疗,特别是在颈部胸上段,T$_{1\sim3}$ 期。与调强放射治疗联合化疗比较,SIB-调强放射治疗联合化疗对老年食管癌有较好的治疗效果,并能减少因放射治疗引起的不良反应。与传统的 CT 相比,采用 PET/CT 定位进行靶区勾画可以有效地减少老年食管癌患者心脏的辐射剂量。一项探讨

不同放射剂量对老年食管癌(≥80 岁)患者的疗效和安全性的回顾性分析中,放射治疗剂量为老年食管癌患者独立预后因素,高剂量组(≥60Gy)和较高剂量组(54~60Gy)的 OS 和 PFS 均优于低剂量组(<54Gy),且高剂量组 3 级及以上的不良反应发生率显著高于较高剂量组和低剂量组,因此,较高剂量组(54~60Gy)具有良好的预后,不良反应发生率较低,适合于老年食管癌放射治疗。石梅等报道肿瘤靶区(gross tumor volume,GTV)剂量 ≥56Gy 和 SIB 技术是老年食管癌(≥70 岁)放射治疗的最佳方法。然而,Suzuki 等认为选择性淋巴结照射和总放射治疗剂量高于 50.4Gy 并未改善老年食管癌患者(≥75 岁)的生存率。双肺 V5 和 V20 是老年食管癌患者三维适形放射治疗后发生 ≥2 级放射性肺炎的独立相关因素。

十、其他

在荷兰一项队列研究中,无论采用何种治疗方式如三联疗法、根治性放化疗和姑息性放射治疗,老年食管癌患者的 1 年内全因死亡率都很高(30.8%、32.4% 和 64.3%),且治疗中止率也很高,尤其在根治性放化疗的患者中。此外,研究发现全身炎症反应指数和预后营养指数是预测老年局部晚期食管鳞癌患者根治性放化疗后长期生存的简单可靠的生物标志物。徐洪恩等发现常规使用老年营养风险指数可能有助于对放射治疗的老年食管癌患者进行风险分层。Takahashi 等评估影响行放射治疗的老年食管癌患者(≥80 岁)的 OS 和 PFS 的预后因素,结果显示 3 年 OS 和 PFS 分别为 44.7% 和 28.4%,临床分期(*P*=0.001)和老年营养风险指数(*P*<0.001)是 OS 的重要预后因素,临床分期(*P*=0.001),肿瘤位置(*P*<0.001)和老年营养风险指数(*P*=0.003)是 PFS 的重要预后因素。Adachi 等报道一项罕见病例,S-1 联合放化疗治疗老年食管癌期间由于类固醇治疗引起的免疫抑制导致的巨细胞病毒再激活,提示治疗期间应该注意巨细胞病毒感染。

老年食管癌患者的数量正在逐步增加,与年轻患者相比,老年患者的死亡风险更大,且老年患者通常由于器官功能不足或其他合并症而被临床试验排除在外。在这篇综述中,放射治疗使老年食管癌患者受益,但仍需开展更多的临床试验帮助管理老年患者,以寻找最佳的治疗方式。

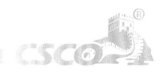

CSCO肿瘤患者营养指导中心建设的重要性和作用

CSCO肿瘤营养治疗专家委员会　浙江大学医学院附属邵逸夫医院

潘宏铭　潘勤

一、肿瘤患者营养治疗的重要性

2010年CSCO学会牵头在全国20家肿瘤专科医院和专科病房开展了纳入2 248例住院患者的前瞻性观察研究,结果显示我国肿瘤住院患者在接受抗肿瘤治疗后营养风险和营养不良发生率高,分别为40.2%和28%,高于入院时的26.4%和11.6%;其中高龄(≥70岁)、Ⅲ~Ⅳ期及消化道肿瘤患者发生营养不良的比例更高;营养治疗率仅为42.3%,约1/2为单瓶输注;NRS 2002≥3分患者较无营养风险患者在抗肿瘤治疗过程中不良反应发生率更高(23.6% vs. 15.5%)。提示我国肿瘤患者营养状态受损发生普遍而且严重,>50%有营养风险患者未接受营养治疗,接受营养治疗的患者50%存在治疗不规范。

大量研究证实,营养治疗不规范会增加患者痛苦和医疗费用,营养治疗可以明显提高肿瘤患者生命质量、降低患者并发症和病死率、延长患者生存时间。2015年《临床肿瘤学杂志》(JCO)上发表了一项国际性大样本研究,对超过11 000例晚期肿瘤患者进行了多变量分析,结果显示体重丢失量和低体重指数(BMI)可独立于年龄、性别、肿瘤部位、肿瘤分期和体力状态等因素,预测肿瘤患者的生存(0级最长生存期,4级最短生存期)。Tomas Philipson(芝加哥大学)研究,于2000—2010年纳入460个研究中心4 400万住院成年患者的诊断及费用数据,此数据库中有724 027例患者接受了口服营养补充剂(ONS),结果显示,在ONS上每花费1美元,将节约开支2.56美元。沈琳教授团队联合营养治疗及心理干预的研究证实,标准一线化疗联合早期营养及心理干预,对比单纯化疗可显著延长晚期食管癌/胃癌患者的生存时间,是一种有效的治疗策略。

二、肿瘤营养存在的问题

恶性肿瘤患者中营养不良高发的原因可能是分解代谢异常、食物摄入不足和体力活动减少所致。目前肿瘤营养治疗存在的问题:肿瘤患者营养问题普遍且危害严重(营养风险/不良、肌少症、恶病质);我国幅员辽阔,营养治疗理念存在明显的地域差异;在医学和肿瘤学专业医师的培训中缺少营养相关的主题培训;肿瘤专科医师对肿瘤患者营养问题重视不够,营养治疗不规范;相关部门对营养支持的政策体现不到位;医院配备营养制剂及规范营养治疗相关制度不足;缺乏支持诊断及营养治疗的高质量证据,缺少大样本临床研究。

三、全国肿瘤患者营养指导中心建设的必要性

现今,抗肿瘤治疗已经进入多学科综合治疗时代,营养治疗已逐渐成为肿瘤治疗的重要组成部分,也是肿瘤支持治疗的核心要素。虽然国内外已发布多部恶性肿瘤患者营养相关指南,然而,临床诊治全程管理过程中,要更好地做好规范化营养诊疗尚有困难。为了进一步推动肿瘤内科、放疗科、肿瘤外科等学科营养规范化诊疗,在CSCO领导的支持下,CSCO肿瘤营养治疗专家委员会联合CSCO肿瘤放射治疗专家委员会、CSCO肿瘤支持与康复治疗专家委员会以及CSCO食管癌专家委员会,于2019年4月共同发起"全国肿瘤患者营养指导中心建设项目",即GPS(guide patients support care)项目,旨在为患者提供更好的支持,早发现早治疗肿瘤患者(包括幸存者)的营养不良和代谢紊乱,指导医护人员和教育患者对营养状况及营养治疗进行最适当、最有效的管理。

该项目得到CSCO学会领导秦叔逵教授、李进教授、季加孚教授、梁军教授的支持,担任项目指导委员会主任;计划在全国建设约100家国家级肿瘤患者营养指导中心,以"1带3"模式帮带300家省市级指导中心的建设。从而推动全国各层级医院肿瘤营养规范化诊疗,致力于改善肿瘤患者预后,促进康复。

四、GPS项目内容及评审规则

(一)GPS项目内容

为肿瘤患者(接受手术、化放疗、免疫、靶向、姑息治疗等)提供营养全程管理(含住院、门诊患者),实施闭环管理(图1)。GPS项目建设内容包括组织架构建设、肿瘤营养规范化诊疗、患者宣教、患者随访、中心间交流等。医院在进行

GPS 项目建设过程中,为患者提供规范化的营养筛查评估,动态营养评估、综合营养评估、营养治疗途径选择、根据代谢特点选择营养制剂以及个体化营养治疗方案。该项目将为临床医务人员提供 7 套肿瘤营养规范化诊疗课件、肿瘤营养规范化诊疗 SOP、标准营养病例要求(表 1),以及规范化营养治疗指征。

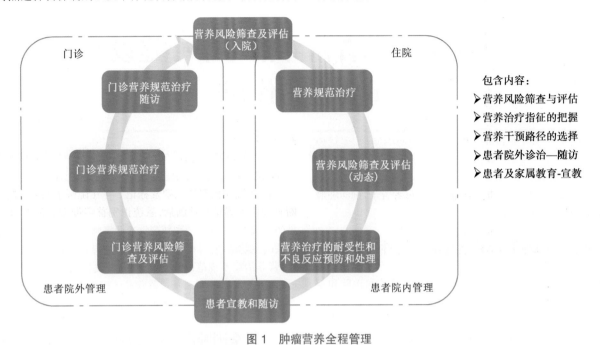

图 1 肿瘤营养全程管理

表 1 GPS 项目提供内容

肿瘤营养规范化诊疗课件	肿瘤营养规范化诊疗 SOP 制度		标准营养病例模板	
项目介绍及评审规则解读	医疗	营养会诊制度	病例基本信息	疾病史、膳食史、相关检验及影像学资料
肿瘤营养重要性及现状		营养治疗路径选择制度	对疾病诊治方案的思考	有效抗肿瘤治疗方案
肿瘤患者的营养筛查与评估		营养治疗指征制度	症状评估	症状管理
肿瘤手术患者的营养治疗		营养治疗不良反应观察、分析及处理制度	营养筛查和评估	营养支持治疗
肿瘤放疗患者的营养治疗		营养宣教制度	住院期间观察	住院期间沟通交流、宣教
肿瘤化疗患者的营养治疗	护理	住院恶性肿瘤患者营养管理制度	出院后随访	网络平台、电话随访、门诊随访
肿瘤患者院外营养管理	营养科	门诊评估制度		
		随访制度		
		营养宣教制度		
		查房制度		
		营养会诊制度		
	特别药事管理	肠外营养药物临床应用管理制度		

(二) GPS 项目评审规则

专门制订指导中心建设的评审细则。

(三) GPS 项目主要质控标准

1. 参加营养不良筛查的肿瘤患者的比例。

2. 筛查高危的肿瘤患者接受进一步营养评估的比例(可选)。

3. 筛查高危的肿瘤患者接受肌肉量评估的比例(可选)。

4. 筛查高危的肿瘤患者接受营养治疗的比例。

5. 筛查高危的肿瘤患者定期进行营养筛查的比例(4 周内)(可选)。

6. 经历大的外科手术的肿瘤患者接受"术后快速康复(ERAS)"治疗的比例(可选)。

7. 接受营养治疗的肿瘤患者管饲的比例(可选)。

要求 GPS 中心建设初期选择"1""4"质控标准,可根据自身条件选择其他质控指标。

(四) GPS 项目评审流程

评审专家组成员:肿瘤领域专家 1~2 人,营养领域专家 1 人,药学领域专家 1 人,护理专家 1 人。评审流程如下:

1. 准备相关文件资料,由中心负责人(科室负责人)汇报中心建设情况,含每 3 个月主要质控标准展示,关注质控数据改善情况;同时展示全国级指导中心和省(市)级中心交流活动资料。

2. 准备涉及肿瘤营养规范化诊疗的归档病历、运行病历、门诊病例各 10 份,由评审专家现场(或线上)随机抽取检查。

3. 由评审专家随机抽查医师、护士、患者若干,询问肿瘤营养规范诊疗情况。

4. 关注肿瘤营养规范化诊疗整体流程、重点内容、细节问题等,如有无肠外营养单瓶输注现象。

通过一"听",听取医院、科室的全面汇报;二"看",查阅医院、科室在营养规范化诊疗中的工作文件和相关资料,查看开展工作的"痕迹";三"谈",与医护人员交谈,了解实际工作情况;四"走",实地走访病区,查看相应的配套措施是否到位;五"抽",抽查相应数量病历和处方,评价落实情况;得出评审结果。最后反馈检查中发现的亮点,指出存在的问题。

五、GPS 项目的作用和影响

(一) 推广邵逸夫医院的 GPS 项目建设经验,建立肿瘤营养决策支持系统

邵逸夫医院通过 GPS 项目建设,完善了肿瘤营养规范化诊疗流程(图 2),建立了肿瘤营养决策支持系统(图 3)。

1. **入院肿瘤患者识别及标记** 在住院医生站 - 入院诊断管理中正确填写诊断后,系统识别首字母为 C 的 ICD-10 编码对应的诊断,如壶腹部肿瘤(C24.100),将其纳入 GPS 项目,在医生站首页列表中显示"GPS"标志。

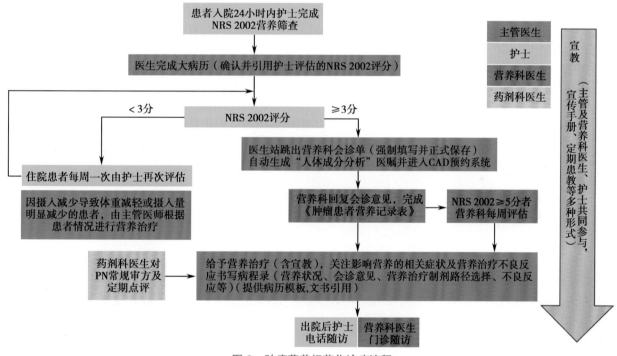

图 2 肿瘤营养规范化诊疗流程

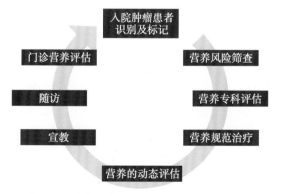

图 3 邵逸夫医院 GPS 项目建设 - 肿瘤营养决策支持系统建设

2. **营养风险筛查** 护士接诊患者的 8 小时内完成 NRS 2002 营养风险筛查。

3. **营养专科评估** 系统根据 NRS 2002 ≥ 3 分的标识,跳出营养科会诊提示,由营养专科进一步评估。营养科医生会诊时,完成:①肿瘤患者营养记录表,内容包含营养状态、影响营养状态的伴随症状、对营养治疗不耐受或有不良反应。②评估经口饮食,经口医用食品,经口肠内营养,管饲肠内营养,肠外营养,免疫营养摄入量;计算能量、蛋白质的实际摄入量,与推荐量相比是否达标(即能量是否达到需要量的 60%,蛋白质是否达到需要量的 100%);给予患者及家属营养教育和膳食指导。③实验室检查指标、医嘱中营养制剂的能量、蛋白质量由系统自动生成带入表格。④最后给出总的营养规范化治疗指导意见。

4. 营养的动态评估　NRS 2002<3 分的每周在护士工作站系统显示再筛查列表;NRS 2002≥5 分的每周在营养科医生工作站显示再会诊列表。

5. 宣教　多种形式的患者教育:①医护查房时宣教;②营养科医师查房时宣教;③医生、护士或营养科医师授课;④宣教卡片,教育手册,展板等。制作 6 套肿瘤患者营养教育课件,包括:肿瘤患者常见营养误区、放化疗患者饮食指导、术后患者饮食指导、康复期患者饮食指导、营养相关不适症状处理、肿瘤患者的运动及心理护理。

6. 随访　出院小结随访表下方显示 NRS 2002 及营养随访指导。增加肿瘤患者出院营养随访项目,设计随访内容,随访率达到 80%。

7. 门诊营养评估　门诊增加营养评估内容,身高、体重、BMI、过去 3 个月体重下降、1 周内进食量减少等内容。

8. 通过对临床医师进行培训宣教、汇编应知应会、进行多轮巡查,实地解决问题,实现 GPS 项目在临床实践的落地实施　①全院启动会及重点科室启动会(肿瘤内科、放疗科);②制作 4 套标准课件,"营养筛查和评估""肿瘤患者肠内营养的临床应用""肿瘤患者肠外营养的临床应用""影响营养的因素,营养治疗指征及病历记录要点",挂院内网学习中心要求全院医护人员学习;③医疗组、护理组学习"应知应会";④进行多轮巡查,在实际工作中发现问题、解决问题;⑤建设 QBI 数据库,实时监测全院各个科室、各个 Attending 组肿瘤营养规范化诊疗实施情况(图 4)。

(二) 推动 GPS 数据库建设

手术、放疗、化疗后会有部分患者出现治疗后的迟发效应,存在经口摄入营养不足,发生营养状况恶化的风险,较大手术、放疗、化疗结束后推荐定期进行营养筛查,每 2 周随访一次,至少 1.5~3 个月,以便及时发现体重下降和摄入不足等营养问题,积极预防和治疗营养不良。因此,在 GPS 项目的基础上,如何加强患者出院后的随访非常重要。通过建设肿瘤患者随访数据库,收集病例及随访患者相关资料,不断沉淀积累数据,可助力专家真实世界研究;通过推送患教资料,可教育患者及患者家属;通过随访患者,与患者建立长期联系,可增加患者的依从性以及增加医院对患者的凝聚力。实现 GPS 项目从规范治疗到数据收集的闭环管理。

(三) 充分发挥 GPS 项目的影响力

GPS 项目纳入常见恶性肿瘤,如肺癌、胃癌、食管癌、肠癌、鼻咽癌、口咽癌、乳腺癌、淋巴瘤、肝/胆/胰腺癌、卵巢癌、宫颈癌、子宫内膜癌、肾癌、尿路上皮癌、肉瘤等,纳入肿瘤各阶段(不同分期)、接受不同抗肿瘤治疗方式的患者,如手术、放疗、化疗(新辅助,辅助,姑息化疗)靶向、免疫等。截至 2022 年 6 月,已有 111 家中心通过评审,获得国家级指导中心优胜单位 49 家、省市级指导中心优胜单位 62 家。至 2022 年底,将完成 200 家 GPS 中心的建设成功,预计累计提交标准化治疗病例 3 000 例。很多中心通过 GPS 项目建设,不断优化诊疗流程,给肿瘤患者带来极大获益,也为临床医生申请课题、开展研究、发表文章提供了积极的数据支持。

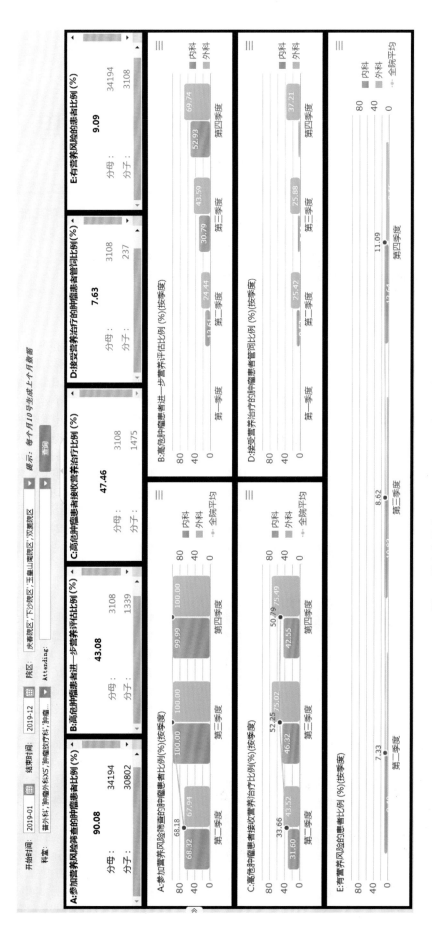

图 4 邵逸夫医院 GPS 项目 -2019 年 QBI 数据监测

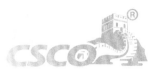

人工智能影像系统在肿瘤领域的应用

华中科技大学同济医学院附属协和医院

吴边　王健　伍钢

过去数十年间，随着深度学习算法的出现、计算机硬件的进步以及医学领域大数据爆炸式的增长，人工智能（artificial intelligence，AI）技术赋能医疗行业，在辅助诊疗、医学影像、精准医学、药物研发、医院管理等方面迎来了突飞猛进的发展和应用。其中，AI 与医学影像的结合一直被认为是最具发展前景的方向。

影像学在肿瘤领域一直起着重要的作用，从癌症的早期筛查到诊断分期，从治疗决策到疗效评估，从毒性检测到预后随访，肿瘤与影像一直密不可分。传统认识中影像学主要局限于对肿瘤进行初步定性诊断或对肿瘤进行尺寸测量，以评估疾病的发展和治疗疗效，而 AI 技术可以更加有效地分割和测量肿瘤，并以精确和系统的方式与以前的影像进行比较。另一方面，随着肿瘤生物学的发展以及对不同肿瘤病理/分子亚型更深入的理解，科学家意识到肿瘤影像可能拥有关于癌症表征的重要信息，这些信息目前还没有被用于肿瘤的特征描述或治疗。AI 技术的出现使科学家可以在海量的影像数据中通过深度学习算法阅读出肿瘤背后复杂的特征或信息，这些特征可以用来改进肿瘤的病理/分子亚型分类并指导预后及治疗，具有重要的临床意义。

医疗数据中超过 80% 的数据来自医学影像，既往这些数据几乎都需要人工分析，即使是相对简单的肿瘤大小评估，如用于测量治疗反应的实体瘤的疗效评价标准（response evaluation criteria in solid tumors，RECIST），由于缺乏自动化，都需要花费医生大量的时间和精力。因此，将 AI 技术应用于医学影像的日常工作中是非常符合我国国情以及大数据时代的需求的。AI 可以大大减少医生日常的烦琐重复性工作，降低主观性错误，提高医生的工作效率以及诊断的准确率。另一方面，医生也可以在帮助指导 AI 研究方面发挥重要作用，根据已知的影像数据探索肿瘤背后潜在的特征，提出和解决重要的临床问题。同时要指出，即使 AI 技术能发展到更高水平，它也不可能取代放射科医生的全部临床工作，尤其是需要与人沟通交流的相关工作。

本综述拟对 AI 影像在肿瘤的预防、筛查、诊断、分期/分层、治疗、疗效评估以及随访这些方面进行系统概述。

一、预防

全球的癌症负担巨大且在持续性上升。如果 AI 技术可以提前预测个人罹患癌症的风险，就可以进行癌症的早期干预。一个人所有的病史体检资料（包括日常影像数据、体检数据、基因组数据以及家族史等）就是一个巨大的数据库，而机器学习特别是深度学习技术能够在其中发挥巨大作用，利用其建立的特异性数学模型来预测其罹患癌症风险。一项基于 112 587 名瑞士正常女性临床大数据资料的研究结果表明，使用机器学习算法预测女性罹患乳腺癌的风险，其 ROC 值范围为 0.843~0.889，优于国际常用的 BOADICEA 乳腺癌风险预测模型（ROC=0.639）。此外，一些非传统的公共数据流包括卫星图像、互联网搜索记录、运动手环被报道也可以用来建立预测发生癌症的风险模型。

二、筛查

肿瘤的早期筛查对于国家及民众具有重大意义，而影像学检查是肿瘤早筛的重要环节。上文提及，随着民众诊疗需求的快速增长，放射科医师普遍面临较大的工作压力。先进的医疗 AI 智能诊断系统的问世，提升了放射科工作效率，减轻了医务人员工作负担，减少了误诊漏诊现象的发生，为大规模疾病早筛行动的开展提供有力技术支持，同时也降低了筛查的成本。

乳腺癌是最早开展 AI 筛查的肿瘤之一。20 世纪 90 年代以来，各种形式的计算机辅助诊断（computer aided diagnosis，CAD）在乳腺 X 线摄影中得到了发展。这些最初的 CAD 均基于复杂的分类算法，但这种早期形式的 CAD 由于诊断特异性低，导致假阳性及活检率增加。深度学习技术的出现改进了 CAD 的特异性。一项针对 39 571 名妇女的大型研究使用混合乳腺 X 线摄影图像和传统风险因素开发了一种预测乳腺癌风险的深度学习模型，并证明比经典的 Tyrer-Cuzick 风险模型有所改进。另一项研究基于深度学习模型，整合乳腺 X 线影像和医疗报告，考察了 5 147 例

有 *BIRADS 4* 类病变的患者，灵敏度为 100%，特异度为 74%，AUC 为 0.93。目前在英国开展的一些筛查乳腺癌的相关项目，已经开始尝试一位放射医师联合 CAD 替代两位放射医师共同阅片。

21 世纪初以来，基于 CAD 方法的胸部 CT 肺部结节筛查已经出现。与乳腺癌一样，最初的 CAD 方法涉及复杂的分类算法，假阳性率高，未能获得广泛的临床接受。后期由于深度学习技术的开发，并且一些大型肺癌筛查试验比如 NELSON 研究（美国肺癌 CT 筛查研究）提供了丰富的 CT 影像数据，肺部结节 CAD 技术得到了飞速发展。一项基于 AI 开发的 CAD 研究从 NELSON 试验中随机选择的 400 份 CT 影像，CAD 的灵敏度为 96.7%，而放射科由两位医生共同阅片的灵敏度为 78.1%；CAD 的假阳性率仍略高于两位放射科医生的共同阅片（CAD 为 3.7%，读片为 0.5%）。

除了乳腺癌和肺癌，其他瘤种在肿瘤早筛领域也有一些研究进展，包括通过 CT 结肠造影术筛查结肠癌或者通过前列腺 MRI 影像筛查前列腺癌等。但这些研究与乳腺癌或肺癌的研究相比，样本量较小，技术发展仍不成熟，虽然提供了高灵敏度的潜力，但在特异度上仍是有限的，还需要进一步深入研究。

三、诊断

AI 影像在癌症诊断中有着广泛应用，包括超声、CT 和 MRI 等。AI 影像一方面可以提高区分良性和恶性病变的准确性，也可以进一步对于恶性病变的侵袭程度进行区分。

在 CT 领域，大量关于 AI 技术的研究已经用于各种肿瘤或其转移灶的诊断，包括肺癌、肝癌、胃癌、头颈部肿瘤等。科学家采用纹理特征、深度学习等技术，应用于胸部 CT 的良恶性肺结节鉴别，取得了很好的效果，其准确性与放射科医生使用临床标准（如 Lung-RADs）相当，甚至可能更好。B 超是诊断甲状腺癌的主要技术，由于甲状腺结节在普通人群中的发病率很高，临床上采用 B 超对甲状腺结节分类一直是一个重要且棘手的问题。AI 技术有可能取代传统的通过对患者进行侵入性甲状腺活检来指导甲状腺结节人群的风险分层和管理。目前一些大型研究发现，AI 的准确性已经几乎与 B 超医师使用国际通用的美国放射学会 TI-RADs 分级系统的准确性一致。此外 B 超利用 AI 技术诊断乳腺癌、肝癌和卵巢癌，也有一些文献报道。

在过去十年里，肿瘤学的组织病理学和基因组学的研究呈爆炸式增长。在许多不同类型的肿瘤中，病理学或基因组学特征可以预测肿瘤的侵袭性和预后，或者提示了某种药物"精准治疗"的可能性。然而获取组织病理学或基因组学特征的组织样本需要从活检或手术中获得，这两种方法都是侵入性的。另一方面，由于肿瘤内异质性和取样误差问题，活检是有局限性的，因为肿瘤的取样部分与肿瘤的其他部分相比，可能具有不同的组织病理学或基因组学特征，而且随着疾病的发展，这些特征也可能会发生变化。因此从理论上讲，如果能在活检或者手术前通过非侵入性的影像技术获得这些信息，可能会对临床决策产生重大影响。由于可以获得整个肿瘤的信息，影像技术也不容易出现取样错误。

以 AI 影像技术为基础的影像病理组学／影像基因组学正是一种从肿瘤成像数据中获得这种信息的方法，在其中最活跃的领域之一是神经肿瘤影像学。过去，脑肿瘤分类很大程度上依赖于组织学特征，自从 2016 版 WHO 分类标准引入了分子学特征对中枢神经系统肿瘤进行分类，胶质瘤迈入了分子病理诊断时代。这为 AI 技术提供了肥沃的土壤，AI 通过深度学习这些患者的头部 MRI 数据预测胶质瘤的分子亚型。已经有许多研究使用不同的序列（T_1、T_2、FLAIR、DWI 等）或其他功能成像技术来无创预测胶质瘤的一系列的分子标志物，包括 *IDH* 突变、1p/19q 共缺失等状态。尽管这些成果非常让人鼓舞，并有可能在临床上发挥作用，但由于不同机构的成像设备和参数的差异，目前没有足够的数据来确定这些模型的稳健性，因此限制了进一步的范围临床应用。AI 影像技术也可能有助于预测其他癌症的重要病理特征或分子状态，包括乳腺 MRI 上的乳腺癌亚型、前列腺 MRI 上前列腺癌 Gleason 评分、原发性肝癌 CT 上的组织病理学、肾癌的病理亚型、非小细胞肺癌在 CT 或 PET/CT 上的 *EGFR* 或 *KRAS* 突变状态及结直肠癌的 *KRAS* 突变状态等。

四、分期、分层与分割

过去经典的风险分层主要指 TNM 分期，但在大数据时代，各种类型的数据都可以用来指导风险分层，如功能影像学、基因组学、血清标志物等，使得风险分层更加精确。鉴于肿瘤内在和外在的巨大异质性，风险分层对 AI 来说是一个非常适合的应用领域。近二十年中，机器学习技术衍生出一种名为基因组分类器的工具用于恶性肿瘤的风险分层，目前国际上比较有名的基因组分类器包括前列腺癌的 Decipher score（一种基于随机森林的分类器）以及乳腺癌的 OncotypeDx（一种基于逻辑回归的分类器）。现已证明这些分类器改善了相应肿瘤的预后和／或用于指导治疗。而深度学习技术可以将诊断图像、电子病历数据以及基因组信息等多种数据源整合到风险分层模型中。这些经典的数据源包括 The Cancer Imaging Archive、The Cancer Genome Atlas、the Project GENIE initiative、Electronic Health Record 等。

肿瘤分割在临床和科研领域都有重要意义。在临床应用方面，需要通过肿瘤影像分割来确定肿瘤的边界和体积。更重要的是，从 CT 影像中分割出肿瘤病灶区域，对指导手术或者放疗计划意义重大。单纯由人工勾画肿瘤区域工作量大、耗时耗力。且不同的医生对肿瘤区域的勾画结果受其主观经验、环境、疲劳等诸多因素的影响，其勾画结果几乎是不可重复的，因此临床上急需实现肿瘤区域的自动分割。AI 利用深度学习技术，能够在影像上自动或半自动分割肿瘤，大大减少时间，并提高准确性。鉴于这些优点以及肿瘤学 AI 研究中分割的必要性，在大部分肿瘤 AI 影像研究中都已经采用了自动或半自动分割技术。此外，在具有多个序列的一些成像技术比如 MRI 中，针对不同序列的分割也是正在研究的领域。

五、治疗及疗效评估

（一）内科治疗

1. **治疗决策**　随着 AI 技术的进步，基于 AI 的肿瘤成像分析可以用来解决更复杂的临床需求,如通过预测肿瘤的突变或分子谱来辅助治疗决策、预测肿瘤对各种治疗方式的反应、区分治疗反应和肿瘤进展等。例如,*EGFR* 基因型对于肺癌的治疗决策至关重要,但在基因测序结果受到肿瘤异质性和侵入性活检的影响。更重要的是,并非所有具有 *EGFR* 突变的患者在使用 EGFR 酪氨酸激酶抑制剂时都有较好的效果和良好的预后,这表明有必要对 *EGFR* 突变基因型进行分层。一项大型多队列研究通过全自动 AI 系统从患者 CT 图像中挖掘全肺信息,预测 *EGFR* 基因型和靶向治疗反应。该研究提供了一种非侵入性的方法来检测 *EGFR* 基因型并识别具有高靶向药耐药风险的 *EGFR* 突变患者,从而指导下一步的治疗方案。在前列腺癌中,确定其侵袭程度(Gleason 评分)对于治疗决策尤为重要。因为低级别的患者只需要观察等待,高级别的患者需要积极治疗。但前列腺癌的 Gleason 分级需要活检作为基础,这种活检有时候会在老年人中伴有许多并发症。科学家开发了 AI-biopsy 的模型,它基于 MRI 图像这种非侵袭性方式来确定前列腺癌的侵袭程度,在来自 203 例患者的约 15 000 张 MRI 图像中,其预测 Gleason 评分的准确率达到了 79.02%,灵敏度为 82.18%,特异度为 76.42%。

2. **疗效评估** 基于 RECIST 的肿瘤评估系统对现今丰富的肿瘤内科治疗手段的疗效评估具有一定局限性,但 AI 影像技术非常适合在各种新兴治疗手段包括靶向及免疫治疗发挥作用。多项研究表明,基于 CT、MRI 和乳腺 X 线摄影的 AI 影像系统可以预测乳腺癌对新辅助化疗的反应,协助临床治疗判断新辅助治疗后病理学缓解的状态,避免过度治疗的毒性,也能提前预测耐药时间。AI 影像在消化道肿瘤疗效评估中也有丰富应用。一项多中心队列研究验证,基于深度学习的 CT 放射组学列线图可以预测局部晚期胃癌患者接受新辅助化疗治疗的反应和随访队列中患者预后,为个体化治疗提供有价值的信息。使用深度学习辅助 MRI 预测结直肠肝转移患者对术前化疗的病理反应以及肝切除术后的患者生存结果,帮助患者选择手术或保守治疗,为个体化治疗提供决策信息。利用结直肠肝转移患者中基线 CT 图像和深度卷积神经网络(convolutional neural networks,CNN)构建的全自动框架模型,可以预测未经治疗的肝转移灶对一线使用化疗和贝伐珠单抗治疗的反应,能够尽早发现治疗不敏感的患者,以便制订更个性化的治疗方案。基于腹部增强 CT 图像的深度学习模型可以预测胰腺腺癌接受新辅助化疗治疗后的肿瘤病理反应。在肝细胞癌中,基于数字减影血管造影(digital subtract angiography,DSA)视频的深度学习系统能够帮助临床医生快速定位病灶,实时自动预测肝细胞癌患者经动脉化疗栓塞(transcatheter arterial chemoembolization,TACE)的治疗反应,识别将从 TACE 中受益的患者,并为 TACE 的临床推荐提供依据。此外,通过整合 CT 图像和临床指标构建的新型 AI 床旁多模态系统可能成为预测 TACE 治疗对 HCC 患者反应的新工具,该 AI 系统在区分 TACE 治疗反应方面表现出良好的性能,准确率约为 98.0%,为帮助临床医生选择可以从介入治疗中受益的 HCC 患者开辟了新的策略。

免疫治疗在肿瘤患者中的疗效难以预测,反映肿瘤免疫微环境的生物标志物因为其获取的难度和有创性阻碍了其运用和发展,而 AI 影像可以无创地提供患者对治疗反应的全身信息。使用小残差 CNN 对 697 例非小细胞肺癌患者的 PET/CT 图像和临床数据进行分析,计算出深度学习评分来评估 PD-L1 表达状态,进一步用于预测免疫治疗反应。另一项研究中,通过 FDG-PET 图像开发出基于深度学习模型的生物标志物,在肺腺癌中无创地评估肿瘤免疫微环境变化,并预测免疫治疗的疗效。

(二)放射治疗

1. **靶区勾画** 放疗的基本原则是将放射线的能量集中到肿瘤区域,同时尽可能减少正常组织器官的放射剂量,因此肿瘤靶区和危及器官(organ at risk,OAR)的正确勾画至关重要。AI 技术在该领域借助先进的深度学习模型辅助放疗靶区勾画,大幅度提高现有放疗医师和物理师的工作效率,从而推动肿瘤放射治疗向精准化和标准化的工作模式发展。

OAR 的勾画一般会占据放疗医师大量的工作时间,并且医师个体之间在不同时间的勾画结果均有较大差异。而 OAR 勾画对于 AI 来说就是一个经典的图像分割问题,在其领域基于深度学习技术特别是 CNN 算法已有诸多成功应用。研究发现 AI 参与的自动勾画不仅花费时间短,而且一致性高于人工勾画,AI 参与的自动勾画方式平均戴斯相似性系数已达到甚至超过人工勾画的效果,并缩短了放疗科医师制订放疗计划的时间,可节约 7~10 分钟。但需要注意,自动勾画其是否会由于勾画不准确需要人为调整而耗时,未来还需要进行更多相关研究。

肿瘤治疗靶区的勾画相对于 OAR 而言更为复杂,肿瘤的边界通常不具有显著的影像学特征,常常需要依靠不同的造影剂、图像处理以及多模态的图像融合等技术来辅助辨别,而且各种 CTV 及 PTV 的勾画在不同肿瘤及不同分期中都有很大不同,所以其自动勾画方式不同于 OAR 的勾画。近年来已经有一些可以自动勾画靶区的软件,通常的勾画原理是基于数据库,然后采用基于图谱的分割(atlas-based segmentation,ABS)或与基于模型的分割(model-based segmentation,MBS)相结合,创建包含感兴趣区组织名称的患者模板,然后通过软件分析比较,找出数据库中和该患者最相似的病例,将其勾画方案适当形变后映射到该患者上,以完成自动勾画。虽然 AI 所带来的靶区勾画在节省临床医师时间和高质量的勾画轮廓上已有了长足的进步,但是我们还没有达到可以此软件替代临床医师的阶段。目前多数 AI 在靶区勾画的研究数据库中训练样本数较少,未来的研究应进一步扩大训练数据库,使其包含更多患者特征,使模型更加稳定。

AI 辅助自动靶区勾画系统在自适应放疗中也体现出优势,其可以在治疗过程中根据图像检测系统对肿瘤及正常组织变化的反馈,快速实时的调整靶区大小及处方剂量,提高治疗有效率并降低放疗不良反应的发生,为肿瘤的精准放疗提供更好的保障。

2. **疗效预测** AI 影像技术可以运用于预测肿瘤对放疗的灵敏度及疗效。在肺癌中,基于包含生物学剂量特征的治疗前 CT 影像数据,机器学习模型可以预测其对立体定向放射治疗反应。也有研究使用 AI 提取治疗早期的 FDG-PET 放射学特征构建无监督机器学习模型,预测接受立体定向放射治疗的治疗反应和总生存期。基于 MRI 放射组学特征和机器学习方法的放射组学模型,可预测前列腺癌的调强放射治疗反应。在接受 γ 刀放射治疗的前庭神经鞘瘤患者中,运用基于 MR 图像的深度学习方案自动对肿瘤的体积进行测量,从而评估治疗反应。

六、随访

AI 通过强大的分析肿瘤研究中的大数据能力,有望改变未来肿瘤随访的方式。前文提到的诊断和筛查的技术手段,理论上都可以运用到肿瘤的随访中。目前全球有许多在研究中的基于 AI 影像技术的随访系统,为观察肿瘤治疗效果和监测治疗不良反应提供了新的手段。套细胞淋巴瘤是一种预后不良的非霍奇金淋巴瘤,其特征是治疗反应持续时间短和频繁复发,为了满足实时精确的预测复发,研究者开发出多种基于 CT 影像的 AI 算法,并发现优化的 3D CNN 方法预测套细胞淋巴瘤复发的性能最佳,预测准确率高达 70%。基于钆的造影剂广泛用于增强 MRI 以增加组织对比度,是监测脑肿瘤的重要手段之一,然而反复使用增强 MRI 会导致钆在大脑中沉积。一项多中心回顾性队列研究通过 CNN 方法从平扫 MRI 序列计算生成虚拟增强 T_1 加权的 MRI 图像,从而反应肿瘤体积和评估治疗反应,在脑肿瘤的随访和监测中具有重要价值。多参数 MRI 成像的定量机器学习分析可以识别亚视觉成像特征,以提供强大的、非侵入性的成像特征,并区分肿瘤真性进展和假性进展,这将为患者随访提供便利。

治疗相关不良反应与患者生活质量和预后息息相关,是患者治疗过程中和治疗后随访中不能忽视的一个重要板块。例如,靶向药、免疫治疗药物以及经典的蒽环类化疗药物会引起心脏毒性事件,因此早期检测和监测癌症治疗相关心脏毒性是非常有必要的,而 AI 影像系统在心脏肿瘤学中也有许多运用,如基于 CNN 算法和 CT 图像构建的模型可以预测心血管风险,将来可以用来监测肿瘤患者心血管不良事件。此外,在接受针对 CTLA4 和 PD-1/PD-L1 靶点的免疫治疗患者中,使用机器学习开发了基于放射图像的特征模型,区分垂体转移病灶和治疗相关免疫性垂体炎,该模型将来可以为肿瘤患者免疫治疗后的垂体病变随访中发挥重要作用。化疗药物在治疗过程中可能会导致脑损伤,当患者的大脑因化疗药物而发生变化时,称为化疗脑。使用多种脑部 MRI 图像特征构建机器学习模型检测化疗后乳腺癌患者大脑的细微变化,可以在乳腺癌患者随访中通过 AI 技术提早识别化疗脑。

七、小结

在过去的十年里,肿瘤领域关于 AI 的研究迎来暴发式增长。特别是 AI 影像技术,它一方面提高了医生在肿瘤筛查、诊断、疗效评估和随访等方面的效率和准确性,另一方面 AI 在对于肿瘤病理亚型或分子亚型的无创性分类展现出巨大潜力。此外,基于 AI 的肿瘤影像自动或半自动分割技术已经在科研和临床中愈加普及。展望未来,科学家需要进一步提高 AI 研究的质量,在更大样本或真实世界里验证结果,最终将研究成果转化为临床获益。我们相信在不久的将来,AI 影像技术可能真正会改变肿瘤治疗的局面。

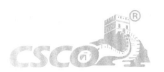

抗体偶联药物临床应用安全性管理进展

同济大学附属东方医院

薛俊丽

大多数单抗仅呈现出有限的抗肿瘤活性,临床上通常与化疗联合使用。在过去的几年里,科学研究一直致力于通过各种修饰来提高单克隆抗体的有效性。这其中,将抗体与细胞毒药物整合为一体的抗体偶联药物(antibody-drug conjugate,ADC)就成为一种新型的抗肿瘤药物。

一、ADC 药物的结构和作用机制

ADC 结合了单克隆抗体的靶向优势和小分子药物细胞毒性潜能,通过抗体 - 抗原相互作用增强肿瘤细胞的特异度药物传递,同时避免健康组织和 / 或细胞受到化疗损伤。为此,寻找在肿瘤组织中特异表达而在正常组织低表达的抗原就显得尤为重要,如肿瘤细胞表面特异表达的 HER-2、CD20 等。ADC 结构包括肿瘤特异性抗体、细胞毒药物和稳定的连接子。ADC 可以认为是药理学中的"特洛伊木马",靶向性的化疗药物达到精准地杀死肿瘤细胞的目的。

一个成功的 ADC 药物与以下因素有关:①靶抗原;②抗体特性;③载药的效力;④连接子。理想的肿瘤抗原需要在肿瘤细胞高表达,定位于细胞表面与 ADC 结合,在与 ADC 结合时能有效内吞而后在细胞内释放细胞毒药物。现有的 ADC 靶向的抗原有实体瘤细胞表面过表达的 HER-2、Trop-2、Nectin-4、EGFR、组织因子(tissue factor,TF)等,以及血液系统中 CD19、CD22、CD33、CD30、BCMA、CD79B 等。最近,肿瘤微环境的靶点,如新生血管系统靶点、内皮下细胞外基质、肿瘤基质等也可以作为 ADC 药物靶点。理想的用于 ADC 的抗体应当是人源化或完全人源化的 IgG1 分子,能够选择性地与肿瘤细胞抗原结合,而与正常细胞无交叉反应。ADC 的载药通常包括微管抑制剂和 DNA 损伤药物两种。微管抑制剂能够干扰有丝分裂纺锤体分裂为染色体,改变细胞结构而引起细胞死亡。ADC 药物常用的抗有丝分裂的载药为奥瑞斯汀(auristatins,如 MMAE、MMAF)和美登素类化合物(maytansinoids,如 DM1、DM4);DNA 损伤药物有 calicheamicins、duocarmycins、pyrrolobenzodiazepines(PBD)、喜树碱类(Dx-d、SN-38)等。连接子主要用于连接细胞毒药物和抗体,是 ADC 药物的核心部分,选择合适的连接子是 ADC 药物研发的挑战之一。连接子需要将载药的活性成分在靶细胞内部或者附近释放,它在决定载药的有效性方面有重要作用,同时也决定了 ADC 的不良反应。ADC 载药在外周循环提前释放容易导致系统毒性增加而降低药物有效性。

静脉给药后,ADC 药物与靶抗原结合,并通过受体介导的内吞作用被内化。内化复合体随后通过核内体 - 溶酶体途径,多数被转运到早期的核内体,而后进入溶酶体。细胞内酸性环境和蛋白水解酶导致溶酶体 ADC 降解,使细胞毒性药物释放到细胞质,与其分子靶点结合导致细胞周期的阻滞而使细胞凋亡。如果释放的药物(或药物 - 连接子组合)渗透性强,细胞毒药物则会进入并杀死邻近的细胞,这种现象被称为"旁观者效应"。因此,ADC 不仅能够促进抗原阳性的细胞凋亡,对于附近抗原阴性的肿瘤细胞也能够通过旁观者效应杀灭。

二、ADC 药物的不良反应发生机制

截至 2021 年 12 月,全球已经有 14 款 ADC 药物获批,且在开展临床研究的 ADC 药物仍有 100 多种。ADC 药物最初的开发主要目的是实现有效载药的靶向递送,扩大治疗窗口并最终减少化疗相关的毒性。然而,由于诸多原因,目前这一目标仅部分实现。ADC 药物的早期研究中仍观察到严重的不良事件。2000 年上市的 gemtuzumab ozogamicin 由于严重的血管闭塞的不良反应,患者应用后风险超过获益,最终于 2010 年退市。因此,ADC 药物的不良反应及其管理,仍需引起足够的重视,并深入研究其机制。

传统的非偶联细胞毒药物在体内均可有分布,该类药物的不良反应因其作用机制不同对非肿瘤组织如黏膜、神经、皮肤等产生不同的不良反应。对 ADC 药物而言,靶抗原的表达影响 ADC 药物的分布,随着药物积累也会引起"on-target, off-tumor"的不良反应,且是非载药依赖的。早在 1990 年,靶向 Lweis Y 抗原的 ADC 药物 BR96- 多柔比星,因该靶点在人非肿瘤组织,尤其是胃肠道组织表达,故 BR96- 多柔比星与非偶联多柔比星相比,会引起 90% 的患者产生 ≥ 2 级的呕吐,此外尚观察到淀粉酶和 / 或脂肪酶升高以及呕血等。另外,近几年引起密切关注的 T-DXd 和 T-DM1 所致的肺毒性,尽管机制不明,但也与 HER2 靶点可能有关。

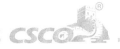

"off-target，off-tumor"的毒性是多种ADC药物的另一主要不良反应。ADC药物脱靶相关毒性的机制目前尚不清楚，多数研究认为脱靶的不良反应往往与载药在外周循环、非肿瘤组织、肿瘤微环境以及相应的非恶性组织释放有关。不过，除了连接子-有效载荷不稳定导致细胞毒药物过早释放外，还可能通过Fc介导和非特异性内吞引起完整ADC药物的抗原非依赖性摄取。脱靶不良反应与载药的种类或者作用机制明显相关，而同一类载药表现出明显的不同毒性的差别也说明连接子和载药化学结构微小的改变则会引起明显的临床毒性不同。具体来讲，ADC以3种不同的成分在体内循环：偶联物（构成绝大多数）、裸抗体和有效载荷的未偶联分子。每种ADC结构的特异性影响这3种成分的相对比例，决定了循环中未偶联载药的剂量，并诱导脱靶毒性。事实上，较高的药物/抗体比（drug-to-antibody ratio，DAR）和可切割连接子使得较高比例的未偶联细胞毒药物释放到循环中，如相比于TDM1，T-DXd和IMMU-132循环中未偶联载药增加10~100倍。因此，在大多数新型偶联物的临床试验中观察到中度-高水平的中性粒细胞减少、脱发和胃肠道不良反应也就不足为奇。

三、常见ADC药物不良反应及管理原则

ADC药物相关毒性主要包括血液系统性毒性、神经毒性、肺毒性、皮肤毒性、肝毒性、代谢毒性等。一项meta分析显示，载药为DM1、DM4、MMAE、MMAF的ADC药物最多见的不良事件为贫血、中性粒细胞减少、血小板减少、白细胞减少、肝脏毒性（包括肝酶升高）、周围神经病变、眼毒性等。就每种载药而言，MMAE最多见的不良反应为贫血、中性粒细胞减少；而血小板减少在DM1载药更为多见。从非血液学毒性来看，肝脏毒性（GOT、GPT升高）在DM1载药的ADC多见，而MMAE多见为外周神经病变，眼毒性则多见于MMAF为载药的ADC。此外，研究显示实体瘤和血液系统肿瘤中ADC的不良反应也不同。MMAE-ADC在血液系统肿瘤中更容易发生血液毒性，而实体瘤中相对发生比例较低；与之相反，DM4-ADC的血液毒性在实体瘤中则更为多见。另外一些毒性似乎与肿瘤类型无关，如MMAE所致的神经毒性无关于肿瘤类型，MMAF、DM4所致的眼毒性在各个肿瘤间都可发生。充分认识不同载药的特异性AE和DLT事件，对于肿瘤学中日益重视的联合用药有非常重要的意义，以减少联合治疗中的毒性叠加。

需要注意的是，不同的ADC药物不良反应谱不同，不同载药的ADC引起的不良反应也不同。即便有相同的载药、相同的连接子结构和相似的DAR，ADC药物的不良反应谱也可能不同。因此，在临床实践中，需要综合每种ADC药物的结构特点、前期临床研究中的安全性数据、患者实际情况、联合治疗的方案等因素进行监测和管理。现就目前ADC药物常见的不良反应及管理原则进行汇总分析。

（一）血液系统毒性

ADC药物所致的血液系统毒性较为常见，也是ADC药物临床研究中常见的DLT事件。血液系统毒性包括全血细胞减少、中性粒细胞减少、贫血、血小板减少等。T-DM1临床研究数据显示，在全球人群中，T-DM1所致的任何级别的血小板减少发生率为20%~38%，3级及以上的血小板减少发生率为2%~13%，而在亚洲各人群中，这一比例更高（≥3级血小板减少在亚洲人群和高加索人发生比例分别为45%和12%）。血小板减少多数是由于载药引起巨核细胞分化障碍和巨核祖细胞凋亡所致。

DESTINY系列研究也表明，血液系统毒性是T-DXd最多见的治疗相关不良反应。ADC药物的血液系统毒性通常认为与载药的提前释放有关。一项体外研究表明，以vc-MMAE为载药的ADC诱导的中性粒细胞减少是由于释放的载药对骨髓中分化的中性粒细胞直接细胞毒性作用，而骨髓中分化的中性粒细胞能够分泌丝氨酸蛋白酶促进了vc-MMAE连接子的裂解，促进MMAE的细胞外释放。不过，细胞外释放的MMAE缘何仅对分化的中性粒细胞产生毒性而不影响骨髓中其他敏感的造血干/祖细胞，仍待深入研究。

ADC药物所致的血液系统毒性通常在剂量调整和积极支持治疗后能够纠正，少数血液毒性导致ADC药物永久停药。中性粒细胞减少可以应用粒细胞集落刺激因子（G-CSF）治疗，NCCN指南推荐对有粒细胞减少危险因素的患者预防性用药。对于出现血液毒性的患者，可予减量、暂停或永久停用，且建议每周监测一次血常规。若有条件的患者，可在化疗后第8天、第15天进行一次随访。对症治疗措施可考虑G-CSF、抗生素或血制品输注。血小板减少可根据不同分级以及合并出血风险等危险因素，给予重组人血小板生成素、白介素-11或者申请血小板输注等对症处理。对于ADC药物所致的血液系统毒性管理原则，可参照中国临床肿瘤学会（CSCO）《肿瘤放化疗相关中性粒细胞减少症规范化管理指南》或者NCCN《造血生长因子临床实践指南》等进行。

（二）间质性肺炎

随着ADC药物临床研究的不断进展，间质性肺炎是近年报道以及关注较多的ADC相关不良事件。较多数据显示靶向HER-2的ADC药物有潜在肺毒性，尤其是间质性肺炎（interstitial lung disease，ILD），甚至会发生致死的案例。T-DXd、T-DM1、trastuzumab duocarmazine（SYD985）等临床研究中均有ILD报道。

以靶向HER-2的ADC药物为例，其引起ILD的机制可能包括：①靶点依赖的ADC在肺组织内摄取；②HER-2靶点非依赖的肺泡内免疫细胞（尤其是巨噬细胞）对ADC的摄取；③肿瘤组织内释放药物的旁观者效应对正常肺组织损伤；④循环中解偶联的载药毒性。这其中，靶点非依赖的免疫细胞对ADC偶联药物的摄取可能发挥主要作用。因在猴的实验证明，在注射T-DXd后，实验动物ILD的发生与给药剂量相关；而在单纯注射解偶联的DXd时，即使给予高剂量DXd也无ILD发生。同时，肺组织中HER-2表达仅限于支气管上皮，而ILD发生在肺泡水平，且T-DXd检测局限于肺泡巨噬细胞而非肺上皮细胞。上述结果说明，循环中非偶联载药可能不是T-DXd所致肺毒性的主要原因。

一项汇总了10 000多乳腺癌患者的综述报道，靶向HER-2的ADC肺毒性的发生率约2.4%，其中致死的毒性发生率约0.2%。引人关注的T-DXd所致的ILD在日本患者（24.4%）中较非日本患者（11.1%）发生率高，T-DXd乳腺癌中

的两项临床研究（DS8201-A-J101 与 DESTINY-Breast01）显示 ILD 发生率为 16.8%，多数为 1~2 级，≥3 级 ILD 的发生率为 3.7%，而非乳腺癌患者 ILD 发生率较乳腺癌患者低，乳腺癌患者发生 ILD 的时间较其他患者长（中位时间 194 天），而肺癌中位时间为 86 天，结直肠癌为 80 天，胃癌为 84.5 天。DESTINY-Breast03 研究结果显示，4~5 级的 ILD 并未发生，因此有人提出前线治疗较少的人群和对该不良反应的早期重视可能减少 T-DXd 引起的致死性肺毒性。trastuzumab duocarmazine 的 III 期临床研究 TULIP 结果显示，其发生 ILD 或者肺炎的比例为 7.6%，也呈剂量依赖性。此外，ADC 药物引起的 ILD 也与下列因素有关：老年、PS 评分差、既往吸烟史、肺部基础疾病、肺部手术史、联合放疗、肾功能异常以及合并用药等。

ILD 的诊断为排除性诊断，临床症状可出现乏力、气短、呼吸困难、干咳、胸痛、发热、皮疹等。肺部听诊可及干湿啰音，但肺部查体正常不能排除 ILD。实验室检查可能无明显异常，或者出现非特异性异常结果。肺功能检测和支气管镜支气管肺泡灌洗有助于 ILD 诊断。胸部高分辨率 CT 检查对发现 ILD 较胸部 X 线片敏感。CT 检查可表现有斑片状实变影和 / 或毛玻璃样混浊，伴或不伴小叶内网状混浊和小叶间隔增厚。参考 T-DXd 引起间质性肺炎的管理，依据日本目前发表的指南，ILD 的管理原则汇总如下：

1. 用药前　详细收集病史材料及体格检查；胸部 CT 扫描、胸部 X 线检查、外周氧饱和度（SpO2）监测；必要时血液检查，肺泡表面抗原（KL-6）、肺表面活性蛋白 D（SP-D）等；确认无肺部相关疾病或者肺部 ILD 病史。

2. 用药中　注意症状和体格检查，包括咳嗽（尤其是干咳）、呼吸困难、发热、肺部听诊啰音（尤其是捻发音），常规检查包括胸部 CT 扫描、胸部 X 线检查、SpO2 监测。

3. 可疑 ILD 发生　停用 ADC 药物；请呼吸科会诊；胸部 CT 扫描［推荐高分辨率 CT（HRCT）］；动脉血气分析；肺功能监测［包括肺 CO 弥散能力（DLco）］；支气管镜和支气管肺泡灌洗（BAL），必要时经支气管肺活检；血液检查，血常规、肝肾功能、CRP、ESR、PCT、LDH、检测肿瘤标志物、自身免疫性抗体等，超声心动图、BNP、NT-proBNP，有条件检测 KL-6、SP-A、SP-D 等。

4. 发生 ILD 时　无论何种级别的 ILD，应立即停用 ADC 药物，对 T-DM1 和 T-DXd 所致的任何级别的 ILD，均推荐永久停用。对包括 trastuzumab duocarmazine 在内的其他靶向 HER-2 的 ADC 所致的伴有症状的 ILD，建议永久停用；而对 CTCAE 1 级的 ILD 在完全缓解后，可考虑重启 ADC 治疗。不过，随着对 ADC 药物毒性的机制深入理解，ADC 的安全性管理策略会进一步完善。

ILD 的治疗包括糖皮质激素等药物。1 级 ILD，建议口服泼尼松 0.5mg/（kg·d）；2 级 ILD，口服泼尼松 1.0mg/（kg·d），如用药 5 天后效果欠佳可增加至 2.0mg/（kg·d）或改用静脉用药；3~4 级 ILD，需收住入院，静脉应用甲泼尼龙 0.5~1g/d，3 天后改用口服泼尼松。低氧血症患者给予吸氧，甲泼尼龙用药时间延长时给予积极支持治疗。若糖皮质激素治疗效果欠佳，考虑应用英夫利昔单抗、吗替麦考酚酯、静注丙种球蛋白或者其他免疫抑制剂。

（三）消化道不良反应

ADC 所致的消化道不良反应包括恶心、呕吐、腹泻等，发生率与不同的 ADC 药物特性有关，也与患者年龄、性别、妊娠期呕吐、晕动病史等因素有关。恶心是 T-DXd 常见的治疗不良反应，DESTINY-Gastric01 中恶心发生比例为 63%，其中 ≥3 级发生比例为 5%；DESTINY-Breast01 研究中任何等级的恶心与 ≥3 级发生比例分别为 78% 和 8%。任何级别呕吐发生的比例为 26%~46%，≥3 级比例为 0~4%。以下三种类型的呕吐需积极进行干预治疗：①急性呕吐，即在给药后 24 小时内发生呕吐；②迟发性呕吐，给药后 24 后发生的呕吐，持续较长时间，甚至到下个治疗周期开始；③预期性呕吐，即对于既往治疗过程中发生急性或迟发性呕吐的患者，在给药前看到抗肿瘤药物或闻到病房的味道即发生的呕吐。

ESMO、ASCO 等均有针对呕吐的相应指南推出。由于 ADC 药物持续应用，有的中位使用时间可达到 18 个月，因此在 ADC 应用过程中有必要进行积极致吐治疗，以提高患者依从性改善患者生活质量。

2020 年底，意大利肿瘤学者专门针对 ADC 所致的呕吐给出了专家建议。依据该建议，对于 ADC 所致的消化道不良反应根据不同的 ADC 药物致吐性不同采取不同策略，用药前需根据患者情况、药物特性评估呕吐风险。T-DM1 尚不建议预防性止吐，对于既往出现呕吐的患者，建议应用 5-HT3 受体拮抗剂或者用药前给予单次 8mg 地塞米松预处理。而对于 T-DXd 则建议预防性应用止吐药物，推荐 5-HT3 受体拮抗剂和地塞米松两联药物预处理。米兰圣拉斐尔医院（San Raffaele Hospital）针对 T-DXd 预防性止吐建议指出，在 T-DXd 第一周期 d1 给药前可应用 8mg 地塞米松联合帕洛诺司琼 0.25mg（或其他 5-HT3 受体拮抗剂），d2~3 可给予 4mg 地塞米松联合或者不联合甲氧氯普胺片 10mg，每日 3 次口服。若止吐效果欠佳，第二周期 d1 增加地塞米松剂量至 12mg 联合 0.5mg 帕洛诺司琼，并联合 300mg 奈妥吡坦；d2~4 给予 8mg 地塞米松口服联合或者不联合甲氧氯普胺片 10mg，每日 3 次口服。若增加 NK-1 受体拮抗剂仍有恶心或呕吐的患者，推荐联合奥氮平（5~10mg，每日 1 次）口服。对于上述呕吐风险较高人群，建议起始应用三联药物镇吐（包括 NK-1 受体拮抗剂）。靶向 Trop-2 的 ADC 药物 sacituzumab govitecan（Trodelvy）建议应用两联或者三联药物预处理，包括地塞米松联合 5-HT3 受体拮抗剂或者 NK1 受体拮抗剂或者联合其他止吐药物；若患者用药后出现 3 级恶心或者 3~4 级呕吐，则考虑暂停 Trodelvy，待消化道反应回复到 ≤1 级再考虑给药。同时，对于有消化道不良反应的患者，必要时请营养科会诊，积极加强支持治疗。当然，由于目前对于 ADC 药物所致的消化道不良反应临床研究数据仍较为有限，专家建议也是基于常规处理原则制订，因此还有待前瞻性研究的进一步开展，以帮助制订更加有效和贴近临床实践的诊疗策略。

（四）眼毒性

不同靶点的 ADC 药物均有关于眼毒性的报道。一项汇总了 22 项 ADC 相关的临床研究分析显示，ADC 所致的眼毒性多数为眼表，包括角膜炎、干眼症、角膜小囊、角膜沉积 / 内含物、结膜炎等。患者最常见的主诉为视物模糊，眼内 AE 较为少见。其他少见症状包括视敏度下降、非特异性角膜炎、视神经病、眼部刺激症状、复视等。

ADC 药物所致的眼毒性与载药有密切关系，多见于以 DM4 和 MMAF 载药，而以同属奥瑞斯汀类药物 MMAE 为载药的 ADC 眼毒性则罕见。MMAF 从非裂解连接子释放出来后，可能保留了电荷而在角膜上皮内积聚，而疏水的 MMAE 则弥散到了角膜上皮细胞外。眼毒性在几乎所有的 DM4 载药的 ADC 中均可发生，以及某些 DM1 载药的 ADC，说明眼毒性不仅仅与载药的电荷有关。另一项在 ADC 相关眼部毒性的研究中，评估了一系列靶向 ENPP3 的 ADC，其中含有 mc-MMAF 或 vc-MMAE。研究结果发现，微胞饮作用在人角膜上皮细胞（HCEC）对 ADC 的内化过程中起着重要作用，这一过程至少部分依赖于 ADC 的生物物理性质（电荷和疏水性）。

近期，对于靶向组织因子（TF）的 ADC 药物 tisotumab vedotin 分析显示，因结膜上有组织因子表达，其眼毒性发生比例为 53%，多数为 1~2 级，在给予眼科相关治疗和剂量调整后一般都能恢复正常。86% 的眼毒性在末次用药后 30 天内恢复，中位缓解时间为 0.7 个月。相应的眼科护理措施包括基线眼科检查以及每次给药前眼科检查（如视敏度、泪液分泌、裂隙灯、眼压、角膜染色等），应用类固醇或者血管收缩滴眼液、冷敷等预防措施，以及避免角膜接触镜等。而对于新发眼部症状或者症状加重患者，需及时专科就诊。

眼毒性的处理目前临床研究数据有限。在 ABT-414 和 SGN-CD19A 两个 ADC 药物的临床研究中，预防性给予类固醇滴眼液能够减少眼毒性的发生；以 DM4 为载药的 2 个 ADC 药物 SAR3419 和 IMGN853 早期临床研究数据显示，降低药物剂量后减少眼毒性发生的比例和严重程度。ADC 药物引起的眼毒性目前临床研究数据较少，因此，对怀疑有眼毒性的患者建议请眼科医师会诊并行相关专业的眼科检查。

（五）肝脏毒性

ADC 药物中以美登素为载药的 ADC 引起肝功能异常的可能性较大。肝脏在 ADC 药物解毒过程中有重要作用，临床前动物实验及临床研究数据均表明，ADC 药物进入体内后，其分布、代谢、清除过程中，肝脏都发挥了重要作用。T-DM1 进入体内后容易分布到灌注丰富的器官如肝、肺、肾脏等，而动物实验数据显示肝脏是 DM1 及其代谢产物主要分布的脏器。ADC 在体内经过单核 - 巨噬细胞系统蛋白水解作用降解，代谢产物经过肝脏分泌至胆道，进入消化道而排出体外。在此过程中，ADC 药物的某些毒性代谢产物会引起肝脏损伤。常见的肝脏毒性包括肝酶升高（GOT、GPT、ALP、GGT），以及胆红素升高等。病理学特征有单个细胞坏死、炎性反应、胆管变性 / 增生、纤维化、血管炎等。

若肝窦损伤引起内皮细胞脱落时，就会发生静脉闭塞性肝病，进而引起肝小静脉栓塞和纤维化，导致肝脏充血无法清除毒素或其他代谢产物。gemtuzumab ozogamicin 在上市后就是因静脉闭塞性肝病的毒性而退市。

对于 ADC 药物肝脏毒性的管理，用药期间需密切监测静脉闭塞性肝病，一旦发生，需停用药物。目前对于 ADC 肝脏毒性的管理尚无独立的指南或共识，临床诊疗可参照药物性肝损伤管理指南，如亚太肝脏研究学会 DILI 管理指南等。

（六）外周神经毒性

微管抑制剂如美登素、奥瑞斯汀及其衍生物能够干扰细胞微管形成，抑制神经元蛋白从细胞向远端突触运输，进而干扰神经元功能并影响其存活。因此，微管抑制剂容易引起外周神经病变，临床表现为肢端麻木、刺痛，进一步引起放射痛和肌肉无力。ADC 引起的神经毒性多见于以 MMAE 为载药偶联蛋白酶可裂解的连接子的药物，因其在外周循环中不稳定导致载药提前释放。

brentuximab vedotin 引起外周神经毒性较为多见，累及约 50% 的患者。其引起的外周神经病变呈剂量累积性，任何级别的神经毒性中位发生时间超过 12 周，2~3 级神经毒性发生时间为 27 周和 38 周。在积极治疗后，大部分患者神经毒性能够缓解或改善，但仅有 50% 的患者能够完全缓解。外周神经病变的管理，对出现症状患者可给予 B 族维生素（如甲钴胺）营养神经；对于有神经痛的患者可予加巴喷丁、普瑞巴林、度洛西汀等对症治疗；必要时需请神经内科医师会诊，协助诊治。

ADC 引起的其他不良事件包括发热、乏力、瘙痒、皮疹、关节痛、肌痛、感染、畏寒、出血、头痛等。值得注意的是，尽管 ADC 具有异病同治可能，但仍可能因组织特异性影响药物毒性。基础疾病也可能会影响不良反应谱，类似免疫治疗。此外，达到治疗剂量的 ADC 在不同癌种之间也有差别，导致不良反应不同。而患者的前线治疗也可能会影响 ADC 不良反应谱，这与在免疫治疗进展后更换靶向治疗的患者情况类似。因此，在临床诊疗和管理过程中需结合每位患者情况，进行个体化评估，并制订个体化策略。

四、小结与展望

ADC 药物自问世以来，近几年随着技术不断革新，国内外新获批的 ADC 药物不断增加，且仍有为数众多的临床研究在开展。然而，ADC 药物的研发仍然面临不同的挑战，如不良反应尤其是脱靶毒性如何解决，预测性生物标志物不理想，与其他药物的联用临床疗效不明，以及耐药问题。随着 ADC 技术的不断革新，循环中连接子的稳定性将进一步增加，而载药效力的不断提升，三代 ADC 药物将提高治疗的有效性并降低不良反应，以为临床提供更加安全、低毒而有效性更高的药物。

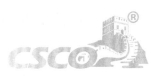

浅谈肿瘤大数据背景下国家肿瘤信息数据库
建设意义与应用进展

中国医学科学院北京协和医学院肿瘤医院

王惠　邓明　周成诚　时黎明　杨娟　杨文静

癌症是威胁全球人类健康的主要公共卫生问题。随着大数据时代和现代医学信息技术的发展,海量肿瘤医学数据为临床实践和科学研究积累丰富的人群资源,也为肿瘤医药卫生事业发展带来新的机遇和跨时代变革。

如何将零散的肿瘤诊疗信息汇总起来"统一作战",共享肿瘤大数据的宝贵成果,为医疗、教学、科研、预防、管理和决策提供科学、可靠的证据,促进我国肿瘤防治工作与世界先进水平接轨是我国肿瘤事业发展中亟须解决的问题。

2018 年 12 月,为促进我国抗肿瘤药物临床合理应用与加强肿瘤诊疗规范化管理,国家卫生健康委组织国家癌症中心建立国家抗肿瘤药物临床应用监测网(National Anti-Tumor Drug Surveillance System,NATDSS)。基于 NATDSS 平台,国家癌症中心建立国家肿瘤信息数据库(National Cancer Information Database,NCID)。本文将详细介绍 NCID 基本情况、建设意义及 3 年来基于 NCID 的应用成果。

一、NCID 数据库基本情况

(一)NATDSS 平台组成与运行

1. 数据来源及数据采集　NATDSS 监测对象为全国登记肿瘤科室的三级综合医院及肿瘤专科医院,监测内容为2013 年 1 月 1 日起所有肿瘤患者抗肿瘤药物采购及使用、临床诊疗、随访的历史和增量数据,按照国内外相关数据标准,生成 19 类 25 张表单通用数据模型(common data model,CDM)。

参与 NATDSS 的医院通过虚拟专用网络(安全套接层协议加密)将医院信息系统(hospital information system,HIS)、电子病历(electronic medical record,EMR)、影像归档和通信系统(picture archiving and communication systems,PACS)、病理信息系统(pathology information system,PIS)或实验室信息管理系统(laboratory information management system,LIS)等系统 CDM 数据采用手工或自动方式向 NATDSS 进行上报。其中,手工上报要求负责人按 CDM 数据清单每月从 HIS、EMR、PACS、PIS 或 LIS 等系统导出所需数据生成 CSV 格式文件上传至 NATDSS;自动上报则通过 NATDSS 平台数据接收网关接口与监测机构数据推送接口对接,实现自动抓取数

据。因此,自动上报方式可有效提高数据上报效率和质量。

2013 年 1 月 1 日至 2021 年 12 月 31 日,NATDSS 覆盖全国 31 个省(自治区、直辖市)1 422 家医院,136(9.56%)家医院与 NATDSS 平台开展自动对接,实现数据自动上报。参照世界卫生组织 ICD-10 编码,NATDSS 共纳入单原发恶性肿瘤患者约 724 万例。

2. 数据质控及数据治理　数据质控规则参照国家标准GB/T 36344-2018《信息技术数据质量评价指标》,由各瘤种医学专家、信息系统研发专家团队经过讨论与计算器运行处理预试验,最终从数据完整性、唯一性、规范性、合理性、关联性、准确性、数据量、一致性 8 个维度确定 1 102 条质控规则。

基于 NATDSS 建立患者主索引,实现患者在同一医院内不同就诊记录、不同医院间不同就诊记录数据关联;参照国家现行医学术语标准,构建肿瘤领域的医学知识网络,建立疾病、手术、药物、检验、检查等 110 个术语集,3 万多条医学术语,实现部分文本数据结构化提取及非结构化数据的结构化处理。

(二)国家肿瘤数据链接(National Cancer Data Linkage,NCDL)平台

肿瘤患者随访数据是评估疾病负担及监测计划对癌症防控效果和诊疗效果的重要指标。中国疾病预防控制中心负责的中国死因监测系统定期收集全国各地的死亡登记数据。2021 年 4 月,国家癌症中心与中国疾病预防控制中心合作开发首个 NCDL 平台,通过基于网络的自动系统实现癌症随访数据的共享。

NCDL 平台包括数据申请审批系统、数据联动模块及结果可视化系统。NATDSS 平台中 38.9% 的恶性肿瘤患者在诊断后 3 年内可被 NCDL 平台确定为死亡病例。

二、NCID 数据库建设意义

(一)抗肿瘤药物临床应用监测

抗肿瘤药物临床应用监测是促进抗肿瘤药物合理使用、降低抗肿瘤药物不良反应发生率、提高临床诊疗效果、合理利用卫生资源的关键。通过 NATDSS 平台对常见抗肿瘤临床用药进行监测、分析和评估,描述临床抗肿瘤用药现况。基于

真实世界抗肿瘤药物应用报告,监督和规范肿瘤诊疗和用药行为,为国家抗肿瘤医药卫生事业相关政策的制定和实施提供有力支撑。

(二)肿瘤单病种质量控制与评价

单病种质量控制是长期实践证明行之有效的提升医疗质量的重要手段。开展肿瘤单病种质量控制工作有助于规范医疗机构肿瘤诊疗行为,促进肿瘤诊疗水平的同质化和标准化。国家癌症中心通过组织专家制订各癌种质量控制指标,明确基于NATDSS平台质控指标数据治理标准,分析各医院质量控制指标数据情况,评价单病种质量控制工作实施效果,为国家肿瘤诊疗卫生管理政策提供重要的科学证据。

(三)开发肿瘤专病数据库,助力临床医学研究

结合我国医学科研实际需要,整合挖掘患者海量医疗数据,建设专科专病临床数据库,为探索与发现潜在临床规律筑基,进一步提升肿瘤诊疗水平,是当前临床工作发展的热点。尽管我国多家医疗机构独立建设肿瘤专病数据库,但仍面临数据标准不统一、共享难度高等问题,无法满足医护人员临床研究"多中心、大数据"的迫切需求。基于NCID平台建设规范化、标准化、规模化的国家级肿瘤专病数据库,将高效推动我国专家学者在肿瘤领域的科学研究和临床实践工作,为其开展大规模真实世界研究产出并转化高证据级别科研成果,促进我国肿瘤诊疗事业快速发展提供强有力的支撑。

(四)抗肿瘤药物上市后再评价

抗肿瘤药物上市前的临床试验由于存在严格的入选标准、群体规模限制、有限的适应证及短期随访等问题,限制了其对低频结局的反应、高危人群的确定、长期效果、严重或罕见不良事件以及药品与药品相互作用的评估。我国抗肿瘤药物上市后的监测评价研究多基于单一医疗机构或多中心的主动监测协作医疗机构开展。NCID平台可提供代表性强、异质性高的患者用药后数据,为基于真实世界数据的抗肿瘤药物上市后监测评价及药物流行病学研究提供了重要的基础,为实现抗肿瘤药物全生命周期风险管理提供可能。

三、基于NCID成果产出

(一)NATDSS平台数据成果产出

NATDSS主要围绕可及性、合理性、安全性、经济性及适宜性5个维度制订抗肿瘤药物临床应用监测指标。

1. 制订4个评估抗肿瘤药物临床应用可及性的监测指标　NATDSS参照国家医疗保障局、人力资源和社会保障部2019年印发的《国家基本医疗保险、工伤保险和生育保险药品目录》,将乙类范围"协议期内谈判药品部分"中的36种抗肿瘤药物作为重点监测抗肿瘤药物,制订4个评估抗肿瘤药物临床应用可及性的监测指标。

(1)院均月采购量:医院年度重点监测抗肿瘤药物总采购数量与采购药物月份数的比值。

(2)配备种类:医院年度采购重点监测抗肿瘤药物的种类。

(3)院均使用人次:医院年度住院患者使用各类重点监测抗肿瘤药物的人次数与医院总数比值。

(4)次均费用:医院年度住院患者重点监测抗肿瘤药物总费用支出与同期住院患者药物使用人次比值。

2. 制订3个评估抗肿瘤药物临床应用合理性的监测指标

(1)抗肿瘤治疗药物费用占比:医院年度住院患者抗肿瘤治疗药物总费用支出与住院总费用的百分比。

(2)抗肿瘤药物首次治疗前组织病理诊断率:医院年度住院患者在抗肿瘤药物首次治疗前接受组织病理检查的人数与同期接受抗肿瘤药物治疗住院患者数百分比。

(3)抗肿瘤靶向药物首次治疗前分子病理检测率:医院年度住院患者抗肿瘤靶向药物首次治疗前接受分子病理检查的人数与同期接受抗肿瘤靶向药物治疗住院患者人数的百分比。

目前,抗肿瘤药物首次治疗前组织病理诊断率和抗肿瘤靶向药物首次治疗前分子病理检测率2个指标已被纳入国家卫生健康委《抗肿瘤药物临床合理应用管理指标》,用于监测抗肿瘤药物临床合理应用。

(二)肿瘤单病种质量控制评价指标

国家癌症中心于2021年5~12月陆续成立乳腺癌、肺癌、结直肠癌、肝癌、食管癌、宫颈癌、卵巢癌、胃癌、前列腺癌、肾癌、膀胱癌、淋巴瘤、甲状腺癌、鼻咽癌、黑色素瘤、胰腺癌及喉癌17个癌种质控专家委员会。基于肿瘤单病种质量控制评价指标科学性、规范性、适用性原则,国家癌症中心组织各癌种质控专家委员会的5~15名核心专家初步拟定质控指标内容,经各癌种质控专委会成员反复讨论、交流、修正,最终确定单病种质量控制评价指标。目前,各癌种质控指标已陆续在核心杂志发布,后续也将由国家卫生健康委对部分指标进行公开发布和解读。国家癌症中心将根据上述单病种质量控制指标,基于NCID平台评估肿瘤单病种试点医院规范化诊疗效果。

(三)肿瘤专病数据库建设

肿瘤专病数据库是基于NCID通用数据集标准基础上进行的设计和建设。考虑单病种数据库应适用于临床科研,我们参考国内外行业标准及国外肿瘤数据库的建设经验,结合各癌种质控专家委员的意见和建议,以更专业的标准将肿瘤通用数据集逐步分解为肿瘤专病数据集,并分别在各癌种专病数据库对数据进行管理和治理。目前,基于NCID的肺癌、乳腺癌、胃癌专病库建设及应用进展相对较快,我们可以根据临床医生的需求按照入组标准筛选符合的病例建立科研数据库,再抽取该病种关注的诊疗信息,利用真实世界数据开展科学研究,助力构建中国肿瘤诊疗规范。

(四)医学研究管理与开展

为进一步推进NATDSS工作,鼓励肿瘤领域专家申请使用NCID数据库开展医学研究,促进肿瘤诊疗水平提升,国家癌症中心初步制定《抗肿瘤药物临床应用监测网医学研究管理办法(试行)》。基于该试行方案,我们对研究项目进行统一管理,确保项目开展流程符合国家相关法律法规及规范性文件要求,评估立项的科学性、可行性及创新性,保障后期数据使用及患者隐私安全。此外,为了鼓励肿瘤领域中青年专家对肿瘤疾病进行深入探索和研究,2021年9月,国家癌症中心发起"国家抗

肿瘤药物临床应用监测网肿瘤规范化诊疗中青年研究基金"项目,用于支持我国肿瘤领域中青年科研人才开展科学研究。

截至目前,国家癌症中心组织完成 18 项医学研究项目审查、评审工作,立项癌种涵盖乳腺癌、肺癌、结直肠癌、肝癌、胃癌、食管癌、头颈癌及骨肉瘤等,预计在未来 5 年内将陆续产出基于真实世界数据的高水平临床研究。

四、小结

以医院为基础的恶性肿瘤诊疗大数据资源是我国制定医疗相关政策和评估卫生质量管理工作效果的基石,建立标准化、高质量、高水准、高效能的全国性肿瘤数据库是顺应肿瘤大数据时代的潮流。尽管 NCID 建设处于起步阶段,但通过稳定、高效的专业技术团队,快速推进 NCID 信息化建设,规范数据采集及共享标准,完善肿瘤标准化术语体系及数据标准化治理,我们希望最终能为全世界提供全瘤种大数据收集、应用的"中国式范本",甚至未来我们可以突破地域限制,联合国际肿瘤研究机构开展创新性、前瞻性国家合作研究,为全人类肿瘤医疗卫生事业发展作出巨大贡献。

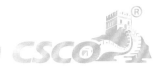

抗肿瘤新药 I 期临床研究现状与
未来发展方向

中山大学肿瘤防治中心

赵洪云　张力

20世纪50年代以来,化疗药物抗肿瘤治疗拉开了序幕,紧随其后的是分子靶向治疗、内分泌治疗、免疫治疗等多类型抗肿瘤药物在多个瘤种中的临床应用,造福了无数肿瘤患者。化疗时代到靶向治疗、免疫治疗时代的演进推动了世界范围内的抗肿瘤创新药物快速研发,大大提高了抗肿瘤新药临床研究水平。特别是21世纪以来,中国抗肿瘤新药临床研究进入一个全新的时代,从仿制药到创新药,从作为协同单位到全球牵头的新药临床研究,中国抗肿瘤创新药临床研究进入飞速发展的时期。

新药临床研究根据研究目的分为4个阶段:初步的临床药理学及人体安全性评价研究(I期临床研究)、治疗作用初步评价阶段(II期临床研究)、上市前治疗作用确证阶段(III期临床研究)、上市后治疗作用确证阶段(VI期临床研究)。其中,I期临床研究作为新药临床研究的"第一道门槛",其重要性往往被忽视。

2017年以来,国家实施了一系列药品审评、监管制度改革。近年来,抗肿瘤药物研发模式也发生了巨大变革,"无缝设计"逐渐取代传统的三阶段药物开发模式。I期临床研究从原来的安全性研究转变为机制验证性和概念验证性研究,部分药物通过I期临床研究就可以快速审批上市,因此其重要性也大大提高。以下对我国抗肿瘤药物I期临床研究现状、存在的问题及针对问题作出的改善进行总结,并在此基础上展望我国抗肿瘤药物I期临床研究发展的方向。

一、抗肿瘤新药 I 期临床研究现状、问题和取得的进展

(一) 研究机构数目与分布

根据张力、沈琳教授2019年发布的"中国肿瘤学I期临床研究年度报告",2017年中国内地在研的I期临床研究数目达180项,仅由18所研究机构承接,其中的前5所研究机构完成了59%的项目。73%的I期研究发生在北京、上海、广州;I期临床研究存在研究机构数目不足、分布不均的问题。

近几年,在各方努力下这种情况有明显改善的趋势。为解决临床研究机构不足的问题,中国药品监督管理局(NMPA)废除现行的临床研究机构认证制度。在新的记录管

理系统下,医疗机构可以避免注册新研究的冗长认证过程,临床研究在NMPA网站上注册后可获得批准,大大缩减了临床研究机构的审批流程,为更多有志于进行临床研究的机构和单位提供平台和机会。同时,NMPA实施了一系列改革措施,在认证系统、默示许可制度、打击数据造假、加强药品上市后监管、允许进口新药在中国境内外同步开展I期临床研究等,大力推动生物医药创新。根据郝捷院士、孙燕院士、徐兵河教授发布的2009—2018年近10年间中国内地抗肿瘤药物临床研究发展的分析数据,发现2016—2018年新增牵头单位数量达92个,占所有牵头单位的3/4,平均年增长率为34%。这一变化的主要原因可能是NMPA自2016年以来对仿制药疗效一致性评估的要求改变。2017年以来,对具有良好临床实践(GCP)认证单位进行生物等效性临床研究的要求已经放宽。截至2018年底,123个不同的医院已成为抗肿瘤药物临床研究的研究中心,占所有抗肿瘤药物研究有资质中心(346个)的36%,占所有具备临床研究资质中心(825个)的15%。在2017年有18个机构进行了180项I期临床研究,而2018年有83个研究中心进行了364项I期临床研究,研究机构和研究项目数均得到极大的增长。2009—2018年,中国内地抗肿瘤药物研究的牵头单位共有123个,其中21个(17%)单位仅参与生物等效性研究。牵头单位数量最多的是华东地区[50个(41%)],其次是华北地区[29个(24%)],而数量最少的是西北地区[6个(5%)]和西南地区[4个(3%)]。从趋势上看,近年来中国临床研究机构的地理分布趋向平衡。

(二) 研究协作模式

对于多中心的II/III期临床研究,成立协作小组能够有效推进临床研究的进行。例如中国胸部肿瘤研究协作组(CTONG),是一个致力于推动肺癌II/III期临床研究的多中心协作组织,曾发起多个重磅多中心随机研究。相较于此,中国的I期临床研究仍缺乏类似组织,交流合作壁垒重重。为改善这一情况,2017年6月张力教授联合国内多个肿瘤专科医院研究者和多个创新药原研药企研发专家成立了中国肿瘤学I期临床研究联盟(Chinese Phase 1 Oncology Trial Consortium),促成并加速了多个I期临床研究开展与进行。随着我国I期临床研究的蓬勃发展,需要多的协作组织加入,共同促进中国肿瘤I期临床研究的协作交流。

（三）研究方案设计

在 2017 年进行的 I 期临床研究中,12% 为仿制药的生物等效性或生物利用度研究,37% 为药代动力学或药效学研究,43% 为药物耐受性研究,只有 9% 为创新药研究。在跨国制药公司赞助的 19 项研究中,有 9 项是药代动力学或药效学桥梁(Bridge)研究,而这些研究调查的是药物的药代动力学、药效学和临床特性的差异,只是为了加速中国的监管审批,这类研究方案多沿用国外已进行的临床研究,研究设计重复低效、同质化现象严重。

在研究人群筛选方面,中国的大多数 I 期临床研究只是模仿国外的研究,没有参考中国人群的特征。例如,在中国乙肝病毒(HBV)感染及携带者比例较高,2017 年在针对 PD-1/PD-L1 抗体的 29 项研究中仅一项(CTR20171020)允许 HBV 阳性的患者入组,使许多患者失去进入临床研究治疗的机会。

就肿瘤类型而言,根据回顾 2017 年总共 116 项针对特定肿瘤类型的 I 期临床研究中,只有 2 项(2%)针对胃癌,5 项(4%)针对肝细胞癌,2 项(2%)针对胃癌或胃食管癌,3 项(3%)针对鼻咽癌。I 期临床研究中研究最多的肿瘤类型仍然是肺癌(31%)、血液恶性肿瘤(20%)、乳腺癌(16%)和结直肠癌(7%)。随着药政政策的改革,根据张力教授 2020 年发布的新版抗肿瘤新药 I 期临床研究报告,与 2017 年相比,2018 年中国血液系统恶性肿瘤的研究数量增加了 270%。针对中国特征性恶性肿瘤(胃癌、肝细胞癌、食管癌和鼻咽癌)的 I 期研究增多。对当前治疗无效的恶性肿瘤也开始受到更多关注(例如胰腺癌)。目前的 I 期临床研究在方案设计时,更加结合中国实际,更针对中国患者人群特征及瘤种特征,体现了中国新药临床研究水平的提高。

（四）研究资金来源

在研究资金来源方面,跨国公司赞助的临床研究比例进一步下降,研究者发起的研究数量急剧增加。在 2018 年有 71% 的 I 期研究(258 例)由国内生物制药公司赞助,3%(10 例)由跨国公司赞助,由研究者发起的研究(IIT)占 26%(96 例)。相对 2017 年,IIT 的数量明显增加(5 vs. 96),这可能表明在免疫治疗(IO)时代对早期 IIT 的态度更加宽容。I 期临床研究中 IIT 的规模较小,他们的平均注册目标是 33 例患者,其研究也更加注重探索性,例如 2018 年共有 47 项研究(49%)探索了评估生物标志物,33 项研究(34%)增加了多个(≥3)扩展队列。

（五）研究药物类型

2009—2018 年,中国内地启动了 1 493 项抗肿瘤药物临床研究。其中 1 347 项(90%)为治疗性药物,123 项(8%)为辅助性药物,23 项(2%)为预防性药物。每年开展的临床研究数量随着时间的推移而增加,平均每年增长率为 33%。其中 I 期临床研究项目数占比最大,比例逐年增加,每年平均增长 15%。

在创新药领域,尽管国家药物评审中心每年都有大量的研究新药被归类为 1 类创新药,但大多数是从现有分子实体改性的药物,新分子实体少见。2009—2018 年,中国共进行了 751 种抗肿瘤药物的临床研究。在 671 种治疗性的药物中,477 种(71%)是创新药物,151 种(23%)是非专利药物,43 种(6%)是生物仿制药。528 种(79%)的治疗药物由中国内地

的本地行业开发,143 种(21%)来自海外企业。

创新药物研究耗资巨大、风险极高,虽然大多数中国生物制药公司倾向于选择仿制药物的开发策略,但从长远来看并不会促进创新药研发。在中国要实现真正的创新,需要多方面促进创新药物的研发。为了刺激药物创新,国家对创新药物进行了更严格的定义,并采用了"四色灯"策略,根据药物的创新程度来确定药物审查的优先顺序,在制度上创新、审评上优先、程序上简化、技术上沟通,形成有利于激发创新活力的审评审批机制。在这种环境下,中国生物制药公司已开始将重点从非专利药物转移到创新药物研发,使研究新药申请数量增加了 3 倍。正在开发(即处于临床研究阶段)的创新抗肿瘤药物数量每年都在显著增加,平均每年增加 24%。

（六）研究药物作用机制

2009—2018 年,在研药物中最常见的抗肿瘤药物是细胞毒性药物(99 项,占 15%)、免疫治疗药物(59 项,占 9%)和靶向药物(446 项,占 66%)。43 种药物同时属于靶向药物和免疫治疗药物。在靶向治疗药物中,274 种(61%)为小分子药物。随着时间的推移,正在进行临床研究的新型免疫治疗药物、靶向药物和小分子靶向药物的数量不断增加。免疫治疗药物的平均增长率为 60%,靶向药物为 29%,小分子靶向药物为 24%。值得注意的是,2016 年免疫治疗、靶向和小分子靶向药物的数量大幅增加,与 2015 年相比,分别增加了 200%、200% 和 191%。在此期间,每年进行临床研究的细胞毒性药物的数量几乎没有变化。

免疫治疗研究方面,在 2018 年底前中国内地启动的 180 项临床研究中有 29 种针对 PD-1 或 PD-L1 的单克隆抗体,其中 23 种抗体由国内制药公司开发,其余 6 种由海外公司开发。细胞治疗和双特异性抗体是发展最快的领域。细胞治疗 I 期临床研究的数量从 2017 年的 5 增加到 2018 年的 111 种,增长迅猛。细胞治疗的类型也从单一类别(CAR-T)扩展到 6 个类别,包括 CAR-T、自体循环 T 细胞、NK 细胞衍生疗法、TCR-T、工程化 T 细胞和肿瘤浸润 T 细胞。而双特异性抗体(BsAb)是另一个新兴领域。2018 年共有 13 种 BSAb 进入 I 期临床研究,包括 5 种 PD-1 靶点药物、4 种 CD3 靶点药物和 4 种靶向 HER2 的药物。根据张力教授、赵洪云教授发布的 1997—2020 年全球及中国内地双特异性抗体(BsAb)的对比分析,中国发起或参与 79 项 BsAb 临床研究。在免疫检查点阻断机制的 BsAb 开发里,中国制药企业注重于 PD-1/PD-L1 轴系的双免疫检查点化合物的研发,国际制药企业主要集中开发围绕 CD3 靶点的双抗。

2009—2018 年,52 项(14.3%)I 期临床研究是联合疗法的探索,共有 34 种联合治疗策略,其纳入患者人群涵盖了 17 种恶性肿瘤。其中研究最多的是免疫治疗(IO)联合疗法。在所有联合治疗临床研究中有 50% 包含至少一种 IO 药物,77% 是抗 PD-1/PD-L1 单抗。这些联合疗法研究中有 25%(13/52)涉及 2 种或 2 种以上的新型药物(新药联合疗法)。这一比例高于 2017 年我国报告的 9%,也高于 IO 研究全球分析报告的 3%(49/1105)。

（七）研究成功率与批准率

根据张力教授、沈琳教授、赵洪云教授 2022 年发布的 I 期研究成功率分析报道,2012 年 1 月 1 日至 2020 年 12 月 31

日我国新药Ⅰ期临床研究的总体成功率很高,但最终批准率很低。我国Ⅰ期临床研究的总体成功率为83%。这一数字高于过去Ⅰ期临床研究的成功率(68.9%),也高于2011—2020年的全球成功率(48.8%)。中国Ⅰ期临床研究的高成功率可能由于前期失败的Ⅰ期临床研究项目报告延迟或不完整导致。

尽管我国Ⅰ期临床研究的成功率很高,但Ⅰ期临床研究抗肿瘤药物的监管批准率却非常低。在2003—2011年间进入Ⅰ期研究的以肿瘤学为主要适应证的研究药物中(489例),只有1/8(13.2%)的Ⅰ期抗肿瘤药物最终获得批准。2012—2020年,首次人体研究(FIH)中只有5.8%的研究药物最终获得了中国国家药品监督管理局(NMPA)的批准,该批准率与美国FDA报道的2011—2020年抗肿瘤药物Ⅰ期临床研究批准率(5.3%)相当。FIH研究最终批准率的降低,有相当大的部分归功于抗肿瘤新药数量及其FIH研究的显著增长。特别是最近10年抗肿瘤药物开发的重点从细胞毒性药物转移到分子靶向药物(MTA)和免疫治疗(IO),两者占比逐年升高(MTA 63.9% vs. IO 25.2%)。靶向治疗和免疫治疗药物研发的风险和复杂性增加,疗效和安全性之间的关系更为复杂。尽管科学的复杂性和肿瘤的异质性仍然是限制抗肿瘤药物临床转化的主要因素,但针对重复用药的Ⅰ期项目数量的增加及其表现不佳进一步降低了整体转化率。这说明在没有坚实的临床前证据和对临床研究设计的全面考虑的情况下,不要启动重复性药物的Ⅱ期研究。

二、抗肿瘤新药Ⅰ期临床研究未来发展方向

(一)提升本土开发肿瘤创新药物的能力

2018—2020年8月期间在中国批准的44种新型抗肿瘤药物中,有12种是在中国研发的。虽然大多数都是仿制药(me-too drugs),但本土创新药也在持续涌现。截至2020年,我国共有821款处于不同临床开发阶段的抗肿瘤候选药物,包括404种仿制药和359种首创药物。许多初创公司为了降低风险、更快实现商业可行性的途径选择开发仿制药。它们紧跟细胞疗法等研发热点。仿制药最大的群体包括56种CD19定向嵌合抗原受体T细胞(CAR-T)疗法、83种针对EGFR或HER-2的靶向药物和32种针对PD1或PDL1的单克隆抗体。适度的市场竞争可能会提高患者对药物的可及性和负担能力,但随着市场变得更加成熟,在类似药物竞争激烈的环境下,有限的市场份额也可能会降低仿制药对开发商的吸引力。而政府政策影响下,例如医保改革导致的药品利润率下降,未来要求在上市前研究中证明具有同类药物的优越性等,这些举措都可能会进一步筛选出最有潜力的药物进入研究中。

中国最前沿的科学发现和技术革命通常来自学术研究成果。学术界开发的一流肿瘤药物比例高于工业界(80% vs. 40%),但进一步转化为产品和商业化需要全行业的参与。政府对创新药物审批的优先顺序和监管改革促进了这一过程。自2018年后,上市肿瘤创新药数量出现大幅增长,2022年国产抗肿瘤新药已达到35个。

以近年我国免疫治疗领域的创新发展为例,在临床应用的PD-1单抗单药响应率在多个瘤种中并不高,ORR(客观响应率)在有些肿瘤中只有10%,平均下来也仅约为20%,有相当多的患者在单用PD-1免疫治疗的过程中并没有得到临床获益。如何进一步提高免疫检查点抑制剂的疗效成为亟须解决的难点。研究发现双抗原结合臂令其具备更强的特异性和靶向性,并且可以降低脱靶毒性,有利于改善治疗窗口以及减少全身不良反应,相对于组合疗法更能够有效降低治疗成本。基于前期的科学研究,双特异性抗体(BsAb)的研发进入了飞速发展阶段。因其复杂药理、毒理机制,双抗开发环节困难重重,其中最基础也是最重要的是双抗平台的构建。在国家政策和行业各方共同努力下,国内很多企业已经开发出很多较为成熟的双抗平台。根据张力教授、赵洪云教授发布的1997—2020年全球及中国内地双特异性抗体(BsAb)临床研究的分析,1997—2020年底,共检索到272项、160多个双抗药物进行临床研究,中国共有98项(约占29%)。国内很多企业已经开发出很多较为成熟的双抗平台。例如康方生物公司自主开发的Tetrabody技术平台是一种创新四价双特异性抗体技术平台。正在临床研究阶段的PD-1×CTLA-4双特异抗体(AK104)和PD-1×VEGF双特异抗体(AK112)均是公司利用自身平台构建。康宁杰瑞创建了基于Fc的异二聚体双特异性抗体研发平台,即电荷排斥诱导双特异性(charge repulsion improved bispecific,CRIB)平台。我国本土开发抗肿瘤双抗发展迅速,多个自主开发双抗平台彰显了创新研发的实力,部分新药进入Ⅲ期临床阶段,结果值得期待!

(二)加大国际认可度与国际影响力

通过向中国生物制药公司发放许可证,我国准予海外开发商(尤其是生物技术公司)进入中国。2020年初,获得许可的创新药物临床研究比例上升至18%(147),主要在临床前或早期阶段。海外公司为了缩短进入中国市场的时间所采取的策略往往侧重于扩大适应证或晚期肿瘤治疗。例如niraparib,在2016年由Tesaro授权Zai实验室,并于2019年获得中国复发性卵巢癌适应证的上市批准。值得注意的是,30种创新药物在中国内外的同时进行临床研究,这近一步展现了中国对接受外国数据的开放态度。同时,中国自研的创新药产品越来越多进行全球临床开发(674个药物中的112个),这是海外对我国的研发能力、制造质量和研究设计的认可。其中有17款本土研发创新药向海外公司进行了授权。

(三)未来研究热点仍在免疫治疗、多靶点药物但应重视创新、避免同质化

随着新技术的发展,截至2020年,以新机制作用于单个或多个靶标的药物,例如靶向PD-1/PD-L1、EGFR、HER-2的药物及靶向CD19的细胞治疗仍是最热门的研究方向。其中对于免疫双特异性抗体(BsAb)药物,我国制药企业注重于PD-1/PD-L1轴系的双免疫检查点化合物的研发,靶点同质化较为明显。

未来抗肿瘤药物研发重在创新。以2022年获得批准的我国康方生物公司自主研发的新型肿瘤免疫治疗新药卡度尼利(PD-1/CTLA-4双抗,研发代号:AK104)联合Ivonescimab(PD-1/VEGF双抗,研发代号:AK112)开展联合或不联合化疗治疗晚期非小细胞肺癌(NSCLC)的Ⅰb/Ⅱ期临床研究为例。

卡度尼利（AK104）是康方生物自主研发的新型、首创 PD-1/CTLA-4 双特异性肿瘤免疫治疗骨干药物。Ivonescimab 同时具有通过启动 T 细胞从而刺激抗肿瘤免疫应答和抑制肿瘤血管生成的作用，由于肿瘤微环境中过量表达的 VEGF 同时具有免疫抑制作用，使用一种具有双特异性的抗体同时阻滞 PD-1 和 VEGF，发挥 PD-1/PD-L1 抗体与抗 VEGF 抗体的协同抗肿瘤效应，预期可以取得良好的临床疗效和安全性。该临床研究是全球首个进入临床研究阶段的"双抗"加"双抗"联合疗法，紧跟热点的同时具有创新性。两款基于 PD-1 的双特异性抗体新药的联合应用，有望在现有以 PD-1/PD-L1 抑制剂为基石的免疫疗法的基础上，进一步提升免疫疗法的临床效果。

（四）提高 I 期抗肿瘤药物的转化率、增高启动 FIH 研究的门槛

针对 2012 年 1 月 1 日至 2020 年 12 月 31 日进入 FIH 研究的药物的 I 期成功率、批准率和暂停 / 终止率分析发现，尽管 I 期临床研究的成功率很高（83%），但 I 期临床研究抗肿瘤药物的最终批准率却非常低（5.8%）。2011 年，默克公司启动了一项首次人体（FIH）研究，以确定 pembrolizumab（Keynote-001）的耐受性和推荐剂量。3 年后，这项 FIH 研究最终创新性的包含多个扩展队列的研究，导致派姆单抗获得批准。由此，FIH 研究纳入了创新设计。最近 10 年抗肿瘤药物开发的重点从细胞毒性药物转移到分子靶向药物（MTA）和免疫肿瘤治疗。为应对这种转变，研究性抗肿瘤药物的开发模式和监管过程也发生了重大变化。在研究中采用创新设计旨在最大限度地发挥其在降低产品风险和加快药物开发方面的潜力。评估我国 2012—2020 年抗肿瘤药物的 FIH 研究中，34.6% 采用全球多机构设置，34.1% 增加了扩展队列，11.9% 使用无缝研究设计，53% 采用生物标志物或组织学筛选患者，17.2% 扩大了主要目标以涵盖疗效评价。一般来说，在 FIH 研究中采用创新设计与较高的 I 期成功和研究药物的数值更高的批准率相关。特别是增加扩展队列并扩大主要结果以包括疗效评价的 FIH 研究与显著更高的药物批准率相关。在暂停和 / 或终止率方面，采用全球多机构设置、增加扩展队列和筛选患者的 FIH 研究中测试的研究药物在临床开发期间被暂停和 / 或终止的可能性较小。

此外，仿制药的 I 期临床研究的增加及其表现不佳进一步降低了整体转化率。在药物筛选阶段夯实基础研究数据，包括筛选的靶点、信号通路等，以此为基础进入 I 期临床研究及在 I 期临床研究过程中增加扩展队列、进一步筛选患者、采用全球多机构设置等方法，以期获得较好的临床前研究结果，提高抗肿瘤药物的转化率。无论多么渴望变革性的新疗法，在没有可靠的临床前证据和对临床研究设计进行全面考虑的情况下需要谨慎启动 I 期研究，提高启动 FIH 研究性新药研究的门槛，以保护患者的安全利益。

近 10 年来，世界和中国临床研究进入整体高速发展阶段，中国肿瘤 I 期临床研究必将乘势而上。鉴于我国庞大的患者群、不断提高的临床开发能力以及政府的大力支持，我们相信中国已成为抗肿瘤药物研发的有利地区，并已作好向全球输送药物的准备。现在应该进一步努力在中国特色瘤种及罕见瘤种方面开展更多的临床研究。如何合理分配创新药临床研究资源、整合分布在各处的患者资源、提高研发效率并最大化保护患者利益，依然是值得探索解决的重要问题。

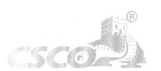

基于 5G 物联网和人工智能技术打造区域肺癌诊疗中心和患者全流程健康管理平台

零氪科技

张天泽

癌症是威胁我国居民生命健康的重大慢性疾病,也是重大的公共卫生问题。在所有癌症中,肺癌的发病率和死亡率均位居首位。这主要是由于我国肺癌病例发现以临床晚期居多,肺癌年龄标化 5 年生存率依然偏低。肺癌患者的生存时间与其临床诊断发现的早晚密切相关。有研究显示,肺癌 5 年生存率随着诊断分期的升高而降低,I 期患者的 5 年生存率为 55.5%,而 IV 期仅为 5.3%。

已有证据表明,通过有效的早期干预及早期诊治水平的提高,可以使肺癌的死亡率明显下降。如对肺癌高风险人群进行低剂量螺旋 CT(low-dose computed tomography,LDCT)筛查,可以早期发现肺癌,改善预后,提高生存率。

但早期肺癌往往表现为无症状肺结节,基于目前的诊疗水平尤其对于基层医疗机构而言,很难对一些肺结节做出及时、准确的判断,从而使很大一部分患者因此丧失了最佳治疗时机。反过来,早期没有得到及时诊治的患者到了中晚期就只能集中到上一级医院就诊,又造成这些医院就诊量骤增,诊疗压力加大。某种程度,由于基层医疗水平和临床资源的相对不足,从而难以和三甲医院形成合力,也导致肺癌防治出现恶性循环的局面。

因此,充分利用现代网络技术,以区域大型三甲医院为中心,面向基层医疗机构,建立区域肺癌诊疗中心和患者全流程健康管理平台,实现高等级肺癌治疗和患者管理模式与基层医疗机构的连接。通过布局标准、规范的肺癌全流程管理平台,将先进的诊断、治疗、监护、随访等诊疗和患者管理能力、标准和规范向基层的纵向延伸,充分利用基层的医疗资源和设施,实施区域内高质量的筛查、诊断和治疗模式,推进落实将三甲医院或中心医院的高等级肺癌治疗模式的与基层医疗机构进行一体化联动。

近年来,随着 5G 商用的逐步推广,其"高通量、低时延、大连接"等优势也成为智慧医疗落地应用的重要抓手。2020 年 7 月,《5G 时代智慧医疗健康白皮书(2019 年)》颁布,预示着 5G⁺ 医疗健康进入落地阶段。当下,5G⁺ 医疗健康应用试点项目已涵盖了急诊救治、远程诊断、远程治疗、远程重症监护(ICU)、中医诊疗、医院管理、智能疾控、健康管理等重点方向。

5G 可以充分利用有限的医疗人力和设备资源,同时发挥三甲医院的医疗技术优势,在疾病诊断、监护和治疗等方面提供的信息化、移动化和远程化医疗服务,创新智慧医疗业务应用,节省医院运营成本,节约大城市的医疗资源,促进医疗资源共享"下沉",提升医疗效率和诊断水平,减少患者奔波就诊提升患者对健康需求的获得感,并协助推进偏远地区的精准扶贫。

一、基于 5G 物联网建设区域肺癌诊疗中心

充分利用 5G 物联网的发展,联合区域大型三甲医院建立区域高等级肺癌诊疗中心,再进一步辐射至地区各级及基层医院,将优质医疗资源下沉至基层医疗机构,使更多的医院能通过新一代信息技术,同步提升基层医院的诊疗水平,让各级医院各司其职,形成防治合力。不但能缓解大型医院遭遇医疗资源挤兑的尴尬,也可改善基层机构门可罗雀的窘境,让患者在本地就能享受优质医疗服务。而医疗专家也不用奔波往复于各地会诊,在节约资源的情况下,最大限度提升患者的获益程度。

在此基础上,利用 5G 和 AI 技术,实现三甲医院与其医疗联合体内各级医疗机构在肺癌诊断、规范治疗及患者管理上的协同,设置统一、安全、标准、可移植的接口。统一的规范和标准,不但要实现信息的高度共享和业务协同,也要保证数据交换的透明、简便、可靠、安全。围绕肺癌健康管理业务需求,建设基于 5G 物联网的 AI 辅助诊疗能力的影像辅助诊断中心、肺癌诊疗智能辅助决策系统、影像 AI 会诊平台、院外随访系统及肺癌科研数据中心,实现肺癌诊疗数据共享和业务协同,让 AI 与健康医疗场景深度结合,从而提高肺癌诊疗管理运行的效率和决策支持水平。

区域肺癌诊疗中心的建设主要包括:

(1)架设 5G 物联专网,建立胸部影像数据 AI 辅助诊断中心。

(2)部署基于权威知识库和真实世界诊疗数据的诊疗辅助决策支持系统。

(3)加强患者院外随访等健康管理服务,完善"互联网 +"智慧医疗便民惠民服务体系。

(4) 完善肺癌诊疗研一体化健康管理服务体系。

（一）胸部 CT 肺结节 AI 辅助诊断系统

融合传统图像处理和深度学习多种算法对 CT 影像数据进行处理，如目前已经较成熟的区域自生长算法和 3D-CNN 等算法，让计算机学习和模仿医生阅片、诊断技术，分析图像特征，找出疑似恶性的结节，过滤无结节的 CT，对结节特征进行描述，辅助医生提高对肺结节的早期检出率，实现肺癌的早发现、早诊断、早治疗，节约医生读片和写报告的时间，降低误诊、漏诊的概率。借助人工智能图像处理技术实现肺结节定位、定性诊断。基于图像识别技术和自然语言处理技术实现结节良恶性预测。深度学习算法支持对不同时期结节追踪随访。依据医生书写习惯，自动生成结构化报告供医生参考。

（二）胸部疾病 X 线 AI 辅助诊断系统

胸部疾病 X 线 AI 辅助诊断系统包含图像分割、图像增强、病灶检测、辅助诊断系统、自动报告系统、图像质量控制系统以及一套连接与影像中心的传输存储软件系统。智能阅片系统可以识别胸部多种病灶，尤其对肺部异常识别敏感性超过医生，可以减少漏诊情况的发生。使用图像语义分割技术对 DR 图像根据医学解剖进行自动分割，帮助定位病灶，获得更加合理的分析结果。AI 影像报告系统能够根据图像分析结果自动书写报告，提高医生的工作效率，使得报告更加规范化。AI 智能诊断业务系统引擎现已完美嵌入到医生作业流程中，有真实应用场景，可以在应用中不断迭代优化。

（三）影像 AI 会诊平台

远程影像会诊是影像诊断中心对医院提交的影像会诊申请出具影像会诊意见，实现疑难影像的快速转移，从而为患者早期的就地诊疗或转院争取时间和治愈可能。即通过建立远程影像会诊 AI 资源库，涵盖接入的相关医院，为疑难杂症提供影像 AI 会诊服务，以保障会诊平台影像诊断质量的提升。影像 AI 会诊平台遵循 IHE 国际规范，特别是 Radiology、Cardiology、Anatomic Pathology 技术框架（Technical Frameworks），数据传输符合 DICOM 和 HL7 国际标准，实现合作医疗机构影像数据的标准化与规范化，并提供影像智能质量管理功能，保证患者影像信息在会诊平台的通用性，减少患者重复检查的经济负担。影像 AI 会诊平台支持 MDT 会诊平台的无缝对接。

（四）肺癌辅助治疗决策系统

肺癌诊疗辅助决策系统，在医疗大数据机器学习基础上，依据多维度医学知识库体系、基于大数据队列形成的真实世界研究海量数据，为医生、护士、医技人员、科室管理者提供智能、安全、高效的决策支持。通过推荐检查策略、推荐治疗策略、推荐用药治疗方案、医嘱合理性审核、推荐术后治疗策略、真实世界数据分析、患者化疗后不良反应风险预测、指南推荐等功能，帮助临床医生做出恰当的诊断决策，提高医疗效率；解决诊疗过程的一致性和规范性问题；减少医疗差错，改善临床结果；加速医生培养成长。

（五）肺癌多学科协作平台

肺癌多学科协作平台，支持不同学科的医学专家通过协作平台阅读和研究远程传输的肺癌患者资料，并对异地患者进行会诊。利用 5G 物联网，实现协作平台上患者影像、病理、超声及临床病历信息的传输与共享，并利用 AI 技术实现会诊的智能辅诊工作。

（六）院外随访系统

院外随访系统包括离院患者随访任务的建立、离院患者随访任务的管理、定制化随访模型及周期、随访记录统计、随访录音保存、离院患者随访数据管理、离院患者满意度调研、满意度调研问卷设计、医患互动应用等。

（七）肺癌科研数据中心

基于肺癌病种的数据点位信息分析和临床医学意义分类，在保证数据准确性与完整性的前提下，面向数据应用及后续数据统计分析要求，根据肺癌病历数据内在的医学逻辑对数据进行分类、整理，形成肺癌科研数据中心。

二、建立基于人工智能技术的肺癌患者全流程健康管理平台

依托 5G 医疗物联网基础硬件环境部署 AI 肺癌患者全流程健康管理平台。相较于传统区域信息互联共享的 4G 模式，5G 的高通量、低延时、大连接的技术优势，将显著提升基层智慧医疗能力，将以往割裂的、碎片化的健康数据传输模式提升为全周期、全方位健康管理模式。AI 健康管理平台利用 5G 物联网实现基层医疗机构与三甲医院的数据实时互联互通，基于 5G 高通量、低延时的优势，能够提升基层医疗机构的基础检测能力、基层医生的诊疗能力和服务效率。

由 AI 肺癌患者健康管理服务平台打造的服务体系，可应用于肺癌健康管理诊疗的各个环节，从肺癌的早期筛查和辅助诊断、再到治疗前的辅助治疗决策、治疗中的疗效评估、不良反应监控、出院后的术后康复指导和预后随访以及后续临床科研，通过对肺癌全流程的有效覆盖，帮助临床医生提高诊疗，管理和科研效率。

（一）肺癌筛查阶段

5G 物联网能够打破 4G 网络的传输局限性，通过三甲医院的胸部 CT 肺结节辅助诊断系统、胸部疾病 X 线 AI 辅助诊断系统等早诊系统直接为基层医疗机构提供肺癌疑似患者影像检查跟踪随访、复查提醒、早筛等健康服务。5G 物联网能够实现医疗远程化，无须基层机构重复建设 AI 应用，就可以使用健康服务。基于远程会诊平台，将上级的医疗能力辐射到下级医院，同时支持下级医院患者在会诊后向上转诊，解决患者挂号难、就诊难的问题。此外，通过高质量、规范化的数据传输，减少不同中心就诊时 CT 检查的次数，减少患者的放射线暴露，节约医疗资源。

（二）肺癌诊断阶段

以国内外权威临床指南为指导，根据系统采集的肺癌患者影像、病理、基因检测、病历文本等多维数据，利用 AI 对数据进行整合，借助 AI 智能辅诊、AI 智能分期、肺结节及肺部组织高清 3D 重建等功能辅助肺癌诊断应用，辅助临床医生快速准确的判断肺癌组织学分型及 TNM 分期，实现全类型病灶诊断场景覆盖。

（三）肺癌早期治疗阶段

基于 5G 医疗物联网及智能诊疗决策系统，在三甲医院，实现端系统与移动端设备、病房智能设备数据打通，智能管理肺癌手术患者住院流程，实现住院诊疗管理行为规范化，提

高病房流转效率,提升患者住院康复水平;在基层医院,为临床医生提供手术方案辅助决策、手术时机的智能判读、术后辅助治疗方案规划等健康服务,实现基层医疗机构肺癌规范化诊疗,减少医生重复工作的压力,提高工作效率及患者满意度,提高肺癌患者的生存率和生存质量。

(四)肺癌进展治疗阶段

借助 5G 医疗物联网及远程通信技术,在三甲医院,打破科室壁垒,汇集多学科专家、精英力量,为单一科室无法诊治的疑难病例制订有针对性的诊疗方案,最大限度节省患者的时间和治疗成本;在基层医院,利用 5G 的低延时性特点实现远程手术、远程放疗操作,使得有经验的专业医生不出院即可为远方疑难病例提供治疗服务,实现医院间协作指导、远程会诊、病例共享、多学科讨论、实时手术教学演示、疑难危重肿瘤互联网门诊、急救指导和远程教学等基础功能,并在此基础上形成跨区域肺癌联盟,实现优质医疗资源有效下沉。

(五)预后随访阶段

支持肺癌随访业务与 5G 智能穿戴设备的无缝集成,利用 5G 物联网低延时的技术特性,为患者及家属提供疾病知识科普教育、营养护理、运动康复以及心理疏导等康复指导,辅助医生进行无接触视频访视,同时在复查时间安排等重要时间节点向医患双方提供提醒服务,实现医疗资源上下贯通。

(六)临床科研阶段

通过院端系统与移动端随访应用的无缝集成,采用智能数据交互系统,方便数据快速导入,同时建立规范标准的随访信息系统、病种数据库,根据定制的 CRF 表单和自动化接口,实现真实世界数据采集、校准、存储、转化的高效运作,加速临床科研工作开展。

三、关键技术与创新点

(一)智能辅助标注技术

应用多种图像处理技术和主流深度学习算法对 CT 影像数据进行处理,如图像形态学变换算法和 3D 卷积神经网络等。一是大大减少了临床医师的工作量,经过医生检验的带标签的影像数据,也通过结合系统预测结果和医生修改记录

自动生成;二是所有影像标签均会通过在线双重标注及标注质量验证系统进行检验和仲裁,保证肺结节影像数据库标签准确率 98% 以上,肺结节属性特征覆盖率 90% 以上。

(二)肺癌患者个性化病情智能识别

AI 数据处理引擎会同步从 EMR 系统中抽取患者病历中记录的组织学类型、T、N、M、PS、分散结节、外侵、切缘、术前化疗、术前放疗、手术、EGFR、ALK、ROS1、PD-L1、一线治疗等 16 个患者临床变量,智能识别患者治疗阶段,根据患者的个性化病情状况提供相应服务。在患者在院治疗过程中,临床助手应用无缝融医生工作桌面,提供 AI 健康管理服务,提升医护人员的工作效率,减少医疗差错率。

四、小结

肺癌疾病的特殊性在于早期患者无明显症状,易被患者忽视治疗,一旦发现多因癌细胞转移至其他部位而引起的症状,治疗效果和生存期都不理想。基于 5G 物联网建设的肺癌人工智能辅助诊疗决策系统,可以使更多的医疗机构享受医疗人工智能、大数据等带来的临床诊疗技术革新,将各级医疗机构的诊疗水平提高至同一水平,使更多患者受益。建立区域肺癌诊疗中心和患者全流程健康管理平台,有利于提高区域肺癌诊断的准确率,实现早诊早治,有效提升医学服务质量,进一步降低患者和社会治疗负担。

此外,标准化工作是推动产业创新发展和获取产业竞争制高点的关键因素。推进 5G 物联网应用普及和医疗人工智能产品行业标准建设,形成医疗领域内人工智能产业高地技术引领地位,不仅有助于凝聚相关医疗专家资源和企业研发资源,推进医疗人工智能产品的行业标准制订,也有助于形成卫生监管决策、医疗服务质量和产品研发效能的同步提升。

总之,结合 5G 物联网技术带来的新一代革命性技术突破,通过建设面向全国的纵向诊疗网络,将先进的肺癌全流程管理模式结合优质医疗资源赋能到基层医疗机构,能够让区域医疗机构和医联体更加积极、主动地参与到国家分级诊疗战略中,并加速推进智慧诊疗的全面落地。

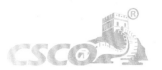

医统江湖——搭建临床医生和统计师的桥梁

¹ 上海交通大学医学院　　² 中国科学院大学附属肿瘤医院
³ 中国科学院基础医学与肿瘤研究所
谢丽¹　朱骥^{2,3}

近年来,临床研究方法应用的合理性和证据的可靠性越来越受重视,如何促进临床医学与统计学学科交叉与实战应用,让临床和统计两个领域沟通更顺畅显得尤为重要。肿瘤临床研究是以肿瘤的诊断、治疗、预后和病因为主要研究内容的科学研究活动,是一项多环节多阶段的科学研究实践过程,其中包含临床医学、流行病学、医学统计学、卫生评价与卫生经济、循证医学等,尤其强调学科交叉强强联合。随着循证医学的发展,临床研究方法应用的合理性和证据的可靠性越来越受重视,肿瘤领域研究者对于医学统计学的需求也更加多样化。本文总结医统江湖作为临床医生和统计师桥梁的组织运行模式和特点,并进一步展望未来医统融合之路。

一、临床研究统计需求现状

临床研究一直是我国临床医学科技发展的薄弱环节,亟须加强医学科技创新体系建设,为此在政策导向、保障支持上更加凸显临床研究的医学科技创新体系建设不断推进,一系列重要政策文件出台,包括 2016 年国家五部委联合印发的《关于全面推进卫生与健康科技创新的指导意见》、2017 年中共中央办公厅国务院办公厅印发的《关于深化审评审批制度改革鼓励药品医疗器械创新的意见》、2019 年上海市卫生健康委员会等印发的《关于加强本市医疗卫生机构临床研究支持生物医药产业发展的实施方案》、2021 年国家卫生健康委发布的《医疗卫生机构开展研究者发起的临床研究管理办法(试行)》。受惠于该系列政策激励和行业快速发展,肿瘤领域临床研究近 10 年来迅速增长,高质量开展肿瘤临床研究对临床医师和统计师的融合提出了全新需求。

肿瘤临床研究越来越离不开方法学体系支撑,统计学思想贯穿了研究项目设计与实施的全周期、全流程。高水平的肿瘤临床研究离不开好的统计师参与,并且是从研究设计、研究执行到结果分析全程参与。在肿瘤临床研究实践中,如何把临床问题转化为科学问题,并采用恰当统计设计方式和路径来回答科学问题,这就要求灵活运用统计学知识并与临床医学深度交叉融合。回顾医学统计学这门学科发展历程,即可发现其有着鲜明的交叉学科特色,既需要以严谨的数理统

计方法体系作为理论基础,还需要与待解决临床医学实践问题相结合。国内肿瘤领域已有大量的临床研究项目正在开展或者待开展,这些项目急需临床研究方法学技术支持,然而目前尚无一个团队或小组能够全方位地为肿瘤临床研究提供方法学支撑,包括相关理论、方法和技术。同时国内目前具备一定经验的专业临床统计师非常稀缺,临床医生做研究的时候,往往很难找到合适的统计师合作团队共同开展临床研究。面对强烈的学科交叉和跨学科领域应用需求,如何加强临床医学与统计学学科交叉,在临床医生和统计学家之间架起桥梁,搭建促进两种学科沟通的融合平台,让临床和统计两个领域交流对话更顺畅显得尤为重要。

二、医统江湖平台运行模式

(一) 搭建沟通交流平台

为把握临床前沿研究动向和方法论,拓展临床医生的研究设计与统计思维,分享医疗工作经验,医统江湖平台应运而生,以让临床医生和统计师打破专业壁垒,更深入地进行沟通交流,通过对具有代表性的前沿临床科研内容进行深入解读,发现临床研究中遇到的问题,激励中国临床医师和统计师创新,开拓医生在相关领域的研究思维,探寻新的研究方向和方法,提高医生的临床研究能力,同时增强统计师的技术知识与专业实践、累积经验,更好地服务于临床医学研究。

在组织模式方面,医统江湖平台在统计师专家委员会和医师专家委员会共同指导下运行,由召集人总体协调临床医师与统计师团队融合交流共同开展工作,医师团队进一步细分为各个专科团队。在统计师团队和医师团队中分设组长、副组长,以满足各团队内部工作任务分配与协调(图 1)。

(二) 医学统计人才培养

肿瘤领域目前所面临的是受过系统培训的临床统计师严重短缺的状况,加快人才培养是解决这一问题的关键。然而目前各医学院高校中不仅学科培养体系已经落后于临床研究实际需求,且严重缺乏项目实践经验。针对现状,医统江湖为临床统计师的培养和成长既提供多元、立体、全面和最新的临床研究的知识理论,又为临床研究方项目实践提供了合作渠

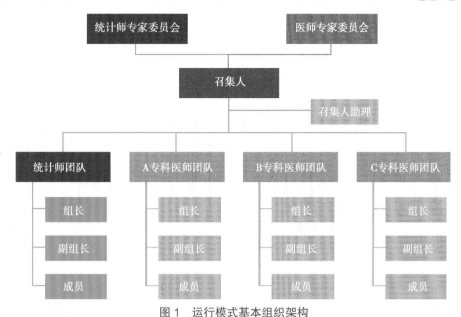

图 1　运行模式基本组织架构

道。一方面通过对高水平文章结合统计学知识进行解读,为统计师进行专业知识更新提升,为以后独自进行临床试验或研究夯实基础;另一方面,统计师可在研究早期加入项目,前期试验设计的参与,强化从试验设计开始的合作。

(三)长效合作产出机制

医统江湖具有 12 项原创性研究项目成果、临床重要期刊中的通讯论文 10 篇,以及研究解读中的"医统论剑"研究速递 114 篇和 17 项"医统论道"专题讲座,此外在培训讲座方面,在全国范围内开展了"医统名院行"项目、"临床统计学院"项目、"知行合医"项目等系列活动。这不仅有利于参与医统江湖平台的同道们快速成长,同时进一步将医统平台的交流机制进行了固化。

三、展望

医统江湖不仅为临床医师与统计师搭建了学科交叉平台,还探索了临床统计师职业培养路线与方法。医统江湖创新组织运行模式可为我国肿瘤领域临床研究领域学科交叉团队的组织、建设、运行和保障提供新思路,有利于更加规范化地推动肿瘤领域临床研究开展,加快国内肿瘤领域临床研究与国际前沿临床研究接轨,同时为肿瘤临床医师科学家和临床统计师的培养做出努力。

在医统江湖的建设发展过程中,未来在促进临床医学与统计学交叉融合方面,还可以进一步提升:①需着力于肿瘤临床研究的创新发展,从临床医师角度,进一步开拓肿瘤领域的研究方向,从统计角度,探寻新的研究方法论,充分发挥统计学在肿瘤临床研究的技术优势和引领作用,整体提升肿瘤领域临床研究统计学应用水平,全面推动肿瘤领域临床研究发展。②完善全周期的肿瘤临床研究项目的专业统计技术支撑、协调与统筹,促进肿瘤临床研究与统计学领域的深度合作,提高统计学在临床科研领域中的应用水平,特别是符合肿瘤领域临床科研特点的合理应用。③加强临床医师和临床统计师人才交叉学科的专业培养,增加临床医师对统计学的理解,同时提高临床统计师对肿瘤学的认识,有利于跨学科沟通交流对话,更加规范化地推动肿瘤领域临床研究开展,加快国内肿瘤领域临床研究与国际前沿临床研究接轨,同时为肿瘤临床医师科学家和临床统计师的培养做出努力。